Chirurgie Basisweiterbildung

Karl-Walter Jauch
Wolf Mutschler
Johannes N. Hoffmann
Karl-Georg Kanz
(Hrsg.)

Chirurgie Basisweiterbildung

In 100 Schritten durch den Common Trunk

2. Auflage

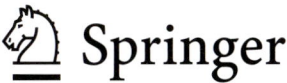

Herausgeber

Prof. Dr. med. Karl-Walter Jauch
Direktor der Chirurgischen Klinik und Poliklinik – Großhadern
Klinikum der Universität München
Marchioninistraße 15
81377 München

Prof. Dr. med. Wolf Mutschler
Direktor der Chirurgischen Klinik und Poliklinik – Innenstadt
Klinikum der Universität München
Nußbaumstraße 20
80336 München

Prof. Dr. med. Johannes N. Hoffmann
Leiter der Sektion Gefäßchirurgie, Klinik für Allgemein-, Viszeral- und Transplantationschirurgie
Universitätsklinikum Essen
Hufelandstraße 55
45147 Essen

PD Dr. med. Karl-Georg Kanz
Chirurgische Klinik und Poliklinik – Innenstadt
Klinikum der Universität München
Nußbaumstraße 20
80336 München

ISBN-13 978-3-642-23803-1   ISBN 978-3-642-23804-8 (eBook)
DOI 10.1007/978-3-642-23804-8

Die Deutsche Nationalbibliothek verzeichnet diese Publikation in der Deutschen Nationalbibliografie; detaillierte bibliografische Daten sind im Internet über http://dnb.d-nb.de abrufbar.

Springer Medizin
© Springer-Verlag Berlin Heidelberg 2007, 2013
Dieses Werk ist urheberrechtlich geschützt. Die dadurch begründeten Rechte, insbesondere die der Übersetzung, des Nachdrucks, des Vortrags, der Entnahme von Abbildungen und Tabellen, der Funksendung, der Mikroverfilmung oder der Vervielfältigung auf anderen Wegen und der Speicherung in Datenverarbeitungsanlagen, bleiben, auch bei nur auszugsweiser Verwertung, vorbehalten. Eine Vervielfältigung dieses Werkes oder von Teilen dieses Werkes ist auch im Einzelfall nur in den Grenzen der gesetzlichen Bestimmungen des Urheberrechtsgesetzes der Bundesrepublik Deutschland vom 9. September 1965 in der jeweils geltenden Fassung zulässig. Sie ist grundsätzlich vergütungspflichtig. Zuwiderhandlungen unterliegen den Strafbestimmungen des Urheberrechtsgesetzes.

Produkthaftung: Für Angaben über Dosierungsanweisungen und Applikationsformen kann vom Verlag keine Gewähr übernommen werden. Derartige Angaben müssen vom jeweiligen Anwender im Einzelfall anhand anderer Literaturstellen auf ihre Richtigkeit überprüft werden.

Die Wiedergabe von Gebrauchsnamen, Warenbezeichnungen usw. in diesem Werk berechtigt auch ohne besondere Kennzeichnung nicht zu der Annahme, dass solche Namen im Sinne der Warenzeichen- und Markenschutzgesetzgebung als frei zu betrachten wären und daher von jedermann benutzt werden dürfen.

Planung: Dr. Fritz Kraemer, Heidelberg
Projektmanagement: Willi Bischoff, Heidelberg
Lektorat: Ursula Illig, Gauting
Projektkoordination: Eva Schoeler, Heidelberg
Umschlaggestaltung: deblik Berlin
Fotonachweis Umschlag: fotolia.com
Zeichnungen: Emil W. Hanns, Gundelfingen
Herstellung: le-tex publishing services GmbH, Leipzig

Springer Medizin ist Teil der Fachverlagsgruppe Springer Science+Business Media
www.springer.com

Vorwort

Liebe Kolleginnen, liebe Kollegen,

fünf Jahre nach dem Ersterscheinen der „Chirurgie – Basisweiterbildung" haben wir nun die 2. Auflage fertig gestellt. Ausgehend von den vielen positiven Rückmeldungen und Verbesserungsvorschlägen aus den Reihen unserer Leser haben wir uns bemüht, die jetzt 100 Schritte durch den Common Trunk noch besser Ihren Alltagserfahrungen und Alltagsbedürfnissen anzupassen. Berücksichtigt wurden dabei auch die Diskussionen mit unseren Weiterbildungsassistenten vor Ort und mit den Teilnehmern unseres jährlichen Münchner Basischirurgie Seminars, aus deren Wunsch nach einer vertiefenden Lektüre letztlich die Idee zu diesem Buch entstanden ist.

Wir haben in der 2. Auflage die Gliederung der Sektionen umgestellt und die Kapitel zum besseren Durcharbeiten und Nachschlagen klarer gegliedert. Praxisrelevante Kapitel wie z. B. „Die schwangere Patientin in der Chirurgie", „Amputationstechniken" oder das „Angehörigengespräch auf Intensivstation" sind hinzugekommen. Auch wurden Themen mit zunehmender medizinischer Bedeutung, etwa die Osteoporose, in eigenen Kapiteln aufgenommen. Unseren beiden neuen Mitherausgebern Johannes Hoffmann und Karl-Georg Kanz sei ebenso wie den bisherigen und neuen Autoren gedankt, dass sie ihre Kapitel sorgfältig auf den neuesten wissenschaftlichen Stand gebracht und wir trotzdem durch Straffung der Texte den bisherigen Umfang des Buches in etwa beibehalten haben.

Die 2. Auflage wäre ohne die stete Unterstützung und das konstruktive Zusammenarbeiten mit dem Springer Verlag, insbesondere Herrn Fritz Kraemer, Frau Ursula Illig und Herrn Willi Bischoff nicht in dieser Form realisierbar gewesen, daher gilt ihnen ein ganz besonderer Dank.

Wir hoffen, Ihnen auch in der 2. Auflage ein Buch an die Hand zu geben, das Ihren Klinikalltag bereichert und erleichtert und dazu beiträgt, Ihre Motivation und Ihren Einsatz für und in der Chirurgie zu stärken.

Wir wünschen Ihnen viel Freude beim Lesen und hoffen wieder auf Ihre Verbesserungsvorschläge.

Ihre

K. W. Jauch, W. Mutschler, J. Hoffmann und K. G. Kanz

Inhaltsverzeichnis

I Allgemeine Chirurgie 1

1 Das Aufgabengebiet des Chirurgen 2
K.-W. Jauch, W. Mutschler

2 Pathophysiologie des operativen Traumas 5
W. Hartl

3 Schmerztherapie 14
C. Simanski, E. Neugebauer

4 Thromboembolieprophylaxe und perioperatives Gerinnungsmanagement 25
H. Arbogast

5 Chirurgische Infektionen 33
W. Böcker, W. Mutschler

6 Umgang mit multiresistenten Erregern 40
B. Grabein

7 Antibiotikaprophylaxe und -therapie 43
C. Schneider, B. Grabein

8 Die schwangere Patientin in der Chirurgie 60
P. Khalil, M. Siebeck, A. Kleespies

9 Grundlagen der onkologischen Chirurgie 66
C. Bruns

10 Transplantationsmedizin und Immunsuppression 75
Chr. Graeb, M. Guba

11 Patientenaufklärung und präoperative Aufklärung 90
J. Heberer

12 Leichenschau 97
O. Peschel, W. Eisenmenger

II Diagnostik, Techniken und Eingriffe im Common Trunk 103

13 Sonographie 105
H.O. Steitz, M. Sohn

14 Computertomographie, Magnetresonanztomographie und Angiographie 118
U. Linsenmaier, M. Reiser

15	**Interventionelle Radiologie**	133
	H. Berger	
16	**Chirurgische Endoskopie**	144
	F. Spelsberg	
17	**Grundlagen der Operationstechnik und Prinzipien der Operationsdurchführung**	153
	K.-W. Jauch, W. Mutschler	
18	**Arthroskopie**	168
	V. Braunstein	
19	**Minimalinvasive Chirurgie**	174
	T.P. Hüttl, T.K. Hüttl	
20	**Tracheotomie**	184
	R. Huf	
21	**Bronchoskopie**	188
	F. Spelsberg	
22	**Laparotomie und Bauchdeckenverschluss**	192
	M. Albertsmeier, K.-W. Jauch, M. Wichmann	
23	**Stomaanlage und Stomarückverlagerung**	196
	A. Fürst, G. Liebig-Hörl	
24	**Portimplantation**	200
	J. Hoffmann	
25	**Thorakotomie**	206
	M. Lindner	
26	**Hauttransplantation**	209
	Ch. Rose, B. Rozée	
27	**Metallentfernung**	216
	R. Kirchner	
28	**Amputationen**	222
	J. Hoffmann	

III Poliklinik und ambulante Chirurgie ... 231

29	**Wundheilung und Wundversorgung**	233
	S. Siebenlist, P. Biberthaler, W. Mutschler	
30	**Lokale und regionale Anästhesie**	243
	A.O. Paul, K.-G. Kanz	

31	**Atherome, Lymphknotenschwellung und periphere Weichteiltumoren**................	256
	M. Guba, K.-W. Jauch	
32	**Unguis incarnatus**..	262
	S. Kessler, C. Volkering	
33	**Hernien**..	265
	M. Angele	
34	**Proktologie**...	274
	A. Herold	
35	**Sinus pilonidalis**...	283
	P. Khalil, A. Kleespies	
36	**Varikose**..	289
	T. Noppeney	
37	**Chronische Wunden**...	303
	R. Weidenhagen, T.A. Koeppel	
38	**Shuntchirurgie**..	309
	J. Hoffmann	
39	**Schrittmachertherapie**...	318
	A. Markewitz	
40	**Leistenhernie, Hodenhochstand und Hodentorsion**................................	326
	R. Boehm	
41	**Gelenkpunktionen**..	331
	J. Zellner, M. Nerlich, P. Angele	
42	**Ruhigstellung, Verbände, Gipse**..	337
	T. Helfen, K.-G. Kanz	
43	**Handverletzungen**..	343
	A. Frick	
44	**Handinfektionen**...	350
	R.E. Horch, E. Polykandriotis	
45	**Begutachtung**..	357
	R. Beickert, V. Bühren	

IV	**Notfallaufnahme und ausgewählte Notfälle**.....................................	**369**
46	**Reanimation und Notfälle auf chirurgischen Stationen**..........................	372
	B.A. Leidel, C. Chiapponi, K.-G. Kanz	

47	**Polytraumamanagement**	380
	W. Mutschler, K.-G. Kanz	
48	**Akutes Abdomen**	391
	F. Löhe, K.-W. Jauch	
49	**Ileus**	399
	R. Isenmann, D. Henne-Bruns	
50	**Gastrointestinale Blutung**	406
	T.P. Hüttl, T.K. Hüttl	
51	**Akute Cholezystitis**	414
	K. Hallfeldt	
52	**Appendizitis**	417
	J. Hoffmann, K.S. Schick	
53	**Sigmadivertikulitis**	425
	M. Wichmann, K.-W. Jauch	
54	**Mesenteriale Ischämie**	432
	H. Stiegler	
55	**Pankreatitis**	439
	H. Zirngibl	
56	**Abdominelles Trauma**	447
	W.E. Thasler, K.-W. Jauch	
57	**Venenthrombose und Lungenembolie**	452
	M. Storck, R. Bauersachs	
58	**Akute Extremitätenischämie**	459
	R. Kopp, R. Weidenhagen	
59	**Periphere traumatische Gefäßverletzungen**	471
	R. Weidenhagen, R. Kopp	
60	**Aortenaneurysma**	479
	K.-H. Orend	
61	**Akuter Thorax**	486
	H. Winter, D. Rüttinger, R. Hatz	
62	**Grundsätze der (operativen) Frakturversorgung**	498
	E. Euler, W. Mutschler	
63	**Luxationen der großen Gelenke**	508
	M. Regauer, W. Mutschler	

| 64 | **Frakturen des koxalen Femurs** | 518 |

S. Piltz

| 65 | **Klavikulafraktur und Schultereckgelenksprengung** | 524 |

O. Pieske

| 66 | **Humerusfrakturen** | 530 |

R. Kirchner

| 67 | **Distale Radiusfrakturen** | 542 |

E. Mayr

| 68 | **Kniegelenkstrauma** | 550 |

J. Zellner, M. Nerlich, P. Angele

| 69 | **Tibiafrakturen** | 562 |

E. Euler, W. Mutschler

| 70 | **Sprunggelenksverletzungen** | 572 |

H. Polzer, W. Mutschler

| 71 | **Achillessehnenruptur** | 578 |

V. Quack, M. Tingart, J. Grifka, J. Götz

| 72 | **Schädel-Hirn-Trauma** | 583 |

E. Uhl, J.-Chr. Tonn

| 73 | **Wirbelsäulenverletzungen** | 592 |

R. Beisse, B.A. Leidel, V. Bühren

| 74 | **Akuter Wirbelsäulenschmerz** | 602 |

C. Birkenmaier, C. Melcher

| 75 | **Arbeits- und Wegeunfälle** | 614 |

R. Beickert, V. Bühren

| 76 | **Thermische Verletzungen** | 618 |

N. Pallua, E. Demir

V Chirurgische Intensivmedizin … 627

| 77 | **Analgosedierung** | 628 |

Chr. Waydhas

| 78 | **Monitoring und Zugänge** | 639 |

W. Hartl

| 79 | **Infusionstherapie** | 648 |

W. Hartl

80	**Blutersatz und Transfusionsmedizin** 653
	K. Pfister, N. Ahrens

81	**Ernährungstherapie des chirurgischen Patienten** 665
	P. Rittler, W. Hartl, K.-W. Jauch

82	**Neurotrauma** 677
	Th. Bein

83	**Respiratorische Insuffizienz und Beatmung** 682
	D. Schreiter, A. Reske

84	**Herz-Kreislauf-Insuffizienz** 698
	Th. Bein

85	**Niereninsuffizienz und Nierenersatztherapie** 703
	J. Hoffmann

86	**Abdominelles Kompartmentsyndrom** 709
	J. Hoffmann, W. Ertel

87	**Peritonitis** 717
	H. Lippert

88	**Sepsistherapie** 727
	J. Hoffmann

VI Stationäre Patientenversorgung 735

89	**Angehörigengespräch und Patientenverfügung** 736
	L. Ney

90	**Fallpauschalensystem und Behandlungspfade** 742
	A. Billing, M. Thalhammer

91	**Fast-Track-Chirurgie** 748
	M. Wichmann, K.-W. Jauch

92	**Ärztliche Stationsführung** 753
	S. Eisenmenger, K.-W. Jauch

93	**Operationsindikation und Operationsvorbereitung** 763
	M. Rentsch, K.W. Jauch

94	**Postoperatives Fieber** 771
	H. Trentzsch, E. Faist

95	**Komplikationen – Erkennung und Management** 779
	K.-W. Jauch, T. Strauss, W. Mutschler

96	**Dokumentation, Arztbrief und Operationsbericht** 787
	K.-W. Jauch

97	**Kolorektales Karzinom** 793
	M.S. Kasparek, K.-W. Jauch

98	**Schilddrüsenoperationen** 807
	H. Winter, K.-W. Jauch

99	**Osteoporose in der stationären Versorgung chirurgischer Patienten** 817
	M. Schieker, W. Mutschler

100	**Klinische Studien in der Chirurgie** 822
	M.K. Diener, P. Knebel, H.-P. Knaebel

Stichwortverzeichnis 834

Autorenverzeichnis

Ahrens, PD Dr. med. Norbert
Institut für klinische Chemie und
Laboratoriumsdiagnostik
Universitätsklinikum Regensburg
Franz-Josef-Strauß-Allee 11
93053 Regensburg

Albertsmeier, Dr. med. Markus
Chirurgische Klinik und Poliklinik Großhadern
Klinikum der Universität München
Marchioninistraße 15
81377 München

Angele, Prof. Dr. med. Martin K.
Chirurgische Klinik und Poliklinik Großhadern
Klinikum der Universität München
Marchioninistraße 15
81377 München

Angele, PD Dr. med. Peter
Klinik für Unfallchirurgie
Klinikum der Universität Regensburg
Franz-Josef-Strauß-Allee 11
93053 Regensburg

Arbogast, Dr. med. Helmut P.
Chirurgische Klinik und Poliklinik Großhadern
Klinikum der Universität München
Marchioninistraße 15
81377 München

Bauersachs, Prof. Dr. med. Rupert
Medizinische Klinik IV, Max-Ratschow-Klinik für
Angiologie
Klinikum Darmstadt GmbH
Grafenstraße 9
64283 Darmstadt

Beickert, Dr. med. Ruprecht
BG Unfallklinik Murnau
Prof.-Küntscher-Straße 8
82418 Murnau

Bein, Prof. Dr. med. Thomas
Klinik für Anästhesiologie
Klinikum der Universität Regensburg
Franz-Josef-Strauß-Allee 11
93053
Regensburg

Beisse, Prof. Dr. med. Rudolf W.
Wirbelsäulenzentrum Starnberger See
Benedictus Krankenhaus Tutzing GmbH & Co. KG
Bahnhofstraße 5
82327 Tutzing

Berger, Prof. Dr. med. Hermann
Abteilung Interventionelle Radiologie
Technische Universität München
Klinikum rechts der Isar
Ismaninger Straße 22
81675 München

Biberthaler, Prof. Dr. med. Peter
Klinik und Poliklinik für Unfallchirurgie
Klinikum rechts der Isar
Technische Universität München
Ismaningerstraße 22
81675 München

Birkenmaier, Dr. med. Christof
Orthopädische Klinik und Poliklinik
Klinikum der Universität München
Marchioninistraße 15
81377 München

Billing, Prof. Dr. med. Arend
Gefäßchirurgie, Chirurgie IV
Klinikum Offenbach GmbH
Starkenburgring 66
63069 Offenbach

Böcker, Dr. med. Wolfgang
Chirurgische Klinik und Poliklinik – Innenstadt
Klinikum der Universität München
Nußbaumstraße 20
80336 München

Böhm, Dr. med. Roland
Klinik und Poliklinik für Kinderchirurgie
Universitätsklinikum Leipzig AöR
Liebigstraße 20 A
04103 Leipzig

Braunstein, Dr. med. Volker
Chirurgische Klinik und Poliklinik – Innenstadt
Klinikum der Universität München
Nußbaumstraße 20
80336 München

Bruns, Prof. Dr. med. Christiane
Chirurgische Klinik und Poliklinik Großhadern
Klinikum der Universität München
Marchioninistraße 15
81377 München

Bühren, Prof. Dr. med. Volker
Ärztlicher Direktor
Berufsgenossenschaftliche Unfallklinik Murnau
Prof.-Küntscher-Straße 8
82418 Murnau

Chiapponi, Dr. med. Costanza
Chirurgische Klinik und Poliklinik – Innenstadt
Klinikum der Universität München
Nußbaumstraße 20
80336 München

Demir, Dr. med. Erhan
Klinik für Plastische Chirurgie, Hand- und Verbrennungschirurgie
Universitätsklinikum RWTH Aachen
Pauwelsstraße 30
52074 Aachen

Diener, PD. Dr. med. Markus
Studienzentrum der Deutschen Gesellschaft für Chirurgie
Ruprecht-Karls-Universität Heidelberg
Im Neuenheimer Feld 110
69120 Heidelberg

Eisenmenger, Prof. Dr. Wolfgang
Institut für Rechtsmedizin
der Universität München
Nußbaumstraße 26
80336 München

Eisenmenger, Dr. med. Simone
Berufsgenossenschaftliches Unfallkrankenhaus Hamburg
Bergedorfer Strasse 10
21033 Hamburg

Ertel, Prof. Dr. med. Wolfgang
Klinik für Unfall- und Wiederherstellungschirurgie
Traumazentrum Berlin Brandenburg e. V.
Charité-Universitätsmedizin, Campus Benjamin Franklin
Hindenburgdamm 30
12200 Berlin

Euler, Prof. Dr.med. Ekkehard
Chirurgische Klinik und Poliklinik – Innenstadt
Klinikum der Universität München
Nussbaumstraße 20
80336 München

Faist, Prof. Dr. med. Eugen
Chirurgische Klinik und Poliklinik Großhadern
Klinikum der Universität München
Marchioninistraße 15
81377 München

Frick, PD Dr. med. Andreas
Chirurgische Klinik und Poliklinik Großhadern
Klinikum der Universität München
Marchioninistraße 15
81377 München

Fürst, PD Dr. med. Alois
Klinik für Chirurgie
Caritas-Krankenhaus St. Joseph
Landshuterstraße 65
93053 Regensburg

Grabein, Dr. med. Béatrice
Stabsstelle Klinische Mikrobiologie und Krankenhaushygiene
Klinikum der Universität München
Marchioninistraße 15
81377 München

Graeb, Prof. Dr. med. Christian
Chirurgische Klinik, Allgemein-, Viszeral- und Thoraxchirurgie
Sana Klinikum Hof GmbH
Eppenreuther Straße 9
95032 Hof

Grifka, Prof. Dr. med. Joachim
Direktor der Klinik und Poliklinik für Orthopädie
Asklepios Klinikum Bad Abbach
Kaiser-Karl V.-Allee 3
93077 Bad Abbach

Guba, Prof. Dr. med. Markus
Chirurgische Klinik und Poliklinik Großhadern
Klinikum der Universität München
Marchioninistraße 15
81377 München

Hallfeldt, Prof. Dr. med. Klaus
Chirurgische Klinik und Poliklinik – Innenstadt
Klinikum der Universität München
Nußbaumstraße 20
80336 München

Autorenverzeichnis

Hartl, Prof. Dr. med. Wolfgang
Chirurgische Klinik und Poliklinik Großhadern
Klinikum der Universität München
Marchioninistraße 15
81377 München

Hatz, Prof. Dr. med. Rudolf
Chirurgische Klinik und Poliklinik Großhadern
Klinikum der Universität München
Marchioninistraße 15
81377 München

Heberer, Dr. jur. Jörg
Rechtsanwaltskanzlei Dr. jur. J. Heberer & Kollegen
Paul-Hösch-Straße 25a
81243 München

Helfen, Dr. med. Tobias
Chirurgische Klinik und Poliklinik – Innenstadt
Klinikum der Universität München
Nußbaumstraße 20
80336 München

Henne-Bruns, Prof. Dr. med. Doris
Klinik für Allgemein-, Viszeral- und
Transplantationschirurgie
Universitätsklinikum Ulm
Steinhövelstraße 9
89075 Ulm

Herold, Prof. Dr. med. Alexander
End- und Dickdarm-Zentrum Mannheim
Bismarckplatz 1
68165 Mannheim

Hoffmann, Prof. Dr. med. Johannes N.
Sektion Gefäßchirurgie
Universitätsklinikum Essen
Hufelandstraße 55
45147 Essen

Horch, Prof. Dr. med. Raymund E.
Plastische und Handchirurgische Klinik
Universitätsklinikum Erlangen
Krankenhausstraße 12
91054 Erlangen

Huf, Dr. med. Roland
Chirurgische Klinik und Poliklinik Großhadern
Klinikum der Universität München
Marchioninistraße 15
81377 München

Hüttl, PD Dr. med. Thomas P.
Abteilung für Allgemein- und Viszeralchirurgie
Chirurgische Klinik München
Bogenhausen
Denninger Straße 44
81679 München

Hüttl, Dr. med. Tanija K.
Klinik für Anästhesiologie Großhadern
Klinikum der Universität München
Marchioninistraße 15
80377 München

Isenmann, Prof. Dr. med. Rainer
Allgemein- und Viszeralchirurgie
St. Ana-Virngrund Klinik
Dalkinger Straße 8–12
73479 Ellwangen

Jauch, Prof. Dr. med. Karl-Walter
Direktor der Chirurgischen Klinik und Poliklinik –
Großhadern
Klinikum der Universität München
Marchioninistraße 15
81377 München

Kanz, PD Dr. med. Karl-Georg
Chirurgische Klinik und Poliklinik – Innenstadt
Klinikum der Universität München
Nußbaumstraße 20
80336 München

Kasparek, PD Dr. med. Michael
Chirurgische Klinik und Poliklinik Großhadern
Klinikum der Universität München
Marchioninistraße 15
81377 München

Kessler, Prof. Dr. med. Sigurd
Zentrum für Fuß- und Sprunggelenkchirurgie
Orthopädische Klinik München-Harlaching
Harlachinger Straße 51
81547 München

Khalil, PD Dr. med. Philipe
Chirurgische Klinik und Poliklinik – Innenstadt
Klinikum der Universität München
Nußbaumstraße 20
80336 München

Kirchner, Dr. med. Rainer
Klinik für Chirurgie des Stütz- und Bewegungsapparates
Sektion Orthopädie
Universitätsklinikum Lübeck
Ratzeburger Allee 160
23562 Lübeck

Kleespies, PD Dr. med. Axel
Chirurgische Klinik und Poliklinik Großhadern
Klinikum der Universität München
Marchioninistraße 15
81377 München

Knaebel, Prof. Dr. med. Hanns-Peter
Aesculap AG
Am Aesculap-Platz
78532 Tuttlingen

Knebel, Dr. med. Philipp
Klinik für Allgemein-, Viszeral- und
Transplantationschirurgie
Universität Heidelberg
Im Neuenheimer Feld 110
69120 Heidelberg

Koeppel, Prof. Dr. med. Thomas
Chirurgische Klinik und Poliklinik Großhadern
Klinikum der Universität München
Marchioninistraße 15
81377 München

Kopp, Dr. med. Reinhard
Chirurgische Klinik
Universitätsklinikum Regensburg
Franz-Josef-Strauss-Allee 11
93053 Regensburg

Leidel, Dr. med. Bernd A.
Interdisziplinäre Rettungsstelle/Notfallaufnahme
Charité-Universitätsmedizin, Campus Benjamin Franklin
Hindenburgdamm 30
12200 Berlin

Liebig-Hörl, Dr. med. Gudrun
Klinik für Chirurgie
Caritas-Krankenhaus St. Joseph
Landshuterstraße 65
93053 Regensburg

Lindner, Dr. med. Michael
Asklepios Fachklinik München-Gauting
Robert-Koch-Allee 2
82131 Gauting

Linsenmaier, PD Dr. med. Ulrich
Institut für Klinische Radiologie – Innenstadt
Klinikum der Universität München
Nußbaumstraße 20
80336 München

Lippert, Prof. Dr. med. Dr. h.c. Hans
Ärztlicher Direktor und Vorsitzender
Universitätsklinikum Magdeburg AöR
Leipziger Straße 44
39120 Magdeburg

Löhe, Prof. Dr. med. Florian
Chirurgische Klinik I
Allgemein-, Viszeral- und Thoraxchirurgie
Klinikum Landshut
Robert-Koch-Straße 1
84034 Landshut

Markewitz, Prof. Dr. med. Andreas
Abt. für Herz- und Gefäßchirurgie
Bundeswehrzentralkrankenhaus Koblenz
Rübenacher Straße 170
56072 Koblenz

Mayr, Prof. Dr. med. Dr. h.c. Edgar
Unfallchirurgie
Klinikum Augsburg
Stenglinstraße 2
86156 Augsburg

Melcher, Dr. med. Carolin
Orthopädische Klinik und Poliklinik Großhadern
Klinikum der Universität München
Marchioninistraße 15
81377 München

Mutschler, Prof. Dr. med. Wolf
Direktor der Chirurgischen Klinik und Poliklinik –
Innenstadt
Klinikum der Universität München
Nußbaumstraße 20
80336 München

Nerlich, Prof. Dr. med. Michael
Klinik für Unfallchirurgie
Klinikum der Universität Regensburg
Franz-Josef-Strauß-Allee 11
93042 Regensburg

Autorenverzeichnis

Neugebauer, Prof. Dr. Prof. h.c. Edmund A.M.
IFOM – Institut für Forschung in der Operativen Medizin
Universität Witten/Herdecke
Ostmerheimer Straße 200
51109 Köln

Ney, Dr. med. Ludwig
Chirurgische Klinik und Poliklinik – Innenstadt
Klinikum der Universität München
Nußbaumstraße 20
80336 München

Noppeney, Prof. Dr. med. Thomas
Versorgungszentrum Gefäßmedizin
Obere Turmstraße 8
90429 Nürnberg

Orend, Prof. Dr. med. Karl-Heinz
Zentrum für Chirurgie
Klinik für Thorax- und Gefäßchirurgie
Universitätsklinikum Ulm
Steinhövelstraße 9
89075 Ulm

Pallua, Prof. Dr. Dr. med. Prof. h.c. mult. Norbert
Klinik für Plastische Chirurgie, Hand- und Verbrennungschirurgie
Universitätsklinikum der RWTH Aachen
Pauwelsstraße 30
52074 Aachen

Paul, Dr. med. April Olivia
Chirurgische Klinik und Poliklinik – Innenstadt
Klinikum der Universität München
Nußbaumstraße 20
80336 München

Peschel, PD Dr. med. Oliver
Institut für Rechtsmedizin
der Universität München
Nußbaumstraße 26
80336 München

Pfister, PD Dr. med. Karin
Gefäß- und Endovaskuläre Chirurgie
Klinik und Poliklinik für Chirurgie
Universitätsklinikum Regensburg
Franz-Josef-Strauß-Allee 11
93053 Regensburg

Pieske, Dr. med. Oliver
Chirurgische Klinik und Poliklinik Großhadern
Klinikum der Universität München
Marchioninistraße 15
81377 München

Piltz, PD Dr. med. Stefan
Chirurgische Klinik und Poliklinik Großhadern
Klinikum der Universität München
Marchioninistraße 15
81377 München

Polzer, Dr. med. Hans
Chirurgischen Klinik und Poliklinik – Innenstadt
Klinikum der Universität München
Nußbaumstraße 20
80336 München

Polykandriotis, Dr. med. Elias
Abteilung für Plastische und Handchirurgie
Friedrich-Alexander-Universität Erlangen-Nürnberg
Krankenhausstraße 12
91054 Erlangen

Regauer, Dr. med. Markus
Chirurgische Klinik und Poliklinik – Innenstadt
Klinikum der Universität München
Nußbaumstraße 20
80336 München

Reiser, Prof. Dr. med. Maximilian
Direktor des Institutes für klinische Radiologie – Großhadern
Klinikum der Universität München
Marchioninistraße 15
81377 München

Rentsch, PD Dr. med. Markus
Chirurgische Klinik und Poliklinik Großhadern
Klinikum der Universität München
Marchioninistraße 15
81377 München

Reske, Dr. med. Andreas
Klinik und Poliklinik für Anästhesiologie und Intensivtherapie
Universitätsklinikum Leipzig
Liebigstraße 20
04103 Leipzig

Rittler, PD Dr. med. Peter
Chirurgische Klinik und Poliklinik Großhadern
Klinikum der Universität München
Marchioninistraße 15
81377 München

Rose, Dr. med. Christoph
Chirurgisch-orthopädisches MZV am Vinzentinum
Franziskanergasse 14
86152 Augsburg

Rozée, Dr. med. Bernhard
Unfallchirurgie
Klinikum Augsburg
Stenglinstraße 2
8615 Augsburg

Rüttinger, Dr. med. Dominik
Chirurgische Klinik und Poliklinik Großhadern
Klinikum der Universität München
Marchioninistraße 15
81377 München

Schick, Dr. med. Kerstin S.
Klinikum rechts der Isar der TU München
Ismaninger Straße 22
81675 München

Schieker, Prof. Dr. med. Matthias
Chirurgische Klinik und Poliklinik – Innenstadt
Klinikum der Universität München
Nußbaumstraße 20
80336 München

Schneider, PD. Dr. med. Christian
Chirurgische Klinik und Poliklinik der LMU
Klinikum Großhadern
Marchioninistraße 15
81377 München

Schreiter, Dr. med. Dierk
Zentrum Chirurgische Kliniken
Universitätsklinikum Carl Gustav Carus
Fetscherstraße 74
01307 Dresden

Siebenlist, Dr. med. Sebastian
Klinik und Poliklinik für Unfallchirurgie
Klinikum rechts der Isar
Technische Universität München
Ismaningerstraße 22
81675 München

Simanski, PD Dr. med. Christian
Klinik für Unfallchirurgie, Orthopädie und Sportmedizin
Universität Witten/Herdecke
Ostmerheimer Straße 200
51109 Köln

Sohn, Dr. med. Maximilian
Charité, Universitätsmedizin Berlin
Campus Benjamin Franklin
Hindenburgdamm 30
12203 Berlin

Spelsberg, Dr. med. Fritz W.
Chirurgische Klinik und Poliklinik – Großhadern
Klinikum der Universität München
Marchioninistraße 15
81377 München

Steitz, Dr. med. Dipl.-Biol. Heinrich Otto
Allgemein- und Viszeralchirurgie
Chirurgische Klinik Dr. Rinecker GmbH & Co KG
Am Isarkanal 30
81379 München

Stiegler, Prof. Dr. med. Dr. h.c. Heinrich
Chefarzt Allgemein-, Viszeral- und Gefäßchirurgie
Kliniken Ostallgäu – Kaufbeuren
Dr.-Gutermannstraße 2
87600 Kaufbeuren

Storck, Prof. Dr. med. Martin
Klinik für Gefäß- und Thoraxchirurgie
Städtisches Klinikum Karlsruhe gGmbH
Moltkestraße 90
76133 Karlsruhe

Strauss, Dr. med. Tim
Klinik für Allgemein-, Viszeral-, Thorax- und Gefäßchirurgie
Kath. Marienkrankenhaus Hamburg
Alfredstraße 9
22087 Hamburg

Thalhammer, Dr. med. Monika
Klinikum der Universität Regensburg
Klinik für Anästhesiologie
Franz-Josef-Strauß-Allee 11
93053 Regensburg

Autorenverzeichnis

Thasler, PD Dr. med. Wolfgang
Chirurgische Klinik und Poliklinik – Großhadern
Klinikum der Universität München
Marchioninistraße 15
81377 München

Tingart, Prof. Dr. med. Markus
Klinik für Orthopädie und Unfallchirurgie
Universitätsklinikum Aachen
Pauwelsstraße 30
52074 Aachen

Tonn, Prof. Dr. med. Jörg-Christian
Neurochirurgische Klinik
Klinikum der Universität München – Großhadern
Marchioninistraße 15
81377 München

Trentzsch, Dr. med. Heiko
Institut für Notfallmedizin und Notfallmanagement
Klinikum der Universität München
Schillerstraße 53
80336 München

Uhl, Prof. Dr. med. Eberhard
Klinik für Neurochirurgie
Klinikum Gießen und Marburg GmbH
Klinikstrasse 33
35392 Gießen

Volkering, Dr. med. Christoph
Zentrum für Fuß- und Sprunggelenkchirurgie
Orthopädische Klinik München-Harlaching
Harlachinger Straße 51
81547 München

Waydhas, Prof. Dr. med. Christian
Klinik für Unfallchirurgie
Universitätsklinikum Essen
Hufelandstraße 55
45147 Essen

Weidenhagen, Dr. med. Rolf
Vaskuläre und Endovaskuläre Chirurgie
Chirurgische Klinik und Poliklinik
Klinikum der Universität München – Großhadern
Marchioninistraße 15
81377 München

Wichmann, PD Dr. med. Matthias
Mount Gambier & Districts Health Service
276-300 Wehl Street North
PO Box 267
Mount Gambier
SA 5290
Australia

Winter, PD Dr. med. Hauke
Chirurgische Klinik und Poliklinik Großhadern
Klinikum der Universität München
Marchioninistraße 15
81377 München

Zellner, Dr. med. Johannes
Klinik für Unfallchirurgie
Klinikum der Universität Regensburg
Franz-Josef-Strauß-Allee 11
93042 Regensburg

Zirngibl, Prof. Dr. med. Hubert
Chirurgisches Zentrum
Viszeral-, Gefäß- und Endokrine Chirurgie
HELIOS Klinikum Wuppertal
Heusnerstraße 40
42283 Wuppertal

Allgemeine Chirurgie

Kapitel 1 Das Aufgabengebiet des Chirurgen – 2
K.-W. Jauch, W. Mutschler

Kapitel 2 Pathophysiologie des operativen Traumas – 5
W. Hartl

Kapitel 3 Schmerztherapie – 14
C. Simanski, E. Neugebauer

Kapitel 4 Thromboembolieprophylaxe und perioperatives Gerinnungsmanagement – 25
H. Arbogast

Kapitel 5 Chirurgische Infektionen – 33
W. Böcker, W. Mutschler

Kapitel 6 Umgang mit multiresistenten Erregern – 40
B. Grabein

Kapitel 7 Antibiotikaprophylaxe und -therapie – 43
C. Schneider, B. Grabein

Kapitel 8 Die schwangere Patientin in der Chirurgie – 60
P. Khalil, M. Siebeck, A. Kleespies

Kapitel 9 Grundlagen der onkologischen Chirurgie – 66
C. Bruns

Kapitel 10 Transplantationsmedizin und Immunsuppression – 75
Chr. Graeb, M. Guba

Kapitel 11 Patientenaufklärung und präoperative Aufklärung – 90
J. Heberer

Kapitel 12 Leichenschau – 97
O. Peschel, W. Eisenmenger

Das Aufgabengebiet des Chirurgen

K.-W. Jauch, W. Mutschler

Die Chirurgie ist das Gebiet der Medizin, das Störungen und Veränderungen der Organe mittels operativer Eingriffe behandelt. Ein Chirurg, nach der griechischen Wortwurzel „der mit der Hand arbeitende", wird Chirurg, weil ihn die manuelle Tätigkeit des Operierens in Kombination mit seiner Aufgabe als ganzheitlich handelnder Arzt und seiner naturwissenschaftlichen Grundhaltung fasziniert. Oder wie es FC Spencer formuliert hat: „Surgical competence combines the intellectual excercise of decision making with the ability to perform mechanical tasks."

Das Aufgabengebiet des Chirurgen hat sich in den vergangen Jahren stark verändert. Die Anforderungen, die an Assistenzärzte heute gestellt werden, unterscheiden sich gravierend von denen, die einst an ihre Weiterbilder gestellt wurden. Eines aber ist gleich geblieben: Der Patient steht im Zentrum unserer Arbeit.

Die Anforderungen an den Chirurgen werden fachlich durch die **Weiterbildungsordnungen** der Landesärztekammern definiert, die im Grundsatz durch das Gremium des Deutschen Ärztetages festgelegt werden. Dieser nimmt als Messlatte für seine Entscheidungen den flächendeckenden Versorgungsauftrag für die Bundesbürger, wie er von der Politik den Selbstverwaltungsorganen der Ärzteschaft mit der Bundesärztekammer an der Spitze übertragen wurde. Die Chirurgie bietet uns ein weites Feld der Betätigung und verlangt darüber hinaus enge Kontakte zu allen anderen operativen Fächern und den nicht-operativen und/oder diagnostischen Disziplinen. Daher muss von dem Chirurgen eine stete Bereitschaft zur Fortbildung und ein großes Interesse an allen Entwicklungen der Medizin gefordert werden. Nur durch gebietsübergreifendes Verständnis und Kenntnisse kann im Dialog eine interdisziplinäre Weiterentwicklung in der medizinischen Versorgung mitgestaltet werden. Hinzu kommt, dass heute der gesamte Behandlungsablauf eines Patienten hinsichtlich des prozessorientierten Ressourceneinsatzes mit vielerlei Schnittstellen ökonomisch optimiert sein muss, um im System der Klinikfinanzierung über DRG (Diagnosis Related Groups-Fallpauschalen) zu bestehen.

Als Chirurgen haben wir die Wahl zwischen einer Vielzahl von Fachkompetenzen und Zusatzweiterbildungen innerhalb des großen Fachgebietes. Es ist sicherlich sinnvoll, sich bei der Planung der eigenen Laufbahn über die zahlreichen Möglichkeiten im Klaren zu sein und die Augen offen zu halten für die Gebiete, in die wir als Chirurgen gehen können. Es ist heute nicht mehr damit getan, sich für eine Fachdisziplin wie z. B. die Orthopädie/Unfallchirurgie oder Viszeralchirurgie zu entscheiden – auch innerhalb dieser Schwerpunkte gibt es Weiterbildungsmöglichkeiten, die nicht jedem Unfallchirurgen oder Viszeralchirurgen allerorts offen stehen. Eine konstante Bereitschaft, den eigenen Karriereweg zu überdenken und eventuell mögliche Veränderungen anzunehmen, ist daher während der gesamten Weiterbildung gefordert.

Die Weiterbildungsordnung für Chirurgen wurde in den vergangenen Jahren grundlegend verändert um Übereinstimmung mit EU-Normen zu erreichen und Übergänge zwischen den Facharztausbildungen zu ermöglichen. Man hat sich auf eine gemeinsame Basisweiterbildung von 24 Monaten geeinigt, die dem Erwerb der Facharztkompetenzen vorangestellt wird. Auf diese Basisweiterbildung baut die Weiterbildung in den Facharztkompetenzen über 48 Monate auf. Diese **Facharztkompetenzen** sind:

- Allgemeine Chirurgie
- Gefäßchirurgie
- Herzchirurgie
- Kinderchirurgie
- Orthopädie und Unfallchirurgie
- Plastische und Ästhetische Chirurgie
- Thoraxchirurgie
- Viszeralchirurgie

Zusatzweiterbildungen, deren Zahl sich auf 40 beläuft, können im Anschluss und zum Teil eingebunden während der Facharztweiterbildung erworben werden. Die meisten Chirurgen mit Facharztkompetenz werden solche Zusatzweiterbildungen absolvieren, sofern sie sich nicht niederlassen, sondern an einer Klinik eine Oberarzt und /oder Chefarztkarriere anstreben.

Hierzu zählen u. a.:
- Notfallmedizin
- Intensivmedizin
- Handchirurgie
- Sportmedizin
- Kinderorthopädie
- Proktologie etc.

Für alle Chirurgen dürfte die Notfallmedizin von Interesse sein; sie ist auch wesentlicher Teil der Basisausbildung zum Chirurgen geworden. Die Intensivmedizin ist ebenfalls Bestandteil der Basisausbildung, erfordert aber darüber hinaus nach der Facharztausbildung ein weitergehendes Interesse an diesem schwierigen Gebiet der Chirurgie und wird sicherlich nicht als regelhafter Ausbildungsinhalt während einer chirurgischen Karriere anzusehen sein.

Die **Basisweiterbildung** erstreckt sich über einen Zeitraum von 24 Monaten. Während dieser Phase des praktischen Berufsanfanges müssen die folgenden Weiterbildungsinhalte abgedeckt werden:

- 6 Monate Notfallaufnahme
- 6 Monate Intensivmedizin (Chirurgie oder anderes Gebiet; kann auch nach Basiszeit erfolgen)
- 12 Monate Chirurgie (6 Monate davon können im ambulanten Bereich abgeleistet werden)

Im Rahmen dieser Basisweiterbildung sollen verschiedene Kenntnisse, Erfahrungen und Fertigkeiten erworben werden, die von grundlegender Bedeutung für die weitere fachspezifische Ausbildung anzusehen sind. Hierzu zählen:

- Erkennen, Klassifizieren, Behandeln und Nachbehandeln chirurgischer Erkrankungen und Verletzungen
- Wundversorgung
- Notfallversorgung, lebensrettende Maßnahmen
- Indikationsstellung für konservative oder operative Interventionen
- Risikoeinschätzung, Aufklärung und Dokumentation
- Untersuchungs- und Behandlungsmethoden chirurgischer Erkrankungen und perioperative Diagnostik
- Tumortherapie
- Infektiologie und Hygiene
- Labordiagnostik
- Schmerztherapie, Sedierung
- Palliativmedizin
- Arzneimitteltherapie
- Ultraschalldiagnostik
- Punktions- und Kathetertechniken
- Infusions-, Transfusions-, Blutersatztherapie
- Enterale/parenterale Ernährung
- Lokal-/Regionalanästhesie
- Ambulante Chirurgie
- Erste Assistenz und angeleitete Operationen

Wir halten die 12 Monate in der Notfallaufnahme und auf der Intensivstation für außerordentlich wichtig, da in dieser Zeit die Voraussetzungen für das rasche Erkennen und die adäquate Therapie von chirurgischen Problemen geschaffen werden. Dieser Abschnitt der Basisweiterbildung sollte also keinesfalls als notwendiges Übel, sondern als wertvoller Teil der Ausbildung angesehen werden.

Ein anderer Ansatz, das Aufgabengebiet des Chirurgen zu beschreiben, ist die Betrachtung eines normalen Arbeitstages. Ein solcher Tag kann und wird mehrere der hier genannten Aufgaben enthalten:

Patientenversorgung und Kommunikation Zur Patientenversorgung mit allen resultierenden Aufgaben und Überraschungen gehören neben der Kunst des Zuhörens und der zeiteffizienten Anamnese- und Befunderhebung, Einfühlvermögen und Verständnis für Patient und Angehörige auch unter Zeitdruck. Ebenso ist die Übermittlung von Behandlungsdaten im Arztbrief, per Telefon oder elektronisch integraler Bestandteil der Patientenversorgung. Sie steht im Zentrum der Aufgaben und ist nicht nur für den Anfänger im Beruf wesentlicher Bestandteil des Tagesablaufs. Nur wer gelernt hat, diese Routineaufgaben systematisch zu bewältigen, ist dafür gewappnet, das Interessante an der chirurgischen Arbeit, das wir nicht im Detail planen können, nämlich Komplikationsmanagement oder die Behandlung von Notfällen unter Stressbedingungen, zu bewältigen.

Nachtdienst und Rufbereitschaft Die neuen Arbeitszeitregelungen werden die Belastungen durch Schlafmangel und übermäßige Überstunden eher reduzieren, auch wenn gleichzeitig eine Arbeitsverdichtung erfolgte. Dennoch stellen die unphysiologischen Arbeitszeiten weiterhin eine wesentliche Belastung für uns Chirurgen dar. Der Facharzt muss auch in Zukunft jederzeit für eine Notfallversorgung z. B. im Rufdienst bereit sein. Es ist nach unserem Selbstverständnis auch unverzichtbar, für Patienten, die man verantwortlich versorgt hat, bei Problemen außerhalb der Arbeitszeit ansprechbar und ggf. einsatzbereit zu bleiben.

Operative Tätigkeit Kennzeichen des Chirurgenberufs ist von außen betrachtet primär die operative Tätigkeit im Operationssaal, wobei in Realität die reine Operationszeit oft nur 20–30 % der Arbeitszeit ausmacht, bei Assistenten oft auch leider weniger. Wir erachten es als elementar wichtig, dass der chirurgische Assistent von Anfang an in die technischen Grundlagen des Operierens eingewiesen wird und seine Fertigkeiten schrittweise, beginnend mit einfachen Operationen geschult werden. Grundregeln werden in ▶ Kap. 17 ausführlich dargestellt. Vielfach werden heute Workshops und Kurse für Operationsschulung angeboten bis hin zur Simulationsübung am Computer. Entscheidend ist schon für den Anfänger die Verbindung von Wissen um Operationsverlauf und Problematik, taktischer Entscheidungsfindung während der Operation sowie handwerklich-manuelles Geschick um chirurgische Kompetenz zu entwickeln. Hierzu ist immer wieder Training, Erfahrungssammlung und selbstkritische Betrachtung, z. B. durch Briefing und Debriefing vor und nach jeder Operation angesagt und hilfreich.

Interdisziplinäre Zusammenarbeit (z. B. Tumorkonsil, klinische Schwerpunktgruppen) Mit dem zunehmenden medizinischen Wissen und den komplexer werdenden therapeutischen Möglichkeiten ist die Behandlung insbesondere von multimorbiden, geriatrischen oder onkologischen Patienten immer mehr zu einer interdisziplinären Aufgabe geworden. Diese interdisziplinäre Zusammenarbeit bietet viel Information und Wissen, verlangt aber auch die ständige Präsenz und präzise Falldemonstration, damit die Chirurgie die bei vielen interdisziplinären Entscheidungen sinnvolle zentrale Rolle einnehmen kann.

Dokumentation, Kodierung und Qualitätsmanagement Die Dokumentation unserer Befundung und unseres Handelns und Entscheidens ist ärztliche Berufspflicht und nicht nur medikolegale Vorraussetzung für Straffreiheit bei Eingriffen. Gerade in Zeiten einer hohen Arbeitsteilung im Behandlungsablauf sind zur Sicherung einer guten Qualität und Kontinuität die Anforderungen an die Dokumentation gestiegen. Die Einführung der DRG hat das Denken in der medizinischen Welt sehr stark verändert: aus Patienten wurden Fälle und komplizierte Fälle müssen optimal in einem „Casemix" abgebildet werden. Wo dieses Denken nicht stattfindet, werden rote Zahlen geschrieben. Es ist für uns Chirurgen daher leider nicht zu vermeiden, dass wir uns eingehend mit der Dokumentation und Kodierung der von uns geleisteten Arbeit beschäftigen. Nur dokumentierte Leistungen werden erfasst und unserer Arbeit gutgeschrieben. Im Klinikrahmen gehören hier auch die Maßnahmen der Qualitätssicherung dazu, die mit einer Analyse der dokumentierten Prozesse und Ergebnisse beginnt, bevor man sich Gedanken über Prozessoptimierung und Standardvorgehensweisen sowie Vergleichsanalysen (Benchmarking) macht.

Zusammenarbeit mit der Krankenhausverwaltung Der Einfluss von (nicht-medizinisch ausgebildeten) Krankenhausverwaltungen auf die ärztliche Tätigkeit ist sehr groß geworden und wir können als Chirurgen nur unseren Einfluss geltend machen, wenn wir in den entsprechenden Gremien vertreten sind und unsere Interessen und die unserer Patienten mit Sachverstand verteidigen. Eine enge und kompetente Zusammenarbeit mit der Verwaltung unserer Krankenhäuser ist daher Voraussetzung für die Gestaltung vernünftiger Arbeitsbedingungen. Unkenntnis und Berührungsängste oder Vorwurfshaltungen führen nicht weiter.

Eigene Weiterbildung Neben der Weiterbildung im eigenen Fachgebiet ist auch der Erwerb von Grundkenntnissen in betriebswirtschaftlichen Abläufen, in Personalführung, aktuellen Entwicklungen der (evidenzbasierten) Medizin und medizinischen Forschung heute wichtig geworden. Um immer auf dem aktuellen Stand der medizinischen Forschung im eigenen Fachgebiet zu sein, müsste ein Facharzt pro Tag 19 „peer-reviewed" Artikel an 365 Tagen im Jahr lesen (EBM Notebook 1995). Diese Einschätzung klingt sehr übertrieben, zeigt aber, dass wir uns extrem anstrengen müssen, um unser Wissen im Fachgebiet aktuell zu halten. Basiswissen in Personalführung und Krankenhausbetriebsführung muss erworben werden, um für die Mitarbeiter der Verwaltung von Krankenhäusern ein adäquater Verhandlungspartner zu sein und Leitungsfunktionen zu übernehmen,

Fort- und Weiterbildung von Mitarbeitern Ohne adäquat ausgebildete Mitarbeiter (z. B. nicht-ärztliches Personal) kann ein Chirurg nicht erfolgreich sein. Es ist daher eine wichtige Aufgaben, das eigene Wissen regelmäßig und verständlich an alle an der Behandlung beteiligten Mitarbeiter weiterzugeben.

Nebentätigkeiten (Erforderliche) Nebentätigkeiten wie Notarzt-, Intensivtransport- (ITW, ITH) und Gutachtertätigkeiten werden oft als notwendiges Übel gesehen, um die finanzielle Situation der Assistenzärzte zu verbessern; sie können aber auch zur beruflichen Entwicklung beitragen und wichtige Erfahrungen vermitteln.

Forschung Nicht jeder Chirurg muss ein aktiver und guter Forscher sein. Aber Verständnis für wissenschaftliche Fragestellungen und Grundkenntnisse der Beurteilung von wissenschaftlichen Studien und Publikationen sind für die kritische Auseinandersetzung mit dem eigenen Tun und mit den Weiterentwicklungen der Medizin von grundlegender Bedeutung. Wenn ein Chirurg aktiv wissenschaftlich arbeitet, so bedeutet dies ein erhebliches zeitliches Zusatzengagement u. a. auch, um die finanziellen Mittel für die Forschung einzuwerben. Wissenschaftlich aktive und klinisch erfolgreiche Chirurgen verdienen daher das Ansehen bei ihren Patienten und den Respekt ihrer Kollegen.

Auch auf diese wichtigen Punkte des chirurgischen Alltags geht unser Buch ein. Dies vor allem, weil im Studium praxisnahe Aspekte oft gar nicht gelehrt werden. Vergessen wir darüber nicht, dass wir als Ärzte auch für unsere eigene Gesundheit verantwortlich sind und Recht auf ein Privatleben haben. Eine wesentliche Aufgabe ist es daher auch, das Leben als Chirurg mit der eigenen Gesundheit und einem Privatleben zu vereinbaren. Die Vorbildfunktion, die wir als Chirurgen beanspruchen, setzt neben fachlicher und persönlicher Kompetenz und Integrität eben auch eine ausgewogene eigene Lebensführung voraus.

Literatur

Spencer FC (1978) Teaching and measuring surgical techniques – the technical evaluation of competence. Bull Am Coll Surg 63: 9–12

Pathophysiologie des operativen Traumas

W. Hartl

2.1 Systemische inflammatorische Reaktion

Das Muster der physiologischen und biochemischen Veränderungen, die durch eine chirurgische Homöostasestörung hervorgerufen werden, resultiert aus einer spezifischen Wechselwirkung des Gesamtorganismus mit dem verletzten Gewebe. Die Art und Weise, die Stärke und die Dauer der Homöostasestörung bedingen die Intensität der Mediatorauslösung im Patienten und damit auch die daraus resultierenden sekundären Veränderungen in den Organsystemen. Bei hinreichender Intensität führen chirurgische Stressoren zu einer generalisierten Entzündungsantwort des Organismus. Sofern zwei der in der Übersicht genannten Kriterien nachweisbar sind, spricht man vom „systemic inflammatory response syndrome" (SIRS). Von großer Bedeutung ist, dass diese systemische inflammatorische Reaktion bereits durch ein blandes Gewebetrauma (Operation) initiiert werden kann. Sie stellt somit eine allgemeine entzündliche Abwehrreaktion des Organismus dar. Diese Abwehrreaktion ist für das Überwinden der Homöostasestörung unerlässlich.

Parameter des SIRS
- Herzfrequenz >90 Schläge/min
- Atemfrequenz >20/min bzw. Hyperventilation mit Abfall des arteriellen CO_2-Partialdrucks unter 32 mmHg
- Körpertemperatur >38 °C oder <36 °C
- Leukozytenzahl >12 G/l oder <4 G/l oder mehr als 10 % unreife neutrophile Granulozyten im Differenzialblutbild

2.2 Systemveränderungen nach elektiver Operation

Durch den Einsatz moderner perioperativer Maßnahmen und anästhesiologischer Techniken ist die Letalität bei standardisierten chirurgischen Eingriffen niedrig, auch bei Patienten mit ausgeprägten vorbestehenden Risikofaktoren. Treten perioperativ keine Komplikationen hinzu, so ist die Reaktion des Organismus auf derartige elektive Eingriffe begrenzt sowohl im Hinblick auf das Ausmaß wie auch auf die Dauer. Das postoperative SIRS und die Ausschüttung von Stresshormonen normalisieren sich nach nicht allzu schweren elektiven Eingriffen in den ersten 1–2 postoperativen Tagen. Die eingeschränkte postoperative physikalische Aktivität und die begleitende Fastenperiode bedingen einen kurzfristigen, in der Regel klinisch nicht relevanten Verlust von körpereigenem Eiweiß.

Ursache für die begrenzten physiologischen und biochemischen Veränderungen in der Folge von unkomplizierten, elektivchirurgischen Eingriffen ist die Tatsache, dass einerseits das Ausmaß des direkten Gewebstraumas bei sorgfältig durchgeführten Eingriffen gering ist und dass andererseits perioperativ Hypotension, Hypoperfusion und Hypoxämie durch eine engmaschige Überwachung vermieden werden können. Die posttraumatische inflammatorische Reaktion ist dann gering und nur von kurzer Dauer. Zusätzlich können spezielle anästhesiologische Techniken (epidurale oder spinale Anästhesie, narkotisierende Analgetika in hohen zentralwirksamen Dosen) die Weiterleitung von verletzungsinduzierten Signalen aus der Peripherie und ihre Weiterverarbeitung im zentralen Nervensystem blockieren, womit ebenfalls eine Abschwächung der körpereigenen Antwort auf die Homöostasestörung erzielt wird.

2.3 Teleologische Begründung der Systemreaktionen

Die Systemreaktionen nach chirurgischen Homöostasestörungen sind initial sehr gezielt auf eine Wiederherstellung verletzter Körperregionen ausgerichtet. Die Systemreaktionen besitzen eine hämodynamische, eine metabolische sowie eine immunologische Komponente und haben sich evolutionsbiologisch früh als effektive Mechanismen zur Überwindung begrenzter chirurgischer Traumata herausgebildet.

2.3.1 Hämodynamische Systemreaktion

Postoperativ ist das Herzzeitvolumen erhöht. Der Grund dafür liegt darin, dass der größte Teil dieses zusätzlichen Blutflusses in periphere, verletzte Regionen geleitet wird. Diese Steigerung der regionalen Durchblutung korreliert mit dem Ausmaß der dortigen Verletzung. Ursache dieser regionalen Durchblutungssteigerung ist die Aktivierung lokal vasodilatierender Mechanismen. Dadurch soll vor Ort ein optimales Angebot an Substraten und immunkompetenten bzw. reparativ tätigen Zellen erreicht werden. Da die zellulären Prozesse, die bei der Wiederherstellung verletzter Gewebe und bei der Keimbekämpfung vor Ort beteiligt sind, überwiegend anaerob verlaufen, ist die Sauerstoffaufnahme und damit die arteriovenöse Sauerstoffkonzentrationsdifferenz im Bereich der verletzten Region niedrig. Dadurch besteht im Bereich der Verletzung eine Dissoziation zwischen der erhöhten regionalen Durchblutung und dem nicht erhöhten Sauerstoffverbrauch.

Auf der anderen Seite wird der Anteil des gesamten Herzminutenvolumens an der Splanchnikusdurchblutung reduziert, wobei jedoch dort der Sauerstoffverbrauch ansteigt und sich damit die Sauerstoffextraktion vor Ort erhöht. Somit resultiert auf Gesamtkörperebene eine Erhöhung des Herzminutenvolumens, die nur durch eine mäßige Erhöhung des Sauerstoffverbrauchs begleitet wird. Eine Ausnahme stellt die unmittelbare postoperative Situation dar, in der es durch Muskelzittern Hypothermie-induziert zu einer ausgeprägten Steigerung der Sauerstoffaufnahme kommen kann.

Im Mittel ist postoperativ die Sauerstoffextraktion im gesamten Organismus, bezogen auf den Normalzustand, relativ vermindert. Diese Dissoziation zwischen Sauerstoffverbrauch und Durchblutung steht in deutlichem Gegensatz zu den physiologischen Veränderungen, die man z. B. unter körperlicher Belastung beobachten kann. Unter solchen Umständen kommt es normalerweise ebenfalls zu einem Anstieg des Herzminutenvolumens, der jetzt aber von einem deutlich erhöhtem Sauerstoffverbrauch (vorwiegend in der Skelettmuskulatur) begleitet ist.

Die Durchblutung nicht verletzter Regionen im Körper entspricht im Prinzip der, die man bei Gesunden vorfindet. Die verletzten Regionen erlangen jedoch eine absolute Autonomie gegenüber den systemischen Regulationsmechanismen des Blutflusses, da die nervale Kontrolle der Durchblutung im Wundbereich im Anschluss an Verletzungen vorübergehend verloren geht. Somit wird hochspezifisch eine Zufuhr von Substraten und zellulären Komponenten für das verletzte Gewebe gewährleistet, um an dieser Stelle die Wiederherstellungs- und Abwehrreaktionen zu optimieren. Als Nebeneffekt einer streng regional erhöhten Durchblutung findet sich eine Zunahme der Umgebungstemperatur im Bereich der Verletzung, wodurch eine Steigerung metabolischer Prozesse an dieser Stelle hervorgerufen wird.

2.3.2 Metabolische Systemreaktion

Im Mittelpunkt der metabolischen Systemreaktion stehen zwei Mechanismen, die sich während der frühen Phylogenese der Säugetiere als Überlebensvorteil herausgebildet haben und die auf eine Situation bezogen sind, in welcher der verletzte Organismus auf sich selbst gestellt ist (durch die Verletzung behinderte Beweglichkeit und somit auch verringerte Nahrungszufuhr):

- Die vermehrte Bereitstellung von **Kohlenhydraten** für die immunologisch und reparativ tätigen Zellen. Kohlenhydrate sind die wichtigsten Substrate dieser Zellen, können jedoch nur insulinunabhängig über eine erhöhte Glukosekonzentration von diesen Zellen aufgenommen werden. Die somit dazu erforderliche Hyperglykämie wird nach chirurgischer Hömöostasestörung durch eine beschleunigte Glykogenolysein der Leber bzw. Gluconeogenese und durch eine Insulinresistenz in den insulinabhängigen Geweben (Muskulatur) erzeugt.
- Die vermehrte Bereitstellung von **Aminosäuren** aus dem Abbau von endogenen Depots (Skelettmuskel) zur Aufrechterhaltung einer gesteigerten Immunglobulinsynthese, Gluconeogense, Akut-Phase-Proteinsynthese und einer effektiven Gewebsheilung.

2.3.3 Immunologische Systemreaktion

Nach unserem heutigen Wissensstand sind es vor allem sekundäre immunologische Mechanismen, die zum SIRS führen. An den immunologischen Reaktionen sind alle zellulären Systeme des Organismus beteiligt, also Lymphozyten (B- und T-Zellen), neutrophile Granulozyten, Monozyten/Makrophagen und Endothelzellen. Ein wesentliches Charakteristikum der immunologischen Veränderungen ist, dass diese Zellsysteme durch die auslösende Noxe in unterschiedlichem Ausmaß sowohl in ihrer Funktion gesteigert wie auch supprimiert sein können. Dieses Reaktionsmuster ruft das scheinbare Paradoxon einer nebeneinander existierenden **Hyperinflammation** (im unspezifischen Immunsystem) und **Immunparalyse** (im spezifischen Immunsystem) hervor. Dabei sind die aktivierten Mechanismen teleologisch gesehen prinzipiell Voraussetzung für das Überleben des Organismus und werden nur bei überschießender Aktivierung für den Körper gefährlich (◘ Abb. 2.1).

Die pro- und antiinflammatorischen Reaktionen bzw. die Suppression der spezifischen Immunabwehr laufen parallel zueinander ab. Sie unterliegen komplexen, bis heute nicht vollständig verstandenen Regulationsmechanismen. Es lässt sich jedoch ein gewisser zeitlicher Ablauf der pro- und antiinflammatorischen Interaktionen beschreiben. So scheint es in unmittelbarem Anschluss an eine chirurgische Homöostasestörung zu einer massiven Aktivierung der proinflammatorischen Reaktionen im unspezifischen Immunsystem zu kommen. Eine antiinflammatorische

2.5 · Signalsysteme im Postaggressionsstoffwechsel

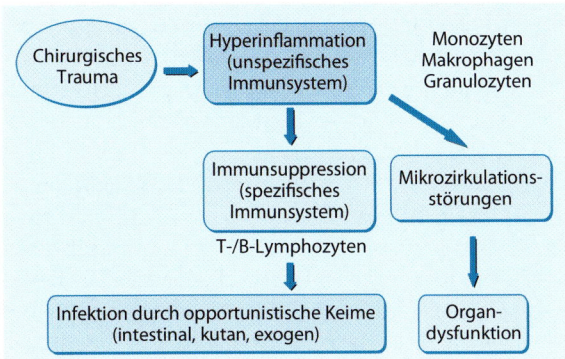

Abb. 2.1 Pathophysiologie immunologischer Mechanismen nach chirurgischem Trauma

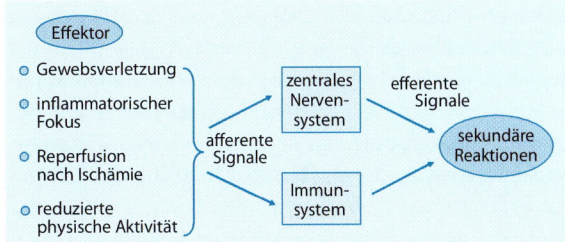

Abb. 2.2 Regulations- und Mediatorsysteme der chirurgischen Stressantwort

Gegenregulation im spezifischen Immunsystem in dieser Phase dient wohl einer Kompensation und Begrenzung des Entzündungsgeschehens. Im weiteren Verlauf nimmt die Intensität der proinflammatorischen Reaktionen wieder ab, die der antiinflammatorischen kann jedoch speziell bei schweren und protrahierten Verläufen zunehmen, so dass der tatsächliche Immunstatus des Patienten von einer initial hyperinflammatorischen Situation im Laufe der Zeit in eine Immunparalyse übergehen kann, die die wesentliche Ursache für opportunistische und nosokomiale Infektionen postoperativ darstellt.

2.4 Auslösemechanismen der Systemreaktionen (chirurgische Stressantwort)

Für die postoperative Aktivierung dieser zellulären und humoralen Systeme sind spezifische und unspezifische Auslösefaktoren bekannt (Abb. 2.2). Spezifische Auslösefaktoren sind insbesondere **bakterielle Toxine**. Größere Mengen an abgestorbenem oder verletztem Gewebe (unspezifische Auslösefaktoren) können Bakterien als Auslöser der inflammatorischen Reaktion ersetzen. Es können am Ort der Gewebsdestruktion so viele Mediatoren (**Zytokine**) ausgeschüttet werden, dass es zu einer umfassenden systemischen Aktivierung von Monozyten und neutrophilen Granulozyten in der Zirkulation kommt. Ist diese systemische Aktivierung sehr stark, so werden dann verschiedene ortsständige Makrophagen anderer Organsysteme aktiviert, und es entsteht die bereits beschriebene generalisierte Entzündungsreaktion (SIRS). Bei überschießender Ausprägung (wie nach schwerem Polytrauma, Sepsis, hämorrhagischem Schock) kann es dann zu einer flächendeckenden Anheftung von neutrophilen Granulozyten an das Endothel auch in primär nicht verletzten Körperregionen/Organsystemen kommen und als Folge davon zu Mikrozirkulationsstörungen (kapilläres Leck, Mikrothrombosierung) mit konsekutivem Organversagen.

Die zweite afferente Achse beinhaltet als wesentlichen Bestandteil das zentrale Nervensystem, das über afferente Bahnen stimuliert wird, und dessen Efferenzen für die postoperativen hormonellen und metabolischen Veränderungen verantwortlich sind, die in ihrer Gesamtheit als **Postaggressionssyndrom** bezeichnet werden und das SIRS überlagern.

2.5 Signalsysteme im Postaggressionsstoffwechsel

2.5.1 Gesamtkonzept

Neben den immunologischen Veränderungen besteht ein wesentlicher Teil der Reaktionen, die nach chirurgischer Homöostasestörung auftreten, in der Weiterleitung und Verarbeitung der verschiedenen Signale im Bereich des zentralen Nervensystems. Aus diesem Grund kann eine Vielzahl von Mediatoren und physiologischen Mechanismen, die als Folge eines chirurgischen Traumas aktiviert werden, praktisch als ein Reflexbogen betrachtet werden, wobei Mediatoren und andere Wege der Signalübertragung als afferente oder auch als efferente Schenkel in Bezug auf das zentrale Nervensystem wichtig sind. Zur Signalübertragung werden neuronale und humorale Wege sowie Gewebsfaktoren (Zytokine) benutzt. Eine zusätzliche Quelle systemischer Signale stellen Rezeptoren verschiedenster Art und Lokalisation im Körper dar, die ganz bestimmte Homöostasestörungen wie Hypoxämie, Azidose, Hypovolämie oder Hypotonie anzeigen können.

2.5.2 Afferente Signale

Stimulierung peripherer Nervenenden

Einer der wichtigsten Auslöser der verletzungsbedingten Veränderungen ist – zumindest in der frühen Phase nach der Homöostasestörung – die Stimulierung von peripheren Nervenenden im Bereich des verletzten Gewebes.

Diese neuronale Signalübertragung stellt den schnellsten Weg dar, durch den das zentrale Nervensystem über eine aufgetretene Gewebsverletzung alarmiert werden kann. Dieses Signal wird von Efferenzen gefolgt, die in der **Hypothalamus-Hypophysen-Achse** und dem **autonomen Nervensystem** entstehen (Abb. 2.3). Insbesondere sind die üblicherweise zu beobachtenden Veränderungen des adrenokortikalen Systems praktisch ausschließlich auf ein intaktes peripheres Nervensystem angewiesen, das Reize nach zentral weiterleitet. Die zentralen adrenokortikalen Veränderungen werden überwiegend im Bereich des Hypothalamus und nicht im zerebralen Kortex oder im Thalamus selbst hervorgerufen. Somit ist es erklärlich, dass bei Patienten mit Querschnittsläsionen oder bei Verwendung von spinalen oder epiduralen Anästhesieverfahren nach chirurgischen Traumata deutlich geringere Veränderungen der bekannten Stresshormonkonzentrationen beobachtet werden können.

Die bewusste Wahrnehmung der verletzungsbedingten Schmerzen spielt bei der Aktivierung der verschiedenen Mediatorsysteme eine untergeordnete Rolle. Auch bei völliger Unterdrückung von Schmerzsensationen (Allgemeinnarkose) erfolgt die Stimulierung des adrenokortikalen Systems uneingeschränkt. Im Gegensatz zur adrenokortikalen Reaktionsschiene sind jedoch bestimmte metabolische Veränderungen (z. B. im Eiweißstoffwechsel) nach chirurgischer Homöostasestörung zumindest zum Teil auch schmerzbedingt. Dieser Zusammenhang erklärt den abschwächenden Effekt postoperativ applizierter Analgetika (Opiate) auf den Eiweißverlust und erklärt auch den bekannten Zusammenhang zwischen chronisch prolongierten Schmerzzuständen und Muskelkatabolie.

Volumenmangel

> Eine Abnahme des effektiv zirkulierenden Volumens ist häufig nach chirurgischer Homöostasestörung zu beobachten. Sie entsteht entweder durch starken Verlust nach außen oder durch Sequestration von Flüssigkeit in den extravasalen Raum (SIRS-induziertes kapilläres Leck).

Diese Veränderungen triggern sehr schnell eine komplexe neurohormonale Antwort, die dazu dienen soll, die Perfusion lebenswichtiger Organe sofort wiederherzustellen. Durch **Barorezeptoren** in der Aorta und an den Karotiden nehmen die tonische Hemmung des Vasokonstriktorenzentrums und die Stimulierung des vagalen Zentrums ab. Diese Veränderungen führen zu einer peripheren Vasokonstriktion sowie zu einer Erhöhung der Herzfrequenz und der Schlagkraft aufgrund einer direkten sympathischen Stimulation bei erhöhten zirkulierenden Katecholaminkonzentrationen.

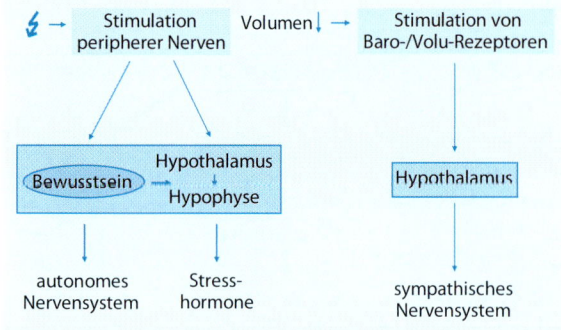

Abb. 2.3 Afferente Signale nach chirurgischer Homöostasestörung (I)

Eine ähnliche Wirkung entfalten die **Niedrigdruckdehnungsrezeptoren** im Bereich des Vorhofs und in den Pulmonalarterien. Sie beeinflussen das Vasomotorenzentrum und führen zur Freisetzung des antidiuretischen Hormons (ADH). Ferner werden der arterielle Tonus in den Nieren und an anderen Körperregionen sowie die Herzfrequenz (Bainbridge-Reflex) gesteigert. ADH besitzt einen direkten vasokonstringierenden Effekt und trägt zur Langzeitvolumenregulation über die Reduktion der renalen Wasserausscheidung bei.

Eine Abnahme des Perfusionsdrucks wird ebenfalls durch Dehnungsrezeptoren im juxtaglomerulären Apparat der Niere registriert, der seinerseits das **Renin-Angiotensin-System** aktiviert. Angiotensin II ist ein wirksamer Vasokonstriktor, der zusätzlich die renale Natrium- und Wasserausscheidung beeinflusst und die Aldosteronfreisetzung stimuliert. Als Folge einer zentralen ACTH- und ADH-Freisetzung wird Aldosteron zusätzlich vermehrt ausgeschüttet und erhöht an der Niere die Natriumrückresorption und die Kaliumausscheidung. Dieser Mechanismus erklärt unter anderem den gesteigerten Kaliumbedarf nach größeren chirurgischen Eingriffen.

Eingeschränkte Nahrungszufuhr

> Der Patient muss nach schwerer chirurgischer Homöostasestörung grundsätzlich als mangelernährt betrachtet werden, insbesondere bei längerem Krankheitsverlauf.

Grundlage dieser Sichtweise ist die Beobachtung, dass durch die Zufuhr von Substraten oder Kalorien eine erhöhte Eiweißabbaurate nur bei gesunden Individuen günstig beeinflusst werden kann. Nur hier gelingt es, eine anabole Stoffwechselsituation in Hinblick auf den Eiweißhaushalt zu erzielen. Gerade bei protrahierten, schweren Krankheitsverläufen nach chirurgischem Trauma ist trotz aller ernährungsmedizinischen Bemühungen bis zum heutigen Tag ein solches Idealziel nicht zu erreichen. Die

Effizienz der exogenen Nahrungszufuhr ist im Gegensatz zu gesunden Individuen bei chirurgisch kranken Patienten sehr viel geringer, Die im Rahmen der Phylogenese sinnvollen metabolischen Reaktionsabläufe sind für den Menschen der Gegenwart mit Zugang zu den Errungenschaften der modernen Medizin (speziell künstliche enterale oder parenterale Ernährung durch Fremde) nicht mehr adäquat. Eine unter diesen Umständen sinnvolle Anpassung der metabolischen Reaktionsabläufe (z. B. Verzicht auf die Mobilisierung endogener Substratdepots) hat allerdings während der aus Sicht der Phyogenese nur verschwindend kleinen Zeitspanne der modernen Medizin nicht stattgefunden. Andererseits führen die Errungenschaften der modernen Medizin (z. B. künstliche Beatmung, Katecholamintherapie) dazu, dass auch schwerste Homöostasestörungen, die in der Natur immer tödlich wären, überlebt werden können (allerdings um den Preis einer so in der Natur nicht vorkommenden massiven Erhöhung von Dauer bzw. Intensität der das SIRS bzw. Postaggressionssyndrom auslösenden Signale).

Somit besteht die Gefahr, dass sich bei protrahierter Signalauslösung/Krankheitsverläufen ein **chronisches Kataboliesyndrom** entwickelt. Dieser Zustand wird zur vitalen Bedrohung; wenn der Substanzverlust die einzelnen Organsysteme soweit geschädigt hat, dass sie ihre Funktionen, die zur Aufrechterhaltung der Homöostase notwendig sind, nicht mehr ausreichend wahrnehmen können.

Eingeschränkte physikalische Aktivität

Postoperativ ist eine Immobilisierung des Patienten besonders auf Intensivstationen häufig. Die eingeschränkte körperliche Betätigung zieht zahlreiche pathophysiologische Konsequenzen nach sich. Bettruhe (auch bei Gesunden) bewirkt schon für sich eine negative Stickstoff- und Elektrolytbilanz und wird durch den zunehmenden Abbau von Muskelmasse und -kraft begleitet.

Auf kardiovaskulärer Ebene bewirken verlängerte Immobilisierungsphasen eine Verminderung des Blutvolumens sowie des Schlagvolumens und des maximal möglichen Sauerstoffverbrauchs. Die Immobilisierung des chirurgischen Patienten hat auch drastische Folgen für die Lungenfunktion. So wird die funktionelle Residualkapazität im Liegen verringert. Die dadurch verminderte alveoläre Ventilation kann zu basalen Atelektasen, Hypoxie und pulmonalen Infektionen führen. Bettruhe ist ferner mit einer höheren Inzidenz von tiefen Venenthrombosen vergesellschaftet. Hinzu kommen Veränderungen der gastrointestinalen Motilität. Längerfristige Bettlägerigkeit in typischer Krankenhausumgebung, insbesondere auf Intensivstationen, kann durch die damit verbundene Einschränkung von sensuellen Reizen zu Veränderungen des Affektes, zu eingeschränkten intellektuellen Funktionen und zu Störungen der Wahrnehmung führen.

Niedrige Umgebungstemperatur

Sinkt die Körpertemperatur unter die vom Hypothalamus als Bezugspunkt vorgegebene Schwelle, so werden eine Reihe von Mechanismen aktiviert, die den Wärmeverlust minimieren und die Wärmeproduktion erhöhen sollen. Bei chirurgischen Patienten sind Temperaturunterschiede häufig anzutreffen, da die Temperaturschwelle infolge der allgemeinen Stressreaktion (SIRS) über den Normalwert erhöht ist, die Körpertemperatur jedoch regelmäßig durch Operation und andere Maßnahmen absinkt. Die Eröffnung von Körperhöhlen trägt zu einem weiteren Wärmeverlust bei. Diese Diskrepanz zwischen dem eingestellten Temperatursollwert und der reduzierten Isttemperatur stellt einen zusätzlichen Stressfaktor in einer Situation dar, in der der Organismus schon zahlreiche Mechanismen aktiviert hat, um die als erhöht eingestellte Temperatur aufrechtzuerhalten. Die Erniedrigung der Isttemperatur kann durch die Infusion von kalten Lösungen oder Blutbestandteilen aggraviert werden. Somit wird der Organismus gezwungen, seine metabolische Wärmproduktion zu erhöhen, meistens durch gesteigerte Muskelaktivität. Das klinisch unmittelbar postoperativ zu beobachtende Muskelzittern wird von einem steilen Anstieg des Energieumsatzes und des Sauerstoffverbrauchs begleitet. Daraus ergibt sich eine signifikante Belastung der Sauerstofftransportsysteme (Makro- und Mikrozirkulation).

Gerade der ältere Patient, bei dem die Thermoregulation weniger effizient ist, kann bei einer stärkeren Abnahme der Körpertemperatur seinen Stoffwechsel nur noch unzureichend auf die gesteigerten Bedürfnisse umstellen und unterliegt auch deswegen einem höheren Komplikationsrisiko. Erschöpfen sich die Mechanismen zur Aufrechterhaltung der Temperaturhomöostase, so kommt es bei kühler Umgebungstemperatur zu einem Abfall der Körperkerntemperatur und damit verbunden zu einer verringerten adrenokortikalen und medullären Aktivität. Eine ausgeprägte Hypothermie schließlich führt zu einer deutlichen Einschränkung der Herz-Kreislauf-Funktion und stellt für sich bereits einen signifikanten Letalitätsfaktor dar.

Zelluläre Mediatoren

Neben den neuronalen Signalen und den geschilderten sekundären Faktoren existiert eine weitere Signalstrecke von der Peripherie in das zentrale Nervensystem. Dabei handelt es sich um Mediatoren, die aus der Verletzungsregion freigesetzt werden und die neben der nervalen Signalübermittlung die zweitwichtigste Reaktionsschiene des Organismus auf eine Homöostasestörung darstellen (◻ Abb. 2.4). Die Bedeutung dieser Mediatoren für die Aktivierung sekundärer Veränderungen im Organismus variiert mit dem Ausmaß der Homöostasestörung. Überwiegt nach kleineren chirurgischen Traumata die neuronale Signalübertragung, so ist bei ausgeprägten

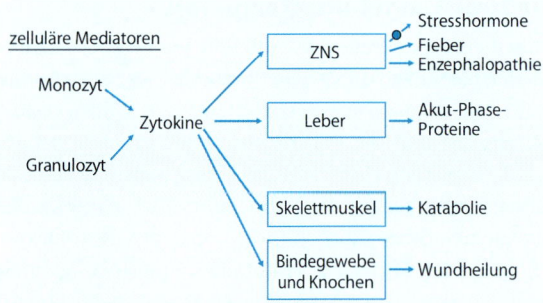

Abb. 2.4 Afferente Signale nach chirurgischer Homöostasestörung (II)

Mehrfachverletzungen oder in der Sepsis ein Überwiegen der Mediatorschiene festzustellen. Bei den Mediatoren, die auch zentral wirksam werden können, handelt es sich im Wesentlichen um **Zytokine**, die am Ort der Gewebsverletzung und durch verschiedene immunkompetente Zellen freigesetzt werden. Zytokine stellen auch ein wichtiges Verbindungsglied zwischen entzündlichen und metabolischen Prozessen dar. Die Ausschüttung von **Tumornekrosefaktor-α** (TNF-α) induziert eine Erhöhung der Kortison-, Glukagon- und Adrenalinkonzentrationen. TNF erzeugt periphere (muskuläre) Insulinresistenz, Kopfschmerzen, Anorexie, Myalgie und Fieber, und ist in der Lage, gezielte kardiovaskuläre Reaktionen hervorzurufen (Tachykardie). Zytokine sind ferner für die gesteigerte hepatische Synthese von Akut-Phase-Proteinen wie dem CRP verantwortlich.

Auf molekularbiologischer Ebene sind zahlreiche Interaktionen der Zytokine mit dem Immunsystem, dem Substratstoffwechsel und den Mechanismen der Wundheilung bekannt. So können Zytokine am Skelettmuskel eine katabole Reaktion mit gesteigerter Aminosäurefreisetzung hervorrufen. Im Bindegewebe beobachtet man eine Zunahme der Kollagensynthese und der Fibroblastenaktivität, entsprechend kommt es im verletzten Knochen zu einer Aktivierung der Osteoblasten.

2.5.3 Bedeutung des zentralen Nervensystems

Die zentrale Verarbeitung der zahlreichen Signale (über afferente Nerven und Zytokine), die infolge von chirurgischen Homöostasestörungen entstehen, ist entscheidend für eine Koordinierung der Mechanismen zur Aufrechterhaltung der Homöostase. Das Zentrum dieser Koordination liegt im **Hypothalamus**. Zur Regulierung physiologischer Vorgänge besitzt der Hypothalamus 2 bedeutende Efferenzen. Die eine besteht in der sympathoadrenalen Achse, zusammengesetzt aus Nebennierenmark und dem sympathischen Nervensystem.

Die zweite wesentliche Efferenz besteht in der **Hypothalamus-Hypophysen-Achse**. So kann eine Reihe von regulierenden Faktoren aus dem Hypothalamus abgegeben werden, welche ihrerseits die Sekretion individueller Hormone aus dem vorderen Teil der Hypophyse kontrollieren. ADH wird in Neuronen des Nucleus supraopticus im Hypothalamus produziert und gelangt in den hinteren Teil der Hypophyse, in dem die Freisetzung von ADH gesteuert wird.

Neben der Kontrolle der Hypophysenfunktion besitzen die Botenstoffe des Hypothalamus zusätzlich eigene molekularbiologische Effekte. So kann z. B. der Kortikotropin-Releasing-Faktor die parasympathische Aktivität am Herzen und am Gastrointestinaltrakt senken und die sympathoadrenale Aktivität steigern. Dieser Mechanismus erhöht die Herzfrequenz, den Blutdruck und die hepatische Glukoseproduktion. Opioidähnliche Peptide wie β-Endorphin, Met-Enkephalin und Leuk-Enkephalin besitzen analgetische, kardiovaskuläre und thermoregulatorische Wirkungen.

2.5.4 Efferenzen des zentralen Nervensystems – die sympathoadrenale Achse

> Die sympathoadrenale Achse stellt den zentralen Mechanismus zur schnellen Aktivierung von kardiovaskulären, respiratorischen und metabolischen Reaktionen dar und ist deswegen entscheidend für die Wiederherstellung und Aufrechterhaltung der Homöostase und für das Überleben des Organismus.

Signale aus der Area sympathica im posterolateralen Hypothalamus werden über den Hirnstamm und die Columna intermediolateralis des Rückenmarks an sympathische efferente Nerven übermittelt. Präganglionäre Splanchnikusfasern innervieren die Nebennieren und bewirken dort eine Freisetzung von Adrenalin und anderen **Katecholaminen** in die Zirkulation. Postganglionäre sympathische Nervenden versorgen Organe und Blutgefäße des Körpers direkt und regulieren die Zellen, mit denen sie in Kontakt stehen, durch die Freisetzung von Noradrenalin.

Die physiologischen Auswirkungen der Katecholamine sind sehr verschieden und hängen ab vom speziellen Stimulus, von der Adrenalinkonzentration, und zu einem geringen Ausmaß auch von der zirkulierenden Noradrenalinkonzentration, sowie vom Zielorgan. Die Effekte der Katecholamine unterscheiden sich, da in den meisten Geweben ein duales Rezeptorsystem existiert, das α- und β-adrenerge Rezeptoren umfasst. Adrenalin wirkt in niedrigen Konzentrationen überwiegend über β, in höheren Konzentrationen über α-Rezeptor-mediierte Effekte. Noradrenalin wirkt charakteristischerweise überwiegend via α-Rezeptoren. Die α-adrenerge Aktivität dominiert in der initialen Phase nach Verletzung oder chirurgischem Trauma, die β-adrenerge Aktivität tritt vor allem in der chronischen Phase nach chirurgischer Homöostasestörung in Erscheinung.

Die zirkulierenden Konzentrationen der Katecholamine sind empfindliche Indikatoren für die Aktivität des syrnpathoadrenalen Systems und sind somit klassischerweise nach chirurgischer Homöostasestörung erhöht. In der Regel korrelieren die Plasmakatecholaminkonzentrationen mit dem Ausmaß der Verletzung, und die Ausscheidung der Katecholamine im Urin geht Hand in Hand mit der Erhöhung des Grundumsatzes.

Die Freisetzung von **Adrenalin** wird besonders intensiv durch Baro- und Chemorezeptoren kontrolliert. Adrenalin stimuliert das Herzminutenvolumen, den Blutdruck und die Durchblutung im Skelettmuskelgebiet, wohingegen Haut- und Nierendurchblutung reduziert werden. Der überwiegende Effekt von **Noradrenalin** besteht in einer venösen Vasokonstriktion und in einer Erhöhung des peripheren Widerstandes, wodurch sich der Blutdruck erhöht und die koronare Durchblutung zunimmt.

Die Katecholamine tragen wesentlich zum Anstieg des Energieumsatzes bei, der nach chirurgischer Homöostasestörung zu beobachten ist, und wirken zusammen mit anderen Stresshormonen, um die Umstellung des Kohlenhydrat- und Eiweißstoffwechsels herbeizuführen.

2.5.5 Efferenzen des zentralen Nervensystems – die adrenokortikale Achse

Das aus der Hypophyse in den systemischen Kreislauf ausgeschüttete ACTH führt zu einer Freisetzung von **Glukokortikoiden** aus der Nebennierenrinde. Dabei kann innerhalb von Minuten die Plasmakortisonkonzentration um ein Vielfaches über den Ausgangswert ansteigen. Es besteht eine enge Korrelation zwischen dem Ausmaß der chirurgischen Homöostasestörung und der Höhe der zirkulierenden Kortisonspiegel bzw. der Ausscheidung im Urin. Die erhöhte Freisetzung von Steroiden postoperativ dient möglicherweise dazu, andere Reaktionssysteme des Organismus zu limitieren und deren schädliche Auswirkung bei unkontrollierter Aktivierung zu minimieren. Glukokortikoide stimulieren die hepatische Gluconeogenese, gleichzeitig wird die Insulinempfindlichkeit im gesamten Organismus verringert. Kortisol ist ein kataboles Hormon und setzt über eine Steigerung der Proteinabbaurate und Hemmung der Proteinsynthese Aminosäuren aus extrahepatischen Geweben frei, insbesondere aus dem Skelettmuskel. Kortisol steigert ferner die Mobilisierung von freien Fettsäuren aus dem Fettgewebe und erhöht damit die Konzentration der freien Fettsäuren im Plasma. Letztere werden als Substrate in den Geweben benötigt, die im Rahmen der Insulinresistenz nur eingeschränkt Kohlenhydrate aufnehmen können.

Eine weitere Auswirkung der hypophysären ACTH-Ausschüttung besteht in der Freisetzung von **Aldosteron** aus der Nebennierenrinde. Ferner kann Aldosteron durch die Aktivierung des Renin-Angiotensin-Systems und auch infolge von erniedrigtem Gesamtkörpernatrium und bei Hyperkaliämie beschleunigt abgegeben werden. Aldosteron ist das wirksamste Mineralkortikoid und spielt eine Schlüsselrolle bei der Regulierung des extrazellulären Flüssigkeits- und Elektrolythaushaltes. Durch seine Wirkung auf den distalen Tubulus der Niere steigert es die Natriumrückresorption aus dem glomerulären Filtrat im Austausch mit Kalium.

2.5.6 Efferenzen des zentralen Nervensystems – Schilddrüsenhormone

Nach chirurgischer Homöostasestörung beobachtet man charakteristische, Zytokin-induzierte Veränderungen im Schilddrüsenhormonstoffwechsel. Festzustellen ist ein Abfall der Serum-Trijodthyronin (T3)-Konzentrationen unter den Normalwert. Gleichzeitig steigt das Reverse-T_3 (rT3) an. Zusätzlich ist die periphere Umwandlung von T4 in das aktivere T3 gehemmt und die Umwandlung in das relativ inaktive rT3 beschleunigt.

Bei leichteren Homöostasestörungen sind die Konzentrationen des freien T_4 üblicherweise normal. Die Auswirkung der niedrigen T_3-Konzentrationen auf den Gewebestoffwechsel bzw. die teleologische Bedeutung dieses Phänomens nach chirurgischer Homöostasestörung ist bis heute nicht genau geklärt. Man geht davon aus, dass der Abfall der Schilddrüsenhormone nicht mit einem funktionellen zellulären Hypothyreoidismus assoziiert ist.

2.6 Metabolische Veränderungen nach chirurgischer Homöostasestörung

Nach chirurgischer Homöostasestörung tritt eine Reihe von charakteristischen Umstellungen im Substratstoffwechsel auf. Diese Veränderungen korrelieren mit dem Schweregrad der Homöostasestörung, wobei sie nach kleineren elektiven chirurgischen Eingriffen selten klinische Relevanz erreichen, jedoch insbesondere bei schwerst traumatisierten oder bei septischen Patienten und großen Eingriffen oft ein dramatisches Ausmaß annehmen können und unter Umständen sogar Mitursache für die beobachtete Letalität sind.

2.6.1 Energieumsatz

In den ersten postoperativen Tagen kommt es zu einem Anstieg des Energieumsatzes um etwa 10–20 %, was sich auch in einem Anstieg des Sauerstoffverbrauchs ausdrückt. Bei unkompliziertem Verlauf erreicht der Energieumsatz 2–4 Tage nach dem chirurgischen Trauma sein Maximum und fällt anschließend wieder auf das Ausgangsniveau zurück. Das Ausmaß des Anstiegs ist in der Regel dem Ausmaß der Homöostasestörung proportional. Die Erhöhung des Sauerstoffverbrauchs findet dabei im Bereich des Splanchnikusgebietes (Leber), der Nieren und des Herzens statt, wobei die dortigen Veränderungen eng mit der Erhöhung des gesamten Körperenergieumsatzes korrelieren.

Eine wesentliche Ursache für den erhöhten Energieumsatz nach chirurgischer Homöostasestörung ist im **Anstieg der Körpertemperatur** zu sehen. Der Temperaturanstieg korreliert im Allgemeinen mit dem Anstieg des Energieumsatzes. Pro Grad Fieberanstieg ist eine durchschnittliche Zunahme der Wärmeproduktion um etwa 10–13 % zu verzeichnen. Die erhöhte Körpertemperatur bedingt eine höhere Leistung des Substratstoffwechsels und somit der einzelnen Organsysteme. Parallel zur Körpertemperatur steigt das Herzminutenvolumen, und pro Grad Temperaturerhöhung findet sich eine Zunahme der Herzfrequenz um etwa 10 Schläge.

Nach Hochregulation der Solltemperatur im thermoregulatorischen Zentrum des Hypothalamus sind 2 Mechanismen verfügbar, um die Körperkerntemperatur anzuheben: einmal ein verminderter Wärmeverlust oder eine erhöhte Wärmeproduktion. Nach chirurgischem Trauma sind die Möglichkeiten des Organismus, den **Wärmeverlust zu reduzieren**, in der Regel begrenzt. Nur bei unkomplizierten Verläufen kann etwa eine kutane Vasokonstriktion oder die zusätzliche Abdeckung des Patienten den Verlust an Wärme einschränken. In der Regel ist jedoch eine **Erhöhung der Wärmeproduktion** (Muskelzittern) erforderlich, um die Kerntemperatur zu steigern.

> Ähnlich dem erhöhten Energieumsatz scheint auch das Vorhandensein von Fieber mit einer günstigeren Prognose assoziiert zu sein. Eine fehlende Fieberantwort insbesondere bei infektiösen Erkrankungen ist im Allgemeinen mit einer höheren Letalität verbunden. Andererseits sind eindeutig nachteilige Auswirkungen bei einer stark erhöhten Körpertemperatur zu beobachten, insbesondere Krämpfe und neurologische Schädigungen bei Temperaturerhöhungen über 40,5 °C über längere Zeit.

2.6.2 Substratstoffwechsel

Die umschriebenen hormonellen und immunologischen Veränderungen stellen die wesentliche Basis für die Umstellung des Substratstoffwechsels nach chirurgischem Trauma dar. Hierbei steht die **Katabolie** aller im Körper vorhandener Substratdepots im Mittelpunkt. So kommt es im Fettgewebe zu einer gesteigerten Lipolyse mit vermehrter Freisetzung von freien Fettsäuren, die einerseits als alternative Substrate in den nicht obligat kohlenhydratabhängigen Geweben (Skelettmuskulatur) dienen können, und die andererseits in der Leber Energieträger für die dort ebenfalls schneller laufenden Stoffwechselprozesse darstellen.

Parallel zur eingeschränkten Kohlenhydratverwertung im Skelettmuskel kommt es dort auch zu einem ausgeprägten **Eiweißabbau**. Die so freigesetzten Aminosäuren dienen im wesentlichen 2 Zwecken: Zum einen können die gluconeogenetischen Aminosäuren in der Leber zur beschleunigten Neuproduktion von Glucose herangezogen werden; zum anderen sind die aus dem Skelettmuskel freigesetzten Stickstoffträger essenziell für die Immunglobulinsynthese, die gesteigerte Synthese hepatischer Exportproteine (z. B. CRP und Albumin) und für die Wundheilung im Bereich der verletzten Strukturen, also für den Aufbau neuen Gewebes an dieser Stelle.

Zentraler Ort des veränderten Stoffwechselgeschehens nach Trauma oder Operation ist die Leber. Hier werden aus **Glukoneogenese** und **Glykogenolyse** vermehrt Kohlenhydrate ins Blut abgegeben. Die beschleunigte hepatische Glucoseproduktion erzeugt zusammen mit der peripheren Insulinresistenz eine Hyperglykämie, die dazu dient, in den obligat glucoseabhängigen Geweben (immunkompetente Zellen, Fibroblasten etc.) das Glucoseangebot und damit die Glucoseaufnahme und den Energiestoffwechsel zu optimieren. Länger anhaltende, ausgeprägte Hyperglykämien (>180 mg/dl) könne jedoch den klinischen Verlauf negativ beeinflussen.

Gleichzeitig werden ausgewählte Proteine in der Leber mit einer beschleunigten Rate gebildet. Diese sog. **Akut-Phase-Proteine** (z. B. CRP) spielen nach heutigem Erkenntnisstand ebenfalls eine wichtige Rolle bei der Überwindung der traumainduzierten Homöostasestörung. Diese Proteine besitzen ausgeprägte antiinflammatorische Eigenschaften und helfen so, die hyperinflammatorischen Reaktionen zu begrenzen.

Die Verwendung von endogen freigesetzten Aminosäuren zum Zweck der Gluconeogenese führt zum unwiderruflichen Verlust von Stickstoff in Form von **Harnstoff** aus dem Körper. Dieser Stickstoffverlust entspricht einem irreversiblen Verlust von körpereigener Eiweißsubstanz und ist das biochemische Korrelat für die Abnahme von Muskelmasse.

Nach elektiven chirurgischen Eingriffen und bei unkompliziertem postoperativem Verlauf ist das Maximum der metabolischen Veränderungen, die im Rahmen des Postaggressionssyndroms auftreten, in den ersten 2 Wochen nach der chirurgischen Homöostasestörung zu beobachten. Die einzelnen Stoffwechselveränderungen erleben ihren Peak jedoch nicht zum gleichen Zeitpunkt. Die Insulinresistenz mit begleitender Hyperglykämie ist bereits in den ersten 48 h maximal ausgeprägt, wohingegen die Abnahme des Körpereiweißbestandes erst nach 2 Wochen ihr Maximum erreicht. Dementsprechend rekompensiert sich auch der Eiweißstoffwechsel nur sehr langsam. Erst 3–6 Monaten nach komplikationslosem chirurgischen Trauma kann mit einer Wiederauffüllung des Körpereiweißbestandes gerechnet werden. Auch das Körpergewicht erreicht erst nach einer derartigen Zeit wieder den präoperativen Ausgangswert.

2.7 Determinanten der pathophysiologischen Veränderungen

Es gibt eine Vielzahl von Variablen, die nicht an die Homöostasestörung als solche gebunden sind und die zusätzlich die Qualität und Quantität der pathophysiologischen Veränderungen im operierten Organismus bestimmen. Ganz wesentlich handelt es sich dabei um Vorerkrankungen insbesondere des kardiopulmonalen Systems, ferner um den Allgemeinzustand, den Ernährungszustand, das Alter und das Geschlecht des Patienten. Hinzu treten exogene Faktoren wie die Einnahme bestimmter Medikamente (Immunsuppressiva) oder spezifisches Suchtverhalten (Nikotin, Alkohol).

Literatur

Hartl WH, Rittler P (1997) Veränderungen des Substratstoffwechsels bei chirurgischen Erkrankungen unter besonderer Berücksichtigung des Eiweißhaushalts. Akt Ernähr Med 22:154–163

Hartl WH, Jauch KW (2006) Blutzucker in der Intensivmedizin. Akt Ernähr Med 31 (Suppl 1):S81–S88

Hess PJ Jr (2005) Systemic inflammatory response to coronary artery bypass graft surgery. Am J Health Syst Pharm 62 (Suppl 4):S6–9

Pallister I (2005) Current concepts of the inflammatory response after major trauma: an update. Injury 36:227–229

Rittler P, Jacobs R, Demmelmair H, Kuppinger D, Braun S, Koletzko B, Jauch K-W, W, Hartl H (2007) Dynamics of albumin synthesis after major rectal operation. Surgery 141:660–6

Rittler P, Jauch KW, Hartl WH (2007) Metabolische Unterschiede zwischen Anorexie, Katabolie und Kachexie. Akt. Ernähnrungsmedizin 32:93–98

Vanhorebeek I, Langouche L, Van den Berghe G (2006) Endocrine aspects of acute and prolonged critical illness. Nature Clinical Practice Endocrinology & Metabolism 2:20–31

Wolfe RR (1997) Substrate utilization/insulin resistance in sepsis/trauma. Baillieres Clin Endocrinol Metab 11:645–657

Wolfe RR (2005) Regulation of skeletal muscle protein metabolism in catabolic states. Curr Opin Clin Nutr Metab Care 8:61–65

Schmerztherapie

C. Simanski, E. Neugebauer

3.1 Einführung

Trotz zahlreicher Anstrengungen in den letzten Jahren, die perioperative und posttraumatische Akutschmerztherapie zu verbessern, ist diese nach wie vor unzureichend. Aktuelle Untersuchungen in Deutschland und verschiedenen Ländern Europas zeigen, dass eine eklatante Unter- und Fehlversorgungssituation vorliegt. Schmerz ist keine notwendige Begleiterscheinung von medizinischen Maßnahmen; die medizinischen Möglichkeiten einer ausreichenden Schmerztherapie sind prinzipiell vorhanden. Eine adäquate Schmerztherapie ist eine wesentliche Voraussetzung für eine rasche Genesung und kann das postoperative Morbiditäts- und Mortalitätsrisiko reduzieren. Zunehmend wichtig ist die Vermeidung von Spätfolgen. Mittelstarke bis starke Schmerzen sind unabhängige Risikofaktoren für die Entwicklung chronischer postoperativer Schmerzen. Eine adäquate perioperative Schmerztherapie kann die Inzidenz chronischer Schmerzen nach Operationen senken. Eine optimierte Schmerztherapie ist mit einer Kostenersparnis und einer kürzeren Behandlungsdauer assoziiert.

Studien konnten zeigen, dass Patienten zu 50–70 % gerade wegen Schmerzen die Ambulanz einer Klinik aufsuchen. Patienten messen dem Schmerz eine große Bedeutung bei und verknüpfen den Erfolg der medizinischen Behandlung mit der Beseitigung der Schmerzen. Bereits in den Vereinbarungen der Berufsverbände aus dem Jahre 1992 wurde deshalb richtig festgestellt:

> „Die Schmerzbehandlung verbessert die Lebensqualität des Patienten und kann die Heilungschancen erhöhen, sowie die Behandlungsdauer verkürzen."

3.2 Definition

Schmerz ist ein natürliches, allgegenwärtiges, kulturübergreifendes Erlebnis. Die Internationale Gesellschaft zum Studium des Schmerzes (IASP) definiert Schmerz als „ein unangenehmes Sinnes- und Gefühlserlebnis, das mit einer Gewebeschädigung verknüpft ist, aber auch ohne sie auftreten kann oder mit Begriffen einer solchen Schädigung beschrieben wird. Schmerz ist immer subjektiv."

Der **akute Schmerz** tritt im Rahmen eines akuten Ereignisses (Trauma, Kolik, Peritonitis, Wundschmerz nach einer Operation etc.) auf. Der Übergang zum chronischen Schmerz ist fließend. Vom **chronischen Schmerz** spricht man hingegen bei einer anhaltenden Schmerzdauer von länger als 3–6 Monaten.

3.3 Pathophysiologische und pharmakologische Grundlagen

Der Mechanismus, der der Schmerzentstehung und -weiterleitung zugrunde liegt ist komplex, jedoch für das Verständnis der therapeutischen Maßnahmen unerlässlich. Basis jedweder Funktion des Nervensystems ist das **Reiz-Reaktions-Prinzip**. Akute Schmerzen treten in Folge von Gewebeverletzungen durch mechanische, thermische oder chemische Reize auf. Diejenigen Rezeptoren, die speziell schädigende Reize (Noxen) verarbeiten, werden **Nozizeptoren** genannt. Die **Nozizeption** (Schmerzwahrnehmung) durchläuft vereinfacht drei Ebenen (◘ Abb. 3.1):

- **Periphere Ebene**: Die peripheren, schmerzspezifischen Nervenendigungen (Nozizeptoren) werden durch mechanische, thermische oder chemische Reize aktiviert. Sie wandeln also einen physikalischen Reiz in ein spezifisches Nervensignal um (**Transduktion**) und leiten diese **Rezeptorpotenziale** an das Rückenmark weiter.
- **Rückenmarksebene:** Das vom Nozizeptor generierte Rezeptorpotenzial wird in ein Aktionspotenzial übersetzt und zur weiteren Verarbeitung afferent an spinale und supraspinale Stellen übermittelt. Diese Signalübermittlung wird als **Transmission** bezeichnet.
- Die **Schmerzverarbeitung** kann auf ihrem Weg vom Reiz zur Schmerzwahrnehmung eine Reihe von Veränderungen (**Transformationen**) durchlaufen. So können bei der Gewebeschädigung Zell- und Gewebesubstanzen freigesetzt werden, die als **algetische Substanzen** bezeichnet werden, weil sie im Sinne einer Schmerzförderung die Nozizeptoren auf erneute Reize sensibilisieren und die Erregungsschwelle herabsetzen (z. B. Prostaglandine). An der Synapse besteht die Möglichkeit der Transformation mit Hilfe der **Transmitter**. Das Nervensystem verfügt über „schnelle" und „langsame" Transmitter. So kann z. B.

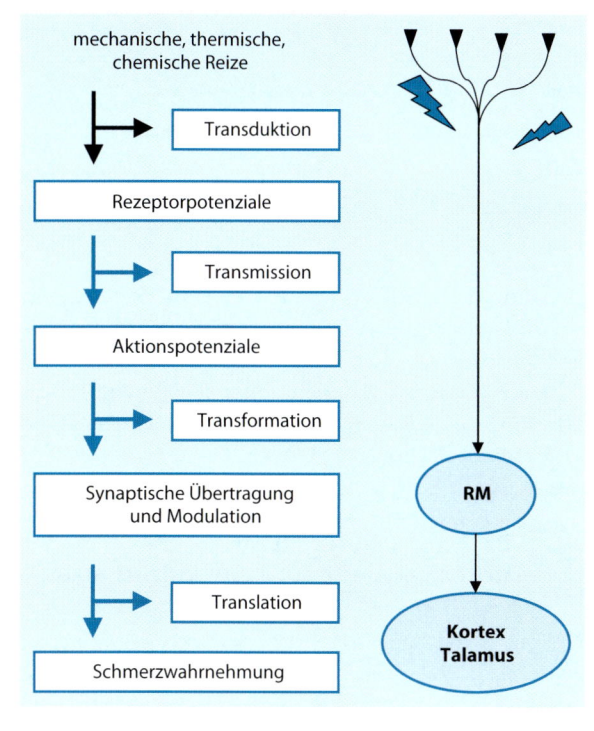

Abb. 3.1 Schematische Darstellung des Nozizeptionsmechanismus

die Übertragungsgeschwindigkeit der Aktionspotenziale in Abhängigkeit des jeweiligen Transmitters transformiert, also verändert werden.
- **Zentralnervöse Ebene:** Erreicht ein peripheres Schmerzsignal nach Transduktion, Transmission, eventueller Transformation das zentrale Nervensystem, so wird es hier von einem somatisch neuronalen Signal in eine spezifisch subjektive Schmerzwahrnehmung übersetzt (**Translation**). Die hierbei verarbeitenden Areale sind limbisches System, Kortex, Thalamus und das Inselkortex. ◘ Abb. 3.1 zeigt eine schematische Darstellung des Nozizeptionsmechanismus.

3.4 Analgetika

Für eine adäquate Schmerztherapie ist es notwendig, die grundlegenden Wirkmechanismen, den Wirkort und die Wirkdauer der eingesetzten analgetischen Substanzen zu kennen. Man teilt die Medikamente zur Schmerztherapie in folgende Kategorien ein:
- Nicht-Opioidanalgetika
- Opioidanalgetika
- Lokalanästhetika
- Koanalgetika
- Adjuvanzien

3.4.1 Nicht-Opioidanalgetika

Grundlage der Wirkung der Nicht-Opiodanalgetika (NSAID, nichtsteroidale Antiphlogistika) ist in den meisten Fällen die **Cyclooxygenase (COX)-Hemmung** und damit die Verminderung der proinflammatorisch und hyperalgetisch wirksamen Prostaglandine. Prostaglandine führen dazu, dass Nozizeptoren erregbar und die Kapillaren erweitert werden. So können auch Blutzellen vermehrt in das entzündete Gewebe vordringen. Im entzündlich veränderten Gewebe wird das Isoenzym Cyclooxygenase II synthetisiert, während die Cyclooxygenase I in Magenschleimhaut, Niere, Thrombozyten und anderen Geweben konstitutionell vorhanden ist. Neben den spezifischen COX-II-Hemmern (z. B. Parecoxib, Celecoxib, Etoricoxib) gehören zu dieser Substanzklasse Salizylsäurederivate (Azetylsalizylsäure, ASS) Arylsäurederivate (Diclofenac), Aryl-Propionsäurederivate (Ibuprofen), Pyrazolderivate (Metamizol) und Anilinderivate (Paracetamol). Metamizol und Paracetamol haben jeweils eigene, zum Teil auch zentrale Wirkmechanismen. Zusätzlich wirkt Metamizol durch seine direkte relaxierende Wirkung auf die glatte Muskulatur spasmolytisch. Außerdem zeigt die Kombination von Paracetamol mit herkömmlichen NSAID einen additiven Effekt im Hinblick auf die postoperative Analgesie.

3.4.2 Opioidanalgetika

Als Opioide werden Analgetika bezeichnet, die ihre Wirkung über Opioidrezeptoren erzielen. Die Opioidrezeptoren werden in Abhängigkeit von ihrer Wirkung und Funktion in verschiedene Subtypen unterteilt. Man unterscheidet reine µ-Agonisten (z. B. Morphin, Oxycodon, Fentanyl, Piritramid, Tramadol), gemischte Agonisten-Antagonisten (antagonistisch an µ-Rezeptoren und agonistisch an κ-und σ-Rezeptoren, z. B. Pentazocin, Tilidin), partielle Agonisten (hohe Affinität mir geringer intrinsischer Aktivität an µ-Rezeptoren, z. B. Buprenorphin) und reine Antagonisten (an µ-, κ-und σ-Rezeptoren wie z. B. Naloxon). Eine neue Molekülstruktur fungiert als µ-Rezeptoragonist mit zusätzlicher Noradrenalin-Wiederaufnahmehemmung und somit zusätzlicher Aktivierung der absteigenden hemmenden Schmerzbahnen. Dieses Pharmakon (Wirkstoff: Tapentadol) ist derzeit jedoch nur in den USA als Akutschmerzpräparat (Nucynta) zugelassen,in Deutschland besteht die Indikation für Tapentadol (Palexia) zur Therapie von chronischen Schmerzen.

Die Symptome durch Überdosierung bzw. die unerwünschten Nebenwirkungen resultieren aus deren Wirkung an den entsprechenden Rezeptoren. Die Opiodrezeptoren befinden sich besonders in den Strukturen, die an der Weiterleitung, Modulation und Verarbeitung von

Tab. 3.1 Gängige Analgetika

Gruppe	Untergruppe	Wirkstoff	Präparate (Auswahl)
Nicht-Opioidanalgetika	Salizylsäurederivate	Azetylsalizylsäure	Aspirin, ASS-ratiopharm
	Aryl-Essigsäurederivate	Diclofenac	Voltaren
		Indometazin	Amuno, Indomed-ratiopharm
	Aryl-Propionsäurederivate	Ibuprofen	Imbun, Ibuhexal
		Ketoprofen	Brufen
	Pyrazol-Derivate	Metamizol	Novalgin, Novaminsulfon Hexal
	Anilin-Derivate	Paracetamol	Ben-u-ron, Paracetamol-ratiopharm, Perfalgan i.v.
	COX-II-Hemmer	Parecoxib	Dynastat
		Etoricoxib	Arcoxia
Opioidanalgetika	Mittelstarke Opioidanalgetika	Tramadol [0,25×]	Tramal, Tramundin
		Tilidin + Narloxon [0,2×]	Valoron N
		Tapentadol [0,4×]	Palexia
	Starke Opioidanalgetika	Petidin [0,2×]	Dolantin
		Pentazozin [0,3×]	Fortral
		Piritramid [1×]	Dipidolor
		Oxycodon [2×]	Oxygesic
		Morphin [1×]	Sevredol, MSR Mundipharma
		Buprenorphin [25×]	Temgesic
		Fentanyl [125×]	Durogesic

[ ] = analgetische Potenz im Vergleich zu Morphin

schmerzhaften Afferenzen beteiligt sind. Eine hohe Dichte haben sie im limbischen System, dem Thalamus/Hypothalamus, in der Ponsregion, dem zentralen Höhlengrau und dem Rückenmark (Substantia gelatinosa/Hinterhorn).

Für den differenzierten Einsatz in der viszeralchirurgischen Akutschmerztherapie eignen sich besonders Opioide wie Morphin, Piritramid, Oxycodon, Pethidin, Tilidin und Tramadol. Unter Berücksichtigung der möglichen Nebenwirkungen (Obstipation, postoperative Nausea und Erbrechen etc.) und ggf. paralleler Verabreichung entsprechender Adjuvanzien ist unter Kenntnis und in Abwägung des Nutzen-Risiko-Profils mit dieser Medikamentengruppe eine sehr gute Analgesie zu erzielen. ◘ Tab. 3.1 enthält eine Übersicht gängiger Analgetika.

3.4.3 Lokalanästhetika

Die Lokalanästhetika bilden die Grundlage für die diagnostische und therapeutische Regionalanästhesie, Neuraltherapie und Analgesie. Sie bewirken in Nervenendigungen, peripheren Nerven und Spinalnerven eine reversible Blockade der Erregungsleitung. Diese pharmakologische Eigenschaft nutzt man für therapeutische, diagnostische und operative Zwecke. Beispielsweise reduziert nach laparoskopischer Cholezystektomie bzw. nach Kolektomie die lokale Applikation eines Lokalanästhetikums (z. B. 20 ml Bupivacain 0,25 % oder 20 ml Ropivacain) im Bereich der Trokareinstichstellen signifikant die postoperative Schmerzintensität. Lokalanästhetika können mit Kortikoiden, Analgetika und Opioiden kombiniert werden und zeigen in der regionalanästhesiologischen Applikation (z. B. über Epiduralkatheter) eine exzellente Schmerzreduktion und Verkürzung der postoperativen Rekonvaleszenz (sog. „**Fast-track-Konzepte**"). Im Rahmen der Schmerztherapie sind Lokalanästhetika eine wirkungsvolle und risikoarme Ergänzung. Dennoch sind bei den Lokalanästhetika die Höchstdosierungen zu beachten (z. B. Bupivacain 2 mg/kg KG bzw. 150 mg/Ropivacain 2 mg/kg KG bzw. 200 mg). Bei Überdosierung drohen Nebenwirkungen wie Kardiotoxizität (Bradykardien, Rhythmusstörungen), allergische Reaktionen und ZNS-Erregungen mit Krampfanfällen.

3.4.4 Koanalgetika

Als Koanalgetika bezeichnet man Medikamente, die die Wirkung der Nichtopioide und Opioide durch eine eigene analgetische Wirkung unterstützen, die aber zur alleinigen Schmerztherapie selten ausreichend sind. Deshalb spielen sie in der Akutschmerztherapie nur in der Kombinationstherapie eine Rolle, können jedoch bei Problempatienten extrem hilfreich sein. Man unterscheidet hierbei zwischen:

Antidepressiva steigern neben der Schmerzdistanzierung die Funktion der inhibitorischen Transmitter (Serotonin und Noradrenalin) und haben eine antidepressive und analgetische Wirkung. Wirkstoffe wie z. B. das Amitryptillin finden bei der Therapie des kausalgieformen Brennschmerzes ihre Anwendung.

Antikonvulsiva werden vor allem bei neuropathischen Schmerzen (bei Zustand nach Mastektomie mit Axilladissektion oder abdomino-perinealer Rektumamputation) mit einschießendem Charakter eingesetzt oder wenn die Antidepressiva nicht den gewünschten Erfolg bringen. Die wichtigsten Substanzen sind Carbamazepin, Clonazepam, Gabapentin und Pregabalin.

Muskeltonusreduzierende Medikamente (z. B. Benzodiazepine) werden vor allem bei schmerzhaften Muskelverspannungen und Spasmen eingesetzt. Die Wirkungsmechanismen der meisten Substanzen sind nicht bekannt.

Kortikosteroide (z. B. Dexamethason 16–48 mg initial, 4–8 mg/Tag Erhaltungsdosis, Methylprednisolon 100–500 mg initial, 10-15 mg/Tag Erhaltungsdosis) wirken antiinflammatorisch durch Hemmung der Bildung entzündungsauslösender Zytokine, Leukotriene, Prostaglandine und makrophagenaktivierendem Interferon γ. Sie unterdrücken somit die Ausbildung des entzündlichen Prozesses (z. B. bei Colitis-ulcerosa- und Morbus-Crohn-Patienten).

Bisphosphonate werden besonders bei Knochenschmerzen und osteolytischen Knochenmetastasen eingesetzt (z. B. Magen-, Mamma-, Schilddrüsenmalignomen). Sie besitzen eine hemmende Wirkung auf die durch Osteoklasten verursachte Knochenresorption. Sie können die Knochenschmerzen verhindern und die Progression von Knochenmetastasen verzögern. Am häufigsten verwendet werden Clodronat (bis zu 1600 mg/Tag) und Pamidronat (15–90 mg/Behandlungsgang).

3.4.5 Adjuvanzien

Diese Medikamente werden eingesetzt, um Nebenwirkungen der Schmerztherapie zu lindern und Angstzustände zu bekämpfen. Die Hauptnebenwirkungen, die es zu behandeln gilt, sind Übelkeit und Erbrechen sowie Obstipation. Dementsprechend unterteilt man die Adjuvanzien in **Antiemetika** und **Laxanzien**.

Wie gezeigt wurde, wirken Analgetika mit unterschiedlichen Wirkprinzipien auf unterschiedliche Bereiche des „Schmerzwegs". ◻ Abb. 3.2 zeigt die Angriffspunkte der Analgetika innerhalb des Schmerzübertragungsweges.

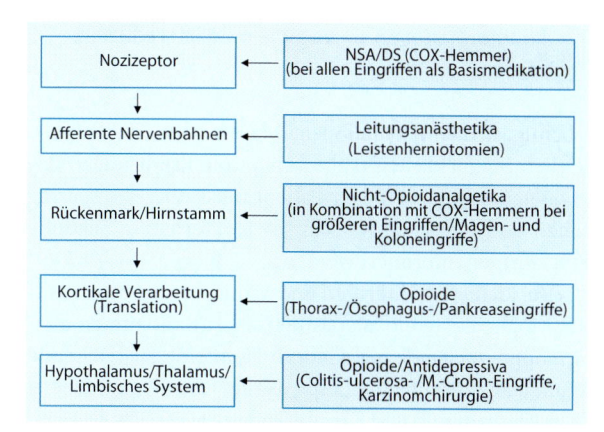

◻ **Abb. 3.2** Weg des Schmerzes und Therapieansatzpunkte (klinische Beispiele in Klammern)

3.5 Allgemeine schmerztherapeutische Maßnahmen

Dem Operateur kommt als Mitverursacher postoperativer Schmerzen in der Schmerzprophylaxe eine besondere Bedeutung zu. Hierbei bieten sich prä-, intra- und postoperative Möglichkeiten zur Schmerzreduktion an, die genutzt werden müssen.

3.5.1 Präoperative Maßnahmen

Präoperativ kann durch eine ausführliche **Information und Aufklärung** des Patienten über die Art der Erkrankung, Behandlungskonzepte, potenziell zu erwartende Schmerzen und deren Therapiemöglichkeiten die Angst des Patienten reduziert und gleichzeitig die Schmerzbewertung und damit der postoperative Analgetikabedarf beeinflusst werden. Bei der Informationsvermittlung über wahrscheinliche Schmerzen sollen weder unrealistische Erwartungen noch Ängste aufgebaut werden. Das Wissen über die potenzielle Beeinflussbarkeit (Kontrollierbarkeit) erhöht die Toleranz gegenüber Schmerzen. Umgekehrt kann Unwissenheit und Unklarheit über ein zu erwartendes Ereignis (z. B. Operation und Verlauf der postoperativen Schmerzen) die präoperativen Ängste steigern. Ein hoher Angstlevel und andere emotionale Beeinträchtigungen, wie z. B. unrealistische Vorbehalte gegenüber der Gefahr der Abhängigkeit von Medikamenten, können wiederum zu erhöhten postoperativen Schmerzen führen.

> In der Schmerztherapie spielt der **Placeboeffekt** eine Rolle mit. Er sollte durch positive und realistische Informationen so weit wie möglich ausgeschöpft werden. Der **Noceboeffekt** sollte durch Vermeidung negativer oder angsterzeugen-

der Informationen so weit wie möglich reduziert werden.

Wichtig ist, die Informationen über die schmerztherapeutischen Möglichkeiten realistisch an die Erfahrungen des Patienten anzupassen. Der Patient muss über die spezifischen und typischen Risiken sowie alternative Behandlungsformen informiert werden.

Bei kleineren Eingriffen und Wundversorgungen sind die Möglichkeiten lokalanästhetischer Maßnahmen auszuschöpfen. Gerade bei Kindern kann eine ausreichende Wundadaptation häufig „ohne Nadel" mit Wundklebern (z. B. Dermabond) und Klammerpflastern erreicht werden.

3.5.2 Intraoperative Maßnahmen

Intraoperativ ist neben der Wahl des Operationsverfahrens die Wahl des Zugangs maßgeblich. Die minimalinvasiven Operationsverfahren haben sich vor allem bei Eingriffen an Appendix, Gallenblase, Leiste und Kolon fest etabliert und sind validierte Methoden mit signifikant geringeren Schmerzen als nach konventionellen Operationstechniken. **Transversale Inzisionen** verursachen weniger Schmerzen als vertikale bei Laparotomien, Hautinzisionen mit der Diathermie weniger, als das konventionelle Skalpell. Weitere Möglichkeiten zur Minimierung postoperativer Schmerzen kann durch eine strenge Indikationsstellung bei der Einlage von **Drainagen** und Sonden erzielt werden. Meistens kann auf die Einlage einer subkutan platzierten Redondrainage verzichtet werden.

3.5.3 Postoperative Maßnahmen

Postoperativ kann der Chirurg mit geeigneter **Verbandstechnik** schmerzlindernd tätig werden. Zu enge und unnötige Verbände sind zu vermeiden. Bei Orthesen und Gipsverbänden ist auf eine ausreichende Polsterung von Knochenvorsprüngen zu achten. Zur Vermeidung postoperativer Komplikationen (Thrombosen, Druckgeschwüren, Pneumonien) sollten die Patienten so früh wie möglich mit Unterstützung durch das Pflegepersonal oder Krankengymnasten **mobilisiert** werden. Durch eine stufenweise Belastungssteigerung unter ausreichender Analgesie kann eine Überforderung vermieden werden. Neuere „Fast-track-Konzepte" sehen die Mobilisation des Patienten schon ab der fünften postoperativen Stunde in den Stuhl vor.

Begleitend können **physikalische Maßnahmen** (Kälte, Wärme, Lymphdrainage, Massage) und adjuvante nicht medikamentöse Verfahren (s. unten) zur Schmerzlinderung genutzt werden. Katheter, Drainagen, Sonden und intravenöse Zugänge sollten entfernt werden, sobald sie nicht mehr benötigt werden, da sie dann unnötige Schmerzen provozieren und ein Infektionsrisiko darstellen. Schmerztherapeutische Maßnahmen können physiologische Reaktionen des Körpers auf chirurgische Komplikationen (Fieber, Abwehrspannung) vermindern. Daher ist der Operateur über zunehmende Schmerzen und steigenden Analgetikabedarf stets zu informieren.

> Eine situationsadaptierte Schmerztherapie verschleiert den Schmerz als diagnostisches Symptom nicht, sondern hilft, Komplikationen rechtzeitig zu erkennen.

3.6 Nichtmedikamentöse Verfahren

Bei der Therapie schwerer akuter postoperativer oder posttraumatischer Schmerzen sind pharmakologische ggf. regionalanästhesiologische Verfahren Mittel der 1. Wahl. Nichtmedikamentöse Verfahren können diese Techniken ergänzen. Zu ihnen zählen spezielle Techniken aus dem Bereich der Pflege und der Physiotherapie, psychologische Interventionen sowie Gegenirritationsverfahren und Akupunktur. All diese Techniken zeichnen sich nicht nur durch geringe Nebenwirkungen aus, sondern vermitteln dem Patienten auch Zuwendung und persönliche Betreuung.

Pflege und Physiotherapie Innerhalb der postoperativen Versorgung können physiotherapeutische Maßnahmen wie allgemeine Mobilisation (Übungen im Bett, Hilfe beim Aufstehen und Gehen), Vermittlung schmerzarmer Bewegungsabläufe und entlastende Ausgangsstellungen, Atem- und Hustentechniken, Entspannungstechniken, aktive oder passive Bewegungsübungen, manuelle Techniken/spezielle Massagetechniken, entstauende Maßnahmen und spezielle Lagerungen zur Anwendung kommen . Eine postoperative Kältetherapie kann nach einigen chirurgisch/orthopädischen Eingriffen empfohlen werden (Simanski 2008).

Psychologische Maßnahmen Sie sollten in das perioperative/posttraumatische Schmerzmanagement integriert werden, da ihre Wirksamkeit nicht nur bei chronischen sondern auch bei der Behandlung akuter Schmerzen nachgewiesen ist. Kognitiv-verhaltenstherapeutische Verfahren, wie z. B. Ablenkungsstrategien, kognitive Umbewertung und positive Visualisierung haben sich als schmerzreduzierend erwiesen. Als schmerz- und angstreduzierend hat sich die Kombination kognitiv-behavioraler Techniken mit Informationsvermittlung erwiesen, die am sinnvollsten präoperativ zu vermitteln sind. Auch andere psychologische Verfahren, wie z. B. Imagination, Hypnose, Relaxationsübungen können das Ausmaß postoperativer Schmerzen verbessern. So können z. B. Entspannungstechniken in Form von angeleiteter Imagination mit Musik vor, während und nach der Operation das Ausmaß postoperativer Schmerzen oder den Analgetikakonsum reduzieren (Shertzer et al. 2001; Simanski et al. 2001). Kognitivverhaltenstherapeutische Maßnahmen im perioperativen Setting müssen nicht zeitintensiv sein und können zeitnah zur Operation eingesetzt werden.

Gegenirritation Das Prinzip der Gegenirritation beruht auf der sog. „Gate-control-Theorie". Die zusätzliche Anwendung einer TENS (transkutane elektrische Nervenstimulation) mit einer starken (>15 mA) jedoch unter der Schmerzgrenze liegenden Intensität und einer adäquaten Anwendung im Wundgebiet kann postoperative Schmerzen und/oder den Schmerzmitteleinsatz nach verschieden chirurgischen Eingriffen reduzieren. Positive Effekte konnten bei Meniskusoperationen, Thorakotomien, Eingriffen im Schultergelenkbereich nachgewiesen werden.

Akupunktur Während die Wirksamkeit und Wirtschaftlichkeit der Akupunktur bei einigen Erkrankungen mit chronischen Schmerzen nachgewiesen werden konnte, ist die Studienlage hinsichtlich des Einflusses der Akupunktur bei chirurgischen Eingriffen in Bezug auf postoperative Schmerzen und dem Analgetikakonsum uneinheitlich. Bei Hüft-TEP und arthroskopischen Schultergelenkoperationen fand sich ein positiver Effekt bezogen auf den Analgetikakonsum. In Bezug auf postoperative Nebenwirkungen (Übelkeit, Erbrechen oder beides) wies eine kürzliche Metaanalyse zu verschiedenen chirurgischen Eingriffen einen signifikanten Vorteil der Akupunkturanwendung nach. (P6-Akupunktur im Vergleich zu einer Scheinakupunktur)

3.7 Medikamentöse Verfahren

3.7.1 Periphere Blockaden

Hierbei unterscheidet man eine diagnostische und therapeutische Blockade.

> Der Vorteil des Einsatzes von Nervenblockaden im Vergleich zu systemischen Analgesieverfahren besteht zum einen in der Menge und der Wirkstärke des verabreichten Analgetikums und zum anderen in der Auswirkung auf den Patienten. So beeinträchtigt eine Lokalanästhesie die Vigilanz des Patienten nicht und ermöglicht eine schmerzfreie Mobilisation.

3.7.2 Rückenmarksnahe Verfahren

Bei der rückenmarksnahen Lokalanästhesie unterscheidet man zwischen Spinalanästhesie und Epiduralanästhesie.

Risiken Sowohl bei einzeitigen Nervenblockaden als auch bei Katheterverfahren besteht bei jeder Lokalanästhetikaapplikation das Risiko einer Fehlinjektion (z. B. intravasal). Bei Katheterverfahren bestehen zusätzlich die Gefahr der Dislokation und Hämatombildung sowie ein erhöhtes lokales Infektionsrisiko. Sorgfältige Beachtung der Hygienemaßnahmen bei der Katheteranlage sowie tägliche Überwachung bzw. Pflege der Kathetereinstichstelle sind deshalb unabdingbare Voraussetzung für die Durchführung dieser Analgesieverfahren.

3.7.3 Systemische Schmerztherapie

Notwendige Voraussetzungen für eine patientenorientierte systemische Schmerztherapie sind soweit möglich die Kenntnis der Ursachen des Schmerzes (Entzündung, Spasmus, Art der Operation, bzw. des operativen Zuganges, Angst oder Depression), die Kenntnis der Anatomie und der Schmerzleitung und hieraus abgeleitet das Wissen um die notwendige chirurgische, physikalische, psychologische oder medikamentöse Schmerztherapie. Die Therapie des akuten und des chronischen Schmerzes folgt unterschiedlichen Prinzipien.

> Während beim chronischen Schmerz mit der frühen Anwendung nichtmedikamentöser Verfahren (Psychotherapie, TENS, Akupunktur etc.) begonnen wird, und die systemische Schmerztherapie von Nicht-Opioidanalgetika über mittelstarke Opioidanalgetika bis hin zu starken Opioidanalgetika gesteigert wird, erfolgt die Behandlung des akuten Schmerzes genau umgekehrt!

Neben der Gabe von Nicht-Opioidanalgetika als Basismedikation (immer als Erstes zur Einsparung von Opioiden) kommen starke Opioidanalgetika initial bis zur kompletten Schmerzkontrolle zum Einsatz. ◘ Abb. 3.3 stellt das WHO-Stufenschema der akuten- und chronischen Schmerztherapie dar.

Opioide Opioide sind aufgrund ihres vorwiegend zentralen Angriffsmechanismus und ihrer Wirkstärke in einer Vielzahl von Indikationen perioperativ anwendbar. Hauptindikationen sind intraabdominelle, thoraxchirurgische und größere Eingriffe am Skelett und am Weichteilsystem. In der Praxis werden im deutschsprachigen Raum vor allem die potenten Substanzen und die wirksamen Präpa-

»Umgekehrtes« WHO-Stufenschema der akuten Schmerztherapie
(Nicht-Opioidanalgetika immer als Basismedikation)

Starke Opioidanalgetika
   Mittelstarke Opioidanalgetika
      Nicht-Opioidanalgetika

WHO-Stufenschema der chronischen Schmerztherapie

Starke Opioidanalgetika
   Mittelstarke Opioidanalgetika
      Nicht-Opioidanalgetika

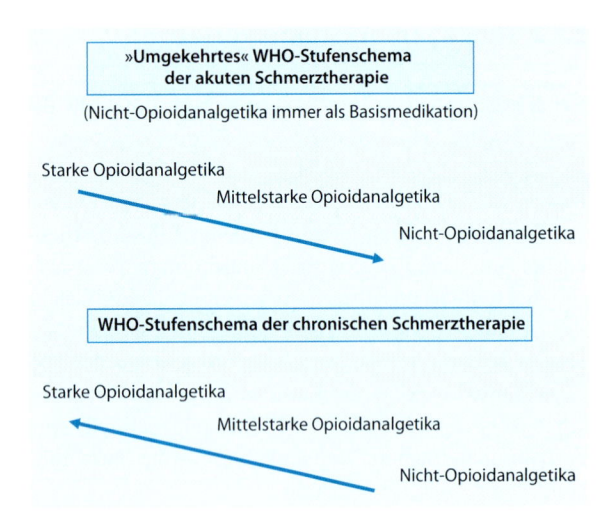

Abb. 3.3 WHO-Stufenschema der akuten und chronischen Schmerztherapie

rate Piritramid und Morphin – sowie auch das schwächere Tramadol sowie Tilidin plus Naloxon verwendet. Letztlich kann man nur mit einem starken Opiat starke Schmerzen befriedigend senken, wenngleich andere Pharmaka wie z. B. die NSAID („non-steroidal antiinflammatory drugs"; nichtsteroidale Antirheumatika [NSAR]) oder Clonidin die Wirksamkeit der Opiate verbessern können. Ein starkes Opiat wird zur postoperativen Analgesie meist parenteral verabreicht, aber auch der rückenmarknahe, orale, nasale oder der rektale Weg ist möglich.

> **!** Die Applikation sollte bei allen Opioiden in der ersten postoperativen Phase intravenös in Form der Wirkungstitrierung erfolgen. Relative und absolute Überdosierungen (auch zu schnelle Injektionen) können bei allen Opioiden zu Komplikationen und Nebenwirkungen führen, die unter anderem als Atemdepression, starke Sedierung, Übelkeit, Erbrechen, Obstipation und Miktionsstörungen auftreten können.

Trotzdem gilt die Regel, dass der postoperativ Schmerzen leidende Patient solange mittels Stufe III Opioid zu therapieren ist, bis **Schmerzfreiheit** besteht. Die Gefahr der Überdosierung (z. B. mit der Folge der Atemdepression) ist solange nicht zu fürchten, wie der Patient durch den Schmerz belästigt wird (Atemantrieb/Hyperventilation durch den Schmerzreiz). Das Finden dieser Schwelle sollte dennoch behutsam erfolgen, um die Dosis zu finden, die den Patienten schmerzfrei, aber noch nicht atemdepressiv macht. Doch sollte das „Schreckgespenst" der Atemdepression nicht zu hoch aufgehängt werden, stehen doch suffiziente Antagonisten (z. B. Naloxon 0,4 mg) zur Verfügung. Trotzdem erfordert diese Titration die Anwe-

senheit oder die Sofortverfügbarkeit des verantwortlichen Arztes.

Nicht-Opioidanalgetika Nicht-Opioidanalgetika weisen eine antipyretische (fiebersenkende) und zum größten Teil auch eine antiphlogistische (entzündungshemmende) Wirkung auf. Alle Nicht-Opioidanalgetika können entweder einzeln (nach kleinen Operationen) oder auch in Kombination mit Opioiden (nach größeren Eingriffen am Weichteil- oder Skelettsystem) eingesetzt werden. Sie sollten in regelmäßigen Intervallen (in Abhängigkeit von der Wirkdauer) unter Beachtung der Tagesmaximaldosierung, Schmerzintensität und des Allgemeinzustandes (Begleiterkrankungen) des Patienten gegeben.

Die Medikation über eine **intravenöse** Injektion/Infusion ist wegen der schnellen Wirksamkeit der bevorzugte Applikationsweg in der frühen postoperativen Phase. Dies gilt insbesondere für die Gabe starker Opioide aber auch für schwächere Opioide, antipyretische Analgetika oder Spasmolytika. Die **intramuskuläre** Opiatinjektion ist abzulehnen. Sie birgt ein beträchtliches Risiko (Spritzenabszess, Nervenläsionen, Nekrosen etc.) Die **orale** Gabe von Analgetika ist abhängig vom Zeitverlauf und ein wichtiger Verabreichungsweg sowohl nach kleineren, insbesondere ambulant durchgeführten Eingriffen als auch in der späteren postoperativen Phase. Auch nach größeren Operationen oder Traumata ist der orale Applikationsweg sobald wie möglich die Methode der Wahl. Die **rektale** Verabreichung kann in der frühen postoperativen Phase als Alternative zur oralen Gabe wertvoll sein. **Transkutane** Techniken, z. B. das Fentanyl-Pflaster, sind wegen der schlechten Steuerbarkeit perioperativ nicht indiziert. Die Gabe nichtsteroidaler Analgetika mittels transkutaner Techniken stellt jedoch eine neue Alternative dar, die sich im chirurgischen Alltag erst noch bewähren muss. Ermutigend sind erste Ergebnisse mit einer bedarfsadaptierten Dosierung von Opioiden als Nasenspray.

Für alle Applikationsformen gilt jedoch generell, dass es dem Patienten überlassen sein sollte, die Dosisintervalle für die Einnahme oder Injektion des vom Arzt festgelegten Medikamentes innerhalb bestimmter Grenzen selbst zu bestimmen (sog. **patientenkontrollierte Analgesie**, PCA).

> **»** Die patientenkontrollierte Analgesie ist das wichtigste Therapieprinzip der postoperativen Schmerztherapie und ist weder an Geräte noch an bestimmte Applikationsformen gebunden.

So entspricht das Bereitstellen der Tageshöchstdosis eines NSAID (z. B. Ibuprofen 2400 mg, Diclofenac 150 mg) an das Patientenbett auch der PCA und ist nicht an elektronische Pumpensysteme gebunden. Der Einsatz von PCA-Pumpen empfiehlt sich nach Eingriffen oder nach

3.8 · Organisation der perioperativen Schmerztherapie

Tab. 3.2 Sinnvolle Kombinationstherapien

Beispieleingriff	Therapie
Koliken	Opioid (z. B. 50–100 mg Pethidin) plus Spasmolytikum (z. B. 10–20 mg n-Butylscopolamin) oder Metamizol bei zusätzlichen, krampfartigen oder anderen viszeralen Schmerzen
Große Bauchwandhernie	Opioid (z. B. 10 mg kurzwirksames Morphin [Sevredol]) plus NSAID (z. B. 500 mg Ibuprofen, 50 mg Diclofenac etc.) bei zusätzlichem Muskel-, Weichteil- und Gelenkschmerzen zur Verringerung des postoperativen Opiatbedarfs, zur Verbesserung der Physiotherapie (1–2 h vorher geben)
Sinuspilonalisresektion, proktologische Operationen	Opioid plus Metamizol plus NSAID, bei Muskel- und skelettalen Eingriffen, Weichteileingriffen, leichten Eingriffen und entzündlichen Schmerzen. Diese Kombination resultiert in einer erheblichen Senkung des Opiatbedarfs (balancierte, multimodale Therapie); Metamizol wirkt zentral antinozizeptiv und spasmolytisch, NSAID zentral antinozizeptiv und peripher antientzündlich
Übelkeit und Erbrechen	Opioid plus Antiemetikum (z. B. 10 mg Metoclopramid, 62 mg Dimenhydrinat, 12,5 mg Dolasetron eskalierend oder in Kombination)

Trauma, bei denen erfahrungsgemäß ein hoher, jedoch individuell schwankender Bedarf besteht, und eine Regionalanalgesie nicht indiziert, nicht möglich oder zu risikoreich ist.

Wie oben bereits ausgeführt, ist eine Monotherapie, d. h. die Basis einer Analgesie mit nur einem Medikament, häufig unzureichend. Eine entsprechende **Kombinationstherapie** sollte daher die Regel sein. Der Sinn dahinter ist, dass zu unterschiedlichen Zeiten verschiedene Nozizeptorbereiche erregt werden, was zur Folge hat, dass im Laufe der Zeit unterschiedliche Schmerzcharaktere und Lokalisationen feststellbar sind, die in der Kombinationstherapie besser abgedeckt werden können. So werden Schmerzen unterschiedlicher Ursache gemindert und Dosisreduktionen der Einzelkomponenten erzielt, wodurch sich deren Nebenwirkungen reduzieren können. Neue Analgetika vereinen diese unterschiedlichen Rezeptoraffinitäten in einem Molekül, beispielsweise µ-Rezeptor-Blockaden mit einer Aktivierung des α2-Rezeptors durch Noradrenalinfreisetzung an den absteigenden Schmerzbahnen (z. B. Tapentadol [Nucynta, Palexia]. ◘ Tab. 3.2 zeigt sinnvolle Kombinationstherapien auf.

3.8 Organisation der perioperativen Schmerztherapie

Die Schmerztherapie ist eine **interdisziplinäre Aufgabe**, an deren Durchführung sowohl Anästhesisten, die Pflege als auch Chirurgen beteiligt sind. So haben die Berufsverbände der Deutschen Anästhesisten (BDA) und der Chirurgen (BDC), die DGAI und die Deutsche Gesellschaft für Chirurgie (DGCh) – wie später auch Fachgesellschaften anderer Disziplinen – festgelegt, dass die Zuständigkeit der Schmerztherapie wie folgt aufgeteilt ist:

- auf der chirurgischen Bettenstation und auf chirurgisch geleiteten Intensivstationen der **Chirurg**
- in den Aufwachräumen und auf Intensivstationen die unter anästhesiologischer Leitung stehen, der **Anästhesist** in Zusammenarbeit mit dem Operateur

In der Vereinbarung wird die interdisziplinäre Kooperation vorgeschlagen.

Als grundlegende **Therapierichtlinie** hat sich die Erstellung eines klinikeigenen „Schmerzmanuals" bewährt (◘ Abb. 3.4). Hierdurch ergibt sich die Möglichkeit, an die speziellen Erfordernisse der Klinik angepasste Therapiekonzepte zu entwerfen und diese für alle Mitarbeiter schlüssig und übersichtlich festzuhalten. Dieses kann entweder in gedruckter und gebundener Form oder elektronisch, z. B. dann via Intranet, allen Klinikmitarbeitern zugängig gemacht werden.

Unter der Dachorganisation der „Deutschen Interdisziplinären Vereinigung für Schmerztherapie (DIVS)" ist in Zusammenarbeit mit verschiedenen wissenschaftlichen Fachgesellschaften die S3-Leitlinie **„Behandlung akuter perioperativer und posttraumatischer Schmerzen"** (AWMF, Nr. 041/001) entstanden und veröffentlicht worden. Darüber hinaus ist die Website **http://www.postoppain.org** eine lohnenswerte Informationsquelle zur Einholung von Therapiemaßnahmen für eine prozedurenspezifische Schmerztherapie.

> Um eine Schmerztherapie nachweisbar erfolgreich durchzuführen, ist es notwendig, die damit verbundenen Schritte zu dokumentieren.

Bewährt hat sich in diesem Zusammenhang ganz besonders eine „patientennahe" Aufzeichnung des Schmerzverlaufs in der Patientenkurve. So können sowohl Schmerzintensität als auch die erfolgte Intervention zusammen mit dem jeweiligen Therapieerfolg übersichtlich dargestellt und – z. B. bei einer Visite – schnell und sicher nachvollzogen

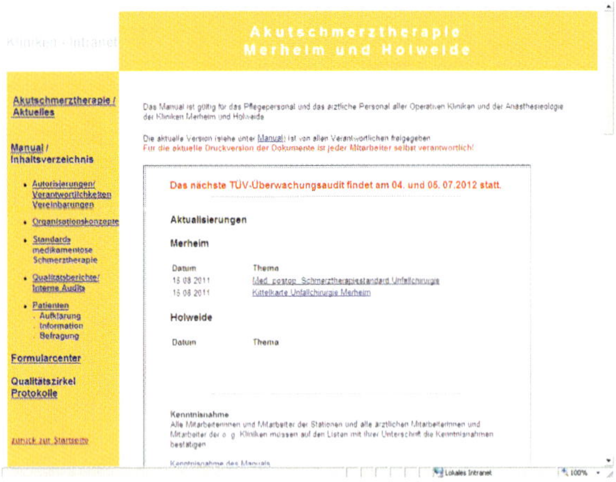

a

Schmerz-Standards Unfallchirurgie/Orthopädie/Sporttraumatologie [Version 3.0]

Zugunsten einer schnellstmöglichen Mobilisation sollte eine schnellstmögliche **Oralisierung** erreicht werden

S1 **z. B. Arthroskopie**

- **i.v.** Paracetamol i.v. 4 x 1000 mg
- **oral** Ibuprofen 4 x 600 mg

S2 **z. B. Platten/Nagelosteosynthesen großer Röhrenknochen, Beckenostheosynthesen, Arthrolysen, Knieprothesen**

- **i.v.** S1 plus b. Bed. Kurzinfusion Piritramid 7,5–15mg
- **oral** S1 plus b. Bed. Oxycodon 2 x 10 mg

  bei Bedarf 10mg Sevredol oral bis 6 / Tag

S3 **alle Eingriffe**

- **i.v.** S1 plus b. Bed. **PCA** Piritramid nach Standard ***alternativ*** Kurzinfusion Piritramid 7,5–15mg
- **oral** S1 plus b. Bed. Oxycodon 2 x 10 mg

Bei entsprechenden **Patienten-Komorbiditäten** (z. B. Leber-, Niereninsuffizienz, KHK, Magenulkus) muss das individuelle Konzept vom verantwortlichen Chirurgen festgesetzt werden.

Visuelle Analogskala [VAS 0–100 Punkte]

- Stufe S1: VAS <30 Punkte
- Stufe S2: VAS >30 Punkte <50 Punkte
- Stufe S3: VAS ≥50 Punkte

b

Abb. 3.4 Schmerzmanuals. **a** Intranetdarstellung des Akutschmerzmanuals Lehrstuhl für Unfallchirurgie, Orthopädie & Sporttraumatologie der Universität Witten-Herdecke, Campus Köln-Merheim. **b** Beispiel Schmerztherapiestandard Lehrstuhl für Unfallchirurgie und Orthopädie der Universität Witten-Herdecke, Campus Köln-Merheim, Klinik für Unfallchirurgie, Orthopädie & Sporttraumatologie

werden. Dabei gelten die gleichen Dokumentationsmaßnahmen wie für den Puls oder Blutdruck!

Schmerzintensität Die Messung der Schmerzintensität erfolgt mit Hilfe von visuellen, verbalen oder numerischen Ratingskalen. Bewährt hat sich die Messung mit einer kombinierten visuellen und verbalen Ratingskala.

Dokumentation Die Dokumentation der Schmerzen und Therapiemaßnahmen stellt einen Eckpfeiler in der postoperativen Schmerztherapie dar. Sie erfüllt mehrere Funktionen:

- Sie visualisiert wie stark die Schmerzen des Patienten sind.
- Sie gibt Informationen über den Umgang des Patienten mit seinem Schmerz (sog. „Schmerzakzeptanz", in der Krankenakte dokumentiert).
- Sie erlaubt die Indikation für eine Schmerztherapie.
- Sie erlaubt die Kontrolle der Effektivität der eingeleiteten Therapiemaßnahmen.
- Sie ist unerlässlich für Maßnahmen der Qualitätskontrolle und -sicherung.
- Sie ermöglicht die wissenschaftliche Auswertung der erhobenen Daten.

Qualitätssicherung Um einen möglichst hohen Standard der Schmerztherapie zu gewährleisten, ist es ratsam, eine Qualitätssicherung in der jeweiligen Klink zu etablieren. Dies beinhaltet, dass in regelmäßigen Abständen, mindestens aber ein- bis zweimal jährlich insbesondere die neuen Kollegen/Innen in Weiterbildungsveranstaltungen fortgebildet werden. Unseres Erachtens ist es sinnvoll, vor Veränderungen in der Organisationsform der postoperativen Schmerztherapie einen Basisstatus der Station, der Klinik und des Krankenhauses zu erheben. Dazu werden z. B. Operateure, Anästhesisten und Pflegekräfte mit einem kurzen Fragebogen zu ihren Kenntnissen in der Schmerztherapie befragt. Parallel dazu kann eine Patientenbefragung zur Schmerzintensität und Patientenzufriedenheit mit einem vorgegebenen Fragebogen erfolgen. Dieses Fragebogenergebnis lässt sich nach einem halben oder einem Jahr leicht überprüfen (Benchmarking).

Die erhobenen Daten zur Qualitätskontrolle sollten dazu dienen Probleme zu erkennen, Lösungsstrategien zu entwickeln, diese zu implementieren und durch weitere Dokumentation den Erfolg der Maßnahmen zu überprüfen („plan-do-check-act", PDCA-Zyklus).

Akutschmerzdienst Wertvolles Bindeglied zwischen Arzt, Patient und Pflegepersonal kann die Organisationsform eines Akutschmerzdienstes sein. Durch die Einführung eines – idealerweise interdisziplinären – Teams von qualifizierten und spezialisierten Pflegekräften und Ärzten lässt sich eine Organisationsstruktur schaffen, die zum einen umfassende Konzepte für das gesamte Schmerzmanagement einer Klinik entwickeln und deren Umsetzung organisieren kann. Wichtig ist aber, dass es überhaupt eine transparente Organisationsform im Krankenhaus gibt (z. B. Qualitätsmanagement Akutschmerztherapie „Initiative Schmerzfreie Klinik„ der TÜV-Rheinland Group®, Schmerzfreies Krankenhaus)

3.9 Rechtliche Aspekte

Jeder Patient hat das Recht auf Schmerzbehandlung (Grundgesetz, Artikel 2 II 1 GG). Ein Arzt, der es unterlässt starke Schmerzen zu lindern, verstößt gegen das Berufsrecht, das Zivilrecht und das Strafrecht. Strafrechtlich verstößt er gegen drei Paragraphen. Der § 323c des Strafgesetzbuches ahndet unterlassene Hilfeleistung, bei Verstoß gegen § 223 und 230 des StGB kann man wegen vorsätzlicher und fahrlässiger Körperverletzung verurteilt werden. Ferner ist der Arzt durch die Berufsordnung, den Vertrag für eine ärztliche Behandlung und die Garantenpflicht gebunden.

Als Mindestmaß für die Schmerztherapie wird erwartet, dass der Arzt sich einsetzt. Kann er selbst nicht helfen, muss er die Hilfe eines Spezialisten suchen.

> **Unzureichende Hilfe kann nicht durch Personalmangel oder fehlende Organisation entschuldigt werden, vielmehr muss der Krankenhausträger die personellen und sachlichen Voraussetzungen dafür schaffen, dass eine dem Standard entsprechende Therapie für alle Patienten gewährleistet ist. Wird dieses geforderte Mindestmaß unterschritten, schützt das Haftrecht den Patienten gegenüber Arzt und Krankenhaus.**

Wesentlich für die Strafbarkeit ist auch, dass der Arzt die Möglichkeit hatte, die Schmerzen zu erkennen und zu lindern. Bei bewusster Vorenthaltung von Analgetika kann „Vorsatz" geltend gemacht werden, was strafverschärfend wirkt.

Besonders zu beachten ist, dass intensive Schmerztherapie erfolgen muss, auch wenn dadurch der **Tod als unbeabsichtigte Nebenfolge** eintreten kann. Das Ermöglichen des Sterbens in Würde und Schmerzfreiheit gemäß dem erklärten oder mutmaßlichen Willen des Patienten ist ein höherwertiges Rechtsgut als die Aussicht, unter schwersten Schmerzen noch kurze Zeit länger leben zu müssen.

Der Schmerztherapie müssen die **Aufklärung** und das **Einverständnis des Patienten** zugrunde liegen. Die Aufklärung muss **rechtzeitig** erfolgen. Das heißt, der Patient muss den Entschluss zu einer ärztlichen Maßnahme in Ruhe überdenken können und darf nicht mit dem Problem „überfallen" werden. Die Aufklärung muss deshalb zu einem Zeitpunkt erfolgen, zu dem der Patient noch
- im Vollbesitz seiner Erkenntnis- und Entscheidungsfreiheit ist und
- Gelegenheit hat, Pro und Contra des weiteren Vorgehens zu erfassen und eine eigenverantwortliche Entscheidung zu treffen.

Bei starken Schmerzen ist nach Ansicht der Rechtsprechung die Aufnahmefähigkeit und somit die Einsichts- und Urteilsfähigkeit eingeschränkt. Ist der Patient nicht in der Lage, eine eigenverantwortliche Entscheidung zu treffen – sei es, dass Schmerzen unerwartet auftreten, oder dass der Patient noch in Narkose ist – und handelt es sich um einen Eilfall, so ist sein **mutmaßlicher Wille** entscheidend. Dieser mutmaßliche Wille ist in erster Linie aus den persönlichen Umständen des Betroffenen, aus seinen individuellen Interessen, Wünschen, Bedürfnissen und Wertvorstellungen zu ermitteln. Liegen keine abweichenden Anhaltspunkte vor, so ist davon auszugehen, dass der Wille des Patienten damit übereinstimmt, was gemeinhin als normal und vernünftig angesehen wird. Bei schwersten Schmerzen dürfte der mutmaßliche Wille des Patienten darauf gerichtet sein, dass der Arzt alle Mittel einsetzt, um die Schmerzen zu lindern.

Handelt es sich nicht um einen Eilfall oder soll die Schmerztherapie nach einem Eilfall länger fortgesetzt werden, so muss bei mangelnder Einsichtsfähigkeit des Patienten ein **Betreuer** bestellt werden, denn die Einwilligungskompetenz liegt – entgegen der landläufigen Meinung – nicht bei den Angehörigen. Besteht darüber hinaus die Gefahr, dass der Patient einen länger dauernden Schaden erleidet oder gar verstirbt, so muss zusätzlich die Einwilligung des **Vormundschaftsgerichts** eingeholt werden.

Ist der Patient nach den eben ausgeführten Gesichtspunkten einwilligungsfähig, so bedarf seine Einwilligung nicht der **Schriftform**. Dennoch sollte der Arzt den wesentlichen Inhalt des Aufklärungsgespräches dokumentieren, da er im Zivilprozess die Beweislast für die ordnungsgemäße, rechtzeitige Aufklärung zu tragen hat.

Eine ordnungsgemäße Dokumentation ist aus mehreren Gründen notwendig:
- Sie ist eine ärztliche Berufspflicht.
- Sie dient der Qualitätssicherung.
- Sie verbessert die Kommunikation bei interdisziplinären Maßnahmen.
- Sie ist dringend zu empfehlen für Prozesse mit Beweislast.

Sie sollte das medizinisch Wesentliche umfassen: die Schmerzintensität, das Problem, das Verfahren und die eingesetzten Mittel, etwaige Komplikationen sowie Hinweise auf Risiko erhöhende Umstände. Gerade in der Schmerztherapie sind viele verschiedene Ärzte und Pflegekräfte auf wechselseitige Informationen angewiesen. Deshalb ist eine sorgfältige Dokumentation zur Information der Beteiligten und zur Reduktion der Gefahr von Koordinations- und Verständigungsproblemen unbedingt erforderlich.

Literatur

Diener HC (1997) Anamnese. In: Diener HC, Maier C (Hrsg) Das Schmerztherapie Buch. Urban & Schwarzenberg, München, S 15–21

DGCh (1999) Leitlinien zur Behandlung akuter perioperativer und posttraumatischer Schmerzen. Demeter, Berlin, Sonderdruck, G84

Jage J (1997) Schmerz nach Operationen. Wissenschaftliche Verlagsgesellschaft, Stuttgart

Lempa M et al. (2003) Organisation der Schmerztherapie in der Chirurgie. Akutschmerzdienst und alternative Möglichkeiten im Vergleich. Chirurg 74:821–826

Neugebauer E (2002) Empfehlungen zur Akutschmerztherapie. Deutscher Schmerzverlag, Köln

Neugebauer E et al. (1998) Situation der perioperativen Schmerztherapie in Deutschland – Ergebnisse einer repräsentativen, anonymen Umfrage von 1000 chirurgischen Kliniken. Chirurg 69(4):461–466

Neugebauer E, Wiebalck A, Meißner W, Simanski C.Stehr-Zirngibl S (2008) Akutschmerztherapie – Ein Curriculum für Chirurgen. Uni-Med, Bremen

Radbruch L, Elsner F (2003) Nervenblockaden, Akupunktur und TENS. In: Egle (Hrsg) Handbuch Chronischer Schmerz: Grundlagen, Klinik und Therapie. Schattauer, Stuttgart, S 360–373

S3-Leitlinie (2009) Behandlung akuter perioperativer und posttraumatischer Schmerzen. (AWMF-Register Nr. 041/001) [http://www.awmf.org]

Schwenk W, Raue W, Haase O, Junghans T, Müller JM (2004) „Fast-track-Kolonchirurgie". Erste Erfahrungen mit einem „clinical pathway" zur Beschleunigung der postoperativen Rekonvaleszenz. Chirurg 75:508–514

Shertzer KE et Keck JF (2001) Music and the PACU environment. J Perianesth Nurs 16:90-102

Simanski C et al. (2001) Therapiekonzept zur Verhinderung der Phantomschmerzchronifizierung nach traumatischer Armplexusläsion. Unfallchirurg 104:659–664

Simanski C, Neugebauer E (2003) Postoperative Schmerztherapie. Chirurg 74:254–275

Simanski C (2008) Schmerztherapie an den unteren Extremitäten. Orthopäde 37:959–969

Tryba M, Gehling M (2003) Rückenmarksnahe Verfahren. In: Neugebauer E (Hrsg) Perioperative Schmerztherapie. Uni-Med, Bremen

Wulf H, Neugebauer E, Maier C (1997) Die Behandlung akuter perioperativer und posttraumatischer Schmerzen. Empfehlungen einer interdisziplinären Expertenkommission. Thieme, Stuttgart

Thromboembolieprophylaxe und perioperatives Gerinnungsmanagement

H. Arbogast

4.1 Einführung

Thromboembolische Ereignisse gehören in Deutschland zu den führenden Todesursachen. Nach jüngsten Angaben des Statistischen Bundesamtes übertrifft allein die Anzahl der tödlichen Lungenembolien die der Verkehrstoten um das Doppelte. Während bei rund 50 % der Patienten mit einer tiefen Venenthrombose eine asymptomatische Lungenembolie nachweisbar ist, sind bei etwa 70 % der Patienten, die an einer Lungenembolie verstarben, in der Autopsie tiefe Venenthrombosen nachweisbar. Aus diesen Gründen werden seit einiger Zeit tiefe Venenthrombose (TVT) und Lungenembolie (LE) als zwei verschiedene Manifestationen desselben Krankheitsbildes, nämlich der **Thromboembolie** angesehen. Ein Großteil der tiefen Beinvenenthrombosen verläuft hierbei zunächst klinisch unauffällig und kann unbehandelt zu Lungenembolien und langfristig zum postthrombotischen Syndrom führen.

Kaum ein anderes Patientenkollektiv unterliegt einem höheren, aber auch variableren Risiko für thromboembolische Ereignisse wie das chirurgische. Zur Vermeidung thromboembolischer Komplikationen hat sich in der Vergangenheit eine Vielzahl von Strategien entwickelt. Die medikamentöse Prophylaxe kann hier als die wichtigste strategische Komponente angesehen werden, unbenommen der physikalischen Prophylaxe und Frühmobilisation nach Operation. Die ungeheure Vielfalt von Präparategruppen und die nahezu unüberschaubare Vielzahl von Präparaten, die in der Thromboembolie prophylaktisch, therapeutisch oder supportiv eingesetzt werden, machen die Notwendigkeit einer sinnvollen Strategie, die den Klinikaufenthalt, aber auch den prä- und vor allem postklinischen Verlauf umfasst, deutlich.

Die Veränderung des chirurgischen Patientenkollektivs (höherer Anteil übergewichtiger Patienten, zunehmende Zahl invasiv koronartherapierter Patienten mit der Konsequenz einer pharmakologischen Plättchenhemmung), aber auch der fehlende Nachweis der Überlegenheit des präoperativen Beginns einer Thromboembolieprophylaxe hat in jüngster Vergangenheit zu Änderungen in der Strategie der Thromboembolieprophylaxe geführt. Auch diesem Paradigmenwechsel trägt die vorliegende Publikation Rechnung.

4.2 Notwendigkeit einer Thromboembolieprophylaxe

Bei chirurgischen Patienten besteht in Abhängigkeit von Art und Umfang des operativen Eingriffs bzw. einer Verletzung sowie der dadurch bedingten Immobilisation ein **expositionelles Thromboembolierisiko**. Frühere placebokontrollierte Studien lassen dieses Risiko quantifizieren. Die in ◘ Tab. 4.1 aufgeführten Thrombosehäufigkeiten ohne medikamentöse Thromboembolieprophylaxe wurden mit einem objektiven Diagnoseverfahren (Radiojodfibrinogentest, Phlebographie) ermittelt und umfassen die Gebiete der Allgemein- und Viszeralchirurgie, Urologie, Gynäkologie, Unfall- und orthopädische Chirurgie sowie Neurochirurgie.

4.3 Risikoerfassung, dispositionelles Risiko

Neben dem expositionellen Risiko ist zur Entscheidung über die Art und Intensität der Thromboembolieprophylaxe die Berücksichtigung des **dispositionellen Risikos** des Patienten notwendig (◘ Tab. 4.2). Hierbei ist die Anamneseerhebung von entscheidender Bedeutung. Früher durchgemachte thromboembolische Ereignisse, aber auch familiäre Disposition oder Hinweise auf eine Thrombophilie müssen Berücksichtigung finden.

Bei anamnestischem Hinweis auf eine durchgemachte venöse Thromboembolie muss eine weitere Abklärung auf angeborene oder erworbene thrombophile Hämostasedefekte erfolgen:
- Antiphospholipidsyndrom
- Antithrombinmangel
- Protein-C-, Protein-S-Mangel
- APC-Resistenz/Faktor-V-Leiden-Mutation
- Thrombophiler Prothrombinpolymorphismus

> Zusammen mit dem expositionellen Risiko bedingen die dispositionellen Risiken die individuelle Gefahr für thromboembolische Ereignisse. Demnach können die Patienten in 3 Risikokategorien (niedriges, mittleres oder höheres Risiko) – gemäß der Hinweise in ◘ Tab. 4.3 eingruppiert werden.

Tab. 4.1 Häufigkeit tiefer Beinvenenthrombosen in der operativen Medizin ohne medikamentöse Prophylaxe

	Studien (n)	Patienten (n)	Tiefe Venenthrombose (%)	95 %-CI (%)
Abdominalchirurgie	54	4310	25	24–26
Retropubische Prostatektomie	8	335	32	27–37
Transurethrale Prostatektomie	3	150	9	5–15
Gynäkologie: Malignomchirurgie	4	297	22	17–26
Gynäkologie: benigne Erkrankungen	4	460	14	11–17
Elektiver Hüftgelenkersatz	17	851	51	48–54
Multiples Trauma	4	536	50	46–55
Kniegelenkersatz	7	541	47	42–51
Hüftfrakturen	16	836	45	41–48
Neurochirurgie	5	280	22	17–27

Besonderheiten stellen **minimalinvasive Eingriffe** dar: Hier sollte sich die Thromboembolieprophylaxe an den Empfehlungen für die offene Vorgehensweise orientieren. Die Dauer der medikamentösen VTE-Prophylaxe beträgt in der Regel 5–7 Tage und sollte eingehalten werden, unabhängig davon, ob der Patient stationär oder ambulant geführt wird. Bei Eingriffen in der Schwangerschaft und Postpartalperiode sollte eine risikoadaptierte Thromboembolieprophylaxe erfolgen. Kinder benötigen nur in ausgewählten Indikationen eine Thromboembolieprophylaxe. Jugendliche sollten mit dem Auftreten der ersten Pubertätszeichen wie Erwachsene behandelt werden.

> Die Durchführung einer Thromboembolieprophylaxe ist eine individuelle ärztliche Entscheidung, die immer mit einer Nutzen-Risiko-Abwägung einhergehen muss und bedarf unbedingt der Aufklärung des Patienten mit entsprechender Dokumentation.

4.4 Niedriges Risiko und Alternativen zur medikamentösen Prophylaxe

Patienten mit niedrigem Risiko, insbesondere ambulant operierte oder teilstationäre Patienten oder Patienten, die einem erhöhten Blutungsrisiko unterliegen, sind Kandidaten für eine nicht-medikamentöse Thromboembolieprophylaxe. Hierzu gehören neben der als wirksam bewiesenen intermittierenden pneumatischen Kompression die Frühmobilisation, die präoperative Anleitung zu Eigenübungen, das frühzeitige Operieren (insbesondere bei Verletzungen der unteren Extremität, des Beckens, der Brust- und Lendenwirbelsäule), Kreislauf- und Atemtherapie, aktive und passive Bewegungsübungen und sorgfältig angepasste Kompressionsstrümpfe. Mechanische Methoden (wie z. B. die intermittierende pneumatische Kompression) sind effektiv, wenn sie korrekt angewandt werden, stellen aber eine Herausforderung an die Compliance von Patient und Pflegepersonal dar.

Diese Prinzipien sollten auch bei der Entscheidung für eine medikamentöse Prophylaxe zusätzlich Berücksichtigung finden.

4.5 Medikamentöse Prophylaxe

4.5.1 Heparine und Heparinoide

Unfraktioniertes Heparin

Seit Kakkar in den 1970er-Jahren die Wirksamkeit einer niedrig dosierten Heparingabe zur Prophylaxe venöser Thrombosen bei Hüfteingriffen in einem großen Kollektiv belegte, wurde diese Therapie bald flächendeckend zum Standard bei chirurgischen Patienten. 3×5000 oder 2×7500 IE unfraktioniertes Heparin („low dose") sind wirksam bei Patienten mit mittlerem Thromboembolierisiko. Bis 15.000 IE täglich ist eine aPTT-Kontrolle erlässlich.

Niedermolekulare Heparine

Seit Ende der 1980er-Jahre wurden niedermolekulare Heparine in die klinische Praxis eingeführt. Ihr pharmakologischer Vorteil liegt – aufgrund der kürzeren Peptidketten und ihrer schärfer geschnittenen Molekulargewichtsverteilung – in einer höheren Bioverfügbarkeit (97 % bei subkutaner Gabe, gegenüber nur 70 % bei unfraktioniertem Heparin) und einer höheren therapeutischen Breite, die aus ihrer höheren Anti-Xa-Spezifität resultiert. Hierfür sind die kürzeren Peptidketten verantwortlich, die auch eine niedrigere Inzidenz der gefürchteten heparininduzierten Thrombopenie (HIT) bedingen.

4.5 · Medikamentöse Prophylaxe

Tab. 4.2 Dispositionelle Risikofaktoren in der Reihenfolge ihrer Bedeutung für das Thromboembolierisiko

Risikofaktor	Thromboembolierisiko
Frühere TVT oder LE	+++
Thrombophile Hämostasedefekte	+ bis +++ (artspezifisch)
Malignome	++ bis +++
Höheres Lebensalter (> 60 Jahre, Risikozunahme mit dem Alter)	++
VTE bei Verwandten 1. Grades	++
Chronische Herzinsuffizienz, Zustand nach Herzinfarkt	++
Übergewicht (BMI > 30 kg/m²)	++
Schwere systemisch wirksame Infektionen	++
Therapie mit oder Blockade von Sexualhormonen (inkl. Kontrazeptiva und Hormonersatztherapien)	+ bis +++ (je nach Substanz)
Schwangerschaft oder Postpartalperiode	+
Nephrotisches Syndrom	+
Stark ausgeprägte Varikosis	+

Hieraus resultieren pharmakologische Vorteile, die durch das **Thrombin-Paradoxon** erklärbar sind. Während Thrombin in vitro ausschließlich Thrombogenität entfaltet, sind in vivo günstige, antithrombogene Eigenschaften kleiner Konzentrationen von Thrombin nachzuweisen. ◘ Abb. 7.2 zeigt schematisch diese thrombininduzierte Antithrombogenität menschlichen Endothels, die sowohl antiaggregatorische, antikoagulatorische und profibrinolytische Eigenschaften umfasst (Arbogast 2004). Mehreren Studien (CLOT-Studie, FAMOUS-Studie) konnten zudem immunologische Vorteile niedermolekularer Heparine in der Behandlung von Tumorpatienten festgestellt werden, die möglicherweise ebenfalls mit dem Thrombin-Paradoxon in Verbindung stehen.

Da ihr Herstellungsverfahren wie auch ihre Zusammensetzung individuell verschieden sind, sind die verschiedenen niedermolekularen Heparine nicht prinzipiell untereinander austauschbar. Präparatespezifische Unterschiede, insbesondere bezüglich Zulassung und Dosierung, sind zu beachten (◘ Tab. 4.4).

Danaparoid

Danaparoid (Orgaran) ist ein heparinfreies Glykosaminoglykan, das ebenfalls heparinartige antikoagulatorische Eigenschaften besitzt. Diese werden bei Patienten mit der immunologischen Form der heparininduzierten Thrombopenie (HIT II) genutzt. Jedoch gilt zu beachten, dass Orgaran in etwa 8 % der Fälle mit Serum von HIT-II-Patienten reagiert und – bedingt durch seine längere Halbwertszeit – eine Kumulationstendenz bei Niereninsuffizienz besitzt. Zusammen mit dem Thrombininhibitor Argatroban ist es das einzige bei HIT-II zugelassene Medikament.

Anti-Xa-Spezifika

Das synthetisch hergestellte Pentasaccharid Fondaparinux ist durch die fehlende Proteinkette (ohne Bindungsstelle für Plättchenfaktor IV) bei der heparininduzierten Thrombopenie ohne Kreuzreaktivität mit dem Serum von HIT-II-Patienten und mit ausschließlicher Antithrombin-vermittelter Anti-Xa-Wirkung charakterisiert. Aufgrund der Zulassungsstudien dürfen aber Fondaparinux (i.v.), oder die oral anwendbaren neueren direkten Xa-Inhibitoren Rivaroxaban oder Apixaban zur Prophylaxe erst frühestens 6 h nach Operationsende appliziert werden. Diese Studien zeigten die höchste prophylaktische Wirksamkeit bei Höchstrisikopatienten (Hüftfrakturen, Kniegelenkseingriffe, elektiver Hüftersatz). Auch die prolongierte Anwendung (30 Tage) nach Hüftfraktur ist zugelassen.

Heparininduzierte Thrombopenie (HIT)

Der Abfall der Plättchenzahl nach 1–3 Tagen Heparintherapie ist bei der nicht-immunologischen Form der heparininduzierte Thrombopenie (HIT I) nur mäßig ausgeprägt und zeigt selten Werte unter 100.000/µl. Hier muss kein Absetzen der Heparintherapie erfolgen.

Die immunologische Form der HIT (HIT II) geht häufig mit unkontrollierten venösen und arteriellen Thromboembolien einher und ist eine gefürchtete Komplikation der Heparinanwendung. Bei bis zu 10 % der Patienten, denen zur Prophylaxe bei großen chirurgischen Eingriffen unfraktioniertes Heparin verabreicht wird, bilden Antikörper, die in 2–3 % der Fälle mit dem Plättchenfaktor IV reagieren und deren unkontrollierte Aggregation bedingen können. Bei niedermolekularen Heparinen wird dieses Phänomen nur in deutlich weniger als 1 % der Patienten beobachtet.

Tab. 4.3 Risikogruppen und Thromboemboliehäufigkeit, Hinweise zur Eingruppierung

Risiko	Charakterisierung	Distale tiefe Venenthrombose	Proximale tiefe Venenthrombose	Tödliche Lungenembolie
Niedrig	Kleine oder mittlere operative Eingriffe mit geringer Traumatisierung Verletzungen ohne oder mit geringem Weichteilschaden Kein zusätzliches/nur geringes dispositionelles Risiko	<10 %	<1 %	<0,1 %
Mittel	Länger dauernde Operationen (>45 min) Gelenkübergreifende Immobilisation der unteren Extremität im Hartverband Niedriges Risiko + zusätzliche dispositionelle Risikofaktoren	10–40 %	1–10 %	0,1–1 %
Hoch	Größere Eingriffe in der Bauch- und Beckenregion bei malignen Tumoren oder entzündlichen Erkrankungen Polytrauma, schwere Verletzungen der Wirbelsäule, des Beckens und/oder der unteren Extremität Größere Eingriffe an Wirbelsäule, Becken, Hüft- oder Kniegelenk Größere operative Eingriffe in den Körperhöhlen der Brust-, Bauch- und/oder Beckenregion Mittleres Risiko + zusätzliche dispositionelle Faktoren Patienten mit Thromboembolien in der Eigenanamnese	40–80 %	10–30 %	>1 %

Bei Abfall der Plättchenzahl unter 80.000/µl oder auf unter 50 % des Ausgangswertes (in der Regel bis zum 14. Tag der Heparinanwendung) muss an die Entwicklung einer HIT II gedacht werden.

> Bei Verdacht auf HIT II muss Heparin sofort abgesetzt und durch ein geeignetes Alternativpräparat (z. B. Danaparoid) ersetzt werden. In der Akutphase dürfen keine Thrombozytenkonzentrate verabreicht werden.

Die Diagnose kann durch einen HIPA-Test erfolgen. Bei positiver Diagnose muss der Patient mit einem Ausweis versehen werden.

4.5.2 Thrombininhibitoren

Die therapeutische Breite von Thrombininhibitoren ist der von niedermolekularen Heparine deutlich unterlegen. Dieses Phänomen kann mit dem Thrombin-Paradoxon (Abb. 7.1) erklärt werden. Ihr Einsatz sollte deshalb auf die Fälle begrenzt bleiben, bei denen Kontraindikationen gegen den Einsatz von Heparinen oder anti-Xa-spezifischen Substanzen besteht.

Hirudine

Die Präparate Lepirudin und Desirudin sind für die Thromboembolieprophylaxe zugelassen und können bei Vorliegen einer HIT II eingesetzt werden. Vorsicht ist jedoch mit der Dosierung geboten. Die vom Hersteller empfohlenen Dosisangaben liegen in aller Regel zu hoch und führen gehäuft zu Blutungskomplikationen. Daher spielen sie in der heutigen Praxis keine Rolle mehr.

Reversible Thrombininhibitoren

Seit jüngerer Zeit befinden sich oral applizierbare Thrombininhibitoren in klinischer Anwendung (Argatroban, Dabigatran). Aufgrund der positiven Eigenschaften einer Xa-Inhibition bei intaktem Endothel kann für Thrombininhibitoren ggf. eine sinnvoller Einsatz bei Krankheitsbildern mit Verlust der normalen endothelialen Funktion (Arteriosklerose: z. B. Schlaganfallprophylaxe; Behandlung der venösen Thromboembolie nach Zerstörung des venösen Endothels durch die Thrombose) prognostiziert werden. Zusammen mit Danaparoid ist Argatroban derzeit das einzige für HIT-II zugelassene Medikament. Dabigatran bleibt in seiner Risikobewertung bezüglich Blutungen jedoch umstritten.

4.5.3 Vitamin-K-Antagonisten

Vitamin-K-Antagonisten vom Kumarintyp sind seit vielen Jahrzehnten erfolgreich im Langzeiteinsatz zur Verhütung thromboembolischer Komplikationen. Wegen ihrer notwendigen Laborkontrollen (INR) und dem durch die lange Halbwertszeit bedingten erhöhten Blutungsrisiko sind sie jedoch perioperativ wenig sinnvoll und vorwiegend in der Langzeitprophylaxe (INR 2,0–3,0) geeignet.

Azetylsalizylsäure (ASS) ist zur medikamentösen VTE-Prophylaxe nicht geeignet, kann aber zur Sekundärprophylaxe kardiovaskulärer Komplikationen perioperativ sinnvoll sein.

4.7 · Medikamentöse Prophylaxe und rückenmarksnahe Anästhesie

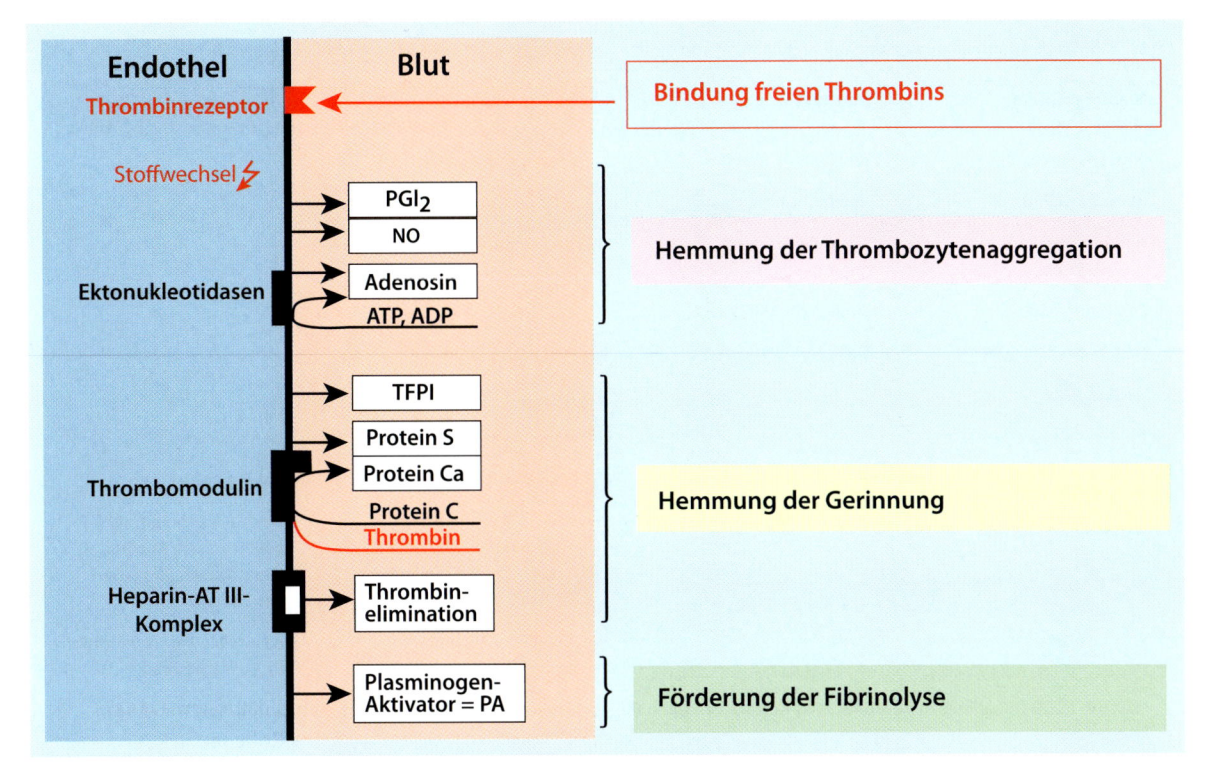

Abb. 4.1 Thrombininduzierte, antithrombogene Aktivitäten des vaskulären Endothels: Über Bindung während latenter Gerinnungsprozesse im Plasma anfallenden freien Thrombins an den Thrombinrezeptor der Endothelzellen werden verschiedene endotheliale Stoffwechselvorgänge aktiviert, die die Thrombozytenaggregation hemmen (Aktivierung der Ektonukleotidasen mit Abbau aggregationsfördernder, energiereicher Phosphate, Anregung des Argininstoffwechsels zur NO-Produktion und Aktivierung der Prostazyklinausschüttung). Antikoagulatorische Aktivität des Endothels wird durch Thrombinbindung an Thrombomodulin ebenso verstärkt, wie die Ausschüttung von TFPI. Freies, ansonsten thrombogenes Thrombin wird durch Komplexbindung mit Antithrombin an endotheliale Heparansulfate dem Blutstrom entzogen. Eng mit der Protein-C-Aktivierung verknüpft ist auch die Fibrinolyse-fördernde Ausschüttung von Plasminogenaktivator durch endotheliale Thrombinbindung

> **Beim Einsatz von Gerinnungshemmern zur VTE-Prophylaxe muss das Blutungsrisiko beachtet werden!**

Kommen Präparate mit langer Halbwertszeit zur Anwendung (NMH, Danaparoid, direkte Xa-Inhibitoren, Hirudin, Dabigatran) muss die Nierenfunktion beachtet werden und ggf. eine Dosisreduktion stattfinden! Cave Kumulation!

4.6 Dauer der Thromboembolieprophylaxe

Nicht zuletzt bedingt durch die neuen Vergütungssysteme, ist die stationäre Behandlung operativer Patienten in der jüngeren Vergangenheit deutlich verkürzt worden. Deshalb besteht bei vielen Patienten das erhöhte Thromboembolierisiko über den Entlassungszeitpunkt hinaus. Neuere Studien konnten zeigen, dass bei Patienten nach Hüftfraktur, Kniegelenkseingriffen, elektivem Hüftersatz und nach großen Malignomoperationen einer weitergeführten, **poststationären Prophylaxe** bedürfen.

> **Bei fortdauerndem Risiko (z. B. prolongierte Immobilisation, Infektion) sollte die VTE-Prophylaxe fortgeführt werden.**

Bei Patienten mit onkologischen Eingriffen und erhöhtem Risiko sollte eine verlängerte Prophylaxe für 4–5 Wochen bedacht werden. Bei Hüftgelenkendoprothetik oder hüftnahen Frakturen soll die medikamentöse Prophylaxe für 28–35 Tage durchgeführt werden.

4.7 Medikamentöse Prophylaxe und rückenmarksnahe Anästhesie

Einzelfallberichte über Blutungen bei rückenmarksnaher Anästhesie legten einen Zusammenhang mit der Verabreichung einer medikamentösen Thromboembolieprophylaxe nahe. Deshalb wurden Empfehlungen zum Zeitintervall Kathetermaßnahme – Thromboembolieprophylaxe erarbeitet (▶ Kap. 30).

Tab. 4.4 Niedermolekulare Heparine, Heparinoide und direkte Xa-Inhibitoren in der Thromboembolieprophylaxe

Niedriges Risiko	Mittleres Risiko	Hohes Risiko	HIT II
Enoxaparin 20 mg	Enoxaparin 20 mg	Enoxaparin 40 mg	–
Reviparin 1.750 aXa	Reviparin 1.750 aXa-E	–	–
Nadroparin 0,2 ml	Nadroparin 0,3 ml	Nadroparin 0,6 ml (KG-adaptiert)	–
Tinzaparin 3500 aXa-E	Tinzaparin 3500 aXa-E	–	–
Dalteparin 2500 aXa	Dalteparin 2500 aXa-E	Dalteparin 5000 aXa-E	–
Certoparin[a]			–
–	–	Danaparoid	Danaparoid
–	–	Fondaparinux	Fondaparinux[b]
–	–	Direkte Xa-Inhibitoren (Rivaroxaban[c], Apixaban[c], Otamixaban[d], Edoxaban[d], Betrixaban[d])	Direkte Xa-Inhibitoren[b] (Rivaroxaban, Apixaban, Otamixaban, Edoxaban, Betrixaban)
–	–	Reversible Thrombininhibitoren (Dabigatran[c])	Reversible Thrombininhibitoren (Argatroban)

[a] nach 7. ACCP-Guidelines mindestens 3400 Anti-Xa-Einheiten für Hochrisikoprophylaxe notwendig; Certoparin: 3000 Anti-Xa-Einheiten
[b] geeignet, aber „off-label use"
[c] zugelassen zur Thromboembolieprophylaxe nach elektiven Hüft- oder Kniegelenksersatzoperationen
[d] möglicherweise geeignet, klinische Zulassungsstudien noch nicht vorliegend

4.8 Überbrückung bei antikoagulierten Patienten

Eine zunehmende Zahl von Patienten mit oraler Antikoagulation (OAK) erfordert ein stratifiziertes Vorgehen beim perioperativen Gerinnungsmanagement. In Abhängigkeit vom Blutungsrisiko der Operation muss hierbei die schlecht steuerbare OAK abgesetzt und ggf. mit besser steuerbarer Medikation überbrückt werden („**Bridging**"). Hierfür sind NMH gut geeignete Substanzen, auch wenn ihr Gebrauch zum Bridging sich außerhalb ihrer Zulassung befindet. Über die notwendige Höhe dieser Überbrückung entscheidet hierbei in erster Linie das VTE-Risiko der Erkrankung bzw. des Zustandes, der die Indikation zur OAK darstellt.

> **Bridging**
> - **Hohes VTE-Risiko** (volltherapeutische Dosis zum Bridging notwendig)
>   – TVT oder LE im letzten Monat
>   – Künstliche Herzklappen
>   – AE im letzten Monat
>   – „Kompliziertes" Vorhofflimmern (Zustand nach Ischämie, schwere Herzinsuffizienz, Thrombus im LA)
> - **Mittleres VTE-Risiko** (halbtherapeutische Dosis zum Bridging ausreichend):
>   – Idiopathische TVT/LE innerhalb des 1. Jahres
>   – Vorhofflimmern mit Risikofaktoren (Diabetes mellitus, arterielle HTN, höheres Lebensalter)
>   – Bioprothesen in den ersten 3 Monaten
> - **Niedriges VTE-Risiko** (kein Bridging notwendig)
>   – Sekundäre TVT/LE innerhalb des letzten Jahres
>   – Idiopathisches Vorhofflimmern ohne Risikofaktoren
>   – Bioprothesen >3 Monate

Sobald nach Absetzen der OAK die INR unter 2 fällt, beginnt die Gabe der NMH in der dem VTE-Risiko angemessenen Dosis. Präoperativ sollte die letzte Injektion 24 h vor dem geplanten Eingriff gegeben werden. Über die Länge der perioperativen „antikoagulatorischen Lücke" entscheidet die Blutungsgefahr. Sobald diese es gestattet, wird in der dem VTE-Risiko angemessenen Dosis mit NMH therapiert und gleichzeitig die OAK wieder begonnen. Bei Überschreiten einer INR von 2 kann das „Bridging" mit NMH beendet werden. ◘ Abb. 4.2 veranschaulicht das praktische Vorgehen in Abhängigkeit vom VTE- und Blutungsrisiko.

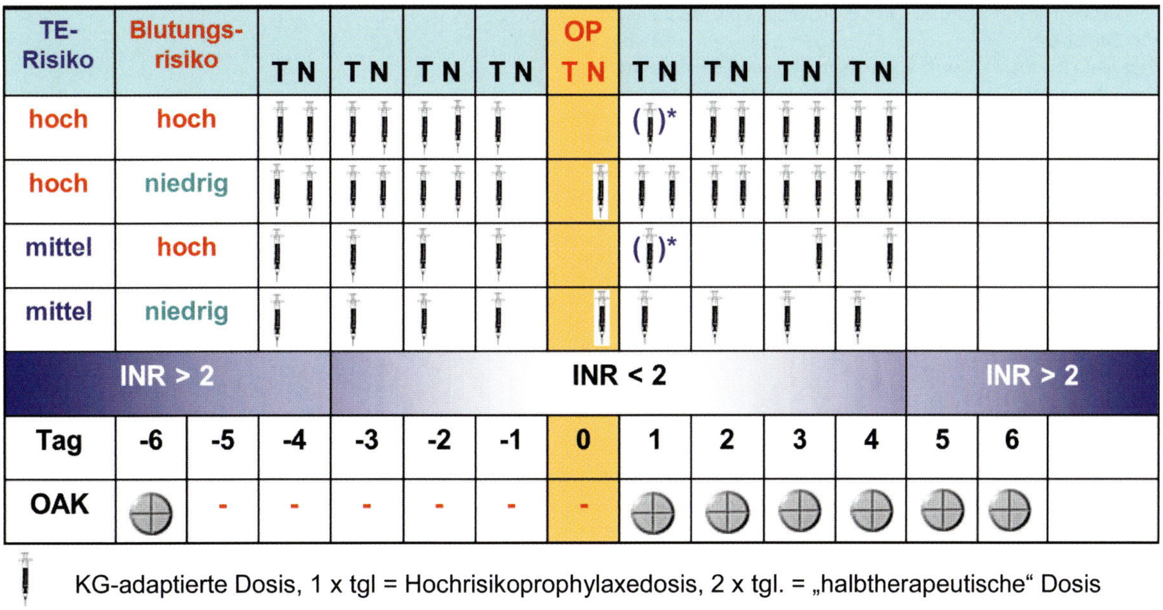

Abb. 4.2

Praktisches Vorgehen bei einer perioperativen Überbrückung einer oralen Antikoagulation (OAK) = „Bridging": Vorgehen nach individueller Abschätzung des VTE- und des Blutungsrisikos. Bei niedrigem VTE-Risiko kann ohne „Bridging" operiert werden

KG-adaptierte Dosis, 1 × tgl = Hochrisikoprophylaxedosis, 2 × tgl. = „halbtherapeutische" Dosis

> **Blutungen erhöhen die Mortalität – vor allem auch durch VTE-auslösende Gegenreaktionen!**

4.9 Überbrückung bei (doppelter) Plättchenhemmung

Patienten mit dualer Plättchenhemmung mit Azetylsalizylsäure und Thienopyridinen (Clopidogrel, Prasugrel) stellen eine besondere Herausforderung für das perioperative Gerinnungsmanagement dar. Hier hat in den vergangenen Jahren ein Paradigmenwechsel stattgefunden: die perioperative Fortsetzung der ASS-Therapie zur Senkung des kardiovaskulären Risikos bei Stent-Patienten bedingt, dass die medikamentöse VTE-Prophylaxe erst postoperativ begonnen werden sollte. Elektive Eingriffe sollten unter keinen Umständen unter dualer Plättchenhemmung durchgeführt werden.

> **Patienten unter dualer Plättchenhemmung**
> - Ballondilatation: keine elektiven Eingriffe innerhalb von 14 Tagen
> - Metall-Stent: keine elektiven Eingriffe innerhalb von 30–45 Tagen
> - Medikamentenfreisetzender Stent: keine elektiven Eingriffe innerhalb von 365 Tagen
> - Jenseits dieser Zeiträume: elektive Operationen unter ASS, postoperativer Beginn der VTE-Prophylaxe

Angesichts der langen Erfordernis einer dualen Plättchenhemmung nach der Implantation medikamentenfreisetzender Stents sollte deren kardiologische Indikation im Einzelfall kritisch betrachtet werden. Bei dringlichen Eingriffen könnte eine Überbrückung des Clopidogrel mit gut steuerbaren GPIIb/IIIa-Inhibitoren (z. B. Tirofiban) sinnvoll sein.

Literatur

Arbogast H (2004) Thrombin: thrombosehemmende Wirkungen und pharmakologische Konsequenzen. Hämostaseologie 24(3):179–190

Arbogast H (2005) Vergleichende Antithrombogenität von menschlichen Endothelzellen aus verschiedenen Körperprovinzen. Hämostaseologie 25(4):394–400

Buller HR, Prins MH (2003) Secondary prophylaxis with warfarin for venous thromboembolism. N Engl J Med 349(7):702–704

Geerts WH, Pineo GF, Heit JA, Bergqvist D, Lassen MR, Colwell CW, Ray JG (2004) Prevention of venous thromboembolism: the Seventh ACCP Conference on Antithrombotic and Thrombolytic Therapy. Chest 126 (Suppl 3):338S-400S

Girard P, Musset D, Parent F, Maitre S, Philippoteau C, Simonneau G (1999) High prevalence of detectable deep venous thrombosis in patients with acute pulmonary embolism. Chest 116(4):903–908

Gogarten W, van Aken H (2009) Die neue S3-Leitlinie zur Thromboembolieprophylaxe –Bedeutung für unser Fachgebiet. Anästh Intensivmed 50:316-323

Nicolaides AN, Breddin HK, Fareed J, Goldhaber S, Haas S, Hull R, Kalodiki E, Myers K, Samama M, Sasahara A (2001) Prevention of venous thromboembolism. International Consensus Statement. Guidelines compiled in accordance with the scientific evidence. Int Angiol 20(1):1–37

Pesavento R, Lusiani L, Visona A, Bonanome A, Zanco P, Perissinotto C, Pagnan A (1997) Prevalence of clinically silent pulmonary embolism in deep venous thrombosis of the legs. Minerva Cardioangiol 45(7–8):369–375

AWMF-Leitlinie Prophylaxe der venösen Thromboembolie (VTE) (2010) AWMF-Leitlinien-Register Nr. 003/001, Stand: 1.5.2010, gültig bis 31.12.2013

Statistisches Bundesamt Wiesbaden (2011) Todesursachen in Deutschland 2010. Fachserie 12/Reihe 4, Gesundheitswesen, Artikel Nr. 2120400107004

Chirurgische Infektionen

W. Böcker, W. Mutschler

5.1 Allgemeine Infektionslehre

5.1.1 Definitionen

Von einer **Infektion** spricht man, wenn Bakterien, Viren, Pilze oder Parasiten in den Körper eindringen und sich in diesem vermehren. Die Eintrittspforten für die Erreger sind natürliche Körperöffnungen oder Verletzungen an Haut und Schleimhäuten. Ob die eingedrungenen Erreger auch zu einer klinisch manifesten **Infektionskrankheit** führen, hängt sowohl von der Zahl und Virulenz der Erreger als auch vom Allgemeinzustand des Patienten ab. Setzt sich der Körper mit den eingedrungenen Erregern auseinander, so kommt es zu einer **Entzündungsreaktion**.

Von einer **chirurgischen Infektion** spricht man, wenn diese entweder operativ saniert werden muss oder im Zusammenhang mit einem operativen Eingriff auftritt. Die chirurgischen Infektionen können in 5 Gruppen eingeteilt werden:
- Primär abszedierende Infektionen (z. B. Furunkel, Karbunkel)
- Sekundär abszedierende Infektionen (z. B. Leberabszess)
- Nicht abszedierende Infektion (z. B. Fasziitis, Peritonitis)
- Posttraumatische Infektionen (z. B. Osteomyelitis nach offener Fraktur)
- Postoperative Infektionen (z. B. Wundinfektion, Bauchdeckenabszess)

Klinisch präsentiert sich eine Infektion an der Oberfläche des Körpers mit einem oder mehreren **Kardinalsymptomen der Entzündung**:
- Rubor (= Rötung)
- Calor (= Temperaturerhöhung)
- Tumor (= Schwellung)
- Dolor (= Schmerz)
- Functio laesa (= gestörte Funktion)

Bei tief sitzenden Infektionen (wie z. B. intraabdominellen Abszessen) können diese Symptome teilweise oder ganz fehlen. Hier sind systemische Zeichen wie Schüttelfrost, Fieber, Leukozytose und BSG-Erhöhung richtungweisend.

5.1.2 Infektionsabwehr

Ziel der körpereigenen Infektionsabwehr ist die Eliminierung oder die Inaktivierung der eingedrungenen Mikroorganismen. **Physiologische Schutzmechanismen** verhindern die Invasion von Krankheitserregern:
- Intakte Körperoberfläche
- Ausreichende Gewebeperfusion
- Natürliche Bakterienflora (Kolonisationsresistenz)

Der menschliche Körper reagiert auf eine Infektion mit dem **angeborenen unspezifischen** und **erworbenen spezifischen Immunsystem**. Durch eine Reihe von Faktoren kann es zu einer Störung der Immunabwehr kommen. Neben angeborenen Immundefekten können **erworbene Immundefekte** die Immunabwehr beeinträchtigen:
- Erkrankungen (z. B. Diabetes, HIV, Malignom, hämatologische Erkrankungen)
- Bestimmte Medikamente (z. B. Kortikoide, Zytostatika)
- Höheres Lebensalter
- Schlechter Allgemein- oder Ernährungszustand

Verschiedene **lokale Faktoren** begünstigen eine Infektion:
- Eröffnung der Körperoberfläche (traumatisch oder operativ)
- Eingeschränkte Durchblutung
- Ungünstige Wundverhältnisse (Nekrosen, schlechte Durchblutung)
- Unzureichende Wundversorgung (später Wundverschluss, Hämatom, lange Operationszeiten)
- Implantation von Fremdkörpern (intravenöser Zugang, Peritonealdialyse-Katheter, länger liegende Drainagen)

5.1.3 Behandlungsprinzipien

Die **chirurgische Therapie** setzt sich zusammen aus:
- Operativer Therapie
- Korrektur erworbener Immundefekte (wenn möglich)
- Systemischer antimikrobieller Therapie

Basistherapie ist die frühzeitige operative Sanierung durch Inzision, Abtragung von Nekrosen und die Anlage einer

Drainage. Dies gilt im Besonderen für abszedierende Infektionen (ubi pus ibi evacua!). Gewisse Ausnahmen stellen intraabdominelle Abszesse dar, die durch alleinige Drainage erfolgreich therapiert werden können. Zur lokalen antimikrobiellen Therapie können Antiseptika eingesetzt werde. Der lokale Einsatz von Antibiotika ist aufgrund von Resistenzbildung zu vermeiden. Kühlung durch Alkohol- oder Rivanol-Umschläge können dem Entzündungsprozess entgegenwirken.

Die **systemische antimikrobielle Therapie** ist indiziert (► Kap. 7):
- Bei generalisierten Infektionen (Fieber, Schüttelfrost)
- Bei besonders gefährlichen Infektionen (z. B. Phlegmone, Gasbrand, Mediastinitis, Pneumonie, Sepsis)
- Als prophylaktische perioperative Antibiose (bei Einbringen von Implantaten und Prothesen; bei operativen Eingriffen, die mit einem erhöhtem Infektionsrisiko wie z. B. gastrointestinalen Eingriffe, Operationen an Hals, Auge und Brust)

Die alleinige systemische Therapie abszedierender Infektionen ist nicht sinnvoll, denn durch die Abkapselung können die Erreger durch das Antibiotikum nicht vollständig erreicht werde. Die alleinige antimikrobielle Therapie würde den Verlauf daher eher protrahieren.

5.1.4 Prophylaxe chirurgischer Infektionen

Hygienemaßnahmen

Ziel hygienischer Maßnahmen ist die Prophylaxe chirurgischer und nosokomialer Infektionen. Durch hygienische Maßnahmen am Patienten (z. B. adäquate Fußpflege) können Eintrittspforten saniert und die Entstehung von Infektionen (z. B. Erysipel) verhindert werden. Hygienische Maßnahmen bei Patientenkontakt durch die Verwendung von Einmalhandschuhe bei Verbandswechsel, das Tragen von Schutzkleidung und Händedesinfektion (s. unten) haben prophylaktische Bedeutung. Letztendlich dienen diese Maßnahmen aber auch zum Selbstschutz. Zur Vermeidung von Wundinfektionen ist das aseptische Vorgehen bei Verbandswechseln entscheidend. Zu den Hygienemaßnahmen bei operativen Eingriffen zählen die Verwendung von Schleusen, die Verwendung steriler Abdeckungen und der Einsatz von raumlufttechnischen Anlagen.

Asepsis und Antisepsis

Grundsätzlich wird in der Chirurgie zwischen septischen und aseptischen Erkrankungen unterschieden. Patienten mit septischen Krankheitsbildern werden räumlich auf der Station und im Operationssaal von Patienten mit aseptischen Erkrankungen getrennt. In aseptischen Operationssälen werden keine Keime freigesetzt. Das postoperative Infektionsrisiko liegt hier deutlich unter 5 %. Im Gegensatz dazu werden bei **septischen Operationen** massenhaft Keime in die Umgebung abgegeben.

Von **Antisepsis** spricht man bei der gezielten Anwendung von Desinfektionsmitteln mit dem Ziel pathogene Keime abzutöten. Dies geschieht sowohl bei der Flächendesinfektion, als auch bei der Händedesinfektion. Bei der hygienischen Händedesinfektion wird durch Einreiben der Hände (30-60 s) die transiente Flora, welche durch Kontakt der Umwelt auf die Hände gelangt ist, vollständig abgetötet. Die **chirurgische Händedesinfektion** besteht aus zwei Schritten:
- Bürsten der Hände mit desinfizierenden Seifen sowie Nagelreinigung
- 3- bis 5-minütiges mehrmaliges Einreiben mit Desinfektionsmittel

Durch eine chirurgische Händedesinfektion wird auch die residente Flora, welche die Haut physiologisch besiedelt, gehemmt.

5.2 Spezielle Infektionslehre

5.2.1 Bakterielle Infektionen

Einteilung

Bakterielle Entzündungen können nach unterschiedlichen Kriterien eingeteilt werde:
- Anatomisch (Haut: Furunkel, Faszie: nekrotisierende Fasziitis)
- Erreger (Staphylokokken, Streptokokken usw.)
- Dringlichkeit der chirurgischen Versorgung (dringend: Furunkel; Notfall: nekrotisierende Fasziitis)
- Ausmaß der Infektion (lokal: Abszess; diffus: Fasziitis);
- Einteilung nach Schweregrad (leichte Infektion; komplizierte Infektion: größere chirurgische Intervention notwendig, Ausbreitung in tiefere Weichteilschichten oder schwere Komorbidität)
- Wachstumsmilieu (aerob, anaerob)
- Eiterbildung

Hier unterscheiden wir pyogene von putriden Infektionen. Bei **pyogene Infektionen** kommt es häufig zu:
- Abszedierung mit Gewebseinschmelzung
- Eiteransammlung und Fluktuation
- Ausbildung einer Abszessmembran und eines Granulationswalls

Typische Beispiele für eine eiterbildende einschmelzende Infektion sind Abszesse, Furunkel und Karbunkel.

5.2 · Spezielle Infektionslehre

Die **putriden Infektionen** sind demgegenüber charakterisiert durch:
- Flächenhaften und nekrotisierenden Gewebszerfall
- Faulig stinkendes Wundsekret, eventuell mit Gasbildung
- Fehlende leukozytäre Abgrenzung

In der klinischen Praxis hat sich auch die Einteilung in aerobe und anaerobe Infektionen bewährt.

5.2.2 Aerobe Infektionen

Abszess

Definition Lokalisierte Eiteransammlung in einer nicht präformierten Höhle. Der durch Gewebseinschmelzung entstandene Hohlraum wird von einem Granulationswall umgeben. Später entsteht eine bindegewebige Abszessmembran. Abszesse werden an der Körperoberfläche, aber auch in inneren Organen gefunden. Streng genommen sind der subhepatische oder Douglas-Abszess kein Abszesse im engerem Sinne (sondern Empyeme), da diese sich in einer präformierten Höhle ausbilden.

Lokalisation Typische Lokalisationen sind Körperoberflächen (z. B. Spritzen- und Schweißdrüsenabszess), seltener innere Organe (Schlingen-, Douglas-, perityphilitischer Abszess).

Erreger Als Erreger werden Staphylokokken, E. coli und Mischinfektionen gefunden.

Symptomatik Symptome sind die klassischen Kardinalsymptome der Entzündung. Gelegentlich lässt sich eine Fluktuation bei körperoberflächennahen Abszessen beobachten. Typisch ist ein pulssynchroner Klopfschmerz.

Therapie Zur Therapie von Abszessen gehören die Inzision, ggf. die Exzision der Abszessmembran, Spülung, lokale Antiseptika und eine Drainagen-Einlage. Bei kleineren umschriebenen Prozessen kann eventuell auf eine antibiotische Therapie verzichtet werden. Die alleinige Punktion von Abszessen kommt nur in Ausnahmefällen wie z. B. die Anlage einer Pigtail-Drainage bei umschriebenen intraabdominellen Prozessen in Frage.

Empyem

Definition Infektion in einer präformierten Höhle mit fehlender initialer Nekrose.

Lokalisation Perikard, Gallenblase, Pleura, Gelenke.

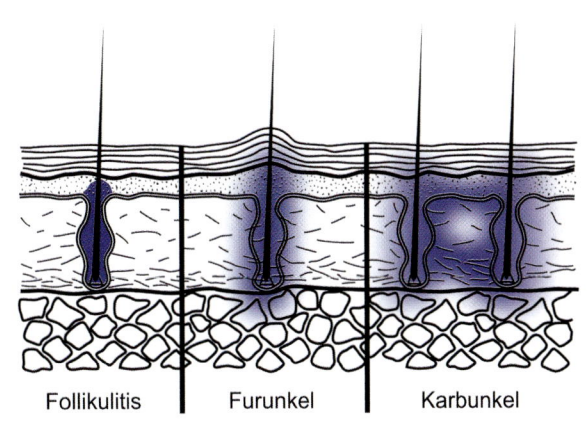

Abb. 5.1 Lokalisation der Infektionen im Bereich der Haarbälge. In Abhängigkeit der Ausdehnung unterscheidet man zwischen einer Follikulitis, die den Haarbalg betrifft, einem Furunkel, beim dem sich die Infektion über den Haarbalg hinaus ausdehnt, von einem Karbunkel, bei dem mehrere Furunkel konfluieren

Erreger Staphylokokken, Streptokokken, Gonokokken, E. coli, Proteus, Anaerobier, häufig Mischinfektionen.

Symptomatik Abhängig von der Lokalisation. Luftnot und thorakale Schmerzen bei Pleura- und Perikard-Empyem. Abdominelle Schmerzen bei Gallenblasen-Empyem. Schwellung und Rötung bei Gelenkempyemen. Fieber und Schüttelfrost.

Therapie Inzision, Spülung, Drainage und systemische antibiotische Therapie.

Furunkel

Definition Eine vom Haarbalg ausgehende und in die Tiefe fortschreitende abszedierende Infektion (Abb. 5.1).

Lokalisation An sämtlichen behaarten Körperoberflächen.

Erreger Staphylokokken.

Symptomatik Kardinalsymptome der Entzündung. Häufig sehr schmerzhaft.

Therapie Ruhigstellung. Eine Reifung kann durch Wärme oder hyperämisierende Medikamente („Zugsalbe") beschleunigt werden. Die Inzision erfolgt dann bei lokalisierter Eiteransammlung. Antibiotika nur bei generalisierter Ausbreitung (Furunkulose). Immer auch an Immunsuppression denken (Diabetes mellitus).

Karbunkel

Definition Flächenhafte und konfluierende Infektion durch mehrere Furunkel (Abb. 5.1).

Lokalisation Vorwiegend am Nacken, Rücken und Gesäß.

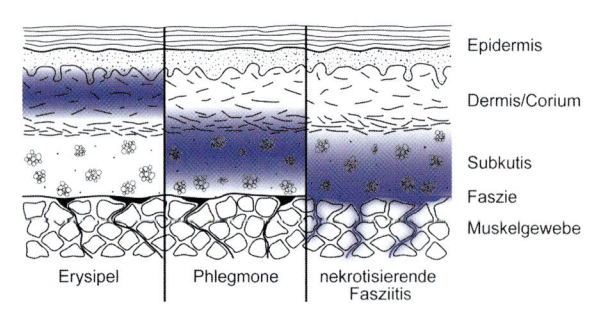

Abb. 5.2 Beim dem Erysipel handelt es sich um eine Infektion, die das Dermis/Corium betrifft. Eine Phlegmone breitet sich im subkutanen Weichteilgewebe aus. Eine nekrotisierende Fasziitis breitet sich entlang der Faszien in tiefere Gewebsschichten aus

Erreger Staphylokokken.

Symptomatik Druckschmerzhaft und flächenhafte Hautrötung, teilweise mit ausgedehnten Nekrosezonen.

Therapie Exzision der Nekrosen bis auf die Faszie. Alle abszedierende Infektherde müssen gespalten und drainiert wird. Häufig ist eine antibiotische Therapie notwendig. An Immunsuppression denken (Diabetes mellitus!).

Erysipel

Definition Phlegmonöse Infektion der Haut und des Unterhautgewebes (Abb. 5.2).

Lokalisation Vorwiegend Gesicht und Extremitäten.

Erreger Hämolysierende Streptokokken.

Symptomatik Klassische Kardinalsymptome der Entzündung mit häufig scharf begrenzter deutlicher Rötung (Abb. 5.3), Schwellung, Schmerz, Fieber.

Therapie Exzision der Nekrosen bis auf die Faszie. Alle abszedierende Infektherde müssen gespalten und antibiotische Therapie, Ruhigstellung, kühlende Umschläge.

Phlegmone

Definition Diffuse, flächenhafte, infiltrative Infektion. Durch spezielle Enzyme (Hyaluronidase, Streptokinase) breiten sich die Erreger im interstitiellen Bindegewebe aus (Abb. 5.2).

Lokalisation Haut, inter- oder intramuskulär, mediastinal und retroperitoneal.

Erreger Streptokokken, Staphylokokken, Proteus, Anaerobier (Bacterioides), Enterobakterien, gelegentlich auch Mischinfektionen (putride Phlegmone).

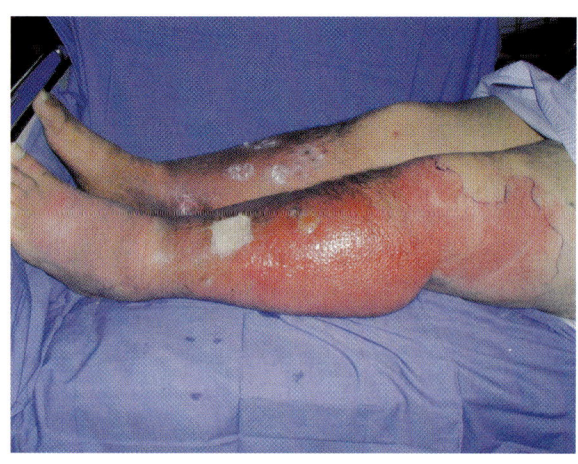

Abb. 5.3 Klinisches Bild eines Erysipels. Die Infektion ist charakterisiert durch eine scharf begrenzte deutliche Rötung, Schwellung, Schmerz und Fieber

Symptomatik Hängt entscheidend vom Erregertyp und der Lokalisation ab. Häufig finden sich eine diffuse Rötung und Schwellung. Fieber und Leukozytose.

Therapie Bei putriden Infektionen ist eine antibiotische Therapie obligat. Es sollte eine sofortige chirurgische Sanierung erfolgen. Bei purulenten Infektionen kann eine Ruhestellung, Inzision und Drainage ausreichend sein, wobei bei ausgeprägten Infektionen zusätzlich eine antibiotische Therapie durchgeführt wird.

Gangrän

Definition Nekrotisierende Entzündung mit Anaerobiern. Meist liegt eine arterielle Perfusionsstörung vor. Fehlt bei Nekrose die Entzündung, so spricht man von **Mumifikation**.

Lokalisation Meist Extremitäten. Seltener Darmgangrän und Fournier-Gangrän (schwere spontane Gangrän des Skrotums mit hoher Mortalität und Morbidität).

Erreger Anaerobier, häufig Mischinfektionen.

Symptomatik Ausgedehnte Nekrose mit schwarz-livider bis grau-grünlicher Verfärbung, faulig-süßlicher Geruch, oft schmerzlos.

Therapie Entfernung aller Nekrosen. Bei Extremitäten Grenzzonenamputation. Verbesserung der Durchblutung ist entscheidend.

Nekrotisierende Infekte

Definition Die nekrotisierende Fasziitis ist eine lebensbedrohliche und rasch progrediente Infektion mit Faszien- und Myonekrosen.

Tab. 5.1 Differenzialdiagnose der septischen und aseptischen Bursitis

Klinische Zeichen und Laborwerte	Eitrige Bursitis	Idiopathische und traumatische Bursitis	Kristallinduzierte Bursitis
Fieber >38 °C	20–58 %	0 %	0 %
Lokale Überwärmung	100 %	50 %	50 %
Schmerzen	Üblicherweise starke Schmerzen >90 %	Üblicherweise milde Schmerzen in ca. 45 %	Milde bis starke Schmerzen
Blutsenkung	>20 in 80 %	Erhöht	Erhöht
C-reaktives Protein	Erhöht in 100 % der Fälle	Erhöht	Erhöht
Leukozyten/µl in der Bursaflüssigkeit	>1500–300.000, typischerweise >30.0000	50–11.000, durchschnittlich 1100, typischerweise <28.000	1.000–6.000, durchschnittlich 2900
Hauptsächlich vorhandene Zellen	Neutrophile	Monozyten	Sehr variabel
Verhältnis Serum-/Bursa-Glukose-Wert	<50 % in 90 % der Fälle	>50 %, 70–80 % in 98 % der Fälle	Nicht bekannt
Kristalle	Nein	Nein	Vorhanden
Gram-Färbung	Positiv in 70 %	Negativ	Negativ
Bakteriologie	Positiv	Negativ	Negativ

Erreger Streptokokken (Streptokokkengangrän, nekrotisierende Fasziitis, Streptokokkenmyositis), Staphylokokken (nekrotisierende Fasziitis), Clostridien (Clostridienmyositis, Clostridienzellulitis), gelegentlich Mischinfektionen.

Symptomatik Typischerweise starke Schmerzen mit charakteristischer rötlich-livider unscharf begrenzter Verfärbung der Haut. Im Verlauf zunehmende Nekrosen. Schnelle Entwicklung eines septischen Krankheitsbildes mit Multiorganversagen.

Therapie Eine sofortige chirurgische Sanierung durch ausgedehntes Débridement ist entscheidend. Bei verspäteter chirurgischer Therapie steigt die Letalität deutlich über 50 %. Häufig intensivmedizinische Weiterbetreuung notwendig. Begleitende antimikrobielle Therapie mit Breitbandantibiose. Nach dem Débridement offene Wundbehandlung mit ggf. Vakuumversiegelung, sequenziellem Débridement („second look") und sekundärem Wundverschluss.

> Die sofortige chirurgische Therapie ist lebensrettend.

Panaritium und Paronychie

Definition Infektionen der Nagelfalz bzw. des Nagelwalls werden als Panaritium subunguale (Paronychie) bezeichnet.

Symptomatik Im Anfangsstadium Rötung mit starker Druckschmerzhaftigkeit. Später Abszedierung mit Eiteraustritt.

Therapie Im Frühstadium Bäder und lokale antientzündliche Behandlung sowie Ruhigstellung. Bei Abszedierung ist eine Inzision notwendig.

Eitrige Bursitis

Definition Akute Entzündung eines Schleimbeutels.

Lokalisation Häufig subkutan gelegene Schleimbeutel an exponierten Stellen (Bursa olecrani oder praepatellaris).

Erreger Bei offenen Verletzungen Streptokokken und Staphylokokken.

Symptomatik Lokale Schmerzen, Rötung, evtl. Fluktuation. Fieber tritt nur bei <50 % der Patienten auf.

Diagnostik Die meisten Autoren empfehlen eine diagnostische Aspiration zur Bestimmung der Zellzahl (typischerweise >30.000 Leukozyten/µl), Gram-Färbung (positiv >70 %) und bakteriologischen Untersuchung. Eine Abgrenzung zur aseptischen Bursitis kann in einigen Fällen initial schwierig sein (Tab. 5.1).

Therapie In der Literatur gibt es keine aussagekräftigen Studien, die eine eindeutige Therapieempfehlung bedingen. Leichtere Formen der eitrigen Bursitis können mit oralen Antibiotika ambulant therapiert werden. Eine stationäre Aufnahme zur Bursektomie, Débridement und i.v. Antibiose ist bei einem ausgeprägten Befund mit ausgedehnter Weichteilbeteiligung indiziert. Großzügig ist dieses Vorgehen bei immunsupprimierten Patienten und offenen Verletzungen zu stellen. Antiphlogistika, Kühlung und Ruhigstellung können zusätzlich Linderung bringen.

Sinus pilonidalis

Definition Durch Einwachsen von Haaren hervorgerufene Abszedierung mit ausgeprägter Fistelbildung.

Lokalisation Rima ani.

Erreger Hautkeime (Staphylokokken).

Symptomatik Deutlicher lokaler Druckschmerz mit Zeichen der Entzündung.

Therapie Initial Entlastung durch Inzision und antibiotische Therapie. Nach Abheilen der Akutphase Exzision des gesamten Fistelsystems.

5.2.3 Anaerobe Infektionen

Tetanus

Definition Wundinfektion durch Erreger des Wundstarrkrampfes mit Toxämie durch Ausschwemmung eines Neurotoxins, welches zu Lähmungen und Krämpfen der quer gestreiften Muskulatur führt.

> Die Erkrankung ist meldepflichtig.

Lokalisation Verunreinigte auch kleinste Wunden.

Erreger Clostridium tetani.

Symptomatik Nach einer Inkubationszeit von 3–60 Tagen (typisch 1–2 Wochen) initial unspezifische Allgemeinsymptome. Danach Auftreten von Symptomen in charakteristischer Reihenfolge: Kieferklemme (Trismus), Spannung der Gesichtsmuskulatur (Risus sardonicus, Teufelsgrinsen). Danach tonische Muskelstarre der gesamten Muskulatur (Rigor) mit typischer Hyperlordose (Opisthotonus). Atemlähmung, Hyperthermie, sekundäre Knochenbrüche.

Therapie Bei bestehendem Tetanus nur symptomatische Therapie möglich, deshalb ist die Prophylaxe von großer Bedeutung. Neben einer adäquaten Wundversorgung zur Vermeidung von anaeroben Wundverhältnissen ist die Impfprophylaxe entscheidend. Bei vorhandener Grundimmunisierung ist eine Auffrischung der Immunisierung (Tetanus-Toxoid) alle 5 Jahre notwendig. Besteht keine Grundimmunisierung, so ist eine Simultanimpfung unumgänglich (Tetanus-Toxoid + Hyperimmunglobulin).

Gasbrand

Definition Schnell voranschreitende lebensbedrohliche Infektion mit gasbildenden Clostridien. Typischerweise entwickelt sich Gasbrand auf dem Boden verunreinigter Wunden mit anaeroben Wundverhältnissen. Die Bakterien bilden neben CO_2 auch verschiedene Exotoxine.

Lokalisation Weichteilgewebe.

Erreger Clostridium perfringens (90 %) und andere Clostridien-Spezies.

Symptomatik Extrem schmerzhafte, rasch ausbreitende Wundinfektion. Charakteristisch ist eine Krepitation bei Palpation. Es entleert sich blutig-schwärzliches, schaumiges, süßlich-fauliges Sekret. Die befallene Muskulatur hat eine grau-rote Farbe. Im Röntgenbild sieht man gelegentlich eine „gefiederte" Muskulatur. Der Allgemeinzustand des Patienten ist durch ein rasch voranschreitendes septisches Krankheitsbild mit Multiorganversagen gekennzeichnet.

Therapie Muss bereits bei Verdacht begonnen werden. Unbehandelt verläuft die Erkrankung immer tödlich. Durch chirurgische Intervention mit großzügiger Wundspaltung und Débridement wird den anaeroben Wundverhältnissen entgegengewirkt. Ggf. müssen auch befallene Gliedmaßen amputiert werden. Die antibiotische Therapie muss schon bei Verdacht eingeleitet werden. Mit chirurgischer und antibiotischer Therapie beträgt die Letalität in Deutschland immer noch 40 %. Mit der Einführung der **hyperbaren Oxygenierung** (HBO) konnte die Letalität auf 20–25 % und die Amputationsrate um 70 % gesenkt werden. Dabei kommt es durch Erhöhung des Sauerstoff-Partialdruckes im Gewebe zu einem direkten bakteriziden Effekt sowie zu einer Hemmung der Exotoxin-Produktion von Clostridien.

> Entscheidend ist der frühzeitige Einsatz der HBO.

Literatur

McAfee JH, Smith DL (1988) Olecranon and prepatellar bursitits: diagnosis and treatment. West J Med 149:607

Tintinalli J, Stapczynski J, John Ma O (Author), Cline D, Cydulka R, Meckler G (2011) Tintinalli's Emergency Medicine, 7th edition. McGraw-Hill

Literatur

Edlich RF, Cross CL, Dahlstrom JJ, Long WB 3rd (2010) Modern concepts of diagnosis and treatment of necrotizing fasciitis. J Emerg Med 39(2):261–5

Aktuelle Empfehlungen zur Diagnose und Therapie von Infektionskrankheiten finden sich auch auf der Webseite des Robert Koch Institutes: www.rki.de

Umgang mit multiresistenten Erregern

B. Grabein

6.1 Einführung

Multiresistente Erreger wie Methicillin-resistente Staphylococcus aureus (MRSA), Vancomycin-resistente Enterococcus faecium (VRE), Breitspektrum-Betalaktamase-bildende gramnegative Stäbchen aus der Familie der Enterobacteriaceae (ESBL-Bildner), Pseudomonas aeruginosa oder Acinetobacter-baumannii-Stämme, die nur noch gegen Antibiotika wie Colistin sensibel sind oder Enterobacteriaceae, die Carbapenemasen bilden, nehmen weltweit, aber auch in Deutschland zu. Patienten können „nur" kolonisiert sein oder eine Infektion erleiden. Dies hat Einfluss auf die systemische Antibiotikatherapie, die nur bei Infektion sinnvoll und erforderlich ist, aber nicht bei Kolonisierung, es hat aber keinen Einfluss auf das Hygienemanagement, das der Prävention gilt und zum primären Ziel hat, die Übertragung dieser Erreger auf weitere Personen – Patienten und Personal – im Krankenhaus zu verhindern. Das heißt, die Maßnahmen zur Infektionsprävention sind in jedem Fall und unabhängig von der Frage Kolonisation oder Infektion einzuhalten.

> Infektionspräventionsmaßnahmen bei multiresistenten Erregern sind immer notwendig, unabhängig davon, ob der Patient kolonisiert oder infiziert ist.

Die wichtigsten Maßnahmen sind die Standardhygienemaßnahmen, die unabhängig von einem Nachweis von resistenten Erregern bei jedem Patienten Anwendung finden müssen. Dazu gehören die Händehygiene, die Einhaltung von Asepsis und Antisepsis bei allen medizinischen Maßnahmen, nicht nur im Operationssaal, das Tragen von und der korrekte Umgang mit persönlicher Schutzausrüstung wie Handschuhe, Schutzkittel, Mund-Nasen-Schutz, Schutzbrille jeweils in Abhängigkeit von der Tätigkeit, die korrekte Aufbereitung von Instrumenten, Geräten und Medizinprodukten, die regelmäßige Reinigung und Desinfektion von Flächen, der hygienisch korrekte Umgang mit Wäsche, Speisen, Getränken und Geschirr, aber auch technische Maßnahmen zur Hygiene von Wasser und Luft, die Beachtung baulich-funktioneller und personeller Anforderungen und die adäquate Ausstattung mit qualifiziertem Personal.

6.2 Screening und Sanierung

Im Hinblick auf den Nachweis von MRSA wird empfohlen, mindestens **Patienten mit bestimmten Risikofaktoren** (▶ Übersicht) einem aktiven Screening zu unterziehen, das heißt, Abstriche von mindestens den Nasenvorhöfen (ein Abstrich aus beiden Nasenvorhöfen zusammen), ggf. unter Einschluss des Rachens und, falls vorhanden, chronischen Wunden oder länger liegenden „Devices" (z. B. Blasendauerkatheter, Tracheostoma, PEG-Sonde) zu machen. Die Untersuchung kann konventionell mittels kultureller mikrobiologische Verfahren erfolgen, was ein Ergebnis nach 1–2 Tagen bringt, oder über molekularbiologische Verfahren wie die PCR, die eine Aussage innerhalb weniger Stunden erlauben, dafür aber deutlich teurer sind. Die Entscheidung über die Methodik sollte in Abhängigkeit von den lokalen Verhältnissen im Konsens zwischen Klinik und Mikrobiologie getroffen werden.

Empfehlungen zum Screening
- Patienten mit bekannter MRSA-Anamnese
- Patienten aus Regionen/Einrichtungen mit bekannt hoher MRSA-Prävalenz
- Patienten mit einem stationären Krankenhausaufenthalt (>3 Tage) in den zurückliegenden 12 Monaten
- Patienten, die (beruflich) direkten Kontakt zu Tieren in der landwirtschaftlichen Tiermast (Schweine) haben
- Patienten, die während eines stationären Aufenthaltes Kontakt zu MRSA-Trägern hatten (z. B. bei Unterbringung im selben Zimmer)
- Patienten mit zwei oder mehr der nachfolgenden Risikofaktoren:
    - Chronische Pflegebedürftigkeit
    - Antibiotikatherapie in den zurückliegenden 6 Monaten
    - Liegende Katheter (z. B. Harnblasenkatheter, PEG-Sonde)
    - Dialysepflichtigkeit
    - Hautulkus, Gangrän, chronische Wunden, tiefe Weichgewebeinfektionen
    - Brandverletzungen

MRSA-besiedelte Patienten, die einem elektiven Eingriff zugeführt werden sollen, sollen **vor** dem Eingriff dekolonisiert werden, da damit das Risiko für eine postoperative MRSA-Infektion sinkt. Daher ist es sinnvoll, das Screening bereits vor Aufnahme im ambulanten Bereich durchzuführen. Nach der Änderung des Infektionsschutzgesetzes sind nun auch die Voraussetzungen für die Vergütung dieser Untersuchung im ambulanten Bereich geschaffen worden.

Weitere Screening-Untersuchungen im Hinblick auf andere multiresistente Erreger werden derzeit nicht routinemäßig empfohlen, sind aber im Zusammenhang mit speziellen epidemiologischen Situationen oder Ausbrüchen und in Absprache mit der Krankenhaushygiene sinnvoll und notwendig. Ein Beispiel hierfür ist die Aufnahme von Patienten aus Hochprävalenzländern für multiresistente Erreger, insbesondere wenn sie aus ausländischen Kliniken zuverlegt werden.

Für alle multiresistenten Erreger außer MRSA stehen derzeit keine wirksamen Sanierungskonzepte zur Verfügung. Dies liegt in erster Linie an der Tatsache, dass die Patienten hier in der Regel im Gastrointestinaltrakt besiedelt sind.

6.3 Spezielle Hygienemaßnahmen

In Deutschland gibt die Kommission für Krankenhaushygiene und Infektionsprävention am Robert-Koch-Institut die „Richtlinie für Krankenhaushygiene und Infektionsprävention" (RKI-Richtlinie, www.rki.de) heraus, nach der sich in der Regel die Hygienepläne der Kliniken richten. Für den Umgang mit multiresistenten Erregern gibt es derzeit nur eine Empfehlung für MRSA, ab Herbst 2012 wird eine Empfehlung für multiresistente gramnegative Erreger folgen. Die hier gegebenen Empfehlungen für gramnegative Erreger können also noch davon abweichen.

6.3.1 Methicillin-resistente Staphylococcus aureus (MRSA)

Zusätzlich zu den Standardhygienemaßnahmen gibt die RKI-Richtlinie die räumlich getrennte Unterbringung, also die Isolierung von MRSA-Trägern im Einzelzimmer oder – bei mehreren Patienten mit identischem Stamm – die Kohortierung vor. Die Isolierung darf erst aufgehoben werden, wenn nach erfolgreicher Sanierung drei Abstrichserien, die frühestens 72 h nach Ende jeder MRSA-wirksamen Therapie, egal ob systemische oder lokale Antibiotika oder Antiseptika, von allen vorher besiedelten Stellen entnommen wurden, keinen MRSA-Nachweis mehr erbringen. Die Isolierung alleine ist keine wirksame Maßnahme zur Verhütung der Weiterverbreitung von MRSA, sie kann nur die Standardhygienemaßnahmen unterstützen und ergänzen. Auch eine personelle Unterbesetzung, vor allem in Risikobereichen wie einer Intensivstation, kann die Wirksamkeit der Isolierung konterkarieren.

6.3.2 Vancomycin (Glykopeptid)-resistente Enterokokken (VRE, GRE)

Auch hier spielen die Standardhygienemaßnahmen die wesentliche Rolle. Aber auch der regelmäßigen Desinfektion von Flächen kommt eine hohe Bedeutung zu, da Vancomycin-resistente Enterokokken nicht nur den Patienten selbst, sondern auch die Umgebung des Patienten besiedeln können. Ob eine Unterbringung im Einzelzimmer erforderlich ist, ist abhängig von der jeweiligen Situation und sollte mit dem Hygienefachpersonal vor Ort festgelegt werden. Eine allgemeine Empfehlung des RKI existiert nicht.

6.3.3 Multiresistente gramnegative Erreger

Die bisherige Unterscheidung anhand des Resistenzmechanismus, z. B. ESBL-Bildung, Carbapenemase-Bildung, ist abgelöst worden von einer klinisch orientierten Unterscheidung anhand der Resistenz gegenüber bestimmten Schlüsselantibiotika (klassen) (◘ Tab. 6.1), da die Ermittlung des Resistenzmechanismus oft mehrere Tage dauert und damit eine Verzögerung in der Befundübermittlung und so auch beim Einsetzen des Präventionsmanagements eintritt.

Die Ausdehnung der Infektionspräventionsmaßnahmen über die Standardhygiene hinaus richtet sich nach der Art des Erregers, nach dem Grad der Multiresistenz (3MRGN oder 4MRGN, Definition ◘ Tab. 6.1) und nach dem Risiko.

Patienten mit **4MRGN-Erregern**, egal, ob es sich um Enterobacteriaceae (dazu gehören z. B. E. coli, Klebsiellen, Enterobacter-Arten, Citrobacter-Arten, Proteus-Arten und viele andere mehr), Acinetobacter baumannii oder Pseudomonas aeruginosa handelt, sollten auf jeden Fall und in jedem Bereich des Krankenhauses isoliert werden. Enterobacteriaceae mit Resistenz gegenüber Carbapenemen sollten grundsätzlich wie 4MRGN behandelt werden.

Patienten mit **3MRGN-E. coli** oder **-Klebsiellen** sollten in Risikobereichen mit erhöhter Infektionsgefahr, wie z. B. Intensivstationen, isoliert werden, in Bereichen ohne erhöhte Infektionsgefahr, wie Normalstationen, reichen die Standardhygienemaßnahmen in der Regel aus.

Bei Patienten mit **3MRGN -Enterobacter-** oder **-Citrobacter-Arten** oder mit **3MRGN-Pseudomonas aeruginosa** reichen ebenfalls die Standardhygienemaßnahmen in aller Regel aus.

Tab. 6.1 Differenzierung der gramnegativen multiresistenten Erreger anhand der Resistenz gegenüber bestimmten Schlüsselantibiotika

Antibiotika-gruppe	Leitsubstanz	Enterobacteriaceae		Pseudomonas aeruginosa		Acinetobacter spp.	
		3MRGN[1]	4MRGN[2]	3MRGN[1]	4MRGN[2]	3MRGN[1]	4MRGN[2]
Acylureido-penicilline	Piperacillin/Tazobactam	R	R	Nur eine der vier Antibiotikagruppen wirksam (sensibel)	R	R	R
Cephalosporine der 3./4. Generation	Cefotaxim und/oder Ceftazidim	R	R		R	R	R
Carbapeneme	Imipenem und/oder Meropenem	S	R		R	S	R
Fluorchinolone	Ciproflaxacin	R	R		R	R	R

[1] 3MRGN multiresistente gramnegative Stäbchen mit Resistenz gegen 3 der 4 Antibiotikagruppen
[2] 4MRGN multiresistente gramnegative Stäbchen mit Resistenz gegen 4 der 4 Antibiotikagruppen
R resistent oder intermediär sensibel, S sensibel

Bei Patienten mit **Acinetobacter baumannii** wird sowohl bei 3MRGN- als auch bei 4MRGN-Stämmen aufgrund des erheblichen Ausbreitungspotenzials des Erregers und seiner hohen Umweltresistenz eine Isolierung der betroffenen Patienten empfohlen.

> **Patienten mit 4MRGN-Erregern sollten in allen Bereichen des Krankenhauses isoliert werden!**

Grundsätzlich ist beim Umgang mit Patienten mit multiresistenten Erregern die enge Zusammenarbeit mit dem Hygieneteam der Klinik erforderlich. Im Hygieneplan des einzelnen Krankenhauses sind in der Regel die an die lokalen Verhältnisse angepassten Vorgaben zum Umgang mit Patienten mit multiresistenten Erregern geregelt. In allen fraglichen Fällen und insbesondere in Ausbruchssituationen sollte das Hygieneteam eng eingebunden und um Rat und Hilfe gebeten werden, um die Verbreitung dieser Erreger innerhalb und außerhalb des Krankenhauses zu verhindern.

Ein **gehäuftes Auftreten von nosokomialen Infektionen** – und gehäuft bedeutet hier 2 oder mehr Patienten – bei denen ein epidemischer Zusammenhang wahrscheinlich ist oder vermutet wird, ist nach § 6, Absatz 3 des Infektionsschutz-Gesetzes (IfSG) dem Gesundheitsamt unverzüglich zu melden.

Literatur

Empfehlung zur Prävention und Kontrolle von Methicillin-resistenten Staphylococcus aureus-Stämmen (MRSA) in Krankenhäusern und anderen medizinischen Einrichtungen (1999) Bundesgesundheitsbl-Gesundheitsforsch-Gesundheitsschutz 42:954–958

Definition der Multiresistenz gegenüber Antibiotika bei gramnegativen Stäbchen im Hinblick auf Maßnahmen zur Vermeidung der Weiterverbreitung (2011) Epidemiologisches Bulletin 36:337–339

Kommentar zu den „Empfehlungen zur Prävention und Kontrolle von Methicillin-resistenten Staphylococcus aureus-Stämmen (MRSA) in Krankenhäusern und anderen medizinischen Einrichtungen" (2008) Epidemiologisches Bulletin 42:363–364

Antibiotikaprophylaxe und -therapie

C. Schneider, B. Grabein

7.1 Einführung

Antibiotika gehören heute zu den am häufigsten in der Praxis eingesetzten Medikamenten. Sie sind kausale Therapeutika, aber durch Resistenzentwicklung wird der erfolgreiche Einsatz von Antibiotika zunehmend in Frage gestellt. Neue Antibiotika werden kaum entwickelt, daher kann nur der rationale Einsatz helfen, Selektionsdruck und Resistenzentwicklung zu reduzieren und Infektionen erfolgreich zu heilen. Als Nebeneffekt wird durch ein modernes Infektionsmanagement und durch „antimicrobial stewardship" auch die Einsparung von Kosten und Pflegetagen erreicht.

Voraussetzung für den verantwortungsbewussten Einsatz von Antiinfektiva ist ein Basiswissen über Infektiologie und die einsetzbaren antimikrobiellen Substanzen. Hilfestellung und Behandlungspfade werden von vielen Fachgesellschaften, wie z. B. der Paul-Ehrlich-Gesellschaft, in Form von Leitlinien oder Empfehlungen angeboten, welche in die folgenden Darstellungen integriert wurden. Die Empfehlungen zur antimikrobiellen Therapie unterliegen allerdings einem stetigen Wandel und können hier nur in Anteilen erfasst werden. Oftmals werden mehrere Therapieoptionen aufgeführt, sie sind in ihrem Therapiespektrum nicht immer gleichwertig. Therapiealternativen bieten jedoch die Möglichkeit, Antibiotikaunverträglichkeiten zu umgehen und die Auswahl der eingesetzten Substanz situativ zu adaptieren. Der behandelnde Arzt kann somit seine Therapieentscheidung dem Risikoprofil des einzelnen Patienten anpassen.

◘ Abb. 7.1 gibt einen Überblick über die wichtigsten Indikationen und Kontraindikationen der Antibiotika.

7.2 Definition

Die antimikrobielle Therapie ist definiert als monokausale, gegen den Erreger gerichtete Behandlung durch Substanzen, welche eine selektive und direkte Wirkung auf die Erregerzelle haben. Somit muss vor jedem Einsatz einer antimikrobiellen Substanz, vor allem bei chirurgischen Patienten, der Ort und die Art der Infektion evaluiert werden, um eine gerichtete und adäquate Antibiotikatherapie auswählen zu können. Die Möglichkeit einer operativen Sanierung muss immer geprüft und wenn immer möglich umgesetzt werden. Der sinnvolle Einsatz von Antibiotika kann nur auf Basis einer validen mikrobiologischen Diagnostik erfolgen – kalkuliert auf der Basis der eigenen Erreger- und Resistenzepidemiologie, gezielt bei plausiblem Erregernachweis beim individuellen Patienten. Hierfür ist eine enge Kooperation zwischen behandelndem Arzt und klinischem Mikrobiologen unabdingbare Voraussetzung.

> Fieber alleine ist keine Indikation zur Verabreichung eines Antibiotikums!

7.3 Therapieprinzipien

7.3.1 Allgemeine Behandlungsgrundsätze

- Die mikrobiologische Diagnostik sollte vor Beginn der antimikrobiellen Therapie erfolgen. Ziel ist die Isolierung des ursächlichen Erregers, wozu eine richtig durchgeführte Probenentnahme und ein adäquater, schneller Transport unter für die Probe optimalen Bedingungen (z. B. durch den Einsatz eines geeigneten Transportmediums, wie z. B. Blutkulturflaschen) eine unabdingbare Voraussetzung sind.
- Die Wahl der antimikrobiellen Substanz zur initialen kalkulierten Antibiotikatherapie sollte sich nach der Infektionslokalisation und dem damit erwarteten Erregerspektrum unter Einbeziehung der hauseigenen Erreger- und Resistenzsituation richten. Bei der Substanzwahl sollten ferner Risikofaktoren wie die Dauer der Hospitalisation des Patienten, vorangegangene Operation (ggf. mit Fremdmaterial), vorangegangene Antibiotikatherapie, vorbestehende Erkrankungen oder Organfunktionseinschränkungen, liegende „Devices" wie venöse oder arterielle Verweilkatheter beachtet werden.
- Die initial kalkulierte Antibiotikatherapie sollte bei schweren Infektionen (z. B. Pneumonie, Peritonitis, Sepsis), insbesondere postoperativ, als parenterale Gabe erfolgen, um rasch wirksame Gewebespiegel zu erreichen.
- Das Antibiotikum sollte so hochdosiert und so kurz wie möglich verabreicht werden und nach Erhalt der mikrobiologischen Befunde modifiziert werden. Nach 2–3 Tagen kann bei klinischer Stabilisierung und adäquaten gastrointestinalen Resorptionsverhält-

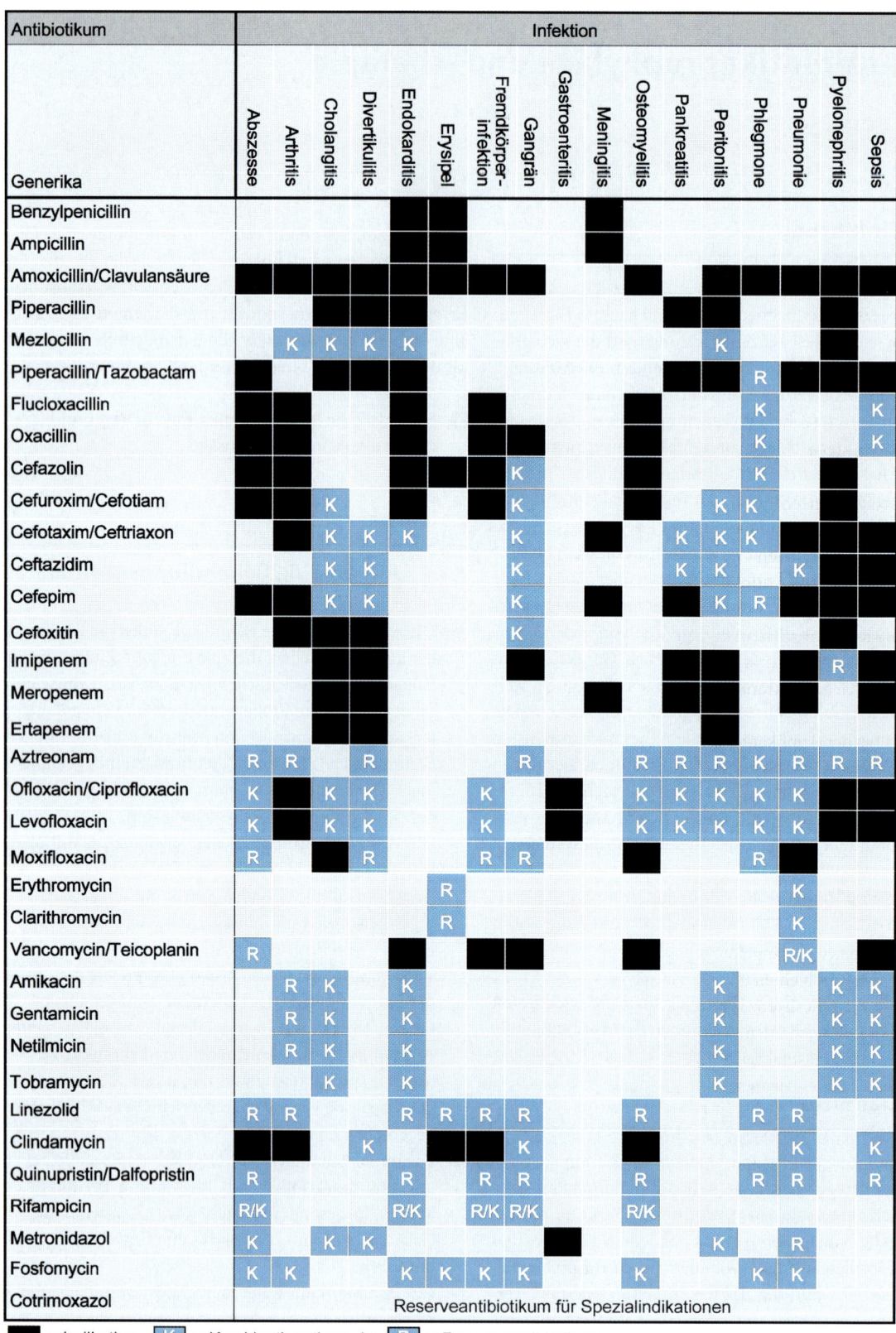

Antibiotikum Generika	Abszesse	Arthritis	Cholangitis	Divertikulitis	Endokarditis	Erysipel	Fremdkörperinfektion	Gangrän	Gastroenteritis	Meningitis	Osteomyelitis	Pankreatitis	Peritonitis	Phlegmone	Pneumonie	Pyelonephritis	Sepsis
Benzylpenicillin					■	■				■							
Ampicillin					■					■							
Amoxicillin/Clavulansäure	■	■	■	■							■		■	■	■	■	■
Piperacillin				■	■							■	■			■	
Mezlocillin			K	K	K	K						K				■	
Piperacillin/Tazobactam	■			■	■							■	■	R			
Flucloxacillin	■	■			■		■				■				K		K
Oxacillin	■	■			■		■				■				K		K
Cefazolin	■	■			■	■		K			■			K			
Cefuroxim/Cefotiam	■	K						K			■	K	K				
Cefotaxim/Ceftriaxon		■	K	K	K					■		K	K	K			
Ceftazidim			K	K				K				K	K		K		
Cefepim	■		K	K				K		■		■	K	R			
Cefoxitin		■	■					K								■	
Imipenem				■				■			■				■	R	
Meropenem				■						■							
Ertapenem				■									■				
Aztreonam	R	R		R				R			R	R	R	K	R	R	R
Ofloxacin/Ciprofloxacin	K		K	K			K				K	K	K	K	K	■	
Levofloxacin	K		K	K			K				K	K	K	K	K		
Moxifloxacin	R			R				R	R		■			R	■		
Erythromycin						R									K		
Clarithromycin						R									K		
Vancomycin/Teicoplanin	R				■		■			■					R/K		■
Amikacin		R	K		K								K			K	K
Gentamicin		R	K		K								K			K	K
Netilmicin		R	K		K								K			K	K
Tobramycin			K		K								K			K	K
Linezolid	R	R			R	R	R	R			■	R			R	R	
Clindamycin	■	■		K		■		K			■				K		K
Quinupristin/Dalfopristin	R			R			R	R			R			R	R		R
Rifampicin	R/K				R/K		R/K	R/K			R/K						
Metronidazol	K		K	K					■			K				R	
Fosfomycin	K	K			K	K	K	K		K					K	K	
Cotrimoxazol						Reserveantibiotikum für Spezialindikationen											

■ = Indikation, K = Kombinationstherapie, R = Reserveantibiotikum

▫ **Abb. 7.1** Indikationen und Kontraindikationen der wichtigsten Antibiotika. Die Indikationen entsprechen nicht immer den zugelassenen Indikationen („off-label use")

nissen eine Umstellung auf ein orales Antibiotikum erfolgen. Bei leichteren Infektionen (z. B. Weichgewebe, Harnwege) kann bereits initial eine orale Antibiotikatherapie erfolgen.
- Sollten sich die klinischen Zeichen der Infektion nach 3 Tagen nicht bessern, sollte die Diagnose und die Therapie reevaluiert werden und gegebenenfalls ein Wechsel auf ein anderes Antibiotikatherapieregime erfolgen. Ferner ist hier an Infektionen durch bisher nicht berücksichtigte Erreger (z. B. resistente Erreger oder Pilze) zu denken.

7.3.2 Versagen der Antibiotikatherapie

Gründe für eine Diskrepanz zwischen dem Antibiogramm und dem klinischen Therapieergebnis kann viele Gründe haben, z. B.:
- Zu geringe Konzentration am Infektionsort infolge zu niedriger Dosierung oder erschwerter Diffusion.
- Unterschied zwischen Wirkung des Antibiotikums in vivo und in vitro (Antibiogramm), Testung von nicht relevanten Erregern, Erregerwechsel oder Resistenzentwicklung unter Therapie.
- Patienten eigene Gründe, wie Vorhandensein einer schweren Grunderkrankung oder von Immundefekten.
- Fehler bei der Applikation des Antibiotikums (Inaktivierung durch Interaktion mit anderen Medikamenten), Antagonismus von Antibiotikakombinationen oder fehlende bakterizide Aktivität des Antibiotikums.

7.3.3 Resistenzentwicklung

Die Resistenzentwicklung spielt heute eine zunehmende Rolle. Sie wird durch einen ungerichteten Einsatz von Antibiotika gefördert. Resistenz bei Bakterien kann durch zahlreiche Resistenzmechanismen bedingt sein, wie Produktion von Antibiotika-inaktivierenden Enzymen, veränderte Zielmoleküle oder Permeabilitätsstörungen (reduzierte Zellpenetration). Die für die Resistenz verantwortlichen Gene können auf dem Bakterienchromosom selbst lokalisiert sein oder auf Resistenzplasmiden, was eine rasche horizontale Resistenzausbreitung begünstigt. Resistenzentwicklung bei Bakterien beruht auf genetischer Variabilität und Selektion von auftretenden resistenten Erregern und kann durch folgende Maßnahmen beeinflusst werden:
- Antibiotika dürfen nur indiziert bei Verdacht auf bakterielle Infektion eingesetzt werden.
- Nutzung der Antibiotikavielfalt, also Einsatz von verschiedenen Antibiotika(klassen) bei verschiedenen Patienten mit der gleichen Diagnose.
- Strenge Indikationsstellung für Antibiotikaprophylaxe und topische Antibiotikaanwendung.
- Zeitgerechtes Erstellen von Erreger- und Resistenzstatistiken in Anlehnung an die Richtlinien für die Antibiotikatherapie (§ 23 Abs. 1 Infektionsschutzgesetz).
- Enge Zusammenarbeit mit dem mikrobiologischen Labor und kontinuierliche Fortbildungen für die Mitarbeiter.

7.4 Perioperative Antibiotikaprophylaxe

7.4.1 Definition

Die perioperative Antibiotikaprophylaxe ist eine kurzzeitige, meist einmalige Gabe eines Antibiotikums kurz vor, bei Beginn oder spätestens während eines operativen Eingriffs, zur Minderung der Rate postoperativer Infektionen im Operationsgebiet, verursacht durch Bakterien, die während der Operation in das Operationsgebiet gelangen oder dort schon vorhanden sind.

> Die perioperative Antibiotikatherapie kann nicht ein Ersatz für gute Basishygiene, strikt aseptisches Arbeiten und Ersatz für nicht optimale Operationstechnik sein. Sie kann auch keine „Sterilisation" des Gewebes und Verhinderung aller Infektionen erreichen.

7.4.2 Indikationen

Allgemein akzeptierte Indikationen für eine perioperative Antibiotikaprophylaxe (Wundklassifikation nach Cruse) sind:
- Die Indikation zur perioperativen Antibiotikaprophylaxe besteht bei Eingriffen mit hohen Infektionsraten bei bestimmten „sauber kontaminierten" (z. B. Appendektomie, Gallenwegseingriffen) oder bei „kontaminierten" Operationen (infiziertes Organ, Darmoperation mit Austritt von Stuhl in den Bauchraum).
- Die Indikation zur perioperativen Antibiotikaprophylaxe besteht ferner bei „sauberen" Eingriffen mit niedrigen Infektionsraten, jedoch gravierenden Folgen einer postoperativen Wundinfektion (Implantation von Fremdmaterial).
- Ferner muss auch bei „sauberen Eingriffen" mit geringem Infektionsrisiko bei bestehenden Risikofaktoren (Tab. 7.1) eine perioperative Antibiotikaprophylaxe durchgeführt werden.

Tab. 7.1 Risikofaktoren für eine Wundinfektion. (Modifiziert nach Wacha et al. 1999)

Patienteneigene Risiken	Chirurgische Risiken		
	Präoperativ	Intraoperativ	Postoperativ
Alter (Zunahme pro Dezennium) Diabetes mellitus Immuninkompetenz Reduzierter Allgemeinzustand Übergewicht Mangelernährung ASA>III MRSA-Träger Fieber/Schüttelfrost innerhalb einer Woche vor der Operation Weibliches Geschlecht, z. B. bei Eingriffen am Kolon Männliches Geschlecht, z. B. nach Traum, Gefäßchirurgie Dialysepatienten Hepatitis Drogenabusus Infektionen anderer Lokalosation Arterielle Mangeldurchblutung Neuropathie	Notfalloperation Längerer präoperativer Krankenhausaufenthalt Falsche Wahl des Antibiotikums Falscher Zeitpunkt der Antibiotikagabe: mehr als 2 h zu früh oder zu spät Wundklassifikation kontaminiert-schmutzig Vorbestrahlung Hochrisikooperation Rezidiveingriff Steine im Gallengang Erhöhte Werte für C-reaktives Protein Fremdkörperimplantation Rasur nicht unmittelbar vor Operation	Qualität des Chirurgen Operationsdauer >2 h (steigt mit zunehmender Dauer) Infizierter oder kontaminierter Operationsbereich Bluttransfusion, Albuminzufuhr Lange Anästhesiedauer Mehr als ein operativer Eingriff Diathermie Sauerstoffabfall Unterkühlung, Wundstapler Unvorhersehbare Komplikation	Drainage länger als 3 Tage Respiratorische Sepsis Unterkühlung Invasive Techniken, Urinkatheter, Thoraxdrainage, Nasensonde, Zentralvenenkatheter Nachweis Enterkokken, Enterobakterien Bacteroides fragilis in der Wunde

7.4.3 Evidenzbasierte Grundlagen

- Eine perioperative Antibiotikaprophylaxe sollte nur bei gegebener Indikation verabreicht werden.
- Es sollte eine Substanz gewählt werden, die die erwarteten Erreger erfasst und für die Studiendaten vorliegen.
- Die Initialdosis sollte immer intravenös verabreicht werden.
- Es sollten zum Zeitpunkt der Inzision bakterizide Serum- und Gewebespiegel gewährleistet sein.
- Es müssen außerdem therapeutische Spiegel in Serum und Gewebe während des gesamten Eingriffs und für maximal einige Stunden darüber hinaus aufrechterhalten werden.

7.4.4 Kriterien für die Auswahl des Antibiotikums

Auswahlkriterium für Antibiotika zur perioperative Antibiotikaprophylaxe sind das zu erwartende **Erregerspektrum**, die lokale **Resistenzepidemiologie** und die **Pharmakokinetik** (Halbwertszeit, Konzentration im Zielgewebe). Es müssen ferner die **Toxizität** und die **Verträglichkeit** des Antibiotikums bedacht werden. Das Vorliegen prospektiver, randomisierter, kontrollierter Studien muss die Grundlage sein für die Wahl der Substanz.

7.4.5 Durchführung

Bei der Durchführung der Antibiotikaprophylaxe (Tab. 7.2) sind folgende Prinzipien einzuhalten:
- Die Dosis des Antibiotikums muss als Maximaleinzeldosis verabreicht werden.
- Um einen optimalen Schutz zu gewährleisten, sollte das Antibiotikum <2 h (am besten 60–30 Minuten vor dem Eingriff, pragmatisch bei Einleitung der Anästhesie) **vor** dem Eingriff gegeben werden. Bei einer Operationsdauer <3 h genügt die einmalige Gabe.
- Die Verabreichung einer zweiten Dosis ist nur indiziert bei einer Operationsdauer >3 h oder bei einem Blutverlust >1 Liter.
- Es ist in keinem Fall eine Ausdehnung über 24 h hinaus sinnvoll.
- Das Antibiotikum sollte immer intravenös verabreicht werden.

Tab. 7.2 Empfehlungen zur perioperativen Antibiotikaprophylaxe

Operation	Erreger	Antibiotika der Wahl	Alternatives Antibiotikum (β-Laktam-Allergie)
Kolon-, Rektumchirurgie, Appendektomie, Leberresektionen, Pankreasresektionen Notfalleingriffe (Ileus, akutes Abdomen)	Enterokokken, Enterobakterien, Anaerobier	Cephalosporin der Gruppe 2 (z. B. Cefuroxim 1,5 g) + Metronidazol 0,5 g Risikopatienten: Cephalosporin der Gruppe 3a (z. B. Ceftriaxon 2 g) + Metronidazol 0,5 g	Amoxicillin/Clavulansäure 2,2 g β-Laktam-Allergie: Clindamycin 600 mg + Gentamicin 1,5 mg/kg KG
Ösophagus-, Magen- und Gallenwegschirurgie	Enterobakterien, Streptokokken, Anaerobier aus dem Oropharynx (Peptostreptococcus spp.)	Cephalosporin der Gruppe 2 (z. B. Cefuroxim 1,5 g) Risikopatienten: s. oben	Amoxicillin/Clavulansäure 2,2 g β-Laktam-Allergie: s. oben
Gefäß- und Implantationschirurgie	Staphylococcus aureus, Koagulase-negative Staphylokokken	Cephalosporin der Gruppe 2 (z. B. Cefuroxim 1,5 g)	β-Laktam-Allergie: Vancomycin 1 g
Thoraxchirurgie	Staphylococcus aureus, Koagulase-negative Staphylokokken, Pneumokokken, Enterobakterien	Cephalosporin der Gruppe 2 (z. B. Cefuroxim 1,5 g)	β-Laktam-Allergie: Vancomycin 1 g
Unfallchirurgie	Staphylococcus aureus, Koagulase-negative Staphylokokken, gramnegative Stäbchen	Cephalosporin der Gruppe 2 (z. B. Cefuroxim 1,5 g) (+ Metronidazol 0,5 g)	Amoxicillin/Clavulan-säure 2,2 g β-Laktam-Allergie: Clindamycin 600 mg + Gentamicin 1,5 mg/kg KG
Plastische und Handchirurgie	Staphylococcus aureus, Koagulase-negative Staphylokokken	Cephalosporin der Gruppe 2 (z. B. Cefuroxim 1,5 g)	Amoxicillin/Clavulan-säure 2,2 g
Minimalinvasive Eingriffe	Wie bei entsprechendem nicht minimalinvasiven Eingriff		

- Bei Patienten, die postoperativ eine Antibiotikatherapie benötigen, sollte die Therapie bereits präoperativ mit diesem Antibiotikum begonnen werden.

Keine perioperative Antibiotikaprophylaxe (ausgenommen bei Vorliegen von Risikofaktoren)
- Laparoskopische Cholezystektomie/Zystektomie
- Hernie ohne Netzimplantation
- Strumachirurgie
- Mammachirurgie
- Weichteiltumoren (ohne Hohlorganbeteiligung)
- Proktologische Eingriffe

7.5 Antibiotika

Tab. 7.3 gibt einen Überblick über die verschiedenen Antibiotika und ihre Dosierung.

7.5.1 Penicilline

Die Gruppeneinteilung der Penicilline erfolgt nach ihrer Struktur. Das antibakterielle Wirkungsspektrum ist je nach Struktur sehr schmal bis sehr breit, die Struktur ist auch für die Stabilität oder Nicht-Stabilität gegenüber **β-Laktamasen** verantwortlich. Durch Kombination mit einem β-Laktamase-Inhibitor kann eine Ausweitung des Wirkungsspektrums auf β-Laktamase-produzierende Erreger auch bei den Nicht-β-Laktamase-stabilen Derivaten erreicht werden. Die Wirkung der Penicilline ist ausgeprägt bakterizid durch Hemmung der Quervernetzung der bakteriellen Zellwand. Benzylpenicilline, Aminopenicilline und Isoxazolylpenicilline stehen als parenterale und orale Darreichungsform zur Verfügung, die Acylaminopenicilline nur als parenterale Applikationsform. Da es sich überwiegend um ältere Antibiotika handelt, besteht eine Zulassung für nahezu alle systemischen und lokalen Infektionen durch empfindliche grampositive und gramnegative Erreger.

Pharmakokinetik Generell haben Penicilline eine mittlere bis hohe maximale Plasmakonzentration bei insgesamt niedriger Halbwertszeit (0–2 h). Es gibt nur wenige Ausnahmen mit mittlerer Halbwertszeit (4–10 h). Penicilline befinden sich deutlich mehr im Extrazellulärraum als intrazellulär mit einem niedrigem Verteilungsvolumen von <0,3 l/kg. Die Metabolisierungsrate ist gering und der überwiegende Anteil der Substanzen wird unverändert renal über tubuläre Sekretion ausgeschieden. Isoxazolylpenicilline zeigen im Vergleich zu den anderen Penicillinen

Tab. 7.3 Parenterale antimikrobielle Substanzen. (Nach der Paul-Ehrlich-Gesellschaft für Chemotherapie e. V., Stand 2010)

Gruppe	Wirkstoff	Handelsname (Beispiele)	Dosierung (Hochdosis)
Penicilline			
Benzylpenicilline	Benzylpenicillin	Penicillin G	5 Mio. E in 4–6 Einzeldosen
Aminopenicilline	Ampicillin	Binotal	3×2 g
Aminopenicilline/β-Laktamase-Inhibitor	Amoxicillin/Calvulansäure Ampicillin/Sulbactam	Augmentan Unacid	3×2,2 g 3×3 g
Acylaminopenicilline	Piperacillin Mezlocillin	Pipril Baypen	3×4 g 3×4 g
Acylaminopenicilline/β-Laktamase-Inhibitor	Piperacillin/Tazobactam	Tazobac	3×4,5 g
Isoxazolylpenicilline (Staphylokokken-Penicilline)	Flucloxacillin Oxacillin	Staphylex InfectoStaph	4–6×2 g 4–8 g in 4–6 Einzeldosen
Cephalosporine			
Gruppe 1	Cefazolin	Elzogram	3×2 g
Gruppe 2	Cefuroxim Cefotiam	Zinacef Spizef	3–4×1,5 g 3×2 g
Gruppe 3a	Cefotaxim Ceftriaxon	Claforan Rocephin	3×2 g 1–2×2 g
Gruppe 3b	Ceftazidim	Fortum	3×2 g
Gruppe 4	Cefepim	Maxipime	2–3×2 g
Carbapeneme			
Gruppe 1	Imipenem Meropenem Doripenem	Zienam Meronem Doribax	3×1 g 3×1 g 3×0,5 g
Gruppe 2	Ertapenem	Invanz	1×1 g
Monobactame	Aztreonam	Azactam	3–4×2 g
Fluorchinolone			
Gruppe 2	Ciprofloxacin	Ciprobay	2–3×400 mg
Gruppe 3	Levofloxacin	Tavanic	2×500 mg
Gruppe 4	Moxifloxacin	Avalox	1×400 mg
Makrolide	Erythromycin Clarithromycin Azithromycin	Erythrocin Klacid Zithromax	4×1 g 2×500 mg 1×500 mg
Glykopeptide	Vancomycin Teicoplanin	Vancomycin Targocid	2×1 g Initial 2×400 mg alle 12 h, dann 1×400 mg
Lipopeptide	Daptomycin	Cubicin	1×4–6 mg/kg KG
Aminoglykoside	Amikacin Gentamicin Netilmicin Tobramycin	Biklin Refobacin Certomycin Gernebcin	1×15 mg/kg KG 1×5–7 mg/kg KG 1×5–7 mg/kg KG 1×5–7 mg/kg KG
Oxazolidinone	Linezolid	Zyvoxid	2×600 mg
Lincosamine	Clindamycin	Sobelin	3×600–900 mg
Streptogramine	Quinupristin/Dalfopristin	Synergid	3×7,5 mg/kg KG

Tab. 7.3 (*Fortsetzung*) Parenterale antimikrobielle Substanzen. (Nach der Paul-Ehrlich-Gesellschaft für Chemotherapie e. V., Stand 2010)

Gruppe	Wirkstoff	Handelsname (Beispiele)	Dosierung (Hochdosis)
Tetrazykline	Doxycyclin	DoxyHEXAL	1. Tag 200 mg, dann 100 mg/Tag
Glyzylzykline	Tigecyclin	Tygacil	1. Tag 100 mg, dann 2×50 mg/Tag
Ansamycine	Rifampicin	Eremfat, Rifa	1×10 mg/kg KG, maximal 1200 mg
Nitroimidazole	Metronidazol	Clont	3×500 mg
Fosfomycine	Fosfomycin	InfectoFos	3×5 g
Sulfonamide/Benzylpyrimidine	Cotrimoxazol	Cotrim	2×960 mg

eine hohe Eiweißbindung von >90 % und eine geringere Gewebegängigkeit.

Wirkspektrum und Indikationen Das Wirkspektrum von **Penicillin G** und **V** ist sehr schmal, es sollte deshalb initial bei schweren Infektionen nicht als Monotherapeutikum eingesetzt werden. Als empfindlich gelten Streptokokken, Pneumokokken, Meningokokken, Spirochäten und einige anaerobe Erreger wie Clostridien und Actinomyces-Arten. Gegen Staphylokokken ist Penicillin G und V wegen der Produktion von β-Laktamasen oder veränderter Bindeproteine nur in wenigen Fällen wirksam. Aufgrund der guten Gewebepenetration und sehr guten Verträglichkeit ist Penicillin G als Mittel der Wahl zu sehen beim Erysipel und Monoinfektionen durch Streptokokken und Pneumokokken.

Aminopenicilline haben ein etwas breiteres Wirkspektrum. Sie sind auch für den Einsatz bei Endokarditis, Meningitis oder Sepsis zugelassen, wenn diese durch empfindliche Erreger verursacht werden. Durch Kombination mit einem β-Laktamase-Inhibitor kann das Spektrum auf zahlreiche β-Laktamase-produzierende grampositive und gramnegative Erreger sowie Anaerobier erweitert werden, so dass z. B. Infektionen der oberen und unteren Atemwege, der Nieren und ableitenden Harnwege, des Bauchraums, der Geschlechtsorgane sowie Haut- und Weichgewebeinfektionen in das Indikationsspektrum fallen.

Isoxazolylpenicilline besitzen ein schmales Wirkspektrum im grampositiven Bereich, das vor allem Staphylokokken umfasst, einschließlich Penicillinase-produzierender Stämme. Sie eignen sich daher zur gezielten Therapie von Staphylokokken-Infektionen, besonders von Haut und Weichgewebe. Gegen Methicillin-resistente Staphylokokken sind sie nicht wirksam.

Das Wirkspektrum von **Acylaminopenicillinen** ist breit und bietet daher Einsatzmöglichkeiten bei systemischen und lokalen Infektionen durch grampositive, gramnegative, sowohl aerobe als auch anaerobe Erreger und Mischinfektionen (z. B. Enterokokken, Enterobacteriaceae und Pseudomonaden). Durch Kombination mit einem β-Laktamase-Inhibitor kann auch hier eine zusätzliche Wirksamkeit gegen β-Laktamase-produzierende Erreger erreicht werden.

Resistenzen Für Penicillin besteht aktuell noch eine günstige Resistenzlage bei Pneumokokken in Deutschland. Weniger als 2 % der Isolate gelten als resistent, die Inzidenz intermediärer Stämme liegt bei ca. 5 %. Bei Escherichia coli zeigt sich eine Resistenzzunahme gegenüber Ampicillin auf über 50 %, selbst gegenüber der Kombination mit einem β-Laktamase-Inhibitor sind die Resistenzraten inzwischen auf >10 % angestiegen. Bei Pseudomonas aeruginosa zeigt sich ebenfalls eine Zunahme der Resistenz gegenüber Piperacillin. Der Anteil **Oxacillin-resistenter Staphylococcus-aureus-Stämme** (MRSA) stieg bis 2007 auf etwa 20–25 % im bundesweiten Durchschnitt und hält sich seither in diesem Bereich. Im Jahr 1990 lag der Anteil von MRSA noch bei <2 %. Bei Staphylococcus epidermidis nahm die Häufigkeit Oxacillin-resistenter Stämme deutlich auf etwa 70 % zu.

Nebenwirkungen Allergische Reaktionen nach Penicillingabe werden in 0,7–10 % aller Patienten beobachtet (Tab. 7.4), sie sind häufiger nach vorausgegangener Applikation von Penicillin. Bei Hypersensitivität können allergische Reaktionen mit Übelkeit, Erbrechen, Bronchospasmus, Blutdruckabfall bis zum Schock auftreten. Als verzögerte Überempfindlichkeitsreaktion vom Arthus-Typ (Typ III der Allergie; Immunkomplexkrankheit) nach längerer Penicillingabe (7–10 Tage) kann es zu Fieber, Urtikaria, Lymphadenopathie und hämolytischen Anämien kommen. Die lebensgefährliche Neurotoxizität tritt sehr selten nach hohen Penicillindosen (80–100 Mio. IE/Tag) auf. Vor allem bei Aminopenicillinen kann es bei gleichzeitigen Virusinfekten (z. B. Mononukleose) zu pseudoallergischen Hautreaktionen kommen, auch Diarrhöen sind

Tab. 7.4 Penicillinallergie

Kreuzreaktivität zwischen β-Laktamen		
Penicillin	Cephalosporine Gruppe 1 Cephalosporine Gruppe 2 Cephalosporine Gruppe 3	Mit absteigender Häufigkeit: 1,7–5,6 %
Penicillin	Carbapenem	≈50 %
Penicillin, Cephalosporin	Aztreonam	Selten
Cephalosporin	Carbapenem	Niedrig
Ceftazidim	Aztreonam	Häufig
Alternativen bei Penicillinallergie	**Erreger**	**Alternativantibiotikum**
Grampositiv	Staphylokokken, Streptokokken, Pneumokokken	Clindamycin, Doxycyclin, Glykopeptide, Linezolid, Makrolide, Rifampicin
Gramnegativ	Escherichia coli, Enterobakterien	Aztreonam, Chinolone, Tigecyclin, Colistin

eine häufige Nebenwirkung. Bei Therapie mit Isoxazolylpenicillinen muss in Einzelfällen mit einer Erhöhung der Leberfunktionswerte gerechnet werden.

7.5.2 Cephalosporine

Cephalosporine wirken ebenfalls bakterizid und ihre pharmakodynamischen Eigenschaften entsprechen denen der Penicilline. Cephalosporine werden entweder in Basis-, Intermediär- und Breitspektrumcephalosporine unterschieden oder nach der Paul-Ehrlich-Gesellschaft in die Gruppen 1–5 eingeteilt. Cephalosporine der **Gruppe 1 und 2** habe eine gute Wirksamkeit im grampositiven Bereich, vor allem gegenüber Staphylokokken. Substanzen der **Gruppen 3 (a und b) und 4** haben dagegen eine stärkere Wirkung bei gramnegativen Erregern, Gruppe 3b und 4 wirken auch gegenüber Pseudomonas aeruginosa. Cephalosporine der **Gruppe 5**, von denen derzeit in Deutschland noch kein Vertreter zugelassen ist, sind in ihrer Aktivität gegenüber gramnegativen Erregern der Gruppe 3a vergleichbar, sie haben aber als Besonderheit eine Wirksamkeit gegenüber MRSA.

Aufgrund ihrer hohen Stabilität gegenüber einer Vielzahl von β-Laktamasen sind Cephalosporine gegenüber vielen β-Laktamase-bildenden Erregern wirksam. Gegenüber Breitspektrum-β-Laktamasen (= „extended spectrum betalactamases", **ESBL**) sind allerdings auch die Cephalosporine nicht stabil, egal welcher Gruppe sie angehören.

Pharmakokinetik Die meisten Cephalosporine werden unverändert renal ausgeschieden und die durchschnittliche Halbwertszeit liegt beim nierengesunden bei 2 h. Die Verteilung in den Kompartimenten und das Verteilungsvolumen sind vergleichbar mit den Penicillinen. Nur das Cephalosporin der Gruppe 3a Ceftriaxon wird zu etwa 50 % über die Galle eliminiert und hat eine längere Halbwertszeit von 8 h. Daher kann Ceftriaxon einmal täglich dosiert werden.

Wirkspektrum und Indikationen

Zugelassene Indikationen für Cephalosporine sind Infektionen unterschiedlicher Lokalisation durch empfindliche Erreger, wie Atemwegs-, Urogenitaltrakt-, Haut-, Weichgewebe-, Knochen-, Gelenkinfektionen, sowie für **Cefotiam** und Cephalosporine der Gruppe 3–4 auch Infektionen der Gallenwege und des Bauchraums. Die Cephalosporine der Gruppe 1 (**Cefazolin**) haben eine gute Wirksamkeit gegen Staphylokokken und Streptokokken und schwache Wirksamkeit bei gramnegativen Bakterien. Indikation sind Infektionen unterschiedlicher Lokalisation mit den oben genannten Erregern sowie die perioperative Prophylaxe. Die Cephalosporine der Gruppe 2 (**Cefuroxim, Cefotiam**) besitzen ein erweitertes Spektrum im gramnegativen Bereich bei guter Aktivität im grampositiven Bereich. Die Substanzen der Gruppe 3a/b und 4 (3a: **Cefotaxim, Ceftriaxon**; 3b: **Ceftazidim**; 4: **Cefepim**) haben ein breites Wirkungsspektrum und ausgeprägte antibakterielle Aktivität gegenüber gramnegativen Erregern. Die Wirksamkeit bei Staphylokokken ist deutlich schwächer bis unzureichend. Ceftazidim (Gruppe 3b) und Cefepim (Gruppe 4) haben zusätzlich noch eine gute Pseudomonas-Wirksamkeit, allerdings ist Ceftazidim im grampositiven Bereich gänzlich unwirksam.

Resistenzen Bei den Cephalosporinen der Gruppe 2 muss bei Enterobacter-, Citrobacter und Indol-positiven Proteus-Arten mit hohen Resistenzraten gerechnet werden. Bei Klebsiella pneumoniae und Escherichia coli stieg der Anteil von Stämmen mit Extended-spectrum-β-Laktamasen (ESBL), die auch Cephalosporine der Gruppe

3 und 4 inaktivieren können, innerhalb von 10 Jahren von unter 1 % auf etwa 10 %, ein Ende dieser Entwicklung ist nicht in Sicht.

Nebenwirkungen Die Nebenwirkung sind ähnlich den Penicillinen, jedoch sind allergische Reaktionen deutlich seltener. Erhöhte Leberwerte und gastrointestinale Beschwerden werden in 5–10 % beobachtet. Unter Ceftriaxon-Therapie wurden in seltenen Fällen Verschattungen der Gallenblase beobachtet, welche nach Absetzen der Therapie wieder verschwanden (sog. transitorische biliäre Pseudolithiasis).

7.5.3 Carbapeneme

Die Carbapeneme werden aufgrund ihres Wirkungsspektrums in 2 Gruppen eingeteilt. Zur **Gruppe 1** zählen die älteren Vertreter **Imipinem** und **Meropenem** und das neuere **Doripenem**, zur **Gruppe 2** das **Ertapenem**. Auch Carbapeneme hemmen die Zellwandsynthese der Bakterien und besitzen eine stark bakterizide Wirkung. Carbapeneme sind gegenüber nahezu allen β-Laktamasen, einschließlich der ESBL, stabil. Inzwischen gibt es allerdings gramnegative Bakterien, die Carbapenemasen bilden, die auch die Carbapeneme inaktivieren. Die Carbapeneme, vor allem der Gruppe 1, gelten als Antibiotika, die der Initialtherapie lebensbedrohlicher Infektionen bei Hochrisikopatienten, in der Regel auf der Intensivstation, vorbehalten bleiben sollten.

Pharmakokinetik Die Verteilung der Carbapeneme erfolgt extrazellulär, das relative Verteilungsvolumen ist ebenfalls gering. Die Proteinbindung liegt für Ertapenem (Gruppe 2) bei größer 90 %, während sie für Doripenem, Imipenem und Meronem (Gruppe 1) deutlich niedriger liegt, bei 2–20 %. Alle Carbapeneme werden teilweise metabolisiert und vorzugsweise renal eliminiert. Ertapenem zeigt eine etwas längere Halbwertszeit von 4 h und wird deshalb 1-mal täglich dosiert.

Wirkspektrum und Indikationen Das Wirkspektrum der Carbapeneme Gruppe 1 erfasst fast das gesamte Erregerspektrum einschließlich der Anaerobier. Nicht erfasst werden Enterokokken, vor allem Enterococcus faecium, Methicillin-resistente Staphylokokken und Stenotrophomonas maltophilia. Ertapenem unterscheidet sich von der Gruppe 1 durch die fehlende Wirksamkeit gegenüber Pseudomonas aeruginosa und Acinetobacter spp.

Resistenzen Resistenzen gegeüber Carbapenemen sind noch selten und betreffen meistens nosokomiale Problemerreger wie Pseudomonas aeruginosa oder Acinetobacter baumannii, allerdings nimmt auch die Verbreitung von Klebsiella spp. und anderen gramnegativen Enterobakterien mit Carbapenemasen zu.

Nebenwirkungen Bei 5–10 % der Patienten treten leichte gastrointestinale Beschwerden auf. Allergische Reaktionen sind mit <3 % selten.

7.5.4 Fluorchinolone

Die Einteilung der Fluorchinolone erfolgt gemäß den Empfehlungen der PEG in vier Gruppen. Bei **Ciprofloxacin** (Gruppe 2), **Levofloxacin** (Gruppe 3) und **Moxifloxacin** (Gruppe 4) handelt es sich um die klinisch relevanten Substanzen, welche als parenterale Form und aufgrund ihrer Säurestabilität auch als orale Darreichungsform zur Verfügung stehen. Fluorchinolone haben eine rasche bakterizide Wirkung durch Hemmung von bakteriellen DNA-Gyrasen, die zur Nukleinsäuresynthese notwendig sind.

Pharmakokinetik Alle Fluorchinolone verteilen sich extra- und intrazellulär und haben damit ein hohes relatives Verteilungsvolumen mit guter Gewebegängigkeit. Die Plasmaeiweißbindung beträgt <40 %. Bei den Halbwertszeiten finden sich erhebliche Unterschiede – Ciprofloxacin 3–4 h, Levofloxacin 7–8 h, Moxifloxacin >10 h –, die sich in der Applikationshäufigkeit widerspiegeln. Die Elimination erfolgt bei Levofloxacin ausschließlich renal, Ciprofloxacin wird zusätzlich auch hepatisch und intestinal ausgeschieden. Moxifloxacin wird fast nur durch Konjugationsreaktionen eliminiert.

Wirkspektrum und Indikationen Fluorchinolone haben eine Zulassung für die Behandlung von unkomplizierten und komplizierten Infektionen der Harnwege, im HNO-Bereich, der Atemwege, des Bauchraums, des Genitale, der Knochen, der Haut und Weichgewebe und bei Sepsis. Ciprofloxacin (Gruppe 2) hat eine gute Wirkung gegen gramnegative Enterobakterien, Haemophilus influenzae, Pseudomonas aeruginosa und eine schwache, klinisch nicht ausreichende Wirkung gegen grampositive Bakterien (Staphylokokken, Pneumokokken und Enterokokken) sowie eine relativ schwache Aktivität gegen „atypische" Erreger (Mykoplasmen, Chlamydien und Legionellen). Dagegen zeigen Levofloxacin (Gruppe 3) und Moxifloxacin (Gruppe 4) eine bessere intrinsische Aktivität gegen grampositive und atypische Erreger, insbesondere bei Moxifloxacin ist aufgrund seiner Struktur diese Wirkung besonders ausgeprägt. Dagegen nimmt die Pseudomonas-Wirksamkeit über Levofloxacin zu Moxifloaxcin ab, bei Moxifloxacin ist sie klinisch nicht ausreichend. Moxifloxacin ist das einzige Fluorchinolon mit Aktivität gegenüber Anaerobiern.

Resistenzen Insgesamt ist die Resistenz gramnegativer Erreger gegenüber den Fluorchinolonen in den letzten Jahren deutlich angestiegen, besonders deutlich ist dieser Anstieg bei Eschericha coli, und Pseudomonas aeruginosa, hier sind je nach Region und Einrichtung Resistenzraten zwischen 20 und 30 % keine Seltenheit mehr.

Nebenwirkungen Bei 4–10 % der Patienten treten unerwünschte Nebenwirkungen auf, meist als gastrointestinale Störungen und ZNS-Reaktionen in Form von Schlafstörungen und Benommenheit. Hautreaktionen sind selten. Wegen des phototoxischen Potenzials muss eine direkte Exposition mit UV-Licht vermieden werden. Unter Fluorchinolontherapie kann es auch zur Verlängerung des QT_c-Intervall kommen, Leberwerterhöhungen kommen gelegentlich vor, auch schwere hepatotoxische Reaktionen sind in seltenen Fällen möglich.

7.5.5 Makrolide

Die Makrolide **Erythromycin, Clarithromycin** und **Azithromycin** liegen als parenterale und orale Darreichungsform vor, während **Roxithromycin** nur zur oralen Therapie zur Verfügung steht. Makrolide durchdringen die bakterielle Zellwand und binden an die 50 s-Untereinheit der Ribosomen und hemmen die Proteinbiosynthese. In hohen Dosierungen können sie neben dem bakteriostatischen Effekt auch bakterizide Wirkung entfalten. Zusätzlich wird ein immunmodulatorischer Effekt diskutiert.

Pharmakokinetik Die Halbwertszeiten für die Makrolide sind sehr unterschiedlich mit unter 2,5 h für Erythromycin, 2–5 h für Clarithromycin und >14 h für Azithromycin. Auch die Verteilungsvolumina variieren erheblich von 0,7 l/kg KG für Erythromycin bis 25 l/kg KG für Azithromycin. Die Makrolide unterliegen einer ausgeprägten Metabolisierung in der Leber und werden vorzugsweise biliär ausgeschieden.

Wirkspektrum und Indikationen Die zugelassenen Indikationen sind Infektionen der Atemwege, des HNO- und Urogenitaltrakts durch Streptokokken und „atypische" Erreger (Chlamydien, Mykoplasmen, Ureaplasmen und Legionellen). Weitere Einsatzbereiche für Makrolide sind Keuchhusten, Scharlach, Diphterie und Erysipel.

Resistenzen Die Resistenz der Pneumokokken lag gegenüber den Makroliden schon bei 20 %, diese Resistenzraten sind in den letzten Jahren rückläufig und liegen derzeit bei etwa 10–12 %. Gegen Haemophilus influenzae ist die Wirksamkeit nicht ausreichend.

Nebenwirkungen Die häufigsten Nebenwirkungen sind gastrointestinale Störungen und ein Anstieg der Leberfunktionsparameter. Lokale Reaktionen an der Applikationsstelle (z. B. Phlebitis) und Schwindel können auftreten.

7.5.6 Glykopeptide

Die Glykopeptide **Vancomycin** und **Teicoplanin** liegen für die systemische Therapie nur als parenterale Applikationsform vor, sie werden bei oraler Einnahme im Gastrointestinaltrakt nicht resorbiert. Ihre bakterizide Wirkung entfalten sie durch irreversible Bindung an die Bakterienzellwand. Das Wirkungsspektrum der Glykopeptide umfasst ausschließlich grampositive Erreger, hier aber auch die multiresistenten Vertreter. Sie gelten daher als Antibiotika zur Therapie bei multiresistenten grampositiven Bakterien. Die orale Form von Vancomycin wird nur zur Therapie Clostridium-difficile-assoziierter Erkrankungen eingesetzt.

Pharmakokinetik Glykopeptide haben einen sehr langsam einsetzenden bakteriziden Effekt. Sie verteilen sich nur extrazellulär und haben somit ein kleines relatives Verteilungsvolumen. Die Halbwertszeit liegt für Vancomycin bei 6–8 h und für Teicoplanin bei 70–100 h. Die Proteinbindung liegt für Vancomycin bei 55 % und für Teicoplanin bei 90 %. Die Substanzen werden hauptsächlich unverändert renal ausgeschieden. Insgesamt zeigen sich in der Pharmakokinetik sehr große Schwankungen im einzelnen Patienten und zwischen verschiedenen Individuen.

Wirkspektrum und Indikationen Infektionen durch grampositive Erreger (Staphylokokken, Streptokokken, Enterokokken und Diphterie-Bakterien) wie Endokarditis, Pneumonie, Knocheninfektionen, Infektionen der Niere und der ableitenden Harnwege sowie Sepsis, wenn diese durch multiresistente Erreger verursacht werden oder bei Allergie gegen β-Laktam-Antibiotika.

> Bei Methicillin-empfindlichen Staphylokokken sind die Glykopeptide den β-Laktam-Antibiotika in ihrer Wirksamkeit deutlich unterlegen!

Oral wird Vancomycin nur zur Therapie von Clostridium difficile-assoziierten Erkrankungen eingesetzt.

Resistenzen Die Resistenzsituation ist günstig. Eine Glykopeptidresistenz ist bei Methicillin-resistenten Staphylococcus aureus (MRSA) bislang nur sehr selten aufgetreten, gelegentlich jedoch bei Staphylococcus epidermidis. Bei Entercoccus faecium werden mit lokal unterschiedlicher

Häufigkeit Vancomycin- und auch Teicoplanin-resistente Stämme isoliert.

Nebenwirkungen Unter der Therapie mit Glykopeptiden treten gastrointestinale Störungen und Schmerzen im Bereich der Injektionsstelle (Phlebitis) auf. Blutbildungsstörungen sind selten. Besonders unter der Therapie mit Vancomycin können sich nephro- und ototoxische Nebenwirkungen zeigen.

7.5.7 Aminoglykoside

Die Aminoglykoside liegen mit den Substanzen **Amikacin, Gentamicin, Netilmicin** und **Tobramycin** nur als parenterale Antibiotika vor und werden bei oraler Aufnahme im Gastrointestinaltrakt nicht resorbiert. Die Substanzen zeigen eine ausgeprägt und schnell einsetzende Bakterizidie durch irreversible Bindung an die 30 s-Untereinheit des Ribosoms (Amikacin bindet auch an die 50 s-Untereinheit des Ribosoms). Antibiotika aus dieser Gruppe werden vor allem bei schweren Infektionen durch gramnegative Erreger, aber auch bei grampositiven Kokken als Kombinationspartner eingesetzt. Aminoglykoside sollten nur als Kombinationssubstanz eingesetzt werden, ihre wesentliche Indikation liegt bei der Enterokokkenendokarditis durch die synergistische Wirkung mit β-Laktam-Antibiotika.

Pharmakokinetik Aminoglykoside verteilen sich fast ausschließlich extrazellulär. Das relative Verteilungsvolumen ist somit klein und die Halbwertszeit der unverändert renal eliminierten Substanz liegt bei etwa 2 h (nierengesunder Patient). Die therapeutische Breite ist sehr schmal und es ist, vor allem bei eingeschränkter Nierenfunktion, ein therapeutisches Drug-Monitoring durchzuführen. Am besten sind Gaben der Gesamtdosis einmal täglich um möglichst hohe Spitzenspiegel zu erreichen und die Nephrotoxizität zu minimieren. Aminoglykoside penetrieren schlecht in Lungengewebe und wirken nicht unter anaeroben Bedingungen (z. B. intraabdominal!).

Wirkspektrum und Indikationen Aminoglykoside sind wirksam im gramnegativen Bereich, vor allem gegenüber Enterobakterien und Pseudomonas aeruginosa, sie wirken aber auch gegen Staphylokokken. Bei schweren Infektionen durch gramnegative Stäbchen, Fieber bei Neutropenie und Pseudomonas-Infektion bei Patienten mit zystischer Fibrose können sie als Kombinationspartner, in der Regel zu Betalaktam-Antibiotika eingesetzt werden. Amikacin wirkt teilweise auch bei Erregern die gegen Gentamicin und Tobramycin resistent sind.

Resistenzen Bei empfindlichen Mikroorganismen bilden sich Resistenzen durch Verlust der Bindungsaffinität, verminderter Akkumulation der Substanz im Bakterium und Enzyminduktion, die zu einer Azetylierung, Adenylierung und Phosphorylierung führt.

Nebenwirkungen Aminoglykoside sind Antibiotika mit einem ausgeprägten nephro- und ototoxischen Potenzial (kumulativ und dosisabhängig) und, da sie die neuromuskuläre Übertragung stören, bei Myasthenia gravis kontraindiziert. Selten sind allergische Reaktionen, Blutbildveränderungen und Leberfunktionsstörungen.

7.5.8 Oxazolidinone

Linezolid ist der bisher einzige Vertreter der Oxazolidinone und liegt in parenteraler sowie oraler Darreichungsform vor. Die Wirkung ist überwiegend bakteriostatisch. Es besitzt eine gute Aktivität bei grampositiven Bakterien, einschließlich aller multiresistenten Varianten.

Pharmakokinetik Linezolid hat eine Bioverfügbarkeit von 100 % bei parenteraler und oraler Gabe. Das relative Verteilungsvolumen ist niedrig und die Proteinbindung liegt bei ca. 30 %. Die Halbwertszeit beträgt 5-7 h. Linezolid wird in der Leber metabolisiert und hauptsächlich renal eliminiert (85 %).

Wirkspektrum und Indikationen Linezolid besitzt eine gute Wirksamkeit gegen grampositive Mikroorganismen, wie Staphylokokken, einschließlich Methicillin-resistenter Stämme, und Enterokokken, einschließlich Vancomycin-resistenter Enterokokken.

Resistenzen Vereinzelte Berichte über Linezolid-resistente grampositive Erreger und klinisches Versagen liegen vor.

Nebenwirkungen Es können Leuko- und Thrombozytopenien auftreten, vor allem bei Langzeittherapie; deshalb müssen regelmäßige Blutbildkontrollen durchgeführt werden. Transaminasenerhöhungen, Schwindel, toxische Neuropathie (N. opticus) und periphere Neuropathie treten ebenfalls, wenn auch selten auf.

7.5.9 Lincosamide

Zu den Lincosamiden zählt **Clindamycin**, welches in parenteraler Form und aufgrund seiner Säurestabilität auch in oraler Form erhältlich ist. Clindamycin wirkt bakteriostatisch durch Hemmung der bakteriellen Proteinsynthese durch Bindung an die 50 s-Untereinheit der Ribosomen. Das Wirkspektrum erstreckt sich auf grampositive aerobe und anaerobe Erreger, Bacteroides-Arten und Mykoplasmen.

Pharmakokinetik Clindamycin verteilt sich intra- und extrazellulär. Das Verteilungsvolumen liegt im mittleren Bereich und die Halbwertszeit liegt bei 2–3 h. Clindamycin wird zu 80 % metabolisiert und zu einem großen Anteil über die Galle ausgeschieden.

Wirkspektrum und Indikationen Clindamycin ist wirksam gegenüber Staphylokokken, Streptokokken, Bacteroides-Arten, Corynebakterien und Mycoplasma pneumoniae. Zugelassene Indikationen sind die Behandlung von Infektionen der Knochen und Gelenke, des HNO-Bereich, der Atemwege, des Bauchraum und des Haut- und Weichgewebe. Ferner kann es bei Scharlach, Sepsis und Endokarditis eingesetzt werden. Da Clindamycin aufgrund seines Wirkmechanismus die Toxinproduktion bei Staphylokokken und Streptokokken hemmt, ist es ein wichtiger Kombinationspartner bei Infektionen, bei denen die Toxinwirkung klinisch im Vordergrund steht, wie der nekrotisierenden Fasziitis durch A-Streptokokken.

Resistenzen In Blutkulturisolaten zeigt sich bei Staphylococcus aureus in 10 %, bei Koagulase-negativen Staphylokokken zu 30 % und bei Bacteroides-Arten in 10–20 % eine Resistenz gegen Clindamycin. Auch gegen MRSA und MRSE ist Clindamycin meist nicht wirksam.

Nebenwirkungen Die häufigsten Nebenwirkungen sind Durchfälle in 1–20 % der Patienten, mit Ausbildung einer pseudomembranösen Kolitis in 2–10 % aller Behandlungen. Allergische Reaktionen und Erhöhung der Leberenzyme sind selten.

7.5.10 Tetrazykline

Das klinisch relevante Tetrazyklin **Doxycyclin** liegt als parenterale und orale Form vor. Tetrazykline sind Breitspektrumantibiotika, die die Proteinbiosynthese durch Bindung an die 30 s-Untereinheit der Ribosomen hemmen und bakteriostatisch wirken. Das Wirkspektrum umfasst den grampositiven und gramnegativen Bereich, jedoch bestehen bereits erhebliche Resistenzen.

Pharmakokinetik Doxycyclin reichert sich intrazellulär an und ist gut gewebegängig. Es hat ein mittleres Verteilungsvolumen und die Halbwertszeit liegt bei 10–20 h. Doxycyclin wird in geringem Umfang metabolisiert und biliär und renal ausgeschieden.

Wirkspektrum und Indikationen Die parenterale Form spielt heute im Klinikalltag nur noch eine untergeordnete Rolle und wird meist nur noch bei der Behandlung von „atypischen" Erregern und Borrelien eingesetzt. Zugelassene Indikationen zum Einsatz der Tetrazykline sind Infektionen im HNO-Bereich, der Atemwege, des Urogenital- und Magendarmtrakts und der Gallenwege. Mittel der ersten Wahl ist Doxycyclin nur noch bei Rickettiose, Pest und Bruzellose. Auch bei leichten Infektionen durch Chlamydien oder Mykoplasmen wird Doxycyclin weiterhin empfohlen.

Resistenzen Resistenzraten sind lokal sehr unterschiedlich im grampositiven Bereich (10–30 %) und auch im gramnegativen Bereich teils hoch.

Nebenwirkungen Gastrointestinale Nebenwirkungen wie Übelkeit, Erbrechen und Anorexie sind häufig. Selten treten Exantheme, Allergien und Erhöhung der Leberenzyme auf.

7.5.11 Glyzylzykline

Tigecyclin ist der bisher einzige Vertreter der neueren Substanzgruppe der Glyzylzykline, die eine Weiterentwicklung der Tetrazykline darstellen. Zugelassene Indikationen sind komplizierte Haut- und Weichgewebsinfektionen und intraabdominelle Infektionen. Der Wirkmechanismus beruht auf der Hemmung der Proteinbiosynthese über eine Bindung an die 30 s-Untereinheit der Ribosomen.

Pharmakokinetik Tigecyclin hat eine lange Halbwertszeit von 25–42 h und ein großes Verteilungsvolumen. Die Ausscheidung erfolgt zu 33 % über die Niere und zu 60 % über die Leber. Auch bei schwerer Niereninsuffizienz oder leberinsuffizienten Patienten im Child-Pugh-Stadium A und B muss keine Anpassung der Dosierung erfolgen.

Wirkspektrum und Indikationen Tigecyclin besitzt ein breites Wirkungsspektrum im grampositiven und gramnegativen Bereich einschließlich der Anaerobier und erfasst auch Mykoplasmen und Chlamydien. Hervorzuheben ist die Aktivität gegenüber Erregern mit besonderen Resistenzen wie MRSA- und VRE-Stämmen oder Enterobacteriaceae, die AmpC-Betalaktamasen oder Breitspektrum-Betalaktamasen (Extended-Spectrum-β-Laktmasen, ESBL) bilden. Tigecyclin ist zur Therapie von intrabdominellen Infektionen und Haut-Weichgewebeinfektionen geeignet, ist allerdings bei nosokomialer Pneumonie, Sepsis und Harnwegsinfektionen nicht indiziert. Bei Sepsis und Harnwegsinfektionen beruht dies auf der mangelnden Konzentration in Blut und Urin, bei Pneumonie auf der Unterlegenheit in einer klinischen Studie.

Resistenzen Pseudomonas aeruginosa, Burkholderia cepacia und die Proteus-Arten sind natürlicherweise resistent gegenüber Tigecyclin. Das Ausmaß einer sekundären Resistenzentwicklung wird erst im Laufe der Zeit abschätzbar sein.

Nebenwirkungen Im Vordergrund stehen Symptome von Seiten des Gastrointestinaltrakts wie Übelkeit oder Erbrechen. Selten wird ein Anstieg des Serumbilirubins beobachtet.

7.5.12 Nitroimidazole

Metronidazol kann parenteral und oral verabreicht werden und hat eine sehr gute Bioverfügbarkeit. Es hat eine hohe bakterizide Aktivität gegen obligat anaerobe Erreger. Es gelangt unter anaeroben Bedingungen in das Bakterium und hemmt die Proteinsynthese durch Bindung an die DNS.

Pharmakokinetik Das relative Verteilungsvolumen von Metronidazol ist gering bis mittel und die Halbwertszeit beträgt 6–8 h. Die Proteinbindung beträgt nur 10–20 % und es wird nach Metabolisierung hauptsächlich renal ausgeschieden.

Wirkspektrum und Indikationen Metronidazol ist zugelassen zur Therapie nachgewiesener oder vermuteter Infektionen durch anaerobe Erreger einschließlich des Hirnabszesses, Trichomonaden- und Lamblien-Infektionen. In parenteraler Form ist Metronidazol das Mittel der Wahl bei invasiven Amöben-Infektionen. Auch für leichte bis mittelschwere Clostridium-difficile-Infektionen gilt Metronidazol als Mittel der Wahl.

Resistenzen Primär resistente Bakterienstämme kommen unter empfindlichen Anaerobiern (z. B. Bacteroides fragilis) selten vor. Ein Teil der Helicobacter-pylori-Stämme ist heute resistent. Resistenzentwicklung unter Therapie ist ebenfalls selten.

Nebenwirkungen Es können gastrointestinale Nebenwirkungen und Geschmackssensationen auftreten. Selten kann es zu peripheren und zentralen Neuropathien und Leukopenie kommen.

7.5.13 Lipopeptide

Daptomycin ist das erste Antibiotikum aus der Substanzklasse der zyklischen Lipopeptide, welches in Deutschland seit einigen Jahren zur Verfügung steht. Daptomycin wird in Abhängigkeit von Ca^{2+} in die Zytoplasmamembran eingebaut. Hierdurch kommt es zu einer Zerstörung der Integrität und zur Freisetzung von Kalium-Ionen, was zum Zelltod führt.

Pharmakokinetik Daptomycin hat eine Halbwertszeit von ca. 7–9 h und eine Plasmaeiweißbindung von >90 %. Es wird zu 78 % renal ausgeschieden, 5 % finden sich im Stuhl wieder. Die Konzentration in Hautblasen beträgt ca. 68 % des Serumspiegels. Eine Dosisanpassung bei älteren Patienten oder bei Patienten mit leichter Leberinsuffizienz (Child-Pugh A und B) ist nicht notwendig. Bei Niereninsuffizienz (Kreatininclearance <30 ml/min) sowie Hämo- und Peritonealdialyse verlängert sich das Dosierungsintervall auf 48 h.

Wirkspektrum und Indikationen Das Wirkungsspektrum von Daptomycin umfasst ausschließlich grampositive Erreger, aber einschließlich der multiresistenten wie MRSA und VRE. Daptomycin ist zugelassen für die Therapie komplizierter Haut- und Weichgewebeinfektionen, für die (Staphylococcus aureus-)Bakteriämie und die (Rechtsherz-)Endokarditis. Da Daptomycin in der Lunge rasch durch Surfactant inaktiviert wird, ist es bei Pneumonien nicht einsetzbar.

Resistenzen Resistenzen traten bisher nur in Einzelfällen bei Patienten unter Daptomycin-Therapie auf.

Nebenwirkungen Häufige Nebenwirkungen von Damptomycin sind eine Erhöhung der CPK, gastrointestinale Nebenwirkungen wie Übelkeit, Erbrechen, Verstopfung oder Diarrhö, Reaktionen an der Einstichstelle, Kopfschmerzen, und Schlaflosigkeit.

7.6 Antimykotika

7.6.1 Grundlagen

Pilzinfektionen spielen in der Chirurgie mit Ausnahme der Peritonitis eine untergeordnete Rolle. Der mikrobiologische Nachweis von Candida spp. in Materialien von Haut und Schleimhaut, aus dem Respirationstrakt oder dem Urin gelingt häufig, ist aber meist Ausdruck einer Kolonisation oder einer Haut-Schleimhautmykose, aber nur selten einer invasiven Infektion. Eine antimykotische Therapie ist hier meist nicht indiziert. Lokale und systemische Mykosen kommen vor allem bei immunsupprimierten Patienten vor, z. B. in der Transplantationsmedizin. Hier werden Antimykotika auch in der Prophylaxe eingesetzt. Lokale und systemische Pilzinfektionen spielen gelegentlich auch bei Patienten mit Langzeitintensivtherapie eine Rolle, vor allem nach Selektionierung durch eine länger bestehende Antibiotikatherapie. Liegt eine Pilzinfektion vor, so

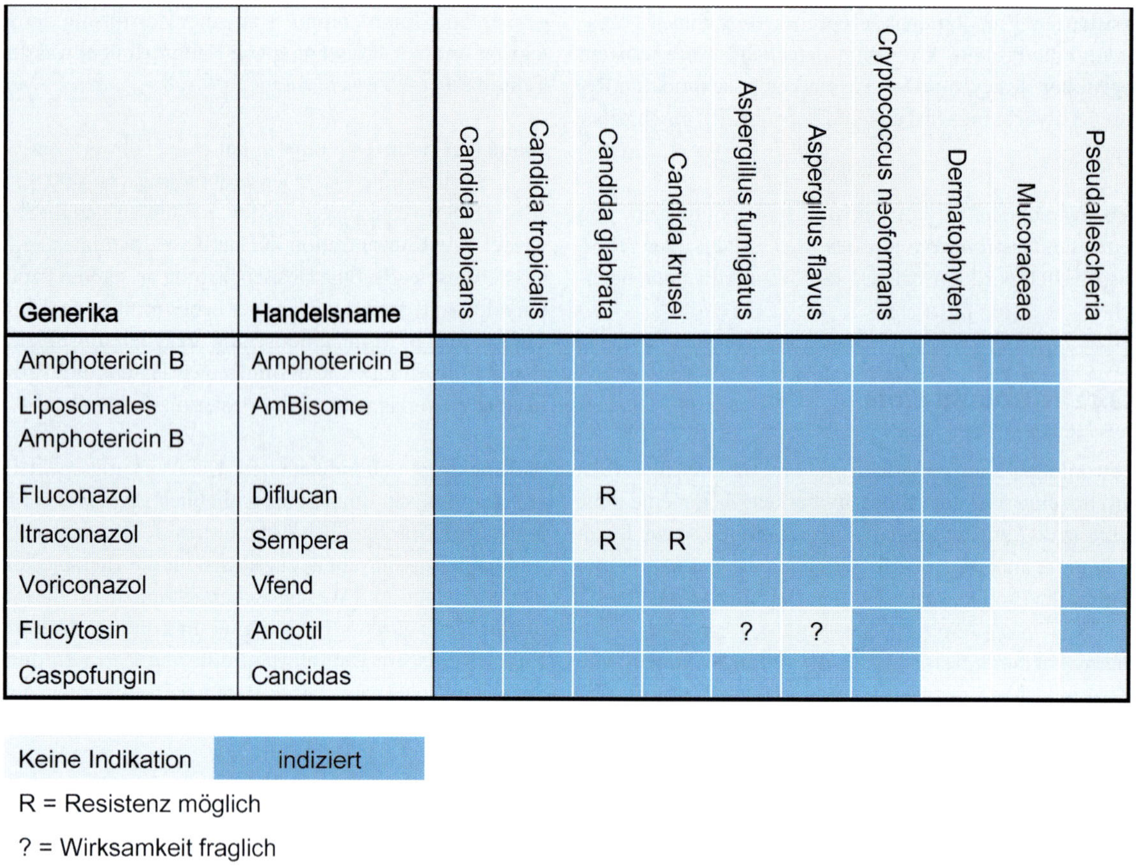

Generika	Handelsname	Candica albicans	Candida tropicalis	Candida glabrata	Candida krusei	Aspergillus fumigatus	Aspergillus flavus	Cryptococcus neoformans	Dermatophyten	Mucoraceae	Pseudallescheria
Amphotericin B	Amphotericin B	■	■	■	■	■	■	■	■	■	
Liposomales Amphotericin B	AmBisome	■	■	■	■	■	■	■	■	■	
Fluconazol	Diflucan	■	■	R				■	■		
Itraconazol	Sempera	■	■	R	R	■	■	■	■		
Voriconazol	Vfend	■	■	■	■	■	■	■	■		■
Flucytosin	Ancotil	■	■	■	■	?	?	■			■
Caspofungin	Cancidas	■	■	■	■	■	■				

Keine Indikation · ■ indiziert

R = Resistenz möglich

? = Wirksamkeit fraglich

Abb. 7.2 Indikationen der wichtigsten Antimykotika

muss die Therapie in der Regel deutlich länger erfolgen als bei bakteriellen Infektionen. ■ Abb. 7.2 gibt eine Übersicht über die Indikationen der wichtigsten Antimykotika. Das Wirkspektrum der verschiedenen Antimykotika wurde in ■ Tab. 7.5 zusammengefasst.

7.6.2 Polyene

Amphotericin B liegt als parenterale Applikationsform zur systemischen Gabe vor. Es kann auch lokal als orale Suspension oder zur Inhalation verwendet werden. **Nystatin** liegt wegen seiner Toxizität nur als orale Suspension vor. Polyene wirken durch Veränderung der Permeabilität der Zytoplasmamembran via Antagonisierung der Sterolsynthese. Polyene haben ein sehr breites Wirkspektrum mit Ausnahme von Scedosporium spp. **Liposomales Amphotericin B** ist weniger nephrotoxisch als Amphotericin-B-Desoxycholat und ist daher die zur systemischen Therapie zu bevorzugende Form.

Pharmakokinetik Amphotericin B und Nystatin werden nach oraler Gabe nicht resorbiert. Amphotericin B ist zu >90 % an Plasmaeiweiß gebunden, die Halbwertszeit liegt bei 20 h. Die Konzentrationen sind in der Leber am höchsten, in der Lunge und den Nieren niedriger. Bei bestehender Entzündung kann in Pleura-, Peritoneal- und Synovialflüssigkeit die Konzentration bis auf etwa 65 % der Plasmakonzentration ansteigen. Die Liquorgängigkeit ist gering, jedoch bei Meningitis besser. Die Ausscheidung von Amphotericin B erfolgt langsam über die Niere. Es ist nicht dialysabel.

Indikationen Lebensbedrohliche invasive Pilzinfektionen wie z. B. Aspergillose, Pilz-Peritonitis, Pilz-Meningitis oder Candida-Endokarditis. Die oralen Polyene werden zur intestinalen Dekontamination und zur lokalen Therapie von Schleimhautmykosen eingesetzt.

Resistenzen Eine Resistenzentwicklung unter Therapie ist selten. Primär resistente Candida-Stämme kommen ebenfalls selten vor.

Nebenwirkungen Amphotericin B ist nephrotoxisch. Es kann nach Gabe zu Allgemeinreaktionen (Fieber, Schüttelfrost), Thrombophlebitiden an den Infusionsstellen, Blutbildveränderungen (Anämie) und Rückenschmerzen kommen.

Tab. 7.5 Parenterale, orale und lokale antimykotische Substanzen

Gruppe	Wirkstoff	Handelsname (Beispiele)	Dosierung (Hochdosis)
Polyene	Amphotericin B	Amphotericin B Ampho-Moronal	1×1–1,5 mg/kg KG* i.v. 4×1 Pipette
	Liposomales Amphotericin B	AmBisome	1×3–5 mg/kg KG i.v.
	Nystatin	Moronal	4–6×0,5–1 ml p.o.
Azolderivate	Fluconazol	Diflucan	10 mg/kg KG i.v./p.o.
	Itraconazol	Sempera	1–2×200 mg i.v./p.o.
	Voriconazol	Vfend	Tag 1: 2×6 mg/kg KG i.v., dann 2×3–4 mg/kg KG i.v. Tag 1: 2×400 mg p.o., dann 2×200 mg p.o.
	Posaconazol	Noxafil	2×400 mg p.o.
Fluorierte Pyrimidine	Flucytosin	Ancotil	4×25–37,5 mg/kg KG i.v.
Echinocandine	Caspofungin	Cancidas	Tag 1: 1×70 mg i.v., dann 1×50 mg i.v.
	Anidulafungin	Ecalta	Tag 1: 1×200 mg i.v., dann 1×100 mg i.v.
	Micafungin	Mycamine	1×150 mg i.v.

7.6.3 Azolderivate

Die systemisch anwendbaren Azole **Fluconazol, Itraconazol, Voriconazol, Posaconazol** und das topisch anwendbare **Clotrimazol** sind chemisch unterschiedliche Derivate mit Imidazol- oder Triazol-Struktur. Sie wirken alle gleichartig durch Hemmung der Ergosterolsynthese der Pilze. Alle Azole hemmen auch das Zytochrom-P450-System und zum Teil auch die Steroidsynthese des Menschen.

Pharmakokinetik: **Fluconazol** wird nach oraler Gabe gut resorbiert. Die Halbwertszeit beträgt 25 h und die Plasmaeiweißbindung liegt bei 12 %. Es hat eine sehr gute Gewebegängigkeit und erreicht relativ hohe Konzentrationen in Urin, Speichel, Sputum und Liquor. Es wird zu 60–80 % unverändert renal ausgeschieden.

Itraconazol wird auch nach oraler Gabe resorbiert, allerdings in unterschiedlicher Menge, so dass Spiegelkontrollen erforderlich sind. Die Halbwertszeit liegt bei 24 h, die Plasmaeiweißbindung bei 99 %. Itraconazol penetriert nicht in den Liquorraum. Es wird in der Leber metabolisiert und weder Niereninsuffizienz noch Dialyse beeinflussen die Serumspiegel.

Voriconazol hat eine fast vollständige Resorption nach oraler Applikation. Die Halbwertszeit liegt bei 6 h, es ist zu 60 % an Plasmaeiweiß gebunden. Die Liquorspiegel liegen bei ca. 50 % des Plasmaspiegels. 95 % der Substanz werden in der Leber metabolisiert.

Posaconazol wird nach oraler Applikation langsam resorbiert, wobei die Geschwindigkeit der Aufnahme abhängig vom Fettanteil der Nahrung ist. Es besitzt ein hohes Verteilungsvolumen und die Halbwertszeit liegt bei 35 h. Es ist zu 98 % an Plasmaeiweiß gebunden. Der überwiegende Anteil wird über den Stuhl eliminiert, nur 15 % über den Urin.

Indikationen Fluconazol kann bei Infektionen durch Candida albicans und tropicalis eingesetzt werden. Itraconazol wird zur Prophylaxe oder zur Sequenztherapie bei Aspergillusinfektionen bei immunsupprimierten Patienten eingesetzt. Voriconazol ist bei invasiver Aspergillose das Mittel der Wahl. Posaconazol ist auch zugelassen bei Schimmelpilzinfektionen durch Zygomyzeten und Fusarium spp..

Resistenzen Sekundäre Resistenzen können sich bei Candida-Arten unter Fluconazol-Therapie in 5–10 % entwickeln. Eine Primäre Resistenz besteht bei Candida glabrata und krusei, Aspergillus spp. und Dermatophyten. Gegen Itraconazol resistente Candida-Arten treten selten bei HIV-Patienten auf. Resistenzen gegen die neueren Antimykotika Voriconazol und Posaconazol sind noch selten.

Nebenwirkungen Unter der Therapie mit Azolen kommen gastrointestinale Nebenwirkungen, Hautausschläge, Fieber, Neutropenie, Nebenniereninsuffizienz (Itraconazol), ZNS-Störungen (Itraconazol, Fluconazol), Leberfunktionsstörungen (Fluconazol, Voriconazol und Posaconazol), Elektrolytstörungen (Posaconazol), QTc-Intervallverlängerungen (Posaconazol) und Sehstörungen (Voriconazol) vor.

7.6.4 Fluorierte Pyrimidine

Flucytosin gehört zu den fluorierten Pyrimidinen und liegt nur in parenteraler Form vor. Es wirkt als Antimetabolit des Cytosins.

Pharmakokinetik Flucytosin besitzt eine geringe Plasmaeiweißbindung und hat eine Halbwertzeit von 3–4 h. Es zeigt eine gute Penetration in Liquor und Peritonealexsudat. Es wird zu 90 % unverändert im Urin ausgeschieden.

Indikationen Flucytosin wird ausschließlich als Kombinationspartner verwendet. Mit Amphotericin B ist eine additive oder synergistische Wirkung beschrieben bei Infektionen durch Candida spp. und Cryptococcus neoformans..

Resistenzen Die Wirksamkeit bei Infektionen durch Aspergillus spp. ist fraglich. Auch bei Candida spp. (10–50 %) und Cryptococcus neoformans (2–20 %) kommen primär resistente Stämme vor. Sekundäre Resistenz ist selten.

Nebenwirkungen In 10 % der Fälle zeigen sich reversible Blutbildveränderungen unter der Therapie mit Flucytosin. Selten kommt es zu einem Anstieg der Leberenzyme, gastrointestinale und ZNS-Störungen.

7.6.5 Echinocandine

Caspofungin ist der erste Vertreter dieser neuen Antimykotikaklasse mit breitem Wirkspektrum und guter Verträglichkeit, welcher im Jahr 2001 zugelassen worden ist. In den Jahren 2007 und 2008 folgten **Anidulafungin** und **Micafungin**. Echinocandine hemmen die Synthese von β-(1,3)-D-Glukan, einem Hauptbestandteil der Zellwand vieler Fadenpilze und Hefen. Echinocandine wirken fungizid auf fast alle Aspergillus- und Candida-Spezies.

Pharmakokinetik Echinocandine können ausschließlich parenteral appliziert werden und besitzen eine hohe Eiweißbindung von 84–99 %. Die Halbwertszeit beträgt für Caspofungin 9–11 h, für Micafungin 11–17 h und für Anidulafungin 40–50 h. Es erfolgt eine langsame Metabolisierung und Ausscheidung über die Galle und Niere (unveränderte Substanz renal nur 1,4 %). Eine Niereninsuffizienz hat keinen Einfluss auf die Serumspiegel. Die Echinocandine sind nicht dialysierbar.

Indikationen Die Echinocandine unterscheiden sich in erster Linie durch ihren Zulassungsstatus. Grundsätzlich sind sie als Therapie der Wahl bei Candidämie empfohlen, insbesondere bei schwer kranken Patienten. Sie können auch zur Salvage-Therapie bei Versagen einer Azol- oder Amphotericin-B-Therapie eingesetzt werden, ebenso wie zur empirischen Therapie bei neutropenen Patienten. Caspofungin ist geeignet zur Therapie von Candida-Gallenwegsinfektionen und Micafungin ist zugelassen zur Prophylaxe bei Patienten nach Stammzelltransplantation.

Resistenzen Es gibt vereinzelte Berichte über Resistenz von Candida albicans gegen Caspofungin, aber insgesamt ist die Resistenzlage bei den Candida-Spezies noch günstig. Echinocandine besitzen keine Wirkung gegenüber Kryptokokken.

Nebenwirkungen Vereinzelt sind Symptome einer Histaminfreisetzung beobachtet worden. ZNS-Störungen, Anstieg der Leberenzyme, gastrointestinale Beschwerden, Proteinurie, Erythrozyturie, Phlebitis können vorkommen.

7.6.6 Allylamine

Terbinafin ist ein orales systemisch wirkendes Antimykotikum aus der Allylamingruppe. Es hat eine gute Wirksamkeit bei Dermatomykosen.

Pharmakokinetik Schnelle und vollständige Resorption von Terbinafin mit starker Anreicherung in der Kutis, in Nägeln und Fettgewebe. Die Halbwertszeit beträgt 22 h. Es erfolgt eine starke Metabolisierung, aber kaum metabolische Interaktionen.

Indikationen Terbinafin eignet sich besonders zur Therapie von schweren therapierefraktären Dermatomykosen.

Nebenwirkungen Es kann selten zu allergischen Reaktionen, intestinalen Beschwerden, Blutbildveränderungen, Leberfunktionsstörungen und ZNS-Beschwerden kommen.

Literatur

Bodmann KF, Grabein B und die Expertenkommission der Paul-Ehrlich-Gesellschaft (2010) Empfehlungen zur kalkulierten parenteralen Initialtherapie bakterieller Erkrankungen bei Erwachsenen. Chemotherapie Journal 19: 179–255

Classen DC, Evans RS, Pestotnik SL, Horn SD, Menlove RL, Burke JP (1992) The timing of prophylactic administration of antibiotics and the risk of surgical-wound infection. N Engl J Med 326:281–286

Cruse PJ (1978) Feedback, technique reduce surgical infections. Hosp Infect Control 5: 113–114

Dellinger EP, Gross PA, Barrett TL, Krause PJ, Martone WJ, McGowan JE Jr, Sweet RL, Wenzel RP (1994) Quality standard for antimicrobial prophylaxis in surgical procedures. Infectious Diseases Society of America. Clin Infect Dis 18:422–427

Kujath P, Bouchard R, Scheele J, Esnaashari H (2006) Neues in der perioperativen antibiotischen Prophylaxe. Chirurg 77:490–498

Literatur

Rosenthal EJK, Shah PM (2005) Vorwort und Gebrauchsanweisung & einige Leitsätze In: Therapie häufiger Infektionen in der täglichen Praxis. Communication Media, Kirchheim b. München

Stille W, Brodt HR, Groll AH, Just-Nübling G (2005) Eigenschaften der Antiinfektiva. In: Stille W, Brodt HR, Groll AH, Just-Nübling G (Hrsg.) Antibiotikatherapie. Schattauer, Stuttgart

Wacha H, Hau T, Dittmer R, Ohmann C (1999) Risk factors associated with intraabdominal infections: a prospective multicenter study. Peritonitis Study Group. Langenbecks Arch Surg 384:24–32

Die schwangere Patientin in der Chirurgie

P. Khalil, M. Siebeck, A. Kleespies

8.1 Einführung

Chirurgisch relevante Erkrankungen und Verletzungen sind keine Seltenheit während der Schwangerschaft (Basaran u. Basaran 2009). So wird angenommen, dass in etwa 1 von 500 Schwangerschaften eine nicht gynäkologische chirurgische Intervention erforderlich ist (Dietrich et al. 2008). Die Untersuchung und Behandlung schwangerer Patientinnen kann jedoch auch für den erfahrenen Chirurgen eine Herausforderung darstellen. Dieser Umstand ist im Wesentlichen den mit der Schwangerschaft verbundenen anatomischen und physiologischen Veränderungen geschuldet. Die Sorge um die Gesundheit der Patientin sowie der Unversehrtheit ihres ungeborenen Kindes kann darüber hinaus auch mit einer Unsicherheit hinsichtlich der angemessenen weiteren Diagnostik und Therapie verbunden sein. Die Folgen einer verzögerten oder inadäquaten Therapie können, in Abhängigkeit von der Diagnose, zu einer deutlich erhöhten Mortalität der Patientin sowie zu einer erheblichen Fehlgeburtsrate führen (Klipatrick u. Monga 2007).

Eine sorgfältige Untersuchung, das Wissen um die physiologischen und anatomischen Veränderungen während der Schwangerschaft, eine die Risiken abwägende weitere Diagnostik sowie die enge Zusammenarbeit zwischen Chirurgie und Gynäkologie sind daher in der Behandlung schwangerer Patientinnen obligat. Im Falle lebensbedrohlicher Erkrankungen oder Verletzungen ist jedoch bei aller Sorge um das ungeborene Kind aus medizinischer Sicht der schwangeren Patientin primär die oberste Priorität einzuräumen (American College of Surgeons – Committee on Trauma; Parangi et al. 2007). Auf der anderen Seite kann es aber unter bestimmten Voraussetzungen nach sorgfältiger Abwägung aller Risiken zweckmäßig sein eine notwendige Operation hinauszuzögern, bis ein bestimmter Reifungsgrad des Kindes eingetreten ist. Elektive Eingriffe hingegen sollten auf die Zeit nach der Entbindung vom Kind verschoben werden (Parangi et al. 2007).

8.2 Physiologische Veränderungen

Die augenscheinlichsten Veränderungen gehen mit dem wachsenden **Uterus** einher, der in Verlauf der Schwangerschaft die intraabdominellen Organe verlagert und eine klinische Untersuchung erheblich erschwert (Abb. 8.1) (Fahoum et al. 2010). So kann es zum Beispiel in Abhängigkeit von der peritonealen Fixierung des Zökums im 3. Trimenon zu einer Verlagerung der Appendix vermiformis bis unter den Unterrand des rechten Rippenbogens kommen (Abb. 8.1) (Hodjati et al. 2003; Chamberlain 1991; Augustin u. Majerovic 2007). Etwa ab der 12. Schwangerschaftswoche (SSW) reicht der Uterus über das Beckenniveau hinaus und erreicht um die 20. SSW den Bauchnabel (American College of Surgeons – Committee on Trauma). Zwischen der 34. und 36. SSW erreicht der Uterus den Rippenbogenrand (American College of Surgeons – Committee on Trauma).

Die **abdominelle Schmerzlokalisation** ist insbesondere in der fortgeschrittenen Schwangerschaft nur schwierig palpatorisch zu beurteilen. Darüber hinaus kann eine peritoneale Reizung durch die eingetretene Laxizität der Bauchwand verschleiert werden (Kilpatrick u. Monga 2007).

Ein reduzierter Tonus des unteren Ösophagussphinkters kann zu einem **gastroösophagealen Reflux** mit entsprechender Symptomatik führen, während eine **verzögerte Magenentleerung** häufig mit Übelkeit und Erbrechen insbesondere im 1. Trimenon der Schwangerschaft verbunden ist (Kilpatrick u. Monga 2007). Die verzögerte Magenentleerung führt auch zu einem **erhöhten Aspirationsrisiko** der schwangeren Patientin. Die reduzierte Dünndarmmotilität und eine erhöhte Kolontransitzeit führen vielfach zu **Obstipation** und einem schmerzhaften Völlegefühl. Der wachsende Uterus führt jedoch auch durch einen erhöhten Druck auf die Vena cava inferior zu einer Verringerung des venösen Rückstroms mit konsekutiver **Abnahme des Herz-Zeit-Volumens** insbesondere in Rückenlage. Eine Tendenz zur Hypotonie und Tachykardie ist vielfach zu beobachten.

Andere Veränderungen betreffen die Atmung im Sinne eines **Anstieges des Atem-Zeit-Volumens** durch vergrößerte Atemzugvolumina bei gleichbleibender Atemfrequenz. Darüber hinaus kommt es zu der sog. **physiologischen Anämie** mit einem Anstieg von Plasmavolumen und Erythrozyten um 40 % beziehungsweise 25 %. Ein Hämoglobin von <11 g/dl ist daher in der Schwangerschaft kein ungewöhnlicher Befund (Kilpatrick u. Monga 2007). Es kommt aber auch zur Veränderungen einer Reihe von Gerinnungsfaktoren, die einen **thrombogenen Zustand**

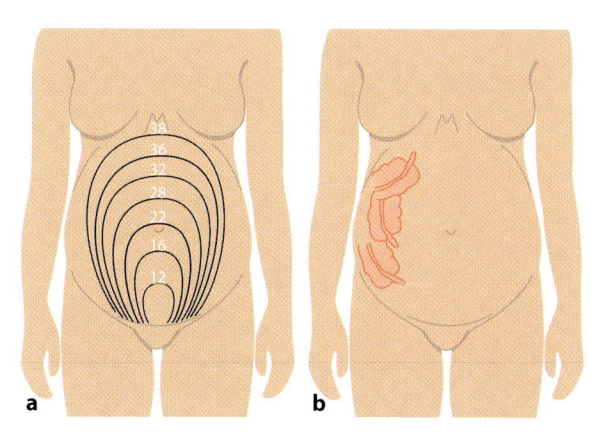

Abb. 8.1a,b Physiologische Veränderungen während der Schwangerschaft. **a** Uterusgröße in Abhängigkeit von der Schwangerschaftswoche. **b** Mögliche Lokalisation der Appendix in Abhängigkeit von der Schwangerschaftswoche und peritonealen Fixierung des Zökums. (Modifiziert nach Chamberlain 1991)

zur Folge haben. Schließlich sind Infektionen anhand des Blutbildes während der Schwangerschaft schwieriger zu beurteilen. So liegt der Normalwert der **Leukozyten** in der Schwangerschaft zwischen 10 und 14×10^9/l und kann unter Wehen sogar auf $20–30\times10^9$/l ansteigen.

8.3 Anamnese und körperliche Untersuchung

Die Anamnese wird in der Regel, wie bei nicht schwangeren Patientinnen auch, anhand eines standardisierten Erhebungsbogens abgefragt. Dies schließt Fragen nach einer möglichen Schwangerschaft, deren bisherigen Verlauf, sowie der letzten gynäkologischen Untersuchung ein. Die körperliche Untersuchung unterscheidet sich im Ansatz nicht von der nicht-schwangerer Patientinnen. Allerdings ist die Untersuchung bei fortgeschrittener Schwangerschaft nur mit erhöhtem Oberkörper und leichter Seitenlage möglich. Die Palpation einzelner Organe ist hier vielfach weder möglich noch zielführend. Vor jeder weiteren apparativen Diagnostik sollte ein Schwangerschaftstest durchgeführt werden, sofern eine Schwangerschaft nicht klinisch offensichtlich ist oder laborchemisch gesichert wurde. Bei Patientinnen mit einer abdominellen Schmerzsymptomatik oder aber nach Trauma ist eine frühzeitige Einbindung eines Gynäkologen in die weitere Evaluation und Therapie obligat.

8.4 Weiterführende Diagnostik

Die **Basisdiagnostik** beinhaltet in Abhängigkeit von den Beschwerden oder der Verletzung ein mehr oder weniger umfangreiches Routinelabor. Handelt es sich um abdominelle Beschwerden, die zur Aufnahme der Patientin geführt haben, ist die abdominelle Sonographie die Untersuchung der ersten Wahl (Glanc u. Maxwell 2010). Allerdings ist deren Verwertbarkeit in fortgeschrittener Schwangerschaft vielfach nur begrenzt.

Als **weiterführende Diagnostik** stehen konventionelles Röntgen, Computertomographie (CT) und Magnetresonanztomographie (MRT) zur Verfügung (Beddy et al. 2010; Long et al. 2011; Goldberg-Stein et al. 2011; Jackson et al. 2008). Röntgen und CT sind aufgrund der Strahlenbelastung für das ungeborene Kind in Abhängigkeit vom Zustand der Patientin streng zu indizieren. Auf der anderen Seite sollte der Umstand der Schwangerschaft nicht dazu führen, der Patientin eine notwendige apparative Diagnostik aufgrund der befürchteten Strahlenexposition zu verzögern oder gar zu verwehren (Kilpatrick u. Monga 2007). Grundsätzlich ist aus Untersuchungen im Zusammenhang mit den Atombombeneinsätzen von Hiroshima und Nagasaki bekannt, dass bezogen auf eine Strahlenexposition die 8. bis 15. Schwangerschaftswoche die sensibelste für den Fötus ist (Kilpatrick u. Monga 2007). Darüber hinaus wird angenommen, dass eine Strahlendosis von <5 rad, die im Rahmen einer einmaligen radiologischen Untersuchung kaum erreicht wird, nicht mit einem Anstieg teratogener Anomalien oder Abort verbunden ist (Jackson et al. 2008). Problematisch wird demnach in erster Linie kumulierte Strahlendosen durch wiederholte Untersuchungen. So soll die fötale Strahlenexposition bei einem CT des Abdomens nach Kilpatrick bei etwa 3,5 rad und bei einem Becken-CT bei 250 mrad liegen. Im Vergleich dazu liegt die fötale Strahlenexposition bei einer konventionellen Hüftaufnahme bei etwa 200 mrad und bei einem Thorax in zwei Ebenen bei maximal 0,07 mrad (Kilpatrick u. Monga 2007). Generell ist die MRT eine sichere Untersuchungsmethode und ein möglicher schädlicher Einfluss der MRT auf den menschlichen Fötus nicht mit ausreichender Evidenz belegt. Die derzeit vorhandenen wenigen Studien mit schwangeren Patientinnen zeigen allesamt dass die MRT keinen teratogenen Einfluss auf das ungeborene Kind hat. Dennoch ist auch die Indikation zur MRT des Abdomens insbesondere vor der 21. SSW streng zu indizieren, da zumindest tierexperimentelle Untersuchungen einen schädlichen Einfluss auf den Fötus nachweisen konnten.

8.5 Relevante abdominelle Krankheitsbilder

Etwa 0,2–1,0 % aller schwangeren Frauen müssen im Verlauf der Schwangerschaft aufgrund allgemeinchirurgischer Erkrankungen operiert werden (Parangi et al. 2007). Der weitaus häufigste abdominelle Notfall während der Schwangerschaft ist die **Appendizitis**, die in etwa 1:1500 Fällen auftritt (Kilpatrick u. Monga 2007).

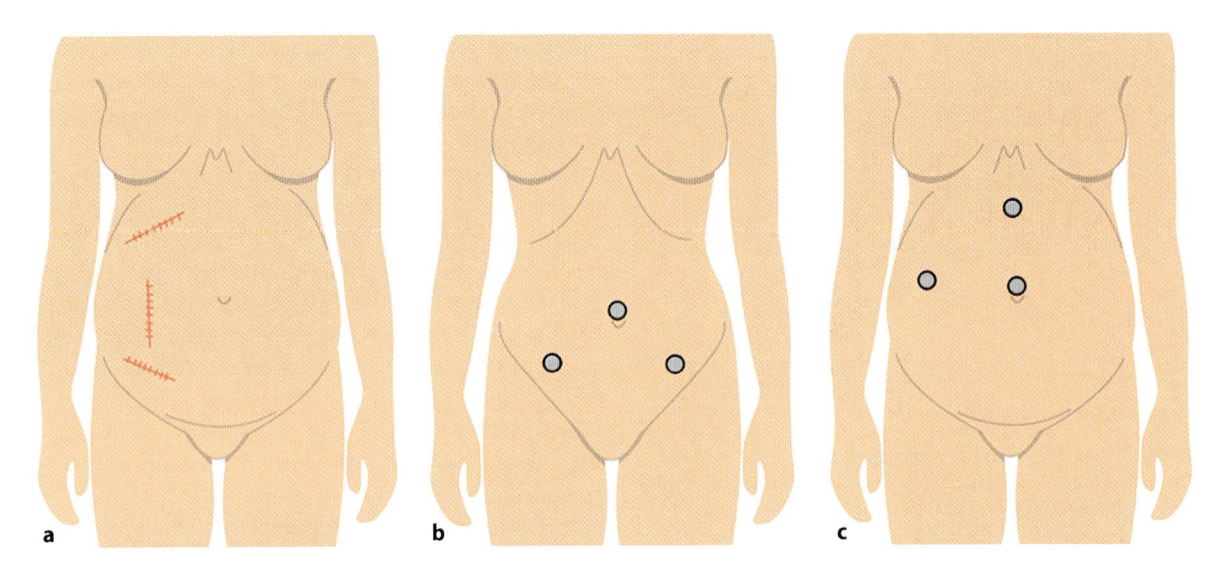

Abb. 8.2a–c Operative Zugangswege. **a** Mögliche offen-chirurgische Zugangswege in Abhängigkeit von der Appendixlokalisation (modifiziert nach Chaberlain 1991). **b,c** Mögliche Positionierung der Trokare bei laparoskopischem Zugang zur Appendektomie in Abhängigkeit von der Schwangerschaftswoche: **b** Frühschwangerschaft, **c** Spätschwangerschaft

> **Die perforierte Appendizitis ist damit auch die häufigste chirurgische Ursache eines Aborts.**

So ist eine zu spät diagnostizierte oder übersehene Appendizitis mit einer mütterlichen Mortalität 4 % und einer Abortrate von etwa 25 % vergesellschaftet (Kilpatrick u. Monga 2007). Die Klinik der Appendizitis ist ähnlich derjenigen nicht-schwangerer Patientinnen mit einem vornehmlich lokalen Druckschmerz im rechten Unterbauch. Übelkeit, Erbrechen, Fieber und Leukozytose sind keine eindeutigen Indikatoren einer Appendizitis während der Schwangerschaft. Die Ultraschalluntersuchung ist die diagnostische Bildgebung der Wahl; insbesondere in der Spätschwangerschaft ist die Appendix vielfach nicht darzustellen. Eine Computertomographie sollte aufgrund der Strahlenexposition komplexeren Verläufen und Erkrankungen vorbehalten bleiben, diesbezüglich besteht kein klarer Konsens in der Literatur (Jackson et al. 2008; Khalil et al. 2010; Howell et al. 2010). Die Operation selbst kann sowohl laparoskopisch als auch konventionell offen durchgeführt werden (Abb. 8.2 und Abb. 8.3) (de Bakker et al. 2011; Walsh et al. 2008; Sadot et al. 2010). In der Praxis bewährt sich bei letzterem Vorgehen die Lokalisation der Appendix während der Sonographie auf der Bauchdecke zu markieren.

Die zweithäufigste nicht-gynäkologische Ursache abdomineller Notfälle sind **Erkrankungen von Gallenblase und Gallengängen** (Stone 2002). Während die akute Appendizitis mit gleicher Häufigkeit bei schwangeren und nicht-schwangeren Patientinnen zu beobachten ist, prädisponiert die Schwangerschaft zur Bildung von Gallensteinen (Parangi et al. 2007). Gallensteine sind in über 90 % der Fälle Ursache einer **Cholezystitis**, die mit einer Häufigkeit von 1–8:10.000 in der Schwangerschaft auftritt (Beddy et al. 2010). Die Klinik der akuten Cholezystitis ähnelt derjenigen nicht-schwangerer Frauen, obgleich das Murphy-Zeichen häufig weniger ausgeprägt ist (Augustin u. Majerovic 2007). Die Sonographie zeichnet sich in der Diagnostik ähnlich wie bei nicht-schwangeren Patientinnen durch eine hohe Sensitivität und Spezifität aus (Stone 2002).

Im Falle von **Choledocholithiasis**, **Cholangitis** oder **Pankreatitis** kann die endoskopisch retrograde Cholangiopankreatographie (ERCP) sicher und mit einer nur geringen Strahlenbelastung für den Fötus durchgeführt werden (Kilpatrick u. Monga 2007). Eine frustrane Steinextraktion stellt stets eine Operationsindikation dar. Die symptomatische **Cholezytolithiasis** während der Schwangerschaft ist mit einem signifikant erhöhten Risiko einer biliären Pankreatitis vergesellschaftet, die wiederum in 10–20 % der Fälle eine Fehlgeburt zur Folge hat (Augustin u. Majerovic 2007). Patientinnen mit wiederholten Episoden einer Gallenkolik oder einer therapierefraktären Cholezystitis sollten einer operativen Cholezystektomie zugeführt werden, wobei das zweite Trimenon hierfür am geeignetsten erscheint (Stone 2002). Ein laparoskopisches Vorgehen ist hier der Standard (Abb. 8.3) (Jackson et al. 2008).

Die **intestinale Obstruktion**, zumeist durch Briden verursacht, ist mit einer Inzidenz von 0,5–1:1500 Schwangerschaften die dritthäufigste Ursache eines akuten Abdomens und tritt zumeist im dritten Trimenon auf (Augustin u. Majerovic 2007). Seltenere Ursachen einer mechanischen Obstruktion sind der zökale Volvulus, der mit bis zu 44 % aller mechanischen Obstruktionen wesentlich häufiger auftritt als bei nicht-schwangeren Patientinnen, die Intusseption sowie unterschiedliche Hernien. Die Klinik eines mechanischen Ileus entspricht der Symptomatik

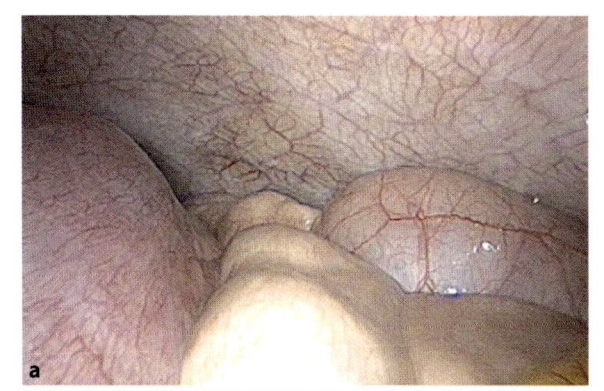

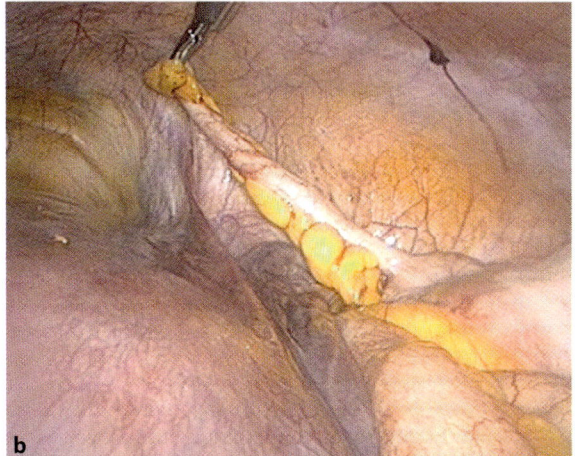

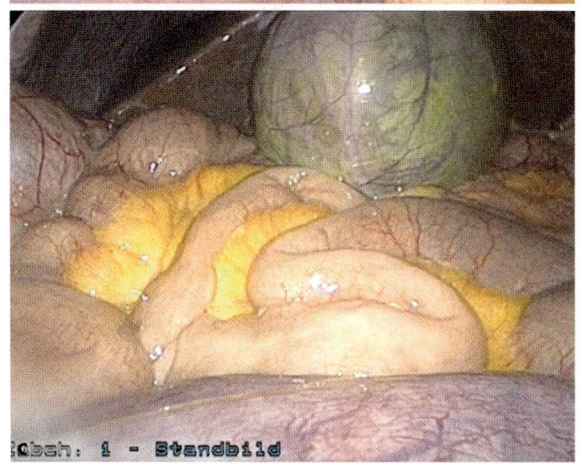

Abb. 8.3a–c Operationssitus in der Spätschwangerschaft.
a Rechter Unterbauch mit großem Uterus am linken Bildrand. **b** Akute, histologisch gesicherte erosive Appendizitis mit Lagebeziehung zum Uterus am linken Bildrand. **c** Ulzerophlegmonöse Appendizitis mit Uterus im Vordergrund

nicht schwangerer Patientinnen, wobei Übelkeit, Erbrechen, Koprostase auch häufige Begleiterscheinungen einer unkomplizierten Schwangerschaft ohne mechanische Obstruktion sein können. Ein konservativer Therapieversuch in Abhängigkeit von Klinik und Befund und die Indikation zur Operation entsprechen denselben Kriterien wie bei nicht schwangeren Patientinnen.

Die **akute Pankreatitis** ist mit 1:3000 eine weitere schwere Erkrankung, die vornehmlich in der fortgeschrittenen Schwangerschaft auftritt und zumeist Gallenstein- und seltener alkoholbedingt ist (Augustin u. Majerovic 2007). Abgesehen von therapierefraktären und fulminanten Verläufen ist die Pankreatitis einer konservativen Therapie zugänglich.

Es können schließlich auch eine ganze Reihe gynäkologische Ursachen, wie die Adnexitis, Ovarialzystenruptur, Ovarialstieldrehung, aber auch eine ektope Schwangerschaft den abdominellen Beschwerden zu Grunde liegen, was die Forderung nach einer gynäkologischen Konsultation unterstreicht.

8.6 Schwangerschaft und Trauma

Verkehrsunfälle, Stürze oder Verletzungen durch Gewalt kommen auch bei Patientinnen während der Schwangerschaft vor und sind in Abhängigkeit von der Traumafolge mit einer nicht unerheblichen Morbidität und Mortalität sowohl der schwangeren Patientin als auch des ungeborenen Kindes verbunden. So kommt es in bis zu 40 % der Fälle nach **stumpfem Bauchtrauma** zu einer Plazentaablösung (Augustin u. Majerovic 2007). Frakturen werden nach entsprechender Risikoabwägung genauso versorgt wie bei nicht-schwangeren Patientinnen.

> In diesem Zusammenhang ist das höhere Thromboembolierisiko durch Immobilisierung der schwangeren Patientin zu beachten.

Stich- und Schussverletzungen gehen in Abhängigkeit von der Schwangerschaftsdauer mit einer zum Teil sehr hohen Mortalität des Fötus einher (Augustin u. Majerovic 2007). Demgegenüber versterben schwangere Patientinnen im Vergleich zu nicht-schwangeren Frau aufgrund der Schutzfunktion des Uterus seltener an penetrierenden Abdominalverletzungen (Augustin u. Majerovic 2007). Ein besonderes Problem stellt die selbst geringfügige traumatische fetomaternale Blutübertragung auf Rh-negativer Mütter dar, weshalb hier stets eine Rh-Immunglobulin-Therapie der schwangeren Patientin innerhalb der ersten 72 h nach Trauma erwogen werden sollte (American College of Surgeons – Committee on Trauma 2004).

Generell erfolgt die Untersuchung und Behandlung lebensbedrohlich verletzter schwangerer Patientinnen entsprechend dem „**primary survey**" nach dem **ABCDE** (A: Airway, B: Breathing, C: Circulation, D: Disability, E: Environment) entsprechend dem American College of Surgeons und dem Advanced Trauma Life Support und gilt primär der schwangeren Patientin und nicht dem ungeborenen Kind (American College of Surgeons – Committee on Trauma 2004b). Nach Sicherstellung der Vitalfunktionen erfolgt dann das **„secondary survey"** mit der Untersuchung der Patientin von **Kopf bis Fuß** (American College of Surgeons – Committee on Trauma 2004b). Im Falle nicht erfolgreicher Wiederbelebungsmaßnahmen sollte entsprechend der 5-Minuten-Regel eine perimortale Sektio nach 4 Minuten erwogen werden (American College of Surgeons – Committee on Trauma 2004a).

8.7 Operation und Anästhesie

Der Zeitpunkt der Operation sowie die Wahl des Operations- und Anästhesieverfahrens sollte in Abhängigkeit von der Erkrankung beziehungsweise dem Trauma sowie der Schwangerschaftswoche interdisziplinär zwischen Chirurgie, Gynäkologie und Anästhesie im Einzelfall entschieden werden.

> Generell gilt, dass das fötale Risiko im 1. und 2. Trimenon am größten sind, weshalb ein regionales Anästhesieverfahren – wenn medizinisch – vertretbar einer Allgemeinnarkose vorzuziehen ist (Kilpatrick u. Monga 2007).

Aufgrund des erhöhten Risikos fetaler Komplikationen sollte der entsprechende operative Eingriff gegebenenfalls unter **Sektiobereitschaft** und fetalem Monitoring erfolgen. Hinsichtlich einer prophylaktischen **perioperativen Tokolyse** gibt es in der Literatur keine eindeutige Evidenz.

Der operative Eingriff selbst wird, abgesehen von einzelnen technisch und operationstaktischen Erwägungen, zumeist nicht anders durchgeführt als bei nicht-schwangeren Patientinnen (American College of Surgeons – Committee on Trauma 2004a; Khalil et al. 2010). So sind in erfahrenen Händen insbesondere die laparoskopische Appendektomie und Cholezystektomie im Vergleich zu einem primär offenen Vorgehen in keinem Trimenon mit einer höheren Rate an Komplikationen verbunden, sondern mit einer Reihe an Vorteilen. Unter Anderem kommt es zu geringerem Schmerzmittelverbrauch, weniger Wundkomplikationen, einer geringeren mütterlicher Hypoventilation und einem geringerem Thromboembolierisiko (Khalil et al. 2010). Die jeweilige Trokarpositionierung hängt nicht nur von der Art des laparoskopischen Eingriffs, sondern auch von der Schwangerschaftswoche der Patientin ab, wie ◘ Abb. 8.2 am Beispiel der Appendizitis zeigt. Die schwangere Patientin sollte in leichter Linksseitenlage gelagert werden, um eine intraoperative Kompression der Vena cava zu vermeiden. Als Standardlagerung gilt die **Steinschnittlagerung**.

8.8 Medikamentöse Therapie

Da die Einnahme von Medikamenten während der Schwangerschaft in Abhängigkeit vom jeweiligen Medikament auch Auswirkungen auf das ungeborene Kind haben kann, ist hier besondere Vorsicht geboten und in der Regel die jeweilige chirurgischer Therapie schon aus forensischen Gründen mit den gynäkologischen en Kollegen abzusprechen. Dies gilt auch für die Verabreichung von Medikamenten während der Stillzeit. Zur weiteren Information und ersten Orientierung kann auch auf das durch das Bundesministerium für Gesundheit geförderte Pharmakovigilanz- und Beratungszentrum für Embryonaltoxikologie der BBGes (www.embryotox.de) zugegriffen werden, das evidenzbasiert alle relevanten Substanzen hinsichtlich ihrer Sicherheit in der Schwangerschaft und Stillzeit beschreibt.

Literatur

American College of Surgeons – Committee on Trauma (2004) Initial Assessment and Management. In: ATLS Advanced trauma life support – program for doctors. Seventh Edition. American College of Surgeons, Chicago, IL, pp 11–29

American College of Surgeons – Committee on Trauma (2004) Trauma in woman. In: ATLS Advanced trauma life support – program for doctors. Seventh Edition. American College of Surgeons, Chicago, IL, pp 275–282

Augustin G, Majerovic M (2007) Non-obstetrical acute abdomen during pregnancy. Eur J Obstet Gynecol Reprod Biol 131:4–12

Basaran A, Basaran M (2009) Diagnosis of acute appendicitis during pregnancy: a systematic review. Obstet Gynecol Surv 64:481–488

Beddy P, Keogan MT, Sala E, Griffin N (2010) Magnetic resonance imaging for the evaluation of acute abdominal pain in pregnancy. Semin Ultrasound CT MR 31:433–441

Chamberlain G (1991) ABC of antenatal care. Abdominal pain in pregnancy. BMI 302(6789):1390–1394

de Bakker JK, Dijksman LM, Donkervoort SC (2011) Safety and outcome of general surgical open and laparoscopic procedures during pregnancy. Surg Endosc 25:1574–1578

Dietrich CS 3rd, Hill CC, Hueman M (2008) Surgical diseases presenting in pregnancy. Surg Clin North Am 88:403–419

Fahoum B, Schein M (2010) Gynecological emergencies. In: Schein M, Rogers PN (eds) Schein's common sense emergency abdominal surgery. Second Edition. Springer, Berlin Heidelberg New York, pp 275–282

Glanc P, Maxwell C (2010) Acute abdomen in pregnancy: role of sonography. J Ultrasound Med 29:1457–1468

Goldberg-Stein S, Liu B, Hahn PF, Lee SI (2011) Body CT during pregnancy: utilization trends, examination indications, and fetal radiation doses. AJR Am J Roentgenol 196:146–151

Hodjati H, Kazerooni T (2003) Location of the appendix in the gravid patient: a re-evaluation of the established concept. Int J Gynaecol Obstet 81(3):245–247

Howell JM, Eddy OL, Lukens TW, Thiessen MEW, Weingart CD, Decker WW (2010) Clinical policy: critical issues in the evaluation and management of emergency department patients with suspected appendicitis. Ann Emerg Med 55:71–116

Literatur

Jackson H, Granger S, Price R, Rollins M, Earle D, Richardson W, Fanelli R (2008) Diagnosis and laparoscopic treatment of surgical diseases during pregnancy: an evidence-based review. Surg Endosc 22:1917–1927

Khalil PN, Werner JC, Kleespies A (2010) [Diagnostic of acute appendicitis in the emergency department]. Notfall Rettungsmed 13:249–250

Kilpatrick CC, Monga M (2007) Approach to the acute abdomen in pregnancy. Obstet Gynecol Clin North Am 34:389–402

Kilpatrick CC, Orejuela FJ (2008) Management of the acute abdomen in pregnancy: a review. Curr Opin Obstet Gynecol 20:534–539

Long SS, Long C, Lai H, Macura KJ (2011) Imaging strategies for right lower quadrant pain in pregnancy. AJR Am J Roentgenol 196:4–12

Parangi S, Levine D, Henry A, Isakovich N, Pories S (2007) Surgical gastrointestinal disorders during pregnancy. Am J Surg 193:223–232

Pharmakovigilanz- und Beratungszentrum für Embryonaltoxikologie, Berliner Betrieb für Zentrale Gesundheitliche Aufgaben (BBGes). Spandauer Damm 130, Haus 10B, 14050 Berlin: www.embryotox.de

Sadot E, Telem DA, Arora M, Butala P, Nguyen SQ, Divino CM (2010) Laparoscopy: a safe approach to appendicitis during pregnancy. Surg Endosc 24:383–389

Stone K (2002) Acute abdominal emergencies associated with pregnancy. Clin Obstet Gynecol 45:553–561

Walsh CA, Tang T, Walsh SR (2008) Laparoscopic versus open appendicectomy in pregnancy: a systematic review. Int J Surg 6:339–344

Grundlagen der onkologischen Chirurgie

C. Bruns

9.1 Einführung

Die fortschreitende Charakterisierung molekulargenetischer Veränderungen in Tumorzellen hat mittlerweile zur weitgehenden Akzeptanz der Hypothese geführt, dass es sich bei einer Tumorerkrankung auf zellulärer Ebene um eine genetische Erkrankung handelt. Der rapide Fortschritt auf dem Gebiet der Molekularbiologie weist immer mehr darauf hin, dass die Transformation einer normalen in eine maligne Zelle ein Prozess ist, der in mehreren Schritten abläuft und eine Resultante multipler Genmutationen, Genamplifikationen, Veränderungen transkriptionale, translationaler Aktivität oder konstanter Überaktivierung auf Proteinebene sein könnte.

Die Akkumulation von Genmutationen findet weitgehend in solchen Genen statt, die für ein normales Zellwachstum wichtig sind. Im Wesentlichen unterscheidet man dabei zwei Klassen von Genen, die für die Tumorentstehung von Bedeutung sind: **Protoonkogene/Onkogene** (positiv regulierend auf das Zellwachstum) und **Tumorsuppressorgene** (negativ regulierend auf das Zellwachstum). Bei sporadisch auftretenden Tumoren werden Mutationen in diesen Genen in den Körperzellen erworben (somatische Mutation), bei erblichen Tumorerkrankungen wird eine Mutation in diesen Genen bereits über die Keimbahn vererbt (Keimbahnmutation) und ist somit in allen Zellen des Körpers von Geburt an vorhanden.

Somit hat die molekulare Genetik und Tumorbiologie mittlerweile einen festen Platz bei der Aufklärung von malignen Erkrankungen und gewinnt damit in der medizinischen Diagnostik und zukünftig auch in der Therapie immer mehr an Bedeutung.

9.2 Molekulargenetische Grundlagen im Rahmen der Tumorentstehung

Sporadisch auftretende Tumoren Die meisten sporadisch auftretenden Kolonkarzinome entstehen aus Polypen im Rahmen einer sog. **Adenomkarzinomsequenz** nach Fearon und Vogelstein im Laufe von 5–10 Jahren (◘ Abb. 9.1; Schackert et al. 1993). Ob sich aus einem Adenom ein bösartiger Tumor entwickelt, ist von drei Faktoren abhängig:
- Größe (Adenome mit einer Ausdehnung von unter einem Zentimeter entarten praktisch nie)
- Histologischer Typ (drei Arten von Adenomen des Dickdarms: tubuläre Adenome, tubulovillöse Adenome und villöse Adenome; tubuläre Adenome haben das geringste Risiko zur bösartigen Entartung und villöse Adenome das größte)
- Grad der Entdifferenzierung oder Dysplasie

Es treten im Rahmen der Adenomkarzinomsequenz Mutationen bzw. Verluste bestimmter Allele auf (FAP, Ki-ras, DCC, p53), so dass sich über den Zeitraum von 5–10 Jahren aus einer normalen Schleimhautzelle ein Adenom und schließlich ein invasives Karzinom entwickeln können. In jüngster Zeit wurden Untersuchungen veröffentlicht, die nahelegen, dass neben den erwähnten genetischen Veränderungen, also echten Mutationen, auch epigenetische Veränderungen in der Krankheitsentstehung eine Rolle spielen (Shen 2007). Gegenstand der Forschung ist, inwiefern das spezifische Muster an genetischen und epigenetischen Veränderungen Aussagen über das Verhalten des Tumors und sein Ansprechen gegenüber Chemotherapie zulässt.

Auch beim sporadisch auftretenden duktalen Pankreasadenokarzinom lässt sich eine ähnliche Form der Adenomkarzinomsequenz nachvollziehen. Hier entwickelt sich – ebenfalls molekulargenetisch getriggert – aus normalen Gangepithel über intraduktale papilläre muzinöse Neoplasmen (IPMN) pankreatische intraepitheliale Neoplasien (PanIN) und daraus schließlich ein invasives duktales Pankreasadenokarzinom (Biankin et al. 2003).

Molekulargenetische Ursachen dafür sind zum einen chromosomale Verlust wie z. B. von 1p, 6q, 9p, 12q, 17p, 18q und 21q, auf denen potenzielle Tumorsuppressorgene lokalisiert sind, aber auch genetische Alterationen wie z. B. Mutationen von k-ras, p16, cyclin D1, p53, MTS1, BRCA2 oder SMAD4.

Genetisch bedingte Tumoren Zu den vererbbaren Tumordispositionserkrankungen mit nachweisbaren molekulargenetischen Defekten gehört beispielsweise die **familiäre adenomatöse Polyposis** (FAP) einhergehend mit einer Polyposis des Kolorektums sowie dem molekulargenetisch nachweisbaren Defekt im sog. **APC-Gen**. Allerdings sind nur 1 % aller kolorektalen Tumorerkrankungen auf das Vorliegen einer FAP zurückzuführen. Die FAP wird autosomal-dominant mit nahezu kompletter Penetranz vererbt. Sie ist charakterisiert durch ein frühes Auftreten von mul-

Abb. 9.1 Adenomkarzinomsequenz beim Kolonkarzinom

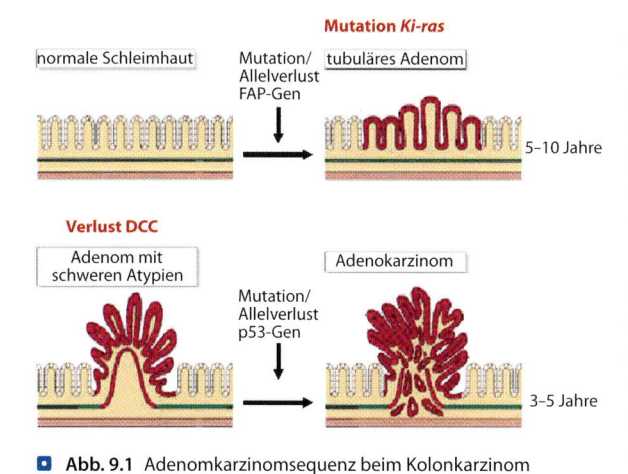

tiplen (>100) kolorektalen Polypen, das unausweichlich bereits im jungen Erwachsenenalter zu der Entwicklung von Karzinomen führt. Eine operative totale Entfernung des Dickdarmes (Kolektomie) wird bis zum 20. Lebensjahr empfohlen. Bis zu diesem Zeitpunkt muss – wenn die Diagnose FAP gestellt ist – ab dem 10. Lebensjahr mindestens einmal im Jahr eine Koloskopie (Dickdarmspiegelung) zur Überwachung durchgeführt werden.

Weitere Syndrome mit deutlich erhöhtem Risiko sind das **Gardner-Syndrom**, eine erbliche Erkrankung, bei der es neben vielen Polypen im Darm auch zum Auftreten von gutartigen Tumoren der Haut, der Unterhaut, des Knochens sowie des Bindegewebes kommt, und das **Turcot-Syndrom**, ebenfalls eine seltene genetische Erkrankung, bei der neben Polypen im Darm auch Hirntumoren vorkommen. Seltener entarten Polypen beim **Peutz-Jeghers-Syndrom**, einer seltenen genetischen Erkrankung, bei der neben Polypen im Magen-Darm-Trakt auch Pigmentflecken im Gesicht und an der Mundschleimhaut vorkommen. Ebenfalls selten entarten Polypen bei der **juvenilen Polyposis**, der häufigsten Polypenart im Kindesalter, bei der die Polypen meist im Enddarm lokalisiert sind.

> Bei 80 % der FAP-Fälle liegt eine Keimbahnmutation im APC-Gen vor, die eine funktionelle Inaktivierung des Genproduktes zur Folge hat. Bestimmte Mutationen im APC-Gen gehen mit einer attenuierten Form von FAP einher, bei der die Patienten weniger und später Tumoren entwickeln (Abdel-Rahman et al. 2004).

Ebenfalls vererbbare Tumorerkrankungen sind die sog. **hereditären Kolonkarzinome ohne Polyposis** (HNPCC), charakterisiert durch kolorektale Adenokarzinome bei Patienten mit weniger als zehn Kolonpolypen, frühe Erstmanifestation (<50 Jahre), zumeist (ca. 70 % der Fälle) proximal der linken Kolonflexur gelegene Lokalisation und durch häufig metachrone und synchrone KRK. Es handelt sich um ein autosomal dominant vererbtes Tumorsyndrom mit einer Penetranz für ein KRK von etwa 85–90 % bis zum 70. Lebensjahr. Anlageträger haben zusätzlich ein erhöhtes Risiko für Karzinome des Endometriums, des Magens, der Ovarien, der Mamma, des Dünndarms, des hepatobiliären Traktes, des Urothels sowie des Gehirns.

Bei 44–86 % der HNPCC-Familien liegt eine Keimbahnmutation in einem DNA-mismatch-repair-(MMR-) Gen vor (hMLH1 oder hMSH2, selten hMSH6, hPMS1 oder hPMS2). Die MMR-Gene kodieren Proteine, die während der DNA-Replikation entstehende Fehler korrigieren. Ein Verlust der Funktion der MMR-Gene durch inaktivierende Mutationen führt daher zu einer Anhäufung von Fehlern in der DNA, die als Mikrosatelliteninstabilität (MSI) bei 85–95 % der HNPCC-assoziierten Tumoren nachgewiesen werden kann (Chung u. Rustgi 2003).

9.3 Einfluss der Operation auf die Metastasierung

Insbesondere beim Kolonkarzinom – aber auch bei anderen gastrointestinalen Tumoren – hat man festgestellt, dass tatsächlich der Primärtumor die Fähigkeit besitzt, antiangiogenetische Substanzen (z. B. Angiostatin) zu produzieren, die das Auswachsen von Mikrometastasen beispielsweise in der Leber zu Makrometastasen verhindern. Diese Substanzen werden vom Primärtumor abgegeben und gelangen auf dem Blutweg zur Leber, wirken daher wie endokrine Wirkstoffe. Solange der Primärtumor vor Ort verbleibt, entwickeln sich zwar Mikrometastasen, diese verbleiben allerdings in dieser Form, da der entscheidende proangiogene Stimulus zur weiteren Größenzunahme durch den antiangiogenen Effekt der vom Primärtumor sezernierten Substanzen unterdrückt wird (Hahnfeld et al. 1999).

Man nennt dieses Phänomen der nicht sichtbaren, asymptomatischen Tumoraussaat auch „**dormant disease**" (Abb. 9.2). Sobald der Primärtumor entfernt wird, fehlt der unterdrückende antiangiogene Effekt, die Mikrometastasen entwickeln einen „angiogenen Phänotyp", die Tumorzellen fangen an zu proliferieren und es entsteht eine sichtbare, evtl. symptomatische Makrometastasierung.

Um einer derartigen Entwicklung vorzubeugen, sind multimodale Therapieansätze, nämlich Chirurgie und z. B. anschließende Chemotherapie, erforderlich, ggf. sogar unter Einschluss moderner, antiangiogenetischer Behandlungskonzepte.

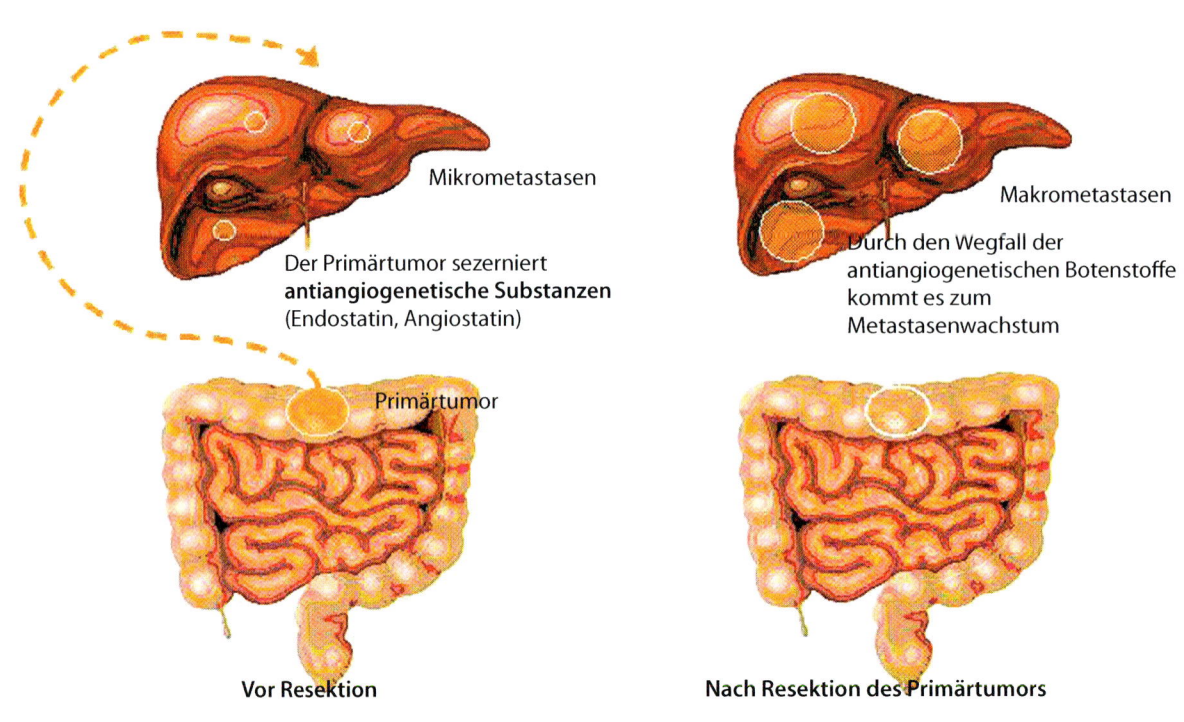

Abb. 9.2 „Tumor dormancy" – antiangiogenetischer Effekt des Primärtumors auf bereits vorhandene Mikrometastasen

9.4 Tumorangiogenese

Ein entscheidender Schritt sowohl für das Tumorwachstum als auch für den Prozess der Tumorstreuung ist die Produktion eines ausreichenden Gefäßnetzwerks im Tumor selbst und in der angrenzenden Umgebung (Abb. 9.2). Tumoren, die kleiner als 1 mm im Durchmesser sind, erhalten Nährstoffe und Sauerstoff durch Diffusion. Je größer der Tumor wird, desto mehr ist sein Wachstum von einer ausreichenden Gefäßneubildung abhängig. Der Übergang eines mikroskopischen, mit den gängigen klinischen Untersuchungsmethoden nicht detektierbaren Tumors in eine makroskopische, klinisch nachweisbare Raumforderung wird als „**angiogenic switch**" beschrieben (Udagawa et al. 2002).

Die Gefäßneubildung in Tumoren wird zum Teil durch Produktion und Ausschüttung proangiogenetischer Faktoren vom Tumor selbst, zum Teil auch durch Produktion proangiogenetische Faktoren des umgebenden Gewebes unterstützt. Letztendlich ist die Gefäßneubildung in Tumoren abhängig vom Ergebnis des Zusammenspiels zwischen stimulatorischen und inhibitorischen Faktoren, die vom Tumor selbst und von seiner Umgebung produziert und ausgeschüttet werden. Es ist eher wahrscheinlich, dass die Produktion einer Vielzahl von proangiogenetischen Faktoren notwendig ist, um eine Gefäßneubildung im Tumor zu erhalten. Nach Einleitung der Gefäßneubildung wächst der Tumor dann exponentiell.

Ein sehr wichtiger proangiogenetischer Faktor ist der „vascular endothelial growth factor"/„vascular permeability factor" (**VEGF/VPF**). Die Rezeptoren für den Wachstumsfaktor VEGF werden fast ausschließlich nur auf Endothelzellen gebildet. Nach Bindung an diese Rezeptoren übt VEGF eine pro-angiogenetische Wirkung im Sinne einer Neuformation von Gefäßstrukturen aus, ist allerdings gleichzeitig auch für die neugebildeten Gefäße Überlebensfaktor unter Stressbedingungen wie Sauerstoffmangel. Die sog. **Mikrogefäßdichte** im Tumorpräparat wird in vielen Tumorsystemen als Maß für den Einfluss der proangiogenetischen Faktoren herangezogen und wird zum Teil mit dem Ausmaß und Fortschritt der Tumorerkrankung und der allgemeinen Prognose korreliert.

9.5 Zielsetzung in der onkologischen Chirurgie

Die Prinzipien der onkologischen Chirurgie unterscheiden sich je nach Zielsetzung in kurative und palliative Maßnahmen (Junginger u. Schlag 2005).
- Operationen mit **kurativer Intention** haben die Heilung des Patienten, d. h. die Tumorentfernung unter Vermeidung eines Rezidivs zum Ziel, wobei mitunter ergänzend nichtoperative tumorspezifische Maßnahmen präoperativ (neoadjuvant) und/oder postoperativ (adjuvant) zum Einsatz kommen.

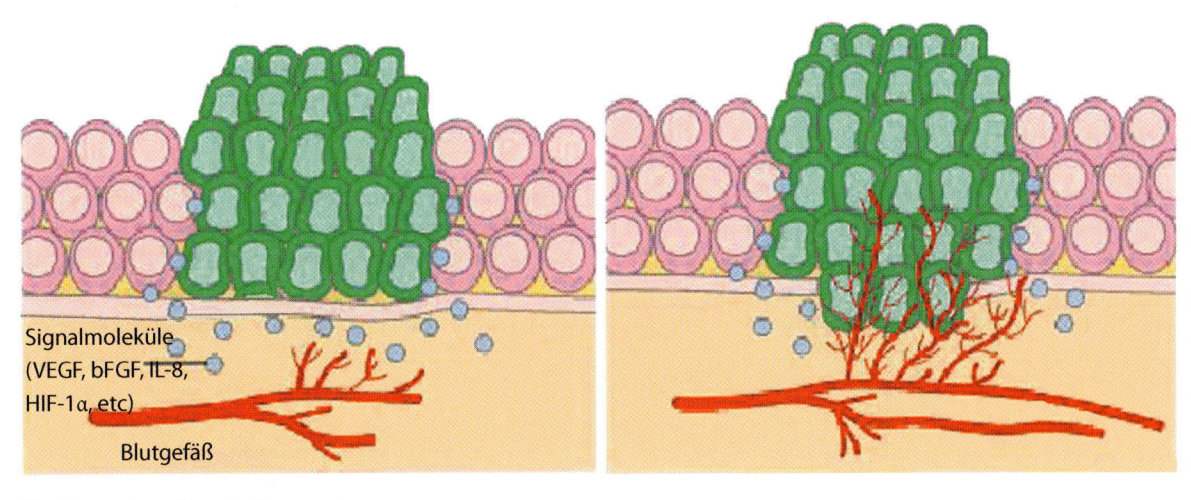

Abb. 9.3 Darstellung der Tumorangiogenese

- Operationen oder teilweise auch nichtoperative Maßnahmen mit **palliativer Intention** sind zur Symptomvermeidung bzw. -verbesserung oder allgemein gesagt zur Steigerung der Lebensqualität bei inkurabler Situation zu verstehen.
- Die **zytoreduktive Chirurgie** (weitgehende Entfernung des Tumorgewebes oder auch Debulking hat zum Ziel, die Ausgangssituation für andere (additive) tumordestruierende Verfahren zu verbessern.

In wieweit selbst eine primär kurativ geplante Tumorresektion zur Heilung führt oder doch palliativen Charakter hat, wird letztendlich von der Art, der Lokalisation und dem Stadium des Tumorsleidens, der Art des operativen Eingriffs sowie anderen Faktoren bestimmt. Entscheidend ist dabei die Tumorbiologie, die bislang nur bedingt bestimmbar ist.

9.5.1 Kurative onkologische Chirurgie

Die obersten Ziele der onkologischen Chirurgie im multimodalen Ansatz sind unter Berücksichtigung der Lebensqualität der Patienten die onkologische Residualtumorfreiheit und die komplikationsarme Vorgehensweise.

> **Operationstechnische Grundsätze bei kurativer Intention**
> - Tumorentfernung im Gesunden einschließlich potenziell befallener Nachbarstrukturen
> - Anatomieorientierte Entfernung des regionären Lymphabflusses
> - Vermeidung einer intraoperativen Tumorzellverschleppung

Tumorentfernung im Gesunden Zur Sicherstellung der Tumorentfernung im Gesunden bei parenchymatösen Organen, Tumoren der Weichteile sowie bei Tumoren des Gastrointestinaltraktes ist über den makroskopisch sichtbaren Tumorbereich hinaus ein entsprechender seitlicher und zirkumferenzieller **Sicherheitsabstand** mitzuentfernen. Die Größe der notwendigen Sicherheitszone unterscheidet sich bei den unterschiedlichen Organtumoren und ist primär abhängig vom Wachstumsverhalten und Stadium des jeweiligen Tumors. Bei frühen Tumorstadien ist die Einhaltung eines ausreichenden Sicherheitsabstandes einfacher als bei fortgeschrittenen Tumoren, dementsprechend steigt die Rate der lokoregionären Rezidive mit steigendem Primärtumorstadium. Zur Bestimmung des Sicherheitsabstands kann im Zweifelsfall die intraoperative Schnellschnittuntersuchung hinzugezogen werden.

In der Ära der minimal-invasiven Chirurgie werden zunehmend auch komplexere onkologische Eingriffe mit minimiertem Zugangstrauma angegangen. Onkologisch gleichwertige Ergebnisse im Vergleich zur offenen Operation sind mittlerweile in Studien für das Kolon- und Rektumkarzinom gegeben (Jayne 2010).

> Auch das Vorliegen von Metastasen schließt einen kurativen Eingriff nicht grundsätzlich aus. Voraussetzung ist allerdings, dass der Primär- oder Rezidivtumor entfernt ist, keine nicht entfernbaren weiteren Metastasen vorliegen und die vollständige Entfernung der Metastase mit vertrebarem Operationsrisiko möglich ist.

Resektionen von Fernmetastasen werden vor allem bei Lungen- und Lebermetastasen von kolorektalen Karzinomen und Weichteilsarkomen, im Einzelfall auch bei Fernmetastasen von Hypernephromen und bei malignem Melanom durchgeführt.

Anatomieorientierte Entfernung des regionären Lymphabflusses Anatomische Strukturen sind für die Wahl der Resektionsebene von entscheidender Bedeutung. Als klassisches Beispiel kann hier die Resektionsebene bei der kurativen Resektion eines Rektumkarzinoms genannt werden: Die vollständige Entfernung des Mesorektums wird erreicht durch Präparation in der avaskulären Schicht zwischen Fascia pelvis parietalis und visceralis (Waldeyer-Faszie dorsal, Denovier-Faszie ventral) und ist neben dem distalen Sicherheitsabstand wesentlich für eine der räumlichen Tumorausdehnung adäquate Radikalität (Heald et al. 1982). Ein anderes Beispiel ist Kompartmentresektion als vollständige Entfernung einer tumorbefallenen Muskelgruppe mit dementsprechend größtmöglicher Radikalität (Enneking 1981).

Mit zunehmender Tumorausdehnung nimmt die Wahrscheinlichkeit der befallenen, drainierenden (regionären) Lymphknoten zu. In der Regel liegt ein konstanter, anatomisch definierbarer Lymphabfluss eines jeden Organs vor. Da der Lymphknotenbefall oftmals erst mikroskopisch zu identifizieren ist, erfolgt im Rahmen onkologischer Operationen die sog. **elektive (prophylaktische) Lymphknotendissektion**, bei der das tumorabhängige regionäre Lymphabflussgebiet komplett mit entfernt wird. In den meisten Fällen hat dies en bloc mit der Tumorentfernung zu erfolgen.

Die elektive Lymphknotendissektion erfolgt aus diagnostischen Gründen zur Beurteilung des Tumorstadiums und der Prognose. Für bestimmte Tumoren (z. B. Mamma-, Magenkarzinom) ist die Zahl der befallenen Lymphknoten ein wichtiger Prognoseparameter (Hölzel et al. 2001). Des Weiteren dient der Lymphknotenstatus bei bestimmten Tumoren als Kriterium für adjuvante Therapiemaßnahmen (Kolon-, Mammakarzinom; Junginger et al. 1999). Hinsichtlich des Ausmaßes der Lymphknotendissektion ist die Entfernung der ersten Lymphknotenstation des jeweiligen tumorbefallenen Organs bei einem Eingriff mit kurativer Zielsetzung gesichert. Unter der Annahme, dass bestimmte Patienten von einer erweiterten Lymphknotendissektion profitieren, ist diese gerechtfertigt, wenn sich hierdurch das operative Risiko nicht erhöht.

Unter der Voraussetzung eines konstanten Lymphabflusses hat sich das Konzept der **Sentinel-node-Biopsie** (Wächterlymphknoten-Biopsie) etabliert. Das heißt, der Befund des ersten drainierenden Tumorlymphknotens gilt als repräsentativ für das gesamte regionäre Lymphknotengebiet. Anhand des Befundes des Wächterlymphknotens bei bestimmten Tumorentitäten wird die Entscheidung über die Entfernung oder Belassung des regionären Lymphabflussgebietes zugrunde gelegt. Erfahrungen liegen bisher vor allem für das Mammakarzinom und das maligne Melanom vor, erste Ergebnisse auch für Tumoren des Gastrointestinaltraktes vor.

> **Liegt allerdings bereits präoperativ ein nachgewiesener Lymphknotenbefall vor, wird die Lymphknotenentfernung als selektive oder therapeutische Lymphknotendissektion bezeichnet.**

Vermeidung einer intraoperativen Tumorzellverschleppung Liegt eine Tumorinfiltration in benachbarte anatomische Strukturen vor, ist deren mögliche Mitentfernung gemeinsam mit dem Primärtumor anzustreben (multiviszerale En-bloc-Resektion), da das Lösen der Verwachsungen zu einer Zellverschleppung bzw. Tumoreröffnung führen kann. Dabei ist die Entscheidung über die Ausdehnung des operativen Vorgehens individuell zu beurteilen und von der verbleibenden Lebensqualität, dem Operationsrisiko und der Gesamtprognose unter Berücksichtigung der Tumorbiologie abhängig.

Beispielsweise werden Kolontumoren, die einen benachbarten Dünndarmabschnitt, das Blasendach oder die Adnexe bzw. Uterus infiltrieren, durch eine multiviszerale En-Bloc-Resektion entfernt, wobei auf das Lösen von Tumorverwachsungen und Schnellschnittbiopsien verzichtet werden sollte. Demgegenüber steht die neoadjuvante Vorbehandlung wie beispielsweise beim lokal fortgeschrittenen Rektumkarzinom im Sinne einer präoperativen Radiochemotherapie zur Tumorverkleinerung bzw. Devitalisierung und anschließender radikaler Resektion, um auf eine ausgedehnte Resektion mit entsprechend hohem Risiko und möglicherweise Einbuße der Lebensqualität (Anus praeter, Blasenersatz mit künstlichem Ausgang) verzichten zu können.

Bei den onkologischen Standardoperationen – wie beispielsweise bei Kolontumoren die rechtsseitige oder linksseitige Hemikolektomie, die Transversumresektion, die Sigmaresektion, die anteriore Rektum-Sigmaresektion oder die tiefe anteriore Resektion – wird neben der Primärtumorentfernung mit beschriebenem Sicherheitsabstand und regionaler Lymphadenektomie die frühe Ligatur der abführenden Venen vorgenommen (sog. „No-touch-isolation"-Technik), um einer hämatogenen Tumorzellverschleppung vorzubeugen.

Bei laparoskopischen onkologischen Eingriffen wird dem möglichen Verschleppen von Tumorzellen entgegengewirkt, indem das zu bergende Präparat mit dem Tumor über einen ausreichend großen, mit Folie geschützten Zugang aus dem Abdomen entfernt wird, da Hautimplantationsmetastasen im Einzelfall beschrieben wurden (Gallenblasenkarzinom).

9.5.2 Palliative onkologische Chirurgie

Trotz kurativer Zielsetzung ist eine Heilung nur bei ca. 50 % aller Patienten mit gastrointestinalen Tumoren möglich. Bei der anderen Hälfte der Patienten mit gastrointestinalen Tumoren kann das onkologische chirurgische Vorgehen nur im palliativen Sinne gehandhabt werden.

> Die Aufgabe der palliativen onkologischen Chirurgie im engeren Sinn ist es, in inkurablen Situationen die Verbesserung der Lebensqualität der Patienten durch Linderung oder Beseitigung von Symptomen der Tumorerkrankung hervorzurufen. Die palliative onkologische Chirurgie im weiteren Sinn hat prophylaktischen Charakter, um bei einem fortgeschrittenen Tumorleiden Komplikationen vorzubeugen und die bislang gute Lebensqualität der oft asymptomatischen Patienten möglichst lange erhalten zu können.

Dazu zählen beispielsweise: die Entfernung des Primärtumors trotz bestehender Fernmetastasierung (fernmetastasiertes kolorektales Karzinom), um einem Ileus bzw. einer weiteren Ausdehnung des Tumors und seiner Verjauchung vorzubeugen, tumorbelassende Eingriffe wie Umgehungsanastomosen oder Anlage eines Anus praeters, endoskopische Maßnahmen oder Eingriffe zur Vorbereitung supportiver Maßnahmen (z. B. Port-Katheter).

Bei einer Magenausgangsstenose durch ein lokal fortgeschrittenes Magenkarzinom ist z. B. die distale Magenresektion und damit Entfernung des Primärtumors einer Gastroenterostomie überlegen, soweit ein derartiger Eingriff mit vertretbarem Risiko für den Patienten durchführbar ist. Weitere Beispiele für palliative Tumorresektionen sind eine Lobektomie bei abszedierendem, fortgeschrittenem Bronchialkarzinom oder die Mastektomie bei einem ulzerierten, metastasierten Mammakarzinom. Lebensbedrohliche Komplikationen eines Tumors können unter Umständen ausgedehnte Tumorresektionen auch mit erheblich höherem Risiko für den Patienten rechtfertigen, wenn nur auf diese Weise die Notsituation beherrschbar ist (z. B. Gastrektomie bei massiver Blutung aus einem Magenkarzinom mit Fernmetastasen). Hormonaktive, nichtresektable Tumoren rechtfertigen in besonderem Maße tumorverkleinernde Eingriffe, um durch Beseitigung von Symptomen die Lebensqualität zu verbessern.

Häufig ist bei fortgeschrittenen Tumoren allerdings nur ein tumorbelassendes Vorgehen möglich, wobei neben operativen Maßnahmen medikamentöse, endoskopische, interventionell radiologische und strahlentherapeutische Verfahren zur Verfügung stehen.

Die Wahl des Eingriffs ist abhängig vom Ausmaß der Beeinträchtigung der Lebensqualität durch das Tumorleiden, der anzunehmenden Prognose, dem Risiko des Eingriffs, den Wünschen des Patienten und von seinen unerwünschten Folgen. Besondere Bedeutung in inkurablen Situationen haben supportive Maßnahmen, dazu zählen vor allem adäquate Schmerztherapie und Ernährungsunterstützung.

9.6 Onkologische Chirurgie als Teil einer multimodalen Tumortherapie

Die onkologische Chirurgie stellt heutzutage in der Regel nur einen Teil eines zumeist **multimodalen interdisziplinären Therapiekonzepts** bei gastrointestinalen Tumoren dar. Ein multimodaler Therapieansatz beinhaltet klassische Behandlungsverfahren wie Chirurgie, Chemotherapie und strahlentherapeutische bzw. nuklearmedizinische Verfahren, heutzutage allerdings auch interventionell radiologische Verfahren wie Chemoembolisation, Radiofrequenzablation sowie molekularbiologische, systemische Therapieansätze. Das jeweilige multimodale Therapieverfahren bzw. die Reihenfolge der verschiedenen Ansätze sollte in einem interdisziplinären Tumorboard individuell für den betroffenen Patienten festgelegt werden.

Ein typisches Beispiel für einen multimodalen Therapieansatz stellt die Vorgehensweise beim lokal fortgeschrittenen Rektumkarzinom (T3–4, N1) dar, wobei die Patienten vor der Operation (anteriore Rektum-Sigmaresektion, tiefe anteriore Rektumresektion, abdomino-perineale Rektumexstirpation) eine neoadjuvante Radiochemotherapie erhalten, die nach der Operation in Form einer systemischen adjuvanten Chemotherapie fortgesetzt wird. Dadurch hat sich die Prognose dieser Patientengruppe verbessert und – im Falle eines nah am Sphinkter gelegenen Tumors – die Rate der sphinktererhaltenden Operationen ohne Einbuße der onkologischen Radikalität gesteigert. Um die lokale Resektabilität zu ermöglichen, werden ähnliche Ansätze (neoadjuvante Radiochemotherapie) heutzutage beim lokal inoperablen Pankreaskarzinom eingesetzt. Auch molekularbiologische Therapieansätze wie antiangiogenetische Therapie (Bevacizumab beim metastasierten kolorektalen Karzinom) oder Tyrosinkinase-Inhibitoren (Imatinib bei gastrointestinalen Stromatumoren) können als Teil eines multimodalen Therapieansatzes verstanden werden.

> Das generelle Ziel eines multimodalen onkologischen Therapieansatzes ist es, die individuelle Prognose des Patienten bei der jeweiligen zugrunde liegenden onkologischen Erkrankung unter Berücksichtigung der Prognosefaktoren zu verbessern.

Zu den aus vielen klinischen Studien hervorgegangenen **therapierelevanten Prognosefaktoren** in der Onkologie zählen:
- R-Kategorie (Residualtumorstatus)

Tab. 9.1 UICC-Stadieneinteilung

UICC-Stadium	pTNM
Stadium 0	TisN0M0
Stadium I	T1, T2, N0, M0
Stadium II	T3, T4, N0, M0
Stadium III	jedes T, N1, N2, M0
Stadium IV	jedes T, jedes N, M1

Tab. 9.2 Verlangte Mindestanzahl zu entfernender Lymphknoten bei gastrointestinalen Tumoren

Tumorlokalisation	Mindestzahl entfernter Lymphknoten
Magen	15
Kolon, Rektum	12
Pankreas	10
Leber, Gallenblase, extrahepatische Gallenwege	3

- pTNM-Kategorie
- Grading
- Lymphknotenquotient (Anzahl tumorbefallender Lymphknoten/Anzahl entfernter Lymphknoten)
- Perioperative Komplikationen (Ernährungsstatus, Blutverlust, Transfusionsbedarf, Infektionen)
- Tumorspezifische Erfahrung des behandelnden Zentrums („high volume hospital")

9.6.1 Residualtumorstatus (R-Status)

Der R0-Status (Residualtumorfreiheit) sollte sich auf den Primärtumor, sein lymphatisches Lymphabflussgebiet und evtl. Fernmetastasen beziehen.
- **Absolute R0-Resektion**: alle 3 Dimensionen des Primärtumors und Lymphabflussgebiet tumorfrei (Lymphknotenquotient <0,2)
- **Relative R0-Resektion**: Sicherheitsabstände unzureichend (Lymphknotenquotient ≥ 0,2)
- **R1-Resektion**: mikroskopischer Tumorrest
- **R2-Resektion**: makroskopischer Tumorrest

9.6.2 TNM-Klassifikation

Die TNM-Klassifikation erlaubt eine Beschreibung der anatomischen Tumorausbreitung.
T bezeichnet die Ausdehnung des Primärtumors:
- **T0**: keine Anzeichen eines Primärtumors (CUP, „cancer of unknown primary")
- **Tis/Ta**: Tumoren, die noch nicht infiltrativ gewachsen sind; ihre Prognose ist im Allgemeinen als günstig zu betrachten
- **T1, 2, 3 oder 4**: zunehmende Größe des Primärtumors/Durchsetzung verschiedener Wandschichten bei Hohlrganen bzw. Befall von Nachbarorganen
- **Tx**: keine Aussage über den Primärtumor möglich

N beschreibt das Vorhandensein bzw. das Fehlen von regionären Lymphknotenmetastasen:
- **N0**: keine Anzeichen für Lymphknotenbefall
- **N1, 2 oder 3**: zunehmender Lymphknotenbefall; Einteilung z. B. nach ipsi- oder kontralateralem Befall und Beweglichkeit sowie Lokalisation in Relation zum Primärtumor und der zahl befallener Lymphknoten
- **Nx**: keine Aussage über Lymphknotenbefall möglich, (sn) = Sentinel-Lymphknoten

M bezeichnet das Vorhandensein bzw. das Fehlen von Fernmetastasen:
- **M0**: keine Anzeichen für Fernmetastasen
- **M1**: Fernmetastasen vorhanden
- **Mx**: keine Aussage über Fernmetastasen möglich

9.6.3 Grading, histomorphologische Eigenschaften

Weitere Zusätze zur Beschreibung der Tumorausbreitung sind histomorphologische Eigenschaften wie:
- **G1–4**: Grading (histomorphologische Eigenschaft, die angibt, wie differenziert das Tumorgewebe ist
  - G1 = gut differenziert, das heißt, das Tumorgewebe ist dem Ursprungsgewebe noch relativ ähnlich ist.
  - G4 = undifferenziert, das Ursprungsgewebe ist nur noch über ultrastrukturelle oder immunhistochemische Untersuchungsmethoden differenzierbar
- **L0/1**: Invasion in Lymphgefäße (oder Tumorzellemboli in Lymphgefäßen, ein Kontakt zur Gefäßwand ist für die Diagnose nicht erforderlich)
- **V0/1/2**: Invasion in Venen (keine, mikroskopisch, makroskopisch)
- **Sx/0–3**: Serumtumormarker. Diese werden nur bei bösartigen Hodentumoren erfasst
  - x: nicht verfügbar/untersucht
  - 0: normal
  - 1–3: wenigstens ein Marker erhöht

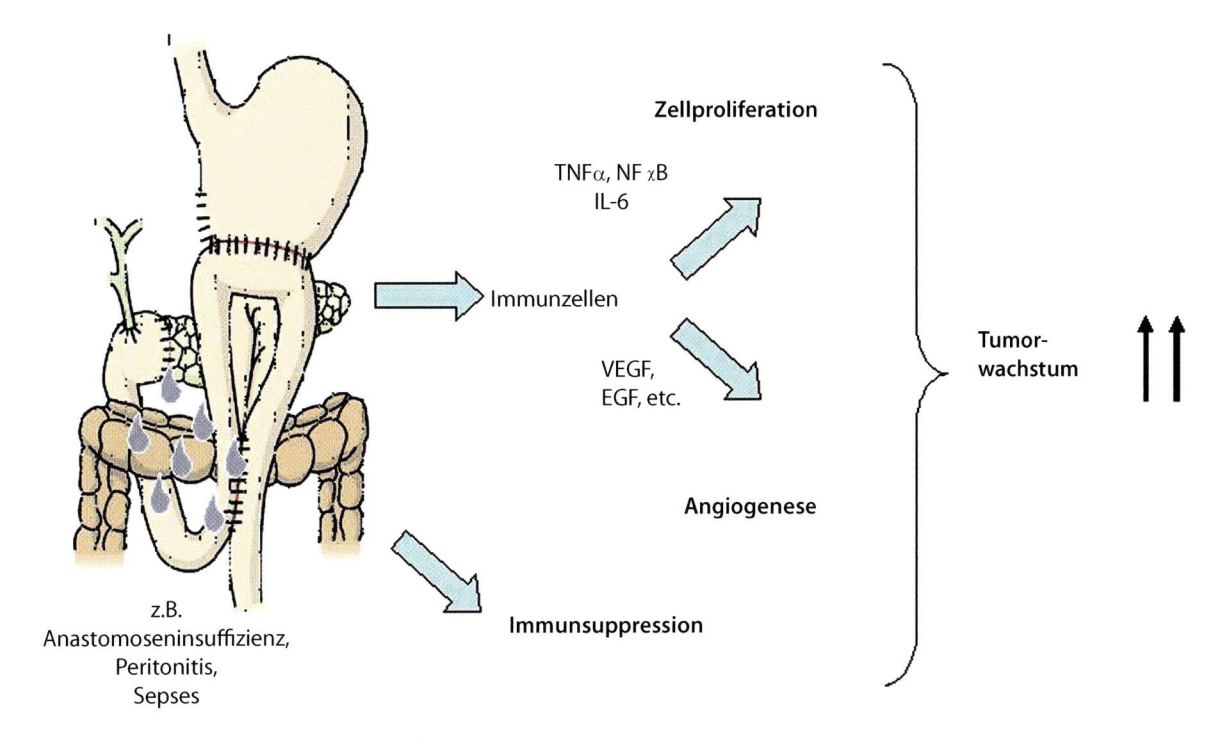

Abb. 9.4 Einfluss der postoperativen Komplikationen auf das Tumorwachstum

9.6.4 Zuverlässlichkeit der Befundsicherung

Die Zuverlässigkeit der Befundsicherung kann zusätzlich mit dem Deskriptor „C" („certainty") hinter der jeweiligen TNM-Kategorie angegeben werden. Sie zeigt die Zuverlässigkeit der Diagnose an:
- **C1**: allgemeine Untersuchungsmethoden, wie klinischer Untersuchungsbefund, Standardröntgenaufnahme etc.
- **C2**: spezielle Untersuchungsmethoden, wie ERCP, Computertomographie, MRT etc.
- **C3**: Ergebnisse der chirurgischen Exploration, Zytologien oder Biopsien
- **C4**: Erkenntnisse nach chirurgischem Eingriff und histopathologischer Untersuchung. Gleichbedeutend mit der pTNM-Klassifikation
- **C5**: Erkenntnisse nach Autopsie einschließlich histopathologischer Untersuchung

9.6.5 UICC-Stadieneinteilung

Im Rahmen der Stadieneinteilung werden Tumoren mehrerer TNM-Kategorien entsprechend ihrer Prognose zusammengefasst. Am Beispiel des kolorektalen Karzinoms kann die Bedeutung der Stadieneinteilung dargestellt werden (Tab. 9.1).

Der UICC-Stadieneinteilung ist zu entnehmen, dass nicht die Größe des Primärtumors für die Prognose des Patienten entscheidend ist, sondern die lymphogene und natürlich hämatogene Metastasierung (Stadium II versus Stadium III).

9.6.6 Mindestanzahl zu untersuchender Lymphknoten bei gastrointestinalen Tumoren

Um eine verwertbare Aussage zum Lymphknotenstatus des jeweiligen gastrointestinalen Tumors für die pN-Klassifikation zu erhalten, ist eine Mindestmenge an zu entfernenden Lymphknoten erforderlich (Tab. 9.2). Aus dem Verhältnis befallener Lymphknoten zu der Gesamtheit der entfernten Lymphknoten lässt sich der Lymphknotenquotient errechnen.

9.6.7 Perioperatives Management

Ein entscheidender Faktor für das Ergebnis onkologischer Operationen ist der präoperative Ernährungszustand des Patienten. **Tumorkachexie**, zumeist einhergehend mit einer suboptimalen Lebersyntheseleistung, führt zur Immunsuppression und damit potenziell zur Heilungsstörung mit Infektion und Sepsis in der postoperativen Phase. Immunsuppression auf der einen Seite sowie parakrine bzw. endokrine Effekte bestimmter Stressfaktoren (IL-6, TNF-α, NFκB, etc.) oder Wachstumsfaktoren („epidermal growth factor", EGF; „vascular endothelial growth factor", VEGF etc.) – ausgeschüttet von den verbleibenden Immunzellen – auf der anderen Seite unterstützen wiederum Angiogenese und Zellproliferation mit dem Erfolg einer Stimulation von Tumorwachstum.

Folglich ist auch das primär **komplikationsarme Operieren** ein prognoserelevanter Faktor in der onkologischen Chirurgie (◐ Abb. 9.4). Eine ähnliche Prognoserelevanz ergab sich für den **intraoperativen Blutverlust** und die Menge der substituierten Blutprodukte.

Die Vorbereitung des tumorkranken Patienten auf die Operation schließt neben Erfassung und Verbesserung der Komorbidität (kardiovaskuläre und pulmonale Risikofaktoren, Diabetes mellitus, Voroperationen, Niereninsuffizienz, Leberfunktionsstörungen etc.) die Optimierung des Ernährungszustandes ein. Dazu gehört die Substitution von Kalorien, Vitaminen, Spurenelementen, etc., je nach Ausmaß der Mangelernährung ggf. sogar durch voll parenterale Ernährung mit gleichzeitiger oraler Immunonutrition für 5–7 Tage.

Literatur

Abdel-Rahman WM, Pletomaki P (2004) Molecular basis and diagnostics of hereditary colorectal cancer. Ann Med 36(5):379–388

Biankin AV, Kench JG, Dijkman FP, Biankin SA, Henshall SM (2003) Molecular pathogenesis of precursor lesions of pancreatic ducatl adenocarcinoma. Pathology 35(1):14–24

Chung DC, Rustgi AK (2003) The hereditary nonpolyposis colorectal cancer syndrome: genetics and clinical implications. Ann Intern Med 138(7):560–570

Enneking WF, Spanier SS, Malawer MM (1981) The effect of the anatomic setting on the results of surgical procedures for soft parts sarcoma of the thigh. Cancer 47:1005–1022

Hahnfeldt P, Panigrahy D, Folkman J, Hlatky L (1999) Tumor development under angiogenic signalling: a dynamical theory of tumor growth, treatment response, and postvascular dormancy. Cancer Res 59(19):4770–4775

Heald RJ, Häsband EM, Ryall RD (1982) The mesorectum in rectal cancer surgery – the clue to pelvic recurrence? Br J Surg 69:613–616

Hölzel D, Engel J, Schmidt M, Sauer H (2001) Modell zur primären und sekundären Metastasierung beim Mammakarzinom und dessen klinische Bedeutung. Strahlenther Onkol 1:10–23

Jayne DG, Thorpe HC, Copeland J, Quirke P, Brown JM, Guillou PJ (2010) Five-year follow-up of the Medical Research Council CLASICC trial of laparoscopically assisted versus open surgery for colorectal cancer. Br J Surg 97:1638–45

Junginger Th, Hossfeld DK, Sauer R (1999) Aktualisierter Konsensus der CAO, AIO und ARO zur adjuvanten Therapie bei Kolon- und Rektumkarzinom von 1.7.1998. Dtsch Ärztebl 96:698–700

Junginger Th, Schlag PM (2005) Prinzipien der Chirurgischen Tumortherapie. Interdisziplinäre Leitlinie der Deutschen Krebsgesellschaft und der Chirurgischen Arbeitsgemeinschaft Onkologie (CAO) der Deutschen Gesellschaft für Chirurgie. Kurzgefasste Interdisziplinäre Leitlinien 2002, 3. Auflage

Schackert HK, Gebert J, Ansorge W, Herfarth C (1993) Molecular principles of carcinogenesis. Significance of prevention and early detection of solid malignant tumors. Chirurg 64(9):669–677

Shen L et al. (2007) Integrated genetic and epigenetic analysis identifies three different subclasses of colon cancer. Proc Natl Acad Sci USA 104 (47):18654–9

Udagawa T, Fernandez A, Achilles EG, Folkman J, D'Amato RJ (2002) Persistence of microscopic human cancers in mice: alterations in the angiogenic balance accompanies loss of tumor dormancy. FASEB J 16(11):1361–1370

Transplantationsmedizin und Immunsuppression

Chr. Graeb, M. Guba

10.1 Einführung

Die Transplantationsmedizin stellt heute eine etablierte Therapieform für Patienten mit terminaler Organerkrankung dar. Die Realisierung einer Organtransplantation ist dabei geprägt, wie kein anderer Bereich der Medizin, durch ein ungewöhnlich hohes Maß einer interdisziplinäre Zusammenarbeit im Transplantationszentrum zusammen mit einer Koordination medizinischer und nicht-medizinischer Einrichtungen außerhalb des Zentrums.

Die Etablierung dieser Organisationsstrukturen, zusammen mit Verbesserungen in der Indikationsstellung, chirurgischer Technik und der Betreuung der Patienten post transplantationem ermöglichen inzwischen 1-Jahres-Patienten- und -Organüberlebenszeiten von bis zu 95 % und dies bei Patienten, die nicht selten eine Lebenserwartung ohne Transplantation von weniger als einem Jahr (z. B. Leber- oder Herztransplantation) haben. Im Gegensatz zur Lebertransplantation stehen für andere Organsysteme Ersatztherapieverfahren, wie z. B. die Dialyse bei terminaler Niereninsuffizienz, zur Verfügung, die ein Überleben auch ohne Organtransplantation ermöglichen. Die Tatsache, dass nicht für jeden potenziellen Organempfänger auch ein passendes Spenderorgan zur Verfügung steht, hat gerade bei Patienten, die auf eine Spenderniere warten zu einer grotesken Diskrepanz zwischen Organangebot und Organbedarf geführt (Abb. 10.1).

Der sich gerade für Patienten mit terminaler Niereninsuffizienz widerspiegelnde Organmangel mit einer durchschnittlichen Wartezeit von über 5 Jahren, hat dazu geführt Alternativen zur postmortalen Organspende zu suchen. Aus diesem Grund wurde in den letzten Jahren an vielen Zentren die Möglichkeit der Lebendspende etabliert. In engem gesetzlichen Rahmen ist es bei der Lebendspende möglich, dass Verwandte oder nahe Angehörige, nach entsprechender medizinischer Abklärung und Genehmigung durch eine von der Transplantation unabhängigen Ethikkommission, dem betroffenen Patienten ein Organ (z. B. Niere) oder auch Organteile (z. B. Teilleber oder Dünndarmsegment) spenden.

Seit Inkrafttreten des deutsche Transplantationsgesetz am 1. Dezember 1997 besteht eine Gesetzesgrundlage, auf deren Basis Organentnahme (postmortal oder zu Lebzeiten) und Organtransplantation durchgeführt werden darf. Gleichzeitig sind auch die Organisationsstrukturen der Transplantation geregelt.

10.2 Organisation der Organvermittlung

Schon früh in der Entwicklung der klinischen Organtransplantation erkannte man, dass die Ergebnisse der postmortalen Transplantation sich verbessern lassen, wenn Organe nicht-genetisch identischer Spender-Empfänger-Paare möglichst genau nach den sog. **Histokompatibilitätsantigenen** („major histocompatibility complex", MHC; beim Menschen entspricht dies dem HLA-System, „human leukocyte antigen") transplantiert werden. Die große Varianz dieser Antigenstrukturen, die jeden Menschen als Individuum identifizieren, legte nahe, dass eine bestmögliche Kompatibilität nur dann erreicht wurde, wenn ein entsprechend großer Empfängerpool einem Spenderorgan gegenüberstand.

Dieser Gedanke führte bereits 1967 zur Gründung des internationalen Koordinierungszentrums **Eurotransplant** (ET) durch Jan J. van Rood. Eurotransplant, mit seiner Zentrale in Leiden, Niederlande, koordiniert seither die Organverteilung der 7 Mitgliedsländer Belgien, Deutschland, Luxemburg, Niederlande, Österreich und seit 1999 Slowenien. Bis auf die skandinavischen Länder (Dänemark, Finnland, Norwegen und Schweden), die über die Stiftung **Scandiatransplant** organisiert und koordiniert sind, gibt es sonst in Europa nur nationale Organisationen, die aber zum Teil mit ET zusammenarbeiten, wobei ET mit einer Gesamtbevölkerung von über 120.000.000 die größte Organisation in Europa darstellt.

Bei ET werden alle potenziellen Organempfänger für die verschiedenen Organe mit samt der notwendigen medizinischen Daten, wie sie in den verschieden Transplantationszentren der 7 Länder gelistet sind, gemeldet und in einem Computer anonymisiert. Bei Eingang eines Spenderorganangebots, das ebenfalls anonymisiert mit allen notwendigen medizinischen Daten Eingang in den Computer findet, wird entsprechend eines komplexen Punktesystems, bestehend aus Wartezeit, Dringlichkeit, genetischer Identität und Lokalisation des Spenders, ein entsprechender Empfänger für das angebotene Organ identifiziert.

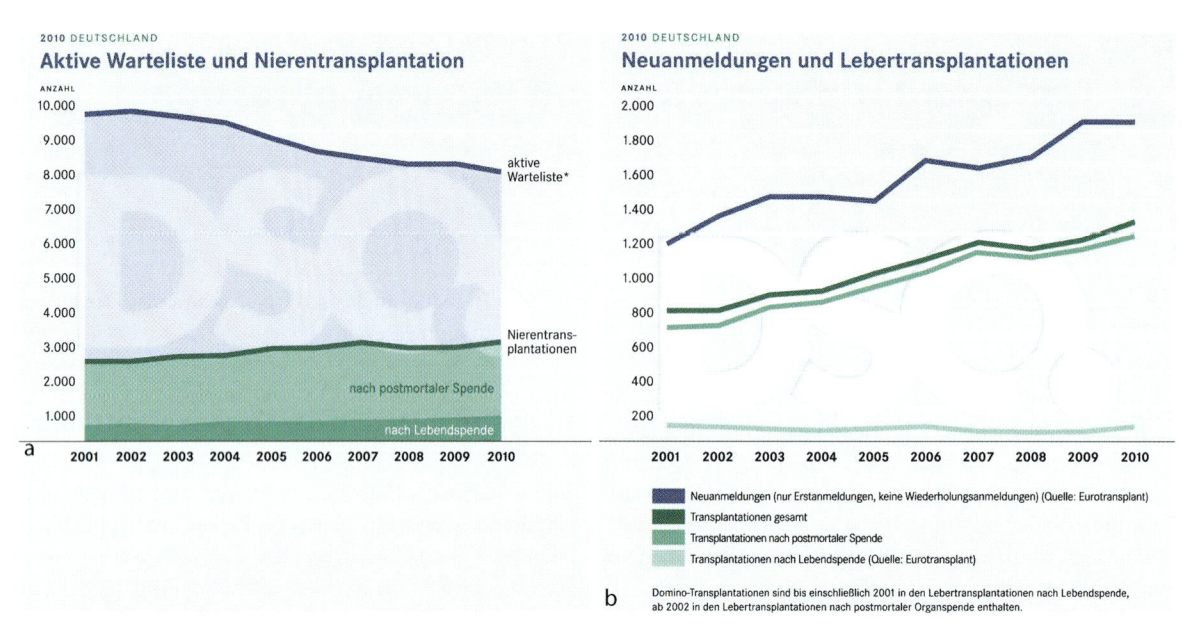

Abb. 10.1 a Anzahl der Patienten, die auf eine Nierentransplantation warten (Warteliste) im Vergleich zur Anzahl der durchgeführten Transplantationen (Quelle: Eurotransplantat). b Eine ähnliche Entwicklung zeigt sich in der Lebertransplantation, wobei hier lediglich die Neuanmeldungen pro Jahr aufgeführt sind (Quelle: Deutsche Stiftung Organtransplantation)

Die Koordination der Organspende obliegt dabei in jedem der 7 ET-Länder einer nationalen Koordinierungsstelle. In Deutschland ist dies die **Deutsche Stiftung Organtransplantation** (DSO). Mit Ratifizierung des Transplantationsgesetzes in Deutschland wurde 1997 die DSO offiziell beauftragt, die Koordination der Organspende zu organisieren.

10.3 Spendermeldung

Laut deutschem Transplantationsgesetz ist jedes Krankenhaus und jeder Arzt verpflichtet bei Verdacht auf einen möglichen Hirntod eines Patienten eine Meldung an das jeweilige Transplantationszentrum bzw. an die DSO zu machen (§ 11(4) TPG). Diese Tatsache klärt zu diesem Zeitpunkt noch nicht die Frage, ob bei dem behandelten Patienten tatsächlich ein Hirntod vorliegt bzw. ob der vermeintlich hirntote Patient überhaupt als Organspender in Frage kommt. Die Telefonnummer der entsprechenden Region findet sich auf der Homepage der Deutschen Stiftung für Organtransplantation (www.dso.de). Der Gesetzgeber wollte damit erreichen, dass eine Hirntodfeststellung überhaupt erfolgt und dies von speziell dafür geschulten Fachärzten, die wiederum unabhängig von Transplantationszentren sein müssen. In der Regel sind dies je ein in der Hirntoddiagnostik erfahrener Intensivmediziner und ein Neurologe.

Meldet ein Krankenhaus einen möglicherweise hirntoten Patienten an die DSO, wird ein Koordinator benachrichtigt, der das entsprechende Krankenhaus aufsucht und die jeweiligen Fachkollegen für die Hirntoddiagnostik verständigt.

Non heart-beating donors Eine Organspende nach Eintritt des klinischen Todes („non heart-beating donors") wird in Deutschland aufgrund der aktuell herrschenden Gesetzeslage nicht praktiziert. In den USA, Canada und einigen europäischen Ländern wird diese Form der Organspende bei kontrolliertem Therapieabbruch bei schwer kranken Patienten, die über eine zerebrale Restfunktion und somit nicht den vollen Hirntodkriterien genügen, angewandt. In der Regel erfolgt bei dieser Form der Organspende ein Abbruch der Therapie auf der Intensivstation. Nach einsetzen des klinischen Todes wird der Patient für tot erklärt, nach weiteren 5 Minuten wird mit der Spenderoperation begonnen. In wenigen Ländern z. B. in Belgien ist die Organspende nach Euthanasie nach ähnlichem Muster wie der der „Non-heart-beating-donor"-Spende erlaubt.

10.4 Hirntod und Hirntoddiagnostik

> Der Hirntod bezeichnet den irreversiblen Verlust von Großhirn, Kleinhirn und Hirnstamm.

Voraussetzung für die Diagnose des Hirntodes ist der zweifelsfreie Nachweis einer schweren primären oder sekundären Hirnschädigung, wobei anderen Ursachen für eine tiefe Bewusstlosigkeit des Patienten ausgeschlossen werden müssen (z. B. Intoxikation, sedierende Wirkung von Medikamenten, primäre Unterkühlung, Kreislaufschock,

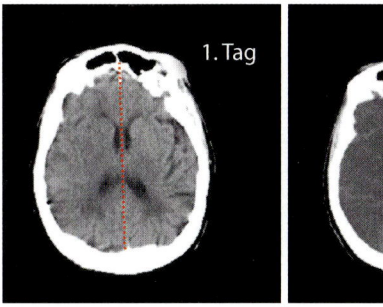

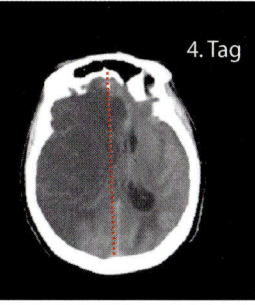

Abb. 10.2 Zeitlicher Verlauf eines CT-Befundes nach Schädel-Hirn-Trauma (1. und 4. Tag nach Trauma). Deutlich zu erkennen ist die Zunahme des rechtsseitigen Hirnödems mit Mittellinienverlagerung (gestrichelte Linie) und vollständiger Kompression des rechten Ventrikels

Koma bei endokriner, metabolischer oder entzündlicher Erkrankung).

Im Falle einer **primären Hirnschädigungen** ist das Gehirn selbst unmittelbar betroffen. Das heißt, es liegt eine kranielle Blutung, Durchblutungsstörungen, Tumore und Entzündungen des Hirns oder eine schwere Schädel-Hirn-Verletzungen vor. Man unterscheidet supratentorielle (im Bereich des Großhirns) sowie infratentorielle Schädigungen (im Bereich von Kleinhirn bzw. Hirnstamm).

Bei einer **sekundäre Hirnschädigungen** ist das Gehirn mittelbar über den Stoffwechsel (Sauerstoffmangel, anhaltende Hypoglykämie) betroffen und ist als Folge beispielsweise eines Kreislaufstillstandes oder einer Vergiftung zerstört.

10.4.1 Klinische Zeichen des Hirntodes

Die jeweiligen Fachkollegen werden vor Ort, nach Ausschluss anderer Faktoren, die eine tiefe Bewusstlosigkeit begründen könnten (s. oben), zunächst eine klinische Untersuchung an Hand eines Hirntodprotokolls durchführen.

> **Klinische Zeichen des Hirntodes**
> - Fehlende Hirnnervenreflexe: weite lichtstarre Pupillen, Trigeminusreflex und Kornealreflex erloschen, Verlust des Muskeltonus mit Zurücksinken der Augäpfel und fehlende Augenbewegung bei Drehung des Kopfes (okulozephaler Reflex = Puppenaugenphänomen), Würgereflex erloschen (fällt als letztes aus)
> - Fehlende Spontanatmung (Apnoetest)
> - Im Spätstadium: Temperaturabfall, Kreislaufdysregulation, Blutdruckabfall, ggf. Diabetes insipidus (ADH-Mangel durch die Hypophysenhinterlappenschädigung)

10.4.2 Hirntoddiagnostik

Der klinischen Untersuchung folgt die diagnostische Sicherung des Hirntodes. In der Regel liegt bei Patienten mit dem Verdacht einer zerebralen Schädigung eine gute computertomographische Verlaufskontrolle vor, die eine Zunahme eines möglichen Hirnödems mit entsprechender Zunahme einer Einklemmungsgefahr dokumentiert (Abb. 10.2). Nichtsdestotrotz ist in Bezug auf eine Hirntoddiagnostik vor einer Organspende und der damit verbundenen Todesfeststellung vor der geplanten Organentnahme, eine spezifische Diagnostik erforderlich. Diese umfasst ein EEG, dass im Falle eines Hirntodes über 30 min eine isoelektrische Ableitung (Nulllinien-EEG) zeigen muss (bei Säuglingen und Kleinkindern: 24-stündiges isoelektrisches EEG; bei Neugeborenen oder Frühgeborenen: 3-tägiges isoelektrisches EEG erforderlich). Diese Untersuchung wird durch zusätzliche sensorische (SEP) oder akustische Reize (AEP) während der EEG-Untersuchung ergänzt. Zusätzliche Untersuchungen wie transkranieller Doppler, zerebrale Angiographie, Perfusions-MRT oder -Szintigraphie ergänzen die Befunde und sollten den Hirntod abschließend bestätigen.

Die Befunde der Hirntoddiagnostik werden auf einem Hirntodprotokoll (Abb. 10.3) dokumentiert.

10.5 Einwilligung zur Organspende

Mit Abschluss der Hirntoddiagnostik und Vorliegen beider unterzeichneter Hirntodprotokolle steht, bei positivem Untersuchungsbefund, der Todeszeitpunkt des Patienten fest. Erst jetzt erfolgt das Gespräch mit den Angehörigen, um über den Tod des Patienten aufzuklären.

Liegt bei dem Verstorbenen keine Willenserklärung in Bezug auf eine Organspende, z. B. in Form eines Organspendeausweises, vor, muss der **mutmaßliche Wille** des Verstorbenen zusammen mit den Angehörigen ermittelt werden (sog. **erweiterte Zustimmungsregelung**). Die erweiterte Zustimmungsregelung steht dabei im Gegensatz zur sog. **Widerspruchsregelung**, die in den meisten anderen europäischen Ländern angewendet wird, wo zu Lebzeiten ausdrücklich eine Organspende abgelehnt werden muss, ansonsten geht der Gesetzgeber davon aus, dass die jeweilige Person einer Organspende zugestimmt hätte.

Das für die Angehörigen sehr belastende Gespräch zur Klärung einer möglichen Organspende erfordert eine spezielle Schulung und erfolgt durch den DSO-Koordinator zusammen mit dem behandelnden Arzt der jeweiligen Intensivstation. In diesem Gespräch muss unter anderem auch geklärt werden, welche Organe entnommen werden dürfen, unabhängig einer möglichen Eignung der Organe für eine Transplantation.

Protokoll zur Feststellung des Hirntodes

Name _____ Vorname _____ geb.: _____ Alter: _____
Klinik: _____
Untersuchungsdatum: _____ Uhrzeit: _____ Protokollbogen-Nr.: _____

1. **Voraussetzungen:**

1.1 Diagnose _____
    Primäre Hirnschädigung: _____ supratentoriell _____ infratentoriell _____
    Sekundäre Hirnschädigung: _____
    Zeitpunkt des Unfalls/Krankheitsbeginns: _____

1.2 Folgende Feststellungen und Befunde bitte beantworten mit Ja oder Nein
    Intoxikation   ausgeschlossen: _____
    Relaxation   ausgeschlossen: _____
    Primäre Hypothermie   ausgeschlossen: _____
    Metabolisches oder endokrines Koma   ausgeschlossen: _____
    Schock   ausgeschlossen: _____
    Systolischer Blutdruck   _____mmHg

2. **Klinische Symptome des Ausfalls der Hirnfunktion**

2.1 Koma _____
2.2 Pupillen   weit / mittelweit
                  Lichtreflex beidseits   fehlt _____
2.3 Okulo-zephaler Reflex (Puppenkopf-Phänomen) beidseits fehlt _____
2.4 Korneal-Reflex beidseits   fehlt _____
2.5 Trigeminus-Schmerz-Reaktion beidseits   fehlt _____
2.6 Pharyngeal-/Tracheal-Reflex   fehlt _____
2.7 Apnoe-Test bei art. p_aCO_2 _____mmHg fehlt _____

3. **Irreversibilitätsnachweis durch 3.1 oder 3.2**

3.1 Beobachtungszeit:
    Zum Zeitpunkt der hier protokollierten Untersuchungen bestehen die oben genannten Symptome seit_____Std.

    Weitere Beobachtung ist erforderlich   ja _____ nein _____
    mindestens 12 / 24 / 72 Stunden

3.2 Ergänzende Untersuchungen:

3.2.1 Isoelektrisches (Null-Linien-) EEG,
      30 Min. abgeleitet: ____ ____ _____ _____ _____
                                             ja   nein   Datum   Uhrzeit   Arzt

3.2.2 Frühe akustisch evozierte Hirnstamm-
      potentiale, Welle III-V, beidseits erloschen   ____ ____ _____ _____ _____
                                             ja   nein   Datum   Uhrzeit   Arzt

      Medianus-SEP beidseits erloschen   ____ ____ _____ _____ _____
                                             ja   nein   Datum   Uhrzeit   Arzt

3.2.3 Zerebraler Zirkulationsstillstand beidseits festgestellt durch:
      Doppler-Sonographie: _____ Perfusionsszintigraphie: _____ Zerebrale Angiographie: _____

      Datum _____ Uhrzeit _____ untersuchender Arzt _____

Abschließende Diagnose:
Aufgrund obiger Befunde, zusammen mit den Befunden der Protokollbögen Nr._____, wird
der Hirntod und somit der Tod des Patienten festgestellt am: _____ um_____Uhr

Untersuchender Arzt:_____ _____
                              Name   Unterschrift

Gemäß den Richtlinien zur Feststellung des Hirntodes des Wissenschaftlichen Beirats der Bundesärztekammer (BÄK), 3. Fortschreibung 1997 mit Ergänzungen gemäß Transplantationsgesetz (TPG), Deutsches Ärzteblatt 95, Heft 30 (24. 07.1998), Seite A-1861-1868

Abb. 10.3 Hirntodprotokoll

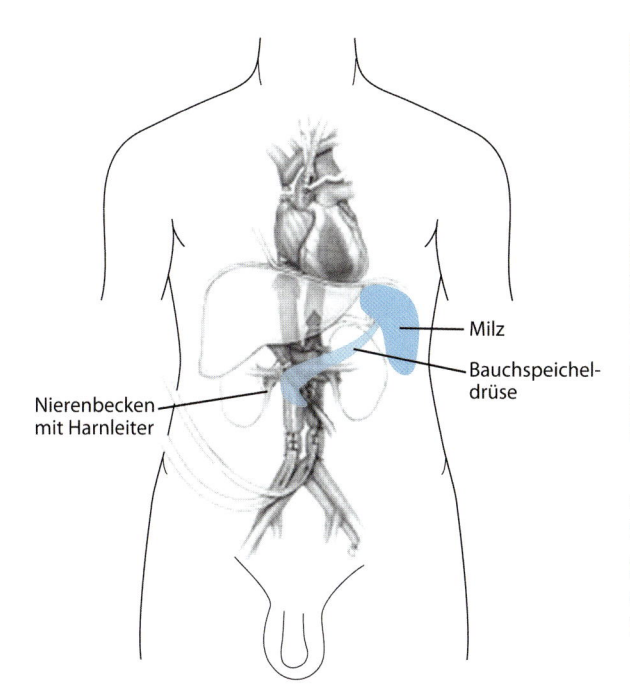

Abb. 10.4 Operativer Zugang bei der Multiorganentnahme und Insertion der Perfusionskatheter in die infrarenale Aorta. Der Cava-Katheter dient dem kontinuierlichen Ablauf der Perfusionslösung

Tab. 10.1 Kaltischämietoleranzen der verschiedenen Organe nach Perfusion mit den standardmäßig verwendeten Lösungen und Lagerung auf Eis. Die Werte in Klammern geben die längsten Konservierungszeiten an, die in der Klinik mit einer normalen Organfunktion nach Reperfusion im Empfänger beschrieben sind

Organ	Kaltischämiezeit (h)
Herz/Lunge	6 (12)
Leber	12 (34)
Niere	24 (50)
Pankreas	12 (36)

Erst nach erfolgter Zustimmung zur Organentnahme werden die Spenderdaten von der DSO an ET übermittelt, von wo aus, nach entsprechender Computerauswertung, die Organe den identifizierten Transplantationszentren angeboten werden.

10.6 Organentnahme

Die Organentnahme oder -explantation stellt einen operativen Eingriff dar, der unter den gleichen Bedingungen wie jeder operative Eingriff durchgeführt wird. Dies bedeutet, der Patienten erhält perioperative die komplette intensivmedizinische Betreuung und intraoperativ die übliche anästhesiologische Behandlung wie jeder andere Patient. Die Organentnahme selber erfolgt nach den strengen Regeln der Asepsis und Antisepsis.

10.6.1 Explantation

Bei der Multiorganentnahme mit Entnahme der thorakalen Organe (Herz, Lungen) erfolgt der operative Zugang über eine Sternotomie mit medianer Laparotomie (◘ Abb. 10.4).

Anschließend wird das Intestinum vollständig mobilisiert und Aorta, V. cava sowie die Beckengefäße, über die später die Perfusionskatheter eingebracht werden, dargestellt. Anschließend wird die Leber vollständig mobilisiert und die Gefäß- und Gallengangsstrukturen im Lig. hepatoduodenale identifiziert. Abschließend erfolgen die retroperitoneale Mobilisation beider Nieren und das Vorlegen der Ligaturen zur Exklusion der nicht zu perfundierenden Körperpartien.

10.6.2 Perfusion

Nach dem auch die thorakalen Organe (Herz/Lunge) über eine Kanülierung der Aorta asc. und der A. pulmonalis zur Organperfusion vorbereitet sind, beginnt die simultane Perfusion von thorakalen und abdominalen Organen. Da in der Regel für die Organe der jeweiligen Körperhöhlen unterschiedliche Perfusionslösungen verwendet werden (Herz/Lungen z. B. Perfadex; Abdominalorgane z. B. ViaSpan oder Custodiol; auch als UW- bzw. HTK-Lösung bezeichnet), wird die Aorta subdiaphragmal ligiert. Die Perfusion der Organe erfolgt, um die Organe möglichst schnell auf eine Temperatur zwischen 4 und 8 °C herabzukühlen und gleichzeitig das Blut aus den Organen zu spülen, um damit den Stoffwechsel für den Transport weitestmöglich zu reduzieren. Durch zellprotektive Zusätze in den Perfusionslösungen sind je nach Organ heute zum Teil erheblich verlängerte Kaltischämietoleranzen möglich (◘ Tab. 10.1).

Bei Entnahme der Lungen wird der Spender bis zum Abklemmen der Trachea mit 100 % O_2 weiterbeatmet, ansonsten wird die maschinelle Beatmung mit Beginn der Organperfusion eingestellt. Nach durchgeführter Organperfusion erfolgt die Explantation der einzelnen Organe nach ihrer Kaltischämietoleranz, d. h. zuerst Herz und Lunge, dann Leber, Pankreas und Nieren, ggf. auch Dünndarm. Die Organe werden dann einzeln steril verpackt und in einer Kühlbox auf Eis gelagert. Entsprechend der Organverteilung innerhalb der ET-Region werden die Organe anschließend entweder auf der Straße oder per Flugzeug in das jeweilige Transplantationszentrum geschickt.

10.7 Organtransplantation

Noch während der Organexplantation im Spenderkrankenhaus erfolgt die Organvermittlung über ET. Akzeptiert das Transplantationszentrum das von ET angebotene Organ für den identifizierten Empfänger, wird dieser zu Hause informiert und in das Transplantationszentrum einbestellt. Bei Aufnahme im Zentrum erfolgt neben typischen Aufnahmeprozeduren eine aktuelle Abklärung einer möglichen Kontraindikation zur Organtransplantation. Dies gilt insbesondere für aktuelle Infektion oder Verschlechterung der Herz-Kreislauf-Situation. Gegebenenfalls ist auch eine zusätzliche Aktualisierung des Gefäßstatus in Bezug auf die zu wählenden Gefäßzugänge bzw. zur Klärung einer neu aufgetretenen Pfortaderthrombose im Falle einer Lebertransplantation notwendig.

Während der Empfänger für die Operation vorbereitet wird, erfolgt, nach Annahme des Organs am Zentrum, die Begutachtung des Organs in Bezug auf die Organqualität und mögliche anatomische Variationen. Finden sich keine Kontraindikationen zur Implantation des Organs, kann die Anästhesieeinleitung beginnen. Parallel dazu wird die sog. Kaltpräparation des Spenderorgans durchgeführt. Hierbei wird das Organ von überschüssigem Bindegewebe befreit, die benötigten Gefäßstrukturen dargestellt und bei Bedarf ggf. rekonstruiert. Insbesondere bei der Pankreastransplantation muss eine Rekonstruktion der A. lienalis und A. mesenterica sup. erfolgen, was in der Regel durch ein vom Spender mitgeliefertes Y-Graft aus der Beckenetage geschieht.

10.7.1 Lebertransplantation

Die Leber stellt in der Transplantation in vielerlei Hinsicht eine Besonderheit dar. Zum einen hat sich in der klinischen Erfahrung gezeigt, dass die Leber im Vergleich zu allen anderen Organen am wenigsten immunogen ist, was sich in einer deutlich geringeren Abstoßungsrate und in einer reduzierten Gabe immunsuppressiver Medikamente, die die Patienten nach der Transplantation lebenslang einnehmen müssen, ausdrückt. Darüber hinaus kann die Leber trotz ihres komplexen anatomischen Aufbaus in zwei Anteile geteilt werden (**Splitting**) und somit aus nur einem parenchymatösen Organ zwei Empfänger mit einem Spenderorgan versorgt werden. Die Technik des Organsplittings, mit dem vor allem Kinder „mitversorgt" werden, hat in den letzten Jahren dazu geführt, dass nur noch selten Kinder auf der Warteliste versterben. Außerdem hat sich aus den Erfahrungen des Organsplittings die Option der **Leberlebendspende** entwickelt.

All diese Entwicklungen in der Lebertransplantation sind nur aufgrund der hohen Regenerationsfähigkeit des Organs möglich, was der Leber eindeutig eine Sonderstellung in der Transplantation verschafft. Alle anderen Organe zeigen nach einer Gewebeschädigung, wozu auch die Organabstoßung gehört, eine zunehmende Einschränkung der Organfunktion. Dagegen weisen selbst erheblich größenreduzierte Lebertransplantate nach wenigen Wochen eine am Empfängerbedarf orientierte Organgröße auf.

Die medizinischen Kriterien für eine Organverteilung durch ET (Leberallokation) sind vor allem die Blutgruppenkompatibilität und die Größenkongruenz zusammen mit den bekannten Kriterien: Dringlichkeit, Wartezeit, und Konservierungszeit. Die HLA-Typisierung spielt bei der Lebervergabe keine Rolle.

Aufgrund des Organmangels, der zuletzt fast ausschließlich eine Organvergabe in der höchsten Dringlichkeitsstufe (ehemals T2) erlaubte, ohne dass eine weitere Differenzierung möglich war, erfolgte im Dezember 2006 die ET-weite Umstellung der Organvergabe nach dem in den USA bereits 2002 eingeführten **MELD-System** (MELD = Model for End-Stage Liver Disease). Zur Berechnung des MELD-Scores werden Laborparameter bestehend aus Kreatinin-, Bilirubin- und INR-Wert herangezogen (▶ Formel), wobei dialysepflichtige Patienten und Patienten mit einem Malignom eine zusätzliche Punktzahl erhalten. Der niedrigste MELD-Score wäre rechnerisch 6, der höchste und damit auch die höchste Dringlichkeit zur LTx ein Score von 40. Für Kinder existiert ein eigener Score, der sog. **PELD-Score** (Pediatric End-Stage Liver Disease).

Ungeachtet des MELD-Systems (Dringlichkeitseinteilung bei chronischem Leberversagen) bleibt die Vergabe von Lebertransplantaten für Patienten mit akutem Leberversagen oder primärer Leber-Nichtfunktion (innerhalb der ersten 2 Wochen nach Lebertransplantation) als höchste Dringlichkeitsstufe bestehen. In der Regel erhalten diese Patienten ein Lebertransplantat innerhalb von 48 h. Die derzeitige Wartezeit für die unterschiedlichen MELD-Scores kann noch nicht bestimmt werden. Vor Einführung des MELD-Systems lag die durchschnittliche Wartezeit für Patienten in der höchsten Dringlichkeitsstufe (T2) bei ca. 6 Monaten.

Formel zur Berechnung des MELD-Scores. (Quelle: Eurotransplant Leiden, Niederlande)

MELD = $0{,}957 \times \log_e$(Kreatinin mg/dl)
$+ 0{,}378 \times \log_e$(bilirubin mg/dl)
$+ 1{,}120 \times \log_e$(INR)$+ 0{,}643$

Je nach Höhe des MELD-Scores müssen die Laborwerte in entsprechend kürzeren Abständen aktualisiert werden, wobei bei einem höheren Score die Gültigkeitsdauer der eingereichten Laborwerte entsprechend kürzer ist (◘ Tab. 10.2).

Tab. 10.2 Gültigkeitsdauer und Aktualisierung der Laborwerte zur Berechnung des MELD-Scores in Abhängigkeit des Scores. (Quelle: Eurotransplant, Leiden, Niederlande)

MELD	Maximale MELD-Gültigkeit	Benachrichtigung von Eurotransplantat vor Ablauf	Laborwerte nicht älter als
MELD ≥25	7 Tage	2 Tage	48 Stunden
MELD ≤24, ≥18	30 Tage	7 Tage	7 Tage
MELD ≤18, ≥11	90 Tage	14 Tage	14 Tage
MELD ≤10	365 Tage	30 Tage	30 Tage

Indikationen

> Eine Indikation zur Lebertransplantation besteht grundsätzlich bei jeder Lebererkrankung, wenn die Überlebenswahrscheinlichkeit mit Transplantation größer ist als ohne.

Hierin besteht erneut eine Besonderheit der Lebertransplantation, weil o. g. Definition auch das primäre Leberzellkarzinom (hepatozelluläres Karzinom) mit einschließt, so dass eine Indikation zur Transplantation trotz oder gerade wegen eines Malignoms gegeben ist.

Zwei Drittel aller Lebertransplantationen werden aufgrund einer schweren **Leberzirrhose** durchgeführt. Ursachen hierfür sind die Hepatitis B, C und D, Autoimmunhepatitis, alkoholtoxischer Leberschädigung und auch Leberzirrhosen unklarer Genese.

Ca. 11 % der Indikationen betreffen **cholestatische Lebererkrankungen** wie die primär biliäre Zirrhose (PBC), primär sklerosierende Cholangitis (PSC), sekundär sklerosierende Cholangitis, familiäre Cholestasesyndrome, Medikamententoxizität mit Cholestase.

Ähnlich häufig (10 %) ist das **hepatozelluläres Karzinom** (HCC), das allerdings nur nach strengen Kriterien eine Indikation zur Lebertransplantation darstellt (Tumorgröße singulär ≤5 cm oder maximal 3 Herde, größter ≤3 cm).

Genetische und metabolische Erkrankungen machen ca. 6 % der Indikationen aus, zu ihnen gehören der α1-Antitrypsinmangel, Morbus Wilson, Hämochromatose, Glykogenspeicherkrankheiten, Galaktosämie, Tyrosinämie, β-Thalassämie, Mukoviszidose, Zystenleber sowie alle Stoffwechselstörungen mit primär hepatischem Gendefekt oder ausschließlich hepatischer Schädigung.

Das **akute Leberversagen** mit entsprechender HU-Listung rekrutiert ca. 5–10 % der Patienten. Ursachen für ein akutes Leberversagen können fulminant verlaufende Virushepatitiden, Morbus Wilson, Budd-Chiari-Syndrom, schwangerschaftsassoziierter Leberkrankheit, Medikamententoxizität und Vergiftungen sein.

Empfängeroperation

Parallel zur Kaltpräparation beginnt ein zweites Operationsteam mit der Empfängeroperation. Ziel der Operation ist die Entfernung der erkrankten Leber und Implantation der Spenderleber an gleicher Stelle (**orthotope Transplantation**). Als Zugang erfolgt in der Regel eine mediane Oberbauchlaparotomie mit rechtslateralem Erweiterungsschnitt, ggf. mit zusätzlicher Erweiterung nach links lateral. Die Hepatektomie beginnt mit der Freilegung der leberversorgenden Gefäße und Darstellung des Gallengangs. Die Explantation einer zirrhotischen Leber kann durch eine portale Hypertension und Gerinnungsstörungen (verminderte Bildung plasmatischer Gerinnungsfaktoren und Mangel an Thrombozyten) erschwert sein. Durch Einsatz eines Cellsaver-Systems zur Absaugung von Blut aus dem Operationssitus ist eine Rücktransfusion körpereigenen Blutes möglich, was den Einsatz von Fremdblut deutlich reduziert.

In der **anhepatischen Phase** der Operation, d. h. nach Explantation der erkrankten Leber, kann ein pumpengetriebener venovenöser Bypass eingesetzt werden, um den Abfluss des venösen Blutes aus dem Darmbereich und den Nieren zu verbessern. Hierbei werden die Pfortader und die untere Hohlvene über eine Beckenvene kanüliert und das Blut über die Achselvene zurückgeführt. Bei der in letzter Zeit häufiger eingesetzten **„Piggy-back"-Technik** bleibt die retrohepatische V. cava vollständig erhalten, stattdessen werden isoliert die empfängerseitigen Lebervenen ausgeklemmt oder eine Teilklemmung der V. cava durchgeführt, worauf später die Spenderleber anastomosiert wird. Vorteil dieser Technik ist der Verzicht auf einen extrakorporalen Kreislauf.

Die Implantation der Spenderleber umfasst die Anastomosierung der Hohlvene ober- und unterhalb der Leber, die Anastomosierung der Leberarterie und der Pfortader sowie des Gallengangs. Der Gallengang kann auch in eine nach Roux Y-förmig ausgeschaltete Dünndarmschlinge anastomosiert werden (biliodigestive Anastomose). In der „Piggy-back"-Technik wird die spenderseitige V. cava End-zu-Seit auf die partiell ausgeklemmte Empfänger-Cava anastomosiert.

Komplikationen

Die wesentlichen **frühpostoperativen Komplikationen** nach Lebertransplantation bestehen in Blutungen, Thrombose der Leberarterie und Leckage bzw. Verengung (Stenose) der Gallengangsverbindung sowie in der primären Nichtfunktion der Transplantatleber (ca. 5 % der Transplantationen). Das Infektionsrisiko, besonders hinsichtlich Pilz- und Virusinfektionen, ist durch die notwendige Immunsuppression erhöht. Eine Abstoßung tritt in der Regel nicht vor dem 4. bis 5. postoperativen Tag auf und ist medikamentös gut beherrschbar.

Als Spätkomplikationen sind vor allem Komplikationen der intra- und extrahepatischen Gallewege gefürchtet (meist Stenosen), sowie Stenosen der arteriellen Lebergefäße aber auch das Wiederauftreten der Grunderkrankung (z. B. Hepatitis oder HCC). Grundsätzlich können alle Komplikationen zu einer Retransplantation führen, wobei innerhalb der ersten 14 Tage nach einer Transplantation (z. B. bei primärer Nichtfunktion) eine HU-Listung möglich ist.

Nach Mobilisierung und Aufbau der oralen Ernährung kann bei stabiler Transplantatfunktion die Verlegung von der Intensivstation auf die normale chirurgische Station erfolgen. Die Entlassung kann je nach Transplantatfunktion und Allgemeinzustand zwischen 2 und 4 Wochen nach Transplantation erfolgen. Für die meisten Patienten ist nach Lebertransplantation eine Rehabilitation in einer Fachklinik sinnvoll, wo auch der Umgang mit den Medikamenten und weiter Verhaltensregeln erlernt werden.

10.7.2 Nierentransplantation

Die erste erfolgreiche Nierentransplantation bei den eineiigen Zwillingen Richard und Ron Herrick durch Joseph Murray 1954, die gleichzeitig auch die erste erfolgreiche Nierenlebendspende darstellte, legte den Grundstein für die moderne klinische Organtransplantation. Seither wurden weltweit weit über eine halbe Million Nierentransplantationen durchgeführt. Durch die Möglichkeit der Dialyse versterben zwar, im Vergleich zu Herz-, Lungen- und Lebertransplantation, weniger Patienten auf der Warteliste, dafür ist die Zahl der Patienten, die auf ein Organ warten nirgendwo größer. In Deutschland warten derzeit knapp 11.000 Patienten auf eine Nierentransplantation und trotz der Möglichkeit der Lebendspende (derzeitiger Anteil ca. 20 %) nimmt die Zahl kaum ab.

Besonderheit in der Nierentransplantation ist das ET-Seniorprogramm, dass eine Organvergabe zwischen Spendern und Empfängern ermöglicht, die älter als 65 Jahre alt sind, was den Spenderpool deutlich erweitert und auch vielen älteren Menschen eine Nierentransplantation ermöglicht.

Die Allokation der Nieren erfolgt nach Blutgruppenkompatibilität (AB0-System), Grad der Übereinstimmung der HLA-Merkmale (40 % Gewichtung), Wartezeit (bis zu 6 Jahre werden angerechnet) und Konservierungszeit (20 % Gewichtung). Eine HU-Listung ist im Rahmen der Nierentransplantation selten und meist durch schwere Shunt-Komplikationen (z. B. Unmöglichkeit der Shunt-Neuanlage nach multiplen Revisionen) oder bei Kontraindikationen zur Dialyse gekennzeichnet. Jede HU-Listung muss besonders begründet werden und sollte bei Akzeptanz eine Transplantation innerhalb von 6 Wochen ermöglichen.

Indikationen

> Die Indikation zur Nierentransplantation (NTx) ist das chronische terminale Nierenversagen mit bestehender Dialysepflichtigkeit.

Ursachen der Niereninsuffizienz, die zu einer Transplantation führen, sind: Glomerulonephritis 30 %, interstitielle Nephritis 18 %, Diabetes mellitus 14 %, Hypertonie 13 %, Zystennieren 12 % sowie sonstige Indikationen, wobei darunter vor allem die chronische Pyelonephritis subsumiert wird.

Empfängeroperation

Wie auch bei der Lebertransplantation erfolgt bei der Nierentransplantation die simultane Organsichtung mit der Einleitung des Patienten im Operationssaal. Auch bei einer Nierentransplantation muss ggf. eine Rekonstruktion der Gefäßstrukturen erfolgen.

Die Empfängeroperation beginnt mit einem bogenförmigen Hautschnitt von der Spina iliaca ant. sup. bis zur Symphyse, entweder auf der rechten oder linken Körperseite. Das heißt, die Transplantatniere liegt nach der Implantation an atypischer Lokalisation, sog. heterotope Transplantation. Im weiteren Verlauf erfolgt die extraperitoneale Präparation mit Darstellung der Beckengefäße. Die Anastomosierung der Transplantatgefäße wird im Sinne einer End-zu-seit-Anastomose auf die A./V. iliaca com. oder auf die Externagefäße durchgeführt. Abschließend erfolgt nach retrograder Füllung der Harnblase die Uretero-Zystostomie und ggf. eine Antirefluxplastik durch adaptierende Deckung des Ureters mit Blasenmuskulatur, wobei hier eine Einengung des Ureters zu vermeiden ist. Der transurethrale Blasenkatheter sollte postoperativ für 10–14 Tage belassen werden, um ein komplikationsloses einheilen des Ureters in die Harnblase zu gewährleisten.

Komplikationen

Neben den typischen chirurgischen Komplikationen (Blutung, Nachblutung, Wundinfektion, Anastomosenstenosen, Gefäßthrombosen) kann nach Nierentransplantation eine Lymphozelen entstehen, die wiederum ihr eigenes Komplikationsprofil hat, wie z. B. Gefäßkompression, Kompression von Nierenbecken und Ureter sowie Sekundärinfektion. Auch die frühe Abstoßungsreaktion tritt nach Nierentransplantation relativ häufiger auf (ca. 25 %) und verdient besondere Aufmerksamkeit. Wegen der höheren Immunsuppression sind Pilz- und Virusinfektion initial ebenfalls relativ häufiger.

Im Langzeitverlauf dominieren die chronische Transplantatabstoßung, die medikamenteninduzierte Nephropathie und das Wiederauftreten der Grunderkrankung:

- Fokalsegmentale Glomerulosklerose: 50 % Rekurrenz bei 1. Nierentransplantation, bis 90 % Rekurrenz bei 2. Nierentransplantation (deshalb Kontraindikation für die Lebendspende)
- Membranoproliferative Glomerulonephritis Typ I: 20–30 % Rekurrenz, davon 40 % Organverlust
- Membranoproliferative Glomerulonephritis Typ II: 80 % Rekurrenz, davon 10–20 % Organverlust
- Membranöse Glomerulonephritis: zumeist (2/3) De-novo-Erkrankung, 10–25 % Rekurrenz, Angaben bezüglich Organverlust schwanken sehr (bis 60 %); IgA-Nephritis: in bis zu 80 % Rekurrenz, davon 10 % Organverlust
- Hämolytisch-urämisches Syndrom (HUS): 10–50 % Rekurrenz, davon >50 % Organverlust, deshalb Nierentransplantation erst >3 Monate nach aktiver Erkrankung

10.7.3 Pankreastransplantation

Indikationen

> Eine kombinierte Pankreas-Nierentransplantation ist bei Patienten mit Diabetes mellitus Typ 1, die unter einer diabetischen Nephropathie mit fortgeschrittenem Nierenversagen leiden, indiziert.

Die Pankreastransplantation wird zur Therapie des komplizierten Typ-I-Diabetes mellitus, lediglich in Ausnahmefälle des Typ-II-Diabetes eingesetzt. Häufig liegen zum Zeitpunkt bereits schwere Folgeerkrankungen eines langjährigen Diabetes, wie z. B. einer dialysepflichtigen diabetischen Nephropathie vor. Aus diesem Grund werden rund 85 % der Pankreastransplantationen als simultane Nieren-Pankreas-Transplantationen und weitere 10 % als Singletransplantation nach einer bereits erfolgten Nierentransplantation durchgeführt. Da bei der Pankreastransplantation nicht nur die insulinproduzierenden β-Zellen, sondern der gesamte Drüsenkörper transplantiert wird, muss eine Drainage der exokrinen Organanteile in Form einer enterischen (Anschluss des mittransplantierten Duodenalsegmentes an den Dünndarm des Empfängers) oder einer Blasendrainage (Anschluss des mittransplantierten Duodenalsegmentes an die Harnblase des Empfängers) durchgeführt werden. Die Art der Drainage des exokrinen Pankreas ist für die Entstehung möglicher postoperativer Komplikation von besonderer Bedeutung.

So werden mit der Blasendrainage täglich ca. 500 ml bikarbonatreiches Pankreassekret in die Blase abgegeben, was den pH-Wert des Urins in der Blase erhöht und ein gehäuftes Auftreten von Harnwegsinfekten bedingt sowie eine Steinbildung begünstigt. Die durch den Verlust der Bikarbonate verursachte metabolische Azidose muss postoperativ durch eine orale Bikarbonatsubstitution ausgeglichen werden. Das aggressive Pankreassekret führt häufig zu Irritationen der Blasenmukosa in Form einer sterilen Zystitis, wobei schwere Blutungen sowie Perforationen des Duodenalsegmentes und Refluxpankreatitiden beschrieben sind. Die enterische Drainage ist heute aus den genannten Gründen das Standardverfahren zur Ableitung des exokrinen Pankreassekrets, birgt aber die Gefahr einer lebensbedrohlichen Peritonitis bei Leckagen der Duodeno-Jejunostomie.

Die Allokationskriterien der Pankreastransplantation entsprechen denen der Niere.

Empfängeroperation

Als Zugang zum Abdomen wird meist eine mediane Unterbauchlaparotomie gewählt. Bei simultaner Transplantation von Pankreas und Niere wird die Niere in der Regel ebenfalls von intraabdominal, statt wie sonst über einen extraperitonealen Zugang anastomosiert.

Wie oben beschrieben wird heute die enterale Drainage des Pankreas bevorzugt, so dass sich eine Lage des Organs in kraniokaudaler Richtung anbietet, d. h. der Pankreaskopf liegt in Richtung kranial, der Pankreasschwanz im kleinen Becken (heterotop). Üblicherweise wird das Pankreas rechtsseitig und die Niere entsprechend linksseitig auf die Beckengefäße anastomosiert. Wie bereits erwähnt muss im Rahmen der Kaltpräparation eine Rekonstruktion von A. lienalis und A. mesenterica sup. erfolgen, um während der Implatation einen ausreichenden langen Gefäßstil und lediglich eine arterielle zu nähende Anastomose zu haben. Diese sog. **Y-Rekonstruktion** kann dann End-zu-Seit auf die rechte A. iliaca com. anastomosiert werden. Der Anschluss der intrapankreatischen V. porta kann entweder auf ein ausgeleitetes Mesenterialgefäß (**portale Drainage**) oder direkt End-zu-Seit auf die infrarenale V. cava inf. anastomosiert werden (**systemische Drainage**). Das am Pankreaskopf verbliebene Spender-Duodenalsegment, in das der D. choledocho-pankreaticus mündet, wird abschließend direkt an eine proximale Jejunalschlinge oder eine ausgeleitete Y-Roux-Schlinge anastomosiert.

Komplikationen

Hauptkomplikationen der Pankreastransplantation unmittelbar nach Transplantation ist die Organthrombose mit Thrombosierung der intrapankreatischen Pfortader und die Transplantatabstoßung. Beide Komplikationen können mit einer schweren Begleitpankreatitis einhergehen, was zu schweren intraabdominellen Komplikation wie Peritonitis, Arrosionsblutungen an den Gefäßen und Darmperforationen führen kann. Bei zunehmenden lokalem Schmerz oder Anstieg der Entzündungsparameter (die unter laufender Immunsuppression oft nur bedingt verwertbar sind) ist eine frühzeitige chirurgische Intervention, auch bei noch normalen Blutzuckerwerten, indiziert. Als Spätkomplikation tritt dann die chronische Organabstoßung mit steigendem Insulinbedarf in Erscheinung, schwere Peritonitiden sind zu diesem Zeitpunkt selten.

10.7.4 Herz- und Lungentransplantation

Die thorakalen Organe werden entweder einzeln oder als Paket entnommen, d. h. bei Verwendung der Einzelorgane können bis zu drei Empfänger (ein Herz-, zwei Lungenempfänger) mit den Organen versorgt werden. Aufgrund der relativ kürzeren Kaltischämietoleranz, werden die thorakalen Organe als erste entnommen und von den Entnahmeteams direkt in die Transplantationszentren geflogen.

Indikationen zur Herztransplantation

> Eine Indikation zur Herztransplantation besteht bei allen Patienten unter 70 Jahre mit einer therapierefraktären Herzinsuffizienz NYHA IV, d. h. mit einer Ruhedyspnoe, die sich bei geringster Belastung verschlechtert.

Eine wesentliche Kontraindikation zur Herztransplantation stellt der pulmonale Hypertonus dar, so dass bei einer entsprechend zugrunde liegenden Lungenerkrankung eine simultane Herz-Lungentransplantation durchgeführt werden muss.

Indikationen zur Lungentransplantation

> Die Indikation zur Lungentransplantation erfolgt im fortgeschrittenen Stadium einer Krankheit der Lungen oder des Lungenkreislaufs, nachdem alle konservativen Therapiemöglichkeiten maximal ausgeschöpft worden sind. In dieser Phase leiden die Patienten bereits bei der geringsten Anstrengung, teilweise sogar in Ruhe unter Luftnot.

Indikationen zur Lungentransplantation sind vor allem chronisch obstruktive Lungenerkrankungen (COPD), idiopathische Fibrose, zystische Fibrose (Mukoviszidose), α1-Antitrypsinmangel und die primäre pulmonale Hypertonie. Insbesondere bei den drei letztgenannten Erkrankungen erfolgt meist eine Doppellungentransplantation. Bei den übrigen Erkrankungen wird häufiger eine Single-Lungentransplantation bevorzugt, die Indikationen sind aber individuell zu stellen.

Die Allokation der Organe erfolgt aufgrund des Organmangels ausschließlich in den höchsten Dringlichkeitsstufen, wobei der kombinierten Herz-Lungen-Transplantation gegenüber den Singletransplantationen bei der Allokation Vorrang eingeräumt wird.

Empfängeroperation

Der operative Zugang bei der Herz-Lungen-Transplantation ist abhängig von der durchzuführenden Transplantation. Bei kombinierter Transplantation von Herz und Lunge erfolgt entweder eine mediane Sternotomie oder sog. Clampshell-Zugang mit beidseitiger Thorakotomie und querer Sternotomie. Bei der isolierten Herztransplantation ist eine mediane Sternotomie in der Regel der geeignete Zugang. Für die Einzellungen- oder Doppellungentransplantation ist meist eine einseitige bzw. beidseitige anterolaterale Thorakotomie ausreichend.

Eine Herz- bzw. Herz-Lungen-Transplantation ist nur unter Einsatz der Herz-Lungen-Maschine möglich. Nach Kanülierung von Aorta und beiden Hohlvenen erfolgt die Perfusion der Organe über einen extrakorporalen Kreislauf, der das venöse Blut oxygeniert und mittels Rollerpumpen über die kanülierte Aorta eine ausreichende Perfusion der Organe gewährleistet. Um eine Minderversorgung der einzelnen Organe mit Sauerstoff und eine daraus resultierende Schädigung zu verhindern, muss der Sauerstoffbedarf der Gewebe während der extrakorporalen Zirkulation herabgesetzt werden, was durch eine Abkühlung des Patientenblutes mittels Wärmeaustauscher auf ca. 18 °C erreicht wird.

Nach Etablieren des extrakorporalen Kreislaufs erfolgt die Entfernung des erkrankten Herzens bzw. von Herz und Lunge. Im Falle der simultanen Herz-Lungen-Transplantation werden zunächst die tracheale Anastomose und anschließend die Reanastomosierung des Herzens an die Aorta und die V. cava durchgeführt. Bei der isolierten Herztransplantation erfolgt zudem eine Reanastomosierung von Pulmonalarterie und Lungenvenen, wobei die venösen Anastomosen in der Regel direkt auf Vorhofebene durchgeführt werden.

Eine Single- bzw. eine Doppellungentransplantation macht den Einsatz der Herz-Lungen-Maschine nur in Ausnahmefälle erforderlich. Die Gefäßanastomosen werden nach herznaher Ausklemmung von Pulmonalarterie und Lungenvenen als End-zu-End-Anastomosen durchgeführt, anschließend erfolgt die Reanastomosierung der Luftwege auf Höhe des jeweiligen Hauptbronchus.

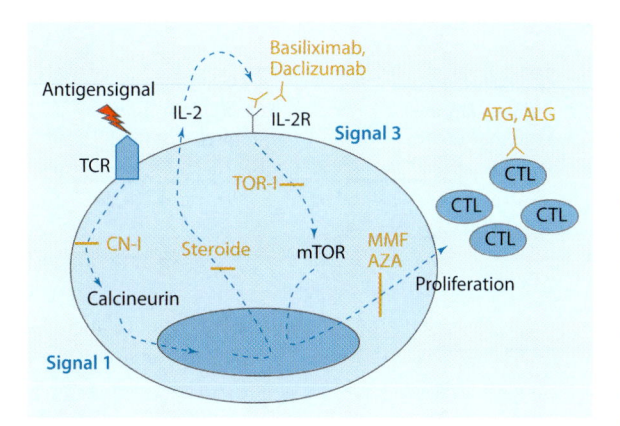

Abb. 10.5 Angriffspunkte der in der Transplantation verwendeten Immunsuppressiva im Rahmen der Lymphozytenaktivierung. Das sog. Signal 1, die Aktivierung der Zelle über den T-Zellrezeptor (TCR) wird durch die Calcineurin-Inhibitoren Ciclosporin A und Tacrolimus blockiert. Eine Transaktivierung mit Expression von Interleukin 2 (IL-2) wird intrazellulär durch Steroide gehemmt. Das sog. 3. Signal, eine Aktivierung des Interleukin-2-Rezeptors (IL-2R), kann durch spezifische Interleukin-2-Rezeptor-Antikörper (Basiliximab, Dacluzimab) blockiert werden. Eine intrazelluläre Signalkaskadenaktivierung des durch extrazelluläres IL-2 aktivierten Interleukin-2-Rezeptors kann erfolgreich durch mTOR-Inhibitoren (TOR-I, Sirolimus, Everolimus) gehemmt werden. Die Proliferation (Zellteilung) von Lymphozyten, die die gesamte Zellaktivierungskaskade durchlaufen haben, kann auch zu diesem späten Stadium durch Antagonisten der Purinsynthese (Azathioprin, AZA und Mycophenolat Mofetil, MMF), gehemmt werden. Schließlich werden direkt zytotoxisch wirkende polyklonale Antikörper (ATG, ALG), insbesondere als Induktionstherapie vor der Transplantation eingesetzt

Komplikationen

Insbesondere bei Einsatz der Herz-Lungen-Maschine ist, aufgrund der notwendigen Antikoagulation, mit einer verstärkten postoperativen Blutungsneigung zu rechnen. Das Transplantatversagen ist entweder durch ein Pumpversagen bzw. durch schwere Störungen des Gasaustausches gekennzeichnet. Ansonsten überwiegen in der initialen postoperativen Phase Gefäßkomplikationen (Thrombosen, Blutungen) und im Falle der Lungentransplantation tracheale bzw. bronchiale Anastomoseninsuffizienzen. Im weiteren Verlauf nach der Transplantation ist zudem mit Abstoßungsreaktionen aber vor allem auch mit Infektionen zu rechnen, die einerseits durch die relative höhere medikamentöse Immunsuppression, andererseits durch eine chronische zum Teil multiresistente Keimbesiedlung bei den Lungenpatienten bedingt ist.

10.8 Immunsuppression

10.8.1 Immunsuppressiva

Die Entwicklung der Organtransplantation war lange Zeit an die Entwicklung geeigneter Immunsuppressiva gebunden. Bereits in den 1950- und 1960er-Jahren waren die chirurgisch-technischen Probleme weitestgehend gelöst, trotzdem blieb die Organtransplantation noch bis Ende der 1970er-Jahre eher experimentell. Erst mit der klinischen Einführung von **Ciclosporin A** (heute Sandimmun Optoral) 1979 gelang der Durchbruch. Die neu entdeckte Substanzklasse der sog. **Calcineurin-Inhibitoren** verbesserte die Transplantatüberlebensrate innerhalb des ersten Jahres von knapp 50 % auf 80 %. Diese Ergebnisse der Nierentransplantation verhalfen auch risikoreicheren Transplantationen (z. B. Herz, Leber) zu einer breiteren Etablierung in der Klinik. Erst 15 Jahre später erhielt ein weiteres Medikament die klinische Zulassung, **Tacrolimus** (Prograf) und beendete damit die solitäre Stellung des Ciclosporin A.

Eine Organtransplantation erfordert nach heutigem Kenntnisstand eine lebenslange Suppression des körpereigenen Immunsystems, das das transplantierte Organ als „fremdes" Gewebe auch nach vielen Jahren erkennt. Eine im Tierversuch dauerhaft zu erzielende Toleranz (Akzeptanz von Fremdgewebe ohne medikamentöse Immunsuppression) ist bislang klinisch nicht erreicht worden. Der zunehmende Kenntnisgewinn der immunologischen Vorgänge und das zunehmende Verständnis der Abläufe einer chronischen und akuten Abstoßungsreaktion hat in den letzten Jahren eine immer spezifischer werdende Forschung auch in Bezug auf die medikamentöse und biologische Immunsuppression ermöglicht.

Heute unterscheiden wir folgende Wirkstoffgruppen (Abb. 10.5):

- **Leukozyten-depletierende Antikörper**: Antithymozytenglobulin (ATG), Antilymphozytenglobulin (ALG)
- **Interleukin-2-Rezeptor-Antikörper** (IL-2R-AK): Basiliximab, Dacluzimab
- **Calcineurin-Inhibitoren**: Ciclosporin A, Tacrolimus
- **mTOR-Inhibitoren** (mTOR = „mammalian target of rapamycin"): Sirolimus, Everolimus
- **Purinantagonisten**: Azathioprin, Mycophenolat Mofetil
- Steroide

Jedes dieser eingesetzten Medikamente hat sein spezifisches Wirkspektrum, aber auch ganz spezifische unerwünschte Wirkungen. In den letzten Jahren hat sich daher eine Kombination verschiedener Substanzen zu verschiedenen Zeitpunkten vor und nach der Transplantation bewährt. Gerade in der Frühphase nach Transplantation (ersten 4 Wochen) ist eine **Tripletherapie**, ggf. mit Induktionstherapie, erforderlich. Nach einer Stabilisierungsphase (nach 3 Monaten) kann die medikamentöse Therapie langsam, schrittweise reduziert werden. Dies gilt insbesondere für die Calcineurin-Inhibitoren und die Steroide. Nach etwa einem Jahr sinkt das immunologische Risiko und, so-

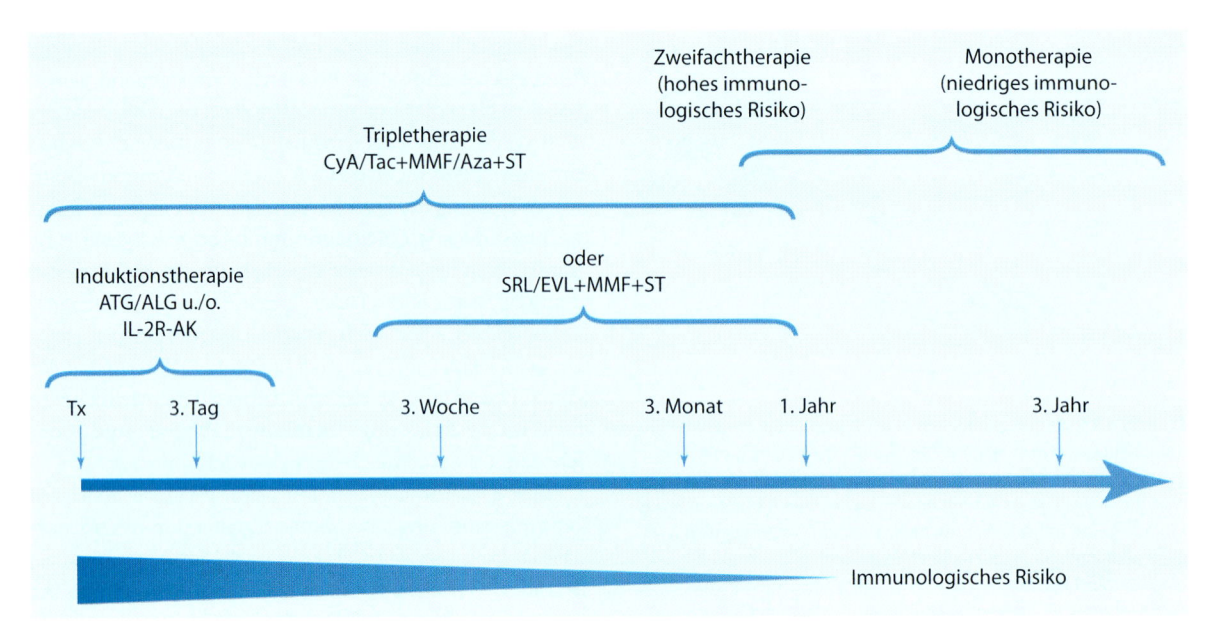

Abb. 10.6 Verschiedene Phasen der Immunsuppression in Abhängigkeit des immunologischen Risikos. (*ATG* Antithymozytenglobulin, *ALG* Antilymphozytenglobulin, *IL-2R-AK* Interleukin-2-Rezeptor-Antikörper, *CyA* Ciclosporin A, *Tac* Tacrolimus, *MMF* Mycophenolat-Mofetil, *Aza* Azathioprin, *SRL* Sirolimus, *EVL* Everolimus, *ST* Steroide)

fern keine schwereren Abstoßungskrisen aufgetreten sind, kann auf eine Zweifach, später ggf. auf eine Monotherapie umgestellt werden (Abb. 10.6).

Mit Hilfe dieser modernen immunsuppressiven Therapieschemata sind inzwischen Organüberlebensraten bis zu 95 % im ersten Jahr und 89 % bzw. 83 % nach 3 bzw. 5 Jahren möglich (Abb. 10.7). Diese Daten beziehen sich auf aktuelle Daten der letzten 5–8 Jahre. Legt man verschiedene Zeitabschnitte zugrunde, die die zeitlichen Entwicklungen der Immunsuppressiva berücksichtigen, ergeben sich deutlich schlechtere Ergebnisse, wie z. B. die Ära vor Einführung des Ciclosporins.

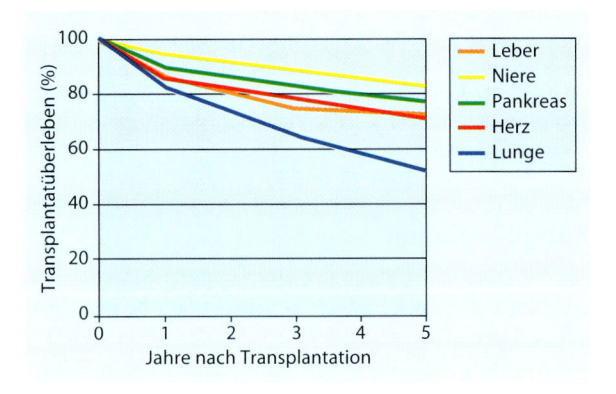

Abb. 10.7 Transplantatüberleben nach Organtransplantation von Leber, Niere, Pankreas, Herz und Lunge, jeweils aktueller Zeitraum der letzten 5–8 Jahre

10.8.2 Abstoßungsreaktion

Einteilung Trotz der zahlreich zu kombinierenden Immunsuppressiva kann es zu jedem Zeitpunkt nach Transplantation zu einer Abstoßungsreaktion kommen. Grundsätzlich werden 3 Abstoßungsformen unterschieden, die unterschiedliche immunologische Ursachen haben und zu unterschiedlichen Zeitpunkten nach der Transplantation auftreten.

- **Hyperakute Abstoßung**: Tritt meist innerhalb weniger Minuten nach der Reperfusion auf. Ursache sind sog. **präformierte Antikörper** gegen Antigenstrukturen des Spenders, d. h. der Empfänger war bereits vor der Transplantation gegen den Spender immunisiert. Ursache hierfür können z. B. stattgehabte Bluttransfusionen, oder Transplantationen oder auch Schwangerschaften sein. Aus diesem Grund wird insbesondere bei der Nieren- und Pankreastransplantation ein sog. **Crossmatch** durchgeführt. In diesem Test wird Empfängerserum mit Spenderlymphozyten inkubiert, um im Vorfeld zu sehen, ob lytische Antikörper im Empfänger gegen Spenderantigene vorhanden sind. Bei positivem Crossmatch muss auf die Transplantation in der gewählten Spender-Empfängerkombination verzichtet werden, d. h., das Organ muss neu vermittelt werden.
- **Akute Abstoßung**: Tritt innerhalb von Tagen (ab 4. bis 5. Tag nach Transplantation) bis Wochen nach der Transplantation auf. Akute Abstoßungen treten in 25–30 % der Transplantationen auf. Ursache sind spenderspezifische T-Zellen, die eine direkte Gewebezerstörung im Transplantat verursachen (auch als

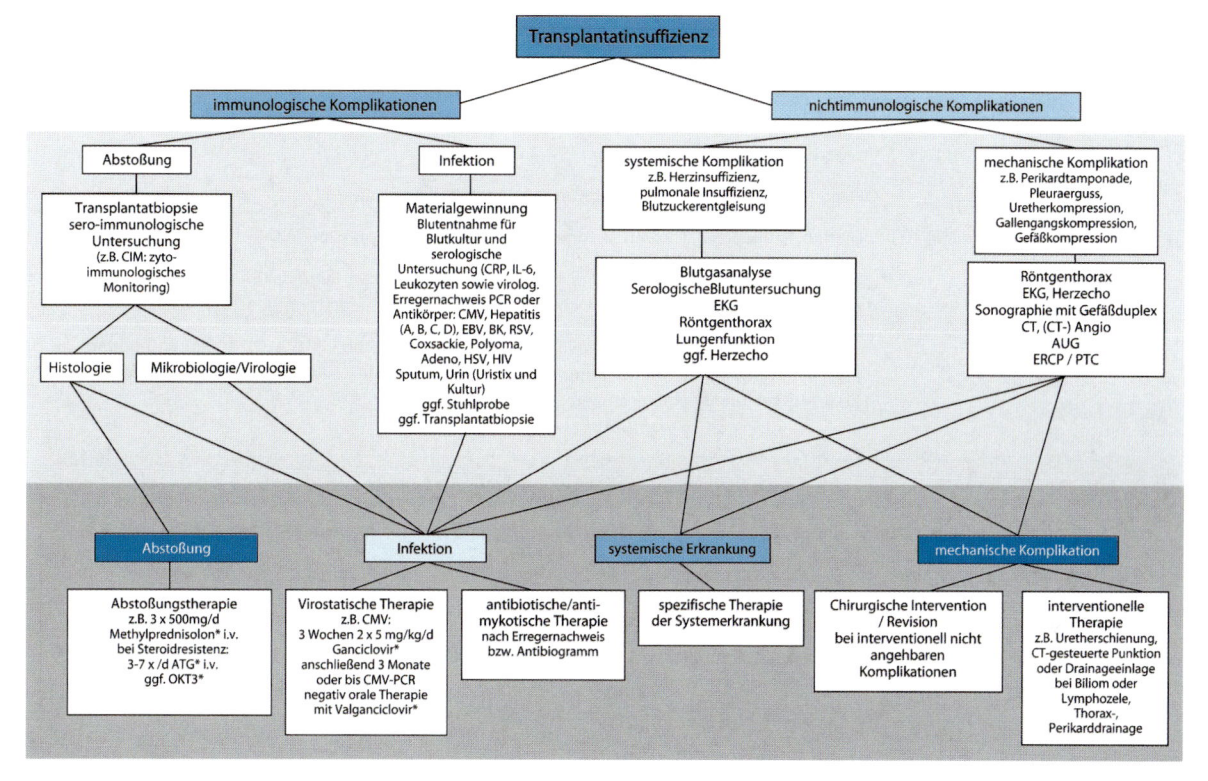

Abb. 10.8 Algorithmus zum Vorgehen bei Transplantatinsuffizienz mit Differenzierung immunologischer und nichtimmunologischer Komplikationen. Die Auswahl der diagnostischen Maßnahmen richtet sich nach der durchgeführten Transplantation (* zur medikamentösen Therapie s. Fachinformation des Herstellers)

akute zelluläre Abstoßung bezeichnet), oder spenderspezifische Antikörper (**humorale Abstoßung**), die gegen Antigene des Spenderorgan-Endothels reagieren (auch als akute **vaskuläre Abstoßung** bezeichnet).
- **Chronische Abstoßung**: Tritt nach Wochen bis Jahren auf und führt letztlich zum Transplantatversagen. Ursächlich sind auch hier entweder Immunzellen, in diesem Fall vor allem Makrophagen (Sekretion von Wachstumsfaktoren) oder durch eine chronische B-Zellaktivierung sezernierte Antikörper, die eine chronische Schädigung des Endothels verursachen.

Symptomatik Eine Abstoßung geht immer mit einer zunehmenden Einschränkung der Organfunktion einher:
- Leber: Bilirubinabstieg, Anstieg der Transaminasen
- Reduktion der Synthese: Abfall von Quick und AT III
- Niere: Rückgang der Ausscheidung, Anstieg von Kreatinin und Harnstoff, Proteinurie, Elektrolytentgleisung
- Pankreas: Reduktion der exokrinen und endokrinen Sekretion mit Abfall von Amylase und Lipase im exokrinen Pankreassekret (nicht im Serum!) und einem meist sehr abrupten Abfall der Insulinproduktion mit der Folge einer Hyperglykämie

Therapie Ohne Therapie ist im Falle der hyperakuten Abstoßung das Organ innerhalb von Minuten zerstört, bei der akuten Abstoßung ist das Organ in 3–4 Tagen zerstört und bei der chronischen Abstoßung tritt der Organverlust innerhalb von Wochen bis Monaten auf.

Wird trotz o. g. Basisimmunsuppression eine Abstoßungsreaktion evident, wird diese zunächst mit einer Bolustherapie, z. B. Methylprednisolon (3×250–500 mg/Tag), behandelt. Ist dieser Behandlungsversuch nicht erfolgreich, kann mit polyklonalen Antikörpern therapiert werden (z. B. 5–7 Tagen, 1×/Tag ATG oder ALG). Ggf. muss auch eine Erhöhung der bestehenden Medikamente oder eine Umstellung auf eine andere Therapiekombination erwogen werden.

> Bei jeder Verschlechterung der Transplantatfunktion muss grundsätzlich neben einer Transplantatabstoßung auch an eine Infektion bzw. an eine durch eine Infektion getriggerte Abstoßungsreaktion gedacht werden.

Darüber hinaus sind selbstverständlich auch nicht-immunologische Ursachen einer klinischen Verschlechterung des Patienten abzuklären. In Abb. 12.7 ist ein möglicher klinischer Algorithmus zusammengefasst, der helfen soll, eine Ursachenfindung zu ermöglichen.

Tab. 10.3 Auflistung der häufigsten unerwünschten Wirkungen der aktuell verwendeten Immunsuppressiva

Stoffgruppe	Häufige unerwünschte Wirkungen
CNI (CyA/Tac)	Hypertonie, Nephrotoxizität, Glukoseintoleranz (Tac), Neurotoxizität (Tac), Hirsutismus (CyA), Gingivahyperplasie (CyA), Tremor
mTOR-I (SIR/EVL)	Hyperlipidämie, Wundheilungsstörungen, Thrombozytopenie
Antimetabolite (AZA/MMF)	Diarrhö, Leukopenie, Thrombozytopenie, Knochenmarksdepression (AZA)
Steroide	Glukoseintoleranz, Morbus Cushing, Hypertonus, Osteoporose, Steroidakne, peptische Magenulzera, Hautatrophie, aseptische Knochennekrosen, Wundheilungsstörungen, Psychosen
AK (ATG/ALG/IL-2R)	Allergische Reaktionen (Fremdeiweiß vom Pferd oder Kaninchen, ATG ALG), Antikörperbildung (ggf. keine Wirkung bei wiederholtem Einsatz), Leukopenie (ATG, ALG), Thrombozytopenie (ATG, ALG), Muskel- und Knochenschmerzen (ATG, ALG)

Tab. 10.4 Wechselwirkung von Ciclosporin, Tacrolimus, Sirolimus und Everolimus mit anderen Arzneimitteln

Den Serumspiegel erhöhende Arzneimittel	Den Serumspiegel senkende Arzneimittel
Azol-Antimykotika (Ketoconazol, Fluconazol, Itraconazol)	Antikonvulsiva (Phenobarbital, Carbamazepin, Phenytoin)
Antibiotika (z. B. Erythromycin, Clarithromycin, Doxycyclin)	Antibiotika (Rifampicin, Trimethoprim [intravenöse Gabe])
Kalziumantagonisten (z. B. Diltiazem, Nicardipin, Verapamil)	Metamizol
Metoclopramid	Nafcillin
Propafenon	Octreotid
Amiodaron	Probucol
Methylprednisolon (hohe Dosen)	Troglitazon
Orale Kontrazeptiva	Sulfadimidin (intravenöse Gabe)
Cholsäure und -derivate	Johanniskrauthaltige Präparate
Allopurinol	
Danazol	
Grapefruitsaft	

10.8.3 Nebenwirkungen

Neben ihren unterschiedlichen Angriffspunkte in der Aktivierungskaskade von spenderspezifischen Immunzellen, unterscheiden sich die medikamentösen und biologischen Immunsuppressiva vor allem durch ihr Nebenwirkungsspektrum (◘ Tab. 10.3).

Die genannten Nebenwirkungen können insbesondere bei den Makroliden (CyA, Tac, SIR, EVL), die über die Zytochrom-P450-Oxygenasen verstoffwechselt werden, ganz akut exazerbieren, nämlich dann, wenn Medikamente simultan verabreicht werden, die Zytochrom P450 entweder hemmen oder aktivieren. Daraus können innerhalb weniger Stunden Wirkspiegel außerhalb des messbaren Bereichs resultieren. In ◘ Tab. 10.4 sind die wichtigsten Medikamente aufgeführt, die entweder eine Erhöhung oder Absenkung der Serumspiegel von Ciclosporin, Tacrolimus, Sirolimus und Everolimus bewirken.

Neben den typischen unerwünschten Wirkungen führt die chronische Immunsuppression zu zwei weiteren Problemen.
- **Erhöhte Infektionsgefahr**: Harnwegsinfekte, z. B. durch E. coli oder Bakulo-Viren; atypische Pneumonien, z. B. Pneumocystis carinii; CMV-Infektionen; Herpesinfektionen; Pilzinfektionen, z. B. Candida, Aspergillus)
- **Erhöhtes Tumorrisiko**: Nach 25 Jahren haben 50–70 % der Patienten unter chronischer Immunsuppression ein Malignom entwickelt (spinozelluläres Karzinom, Basaliom, Kaposi-Sarkom, Lymphom, Zervixkarzinom, Nierenzellkarzinom, Adenokarzinome). Da dies zu einem sehr hohen Prozentsatz Hauttumoren sind, muss nach Organtransplantation einmal jährlich eine dermatologische Untersuchung erfolgen.

Allgemeine Empfehlungen zur chirurgischen Therapie bei Transplantationspatienten

- Elektive chirurgische Eingriffe sollten in Rücksprache mit dem betreuenden Transplantationszentrum erfolgen.
- Im Notfall sollte die Diagnostik und Therapie genauso wie bei jedem anderen Patienten durchgeführt werden.
- Perioperativ/interventionell sollte auf eine ausreichende Antibiotikaprophylaxe geachtet werden.
- Die Immunsuppressiva sollten in der bestehenden Dosierung weiter verabreicht werden.

Literatur

Abbas AK, Lichtman A (2005) Cellular and molecular immunology. Elsevier Saunders, Amsterdam Philadelphia

Busuttil RW, Klintmalm GB (2005) Transplantation of the liver, 2nd ed. Elsevier Saunders, Amsterdam

Danovitch GM (2004) Handbook of kidney transplantation, 4th ed. Lippincott Williams & Wilkins, Baltimore

Deutsches Transplantationsgesetz. Gesetzestext online z. B. über http://www.dso.de/

Gruessner RWG, Sutherland DER, Finch ME (2004) Transplantation of the pancreas. Springer, Berlin Heidelberg New York Tokyo

Hakim N, Danovitch GM (2001) Transplantation surgery. Springer, Berlin Heidelberg New York Tokyo

Pott E, Gold SM, Schulz KH, Koch U, Salice-Stephan K, von dem Knesebeck M (2001) Der Organspendeprozess: Ursachen des Organmangels und mögliche Leistungsansätze. Inhaltliche und methodenkritische Analyse vorliegender Studien. Bundeszentrale für gesundheitliche Aufklärung

Rupprecht H, Burchardi C, Mistry-Burchardi N, Fischereder M, Weidner S (2005) Immunsuppression. Elsevier Urban & Fischer, Amsterdam München

Sayegh MH, Remuzzi G (2001) Current and future immunosuppressive therapies following transplantation. Springer, Berlin Heidelberg New York Tokyo

Wissenschaftlicher Beirat der Bundesärztekammer (1998) Richtlinien zur Feststellung des Hirntodes. Dritte Fortschreibung mit Ergänzungen gemäß Transplantationsgesetz (TPG). Dtsch Ärztebl 95(53):1861–1868

Weblinks

American Transplant Society, AST: www.a-s-t.org
Deutsche Stiftung Organtransplantation, DSO: www.dso.de
Deutsche TransplantationsGesellschaft, DTG: www.d-t-g-online.de
European Liver Transplant Registry, E.L.T.R.: www.eltr.org
European Renal Association – European Diaslysis and Transplant Association, ERA – EDTA: www.era-edta-reg.org
European Society for Organtransplantation. E.S.O.T.: www.esot.org
Eurotransplant, ET: www.transplant.org
International Pancreas and Islet Transplant Association, IPITA: www.ipita.org
Listung von Selbsthilfegruppen über Organspende & Transplantation: http://www.organspende-und-transplantation.de/selbsthilfegruppen.htm
The International Society for Heart & Lung Transplantation, ISHLT: www.ishlt.org
United Network for Organ Sharing, UNOS: www.unos.org
United States Renal Data Service: USRDS: www.usrds.org

Patientenaufklärung und präoperative Aufklärung

J. Heberer

11.1 Einführung

Jeder ärztliche Heileingriff (unabhängig davon, ob er lege artis durchgeführt wurde) ist eine Körperverletzung. Damit diese sanktionslos bleibt, bedarf es der Rechtfertigung und somit zur Vermeidung der Haftung der Einwilligung des Patienten. Das Postulat der vorherigen Einwilligung erwächst aus dem Selbstbestimmungsrecht des Patienten. Damit der Patient unter Wahrung seiner Entscheidungsfreiheit wirksam in den Eingriff einwilligen kann, muss er über die mit einem medizinischen Eingriff verbundenen Risiken ordnungsgemäß aufgeklärt werden (vgl. im Folgenden insbesondere Hüttl 2007.

Dem Patienten sollen die wesentlichen Eckdaten des Eingriffs vermittelt werden, damit er die Grundzüge des Eingriffes verstehen und überblicken kann, was mit ihm geschieht. Denn diese Informationen bilden die Grundlage für den Patienten, zu entscheiden und das Für und Wider des geplanten Eingriffes abzuschätzen.

Dabei ist grundsätzlich festzuhalten, dass dem Patienten keine minuziöse Aufklärung geschuldet ist, sondern vielmehr es als ausreichend anerkannt ist, wenn man dem Patienten die spezifischen Risiken des geplanten Eingriffs „im Großen und Ganzen" darlegt (vgl. BGH, MDR 2000, 701).

Zu beachten gilt es aber, dass immer der Einzelfall maßgeblich für die Entscheidung ist, ob eine ordnungsgemäße Aufklärung erfolgt ist. Es spielen hierfür individuelle Merkmale, wie beispielsweise die Person des Patienten oder sein vorhandenes Wissen, eine Rolle, so dass vor einer pauschalen Art der Aufklärung „im Großen und Ganzen" nur gewarnt werden kann.

11.2 Arten der Aufklärung

Die Aufklärungspflicht des Arztes beschränkt sich nicht nur auf den Eingriff, sondern es wird vielmehr vom Arzt gefordert, dass er nahezu über alle Bereiche der Behandlung aufklärt, sofern das Selbstbestimmungsrecht des Patienten tangiert ist, von ihm also eine Entscheidung oder auch ein bestimmtes Verhalten erforderlich werden.

11.2.1 Behandlungsaufklärung

Zur Aufklärung über Art und Umfang der Behandlung gehört zunächst die Klarstellung der Art der konkreten Behandlung, die Erläuterung der Tragweite des Eingriffes und auch der Hinweis auf bereits vorhersehbare Operationserweiterungen und möglicherweise erforderliche Nachoperationen (Winkhart-Martis u. Martis 2009).

Zu betonen gilt es, dass es grundsätzlich primär Sache des Arztes ist, die Behandlungsmethode zu wählen. Denn grundsätzlich muss ein Arzt dem Patienten nicht von sich aus darlegen, welche Methoden oder Techniken theoretisch in Betracht kommen, um eine sachgerechte Behandlung durchzuführen. Es reicht vielmehr aus, dass eine Therapie angewandt wird, die dem medizinischen Standard genügt (vgl. beispielsweise OLG Stuttgart, VersR 2002, 1286). Über einzelne Behandlungstechniken oder Behandlungsschritte muss ebenfalls nicht aufgeklärt werden (vgl. OLG Köln. VersR 1998, 243).

Es darf aber nicht übersehen werden, dass der Patient ein Anrecht darauf hat, über gleichartige **Behandlungsalternativen** aufgeklärt zu werden (vgl. BGH, Urteil vom 15.03.2005, Az.: VI ZR 313/03). Es muss sich dabei jedoch um Behandlungsalternativen handeln, die zwar gleichwertige Chancen haben, aber jeweils verschiedenen Risiken unterliegen.

Sofern die Frage der konservativen anstatt der operativen Methode im Vordergrund steht, muss der Patient auf die bestehende Möglichkeit der Einleitung oder Fortsetzung einer konservativen Therapie dann hingewiesen werden, wenn dadurch eine sofortige Operation vermieden werden kann.

Im Rahmen der Behandlungsaufklärung muss auch ein deutlicher Hinweis darauf erfolgen, mit welchen Konsequenzen für den Fall der **Nichtbehandlung** zu rechnen ist.

11.2.2 Risikoaufklärung

Die Risikoaufklärung dient dazu, dem Patienten diejenigen Gefahren klar aufzuzeigen, die trotz fehlerfreien medizinischen Vorgehens für ihn bestehen, möglich und nicht sicher beherrschbar sind.

Es ist daher dringend davon abzuraten, im Hinblick auf die Auswahl der aufklärungsbedürftigen Risiken auf eine prozentuale Komplikationsrate zurückzugreifen. Denn auch über seltene Risiken (Komplikationsdichte kleiner als 0,1 %) muss der Patient aufgeklärt werden, wenn der Eintritt dieses Risikos erhebliche Auswirkungen auf das Leben des Patienten haben kann und diese Risiken dem Eingriff spezifisch anhaften (vgl. BGH, VersR 1972, 153; BGH, NJW 1996, 779).

11.2.3 Diagnoseaufklärung

Wie sich aus dem Begriff bereits ergibt, muss der Patient im Rahmen der ärztlichen Behandlung auch über den medizinischen Befund informiert werden. Da es sich bei der Diagnoseaufklärung auch um eine Art der Aufklärung handelt, die das Selbstbestimmungsrecht des Patienten wahren soll, muss der Arzt daher nur über die Diagnose aufklären, sofern dies für die Entscheidungsfindung des Patienten eine Rolle spielt. Dabei ist auch hier wiederum der Einzelfall maßgeblich.

Sollte die Diagnose der zugrunde liegenden Krankheit derart niederschmetternd sein, dass sie als solche bereits geeignet ist, Leib, Leben oder die Gesundheit des Patienten zu gefährden, so kann von der Mitteilung der Diagnose im Einzelfall abgesehen werden. Zu denken ist hier sicherlich in erster Linie an eine möglichst schonende Diagnoseaufklärung bei psychisch kranken Patienten.

> Ungesicherte Befunde oder bloße Mutmaßungen müssen dem Patienten nicht mitgeteilt werden (vgl. OLG Frankfurt, VersR 1996, 101).

11.2.4 Sicherungsaufklärung

Die Verpflichtung des Arztes, dem Patienten sämtliche notwendigen Informationen der Behandlung zukommen zu lassen, endet nicht mit dem Abschluss des Eingriffes. Vielmehr wird eine Verpflichtung des Arztes angenommen, den Patienten vor den **Folgen seines (postoperativen) Verhaltens** zu warnen. Insbesondere muss der Arzt auf bestimmte Verhaltensregeln hinweisen, die für den Therapieerfolg wichtig sind und die der Patient zu beachten hat. Hier muss die Erläuterung so deutlich erfolgen, dass sie der Patient auch versteht. Gesteigerte Sorgfaltspflichten nimmt die Rechtsprechung insbesondere im Hinblick auf ambulante Eingriffe an, welchen eine Sedierung des Patienten vorangegangen ist.

11.3 Aufklärungsgespräch

Wie bereits dargestellt, schuldet der Arzt in allen Bereichen seines Handelns am Patienten immer dann eine umfassende Aufklärung, wenn dies für das Selbstbestimmungsrecht des Patienten entscheidend ist. Damit die Aufklärung, sofern sie denn geschuldet ist, einer rechtlichen Überprüfung im Konfliktfall auch standhält, muss sie ordnungsgemäß durchgeführt werden.

Die Frage nach der richtigen Aufklärung richtet sich nach:
- Wer (Aufklärungsadressat)
- Von wem (Aufklärungspflichtiger)
- Worüber (Aufklärungsumfang)
- Wie (Art und Weise der Aufklärung)
- Wann (Aufklärungszeitpunkt) aufzuklären ist

11.3.1 Aufklärungsadressat

Zunächst einmal liegt es nahe, dass der zu behandelnde Patient in erster Linie derjenige ist, mit welchem das Aufklärungsgespräch geführt werden muss. Die Rechtsprechung zur Frage der ordnungsgemäßen Aufklärung wäre aber nicht derart umfangreich, wenn es auch nicht hier zahlreiche Besonderheiten gäbe.

Dass eine bloße **Formularaufklärung** nicht für ausreichend angesehen wird, wenn nicht zusätzlich auch ein Aufklärungsgespräch geführt wird, ist ständige Rechtsprechung (vgl. BGH, NJW 1985, 1399). Da die Person des Aufklärungsempfängers maßgeblich dafür ist, welchen Umfang die Aufklärung haben muss, soll das Aufklärungsgespräch dazu dienen, die Person des Patienten besser kennen zu lernen.

In erster Linie sind die **intellektuellen Voraussetzungen** beim Patienten zu berücksichtigen. Bei weniger gebildeten und weniger intelligenten Patienten werden daher die Anforderungen insbesondere auch an die Verständlichkeit der Wortwahl strenger zu setzen sein, als bei intelligenteren Patienten, von denen beispielsweise erwartet werden kann, dass sie zur Erlangung weiterer Informationen nachfragen (vgl. BGH, NJW 1976, 363). Von der Möglichkeit, sich darauf zu verlassen, dass der Patient schon nachfragen werde, sofern noch offene Fragen bestehen, sollte äußerst rudimentär Gebrauch gemacht werden. In jedem Fall sollte die Aufklärung so verständlich sein, dass man ohne besondere medizinische Vorkenntnisse dem Gespräch und dem Inhalt des Gespräches folgen kann.

Auch die **private Lebensführung** des Aufklärungsempfängers muss erfragt und beachtet werden. Aus dieser kann sich ergeben, dass objektiv geringgradige Auswirkungen einer Operation subjektiv für den Patienten besonders wichtig sind.

Minderjährige

Auch beim Aufklärungsgespräch, das mit Minderjährigen geführt wird, ergeben sich Besonderheiten. Zum einen ist der Minderjährige durchaus in der Lage, wirksame Einwilligungen abzugeben, sofern er die notwendige Einsicht und Willensfähigkeit besitzt. Dies ist sicherlich bei Minderjährigen **zwischen 14 und 18 Jahren** anzunehmen (vgl. BGH, NJW 1959, 811). Deshalb muss auch dieser Patient Adressat der Aufklärung sein. Bei Minderjährigen **unter 14 Jahren** ist es zwingend, auch die Einwilligung der Eltern einzuholen, wobei auch hier auf entsprechende Äußerungen des Minderjährigen Rücksicht zu nehmen ist (vgl. BGH, NJW 1991, 2344).

> **❯** Da grundsätzlich die Eltern nur gemeinschaftlich das Sorgerecht für das Kind ausüben, können sie nur gemeinschaftlich die Einwilligung zu einer Operation geben, und es müssen daher beide Eltern aufgeklärt werden.

Es ist aber anerkannt, dass die Eltern sich gegenseitig ermächtigen können, für den anderen Elternteil mitzuentscheiden. Der Arzt darf auf derartige wechselseitige Ermächtigungen regelmäßig vertrauen. Dies insbesondere immer dann, wenn das Kind in Begleitung nur eines Elternteils zur Behandlung kommt. Nur wenn erhebliche Behandlungsrisiken mit dem geplanten Eingriff verbunden sind, muss der allein erscheinende Elternteil auf die Ermächtigung des anderen Elternteils hin angesprochen werden. Sofern schwierige Operationen mit weitreichenden und erheblichen Konsequenzen für das Kind anstehen, müssen beide Elternteile aufgeklärt und von beiden Elternteilen die Zustimmung eingeholt werden.

Psychisch Kranke/Bewusstlose/Sprachunkundige

Bei **psychisch Kranken** bzw. willensunfähigen Personen muss die Aufklärung gegenüber dem gesetzlichen Vertreter erfolgen. Sofern ein solcher nicht greifbar ist, ist ein gesetzlicher Betreuer zur Entgegennahme der Aufklärung und zur Entscheidung über die Einwilligung zu bestellen (vgl. BGH, NJW 1959, 811). Hier muss dann beim zuständigen Amtsgericht (hier dann das Betreuungsgericht) ein Antrag gestellt werden. Das Amtsgericht kann dann ggf. auch ohne vorherige Anhörung des Betroffenen einen vorläufigen Betreuer ernennen.

Bei **bewusstlosen Patienten** sollte angestrebt werden, die Angehörigen zu dem mutmaßlichen Willen des Patienten zu befragen. Diese können jedoch ihrerseits nicht die Einwilligung erteilen, sondern nur darüber Auskunft geben, was für einen vermeintlichen Wunsch der Patient geäußert hätte. Der Arzt darf sich bei bewusstlosen Patienten jedoch am sog. „verständigen" Patienten orientieren. Man kann also festhalten, dass dringende Maßnahmen durchzuführen sind und weniger dringliche Eingriffe solange zurückgestellt werden müssen, bis eine Aufklärung dann möglich ist.

Bedeutet eine Nichtbehandlung für den Patienten möglicherweise schwere Folgen, die erheblichen Einfluss auf das weitere Leben des Patienten haben können, so kann man von einer **mutmaßlichen Einwilligung** stets ausgehen (vgl. OLG Celle, MedR 1984, 106).

Patienten, die der **deutschen Sprache nicht kundig** sind, haben dennoch einen Anspruch darauf, dass sie umfassend aufgeklärt werden. Der Arzt ist daher verpflichtet, einen Dolmetscher hinzuzuziehen. Es muss sich dabei aber nicht um einen öffentlich bestellten und vereidigten Dolmetscher handeln. Es ist vielmehr ausreichend, wenn beispielsweise eine Krankenschwester hinzugezogen wird, die die Sprache des Patienten spricht. Da der Arzt dafür Sorge zu tragen hat, dass die Aufklärung vom Patienten verstanden wird, muss er bereits aus Eigeninteresse heraus sich darum bemühen, dass ein sprachkundiger Dritter hinzugezogen wird. Da dies auch ein Bekannter/Angehöriger sein kann, ist eine Kostenlast regelmäßig nicht zu besorgen und aus der anwaltlichen Praxis heraus auch noch nie thematisiert worden.

Zu beachten gilt es aber, dass zum einen klar dokumentiert werden muss, dass der Patient diese Aufklärung verstanden hat. Zum anderen ist festzuhalten, wer die Aufklärung übersetzt hat. Denn letztlich trägt der Arzt die Beweislast dafür, dass der sprachunkundige Patient sämtliche Erklärungen verstanden hat (vgl. OLG München, VersR 1995, 95).

11.3.2 Aufklärungspflichtiger

Als Grundsatz kann festgehalten werden, dass der Arzt, der den Eingriff durchführt, regelmäßig auch zur Aufklärung verpflichtet ist. Es ist aber anerkannte Rechtsprechung, dass das Aufklärungsgespräch delegiert werden kann. Dann ist allein entscheidend, dass das Aufklärungsgespräch durch einen approbierten Arzt geführt wird. Der die Aufklärung übernehmende Arzt haftet aber dann im Falle eines Versäumnisses zum einen selbst. Der die Behandlung durchführende Arzt muss sich zum anderen das Aufklärungsversäumnis des aufklärenden Arztes zurechnen lassen.

> **❯** Da an einer Behandlung des Patienten regelmäßig mehrere Ärzte, auch unterschiedlicher Fachrichtungen, beteiligt sind, ist jede spezielle Behandlungsaufgabe aufklärungspflichtig (vgl. OLG Hamm, VersR 1994, 815).

Auch wenn der überweisende Arzt bereits den Patienten aufklären kann, da in diesem Moment schon der Entschluss zum Eingriff gefasst wird, sollte sich der operierende Arzt regelmäßig nicht darauf verlassen, dass eine hinreichende Aufklärung vorliegt. Er muss sich durch stichprobenartige Verständnisfragen Gewissheit verschaffen, ob tatsächlich ein Aufklärungsgespräch stattgefunden hat (vgl. BGH, VersR 1980, 68).

Auch bei Patienten, die von einem Kollegen der gleichen Fachrichtung überwiesen wurden, sollte daher aus Eigeninteresse heraus nochmals ein Aufklärungsgespräch geführt werden. Der Hinweis des Patienten, dass er bereits aufgeklärt wurde, ist gesondert zu dokumentieren und durch Nachfragen zu verifizieren.

11.3.3 Aufklärungsumfang

Es muss stets über Art und Schwere der Behandlung und die möglichen Folgen aufgeklärt werden. Dabei gilt:

> Je weniger dringlich der Eingriff, desto höher die Anforderungen an die Aufklärungspflicht. Je schwerwiegender die mögliche Folge, desto eher ist auch über Risiken geringerer Wahrscheinlichkeit aufzuklären.

Als Sonderproblem ist auch die **Motivation des Patienten** zu berücksichtigen, also ob der Patient zur Verbesserung seiner Situation oder eines Dritten (Blut-, Organ-, Knochenmarkspende) handelt.

Eine allgemeingültige Festlegung des Aufklärungsumfangs verbietet sich aufgrund des jeweils maßgeblichen Einzelfalls. Wie dargelegt, spielen hier insbesondere auch die persönlichen Verhältnisse des Patienten, dessen berufliche Einbindung etc. eine gewichtige Rolle.

Es kann daher nur im Rahmen eines Negativkataloges festgelegt werden, worüber nach einhelliger Auffassung in der Rechtsprechung definitiv nicht aufgeklärt werden muss. So besteht ausdrücklich **keine Aufklärungspflicht** bei:
- außergewöhnlichen, nicht vorhersehbaren Risiken,
- naturgemäß auch bei unbekannten Risiken,
- der Beteiligung eines Arztanfängers,
- für den Fall, dass es sich um eine gleichartige und zeitnahe Wiederholungsoperation handelt, über die der Patient bereits aufgeklärt wurde,
- beim sog. wissenden Patienten.

Bei einer gleichartigen Wiederholungsoperation ist ebenfalls die gebotene Sorgfalt zu beachten. Es muss sich tatsächlich um eine identische Operation handeln. Sofern auch nur ein unmaßgeblicher Teil von der Ausgangsoperation abweicht, muss über diesen besonderen Umstand aufgeklärt werden.

Beim wissenden Patienten sollte unbedingt darauf geachtet werden, dass durch Gegenfragen klargestellt wird, dass tatsächlich der Patient um den Umfang der Operation weiß. Allein die Tatsache, dass es sich beim Patienten ebenfalls um einen Arzt handelt, darf nicht dazu führen, hier auf jedwede Aufklärung zu verzichten. Die Kenntnisse des Patienten sind zu dokumentieren.

Selbstverständlich ist es auch möglich, dass Patienten **auf die Aufklärung gänzlich verzichten**. Dies bedeutet letztlich auch, dass dann die Aufklärungspflicht entfällt. Dies ist dann der Fall, wenn der Patient es aufgrund der eigenen Beunruhigung vorzieht, von den drohenden Gefahren nichts zu erfahren oder wenn er kundtut, dass er unter allen Umständen von seinem Leiden befreit werden will (vgl. BGH, VersR 1973, 244 und BGH, NJW 1959, 811).

> Der Aufklärungsverzicht sollte unbedingt durch die Unterschrift des Patienten dokumentiert werden.

11.3.4 Art und Weise der Aufklärung

Die Aufklärung muss **individuell patientenbezogen** sein. Dies meint, dass der Arzt auf die jeweilige Verfassung des Patienten und dessen Auffassungsgabe Rücksicht nehmen muss. Auch die konkrete Lebenssituation ist für die Aufklärung mit maßgeblich, so dass bei einzelnen Risiken auch darauf geachtet werden muss, wie relevant diese für den Patienten sind.

Darüber hinaus ist es nicht notwendig, dass die Aufklärung **schriftlich** erfolgt. Die Schriftlichkeit der Aufklärung dient dabei allein der Beweissicherung für den Arzt und der Gedächtnisstütze.

Wichtig ist aber, dass die Aufklärung in einem ausführlichen Gespräch mit dem Patienten stattfindet. Der Arzt muss im Gespräch mit dem Patienten klären, in wie weit dieser über Vorwissen verfügt und wo möglicherweise Verständnisprobleme sind.

Eine Ausnahme von der schonenden Aufklärung ist im Rahmen der **kosmetischen Operationen** notwendig. Hier fordert die Rechtsprechung, dass der Patient über die Erfolgsaussichten und Risiken des Eingriffs, wie bleibende Entstellungen und gesundheitliche Beeinträchtigungen, besonders sorgfältig, umfassend und gegebenenfalls schonungslos aufzuklären ist (vgl. BGH, MDR 1991, 424).

11.3.5 Aufklärungszeitpunkt

Da die Aufklärung die Selbstbestimmung des Patienten, ob er den Eingriff durchführen lassen will oder nicht, gewährleisten soll, muss die Aufklärung naturgemäß so rechtzeitig erfolgen, dass der Patient die notwendige Zeit hat, selbstbestimmt die Vor- und Nachteile des Eingriffes abzuwägen und sie möglicherweise auch mit Dritten zu besprechen.

> Das Selbstbestimmungsrecht des Patienten fordert die Rechtzeitigkeit der Aufklärung, damit die Überlegungsfreiheit ohne vermeidbaren Zeitdruck gewährleistet ist.

So gilt, dass bei planbaren Operationen spätestens am Vortag (gemeint ist damit eine Zeitspanne von 24 Stunden) das Aufklärungsgespräch geführt werden muss. Wenn eine Aufklärung des stationär aufgenommenen Patienten also erst am Operationstag geführt wird, ist dies grundsätzlich verspätet (vgl. BGH, VersR 1992, 960). Selbstverständlich ist, dass eine bereits erfolgte Narkose- oder Schmerzmittelgabe die freie Entscheidungsbildung derart beeinflusst, dass ein selbstbestimmter Entschluss nicht mehr getroffen werden kann und eine entsprechende Aufklärung daher als nicht stattgefunden gelten muss.

Auch am Vorabend der Operation wird es als verspätet angesehen, dem Patienten über gravierende Risiken Mitteilung zu machen (vgl. BGH, NJW 1992, 2351). Dies gilt umso mehr bei nicht dringlichen Eingriffen, die mit erheblichen Risiken und Belastungen verbunden sind. Sofern sich bis zum Operationstermin keine weiteren Tatsachen ergeben können, weil die Operation nicht mehr von weiteren wichtigen Untersuchungsbefunden abhängt, ist bereits bei Vereinbarung eines Operationstermins von einer Verpflichtung zur Aufklärung auszugehen (vgl. BGH, NJW 1992, a. a. O.).

Lediglich bei einfachen ambulanten Eingriffen soll es ausreichend sein, den Patienten am selben Tag aufzuklären. Der Patient darf aber auch zu diesem Zeitpunkt noch nicht derart in den Ablauf des Geschehens eingebunden sein, dass sich ihm der Eindruck vermittelt, sich hiervon nicht mehr lösen zu können. Stets muss dem Patienten die Möglichkeit eingeräumt werden, den vorstehenden Eingriff ruhig abzuwägen oder noch abzulehnen.

11.4 Aufklärungsdokumentation

Auch im Rahmen der geschuldeten Aufklärung ist es notwendig, dass diese umfänglich und verständlich dokumentiert ist. Dies dient dem Beweis der Aufklärung, mit dem der operierende Arzt belastet ist.

Die Dokumentation des Aufklärungsgespräches sollte daher im eigenen Interesse äußerst sorgfältig und umfassend in die Behandlungsunterlagen Einzug halten. Es ist entscheidend, dass sich aus den Notizen ergibt, wann, wie, worüber und durch wen aufgeklärt wurde. Es sind dies die essenziellen Kernpunkte einer jeden Aufklärung. Sofern sich individuelle Momente ergeben, die für den jeweiligen Patienten eine Rolle spielen können, ist dies ebenfalls zu dokumentieren. Auch hier empfiehlt es sich nochmals, die bereits benannten und bekannten Vordrucke zu verwenden, dies jedoch nur als Gedächtnisstütze und nicht als Ersatz für ein ausführliches Aufklärungsgespräch. Die Anwesenheit von (eigenen) Zeugen oder Dritten ist idealerweise auch schriftlich niederzulegen.

Der bloße Hinweis in der Dokumentation auf „mögliche Risiken" ist nicht ausreichend. Vielmehr muss jedes Risiko aufgeführt werden, dass dem Patienten mitgeteilt wurde.

Nochmals muss betont werden, dass die ärztliche Dokumentation, die grundsätzlich bis zum Beweis des Gegenteils als wahr unterstellt wird, die beste Möglichkeit ist, unberechtigten Forderungen und Anwürfen durch den Patienten entgegenzutreten.

11.5 Die Patientenverfügung

Ein Sonderproblem im Zusammenhang mit der Einwilligung ist sicherlich die Verbindlichkeit einer Patientenverfügung bzw. eines Patiententestamentes. Es stehen dem Patienten drei Möglichkeiten zur Verfügung, um an gesunden Tagen im Sinne der Selbstbestimmung schriftliche Willenserklärungen für den späteren Fall seiner Einwilligungsunfähigkeit abzugeben.

- Dies sind zum einen die **Betreuungsverfügung**, die dem Zweck dient, eine Person des eigenen Vertrauens zu benennen, die für den Fall, dass eine Betreuung notwendig werden sollte, vom Vormundschaftsgericht bestellt werden soll. Im Zusammenhang mit der Einwilligung kann dieser Betreuer dann ebenfalls maßgeblich sein.
- Anstelle oder neben der Betreuungsverfügung ist dann noch an eine **Vorsorgevollmacht** zu denken. Mit dieser Vollmacht soll eine Person als Bevollmächtigte eingesetzt werden. Diese kann dann sofort, ohne die Bestellung durch das Vormundschaftsgericht, für den Vollmachtgeber handeln.
- Und schließlich die **Patientenverfügung** als Kernstück der Behandlungsvorsorge für den Fall, dass die geistige Leistungsfähigkeit, aus welchem Grund auch immer, so stark reduziert ist, dass der Wille nicht mehr artikuliert werden kann.

11.5.1 Die gesetzliche Regelung der Patientenverfügung

Der Deutsche Bundestag hat am 18.06.2009 das dritte Gesetz zur Änderung des Betreuungsrechtes beschlossen, das in das Regelwerk des Bürgerlichen Gesetzbuches (BGB) neue Paragrafen einfügt, die die Patientenverfügung regeln. Insofern ist der Ausdruck „Patientenverfügungsgesetz" irreführend, da es sich nicht um ein eigenständiges Regelwerk handelt, sondern um Änderungen im Bürgerlichen Gesetzbuch. Gleichwohl hat sich die vorbenannte Begrifflichkeit zwischenzeitlich durchgesetzt.

Dieses Gesetz trat zum 01.09.2009 in Kraft und enthält nunmehr Regelungen, die es allen Beteiligten ermöglichen, mit einer Patientenverfügung umzugehen, ohne sich dabei dem Vorwurf des fehlerhaften Handelns ausgesetzt zu sehen.

11.5.2 Grundsätzliches

§ 1901a Abs. 1 BGB regelt zwingend den Umgang mit einer schriftlich festgelegten Patientenverfügung. Das Gesetz sieht nunmehr auch die Schriftform vor und, dass konkrete und situationsbezogene Behandlungsfestlegungen in einer Patientenverfügung bindend sind. Dies darf aber nicht derart missverstanden werden, dass ohne Schriftlichkeit der mutmaßliche Patientenwillen nicht erforscht und dann auch nicht berücksichtigt wird. Nur für den Fall, dass die Verfügung schriftlich niedergelegt wurde, ist die Vorgehensweise eine andere und das Verfahren stringenter.

Sofern keine schriftliche Patientenverfügung vorliegt, richten sich die Abläufe nach § 1901 a Abs. 2 BGB. Das Gesetz stellt in § 1901 a Abs. 4 BGB nochmals klar, dass niemand zur Errichtung einer Patientenverfügung verpflichtet werden darf. Auch darf die Vorlage einer Patientenverfügung nicht zur Bedingung des Abschlusses eines Behandlungsvertrages gemacht werden.

> Wichtig ist, dass eine Patientenverfügung zwar schriftlich erstellt werden sollte, jeder Zeit aber formlos, dies bedeutet also auch mündlich, widerrufen werden kann.

11.5.3 Die Aufgabe des Betreuers/ Bevollmächtigten

Zudem wird aus der gesetzlichen Regelung deutlich, dass immer der Betreuer zu prüfen hat, ob die Festlegungen in der Patientenverfügung auf die aktuelle Lebens- und Behandlungssituation zutreffen. Umstritten ist allerdings, ob immer ein Betreuer bestellt werden muss. Es ist in jedem Fall auch im Interesse des Eigenschutzes zu empfehlen, die Bestellung eines Betreuers anzuregen. Wenn dies der Fall ist, so obliegt es dem Betreuer, dem Willen des Betreuten Ausdruck und Geltung zu verschaffen.

Bei der Durchsetzung und der Festlegung des Patientenwillens ist der Betreuer mit einem Bevollmächtigten gleichzusetzen. Sofern also kein Betreuer besteht, sondern die Patientenverfügung einen entsprechenden Dritten als Bevollmächtigten, wie etwa im Rahmen einer Vorsorgevollmacht, festlegt, wäre dieser dazu berufen, die Situation zu überprüfen und den Willen des Patienten durchzusetzen.

Um den Bevollmächtigten dem Betreuer gleich zu stellen ist es notwendig, dass in der Vollmacht des Bevollmächtigten ausdrücklich die Maßnahmen (also Einwilligung in eine ärztliche Behandlung, Untersagung der Einwilligung oder Widerruf der Einwilligung) ausdrücklich schriftlich niedergelegt sind. Wenn ein derart schriftlich Bevollmächtigter existiert, bedarf es nicht der Bestellung eines Betreuers.

Wenn keine Patientenverfügung vorliegt oder aber die Festlegungen in einer schriftlichen Patientenverfügung nicht auf die aktuelle Lebens- und Behandlungssituation zutreffen, so hat der Betreuer oder der Bevollmächtigte die Behandlungswünsche oder den mutmaßlichen Willen des Betreuten festzustellen und auf dieser Grundlage zu entscheiden, ob eine ärztliche Maßnahme durchgeführt werden darf oder sie untersagt wird. Als ärztliche Maßnahmen sind dabei die Untersuchungen des Geisteszustandes, Heilbehandlungen oder ärztliche Eingriffe zu nennen.

11.5.4 Die Aufgabe des Arztes

Im Rahmen der Feststellung des Patientenwillens wird auch der Arzt nunmehr gesetzlich zwingend eingebunden. Der behandelnde Arzt hat nach § 1901 b BGB zu prüfen, welche ärztliche Maßnahme im Hinblick auf den Gesamtzustand und die Prognose des Patienten indiziert ist. Allerdings muss er dann zusammen mit dem Betreuer erörtern, ob diese Maßnahmen sich mit dem Patientenwillen, wie er aus der Patientenverfügung oder dem mutmaßlichen Willen des Patienten herausgebildet wurde, decken.

11.5.5 Einbeziehung von Vertrauenspersonen

Bei der Festlegung des Patientenwillens ist eine zwingende Einbeziehung einer Vertrauensperson oder nahen Angehörigen nicht gesetzlich vorgeschrieben. Nach § 1901 b

Abs. 2 BGB sollen die nahen Angehörigen und die sonstigen Vertrauenspersonen des Patienten nur Gelegenheit zur Äußerung erhalten. Wie sich aus dem Begriff „soll" ergibt, ist dies nicht zwingend.

Um Rechtssicherheit und nicht zuletzt auch Rechtsfrieden zu erreichen, sollte natürlich zwingend mit Angehörigen oder sonstigen Vertrauenspersonen gesprochen werden, sofern diese vorhanden sind und es die Zeit erlaubt. Dass die Einbeziehung des Arztes auch durch den Bevollmächtigten geschehen kann, versteht sich aufgrund der gleichen Bedeutung von Betreuer/Bevollmächtigten von selbst.

11.5.6 Einbeziehung der Gerichte

Die gesetzlichen Regelungen sehen vor, dass bei entsprechend schwerwiegenden Maßnahmen der Betreuer die **Genehmigung des Betreuungsgerichtes** einholen muss, wenn die begründete Gefahr besteht, dass der Patient aufgrund der Maßnahme stirbt oder einen schweren und länger dauernden Gesundheitsschaden erleidet.

Eine solche Maßnahme ist nur dann durchzuführen, ohne die Gerichte zu bemühen, wenn mit dem Aufschub und der Zeit, die die Einschaltung des Gerichtes benötigt, eine Gefahr für den Patienten verbunden ist. Zudem bedarf die Nichteinwilligung oder der Widerruf der Einwilligung des Betreuers bzw. des Bevollmächtigten der Genehmigung des Betreuungsgerichtes, wenn die Maßnahme medizinisch indiziert ist und zudem die Gefahr besteht, dass der Patient aufgrund des Unterbleibens oder eines Abbruchs der Maßnahme stirbt oder einen schweren und länger dauernden gesundheitlichen Schaden erleidet.

Eine wichtige Ausnahme von diesem Genehmigungsvorbehalt besteht in der Praxis dann, wenn zwischen Betreuer und dem behandelnden Arzt Einvernehmen darüber besteht, dass die Erteilung, die Nichterteilung oder der Widerruf der Einwilligung in eine ärztliche Maßnahme dem festgestellten Willen des Patienten entspricht. Sofern also Einigkeit zwischen Arzt und Betreuer bzw. Bevollmächtigten besteht, muss man das Betreuungsgericht nicht einschalten, dies sieht § 1904 Abs. 4 BGB nunmehr ausdrücklich vor.

Es ist dringend anzuraten, dass sich insbesondere der Arzt durch ein schriftlich niedergelegtes Protokoll absichert und somit im Falle einer Auseinandersetzung belegen kann, dass Einigkeit zwischen ihm und dem Bevollmächtigten bzw. dem Betreuer bestanden hat.

Schließlich muss das Gericht, sofern seine Zuständigkeit eröffnet und die Einschaltung zwingend geboten ist, die Einwilligung eines Betreuers oder eines Bevollmächtigten nur genehmigen, wenn es den Patienten zuvor anhört. Auch soll das Gericht die sonstigen Beteiligten anhören. Auch diese Reglung ist aber aufgrund der Begrifflichkeiten nicht zwingend.

Die persönliche Anhörung des Patienten erübrigt sich natürlich, wenn dieser ohnehin nicht ansprechbar ist. Sofern der Betroffene seinen Willen artikulieren kann und der Patient dies wünscht, muss das Gericht eine ihm nahestehende Person anhören, wenn dies ohne erhebliche Verzögerung möglich ist.

11.5.7 Das Sachverständigengutachten

Wenn eine ärztliche Maßnahme genehmigt werden soll, ist ein Sachverständigengutachten durch das Gericht einzuholen. Der Sachverständige soll dabei nicht auch der behandelnde Arzt sein. Auch hier ergibt der Begriff „soll", dass er aber der behandelnde Arzt sein kann. Es ist wieder aus Praktikabilitätsgründen empfehlenswert, eine dritte Person hinzuzuziehen, um sich nicht den Vorwurf einer Interessenskollision und der nicht objektiven Entscheidung gefallen lassen zu müssen.

Literatur

Hüttl P (2007) Aufklärung und Einwilligung. In: Heberer J, Butzmann O, Hüttl P (Hrsg) Recht im OP. MWV, Berlin

Winkhart-Martis M, Martis R (2009) Arzthaftungsrecht. Schmidt, Köln

Leichenschau

O. Peschel, W. Eisenmenger

12.1 Juristische Aspekte

Die Leichenschau ist in den Bestattungsgesetzen der einzelnen Bundesländer geregelt, das Bestattungsrecht also nicht bundeseinheitlich.

Bei jeder Leiche muss eine Leichenschau durch einen Arzt durchgeführt und eine Todesbescheinigung ausgestellt werden. Als Leiche gilt der Körper eines Verstorbenen, solange der gewebliche Zusammenhang gewahrt ist. Alle lebend Geborenen und tot Geborenen ab einem Geburtsgewicht von 500 g gelten als Leichen (keine Lebenszeichen und <500 g = Fehlgeburt, keine Leichenschau).

Jeder Arzt ist zur Durchführung der Leichenschau berechtigt. Sehr variabel geregelt ist dagegen die Verpflichtung bestimmter Ärzte. Manche Ländergesetze verpflichten den niedergelassenen Arzt, andere den behandelnden Arzt, wieder andere jeden erreichbaren Arzt, Notärzte oder Amtsärzte. Eine Übersicht landesrechtlicher Besonderheiten gibt ◘ Tab. 12.1.

Die Durchführung der Leichenschau verpflichtet zur Ausstellung des Leichenschauscheins = Todesbescheinigung (TB). Diese ist eine Urkunde, kein ärztliches Attest. Es existiert bisher kein bundeseinheitliches Formular.

Mittlerweile gibt es in allen Bundesländern eine **vorläufige Todesbescheinigung** für Notärzte, die auf die Feststellung der Identität, des sicheren Todeseintritts, der Todeszeit und der Todesumstände beschränkt ist.

Die endgültige bzw. vollständige Leichenschau soll folgende Feststellungen treffen:
- Sicherer Todeseintritt
- Identität der Leiche
- Todesursache
- Todesart
- Todeszeit

Identität der Leiche Bei Auffinden einer unbekannten Leiche muss die Polizei verständigt werden. Hinsichtlich der Sicherung der Identität kann vom Arzt keine kriminalistische Arbeit verlangt werden. Kennt er den Verstorbenen nicht persönlich, kann er sich in der Regel auf Angaben Dritter bzw. die Ermittlung der Polizei verlassen. Bei erheblichen Fäulnisveränderungen oder erheblichen Verletzungen, insbesondere im Gesicht, sind Identifizierungen nach dem Augenschein durch Angehörige oder Bekannte kritisch zu hinterfragen. Auch mit der Identifizierung nach Ausweisdokumenten ist zurückhaltend zu verfahren.

Sicherer Todeseintritt Die Feststellung des sicher eingetretenen Todes dient dem Ausschluss von Scheintodfällen. Sichere und unsichere Zeichen des Todes sind in ◘ Tab. 12.2 aufgeführt.

> Zeichen des klinischen Todes können reversibel sein. Liegen nur unsichere Todeszeichen vor, ist ggf. zu reanimieren (wenn diesbezüglich keine klare Kontraindikation vorliegt). Es könnte sich um eine Vita minima = Scheintod handeln.

Typische Ursachen für „**Scheintod**" sind in der Vokalregel zusammengefasst:
- **A** = Anoxämie, Alkoholvergiftung
- **E** = Epilepsie, Erfrieren, Elektrizität
- **I** = Injury (vor allem offene Hirnverletzungen)
- **O** = Opiate: synonym für zentralnervös angreifende Vergiftungen
- **U** = Urämie: synonym für alle Stoffwechselkomata

Todesursache Die Todesursache ist ohne Kenntnis der Anamnese durch äußere Besichtigung allein meist nicht feststellbar. Deswegen müssen fremdanamnestische Angaben eingeholt werden. Insoweit sind letztbehandelnde Ärzte gegenüber dem Leichenschauer zur Auskunft verpflichtet; der behandelnde Arzt kann sich gegenüber dem Leichenschauer nicht auf die ärztliche Schweigepflicht berufen (gilt auch für Pflegepersonal und Angehörige). Gegebenenfalls können schriftliche Unterlagen wie Arztbriefe oder Rezepte eingesehen werden. Rücksprache mit dem behandelnden Arzt sollte im Zweifelsfall erfolgen. In der Todesbescheinigung sollten keine funktionellen Endzustände wie „Herz-Kreislauf-Versagen" dokumentiert werden, sondern eine Ursachenkette wie z. B. „Myokardinfarkt als Folge von Koronarsklerose, diese als Folge von allgemeiner Arteriosklerose" oder „Kopfschuss infolge Suizid".

Todesart Bei der Todesart wird unterschieden zwischen natürlichem und nicht natürlichem Tod. Eine eindeutige gesetzliche Definition für den natürlichen Tod existiert nicht; die rechtsmedizinische Definition für den Leichenschauer lautet: „verstorben an einer natürlichen inneren

Tab. 12.1 Landesrechtliche Besonderheiten bei der Leichenschau

Bundesland Rechtsnorm Letzte Änderung gültig seit	Verpflichtung	Wann?	Vorläufige TB	Bestattungszeitpunkt	Wie durchzuführen?	Verständigung der Polizei
Baden-Württemberg BestattG/BestattVO 24.03.2009/13.07.2010	Jeder Nga, KA in KH	Unverzüglich	Ja	Frühestens nach 48 h	Gründlich, entkleidet, ausreichende Beleuchtung, alle Körperregionen und Körperöffnungen, Rücken, behaarte Kopfhaut	Anhaltspunkte für nn, na, unbekannte Leiche
Bayern BestG/BestV 20.12.2007/21.04.2007	Jeder NgA im LKR oder angrenzende kreisfreie Gemeinde, KA in KH, AA wenn kein anderer	Unverzüglich	Ja	Frühestens nach 48 h, spätestens nach 96 h bestattet oder auf den Weg gebracht	Sorgfältig, vollständig entkleidet, alle Körperregionen und Körperöffnungen, Rücken, behaarte Kopfhaut	Anhaltspunkte für nn, na, unbekannte Leiche
Berlin Bestattungsgesetz 19.05.2004	Jeder NgA auf Verlangen, KA in KH	Innerhalb von 12 h	Ja	Frühestens nach 48 h		nn, na, unbekannte Leiche
Brandenburg BbgBestG 07.07.2011	Jeder erreichbare NgA u. AiN, NA, KA in KH	Unverzüglich	Ja	Frühestens nach 48 h	Vollständig entkleidet, alle Körperregionen und Körperöffnungen	nn, na, unbekannte Leiche
Bremen LeichenG 01.03.2011	Jeder NgA auf Verlangen, AiN, KA in KH	Unverzüglich, bei begründeter Verhinderung innerhalb von 6 h	Ja	Frühestmöglicher Zeitpunkt, nicht vor 48 h	Sorgfältig, vollständig entkleidet, alle Körperregionen, insbesondere Rücken und behaarte Kopfhaut	Anhaltspunkte für nn, unbekannte oder nicht sicher identifizierte Leiche
Hamburg Bestattungsgesetz 15.12.2009	KA in KH, jeder NgA, AiN, Bereitschaftsarzt	Unverzüglich, innerhalb von 6 h	Ja	Erdbestattung nach 14 d durch Behörde möglich, Urne nach 1 Monat	Vollständig entkleidet	Anhaltspunkte für nn, nn nicht ausschließbar
Hessen FBG 19.11.2008	Jeder NgA und KA in KH auf Verlangen, AA	Unverzüglich	Ja	Frühestens nach 48 h, spätestens nach 96 h	Vollständig entkleidet, alle Körperregionen und Körperöffnungen, Augenbindehäute, Rücken, behaarte Kopfhaut	Anhaltspunkte für nn, wenn unklar ist ob nat. Tod, unbek. Leiche
Mecklenburg-Vorpommern BestattG M-V 01.12.2008	Jeder erreichbare NgA, KA in KH, AiN, NA	Unverzüglich, spätestens nach 8 h	Ja	Frühestens nach 48 h, sollte nach 10 Tagen erfolgt sein	Vollständig entkleidet, alle Körperregionen	nn, nn nicht ausschließbar, unbek. Leiche
Niedersachsen BestattG/TbVO 08.12.2005/05.06.2009	KA in KH, jeder NgA wenn benachrichtigt, AiN, AA	Unverzüglich	Ja	Frühestens nach 48 h, soll nach 8 Tagen erfolgt sein	Sorgfältig, vollständig entkleidet, alle Körperregionen	Anhaltspunkt für nn, na, nicht in angemessener Zeit identifizierbar

Tab. 12.1 (Fortsetzung) Landesrechtliche Besonderheiten bei der Leichenschau

Bundesland Rechtsnorm Letzte Änderung gültig seit	Verpflichtung	Wann?	Vorläufige TB	Bestattungszeitpunkt	Wie durchzuführen?	Verständigung der Polizei
Nordrhein-Westfalen BestG NRW 17.06.2003	KA in KH, AA wenn kein anderer	Unverzüglich	Ja	Frühestens nach 48 h, Erdbestattungen müssen spätestens nach 8 Tagen erfolgt sein	Sorgfältig, unbekleidet	Anhaltspunkte für nn, unbekannte Leiche
Rheinland-Pfalz BestG/BestattGDV RP 15.09.2009/08.05.2002	Jeder rreichbare NgA, KA in KH	Unverzüglich	Ja	Frühestens nach 48 h, spätestens nach 7 Tagen	Entkleidet	Anhaltspunkte für nn, Körperteile
Saarland BestattG/BestattVO 15.09.2010/01.07.2009	Jeder NgA auf verlangen, KA in KH	Unverzüglich	Ja	Frühestens nach 48 h, muss nach 7 d erdbestattet oder auf den Weg gebracht sein	Sorgfältig, entkleidet, Ausmaß der Untersuchung nach den Umständen des Einzelfalles	Anhaltspunkte für nn, na
Sachsen SächsBestG 19.06.2009	Jeder erreichbare NgA, vorrangig der HA, KA in KH, A im B.dienst, RM kann	Unverzüglich	Ja	Frühestens nach 48 h, muss innerhalb von 8 Tagen erfolgen	Entkleidet. Alle Körperregionen, insbesondere Rücken, Hals- und Nackenregion, Kopfhaut, gründlich	Anhaltspunkte für nn, na, unbekannte Leiche
Sachsen-Anhalt BestattG LSA/BestattVO 17.02.2011/14.12.2007	Jeder NgA, KA in KH	Unverzüglich	Ja	Frühestens nach 48 h, sollte innerhalb von 10 Tagen erfolgt sein	Entkleidet	Anhaltspunkte für nn, Vermutung: na = nn, unbekannte Leiche
Schleswig-Holstein BestattG/BestattVO 27.02.2009/17.03.2011	jeder NgA, KA in KH, (Inseln und Halligen auch geeignete Personen)	Unverzüglich	Ja	Frühestens nach 48 h, sollte nach 9 Tagen erfolgt sein	Vollständig entkleidet, ausreichende Beleuchtung, von allen Seiten, alle Körperöffnungen	Anhaltspunkte für nn, unbek. od. nicht sicher ident. Leiche
Thüringen ThürBestG 08.07.2009	Jeder approbierte Arzt, KA in KH	Unverzüglich	Ja	Frühestens nach 48 h	Entkleidet	nn, nn nicht ausschließbar, unbekannte Leiche

A Arzt, *AA* Amtsarzt oder Arzt am Gesundheitsamt, *AiN* Arzt im Notfalldienst, *HA* Hausarzt, *NA* Notarzt, *NgA* niedergelassener Arzt, *KA* Klinikarzt, *RM* Facharzt der Rechtsmedizin, *B.dienst* kassenärztlicher Bereitschaftsdienst, *KH* Krankenhaus, *LKR* Landkreis, *TB* Todesbescheinigung, *n* natürliche Todesart, *nn* nicht natürliche Todesart, *na* nicht aufgeklärte Todesart

Erkrankung, die von einem Arzt diagnostiziert wurde und die den Tod hat erwarten lassen" bzw. „Tod völlig unabhängig von rechtlich bedeutsamen äußeren Faktoren". Der nicht natürliche Tod ist in einzelnen Ländergesetzen definiert, in anderen nicht. In Bayern gilt z. B. „Nicht natürlich ist der Tod durch Unfall, Selbstmord, strafbare Handlung oder sonst durch Einwirkung von außen herbeigeführt". Exemplarisch sei auch erwähnt, dass nach dem Sächsischen Bestattungsgesetz der Tod infolge von Komplikationen einer medizinischen Behandlung explizit als nicht natürlicher Tod zu bescheinigen ist (§ 13 Abs. 2 SächsBestG). Kann ein natürlicher Tod nicht mit Sicherheit festgestellt werden und liegen gleichzeitig keine Hinweise für einen nicht natürlichen Tod vor, so kann in den meisten Bundesländern eine nicht geklärte Todesart bescheinigt werden. In allen Bundesländern gilt, dass bei Anhaltspunkten für nicht natürlichen Tod oder nicht aufgeklärter Todesart die Polizei zu verständigen ist.

Tab. 12.2 Todeszeichen	
Sichere Todeszeichen	**Unsichere (klinische) Todeszeichen**
Totenflecke (Livores)	Kreislaufstillstand
Totenstarre (Rigor mortis)	Atemstillstand
Fäulniszeichen	Areflexie
Nicht mit dem Leben vereinbare Verletzung (z. B. Dekapitation)	Auskühlung
	Blässe

Wichtig ist die richtige Beurteilung der Ursachenkette: Findet sich in der Ursachenkette ein Unfall, z. B. ein häuslicher Sturz mit Schenkelhalsbruch, und kommt es dann im Laufe des Krankenlagers zu einer hypostatischen Pneumonie, so liegen Hinweise für einen nicht natürlichen Tod vor (womit ein solcher auch bescheinigt, wenngleich damit keineswegs bewiesen werden muss).

Bei Anhaltspunkten für nicht natürlichen Tod müssen keine hohen Anforderungen gestellt werden. Der plötzliche Tod eines jungen Menschen ohne bekannte Vorerkrankung kann bereits ein ausreichender Hinweis für einen nicht natürlichen Tod sein. Sonst wäre bei völliger Unkenntnis der Anamnese und blandem Untersuchungsbefund eine nicht aufgeklärte Todesart zu bescheinigen. Wird ein natürlicher Tod bescheinigt, so findet üblicherweise keine weitere Untersuchung des Sterbefalles oder eine Überprüfung der ärztlichen Feststellungen statt (Ausnahme Kremationsleichenschau; nicht in Bayern). Deshalb ist für die Bescheinigung eines natürlichen Todes ein sehr hoher Grad an diagnostischer Sicherheit zu fordern.

> Vor „Gefälligkeitsdiagnosen" ist auch hier strengstens zu warnen!

Todeszeit Eine konkrete Todeszeit darf nur angegeben werden, wenn das Ableben beobachtet wurde; Angaben von Angehörigen oder Zeugen können übernommen, sollten aber auch kritisch hinterfragt werden. Ansonsten dürfen nur Angaben eines Zeitraums wie „zuletzt lebend gesehen" ... „tot aufgefunden am" gemacht werden. Die meisten Todesbescheinigungen enthalten heute entsprechende Rubriken. Angaben zur Todeszeit können erbrechtliche Konsequenzen haben: Wenn z. B. bei einem Verkehrsunfall mehrere Mitglieder einer Familie getötet werden, erbt i. d. R. das Familienmitglied, das am längsten überlebt (hat). Daher ist bei solchen Fällen größte Vorsicht bei der Angabe der Todeszeit geboten.

12.2 Durchführung der Leichenschau

Die meisten Ländergesetze verlangen die **unverzügliche** Durchführung der Leichenschau nach Verständigung. Dies bedeutet: ohne schuldhaftes Zögern. Die Behandlung Lebender, insbesondere im Notfall, geht allerdings vor.

Die Leichenschau muss durch die Angehörigen unverzüglich veranlasst werden. Im Krankenhaus haben die leitenden Ärzte bzw. Abteilungsärzte die Leichenschau zu veranlassen, zur Durchführung verpflichtet sind die Krankenhausärzte. In Heimen liegt die Verpflichtung zur Veranlassung bei der Heimleitung. Subsidiär ist die Polizei zur Veranlassung verpflichtet. Zur Nachtzeit (oft nicht klar definiert) ist in manchen Bundesländern die unverzügliche Veranlassung nur bei Anhaltspunkten für nicht natürlichen Tod vorgeschrieben.

Die Untersuchung der Leiche durch den Leichenschauer hat **sorgfältig** zu erfolgen. In manchen Bundesländern ist dezidiert die Vornahme der Leichenschau an der **entkleideten Leiche** vorgeschrieben (Tab. 12.1). Es sind Vorder- und Rückseite und alle Körperöffnungen zu inspizieren. Auch hierfür existieren in manchen Bundesländern dezidierte Anweisungen. Spezielles Augenmerk gilt Verletzungen an Kopf, Rumpf und Gliedmaßen: Abtasten des Schädels auf Schwellungen, Suche nach Wunden in der behaarten Kopfhaut, Untersuchung von Knochen bzw. Gelenken auf abnorme Beweglichkeit.

Wichtig ist die Suche nach **Petechien** in der Haut und den Schleimhäuten des Gesichts, weil Petechien oft einziger Hinweis auf einen Erstickungstod sind. Dies ist nur bei guter Beleuchtung und Ektropionieren der Konjunktiven möglich. Da bei Pinzettengriff und -zug an den Bindehäuten auch petechienähnliche Befunde entstehen können, ist dies als letzte Maßnahme durchzuführen, bevor ein natürlicher Tod bescheinigt wird; ist schon zuvor klar, dass ein nicht natürlicher oder ungeklärter Tod bescheinigt wird und eine polizeiliche Untersuchung des Ablebensfalles und der Leiche erfolgt, sollte darauf verzichtet werden. Die Inspektion der Gehörgänge, Nasenöffnungen und der Mundhöhle ist, soweit möglich, erforderlich.

Spezielles Augenmerk ist auf die **Halsregion** zu richten: Verfärbungen, Vertrocknungen, Schürfungen und Strangulationsmarken können Anhaltspunkte für nicht natürlichen Tod darstellen.

Am **Rumpf** sind abnorme Thoraxbeweglichkeit oder -symmetrie, Hautemphysem und Hämatome wichtig. After und Genitale müssen hinsichtlich möglicher Verletzungen,

Blutaustritten, Fremdkörpern oder Teerstuhl inspiziert werden.

Hinsichtlich der **Gliedmaßen** ist vor allem auf Injektionsstellen, Pulsaderschnittversuche, alte Pulsaderschnittnarben und Strommarken zu achten.

Pflaster und **Binden** sollten entfernt werden.

Sobald Anhaltspunkte für einen nicht natürlichen Tod bestehen, insbesondere bei **Tötungsdelikten,** dürfen keine Veränderungen an der Leiche vorgenommen werden, die nicht unbedingt zur Feststellung des eingetretenen Todes erforderlich sind. Hier entfällt das Gebot der vollständigen Entkleidung.

Fast alle Todesbescheinigungen verlangen Angaben zu **übertragbaren Erkrankungen** nach dem Infektionsschutzgesetz. Ohne Anamnese kann eine konkrete Angabe dazu nicht erfolgen. Gegebenenfalls ist das Gesundheitsamt nach den Vorgaben des Infektionsschutzgesetzes vom Verdacht oder dem Tod an einer übertragbaren Krankheit zu informieren.

12.3 Charakteristika der sicheren Todeszeichen

12.3.1 Totenflecke

Charakteristika der Totenflecken sind:
- Ursache: Hypostase des Blutes
- Beginn: frühestens ca. 20–30 min nach Kreislaufstillstand
- Ort: Bei Rückenlage meist primär in der Hals-/Nacken-Region
- Konfluieren: 2–6 h postmortal
- Vollständige Wegdrückbarkeit: mit leichtem Fingerkuppendruck bis ca. 12 h
- Vollständige Umlagerbarkeit: bis ca. 6 h postmortal
- Unvollständige Umlagerbarkeit: bis ca. 12 h postmortal
- Farbe: blauviolett (livide)

Hellrote Totenflecke sind ein Hinweis für **Kohlenmonoxidvergiftung**. Bei in der Kälte hellroten Totenflecken neben solchen mit blauvioletter Farbe handelt es sich um Kältetotenflecke. In solchen Fällen ist eine Beurteilung der Farbe der Nagelbetten hilfreich: Bei CO-Vergiftung sind die Nagelbetten von hellroter Farbe, bei Kältetotenflecken von bläulich-violetter Farbe.

12.3.2 Totenstarre

Die Totenstarre ist die Folge des postmortalen Zerfalls energiereicher Phosphate und Glykogen. Sie läuft üblicherweise vom Kopf fußwärts ab. Bei starkem prämortalem Energieverbrauch (z. B. Joggen) tritt die Starre zuerst in den zuvor aktivierten umschriebenen Muskelarealen ein.
- Beginn: ca. 2 h postmortal
- Vollständige Ausprägung: ca. 8–10 h
- Dauer der vollen Ausprägung: 48–72 h
- Lösung: ab ca. 48–72 h bis ca. 300 h (stark temperaturabhängig)

> **Nysten-Regel: Ablauf der Totenstarre vom Kopf zu den Füßen**

12.3.3 Fäulnis

Unter Fäulnis versteht man den Strukturzerfall von Organen und Geweben unter bakteriellem Einfluss. Frühestes Phänomen ist eine **Grünverfärbung der Haut** durch Bildung von Sulfhämoglobin, meist an der Bauchhaut über dem Zökum. Weitere Veränderungen:
- Braungrüne bis rotgrüne Verfärbung der Hautgefäße (durchschlagendes Venennetz)
- Blasenbildungen und Ablösung der Epidermis
- Bildung von Fäulnisflüssigkeit mit Sekretaustritt aus Mund und Nase
- Bildung von Gasen mit Blähung bestimmter Hautareale, übler Geruch

> **Totenstarre und Fäulnis sind stark temperaturabhängig: Hohe Temperaturen beschleunigen, tiefe Temperaturen verzögern Eintritt und Ablauf.**

12.4 Sekundäre Leichenveränderungen

Unter den sekundären Leichenveränderungen sind vor allem **Vertrocknungen** zu nennen: umschrieben gelbrötliche bis braune Farbe und lederartige Konsistenz der Haut. Bei vollständiger Vertrocknung spricht man von **Mumifizierung**.

Erhebliche Veränderungen können entstehen durch **Tierfraß**: Häufigste Ursache ist die Eiablage von Fliegen mit Entwicklung von Maden. Auch Haus- und Wildtiere kommen in Betracht (Hunde, Katzen, Füchse, Ratten, Vögel). Madenlänge und Bildung von Fliegenpuppen lassen Rückschlüsse auf die Liegezeit zu. Die Beurteilung ist Spezialistensache.

Diagnostik, Techniken und Eingriffe im Common Trunk

Kapitel 13 Sonographie – 105
H.O. Steitz, M. Sohn

Kapitel 14 Computertomographie, Magnetresonanztomographie und Angiographie – 118
U. Linsenmaier, M. Reiser

Kapitel 15 Interventionelle Radiologie – 133
H. Berger

Kapitel 16 Chirurgische Endoskopie – 144
F. Spelsberg

Kapitel 17 Grundlagen der Operationstechnik und Prinzipien der Operationsdurchführung – 153
K.-W. Jauch, W. Mutschler

Kapitel 18 Arthroskopie – 168
V. Braunstein

Kapitel 19 Minimalinvasive Chirurgie – 174
T.P. Hüttl, T.K. Hüttl

Kapitel 20 Tracheotomie – 184
R. Huf

Kapitel 21 Bronchoskopie – 188
F. Spelsberg

Kapitel 22 Laparotomie und Bauchdeckenverschluss – 192
M. Albertsmeier, K.-W. Jauch, M. Wichmann

Kapitel 23 Stomaanlage und Stomarückverlagerung – 196
A. Fürst, G. Liebig-Hörl

Kapitel 24	**Portimplantation** – 200	
	J. Hoffmann	
Kapitel 25	**Thorakotomie** – 206	
	M. Lindner	
Kapitel 26	**Hauttransplantation** – 209	
	Ch. Rose, B. Rozée	
Kapitel 27	**Metallentfernung** – 216	
	R. Kirchner	
Kapitel 28	**Amputationen** – 222	
	J. Hoffmann	

Sonographie

H.O. Steitz, M. Sohn

13.1 Einführung

Die Sonographie als primär noninvasives und den Patienten nicht belastendes bildgebendes Verfahren ist als integraler Bestandteil der apparativen Primärdiagnostik chirurgischer Erkrankungen etabliert. In Ergänzung zu Anamnese und körperlicher Untersuchung kann bei vielen chirurgisch relevanten Krankheitsbildern bereits mit dem Ultraschall eine wegweisende Befundkonstellation erhoben, somit eine eindeutige Diagnose gestellt und die adäquate Therapie eingeleitet werden. Führt die Sonographie nicht zu einer eindeutigen Diagnose, so weist sie jedoch meist den Weg zu speziellen weiteren diagnostischen Maßnahmen, mit denen letztendlich nach Diagnosestellung die adäquate Therapie veranlasst werden kann. Wenn keine Diagnose möglich ist, bringt die Methode doch in vielen Fällen den Nachweis wesentlicher Sekundärbefunde, die immerhin einen Ausschluss von Differenzialdiagnosen gestatten.

Die Ultraschalldiagnostik wird rasch, im Notfall ohne Transport oder Vorbereitung des Patienten „bedside" durchgeführt und kann bei Bedarf ohne schädliche Nebenwirkungen wiederholt werden. So gestattet die Methode eine systematische Analyse von sich allmählich entwickelnden Befunden, die bei der Primärdiagnostik noch nicht, später aber mit zunehmender Sicherheit erhoben werden können. Ein typisches Beispiel ist der Nachweis einer posttraumatischen Sickerblutung in die freie Bauchhöhle, die unter Umständen nicht bei der primären Untersuchung im Schockraum, wohl aber nach Substitution des intravasalen Volumens und der konsekutiv sich entwickelnden Zunahme der intraabdominellen liquiden Kollektion diagnostiziert werden kann.

In einer Zeit zunehmender Verknappung von Ressourcen im Gesundheitssystem ist der Hinweis auf erhebliche Einsparpotenziale im Budget von besonderer Bedeutung. Voraussetzung dafür ist, dass durch eine kompetent durchgeführte Ultraschalldiagnostik weitere bildgebende Maßnahmen wie Computertomographie (CT) und Kernspintomographie (MRT) deutlich seltener angefordert werden müssen. In der Hand des Chirurgen können auch Fragen zu Strategie und optimalem Zeitpunkt operativer Eingriffe mit der Sonographie definiert werden.

> Besonders die postoperative Komplikationsdiagnostik sollte in chirurgischer Hand durchgeführt werden, da die veränderte Anatomie eines operierten Situs bei Kenntnis der operativen Prozeduren wesentlich sicherer verstanden und die Befundqualität besser bezüglich der Indikation zu einer evtl. Revision interpretiert werden kann.

Bei chirurgischen Erkrankungen wird die Ultraschalldiagnostik heute weit über das ursprüngliche Kerneinsatzgebiet Abdomen hinaus hocheffizient eingesetzt. Durch Integration interventioneller Techniken kann bei gegebener Indikation auch alternativ zu traditionell operativen Verfahren eine interventionelle Therapie **ultraschallnavigiert** eingesetzt werden. Dies gilt sowohl für die Behandlung abszedierender Raumforderungen durch Einbringen von Drainagesystemen wie auch für die Behandlung von inoperablen Metastasen durch ablative Verfahren.

Der Ultraschall wird auch **intraoperativ** sowohl bei der Diagnostik nicht tastbarer Tumoren als auch bei der Konzeption operativer Strategien eingesetzt. Beispiele sind die Definition von Resektionsgrenzen in der Tumorchirurgie der Leber sowie das Aufsuchen des Ductus Wirsungianus im Rahmen von Drainageoperationen bei chronisch rezidivierender Pankreatitis. Endoluminal wird die Sonographie im oberen und unteren Gastrointestinaltrakt, seltener auch im Bronchialsystem eingesetzt und erlaubt hier sowohl eine Diagnostik von Tumoren des Hohlorgans selbst wie auch von pathologischen Prozessen in der topographischen Nachbarschaft.

Durch den Einsatz von Echosignalverstärkern kann aktuell insbesondere in der Diagnostik von **Leber- und Gefäßerkrankungen** eine deutlich verbesserte diagnostische Wertigkeit erzielt und bei fokalen Raumforderungen der Leber in vielen Fällen eine Artdiagnose herbeigeführt werden. Damit erreicht die echosignalverstärkte Sonographie fokaler Leberprozesse die Wertigkeit der ebenfalls kontrastmittelverstärkt eingesetzten (KM-)MRT; sie überschreitet sogar am Beispiel der Leber das diagnostische Potenzial der KM-CT. In naher Zukunft wird die signalverstärkte Sonographie sicher auch zunehmend bei anderen Organen eingesetzt.

13.2 Standardisierter Untersuchungsgang

Jede sonographische Exploration einer Region (Abdomen, Thorax, Mamma, Hals, Extremität, Gefäßsystem) zielt zunächst auf die vollständige Darstellung der Sonoanatomie. Mit einem standardisierten Untersuchungsgang wird eine Folge definierter longitudinaler und transversaler Schnitte erstellt. Der Untersucher konstruiert dann assoziativ eine dreidimensionale Vorstellung von der untersuchten Region. Die jeweilige Region wird immer vollständig exploriert, damit die Koexistenz mehrerer pathologischer Befunde nicht übersehen wird.

Eine Ultraschalluntersuchung beginnt mit der Wahl des geeigneten **Schallkopfes**. Diese wird beeinflusst durch die Konfiguration und damit optimale Ankoppelung an die Körperoberfläche und durch die Sendefrequenz, mit der die optimale Auflösung bei der jeweils erforderlichen Eindringtiefe definiert wird. Für das Abdomen wird üblicherweise ein Konvexschallkopf („curved array") mit einer Sendeleistung von 3,5 MHz konnektiert. Moderne Ultraschallgeräte bieten die Möglichkeit, Breitbandgeneratoren anzuschließen, so dass mit einem solchen Multifrequenzschallkopf die Sendefrequenz den lokalen anatomischen Gegebenheiten angepasst werden kann. Damit können ohne Wechsel des Schallkopfes beispielsweise in einer Sitzung das gesamte Abdomen (3,5 MHz) mit einer hohen Eindringtiefe, aber auch die Appendix (7,5 MHz) mit deutlich geringerer Eindringtiefe, dafür aber wesentlich höherer Auflösung untersucht werden.

Nach Vorlage von ausreichend Gel für die luftblasenfreie Ankoppelung des Schallkopfes und somit Prävention der Totalreflexion von Schallwellen an der Körperoberfläche muss die **Verstärkung des Tiefenausgleichs** („gain") den individuellen Bedingungen angepasst werden. Ferner wird auch die Orientierung des Bildes am Monitor so adjustiert, dass im Longitudinalschnitt „von rechts in den Patienten geblickt" und am linken Bildrand kranial dargestellt wird. Bei Transversalschnitten wird analog dem Computertomogramm „von unten in den Patienten geblickt"; bei Aufsicht zeigt der linke Rand des Monitors die rechte Patientenseite. Das Nahfeld wird am oberen Bildschirmrand, das Fernfeld am unteren Bildschirmrand dargestellt.

Diese Justierung von Gerät- und Monitoreinstellung erfolgt im „**Eich-Schnitt**". Bei der Untersuchung des Abdomens beispielsweise ist der linkslongitudinale Paramedianschnitt über der Aorta als ein solcher Eich-Schnitt geeignet. Er zeigt kranial am linken Bildrand das pulsierende Herz. Die Einstellung des Tiefenausgleichs wird so gewählt, dass die Aorta echofrei und die vorgelagerte Leber von schallkopfnah bis schallkopffern homogen mit einem mittleren Grauwert dargestellt werden.

Nun wird mit einer definierten Folge von Longitudinal- und Transversalschnitten die Region vollständig exploriert (Abb. 13.1). Im Falle des **Abdomens** wird der Standarduntersuchungsgang ergänzt durch 2 obligatorische Schrägschnitte über der Gallenblase und dem Ligamentum hepatoduodenale, die in die Sequenz der Longitudinal- und Transversalschnitte eingebettet und aus ihnen heraus entwickelt werden.

Der **Hals** wird ebenfalls mit einer Sequenz von Longitudinal- und Transversalschnitten untersucht. Die Untersuchung erfolgt am sitzenden oder besser liegenden Patienten mit rekliniertem Kopf. Der Untersucher sitzt wie auch bei der Abdominaluntersuchung rechts vor oder neben dem Patienten und zieht den Schallkopf von der linken zu der rechten Patientenseite und somit unter ständiger Kontrolle des Monitorbildes auf sich zu. Die Untersuchung wird mit einem Linearschallkopf („parallel array") mit einer Sendefrequenz von üblicherweise 7,5 MHz durchgeführt. Als Eich-Schnitt dient der Longitudinalschnitt über der linken Arteria carotis communis, der ebenfalls wieder die Justierung des Tiefenausgleichs und die Orientierung des linken Monitorrandes nach kranial gestattet. Die Adjustierung des „gain" wird so gewählt, dass das Schilddrüsenparenchym von schallkopfnah bis schallkopffern mit einem mittleren Grauwert dargestellt wird.

Bei den Transversalschnitten ist auch auf die vollständige Darstellung des Isthmus zu achten. In einem Übersichtsbild sollen beide **Schilddrüsenlappen** gemeinsam mit dem Isthmus dargestellt sein. Für jeden Lappen wird das Volumen nach der Formel V = 0,5 × Länge × Breite × Tiefe ermittelt. In diese Volumetrie geht dabei in jeder Dimension der größte Durchmesser ein. Der Isthmus wird nur dann separat mit quantifiziert, wenn er augenfällig vergrößert ist. Sein Normdurchmesser liegt sowohl kraniokaudal als auch in a.p.-Richtung jeweils bei ≤5 mm. Die Normwerte für das Schilddrüsenvolumen betragen bei Männern <25 ml, bei Frauen <20 ml.

13.3 Diagnostik nach stumpfem Abdominaltrauma

Nach einem isolierten oder im Rahmen einer Polytraumatisierung entwickelten stumpfen Bauchtrauma muss im Rahmen der Primärdiagnostik schnell und zuverlässig eine intraabdominelle, intrathorakale oder retroperitoneale, vital bedrohliche Blutung erkannt werden. Einziges Zielkriterium dieser Notfalldiagnostik ist der **Nachweis freier Flüssigkeit**. Das sonographische Korrelat ist die irreguläre echofreie oder echoarme Raumforderung (Abb. 13.2). Wie schon früher bei der Peritoneallavage und heute bei der CT als konkurrierenden Verfahren wird nach der Blutungsquelle nicht gefahndet.

13.3 · Diagnostik nach stumpfem Abdominaltrauma

Orientierung am Schallkopf (a)

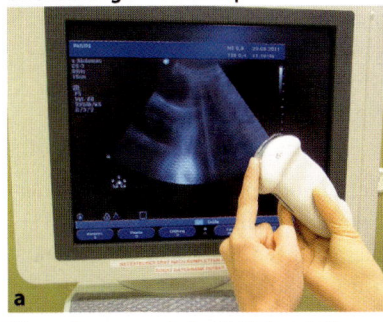

Oberbauchquerschnitt (transversal) (b)
Aorta, V. cava, Pankreas, V. lienalis

Oberbauchlängsschnitt (longitudinal) (c)
Linker Leberlappen, Aorta abdominalis, Truncus coeliacus, A. mes. sup.

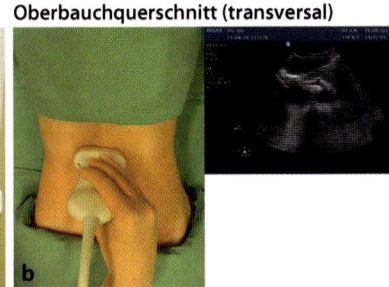

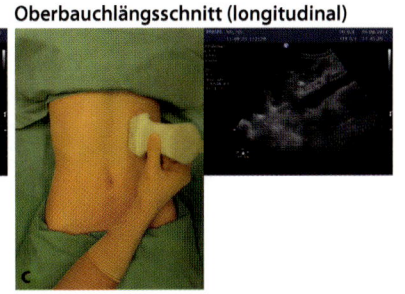

Rippenbogenrandschnitt (Subcostal) (d)
Leber, Lebervenenstern, V. cava

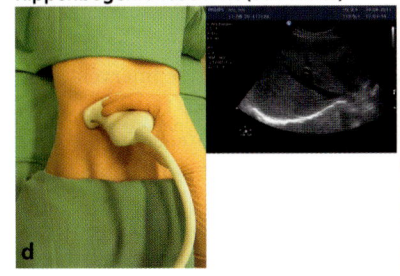

Schulter-Nabel-Schnitt (e)
Gallenblase, Lig. hepatoduodenale mit Pfortader, Dct. hepatocholedochus, (ventrale der Pfortader), A. hepatica propria

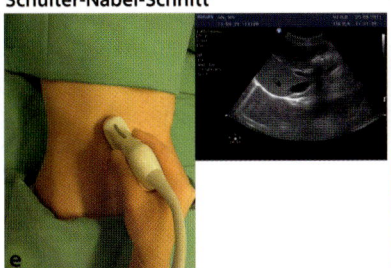

Flankenschnitt rechts (mittlere Axillarlinie) (f)
Niere, Leber, Gallenblase, Morrison-Pouch, Rec. phrenicocostalis

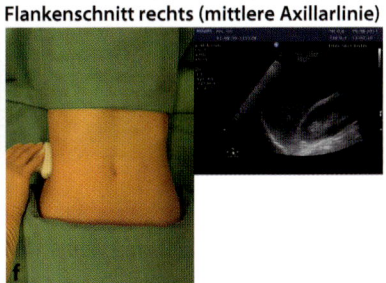

Laterodorsalschnitt links (hintere Axillarlinie) (g)
Milz, Recessus phrenicocostalis, Pankreasschwanz

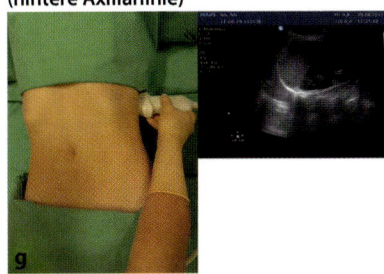

Flankenschnitt links (h)
Milz, Niere, Koller-Pouch

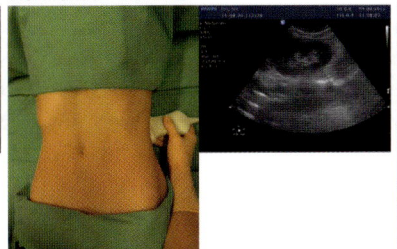

Unterbauchlängsschnitt (weibl.) (i)
Harnblase, Uterus/ Vagina, Rektum, Douglas-Raum

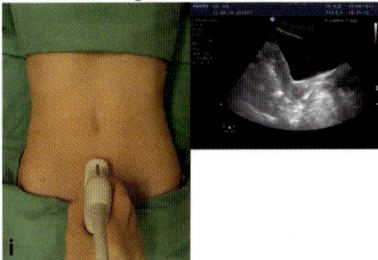

Unterbauchquerschnitt (j)
Harnblase, Rektum, Prostata, Douglas-Raum

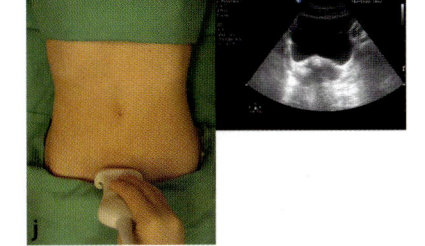

Abb. 13.1a–j Standardisierter Untersuchungsgang des Abdomens mit definierter Sequenz von Longitudinal-, Transversal- und Schrägschnitten. **a** Orientierung am Schallkopf. **b** Oberbauchquerschnitt (transversal): Aorta, V. cava, Pankreas, V. lienalis. **c** Oberbauchlängsschnitt (longitudinal): Linker Leberlappen, Aorta abdominalis, Truncus coeliacus, A. mes. sup. **d** Rippenbogenrandschnitt (subkostal): Leber, Lebervenenstern, V. cava. **e** Schulter-Nabel-Schnitt: Gallenblase, Lig. hepatoduodenale mit Pfortader, Ductus hepatocholedochus, (ventrale der Pfortader), A. hepatica propria. **f** Flankenschnitt rechts (mittlere Axillarlinie): Niere, Leber, Gallenblase, Morrison-Pouch, Rec. phrenicocostalis. **g** Laterodorsalschnitt links (hintere Axillarlinie): Milz, Recessus phrenicocostalis, Pankreasschwanz. **h** Flankenschnitt links: Milz, Niere, Koler-Pouch. **i** Unterbauchlängsschnitt (weiblich): Harnblase, Uterus/Vagina, Rektum, Douglas-Raum. **j** Unterbauchlängsschnitt (männlich): Harnblase, Rektum, Prostata, Cavum rectovesicale

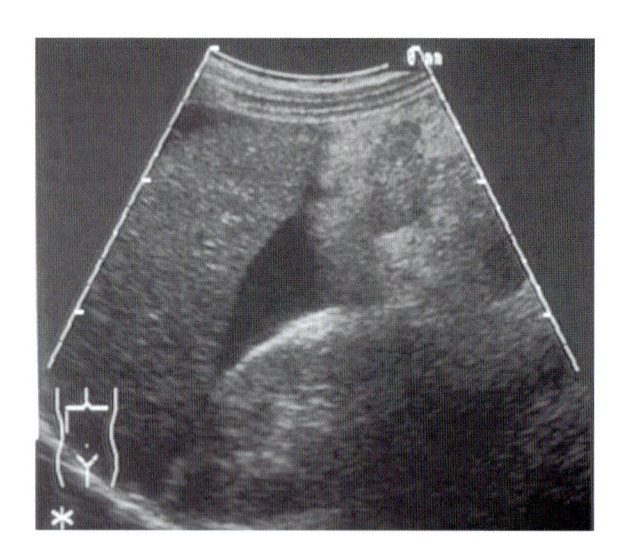

Abb. 13.2 Zustand nach Abdominaltrauma. Das freie Blut umspült den Leberunterrand und sammelt sich im Morrison-Pouch. Auf die Blutungsquelle kann nicht geschlossen werden

13.3.1 Sonographie oder Computertomographie?

Nachdem die in früheren Algorithmen indizierte Peritoneallavage aufgrund der hohen Invasivität und vor dem Hintergrund der im Verlauf zunehmenden Genauigkeit der bildgebenden Verfahren als obsolet angesehen wird, stellt sich die Frage nach dem geeigneten noninvasiven Verfahren.

Die Auswertung der gegenwärtigen Arbeiten zur Primärdiagnostik bei einem polytraumatisierten Patienten zeigt, dass die Wertigkeit der Sonographie im Rahmen der **FAST-Sonographie** (FAST: Focused Assessment with Sonography for Trauma) zum Nachweis freier Flüssigkeit der CT vergleichbar ist. Die Sensitivität der Untersuchung liegt in der Hand des erfahrenen Untersuchers bzgl. der Detektion freier Flüssigkeit bei 86 %, wobei eine Spezifität von 99 % erreicht werden kann (Soyuncu et al. 2007). Die CT-Schnittbildgebung besitzt hingegen eine höhere Sensitivität und Spezifität bei der Beurteilung von intraabdominellen Parenchymläsionen.

> **Auszug aus der aktuellen Leitlinie der DGU zur Versorgung Schwerstverletzter, Stand 07/11:**
> — Eine initiale fokussierte abdominelle Sonographie zum Screening freier Flüssigkeit, „Focused Assessment with Sonography for Trauma" (FAST), sollte durchgeführt werden
> — Sonographische Wiederholungsuntersuchungen sollten im zeitlichen Verlauf erfolgen, wenn eine computertomographische Untersuchung nicht zeitnah durchgeführt werden kann.

— Sofern die Computertomographie nicht durchführbar ist, kann eine gezielte sonographische Suche nach Parenchymverletzungen ergänzend zur FAST eine Alternative darstellen.

Die Überlegenheit der Sonographie in der Notfallsituation liegt in der nahezu ubiquitären und zeitnahen Verfügbarkeit sowie in der geringen Belastung für den Patienten im Vergleich zur CT (Strahlenbelastung, Gabe von jodhaltigem Kontrastmittel mit möglicher Allergie sowie Aggravierung einer vorbestehenden Niereninsuffizienz, Induktion einer thyreotoxischen Krise bei nicht bekanntem endokrinen Status, Umlagerung, fehlende Interventionsmöglichkeit während der Dauer der CT-Untersuchung). Der Untersucher muss trainiert sein und sollte die vollständige Untersuchung in einer Minute durchgeführt und interpretiert haben.

Allerdings muss auf die **Untersucherabhängigkeit** der Sonographie hingewiesen werden. Es ist zu beachten, dass Wiederholungsuntersuchungen nach Möglichkeit von ein und demselben Untersucher durchgeführt werden sollten.

Grundsätzlich gilt leitlinienkonform, aber entgegen unserer Erfahrung, die Empfehlung, im Anschluss an die Ultraschalluntersuchung auch beim hämodynamisch stabilen Patienten mit adäquatem abdominellen Trauma eine **kontrastmittelverstärkte CT** des Abdomen durchzuführen, um die Möglichkeit einer nicht erkannten Parenchymverletzung zu reduzieren. Als Ausnahmen dieses Algorithmus sind z. B. die schwangere Patientin sowie der kreislaufinstabile Patient mit dem Verdacht auf eine vital bedrohliche, intraabdominelle Blutung zu nennen. Im letzteren Fall besteht die Indikation zur Notfalllaparotomie.

Bezüglich der Fragestellung nach der Notwendigkeit einer sonographischen Wiederholungsuntersuchung halten wir aus unserer klinischen Erfahrung folgendes Vorgehen bei Durchführung der Primäruntersuchung durch einen routinierten Untersucher für angezeigt:

Die Durchführung einer Kontrolluntersuchung bei einem primär hämodynamisch stabilen Patienten mit isoliertem abdominellen Trauma und ohne intraabdominellen Flüssigkeitsnachweis in der Erstdiagnostik ist auch vor dem Hintergrund personeller und ökonomischer Gesichtspunkte als „On-demand"-Untersuchung bei klinischen Anzeichen für eine sekundäre freie intraabdominelle Blutung (Kriterien: abdominelle Umfangsvermehrung, Spannung der Bauchdecke, sekundäre. hämodynamische Instabilität, Hämoglobinabfall etc.) zu sehen.

Im Falle eines primären Nachweises isolierter freier intraabdomineller Flüssigkeit bei einem Patienten, der nicht einer umgehenden chirurgischen Versorgung im Sinne einer Laparotomie zugeführt werden muss, sowie bei mangelnder Expertise des Erstuntersuchers und dem Fehlen einer CT-Untersuchung im diagnostischen Algorithmus empfiehlt sich zur Sicherung der diagnostischen Qualität das in der aktuellen S3-Leitlinie der DGU publizierte Vorgehen. Hier wird die erste sonographische Kontrolle durch den Erstuntersucher nach 10–15 min vorgeschlagen. Zudem ist im Falle der ausschließlich sonographisch durchgeführten Bildgebung die Wiederholung in einem Zeitintervall von 2 und 4 sowie 8 und 12 Stunden nach dem Trauma sinnvoll. In diesem Zusammenhang wird auf die Möglichkeit einer zweizeitigen Leber- oder Milzruptur hingewiesen, die sich auch noch mehrere Tage post traumam entwickeln können.

13.3.2 Indikation zur Notfalloperation

Die Indikation wird grundsätzlich aus der Synopse der 3 Parameter klinischer Befund (Schockindex), Labor (Hämoglobin) und Blutungsnachweis in der Bildgebung (Sonographie oder CT) gestellt. Dabei können sich diskrepante Befunde ergeben, die umgehend geprüft werden müssen. Wenn etwa in der Bildgebung eine größere intraabdominelle Flüssigkeitsansammlung ohne das entsprechende Korrelat im klinischen und/oder Laborbefund nachgewiesen wird, so sollte mit einer diagnostischen Punktion der Flüssigkeit unter Ultraschallkontrolle ein vorbestehender Aszites ausgeschlossen werden.

13.3.3 Sonographischer Nachweis freier Flüssigkeit

Freie Flüssigkeit als Korrelat der Blutung in der bildgebenden Diagnostik kann erst ab einem Mindestvolumen in der untersuchten Region nachgewiesen werden. In der freien Bauchhöhle muss je nach Konstitutionstyp ein Mindestvolumen von 200–500 ml kumuliert sein, um einen positiven sonographischen Nachweis zu ermöglichen.

Je größer der intraabdominelle Verteilungsraum, desto mehr Flüssigkeit muss sequestriert werden, damit die Blutung in der Bildgebung nachweisbar wird. Daher sind Patienten mit großer Leibeshöhle bei Nachweis freier Flüssigkeit im Abdomen bereits mehr gefährdet als schlanke Patienten mit einem kleinen intraabdominellen Verteilungsraum, in dem bereits deutlich geringere Flüssigkeitsansammlungen sicher nachgewiesen werden können. In kleinen Kompartimenten wie dem Douglas-Raum und der Bursa omentalis können bereits Volumina von 10 ml freier Flüssigkeit erkennbar werden und in der Pleurahöhle ist ein Mindestvolumen von 30–70 ml Voraussetzung für den Nachweis mit der bildgebenden Diagnostik.

Die Interpretation des sonographischen Befundes ist problematisch, da das Volumen der sequestrierten freien Flüssigkeit nicht nach definierten Formeln, sondern nur auf der Basis einer entsprechend großen Erfahrung geschätzt werden kann. Der qualitative Nachweis freier Flüssigkeit in Abdomen und Thorax gehört jedoch zu den sonopathologischen Befunden bei chirurgischem Krankengut, die besonders leicht und auch schon mit wenig Erfahrung erkannt werden können.

13.3.4 Durchführung einer Notfallsonographie

Abb. 13.3 zeigt das Vorgehen bei der FAST-Sonographie.

13.4 Präoperative Sonographie

Das Ziel der präoperativen Sonographie ist einerseits die Diagnosestellung, andererseits die Therapieplanung. Hierbei ist zu differenzieren zwischen konservativer, traditionell oder minimalinvasiv operativer sowie interventioneller Vorgehensweise und ggf. auch die Operationstaktik sowie der Operationszeitpunkt zu planen.

Die Indikation zu der präoperativen Sonographie kann akut oder elektiv, einmalig oder im Rahmen von Vorsorgeprogrammen rezidivierend gestellt werden. Typische Indikationen für die **elektive Sonographie** von Abdomen, Retroperitoneum und Hals in der präoperativen Phase sind Entzündungen, benigne und maligne Tumoren, Erkrankungen des endokrinen Systems und chronische bis subakute Gefäßerkrankungen. Eine weitere elektive Indikation ist die Abklärung von Adhäsionen bei Patienten mit Verwachsungsbeschwerden, aber auch die Beurteilung der technischen Operabilität vor laparoskopischen Eingriffen bei bereits offen oder laparoskopisch voroperierten Patienten.

Die Sonographie ist **akut indiziert** als Verfahren für den Nachweis akuter Gefäßerkrankungen, posttraumatischer Blutungen in Abdomen, Retroperitoneum und Thorax sowie in der diagnostischen Abklärung der Ursache für das klinische Bild des akuten Abdomens.

Auch Verletzungen der Gelenke (**Arthrosonographie**), der Muskulatur und der Sehnen werden ergänzend zu der klinischen Untersuchung mit der Sonographie als primärem bildgebendem Verfahren untersucht. Eine klassische Indikation ist bei Schulterverletzungen der sonographische Nachweis einer Ruptur der Rotatorenmanschette.

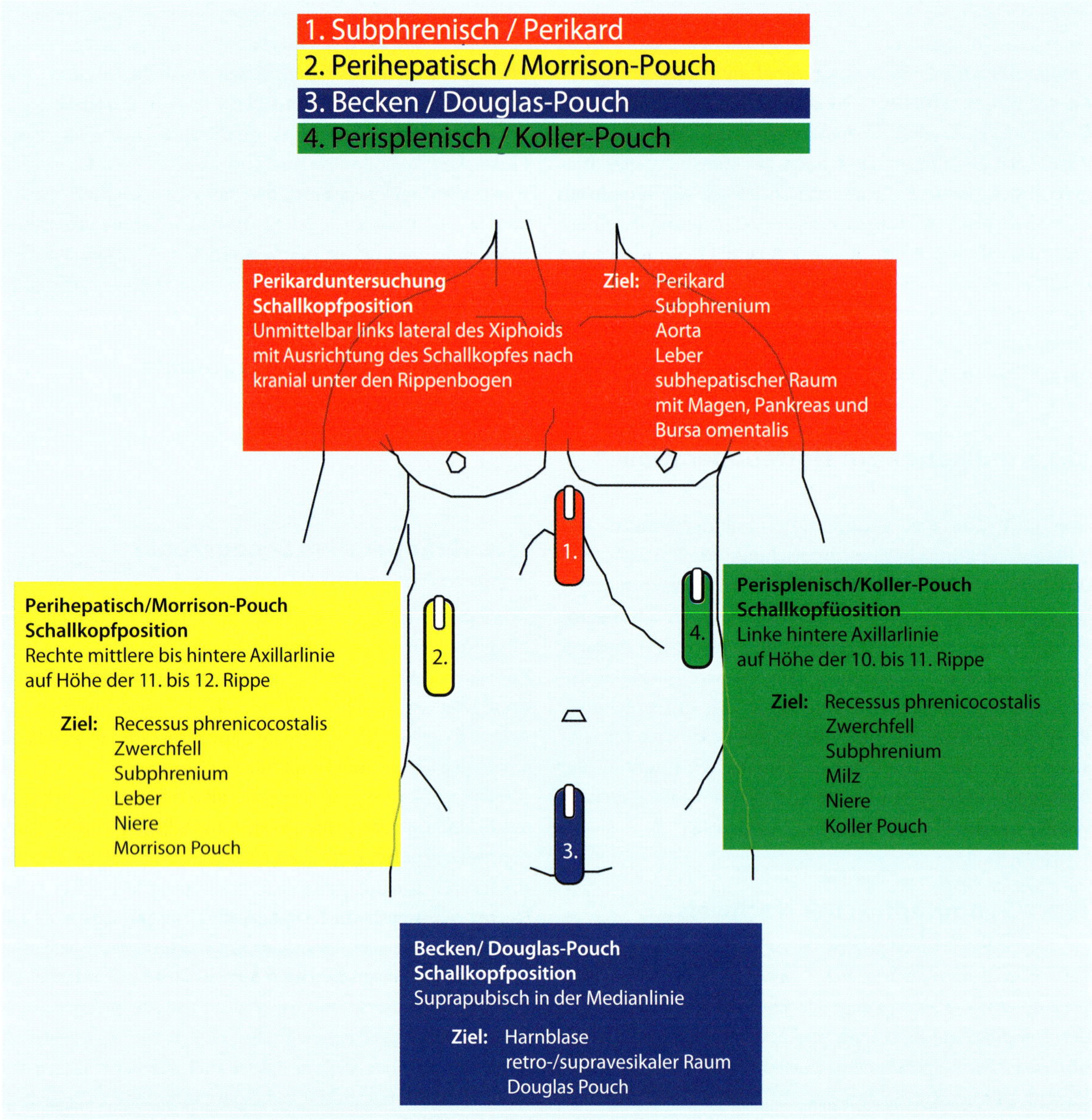

1. Subphrenisch / Perikard
2. Perihepatisch / Morrison-Pouch
3. Becken / Douglas-Pouch
4. Perisplenisch / Koller-Pouch

Perikarduntersuchung Schallkopfposition
Unmittelbar links lateral des Xiphoids mit Ausrichtung des Schallkopfes nach kranial unter den Rippenbogen

Ziel: Perikard
Subphrenium
Aorta
Leber
subhepatischer Raum mit Magen, Pankreas und Bursa omentalis

Perihepatisch/Morrison-Pouch Schallkopfposition
Rechte mittlere bis hintere Axillarlinie auf Höhe der 11. bis 12. Rippe

Ziel: Recessus phrenicocostalis
Zwerchfell
Subphrenium
Leber
Niere
Morrison Pouch

Perisplenisch/Koller-Pouch Schallkopfüosition
Linke hintere Axillarlinie auf Höhe der 10. bis 11. Rippe

Ziel: Recessus phrenicocostalis
Zwerchfell
Subphrenium
Milz
Niere
Koller Pouch

Becken/ Douglas-Pouch Schallkopfposition
Suprapubisch in der Medianlinie

Ziel: Harnblase
retro-/supravesikaler Raum
Douglas Pouch

Nummer entsprechend Schema/Bezeichnung des sonographischen Schnittes	Schallkopfposition	Zielstruktur
1) Links longitudinal paramedian kranial	Links paramedian infraxyphoidal mit Angulierung nach kranial	Herz (mit Perikard), subphrenischer Raum, Leber, subhepatischer Raum mit Magen/Pankreas/Bursa omentalis
2) Rechts longitudinal	Mittlere Axillarlinie von basal thorakal bis kaudaler Nierenpol rechts	Recessus phrenicocostalis, Zwerchfell, subphrenischer Raum, Leber Niere rechts, Morrison-Pouch
3) Longitudinal medial suprasymphysär	Median suprapubisch mit Angulierung in das kleine Becken	Harnblase, retro-/supravesikaler Raum, Douglas-Pouch bzw. rektovesikaler Raum, Cavum retzii
4) Links longitudinal	Hintere Axillarlinie von basal thorakal bis kaudaler Nierenpol links	Recessus phrenicocostalis, Zwerchfell, subphrenischer Raum, Milz, Niere links, Koller-Pouch

Abb. 13.3 Durchführung der FAST-Sonographie

13.4.1 Elektive Indikationen

Organveränderungen Eine Domäne der Sonographie ist die Darstellung **fokaler Läsionen in parenchymatösen Organen**. Es können aber auch durchaus diffuse Organveränderungen dargestellt werden, deren Entdeckung zwar nicht für die Ableitung einer Operationsindikation, wohl aber für eine Einschätzung der allgemeinen Operabilität eines Patienten von erheblicher Bedeutung sein können. So können an der Leber eine zonale oder globale Verfettung, eine Zirrhose oder eine Hepatomegalie bei Rechtsherzinsuffizienz oder im Rahmen einer Sepsis nachgewiesen werden.

Während die Sonographie bei der Hepatitis weitgehend „blind" bleibt, können in anderen abdominellen Organen **entzündliche Vorgänge** sehr gut sonographisch dokumentiert werden wie z. B. bei der Cholezystitis, Pankreatitis, Pyelonephritis, aber auch bei chronisch entzündlichen Darmerkrankungen, einer unspezifischen Enterokolitis, Appendizitis oder einer Divertikulitis. Der Nachweis dieser Erkrankungen macht sehr häufig sonographische Verlaufskontrollen im Rahmen eines konservativen Therapieprogramms erforderlich.

Gefäßveränderungen Auch konservativ behandelte Gefäßpathologien wie ein (noch) nicht operationspflichtiges Aortenaneurysma, eine Dissektion oder aber eine Thrombose bedürfen sonographischer Verlaufskontrollen, teilweise auch unter Einbeziehung der Dopplersonographie mit dem Ziel einer Quantifizierung des Blutflusses.

Transgastrale Endosonographie Die meisten relevanten pathologischen Befunde in der Chirurgie der endokrinen Organe können sonographisch dargestellt werden. Da es sich bei den endokrin aktiven **Pankreastumoren** häufig um sehr kleine Prozesse handelt, die bei der perkutanen Sonographie wegen der eingeschränkten Darstellbarkeit des gesamten Pankreas dorsal des gasführenden Gastrointestinaltraktes nur eingeschränkt oder gar nicht beurteilt werden können, hat für diese Prozesse die bildgebende Diagnostik mit der transgastral durchgeführten Endosonographie einen besonderen Stellenwert erlangt. Da das Pankreas unmittelbar dorsal des Magens liegt, können ohne störende Gasüberlagerungen vorgeschalteter Darmabschnitte auch kleine, endokrin aktive Tumoren wie z. B. ein Insulinom im Pankreasschwanz dargestellt werden.

Schilddrüse und Nebenschilddrüsen Die Pathologien der endokrinen Halsorgane Schilddrüse und Nebenschilddrüsen können exzellent sonographisch evaluiert werden. Im Kontext mit den Funktionsanalysen ist der Ultraschall das führende diagnostische Verfahren für die Ableitung einer konservativen oder operativen Therapie. Lediglich für die Lokalisationsdiagnostik aberrierend gelegener Nebenschilddrüsen kann unter Umständen die MIBI-Szintigraphie, evtl. in Kombination mit der CT der Thoraxorgane additiv benötigt werden.

Tumorstaging Im Rahmen des Tumorstagings hat die Sonographie einen hohen Stellenwert als Screeningverfahren speziell der Leber. Aber auch bei der Exploration von Abdomen und Retroperitoneum sowie den Halsorganen können tumoröse Raumforderungen benigner und maligner Dignität auffallen, die direkt ein Staging der lokoregionären wie auch der entfernten Lymphknotenstationen sowie der hämatogenen Lebermetastasierung erforderlich machen. Dies gilt auch für Tumoren am Gastrointestinaltrakt, die dort durch ein polypöses oder lumenobstruierendes Wachstum ebenso auffallen können, wie durch das Phänomen der sog. „**pathologischen Kokarde**". Eine Kokarde (auch „Target-" oder „Bull-eye"-Phänomen) ist eine runde oder ovaläre Struktur mit einem echoarmen Ring um ein echogeneres Zentrum. Der Gastrointestinaltrakt lässt bei querem Anschnitt ein solches Kokarden-Phänomen erkennen, wobei das echogene Zentrum dem Lumen mit Ingesta, der echoarme äußere Ring der Lamina muscularis propria des Hohlorgans entspricht. Eine solche physiologische Kokarde kommt besonders ausgeprägt in muskelstarken Partien des Hohlorgans, also besonders im Bereich eines Sphinkterapparates (Kardia, Pylorus) zur Darstellung.

> Eine asymmetrische Endrundung der Kokarde tritt auf bei Ulzeration, unspezifischer oder spezifischer Entzündung oder bei einem Tumorgeschehen und wird als pathologische Kokarde bezeichnet.

Raumforderungen in der Leber Auch **Lebermetastasen** und **primäre Leberzellkarzinome** können unter dem Bild einer Kokarde auffallen. Metastasen können aber auch in Abhängigkeit von ihrem Primärtumorgeschehen als echoarme oder echoreiche Raumforderungen intrahepatisch imponieren. Suspekte Lymphknoten sind als echoarme, überwiegend glatt und scharf konturierte Raumforderung ohne distales Schallphänomen an den typischen Stationen einer lymphonodulären Metastasierung zu erkennen. Sie können durch Sekundärphänomene wie die Impression von benachbarten Strukturen oder die Verdrängung von Gefäßen aus ihrem natürlichen Verlauf auffallen. Dabei können auffällige Flussphänomene induziert werden (Stenosen mit Flussbeschleunigung, Turbulenzen, venöse Stauungen), die mit der Farbdopplersonographie detektiert werden können.

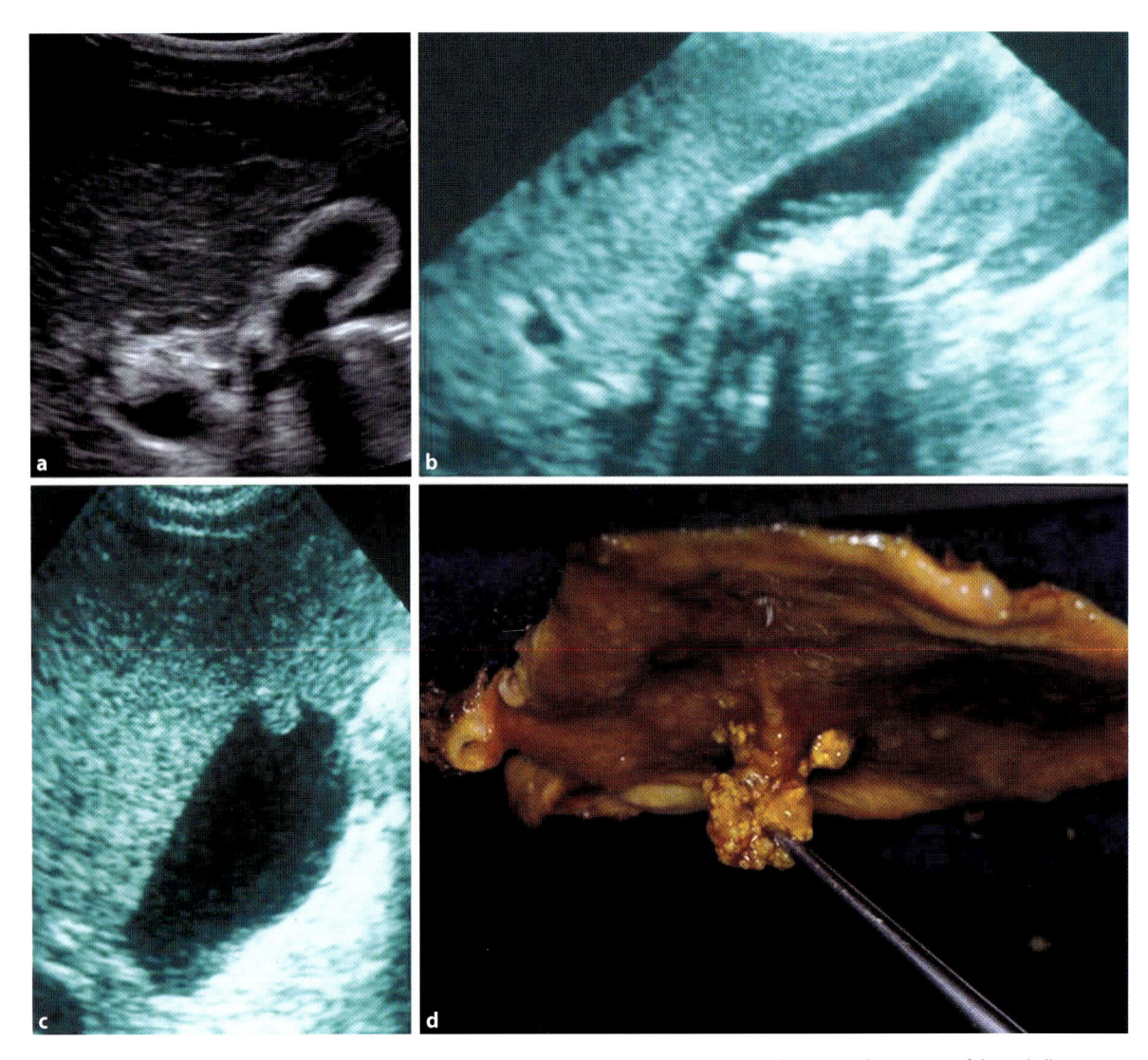

Abb. 13.4a–d Sonographie der Gallenblase. **a** Neben den Konkrementen mit distaler Schallauslöschung als Hinweis auf die Verkalkung zeigen sich eine Verdickung, perivesikales Exsudat und mehrschichtige Darstellung der Gallenblasenwand als Ausdruck einer akuten Cholezystitis. **b** Blande Cholezystolithiasis mit zarter Gallenblasenwand und multiplen kleinen verkalkten Konkrementen mit distaler Schallauslöschung. **c, d** Gallenblasenpolyp im Sonogramm und Operationspräparat

Der Nachweis pathologischer Raumforderungen in der Leber erfordert immer auch eine topographische Lokalisation, wobei die Herdformation der Lebersegmentanatomie nach Couinaud folgend zugeordnet wird. Diese topographische Analyse der Tumorlokalisation ist Voraussetzung für die Beurteilung der Resektabilität, für das Ausmaß der Resektion und den Verlust funktionellen Leberparenchyms und somit direkt für die Definition der therapeutischen Strategie. Da die Sonographie ein dynamisches Untersuchungsverfahren ist, kann die Segmenttopographie eines Tumors mit dem Ultraschall besser evaluiert werden, als mit den konkurrierenden Schnittbildverfahren CT und MRT. Diese konkurrierenden Verfahren sind allerdings dann überlegen, wenn eine von der Norm abweichende anatomische Variante der Lebersegmentanatomie vorliegt.

Echosignalverstärker Die diagnostische Wertigkeit der Ultraschalldiagnostik kann durch den Einsatz von Echosignalverstärkern („Ultraschallkontrastmittel") deutlich optimiert werden. Während die Sensitivität der nativen Sonographie für die Darstellung von Lebermetastasen etwa bei 70 % liegt, kann mit dem Einsatz von Signalverstärkern sowohl der qualitative Nachweis als auch die Beurteilung der Dignität einer Formation deutlich optimiert und damit das diagnostische Niveau der konkurrierenden Verfahren erreicht werden. Auch diese sind nur bei Einsatz von Kontrastmitteln der nativen Sonographie überlegen. Bei der Beurteilung der Dignität von Herdformationen ist unter den Bedingungen der Kontrastmittelverstärkung die moderne hochauflösende Sonographie der MRT gleichwertig und der CT überlegen.

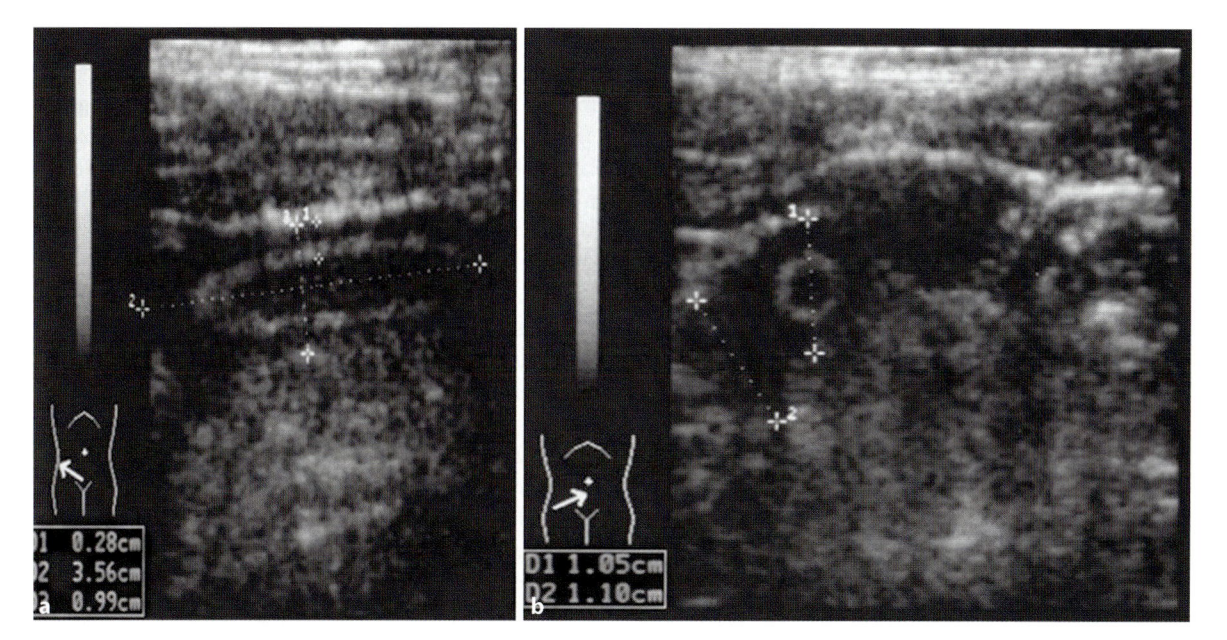

Abb. 13.5a,b Akute Appendizitis. **a** Im Längsschnitt ist die Appendix nur partiell angeschnitten, da sie sich aus der Schnittebene herauskrümmt. **b** Die Appendix erscheint im Querschnitt als Kokarde mit einem Durchmesser von ≥10,5 mm. In der Umgebung findet sich wenig sequestriertes entzündliches Extravasat

Verwachsungssonographie Adhäsionen der Viszeralorgane an der Bauchwand können sonographisch besser als mit anderen Verfahren dargestellt werden. Damit können vor laparoskopischen Operationen bei voroperierten Patienten Adhäsionen an den Orten der präsumptiven Trokarpositionen nachgewiesen und dadurch das Risiko für trokarinduzierte Läsionen der Abdominalorgane signifikant gesenkt werden. Mit dieser Verwachsungssonographie können bei Nachweis von Adhäsionen der Viszeralorgane an der Bauchwand am Ort der geplanten Primärtrokarinsertion ggf. modifizierte alternative Trokarpositionen identifiziert und dadurch trotz Verwachsungen laparoskopische Operationen ermöglicht werden.

Die Minilaparotomie ist hierzu allein keine geeignete Alternative, da zwar am Ort der Inzision Verwachsungen erkannt und ggf. wegpräpariert werden können, andererseits aber geeignetere Trokarinsertionspunkte nicht erkannt werden können. Mit der Verwachsungssonographie können Adhäsionen von Darm, Leber, Magen und Harnblase, aber auch von Omentum majus an der Bauchdecke erkannt werden. Tiefere intraabdominelle Verwachsungen werden jedoch nicht nachgewiesen und auch pelvine Adhäsionen bleiben sonographisch blind. Mit der Verwachsungssonographie, die mit einem hochauflösenden Schallkopf bei tiefer In- und Exspiration in der sog. 9-Felder-Technik durchgeführt wird, ist die kraniokaudale Verschieblichkeit der Viszera gegenüber der Bauchdecke das einzige Zielkriterium. Diese Verschieblichkeit wird sonometriert. Je nach Ausmaß der Einschränkung der kraniokaudalen Verschieblichkeit können 3 Schweregrade von Verwachsungen definiert werden, die der klinischen Klassifikation der in situ nachzuweisenden Adhäsionen weitgehend entsprechen. Die Methode gestattet nicht nur die Beurteilung der laparoskopischen Operabilität, sondern auch den Nachweis von Adhäsionen bei Patienten mit abdominellen Verwachsungsbeschwerden.

13.4.2 Akute Indikationen

Akutes Abdomen Das klinische Bild des akuten Abdomens sollte immer sonographisch abgeklärt werden, da häufig die Ursache der Erkrankung mit der Ultraschalldiagnostik nachgewiesen oder zumindest wahrscheinlich gemacht werden kann. Auch für den Ausschluss wichtiger Differenzialdiagnosen ist die Sonographie ein wertvolles Instrument.

Gerade das Phänomen des akuten Abdomens ist ein gutes Beispiel dafür, dass die Sonographie eine direkte Verlängerung der diagnostischen Achse, beginnend von der Anamnese über die klinische Untersuchung hin zu einem Verfahren darstellt, mit dem in der Synopse schließlich eine Diagnose gestellt und die adäquate Therapie eingeleitet werden kann. Für die Interpretation des Ultraschallbildes ist nämlich die exakte Kenntnis des Beschwerdebildes, ferner des Zeitpunktes der initialen Symptomatik und die exakte Lokalisation des initialen Schmerzes sowie die Veränderungen im weiteren Verlauf von großer Bedeutung, um nicht nur der Diagnosestellung näher zu kommen, sondern auch, um blande Nebenbefunde wie eine Cho-

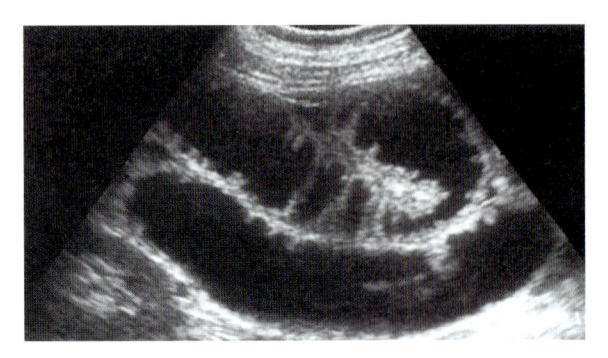

Abb. 13.6 Mechanischer Ileus mit distendiertem Dünndarm. Die Wand ist ödematös verdickt, das Lumen gefüllt mit viel sequestrierter Flüssigkeit und die Kerckring-Falten erscheinen prominent als „Klaviertasten-" oder „Leiter-Phänomen". Peristaltik findet sich je nach Fortschreiten des Zustandes zunächst noch insgesamt verzögert und in Höhe des Hindernisses als spritzende Peristaltik. Bei komplettem Ileus liegt eine Pendelperistaltik vor

lezystolithiasis bei einem symptomatischen Bauchaortenaneurysma nicht falsch zu bewerten (Abb. 13.4).

> Die Sonographie ist als bildgebendes Verfahren besonders wertvoll, wenn das akute Abdomen ausgeht von einer Erkrankung der folgenden Organe: Gallenblase und Gallengangsystem, Leber, Pankreas, Gastrointestinaltrakt, Aorta, Nieren, Harnblase.

Am Pankreas ist allerdings die frühe Phase der akuten Entzündung sonographisch „blind". In den ersten 3 Tagen der **akuten Pankreatitis** ist die Labordiagnostik wegweisend. Allerdings kann auch im späteren Verlauf der akuten Pankreatitis die Bildgebung mit dem Ultraschall problematisch werden, weil als Folge der begleitenden Darmparalyse zunehmend eine Gasüberlagerung die Beurteilung des Pankreas erschwert und schließlich unmöglich machen kann.

Abszedierungen können besonders gut innerhalb parenchymatöser Organe, aber auch in der freien Bauchhöhle, besonders im Subphrenium bilateral diagnostiziert werden. Problematisch ist die Abgrenzung postoperativer interintestinaler Abszedierungen („Schlingenabszesse").

Gastrointestinaltrakt Am Gastrointestinaltrakt kann die Sonographie teilweise hinweisend, teilweise direkt zielführend zu der Diagnosestellung sein. So kann ein symptomatisches Ulcus ventriculi oder duodeni durch eine unspezifische Verbreiterung der Wand des Hohlorgans im Sinne einer pathologischen Kokarde hinweisen auf die Diagnose, die letztlich aber nur endoskopisch gestellt werden kann. Andererseits können entzündliche Prozesse am Kolon, das in seinem Normalzustand der sonographischen Exploration fast unzugänglich ist, sehr gut diagnostiziert werden (Divertikulitis, pseudomembranöse Kolitis, Colitis ulcerosa). Mit der zunehmenden technischen Weiterentwicklung der Geräte kann bereits die blande Appendix unter günstigen Bedingungen bei Untersuchung mit einem hochfrequenten Schallkopf und hoher Auflösung dargestellt werden. Bei der **akuten Appendizitis** ist die Sonographie zu einem wertvollen ergänzenden Instrument zu Anamnese, klinischer Untersuchung und Laborbefund geworden, um die durchaus häufigen, klinisch nicht eindeutigen Fälle evaluieren bzw. der adäquaten Differenzialdiagnostik zuführen und damit eine explorative Laparoskopie oder -tomie vermeiden zu können (Abb. 13.5). Am Dünndarm können entzündliche Wandveränderungen bei Enteritis und insbesondere auch bei M. Crohn dargestellt werden und differenzialdiagnostisch zur Appendizitis auch eine Lymphadenitis mesenterialis.

Der **Ileus** ist früher oder später immer ein Teil des Symptomkomplexes des akuten Abdomens. Der obstruktive Ileus kann den Beschwerden ursächlich zugrunde liegen. In Folge des peritonealen Reizes führen jedoch die meisten Krankheitsbilder, die unter dem Bild des akuten Abdomens eintreten, wie auch der mechanische Ileus selbst, früher oder später in die Phase des paralytischen Ileus. Während der mechanische Ileus sonographisch sehr gut diagnostiziert und der Ort der Obstruktion häufig sogar dargestellt werden kann (Abb. 13.6), ist bei zunehmender Darmparalyse infolge der Gasüberlagerung eine sonographische Exploration hochgradig erschwert und schließlich sogar unmöglich. In diesen Fällen ist als bildgebendes Verfahren die CT sicher überlegen.

Die **endoluminale Sonographie** (EUS) wurde oben schon bei der transgastralen Diagnostik von Pathologien im Pankreas erwähnt. Am oberen Gastrointestinaltrakt und im Kolon, aber auch im Bronchialsystem, kann sie mit flexiblen Endoskopen, am Rektum als gestielter, transrektoskopisch platzierter Scanner sowohl für die Darstellung von pathologischen Veränderungen der Wand des Hohlorgans, aber auch für die Beurteilung der direkten Umgebung des Hohlorgans eingesetzt werden. Die wichtigste Indikation ist hier sicher das präoperative Tumorstaging mit Darstellung der Tumorinfiltrationstiefe in der Wand des Hohlorgans und der lokoregionären Lymphknoten. Insbesondere am Rektum, aber auch bei Karzinomen von Ösophagus und Magen wird die EUS für das präoperative Tumorstaging und die Planung einer direkt operativen oder neoadjuvanten therapeutischen Strategie eingesetzt. Darüber hinaus können die Patienten selektioniert werden, bei denen eine lokale endoskopische Resektion des Tumors möglich ist. Die Sensitivität für die Bestimmung der Tumorinfiltrationstiefe ist hoch, für den lymphonodulären Status hingegen deutlich eingeschränkt, so dass hier – anders als bei der Infiltrationstiefe – CT und/oder MRT überlegen sind. Spezielle Sonden können sogar in das Gallengangsystem eingebracht werden (**intraduktale Sonographie**, „IDUS").

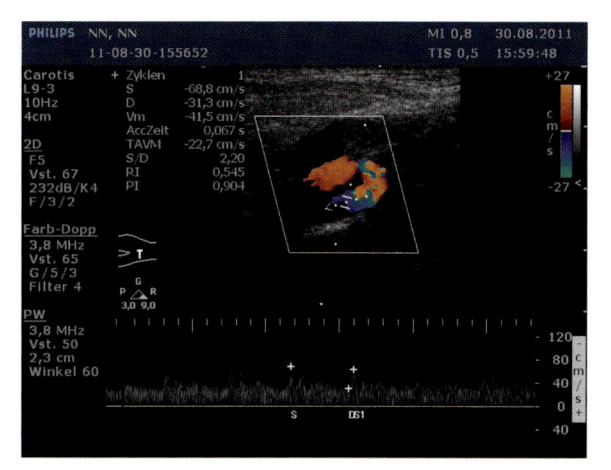

Abb. 13.7 Normalbefund Karotisbifurkation longitudinal

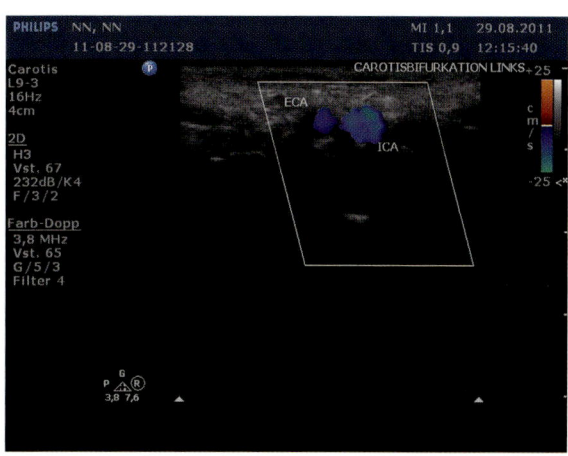

Abb. 13.8 Normalbefund Karotisbifurkation transversal

13.5 Postoperative Sonographie

In der frühen postoperativen Phase wird der Ultraschall ggf. als Qualitätskontrolle, vor allem aber bei der **Diagnostik von Komplikationen** eingesetzt. Der Verdacht auf Blutungen oder Abszedierungen wird umgehend sonographisch überprüft. Gerade wenn es sich um Patienten der Intensivstation handelt, denen nach Möglichkeit ein Transport aus diagnostischen Gründen erspart werden sollte, ist in diesen Fällen die Ultraschalldiagnostik ein technisch außerordentlich anspruchsvolles, aber extrem wertvolles Untersuchungsverfahren.

In der späten postoperativen Phase wird die Sonographie in der **Verlaufskontrolle** und **Tumornachsorge** indiziert.

13.6 Intraoperative Sonographie

Die intraoperative Sonographie (IOUS) kann auch in der minimalinvasiven Chirurgie als laparoskopische (LIOUS) oder thorakoskopische (TIOUS) Sonographie eingesetzt werden. Die IOUS wird in der offenen Chirurgie im Wesentlichen für die Untersuchung der parenchymatösen Organe **Leber** und **Pankreas** eingesetzt. Die Indikation besteht einerseits bei der Fahndung nach präoperativ bekannten, intraoperativ aber nicht tastbaren Tumoren, beispielsweise bei kleinen, weit hinter der Oberfläche gelegenen Lebermetastasen oder bei der Lokalisation der endokrin aktiven Pankreastumoren (z. B. Insulinom, Glukagonom). Wesentlich seltener kann auch in der endokrinen Chirurgie bei der Fahndung nach **Nebenschilddrüsen** in der Therapie des primären Hyperparathyreoidismus bei atypischer Anatomie und unklarem Tastbefund eine Indikation für die IOUS gegeben sein.

Eine weitere Indikation für die IOUS ist die direkte **Definition der operativen Strategie**. Eine solche Situation ist gegeben bei der Fahndung nach palpatorisch und teilweise auch in der präoperativen Bildgebung schwer abgrenzbaren **Karzinomen des Pankreas** auf dem Boden einer chronisch rezidivierenden Pankreatitis oder bei dem Aufsuchen des **Ductus Wirsungianus**, wenn bei chronisch rezidivierender Pankreatitis die Indikation zu einer Drainageoperation (z. B. nach Partington-Rochelle oder Puestow) gestellt wird. Unter sonographischer Navigation kann der Ductus Wirsungianus ohne unnötige Vergrößerung der pankreatischen Schnittfläche längs eröffnet werden für die Seit-zu-Seit-Pankreatiko-Jejunostomie. Die Resektion fokaler **Raumforderungen der Leber** kann onkologisch exakt nur mit einer anatomiegerechten Resektion in Würdigung der Segmentgrenzen erfolgen. Diese Form der Resektion ist auch blutärmer und hinterlässt weniger potenziell ischämisches Leberparenchym als eine atypische Tumorresektion der Leber. Die intraoperative Definition der Lebersegmentgrenzen erfolgt ultraschallnavigiert.

Eine intraoperative Exploration der **Gallenwege** spielt in der Chirurgie der Cholezystolithiasis heute nur noch eine untergeordnete Rolle, da präoperativ mit ausreichend hoher Sensitivität sonographisch eine Choledocholithiasis ausgeschlossen werden kann. Wenn dennoch in seltenen Ausnahmen intraoperativ eine Choledocholithiasis ausgeschlossen oder verifiziert werden muss, so kann dies mit IOUS und LIOUS durchgeführt werden, wobei die Sensitivität dieser Verfahren vergleichbar der intraoperativen Cholangiographie ist.

Wichtiger ist die LIOUS im Rahmen der laparoskopischen Leberresektion und bei der sonographisch navigierten interventionellen Destruktion von Lebermetastasen (RFA, LITT). Eine weitere Indikation für die LIOUS ist das Deroofing großer, subkapsulärer, oberflächlich nicht gut zu identifizierender symptomatischer Leberzysten. In diesem Fall muss immer mit dem integrierten Farbdoppler der gefahrloseste Weg für das Deroofing unter Aussparung größerer Lebergefäßäste gesucht werden.

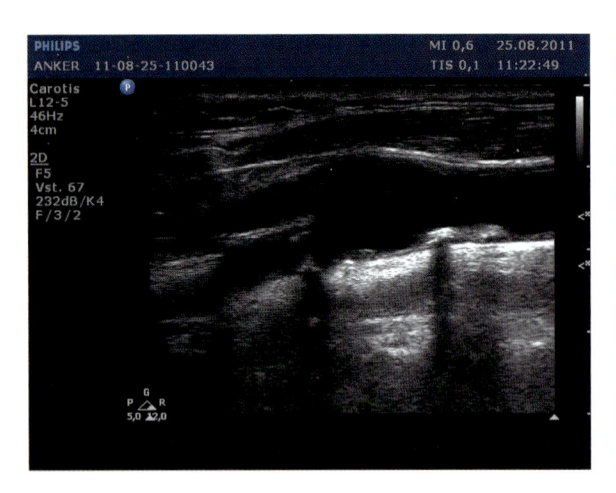

Abb. 13.9 Karotisbifurkation longitudinal mit kalkhaltigem Plaque, B-Bild

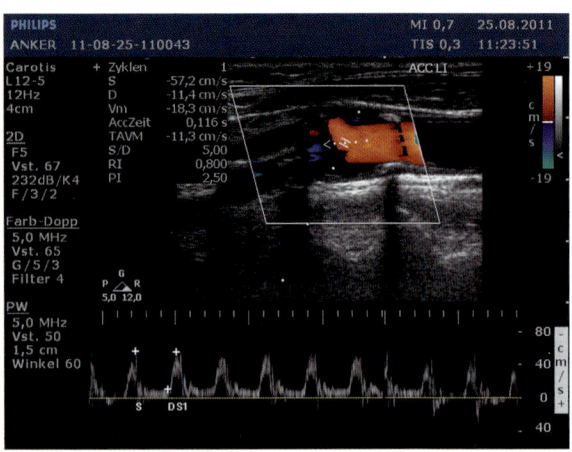

Abb. 13.10 Karotisbifurkation mit kalkhaltigem Plaque in der farbkodierten Duplexsonographie, Darstellung einer nicht flussrelevanten Stenose

TIOUS wird eingesetzt bei der thorakoskopischen Resektion von **Lungenmetastasen**, wobei grundsätzlich ein hochauflösendes CT präoperativ angefertigt sein muss, damit intraoperativ die Zahl der kleinen zu resezierenden Tumoren bekannt ist und so ein größtmögliches Maß an Vollständigkeit der Resektion gewährleistet werden kann.

Die onkologische Radikalität bei der Resektion von **Tumoren des Gastrointestinaltraktes**, speziell bei kolorektalen Karzinomen, wird durch IOUS optimiert. Trotz des hohen Standards der präoperativen Bildgebung mit kontrastmittelgestützter CT und MRT sowie signalverstärkter Sonographie beträgt die Rate der synchron okkulten Lebermetastasen zum Zeitpunkt der Resektion des Primärkarzinoms noch immer mehr als 5 %, so dass ein intraoperatives Staging der Leber ergänzend zu der präoperativen Diagnostik durchgeführt und dabei ergänzend zu dem Palpationsbefund die (L)IOUS eingesetzt werden sollte.

13.7 Interventionelle Sonographie

Die interventionelle Sonographie (IVUS) ist neben der IOUS und EUS eine weitere Applikation der Sonographie mit invasivem Charakter. Sonomorphologische Pathologien können nicht nur deskriptiv befundet, sondern auch sonographisch navigiert weiter abgeklärt werden, indem diese Befunde mit diagnostischem oder therapeutischem Anspruch punktiert werden. Dabei wird eine Diagnosesicherung ermöglicht, wenn das durch **sonographisch kontrollierte Punktion** gewonnene Material mikrobiologisch, zytologisch oder histologisch weiter aufgearbeitet wird. Die therapeutisch intendierte Punktion zielt einerseits auf die Entlastung liquider Raumforderungen, die entweder durch singuläre perkutane Punktion evakuiert werden oder – meistens – durch Einbringen einer perkutanen **Saug-Spül-Drainage** (PCD) unter Vermeidung eines operativen Eingriffes nach außen abgeleitet werden. Inoperable Lebermetastasen können perkutan oder sowohl offen als auch laparoskopisch intraoperativ ultraschallnavigiert durch Radiofrequenzablation (RFA, RITA), Kryotherapie oder interstitielle Laserkoagulation (LITT) interstitiell destruiert werden.

Das Risiko der Verschleppung von Tumorzellen nach diagnostischer oder therapeutischer Punktion wird noch immer konträr diskutiert. Großen Studien und Sammelstatistiken zufolge wird das Risiko von Komplikationen mit <1‰, das Risiko von Impfmetastasen im Stichkanal mit <0,1‰ angegeben.

Diese diagnostischen Feinnadelpunktionen dürfen auch transintestinal oder transpulmonal durchgeführt werden, wenn trotz sorgfältiger sonographischer Exploration kein anderer Punktionsweg gefunden wird. Das Risiko von Komplikationen ist vertretbar niedrig. Hingegen ist die transintestinale Platzierung einer PCD kontraindiziert, da eine operativ versorgungspflichtige Fistel die Folge wäre. Bei Abszessdrainagen muss auch darauf geachtet werden, dass die Platzierung nicht durch ein anderes, nicht kontaminiertes Kompartiment erfolgt, damit nicht durch die Drainageplatzierung aus einer Einhöhlen- eine Zweihöhleninfiltration resultiert.

Von den Methoden, mit denen eine interstitielle Destruktion von Lebertumoren möglich ist, hat die **Radiofrequenzablation** einen besonderen Stellenwert erlangt. Dabei kann die thermische Destruktion mit speziellen Applikatoren so exakt auf den Tumorbereich konzentriert werden, dass eine solche interstitielle Gewebedestruktion auch relativ nah der Leberkapsel und der großen intrahepatischen Gefäße sowie der Vena cava eingesetzt werden kann. Die Größe des zu destruierenden Prozesses sollte einen Durchmesser von 5 cm nicht überschreiten und die Zahl der zu behandelnden Metastasen sollte nicht größer

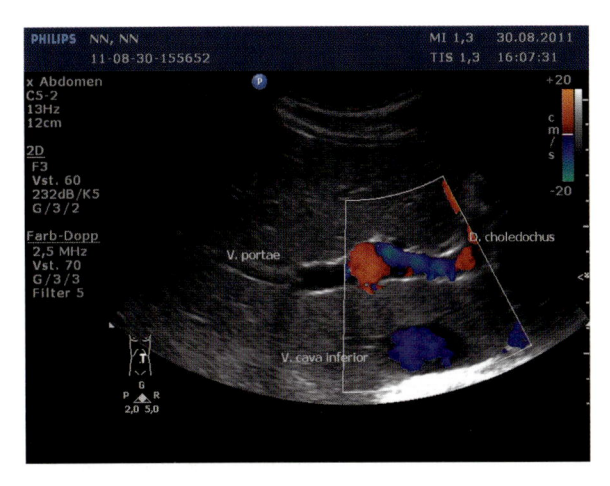

Abb. 13.11 Leberhilus

Literatur

Braun B, Günther R, Schwerk WB (2000) Ultraschalldiagnostik – Lehrbuch und Atlas. ecomed, Landsberg

Schäberle W (2000) Interventionelle Sonographie. Springer, Berlin Heidelberg New York Tokyo

Soyuncu S, Cete Y, Bozan H et al. (2007) Accuracy of physical and ultrasonographic examinations by emergency physicians for the early diagnosis of intraabdominal haemorrhage in blunt abdominal trauma. Injury 38:564-569

Steitz HO (2006) Diagnostische und invasive Sonographie. In: Becker H, Encke A, Röher H-D (Hrsg) Viszeralchirurgie, 2. Aufl. Urban & Fischer, München Jena, S 114–137

Steitz HO, Kopp R (2006) Sonographie bei akutem Abdomen. In: Kainer F (Hrsg) Facharzt Geburtsmedizin. Urban & Fischer, München Jena, S 616–632

als 3 sein. Beide Kriterien sind sonographisch zu evaluieren.

Nur in speziellen Ausnahmesituationen können auch inoperable primäre Lebermalignome einer interstitiellen Destruktion zugeführt werden. Dabei sind die **Kryotherapie** und die **interstitielle Laserkoagulation** zwar als Alternative zu RFA und RITA grundsätzlich geeignet, aber heute sowohl aus ökonomischen Gründen als auch im Hinblick auf die maximale Größe des zu destruierenden Tumors kaum noch im Einsatz. Bei der Kryotherapie besteht zusätzlich auch noch das Risiko von Nachblutungen aus nicht destruierten Gefäßen nach Auftauen des gefrorenen Gewebeblocks.

13.8 Duplexsonographie

Neben der Gefäßchirurgie findet die farbkodierte Duplexsonographie auch in der Viszeralchirurgie ein wichtiges Anwendungsgebiet. Hier wird nur exemplarisch auf die Bedeutung der Methode in der rekonstruktiven Chirurgie der extrakraniellen Karotisstrombahn, die Thrombosediagnostik im Bereich der oberen und unteren Extremität (in Ergänzung zur Real-time-Kompressionssonographie) sowie die Aneurysma- und Stenosediagnostik der abdominellen Aorta, der Viszeral- und Extremitätenarterien hingewiesen. Zudem stellt die Untersuchung der Leberperfusion (prä-, intra- und posthepatische Strömungsverhältnisse) einen wichtigen Anteil des Untersuchungsspektrums dar.

Beispielhaft wird anhand der ◘ Abb. 13.7 bis ◘ Abb. 13.11 ein Überblick über die regelrechten sowie pathologischen sonomorphologischen Befundkonstellationen im Bereich der Aa. carotides und den Regelbefund im Bereich des Leberhilus gegeben.

Computertomographie, Magnetresonanztomographie und Angiographie

U. Linsenmaier, M. Reiser

14.1 Einführung

14.1.1 Indikationsstellung

Die Indikationsstellung zur Untersuchung von Patienten mit bildgebenden Verfahren, insbesondere die Anwendung von Röntgenstrahlen am Menschen muss durch einen erfahrenen und fachkundigen Arzt erfolgen. Die Anordnung von Röntgenuntersuchungen wie der Computertomographie (CT), Angiographie (DSA) und Projektionsradiographie (CR) muss unter Hinzuziehung oder Anleitung eines Arztes erfolgen, der die Fachkunde für diese Untersuchungsverfahren besitzt. Nach der klinischen Indikationsstellung zur Durchführung einer Röntgenuntersuchung werden vom verantwortlichen Radiologen spezifisch die Indikation und das Vorliegen aller Voraussetzungen überprüfen. Nach der novellierten Röntgenverordnung ist bei Röntgenuntersuchungen die auch sog. **rechtfertigende Indikationsstellung** zu berücksichtigen, die ein explizite Rechtfertigung der Untersuchung durch den fachkundigen Arzt verlangt, daneben wurde Grundsätze zum Strahlenschutz definiert (RöV 2002). Für die Aufklärung und Durchführung von Röntgenuntersuchungen gelten bestimmte Voraussetzungen (◘ Tab. 14.1).

> **Grundsätze zum Strahlenschutz bei Röntgenuntersuchungen nach Röntgenverordnung (RöV)**
> - Strahlenanwendungen müssen im Verhältnis zum möglichen Strahlenrisiko einen diagnostischen oder therapeutischen Nutzen besitzen (§ 2a Abs. 2).
> - Alle Arten von Strahlenanwendungen müssen gerechtfertigt sein (§ 2a Abs. 1).
> - Die publizierten Dosisgrenzwerte sind einzuhalten (§ 2b).
> - Die Bundesregierung kann nicht gerechtfertigte Anwendungen untersagen (§ 2a Abs. 3).
> - Unnötige Strahlenexpositionen sind zu vermeiden und die jeweiligen Strahlendosen so niedrig wie möglich zu halten (§ 2c).

14.1.2 Kontrastmittel

Bei der Gabe jodhaltiger Röntgenkontrastmittel sind besondere Gesichtspunkte zu berücksichtigen (◘ Tab. 14.2; Kandarpa 2002; Linsenmaier et al. 2000).

Die Kontrastmittelmenge sollte stets auf das notwendige Maß reduziert werden. Bei eingeschränkter Nierenfunktion wird die maximale tolerable Kontrastmittelmenge nach folgender Formel abgeschätzt:

Maximale Kontrastmittelmenge = Körpergewicht in kg × 5 ml Kontrastmittel/Serumkreatininwert

Bei bestehender eingeschränkter Nierenfunktion ist nach Kontrastmittelgabe eine weitere Überwachung notwendig (Laborwerte, Ausscheidung, Messung des Körpergewichts). Verschlechtert sich die Ausscheidung (GFR) unter **30 ml/min/1,73 m2**, ist eine weitere Therapie erforderlich.

14.1.3 Behandlung des allergischen Kontrastmittelzwischenfalls

Leichte Kontrastmittelreaktionen Übelkeit, geringe Urtikaria, Erbrechen. Bei fehlender Kreislaufwirksamkeit ist eine Behandlung nicht notwendig, jedoch sollten die Vitalparameter überwacht werden, um ggf. eine Therapie unmittelbar einleiten zu können.

Mittelschwere Kontrastmittelreaktionen Bronchospasmus, vasovagale Reaktion mit Blutdruckabfall, ausgeprägte Urtikaria. Behandlung: Hochlagerung der Beine, intravenöse Volumengabe, Gabe von H1- und H2-Blockern (z. B. Fenistil, Tagamet), ggf. zusätzliche Sauerstoffgabe. Der Patient muss bis zur Normalisierung der Blutdruckwerte und der Herzfrequenz überwacht werden.

Schwere Kontrastmittelreaktionen Klinische Zeichen der Dyspnoe, Ödem der Gesichts- und Halsweichteile mit Laryngospasmus, Anaphylaxie mit Hypotension und Tachykardie bis hin zum anaphylaktischen Schock. Die zusätzliche Behandlung beinhaltet neben der Sauerstoffgabe die intravenöse Gabe von Adrenalin als wiederholter Bolus, der durch Notfallmediziner bis zur Kreislaufstabilisierung

14.2 · Computertomographie

Tab. 14.1 Indikationsstellung und Aufklärung zu Röntgenuntersuchungen

Indikationsstellung	Aufklärung
Fachkundiger Arzt	Ärztliche Aufklärung, schriftliche Einwilligung bei Kontrastmittel- und invasiven Untersuchungen (CT, DSA)
Fehlen von (relativen) Kontraindikationen, u. a. Schwangerschaft, Kinder	Besonderheiten und spezifische Komplikationen sollten handschriftlich ergänzt werden
Schriftliche Anforderung mit dokumentierter Anamnese	Bedenkfrist von 24 h, nur bei medizinisch begründeter Dringlichkeit Verzicht möglich
Kreatinin- und TSH-Bestimmung bei Alter <40 Jahren verzichtbar	Dauer des ärztlichen Aufklärungsgesprächs dokumentieren

erfolgen sollte. Prinzipiell wird die sofortige Auslösung eines Herzalarms empfohlen (Kandarpa 2002; Linsenmaier et al. 2000). Im Falle eines Kreislaufstillstandes sind entsprechende Reanimationsmaßnahmen einzuleiten (▶ Kap. 46).

14.1.4 Strahlenexposition

Computertomographie, diagnostische Angiographie und Angiographie bei interventionellen Gefäßeingriffe zählen zu den strahlenbelastenden Verfahren innerhalb des Spektrums der Radiologie. Mit modernen Mehrzeilencomputertomographen (MSCT, MDCT) werde näherungsweise folgende effektive Äquivalenzdosen erreicht (◘ Tab. 14.3):
- Schädel: 2–5 mSv
- HWS: 2,5–5 mSv (low dose 0,7–1,6 mSv)
- Thorax: 3–5 mSv (low dose <1 mSv)
- Abdomen: 6–8 mSv (low dose 1–2 mSv)

Die natürliche Strahlenexposition pro Jahr liegt im Vergleich dazu bei ca. 2–3 mSv. Ein effektiver Strahlenschutz des Patienten beinhaltet eine Prüfung weniger belastender Alternativmethoden, u. a. Magnetresonanztomographie (MRT), solide gestellte Untersuchungsindikation und eine umsichtige Planung der Untersuchungsverfahren und deren Abstimmung aufeinander (Kandarpa 2002).

14.1.5 Bildbetrachtung

Inzwischen stehen für bildgebende Untersuchungen (CT, MRT, Angiographie, Ultraschall und Projektionsradiographie) neben der Filmdokumentation auf hochauflösenden Laserfilmen überwiegen elektronische Speichermedien (CD, DVD) zur Verfügung, die die Bildbetrachtung in diagnostischer Qualität (DICOM-Bildformat; *.dcm) ermöglichen. Die elektronischen Speichermedien erlauben inzwischen in vielen Fällen auch das Importieren auswärtiger Untersuchungen in ein klinikeigenes PACS („picture archiving and communication system"). Eigene und auswärtige Bilder können von einem PACS aus in ein Bildverteilungssystem, meist ein krankenhauseigenes Intranet, exportiert werden (meist komprimierte graphische Bildformat; *.jpg u. a.) und wahlweise auch erneut auf Datenträger (u. a. CD, DVD) transferiert werden. Papierausdrucke dienen der Dokumentation und liefern nach allgemeiner Auffassung keine diagnostische Bildqualität.

14.2 Computertomographie

14.2.1 Prinzip

Die Messung der Strahlentransmission erfolgt bei rotierender Röntgenröhre. Durch komplexe Rechenoperationen werden aus Rohdaten primäre axiale Schnittbilder erstellt. Sekundär können multiplanare Rekonstruktionen (MPR) in allen Raumebenen und dreidimensionale Rekonstruktionen („maximum intensity projection", MIP; „surface shaded display", SSD) erstellt werden (Laubenberger u. Laubenberger 1999; Reiser et al. 2004a; Reiser et al. 2004b).

14.2.2 Methode

Die CT wird heute ausschließlich in **Spiraltechnik** (SCT) und seit dem Jahr 1999 zunehmend in Mehrzeilentechnik (MDCT) durchgeführt. Für die Untersuchung werden heute detektorseitig stets dünnstmögliche Schichtdicken (Kollimation) von 0,3–1 mm gewählt. Alle modernen Scanner ermöglichen diese Auflösung auch bei Ganzkörperuntersuchungen mit Schichtüberlappung von 30–50 % (Overlap). Die Bildberechnung der primär axial rekonstruierten Bilder aus diesem Volumendatensatz erfolgt in Schichtdicken (SD) von 0,5–0,8 mm. Daraus werden regelhaft axiale (je nach Anwendung 0,8–5 mm SD) Bilder und multiplanare Rekonstruktionen (MPR) in sagittaler und koronarer, ggf. auch verlaufsoptimierter Schichtführung angefertigt (Krötz 2004).

Tab. 14.2 Zu berücksichtigende Aspekte bei der Gabe jodhaltiger Kontrastmittel

Eingeschränkte Nierenfunktion, Diabetes	Risikofaktoren: Patientenalter, Hypertonus, Herzinsuffizienz, Kontrastmittelmenge, vorbestehende Proteinurie, Glomerulonephritis, multiples Myelom Serumkreatinin-abhängiges Risiko: >4,5 mg/dl: dauerhafte Schädigung möglich, 1,5–4,5 mg/dl: erhöhtes Erkrankungsrisiko, <1,5 mg/dl: unbedenklich Protektive Hydratation: mindestens 2 l/12 h Infusionslösung vor Untersuchungsbeginn, forcierte Diurese
Präklinische Hyperthyreose	Schilddrüsenblockade mittels Perchlorat-Tropfen 3×30 über 3 Tage (mindestens 30 min vor Kontrastmittelgabe beginnen)
Manifeste Hyperthyreose	Therapie mit Perchlorat (s. oben) Zusätzlich Thyreostatika, zuvor internistische Abklärung
Unklare Tumorerkrankung („cancer of unknown primary", CUP)	Absolute Kontraindikation bis zum Ausschluss eines Jod-speichernden Schilddrüsenkarzinoms (sonst kann über Monate keine Radiojodtherapie durchgeführt werden)
Allergieanamnese	Bei vorangegangenen leichten Kontrastmittelreaktionen protektive Vorbehandlung mittels i.v. Volumengabe (500–1000 ml) und je 2 Ampullen H1- und H2-Blockern Bei vorangegangenen mittelschweren und schweren Kontrastmittelreaktionen strenge Indikationsstellung, ggf. auf MRT oder Ultraschalluntersuchung ausweichen In Ausnahmefällen „Stand-by"-Überwachung durch die Anästhesie oder Intensivmedizin
Phäochromozytom, Polycythaemia vera, Sichelzellanämie	Besondere Vorsicht
Arzneimittelinteraktionen	Metforminhaltige Pharmaka (Glucophage, Avandamet, Diabesin, Juformin) mindestens 2 Tage vor Untersuchungsbeginn absetzen
Absolute Kontraindikationen	Instabile Patienten, Organversagen Jod-speicherndes Schilddrüsenkarzinom
Relative Kontraindikationen	Schwere vorangegangene Kontrastmittelreaktion Eingeschränkte Nierenfunktion, unklare Schilddrüsenfunktionslage frischer Myokardinfarkt, schwere Arrhythmie, schwere Herzinsuffizienz Stillzeit (Kontrastmittel gehen in die Muttermilch über) Schwangerschaft Vermeidung einer kontrastmittelinduzierten Niereninsuffizienz (CIN)

Sollen neben den parenchymatösen Organen des Körperstamms auch das Stammskelett von Wirbelsäule und Becken untersucht werden, können aus demselben primären Rohdatensatz zusätzlich hochaufgelöste Schichten in einem härteren Bildberechnungsalgorithmus berechnet werden, die eine höhere Detailauflösung der knöchernen Strukturen ermöglichen (Krötz 2004).

Die Einführung der **Mehrzeilendetektor-CT** (MDCT oder MSCT), bei der mehrere parallele Detektorkränze bestrahlt werden hat zu weiteren, bemerkenswerten Fort-

Tab. 14.3 Mittlere effektive Äquivalentdosen [mSv] bei Röntgenuntersuchungen bei Standardpatienten mit 70±5 kg

Extremitäten	0,01–0,1
HWS/BWS/LWS (2 Ebenen)	0,9–1,5/0,9–1,6/0,8–1,8*
Brustkorb (1 Ebene)	0,02–0,05
Beckenübersicht	0,5–1,0*
Abdomenübersicht	0,6–1,1
Mammographie (2 Ebenen beidseits)	0,2–0,6
CCT	2–5
CT-Thorax	3–5
CT-Abdomen	6–8
Arteriographie und Intervention	3,5–15

* Eine Röntgenuntersuchung der LWS in 2 Ebenen sowie des Beckens kann in der Kombination über 4 mSv erreichen

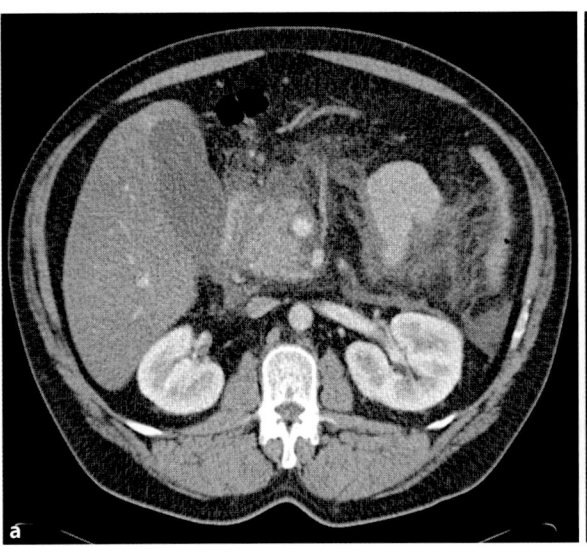

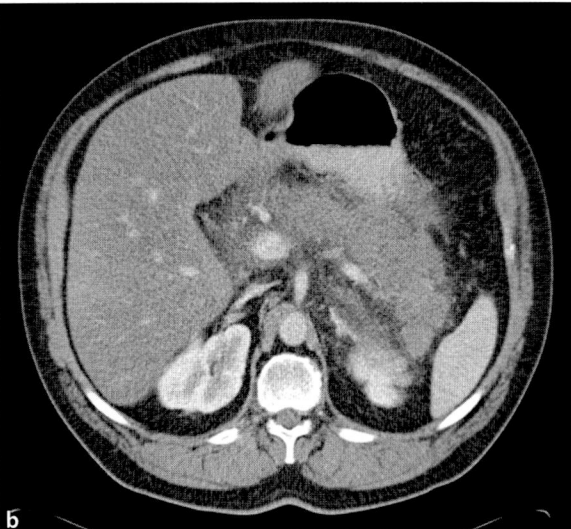

Abb. 14.1a,b Kontrastmittelunterstützte CT des Abdomens bei akuter Pankreatitis. Befund: ödematöse Auflockerung des Pankreas mit geschwollenem Parenchym, Perfusionsminderung, peripankreatische Flüssigkeitsansammlung, entzündliche Infiltration des umgebenden Fettgewebes, Aszites; zusätzlich sind auch Darmatonie, Pleuraergüsse und Kompressionsatelektasen möglich. In 25 % der Fälle kommt es zu Nekrosen, die als Perfusionsausfälle im Organ erkennbar sind. Ursachen sind häufig Gallenwegserkrankungen mit Konkrementen (40–50 %), Alkoholabusus (30–40 %), idiopathisch sind 10–20 %, in etwa 5 % Auftreten nach ERCP, Medikamenteneinnahme oder bei primärem Hyperparathyreoidismus

schritten geführt. Bei ansonsten gleichen Untersuchungsparametern konnte die Scandauer bereits bei einem 4-Zeilen-Detektor-CT auf etwa 1/8 verkürzt werden; dadurch sind Bewegungsartefakte weitgehend ausgeschlossen. Diese Entwicklung hat sich mit der Einführung von 16-Zeilen- (ab 2002) und den 64-Zeilen-MSCT (ab 2006) fortgesetzt. Die neuste Generation nutzt bis zu 300 Detektorzeilen bei einer Detektorbreite von bis zu 160 mm, so können auch größere Volumina (bis 200 cm Ganzkörper-CT)in höchster räumlicher und zeitlicher Auflösung (0,3–0,6 mm; <150 ms) untersucht werden. Gleichzeitig können Organe wie das Herz und die herznahen Gefäße in ihrer physiologischen Bewegung hochaufgelöste dargestellt werden. Die Beschleunigung des Untersuchungsvorgangs erlaubt es, primäre Schichtdicken von <1,0 mm zu verwenden, dadurch werden nahezu isotrope Volumenelemente (Voxel) generiert. Hierdurch konnte die Auflösung entlang der Körperlängsachse (z-Achse) weiter verbessert werden, was die Anfertigung multiplanarer (MPR) und dreidimensionaler (SSD, VR) Rekonstruktionen in höchster Qualität auch für größere Untersuchungsvolumina ermöglicht (Reiser et al. 2004b).

Als neueste Entwicklungen wurden CT-Geräte mit Doppelröhrensytemen oder schnellem kV-Switching eingeführt, die eine **Dual-energy-MDCT** ermöglichen. Damit sind funktionelle Untersuchungen der Lungen- und Herzperfusion möglich geworden, genauso wie eine spektrale Differenzierung verschiedener Substanzen (z. B. Knochen, Kalk, Kontrastmittel) was zusätzliche virtuelle wasser- und kontrastgewichtete Rekonstruktionen ermöglicht. Die zeitliche Auflösung sinkt dabei auf Werte von <100 ms.

14.2.3 Indikationen

Die Indikationen zur Computertomographie in der **Skelettdiagnostik** umfassen die Darstellung von Knochenfragmenten und Sequestern, Bestimmung ihrer Anzahl, Größe und Position, Diagnostik komplexer (Gelenk-)Frakturen, Verlaufs- und Heilungskontrollen, insbesondere zur Klärung der Konsolidierung einer Fraktur, Diagnostik von Pseudarthrosen und Nachweis oder Ausschluss von Osteonekrose. Zunehmend werden präoperative Planungs-CT und postoperative Kontrollen zur Lage von Osteosynthesmaterial in komplexen klinischen Fragestellungen durchgeführt. Insgesamt entspricht dies allen früheren Indikationen zur konventionellen Tomographie, die inzwischen vollständig verlassen wurde.

Für den Nachweis okkulter Frakturen, Knochenkontusionen und zur Bestimmung der Knochenvitalität ist die MRT sensitiver und spezifischer als die CT. Ein zunehmend wichtiger werdendes Einsatzgebiet der CT ist die **präoperative Planung**, insbesondere auch die Erhebung präoperativer Datensätze zur navigierten Operation und die **postoperative Ergebniskontrolle**.

Im Bereich von der **Thorax- und Abdominaldiagnostik** bestehen für die CT wichtige Indikationen bei der Diagnostik von Abdominaltraumata, u. a. bei Verletzungen von parenchymatösen Organen, Hohlorganen, Gefäßen,

Tab. 14.4 Synoptische Darstellung klinisch bedeutsamer CT- und MRT-Untersuchungsverfahren und deren Differenzialindikationen

Untersuchungsverfahren	CT	MRT	Wertung
Schädel und Zerebrum	Schädel-Hirn-Trauma mit hochauflösender Rekonstruktion des knöchernen Schädels unter Einschluss der Felsenbeine, Orbita NNH und Kiefer Notfalldiagnostik bei Schlaganfall (Blutungsausschluss, Infarktnachweis nach ca. 6 h möglich) CTA; Gefäßdiagnostik, u. a. Aneurysmen bei Subarachnoidalblutung, Gefäßdissektionen, Sinusvenenthrombose CTP, CT-Perfusion; ersetzt in der Schlaganfallsdiagnostik die Diffusionsbildgebung im MRT Zerebrale Tumoren und Entzündungen im Notfall, wenn MRT nicht sofort verfügbar Zahlreiche dedizierte Untersuchungsprotokolle bestehen u. a. für Felsenbein, arterielle und venöse CT-Angiographie CT-Perfusion im Notfall zum Schlaganfallsnachweis	Frühdiagnostik beim Schlaganfall (früher Infarktnachweis nach ca. 2 h) Primäre und sekundäre Hirntumoren, Meningeosis carcinomatosa Zerebrale Entzündungsherde, Meningitis Gefäßdiagnostik, u. a. Aneurysmen bei Subarachnoidalblutung, Gefäßdissektionen, Sinusvenenthrombose Dedizierte Diagnostik von Veränderungen der grauen und weißen Substanz, u. a. Epilepsie, chronisch-vaskuläre Veränderungen, Insulte, Leukenzephalopathien, Demenz Hydrozephalus	CT ist überlegen bei Notfalldiagnostik, Schädel-Hirn-Trauma, knöchernen Verletzungen MRT ist überlegen bei Hirntumoren, Gefäßmissbildungen, zerebralen Entzündungsherden In der Schlaganfallsdiagnostik hat die CTP stark an Bedeutung gewonnen
Hals/Gesicht	Zervikale Traumen, Verletzungen u. a. von Gesicht, NNH, Orbita, Kiefer Tumoren und Abszesse Gefäßdiagnostik, u. a. Gefäßdissektionen, Gefäßverschlüsse Dedizierte Untersuchungsprotokolle u. a. für Orbita, NNH, Dental-CT, CTA	Zervikale Tumoren und deren Ausdehnung, insbes. im Mundboden, Larynx und Pharynx Gefäßdiagnostik, u. a. Gefäßdissektionen, Gefäßverschlüsse, MRA	CT ist überlegen bei Notfalldiagnostik, zervikalen Traumen, Verletzungen von Gesicht, NNH, Orbita, Kiefer
Thorax	Thoraxtrauma (Verletzungen von Gefäßen, Lungen, Thoraxwand, Zwerchfell) Gefäßdiagnostik, u. a. Aortendissektion, Lungenembolie Tumoren der Lunge, Mediastinum, Thoraxwand Lungeninfiltrationen und Strukturveränderungen des Lungenparenchyms aller Art Dedizierte CT-Untersuchungsprotokolle für Lungenembolie, Herz- und Koronararterien, Lungengerüsterkrankungen, „low dose" Lungenparenchym (Verlaufsuntersuchung von Infiltraten, Bronchialkarzinom-Screening), virtuelle Bronchoskopie Herzdiagnostik in dedizierten Protokollen	Morphologische und funktionelle Diagnostik des Herzens (u. a. Vitalität, Kontraktilität) Tumoren des Herzens, Mediastinums und der Thoraxwand	CT ist überlegen bei: Notfalldiagnostik, Lungenembolie, Gefäßdiagnostik, Koronardiagnostik?, Lungeninfiltrationen, Lungengerüsterkrankungen
Abdomen	Abdominaltrauma (Verletzungen von parenchymatösen Organen, Hohlorganen, Gefäßen, Retroperitoneum, Beckenorganen, Zwerchfell) Abdominelle Tumoren und Abszesse der parenchymatösen Organe und des Gastrointestinaltrakts, Becken, Retroperitoneum Gefäßdiagnostik u. a. Gefäßverletzungen, Gefäßverschlüsse Aortenaneurysmen CT-Urographie	Dedizierte Diagnostik von Tumoren der Leber, Pankreas und Nieren, Nebennieren, Prostata (auch in Ergänzung zur CT) Entzündliche Darmerkrankungen Funktionelle Diagnostik von Hernien, Adhäsionen und Briden Dedizierte Diagnostik der Beckenorgane, funktionelle Beckenbodendiagnostik Retroperitoneale Tumoren und Tumoren der Bauchwand und des Zwerchfells Gefäßdiagnostik, u. a. Stenosen der abdominellen Aorta und ihrer Äste, Beckenstrombahn, Nierenarterien (gleichwertig zur CT) Funktionelle Nierendiagnostik	CT ist überlegen bei Notfalldiagnostik, Abdominaltrauma, abdominellen Tumoren und Abszessen, Gefäßverletzungen, Gefäßverschlüsse, Aortenaneurysmen

Tab. 14.4 (*Fortsetzung*) Synoptische Darstellung klinisch bedeutsamer CT- und MRT-Untersuchungsverfahren und deren Differenzialindikationen

Untersuchungsverfahren	CT	MRT	Wertung
Wirbelsäule	Frakturen von Wirbelkörpern, Desintegration und Luxationen Nachweis von Osteolysen und Osteodestruktionen Nachweis degenerativer und destruktiver Veränderungen Eingeschränkt auch bei Spondylodiszitiden, Bandscheibenpolaps	Osteomyelitis, Spondylodiszitis Tumor- und Metastasenbefall Diskoligamentäre Verletzungen Wirbelkörperfrakturen Bandscheibenvorfälle Rheumatische Erkrankungen Osteolysen und Osteodestruktionen	MRT ist überlegen bei Diagnostik von Entzündung, Knorpel, okkulte Frakturen, Tumoren
Gelenke (obere und untere Extremität)	Diagnostik komplexer Frakturen, Verlaufs- und Heilungskontrolle (u. a. Knochenheilung, Frakturkonsolidierung, Pseudarthrose) Darstellung von Knochenfragmenten, Sequestern, freier Gelenkkörper Präoperative Planung (Bestimmung der Zahl, Größe und Position von Knochenfragmenten) Postoperative Kontrolle (u. a. Stellungskontrolle von Fragmenten, Osteosynthesematerial)	Verletzungen der Gelenkkapsel und Gelenkbinnenstrukturen, u. a. Bänder, Knorpel, Menisci Okkulte Frakturen Entzündliche Prozesse, Arthritis, Osteomyelitis Knochen- und Weichteiltumoren Rheumatische Erkrankungen Aseptische Knochennekrosen, Knocheninfarkte	MRT ist überlegen bei Diagnostik von Entzündung, Knorpel, okkulte Frakturen, Nekrosen, Tumoren

Mediastinum, Retroperitoneum, Beckenorganen und des Zwerchfells. Weitere Indikationen bestehen bei Tumoren und Abszessen und in der Gefäßdiagnostik. Die CT ermöglicht insbesondere bei akuten Erkrankungen, u. a. dem akuten Abdomen und akuten Thoraxschmerz, eine umfassende und schnelle Abklärung komplexer Organsysteme (◘ Abb. 14.1). Inzwischen wurden in Ergänzung zu den CT-Basisuntersuchungen zahlreiche dedizierte MDCT-Untersuchungsprotokolle für einzelne Organsysteme entwickelt, die zu einer weiteren Verbesserung der Diagnostik geführt haben (◘ Tab. 14.4). Ganzkörperuntersuchungen, u. a. beim Polytrauma (◘ Abb. 14.2) oder bei der Tumordiagnostik, können in hoher Qualität unter Einschluss des Achsenskeletts in einem einzigen Untersuchungsgang durchgeführt werden (Reiser et al. 2004b). Die native CCT weist nach Schädel-Hirn-Trauma (SHT) zerebrale Blutungen und Frakturen des Schädels sehr sensitiv nach (◘ Abb. 14.3). Die CCT wird bei GCS ≤13 obligat durchgeführt, bei leichtem SHT und Glasgow Coma Scale von 14–15 erfolgt die Indikation nach Risikoparametern.

14.2.4 Kontraindikationen

Es bestehen keine absoluten Kontraindikationen. Analog zu anderen Röntgenuntersuchungen bestehen relative Kontraindikationen zur Anwendung von Röntgenstrahlung bei Schwangeren und Kindern, die eine besonders strenge Indikationsstellung erforderlich machen. Gegebenenfalls ist der primäre Einsatz der Magnetresonanztomographie zu erwägen.

14.2.5 Qualitätssicherung

Die Bundesärztekammer (seit 2002) publizierte Leitlinien zur Qualitätssicherung in der Computertomographie, die in ihrer zuletzt geltenden Fassung Mindeststandards für die CT-Diagnostik beschreiben.

Zu Einschränkungen der Bildqualität kommt es bei **Metallimplantaten**, die umso ausgeprägter sind, je mehr Materialien höherer Ordnungszahl sich im Strahlengang befinden. Durch Aufhärtung der Strahlung, Streustrahlung, Absorption und hieraus resultierendem Mangel an Photonen kommt es zu charakteristischen Fehlregistrierungen und Auslöschungen, die als Streifenartefakten imponieren. Implantate niedrigerer Ordnungszahl (Titan, Karbon) erzeugen geringere Artefakte als solche höherer Ordnungszahl (Stahllegierungen). Zur Reduktion von Metallartefakten stehen verschiedene Strategien zur Verfügung. In der Praxis hat es sich bewährt, die Fensterweite bei der Bildbetrachtung zu erhöhen (>3000 HU) und aus möglichst dünne Schichten Sekundärrekonstruktionen herzustellen oder auch Dual-energy-CT durchzuführen. Eine Erhöhung der Röhrenspannung oder Röhrenstroms zeigte dagegen keine wertbaren Vorteile. Ganz aktuell werden zunehmend neue iterative Bildrekonstruktionsalgorithmen (ASIR, VEO, SAPPHIRE, IDOSE) eingesetzt, die eine imposante Reduktion der applizierten Strahlendosen

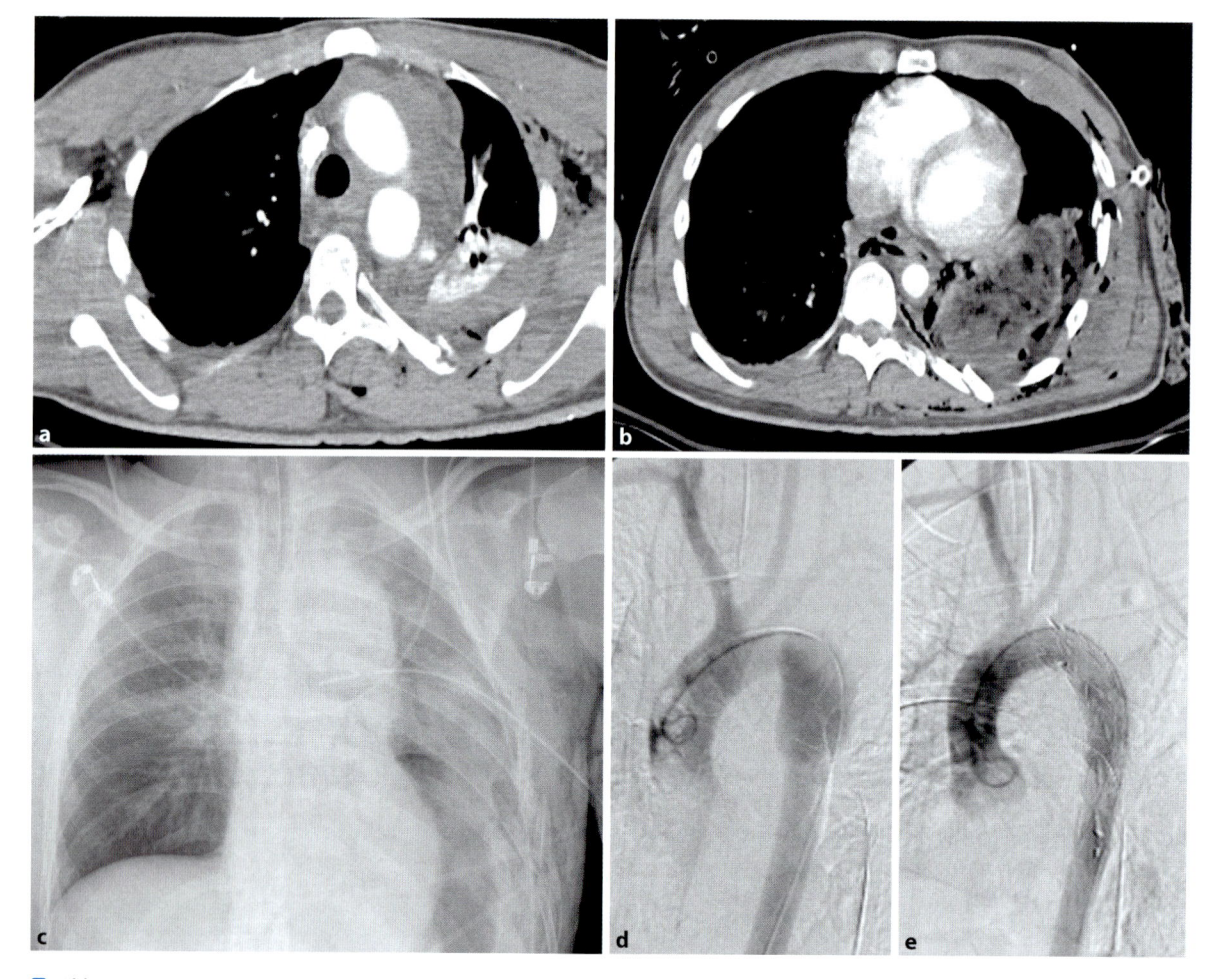

Abb. 14.2a–e Kontrastmittel-unterstützte CT des Thorax bei Polytrauma. Befund: lebensbedrohliche Verletzung mit aktivem Kontrastmittelaustritt aus der Aorta descendens bei Aortenruptur und Einblutung in das Mediastinum (**a, b**). Weiterhin besteht auch eine linksseitige Zwerchfellruptur. Bereits die Thoraxaufnahme im Schockraum (**c**) zeigte eine Mediastinalverbreiterung, Rippenserienfrakturen, Pneumothorax und Hinweise auf eine Zwerchfellruptur. Erst die schnelle Durchführung der MDCT ermöglichte die unmittelbar angeschlossene interventionelle Versorgung mit einem Aorten-Stent. Die Angiographie vor (**d**) und nach (**e**) Stent-Implantation zeigt den Verschluss der Blutungsquelle und damit die erfolgreiche Versorgung der Aortenruptur

um bis zu (−30 bis −70 %) je nach Körperregion und Untersuchungsverfahren ermöglichen.

> Die CT zeichnet sich aus durch eine herausragende Hochkontrastauflösung der knöchernen und lufthaltigen Strukturen. Problemlos gelingen die überlagerungsfreie Darstellung des Knochens, der Gelenke sowie die Darstellung von Osteolysen, Knochenfragmenten, Sequestern und Frakturfragmenten. Der Weichteilkontrast ist niedriger als bei der MRT, allerdings wird durch intravenöse, orale und ggf. auch rektale Kontrastmittelfüllung im Bereich des Körperstamms meist gute diagnostische Bildqualität erreicht. Für die primäre Weichteildiagnostik, Untersuchungen des Spinalkanals und der peripheren Gelenke ist die MRT jedoch primär besser geeignet.

14.3 Magnetresonanztomographie

14.3.1 Prinzip

Grundlage ist die Messung der Kernresonanz im Untersuchungsvolumen nach Einstrahlung eines Hochfrequenzimpulses in einem stationären Magnetfeld. Hieraus werden in mehreren Schritten Schnittbilder generiert. Der Einsatz der Magnetresonanz für die Bildgebung in biologischen Geweben geht auf das Jahr 1973 zurück.

14.3.2 Methode

Atomkerne mit ungerader Anzahl an Protonen- oder Neutronen und einer hierdurch bedingten dipolartigen Ladungsverteilung besitzen einen anregungsfähigen

14.3 · Magnetresonanztomographie

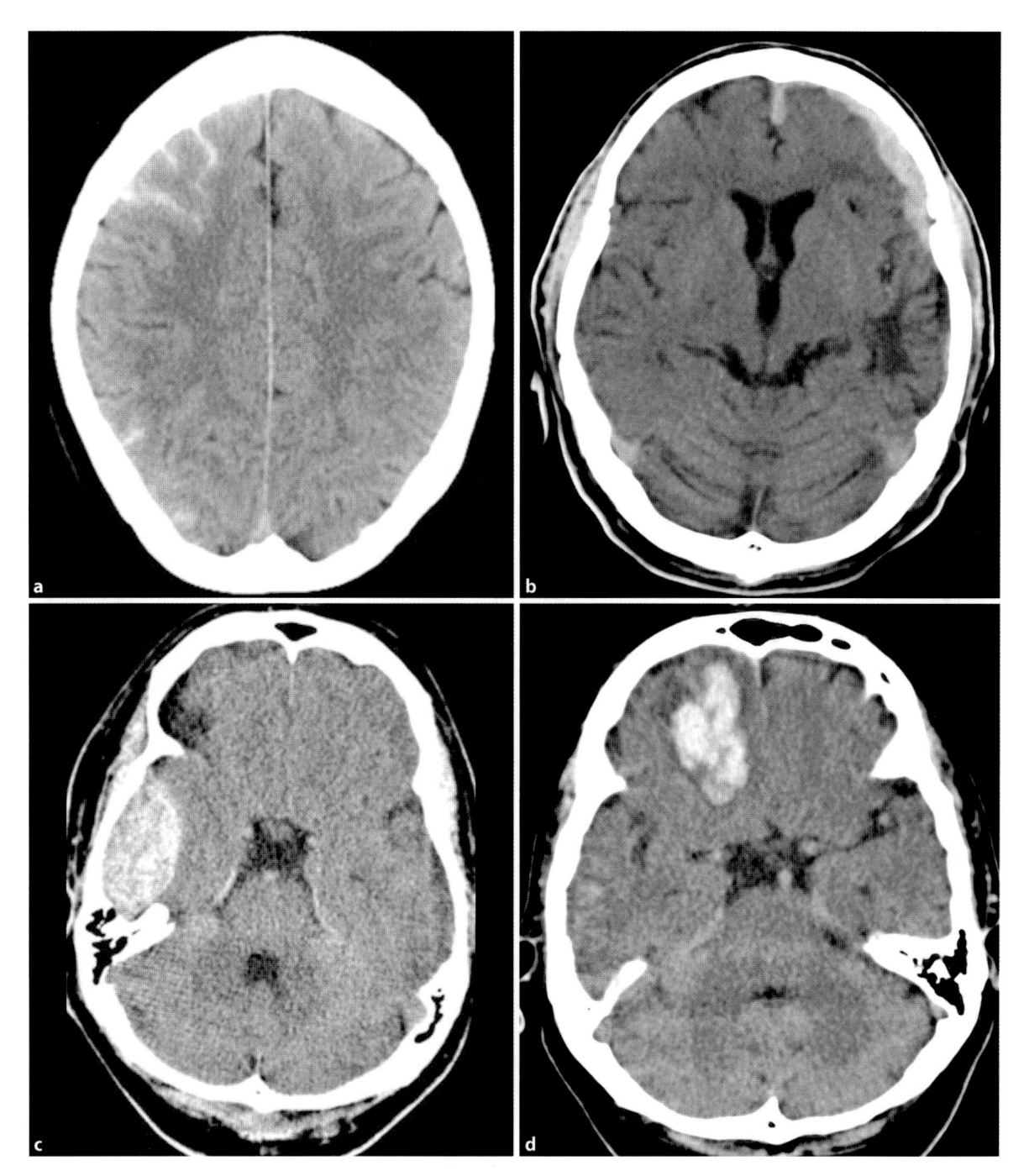

Abb. 14.3a–d Native zerebrale Computertomographien (CCT) mit verschiedenen zerebralen Blutungstypen bei Patienten nach Trauma. **a** Subarachnoidale Blutung (SAB), Auftreten posttraumatisch oder als Aneurysmablutung, bei Angiomen, bei Hypertonus auch im Zusammenhang mit Antikoagulanzien. Die Symptomatik ist meist akut, fast immer ohne Prodromi. **b** Subdurale Blutung zwischen Dura mater und Arachnoidea, posttraumatisch oder postpartal nach Tentoriumriss. Die Symptomatik führt bei großen Blutungen zu Hirndruck und Bewusstlosigkeit, meist nach freiem Intervall. **c** Epidurale Blutung posttraumatische Frakturblutung zwischen Dura mater und Schädelknochen häufig nach Blutung aus der A. meningea media. Die Symptomatik tritt auf mit oder ohne symptomfreies Intervall und führt akut zur Einklemmung. **d** Intrazerebrale Blutung in das Gehirn oder Ventrikelsystem, Auftreten nach Zerreißung von Blutgefäßen z. B. bei Hypertonie, Trauma, Hirntumoren, Arteriosklerose, Angiitis, Sinusvenenthrombose, symptomatisch oft als Apoplex gedeutet

Drehimpuls. Diese Eigenschaft besitzt u. a. der Wasserstoffkern, auf dessen Resonanzverhalten die klinische MRT heute weitgehend beruht. Im stationären Magnetfeld des Kernspintomographen richten sich die Wasserstoffkerne aufgrund ihrer Ladungsverteilung entlang der Feldlinien aus. Durch Einstrahlen eines zusätzlichen magnetischen Hochfrequenzfeldes werden die Bewegungen der Wasserstoffkerne einer definierten Auslenkung unterworfen. Nach Abschalten des Hochfrequenzimpulses, nimmt die Auslenkung wieder in Richtung auf den Ausgangszustand hin ab, dies entspricht der sog. **Kernspinrelaxation**. Die chemische Bindung der Wasserstoffkerne im Gewebe ist unterschiedlich je nach Gewebeart und Körperregion, dadurch resultieren gering differente Resonanzfrequenzen, die zu unterschiedlichen Bildcharakteristika führen.

Die für die Anwendung der Kernspinresonanz verwendeten hochfrequenten Magnetfelder bewirken aufgrund der Amplitude und Dauer ihrer Spannungsimpulse eine Drehung von Wasserstoffatomen meist um 90° oder 180°. Häufig verwendete **Anregungssequenzen** sind dabei T1- und T2-gewichtete SE (Spin-Echo) oder TSE (Turbo-Spin-Echo), IR („inversion recovery") oder die fettsupprimierende STIR („short tau inversion recovery"). Sequenzen mit kleineren Auslenkwinkeln, sog. **Gradientenechosequenzen**, verkürzen die Messzeit. **Relaxationszeiten** beschreiben die Rückkehr von Protonenspins in eine feldparallele Ausrichtung aufgrund von Wechselwirkungen untereinander und mit der Umgebung. Dabei unterscheidet man die Zeitkonstanten T1 (Längsrelaxation) und T2 (Querrelaxationzeit), die den Bildkontrast bestimmen. Das Signal ist abhängig vom Magnetfeld des Scanners, der Protonendichte und den T1- und T2-Relaxationzeiten, woraus sich die verschiedene Gewebskontraste berechnen lassen.

Am häufigsten wird als Kontrastmittel in der MR-Bildgebung **Gadolinium** (Gd) eingesetzt, ein Element aus der Gruppe der seltenen Erden mit einer hohen Zahl an ungepaarten Elektronen, die einen starken paramagnetischen Effekt ausüben. Bei üblicher Kontrastmitteldosierung (Standarddosis 0,1–0,3 mmol/kg KG) zeigen wasserhaltige Gewebe, die in T1-gewichteten Sequenzen sonst dunkel erscheinen, durch Verkürzung der T1-Zeit einen Signalintensitätsanstieg. In geringem Umfang besteht eine tubolotoxische Wirkung, so dass auch hier bei Niereninsuffizienz Einschränkungen bestehen. Das pharmakokinetische Verhalten Gd-haltiger extrazellulärer Kontrastmittel ist abhängig von der jeweiligen molekularen Bindung und ist kennzeichnet durch einen raschen Anstieg des Plasmaspiegels und einer nur wenige Minuten dauernden Verteilungsphase im extrazellulären Flüssigkeitsraum (Blutpool). Das Absinken des Plasmaspiegels (Halbwertszeit etwa 90 min) wird durch die renale Ausscheidungsrate bestimmt; dabei werden die Substanzen in chemisch unveränderter Form durch glomeruläre Filtration ausgeschieden (Vahlensiek u. Reiser 2006).

Seit einigen Jahren wird über das Auftreten der **nephrogenen systemischen Fibrose** (NSF) berichtet, einem dramatischen Krankheitsbild, das besonders bei bereits bestehender Niereninsuffizienz bzw. Dialysepatienten auftritt. Seither wird auch für die MRT stets ein Kreatininwert erforderlich; bei GFR <30 ml besteht eine absolute Kontraindikation zur Verabreichung von Gd-haltigen Kotrastmittel. Bei GFR-Werten zwischen 30 und 60 ml können Substanzen mit niedrigerem Risikoprofil gewählt werden; die Datenlage ist insgesamt noch nicht schlüssig.

14.3.3 Indikationen

Die Magnetresonanztomographie ist in der **Skelettdiagnostik** die Methode der Wahl zur Darstellung entzündlicher, tumoröser und reaktiver Veränderungen des Knochens und der Weichteile. Für die primäre **Weichteildiagnostik**, Untersuchungen des Spinalkanals und der peripheren Gelenke ist die MRT primär besser geeignet als die CT. Der wassersensitive Nachweis von Tumorinfiltrationen, Knochenmark- und Weichteilödemen gelingt bereits in der Nativuntersuchung mittels STIR, T2-oder protonengewichteter Sequenzen mit und ohne Fettsuppression (◯ Abb. 14.4). Entzündliche Veränderungen werden am sensitivsten nach i.v. Kontrastmittelgabe (Gadolinium) mit fettsupprimierten, T1-gewichteten Sequenzen diagnostiziert. Für den Nachweis okkulter Frakturen, Knochenkontusionen und zur Bestimmung der Knochenvitalität ist die MRT sensitiver und spezifischer als die CT (Bohndorf u. Imhof 2006).

Die Kontrastmittel-unterstützte **MR-Angiographie** („Contrast-enhanced-MRA; CE-MRA) ermöglicht eine detailgenaue Darstellung der Gefäße, sie dient zur Erhebung des arteriellen Status, u. a. bei der präoperativen oder präinterventionellen Planung und habt die diagnostische Katheterangiographie (DSA) inzwischen weitgehend abgelöst (◯ Abb. 14.5).

Im Bereich der **Thorax- und Abdominaldiagnostik** bestehen für die MRT in Ergänzung zum CT wichtige Indikationen bei der Diagnostik von Tumoren der Leber, Nieren, Pankreas und Tumoren des kleinen Beckens. Weitere Indikationen stellen Tumoren und Abszesse in der Abdominalhöhle und im kleinen Becken sowie entzündliche Darmerkrankungen dar. Inzwischen wurden zahlreiche dedizierte MRT-Untersuchungsprotokolle für einzelne Organsysteme entwickelt, die zu einer weiteren Verbesserung der Diagnostik geführt haben (◯ Tab. 14.4; Stäbler u. Freyschmidt 2005). Artefakte treten im Vergleich zur Computertomographie häufiger auf und können die Bildqualität stören,

14.4 · Angiographie

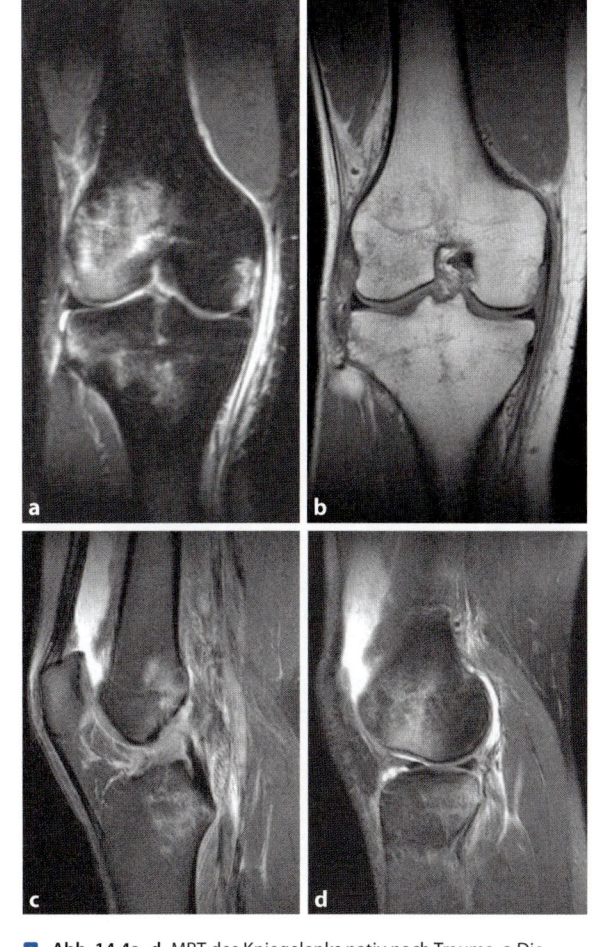

Abb. 14.4a–d MRT des Kniegelenks nativ nach Trauma. **a** Die wassersensitive STIR-Sequenz zeigt koronar eine Distorsion des medialen Kollateralbandes und ein ausgeprägtes Knochenmarködem am lateralen und medialen Femurkondylus. **b** In der T1w-Sequenz stellen sich koronar Verdichtungslinien dar, die einer röntgenologisch okkulten Fraktur entsprachen. **c** Die Protonen-gewichtete (PDw) Sequenz zeigt sagittal zusätzlich eine Ruptur des vorderen Kreuzbandes, einen ausgeprägten blutigen Kniegelenkserguss und eine kleine kortikale Impression der Femurkondyle (**d**)

u. a. durch Bewegungs- und Flussartefakte, Einfaltung, externe Störquellen, lokale Magnetfeldinhomogenitäten (Suszeptilitätsartefakte).

14.3.4 Kontraindikationen

> **Absolute Kontraindikationen** bestehen durch den möglichen Funktionsausfall von Herzschrittmachern und internen Defibrillatoren. Weiterhin werden alle mit elektronischen Bauteilen ausgestatteten Implantate (u. a. Kochleaimplantate, Insulinpumpen, Neurostimulatoren) in ihrer Funktion geschädigt. Vorsicht bei eingeschränkter Nierenfunktion, die das Risiko des Auftretens einer NSF nach Gabe Gd-haltigen Kontrastmittel erhöht.

Alle neuern Gefäß-Clips, Cava-Filter, Herzklappen und Gefäß-Stents sind ab Anfang der 1990er-Jahre MRT-kompatibel; bei Unklarheiten, insbesondere bei älteren Implantaten oder solchen aus Entwicklungs- und Schwellenländern muss jedoch zuvor die Kompatibilität geklärt werden.

Relative Kontraindikationen bestehen bei Klaustrophobie (evtl. Untersuchung in Sedation möglich), metallenen Implantaten (z. B. Marknägel oder Hüft-TEP) und bei Adipositas per magna (Laubenberger u. Laubenberger 1999; Stäbler u. Freyschmidt 2005). Große oder bogenförmig angeordnete Tätowierung können sich erwärmen und zu Hautverbrennung bis II. Grades führen.

14.3.5 Qualitätssicherung

Die Bundesärztekammer hat Leitlinien zur Qualitätssicherung in der Magnetresonanztomographie (MRT) veröffentlicht (seit 2002). Dabei werden für jedes Organ bzw. anatomischen Bereich Mindestanforderungen im Hinblick auf die Geräteeinstellung, die zu erfassenden anatomischen Strukturen und die Untersuchungsstrategie festgelegt. Zusätzlich werden zu jeder Untersuchung dezidierte Indikationen definiert und die Vor- und Nachteile der Methode dargestellt.

Zu Einschränkungen der Bildqualität kommt es bei **Metallimplantaten**, wobei eisenhaltige Materialien stärkere Bildstörungen verursachen als Leichtmetalle wie Aluminium oder Titan. Limitationen bestehen weiterhin bei eingeschränkter Lagerungsfähigkeit, insbesondere wenn eine zentrierte Lagerung in der Gantry nicht möglich ist, der Körperumfang (>150 kg) die Gantry-Öffnung überschreitet oder eine eingeschränkte Kooperationsfähigkeit besteht.

14.4 Angiographie

14.4.1 Prinzip

Die digitale Subtraktionsangiographie (DAS) erzeugt isolierte Gefäßfüllungsbilder; dabei werden von einer bestimmten Gefäßregion vor und nach einer Kontrastmittelinjektion serielle Röntgenbilder angefertigt und mittels computergestützter Subtraktion von den Füllungsbildern ein Leerbild subtrahiert (Laubenberger u. Laubenberger 1999).

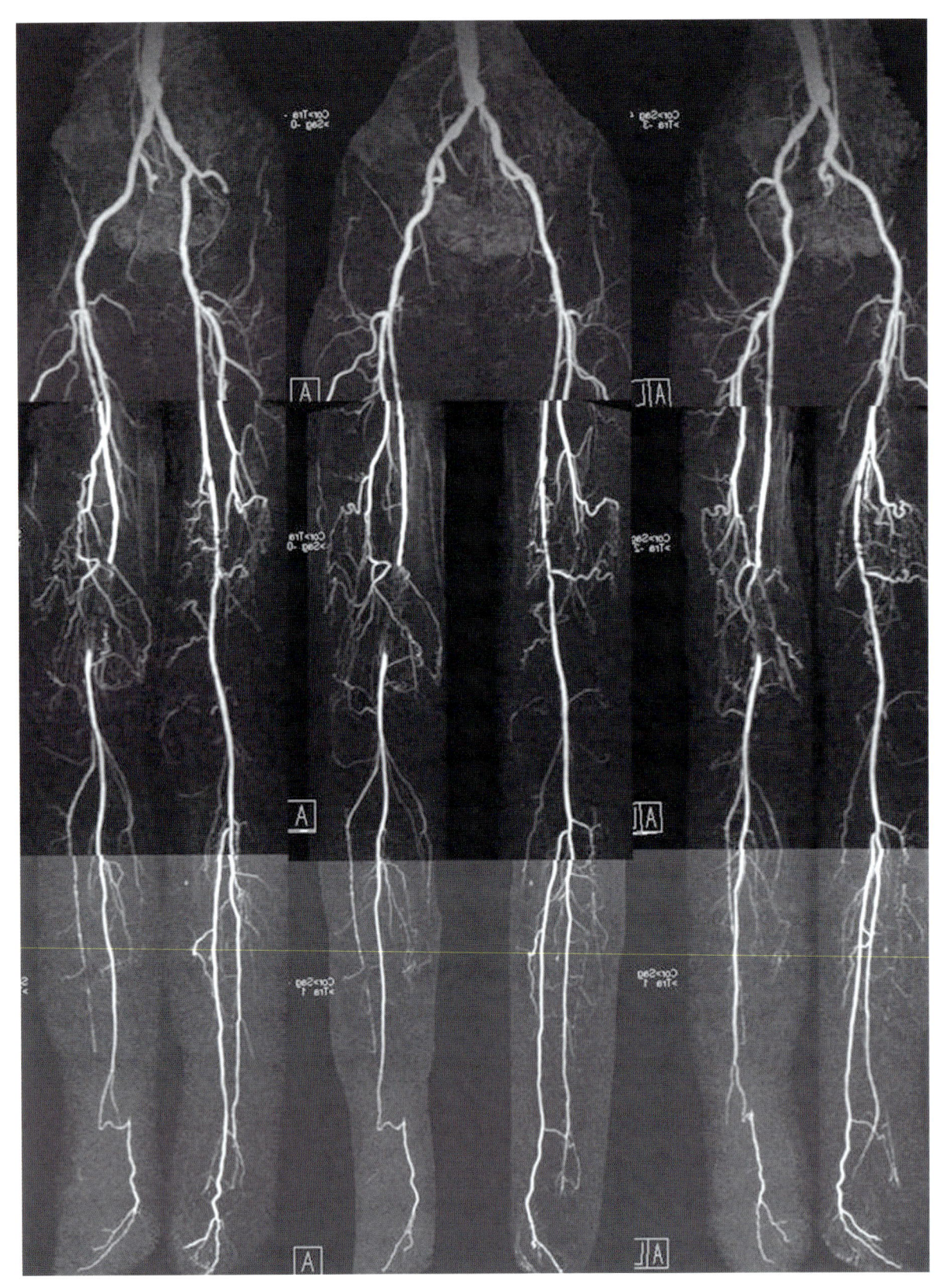

Abb. 14.5 Kontrastmittel-unterstützte MR-Angiographie (CE-MRA) der Becken- und Beinetagen beidseits. In Verschiebetischtechnik lassen sich alle Gefäßabschnitte detailgenau auflösen. Die Darstellung in MIP (Maximum Intensitätsprojektion) kann um eine Achse frei rotiert werden und so alle Gefäßabschnitte in unterschiedlicher Ansicht betrachtet werden. Befund: Verschluss der distalen A. femoralis superficialis rechts, Stenosen an der A. femoralis superficialis links. Verschlüsse der A. tibialis anterior beidseits und A. tibialis posterior rechts

14.4.2 Methode

Die diagnostische Katheterangiographie wird seit den 1980er-Jahren als intraarterielle **digitale Subtraktionsangiographie** (DSA) durchgeführt: Je nach Indikation und anatomischen Gegebenheiten erfolgt eine Untersuchung in Übersichts- oder Selektivkathetertechnik, wobei jodhaltiges Kontrastmittel im zu untersuchenden Gefäßbezirk injiziert wird. Im Idealfall wird ein weitgehend überlagerungsfreies Luminogramm erzeugt, das die kontrastmittelgefüllten und perfundierten Gefäßlumina zeigt. Im Gegensatz zur MRA oder CTA werden die Gefäßwandstrukturen nicht dargestellt. Die Bildnachverarbeitung erfolgt rechnergestützt, die zu dokumentierenden Bilder werden manuell erzeugt und selektioniert und im international kompatiblen DICOM-Standard archiviert (Laubenberger u. Laubenberger 1999; Castaneda-Zuniga 1997).

Die Vorbereitung einer Röntgenuntersuchung mit jodhaltigem Kontrastmittel erfolgt wie im Abschnitt „Kontrastmittel" dargestellt. Die diagnostische Vorbereitung umfasst je nach zu untersuchenden Region Dopplerdruckmessung, Duplexsonographie, CT- oder MR-Angiographie (CTA, MRA) des Körperstamms und der Extremitäten. **Zugangswege** bestehen über die A. femoralis communis beidseits und ersatzweise die linke und rechte A. brachialis oder A. axillaris. Eine antegrade Punktion der A. femoralis communis oder ein Zugang über die kontralaterale Seite („crossover") erfolgen meist, wenn ein gleichzeitiger interventioneller Eingriff geplant ist. Sind Katheterwechsel erforderlich, sollte eine Schleuse verwendet werden. Je nach Indikation stehen speziell geformte Diagnostikkatheter (F4–5), Führungskatheter (F5–8), Selektivkatheter (F2–3) und darauf abgestimmte Einführschleusen (F4–F12) für die Übersichtsangiographie oder die selektive Angiographie zur Verfügung (Kandarpa 2002; Günther u. Thelen 1996).

14.4.3 Indikationen

Wichtigste Indikationen ist die Diagnostik primärer vaskulärer Erkrankungen (u. a. arterielle Verschlusskrankheit, arteriovenöse Malformationen, Aneurysmen und arteriovenöse Fisteln), traumatischer Gefäßverletzungen, Vasospasmus, segmentaler Gefäßerkrankungen sowie die Diagnostik von Blutungsherden. Weiterhin besteht eine Indikation bei sekundären vaskulären Erkrankungen (u. a. Gefäßkompression/-infiltration), postoperative Komplikationen oder Intervention, Darstellung der präoperativen Gefäßanatomie (u. a. arterielle Verschlusskrankheit), plastische Operationen

Während die rein diagnostische Angiographie zugunsten der MRA und CTA stark an Bedeutung verloren hat, nimmt die Darstellung der **präinterventionellen Gefäßanatomie** inzwischen eine herausragende Stellung ein, so z. B. DSA vor PTA, Stent-Implantation, Thrombolyse, Embolisation, lokaler Chemotherapie, Implantation von Verweilkathetern (Kandarpa 2002; Günther u. Thelen 1996).

Eine synoptische Darstellung der heute klinisch bedeutsamen angiographischen Untersuchungsverfahren gibt ◘ Tab. 14.5.

14.4.4 Nachsorge

Nach Abschluss der Untersuchung erfolgt eine Kompression der arteriellen Punktionsstelle über 8-10 min, danach wird Kompressionsverband angelegt bzw. Sandsackes in der Leiste aufgelegt, der mindestens 12 h belassen werden muss. Bei intravasaler Heparingabe wird die Schleuse verzögert entfernt und Bettruhe verordnet; vor einer Mobilisation ist die Punktionsstelle zu kontrollieren. Inzwischen stehen für großlumige Zugänge arterielle Verschlusssysteme (F6–7) (u. a. VasoSeal, Angio-Seal, Perclose) zur Verfügung, die einen sicheren Gefäßverschluss ermöglichen. Bei eingeschränkter Nierenfunktion ist eine ausreichende i.v. Flüssigkeitszufuhr (1,25–6 h Vollelektrolytlösung) sicherzustellen, eventuell sollte eine forcierte Diurese eingeleitet werden. Eine erneute Heparinisierung ist nach 6–8 h möglich (Kandarpa 2002; Günther u. Thelen 1996).

14.4.5 Komplikationen

Die wichtigsten Komplikationen sind in ◘ Tab. 14.6 aufgeführt. Bei Auftreten eines Hämatoms in der Leiste bzw. einer nicht stillbaren Blutung sollte frühzeitig eine CT angefertigt werden zum Ausschluss einer retroperitonealen Einblutung. Ebenso ist eine baldige Verständigung der Gefäßchirurgie empfehlenswert. Bei Verdacht auf Ausbildung eines Pseudoaneurysmas sollte frühzeitig eine Duplexuntersuchung stattfinden, es kann dann eine Ultraschall-gesteuerte Kompressionsbehandlung durchgeführt werden. Bei Auftreten einer Embolisation sollte eine unmittelbare Thrombektomie versucht werden, ansonsten kann auch eine intravasale Thrombolyse in Betracht gezogen werden.

14.4.6 Vorsichtsmaßnahmen

Marcumarisierte Patienten Cumarine sollten mehrere Tage vor Untersuchungsbeginn abgesetzt werden (Ziel-INR <1,5, Quick >50 %), ggf. Umstellung auf unfraktioniertes Heparin. Bei Dringlichkeit erfolgt die Substitution von Vitamin K (10–20 mg i.v.) möglichst frühzeitig sowie zusätzlich 20 IE/kg KG PPSB (Prothrombinkomplex-Konzentrat)

Tab. 14.5 Angiographische Untersuchungsverfahren und deren Einsatzgebiete

Untersuchungsverfahren	Indikationen	Bemerkungen
Diagnostische Angiographie der oberen und unteren Extremität sowie der Aorta	Arterielle Verschlusskrankheit (pAVK), thrombembolischer Gefäßverschluss Arteriovenöse Malformationen (AVM), Aneurysmen, arteriovenöse Fisteln, traumatische Gefäßverletzungen Vaskulitis, Vasospasmus Gefäßkompression/-infiltration, präoperative Gefäßanatomie Blutungsherde zur Embolisation Notfallmäßig, wenn MRA, CTA und Duplex nicht zur Verfügung stehen	Soweit möglich, sollten nichtinvasive Verfahren (MRA, CTA, Duplex) vorgeschaltet werden; die DSA erfolgt dann oft in PTA- bzw. Interventionsbereitschaft
Diagnostische Angiographie der hirnersorgenden Gefäße	Zur PTA/Stenttherapie einer Karotisstenose Vor intrakranieller Angiographie (Aneurysmanachweis, Embolisationen, u. a. von AVM und anderen Tumoren, Aneurysmen)	Zuvor Duplex, MRA bzw. CTA der hirnversorgenden Gefäße bzw. MRT des Zerebrums erforderlich
Nierenarterienangiographie	Arteriosklerotische Stenose Fibromuskuläre Stenosen Zur PTA/Steintherapie	DSA in Interventionsbereitschaft vor PTA/Stentimplantation; MRA bzw. CTA zum Nachweis einer Nierenarterienstenose
Abdominelle Angiographie (Truncus coeliacus, A. mesenterica superior und inferior)	Diagnostik und Therapie gastrointestinaler Blutungen Diagnostik und Therapie der mesenterialen Ischämie Embolisationstherapie von Tumoren Posttraumatische Gefäß- und Organverletzungen an Leber, Niere, Milz Interventionelle Therapie von Aortenaneurysmen mittels Stents (EVAR, "endovascular aortic repair")	MRA bzw. CTA zum Nachweis einer Gefäßstenose; CT zum Nachweis einer Blutungsquelle bzw. Organverletzung
Angiographie zur Gefäßembolisation	Lebensbedrohliche Blutung bei Versagen der konservativer Therapie (gastrointestinale Blutungen, Tumorblutungen) Primäre Blutstillung (Blutung aus Bronchialarterien, traumatische Gefäßverletzungen an Niere, Leber, Milz, Beckenarterien) Therapie von Gefäßmissbildungen (u. a. AV-Malformationen, Aneurysmen Hämangiome) Präoperative Devaskularisierung (Splenomegalie, Knochen- und Weichteiltumoren) Temporäre Ballonokklusion als Notfallmaßnahme bei unstillbaren Blutungen (z. B. Parenchymblutungen, Aortenverletzungen, periphere Arterien) Organerhaltende Therapien an Leber, Milz und Nieren nach Trauma	CT bzw. MRT zur präinterventionellen Diagnostik erforderlich
Aszendierende Beinphlebographie	Präoperative Darstellung der Venenanatomie vor geplanter Varizenoperation Verdacht auf tiefe Venenthrombose (TVT), Verdacht auf Lungenembolie zur Lokalisierung der Thrombusquelle	Weitgehend zugunsten der Duplexsonographie verlassen
Armphlebographie/Venographie der zentralen Venen	Venenthrombose, Stenosen der oberen Einflussbahn Dysfunktion zentraler Venenkatheter, Vena-cava-superior-Syndrom Externe Venenkompression (z. B. Klavikulafrakturen, Thoracic-inlet-Syndrom, Tumoren) Präoperative Darstellung der Gefäßanatomie (Herzschrittmacherimplantation, Anlage eines Hämodialyse-Shunts) Vor interventioneller Katheterimplantation (Dauerkatheter, Portkatheter)	Weitgehend zugunsten der Duplexsonographie verlassen

unmittelbar vor dem Eingriff. Vor Substitution und 30–60 min nach Substitution sind dabei die Gerinnungsparameter zu kontrollieren. Grundsätzlich sollte die notfallmäßige Aufhebung des Effektes oraler Antikoagulation nicht mit gefrorenem Frischplasma FFP („fresh frozen plasma"), sondern mit hierbei rascher und besser wirksamen PPSB erfolgen.

Tab. 14.6 Komplikationen bei angiographischen Untersuchungen mit femoralem und axillärem Zugangsweg (Kandarpa 2002; Günther u. Thelen 1996)

Komplikationen	Femoral (%)	Axillär (%)
Komplikationen allgemein	1,73	3,29
Lokale Komplikationen		
Nachblutungen	0,26	0,68
Thrombose	0,14	0,76
Pseudoaneurysma	0,05	0,22
Arteriovenöse Fistel	0,01	0,02
Systemische Komplikationen		
Kardiovaskuläre Komplikationen	0,29	0,26
Neurologische Komplikationen	0,17	0,46
Nierenversagen	0,01	
Todesfälle	0,03	0,09
Kontrastmittelreaktionen	2–4	
Mit tödlichem Ausgang	0,006	
Gefäßverletzungen	0,44	0,37
Periphere Thrombembolie	0,10	0,07
Beinamputation	0,01	0,02

Heparinisierte Patienten Mindestens 3–4 h vor Beginn des Eingriffs ist die Heparinisierung zu unterbrechen (PTT-Werte <1,25- bis 1,5-fach der Kontrollwerte). Die Heparingabe kann 6–8 h nach Untersuchungsende erneut gestartet werden, in ausgewählten Fällen auch früher (cave: erhöhtes Blutungsrisiko).

Thrombozytopenie Bei einem aktuellen Wert >75.000/ml wird eine Überprüfung des Blutbildes und Blutgerinnung empfohlen.

Thrombozytenaggregationshemmer ASS 100 wird meist fortgeführt. Stärker wirksame Thrombozytenaggregationshemmer (Clopidogrel, GP2a/3b-Antagonisten, Thienopyridine) werden immer häufiger eingesetzt und erhöhen das Blutungsrisiko, da sie meist aufgrund von zuvor implantierten Stents nicht beliebig abgesetzt werden können.

Insulinabhängiger Diabetes In Absprache mit dem klinisch betreuenden Kollegen kann die Insulindosis um 50 % reduziert werden. Die Patientenuntersuchung wird auf den frühen Vormittag festgelegt. Die Blutzuckerwerte sollten bei verlängerter Untersuchungsdauer überprüft werden. Auf eine ausreichende Hydratation der Patienten ist zu achten, da ein erhöhtes Risiko für eine Tubulusnekrose besteht.

Überempfindlichkeit gegen Lokalanästhetika Gegebenenfalls sollte auf alternative Anästhetika ausgewichen werden.

Agitation, Nervosität Überdurchschnittlich nervöse und agitierte Patienten sollten in Sedation untersucht werden (Kandarpa 2002; Günther u. Thelen 1996).

14.4.7 Ambulante Angiographie

Ambulante Untersuchungen sind durchführbar bei allen kooperationsfähigen Patienten, die in der Lage sind, das Auftreten von Komplikationen nach Beendigung des Eingriffs zu entdecken. Voraussetzung ist eine weitere erwachsene Person im Umfeld zur Überwachung. Ausschlusskriterien sind schwere Allergieanamnese oder vorangegangene schwere Kontrastmittelreaktion, schwere Herzinsuffizienz, Niereninsuffizienz, schlecht eingestellter Hypertonus, Antikoagulanzientherapie mit Koagulopathie oder Elektrolytstörungen. In Absprache mit dem Überweiser sollten aktuelle Laborwerte, Einwilligungserklärung und Nüchternheit sichergestellt werden. Eine Aufklärung für ambulante Eingriffe kann, analog zum ambulanten Operieren, auch telefonisch erfolgen. Thrombozytenaggregationshemmern sollten 5–7 Tage vor der Untersuchung ausgesetzt werden. Nach Beendigung der Untersuchung wird der Patient über mindestens 2 h überwacht. Auf ausreichende Flüssigkeitsaufnahme ist zu achten, um eine zügige Ausscheidung des Kontrastmittels sicher zu stellen (Kandarpa 2002; Günther u. Thelen 1996).

Literatur

Bohndorf K, Imhof H (2006) Radiologische Diagnostik der Knochen und Gelenke, 2. Aufl. Thieme, Stuttgart New York
Bundesärztekammer (2000) Leitlinien der Bundesärztekammer zur Qualitätssicherung in der Magnet-Resonanz-Tomographie. Dtsch Ärztebl 97(39): A2557–A2568
Vogl TJ, Reith W, Rummeny EF (2010) Diagnostische und interventionelle Radiologie. Springer, Berlin Heidelberg New York
Freyschmidt J (2007) Skeletterkrankungen – Klinisch-radiologische Diagnose und Differentialdiagnose, 3. Aufl. Springer, Berlin Heidelberg New York
Günther R, Thelen M (1996) Interventionelle Radiologie, 2. Aufl. Thieme, Stuttgart New York
Kandarpa A (2010) Handbook of interventional radiologic procedures, 4th ed. Little, Brown & Co, Boston
Krötz M, Linsenmaier U, Reiser M (2004) Diagnostik der Ostetis. In: Schnettler R, Steinau H (Hrsg) Septische Knochenchirurgie.Thieme, Stuttgart New York, S 15–74
Laubenberger T, Laubenberger LJ (1999) Technik der medizinischen Radiologie, 7. Aufl. Deutscher Ärzteverlag, Köln

Linsenmaier U, Kellner W (2001) Methodische Grundlagen der Angiographie und Interventionellen Radiologie. In: Leinsinger G, Hahn K (eds) Indikationen zur bildgebenden Diagnostik. Springer, Berlin Heidelberg New York

Linsenmaier U, Rieger J, Pfeifer K (2000) Interventionelle Strahlendiagnostik. In: Scriba P, Pforte A (Hrsg) Taschenbuch der medizinisch-klinischen Diagnostik. Springer, Berlin Heidelberg New York, S 304–321

Reiser M, Kuhn F, Debus J (2011) Duale Reihe Radiologie, 3. Aufl. Thieme, Stuttgart New York

Reiser M, Becker C, Nikolaou K (2008) Multislice CT, 3rd ed. Springer, Berlin Heidelberg New York

Röntgenverordnung (RöV) vom 8. Januar 1987 (BGBl. I S. 114), geändert durch Art. 11 der Verordnung zur Umsetzung von EURATOM-Richtlinien zum Strahlenschutz (BGBl. I S. 1714, 1845), zuletzt geändert durch Art. 1 der Verordnung vom 18. Juni 2002 (BGBl. I S. 1869)

Stäbler A, Freyschmidt J (2005) Handbuch diagnostische Radiologie – Muskuloskelettales System. Springer, Berlin Heidelberg New York

Vahlensiek M, Reiser M (2006) MRT des Bewegungsapparates, 3. Aufl. Thieme, Stuttgart New York

Interventionelle Radiologie

H. Berger

15.1 Einführung

Unter dem Begriff interventionelle Radiologie werden minimalinvasive Eingriffe zusammengefasst, die bildgebungsgesteuert durchgeführt werden. Mit der klinischen Einführung der Röntgenfluoroskopie und der Angiographietechniken, sowie später der Schnittbildgebung (Ultraschall, Computertomographie, Magnetresonanztomographie) wurde nicht nur das diagnostische Potenzial genutzt, sondern simultan auch die Anwendung dieser Technologien zur Führung von Instrumenten vorangetrieben. Die Vorteile interventioneller Techniken liegen in der minimalen Invasivität und des lokal begrenzten Traumas begründet. Das Gewebstrauma zur Exposition des Interventionsziels bei offener Chirurgie entfällt ebenso wie das allgemeine operative und anästhesiologische Risiko, ein wichtiger Aspekt v. a. bei polymorbiden Patienten, bei erhöhtem kardiovaskulärem Risiko und in der kritischen postoperativen Phase.

Komplexe Interventionen (sog. Hybridverfahren) werden unter kombiniertem Einsatz mehrerer Bildgebungstechniken durchgeführt. Die Eingriffe werden in der Regel in Lokalanästhesie und Analgosedierung durchgeführt. Die Patientenvorbereitung orientiert sich an den Richtlinien operativer Standards (Nahrungskarenz, Laborcheck, ggf. Antibiotikaprophylaxe etc.) Aus früheren Angiographiearbeitsplätzen sind inzwischen Interventionsoperationssäle geworden, die den Hygienestandards und Organisationsabläufen in operativen Einheiten angelehnt sind.

15.2 Instrumentarium

Für die jeweilige Interventionstechnik stehen Instrumentarien zur Verfügung, die den spezifischen Anspruch an Steuerbarkeit, Sichtbarkeit und Handhabung gewährleisten. Wichtige technologische Voraussetzungen sind die präzise Führbarkeit über längere perkutane Zugangswege, eine möglichst geringe Gewebstraumatisierung und bei Implantaten die gute biologische Verträglichkeit der verwendeten Materialien. Nachfolgend sind wesentliche Merkmale des Instrumentariums für die jeweilige Bildgebungstechnik zusammengefasst.

- **Ultraschall:** gute Schallreflexion, dünnes Kaliber, hohe Steifigkeit, atraumatische Schneide- oder Stanzkonfiguration
- **Computertomographie:** Längenadaptation am Gantry-Öffnung, Teleskopfunktion, koaxiale Führungstechnik
- **Magnetresonanztomographie:** gute Sichtbarkeit, geringe Artefaktstörung, kein Ferromagnetismus
- **Angiographietechniken:** hohe Flexibilität und longitudinale Drehstabilität der Materialien, geringe Friktion, antithrombogene Oberflächenbeschichtung
- **Implantate:** atraumatische Einführung, lokale Stabilität, permanenter Qualitätsstandard, biologische Verträglichkeit, unbeschränkte Lebensdauer

15.3 Strategische Überlegungen

Interventionelle Eingriffe sind in das differenzialtherapeutische Gesamtkonzept des einzelnen Patienten eingebunden und interdisziplinär zu planen. Für alle Eingriffe gilt, dass therapeutische Interventionen ein primär kuratives Therapieziel oder ein therapeutisches Splitting im Sinne einer Reduktion der Invasivität verfolgen. Unter onkologischen Gesichtspunkten spielen lokoregionäre, minimalinvasive Verfahren vor allem in neoadjuvanten und palliativen Situationen eine Rolle.

Aus der Abwägung eines operativen Eingriffsrisikos gegen den Benefit einer minimalinvasiven Intervention können neue Konzepte entwickelt werden; komplementäre und konkurrierende Verfahren erfordern eine klinische und wissenschaftliche Evaluation zur Standortbestimmung.

15.4 Indikationsstellung

Invasive diagnostische Verfahren
- Gezielte Biopsietechnik (Sonographie, Computertomographie, Röntgendurchleuchtung, Magnetresonanztomographie)
- Perkutane Cholangiographie(-drainage)
- Lokalisationsdiagnostik hormonaktiver Tumoren
- Invasive Druck- und Flussmessung, z. B. Pfortader

Über den Einsatz invasiver diagnostischer Verfahren ist im klinischen Kontext des einzelnen Patienten zu entscheiden.

Grundsätzlich muss das gesamte Spektrum der modernen Bildgebung genutzt werden, um ggf. auf invasive Verfahren, die immer ein gewisses Maß an Komplikationsrisiko beinhalten, verzichten zu können.

Biopsie Wichtiger Indikationsbereich ist die prätherapeutische bioptische Abklärung suspekter Organ- bzw. Gewebsveränderungen vor allem unter Berücksichtigung neoadjuvanter Therapiekonzepte. Histologisch auswertbare Gewebsproben erfordern ein Nadelkaliber von zumindest 1 mm (Haage et al. 1999). Die Treffsicherheit beträgt >95 %, das lokale Komplikationsrisiko (<0,5 %) wird erst bei Nadelkaliber >16 G gesteigert. Die Auswahl der Steuerungsmethode ist auf individuelle Erfahrung, lokale Verfügbarkeit, Effizienz und Sicherheit ausgerichtet.

Transjuguläre Leberbiopsie Das Blutungsrisiko der Leberbiopsie ist bei manifester Koagulopathie erheblich gesteigert (Quick <50 %, Thrombozyten <100.000). Die intrahepatische Biopsieentnahme über transjugulär in die Lebervene navigierte Tru-cut-Nadeln (16–18 G) ist eine sichere Alternative, die v. a. bei unklarem Leberversagen eingesetzt wird.

Cholangiographie Perkutane Verfahren sind der endoskopischen Diagnostik nachgeordnet und werden z. B. nach Resektionen im oberen Gastrointestinaltrakt oder bei kompletten Gallengangsobstruktionen eingesetzt. Wichtigste Indikationen: Diagnostik der Gallenwegsobstruktion, Cholangitis-Abklärung, Diagnostik postoperatives Galle-Leck. Aufgrund der zunehmenden Miniaturisierung des Instrumentariums ist das Komplikationsrisiko gering.

Gastrointestinale Lokalisationsdiagnostik Trotz neuester Bildgebung entgehen hormonaktive Gastrointestinaltumoren (Insulinom, Gastrinom) gelegentlich dem lokalisatorischen Nachweis, so dass ergänzende invasive Verfahren präoperativ erforderlich werden. Durch lokale arterielle Stimulation (z. B. Kalziumglukonat, Sekretin) mit konsekutiv gesteigerter Hormonexpression oder portalem Sampling werden Konzentrationsmaxima bestimmt und zur topographischen Zuordnung verwendet.

Pfortaderdruckmessung Die Abklärung der portalen Druckverhältnisse ist in der erweiterten Diagnostik der Leberzirrhose, zur Indikationsstellung portosystemischer Shunts und im Rahmen der Organtransplantation gelegentlich erforderlich. Die invasive Druckmessung erfolgt mit Katheter, die über einen transjugulären Zugang in die Lebervenen zur Wedge-Druckmessung oder transhepatisch über eine portale Direktpunktion eingeführt werden. Der transhepatische Zugang bietet hierbei die Option, eine portale Angiographie zu kombinieren. Zur Verfahrenswahl ist in Bezug auf das methodische Risiko das Stadium der Lebererkrankung (Aszites, Koagulopathie, portale Zirkulation etc.) zu berücksichtigen.

15.5 Onkologie

Das wichtigste Indikationsgebiet interventioneller Verfahren in der Onkologie ist die **Palliativtherapie**, die bei hoher Effizienz und minimaler Invasivität die Lebensqualität der Patienten wenig beeinträchtigt. Wichtigstes Zielorgan ist die Leber; Urogenitalorgane und Lunge rücken zunehmend in den Fokus dieser Verfahren.

Unter **kurativer** Zielsetzung kann derzeit nur die lokale Ablationtherapie von singulären Lebertumoren unter Beachtung von Selektionskriterien eingestuft werden. **Neoadjuvante** Therapieoptionen spielen eine Rolle bei der hepatobiliären Chirurgie und der Lebertransplantation während der Warteliste-Periode; in der **adjuvanten** Situation sind keine „evidenzbasierten" Indikationsgebiete gesichert.

15.5.1 Leberparenchymaugmentation

Das Verfahren der partiellen Pfortaderembolisation mit konsekutiver Segmentatrophie und kompensatorischer Hypertrophie der Restleber dient der Vorbereitung ausgedehnter Leberresektionen. Über perkutane transhepatische Zugangswege zum Pfortadersystem wird kathetergesteuert eine permanente segmentale oder lobäre Gefäßokklusion auf sinusoidaler Ebene herbeigeführt. Die intakte arterielle Perfusion gewährleistet die nutritiale Versorgung und verhindert eine Nekrotisierung des Parenchyms. Laborchemisch resultiert i. d. R. nur ein passagerer Anstieg der Integritätsenzyme. Ein Parenchymzuwachs von 30–60 % in 4–6 Wochen kann hierdurch erzielt werden, allerdings ist bei manifester Zirrhose die Regenerationsfähigkeit der Leber deutlich eingeschränkt (Nagino et al. 1995).

15.5.2 Interstitielle Tumortherapie

Unter dem Begriff der interstitiellen Tumortherapie werden Verfahren zusammengefasst, die durch gezielte, lokal begrenzte Koagulationstechniken gewebsablative Wirkung erzielen. Das Verfahren der perkutanen Injektion von flüssigen Agenzien (PEI; 96 % Äthylalkohol, Essigsäure, Phenol etc.) ist im Rahmen der Weiterentwicklung der MRT-Technik durch Verfahren der Laser- oder Radiofrequenz-Koagulation (RF) bzw. Mikrowellen- oder Kryotechniken ergänzt worden (Livraghi et al. 1995). Impulsgebend waren hierbei die MRT-gestützten Analysen der lokalen Therapieeffekte einschließlich der Thermometrie, so dass online die zielgenaue Ortung der Instrumentarien wie auch die Steuerung der Energiezufuhr und damit das Ausmaß der induzierten Nekrose überprüfbar wurde.

Die **Injektionsbehandlung** ist prinzipiell nur anwendbar, wenn enkapsuliertes Tumorwachstum oder zirrhotischer Leberumbau eine diffuse Dissemination der Flüssigkeit verhindern. Dies schränkt den Indikationsumfang dieser Verfahren entsprechend ein. Etabliert ist dieses Verfahren vor allem beim inoperablen HCC und eingeschränkt bei kolorektalen Lebermetastasen, wobei allerdings in aktuellen Vergleichsstudien eine effektivere lokale Tumorkontrolle mit RF-Thermoablation nachgewiesen wurde.

Die **Thermokoagulationsverfahren** sind limitiert durch den eingeschränkten lokalen Radius der Wirkungsentfaltung, so dass eine maximale Tumorgröße von 4 cm therapeutisch sinnvoll ist. Die technische Weiterentwicklung der RF zielt auf eine Vergrößerung des Wirkungsradius durch Modifikation der Applikatortechnik und Leistungssteigerung der Generatoren. Wichtigster Indikationsbereich ist die Palliativtherapie von primären und sekundären Lebertumoren. Weitere Anwendungsgebiete, wie HNO-Bereich, pulmonale Tumoren etc., sind in der klinischen Evaluation.

Evidenzbasierte wissenschaftliche Ergebnisse der interstitiellen Thermoablation liegen beim primären Leberzellkarzinom, und zum Teil auch bei kolorektalen Lebermetastasen und nach Mammakarzinom vor. Unter Berücksichtigung von Kriterien der Maximalanzahl (<4) und Maximalgröße (<4 cm) werden Ergebnisse korrespondierend zu operativen Resektionseingriffen berichtet. Randomisierte Studien zur Definition des klinischen Stellenwertes sind zwingend erforderlich. Konzeptionell ist davon auszugehen, dass diese Verfahren in systemische Chemotherapieprotokolle einzubinden sind.

15.5.3 Lokoregionäre Chemotherapie/Chemoembolisation

Prinzip

Grundlage der intraarteriellen Chemotherapie in der Leber ist die Tatsache, dass Tumorfremdgewebe überwiegend arteriell und weniger portovenös versorgt werden. Das Potenzial der intraarteriellen lokoregionären Chemotherapie liegt in der Steigerung der therapeutischen Effizienz durch Erhöhung der lokalen Zytostatikakonzentration. Die pharmakokinetischen Vorteile einer hochkonzentrierten Organ- bzw. Tumorperfusion im sog. „First-pass-Effekt" sind für viele Substanzen belegt. Die hohe lokale Konzentration der Wirksubsubstanz reduziert andererseits die systemischen Wirkspiegel mit entsprechenden Vorteilen des Nebenwirkungsspektrums.

Durch Modulation der arteriellen Zirkulation im Zielgebiet ist der regionäre pharmakokinetische Vorteil noch zu steigern. Vasoaktive Substanzen, temporäre vaskuläre Okklusionsmittel mit variabler Halbwertzeit und sog. „drug carrier" (z. B. Lipiodol, „drug eluting beads") werden hierzu eingesetzt. Durch diese Techniken werden lokaler Uptake, Metabolisierung, Inaktivierung und Ausscheidung von zytotoxischen Substanzen moduliert und die regionäre Umverteilung beeinflusst. Durch die Kombination von hoher lokaler Substanzkonzentration und temporärer Tumorhypoxie kann u. U. auch der Mechanismus der „multiple drug resistance" durchbrochen werden.

Die Anwendung der temporären regionalen Ischämie mit vaskulären Okklusionsmitteln erfordert die Abstimmung mit den jeweiligen pharmakokinetischen Eigenschaften des Pharmakons.

Methodik

Zur lokoregionären intraarteriellen Chemotherapie stehen 3 Verfahren zur Verfügung:
- Transfemorale oder transbrachiale katheterbasierte Leberperfusion.
- Chemoembolisation: Kombination der intraarteriellen Chemotherapie mit temporärer Ischämie. Aufgrund der dualen Gefäßversorgung der Leber ist die ischämiegekoppelte intraarterielle regionäre Chemotherapie am intensivsten in diesem Organ angewandt worden.
- Intraarterielle Perfusion über Portsysteme, die operativ oder perkutan endovaskulär transbrachial oder transfemoral eingebracht werden.

Eine Variante dieser Techniken stellt die **SIRT** („selective intern radiotherapy") dar, wobei Mikrosphären-gekoppelte Yttrium-90-Strahler über arterielle Katheter in die Leber eingebracht werden. Über die dominante arterielle Versorgung der Tumoren wird ein targetspezifischer, lokal augmentierter Strahleneffekt erzielt (Townsend et al 2009).

> Prinzipiell ist es erforderlich, für den Einsatz lokoregionärer Verfahren die arterielle Topographie der Leber abzuklären. Varianten der arteriellen Leberversorgung sind in etwa 30 % der Fälle einzukalkulieren.

Indikationen/evidenzbasierte Daten

Gute Voraussetzungen für den lokoregionären arteriellen Therapieansatz sind bei hohem Vaskularisierungsgrad primärer und sekundärer Lebertumoren gegeben. Hierbei wird dieses Verfahren auch als First-line-Therapie eingesetzt. Im weiteren Indikationsgebiet ist die Einbindung in systemische Chemotherapieprotokolle zur Second- oder Third-line-Therapie anzustreben.

Voraussetzungen zur intraarteriellen lokoregionären Chemotherapie/ Chemoembolisation
- Geeignete Gefäßanatomie (Berücksichtigung von Varianten)
- Ausschluss extrahepatischer Tumormanifestation
- Reguläre Pfortaderperfusion
- Ausreichende Leberfunktionsparameter
- Ausschluss Cholangitis/Ikterus (Bilirubin!)
- Karnofsky-Index >80, individuelle Motivation

Hepatozelluläres Karzinom Das primäre HCC ist zum Zeitpunkt der Diagnosestellung in 70–80 % der Fälle aufgrund der begleitenden Leberzirrhose oder des fortgeschrittenen Tumorstadiums nicht mehr operabel. Die systemische Mono- oder Polychemotherapie weist nur eine begrenzte Wirksamkeit auf, so dass lokoregionäre Therapieverfahren hohen Stellenwert in der Palliativbehandlung haben (Llovet u. Sala 2005). Als Standard der stadiengerechten Therapie hat sich ein Schema der BCLC-Klassifikation etabliert, das Tumorstadium und Ausmaß der Zirrhose in das differenzialtherapeutische Spektrum integriert (Abb. 15.1; Bruix et al. 2004).

Ablative Verfahren werden eingesetzt bei lokal begrenztem Tumor (<3 cm), in fortgeschrittenem Stadium wird unter Beachtung von Selektionskriterien die Chemoembolisation (Abb. 15.2) als effizientes Verfahren mit signifikantem Überlebensvorteil eingesetzt (Llovet u. Bruix 2003). Wichtigste Stratifizierungsmerkmale zur Therapieentscheidung sind: Child-Stadium, Tumor-Load, Gefäßinvasion, Lipiodolspeicherung (Zappe 2003).

Lebermetastasen Gesicherte klinische Anwendungsgebiete der Chemoembolisation sind Lebermetastasen des Aderhautmelanoms als primäres Palliativverfahren und der Einsatz bei Lebermetastasen neuroendokriner Tumoren. Zur Anwendung kommen sequenzielle Therapiekonzepte mit 4- bis 8-wöchentlichen Behandlungsintervallen mit Anthrazyklinen und Cisplatin in Kombination mit dem Fettester Lipiodol als „drug carrier" sowie Stärkepartikel und Gelfoam zur Ischämiekomplettierung. Zur Beurteilung der therapeutischen Effizienz werden zusätzlich zur metrischen Auswertung nach WHO-Kriterien die Target-Speicherung des Carriers und der Verlauf des Vaskularisierungsgrades herangezogen.

Die lokoregionäre Chemoembolisation oder Chemotherapie mit Cisplatin oder Fotemustin in der Palliativsituation des hepatisch metastasierten **Aderhautmelanoms** ist der systemischen Chemotherapie weit überlegen, es resultieren objektive Ansprechraten bis zu 40 % (Bedikian et al. 1995), was den Primäreinsatz dieses Verfahrens rechtfertigt.

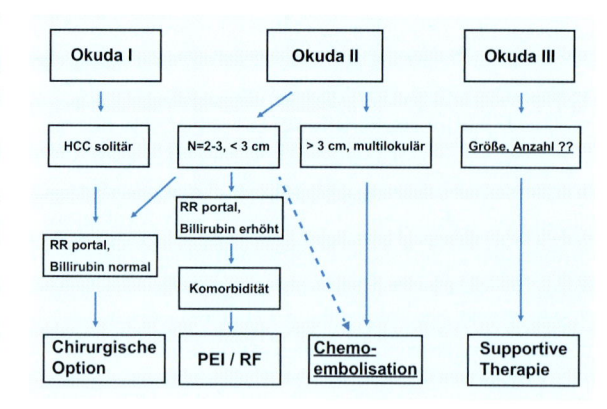

Abb. 15.1 Hepatozelluläres Karzinom: therapeutische Strategie abhängig von Tumor-Load und Leberfunktionszustand (Okuda-Klassifikation)

Bei Metastasen **neuroendokriner Tumoren** richtet sich die Indikation an der Wirksamkeit systemischer Therapiekonzepte aus. Bei objektivem Tumorprogress und/oder nicht beherrschbarer hormoninduzierter Symptomatik wird die Lipiodol gekoppelte Chemoembolisation mit Anthrazyklinen und temporärer Ischämie eingesetzt. Ein klinischer Benefit mit objektiver Response und eine Überlebenszeitverlängerung sind in der Literatur dokumentiert (Mavligit et al. 1993).

Lokoregionären katheterbasierten Verfahren oder intraarteriellen Portsystemen kommt im Therapiespektrum **kolorektaler Metastasen** keine wesentliche Bedeutung mehr zu. Kontrollierte Studien mit FUDR, 5-FU/FA, Oxaliplatin, Mitomycin C, zum Teil in Kombination mit temporärer Ischämie, wurden durchgeführt. In der Palliativsituation konnte kein Überlebensvorteil im Vergleich zur systemischen Therapie nachgewiesen werden, obwohl objektiv höhere Ansprechraten vorlagen (Taktas et al. 1994; Voigt et al. 2002). Die fehlende systemische Therapiekomponente wird hierzu als Ursache diskutiert (Lorenz et al. 1999). Zu berücksichtigen sind bei allen intraarteriellen Therapien das vaskuläre Komplikationsrisiko und die hepatobiliäre Toxizität. Aktuell wird die lokoregionäre intraarterielle Chemotherapie/Chemoembolisation i. d. R. als Ischämie-gekoppeltes Verfahren mit sog „beads" (enkapsulierte Zytostatikasubstanzen) bei Versagen konventioneller systemischer Chemotherapieprotokolle als Third- oder Fourth-line-Therapie und im Einzelfall bei klinischen Symptomen der Raumforderung eingesetzt.

Nebenwirkungen und Komplikationen

Die Vorbereitung der Patienten zur lokoregionären Chemotherapie/Chemoembolisation folgt den Kriterien der systemischen Chemotherapie. Unter antiemetischer und analgetischer Prämedikation ist das Nebenwirkungsspektrum gut beherrschbar. Das sog. **Postembolisationssyndrom** umfasst Übelkeit, abdominelle Schmerzen, gele-

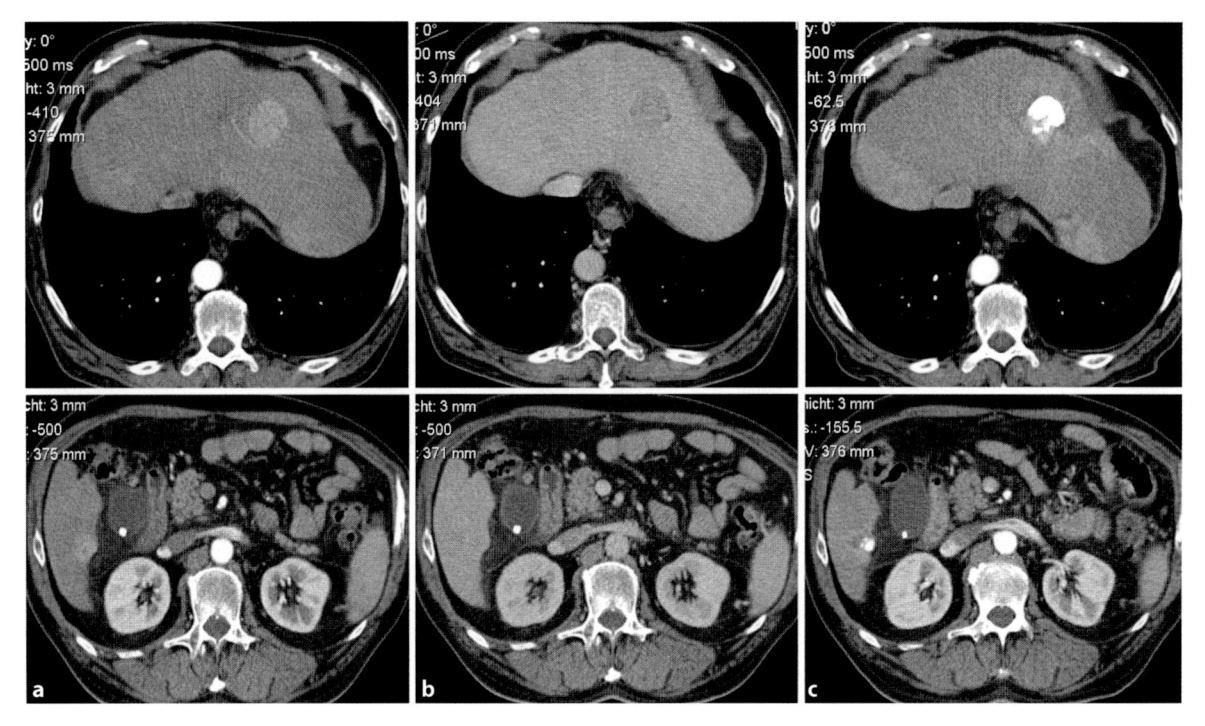

Abb. 15.2a–c Multislice-CT eines multifokalen hepatozellulären Karzinoms bei alkoholtoxischer Leberzirrhose Child A. **a** Arterielle Phase, **b** venöse Phase, **c** nach palliativer Chemoembolisation

gentliche mediastinale Schmerzausbreitung und Fieber. Das Risiko einer ischämieinduzierten Cholezystitis ist als gering einzuschätzen. Bei potenziell bakteriell kontaminierter Galle, z. B. nach biliodigestiver Anastomose oder Gallenwegsstauung/Gallenwegsableitung, ist das Risiko einer **sekundären Abszedierung** zu berücksichtigen. Eine begleitende Antibiotikatherapie unter diesen Bedingungen ist obligat. Unter Beachtung der indikatorischen Einschlusskriterien ist das Risiko von Leberversagen als gering einzustufen. In einer retrospektiven Auswertung von 541 Eingriffen im eigenen Krankengut war folgende Komplikationsrate zu verzeichnen: Gefäßdissektion 0,36 %, Tumorblutung 0,18 %, Abszess 0,54 %, Leberversagen 0,18 %.

15.5.4 Implantation von Portsystemen

Für systemische oder lokoregionäre Chemotherapie werden miniaturisierte Portsysteme implantiert, die über Armvenen, Vena subclavia oder Vena jugularis oder auch arteriell transfemoral oder transaxillär eingeführt werden (Grosso et al. 1998). Mit angiographischen Techniken werden die Katheter in die jeweilige Position gebracht und subkutan über eine Tunnelstrecke mit dem Reservoir versenkt. Das miniaturisierte Instrumentarium und die fluoroskopische Steuerung gewährleisten eine zumindest äquivalente Ergebnisqualität zu chirurgischen Implantaten (Thrombose, Infektion, Pseudoaneurysma;

Luciani et al. 2001). Eine Begleitmedikation mit niedermolekularem Heparin ist nur empfehlenswert bei onkologischen Patienten mit erhöhtem Thromboserisiko (Lersch et al. 1999).

15.5.5 Biliäre Drainage

Wichtigstes Indikationsgebiet der perkutanen transhepatischen biliären Drainage sind die **maligne extrahepatische Gallengangsobstruktion** und der **Klatskin-Tumor**, wenn endoskopische Techniken versagen oder aufgrund von Voroperationen nicht durchführbar sind (Cowling u. Adam 2001). Metallendoprothesen werden heute den Kunststoffendoprothesen für die Dauerableitung vorgezogen, da eine längere Durchgängigkeit gewährleistet wird (Tesdal et al. 1997). Auf die palliative chirurgische Option bei Gallenwegsobstruktion kann i. d. R. verzichtet werden.

15.5.6 Photodynamische Therapie

Eine Erweiterung des therapeutischen Spektrums stellt die photodynamische Therapie dar. Hierbei wird über endoskopischen oder transhepatischen Zugang eine lokale Lasertherapie nach vorausgehender Photosensibilisierung zur lokalen Tumordestruktion durchgeführt. Es bedarf der Validierung dieser Methode in größeren Kollektiven, um

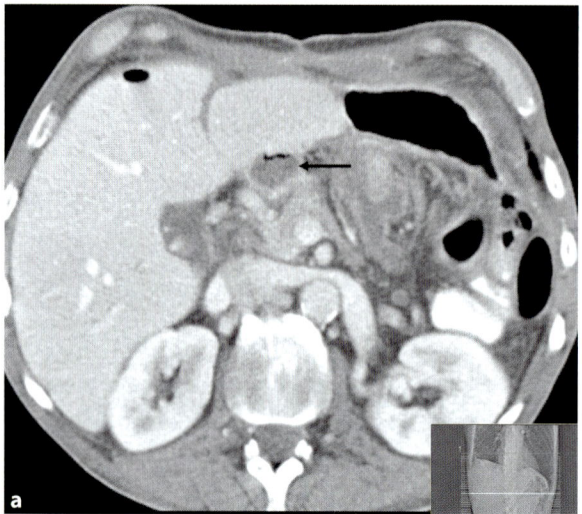

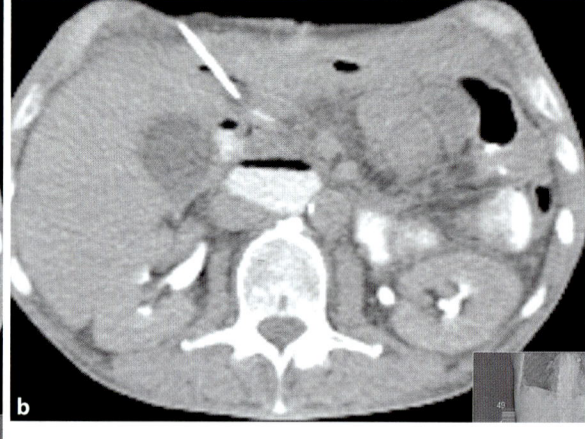

Abb. 15.3a,b 60-jähriger Patient nach Gastrektomie mit Y-Roux-Anastomose. **a** 19. Tag postoperativ: Abszess und Anastomoseninsuffizienz. **b** Drainage mit transhepatischem Zugang, keine Reintervention notwendig

den Vorteil gegenüber der mechanischen Dekompression zu dokumentieren (Ortner et al. 1998).

15.5.7 Dekompression Vena cava

Die Einflussstauung ist eine Spätkomplikation raumfordernder Tumoren des Mediastinums, der Lunge und des Retroperitoneums. Bei nicht ausreichender Ausbildung von Kollateralen kann ein symptomatisches Stadium sowohl im oberen wie unteren Einstromgebiet der Vena cava durch Stentdekompression vermieden oder behandelt werden. Verwendung finden hierbei v. a. selbstexpandierende Nitinol-Stents; ausreichende Landungszonen für einen stabilen Sitz der Prothesen und Ausschluss von frischen Thrombosen sind Voraussetzung für den sicheren und effektiven Einsatz (Ganeshan et al 2009).

15.6 Postoperatives Komplikationsmanagement

Interventionelle Verfahren haben einen hohen Stellenwert im Management postoperativer Komplikationen. Zielorientierung ist die Vermeidung von Re-Eingriffen und damit verbunden die Reduktion von Morbidität und Mortalität. In der Verfahrensauswahl stehen zur Verfügung: rekonstruktive endovaskuläre Techniken bei intestinaler Ischämie oder Blutungskomplikationen, perkutane Entlastung bei septischen Verhalten oder biliären Leckage.

Postoperatives Komplikationsmanagement
- Blutung
- Galleleck
- Verhaltentlastung
- Anastomoseninsuffizienz nach gastrointestinaler Operation
- Revaskularisierungsmaßnahmen (arteriell, portal, venös)

15.6.1 Perkutane abdominelle Verhaltentlastung

Die Technik der perkutanen gezielten Punktion (s. oben) wird auch zur Einführung von Drainagekathetern zur Entlastung von Verhalten verwendet. Vor allem bei postoperativen Verhalten nach viszeralchirurgischen Eingriffen (Biliom, Abszess, Serom etc.) ist durch Vermeidung einer Reoperation die Morbidität und Mortalität erheblich zu reduzieren (Abb. 15.3).

Zur optimalen Planung des Eingriffs ist eine detaillierte Bildgebung erforderlich, die Informationen zur
- Zugangsplanung,
- Instrumentenauswahl,
- Interventionsführung (Ultraschall, Computertomographie, Fluoroskopie) und
- Prognoseabschätzung (enterische, biliäre Fistel etc.)

liefert. Die Regeln der septischen Chirurgie sind zu beachten: Evakuierung, Spülung, Vermeidung einer Dissemination.

Intra- und perihepatische Verhalte können durch perkutane Drainageentlastung in etwa 90 % der Fälle ausgeheilt werden. Weiterführende Maßnahmen sind z. B. bei cho-

15.6 · Postoperatives Komplikationsmanagement

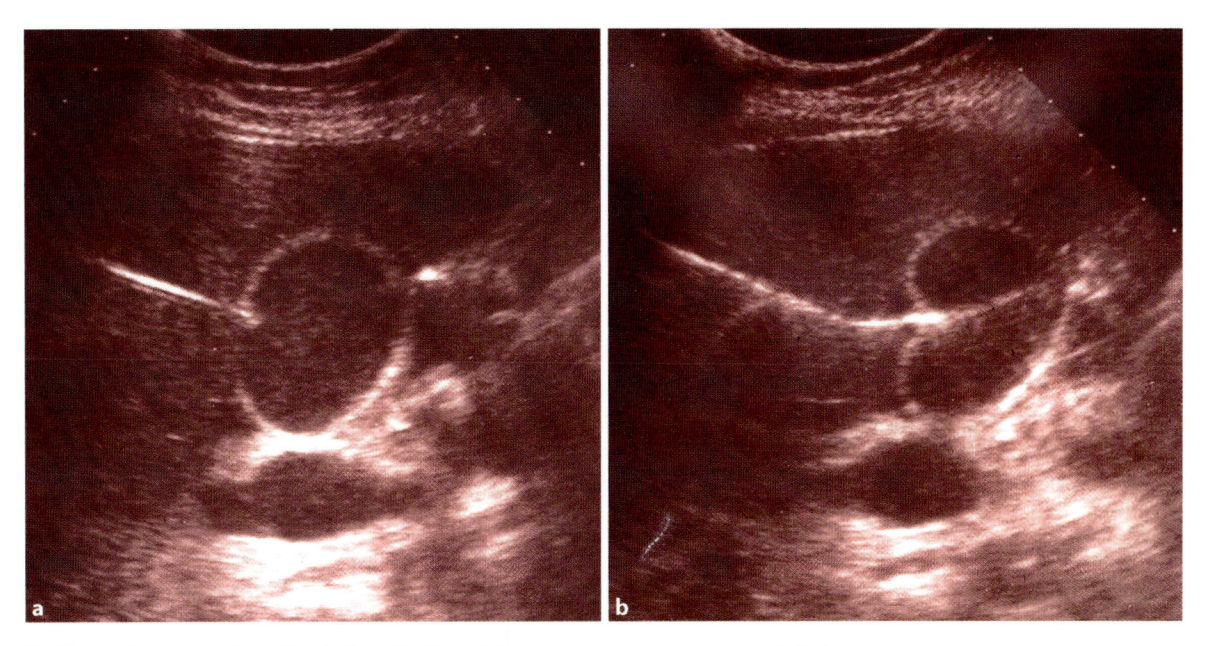

Abb. 15.4a,b Akute alkalkulöse Cholezystitis: Ultraschallgesteuerte perkutane transhepatische Drainage

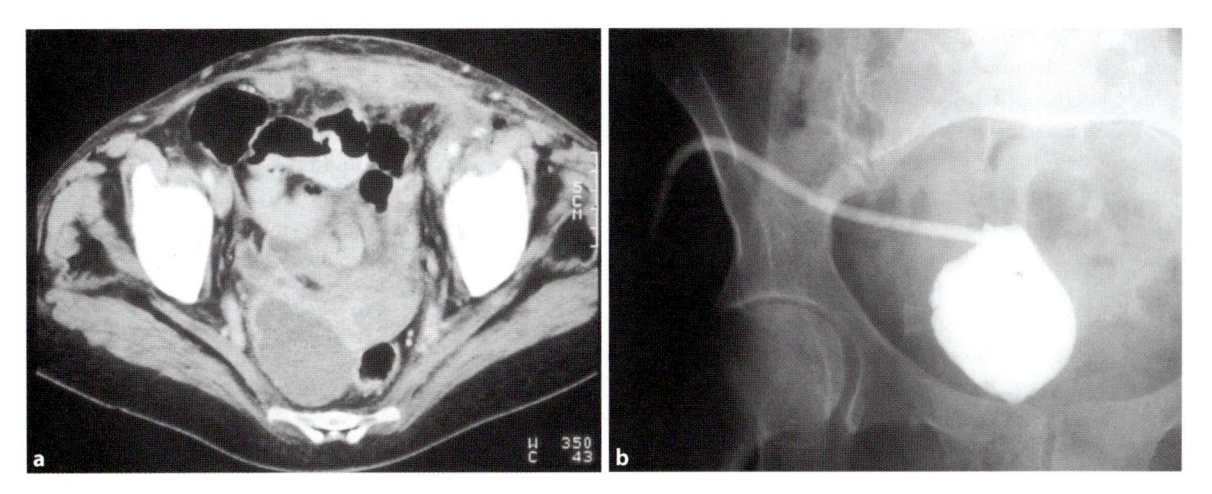

Abb. 15.5a,b Perkutane Drainage. **a** Abszess bei Sigmadivertikulitis. **b** Punktion über rechts dorsolateral mit Seldinger-Technik, Doppellumen-Sump-Drainage

langitischen Abszessen oder bei „High-output"-Gallelecks erforderlich. Die perkutane transhepatische Cholezystostomie wird als definitive oder temporäre Maßnahme auf der Intensivstation genutzt. In bis zu 60 % der Fälle kann eine operative Revision vermieden werden (Abb. 15.4).

Subphrenische und intraabdominelle Verhalte sind meistens postoperativer Genese. Die fehlende anatomische Demarkierung und die Nähe von Darmschlingen erfordern eine möglichst schonende Interventionstechnik. Bei subphrenischer Lokalisation ist eine kraniokaudale Orientierung des Punktionsweges erforderlich, um den Zwerchfellrezessus nicht zu verletzen. Das Vorliegen von pankreatikobiliären oder enteralen Fisteln verlängert die Drainagedauer signifikant, operative Eingriffe zur Sekundärrekonstruktion gehören zum therapeutischen Konzept (Abb. 15.5; Tab. 15.1; Theisen et al. 2005).

Die perkutane Drainage **postpankreatitischer Verhalte** erfordert eine kritische differenzialtherapeutische Abwägung. Pankreaspseudozysten bilden sich in etwa 80 % der Fälle spontan zurück; Schmerzen, drohende Ruptur, biliäre oder enterale Kompression sind indikatorische Richtlinien für einen perkutanen Eingriff. Bei septischen Verhalten sind großlumige Drainagen, Saug-Spül-Vorrichtungen und Sequestermobilisierung zusätzlich erforderlich. Operative Sekundäreingriffe dürfen nicht verzögert werden. Prognostisch günstiger sind Drainagen bei organferner Lokalisation, z. B. retroperitoneal oder pelvin.

Tab. 15.1 Abdominelle Verhaltdrainage (eigene Ergebnisse einer prospektiven Analyse)

	Fallzahl	Drainage erfolgreich	Drainageversagen
Oberbauch rechts	40	36 (90 %)	4 (10 %)
Unterbauch rechts	13	12 (92,3 %)	1 (7,7 %)
Oberbauch links	36	26 (72,2 %)	10 (27,8 %)
Unterbauch links	18	16 (88,9 %)	2 (11,1 %)
Retroperitoneum/Becken	37	33 (85,4 %)	4 (10,8 %)
Summe	144	85 %	15 %

15.6.2 Postoperative Blutungskomplikation

Intraabdominelle und retroperitoneale Blutungskomplikationen in der postoperativen Phase im Rahmen koagulopathischer, septischer oder pankreatitischer Problemkonstellationen tragen in erheblichen Maße zur chirurgischen Morbidität und Mortalität bei. Angiographische Katheter-Techniken sind sowohl in diagnostischer wie auch therapeutischer Intention für eine zielorientierte Notfallversorgung von erheblicher Bedeutung.

Das zur Verfügung stehende Instrumentarium erlaubt den targetspezifischen Gefäßverschluss mit navigierbaren Mikrokathetern (Coils, partikuläre Substanzen) oder rekonstruktive Techniken mit Stentgrafts (▶ Abschn. 15.8). Die Strategie der endovaskulären Versorgung orientiert sich in erster Linie an topographischen Voraussetzungen: organversorgende Leitgefäße sind durch Stentgraft-Implantation zu erhalten, parenchymlokalisierte Blutungen (Leber, Niere, Magen/Darm) werden mit lokaler Coil-Okklusion versorgt.

15.7 Portosystemischer Shunt

Der transjuguläre intrahepatische portosystemische Shunt (**TIPS**) hat sich in den letzten 15 Jahren zu einer effektiven Behandlung der portalen Hypertonie entwickelt und hat die operativen Shunt-Formen weitgehend abgelöst. Eine pathophysiologisch Folge der Leberzirrhose ist die Erhöhung des Pfortaderdrucks auf über 15–20 mmHg, woraus die Varizenbildung mit Blutungsrisiko und die Aszitesbildung als häufigste Komplikation resultieren.

Durch den intrahepatischen Stentshunt wird eine individuell justierbare Druckabsenkung (Shunt-Durchmesser 6–10 mm) auf minimalinvasivem Weg erreicht, indem ein intrahepatischer Pfortaderast mit einer Lebervene durch einen Stenttrakt verbunden wird.

Indikatorische Schwerpunkte sind die endoskopisch/medikamentös nicht beherrschbare akute Varizenblutung, der elektive Shunt zur Prophylaxe der Rezidivblutung, der Aszitesmobilisierung, bei Entwicklung eines hepatorenalen Syndroms und seltenere Indikationen wie Budd-Chiari-Syndrom und akute Pfortaderthrombose (Schepke et al. 2004). Der Stellenwert der TIPS im Gesamtkonzept der Therapie der Leberzirrhose und vor allem zur Primär- und Sekundärprävention der Varizenblutung, ist in vielen zum Teil randomisierten Studien gegenüber traditionellen Konzepten abgeklärt (Triantos et al. 2005; Tesdal et al. 2005). Zur Vermeidung von Folgekomplikationen (Leberversagen, Enzephalopathie) ist eine Patientenselektion erforderlich; wichtigste Parameter sind Leberfunktion (Bilirubin <3 mg/dl), arterieller Perfusionsstatus, Enzephalopathie-Anamnese, kardiale Pumpfunktion.

In der **Aszitesbehandlung** (◘ Abb. 15.6), einem dominanten klinischen Thema, sind positive Daten für den Shunt in 60–80 % gegenüber <20 % durch sequenzielle Parazentese und Enzephalopathieraten von 60–80 % gegenüber 30–50 % angegeben. Bezüglich der Überlebenszeit nach 1 und 2 Jahren sind unter Berücksichtigung unterschiedlicher Selektionskriterien in den einzelnen Studien keine signifikanten Unterschiede zu verzeichnen.

15.8 Viszerale endovaskuläre Gefäßrekonstruktion

Angioplastieverfahren werden komplementär oder alternativ zu operativen Verfahren eingesetzt bei der chronischen mesenterialen Ischämie, bei akuten/subakuten Störungen der mesenterial-portalen Zirkulation und bei akuten Blutungskomplikationen. Bei der akuten Mesenterialischämie können pharmakoangiographische Techniken und Thrombolyseverfahren in der individuellen Situation additiv eingesetzt werden (Kozuch u. Brandt 2005). Ein weiteres Indikationsgebiet stellen vaskuläre Begleitverletzungen beim Traumapatienten dar (◘ Abb. 15.7). Vorrangig konservative Therapiekonzepte bei Verletzung parenchymatöser Bauchorgane gewinnen zunehmend an Bedeutung. Hohe Priorität im Management haben interdisziplinäre Indikationsstellung und Notfallverfügbarkeit.

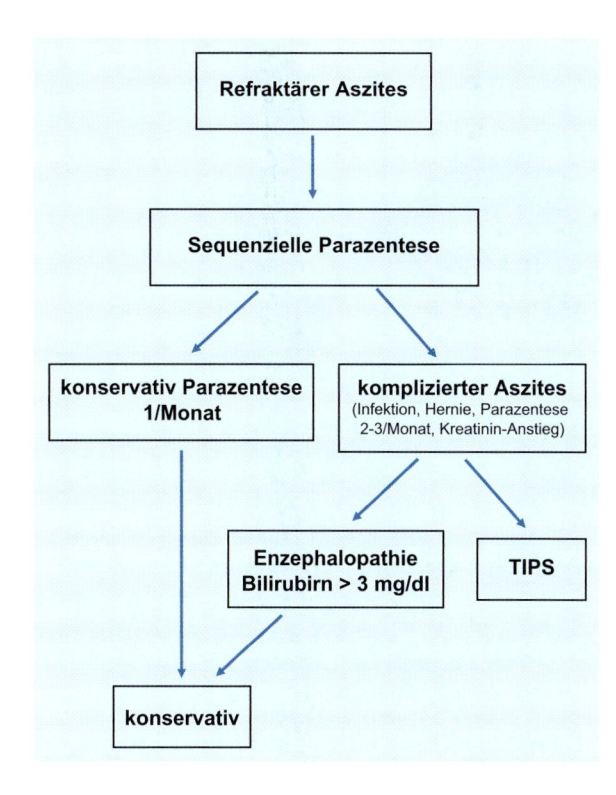

Abb. 15.6 Indikation zur portosystemischen Shuntimplantation (TIPS) bei Aszites

Die rekonstruktive Technik stützt sich auf die konventionelle Ballondilatation, die Stentimplantation und die Verwendung von Stentgrafts. Zum gezielten Gefäßverschluss werden Platinspiralen, partikuläre Substanzen und kalibrierte Mikrosphären verwendet (Brown et al. 2005).

Symptome der **chronischen Mesenterialischämie** sind erst zu erwarten bei Mehrgefäßobstruktion, da sich i. d. R. eine extensive Kollateralzirkulation ausbildet. Die singuläre, fokale und ostiumnahe Obstruktion ist die ideale Morphologie zur endovaskulären Rekonstruktion. Die initialen Erfolge bei ostialen Stenosen liegen bei 90–95 %, bei trunkaler Pathologie zwischen 70 % und 80 % (Sharafuddin et al. 2003; Sarkar 2002). In die Langzeitprognose sind Re-Eingriffe mit einzubeziehen, so dass sich hinsichtlich Symptomfreiheit und sekundärer Patency Erfolgsraten bis zu 90 % erzielen lassen. Kurze Rezidivintervalle sollten zur operativen Rekonstruktion führen. Im Vergleich zur operativen Rekonstruktion ist festzuhalten, dass eine deutlich geringere perioperative Morbidität gegenüber einer erheblich höheren Rezidivrate abzuwägen ist (Kasirajan 2001).

Im **portalen und mesenterial-venösen System** ist die Indikation zu endovaskulären Eingriffen symptomorientiert bei akuter oder chronischer Obstruktion zu stellen. Der Zugang zum Pfortadersystem erfolgt transhepatisch perkutan oder transjugulär. Revaskularisierungsverfahren mit endovaskulärer Thrombolyse und Stentrekonstruktion stehen zur Verfügung (Abb. 15.8).

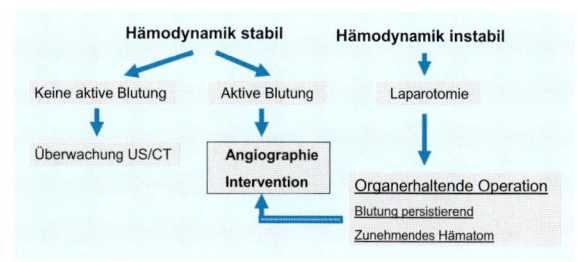

Abb. 15.7 Therapeutischer Algorithmus bei Verletzung parenchymatöser Organe bei Traumapatienten – Indikationen zu Angiographie und Gefäßintervention

15.9 Schmerztherapie

Die Schmerzpalliation durch lokoregionäre Injektionsbehandlung ist ein seit langem geübtes Verfahren, das zunehmend lokal gezielt durch Bildgebung angewendet wird. Grundsätzlich stehen 2 Verfahren zur Verfügung, die temporäre Blockade durch Lokalanästhetika und die permanente Ausschaltung durch Injektion von reinem Ethylalkohol, wodurch eine Neurolyse entsprechender Nervenleitstränge oder der Ganglien induziert wird. Die Computertomographie ermöglicht zum einen die exakte lokalisatorische Darstellung der entsprechenden Strukturen, zum anderen auch die präzise Steuerung von Instrumenten, um diese Therapie möglichst lokal begrenzt und damit effizient und komplikationsarm durchzuführen.

Wichtigste **Indikationsgebiete** sind therapierefraktäre viszerale Schmerzzustände im Oberbauch, die über das Ganglion coeliacum (Pankreatitis, Pankreaskarzinom) geleitet werden und lokale Infiltrationen am Präsakralplexus im Rahmen von Tumorinfiltration urogenitaler oder kolorektaler Karzinome.

Die initiale Wirksamkeit der Ganglion-coeliacum- und präsakralen Plexusblockade ist mit 70–80 % relativ hoch, aber mit einer dauerhaften Schmerzpalliation kann nur bei etwa 15–20 % der Patienten gerechnet werden.

Eine methodische Weiterentwicklung ist die **transpedunkuläre Vertebroplastie** oder **Kyphoplastie**, bei der Knochenzement in den spongiösen Teil des Wirbelkörpers eingebracht wird, was zum einen eine Stabilisierung und auch eine Remodellierung des Wirbelkörpers zum Ziel hat. Wichtigstes Indikationsgebiet ist die Schmerzpalliation bei osteoporotischer oder destruierender Pathologie.

> Alle Verfahren der lokoregionären Schmerzpalliation sollten eingebunden sein in ein allgemeines Analgesiekonzept, um sichere Effizienz und dauerhafte Palliation zu erzielen.

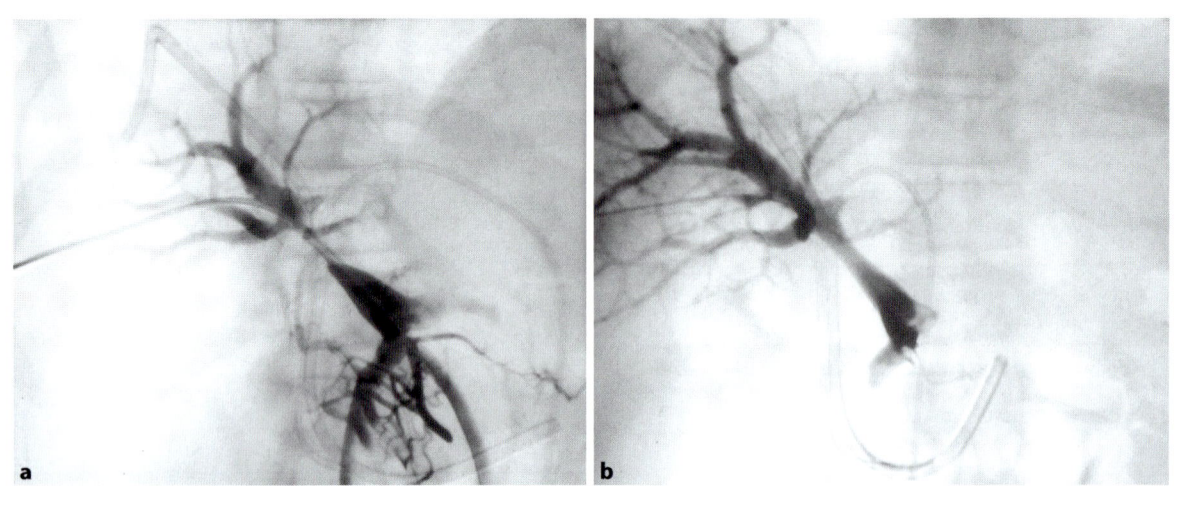

Abb. 15.8a,b 65-jähriger Patient mit Gallengangsstauung im Hilusbereich. **a** Endoskopische Entlastung mit 2 Plastikendoprothesen, konsekutive Pfortaderstenose durch elastische Kompression, Aszitesbildung. **b** Therapie: transhepatischer Zugang zur Pfortader und Stentimplantation

Literatur

Bedikian A, Legha SS, Mavligit G (1995) Treatment of uveal melanoma metastatic to the liver. A review of the M.D. Anderson Cancer Center experience and prognostic factors. Cancer 76:1665–1670

Brown DJ, Schermerhorn ML, Powell RJ, Fillinger MF, Rzudidlo EM, Walsh DB et al. (2005) Mesenteric stenting for chronic mesenteric ischemia. J Vasc Surg 42:268–274

Bruix J, Sala M, Llovet JM (2005) Chemoembolisation for hepatocellular carcinoma. Gastroenterology 2004; 127:179–188

Cowling MG, Adam AN (2001) Internal stenting in malignant biliary obstruction. World J Surg 25:355-361

Ganeshan A, Hon LQ, Warakaulle DR, Morgan R, Uberoi R (2009) Superior vena caval stenting for SVC obstruction: current status. Eur J Radiol 71:343–349

Grosso M, Zanon E, Zanon C, Gallo T, Garruso M, Gazzera C (1998) Percutaneous transaxillary intraarterial catheter insertion with reservoir for hepatic artery infusion Chemotherapy. Radiology 209:252-253

Haage P, Pitoth W, Staatz G, Adam G, Günther RW (1999) CT-gesteuerte perkutane Biopsien zur Klassifikation von fokalen Leberläsionen: Vergleich zwischen 14G und 18G Stanzbiopsienadeln. RÖFO 171:44–48

Kasirajan K, O'Hara PJ, Gray BH, Hertzer NR, Clair DG, Greenberg RK et al. (2001) Chronic mesenteric ischemia: open surgery versus percutaneous angioplasty and stenting. J Vasc Surg 33:63–71

Kozuch PL, Brandt LJ (2005) Review article: diagnosis and management of mesenteric ischemia with emphasis on Pharmacotherapy. Aliment Pharmacol Ther 21:201–215

Lersch C, Paschalidis M, Theiss W (1999) Tiefe Venenthrombosen durch zentralvenöse Katheter. VASA 28:71–78

Livraghi T, Giorgio A, Mariu G, Salmi A, de Sio I, Bolondi L, Pompili M, Brunello F, Lazzaroni S, Torzilli G, Zucchi A (1995) Hepatocellular carcinoma and cirrhosis in 746 patients: long-term results of percutaneous ethanol injection. Radiology 197:101–108

Llovet JM, Bruix J (2003) Systematic review of randomized trials for unresectable hepatocellular carcinoma: chemoembolization improves survival. Hepatology 37:429–442

Llovet JM, Sala M (2005) Non-surgical therapies of hepatocellular carcinoma. Eur J Gastroenterol Hepatol 17:505–513

Lorenz M, Staib-Sebler E, Gog C, Vetter G, Petrowsky H, Müller HH (1999) Die Stellung der regionalen Langzeitchemotherapie bei Lebermetastasen. Chirurg 70:141–153

Luciani A, Clement O, Halimi P, Goudot D, Portier F, Basso V, Luciani J-A, Avan P, Frija G, Bonfils P (2001) Catheter-related upper extremity deep venous thrombosis in cancer patients: a prospective study based on Doppler US. Radiology 220:655–660

Mavligit GM, Pollock RE, Evans HL, Wallace S (1993) Durable hepatic tumor regression after arterial chemoembolization in patients with islet cell carcinoma of the pancreas metastatic to the liver. Cancer 72:375–380

Nagino M, Nimura Y, Kamiya J (1995) Changes in hepatic lobe volume in biliary tract cancer patients after right portal vein embolisation. Hepatology 21:4334–4439

Ortner MA, Liebetruth J, Schreiber S, Hanft M, Wruck U, Fucco V, Müller JM, Hörtnagl H (1998) Photodynamic therapy of nonresectable cholangiocarcinoma. Gastroenterology 114:536–542

Sarkar R (2002) Evolution of the management of mesenteric occlusive disease. Cardiovasc Surg 10:395

Schepke M, Kleber G, Nuernberg D et al. (2004) Ligation versus propranolol for the primary prophylaxis of varicaeal bleeding in cirrhosis. Hepatology 40:73–79

Sharafuddin MJ, Olson CH, Sun S, Kresowik TF, Corson JD (2003) Endovascular treatment of celiac and mesenteric arteries stenoses: applications and results. J Vasc Surg 38:692–698

Takats de PG, Kerr DJ, Poole CJ, Warren HW, McArdle CS (1994) Hepatic arterial chemotherapy for metastatic colorectal carcinoma. Br J Cancer 69:372–378

Tesdal IK, Adams R, Poeckler C, Koepke J, Jaschke W, Georgi M (1997) Therapy for biliary stenoses and occlusions with use of three different metallic stents: single center experience. J Vasc Intervent Radiol 8:869–879

Tesdal IK, Filser T, Weiss C, Holm E, Dueber C, Jaschke W (2005) Transjugular intrahepatic portosystemic shunts: adjunctive embolotherapy of gastroesophageal collateral vessels in the prevention of variceal rebleeding. Radiology 236:360–367

Theisen J, Bartels H, Weiss W, Berger H, Stein HJ, Siewert JR (2005) Current concepts of percutaneous abscess drainage in postoperative retention. J Gastrointest Surg 9:280–283

Literatur

Townsend A, Price T, Karapetis C (2009) Selective internal radiation therapy for liver metastases from colorectal cancer. Cochrane Database Syst Rev 7:CD007045

Triantos C, Vlachogiannakos J, Avgerinos A, Saveriadis A, Kougioumtzian A, Leandro G, Manolakopoulos S, Tzourmakliotis D, Raptis SA, Burroughs AK, Avgerinos A (2005) Primary prophylaxis of variceal bleeding in cirrhotics unable to take blockers: a randomized trial of ligation. Aliment Pharmacol Ther 21:1435–1443

Voigt W. Behrmann C, Schlüter A, Kegel T, Grothey A, Schmoll HJ (2002) A new chemoembolization protocol in refractory liver metastasis of colorectal cancer – a feasibility study Onkologie 25:158–164

Zappe H (2003) Transarterielle Chemoembolisation beim primären Leberzellkarzinom: klinische Ergebnisse. Inauguraldissertation, München

Chirurgische Endoskopie

F. Spelsberg

16.1 Einführung

Die endoluminale flexible Endoskopie ist zum unverzichtbaren Bestandteil der täglichen chirurgischen Tätigkeit geworden. Gerade im Zeitalter der Minimierung des Zugangstraumas bei viszeralchirurgischen Eingriffen gewinnt sie zunehmend an Bedeutung. Im präoperativen Bereich wird sie zur Diagnostik und Therapieplanung eingesetzt: in der Tumorchirurgie z. B. zur Entscheidung über operatives Vorgehen, Resektionsausmaß und ggf. über eine neodadjuvante Therapie. Intraoperativ kann die endoskopische Untersuchung zur Lokalisationsdiagnostik vor resezierenden Eingriffen oder zur Anastomosenprüfung genutzt werden. Darüber hinaus wurde ein breites Spektrum an endochirurgischen Therapieverfahren z. B. zur definitiven lokalen Behandlung von Frühkarzinomen entwickelt. In spezialisierten Zentren werden außerdem laparoskopisch-endoskopische Rendezvous-Eingriffe durchgeführt.

Die Weiterentwicklung interventioneller Techniken für die endoluminale Endoskopie hat dazu geführt, dass auch die Erkennung und Behandlung postoperativer Komplikationen im Gastrointestinaltrakt endoskopisch mit geringer Belastung für den Patienten und niedrigen Morbiditäts- und Mortalitätsraten möglich ist. Auch wenn der Stellenwert der Endoskopie für die Früherkennung lokaler Rezidive nach Karzinomresektionen am Gastrointestinaltrakt noch kontrovers diskutiert wird, so bietet die interventionelle Endoskopie eine große Anzahl palliativer Therapieoptionen bei inoperablen Befunden. Die palliative Behandlung kann die Lebensqualität der betroffenen Patienten durch Wiederherstellung der Passage und Bekämpfung von Sekundärproblemen wie Blutung oder Fistelbildung verbessern. Hierfür stehen dilatative, ablative und prothetische Verfahren zur Verfügung.

16.2 Ösophagogastroduodenoskopie

16.2.1 Indikationen

Die Indikation zur Ösophagogastroduodenoskopie (ÖGD) ergibt sich bei dem Verdacht oder dem Nachweis einer Erkrankung im Bereich der Speiseröhre, des Magens oder des Duodenums (◘ Tab. 16.1).

16.3 Patientenvorbereitung und Untersuchungstechnik

Der Patient muss über Indikation und Risiken der ÖGD zeitgerecht aufgeklärt werden, er sollte mindestens 6 h nüchtern sein. Antikoagulanzien müssen ausreichend lange vorher abgesetzt worden sein, falls eine Intervention oder Biopsie geplant ist. Die Untersuchung erfolgt liegend in Linksseitenlage. Üblicherweise wird eine Rachenanästhesie z. B. mit Xylocainspray durchgeführt außer bei Patienten, die nicht nüchtern sind (cave: Aspiration bei Notfalluntersuchung oder Verdacht auf obere GI-Blutung). Im Falle einer Sedierung (Midazolam 3–5 mg i.v. oder Disoprivan initial 50–70 mg i.v., zur Aufrechterhaltung fraktionierte Gaben von 10–30 mg nach Wirkung) ist eine pulsoxymetrische Überwachung obligat. Die Empfehlung an den Patienten, ob eine Sedierung angezeigt ist, hängt von mehreren Faktoren ab: von der vermutlichen Dauer des Eingriffs, der erwarteten Patientenbelastung, der Erfahrung des Patienten aus vorangegangenen Untersuchungen und von etwaigen Begleiterkrankungen.

Das Einführen des Gastroskops erfolgt unter endoskopischer Sicht. Beim Standarduntersuchungsgang ist eine detaillierte Inspektion von Ösophagus, Kardia (orthograd und in Inversion), Magen, Bulbus duodeni und Pars descendens des Duodenums innerhalb einiger Minuten durchführbar. Eine Untersuchung bis zur Flexura duodenojejunalis ist bei spezieller Fragestellung (ggf. unter Bildwandlerkontrolle) möglich. Mittels Zangen, die durch den Arbeitskanal des Endoskops vorgeschoben werden, können Biopsien zur histologischen Beurteilung oder für einen Helicobacter-pylori-Schnelltest gewonnen werden.

16.3.1 Refluxösophagitis

Die heute gebräuchlichsten Einteilungen der Refluxösophagitis sind in ◘ Tab. 16.2 wiedergegeben.

16.3.2 Blutstillung im oberen Gastrointestinaltrakt

Eine endoskopische Blutstillung ist bei mehr als 90 % der Patienten erfolgreich (► Kap. 22). Die Behandlungsverfah-

Tab. 16.1 Indikationen zur Ösophagogastroduodenoskopie

Präoperativ	Intraoperativ	Postoperativ	Interventionell
Dysphagie	Lokalisation (Tumor, Blutungsquelle)	Anastomoseninsuffizienz	Palliative Tumortherapie (APC, Laser, Stent)
Reflux	Anastomosen-, Nahtkontrolle	Anastomosenstenose	Dilatation, Bougierung
Blutung im oberen Gastrointestinaltrakt	Rendezvous-Verfahren	Nachblutung	Blutstillung
Tumorsuche		Ischämie	Polypektomie
Staging		Stressulkus, Ösophagitis	Ernährungssonde, perkutane endoskopische Gastrotomie
Histologiegewinnung		Nachsorge	Fremdkörperentfernung

ren sind vielfältig und richten sich nach der zugrunde liegenden Läsion, den verfügbaren Mitteln und der Expertise des Endoskopikers. Häufigste Ursache einer oberen Gastrointestinalblutung sind Ulcera duodeni bzw. ventriculi. Eine endoskopische Therapie ist bei aktiv blutenden Ulzera (Forrest I), bei Ulzera mit Gefäßstumpf (Forrest IIa) und bei Ulzera mit anhaftendem Koagel (Forrest IIb) indiziert. Während der Schockbekämpfung ist die ÖGD bei Patienten mit akuter oberer gastrointestinaler Blutung die erste diagnostische und ggf. auch therapeutische Maßnahme. Zum Schutz vor Aspiration sollte frühzeitig die Indikation zur Intubation gestellt werden.

> **Forrest-Klassifikation der Blutungsaktivität**
> - Forrest I: aktive Blutung
>   - Forrest Ia: spritzend
>   - Forrest Ib: sickernd
> - Forrest II: Zeichen der stattgehabten Blutung
>   - Forrest IIa: sichtbarer, nicht blutender Gefäßstumpf
>   - Forrest IIb: anhaftendes Koagel
>   - Forrest IIc: hämatinbedeckter Ulkusgrund
> - Forrest III: Ulkus ohne Zeichen einer vorausgegangenen Blutung

Die Stillung einer **aktiven Ulkusblutung** geschieht nach Spülung und Identifizierung der Blutungsquelle zunächst durch Unterspritzung mit Adrenalin-Kochsalz-Lösung (1:10.000). Anschließend werden Fibrinkleberdepots in typischer Dübel-Ankertechnik in den Ulkusgrund unmittelbar am blutenden Gefäß injiziert. Falls ein Gefäßstumpf zu sehen ist, kann auch eine Clip-Applikation indiziert sein. Das Risiko einer Rezidivblutung ist während der ersten 72 h nach dem Initialereignis am höchsten und kann durch die endoskopische und medikamentöse Therapie bei Patienten mit Risikoulzera von etwa 30 % auf 5–15 % gesenkt werden. Der Nutzen einer Kontroll-ÖGD nach 24 h ist umstritten.

Etwa 10 % aller oberen Gastrointestinalblutungen sind **Varizenblutungen**. Ihre Prognose wird wesentlich von einer erfolgreichen Blutstillung bestimmt. Die endoskopische Gummibandligatur stellt heute die Standardtherapie bei Ösophagusvarizenblutungen dar. Falls diese nicht zur Verfügung steht, kann alternativ auch eine Verödung mit Polidocanol 1 % versucht werden. Hierzu werden submukös, para- und intravariköse Depots von 0,5–1,5 ml injiziert, die Verödung muss ggf. mehrfach wiederholt werden. Fundusvarizen sind durch Unterspritzung mit einem 1:1-Gemisch aus Histoacryl und Lipiodol zu behandeln, da Polidocanol wegen seiner ausgeprägten ulzerogenen Effekts nicht im Bereich von Magen und Kolon eingesetzt werden darf. 80–90 % aller blutenden Varizen können endoskopisch gestillt werden, bei endoskopisch nicht stillbarer Blutung stellt die Sengstaken-Blakemore-Sonde bzw. die Linton-Nachlass-Sonde die einzige Option dar. Um Drucknekrosen zu vermeiden muss die Sonde alle 6–12 h entblockt werden. Medikamentös ist die Gabe von Terlipressin indiziert, diese führt in 70–80 % zum Sistieren der Blutung und kann auch bei erfolgloser endoskopischer Blutstillung verabreicht werden.

Mallory-Weiss-Risse sistieren fast immer spontan und benötigen meist keine endoskopische Therapie (nur bei einer aktiven Blutung). **Dieulafoy-Läsionen** und **Tumoren** sind in <5 % der Fälle Ursache einer oberen Gastrointestinalblutung. Bei flächigen Blutungen, Tumorblutungen, Angiodysplasien oder Hämangiomen können thermische Verfahren wie die Argon-Plasma-Koagulation erfolgreich eingesetzt werden, wobei die Schwierigkeit in der Lokalisation der tatsächlichen Blutungsquelle besteht.

Seltene Ursachen sind gastroantrale Angiektasien („Wassermelonenmagen"), portale Hypertension, Erosionen, Fisteln und Blutungen aus dem Pankreas oder den Gallengängen.

Tab. 16.2 Einteilung der Refluxösophagitis

Einteilung nach Savary und Miller

Stadium I	Einzelne oder mehrere nicht konfluierende Schleimhauterosionen mit Erythem und/oder Exsudat
Stadium II	Konfluierende erosiv-ulzeröse Defekte, die nicht die gesamte Zirkumferenz umfassen
Stadium III	Läsionen erfassen die gesamte Zirkumferenz, ohne Bildung einer Stenose oder anderer Akutkomplikationen
Stadium IV	Chronische oder akute Veränderungen (Ulkus) mit Sekundärfolgen (Wandfibrose, Stenose, Barrett-Metaplasie)

Los-Angeles-Klassifikation

A	Eine oder mehrere Schleimhautläsionen
B	Eine Läsion länger als 0,5 cm, Läsionen überschreiten noch nicht 2 Mukosafalten
C	Mehrere Mukosafalten werden von den Läsionen überschritten, aber noch keine zirkulären Defekte
D	Nachweis zirkulärer Defekte

16.3.3 Perkutane endoskopische Gastrostomie

Die endoskopisch gestützte Platzierung einer Ernährungssonde durch die Bauchwand hat sich zur enteralen Ernährung seit vielen Jahren bewährt. Es stehen dabei 2 Techniken zur Verfügung:

- Bei der **Fadendurchzugsmethode** wird unter gastroskopischer und diaphanoskopischer Kontrolle der Magen in Lokalanästhesie punktiert. Über diese Nadel wird ein Faden vorgeschoben, mit der Fasszange des Endoskops gefasst und transoral ausgeleitet. Nach Verknüpfen des Fadens mit dem Gastrostomiekatheter wird dieser über Rachen, Speiseröhre und Magen wieder nach außen gezogen. Die innere Halteplatte bildet im Magen ein Widerlager und verhindert eine Dislokation.
- Bei der **Direktpunktionstechnik** wird die Magenwand unter endoskopischer Sicht mit 2 Nähten mittels eines Nahtapparates an die vordere Bauchwand fixiert und ein Ballonkatheter anschließend durch eine Splitkanüle in den Magen platziert.

16.3.4 Endoskopische Therapie der Anastomoseninsuffizienz und Anastomosenstenose

Nach Ösophagusresektionen treten Insuffizienzen in 5–30 % der Fälle auf; diese tragen ganz erheblich zur Morbidität und Mortalität dieser Patienten bei. Eine frühzeitige Diagnostik ist daher von großer Bedeutung. Neben den diagnostischen Möglichkeiten (Ausmaß und Lage der Insuffizienz, Beurteilung der Schleimhautdurchblutung oder einer transmuralen Nekrose) ergeben sich auch therapeutische Maßnahmen (Débridement, Fibrinklebung, passagere Stent-Versorgung, Ernährungssondeneinlage).

> Prinzipiell gilt, dass eine endoskopische Untersuchung durch einen erfahrenen Endoskopiker zu jedem Zeitpunkt nach einer Operation ohne Risiko für den Patienten oder die Anastomose durchgeführt werden kann.

Zur Behandlung narbiger Stenose, wie sie besonders gehäuft nach Anastomoseninsuffizienzen auftreten, stehen die Ballondilatation und Bougierung mittels Guillard-Savary-Bougies über einen endoskopisch gelegten Draht zur Verfügung. Kurzstreckige Stenosen und „Lochblendenstenosen" können in der Technik nach Truong radiär z. B. mit einem Papillotomiekatheter inzidiert werden. Diese Maßnahmen müssen in der Regel mehrfach wiederholt werden um einen dauerhaften Erfolg zu erreichen.

16.3.5 Palliative Tumortherapie

Bei inoperablen Tumoren der Speiseröhre, der Kardia und des Mediastinums sowie Rezidiven nach Ösophagus- oder Magenresektionen und bei malignen Duodenalstenosen stehen heute eine Reihe von Stents als primär endoskopische Palliativmaßnahme zur Verfügung. Neben selbstexpandierenden Metall-Stents (mit und ohne Kunststoffüberzug) werden auch Silikon-Stents eingesetzt (Abb. 16.1 und Abb. 16.2). Um bei kardiaüberschreitenden Stents einen Reflux zu vermeiden, werden hierfür Metall-Stents mit Antirefluxventil angeboten.

16.4 Koloskopie

16.4.1 Indikationen

Die Indikationen zur Koloskopie sind in Tab. 16.3 dargestellt. Die komplette Koloskopie beinhaltet in der Regel

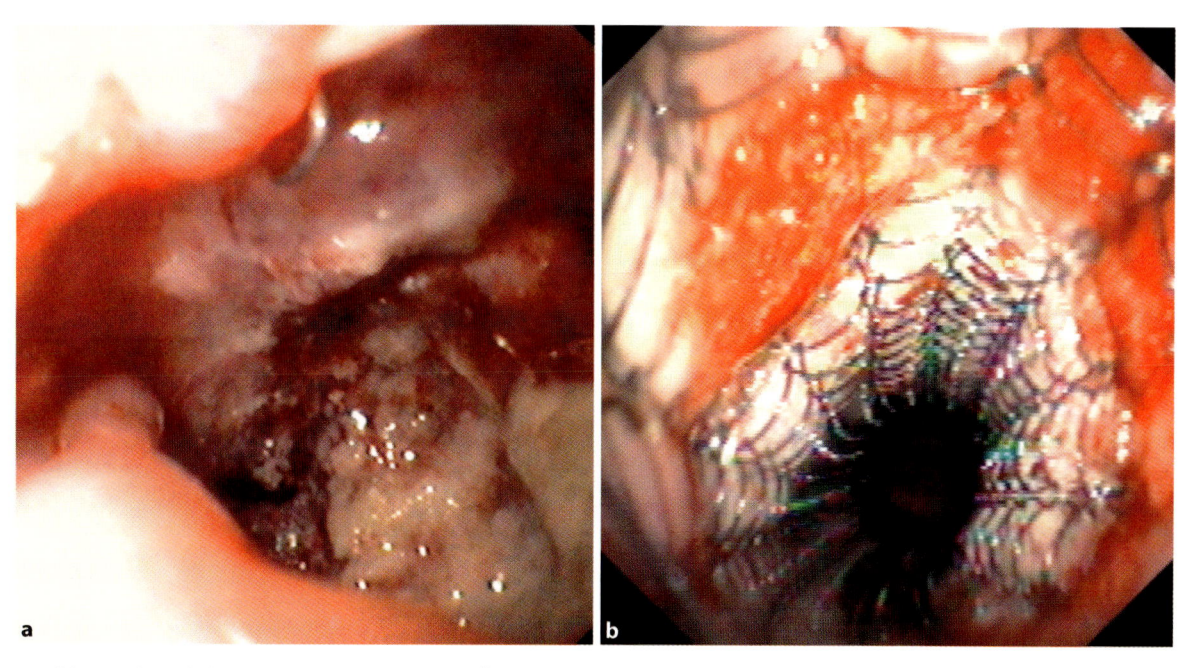

Abb. 16.1a,b Endoskopisches Bild eines inoperablen Ösophaguskarzinoms. **a** Vor Stent-Platzierung, **b** nach Stent-Platzierung eines teilbeschichteten Metall-Stents

auch die Inspektion des terminalen Ileums. Durch Inversion der Koloskopspitze in der Rektumampulle ist eine orientierende Beurteilung möglich, diese kann jedoch eine gründliche proktologische Untersuchung (Inspektion, digitale Palpation und Proktoskopie) nicht ersetzen.

> Zur exakten Lokalisation der Höhe ab Linea dentata sowie im Bezug auf die Zirkumferenz ist eine starre Rektoskopie bei pathologischen Befunden im Rektum unabdingbar. Die Distanz zur Linea dentata wird bei der flexiblen Endoskopie leicht überschätzt, so dass eine starre Rektoskopie präoperativ obligat bei allen Patient mit Erkrankungen im Bereich des Sigmas und des Rektums durchgeführt werden muss.

Die **CT-Kolonographie** („virtuelle Koloskopie") ist eine sinnvolle Alternative, wenn die Koloskopie unvollständig bleibt oder vom Patienten abgelehnt wird. Die früher als Ergänzung zur Koloskopie durchgeführte Barium-Doppelkontrast-Untersuchung ist bezüglich der Diagnostik von Polypen und Tumoren als überholt anzusehen.

16.4.2 Patientenvorbereitung und Untersuchungstechnik

Eine gründliche **Darmreinigung** ist unabdingbare Voraussetzung für eine suffiziente koloskopische Diagnostik und Therapie. Am Vortag der Untersuchung erhält der Patient mittags ein Abführmittel (z. B. Prepacol) und abends nur noch flüssige Kost. Am Vorabend oder am Morgen des Untersuchungstages werden 3–4 l Trinklösung oral verabreicht. Heute werden meist isoosmolare Lösungen auf Polyethylenglycol-Basis (z. B. Golytely, Klean-Prep) oder salinische Lösungen (z. B. Fleet Phospho-soda) verwendet, wobei isoosmolare Lösungen auch bei Patienten mit eingeschränkter Herz- und Nierenfunktion eingesetzt werden können. Zur Verbesserung des Patientenkomforts können Geschmacksstoffe (z. B. Zitrone, Vanille) hinzugefügt werden.

Zur Koloskopie sollten heute vollflexible **Videokoloskope** mit Geradeausoptik und einem maximalen Blickwinkel von 140° eingesetzt werden. Sie verfügen üblicherweise über 1–2 Instrumentierkanäle, einen Gerätedurchmesser von 13,2 mm und eine mittlere Nutzlänge von 130 cm. Durch den Arbeitskanal können eine Vielzahl unterschiedlicher Instrumente eingebracht werden. Zur Entdeckung und Beurteilung kleinster Schleimhautveränderungen steht heute die sog. **Video-Zoom-Koloskopie** mit Vorschaltung spezieller Linsensysteme zur Verfügung. Hierbei wird der Vergrößerungsfaktor von 20:1 bei herkömmlichen Videokoloskopen auf 100:1 gesteigert. Die praktisch-klinische Bedeutung dieses Verfahrens ist noch Gegenstand der Diskussion.

> Bei Risikopatienten (Herzklappenersatz, Zustand nach infektiöser Endokarditis, Herzvitien) ist vor der endoskopischen Untersuchung eine Antibiotikaprophylaxe gemäß den aktuellen Richtlinien zur Verhinderung einer bakteriellen Endokarditis

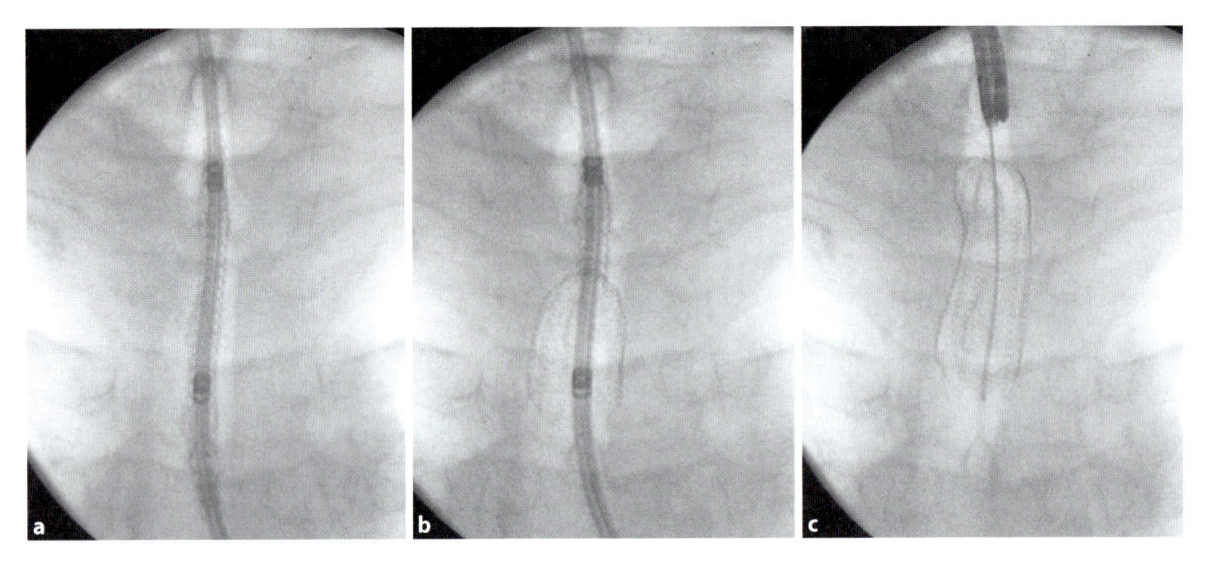

Abb. 16.2a–c Freisetzung eines selbstexpandierenden Metall-Stents unter Röntgendurchleuchtung

durchzuführen, da klinisch stumme Bakteriämien auftreten können.

Eine **Analgosedierung** (z. B. Midazolam 3–5 mg i.v. oder Disoprivan initial 50–70 mg i.v., zur Aufrechterhaltung fraktionierte Gaben von 10–30 mg nach Wirkung) mit obligater kontinuierlicher pulsoxymetrischer Kontrolle ist häufig sinnvoll, bei Patienten nach Sigma-Rektum-Resektion oder Hemikolektomie links meist jedoch nicht notwendig. Der Patient befindet sich zu Beginn der Untersuchung in Linksseitenlage, bei schwieriger Passage können eine Umlagerung des Patienten oder eine manuelle Fixierung des Darms von außen durch einen Assistenten notwendig sein. Die Untersuchung endet im Zökum oder bei entsprechender Fragestellung (z. B. chronisch-entzündliche Darmerkrankungen) nach Intubation des terminalen Ileums.

16.4.3 Polypektomie

Entartungsrisiko

Adenome im Kolon sind Neoplasien, die prinzipiell eine maligne Potenz in sich tragen (Dysplasie-Karzinom-Sequenz). Es wird angenommen, dass etwa 5 % aller Adenome maligne entarten. Hochgradige Dysplasien in Adenomen sind als ein Risikomarker für die Entstehung eines kolorektalen Karzinoms zu werten. Zwischen dem Alter des Patienten, der Anzahl und der Größe der Adenome sowie dem villösen Anteil einerseits sowie dem Risiko der malignen Entartung andererseits besteht eine positive Korrelation. Histologisch sind etwa je die Hälfte aller Adenome im Kolon tubulovillöse bzw. tubuläre Adenome. Ausschließlich villöse Adenome sind nur mit weniger als 10 % vertreten. Die Entartungswahrscheinlichkeit steigt bei tubulovillöse Adenomen von 4 % bei <1 cm über 7 % bei 1–2 cm auf ca. 46 % bei >2 cm. Bei rektoskopisch entdecktem Adenom ist eine komplette Koloskopie unbedingt empfehlenswert, da in bis zu 40 % der Fälle mit weiteren synchronen Adenomen im restlichen Kolon zu rechnen ist.

Durchführung

Voraussetzungen für eine Polypektomie sind ausreichende Blutgerinnung (Quick >50 % bzw. INR 1,4; PTT <2×Referenzwert, Thrombozyten >50.000/mm^3), optimale Darmreinigung und eine risikoadaptierte Indikationsstellung. Die Abtragung erfolgt mittels **Diathermieschlinge**, wobei eine vorherige Unterspritzung des Stiels bzw. der Basis mit Adrenalin-Kochsalz-Lösung 1:10.000 oder in speziellen Fällen auch mit Hyaluronsäure zur Blutungsprophylaxe und zur besseren Abtragbarkeit insbesondere bei flachen Adenomen sinnvoll ist, ggf. können auch Hämostase-Clips zur Blutstillung zum Einsatz kommen. Das Perforationsrisiko lässt sich durch das submuköse Einspritzen und dadurch bedingte Aufquellen vermindern.

Adenome <5 mm sollten mit der Zange abgetragen werden, weil hier das Gewebe bei der Schlingenabtragung thermisch so stark verändert werden kann, dass eine suffiziente histologische Untersuchung nicht mehr möglich ist. Bei sehr großen Polypen ist eine Abtragung oftmals nur fraktioniert („Piecemeal"-Technik) oder in mehreren Sitzungen möglich. Dieses Verfahren birgt jedoch große Probleme bei der histologischen Beurteilung der Resektionsränder und damit der Beantwortung der Frage, ob eine Resektion im Gesunden vorliegt. Dies ist jedoch zur weiteren Therapieplanung – lokale Exzision versus operative Resektion – insbesondere bei hochgradigen Dysplasien oder

Tab. 16.3 Indikationen zur Koloskopie

Präoperativ	Intraoperativ	Postoperativ	Interventionell
Untere Gastrointestinalblutung, positiver Hämoccult-Test	Lokalisation (Tumor, Blutungsquelle)	Anastomoseninsuffizienz	Polypektomie
Tumorsuche und -lokalisation	Anastomosen-, Nahtkontrolle	Anastomosenstenose	Dilatation, Bougierung
Histologiegewinnung	Rendezvous-Verfahren	Nachblutung	Blutstillung
Chronisch entzündliche Darmerkrankungen		Dekompression bei Pseudoobstruktion (Ogilvie-Syndrom)	Palliative Tumortherapie (Argon-Plasma-Koagulation, Laser, Stent)
Unklare Diarrhö		Ischämie	Behebung einer Invagination
Vorsorge (>50 Jahre)		Nachsorge	Dekompression

niedriggradigen T1-Rektumkarzinomen entscheidend. Bei kurativer Indikation sollte die fraktionierte Abtragung daher Ausnahmefällen vorbehalten sein.

> Ziel muss eine komplette Abtragung und Bergung der Adenome zur histologischen Begutachtung sein, da bei bis zu 8 % aller abgetragenen Adenome bereits Anteile eines invasiven Karzinoms entdeckt werden.

Destruierende Verfahren wie die Argon-Plasma-Koagulation, Lasertherapie und photodynamische Therapie sind wegen der mangelnden histologischen Beurteilbarkeit der zerstörten Tumoren und der dadurch möglicherweise übersehenen malignen Anteile bei kurativer Intention in der Regel nicht indiziert, zumal eine hohe Rezidivrate von bis zu 30 % in der Literatur beschrieben wird. Diese Verfahren sollten nur zur palliativen Therapie bei allgemeiner Inoperabilität oder nicht möglicher Schlingenabtragung eingesetzt werden.

Nachsorge

Da die Kosten-Nutzen-Effektivität bei einer engmaschigen Kontrolle jedes Polypenträgers gering ist, wird ein differenziertes Vorgehen in Abhängigkeit von Polypenanzahl, Histologie und Grad der Differenzierung empfohlen:

- Koloskopie alle 5 Jahre bei „Low-risk"-Patienten (<1 cm Größe, initial <3 Adenome, leichtgradige Dysplasie)
- Kontrollkoloskopie nach 3 Jahren bei Patienten mit fortgeschrittenen Polypen (>1 cm Größe, initial >3 Adenome, hochgradige Dysplasien, positive Familienanamnese für kolorektales Karzinom)
- Kontrollkoloskopie alle 1–2 Jahre bei hereditärem non-polypösem Kolonkarzinom (ab 20. Lebensjahr, bzw. 10 Jahre vor Diagnose bei Indexpatient), langjähriger chronisch-entzündlicher Darmerkrankung (Pankolitis >8 Jahre, linksseitige Kolitis >15 Jahre)
- Kontrollkoloskopie nach 3–6 Monaten nach endoskopischer Abtragung eines Frühkarzinoms

Komplikationen

Komplikationen bei **diagnostischen Koloskopien** sind sehr selten, ihre Gesamtrate liegt bei <0,2 %, die Letalität bei <0,01 %. Am häufigsten werden mit 0,02 % kardiopulmonale Probleme beobachtet, die zum Teil durch die Sedierung bedingt sind. Das Blutungsrisiko liegt bei <0,02 %, Perforationen treten bei 0,05 % der Untersuchungen auf und zwar typischerweise im Bereich des rektosigmoidalen Übergangs und des Sigmas. Abdominelle Beschwerden nach einer Koloskopie sind meist durch eine übermäßige Luftinsufflation bedingt. Bei Fortbestehen oder Verschlechterung der Symptomatik muss jedoch immer eine Perforation ausgeschlossen werden.

Bei der **therapeutischen Koloskopie** stellt die Blutung mit 1–2 % die häufigste Komplikation vor der Perforation mit 0,1–0,3 % dar, die Letalität wird mit 0,05 % angegeben.

Postpolypektomiesyndrom

Das Postpolypektomiesyndrom kann sich durch passagere abdominelle Schmerzen mit lokalem Peritonimus, Meteorismus, Fieber und Leukozytose äußern. Als Ursache wird eine lokale peritonitische Reaktion ohne komplette transmurale Nekrose oder Perforation angenommen. Kann radiologisch eine Perforation ausgeschlossen werden, ist in der Regel eine operative Behandlung nicht notwendig, die Symptome verschwinden unter konservativer Therapie. Sollte eine freie Perforation nachgewiesen werden oder diese im weiteren Verlauf auftreten, ist selbstverständlich eine unverzügliche operative Sanierung indiziert.

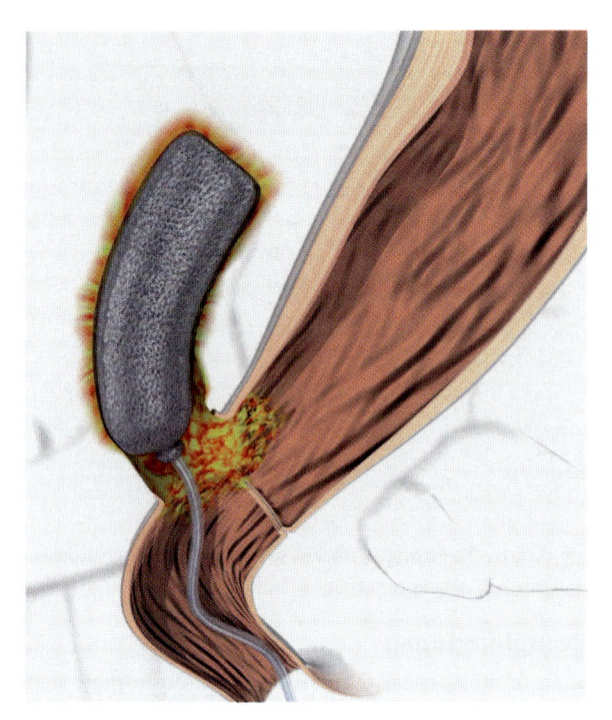

Abb. 16.3 Behandlung der Anastomoseninsuffizienz nach Rektumresektion mittels kontinuierlicher transsphinktärer Drainage über einen endoskopisch in die Insuffizienzhöhle eingebrachten offenporigen Polyurethanschwamm (Endo-SPONGE). (Mit freundlicher Genehmigung von B. Braun)

16.4.4 Endoskopische Therapie der Anastomoseninsuffizienz und Anastomosenstenose

Bei bis zu 30 % aller Patienten treten nach tiefer anteriorer Rektumresektion klinisch manifeste Anastomoseninsuffizienzen auf. Während bei punktförmiger Insuffizienz eine abwartende Haltung und konservative Behandlung (ggf. auch eine endoskopische Fibrinklebung des Fistelgangs) erfolgversprechend ist, kommt es bei größeren Insuffizienzen durch den Rückstau infizierten Sekretes vor dem Schließmuskel in die Insuffizienzhöhle zu einer lang anhaltenden Behinderung der Wundheilung. Unter der Voraussetzung, dass eine im Becken abgedeckelte Höhle ohne generalisierte Peritonitis vorliegt, kann durch eine kontinuierliche transsphinktäre Drainage eine wesentlich raschere Abheilung auch sehr großer Insuffizienzhöhlen erreicht werden. Hierzu wird ein System verwendet (Endo-SPONGE, B. Braun), bei dem ein offenporiger Polyurethanschwamm endoskopisch in die Höhle eingebracht wird. Transsphinktär wird dieser Schwamm über ein Schlauchsystem mit einer Vakuumquelle verbunden (Abb. 16.3).

Zur Behandlung der Anastomosenstenose stehen neben den bei Anastomosenstenosen im oberen Gastrointestinaltrakt genannten Methoden noch Hegarstifte bei tief sitzenden Rektumstenosen zur Verfügung.

16.4.5 Palliative Tumortherapie

Bei inoperablen kolorektalen Karzinomen kann eine endoskopische Stent-Versorgung mit einem selbstexpandierenden Metall-Stent sinnvoll sein und dem Patient dauerhaft eine Operation ggf. mit Anus-praeter-Anlage ersparen.

16.5 Endoskopisch retrograde Cholangiopankreatikographie

Bei der endoskopisch retrograden Cholangiopankreatikographie (ERCP) werden die Gallenwege und das Pankreasgangsystem durch Sondierung der Papilla Vateri unter duodenoskopischer Sicht mittels Kontrastmittelinjektion retrograd unter Röntgenkontrolle dargestellt.

16.5.1 Indikationen

Die Indikationen zur ERCP sind in Tab. 16.4 dargestellt. Da durch die Magnetresonanzcholangiographie (MRCP) heutzutage flächendeckend ein nichtinvasives Verfahren zur Darstellung der Gangsysteme zur Verfügung steht, ist die Anzahl diagnostischer Untersuchungen ausgesprochen rückläufig. In der Therapie stellt sie jedoch ein unverzichtbares Instrument z. B. bei der Choledocholithiasis, beim postoperativen Komplikationsmanagement und bei der endoskopischen Therapie von Gallengangsstenosen dar.

16.5.2 Patientenvorbereitung und Untersuchungstechnik

Die allgemeinen Voraussetzungen und Vorbereitungen entsprechen denen der Gastroskopie. Zur Prophylaxe einer Post-ERCP-Pankreatitis wird unmittelbar vor der Untersuchung ein Diclofenac-Suppositorium (100 mg) verabreicht. Die Untersuchung wird mit einem Gerät mit Seitblickoptik unter Röntgendurchleuchtung vorgenommen. Die Darstellung der Gangsysteme erfolgt durch Sondierung der Papilla Vateri mit einer kontrastmittelgefüllten Kathetersonde. Diese Sondierung kann durch anatomische Gegebenheiten stark erschwert oder gar unmöglich sein, ggf. erfolgen dann eine Papillotomie mittels Precut- oder Nadelpapillotom und/oder eine erneute Untersuchung nach Abschwellen der Papille nach 2–3 Tagen. Nach Magenresektion –

Tab. 16.4 Indikationen zur ERCP			
Präoperativ	**Intraoperativ**	**Postoperativ**	**Interventionell**
Choledocholithiasis Tumorsuche und -lokalisation Histologiegewinnung	Steinextraktion bei Choledocholithiasis	postoperative Choledocholithiasis Postoperative Gallefistel Gallengangsstenose, -läsion Pankreasfistel	Choledocholithiasis, biliäre Pankreatitis Stent-Versorgung bei benignen und malignen Gallengangsstenosen Papillotomie

insbesondere nach Y-Roux-Rekonstruktion – kann die Papille oftmals mit dem Gerät nicht mehr erreicht werden.

16.5.3 Endoskopische Steinextraktion bei Choledocholithiasis

Bei präoperativem Steinnachweis im Gallenwegssystem wird in Deutschland in den Leitlinien das „therapeutische Splitting" empfohlen, d. h. die präoperative Sanierung mittels ERCP und anschließende laparoskopische Cholezystektomie. In speziellen Fällen kann die Steinextraktion auch intraoperativ während der Laparoskopie erfolgen. Bei erst postoperativ diagnostizierter Choledocholithiasis ist die interventionelle ERCP ebenfalls die Methode der Wahl.

> Die Choledocholithiasis stellt immer eine Indikation zur Steinextraktion dar, diese gelingt in über 98 % der Fälle auf transpapillärem, endoskopischem Wege.

Nach primärer Sphinkterotomie der Papilla Vateri mittels monopolarer Hochfrequenzdiathermie über eine Papillotom schließt sich unmittelbar die Steinextraktion mit einem Ballonkatheter oder Dormia-Körbchen an. Bei sehr großen Konkrementen kann eine mechanische Lithotripsie notwendig sein (Abb. 16.4).

16.5.4 Endoskopische Therapie bei postoperativem Galleleck oder Gallengangsstenose

Neben der Drainage des Bilioms (entweder durch noch liegende oder durch perkutan eingebrachte Drainagen) stellt die Überbrückung des Sphinkter Oddi und damit die Aufhebung des Druckgefälles zwischen Gallenwegssystem und Duodenum die entscheidende therapeutische Maßnahme dar. Dies kann nach Durchführung der Papillotomie entweder durch eine passagere Implantation eines Plastik-Stents (für ca. 2 Monate) in den Gallengang oder durch eine nasobiliäre Sonde erfolgen. Für einen Stent sprechen der erheblich höhere Patientenkomfort sowie die wesentlich geringere Dislokationsgefahr, für eine nasobiliäre Sonde die Sogwirkung durch den Wasserhebereffekt und die Entfernbarkeit ohne erneute Endoskopie.

> Postoperative Gallelecks nach Cholezystektomie oder nach Leberresektionen können sehr erfolgreich bei >95 % der Patienten auf endoskopischem Wege behandelt werden.

Bei postoperativen Gallengangsstenosen sind die Erfolgsaussichten der interventionellen ERCP mit 50–75 % wegen der hohen Restenoseneigung des Gallengangs deutlich geringer. Da hier aber meist ansonsten ein ausgedehnterer Eingriff mit biliodigestiver Anastomose notwendig wird, ist ein primärer endoskopischer Therapieversuch legitim. Nach Aufdehnung der Stenose mit Ballon oder Bougies werden ein oder mehrere Plastik-Stents eingebracht, welche alle 3 Monate gewechselt werden müssen.

16.5.5 Komplikationen

Bei 15–20 % aller Patienten tritt nach einer ERCP eine Hyperamylasämie ohne klinische Pankreatitis auf, bei ca. 1 % kommt es zur klinisch manifesten Pankreatitis mit einer Letalität von 0,2–0,6 %. Das Risiko für eine Pankreatitis steigt bei wiederholten Kontrastmittelinjektionen und mit der Dauer der Papillenmanipulation. Weitere Komplikationen stellen die Blutung (3 % nach endoskopischer Papillotomie), die Cholangitis mit 0,8 % und die retroperitoneale Perforation dar.

16.6 NOTES

Bei NOTES („natural orifice transluminal endoscopy surgery") werden natürliche Körperöffnungen wie Mund, Vagina, After oder Urethra als Zugangswege für eine in Entwicklung begriffene Operationstechnik genutzt, deren

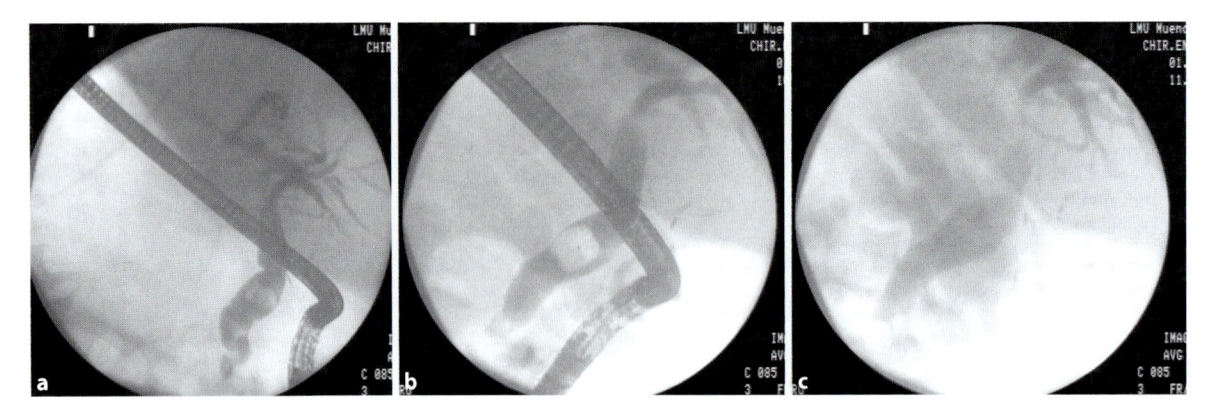

Abb. 16.4a–c ERCP und Steinextraktion mit Ballon bei Choledocholithiasis nach Cholezystektomie

Ziel eine weitere Reduktion des Zugangstraumas sowie eine komplett narbenfreie Chirurgie ist. 2004 wurde erstmals über eine transgastrale Peritoneoskopie berichtet, in der Zwischenzeit wurden vor allem über den transvaginalen Zugangsweg Cholezystektomien, Appendektomien sowie zahlreiche andere Eingriffe durchgeführt. Zum jetzigen Zeitpunkt wird intensiv an der Lösung der Probleme wie dem sicheren Verschluss der Zugangsöffnung sowie der Entwicklung neuere Instrumente zur Präparation und Anastomosierung gearbeitet.

Literatur

Classen M, Tytgat GNJ, Lightdale CJ (2003) Gastroenterologische Endoskopie. Das Referenzwerk zur endoskopischen Diagnostik und Therapie. Thieme, Stuttgart New York

Kahl S, Kähler G, Dormann A (2006) Interventionelle Endoskopie – Diagnostik und Therapie. Lehrbuch und Atlas. Urban & Fischer, München Jena

Meyer G, Merkle R, Schinkel S, Spelsberg F, Weidenhagen R, Schildberg FW (2002) Postoperative Endoskopie zur Diagnose und Therapie von Komplikationen. Der Chirurgie 73:9–21

Spelsberg FW, Hüttl TP, Weidenhagen R, Lang RA, Winter H, Jauch K-W (2004) Rendezvousverfahren am Dünndarm und Dickdarm. Chir Gastroenterol 20:116–123

Grundlagen der Operationstechnik und Prinzipien der Operationsdurchführung

K.-W. Jauch, W. Mutschler

17.1 Einführung

Eine Operation ist ein zu diagnostischen oder Heilzwecken vorgenommener Eingriff in einen lebenden Organismus, i. e. S. der bei strenger Indikation kunstgerecht auszuführende fachorientierte Eingriff in den menschlichen Körper und damit in die körperliche Integrität. So verschiedenartig die Operationstaktiken und -techniken in den chirurgischen Fächern und Subspezialitäten auch sind, so haben sie doch alle die gleichen Grundvoraussetzungen zu erfüllen: eine korrekte Indikationsstellung, eine Einwilligung des Patienten, eine Risikobewertung, eine sorgfältige Durchführung des Eingriffes selbst und eine postoperativen Nachbetreuung.

Eine Operation i. e. S. beginnt mit der Durchtrennung und endet mit der Vereinigung von Geweben. Dazwischen liegt die Verwirklichung der Zielvorstellung für die Operation, die schematisch in der Entfernung von Geweben (Beispiel Amputation, Tumorresektion), der Zusammenführung von Geweben (Beispiel Anastomose, Bypass, Osteosynthese), der Korrektur von Geweben (Beispiel Narbenkorrektur, Umstellungsosteotomie) oder dem Ersatz von Geweben (Beispiel plastischer Gewebetransfer, Transplantation) oder Kombinationen davon besteht.

Um eine Operation sicher und zielführend durchzuführen, befolgen wir Regeln, die als Erfahrungsschatz der jeweiligen Chirurgengeneration in der Literatur dokumentiert sind und die von der Lagerung des Patienten über den Zugang, die Handhabung der notwendigen Geräte, Instrumente und Nahtmaterialien, die Blutstillung, die Manipulation verschiedener Gewebearten bis zu Wundverschluss und perioperativen Maßnahmen unzählige Einzelanleitungen umfassen. Diese großenteils technisch-handwerklichen Fähigkeiten wurden früher zusammen mit den persönlichen Erfahrungen und dem persönlichen Verhalten als chirurgische Kunst bezeichnet. Heute werden in der Ausbildung aufgrund des enormen Wissenszuwachses und der zunehmenden technischen Entwicklung in Diagnostik und Therapie oft die handwerklichen Grundfertigkeiten vernachlässigt. Sie sind aber weiterhin genauso wie die Kenntnisse und Beherrschung der Geräte Voraussetzung einer erfolgreichen Operationsdurchführung.

17.2 Operationsdurchführung

Die diesen Einzelanleitungen zugrunde liegenden Prinzipien werden nachfolgend in 6 Abschnitten zusammengefasst:

17.2.1 Entgegennahme des Patienten im Operationssaal

Der Operateur oder sein Assistent haben sich zu vergewissern, dass die Unterlagen des Patienten vollständig sind, perioperativ zu gebende Medikamente, z. B. Antibiotika, von Station mitgegeben wurden und die präoperative Planung und die wesentlichen Informationen der bildgebenden Verfahren sichtbar zugänglich sind. Um nichts zu vergessen, haben die meisten Kliniken inzwischen standardisierte präoperative Checklisten eingeführt. Dokumente für Abstriche und histologische Untersuchungen sind vorzubereiten. Anästhesist und Instrumentierschwester müssen spätestens jetzt über Art und Umfang und mutmaßliche Zeitdauer der Operation informiert werden, die notwendigen Geräte (z. B. Diathermie, Endoskopieturm, Bildwandler) auf Funktionsfähigkeit überprüft und die vorgesehenen Instrumenten- und Implantatsets bereitgestellt sein. Der adäquate Operationstisch und die Lagerungsart sind zu besprechen, daraus ergibt sich z. B. für den Anästhesisten die Lokalisation der intravenösen Zugänge.

17.2.2 Lagerung

Die prä-, intra- und postoperative Lagerung des Patienten auf dem Operationstisch und deren Überwachung liegen in der gemeinsamen Verantwortung von Chirurgen und Anästhesisten. Nach unserer Auffassung gehört die Durchführung der Lagerung zum Aufgabengebiet des Operateurs. Um Lagerungsschäden zu vermeiden, hat er besonders auf entsprechende Polsterungen, Abstützungen und Körperfixationen zu achten.

17.2.3 Abdeckung

Vor der Desinfektion und Abdeckung des Operationsfeldes ist die Narkoseuntersuchung mit Inspektion, Palpation und ggf. Funktionsprüfung obligat. Die sterile Abdeckung hat so großräumig zu erfolgen, dass allfällige Erweiterungsnotwendigkeiten des Schnittes und die intraoperative Funktionsprüfung (z. B. bei Gelenkeingriffen) jederzeit möglich sind.

17.2.4 Time Out

Um das gesamte Team im Operationssaal auf die Art, Dauer und mögliche Erweiterung bzw. spezielle Schwierigkeiten der anstehenden Operation zu konzentrieren, sind wir, wie viele andere auch, dazu übergegangen, obligat vor der Inzision das Time out der Surgical-Safety-Checkliste der WHO anzuwenden.

> **Time out (Surgical-Safety-Checkliste der WHO)**
> - Gegenseitige Vorstellung der im Operationssaal Tätigen mit Namen und Funktion
> - Identifizierung des Patienten mit Nennen der Operationsregion und Operationsmethode
> - Mündliche Erläuterung des Operateurs zu Operationsdauer, erwartetem Blutverlust, und sonderheiten des Operationsverlaufs mit ggf. kritischer Phase
> - Mündliche Erläuterung des Anästhesisten zum Befinden und Risikoprofil des Patienten
> - Abfrage der Antibiotikaprophylaxe
> - Mündliche Erklärung der Instrumentierschwester/Pfleger zur Sterilität und Vorhaltung notwendiger technischer Geräte und Implantate

17.2.5 Inzision

Wir empfehlen grundsätzlich, auch bei Standardinzisionen, den Schnitt und die umliegenden anatomischen Landmarken anzuzeichnen. So konzentriert man sich am besten auf den „im Kopf" vorformulierten Operationsplan. Patienten beurteilen ihren Chirurgen gerne nach dem sichtbaren Endresultat, der Operationsnarbe. Kaum sichtbare Narben und am wenigsten Funktionsverlust erhält man, wenn man sich an die von Langer 1861 beschriebenen und von Kraissl 1951 neu spezifizierten Spaltlinien der Haut hält. Die meisten Hautfalten verlaufen senkrecht zur Bewegungsrichtung der darunter liegenden Muskulatur. Die gängigen Standardinzisionen für die elektive Schnittführung berücksichtigen die Orientierung an den natürlichen Hautfalten und den Langer-Linien und sind in den Operationslehren und topographischen Atlanten nachzulesen.

17.2.6 Der Umgang mit dem Operationsfeld

Bei allen offenen Operationen wird nach der Inzision Gewebe zerschnitten oder aufgespalten, um die eigentliche Zielvorstellung der Operation an den unterschiedlich tief im Körper liegenden Zielstrukturen umzusetzen. Nur bei guter Übersicht können die dann dafür notwendigen Manipulationen rasch und komplikationsfrei durchgeführt werden.

> **Praxistipps für das Operationsfeld**
> - Ausnutzen der gesamten Länge der Inzision.
> - Wechsel von Anspannung und Entspannung der Wundränder, um die Durchblutung zu erhalten.
> - Scharfes und stumpfes Präparieren mit Skalpell, Schere, Diathermie, Ultraschall, Dissektion oder Tupfer werden je nach Gewebeart miteinander abwechseln.
> - Strukturen, die nicht eindeutig identifiziert sind, dürfen nicht durchtrennt werden. Deshalb müssen die anatomischen Schichten als die wichtigsten Leitstrukturen identifiziert werden und das Präparieren immer unter ausreichender Sicht erfolgen. Blutarme und gewebeschonende Präparation orientiert sich an der embryonalen Entwicklung und deren Ebenen.
> - Faszien sollen längs zur Faserrichtung inzidiert werden. Wenn immer möglich, wird Muskulatur stumpf auseinander geschoben und nicht durchtrennt. Richtig angewendeter Zug durch Wegziehen oder Anheben von Gewebe vereinfacht das Präparieren, dazu setzt man Haken, Fasszangen oder Bändchen ein.
> - Parallel zu Gefäßen und Nerven verlaufende Schnitte vermindern deren Verletzungsgefahr.
> - Krankhafte Prozesse verändern die Beschaffenheit und das Aussehen der Gewebe, deshalb die Dissektion wenn immer möglich im gesunden Nachbargewebe beginnen.

- Blutstillung hat höchste Priorität. Der unkontrollierten Blutung beugt man durch die sorgfältige Präparation in den Gewebeschichten und geplante Ligaturen von Arterien und Venen vor. Sickerblutungen bringt man am besten mit manueller Kompression, ggf. unterstützt durch „Packing", zum Stillstand. Wurde versehentlich ein größeres Gefäß durchtrennt, kann die Blutung zunächst durch Kompression mit dem Finger kontrolliert, dann der anschließende Teil des Blutleiters präpariert und mit der Gefäßklemme gefasst und ligiert werden. Findet man das Gefäß nicht so schnell, weiß man aber, dass es durch ein bestimmtes Gebiet verlaufen muss, kann dieses vorübergehend mit einer weichen Klemme komprimiert werden.

> **!** Verlieren Sie bei unkontrollierten Blutungen nicht die Nerven; übereilte Reaktionen vergrößern die Gefahr, Fehler zu machen und weitere Strukturen zu verletzen! Viele Blutungen stoppen von selbst in der Zeit, in der Sie versuchen, Ihre Fassung wiederzugewinnen.

Nach Durchführung der geplanten Operation am Zielorgan erfolgt der schichtweise Wundverschluss. Alle dissezierten Schichten werden vom Körperinneren bis zur Haut hin durch fortlaufende oder Einzelknopfnaht wieder vereinigt. Oberstes Prinzip ist die spannungsfreie Adaptation der jeweiligen Gewebe. Zuvor ist festzulegen, ob und auf welche Art eine Drainage als erforderlich angesehen wird. Vor dem Wundverschluss ist das Operationsfeld auf Bluttrockenheit zu kontrollieren und müssen die eingesetzten Tupfer, Kompressen und Gaze-Streifen auf Vollständigkeit gezählt werden.

17.2.7 Postoperative Betreuung

Nach Abschluss der Hautnaht hat der Operateur die Durchblutung, ggf. die Sensibilität und Motorik im Operationsgebiet und distal davon zu überprüfen und zu dokumentieren. Auch das Anlegen von postoperativen Verbänden, Schienen u. a. Hilfsmitteln ist seine Aufgabe. Schließlich gehören auch das Verfassen des Operationsprotokolls mit einer genauen Angabe der durchgeführten Operation und evtl. Besonderheiten, das Festlegen des postoperativen Vorgehens mit genauer Beschreibung von z. B. Lagerung, Lage von Drainagen, Gabe von Medikamenten und das zügige Verfassen des Operationsberichtes zu seinen Pflichten. Wir halten es auch für selbstverständlich, spätestens vor dem Nachhausegehen zusammen mit dem betreuendem Pflegepersonal eine postoperative Visite durchzuführen und Allgemeinzustand, Schmerzsituation, Lagerung, Verbände, Funktion, Infusions- und medikamentöse Therapie, postoperative Laborwerte zu überprüfen und mit Uhrzeit zu dokumentieren.

17.3 Umgang mit Instrumenten und Geräten, Grundfertigkeiten

Chirurgie ist Handwerk und Kunst und lebt von der Synthese beider Fähigkeiten verbunden mit Intuition. Um exzellente Ergebnisse mit niedriger Morbidität zu erzielen, sind nicht nur die Vorbereitung und Auswahl des Patienten, sondern die eigene mentale Vorbereitung, das sorgfältige und ruhige Arbeiten mit klarer Strategie und richtigen Reaktionen sowie die händische Perfektion wichtig.

Immer wieder sollte der Chirurg die eigene Fingerfertigkeit, den Umgang mit den Händen und Instrumenten üben und sich das Handwerkszeug vertraut machen. Es zeugt von mangelnder Vorbereitung, wenn ein Chirurg sich nicht auf den Eingriff mental vorbereitet hat, die Operationsschritte mit den Gefahrenstellen nicht wie ein Slalomläufer in Gedanken durchgegangen ist oder gar die Handhabung der Instrumente erst bei der Operation lernen muss.

> **Dies gilt für jeden chirurgischen Assistenten:**
> - Üben Sie immer wieder mit Nadel, Faden und Instrumenten, bis Sie diese „blind" und „automatisch" beherrschen.
> - Bereiten Sie sich auf jede Operation vor, auch als Assistenz.
> - Denken Sie bei der Operation mit und assistieren antizipativ. Zuerst gilt es immer die Einstellung und Exposition des Operationsgebietes zu sichern („Haken halten"), danach Übersichtlichkeit durch Licht und Bluttrockenheit zu wahren, und erst an dritter Stelle kommt das chirurgische Arbeiten. Stellen sie ruhig Fragen, wenn die Situation dies zulässt.
> - Gehen Sie die Operationsschritte und technischen Details nach der Operation nochmals durch.

17.4 Chirurgische Instrumente und ihre Handhabung

Die wichtigsten Instrumente für den Chirurgen sind Skalpell, Pinzette, Schere und Nadelhalter. Weitere alltäglich benutzte Instrumente, die jeder mit Namen kennen muss, sind in ◘ Abb. 17.1 dargestellt.

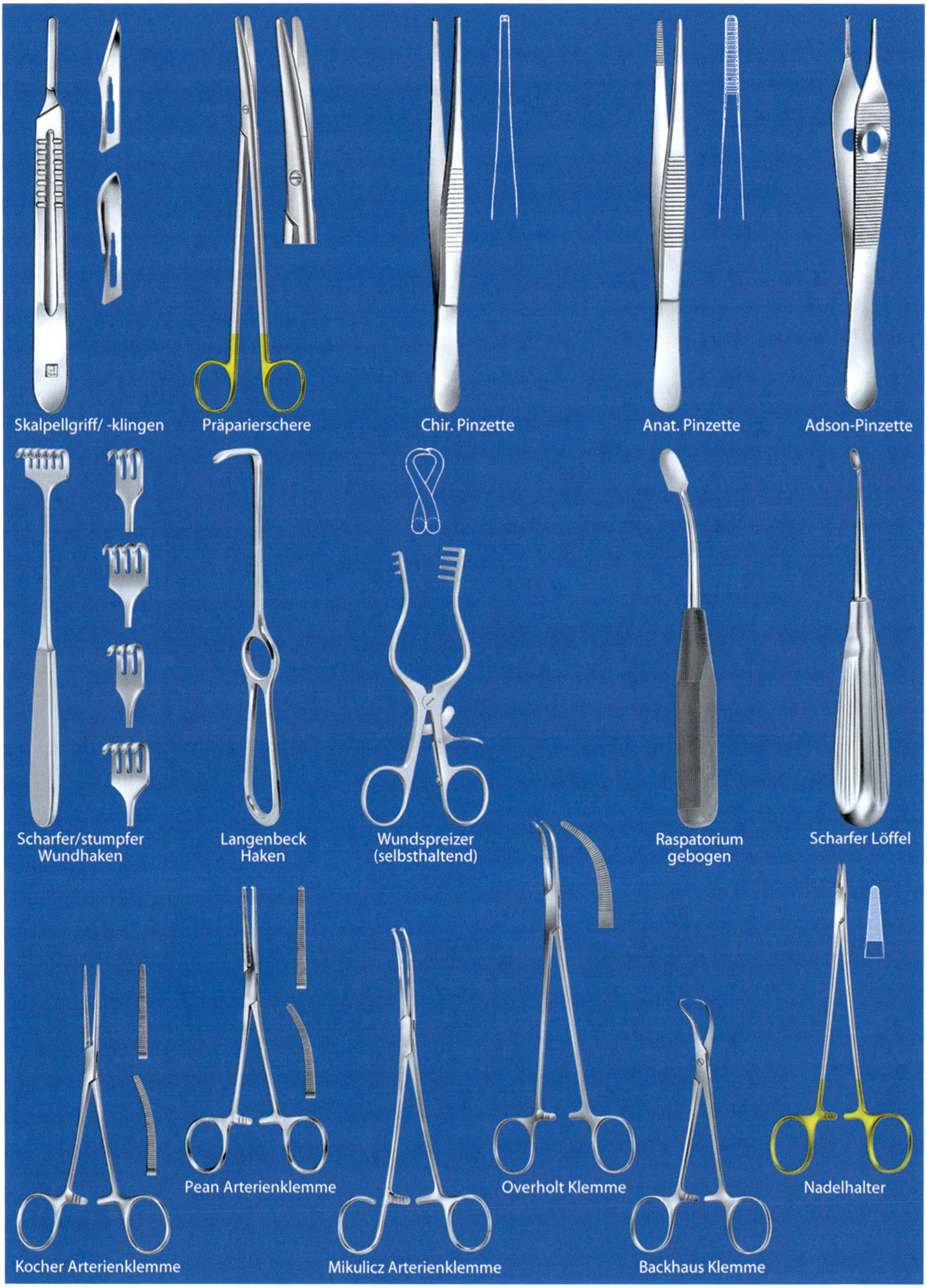

Abb. 17.1 Grundinstrumentarium. (Aus Nerlich et al. 2003; © Aesculap)

Skalpellgriff/ -klingen · Präparierschere · Chir. Pinzette · Anat. Pinzette · Adson-Pinzette

Scharfer/stumpfer Wundhaken · Langenbeck Haken · Wundspreizer (selbsthaltend) · Raspatorium gebogen · Scharfer Löffel

Kocher Arterienklemme · Pean Arterienklemme · Mikulicz Arterienklemme · Overholt Klemme · Backhaus Klemme · Nadelhalter

17.4 · Chirurgische Instrumente und ihre Handhabung

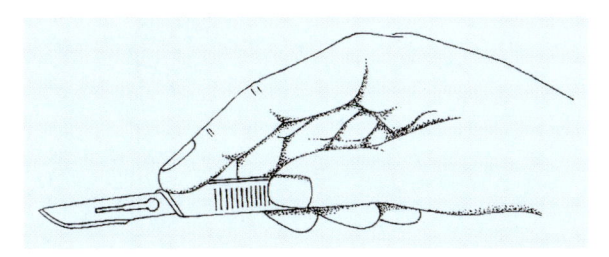

Abb. 17.2 Das Skalpell wird wie ein Messer von Daumen und Mittelfinger gehalten, wobei der Zeigefinger ggf. auf dem Rücken des Skalpells geführt werden kann, um einen gleichmäßigen Druck auszuüben

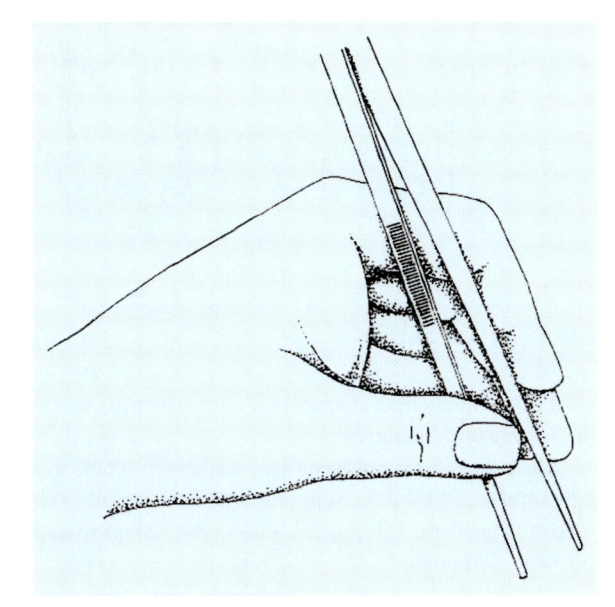

Abb. 17.3 Zumeist wird die Pinzette wie ein Füllfederhalter mit Daumen-, Zeige- sowie Mittelfinger der linken Hand gefasst, da die rechte Hand Nadelhalter oder Schere vorbehalten bleibt

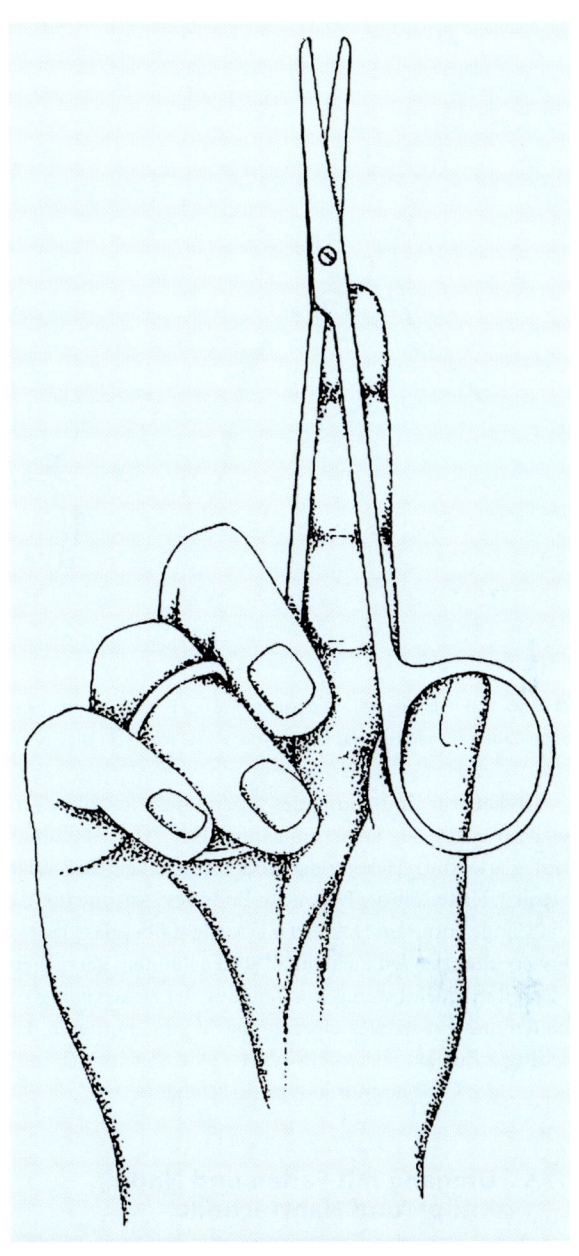

Abb. 17.4 Die Scherengriffe werden in der Regel von Daumen und Ringfinger gefasst, und der Zeigefinger dient zur Feinjustierung auf dem Scherenscharnier. So werden auch Ihre Hände ruhig, und die Scherenbewegungen werden sicher ausgeführt

Skalpelle (Abb. 17.2) werden heute zumeist als Einmalinstrumente mit unterschiedlichen Größen verwendet. Spitze Skalpelle dienen zu Stichinzisionen, größere runde Skalpellklingen werden zur Präparation und zum Hautschnitt verwendet.

Bei den **Pinzetten** (Abb. 17.3) werden anatomische Pinzetten mit runden Enden von chirurgischen mit feinen Zähnen unterschieden. Gehen Sie mit dem Gewebe sorgsam um und wenden Sie nur so viel Druck zum Fassen und Halten an, wie erforderlich ist. Zum Fassen des Darmes bevorzugen wir feine chirurgische Pinzetten, die das Gewebe weniger quetschen als anatomische Pinzetten, wenn damit richtig umgegangen wird.

Scheren (Abb. 17.4) dienen zum einen der Präparation und Durchtrennung von Gewebestrukturen und zum anderen dem eher groben Abschneiden von Fäden. Mit feinen Scheren sollte man nur feine Präparationsschritte vornehmen. Wenn mit derselben Schere präpariert und Fäden geschnitten werden, sollte die Durchtrennung des Fadens immer scharniernahe erfolgen, da hier stärkere Hebelkräfte bestehen, die feine Präparation erfolgt demgegenüber mit der Scherenspitze.

Nadelhalter (Abb. 17.5) und **Klemmen** werden wie eine Schere gefasst. Wichtig ist, die für den Situs passende Länge und Stärke des Instruments zu wählen und die Kraft mit Verstand und Gefühl so zu dosieren, dass das Gewebe und die Instrumente geschont werden.

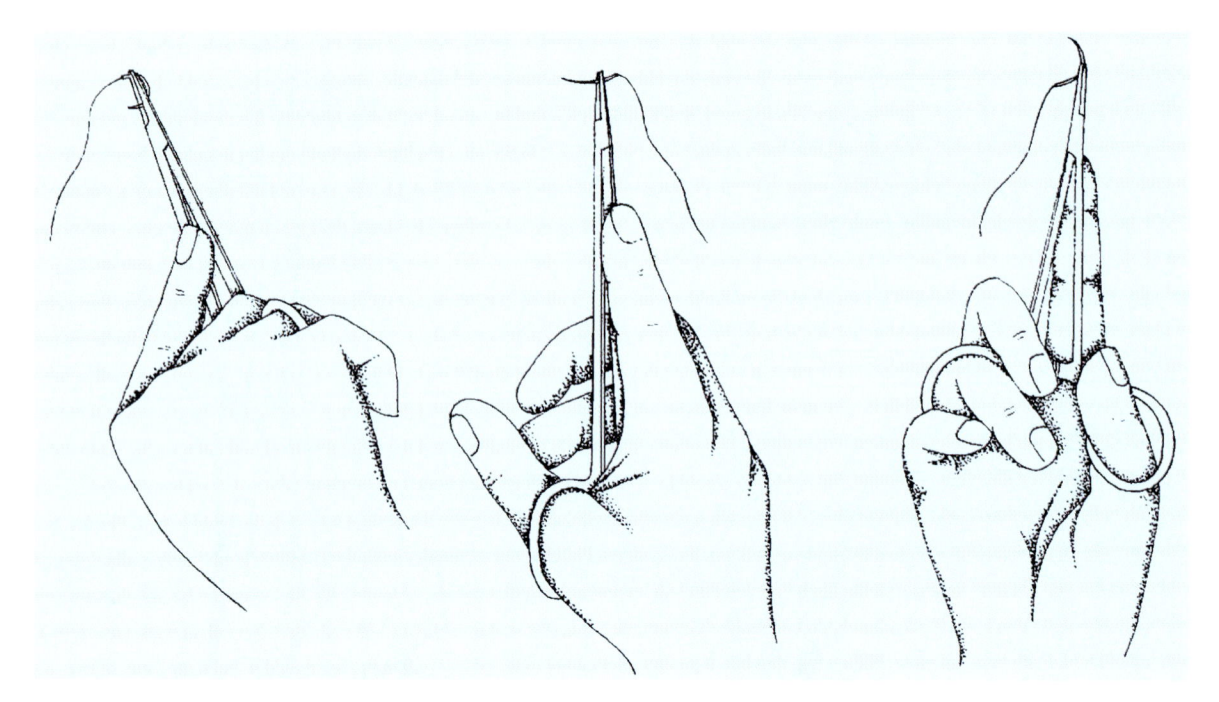

Abb. 17.5 Führung des Nadelhalters. Die operierende Hand bewegt sich aus der mittleren Pronation in die vollständige Supinationsstellung. Dabei erfolgen Ein- und Ausstich der Nadel senkrecht zur Gewebsoberfläche (s. Abb. 88.13)

Haken zur Einstellung des Operationssitus gibt es in vielen Variationen, wobei am häufigsten scharfe Wundhaken, glatte Roux-Haken oder Abdominalhaken eingesetzt werden. Halten Sie die Haken am Ende des Instruments, da die Hände vorne am Haken die Übersicht über das Operationsgebiet oder den Lichteinfall stören können. Versuchen Sie, mit möglichst wenig Anstrengung die Haken ruhig zu halten, um ein stabiles Operationsfeld zu garantieren. Ist kräftiger Zug am Haken erfordert, sollte dies immer zum Schutz des Gewebes nur kurzzeitig erfolgen.

17.5 Umgang mit Faden und Nadel, Knüpf- und Nahttechnik

17.5.1 Nahtmaterialien

Wir unterscheiden zwischen resorbierbaren und nichtresorbierbaren Nahtmaterialien, wobei die **nicht-resorbierbaren Fäden** heute nur noch für wenige bestimmte Indikationen (Gefäßnähte, Sehnennaht, Hautnaht, Implantatfixierung) verwendet werden. Die **resorbierbaren Nähte** bestehen großenteils aus synthetischen Polymeren mit unterschiedlicher Halbwertszeit. Sie können monofil, geflochten oder geflochten mit Beschichtung (pseudomonofil) sein. Geflochtene Fäden sind im Vergleich zu monofilen Fäden meist einfacher handhabbar und weniger elastisch mit sicherem Knotensitz, haben jedoch im Gewebe manchmal einen „Sägeeffekt" und wirken als Docht für Sekrete und Bakterien.

Klassische nicht-resorbierbare Fäden bestehen aus **Polyamid** (z. B. Ethilon, Supramid, Seralon, Serafil), **Polyester** (Mersilene, Ethibond, Mirafil) oder **Polypropylen** (Prolene, Serapren).

Resorbierbare Fäden bestehen aus niedermolekularem **Polyglaktin** (Vicral rapid) mit einer Resorptionszeit von

Tab. 17.1 Fadenstärke und Haupteinsatzgebiet

USP	Durchmesser (mm)	Verwendung
2	0,5	Faszie, Sehnen, Annähte
	0,45	
	0,35	
2/0	0,3	Muskelnähte, Ligaturen von groben Strikturen
3/0	0,23	Gastrointestinale Nähte, Magen-Darm-Nähte, Aortenchirurgie, Ligaturen
4/0	0,17	
5/0	0,13	Gallenwege, Gefäßnähte
6/0	0,08	
7/0	0,06	Ophthalmologie
9/0	0,03	Mikrochirurgie

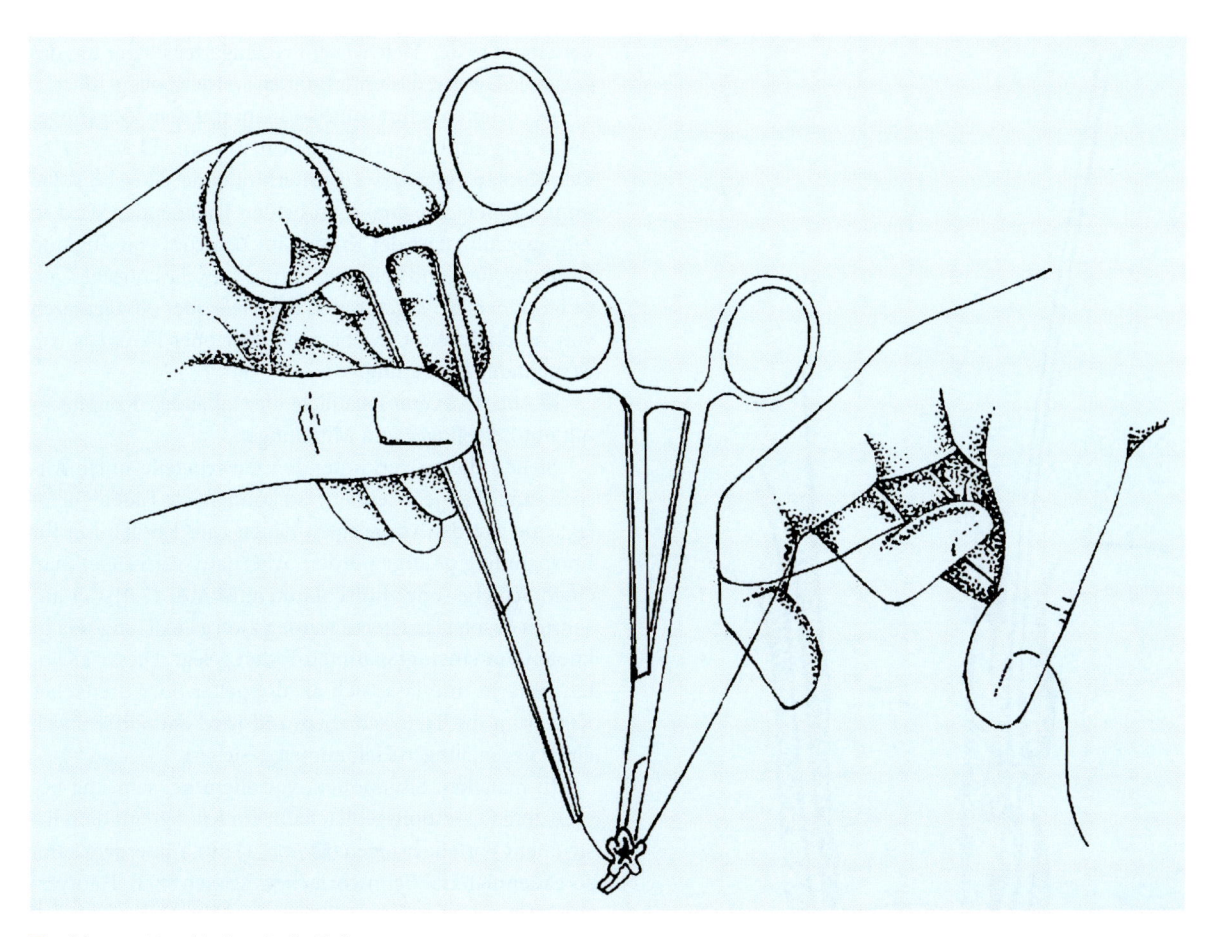

Abb. 17.6 Unterbindung in der Tiefe

35–42 Tagen und Abfall der Reißfestigkeit auf 50 % schon nach 5 Tagen, weshalb dieser Faden für Schleimhäute oder z. B. bei Versorgung eines Dammschnittes Verwendung findet. Langsam resorbierbare Fäden sind z. B. PDS-Fäden (**Polydioxanon**) mit Resorptionszeit von 180–210 Tagen und Halbwertszeit der Reißfestigkeit von 35 Tagen oder **Polyglykolsäurefäden** mit Trimethylenkarbonat. Dazwischen liegen die am meisten eingesetzten mittelschnell resorbierbaren Polyglactinfäden (Vicryl) oder Polyglykolsäurefäden (Maxon) mit Halbwertszeit von etwa 21 Tagen und Resorptionszeiten von etwa 10 Wochen.

Die **Stärke** der Fäden und Nähte wird in der Regel nicht metrisch in mm angegeben, sondern nach der **USP-Norm** (United States Pharmacopoe). Tab. 17.1 listet die Fadenstärken auf, die in der Regel verwandt werden.

17.5.2 Knoten und Knüpfkunde

Das Knoten bereitet anfangs einige Mühe, überraschenderweise wird es jedoch oft auch von erfahrenen Chirurgen nicht sachgerecht durchgeführt. Prinzipiell kann ein Knoten mit dem Zeigefinger oder mit dem Mittelfinger gelegt werden. Jeder Knoten ist zunächst ein Halbknoten mit einer einfachen Fadenumschlingung und einfachem Kreuzen der Fäden. Werden zwei Halbknoten einmal mit Zeige- und dann mit Mittelfinger gelegt, entsteht ein Schifferknoten.

Zum Knoten müssen nach Legen der Knoten die Fäden gekreuzt werden, zumeist indem die Hände gekreuzt werden, ggf. auch durch Tauschen der Fadenenden in die jeweils andere Hand. Prinzipiell kann ein Knoten mit einer Hand erfolgen, Zeigefinger und Mittelfingertechnik wechseln sich ab. Bei wichtigen Knoten bietet jedoch die Zweihandmethode Vorteile, da die Spannung am Faden besser kontrolliert werden kann.

Hilfreich ist es, das Fadenende, mit dem man knotet, immer gleichmäßig kurz zu halten und das Fadenende zum Knoten in Ruhe zu fassen, so stört ein überlanges und freies Fadenende nicht beim Fadendurchziehen und die Bewegung wird schneller „automatisiert".

Bei Unterbindung in der Tiefe (Abb. 17.6) wird ein Fadenende oft in einem Klemmchen oder einem Pean gefasst. Das mit der Instrumentenspitze gefasste Fadenende wird dann in der Tiefe wie ein verlängerter Finger um das gefasste Gewebe, das unterbunden werden soll, geführt.

Der Knoten selbst sollte sorgsam mit dem Zeigefinger unter Zug am Gegenfaden gelegt werden (◨ Abb. 17.7). Der Knoten oder das zu unterbindende Gewebe sollte immer ruhen. Das heißt, an beiden Fadenenden wird so Zug ausgeübt, dass der Knoten im Zentrum von Zug und Gegenzug liegt und kein Zug auf das Gewebe entsteht. Dies ist besonders bei Ligaturen in der Tiefe oder bei Ligaturen von verletzlichem Gewebe wie Leber oder Pankreas von elementarer Bedeutung.

◨ Abb. 17.8 veranschaulicht die einhändige Knüpftechnik mit Zeigefinger und Mittelfinger.

Stehen die zu verknotenden Gewebeteile unter Anspannung (Faszien, Sehnen), so können alle Fäden vorgelegt und mit den vorgelegten Fäden zum Knoten hin für Entspannung gesorgt werden. Alternativ verwendet man einen Schiebe- oder Rutschknoten (◨ Abb. 17.9), der ansonsten obsolet ist. Hierzu werden zwei gleichläufige Halbknoten um einen gespannten Faden gelegt. Dieser „Knoten" rutscht und lässt sich als doppelter oder dreifacher Knoten in die Tiefe schieben und wird dann erst durch einen gegenläufigen Halbknoten gesichert.

In manchen Situationen, vor allem bei sehr eng begrenztem Operationsgebiet, kann ein Knoten mit dem Instrument Vorteile bringen (◨ Abb. 17.10). Außerdem kann so Fadenmaterial bei mehrfachen Knoten (z. B. Hautverschluss) gespart werden. Hierzu wird der Faden zweimal um den Nadelhalter gewickelt, bevor der Nadelhalter das kurze Fadenende fasst und der Knoten gelegt wird. Im Anschluss erfolgt zweimal ein gegenläufiger Knoten.

> ❗ Nehmen Sie sich Fäden, Pinzette und Nadelhalter nach Hause und üben Sie, bis es wirklich blind funktioniert.

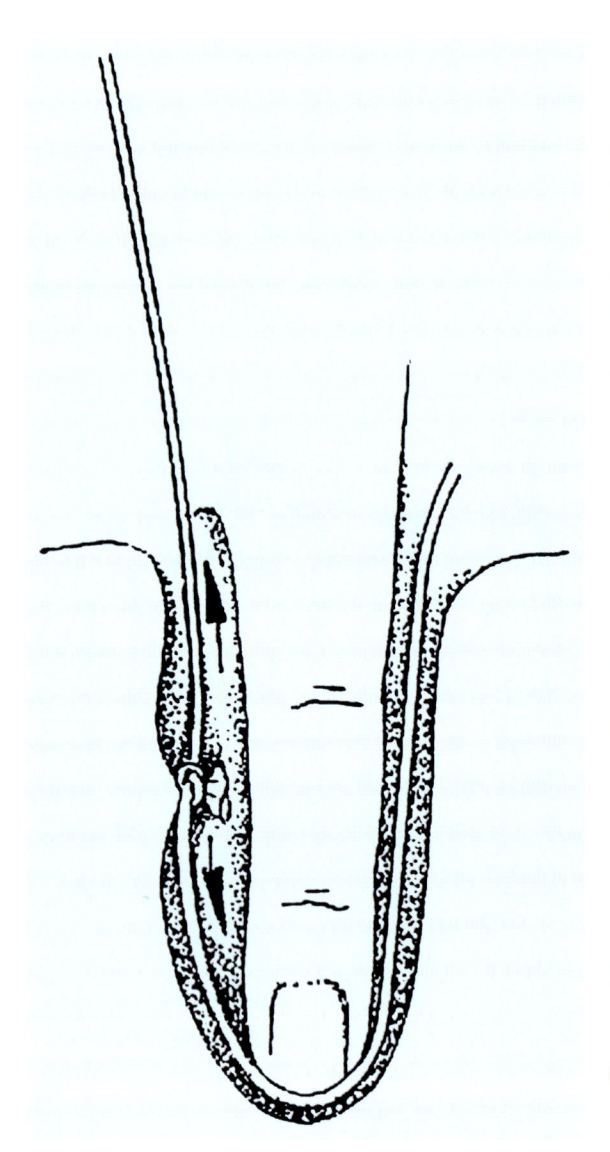

◨ **Abb. 17.7** Knoten in der Tiefe, ohne dass Zug auf das Gewebe entsteht. Man erreicht dies einfach, indem der Zeigefinger, der den Knoten legt, den Faden immer tiefer führt als der Knoten selbst liegt, da ja der Gegenzugfaden nach oben gehalten wird. Um dies zu erreichen, muss der Faden und führende Finger dem Situs angepasst werden

◨ **Abb. 17.8a–s** Einhändige Knüpftechnik. **a** Die Hände befinden sich in der Grundstellung. Die Fäden werden zwischen Zeigefinger und Daumen gehalten. **b** Nach Umfassen des weißen Fadens wird dieser um den kleinen Finger gelegt, indem die rechte Hand supiniert wird. **c** Der schwarze Faden wird auf den Mittelfinger der rechten Hand gelegt. **d** Der rechte Mittelfinger zieht den schwarzen Faden unter den weißen Faden. **e** Anschließend fassen rechter Mittel- und Ringfinger den weißen Faden. **f** Der weiße Faden wird durch die entstandene Schlaufe gezogen, indem die rechte Hand vom Faden weg bewegt wird. **g** Der erste Knoten wird zugezogen, indem sich die rechte Hand vom Operateur weg und die linke Hand zum Operateur hin bewegt. **h** Der weiße Faden wird auf den Zeigefinger aufgeladen. **i** Der weiße Faden, der zwischen Zeigefinger und Daumen gespannt ist, wird auf den schwarzen Faden gelegt. **j** Der rechte Zeigefinger umfasst den schwarzen Faden, um den weißen Faden aufzuladen. **k** Durch Strecken des Zeigefingers wird der weiße Faden mit dem rechten Zeigefinger durch die entstandene Schlaufe geführt. **l** Der Knoten wird zugezogen. **m** Damit ist der zweite Teil des einhändigen Knotens fertig. **n** Für den dritten Teil des Knotens wird der weiße Faden erneut um den kleinen Finger gelegt. **o** Der schwarze Faden wird über den Mittelfinger der rechten Hand geführt. **p** Der rechte Mittelfinger zieht den schwarzen Faden unter den weißen Faden. **q** Anschließend fassen rechter Mittel- und Ringfinger den weißen Faden. **r** Der weiße Faden wird durch die entstandene Schlaufe gezogen. **s** Der Knoten wird zugezogen, indem sich die rechte Hand vom Operateur weg und die linke Hand zum Operateur hin bewegt. Damit ist der einhändige Knoten fertig. (Aus Nerlich et al. 2003)

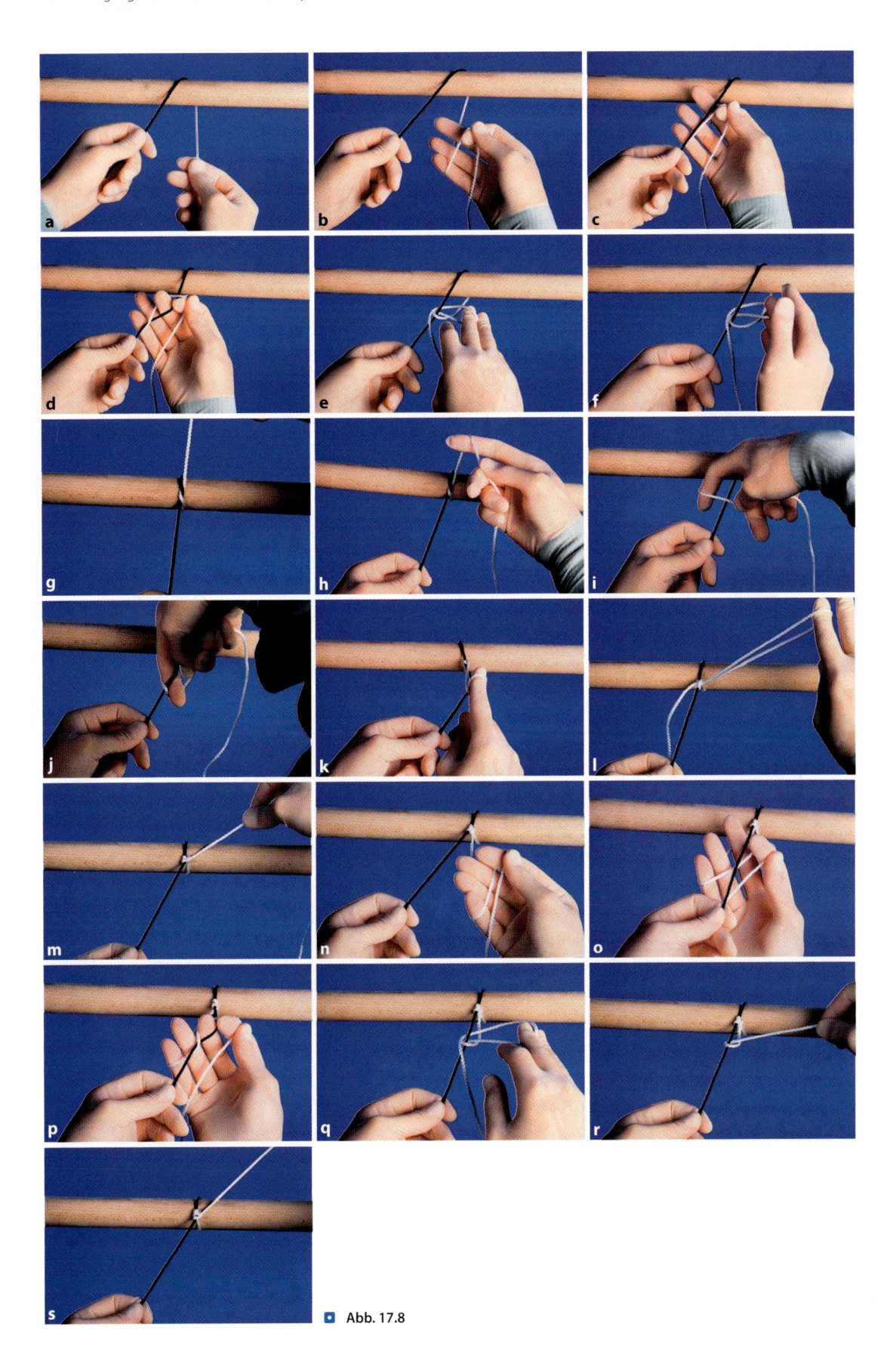

17.5 · Umgang mit Faden und Nadel, Knüpf- und Nahttechnik

Abb. 17.8

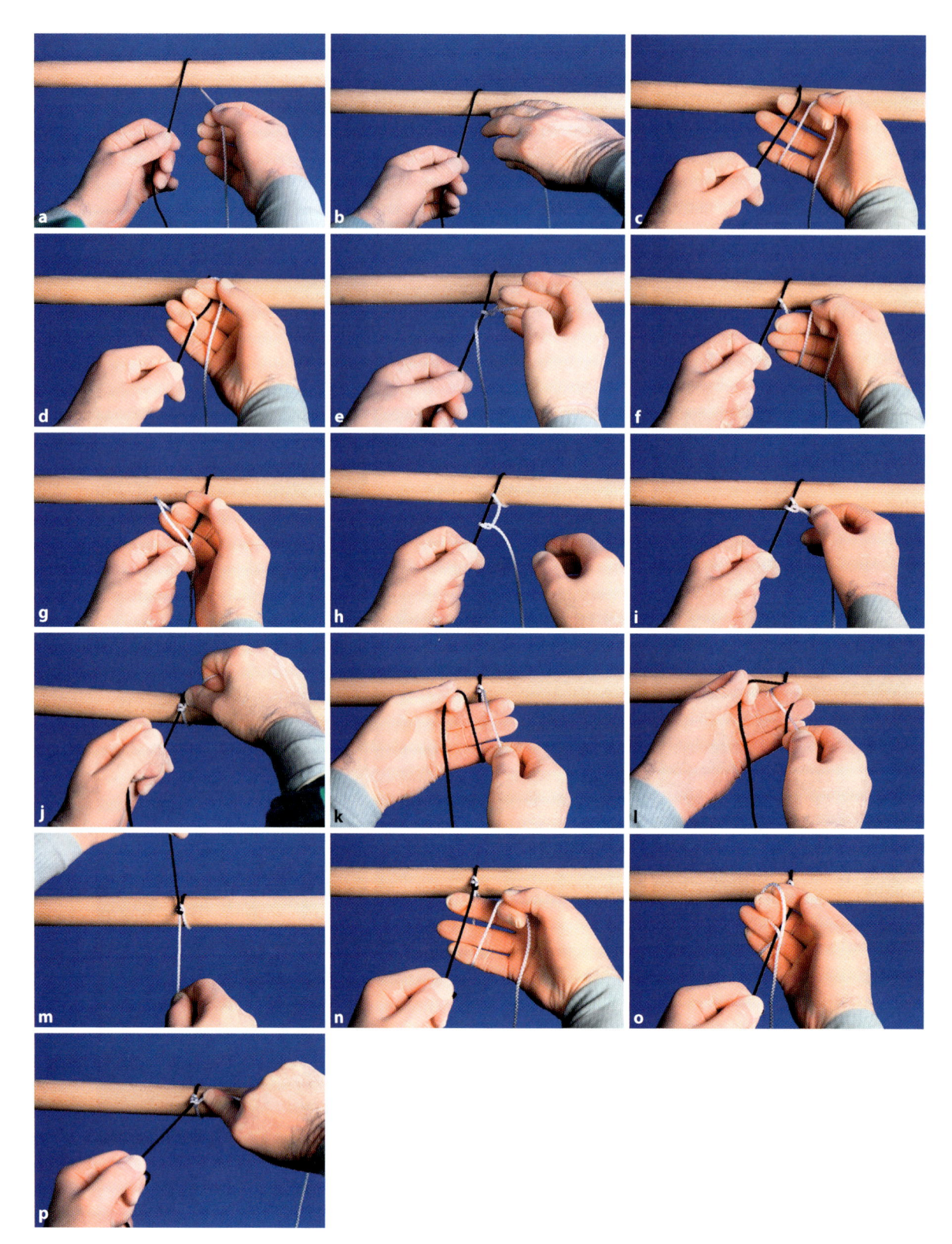

162 Kapitel 17 · Grundlagen der Operationstechnik und Prinzipien der Operationsdurchführung

◘ Abb. 17.9

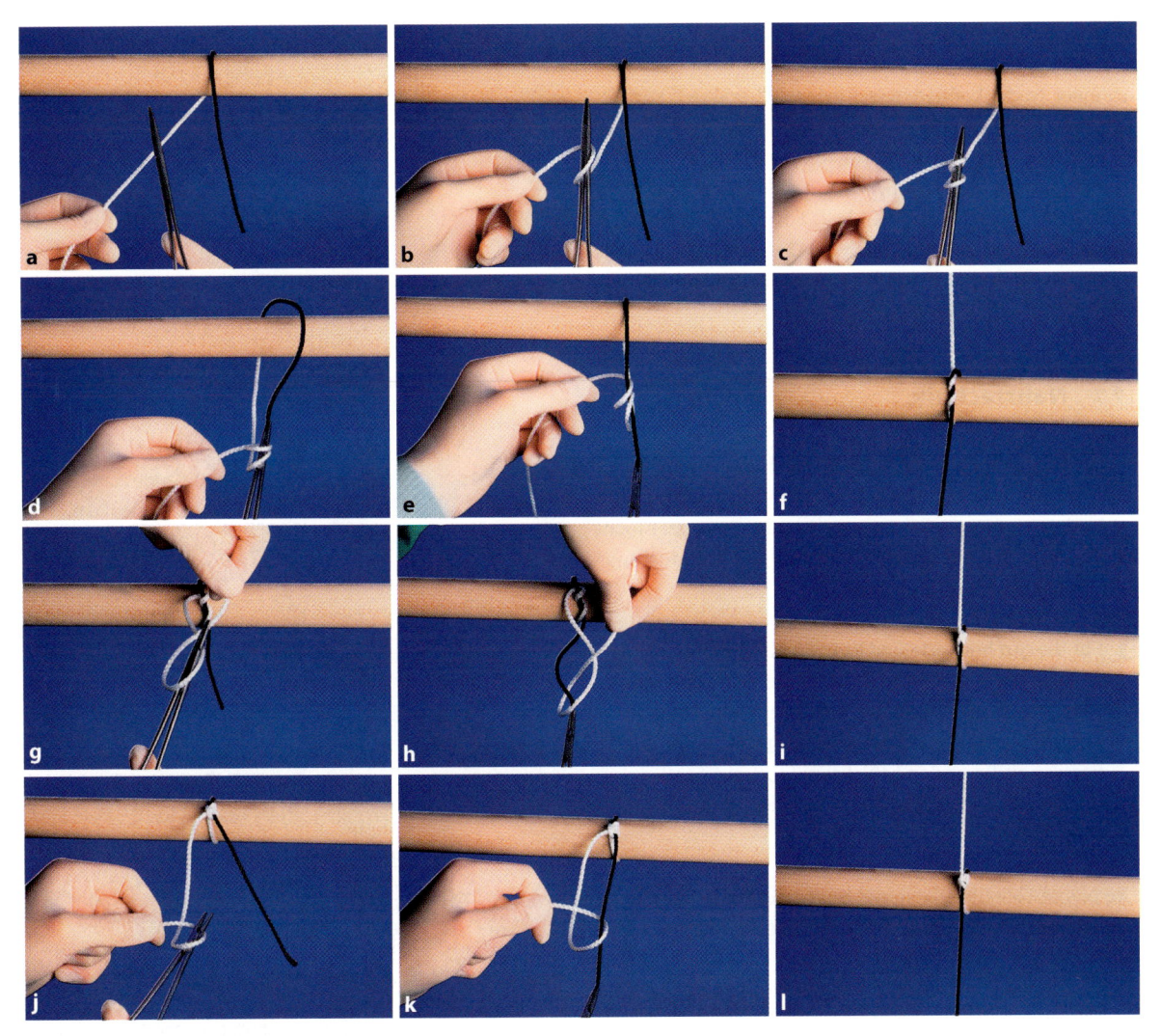

17.5 · Umgang mit Faden und Nadel, Knüpf- und Nahttechnik

◨ **Abb. 17.10** Instrumentenknoten. **a** Ausgangsstellung. Die rechte Hand führt den Nadelhalter, die linke Hand hält den Faden. **b** Mit der linken Hand wird eine Schlaufe um den Nadelhalter gegen den Uhrzeigersinn vorgelegt. **c** Eine zweite Schlaufe wird in gleicher Weise um den Nadelhalter gelegt. **d** Mit dem Nadelhalter wird das Ende des schwarzen Fadens gefasst. **e** Das Fadenende wird durch die vorgelegte Doppelschlaufe des weißen Fadens gezogen. **f** Der erste Knoten wird zugezogen. **g** Mit der linken Hand wird eine Schlinge im Uhrzeigersinn um den Nadelhalter gelegt. **h** Der Nadelhalter fasst das Ende des schwarzen Fadens und zieht es durch die vorgelegte Schlaufe. **i** Der zweite Teil des Knotens wird festgezogen. **j** Zuletzt wird eine dritte Schlinge gegen den Uhrzeigersinn um den Nadelhalter gelegt. **k** Erneut wird das Ende des schwarzen Fadens mit dem Instrument gefasst und durch die Schlaufe gezogen. **l** Durch Zuziehen der beiden Enden wird der Instrumentenknoten fertig gestellt. (Aus Nerlich et al. 2003)

◨ **Abb. 17.9** Schiebeknoten. **a** Die Hände befinden sich in Ausgangsstellung. Es erfolgen zunächst zwei Schlingen in gleicher Richtung. Die Technik für eine Schlinge entspricht dem ersten Teil des beidhändigen Knotens. **b** Die rechte Hand umgreift den weißen Faden durch Pronation. **c** Der weiße Faden wird um den kleinen Finger gelegt, indem die rechte Hand supiniert wird. **d** Der schwarze Faden wird auf den Mittelfinger der rechten Hand gelegt. Anschließend fassen rechter Mittel- und Ringfinger den weißen Faden. **e** Rechter Mittel- und Ringfinger ziehen den weißen Faden durch die entstandene Schlaufe, indem die rechte Hand vom Faden weg bewegt wird. **f** Es wird eine zweite Schlinge in gleicher Richtung vorgelegt, analog der in **a–e** beschriebenen Weise. Die rechte Hand umgreift den weißen Faden durch Pronation. **g** Legen des weißen Fadens um den kleinen Finger und des schwarzen Fadens auf den Mittelfinger. **h** Durchzug des weißen Fadens durch die entstandene Schlaufe. **i** Beim Zuziehen des Knotens ist es wichtig, zunächst ausschließlich am schwarzen Faden zu ziehen, damit sich die Doppelschlinge nicht vorzeitig schließt und ein Verschieben des Knotens unmöglich macht. **j** Wenn die Schlinge sitzt, kann sie durch Zug am schwarzen Faden festgezogen werden. Erst wenn der Knoten fest sitzt, wird am weißen Faden gezogen und damit der endgültige Fadensitz arretiert. **k** Mit dem schwarzen Faden und der linken Hand wird ein gegenläufiger Knoten hinzugefügt. **l** Der schwarze Faden wird um den kleinen Finger, der weiße Faden auf den Mittelfinger gelegt. **m** Zuziehen des Knotens. **n** Zum Schluss wird mit der rechten Hand und dem weißen Faden erneut ein gegenläufiger Knoten nachgelegt und der Schiebeknoten komplettiert. **o** Durchziehen des schwarzen Fadens unter dem weißen Faden. **p** Zuziehen des Knotens. (Aus Nerlich et al. 2003)

17.6 Nadelkunde

An einer Nadel können verschiedene Charaktere zur Beschreibung herangezogen werden. Leider verwenden die unterschiedlichen Hersteller vollkommen unterschiedliche Bezeichnungen. Die wichtigsten Charakteristika betreffen Nadelform (1/4-Kreis, 3/8-Kreis, 1/2-Kreis, 5/8-Kreis oder gerade und andere Nadelformen; ◘ Abb. 17.11), Nadelspitze (stumpf, spitz, Spatel, Dreikanttrokar) und Querschnitt des Nadelkörpers.

17.7 Nahttechnik

Verletzungen durch Nadeln sind gefährlich. Achten sie auf die Konzentration des gesamten Operationsteams, geben Sie Nadeln immer zurück, wenn sie nicht mehr gebraucht werden, und fassen Sie Nadeln nicht mit den Händen, sondern mit Ihren Instrumenten.

> Für die gut heilende und kosmetisch ansprechende Naht ist neben der Wahl des richtigen Materials auch die adäquate Technik entscheidend. Achten Sie immer auf die gute Adaptation der korrespondierenden Schichten (Stoß-auf-Stoß) und die ausgewogene Zugkraft („tight but not to tight").

Die Nadel sollte mittig in die Spitze des Nadelhalters so eingespannt werden, dass sie im rechten Winkel zum Nadelhalterende oder einen Winkel bis zu 120° aufweist und die Nadel etwas näher zum Faden eingespannt ist. Der Nadelhalter muss mit locker beweglichem Handgelenk geführt werden. (◘ Abb. 17.12).

Um glatte Nähte zu legen, sollte das Gewebe im Bereich der Naht mit der Pinzette fixiert werden. Bleiben Sie im Handgelenk locker. Fassen Sie mit der Pinzette weder Faden noch Nadelspitze, beides wird dadurch beschädigt. Es ist meist leichter, auf sich zuzunähen. Achten Sie auf bequeme Haltung. Ein guter Assistent führt den Faden so, dass er nicht beim Nähen stört.

Prinzipiell kann eine **Einzelknopfnahttechnik** oder eine **fortlaufende Naht** erfolgen. Bei beiden Techniken kann auch eine **Rückstichnaht** gewählt werden, hierbei wird die Nadel im Nadelhalter mit Hilfe der Pinzette bei lockerem Nadelhaltergriff um 180° gedreht, bevor der Rückstich erfolgt. Die wichtigsten Nahtbeispiele sind in ◘ Abb. 17.13 bis ◘ Abb. 17.15 abgebildet.

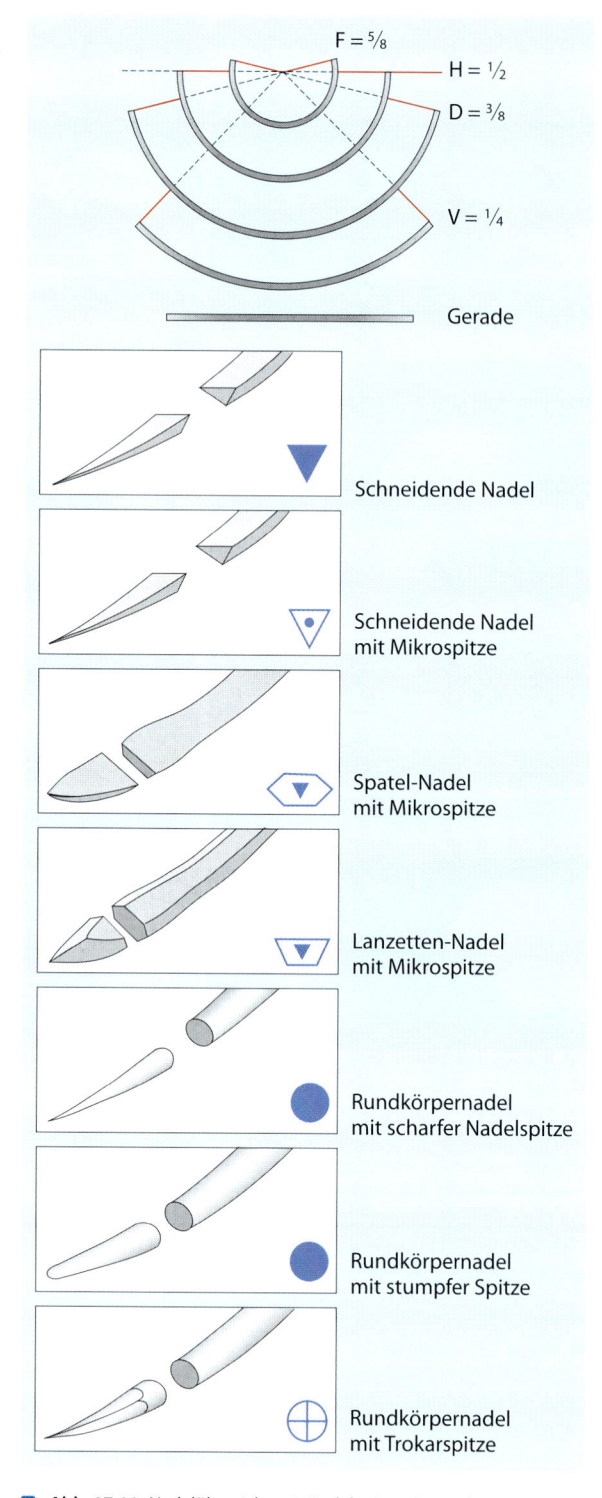

◘ **Abb. 17.11** Nadelübersicht mit Nadelspitze, Querschnitt und Symbol. (Aus Middelanis et al. 2003; © Fa. Braun-Dexon)

17.7 · Nahttechnik

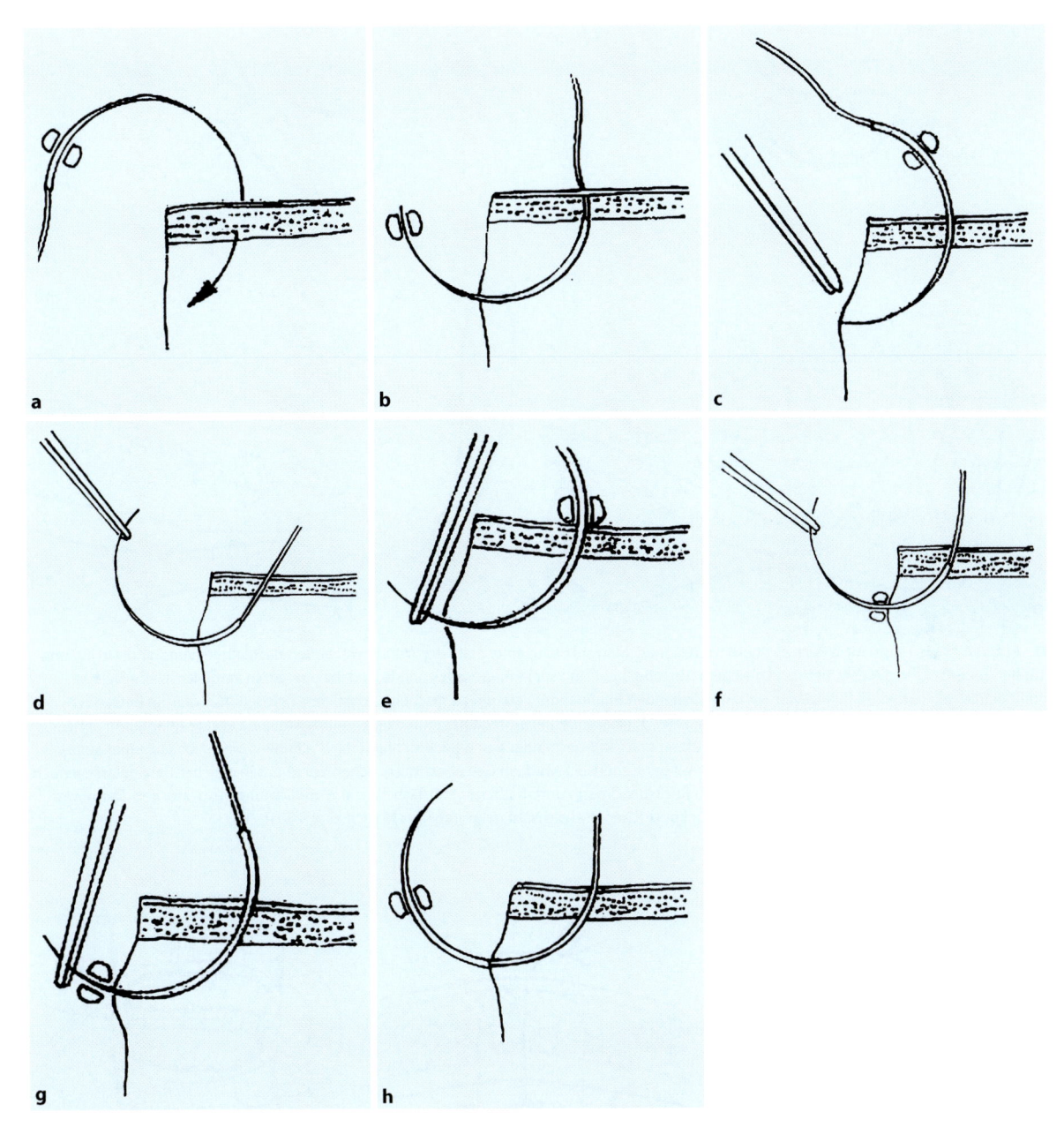

☐ **Abb. 17.12a–h** Nahttechnik mit dem Nadelhalter. Der Nadelhalter ist in der Abbildung schematisch im Querschnitt dargestellt. Der Nahtvorgang gliedert sich typischerweise in drei Schritte. Zuerst sollte die Nadel im rechten Winkel zum Gewebe eingestochen werden (**a**) und im Radius der Nadelkrümmung ohne Gewalt und nur mit sanftem Druck vorgeführt werden (**b**), wobei die pronierte Hand supiniert wird (s. Abb. 88.5). Dann greift die Pinzette den durchgestochenen Nadelkörper (**c**), und im dritten Schritt fasst man mit dem Nadelhalter wieder den Nadelkörper und führt die Nadel wieder aus dem Gewebe (**d, e**). Unter Beachtung der Nadelkrümmung folgt der Stich dem Kurvenverlauf der Nadel. Jetzt wird die Nadel ggf. wieder optimal in den Nadelhalter platziert, indem die Pinzette die Nadel hält (**f**) und die Nadel neu eingespannt wird (**g**). Anschließend wird wieder in denselben drei Schritten die zweite Gewebeseite mit der Nadel durchstoßen (**h**), bevor der Knoten gelegt werden kann

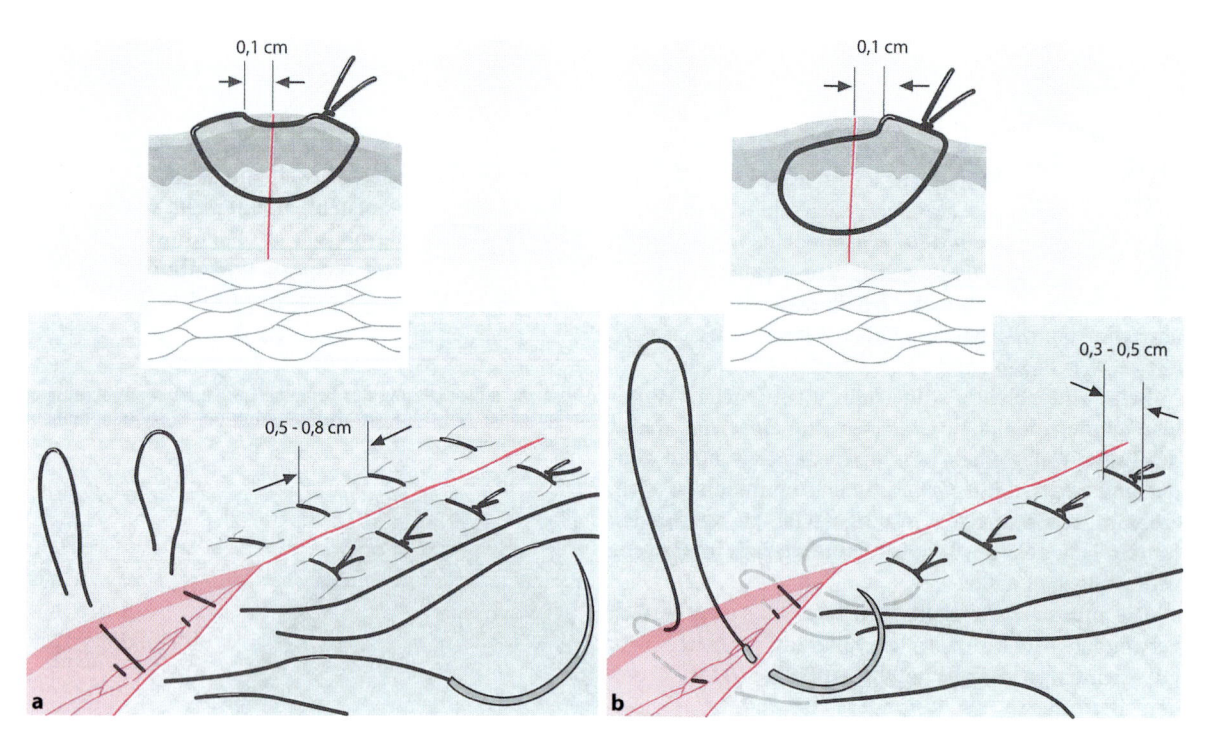

Abb. 17.13a,b Hautnaht. **a** Rückstichnaht nach Donati. Man sticht auf einer Seite der Wunde von außen nach innen wundrandfern ein und auf der Gegenseite in gleicher Tiefe und gleichem Abstand aus. Dann sticht man zurück und fasst dabei nur einen vergleichsweise kleinen, oberflächlichen Hautanteil. Zuletzt werden die Fadenenden miteinander verknotet. Entscheidend ist, dass beidseits das gleiche Gewebevolumen gefasst wird und der Rückstich relativ dicht unter der Hautoberfläche verläuft, denn dies gewährleistet eine exakte Adaptation ohne Niveausprung. Wenn der Rückstich zu tief liegt, stülpen sich die Wundränder aus. **b** Rückstichnaht nach Allgöwer. Man sticht auf einer Seite der Wunde wundrandfern von außen nach innen ein. Auf der Gegenseite wird ein Gewebeanteil gleichen Volumens in gleicher Tiefe gefasst, jedoch nicht durch die Hautoberfläche, sondern wie beim Rückstich, knapp unterhalb der Oberfläche in die Wundlichtung ausgestochen. Dann wird der gegenüberliegende Hautrand oberflächlich rückgestochen und die Naht geknotet. (Aus Nerlich et al. 2003)

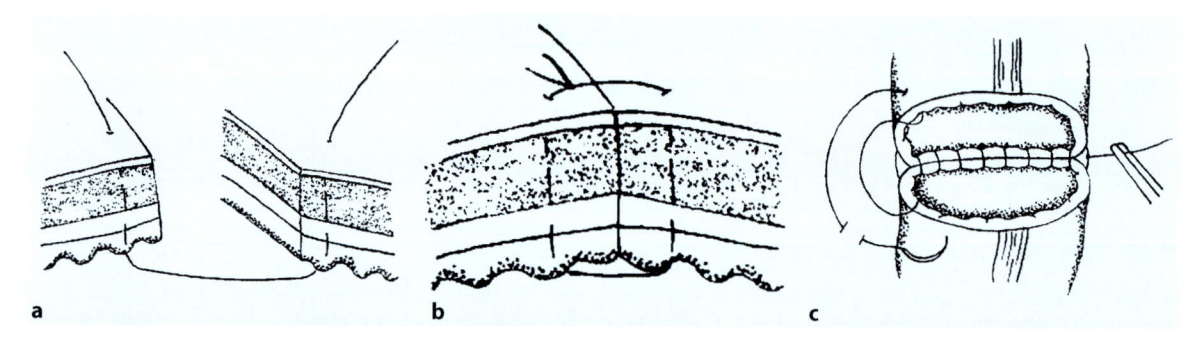

Abb. 17.14a–c Darmnaht. **a** und **b** Einzelknopfnaht, **c** fortlaufende Naht. Für die Darmanastomose bevorzugen wir eine fortlaufende Naht mit 3/0 oder 4/0 Maxon und einem Stichabstand von etwa 4 mm. An der Hinterwand wird in der Regel allschichtig gestochen und an der Vorderwand extramukös. Besonders zu achten ist auf eine ausreichende Fadenanspannung durch den Assistenten, um eine suffiziente Adaptation zu erreichen, ohne eine Ischämie durch zu straffen Zug zu provozieren

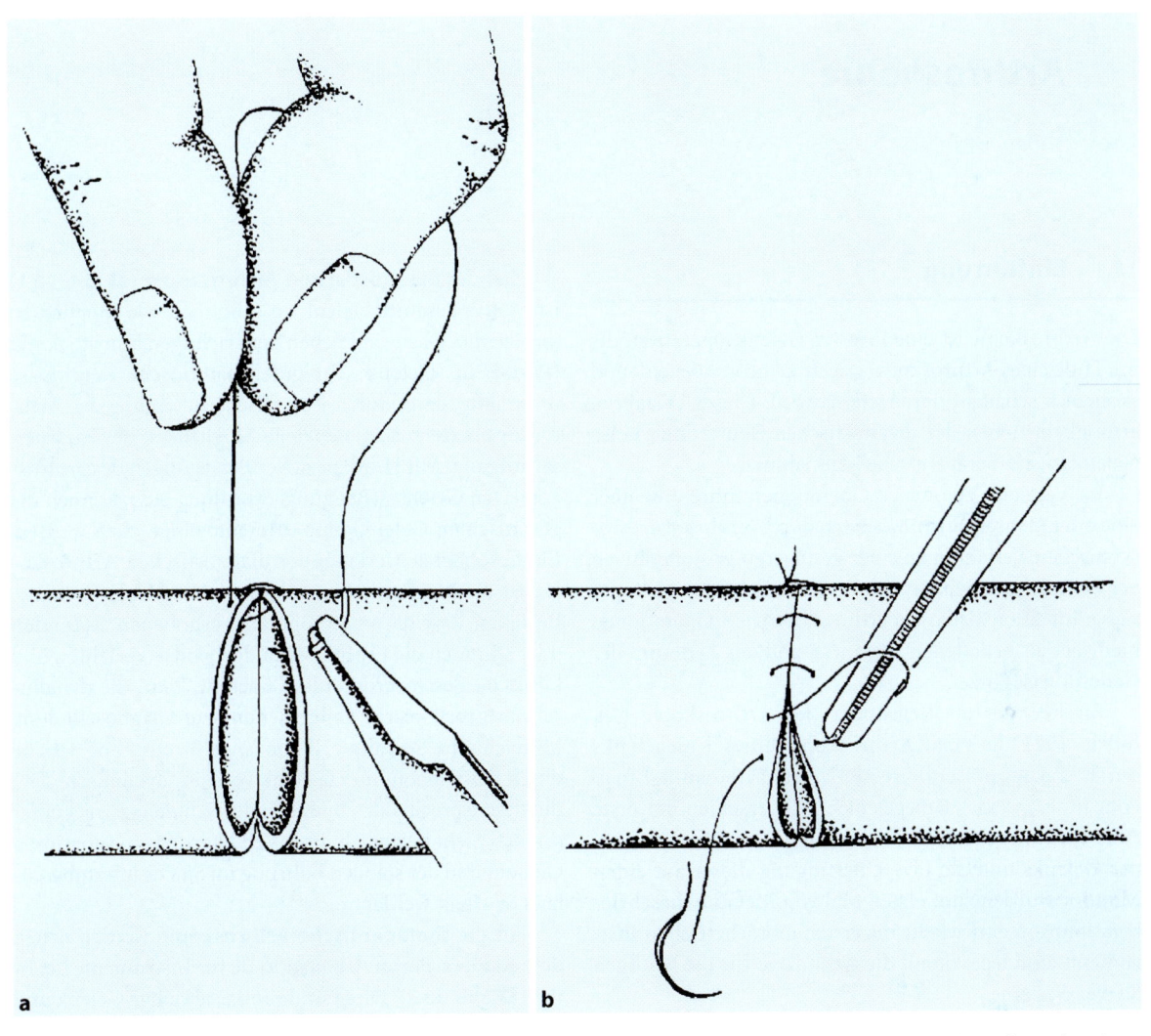

Abb. 17.15 Gefäßnähte erfolgen in der Regel mit nicht resorbierbarem oder langsam resorbierbarem Nahtmaterial der Stärke 3/0 bis 6/0. Nur bei kleinen Gefäßen können Einzelknopfnähte vorteilhaft sein, um eine Stenosierung zu vermeiden. Bei arteriosklerotischen Gefäßen sollte am Gefäß von innen nach außen gestochen werden, um ein Ablösen von Plaques zu verhindern. Der empfindliche Faden darf nicht mit der Pinzette angefasst werden, und der Fadenzug sollte immer in Stichrichtung erfolgen

17.8 Weitere technische Geräte

Achten Sie darauf, dass Sie, wie gesetzlich vorgeschrieben, eine Einweisung in die von Ihnen zu benutzenden Geräte (z. B. Diathermiegerät, Ultraschalldissektor, Klammernahtgerät, Bildwandler), deren Funktionsweise, Einstellung und die wichtigsten Störfaktoren oder Fehlermeldungen erhalten. Nehmen Sie sich die Zeit, die Gebrauchsanweisungen und Anleitungen durchzulesen und zu verstehen. Verlassen Sie sich beim Einsatz der Geräte nicht auf die sachkundige Bedienung durch das technische und medizinische Assistenzpersonal.

Beispielhaft kann das Diathermiegerät genannt werden, das heute nahezu bei jeder Operation zum Schneiden oder Koagulieren eingesetzt wird. Nur wenige Anwender berücksichtigen hierbei die einfachen Regeln der Stromleitung, Stromstärke und des Widerstandes, und bei unzureichender Funktion wird regelhaft ohne Nachdenken einfach die Stromstärke hochreguliert.

Literatur

Braun JS (1989) Kleine Chirurgie. Urban & Schwarzenberg, München Wien Baltimore

Koeppen P, Sterk P (2006) Chirurgisches 1 x 1 – Arbeitstechniken für die operativen Fachgebiete. Elsevier, München

Lippert H (1988) Praxis der Chirurgie, Allgemein- und Visceralchirurgie. Thieme, Stuttgart New York

Middelanis I, Liehn M, Steinmüller L, Döhler JR (2003) OP-Handbuch, 3. Aufl. Springer, Berlin Heidelberg New York

Nerlich M, Berger A (2003) Tscherne Unfallchirurgie – Weichteilverletzungen und Infektionen. Springer, Berlin Heidelberg New York

Arthroskopie

V. Braunstein

18.1 Einführung

Die Arthroskopie ist eine invasive Gelenksoperation, die mit Hilfe eines Arthroskops (griech. arthros = Gelenk und skopein = schauen) durchgeführt wird. Dieses Verfahren ermöglicht neben der diagnostischen Beurteilung eines Gelenks auch therapeutische Maßnahmen.

Im Vergleich zu offenen Operationen führen die über eine oder mehrere Stichinzisionen durchgeführten arthroskopischen Verfahren zu einer geringeren postoperativen Schwellung und Schmerzen. Außerdem ist das postoperative Infektionsrisiko bei arthroskopischen Operationen niedriger als bei offenen Verfahren und der Zeitraum der Genesung ist kürzer.

Bircher, der als Begründer der Arthroskopie gilt, führte 1921 die erste Arthroskopie eines Kniegelenks durch. Takagi präsentierte 1932 erste Photoaufnahmen vom Inneren eines Kniegelenks. 1957 erschien der erste Atlas für Kniegelenksarthroskopien. Videoaufnahmen eines Gelenks und die Live-Übertragung dieser auf einen Monitor wurden zum ersten Mal von McGinty beschrieben. Johnson entwickelte die ersten motorbetrieben Instrumente und legte damit die Grundlage für die heutigen Shaver-Systeme.

Arthroskopische Gelenkoperationen waren laut Statistischem Bundesamt im Jahr 2007 die am häufigsten in deutschen Krankenhäusern durchgeführten Operationen. Die Gesamtanzahl von 736.912 arthroskopischen Eingriffen an Gelenken machten 5,3 % aller durchgeführten Operationen aus. Zum Vergleich werden endoprothetische Gelenk- und Knochenersatzoperationen mit einer Anzahl von 458.305 (3,3 % aller durchführten Eingriffe) erst an sechster Stelle aller operativen Eingriffe genannt.

Die Mehrzahl aller arthroskopischen Eingriffe wird ambulant durchgeführt. Die mittlere Verweildauer von stationär behandelten Patienten betrug nach arthroskopischen Eingriffen im Jahr 2010 5,2 Tage.

18.2 Arthroskopische Technik

Allgemein werden arthroskopische Techniken in diagnostische und therapeutische Verfahren unterteilt. Die beiden grundlegenden Techniken der therapeutischen Arthroskopie sind die Resektion und die Rekonstruktion.

Ziel der **diagnostischen Arthroskopie** (Abb. 18.1) ist es, das gesamte Gelenk so schonend wie möglich zu inspizieren. Dazu sind neben dem richtigen Eintrittspunkt (Portal) ins Gelenk sehr gute anatomische Kenntnisse notwendig, denn durch jede falsche Bewegung des Arthroskops besteht die potenzielle Möglichkeit der Knorpelschädigung. Mit Hilfe spezieller Bewegungen des arthroskopierten Gelenks (Beugung, Streckung etc.), können die gewünschten Gelenkkompartimente eingesehen werden. Ein besonderes Merkmal der diagnostischen Arthroskopie ist die Möglichkeit zur dynamischen Untersuchung. Bestehen Zweifel an präoperativ erhobenen Befunden oder stimmen die Ergebnisse bildgebender Verfahren und klinische Beschwerden nicht überein, kann die dynamische arthroskopische Untersuchung zur Diagnosefindung hilfreich sein. So kann z. B. die lange Bizepssehne, welche durch das Glenohumeralgelenk verläuft, dynamisch, d. h. durch entsprechendes Bewegen des Schultergelenks unter direkter Sicht bezüglich ihrer Verankerung am superioren Glenoid und der stabilen Führung im Sulcus intertubercularis beurteilt werden.

Für die **therapeutische Arthroskopie** werden neben dem Kamera-Portal Arbeitsportale für Instrumente benötigt (Abb. 18.2). Diese sind für das jeweilige Gelenk und das gewählte Therapieverfahren genau beschrieben. Bewegungsarten, die mit dem Arthroskop durchgeführt werden können, sind das Schwenken (nach kranial und kaudal oder medial und lateral), die Rotation sowie das Vor- bzw. Zurückschieben. Durch das Vorschieben des Arthroskops wird der Bildausschnitt kleiner, durch das Zurückziehen entsprechend größer.

Arthroskopische Therapiemöglichkeiten setzen sich im Prinzip aus Resektion oder Rekonstruktion zusammen. Außerdem können Gewebebiopsien unter arthroskopischer Kontrolle gewonnen werden.

Exemplarisch für die rekonstruktiven arthroskopischen Maßnahmen soll hier die **Kreuzbandrekonstruktion** des Kniegelenks genannt werden. Jährlich werden ca. 50.000 Primärrekonstruktionen und Revisionsoperationen der Kreuzbänder alleine in Deutschland, Österreich und Schweiz durchgeführt. Zahlreiche biomechanische und klinische Studien beschreiben die Notwendigkeit eines stabilen Kniegelenks. Eines der wesentlichen Ziele dieses operativen Vorgehens ist die möglichst anatomische Rekonstruktion der Kreuzbänder. Arthroskopisch müssen die

18.3 · Setup-Instrumente

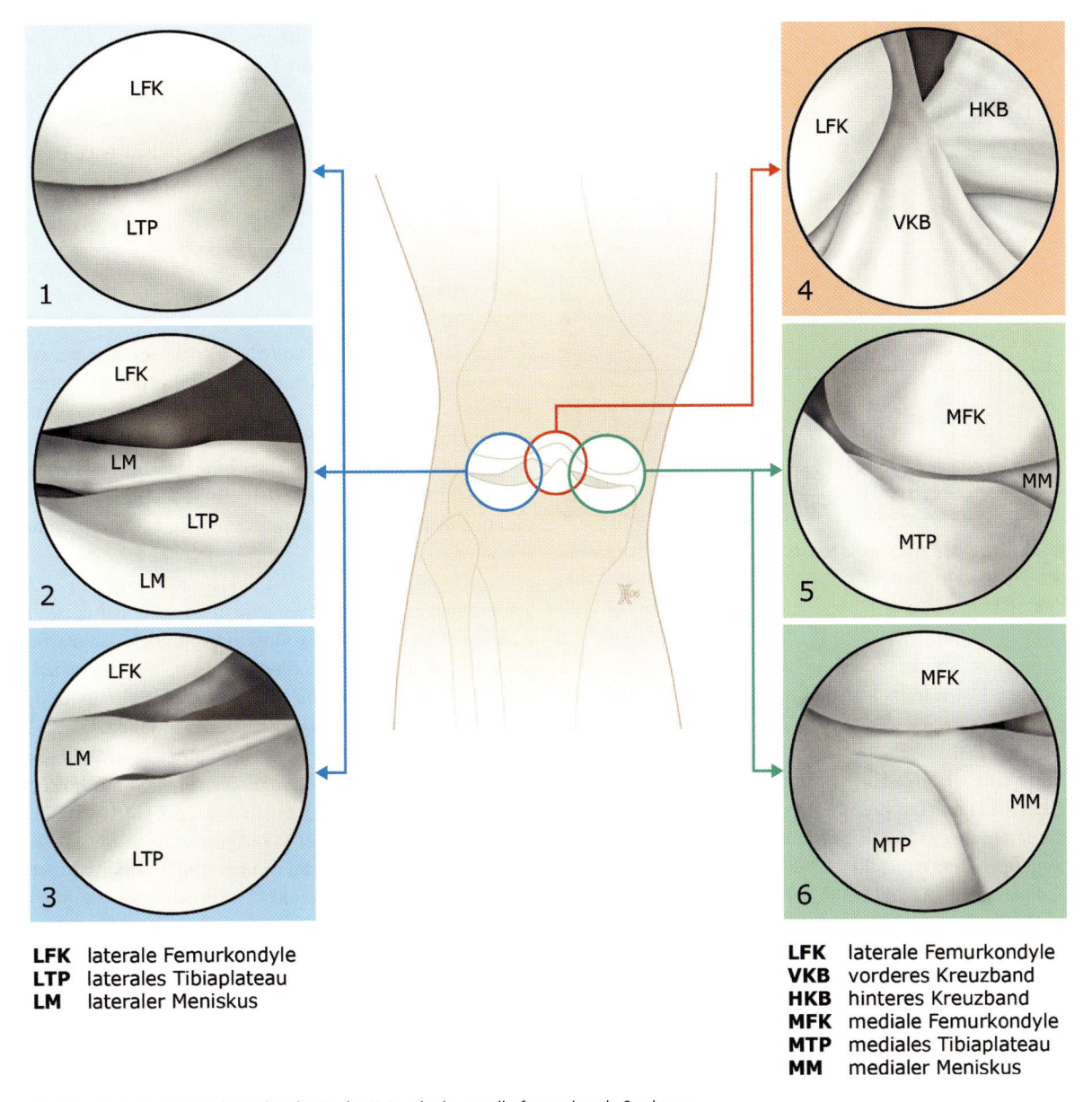

Abb. 18.1 Diagnostische Arthroskopie des Kniegelenks, regelhaft zu sehende Strukturen

LFK laterale Femurkondyle
LTP laterales Tibiaplateau
LM lateraler Meniskus

LFK laterale Femurkondyle
VKB vorderes Kreuzband
HKB hinteres Kreuzband
MFK mediale Femurkondyle
MTP mediales Tibiaplateau
MM medialer Meniskus

korrekten Insertionszonen der Kreuzbänder sowohl tibial als auch femoral gefunden werden. Unter Zuhilfenahme von Zielinstrumenten werden unter arthroskopischer Kontrolle Bohrkanäle durch Tibia und Femur angelegt, um durch diese Kreuzbandersatzplastiken (z. B. Sehnen des M. semitendinosus/M. gracilis) einzuziehen und zu verankern (Abb. 18.3).

> Der Abstand zwischen Arthroskopspitze und Zielstruktur sollte so groß wie möglich sein, um die bestmögliche Übersicht zu erreichen.

18.3 Setup-Instrumente

Die technische Ausstattung umfasst neben einem „**Arthroskopieturm**" (Monitor, Lichtquelle, Pumpe, Datenverarbeitungseinheit, Konsolen für motorbetriebene Geräte und Stromapplikator) eine **Kamera mit Optik**. Der Durchmesser der Optik muss dem zu arthroskopierenden Gelenk angepasst sein. Standardgrößen der Optik für Schulter-, Hüft-, Knie- und Sprunggelenk sind 4,0 mm, für Ellenbogen- und Handgelenk 2,7 mm. Der Winkel der Optikspitze beträgt 0°, 30° oder 70°, wobei die 30°-Optik für die meisten Verfahren der Standard ist. Durch die Drehung des Lichtkabels, das extrakorporal mit der Optik ver-

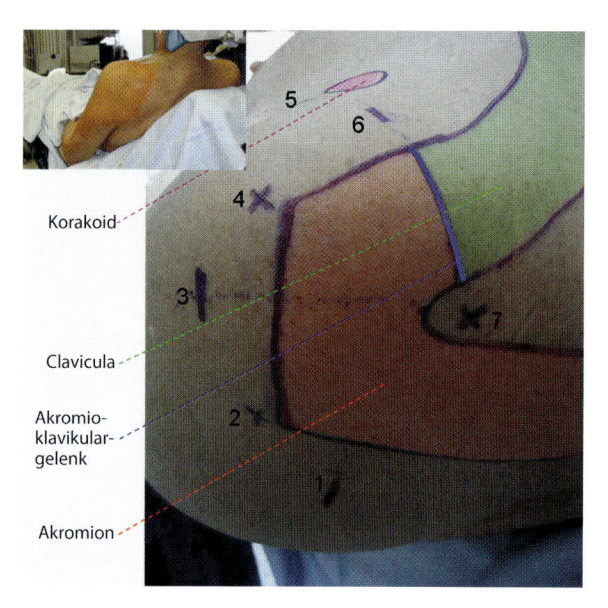

Abb. 18.2 Arthroskopische Portale des Schultergelenks in „Beach-chair"-Lagerung: *1* dorsal (Standardkamera-Portal); *2* dorsolateral; *3* lateral; *4* anterio-lateral; *5* anterio-inferior; *6* anterio-superior; *7* Neviaser

bunden ist, kann die Stellung der Optikspitze verändert werden. Dabei muss beachtet werden, dass das Blickfeld innerhalb des Gelenks immer auf der gegenüberliegenden Seite des Lichtkabels liegt. Die Stellung des Lichtkabels ist somit eine wichtige Hilfe zur Orientierung innerhalb des Gelenks. Durch das Zusammenspiel des Optikwinkels mit der Drehung des Lichtkabels können mit nur wenigen Bewegungen des Arthroskops große Bereiche des zu arthroskopierenden Gelenks inspiziert werden.

Bei arthroskopischen Operationen wird das entsprechende Gelenk mit einem **Füllmedium** angefüllt. Als Standardfüllmedium wird Ringer-Laktat-Lösung verwendet. Auf gasförmige Füllmedien sollte aufgrund der Gefahr einer Luftembolie verzichtet werden. Eine Rollenpumpe erzeugt durch einen kontinuierlichen Zu- und Abfluss einen variabel einstellbaren intraartikulären Druck. Geringgradige Blutungen, die durch Manipulation des Gewebes entstehen, sind oftmals unvermeidbar. Der durch das Füllmedium erzeugte Druck ermöglicht in solchen Fällen das Fortsetzen der Arthroskopie. Bei der Anwendung von flüssigen Füllmedien kann es, vor allem bei langen Operationen, zu Schwellungen der umgebenden Gewebe kommen, was zu einer zeitlichen Limitation des arthroskopischen Vorgehens führt.

Mittlerweile hat der Operateur die Möglichkeit, für jeden Eingriff auf eine Reihe von **speziellen Instrumenten** zurückzugreifen (◘ Abb. 18.4). Prinzipiell wird zwischen resezierenden und rekonstruierenden Instrumenten unterschieden. Die Arthroskopie der jeweiligen Gelenke wird in speziellen **Lagerungen** durchgeführt (◘ Tab. 18.1). Dabei muss die sterile Abdeckung des Patienten, der problemlose Zugang des Gelenks für den Operateur wie auch der Zugang für den Anästhesisten gewährleistet sein. Die Lagerung des Patienten, die Position des Operateurs und die Auswahl der zu verwendenden Instrumente sind heute weitgehend standardisiert. Sofern das zu arthroskopierende Gelenk aufgrund seiner anatomischen Lage dazu geeignet ist, kann der Eingriff unter Verwendung einer Blutsperre durchgeführt werden.

18.4 Indikationen

Arthroskopien zur Diagnosestellung oder -bestätigung, arthroskopische Biopsien oder die Entfernung freier Gelenkkörper können prinzipiell an allen Gelenken durchgeführt werden. Rein diagnostische Arthroskopien stellen im Zeitalter von CT und MRI die Ausnahme dar. Im Folgenden werden für jedes Gelenk einige wichtige Indikationen und die entsprechenden arthroskopischen Operationsverfahren genannt.

Schultergelenk Beim Impingement-Syndrom aufgrund einer entsprechenden Akromionmorphologie kann eine arthroskopische Akromioplastik durchgeführt werden. Wird eine Schulterluxation durch die traumatische Ablösung des Labrum glenoidale verursacht (**Bankart-Läsion**) oder ist die lange Bizepssehne vom superioren Glenoid abgelöst (**SLAP-Läsion**), können die betroffenen Strukturen mit Hilfe von Fadenankern refixiert werden (◘ Abb. 18.5). Die Anwendung von Fadenankern ist auch zur Refixation von Rotatorenmanschettenläsionen üblich. Bei Arthrose des Akromioklavikulargelenks kann dieses arthroskopisch reseziert werden.

Ellenbogengelenk Osteophyten, die zum Impingement führen, können arthroskopisch entfernt werden. Im Falle einer inflammatorischen Arthritis kann eine arthroskopische Synovektomie durchgeführt werden. Bei Kontrakturen, die durch Adhäsionen der Kapsel entstanden sind, kann ein arthroskopisches Kapsel-Release eine Steigerung des Bewegungsumfangs erzeugen. Die klassische, offene Operation nach Hohmann kann bei einer Epicondylitis radialis humeri (Tennisellenbogen) auch arthroskopisch durchgeführt werden.

Handgelenk Durch die Arthroskopie kann das Repositionsergebnis einer Fraktur des distalen Radius oder des Skaphoids überprüft und ggf. die operative Versorgung visualisiert werden. Bei traumatischen oder degenerativen Läsionen des triangulären fibrokartilaginären Komplexes besteht die Möglichkeit der arthroskopischen Rekonstruktion. Verursacht ein Ganglion, z. B. im Bereich des Karpaltunnels, ein Kompressionssyndrom, so kann dieses arthroskopisch entfernt werden.

18.4 · Indikationen

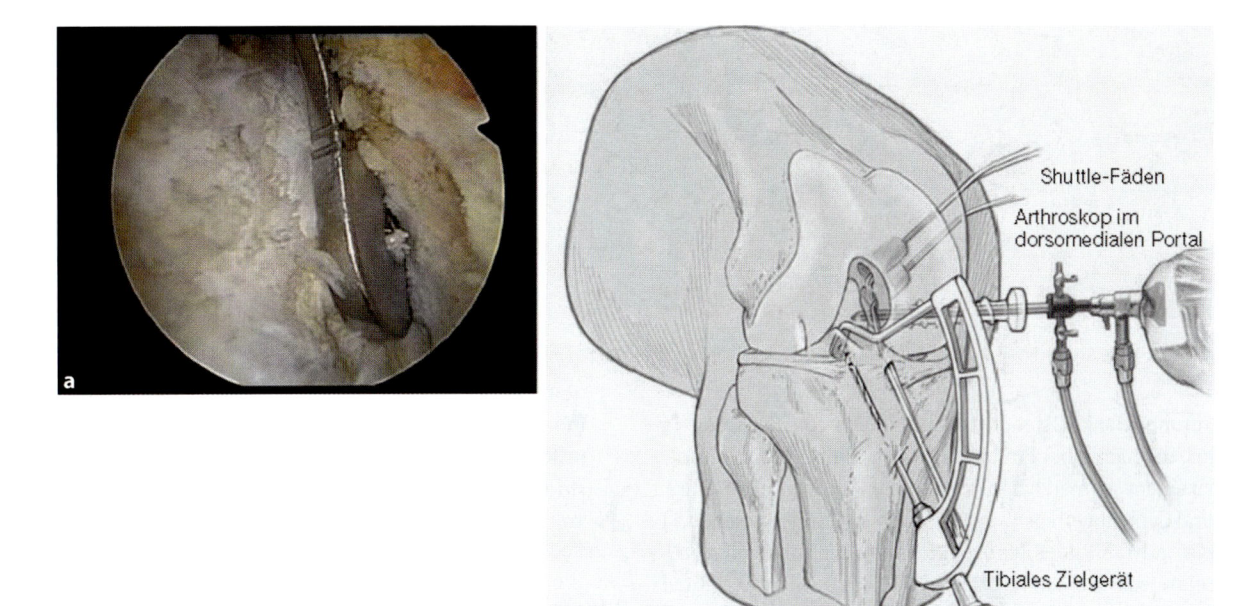

Abb. 18.3a,b Anlegen der Bohrkanäle mit dafür vorgesehenem Zielinstrument. (Aus Lorenz et al. 2007)

Hüftgelenk Bei Labrumläsionen kann eine arthroskopische Glättung durchgeführt werden. Im Falle von lokalisierten Knorpelschäden kann ein Knorpeldébridement, bei einer Synovialitis die arthroskopische Resektion der Synovia durchgeführt werden.

Kniegelenk Klassische Indikationen der Kniegelenksarthroskopie sind die Refixation oder Teilresektion eingerissener Menisken, die arthroskopisch unterstützte Ersatzplastik des vorderen und hinteren Kreuzbandes sowie die Therapie von Knorpelläsionen im Sinne der Abrasionsarthroplastik, der Mikrofrakturierung oder der ortsständigen Transplantation von Knorpel-Knochen-Zylindern. Bei Osteosynthesen von Gelenkfrakturen dient sie der Überprüfung der Reposition auf Knorpelniveau.

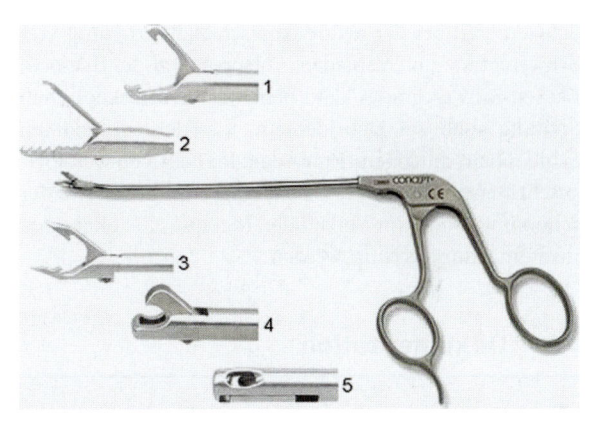

Abb. 18.4 Arthroskopische Instrumente: *1* Fadenfasszange; *2* Gewebefasszange; *3* Gewebeperforationszange; *4* Schere; *5* Fadenguillotine. (Copyright ConMed Linvatec, Largo, Florida)

Tab. 18.1 Lagerung des Patienten bei arthroskopischen Eingriffen

Gelenk	Lagerung
Schulter	Halbsitzend („beach-chair"), Seitlage
Ellenbogen	Rücken-, Bauch-, Seitlage
Hand	Rückenlage mit Handtisch
Hüfte	Rückenlage ggf. mit Extension
Knie	Rückenlage mit abgewinkeltem Kniegelenk
Sprunggelenk	Rückenlage Gelenk frei beweglich

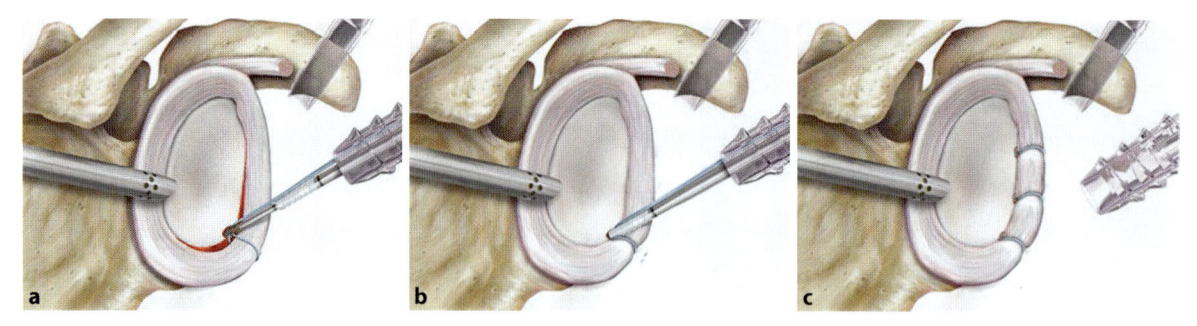

Abb. 18.5 Arthroskopische Stabilisierung einer Bankart-Läsion mittels Fadenankern. (Aus Ambacher 2011)

Sprunggelenk Osteophyten im Bereich von Tibia und Talus, die häufig bei Fußballspielern zu finden sind, können zu einem schmerzhaften knöchernen Impingement führen und dann abgetragen werden. Narbenstränge zwischen Tibia und Talus oder Synovialitiden des anterolateralen Kapseldreiecks werden reseziert, wenn sie zu einem Weichteil-Impingement führen.

Gelenkempyem Eine eitrige Entzündung eines Gelenks kann durch die hämatogene Streuung von pyogenen Keimen oder iatrogen, z. B. im Rahmen einer Gelenkpunktionen entstehen. Nach Gächter werden entsprechend des Schweregrad bei der arthroskopischen Beurteilung vier Schweregrade unterschieden. Entsprechend des diagnostischen Schweregrades kann neben der arthroskopischen Spülung auch ein Debridement, v. a. der entzündeten Schleimhaut durchgeführt werden. Im Falle von weit fortgeschrittenen Stadien des Gelenkempyems muss entweder schon initial oder im Verlauf der Therapie eine offene Arthrotomie durchgeführt werden.

18.5 Dokumentation

Alle im Rahmen der diagnostischen Arthroskopie gewonnenen Befund sowie die Durchführung und das Ergebnis von arthroskopischen Resektionen und reparativen Maßnahmen müssen mittels intraoperativen Bildern und ggf. durch Videosequenzen dokumentiert werden. Dafür stehen heute digitale Datenträger zur Verfügung.

> Viele ehemals offen durchgeführte operative Verfahren im Bereich der großen Körpergelenke können mittlerweile mit vergleichbaren oder besseren klinischen Ergebnissen auch arthroskopisch durchgeführt werden. Durch die Weiterentwicklung der arthroskopischen Operationstechniken und der Instrumente wird sich dieser Trend in Zukunft fortsetzen. Vor allem aufgrund der geringeren Invasivität und Morbidität ist die Akzeptanz der Patienten gegenüber arthroskopischen Verfahren deutlich höher als gegenüber offenen Operationen. Viele der arthroskopischen Operationen sind ambulant verfügbar oder führen zu kürzeren stationären Liegezeiten und zur Kostenreduktion.

Literatur

Ambacher T (2011) Advances in arthroscopic capsular labrum repair in ventral shoulder instability. Orthopade 40(1):31–4, 36–40

Atesok K, Doral MN, Whipple T, Mann G, Mei-Dan O, Atay OA, Beer Y, Lowe J, Soudry M, Schemitsch EH (2011) Arthroscopy-assisted fracture fixation. Knee Surg Sports Traumatol Arthrosc 19(2):320–9

Burkart AC, Schoettle PB, Imhoff AB (2001) Surgical therapeutic possibilities of cartilage damage. Unfallchirurg 104(9):798–807

Byrd JWT (2005) Operative hip arthroscopy. Springer, Berlin Heidelberg New York Tokyo

de Leeuw PA, van Sterkenburg MN, van Dijk CN (2009) Arthroscopy and endoscopy of the ankle and hindfoot. Sports Med Arthrosc 17(3):175–84

Dodson CC, Nho SJ, Williams RJ 3rd, Altchek DW (2008) Elbow arthroscopy. J Am Acad Orthop Surg 16(10):574–85

Elser F, Braun S, Dewing CB, Giphart JE, Millett PJ (2011) Anatomy, function, injuries, and treatment of the long head of the biceps brachii tendon. Arthroscopy 27(4):581–92

Gerber C, Wirth SH, Farshad M (2011) Treatment options for massive rotator cuff tears. J Shoulder Elbow Surg 20(2 Suppl):S20–9

Glazebrook MA, Ganapathy V, Bridge MA, Stone JW, Allard JP (2009) Evidence-based indications for ankle arthroscopy. Arthroscopy 25(12):1478–90

Guhl JF, Parisien JS, Boynton MD (2004) Foot and ankle arthroscopy. Springer, Berlin Heidelberg New York Tokyo

Kovachevich R, Elhassan BT (2010) Arthroscopic and open repair of the TFCC. Hand Clin 26(4):485–94

Lorenz S, Anetzberger A, Spang JT, Imhoff AB (2007) Die Zwei-Bündel-Technik – eine anatomische Rekonstruktion des vorderen Kreuzbandes. OOT 19:473–88

Nebelung W, Wiedemann E (2001) Schulterarthroskopie. Springer, Berlin Heidelberg New York Tokyo

Simpson J, Sadri H, Villar R (2010) Hip arthroscopy technique and complications. Orthop Traumatol Surg Res 96(8 Suppl):S68–76

Stärke C, Kopf S, Petersen W, Becker R (2009) Meniscal repair. Arthroscopy 25(9):1033–44

Stevens MS, Legay DA, Glazebrook MA, Amirault D (2010) The evidence for hip arthroscopy: grading the current indications. Arthroscopy 26(10):1370–83

Literatur

Strobel M (2001) Manual of arthroscopic surgery. Springer, Berlin Heidelberg New York Tokyo

Strobel M, Eichhorn J, Schießler W (1998) Arthroskopie des Kniegelenks, 3. Aufl. Deutscher Ärzte-Verlag, Köln

Teske W, Anastisiadis A, Lichtinger T, von Schulze Pellengahr C, von Engelhardt LV, Theodoridis T (2010) [Rupture of the anterior cruciate ligament. Diagnostics and therapy.] Orthopäde 39(9):883–898; quiz 899

Minimalinvasive Chirurgie

T.P. Hüttl, T.K. Hüttl

19.1 Einführung

Kaum eine Innovation der letzten 100 Jahren hat die Chirurgie so verändert wie die Einführung der videoendoskopischen oder „minimalinvasiven Chirurgie" (MIC). Videoendoskopische Techniken werden inzwischen in allen operativen Gebieten eingesetzt, technische Neuerungen und Operationstechniken beeinflussen sich wechselseitig und führen zu einer ständigen Erweiterung des Indikationsspektrums. Unter minimalinvasiver Chirurgie im engeren Sinn – der Terminus wurde von Wickham und Fizpatrick 1990 eingeführt – wurde und wird die **videolaparoskopische Chirurgie** verstanden. Mit Ausdehnung der videoendoskopischen „MIC-Techniken" auf extraabdominelle Körperregionen (Thorax, Hals, Mamma etc.), der zunehmenden Zahl an endoskopischen endoluminalen Eingriffen und neuerdings doppeldeutiger Ausdehnung des Begriffs „minimalinvasiv" auf offene orthopädische Eingriffe erscheint der Begriff „laparoskopische Chirurgie" geeigneter.

Die minimalinvasive Therapie wurde mehrfach geboren, erste Erfolg versprechende praktische Ansätze gerieten zum Teil wieder in Vergessenheit. Laparoskopische Eingriffe sind bereits seit 100 Jahren bekannt, der Chirurg und Gastroenterologe Kelling demonstrierte 1901 in Hamburg vor der Biologischen und Medizinischen Gesellschaft die erste Laparoskopie an einem Hund, der Stockholmer Internist Jacobaeus legte das erste Pneumoperitoneum am Menschen an. Es folgten erste Bauchspiegelungen und in den 1920er-Jahren erste Arthroskopien mit für Bauchspiegelungen entwickelten Geräten. Die Entwicklung von Operationstechniken bedurfte weiterer technischer Neuerungen wie der Kaltlichtanwendung über Glasfaserkabel (1960) oder der Hopkins-Optik (1966). 1983 führte Semm in Kiel die erste Appendektomie und 1985 Mühe in Nürnberg die erste Cholezystektomie auf laparoskopischem Wege durch. Beide wurden von der chirurgischen Fachwelt zunächst diskriminiert. Die Beschreibung der ersten videolaparoskopischen Cholezystektomie in Mehrtrokartechnik durch Mouret in Frankreich 1987 und McKernan in den USA 1988, führte zu einer flächenbrandartigen Verbreitung dieser Techniken. Mühe sollte erst viel später durch die Deutsche Gesellschaft für Chirurgie 1992 und in der Folgezeit auch international rehabilitiert werden. Er wird zwischenzeitlich seitens der amerikanischen Chirurgenvereinigungen als einer der 10 bedeutendsten Chirurgen des vergangenen Jahrhunderts genannt. Lukichev et al. berichteten jedoch bereits 1983 über laparoskopische Cholezystektomien.

Die bekannten Vorteile der minimalinvasiven Chirurgie wie bessere Kosmetik, raschere Rekonvaleszenz etc. wurden aufgrund der diffizilen Technik durch neue und zum Teil katastrophale Komplikationen erkauft. Dies führte zur Gründung diverser Fachgesellschaften, der Forderung nach Standardisierung und obligater Trainingskurse. Innerhalb der 1990er-Jahre wurde nahezu jede Technik der offenen Chirurgie auch laparoskopisch versucht, nicht jede Indikation ist jedoch geeignet.

19.2 Lagerung des Patienten und Teampositionierung

Die Position von Operateur und 1. Assistenten wird durch das zu operierende Zielorgan vorgegeben. Sie stehen idealerweise dem Operationsgebiet vis-à-vis, der Videoturm einschließlich Monitor steht in Verlängerung dazu. Bei Eingriffen im Oberbauch (Gallenblase, Leber, Magen) hat sich in Deutschland die sog. „**french position**" durchgesetzt, wobei der Operateur zwischen den Beinen des in **Steinschnittlage** (SSL) positionierten Patienten steht (◘ Abb. 19.1). Auch eine seitliche Anordnung von Operateur und Kameraassistent ist möglich. Für Eingriffe im Unterbauch steht das Operationsteam seitlich des Patienten, bei Eingriffen an Rektum und Sigma befinden sich Operateur und Kameramann rechts des in SSL gelagerten Patienten. Appendektomie und Leistenhernienchirurgie erfolgen i. d. R. in Rückenlage, Operateur und Assistent stehen meistens vis-à-vis zur rechten und zur linken Seite des Patienten. Die instrumentierende Schwester steht zur Rechten oder Linken des Operateurs und sollte ebenfalls freien Blick auf den Monitor haben.

Jeder Operateur muss sich im Klaren darüber sein, dass die korrekte Lagerung des Patienten von entscheidender Bedeutung für einen reibungslosen Operationsablauf ist und einen laparoskopischen Eingriff nicht nur erheblich erschweren sondern auch unmöglich machen kann. Erst durch die entsprechende Lagerung wird ein freier Zugang zum Zielorgan ermöglicht, störende Organpakete wie beispielsweise der Dünndarm werden so aus

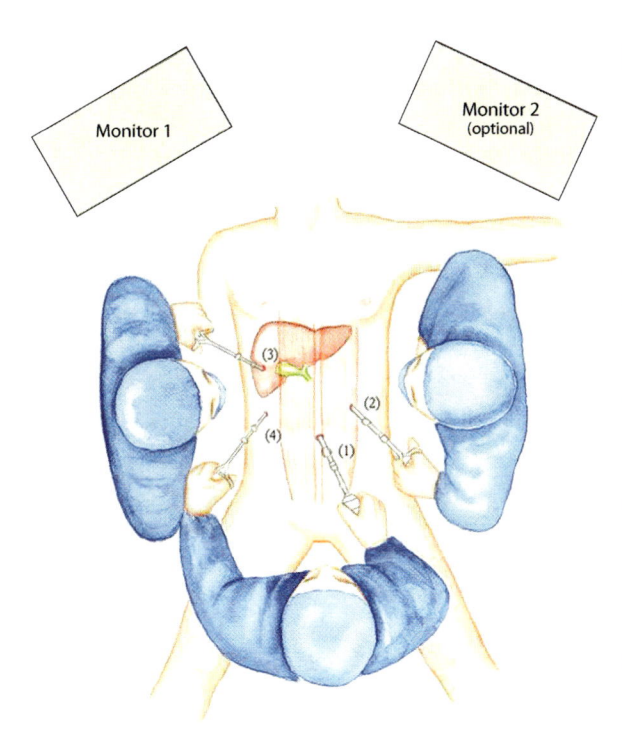

Abb. 19.1 Laparoskopische Cholezystektomie – Anordnung von Operationsteam und Trokaren. Patient in Steinschnitt- und umgekehrter Trendelenburg-Lagerung (30° erhöht), Tisch 30° nach links gekippt, Operateur zwischen den Beinen („french position"). Dargestellt ist eine optionale Trokaranordnung zur Exposition der Gallenblase. *1* Optiktrokar (10 mm); *2* Elektrohaken (10-mm-Trokar); *3* zusätzliche Fasszange für den 1. Assistenten (5 mm); *4* Fasszange (5-mm-Trokar)

dem Operationsgebiet allein durch die Schwerkraft heraus verlagert. Eingriffe im Oberbauch erfolgen dazu in Anti-Trendelenburg-Lagerung, zusätzlich wird der Tisch in eine Seitenposition gebracht, beispielsweise bei der Cholezystektomie nach links, bei der Splenektomie nach rechts. Letztere erfolgt heute oft in Rechtsseitenlage („**Hanging-spleen"-Technik**). Der dem Operateur zugewandte Arm wird angelagert, der 2. Arm ausgelagert mit freiem Zugang für das Narkoseteam.

Auf die Notwendigkeit einer optimalen Polsterung und Fixierung des Patienten durch zusätzliche Seitenstützen und die Aufklärung des Patienten über Lagerungsschäden kann nicht oft genug hingewiesen werden. Komplexere Operationen erfordern zum Teil extreme Lageveränderungen während des Eingriffs, was bereits bei der Vorbereitung berücksichtigt werden muss. Bei „unklarem" bzw. „akutem Abdomen" mit Verdacht auf Appendizitis sollte – eine adäquate laparoskopische Erfahrung vorausgesetzt – bereits bei der Lagerung die potenziell nötige Behebung anderer Ursachen bzw. Differenzialdiagnosen (hier u. a. Cholezystitis, atypische Lage) bedacht werden. Gleiches gilt auch für Eingriffe an Sigma und Rektum, die neben dem Haupteingriff im kleinen Becken auch eine Mobilisation der linken Flexur – also einen Oberbaucheingriff – beinhalten.

> Bei einer voraussichtlichen Operationszeit von mehr als 2 h ist neben einer ausreichenden äußerlichen Wärmezufuhr die intermittierende pneumatische Kompression der unteren Extremitäten zu empfehlen.

19.3 Zugangswahl

19.3.1 Anlage des Pneumoperitoneum

Kein anderer Aspekt der Laparoskopie wird so ausdauernd und teilweise emotional diskutiert wie die Anlage des Pneumoperitoneums – offene Laparoskopie/Hasson-Technik versus Veres-Nadel. Einige Meinungsbildner in der MIC favorisieren den offenen Zugang. Gemäß einer von der Schweizer Arbeitsgemeinschaft für Laparoskopische und Thorakoskopische Chirurgie (SALTS) durchgeführten prospektiven Studie an 14.243 laparoskopierten Patienten kam es zu 26 (0,18 %) iatrogenen Zugangsverletzungen (22 Trokar- und 4 Nadelverletzungen) kein Unterschied zwischen den beiden Techniken; immerhin 14 Trokare waren unter Sichtkontrolle (3× Hasson-Technik, 11× Setzen des 2. und 3. Trokars unter optischer Kontrolle) platziert worden. Auch die Mehrzahl der randomisierten Studien zeigt keine signifikanten Unterschiede. Somit erscheint die derzeit von mehr als 80 % der deutschen Chirurgen praktizierte geschlossene Vorgehensweise mit Hilfe der Veres-Nadel beim nicht voroperierten Patienten gerechtfertigt und verstößt nicht gegen die EAES-Leitlinien.

Veres-Nadel-Technik Die Punktion erfolgt nach zumeist paraumbilikaler Hautinzision an der Stelle, an der der erste Trokar platziert werden soll. Die Bauchdecke wird meist mit Backhaus-Klemmen angehoben und die Nadel eingeführt, man spürt ein typisches „Doppelklickphänomen" bei Durchtritt durch Faszie und Peritoneum. Als Standard-Obergrenze des Insufflationsdrucks hat sich 12 mmHg bewährt.

> **Obligate Tests zur Lagekontrolle der Veres-Nadel vor Anlage des Pneumoperitoneums**
> - Durchspülen der Nadel ohne relevanten Widerstand
> - Aspirationstest mit sichtbaren „Vakuumbläschen"
> - Schlürftest mit Einsaugen der von außen auf den Nadelansatz aufgebrachten Wassertropfen durch den intraabdominellen Unterdruck bei angehobener Bauchdecke (Abb. 19.2)
> - Manometertest (negativer oder minimal positiver Druck) bei Anschluss an den Insufflator

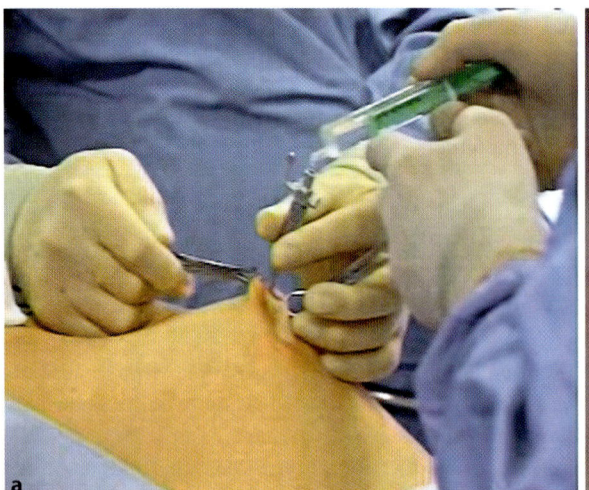

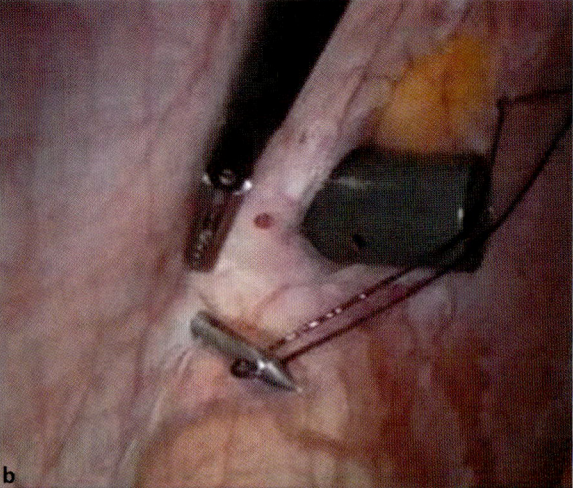

Abb. 19.2a,b Anlage des Pneumoperitoneums mittels Veres-Nadel. **a** Die Bauchdecke wird zum Schlürftest mit Backhaus-Klemmen angehoben. Durch den Unterdruck im Abdomen werden Wassertropfen nach intraabdominell gesogen. **b** Verschluss einer 12-mm-Trokarinzision mit Hilfe eines Nahtinstrumentes nach Berci

Hasson-Technik Bei der offenen Laparoskopie in Hasson-Technik erfolgt der Zugang über eine kleine Mini-Laparotomie mit Anheben der zu inzidierenden Faszie über eine Haltenaht, nachfolgernder digitaler Austastung und anschließender Platzierung des Ersttrokars mit CO_2-Insufflation über diesen.

Sichttrokare Stumpfe Sichttrokare werden zunehmend ohne vorheriges Pneumoperitoneum direkt unter Kamerasicht platziert, dies hat sich insbesondere bei begleitender Adipositas bewährt.

19.3.2 Trokarplatzierung

Eine Beschreibung sämtlicher auf dem Markt erhältlichen Trokarsysteme ist an dieser Stelle nicht möglich. Zu Beginn sollte der Erst-Trokar durch einen laparoskopisch erfahrenen Operateur platziert werden. Unter Sicht kann das Setzen der übrigen Trokare assistiert werden. Durch Anlegen des Zeige- oder Mittelfingers an die Trokarhülse wird die Eindringtiefe begrenzt.

Einmaltrokare bieten den Vorteil, dass sie aus Kunststoff sind, daher Strom nicht weiterleiten und wahrscheinlich wieder verwendbare Instrumente wie Scheren etc. weniger schnell verschleißen.

Die **Anordnung der Trokare** ist abhängig vom Eingriff, i. d. R. wird die Kamera zentral, meist am Nabelunterrand bzw. in Nabelnähe platziert. Die Arbeitstrokare werden halbkreisförmig um das Zielorgan platziert, mit einem idealen Abstand von 10–20 cm bzw. 30–45° rechts und links der Optik. Zusätzliche Haltetrokare für den Assistenten folgen weiter lateral.

19.4 Anästhesiologische und pathophysiologische Besonderheiten

19.4.1 Anästhesie

Laparoskopische Eingriffe erfolgen üblicherweise in Allgemeinanästhesie im Sinne einer Intubationsnarkose. Eine Larynxmaske ist für kurzdauernde Eingriffe ohne extreme Lagerung prinzipiell möglich (cave: erhöhte Aspirationsgefahr). Eingriffe in Lokalanästhesie (Infiltration der Trokarinsertionen, Oberflächenanästhesie am Zielorgan) wurden beschrieben, haben sich aber bisher nicht durchgesetzt, da aufgrund mangelnder Relaxierung und zusätzlichem peritonealem Dehnungsschmerz kein adäquates Pneumoperitoneum zu erzielen ist. Regionalverfahren sind prinzipiell vor allem für kleinere Unterbaucheingriffe anwendbar. Auch hier ist zu beachten, dass der peritoneale Reiz und die Dehnung des Zwerchfells ein hohes Analgesieniveau (Th4) erforderlich macht.

19.4.2 Präemptive Analgesie

In Studien konnte ein Vorteil für die lokale Applikation von Lokalanästhetikum im Bereich der Trokarinsertionspunkte vor Trokarplatzierung (sog. präemptive Analgesie) gezeigt werden. Dies führt zur Vermeidung einer zentralen Sensibilisierung von Nozizeptoren (Schmerzgedächtnis). Dadurch sowie durch die meist noch anhaltende Wirkung des Lokalanästhetikums profitieren die Patienten postoperativ. In der eigenen Klinik gehört daher die präemptive Analgesie seit 2000 zu den Standards in der laparoskopischen Chirurgie.

19.4.3 Relaxierung

Eine optimale Zusammenarbeit zwischen Chirurg und Anästhesist ist bei laparoskopischen Eingriffen von noch größerer Bedeutung als in der offenen Chirurgie. Dies setzt neben einer guten Kommunikation adäquate Kenntnisse und das Verständnis der eingriffsspezifischen Bedürfnisse, Risiken und Therapiestrategien des komplementären Fachgebietes voraus.

Bereits das Platzieren von Veres-Nadel und Optiktrokar erfordert eine optimale Relaxierung des Patienten. Neben der korrekten chirurgischen Technik hat dies entscheidenden Einfluss auf das Risiko akzidenteller Gefäß- und Darmverletzungen. Auch während des Eingriffs ist stets eine ausreichende Relaxierung des Patienten zu fordern.

> ❗ Plötzliches Husten bzw. Zwerchfellkontraktionen können zu lebensgefährlichen Komplikationen führen. Die haftungsrechtliche Verantwortung für eine intraoperative Läsion, auch wenn sie durch plötzlichen Singultus bei mangelnder Relaxierung ausgelöst sein mag, liegt in der Regel beim Operateur.

Zu beachten ist, dass zwischen dem laparoskopischen Eingriffsende mit der Notwendigkeit einer adäquaten Relaxierung bis zum Schluss und dem nachfolgenden Verschluss der Trokarinzisionen oft nur wenige Minuten liegen, was gelegentlich auch eine Nachbeatmung nötig machen kann. Hierauf muss der Operateur ebenso Rücksicht nehmen wie auf die eingriffsspezifischen Veränderungen der Physiologie und Pathophysiologie.

19.4.4 Hämodynamik und Organperfusion

Kardial führt die Anlage des Pneumoperitoneums zu einer Verminderung des Herzminutenvolumens insbesondere bei kardial vorerkrankten Patienten. Ursächlich ist hierfür eine Vorlastsenkung durch Kompression der venösen Gefäße bei gleichzeitigem Anstieg des Gefäßwiderstandes und des arteriellen Mitteldrucks durch Ausschüttung vasoaktiver Substanzen. Verstärkend kommen Einflüsse durch extreme Lageveränderungen speziell bei Oberbaucheingriffen (umgekehrte Trendelenburg-Lagerung) hinzu. Auch Bradykardien bis zur Asystolie wurden vereinzelt beschrieben.

Dennoch stellen kardiovaskuläre Vorerkrankungen a priori keine Kontraindikation für minimalinvasive Abdominaleingriffe dar. Im Vorfeld sollte allerdings eine kardiologische Abklärung erfolgen. Intraoperativ ist bei diesen Patienten ggf. ein erweitertes (invasives) Monitoring (arterielle RR-Messung, ZVD-Monitoring) anzuraten. Die damit verbundenen längeren Vorlaufzeiten sind einzuplanen. Intraoperativ ist auf einen möglichst geringen intraabdominellen Druck (≤12 mmHg) zu achten. Extreme Lagerungen sollten vermieden werden.

> ❯ Bei Verschlechterung der Herz-Kreislauf-Funktion durch das Pneumoperitoneum sollte dieses unverzüglich abgelassen werden. Im Zweifelsfall muss in Absprache mit dem Anästhesisten bei mangelnder Besserung der Situation frühzeitig konvertiert oder der Eingriff abgebrochen werden.

Zahlreiche Untersuchungen belegen eine passagere Minderperfusion von Leber, Nieren und Darm durch das Pneumoperitoneum, eine Gefährdung des Patienten durch diese Veränderungen ist nicht belegt, da sie nach Ablassen des CO_2 vollständig reversibel sind.

19.4.5 Pulmonale Veränderungen

Durch die intraabdominelle Drucksteigerung sind höhere Beatmungsdrücke notwendig. Es kommt auch zu einer Abnahme der Compliance, der funktionellen Residualkapazität und zu einer Zunahme des Rechts-Links-Shunts. Die CO_2-Resorption über das Peritoneum erfolgt nicht gleichmäßig, sie ist zu Beginn und am Ende der Gasinsufflation am größten (geringe Kapillarkompression). Das CO_2 wird durch Erhöhung des Atemminutenvolumens intraoperativ bzw. eine verstärkte Atemarbeit postoperativ eliminiert. Intrazerebral kommt es zu einer Drucksteigerung (ca. 5 mmHg), weshalb bei Patienten mit Schädel-Hirn-Trauma von manchen Autoren eine Laparoskopie abgelehnt wird oder ein intrazerebrales Druckmonitoring gefordert wird.

19.4.6 Immunologie

Bezüglich der intra- wie postoperativen unspezifischen Immunantwort scheint der laparoskopische Zugang von Vorteil zu sein. Die klinische Bedeutung gerade auch für die Tumorchirurgie ist derzeit noch unklar.

19.5 Indikationen

Als Standard angesehen wird die laparoskopische Operation in der Behandlung des Gallensteinleidens und der operativen Therapie der Refluxkrankheit und der Hiatushernien, zunehmend auch bei der unkomplizierten Divertikulitis. Hier sind die Ergebnisse denen der offenen Chirurgie mindestens gleichwertig bei kürzerer Liegedauer und geringeren postoperativen Beschwerden. Eine aktuelle Einschätzung ist in ◘ Tab. 19.1 dargestellt.

Tab. 19.1 Stellenwert der laparoskopischen gegenüber der offenen Technik

Eingriffsart		Stellenwert	Kommentar
Cholezystektomie		Vorteil	Standard
Antireflux-, Hiatushernienchirurgie		Vorteil	Standard
Adipositaschirurgie		Vorteil	Standard gemäß S3-Leitlinie
Ulkusperforation		Vorteil	Magenvorderwandulzera technisch meist unkompliziert
Appendektomie		Umstritten	Standard, Vorteile bei nicht eindeutiger Klinik, weiblichem Geschlecht, Adipositas, evtl. Nachteile bei Perforation und Peritonitis
Kolorektale Chirurgie	Rechtskolon	Umstritten	Keine Vorteile gegenüber „Fast-Track-Chirurgie" belegt
	Transversum	Nachteil	Hoher zeitlicher Aufwand
	Linkskolon, Sigma	Vorteil	Onkologisch gleichwertig, Vergleich zu „Fast-Track-Chirurgie" fehlt
	Rektum	Umstritten	Zunehmend Standard
Leberchirurgie		Unklar	Laparoskopische Zystenentdeckung vorteilhaft, Leberteilresektionen möglich, kein Standard
Pankreaschirurgie		Unklar	Linksresektion und Drainageoperationen laparoskopisch mit akzeptablen Ergebnissen möglich, Datenlage unzureichend
Splenektomie		Vorteil	Elektiveingriffe, adäquate Fallzahl aber nur in spezialisierten Kliniken erreichbar; limitiert bei Splenomegalie
Adrenalektomie		Vorteil	Adäquate Fallzahl nur in spezialisierten Kliniken
Leistenhernie		Umstritten	Vorteile bei Leistenhernienrezidiv, großen direkten und beidseitigen Hernien, unklarem Befund
Narbenhernie		Unklar	Datenlage unzureichend
Extrahiatale Hernien		Teilweise Vorteil	Morgagni-Larrey-Hernien, linksseitige Zwerchfellruptur gut geeignet, Bochdalek-Hernie und rechtsseitige Rupturen weniger
Laparoskopisch-endoskopische Rendezvous-Verfahren		Vorteil	Viel versprechender Ansatz zur Erweiterung des minimalinvasiven wie endoskopischen Spektrums
Laparoskopie bei abdominalen septischen Komplikationen		Unklar	Kaum belastbare Studien, erfahrungsabhängig, laparoskopische Revision bei Ösophagus-/Magenleckagen in der Adipositaschirurgie aber allgemein akzeptierter Standard

19.6 Naht- und Anastomosentechnik

Einfache, aber sichere Naht- und Ligaturtechniken sollten von jedem laparoskopisch Tätigen beherrscht werden. Diese werden gelegentlich zur suffizienten Blutstillung ebenso benötigt wie zur Übernähung bei Hohlorganperforationen, sei es durch Ulzera oder durch iatrogene Läsionen. Laparoskopische Anastomosentechniken im engeren Sinn werden vom Anfänger wie Fortgeschrittenen nicht gefordert, sie bedürfen eines regelmäßigen Trainings und bleiben eher dem Experten vorbehalten. Sie sind speziell in der laparoskopischen Adipositaschirurgie von Bedeutung. Zu differenzieren ist hier zwischen vollständig intrakorporalen Handanastomosen und den Klammernahttechniken unter Zuhilfenahme linearer Endo-Stapler oder Zirkularstapler. Dagegen erfolgt die Mehrzahl der resezierenden Kolorektaleingriffe laparoskopisch assistiert, d. h. die eigentliche Resektion bzw. die Anastomose oder wesentliche Schritte der Anastomose erfolgen vor der Bauchdecke über eine Minilaparotomie. Diese Techniken wiederum sind auch vom weniger Geübten rasch erlern- und anwendbar.

19.7 Komplikationen

19.7.1 Risikofaktoren

Die laparoskopische Technik birgt neue und zusätzliche, zum Teil katastrophale methodenspezifische Risiken durch die Art des Zugangs (Veres-Nadel, Trokarplatzierung, Pneumoperitoneum, räumliche Enge) sowie das Arbeiten unter Verzicht von dreidimensionalem Sehen und direktem taktilem Erfassen. Hinzu kommen spezielle Risikosituationen wie Verwachsungen durch Voroperationen, erhöhte Anforderungen bei kleinen Patienten/Kindern, schlanken (cave: Choledochusläsion bei schlanken Frauen) und adipösen Patienten sowie Schwangeren. Auch Besonderheiten wie Gerinnungsstörungen, Zirrhose, Peritonealdialyse, bestehende Peritonitis sollten im Vorfeld bedacht werden.

19.7.2 Komplikationsmanagement

Grundsätzlich sollte sich jeder Operateur gerade bei Einführung oder Übernahme einer neuen Operationstechnik seiner Verantwortung bewusst sein und komplikationslose Anfangserfolge nicht überinterpretieren, sondern die sog. **Dreier-Regel nach Hanley** berücksichtigen, nach der die maximale Auftretenswahrscheinlichkeit einer bestimmten Komplikation abgeschätzt werden kann.

> **Dreier-Regel nach Hanley:** Mit 95 %-iger Sicherheit kann angenommen werden, dass die Chance eines Ereignisses maximal $3/N$ ist, wenn bei N Patienten dieses Ereignis (noch) nicht eingetreten ist.

Wer laparoskopische Eingriffe verantwortungsbewusst durchführen will, sollte sich im Vorfeld mit Techniken des laparoskopischen Komplikationsmanagements vertraut machen! Hierzu gehört neben der Beherrschung der angewandten Instrumente auch entsprechendes theoretisches Wissen um deren Risiken (z. B. thermische Umgebungsschäden bei Anwendung von Hochfrequenzgeräten und Ultraschallskalpell, Leitung von Strom über Metalltrokare etc.). Einfache intra- wie extrakorporale Naht-/Knüpftechniken zum Verschließen akzidenteller Darmläsionen und Hämostasetechniken können im Rahmen von Kursen und Workshops trainiert werde. Bewährt hat sich in der eigenen Praxis das Bereitstellen eines „Notfall-Sets", in dem entsprechende Clip-Applikatoren nicht fehlen dürfen.

19.7.3 Zugangsbedingte Komplikationen

Nadel- und Trokarläsionen

Verletzungen durch Veres-Nadel und Trokare sind – wie eingangs ausgeführt – selten. Durch Erfahrung und spezielle Techniken (Veres-Zugang am linken Rippenbogen, Sichttrokare) kann dieses Risiko gering gehalten werden. In der bereits erwähnten SALTS-Studie betrafen 19 der 26 Läsionen intraabdominelle Organe (Dünn- und Dickdarm, Leber), die übrigen 7 Läsionen betrafen abgesehen von einer rechtseitigen A.-Iliaca-Verletzung vorwiegend venöse Blutungen aus dem Omentum majus und dem Mesenterium. Ein Übersehen derartiger Läsionen führt unweigerlich zu einer eklatant erhöhten Morbidität und Letalität, in der o. g. Arbeit betrug sie 4 % (1/26). Der Bereich des Erstzugangs ist daher stets gezielt auf Auffälligkeiten zu inspizieren und ggf. auch offen zu explorieren. In kleineren Fallserien werden Trokarläsionen mit Häufigkeiten von bis zu 2,8 % angegeben, die Mortalität übersehener Darmläsionen mit bis zu 15 %. Auch Sichttrokare führen zu keinem 100 %-verlässlichen Schutz, insbesondere wenn sie unter Druck platziert werden müssen. Vorteilhaft erscheint hier ein Trokar (Visiport, Fa. TycoHealthcare), der unter Schutz einer Geradeausoptik und einem winzigen, manuell betätigbarem Messer mit Schnitten von weniger als 0,5 mm durch das Gewebe dringt.

Fehllage der Veres-Nadel

Eine Fehlplatzierung der Veres-Nadel mit Lage der Spitze in der Bauchdecke oder im Ligamentum teres hepatis zieht gerne ein Emphysem der Bauchdecke nach sich. Dies kann vermieden werden, wenn bei bereits initial hohem Insufflationsdruck (s. oben, Sicherheitstests) die Insufflation abgebrochen und die Nadel neu platziert wird. Die seltene Punktion intraabdomineller Organe sollte bereits im Rahmen der Sicherheitstest auffallen, spätestens aber im Rahmen der obligaten intraabdominellen Inspektion beim Eingehen mit der Optik. Bei optikferner Punktion (Nadel am linken Rippenbogen, Ersttrokar am Nabel, s. unten) erhöht ein Belassen der Nadel in situ bis zur laparoskopischen Lagekontrolle theoretisch die Sicherheit, eine Fehllage frühzeitig zu erkennen.

Ungenügende Aufrechterhaltung des Pneumoperitoneums

Ein inadäquat aufrechterhaltenes Pneumoperitoneum gefährdet den Patienten und belastet Psyche und Konzentration des Operators. Bei Kenntnis der häufigsten Ursachen sind diese meist einfach zu beheben. Als erstes werden Insufflator und Gaskapazität überprüft, ggf. wird eine leere CO_2-Flasche unverzüglich ausgetauscht. Hoher Gasfluss bei niedrigem Druck hat seine Ursache meist in einem undichten Trokar (offener Hahn, defektes Ventil, fehlende Reduzierkappe) oder einer zu großen Hautinzision. Letzteres kann mit Hilfe einer Tabaksbeutel- oder U-Naht behoben oder durch Schraubfixierungen vorbeugend vermieden werden. Hoher Druck bei niedrigem Gasfluss ist gerne Folge einer nachlassenden Relaxierung, kann aber auch durch eine Zurückrutschen des Trokars in die Bauchdecke, einen versehentlichen Verschluss des Lüer-Lock-Anschlusses am Insufflationstrokar oder ein Abknicken des Schlauches bedingt sein. Der regelmäßige Zusammenbruch des Pneumoperitoneums beim Saugen kann durch Training des Assistenten zu kurzen, aber effektiven Absaugperioden auf ein erträgliches Maß reduziert werden.

Adipositas

Mit zunehmender Leibesfülle wird das Anheben der Bauchdecke mit Backhaus-Klemmen erschwert, Haut-/Fettfalten werfen sich auf und Fehlpunktionen werden wahrscheinlicher. Bei ausgeprägter Adipositas kann prinzipiell die Verwendung von überlangen Nadeln und Trokaren nötig sein. Die Praxis lehrt aber, dass dies selbst bei adipositaschirurgischen Eingriffen nur ausnahmsweise nötig ist. Dagegen erscheint uns das Risiko einer intraabdominellen Verletzung durch überlange Veres-Nadeln inakzeptabel hoch. Auch der offene Zugang wird bei zunehmender Bauchdeckenstärke äußerst mühsam. Alternativ bietet sich hier eine Punktion knapp unterhalb des linken Rippenbogens in der Medioklavikularlinie an. Durch den Rippenbogen wird dabei nicht nur die Bauchdecke aufgespannt und der Punktion der notwendige Gegendruck entgegengebracht, auch ist das subkutane Fett hier meist weniger stark ausgeprägt. Diese Technik sollte – um bei Bedarf gerüstet zu sein – mit einem Erfahrenen Laparoskopiker entsprechend trainiert werden.

Der intraabdominelle Druck kann prinzipiell auch durch das Gewicht der Bauchdecke so hoch sein, dass er den auf 12 mmHg begrenzten Insufflationsdruck überschreiten und so die Anlage des Pneumoperitoneums erschweren kann. Bevor hier die Druckbegrenzung auf bis zu 15 mmHg heraufgesetzt wird, sollte eine adäquate Relaxierung überprüft werden und eine unterstützende Anhebung der Bauchdecke mit der Hand erfolgen.

Voroperationen

Voroperationen stellen keine generelle Kontraindikation gegen laparoskopische Eingriffe dar. Speziell die Erfahrungen der laparoskopische Narbenhernienchirurgie sind ein Beleg dafür, dass auch nach ausgedehnten offen-chirurgischen Eingriffen eine Laparoskopie durch erfahrene Operateure sicher ist. So müssen spezielle Zugangstechniken, eingehende Kenntnisse und Fertigkeiten in der laparoskopischen Adhäsiolyse und der Übernähung von Darmläsionen vorausgesetzt werden.

Bei insbesondere offen voroperierten Patienten ist in dubio ein offener Zugang über eine Minilaparotomie dem geschlossenen Zugang mit Veres-Nadel vorzuziehen. Idealerweise erfolgt spätestens am Vortag der Operation eine **Verwachsungssonographie**, durch die der optimale Ort des Ersttrokars ausgewählt wird. Bei unauffälligem Verwachsungssonogramm durch einen erfahrenen Untersucher halten wir in der eigenen Klinik einen geschlossenen Zugang für gerechtfertigt. In mehr als 1000 prospektiven Laparoskopien unter Studienbedingungen nach offenen Voroperationen konnte durch die präoperative Verwachsungssonographie eine geschlossene Laparoskopie ohne Komplikationen erfolgen.

19.7.4 Trokarmetastasen

Berichte über Metastasen im Bereich der Trokarinzisionen („Port-site"-Metastasen) waren ein Grund für die verzögerte Akzeptanz der onkologischen laparoskopischen kolorektalen Chirurgie. Aktuellere Studien mit Trokarmetastasen im Bereich um 1 % belegen, dass diesbezüglich kein höheres Risiko gegenüber der offenen Chirurgie mit Wundmetastasen im selben Bereich besteht. Neben den chirurgischen Grundsätzen der sog. „No-touch"-Technik, präliminärer Gefäßunterbindung und Gebrauch einer Umlegung bei der Präparatebergung sollten Trokare sicher in der Bauchdecke verankert sein.

> Das Ablassen des Pneumoperitoneums muss sorgfältig und vollständig über die Trokare, keinesfalls unmittelbar über die ungeschützten Trokarinzisionen erfolgen (Vermeidung des sog. Chimney-Effektes als hypothetische Ursache der Impfmetastasen im Trokarbereich).

Bei postoperativem Nachweis eines Malignoms im Präparat ist wie in der offenen Chirurgie gemäß den onkologischen Prinzipien zu prüfen, ob ein onkologischer Re-Eingriff notwendig ist. Beispielsweise wird bei T1-Gallenblasenkarzinom die laparoskopische Resektion als ausreichend angesehen. Ab einem T2-Stadium dagegen hat eine onkologische Nachresektion mit Lymphadenektomie (60 % Lymphknotenmetastasen) zu erfolgen. Die Zwischenauswertung von Goetze und Paolucci (2006) des Registers „Gallenblasen-CA" zeigte wider Erwarten ein signifikant besseres Gesamtüberleben in der laparoskopischen Gruppe, auch Patienten mit T3-/T4-Tumoren hatten im Hinblick auf Überlebenszeit keinen Nachteil durch die Laparoskopie.

19.7.5 Vorbeugung von Wundinfekten und Trokarhernien

Zur Vorbeugung von **Wundinfekten** empfiehlt sich zur Extraktion von Resektaten der Einsatz von Bergetrokaren oder besser noch Bergebeuteln. Letztere sollten beispielsweise bei der akuten Cholezystitis prinzipiell verwendet werden. Bei der Splenektomie (cave: Splenosis) oder in der Tumorchirurgie sind sie obligat.

Trokarinzisionen mit einem Durchmesser von ≥10 mm neigen zu **Trokarhernien**. Hier ist die Faszie obligat zu verschließen. Dies erfolgt mittels Direktnaht, bei Adipositas oder Trokarblutungen bieten sich spezielle Nahtinstrumente wie z. B. das Instrument nach Berci an und sollten vorgehalten werden (Notfall-Set, ◘ Abb. 90.2b).

19.8 Laparoskopie in der Schwangerschaft

Eine bestehende Schwangerschaft ist keine Kontraindikation gegen eine Laparoskopie, wenngleich Chirurgen eher zurückhaltend in der Indikationsstellung sind. Dagegen werden in der operativen Gynäkologie diagnostische wie Notfalleingriffe gehäuft laparoskopisch mit gutem Ergebnis vorgenommen. Den theoretischen Vorteilen des laparoskopischen Zugangs (Entscheidungshilfe bei „unklarem Abdomen", leichtere Auffindbarkeit einer z. B. atypisch gelegenen Appendix, geringeres Trauma mit verringerter postoperativer Immobilisation, vermindertes Thromboembolierisiko, verminderte fetale Depression durch verringerten Narkotika- und Schmerzmittelbedarf, geringeres Narbenbruchrisiko) stehen potenzielle Risiken durch technische Schwierigkeiten bei hoch stehendem Uterus im 3. Trimenon, eine verminderte Plazentadurchblutung durch das Pneumoperitoneum sowie eine eventuelle Fruchtschädigung durch Gasentwicklung (CO bei Elektrokauteranwendung) und das Kapnopneumoperitoneum mit fetalem pH-Abfall gegenüber. Weder tierexperimentell noch in großen klinischen Studien konnte bisher ein negativer Einfluss im Vergleich zur offenen Chirurgie belegt werden. Aufgrund der Uterusgröße erscheint das 3. Trimenon für die Laparoskopie weniger geeignet.

Offene wie laparoskopische Eingriffe bei Schwangeren sollte der jeweils Erfahrenste durchführen; eine Begrenzung des Insufflationsdruckes auf maximal 12 mmHg oder weniger (5–7 mmHg) ist anzuraten. Auch eine prä- oder intraoperative Sonographie zur Uteruslokalisation und Wahl des Erstzugangs erscheint ratsam. Die inzwischen verfügbaren Sichttrokare erscheinen geeignet, das Zugangsrisiko weiter zu minimieren, in dubio sollte aber stets eine „offene Laparoskopie" erfolgen. Zum Teil wird ein intraoperatives Monitoring mittels Kardiotokogramm gefordert. Mit zunehmender Schwangerschaftsdauer ist der intraabdominelle Raum jedoch derart begrenzt, dass eine Laparoskopie erheblich erschwert wird und ggf. ein offener Eingriff zu bevorzugen ist. Die häufigsten zu operativem Eingreifen führenden Diagnosen sind die Appendizitis und die Cholezystitis/symptomatische Cholelithiasis, über erfolgreiche laparoskopische Splenektomien, Adrenalektomien und Lymphadenektomien wurde vereinzelt berichtet.

19.8.1 Laparoskopische Cholezystektomie

Wegen der o. g. theoretischen Risiken (CO_2, räumliche Enge) wurde die laparoskopische Vorgehensweise im 1. und 3. Trimenon in der Leitlinie zur Behandlung von Gallensteinen vom März 2000 nicht eindeutig befürwortet. Mit schwachem Evidenzgrad (IIIC) wurde folgende Empfehlung ausgesprochen: „Im 2. Trimenon kann eine laparoskopische Cholezystektomie bei dringlicher Indikation durchgeführt werden."

19.8.2 Laparoskopische Appendektomie

Die Appendizitis als häufigste Ursache für ein akutes Abdomen hat eine Inzidenz von 0,5–1 auf 1000 Schwangerschaften. 40–50 % der Schwangerschaftsappendizitiden treten im 2. Trimenon auf. Unter Berücksichtigung der oben aufgeführten Techniken wird der erfahrene Laparoskopiker im 1. und 2. Trimenon eher die laparoskopische Technik wählen. Generell wird im 3. Trimenon tendenziell die mediane Laparotomie bevorzugt, wenngleich in spezialisierten Zentren die laparoskopische Vorgehensweise bis ins 3. Trimenon ohne Anstieg der Komplikationsraten ausgeweitet wird.

> **Wichtiger als die Zugangswahl ist ein rasches Handeln bei Verdacht auf Appendizitis: Nach Perforation steigt die Abortrate von ≤5 % auf 15 % und mehr. Die mütterliche Mortalität wird mit bis zu 17 %, die fetale Mortalität mit bis zu 47 % angegeben. Dies wird auch nicht durch das Risiko einer „unnötigen" Laparoskopie bei intraoperativ blander Appendix und der damit verbundenen fetalen Mortalität von bis zu 1 % aufgewogen.**

19.9 Laparoskopie bei Kindern

Laparoskopische Techniken kommen in der Kinderchirurgie in steigendem Maße zur Anwendung. Die Grenzen bezüglich Alter und Indikationen werden immer weiter gesteckt. Für den Allgemein- und Viszeralchirurgen wird die Grenze der Laparoskopie vor allem durch die Größe des Kindes limitiert. Eines der häufigsten vom Allgemeinchirurgen gesehenen Krankheitsbilder beim Kind ist die akute Appendizitis. Hier besteht Einigkeit darüber, dass sie ab dem **5. Lebensjahr** mit vergleichbarer Sicherheit wie beim Erwachsenen auf laparoskopischem Weg durchgeführt werden kann. Andere Indikationen aus der speziellen Kinderchirurgie wie z. B. die laparoskopische Fundoplikatio oder auch thorakoskopische Eingriffe sind hierfür geeigneten Zentren vorbehalten. Ebenso hat sich dort die Laparoskopie bei Kryptorchismus diagnostisch wie therapeutisch zum integralen Bestandteil entwickelt.

19.10 Aufklärung

An die Aufklärung vor laparoskopischen Eingriffen sind prinzipiell die gleichen Anforderungen zu stellen wie vor konventionellen Eingriffen. Zu beachten gilt also auch hier, dass der Patient so rechtzeitig aufgeklärt wird (≥24 h präoperativ), dass er sich selbstbestimmt für den Eingriff entscheiden kann. Er muss über sämtliche die Operation intendierenden Risiken aufgeklärt werden. Zudem ist darauf hinzuweisen, dass intraoperativ Umstände eintreten können, die eine Konversion zur offenen Operation notwendig machen. Aus juristischer Sicht ist bei laparoskopischen Eingriffen, die derzeit noch nicht als Standard gelten, zudem die offene Alternative anzubieten und es sind die abweichenden Risiken darzustellen. Im Idealfall wird auch bei Gleichwertigkeit der Verfahren gemeinsam mit dem vorher über sämtliche Alternativen aufgeklärten Patienten die Entscheidung für das eine oder das andere Verfahren getroffen.

19.11 Ausbildung

Das Erlernen laparoskopischer Techniken setzt Geduld und eine gewisse Leidensbereitschaft voraus. Katastrophale Komplikationen gerade auch durch in der offenen Chirurgie sehr erfahrene Operateure brachten die MIC in ihrer Anfangszeit in Misskredit. Lernkurven (laparoskopische Cholezystektomie: N ≥20, laparoskopische Fundoplikation: N ≥30–50) sind zu beachten. Der positive Effekt von Trainingsprogrammen ist evident, weshalb auch aus forensischen Gründen die Teilnahme an wenigstens einem zertifizierten Grund- und Aufbaukursdringend zu empfehlen ist. So kann man sich vorbeugend dem Vorwurf einer fehlenden Qualifikation entziehen.

Durch **„Hands-on"-Training** im Rahmen eines Stufenkonzepts (eigenständige Laparoskopie nur durch Fachärzte, Assistenz der ersten 20 laparoskopischen Cholezystektomien durch einen erfahrenen laparoskopischen Chirurgen) konnte in der eigenen Klinik beispielsweise die Konversionsrate bei inzwischen mehr als 1000 laparoskopischen Appendektomien in den vergangenen 15 Jahren trotz einer Implementierung der Methode als Ausbildungseingriff mit Ausweitung der Operateure von initial 5 im Jahre 1995 auf insgesamt mehr als 105 bis Ende 2005 auf akzeptablem und nahezu konstantem Niveau von 6,2 % gehalten werden. Individuelle Lernkurven waren nicht feststellbar, da stets ein laparoskopisch erfahrener Facharzt anwesend war.

Bei Fehlen eines solchen erfahrenen und ggf. zertifizierten MIC-Operateurs in der eigenen Klinik sollte zumindest vor Erweiterung des Standardspektrums (Cholezystektomie, Appendektomie, diagnostische Laparoskopie) auf Eingriffe höheren Schwierigkeitsgrades (Fundoplikation, laparoskopische Leisten- und Narbenhernienchirurgie, onkologische Chirurgie) erneut von Spezialkursen und/oder Hospitationen Gebrauch gemacht werden. Eine inner- oder interhospitale Videoübertragung eröffnet neue Perspektiven im Rahmen der Ausbildung, Überprüfung und Standardisierung von Operationstechniken.

Literatur

Dudenhausen JW, Heinrich W (2005) Perinatales Risiko bei notfallchirurgischen Eingriffen. Chirurg 76:753–756

Goetze T, Paolucci V (2006) Does laparoscopy worsen the prognosis for incidental gallbladder cancer? Surg Endosc 20:286–293

Hüttl TP, Hrdina Ch, Meyer G, Schildberg FW, Krämling H-J (2001) Gallstone surgery in German University Hospitals: development, complications and changing strategies. Langenbecks Arch Surg 386:410–417

Hüttl TP, Lang R, Meyer G (2002) Long term results of laparoscopic repair of traumatic diaphragmatic hernias. J Trauma 52:562–566

Hüttl TP, Spelsberg FW, Lang RA, Weidenhagen R, Grützner U, Meyer G, Schildberg FW (2002) Laparoskopie und intraoperative Endoskopie – kombiniertes Vorgehen zur Behandlung gastrointestinaler Tumoren. Viszeralchirurgie 37:206–213

Heiss MM, Hüttl TP, Spelsberg FW, Lang, RA, Jauch KW (2003) Möglichkeiten und Grenzen der laparoskopischen Magenchirurgie. Viszeralchirurgie 38:107–117

Köckerling F, Hohenberger W (1998) Video-endoskopische Chirurgie. Johann Ambrosius Barth, Heidelberg Leipzig

Kremer K, Platzer W, Schreiber HW, Steichen FM (2001) Minimally invasive abdominal surgery. Thieme, Stuttgart New York

Lang H, Lang U (2005) Chirurgie in der Schwangerschaft. Chirurg 76:744–752

Markus PM (2005) Facharztprüfung Viszeralchirurgie – 1000 kommentierte Prüfungsfragen. Thieme, Stuttgart

Meyer G, Hüttl TP (2001) Laparoscopic surgery in Europe – development and education. Surg Endosc 15:229–231

Neudecker J, Sauerland S, Neugebauer E et al. (2002) The European Association for Endoscopic Surgery: Clinical practice guideline on the pneumoperitoneum for laparoscopic surgery. Surg Endosc 16:1121–1143

Literatur

Schneider-Koriath S, Bernhardt J, Wießner R, Steffen H, Ludwig K (2011) Laparoskopie bei septischen Komplikationen. CHAZ 12 (4): 262–267

Wichmann MW, Hüttl TP, Winter H, Spelsberg F, Angele MK, Heiss MM, Jauch KW (2005) Immunological effects of laparoscopic versus open colorectal surgery – a prospective clinical study. Arch Surg 140:692–697

Tracheotomie

R. Huf

20.1 Einführung

Unter einer Tracheotomie versteht man die Schaffung eines extraanatomischen Luftweges im Verlauf der Trachea. Diese Tracheotomie wird heute als eine der ältesten Operationen erachtet. Auf ägyptischen Tafeln aus der ersten Dynastie um ca. 3000 v. Chr. erscheinen Darstellungen, die durchaus eine Tracheotomie darstellen können.

Später war es die Diphtherie, die chirurgisch tätige Ärzte dazu brachte, diesen Eingriff in höchster Not anzuwenden, um erkrankte Kinder vor dem Erstickungstod zu retten. Zu dieser Zeit wurde die Tatsache, dass von 60 Patienten, bei denen diese Operation durchgeführt wurde, 18 überlebten, als großer Erfolg gewertet. Weitere Verbesserungen der Ergebnisse wurden durch die genaue Definition der Indikation durch Baum (Greifswald) und durch die genaue Beschreibung der Operationstechnik durch Jackson (Pittsburgh) erreicht.

20.2 Anatomische Grundlagen

Der Kehlkopf bildet den „Eingang" in die Trachea, die sich etwa in der Höhe des 4. bis 6. Halswirbels an den Ringknorpel anschließt. Äußerlich markantes Merkmal des Larynx ist die Prominentia laryngea, die vom Schildknorpel gebildet wird. Sie stellt den bei Männern stärker als bei Frauen ausgeprägten „Adamsapfel" dar. Der erste direkt kaudal davon tastbare Ring ist der Ringknorpel. Zwischen diesen beiden findet sich eine elastische membranartige Verbindung, das Lig. conicum. Weiter nach kaudal wird die Trachea nach ventral hin von 16–20 Knorpelspangen gebildet, die fast ¾ der Zirkumferenz einnehmen. Die dorsale Wand, die direkt dem Ösophagus aufliegt, bildet die Pars membranacea.

Zu beiden Seiten der Trachea finden sich die beiden Schilddrüsenlappen. Diese sind durch den anatomisch sehr variablen Schilddrüsenisthmus verbunden. Der Isthmus ist durch stärkere Bindegewebszüge mit dem Ringknorpel verbunden. Zusätzlich finden sich in dieser Schicht hauptsächlich kaudal des Isthmus ebenfalls sehr variable Venenplexus. Der stark durchblutete Schilddrüsenisthmus, die Venenplexus und variabel verlaufende arterielle Gefäße, z. B. die bei etwa 10 % der Menschen zu findende A. thyreoidea ima, stellen die Hauptursache für die gefürchteten Blutungskomplikationen dar.

Der N. recurrens verläuft in der Rinne zwischen Trachea und Ösophagus, zum Teil innerhalb der Schilddrüse. Die Innervation der Larynxmuskulatur geschieht durch seinen Endast, den N. laryngeus inferior.

20.3 Indikationen

Entzündliche Prozesse, Tumoren und Fremdkörper waren zunächst die klassischen Indikationen für eine Tracheotomie. Im 19. Jahrhundert war es die oben schon erwähnte Diphtherie, die in kleinen oder größeren Epidemien auftretend zu einer weiteren Verbreitung der Tracheotomie führte. Bis heute gelten die in der Übersicht aufgeführten, durch eine Verlegung der Luftwege gekennzeichneten Indikationen für eine primäre Tracheotomie nahezu unverändert.

Indikationen einer Tracheotomie
- Nicht-extrahierbarer Fremdkörper in den oberen Luftwegen
- Verletzung des Larynx
- Akute entzündliche Prozesse im Bereich des Larynx (Ödem, Krupp, Pseudokrupp etc.)
- Chronisch-stenosierende entzündliche Prozesse des Larynx
- Stenosierung durch Tumoren
- Beidseitige Rekurrensparese

Zahlenmäßig werden aber inzwischen immer mehr **sekundäre Tracheotomien** durchgeführt. Hierbei handelt es sich um Eingriffe, die als adjuvante Maßnahme bei anderen operativen oder konservativen Therapien durchgeführt werden. Genannt werden hier u. a. folgende Indikationen:
- Länger dauernde Komazustände
- Länger anhaltende respiratorische Insuffizienz
- Lokale Traumen im Gesichts- bzw. Halswirbelsäulenbereich
- Protrahierte Weaning-Phase
- Langzeitbeatmung

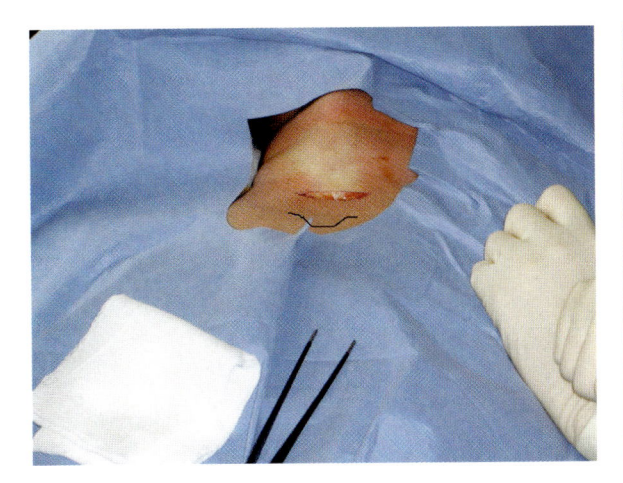

Abb. 20.1 Inzision zur Tracheotomie mit markiertem Jugulum

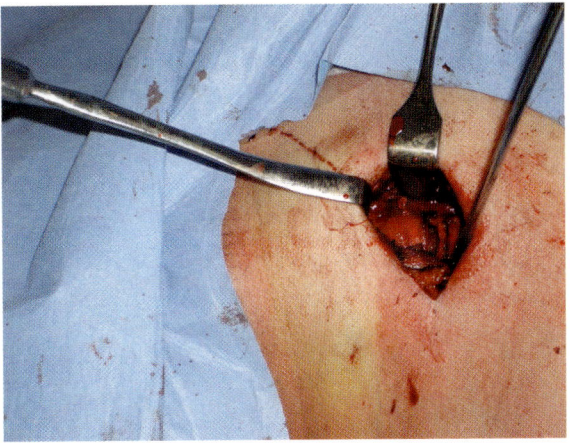

Abb. 20.2 Eröffnete Trachea: im Lumen translaryngealer Tubus sichtbar

Die Indikationen der Tracheotomie ergeben sich in diesen Fällen aus den Nachteilen bzw. Komplikationen der oralen oder nasalen Intubation. Lokale Schäden an Kehlkopf, insbesondere den Stimmbändern, Druckulzera im Bereich der Nase, Zunge etc., sind auch durch subtilste pflegerische Maßnahmen bei längerer Intubationsdauer nicht zu vermeiden

> Nur beim per Tracheotomie beatmeten Patienten ist eine orale Nahrungsaufnahme problemlos möglich. Auch die Möglichkeit zu sprechen ist nur beim tracheotomierten beatmeten Patienten durch den Einsatz spezieller Sprechkanülen möglich.

20.4 Verfahren

Prinzipiell stehen heute folgende Verfahren für die Tracheotomie zur Verfügung:
- Klassische Tracheotomie
- Punktionstracheotomie

20.4.1 Klassische Tracheotomie

Indikationen Die operative Freilegung der Trachea und Inzision der vorderen Trachealwand ist u. a. immer noch Operation der Wahl, wenn die Notwendigkeit zur Nutzung des Tracheostomas über längere Zeit (mehrere Wochen) bestehen wird und/oder wenn die Verlegung des Patienten mit Tacheostoma von der Intensivstation auf eine normale Pflegestation oder in eine Rehabilitationseinrichtung geplant ist.

Durchführung In Rückenlage und bei überstrecktem Kopf wird ca. 2–3 cm kranial des Jugulums eine quere Hautinzision durchgeführt (Abb. 20.1). Nach Durchtrennung des subkutanen Fettgewebes, des Platysma und der oberflächlichen Halsfaszie kann, nach Längsspaltung der Halsmuskulatur, der Schilddrüsenisthmus dargestellt werden. Durch Spaltung des Schilddrüsenisthmus zwischen Ligaturen kann nun die Trachea dargestellt und eröffnet werden (Abb. 20.2) und abschließend die Trachealkanüle eingebracht werden (Abb. 20.3). Wird bei diesem Verfahren die Trachealschleimhaut mit der Haut vernäht (Abb. 20.4), kann das Tracheostoma nur mehr operativ aufgehoben werden. Wird diese Naht unterlassen, verschließt sich auch dieses Tracheostoma nach Entfernung der Trachealkanüle in wenigen Tagen spontan.

Vorteile Die Vorteile dieser Form der Tracheotomie ergeben sich sinngemäß aus der Indikation bei Patienten, bei welchen das Tracheostoma für längere Zeit oder sogar auf Dauer persistieren soll.

Nachteile Im Vergleich mit der unten angeführten Punktionstracheotomie ist ein deutlich höherer operativer Aufwand notwendig. Bei Tracheostomata, bei denen die Trachealschleimhaut mit der Haut vernäht wurde, ist eine Rückverlagerung nur durch einen erneuten operativen Eingriff möglich.

Komplikationen Komplikationen der klassische Tracheotomie wie aller anderen im Folgenden beschriebenen Verfahren sind: Blutungen Trachealverletzungen, Pneumothorax, Mediastinalemphysem und Infektionen sowie als gefürchtete Spätkomplikation die Trachealstenose.

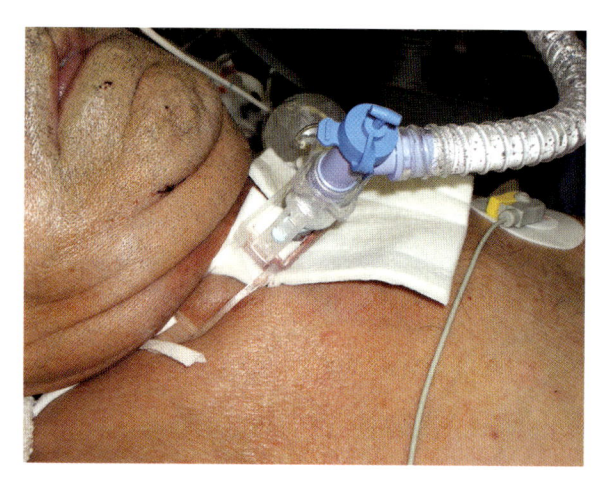

◘ Abb. 20.3 Tracheotomie nach Einbringen der Trachealkanüle mit Verband und Fixation

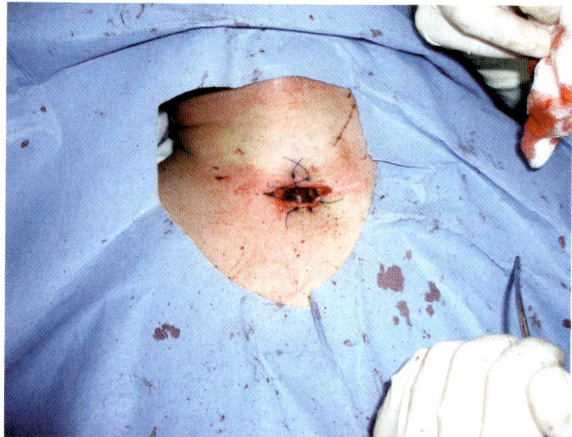

◘ Abb. 20.4 Eröffnete Trachea: Trachealschleimhaut mit der Haut vernäht

20.4.2 Punktionstracheotomie

Indikationen Die verschiedenen Verfahren der Punktions- bzw. Dilatationstracheotomie stellen heute die Alternative bei Patienten dar, bei denen die Notwendigkeit für ein Tracheostoma in absehbarer Zeit, z. B. nach Abschluss der Weaning-Phase, nicht mehr gegeben ist.

Durchführung Bei allen beschriebenen Verfahren wird zunächst die Trachea unter bronchoskopischer Sicht zwischen der 1. und 2. oder der 2. und 3. Trachealspange punktiert (◘ Abb. 20.5a); anschließend wird durch die Nadel ein Draht vorgeschoben (Seldinger-Technik; ◘ Abb. 20.5, c). In Abhängigkeit vom verwendeten Set wird der Stichkanal über den vorgeschobenen Draht auf verschiedene Weise so weit dilatiert, dass eine Trachealkanüle der geforderten Größe eingebracht werden kann. Die verschiedenen Techniken unterscheiden sich also nur durch die unterschiedliche Methode der Dilatation. Unabdingbar bei dieser Technik ist die Lagekontrolle während der Punktion mittels Bronchoskopie.

Vorteile Unabhängig von der Technik kann es inzwischen als erwiesen gelten, dass die Methoden der Dilatationstracheotomie bezüglich der postoperativen Komplikationen, der perioperativen Blutungen und der Tracheostomainfektionen der klassischen operativen Tracheotomie überlegen sind. Die Tracheotomie mittels Punktion und anschließender Dilatation kann gegenwärtig als Goldstandard im Atemwegsmanagement längerfristig beatmeter Patienten betrachtet werden. Neue Erkenntnisse sprechen auch dafür, den Zeitpunkt der Tracheotomie deutlich früher zu setzen als dies bisher noch meist geschieht. So soll die Inzidenz tubusassoziierter laryngotrachealer Schäden und nosokomialer Pneumonien durch die frühzeitige Punktionstracheotomie deutlich vermindert sein.

Kontraindikationen Unabhängig von ihren Vorteilen bestehen auch bei diesen Verfahren spezifische Gefahren und wenige – aber zwingende – Kontraindikationen. **Absolute Kontraindikationen** sind:
- **Respiratorischer Notfall**: Hier verbietet sich diese Methode wegen des für die Punktionstracheotomie notwendigen Zeitaufwandes. Es muss vielmehr sofort translaryngeal intubiert oder ggf. koniotomiert (s. unten) werden.
- **Fehlende bronchoskopische Kontrolle**: Die Notwendigkeit, die Punktion bronchoskopisch kontrollieren zu können, ergibt sich aus medikolegalen Erwägungen. Alle Anbieter der in Deutschland vertriebenen Sets empfehlen dies. Ein Verzicht auf diese Kontrolle, wie er im amerikanischen Sprachraum häufig ist, könnte bei Komplikationen, die bronchoskopisch erkennbar oder vermeidbar gewesen wären, schwerwiegende Konsequenzen nach sich ziehen.
- Bekannte oder zu erwartende **schwierige oder unmögliche Intubation**: Die schnelle translaryngeale Intubation muss unbedingt möglich sein, da sich der Punktionskanal bei einer akzidentellen Dekanülierung innerhalb der ersten 7–10 Tage nach der Punktionstracheotomie sofort kulissenartig verschließt. In diesem Fall muss die Ventilation durch eine schnelle Intubation sichergestellt werden können. Nicht zuletzt deshalb sollte vor einer Punktionstracheotomie die Möglichkeit zur direkten Laryngoskopie kontrolliert werden.
- Unmöglichkeit, den exakten Verlauf der Trachea zu identifizieren.

Als relative Kontraindikationen sind zu nennen:
- Schwere respiratorische Insuffizienz
- Schwere Thrombopenie
- Schwere Gerinnungsstörungen

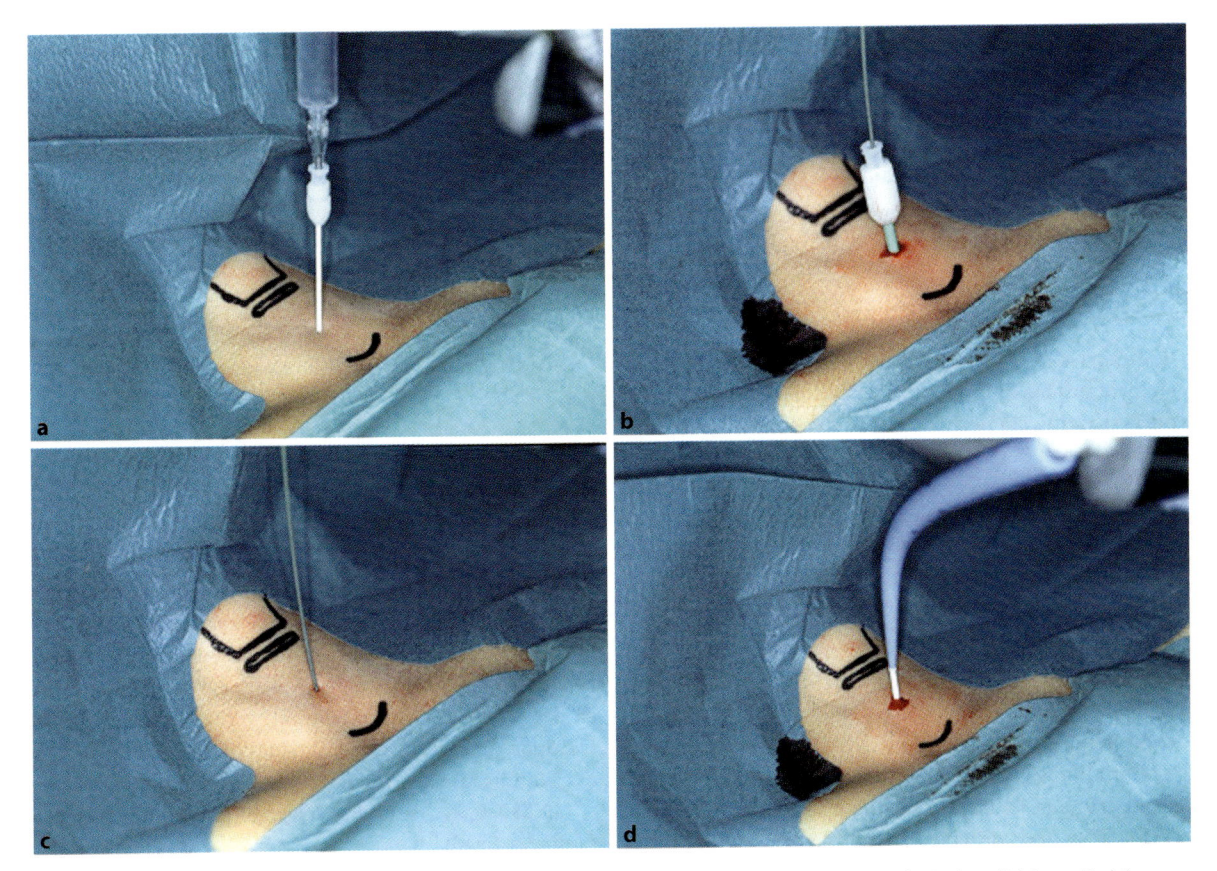

Abb. 20.5a–d Ablauf einer Punktionstracheotomie. **a** Punktion mit Hohlkanüle. **b** Einbringen eine elastische Drahtes (Seldinger-Draht). **c** Entfernen der Hohlkanüle. **d** Dilatation des Stichkanals. Über den Dilatator kann abschließend die Trachealkanüle eingebracht werden (© Cook)

- Adipositas permagna
- Instabile oder unbewegliche Halswirbelsäule

Bei den genannten relativen Kontraindikationen hängt die Entscheidung pro oder kontra Tracheotomie in hohem Maße von der Ausprägung der beschriebenen Symptome ab. Der Operateur muss ggf. gemeinsam mit anderen behandelnden Kollegen in jedem Einzelfall das Risiko der Maßnahme gegen ihren Nutzen abwägen.

> Konventionelle Tracheotomie und Punktionstracheotomie stehen heute nicht miteinander in Konkurrenz, sondern sind – bei richtiger Indikationsstellung und strikter Beachtung der absoluten Kontraindikationen – einander ergänzende Verfahren.

Zahlenmäßig überwiegt schon heute die Punktionstracheotomie, die sich in den vergangenen Jahren wegen ihrer einfachen Durchführung und der mit ca. 4 % geringen Komplikationsrate als fester Bestandteil der intensivmedizinischen Beatmungstherapie etabliert hat. Dennoch muss die Möglichkeit zur Durchführung einer konventionellen Tracheotomie immer gegeben sein, wenn in einer Einrichtung Punktionstracheotomien durchgeführt werden. Dies ist notwendig, um nicht zuletzt die Komplikationen der Punktionstracheotomie beherrschen zu können.

20.4.3 Koniotomie

Die Koniotomie ist die Ultima ratio zur Herstellung eines Zugangs zu den Atemwegen im akut vital bedrohlichen Notfall, wenn alle anderen weniger invasiven Verfahren zur Sicherstellung der Atemwege nicht mehr möglich sind. Eingegangen wird hierbei zwischen dem Schild- und dem Ringknorpel durch das Lig. conicum. An dieser Stelle befinden sich außer dem Platysma keine nennenswerten Strukturen zwischen dem Lig. conicum und der Haut. Nach sicherer Identifikation der korrekten Position kann der Larynx und damit der Zugang zur Trachea mit einem einfachen Skalpell oder einem der inzwischen ebenfalls verfügbaren Sets eröffnet werden.

Bronchoskopie

F. Spelsberg

21.1 Einführung

Die Beherrschung der Bronchoskopie ist für den Chirurgen nicht nur bei Eingriffen an der Trachea und der Lunge von Bedeutung sondern auch im intensivmedizinischen Umfeld. Neben der Diagnostik ermöglicht die Bronchoskopie auch viele therapeutische Maßnahmen.

Die anatomische Aufzweigung des Bronchialsystems ist in ◘ Abb. 21.1 dargestellt.

21.2 Instrumentarium

Die flexible Bronchoskopie, wenn möglich mit einem Videobronchoskop, stellt heute das übliche Vorgehen dar. Der Durchmesser der Standardgeräte liegt bei 5–6 mm. Das Instrument ist am Distalende nach oben und unten abwinkelbar und mit einem Arbeitskanal (2,8–3,2 mm) ausgestattet.

Die starre Bronchoskopie ist wenigen, speziellen Indikationen vorbehalten – z. B. massive Blutungen, Fremdkörperextraktionen und Untersuchungen bei Kindern.

21.3 Patientenvorbereitung und Untersuchungstechnik

Der Patient muss über Indikation und Risiken der Untersuchung zeitgerecht aufgeklärt werden, er sollte mindestens 6 h nüchtern sein. Antikoagulanzien müssen ausreichend lange vorher abgesetzt worden sein, falls eine Intervention oder Biopsie geplant ist. Als Prämedikation können Dicodid (15 mg s.c.) oder Atropin verabreicht werden. Nach sorgfältiger Lokalanästhesie des Nasenrachenraums entweder mittels Pumpspray, Einträufeln in die Nase oder per Inhalation erfolgt eine Sedierung (Midazolam 3–5 mg i.v. oder Disoprivan). Eine pulsoxymetrische Überwachung und Sauerstoffgabe über Maske sind während der Untersuchung obligat.

Das Einführen des Bronchoskops erfolgt transnasal (oder peroral) unter Sicht oder beim beatmeten Patienten durch Tubus oder Larynxmaske, die Untersuchung kann auch unter Jetventilation durchgeführt werden. Die endotracheale Oberflächenanästhesie erfolgt mit Lokalanästhetikumlösung über den Arbeitskanal des Endoskops.

21.4 Indikationen

Die Indikationen zur Bronchoskopie sind in ◘ Tab. 21.1 dargestellt.

21.4.1 Diagnostik und Therapie bei Hämoptysen

Hämoptysen unklarer Genese müssen immer bronchoskopisch abgeklärt werden. Davon abzugrenzen sind Pseudohämoptysen durch Blutung im Nasenrachenraum und im oberen Gastrointestinaltrakt. Bei echten Hämoptysen ist das Blut häufig hell-schaumig, der Patient leidet unter Dyspnoe und Husten. Die Letalität beträgt abhängig von der Blutungsursache bis zu 80 %.

In ◘ Tab. 21.2 sind die Ursachen für Hämoptysen zusammengefasst.

> 90 % aller pulmonalen Blutungen werden durch Bronchialarterien gespeist, 5 % durch die Pulmonalgefäße, d. h. dass für die Blutung der systemische, arterielle Blutdruck relevant ist.

Das Management bei Patienten mit Hämoptysen beginnt mit O_2-Gabe, aufrechter Lagerung oder Lagerung auf der betroffenen Seite und ggf. Substitution von Volumen, Blut und Gerinnungsfaktoren. Beim stabilen Patienten sollte dann zuerst eine CT (oder wenn nicht möglich eine Thoraxröntgenuntersuchung) und sofort im Anschluss eine Bronchoskopie erfolgen. Beim instabilen Patienten muss frühzeitig die Indikation zur Intubation gestellt und danach die Bronchoskopie vorgenommen werden.

> **❗** Der Patient mit pulmonaler Blutung ist in erster Linie nicht durch den Blutverlust, sondern durch die Hypoxie gefährdet!

Bei massiver Blutung kann eine starre Bronchoskopie notwendig werden, über das starre Bronchoskop kann der betroffene Bronchus notfalls tamponiert werden. Nach Intubation muss als erstes die Blutungsquelle oder zumindest die betroffene Seite lokalisiert werden. Durch einseitige Intubation des nicht blutenden Hauptbronchus oder Benutzung eines Doppellumentubus kann die Beatmung

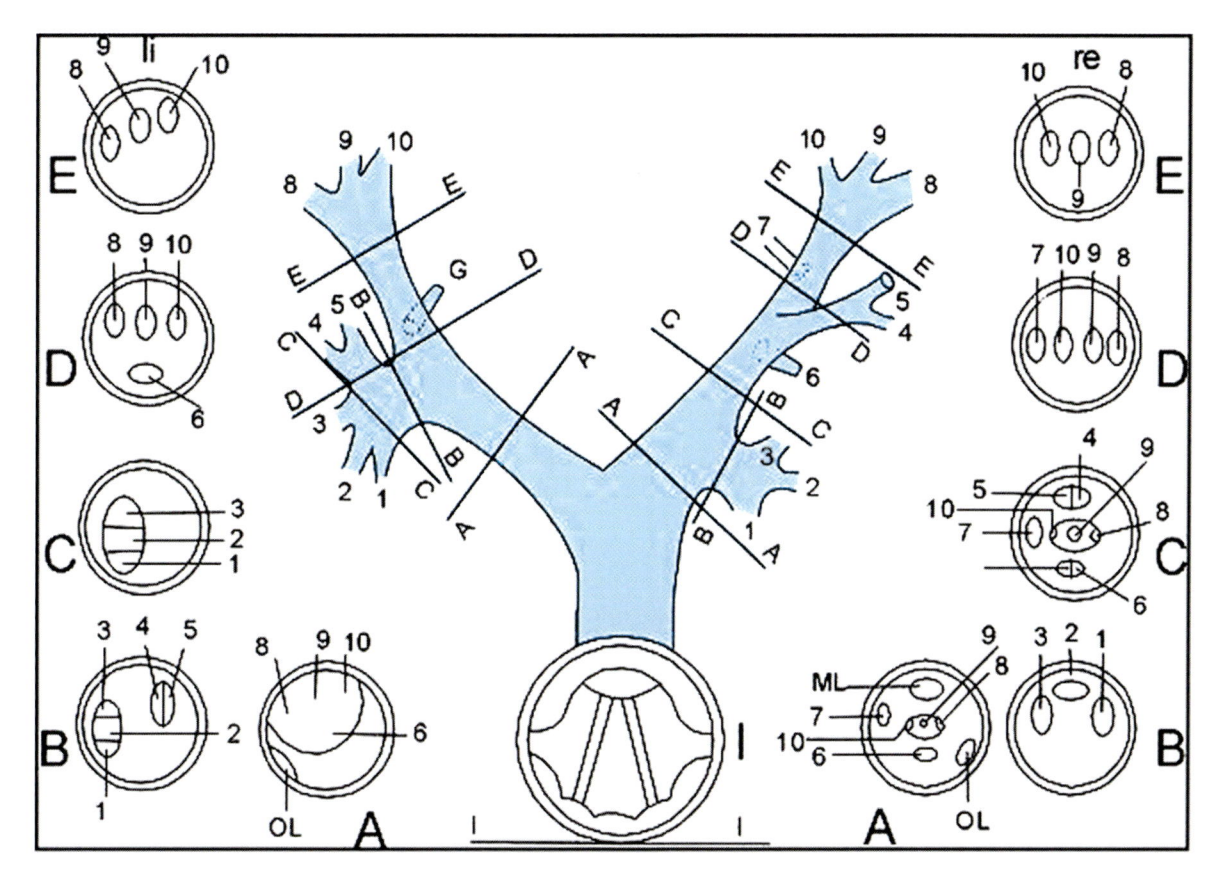

◘ Abb. 21.1 Schematische Darstellung der bronchoskopischen Untersuchung zur Befunddokumentation (Clinic WinData, E&L)

erst einmal wieder sichergestellt werden. Alternativ kann eine Ballonokklusion des betroffenen Lungenabschnitts unter endoskopischer Sicht erfolgen, wenn der Ursprung der Blutung eruiert werden kann.

An ablativen Verfahren stehen insbesondere bei Tumorblutungen Laser, Argon-Plasma-Koagulation, Diathermie und Kryotherapie zur Verfügung. Neben der systemischen Stabilisierungstherapie können topisch Vasokonstriktiva, Fibrin und Eiswasser angewandt werden. Interventionell-radiologisch besteht in Zentren die Möglichkeit zur superselektiven Embolisation der betroffenen Bronchialarterien, ggf. muss rechtzeitig die Indikation zur Notfalloperation gestellt werden.

21.4.2 Bronchoskopische Intubationshilfe

Die Intubation kann durch eine Vielzahl von Faktoren (z. B. Morbus Bechterew, Schädelbasis- oder Halswirbelsäulenfraktur, Kieferklemme, Struma, HNO-Tumoren) so erschwert sein, dass eine bronchoskopische Unterstützung unabdingbar wird. Üblicherweise wird der Beatmungstubus auf das Bronchoskop aufgefädelt und transnasal (oder falls dies nicht möglich ist transoral) in die Trachea eingespiegelt. Anschließend wird der Tubus über das Bronchoskop vorgeschoben und die korrekte Lage beim Zurückziehen des Endoskops dokumentiert.

21.4.3 Perkutane Punktionstracheotomie

Intensivpatienten, bei denen die Indikation zur Tracheotomie besteht, können unter bronchoskopischer Kontrolle mit einer perkutanen Dilatationstracheotomie versorgt werden. Hierzu wird in Rückenlage bei überstrecktem Hals zwischen 2. und 3. Trachealknorpel von außen punktiert und die Punktionsstelle über einen eingelegten Pilotdraht schrittweise dilatiert und schließlich die Trachealkanüle ebenfalls über Draht unter bronchoskopischer Sicht eingeführt. Als Komplikation kann eine Verletzung der Trachealhinterwand – evtl. auch des Ösophagus mit Ausbildung einer ösophagotrachealen Fistel – auftreten.

21.4.4 Endoskopische Therapie der Atelektase

Durch Schmerzen, mangelnde Expektoration und Mukostase treten sowohl nach thorax- als auch nach viszeralchirurgischen Eingriffen und Traumata persistierende

Tab. 21.1 Indikationen zur Bronchoskopie

Präoperativ	Intraoperativ	Postoperativ	Interventionell
Heiserkeit	Bronchoskopische Intubation	Atelektase	Aspiration
Persistierender Husten	Lagekontrolle Tubus	Anastomoseninsuffizienz	Fremdkörperentfernung
Dyspnoe, Stridor	Anastomosenkontrolle	Bronchusstumpfinsuffizienz	Tracheal- und Bronchusstenose
Hämoptysen		Anastomosenstenose	Tracheomalazie
Tumorsuche, Staging		Nachsorge	Bronchoalveoläre Lavage
Histologiegewinnung			Ösophagotracheale Fistel
Ösophaguskarzinom (obere 2/3 des Ösophagus)			Palliative Tumortherapie (Argon-Plasma-Koagulation, Laser, Stent)
Verdacht auf Trachealruptur			

Tab. 21.2 Ursachen für Hämoptysen

Neoplastisch	Infektiös	Kardiovaskulär Vaskulitisch	Traumatisch	Sonstige
Bronchialkarzinom (50 % bei >60 Jahre)	Tuberkulose	Lungenembolie	Iatrogen (Biopsie, Intubation)	Bronchiektasien
Metastasen	Pneumonie	Herzinsuffizienz	Trauma	Endometriose
Karzinoid	Abszess	Aortenaneurysma		Sarkoidose
	Mykotisch	Morbus Wegener		Zystische Fibrose
		Morbus Behçet		Kryptisch
		Lupus erythematodes		

Sekretverhalte und Atelektasen auf. Wenn die physikalische Therapie und Lagerung keinen ausreichenden Erfolg bringt, ist eine bronchoskopische Absaugung indiziert. Diese ist wesentlich effektiver und schonender als die blinde Katheteraspiration, es können selektiv alle Lungenabschnitte inspiziert und behandelt werden. Bei sehr zähem Sekret kann lokal ein schnell wirksames Mukolytikum (Azetylzystein) appliziert werden. Über eine Sekretfalle können Proben zur mikrobiologischen Untersuchung gewonnen werden. Insbesondere nach Eingriffen an der Lunge dient die Bronchoskopie auch als diagnostisches Mittel zum Ausschluss einer Stenose, Insuffizienz oder Torsion der Lunge.

21.4.5 Therapie tracheobronchialer Stenosen

Stenosen im Tracheobronchialsystem stellen eine bedrohliche und für den Patienten durch Dyspnoe, Retentionspneumonie, Blutung oder Hustenreiz sehr belastende Situation dar. Bei malignen, inoperablen Stenosen sind Chemo- und Strahlentherapie nicht ausreichend schnell wirksam, so dass als palliative Therapieoption die endoluminale Therapie mit Laser oder Argon-Plasma-Koagulation, ggf. in Kombination mit einem Stent oder einer Afterloading-Therapie, indiziert ist (Abb. 21.2). Gerade in der Notfallsituation mit akuter, lebensbedrohlicher Dyspnoe kann eine sofortige respiratorische Verbesserung durch sofortige Rekanalisation auch höchstgradiger Stenosen erreicht werden, das gleiche gilt auch für den Verschluss ösophagotrachealer oder postoperativer Fisteln und die Behandlung der schweren Tracheomalazie.

Beschichtete Stents verhindern ein erneutes Einwachsen des Tumors ins Lumen. Metall-Stents wie Silikon-Stents werden bei Kompressionsstenosen durch extraluminale Tumoranteile sowie bei Tracheomalazie eingesetzt. Beschichtete Tracheal-Stents erlauben eine sofortige Abdichtung ösophagotrachealer Fisteln, ggf. in Kombination mit einem ösophagealen Stent. Diese Eingriffe sind für den Patienten wenig belastend und beliebig oft wiederholbar und können die Lebensqualität und das Überleben der betroffenen Patienten verbessern.

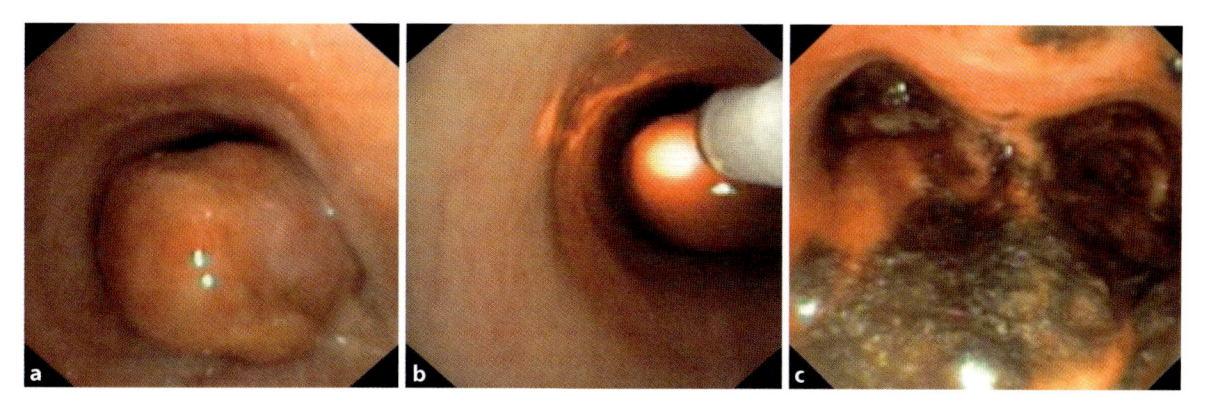

Abb. 21.2a–c 90 %-Trachealstenose bei Metastase eines Nierenzellkarzinoms. **a** Vor Therapiebeginn, **b** bei Lasertherapie mit Nd:YAG-Laser, **c** unmittelbar nach Therapie mit Blick auf die Hauptcarina und beide Hauptbronchien

21.5 Komplikationen

Im Rahmen der Bronchoskopie können Hypoxie und Hyperkapnie, insbesondere bei bereits pulmonal eingeschränkten Patienten auftreten. Weitere Risiken sind die Auslösung eines Laryngo- oder Bronchospasmus, Arrhythmien, Blutung und Tracheal- oder Bronchusverletzung.

Literatur

Dobbertin I, Dierkesmann R (2004) Bronchoskopie. Lehrbuch und Atlas. Huber, Bern

Freitag L (2004) Interventional endoscopic treatment. Lung Cancer 45 (Suppl 2):S235–238

Laparotomie und Bauchdeckenverschluss

M. Albertsmeier, K.-W. Jauch, M. Wichmann

22.1 Einführung

Neben eigenen Erkrankungen (Abszess, Hernie) hat die Bauchdecke vor allem Bedeutung als Zugangsweg für die chirurgische Behandlung von Erkrankungen der intraabdominellen Organe. Der Zugang kann dabei primär als Laparotomie, d. h. konventionell offen, oder als Laparoskopie erfolgen. Dieses Kapitel erläutert die wichtigsten Laparotomieformen sowie das Vorgehen beim postoperativen Bauchdeckenverschluss.

22.2 Laparotomie

22.2.1 Mittellinienlaparotomie

Die Mittellinienlaparotomie oder der **Medianschnitt** ist der Universalzugang zur Peritonealhöhle und insbesondere bei unklarer Diagnose und in Notfallsituationen sinnvoll einzusetzen. Sämtliche intraabdominellen und auch retroperitonealen Erkrankungen können über diesen Zugang versorgt werden. Die Lokalisation der Laparotomie richtet sich nach dem Operationsgebiet und kann als Oberbauch-, Mittelbauch-, oder Unterbauchlaparotomie erfolgen. Ebenso kann sich die Laparotomie vom Processus xyphoideus bis zum Mons pubis erstrecken. Bereits bei der sterilen Abdeckung des Patienten ist daher darauf zu achten, dass die Inzision ggf. über die ursprünglich gewählte Länge hinaus erweitert werden kann.

Anatomische Grundlagen Wesentlicher muskulärer Bestandteil der Bauchdecke ist der **Musculus rectus abdominis**, der sich paramedian beidseits der Mittellinie zwischen der 5. bis 7. Rippe und der Symphyse ausspannt. Dieser Muskel bildet die Dicke der Bauchwand. Der M. rectus abdominis wird durch einen bindegewebigen Führungsschlauch umgeben, der **Rektusscheide**, die aus den medialen Ausläufern der lateralen Bauchwandmuskulatur gebildet wird. Das vordere und hintere Blatt dieser Rektusscheide vereinigt sich in der Mittellinie zur **Linea alba**. Einige Zentimeter unterhalb des Nabels ziehen die Hinterwandfasern zur Vorderwand, so dass hier kein hinteres Blatt der Rektusscheide besteht. Diese Übergangslinie ist die **Linea arcuata**; unterhalb dieser Linie liegt hinter dem Muskel der präperitoneale Raum. Die Übergangslinie der lateralen Bauchwandmuskulatur (Mm. obliqui ext. et int.) in die Faszienstränge, die die Rektusscheide bilden, wird als **Linea semilunaris** bezeichnet.

Durchführung Die Inzision der Haut erfolgt in der Regel mit dem Skalpell, kann jedoch auch mit dem elektrischen Skalpell durchgeführt werden. Die Umschneidung des Nabels erfolgt links mit einem Abstand von etwa 3 cm, um so das darunter liegende Ligamentum teres zu schonen. Während der Hautinzision wird das Skalpell mit dem Zeigefinger auf dem Rücken des Skalpells geführt, bei der Präparation wechselt man in die sog. Griffelhaltung. Nach Eröffnen der Epidermis und des Coriums bis in das Unterhautfettgewebe hinein wird auf das elektrische Skalpell gewechselt. Vor Eröffnung der Linea alba sollte eine subtile Blutstillung der eröffneten intrakutanen und subkutanen Gefäße erfolgen. Insbesondere bei längeren Operationszeiten kann ein erheblicher Blutverlust aus der Bauchdecke resultieren. Bei der Blutstillung mittels Elektrokoagulation muss besonders darauf geachtet werden, nicht zu nahe an der Haut zu arbeiten, da es sonst sehr leicht zu Verbrennungen und Hautnekrosen kommen kann, die zu Wundheilungsstörungen und Schmerzen beitragen können.

Oberhalb der Linea arcuata vereinigen sich das vordere und hintere Blatt der Rektusscheide zur Linea alba, während unterhalb der Linea arcuata (wie oben beschrieben) nur ein vorderes Blatt der Rektusscheide besteht (hier vereinigen sich die beiden Faszienblätter lateral des M. rectus abdominis).

> Die Eröffnung der Linea alba streng in der Mitte ist wichtig, um so die Rektusscheiden beidseits der Mittellinie zu erhalten und am Ende der Operation über ein gutes Widerlager für den Bauchdeckenverschluss zu verfügen. Wenige Zentimeter oberhalb des Nabels ist die Eröffnung genau in der Mittellinie besonders gut möglich.

Die Linea alba wird daher zunächst komplett dargestellt und dann oberhalb des Nabels inzidiert (Abb. 22.1). Auch die Faszienränder müssen besonders schonend behandelt werden, um Nekrosen und Einblutungen in diesem Bereich zu verhindern und die Wundheilung nicht zu

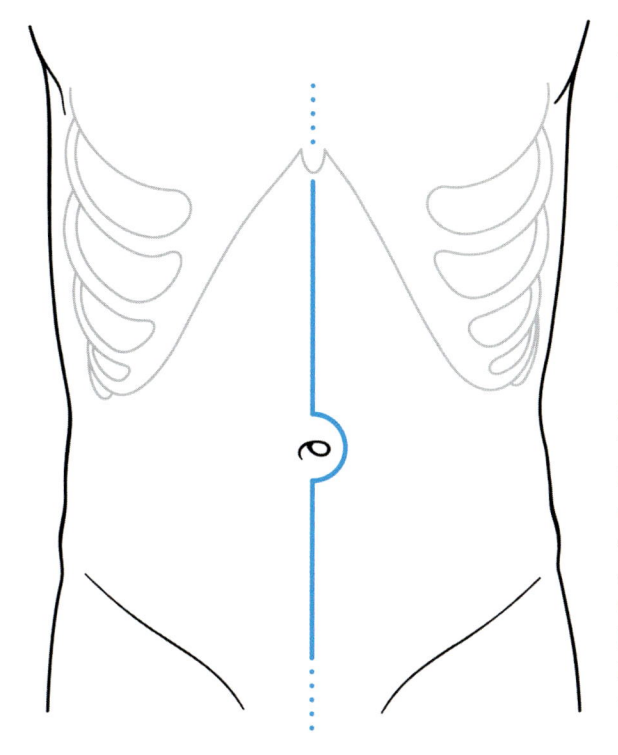

Abb. 22.1 Mittellinienlaparotomie mit Darstellung der Linea alba

beeinträchtigen. Nach Eröffnung der Linea alba trifft man auf das präperitoneale Fettgewebe und das parietale Peritonealblatt. Die Fascia transveralis wird im Allgemeinen gemeinsam mit der Linea alba eröffnet, da sie dorsal mit dieser verwachsen ist. Die Wundränder können jetzt vor der weiteren Präparation mit scharfen Wundhaken eleviert werden, diese müssen aber unmittelbar nach kompletter Eröffnung der Bauchhöhle abgegeben werden, um Verletzungen der intraabdominellen Organe zu vermeiden. Die verschiebliche Schicht des Peritoneums wird mit Pinzetten gefasst und vorsichtig inzidiert. Nun kann die Laparotomie auf dem Finger des Operateurs fortgesetzt und eventuelle Adhäsionen können palpatorisch erkannt werden.

Weitere relevante Zugangswege zur Abdominalhöhle sind der Rippenbogenrandschnitt (rechts und links), die Querlaparotomie und der Wechselschnitt. Die Akzeptanz querer Inzisionen hat unter dem Einfluss der Fast-Track-Chirurgie zugenommen, da dieser Zugangsweg mit weniger Schmerzen, Wundinfekten und Narbenhernien belastet zu sein schien. Diese Vorteile konnten in einer aktuellen randomisiert-kontrollierten Studien nicht bestätigt werden, so dass die Wahl des Zugangsweges dem Operateur überlassen bleibt. In der eigenen Klinik sind wir wieder zur medianen Laparotomie als Standardzugang zurückgekehrt, da der operative Aufwand geringer und die Exposition des Situs häufig überlegen ist.

22.2.2 Rippenbogenrandschnitt

Beim Rippenbogenrandschnitt erfolgt die Inzision etwa 3 cm parallel dem Rippenbogen über dem M. rectus abdominis. Die Haut, das Unterhautfettgewebe und die Rektusscheide werden durchtrennt. Der Muskel wird dargestellt und ebenfalls durchtrennt. Dies erfolgt im Allgemeinen mit dem elektrischen Skalpell. Nun stößt man auf die hintere Rektusscheide und die Laparotomie wird wie oben beschrieben fortgesetzt.

22.2.3 Querlaparotomie

Die Querlaparotomie wird horizontal angelegt, auch hier werden die Schichten über dem M. rectus abdominis durchtrennt und die beiden Faszienblätter werden getrennt eröffnet. Die Querlaparotomie kann im rechten und linken Ober- bzw. Mittelbauch erfolgen, oder sich auch als Querlaparotomie über beide Mm. recti abdominis erstrecken. Diese Laparotomie soll weniger postoperative Schmerzen und Narbenhernien zur Folge haben.

22.2.4 Wechselschnitt

Der Wechselschnitt ist ein häufig gewählter Zugang für die **Appendektomie**. Die Hautinzision folgt den Hautlinien und verläuft dem Faserverlauf der Externusaponeurose entsprechend schräg im Unterbauch rechts. Der Schnitt kreuzt die Linie zwischen Nabel und Spina iliaca ant. sup. an der Grenze zum äußeren Drittel. Nach Durchtrennung der Aponeurose des M. obliquus ext. abdominis werden die Muskelfasern stumpf getrennt. Nun wird der M. obliquus int. abdominis sichtbar und freigelegt. Nach Durchtrennung dieser Muskelschicht im Faserverlauf (Wechselschnitt) folgen der M. transversus abdominis und die Fascia transversalis. Nach scharfer (im sehnigen Anteil) bzw. stumpfer (im muskulären Anteil) Durchtrennung der Bauchdeckenschichten wird das parietale Peritonealblatt angehoben und inzidiert.

22.3 Bauchdeckenverschluss

Der Bauchdeckenverschluss erfolgt schichtweise wobei die **Naht der Rektusblätter** bzw. der **Linea alba** für den sicheren Halt und somit für die Verhinderung von Platzbäuchen und Narbenhernien entscheidend ist. Aufgrund des vermehrten Auftretens von Adhäsionen im Bereich der Laparotomie wird seit einiger Zeit auf den fortlaufenden Verschluss des parietalen Peritoneums verzichtet.

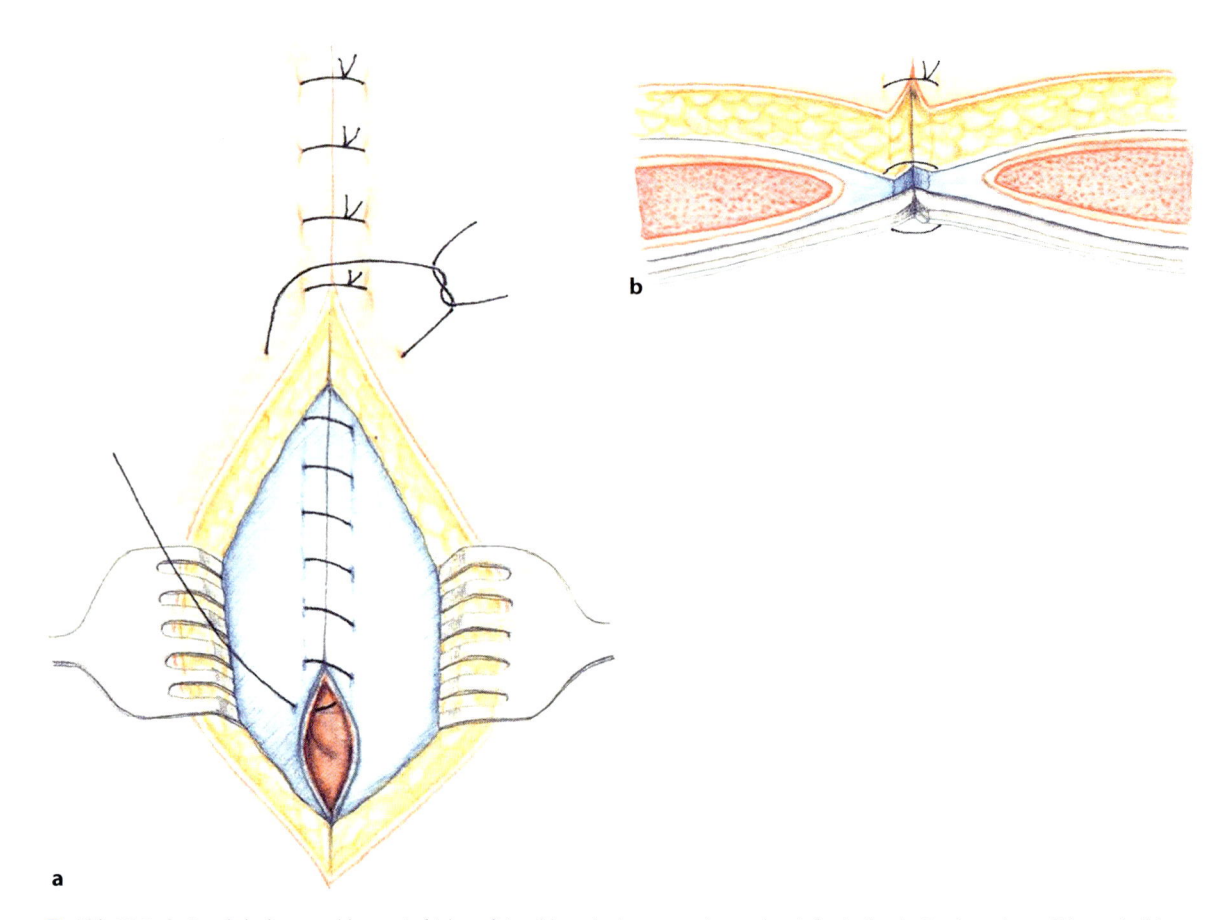

Abb. 22.2a,b Bauchdeckenverschluss. **a** Aufsicht auf Verschluss der Laparotomiewunde mit fortlaufender Fasziennaht und Hautnaht (hier Einzelknopfnaht). **b** Querschnitt durch schichtweisen Verschluss der Laparotomiewunde mit Fasziennaht und Hautnaht. Der Muskel rechts und links der Faszie wird bei der Naht nicht gestochen

Das zu verwendende Nahtmaterial und die korrekte Nahttechnik wurde lange Zeit kontrovers diskutiert. Aufgrund der vorliegenden Daten muss für die elektive Laparotomie inzwischen jedoch eine eindeutige Empfehlung für die Verwendung langfristig resorbierbarer monofiler Fäden (im Gegensatz zu kurzfristig oder gar nicht resorbierbaren Fäden) und eine fortlaufende Nahttechnik (im Gegensatz zur Einzelknopfnaht) ausgesprochen werden (Diener et al. 2010). Wir verwenden Schlingennähte, die den Vorteil bieten, dass auf einen Knoten in den Wundecken verzichtet werden kann.

Durchführung (Abb. 22.2) Bei der Anlage dieser Naht fasst die Pinzette des Operateurs die Faszie und der Stich wird auf Höhe der Pinzette 1 cm vom Rand der Faszie mit einer Drehbewegung geführt. Der erste Stich wird ca. 1 cm distal des Wundendes gesetzt, die Nadel durch die Schlinge hindurchgezogen und die Naht dann in fortlaufender Technik ausgeführt. Für einen spannungsfreien Bauchdeckenverschluss sollte die Naht sollte mäßig, aufgrund der Gefahr von Wundrandnekrosen aber nicht zu stark angezogen werden. Die wenigstens Narbenhernien entwickeln sich bei einem Faden-Wundlängen-Verhältnis von 4:1 (Israelsson u. Jonsson 1993). Dieses Faden-Wundlängen-Verhältnis wird mit einem Stichabstand von etwa 1 cm bei einem Abstand von ebenfalls etwa 1 cm vom Faszienrand erreicht. Bei längeren Wunden wird eine zweite Schlinge von anderen Ende der Wunde her genäht, so dass beide Schlingen sich in der Mitte überlappen. Bei kurzen Wunden kann auch eine einzelne Ecknaht gesetzt werden.

In Notfallsituationen wird regelmäßig noch der Bachdeckenverschluss in Einzelknopftechnik („Klöppeln") verwendet. Wenn der intraabdominelle Druck erhöht ist und ein Faszienverschluss nur unter Spannung möglich wäre, sollte keine primäre Naht sondern die vorübergehende Implantation eines Netzes erfolgen.

> **Bei der Fasziennaht darf der Muskel nicht miterfasst werden, da die Muskulatur im Stichareal nekrotisch wird und die Naht an dieser Stelle ausreißen kann. Besondere Vorsicht gilt dem Darm, der unter keinen Umständen mitgefasst werden darf und zu diesem Zweck mit einem Spatel weggehalten werden kann.**

Die Frage nach einem fortlaufenden oder einzeln geknüpften **Verschluss des Subkutangewebes** wird ebenfalls kontrovers diskutiert – manche Abteilungen verzichten inzwischen ganz auf diese Naht. Randomisierte Studien zu dieser Maßnahme existieren derzeit jedoch nicht. Bei erheblicher Adipositas kann eine kurzfristige Drainage des Subkutanraums mit einer Redondrainage über 24–36 Stunden postoperativ erfolgen.

Für den **Hautverschluss** stehen unterschiedliche Möglichkeiten zur Verfügung. Potenziell kontaminierte Wunden (wie z. B. in der Darmchirurgie) sollten nicht fortlaufend verschlossen werden, da durch die damit einhergehende Versiegelung der Wunde die Entstehung subkutaner Verhalte gefördert wird. Es stehen z. B. Metallklammern zur Verfügung, die 7–10 Tage postoperativ entfernt werden. Bei sauberen Wunden kann der Hautverschluss alternativ mit intrakutan fortlaufender Naht erfolgen, die entweder mit langfristig resorbierbarem Material durchgeführt wird, oder aber aus nicht resorbierbarem Material besteht und innerhalb von 7–10 Tagen postoperativ entfernt wird.

Eine attraktive und den Patienten wenig belastende Möglichkeit stellt der Hautverschluss mit **Hautkleber** dar, der zu einer sofortigen Dichtigkeit der Haut führt und so vor sekundären Verschmutzungen der Wunde schützt. Weiterhin kann die Wunde direkt nach Eintrocknen des Klebers gefahrlos mit Feuchtigkeit in Kontakt kommen, was ebenfalls einen deutlich höheren Patientenkomfort bedeutet. In der Regel ist für den problemlosen Einsatz des Hautklebers eine subdermal fortlaufende Naht notwendig, die von uns mit einem mittelfristig resorbierbaren ungefärbten Faden der Stärke 3-0 durchgeführt wird.

Der sterile **Wundverband** beendet den Bauchdeckenverschluss, dieser sollte – mit Ausnahme einer erheblichen Kontamination durch Wundsekret – erst nach 36 h gewechselt werden, um so möglichst lange sterile Verhältnisse im Bereich der Wunde zu behalten.

Literatur

Diener MK, Voss S, Jensen K, Büchler MW und Seiler CM (2010) Elective midline laparotomy closure: the INLINE systematic review and meta-analysis. Ann Surg 251(5): 843–856

Israelsson LA, Jonsson T (1993) Suture length to wound length ratio and healing of midline laparotomy incisions. Br J Surg 80(10): 1284–1286

Seiler CM, Deckert A, Diener MK, Knaebel HP, Weigand, MA, Victor N, Büchler MW (2009) Midline versus transverse incision in major abdominal surgery: a randomized, double-blind equivalence trial (POVATI: ISRCTN60734227). Ann Surg 249(6): 913–920

Stomaanlage und Stomarückverlagerung

A. Fürst, G. Liebig-Hörl

23.1 Definition und Einteilung

Als Stoma (Syn. Anus praeter naturalis) bezeichnet man einen künstlichen Darmausgang durch die Bauchdecken, der als definitive Lösung bei Verlust des Kontinenzorgans oder als temporäre Lösung bis zum Abheilen verschiedener Prozesse in der Bauchhöhle angelegt wird. Die Einteilung erfolgt nach folgenden Kriterien:
- Stomaform
    - Endständig (oraler Schenkel im Stoma, aboraler Schenkel blind verschlossen oder entfernt)
    - Doppelläufig (oraler und aboraler Schenkel im Stoma)
- Art der Anlage
    - Temporär
    - Permanent
- Für die Stomaanlage verwendeter **Darmabschnitt**
    - Ileostoma (Abb. 23.1)
    - Kolostoma (Abb. 23.2)

23.2 Indikationen

Die Indikation zur Anlage eines Stomas wird in bis zu 70 % der Fälle aufgrund maligner Tumoren von Kolon, Rektum oder Blase gestellt.

Indikationen zur Anlage eines Kolostoma
- Rektumkarzinom
- Sigmadivertikulitis
- M. Crohn, Colitis ulcerosa
- Analfisteln, Analabszesse
- Verletzungen (z. B. Pfählungsverletzungen, Beckenfrakturen, iatrogen)
- Analatresie
- Neurologische Erkrankungen
- Stuhlinkontinenz
- Entlastungsstoma
- Protektives Stoma

Indikationen zur Anlage eines Ileostoma
- M. Crohn, Colitis ulcerosa
- Familiäre Adenomatosis (FAP)

- Fehlbildungen
- Intestinale Ischämie
- Protektives Ileostoma

23.3 Stomaanlage

23.3.1 Vorbereitung

Nach ausführlichem Aufklärungsgespräch über Indikation, Durchführung der Stomaanlage, weitere Versorgung des Stomas sowie mögliche Komplikationen (s. unten) erfolgt präoperativ die **Stomamarkierung** (Abb. 23.3). Hierzu wird zunächst am liegenden Patienten eine Probemarkierung im Bereich des M. rectus abdominis angebracht. Diese sollte in einem ca. 10×10 cm großen Hautareal ohne Falten, Narben oder Knochenvorsprünge liegen. Die vorgesehene Position wird dann bei Bewegungen (Stehen, Sitzen, Bücken) überprüft. Zusätzlich sollte sich das Stoma für die spätere Versorgung an einer für den Patienten leicht einsehbaren und zugänglichen Position befinden. Im Falle intraoperativer Komplikationen ist die Bestimmung von Ersatzmarkierungen empfehlenswert. Idealerweise erfolgt die Stomamarkierung sowie die spätere Anleitung in der Stomaversorgung durch speziell ausgebildete Stomatherapeuten, sollte jedoch ebenso von jedem erfahrenen Chirurgen durchgeführt werden können.

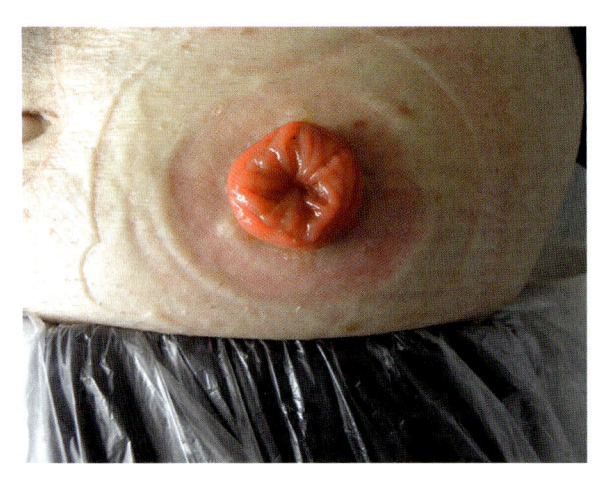

Abb. 23.1 Prominentes Kolostoma

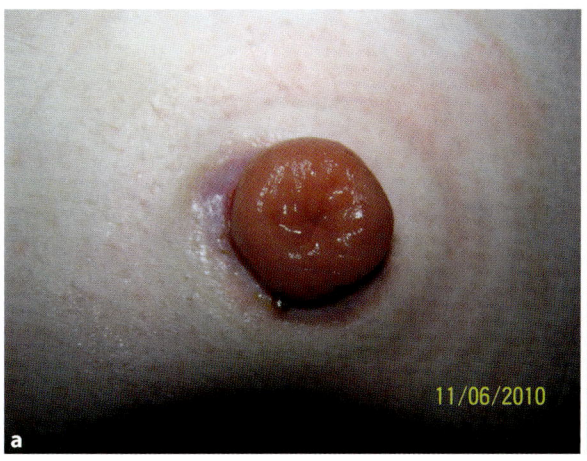

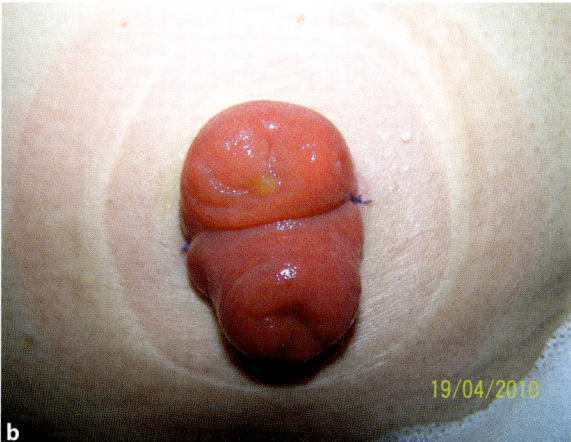

Abb. 23.2 Doppelläufiges Ileostoma

23.3.2 Technik

Zunächst wird ein etwa Ein-Euro-Stück großes Hautareal im Bereich der zuvor markierten Region exzidiert (■ Abb. 23.4a). Eine größere Exzision ist nicht erforderlich, da sich die Exzisionsstelle durch Retraktion der Haut ohnehin vergrößert. Die Rektusfaszie wird kreuzförmig gespalten (■ Abb. 23.4b) und die Muskulatur stumpf auseinander gedrängt (■ Abb. 23.4c). Bei kräftiger Muskulatur muss diese soweit eingeschnitten werden, dass ohne Muskelrelaxation der durchtretende Darm nicht okkludiert wird. Das hintere Blatt der Rektusscheide und das Peritoneum werden ebenfalls kreuzförmig erweitert, so dass der Stomaschenkel locker durchgezogen werden kann (■ Abb. 23.4d).

Der zuvor frei präparierte Stomaschenkel wird nun spannungsfrei über Hautniveau luxiert, eröffnet und prominent an die Haut fixiert (■ Abb. 23.5). Dabei ist bei Anlage eines Ileostomas zu beachten, dass dieses beim endständigen Stoma bzw. der zuführende Schenkel beim doppelläufigen Ileostoma evertierend (ca. 2–3 cm) über Hautniveau fixiert wird, um die spätere Versorgung bei flüssigem Stuhlgang zu erleichtern und Hautirritationen vorzubeugen. Intraoperativ muss gewährleistet sein, dass die zum Stoma gewählte Dünn- oder Dickdarmschlinge torsionsfrei fixiert wird. Bei einem permanenten Stoma sollte der Stomaschenkel zusätzlich in Faszienniveau fixiert werden, um spätere parastomale Hernien zu vermeiden (■ Abb. 23.5, kleines Bild).

> Bei einem passageren Stoma sollte keine Faszienfixierung erfolgen, um die spätere Stomarückverlagerung nicht zu erschweren.

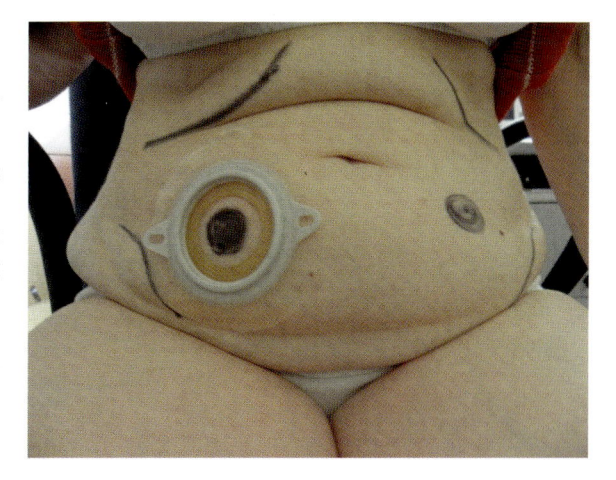

Abb. 23.3 Markierung möglicher Stomalokalisationen

Laparoskopische Stomaanlage Die Stomaanlage kann auch laparoskopisch durchgeführt werden. Diese Operationsmethode hat in vielerlei Hinsicht Vorteile für den Patienten. Die laparoskopische Technik ist erfahrungsgemäß mit weniger Wundschmerzen, rascherer Rekonvaleszenz, schnellerem Eintreten der postoperativen Darmtätigkeit, kürzerem Krankenhausaufenthalt und weniger intraabdominellen Verwachsungen verbunden. Möglicherweise kann auch das Risiko und die Häufigkeit einer postoperativen Narbenbruchbildung gesenkt werden. Die allgemeine Komplikationsrate unterscheidet sich bislang nicht von der herkömmlichen Operationsmethode. Postoperative Probleme sind aber meistens durch die bestehende Grunderkrankung bedingt und weniger durch die gewählte Operationsart.

23.4 Stomarückverlagerung

Die höchste Rückverlagerungsrate haben mit etwa 90 % Stomata, die aus Gründen der Anastomosenprotektion

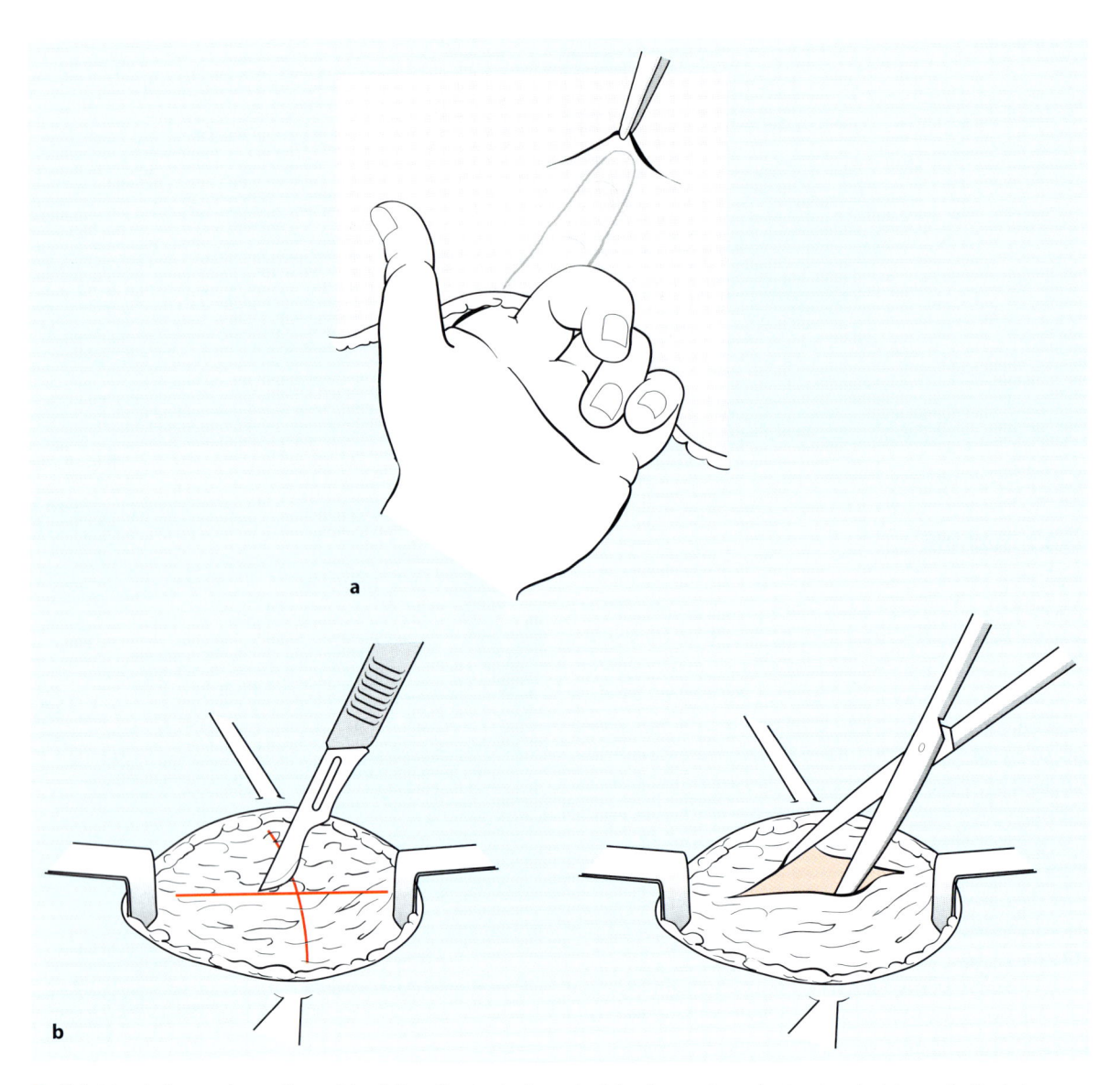

Abb. 23.4a,b Stomaanlage. **a** Hautexzision. **b** Kreuzförmige Spaltung der Rektusfaszie. **c** Stumpfes Auseinanderdrängen der Muskulatur. **d** Kreuzförmige Spaltung des hinteren Blattes der Rektusscheide und des Peritoneums

angelegt wurden (TME, diffuse Peritonitis, ausgedehnte lokal entzündlich-abszedierende Verhältnisse). Dagegen werden Stomata, die im Rahmen anorektaler Fistelbildung aufgrund eines M. Crohn angelegt wurden, in weniger der Hälfte der Fälle zurückverlagert.

Beim **doppelläufigen Stoma** kann der Wiederanschluss in der Regel lokal durch direkte Naht der Darmwand ohne erneute Laparotomie durchgeführt werden. Die Stomarückverlagerung ist eine komplikationsträchtige Operation. Beim doppelläufigen Ileostoma bevorzugen wir heute bei der Rückverlagerung die Stomaresektion mit Seit-zu-Seit-Anastomosierung gegenüber der früher üblichen Belassung eines Mesenterialstegs mit Hemianastomose.

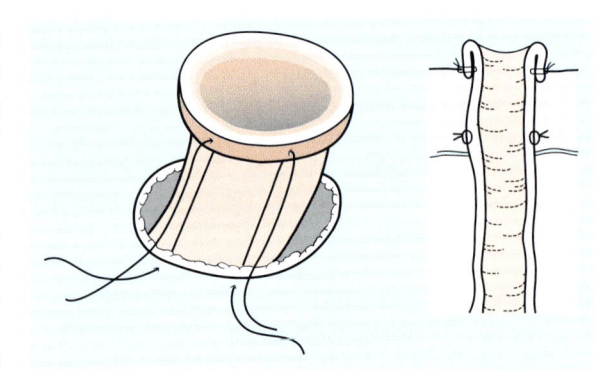

Abb. 23.5 Stomaanlage. Allschichte Fixation des Stomaschenkels auf Hautniveau (großes Bild), bei permanentem Stoma zusätzliche Fixierung auf Faszienniveau (kleines Bild)

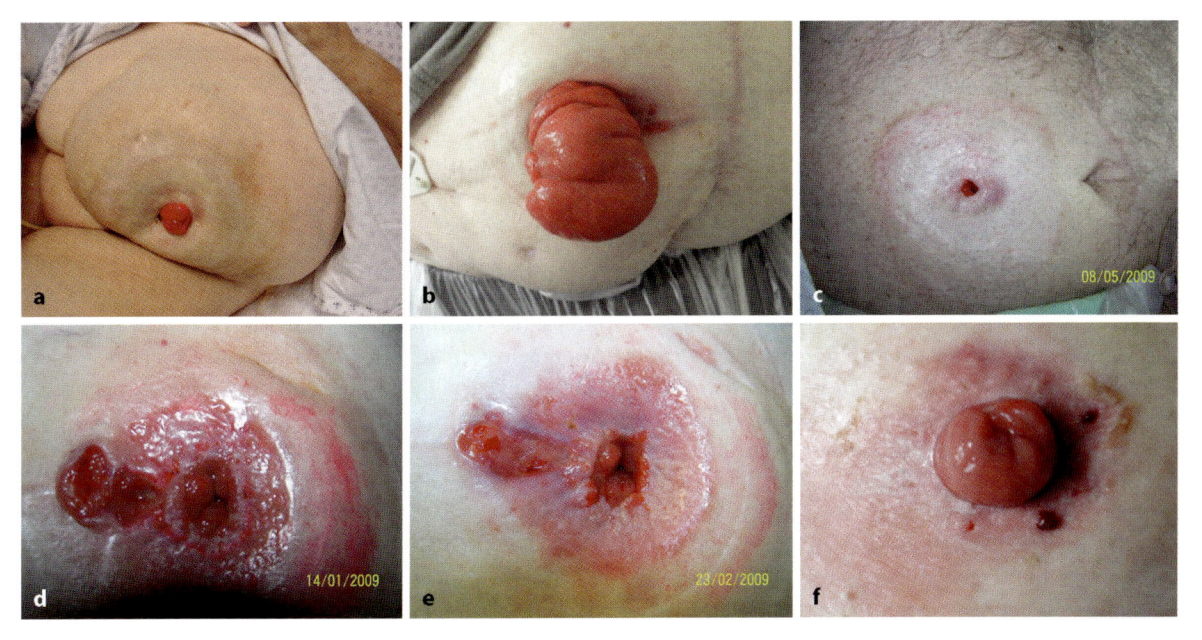

Abb. 23.6a–f Stomakomplikationen. **a** Parastomale Hernie. **b** Stomaprolaps. **c** Stomastenose. **d** Stomafistel. **e** Stomaretraktion (mit Hautläsionen). **f** Peristomale Entzündung

Bei Rückverlagerung eines **endständigen Stomas** muss der Wiederanschluss durch Anastomosierung der jeweiligen Darmabschnitte durch Laparotomie bzw. Laparoskopie erfolgen. Beim Wiederanschluss eines Hartmann-Stumpfes erleichtert die transanale Einführung eines Staplergerätes das Auffinden des Rektumstumpfes in Rektumlage.

Patient vor einer Stomaanlage durch ausführliche Aufklärungsgespräche präzise auf die Situation vorbereitet und in der weiteren Stomaversorgung bzw. bei eventuellen Stomakomplikationen optimal betreut werden.

23.5 Komplikationen

Stomakomplikationen sind insgesamt häufig und beruhen oft auf vermeidbaren technischen Unzulänglichkeiten wie Durchblutungsstörung, fehlender Spannungsfreiheit oder engem Stomakanal und falscher Positionierung. Trotz regelrechter Stomaanlage sind die Komplikationen jedoch nicht gänzlich vermeidbar. Typische Komplikationen sind (Abb. 23.6):

- Parastomale Hernie (Abb. 23.6a)
- Stomaprolaps (Abb. 23.6b)
- Stomastenose (Abb. 23.6c)
- Stomafistel (Abb. 23.6d)
- Retraktion (Einziehung unter Hautniveau) (Abb. 23.6e)
- Peristomale Entzündung (Abb. 23.6f)

> Die Stomaanlage ist grundsätzlich kein banaler Eingriff und für den Patienten eine höchst bedeutsame Maßnahme. Dabei spielen für den Patienten neben der Stomafunktion vor allem psychosoziale Komponenten sowie die Akzeptanz in der Öffentlichkeit eine bedeutende Rolle. Daher muss der

Literatur

AWMF-Register Nr. 021/007
Ecker KW (1999) Die kontinente Ileostomie. Chirurg 70:635–642
Feil H (2001) Stomapflege – Enterostomatherapie, 7. Aufl. Schlütersche Verlagsanstalt, Hannover
McIrath DC (1971) Diverting ileostomy or colostomy in the management of Crohn's disease or the large intestine. Arch Surg 103:308–310
Post S, Herfarth Ch, Schumacher H, Golling M, Schürmann G, Timmermanns G (1995) Experience with ileostomy and colostomy in Crohn's disease. Br J Surg 82:1629–1633
Schmidt WU, Müller FP, Hesterberg R, Röher HD (1996) Laparoskopische Ileostomie und Colostomie bei Morbus-Crohn-Patienten. Chirurg 67:1261–1265
Winkler R (1993) Atlas und Leitfaden für intestinale Stomata, 3. Aufl. Thieme, Stuttgart New York
Young CJ, Eyers AA, Solomon MJ (1998) Defunctioning of the anorectum: historical controlled study of laparoscopic vs. open procedure. Dis Colon Rectum 41:190–194

Portimplantation

J. Hoffmann

24.1 Einführung

Die Implantation von subkutanen Portsystemen stellt einen häufigen Eingriff in der Gefäßchirurgie dar, welcher regelhaft bereits im frühen Stadium der Ausbildung von chirurgischen Assistenten durchgeführt wird.

> Der Eingriff beinhaltet einige wesentliche Komplikationsmöglichkeiten, weshalb er nicht auf die leichte Schulter genommen werden sollte, insbesondere wenn Punktionen an zentralen Halsvenen durchgeführt werden.

Insbesondere arterielle Fehlpunktionen oder Katheterfehllagen können im Desaster enden. Technisch aufwändiger, aber sicherer ist die Implantation von Portsystemen über die rechte oder linke V. cephalica im Bereich der Mohrenheimschen Grube. Hierbei muss die V. cephalica manchmal bis zur Einmündung in die V. subclavia frei präpariert werden unter Ligatur von Seitenästen und es wird dann der Portschlauch nach Inzision der dünnen Venenwand im Bereich der Vorderwand eingebracht.

Dem Operateur sollten die wesentlichen Punktionsmöglichkeiten für Alternativzugänge am Hals bekannt sein. Die Punktion zentraler Venen wird im ▶ Kap. 80 genau ausgeführt. Um hier einen umfassenden Überblick über den Operationsablauf zu geben, wird die am häufigsten durchgeführte Operation mit Venenpunktion, die Portanlage mit Punktion der V. subclavia hier im Detail ausgeführt. Auch die V. cephalica-Implantation wird dargestellt.

24.2 Indikationen

Eine Indikation zur Portimplantation besteht bei Notwendigkeit einer **dauerhaften parenteralen Ernährung**. Die häufigste Indikation stellt aber sicher die **intravenöse Chemotherapie** bei fehlender Verweilbarkeit in peripheren Venen dar. Die Indikation zur simultanen Implantation von Portsystemen und viszeralchirurgischen Operationen (Darmresektion, Pankreasresektion usw.) sollte kritisch abgewogen werden bei bekannt erhöhter Gesamtmorbidität von Kombinationseingriffen und den damit verbundenen Schwierigkeiten (Lagerung, Durchleuchtungsmöglichkeit etc.). Bei Kombinationseingriffen sollte die Portanlage als Eingriff mit Fremdmaterialimplantation immer vor einer geplanten Darmresektion erfolgen. Zu beachten ist, dass optimale Punktionsmöglichkeiten und Durchleuchtungsmöglichkeiten beim Kombinationseingriff oft nicht gegeben sind.

24.3 Kontraindikationen

Als Kontraindikation muss jede systemische Infektion mit Gefahr der **Implantatinfektion** genannt werden. Es sollten Leukozytenwert und C-reaktives Protein weitgehend im Normbereich bzw. postoperativ rückläufig sein. Eine bekannte **Thrombose der V. subclavia** stellt eine Kontraindikation für die Implantation an diesem Punktionsort dar. Ebenso sollte immer auf der Seite punktiert werden, auf der ggf. im Rahmen eines Zweiteingriffes ein thorakaler Eingriff erfolgt oder durchgeführt wurde, um nicht einen beidseitigen Pneumothorax zu induzieren.

An **lokalen Kontraindikationen** sind zu nennen lokales Hautekzem/Pilzinfektion im Bereich der Punktionsstelle und präpektoral bzw. im lateralen Halsdreieck sowie ein Zustand nach lokaler Radiatio mit strahleninduzierter Keloidbildung. Auch die ausgeprägte schwerste Kachexie mit fehlendem subkutanen Fett präpektoral oder eine systemische Fibrose mit lokaler Verhärtung der Haut im geplanten Implantationsareal stellen relative Kontraindikationen dar.

Bei schwerer Gerinnungsstörung mit hoch pathologischer plasmatischer Gerinnung und Thrombozyten <30 G/l sollte eine Verschiebung des Eingriffs oder aber eine Optimierung der Gerinnung erwogen werden. Systemische Infektionen mit der Gefahr der Implantatinfektion stellen ebenfalls Kontraindikationen dar.

24.4 Präoperative Diagnostik

Vor der geplanten Implantation sollte möglichst durch den Operateur eine klinische Untersuchung des Patienten als Basis der Evaluation erfolgen. Hierbei ist auf eine eventuell bestehende Schwellung des Arms zu achten, die hinweisend sein kann auf eine Subclaviathrombose. Ebenso kann ein Kollateralkreislauf im Bereich der Schulter bzw. eine obere Einflussstauung hinweisend auf eine V.-subclavia-

Thrombose bzw. zentrale Thrombose der V. cava sein. Bei Zustand nach ipsilateraler Axilladissektion und Bestrahlung mit ipsilateralem Lymphödem des Arms und positivem Stemmerzeichen empfiehlt sich die Wahl der kontralateralen Seite zur Implantation.

Bei dem klinischen Verdacht auf einen zentralen Verschluss sollte eine präoperative **Duplex-Sonographie** der V. subclavia, insbesondere bei Zustand nach multiplen Punktionen/Katheteranlagen an den Halsgefäßen erfolgen. Zur definitiven Klärung ist selten eine **Angio-CT** in der venösen Phase notwendig.

Eine präoperative **Laboruntersuchung** ist bei fehlendem anamnestischen Hinweis auf eine hämorrhagische Diathese und fehlendem Hinweis auf eine systemische Infektion nicht notwendig.

24.5 Vorbereitung der Operation

Es empfiehlt sich insbesondere bei sehr unruhigen Patienten ggf. die Anlage eines peripheren venösen Zugangs am kontralateralen Arm mit Anlage einer Tropfinfusion. Eine Rasur ist im Bereich des lateralen Halsdreiecks sowie im Bereich präpektoral des Thorax bis zur Mamillenlinie notwendig. Das sterile Abwaschen erfolgt im Bereich des lateralen Halsdreiecks von der Medianlinie bis zur Brustwarze nach dem jeweiligen Standard des Hauses. Es kann bei zu erwartenden schwierigen Verhältnissen primär auch ein beidseitiges Abdecken/Abwaschen erfolgen, um alle operativen, optionalen und Punktionsmöglichkeiten zu haben.

24.6 Aufklärung zur Operation

Grundsätzlich muss der Patient über das Risiko des **Pneumothorax**, welcher bei ca. 2 % der V.-subclavia-Punktionen mit Lungenverletzung auftritt, aufgeklärt werden.

> Es sollte in diesem Zuge auch die Aufklärung über die eventuelle Notwendigkeit der notfallmäßigen Anlage einer Thoraxdrainage erfolgen.

Bei jedem Eingriff am Gefäßsystem ist zudem die Aufklärung über **Gefäßverletzungen** venös und arteriell mit Notwendigkeit der operativen Revision aufzuklären. Die Operation kann insbesondere bei der Fehlpunktion der A. carotis oder bei Katheterfehllagen bis zum Schlaganfall führen. Die Nachblutung lokal und die Gefäßverletzung intrathorakal sollten erwähnt werden, ebenso wie die Armplexusläsion bzw. lokale Nervenläsion mit persistierendem Taubheitsgefühl und Paresen im Arm.

Die **Infektion** des Portsystems bzw. lokale Wundinfektion mit ggf. Notwendigkeit der Portentfernung stellt ebenso eine typische Komplikation des Verfahrens dar, welche aufklärungspflichtig ist.

Trotz des im Prinzip technisch einfachen Eingriffs sollte auf die Problematik der **Portdislokation und -dysfunktion** (Abknicken des Schlauchs, Nicht-Punktierbarkeit, Diskonnektion von Portreservoir und Schlauch) hingewiesen werden. Intraoperativ kann es zur Luftembolie bei der Anlage mit ggf. Minderdurchblutung zerebral und zerebralen Ausfällen bis zum Schlaganfall kommen.

> Es sollte auch über den möglichen Abbruch der Operation bei fehlender Punktierbarkeit bzw. alternative Zugangswege (operative Freilegung von Halsvenen bzw. V. cephalica und V. subclavia) gesprochen werden, aber auch mit einem im Ergebnis nicht erfolgreichen Eingriff.

Auch sollte über **allergische Reaktionen** auf Lokalanästhesie und Kontrastmittel aufgeklärt werden.

Es empfiehlt sich die handschriftliche **Dokumentation** dieser Komplikationen auf dem möglichst standardisierten Aufklärungsbogen, der z. B. von der Fa. Procompliance oder von Perimed zur Verfügung steht.

24.7 Anästhesie

Der Eingriff wird in der Regel in Lokalanästhesie mit ggf. Standby durch einen Anästhesisten zur systemischen Sedierung, Schmerztherapie und Überwachung durchgeführt. Die Lokalanästhesie kann z. B. mit Mepivacain 1 % ca. 10 ml durchgeführt werden. Schmerzhaft ist insbesondere die Region unterhalb der Clavicula. Zusätzlich kann bei Bedarf eine Sedierung z. B. mit Benzodiazepinen intravenös (Midazolam 2 mg i.v. nach Blutdruck- und Sättigungsmessung) erfolgen.

24.8 Präoperative Lagerung, Vorbereitung und Operationssetup

Der Patient wird in Rückenlage gelagert (◘ Abb. 24.1). Empfehlenswert ist die Applikation eines kleinen Kissens, welches gefaltet zwischen den Schulterblättern platziert wird, sodass es zu einem leichten Zurückfallen der Claviculae beidseits kommt, mit konsekutiver Erweiterung des subklavikulären Raums. Der Arm der zu punktierenden Seite sollte angelagert werden, sodass bei einer subklavikulären Enge oder aber bei anderen Punktionsproblemen der Zug in Längsrichtung am Arm nach unten erfolgen kann. Die Abdeckung sollte mit Klebetüchern erfolgen, wobei

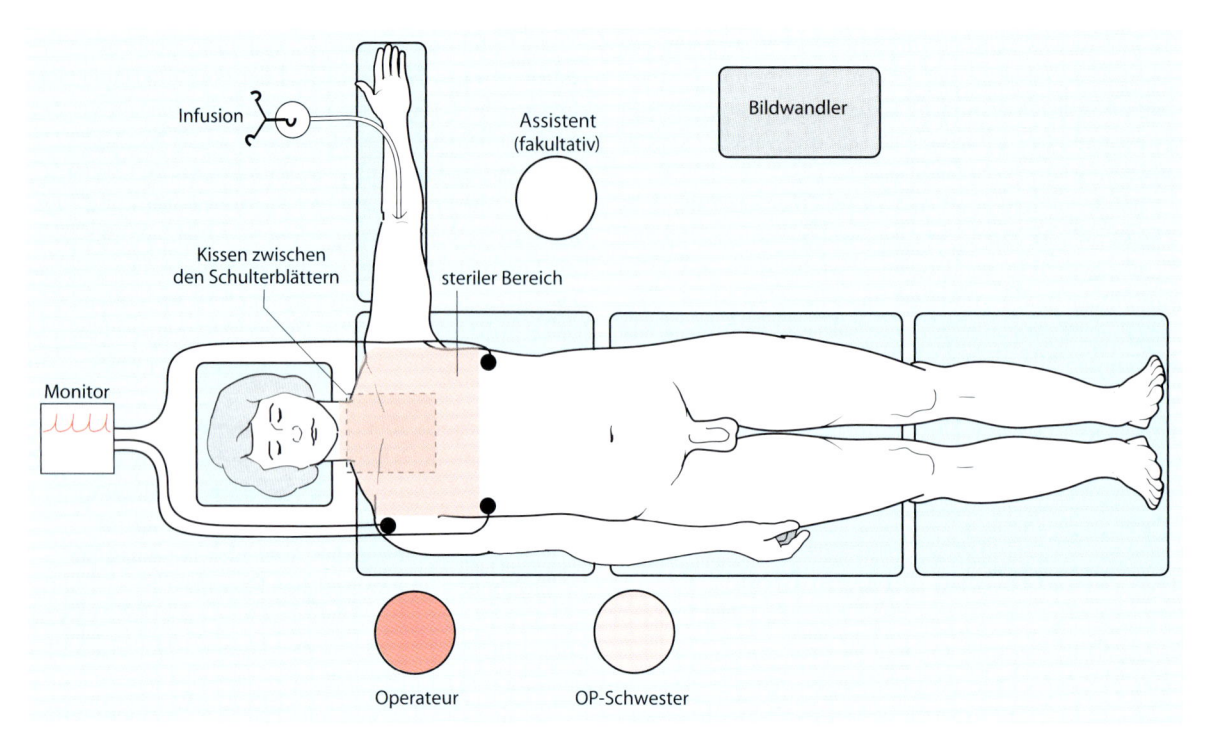

Abb. 24.1 Lagerung und Operationssetup für die Portimplantation rechts. Der linke Arm kann auch angelagert werden

insbesondere im Bereich des lateralen Halsdreiecks auf eine dichte Abklebung zu achten ist. In einigen Kliniken wird regelhaft eine Inzisionsfolie verwendet zur Verbesserung der Dichtigkeit der Abklebung insbesondere im lateralen Halsdreieck.

Der Operateur steht an der rechten Halsseite des Patienten bei Punktion rechts. Die instrumentierende Pflegekraft steht entweder neben dem Operateur oder gegenüber seitlich des Patienten. Ein weiterer Assistent ist prinzipiell nicht notwendig, steht aber ansonsten gegenüber. Der Bildwandler wird zur Kontrolle der Drahtlage jeweils von kontralateral also von links bei Punktion rechts hereingefahren und wird vor der Benutzung steril abgedeckt (Abb. 24.1).

24.9 Spezielle Instrumente und Haltesysteme

Zur Verfügung stehen sollten atraumatische, sog. beschuhte Klemmchen, welche auch durch Abschneiden eines Infusionsschlauchs und Aufbringen auf die Klemmchen Füße leicht selbst hergestellt werden können zum atraumatischen Abklemmen des Portschlauchs. Eine kleine Kornzange ist zur Untertunnelung hilfreich. Zur Inspektion der Porttasche eignen sich 90° gebogene kleine Langenbeck-Häkchen.

Bei Freilegung der V. cephalica sollte ein spitze Venenschere sowie feine Pinzetten zum Fassen dieser zarten Vene zur Verfügung stehen. Einige Portsysteme enthalten zusätzlich eine entsprechende Einführhilfe aus Kunststoff.

24.10 Postoperative Behandlung

Es sollte auf dem Operationsprotokoll schriftlich aus forensischen Gründen die postoperative Darstellung des Portsystems empfohlen werden, insbesondere, wenn keine intraoperative Darstellung erfolgte. Der Fadenzug sollte nach ca. 10 Tagen erfolgen. Die Anlage eines Druckverbands ist fakultativ, kann aber bei hämorrhagischer Diathese hilfreich sein. Eine Drainageneinlage erfolgt nur in Ausnahmefällen. Bei fehlender Erfahrung mit dem Portmanagement sollte auch eine Anleitung zum Spülung des Portsystems und zur prinzipiell nicht empfohlenen Blutentnahme über das Portsystem gegeben werden.

24.11 Detailliertes operatives Vorgehen

Katheteranlage, Punktionslokalisation ▶ Kap. 78.

Vena-subclavia-Portimplantation
1. Anzeichnen der anatomischen Orientierungspunkte mit M. sternocleidomastoideus, Lage der Clavicula, Jugulum, V. jugularis externa und Mohrenheim-Grube (fakultativ).

2. Verbringung des Patienten vor der Punktion am Hals in eine Kopftieflage zur Verbesserung der venösen Füllung und zur Minderung der Gefahr einer Luftembolie.
3. Punktion ca. 1 Querfinger unterhalb der Clavicula etwa in Mitte der Clavicula zur Applikation von ca. 3 ml Lokalanästhesie als Quaddel und nach subklavikulär. Hierbei empfiehlt es sich, sich vorsichtig am Periost der Clavicula nach unten zu tasten.
4. Punktion mit der Hohlkanüle mit Stichrichtung zunächst 70–90° zur Clavicula, dann nach subklavikulärer Lage Wechsel der Stichrichtung nach Widerstandsverlust in Richtung Jugulum.
5. Aspiration von venösem Blut (dies sollte unbedingt im Operationsbericht erwähnt werden), bei persistierender Unsicherheit Blutgasanalyse.
6. Einbringen des Seldinger-Drahts bei sicher intravenöser Lage über die Kanüle.
7. Röntgenkontrolle. Der Draht sollte sich im Bereich der V. cava superior/inferior befinden. Normalerweise kommt es beim Einbringen des Drahtes zu supraventrikulären oder ventrikulären Extrasystolen.
8. Stichinzision mit dem 11er-Skalpell im Bereich der Punktionsstelle mit Erweiterung des Schnitts auf ca. 5 mm.
9. Einführen des Dilatators („Peel-off"-Schleuse) mit Einführbesteck.
10. Entfernung des Drahtes und des Dilatators und Abdecken des Einführbestecks mit dem Finger zur Vermeidung einer Luftembolie.
11. Einführen des Portschlauchs schrittweise und konsekutives Zurückziehen des Einführbestecks unter entsprechendem Abklappen der „Peel-off"-Schleuse.
12. Durchleuchtungskontrolle mit Festlegen der korrekten Lage der Katheterspitze in der V. cava superior, bei Unsicherheit ggf. Kontrastmittelgabe.
13. Fixierung des Portschlauchs im Bereich der Inzision oberhalb der Punktion durch atraumatische Klemme und nun Durchführung einer Hautinzision in den Hautspaltlinien ca. 4 cm distal des Punktionsorts und Bildung einer subkutanen Tasche in die ca. 2 Querfinger passen.
14. Subkutane Untertunnelung durch eine Kornzange mit Durchziehen des Schlauchs.
15. Konnektierung des Schlauchs mit der Muffe unter Zuhilfenahme ggf. einer atraumatischen Klemme oder einer trockenen Kompresse zum Aufschieben. Das Portgefäß kann hierbei leicht gedreht werden. Wichtig ist, dass das Schlauchende mit dem Portgefäß komplett überlappt (◘ Abb. 24.2).

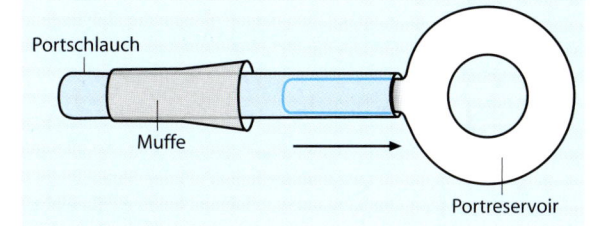

◘ **Abb. 24.2** Konnektion des Portreservoirs mit dem Portschlauch und Vorschieben der Muffe zur Sicherung der Verbindung. Die Muffe muss unbedingt bis zum Einrasten vorgeschoben werden

16. Korrektes Einrasten der Muffe und Verbringung des Portreservoirs in die Tasche nach subtiler Musterung auf Bluttrockenheit und Blutstillung subkutan. Bei sehr großer Tasche ist die Fixation des Portsystems durch eine Naht auf die Pectoralisfaszie mit nicht resorbierbarem Nahtmaterial notwendig. Danach Durchführung einer Subkutannaht.
17. Vor Hautnaht intraoperative Darstellung des Kathetersystems mit Kontrastmittel und Sicherung der korrekten Lage nach Wundverschluss (fakultativ). Anlage eines sterilen Verbands und ggf. Druckverbands.

Vena-cephalica-Portimplantation

1. Anzeichnen der Leitstrukturen insbesondere der Mohrenheim-Grube
2. Inzision infraklavikulär lateral ca. 3 cm Länge mit Durchtrennung der Haut und des subkutanen Fettgewebes bis zum medialen Rand des M. deltoideus. Präparation des Sulcus deltoidopectoralis mit Darstellung der V. cephalica. Diese kann im Kaliber deutlich variieren. Präparation der V. cephalica und ihrer Äste auf eine Strecke von ca. 1,5–2 cm unter subtiler Blutstillung und anatomiegerechter Präparation.
3. Peripheres Anschlingen der V. cephalica mit einer resorbierbaren Ligatur. Zentrales Anschlingen der V. cephalica mit einer nicht resorbierbaren Ligatur z. B. Ethibond 3.0 (◘ Abb. 24.3).
4. Inzision der Venenvorderwand mit der spitzen Venenschere und Offenhalten des Lumens mit Einführung des Portschlauchs.
5. Vorschieben des Portschlauchs unter Röntgenkontrolle in die V. cephalica bis in die V. subclavia und bis zur V. cava superior (◘ Abb. 24.3).
6. Durchleuchtung und ggf. Kontrastmittelgabe mit Sicherung der Lage des Portschlauchs in der V. cava superior.
7. Danach Punkte 15 bis Ende analog zur Subclavia-Portimplantation.

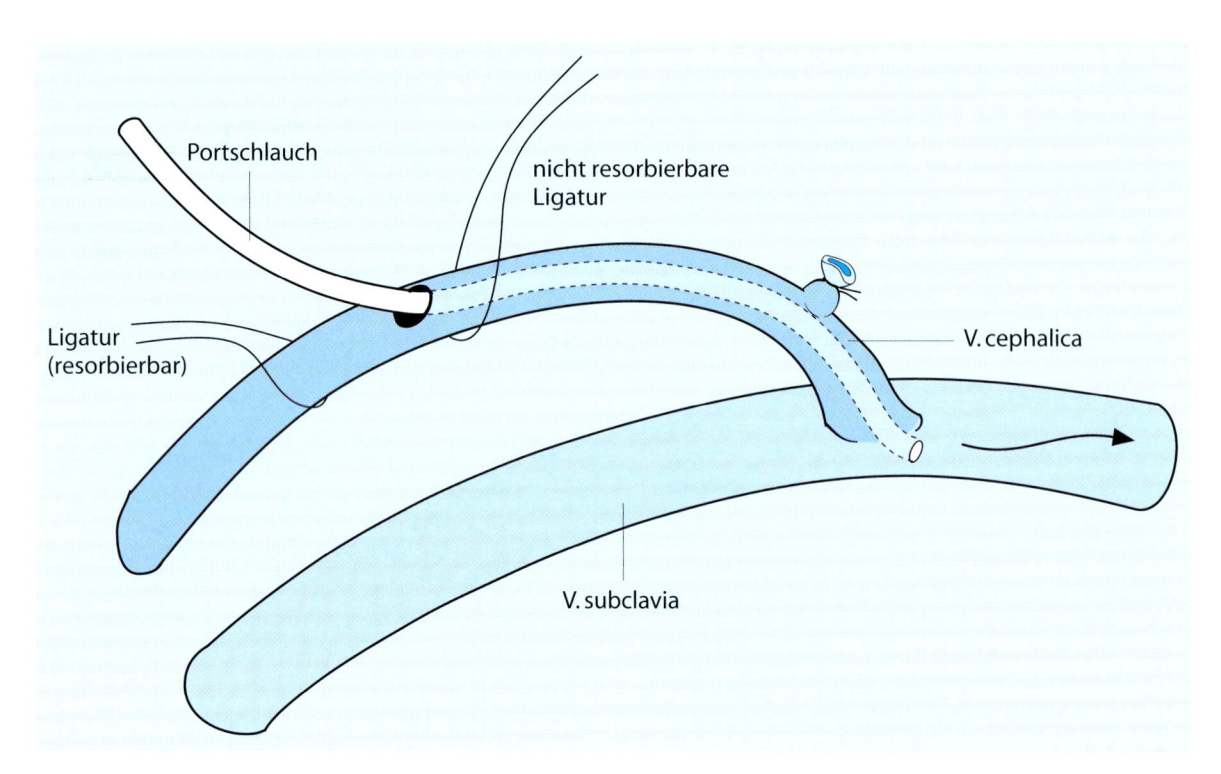

◘ **Abb. 24.3** Einführung des Portschlauchs in die V. cephalica. Die V. cephalica kann nach peripher hin auch während der Präparation der V. cephalica ligiert werden und der Stummel mit einem Klemmchen gefasst werden, um die Mobilisation und Präparation der V. cephalica zu erleichtern

Bei Verwendung alternativer Zugänge mit Venae sectio wird in der Regel eine Tabaksbeutelnaht angelegt, z. B. im Bereich der V. jugularis externa oder jugularis interna nach Freilegung über Längsinzision am Hals.

Die V. cephalica ist bei etwa 70–80 % der Patienten zur Einführung des Portschlauchs geeignet. Sollte die Einführung des Schlauches nicht problemlos möglich sein, muss die V. cephalica bis zur Einmündung in die V. subclavia unter Schonung der benachbarten Strukturen vorsichtig präpariert werden. Beim Vorschieben des Schlauches kann es hilfreich sein, die Seitenäste der Vene entsprechend zu präparieren und die Vene mit einem Klemmchen am Ende nach peripherer Ligatur zu fassen und so die Einführrichtung zu dirigieren.

24.12 Intraoperative Komplikationen und Management (Tab. 24.1)

Tab. 24.1 Intraoperative Komplikationen und ihr Management

Komplikation	Vorgehen
Thorakale Fehlpunktion mit Aspiration von Luft als Hinweis auf eine Lungenverletzung	Es muss dringlich ein Röntgenkontrolle und klinische Kontrolle bei Verdacht auf Pneumothorax erfolgen. Der Arzt bleibt beim Patienten. Beim Nachweis eines Pneumothorax erfolgt ggf. die Anlage einer Thoraxdrainage (abhängig von der Klinik)
Intraoperative Luftembolie	Versuch, über den Katheter die Luft aus dem Vorhof zu aspirieren. Ansonsten keine spezifische Therapie möglich
Nicht-Einführbarkeit des Portschlauches unterhalb der Clavicula in der „Peel-off"-Schleuse	Eine mehrfache Manipulation an der Schleuse selbst ist zu vermeiden, da diese sonst regelhaft zerstört wird. Es sollte dann unter Belassung des Seldinger-Drahtes ein größerer Dilatator zur Vordehnung eingebracht werden. Danach kann die „Peel-off"-Schleuse erneut eingebracht werden. Sollte dann das Einführen nicht möglich sein, ist auf alternative Punktions-/Präparationswege auszuweichen
Arterielle Fehlpunktion (A. subclavia, A. carotis)	Konsequente Kompression unter digitaler manueller Kontrolle für mindestens 5 min lokal
Vorschieben des Portschlauches nicht möglich	Kontrolle unter Durchleuchtung ggf. mit Anspritzen des Portschlauchs mit Kontrastmittel über die liegende Nadel. Einbringen eines Terumodrahts und Vorschieben des Schlauchs über Draht. Zug am ipsilateralen Arm in Längsrichtung
Fehlende Punktierbarkeit der V. subclavia	Anlage V.-cephalica-Port oder Punktion supraklavikulär im Bereich der V. jugularis externa oder V. jugularis interna, bei Versagen Abbruch der Operation

24.13 Postoperative Komplikationen und Management (Tab. 24.2)

Tab. 24.2 Postoperative Komplikationen und ihr Management

Komplikation	Vorgehen
Zunehmender Pneumothorax erfordert Thoraxdrainagenanlage	Es sollte insbesondere nach Punktion routinemäßig eine Röntgenkontrolle nach Portanlage zur Dokumentation der Portschlauchlage und zum Ausschluss eines Pneumothorax erfolgen.
Portdislokation	Operative Revision
Portdiskonnektion mit Paravasat	Operative Revision
Portinfektion	Bei lokaler Rötung der Haut über dem Port ist zunächst ein konservativer Therapieversuch abhängig von der Gesamtkonstellation möglich. Bei Sichtbarkeit des Portgefäßes oder eitriger Sekretion ist die Portexplantation durchzuführen
Katheterfehllage	Katheterentfernung, Katheterkorrektur
Einblutung subklavikulär bzw. mediastinal bei arterieller Fehlpunktion	Anlage lokaler Druckverband am Hals und Angio-CT-Kontrolle bei schwerer Blutung ggf. operative Revision in Narkose

Thorakotomie

M. Lindner

25.1 Einführung

Die Thorakotomie stellt einen Zugang über die Thoraxwand zum Pleuraspalt und zu den intrathorakalen Organen Herz, Lunge, Thymus und Ösophagus her. Somit gelingt ein guter Überblick über den vorderen und hinteren Anteil des jeweiligen Hemithorax. Zwingende Voraussetzung für eine gute Exposition ist eine seitengetrennte Intubation mittels Bronchocath-Doppellumentubus.

Je nach topographischer Zuordnung unterscheidet man die anterolaterale Standardthorakotomie von der posterolateralen Thorakotomie. Davon abgegrenzt sind die axilläre Thorakotomie, die gleichseitige doppelte Thorakotomie, die bilaterale Thorakotomie mit querer Sternotomie, und die Kombination mit der Sternotomie und der Laparotomie. Die Indikationen der einzelnen Thorakotomieformen sind in Tab. 25.1 aufgeführt.

25.2 Anterolaterale Standardthorakotomie

25.2.1 Lagerung

Der Patient wird in Seitenlage unter Abknickung des Operationstisches mit leicht dorsal geneigtem Oberkörper und den Arm am Narkosebügel fixiert (Abb. 25.1)

Tab. 25.1 Thorakotomieformen und ihre Indikationen

Thorakotomieform	Indikationen
Anterolaterale Thorakotomie	Metastasenresektionen Dekortikation bei Pleuraempyem Anatomische Lungenresektionen Eingriffe an Trachea und Ösophagus Lungentransplantationen
Posterolaterale Thorakotomie	Eingriffe Trachea und Ösophagus Pancoasttumor
Axilläre Thorakotomie	Pneumothorax Thoracic-outlet-Syndrom Sympathektomie
Bilaterale Thorakotomie mit Sternotomie	Thoraxtrauma Kardiovaskularchirurgie Lungentransplantationen

25.2.2 Technik

Die Inzision beginnt 4 Querfinger unterhalb der Mamille in der Medioklavikularlinie und zieht entlang der submammär Falte. Bei der anterolateralen Thorakotomie wird der Schnitt bis 2 Querfinger oberhalb der Skapulaspitze und bei der posterolateralen Thorakotomie um die Skapulaspitze bis 4 Querfinger vor den Dornfortsätzen der Wirbelsäule geführt (Abb. 25.2).

Die muskelsparende Variante stellt der anterolaterale Zugang dar, bei dem nach Durchtrennung der Subkutis die Faszie aufgesucht und in Faserrichtung die Muskelbäuche des M. serratus anterior auseinandergetrennt werden. Dorsal wird der Musculus latissimus dorsi 2 Querfinger

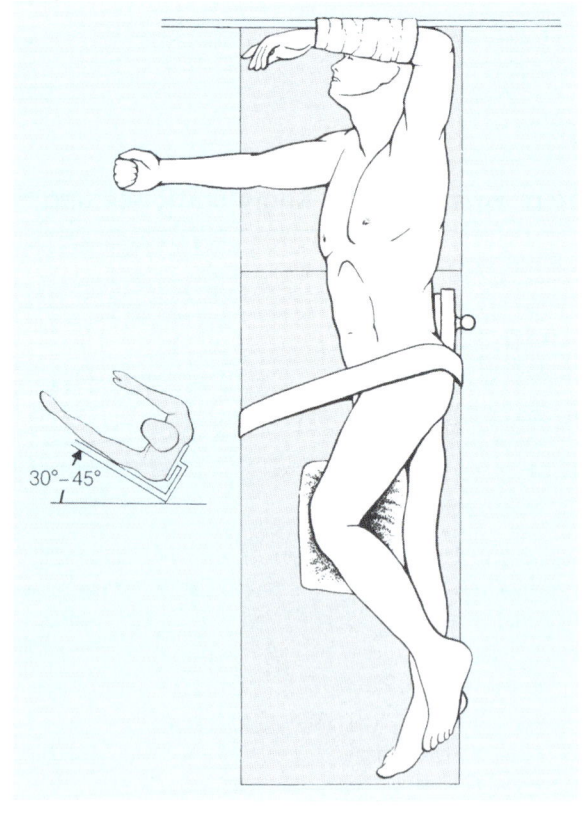

Abb. 25.1 Halbseitenlagerung für den anterolateralen Zugang. Die Fixation des Patienten erfolgt im Bereich des Beckens mit einer Tischstütze; der Tisch wird in Höhe des 5. ICR abgeknickt und der Arm an einem Bügel oder einer zweiten Armschiene fixiert. Der Tisch wird nach dorsal in einem Winkel von 30–45° gedreht (kleine Abbildung)

25.2 · Anterolaterale Standardthorakotomie

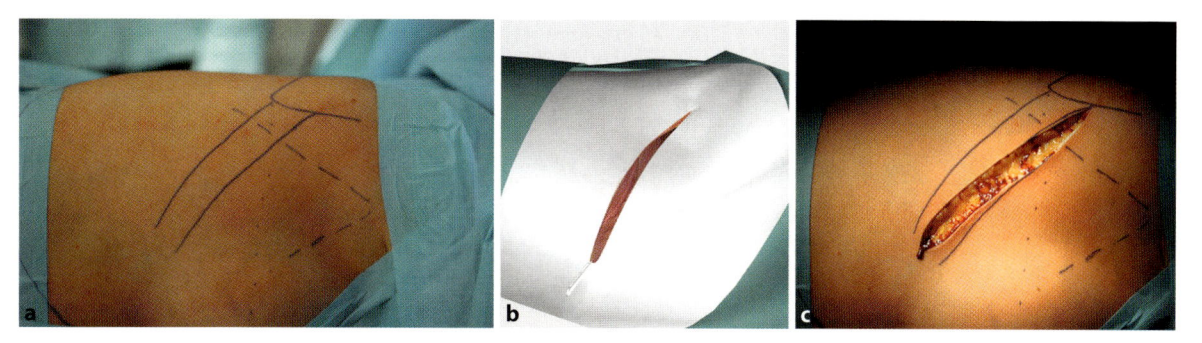

Abb. 25.2a–c Anterolaterale Standardthorakotomie. **a** Bogenförmige Markierung der Skapulaspitze. **b** Markierung des Oberrandes der V. und VI. Rippe. **c** Strichlierte Linie muskelfreies Dreieck aus M. latissimus dorsi dorsal und M. pectoralis major ventral

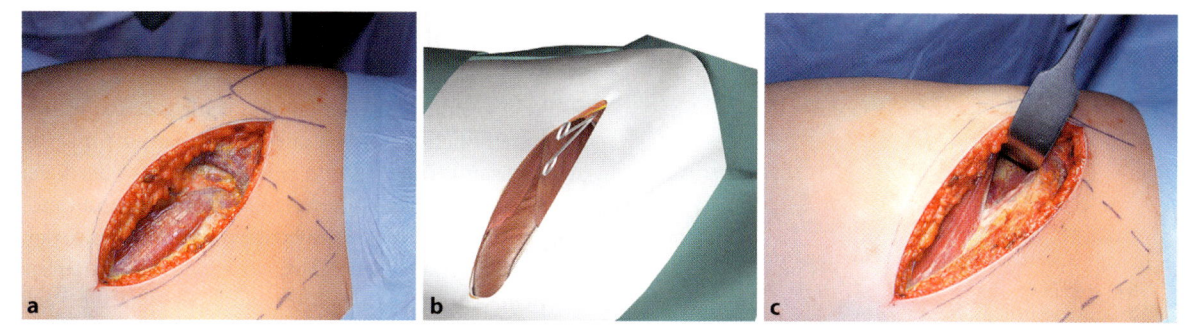

Abb. 25.3a–c Anterolaterale Standardthorakotomie. **a** Dorsale Einkerbung des M. latissimus dorsi. **b** Der M. serratus anterior wird mit dem Langenbeck-Haken auseinandergedrängt. **c** Blick auf den 5. ICR

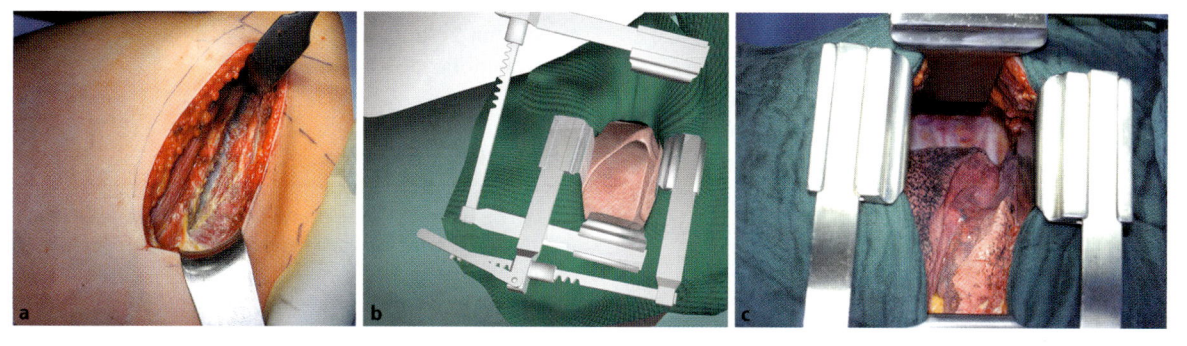

Abb. 25.4a–c Inzision der Interkostalmuskulatur. **a** Eröffnung der Pleura. **b** Einsetzen des Spreizers

eingekerbt. Diese Operationsschritte werden mit dem elektrischen Messer, der Bipolarschere oder dem Ultraschallskalpell durchgeführt. Unter Schonung des Nervus thoracicus longus wird die Arteria und Nervus thoracodorsalis aufgesucht und nach dorsal weg gehalten.

Der subskapuläre Raum ist nun eröffnet und nach Einsetzen eines Langenbeck-Hakens ist ein guter Überblick über die Thoraxwand gegeben. Je nach intrathorakalen Befund wird der Interkostalraum (ICR) ausgewählt und in der Regel der 5. ICR verwendet (Abb. 25.3).

Nach Inzision der Interkostalmuskulatur in der Mitte des Interkostalspalts wird vorsichtig der Pleuraraum eröffnet. Die kaudal der Rippe liegenden Interkostalgefäße werden umsichtig geschont und bei möglicher Verletzung umstochen. Etwaige Verwachsungen werden mit der Schere abgetrennt um die Lunge bei seitengetrennter Beatmung gut kollabieren lassen zu können.

Die Spaltung der gesamten Interkostalmuskulatur vom Kostotransversal- bis zum Sternokostalgelenk ermöglicht das Auseinanderdrängen der Rippen und das Einsetzen des Spreizers. Je langsamer man die Spreizung durchführt, umso weniger Druck entsteht am Periost der Rippen und somit kann man den Postthorakotomieschmerz reduzieren. Eine Resektion einer Rippe ist mittlerweile aufgrund der Schwächung der Thoraxwand verlassen worden (Abb. 25.4).

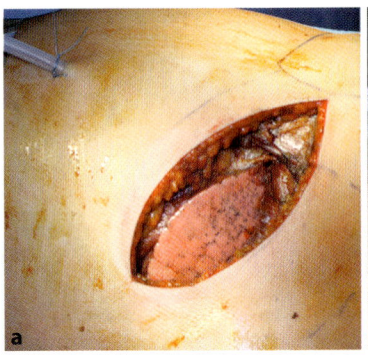

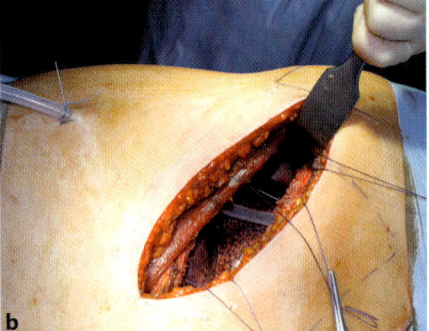

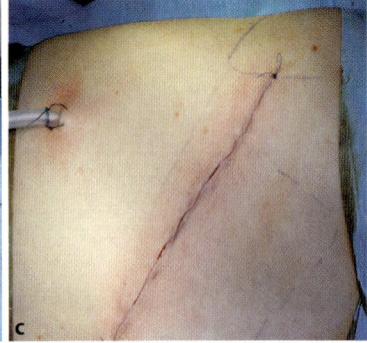

Abb. 25.5 Thoraxwandverschluss. **a** Prüfen auf Dichtheit der Lunge. **b** Setzen der perikostalen Adaptionsnähte. **c** Intrakutannaht

> **Vor- und Nachteile der anterolateralen Thorakotomie**
> - Vorteile
>   - Operationstechnisch einfacher Zugang
>   - Schonung der Thoraxwandmuskulatur
>   - Minimierung des Operationstraumas
>   - Überblick über den gesamten Hemithorax
> - Nachteile
>   - Minimierter Zugang zu kranialem Anteil von Trachea und Ösophagus

25.2.3 Thoraxwandverschluss

Nach Abschluss der intrathorakalen Resektion wird die Lunge beatmet und mit der Wasserprobe deren Dichtheit bestätigt und etwaige Luftfistel mit atraumatischer resorbierbarer Naht versorgt. In den Pleuraspalt legt man eine ventrale Drainage und über den Sinus phrenicocostalis eine dorsobasale Drainage der Stärke 20–24 Charriere ein.

Sollte bei dem Patienten präoperativ kein Epiduralkatheter gelegt worden sein, empfiehlt sich die Infiltration der Interkostalnerven paravertebral in Höhe der Kostotransversalgelenke mit einem Lokalanästhetikum.

Der Verschluss der Thorakotomie wird mit resorbierbaren Fäden der Stärke 2 mit perikostaler Fadenführung durchgeführt. Approximatoren werden nicht mehr verwendet, wobei aber auf eine Aufhebung der Knickung des Operationstisches gedacht werden muss. Die Interkostalmuskulatur im sternokostalen Bereich, der M. serratus anterior und der M. latissimus dorsi werden in fortlaufender Nahttechnik adaptiert. Ein kosmetisch ansprechendes Ergebnis zeigt sich bei intrakutan fortlaufend ausgeführter Hautnaht mit atraumatischen Nahtmaterial (Abb. 25.5).

25.3 Komplikationen

Falls der eröffnete Interkostalraum keine gute Exposition der intrathorakalen Organe zulässt, soll man ein forciertes Aufspreizen vermeiden und einen ICR höher oder tiefer eingehen. Somit verhindert man Rippenbrüche und prolongierte postoperative Schmerzzustände und Thoraxwandeinblutungen aufgrund von verletzten Interkostalarterien.

Beim Verschluss der Thorakotomie sollte die Perikostalnaht von Oberrand zu Oberrand der benachbarten Rippen geführt werden, um eine Einklemmung des Interkostalnervs und eine Interkostalneuralgie zu vermeiden.

Eine Überprüfung der Funktionstüchtigkeit der Drainagen zur Verhütung eines postoperativen Spannungspneumothorax beendet den Eingriff.

Literatur

Heberer G, Schildberg FW, Sunder-Plassmann L, Voigt-Moykopf I (1991) Lunge und Mediastinum, Die Praxis der Chirurgie. Springer, Berlin Heidelberg New York Tokyo

Kremer K, Lierse W, Platzer W, Schreiber HW, Weller S (2001) Chirurgische Operationslehre. Band 2: Thorax. Thieme, Stuttgart New York

Patterson GA, Pearson FG, Cooper JD, MD, Deslauriers J, Thomas W. Rice TW, Luketich JD, Lerut A (2008) Pearson's Thoracic and Esophageal Surgery. Churchill Livingstone Elsevier, Philadelphia, USA

Hauttransplantation

Ch. Rose, B. Rozée

26.1 Einführung

Die Haut ist das größte Organ des Menschen. Seine Oberfläche beträgt beim Erwachsenen etwa 1,5–2 m². Die Haut besitzt hierbei wichtige Funktionen. Sie dient zum einen dem Schutz vor physikalischen und chemischen Einflüssen, zum anderen als Barriere gegen das Eindringen von Viren und Bakterien. Des Weiteren bewahrt die Haut den Körper vor Austrocknung und reguliert über ihre Schweißdrüsen den Wärmehaushalt. Eine weitere wichtige Funktion erfüllt die Haut als Sinnesorgan. Wir fühlen mit ihr, ertasten und erfassen die Umwelt, empfinden Druck, Temperatur und Schmerz und können emotional wichtige Kontakte über die Haut erfahren. Die Haut ist zudem ein wichtiger visueller Schlüsselreiz, sie besitzt als allgemeingültiges Schönheitsideal einen hohen Einfluss auf die persönlich empfundene Lebensqualität.

Defekte der Haut, angefangen bei der einfachen oberflächlichen Erosion bis hin zu komplexen Verlusten des Integuments, stellen somit ein ernst zu nehmendes Problem dar. Die Genese des Defektes kann hierbei vielfältig sein. Die meisten Hautdefekte resultieren aus traumatischen Einflüssen, sei es durch direkte oder indirekte Gewalteinwirkung oder aber aus thermischer Exposition der Haut. Weitere Ursachen für einen Verlust von Haut sind Dekubitalulzera, nekrotisierende Infektionen, Strahlenschäden, aber auch iatrogene Defekte durch Tumorresektion oder durch Extravasation toxischer Substanzen.

Die Rekonstruktion bzw. die Wiederherstellung der Integrität der Haut verlangt ein fundiertes Wissen des Operateurs sowie eine individuelle Therapie. So sollte vor der geplanten Defektdeckung eine eingehende Evaluation der Bedürfnisse des Patienten sowie des Ausmaßes des Hautverlustes erfolgen. Dabei muss die Tiefe der Wunde eingeschätzt und die Qualität des Wundgrundes beurteilt werden.

Da eine sekundäre Wundheilung je nach Größe des Defektes sehr langwierig sein kann und zudem die offene Wunde eine Eintrittspforte für Infektionen darstellt, ist oftmals eine Deckung des Defektes mit Haut notwendig. Hierzu stehen verschiedene Verfahren im Sinne des **rekonstruktiven Eskalationsschemas** zur Verfügung:
- Spalthaut („split thickness skin graft", STSG) in 4 unterschiedlichen Dicken, ggf. als „mesh graft" (Verhältnis 1:1,5–1:6)
- Vollhaut („full thickness skin graft", FTSG)
- Reverdin-Plastik
- Artifizielle Dermisersatzplastiken
- Verschiedene Lappenplastiken (lokale Lappen, „meshed reversed dermal graft", deepitheliasierter „turnover flap", gestielte Lappenplastiken, freie mikrochirurgische Lappen)

> Das Prinzip dieser rekonstruktiven Leiter beinhaltet, dass grundsätzlich zuerst ein Deckungsverfahren mit möglichst einfachen Mitteln zum Einsatz kommt.

Alternativ ist eine temporäre Deckung des Defekts mit Kunsthaut (Epigard) oder zur parallelen Konditionierung des Wundgrunds mit Vakuumversiegelung möglich, so dass zu einem späteren Zeitpunkt eine geplante plastische Rekonstruktion des verletzten Areals durchgeführt werden kann. Als Grundsatz für diese spezielle Situation gilt: „never do today what can be done tomorrow" (Gillies).

26.2 Anatomische Grundlagen

Anatomisch besteht die Haut (Kutis) aus Epidermis (Oberhaut) und Dermis (Lederhaut). Die Epidermis lässt sich unterteilen in eine basale Schicht mit dem Stratum germinativum, gefolgt vom Stratum granulosum, lucidum und letztlich corneum. Die Kontaktzone der Dermis zur Epidermis ist zur optimalen Verzahnung wellenförmig angeordnet und heißt Stratum papillare, der basale Anteil der Dermis zur Subkutis hin heißt Stratum reticulare (Abb. 26.1). Die Hautanhangsgebilde wie Haarfollikel, Schweiß- und Talgdrüsen liegen in der Dermis. Unter der Kutis liegt die Subkutis, ein Fettgewebslager, das zur Polsterung und als Verschiebeschicht dient.

Die Haut besitzt je nach Körperareal eine unterschiedliche Textur, Pigmentierung und Aufbau. So weist z. B. die Haut an Hand und Fuß Papillarleisten auf (Leistenhaut) und ist hier unbehaart, während an den übrigen Körperregionen eine Felderhaut mit potenzieller Behaarung vorliegt. Diesen Kriterien ist bei der Wahl der plastischen Deckung Rechnung zu tragen genauso wie der Verschieblichkeit über Gelenken sowie der Beanspruchung an Belastungszonen. Grundsätzlich sollte vor allem an kosmetisch relevanten Arealen das Hauttransplantat einer benach-

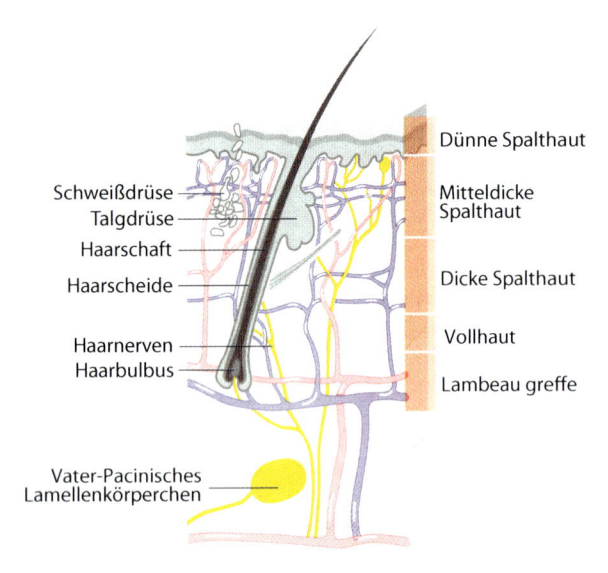

Abb. 26.1 Aufbau der Haut mit entsprechender Höhe der Hauttransplantate. (Aus Berger u. Hierner 2003)

barten Region entnommen werden. Gerade im Gesichtsbereich ist es wichtig, die Position und die Grenzen der funktionellen und ästhetischen Einheiten zu respektieren.

26.3 Spalthaut

Bei der Transplantation der Spalthaut wird nur die Epidermis mit der Grenzzone des Stratum papillare der Dermis entnommen. Die Dicke der Spalthaut schwankt somit zwischen 0,1–0,6 mm. Je nach entnommener Dicke wird unterschieden:
- Ultradünne Spalthaut: 0,1–0,2 mm
- Dünne Spalthaut: 0,2–0,3 mm
- Mittlere Spalthaut: 0,3–0,4 mm
- Dicke Spalthaut: 0,4–0,6 mm

Ist eine Vergrößerung der entnommen Spalthautfläche gewünscht, kann das Transplantat **gemesht** (Maschenbildung) werden (Abb. 26.2 und Abb. 26.3). Hierzu wird die Spalthaut mit der manuellen Messerwalze netzförmig inzidiert und die Fläche somit je nach Schablone im Verhältnis 1:1,5–1:6 vergrößert.

Die zu deckende Wundfläche sollte eine gute **Durchblutung** aufweisen, da jedes nicht vaskularisierte Hauttransplantat nur über Diffusion ernährt wird. Mögliche Transplantatlager sind:
- Sauberes Granulationsgewebe
- Muskelgewebe
- Faszien
- Sehnengleitgewebe und Periost (Cave: schlechte mechanische Eigenschaften)

Entsprechend ungeeignet sind freiliegender Knochen, Sehnen oder Fettgewebe.

Spenderareal Im Prinzip kann von jeder Region des Körpers mit Felderhaut Spalthaut entnommen werden. Aus technischen Gründen bieten sich aber vor allem flächige Areale des Körpers wie Rücken oder Oberschenkel an. Es sollte hierbei darauf geachtet werden, dass bei Spalthautentnahme im Spenderareal Störungen der Pigmentierung sowie der Textur verbleiben, so dass die Entnahmestellen aus ästhetischen Gründen an gut verdeckbaren Regionen des Körpers liegen sollten. Ideal ist die Kopfhaut, da die Haarfollikel in der Dermis liegen und das Deckhaar die Entnahmestellen gut verdecken kann. Die Reepitheliasierung der Spenderregion erfolgt über verbleibende Epithelzellnester in den Haarfollikeln.

Vorteile Je dünner das Hauttransplantat ist, desto geringer ist die Diffusionsstrecke, desto besser sind die Einheilungschancen. Daneben besteht ein weiterer Vorteil der Spalthaut darin, dass die Spalthaut flächig entnommen werden kann, ohne die Kontinuität der Haut zu unterbrechen. Nachteile sind die verstärkte sekundäre Retraktion des Transplantats sowie die schlechten mechanischen Eigenschaften.

> **Technik der Spalthauttransplantation**
> - Ausgiebiges Débridement, Schaffung eines sauberen Transplantatlagers
> - Wundgrund sollte gut durchblutet sein
> - Dezidierte Blutstillung (Hämatomgefahr und damit Verschlechterung der Transplantaternährung)
> - Entnahme der Spalthaut (Oberschenkel, Rücken, Kopf) mit dem Dermatom, Spenderareal zuvor einfetten (Paraffinöl, Grassolind)
> - Spalthaut sicheln (skarifizieren), bei trockenem Wundgrund nicht zwingend notwendig (Cave: Skarifizierung hinterlässt störende Narben)
> - Ggf. Spalthaut mit der Messerwalze im Verhältnis 1:1,5–1:6 meshen
> - Einnaht mit guter Adaptation des Transplantates (monofiler Faden, Klammerung), Eckfäden für Überknüpfverband lang lassen
> - Non-adhäsive Wundauflage (Mepithel, Adaptic, Grassolind)
> - Anlage eines Überknüpfverband („tie-over") mit saugendem Material (Watte, Schaumstoff, Kompresse) um einen positiven Anpressdruck auf das Transplantat auszuüben (kurzer Diffusionsweg). Alternative: Vakuumversiegelung
> - Abdeckung des Spenderareales mit z. B. Opsite-Folie oder Allevyn

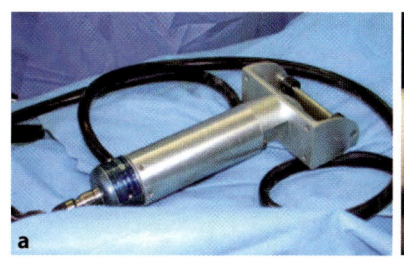

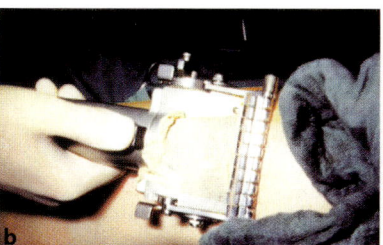

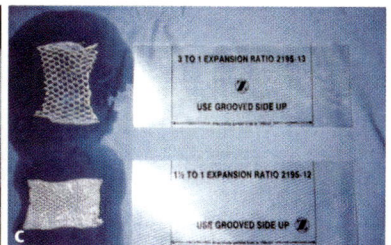

Abb. 26.2a–c Technik der Spalthautentnahme. **a** Dermatom, **b** Hautentnahme, **c** Mesh-graft 1:1,5 und 1:3. (Abb. 26.2a–c aus Berger u. Hierner 2003)

- Ruhigstellung der Transplantatregion, Verband 3–5 Tage belassen, dann erste Beurteilung Hauttransplantat
- Am Spenderareal Opsite-Folie oder Allevyn 7–10 Tage belassen, dann pflegende Substanzen (z. B. Bepanthen-Salbe)
- Transplantat in der Folge feucht halten mit z. B. NaCl 0,9 % oder Ringerlösung, non-adhäsive Wundauflagen (Mepithel, Adaptic, Grassolind) für insgesamt 2 Wochen, dann Fadenzug

26.4 Vollhaut

Bei der Vollhauttransplantation wird die gesamte Kutis mit Epidermis und Dermis entnommen. Dadurch werden auch die Hautanhangsgebilde (Haare!) transplantiert. Bei dieser Form der Hautdeckung muss folglich besonders auf die Behaarung, Pigmentierung sowie die Textur der Haut geachtet werden. Die Dicke der Vollhaut beträgt im Mittel 1,0–1,5 mm.

Da auch bei der Vollhaut die Ernährung über die Diffusion erfolgt, besteht aufgrund ihrer Dicke ein deutlich höherer Anspruch an das Transplantatlager. Zudem sollte die Vollhaut vollständig von subkutanem Fettgewebe befreit sein („entfetten"), um die Diffusionsstrecke möglichst kurz zu halten.

Spenderareal Es eignen sich Körperregionen, die einen gewissen Hautüberschuss aufweisen und gleichzeitig unbehaart sind. Präselektionsorte sind somit die Beugeseiten von Extremitäten wie palmares Handgelenk, palmarer proximaler Unterarm, Ellenbeuge und Leiste. Die Vollhautentnahme erfolgt entsprechend der Größe des Defektes unter Erweiterung zu einer spindelförmigen Exzision und unter Beachtung der Spaltlinien der Haut, damit ein kosmetisch ansprechender Wundverschluss der Spenderregion erzielt werden kann. Hierbei sollte die Exzision der Vollhaut in der zarten Verschiebschicht unmittelbar am Übergang von Dermis zum Fettgewebe der Subkutis erfolgen. Als Erfolgskontrolle dient die fehlende Blutung bei der Entnahme mit intakt sichtbaren subkutanen Gefäßen.

Vorteile Vorteile der Vollhaut liegen in der besseren mechanischen Belastungsfähigkeit sowie in der geringeren sekundären Retraktion bei Einheilung.

Technik der Vollhauttransplantation
- Ausgiebiges Débridement, Schaffung eines sauberen Transplantatlagers
- Der Wundgrund sollte gut durchblutet sein
- Dezidierte Blutstillung (Hämatomgefahr und damit Verschlechterung der Transplantaternährung)
- Entnahme der Vollhaut mit geeigneter Textur und fehlender Behaarung (Cave: rasierte Haut)
- Vollhaut sicheln (skarifizieren), bei trockenem Wundgrund nicht zwingend notwendig (Cave: Skarifizierung hinterlässt störende Narben)
- Einnaht mit guter Adaptation des Transplantates (monofiler Faden, Klammerung), Eckfäden lang lassen
- Non-adhäsive Wundauflage (Mepithel, Adaptic, Grassolind)
- Anlage eines Überknüpfverband („tie-over") mit saugendem Material (Watte, Schaumstoff, Kompresse)
- Ruhigstellung der Defektregion, Verband 3–5 Tage belassen, dann erste Beurteilung Hauttransplantat
- Transplantat in der Folge feucht halten mit z. B. NaCl 0,9 % oder Ringerlösung, non-adhäsive Wundauflagen (Mepithel, Adaptic, Grassolind) für insgesamt 2 Wochen, dann Fadenzug

26.5 Reverdin-Plastik

Reverdin führte 1869 die erste erfolgreiche Hauttransplantation mit 4–6 mm großen Epidermisstückchen als „Epidermispropfen" durch und begründete so die Erfolgsgeschichte der Defektdeckung. Heute wird die Reverdin-Plastik noch an chronischen Wunden an Unterschenkel und Fuß durchgeführt. Hierbei werden die Vollhautläpp-

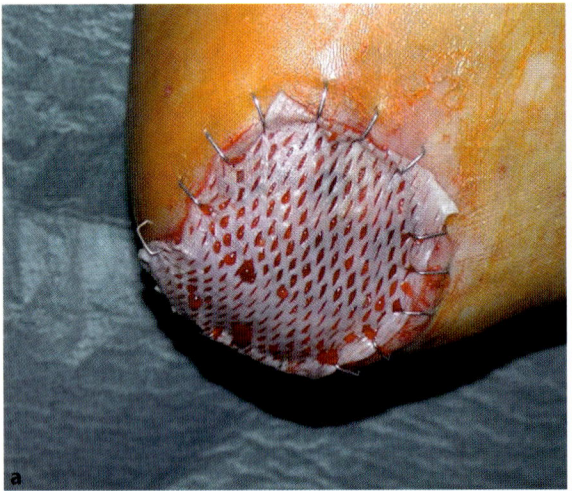

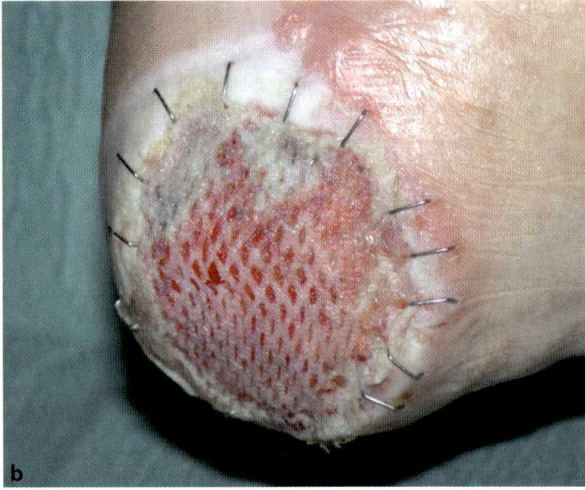

Abb. 26.3a,b Mesh-graft im Verhältnis 1:1,5 zum Zeitpunkt der Deckung (a) und nach 4 Tagen Vakuumtherapie (b)

chen am Oberschenkel oder Leiste entnommen und unter einem Druckverband auf die sauber granulierende Wunde aufgelegt.

26.6 Artifizielle Dermisersatzplastiken

Durch ausgedehnte Traumaeinwirkung, z. B. Verbrennungen oder ein großflächiges Weichteildécollement sowie durch operative Maßnahmen (Exzision von Hauttumoren) können oft große Hautdefekte entstehen, die eine isolierte Spalthauttransplantation aufgrund der schlechten mechanischen Eigenschaften oder eine Vollhauttransplantation aufgrund der Defektgröße oder des zu erwartenden Hebedefektes nicht sinnvoll erscheinen lassen. Neben weiterführenden Maßnahmen wie gestielten oder freien Lappenplastiken bietet heute das „tissue engineering" als Alternative zur konventionellen Eigenhauttransplantation die Möglichkeit, den unterschiedlichen Anforderungen einer Defektdeckung gerecht zu werden. So ist es gelungen, die dermale Komponente der Haut (Lederhaut) in Form einer Gerüststruktur (Matrix) herzustellen.

Vor- und Nachteile Diese Methode der Defektdeckung hat den Vorteil, dass sie im Gegensatz zur isolierten Spalthauttransplantation eine deutlich höhere Elastizität aufweist (Abb. 26.4) und im Gegensatz zur Vollhauttransplantation auch großflächig verwendet werden kann. Ein weiterer wichtiger Vorteil ist, dass im Vergleich zu Lappenplastiken lediglich ein epidermaler Hebedefekt notwendig ist. An mechanisch stark belasteten Körperregionen bleibt die klassische Lappenplastik jedoch Methode der Wahl (siehe Lehrbücher der plastischen Chirurgie). Ein Nachteil der Therapie mit einer Matrix ist das aktuell hohe Preisniveau.

Prinzip der Matrixtherapie Die Matrix besteht aus einer 1–2 mm dicken dreidimensionalen Struktur mit einer definierten Porengröße (70–200 µm), in welche die Zellen der Empfängerregion migrieren können. Durch die Zellmigration von Makrophagen und Fibroblasten sowie durch Vaskularisation kommt es zur Integration der Matrix in das Wundbett. Durch schrittweise ablaufende Um- und Abbauvorgänge entsteht nach ca. 6–8 Wochen eine körpereigene Matrix mit einer hohen Elastizität ähnlich der einer normalen Haut. Wie isolierte Hauttransplantate auch, ist die Matrix auf eine Ernährung durch Diffusionsvorgänge angewiesen. Durch diesen Effekt ist derzeit die Dicke der verwendeten Matrices auf 2 mm begrenzt. Ist eine 50 %ige Integration erreicht, sind genügend Gefäße an der Oberfläche der Matrix vorhanden, um ein epidermales Schlussgrafting mit dünner oder ultradünner Spalthaut durchzuführen.

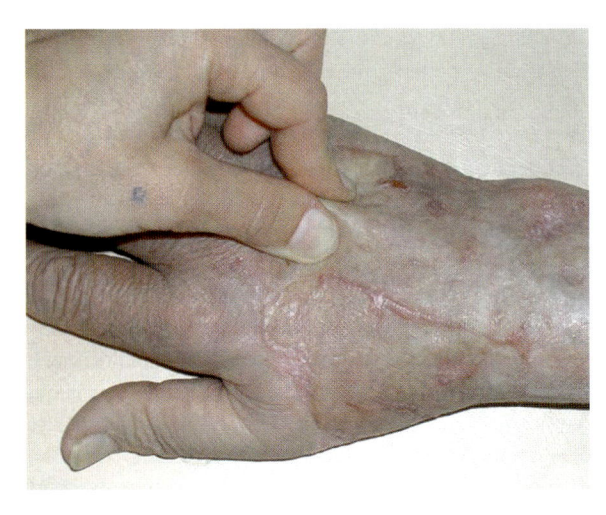

Abb. 26.4 Elastizität bei Anwendung artifizieller Dermisersatzplastiken

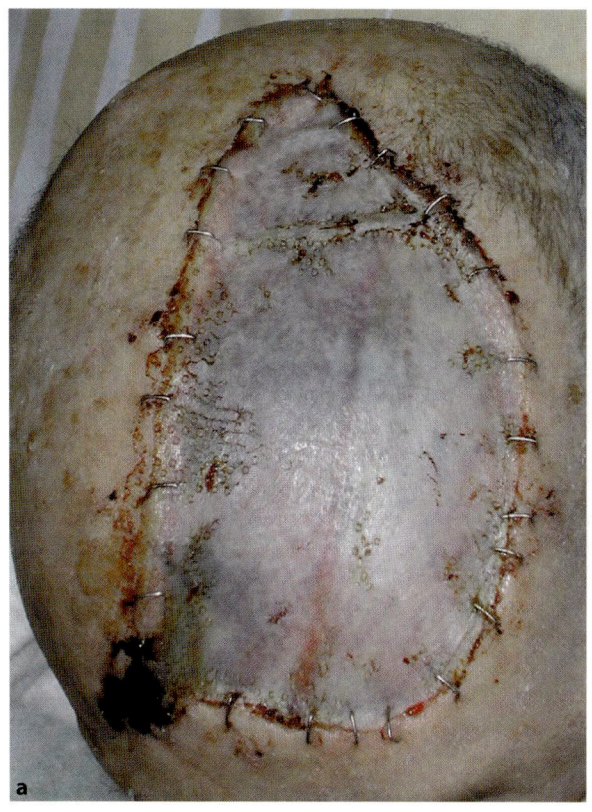

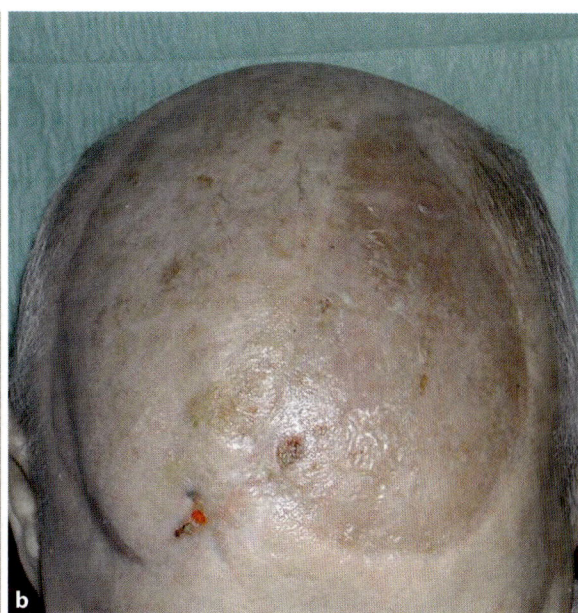

Abb. 26.5 Dermisersatzplastik und Spalthautdeckung am Skalp

Operatives Vorgehen (Abb. 26.5 und Abb. 26.6) Nach entsprechendem Wunddébridement und Weichteilkonditionierung erfolgt bei sauberem und infektfreiem Untergrund die Deckung des Defektes mit einer Matrix von 1–2 mm Eigendicke. Voraussetzung für die Deckung mit einer Matrix ist ein glatter, gut durchbluteter und allenfalls gering exkavierter Wundgrund. Die Matrix muss vor Anwendung für einige Minuten in isotoner Kochsalz- oder Ringerlösung gewässert werden (beachte Herstellerangaben). Anschließend wird sie auf den Defekt aufgebracht und an den Rändern mit atraumatischen Klammern befestigt oder mit monofilem Nahtmaterial eingenäht. Wie bei konventionellen Hauttransplantaten ist ein enger Kontakt der Matrix mit dem Untergrund notwendig, um eine kurze Diffusionsstrecke zu gewährleisten. Insbesondere zu vermeiden sind Luftblasen und Blutansammlungen zwischen Wundfläche und Matrix. Dies kann durch zentrifugales Auswalzen der Matrix verhindert werden. Anschließend wird die Matrix mit einer Silikonfolie (z. B. Mepithel) bedeckt und mit einem komprimierenden Überknüpfverband („Tie-over"-Verband) verschlossen.

Vakuumtechnik Bessere Ergebnisse bezüglich der Take-Rate (prozentuale Einwachsrate) ergeben sich durch eine Kombination der Matrixdeckung mit der Vakuumtherapie. Durch diese kombinierte Therapie konnte die initial hohe Infektrate drastisch gesenkt und die Take-Rate deutlich erhöht werden (>95 %). Des Weiteren gelang unter den Bedingungen der Vakuumtherapie eine Verkürzung der Integrationszeit auf 9–11 Tage gegenüber 14–21 Tagen bei der klassischen Verbandstechnik. Der am Wundgrund entstehende positive (!) Druck fördert einen engen Kontakt zur Matrix und vergrößert die Kontaktfläche. Gleichzeitig ist für ein physiologisches Milieu gesorgt, das von äußeren Einflüssen relativ unabhängig ist. Die Sogstärke wird unter Verwendung einer Vakuumpumpe und eines Polyvinylalkoholschwammes auf etwa 150 mmHg eingestellt. Ein zusätzlicher Benefit durch die gute Haftung des Transplantates während der Vakuumtherapie ist, dass auch bei schwierigen Lokalisationen (Gelenknähe) eine Einheilung der Matrix unter frühzeitigem Beginn einer physiotherapeutischen Beübung gewährleistet ist. Während der Zeit der Vakuumtherapie muss ein Wechsel des Vakuumschwammes im Normalfall nur einmal durchgeführt werden (in der Regel nach 5 Tagen), was eine deutliche Arbeitserleichterung bedeutet. Redonflaschen sind aufgrund ihrer nicht kontrollierbaren Sogstärken (bis 400 mmHg) als Sogquelle obsolet.

Spalthautdeckung Nach kompletter Einheilung, die sich durch eine typische sichtbare Kapillarisierung der Matrix (positiver Kapillarpuls) zeigt, wird sekundär eine

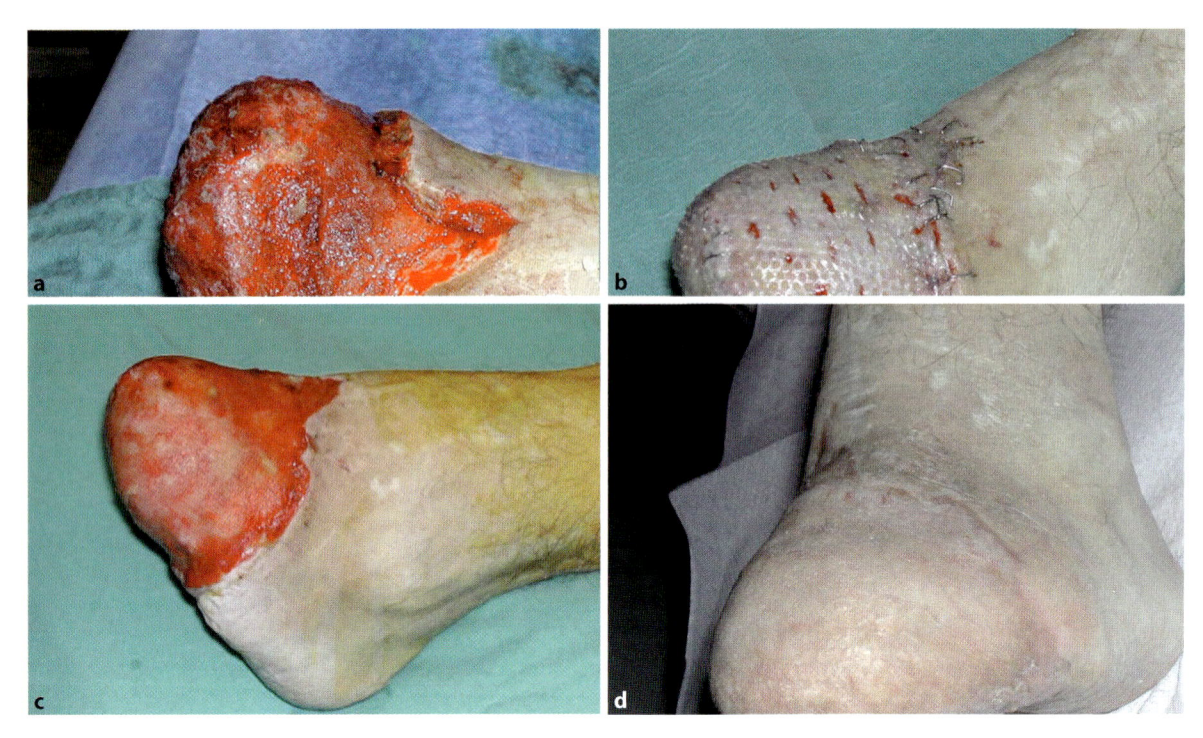

Abb. 26.6a–d Therapieschritte bei artifizieller Dermisersatzplastik und Spalthautdeckung bei Vorfußnekrose

Spalthauttransplantation mit dünner 0,2–0,3 mm oder ultradünner Spalthaut (<0,2 mm) angeschlossen. Aus ästhetischen Gründen ist, vor allem an sichtbaren Körperregionen, eine ungemeshte Spalthaut einer gemeshten vorzuziehen. Die Einheilungszeit der Spalthaut beträgt ca. 14 Tage.

Bei Verwendung von lyophilisierten Matrixpräparaten besteht die Möglichkeit, die Spalthautdeckung simultan mit der Matrixdeckung durchzuführen. Hierdurch kann die Gesamttherapiezeit weiter verkürzt werden.

Aussichten Derzeit bestehen die Anstrengungen beim „tissue engineering" darin, die Matrix mit autologen Zellen oder Stammzellen zu beladen, um eine verbesserte Qualität und eine schnellere und effektivere Einheilung zu gewährleisten. So können künftig eventuell auch differenzierte Gewebemodelle zur Weichteilrekonstruktion (z. B. Fettgewebe durch Beladung einer Matrix mit Präadipozyten) hergestellt werden. Auch gibt es Bestrebungen, die Angiogenese in diesen artifiziellen Geweben zu verbessern. Dadurch könnten künftig auch größere und insbesondere dickere Transplantate implantiert werden.

26.7 Keratinozytenkultivierung

Der Bedarf an neuen hautähnlichen Deckungsmöglichkeiten, z. B. für großflächige Wunden, führte zur Entwicklungen weiterer Techniken der Gewebevermehrung. So können heute Keratinozyten in Kultur gezogen und so großflächige „Transplantate" hergestellt werden. Keratinozyten werden aus Hautbiopsien oder Haarfolikeln gewonnen, enzymatisch aufgespalten und auf Nährmedien zu großflächigen Transplantaten gezüchtet. Als Nachteile müssen wiederum der hohe Herstellungsaufwand und der damit verbundene hohe Preis sowie die hohe Verletzlichkeit diskutiert werden, die sich durch das Fehlen der Elastizität spendenden Dermis erklärt.

26.8 Kombinierter Dermis/Epidermis-Hautersatz

Die Mischung von Fibroblasten, die aus der Vorhaut von Neugeborenen gewonnen werden, und allogenen Keratinozyten findet als temporärer Hautersatz Anwendung. Ein dauerhafter Ersatz ist aufgrund des immunologischen Missmatch nicht möglich.

Literatur

Berger A, Hierner R (2003) Plastische Chirurgie. Band I: Grundlagen, Prinzipien, Techniken. Springer, Berlin Heidelberg New York Tokyo

Dantzer E, Braye FM (2001) Reconstructive surgery using an artificial dermis (Integra). Results with 39 grafts. Br J Plast Surg 54:659

Fette A, Rose C, Helmig FJ (2003) Simultane Anwendung von Vakuumversiegelung und Dermisersatz in der kinderchirurgischen Behandlung einer schweren Verbrennung. J Wound Healing 5:180–182

Literatur

Giessler GA, Erdmann D, Germann G (2002) Plastische Deckung von Hautdefekten. Der Chirurg 73:290–304

Morykwas MJ, Argenta LC, Shelton-Brown EI, McGuirt W (2000) Vacuum-assisted closure, A new method for wound control and treatment, animal studies and basic foundation. Ann Plastic Surg 45(3):332–336

Metallentfernung

R. Kirchner

27.1 Einführung

Die Entwicklung neuer, wenig auftragender Implantate und die zunehmende Verwendung von Titan beeinflussen die Indikation zur Metallentfernung. Generell werden das Alter des Patienten, die Lokalisation und die Lage des Implantates berücksichtigt. Die Materialentfernung ist nach wie vor eine der häufigsten Operationen in der Orthopädie und Unfallchirurgie. Bezogen auf alle orthopädisch-traumatologischen Operationen stellen diese Eingriffe nach der initialen Frakturversorgung mit einem Anteil von 15 % das zweithäufigste Operationsverfahren dar und tragen mit einem Anteil von 30 % zu allen elektiven Eingriffen bei (Bostman 1996).

Da bei diesen Operationen aber zum Teil schwer wiegende intraoperative Probleme und Komplikationen auftreten können, sind operative Erfahrung und technische Tricks gefragt, um die leider fälschlicherweise oft als sog. „Anfängeroperationen" abgehandelten Eingriffe erfolgreich und schadensfrei für den Patienten zu beenden. Dieses ist umso relevanter, da es sich hierbei in 50–60 % der Fälle um elektive Operationen bei beschwerdefreien Patienten handelt, was bei aufgetretenen Komplikationen gehäuft zu Arzthaftungsklagen führt (Sanderson et al. 1992).

Aufgrund der weniger belasteten oberen Extremität wirkt sich eine implantatbedingte Änderung der Knochenbiomechanik geringer aus als an der unteren Extremität. Deshalb können hier die Implantate grundsätzlich belassen werden. An manchen Skelettabschnitten verbieten sich Metallentfernungen, weil aufwändige Freilegungen und zugangsbedingte Risiken in keinem Verhältnis zum therapeutischen Nutzen stehen, z. B. Wirbelsäule, Becken. Andererseits bestehen auch Risiken bei Verbleib des Implantates (◘ Tab. 27.1).

Um die Entscheidungsfindung zu erleichtern, werden 2 Indikationsgruppen unterschieden: klare und relative Indikationen (◘ Tab. 27.2; Müller-Färber 2003).

27.2 Klare Indikationen

27.2.1 Störende Implantate

An manchen Extremitätenabschnitten verursachen einliegende Metallimplantate Irritationen, entweder an benachbarten Kapsel-, Band- oder Sehnenstrukturen oder weil sie an exponierten Skelettabschnitten liegen. Entsprechend kann man direkt störende von indirekt oder funktionell störenden Implantaten unterscheiden.

Direkt störende Implantate Zu dieser Gruppe gehören diejenigen Implantate, die an exponierten Skelettabschnitten nur von einem dünnen Weichteilmantel bedeckt sind. Es handelt sich in erster Linie um Osteosyntheseplatten an Klavikula, proximaler Ulna, distaler Tibia und Fibula sowie um Zuggurtungsdrähte am Olekranon und an der Patella sowie gelockerte Kirschner-Drähte mit Hautirritation oder Hautperforation.

Indirekt, funktionell störende Implantate Ein proximal auch nur geringfügig zu weit überstehender Tibianagel kann zu schmerzhaften Irritationen im Bereich des Hoffaschen Fettkörpers und des Lig. patellae führen. Am distalen Radius besteht bei dorsaler Plattenlage durch die unmittelbare Nachbarschaft der Strecksehnen die Gefahr einer Ermüdungsruptur des Extensor pollicis longus. An den zierlich dimensionierten gelenknahen Skelettabschnitten von Mittelhand und Fingern können Implantate die Gelenkfunktion stören.

Diese Implantate sollten deshalb nach etwa 6 Monaten entfernt werden, während palmare Platten am distalen Radius nur selten stören und belassen werden können (Huber-Lang et al. 1998).

◘ Tab. 27.1 Entfernung versus Belassen der Implantate

Risiken und Nachteile der Metallentfernung	Risiken bei Belassen der Implantate
Erneute Operation	Spätinfekte
Zugangsbedingte Komplikationen	Schwächung des implantatgeschützten Knochensegmentes
Nachblutung	Ermüdungsfraktur
Weichteil- und Knocheninfekte	Erschwerte Diagnostik und Therapie
Refraktur	Sekundäre Sensibilisierung (Metallallergie)
	Erweiterter Eingriff bei endoprothetischer Versorgung benachbarter Gelenke
	Lokale Fremdkörperreaktionen

27.2.2 Implantate am wachsenden Skelett

Sämtliche Implantate im Wachstumsalter sollten entfernt werden, sobald eine ausreichende Frakturheilung eingetreten, d. h. eine implantatfreie Belastbarkeit der Extremität möglich ist. Einerseits tolerieren Kinder den zweiten Eingriff gut, andererseits ist die Metallabgabe an das Gewebe im Falle eines Implantatverbleibs aufgrund der langen Expositionszeit zu groß.

27.2.3 Metallentfernung aus biomechanischen Gründen

An den **langen Röhrenknochen** der erheblich belasteten unteren Extremitäten bewirken die klassischen Platten (nicht aber Überbrückungsplatten oder Marknägel) eine Änderung des Kraftflusses und dadurch eine Verminderung der Elastizität innerhalb der implantatgeschützten Knochenstrecke (Perren 2002). Bei Osteosyntheseplatten besteht eine hohe Rigiditätsdifferenz an den Plattenende mit dem Risiko einer Fraktur nach erneutem Trauma. Deshalb ist die Metallentfernung an den unteren Extremitäten, insbesondere bei jüngeren Patienten indiziert (Ryf et al. 2003). Nach der Metallentfernung gewinnt der „geschwächte" Röhrenknochen allmählich seine natürliche Elastizität wieder.

Nach der dorsalen Instrumentierung von **Wirbelsäulenverletzungen**, z. B. mit dem Fixateur interne, verbleibt auch bei zusätzlicher ventraler Fusionierung eine Restbeweglichkeit über die Segmente, die zwangsläufig zu einer Materialermüdung der transpedunkulär eingebrachten Schrauben aufgrund hoher Wechselbiegebelastung und schließlich zum Implantatbruch führen kann. Deshalb sollten die Implantate etwa 6–9 Monate nach dem Primäreingriff entfernt werden (Blauth et al. 1998). Darüber hinaus können die Enden der Schanz-Schrauben insbesondere bei schlanken Menschen Irritationen der Rückenmuskulatur verursachen.

Ein weiteres Beispiel für eine aus biomechanischen Gründen erforderliche Implantatentfernung ist die Hakenplatte bei Versorgung von **lateralen Klavikulafrakturen** und **akromioklavikulären Gelenkssprengungen**. Hier kommt es bei Elevation des Arms über die Horizontale im Bereich des unter das Akromion gehebelten Hakens zu schmerzhaften Kipp- und Schaukelbewegungen im Akromioklavikulargelenk. Die Hakenplatte wird in der Regel 12 Wochen nach lateraler Klavikulafraktur und 8 Wochen nach Akromioklavikulargelenksprengung entfernt.

Bei der operativen Versorgung von Typ-C-Frakturen des oberen **Sprunggelenks** bzw. bei einer instabilen Knöchelgabel wird die fibulotibiale Beweglichkeit durch Stellschrauben bis zur Ausheilung der Syndesmose blockiert.

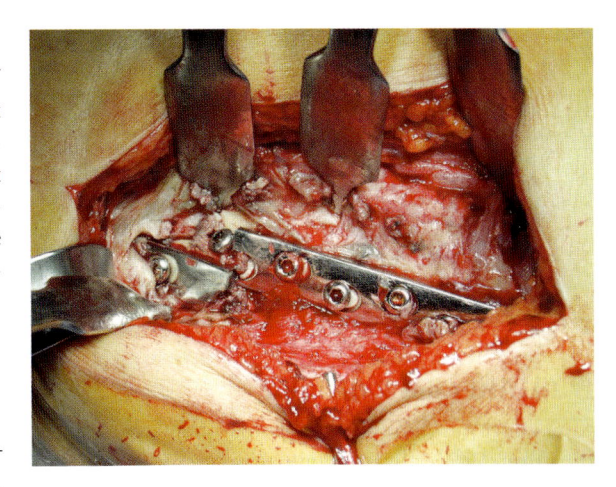

Abb. 27.1 Plattenbruch bei Pseudarthrose

Diese müssen nach 6 Wochen entfernt werden, da eine belassene Stellschraube entweder das Knochenlager aushöhlt oder bricht, sobald die normale Sprunggelenksbewegung wieder eingesetzt wird.

27.2.4 Metallentfernung auf Wunsch des Patienten

Die Entscheidung für oder gegen eine Metallentfernung kann nicht allein anhand der Röntgenbilder gefällt werden, sondern nur nach Würdigung der Gesamtsituation des Patienten, seiner Vorgeschichte, seines Alters, seines Allgemeinzustandes und seiner Wünsche. Manche Patienten lehnen aufgrund ihrer Lebensauffassung jeglichen Verbleib von Fremdmaterial in ihrem Körper ab und wollen trotz vernünftigen Gründen gegen eine Metallentfernung die Entfernung der „Fremdkörpers", selbst wenn sie aus Titan sind.

27.2.5 Osteosyntheseversagen

Liegt ein Implantatversagen vor muss die Ursache abgeklärt werden und dann entsprechend bei zum Beispiel vorliegen einer Pseudarthrose eine Materialentfernung mit Reosteosynthese und Pseudarthrosenrevision durchgeführt werden (Abb. 27.1).

27.3 Umstrittene Indikationen

Im Gegensatz zu den bisher besprochenen klaren Indikationen zur Metallentfernung gelten die nachfolgend aufgeführten Indikationen als umstritten bzw. diskussionswürdig (Tab. 27.2).

Tab. 27.2 Indikationen zur Metallentfernung

Klare Indikationen	Umstrittene Indikationen
Störende Implantate	Älterer Patient
Implantate am wachsenden Skelett	Topographische Besonderheiten
Metallentfernung aus biomechanischen Gründen	Schrauben im Hüftkopf
Wunsch des Patienten	Implantat-Gewebe-Interaktion
Infektion	Marknagelosteosynthese der unteren Extremität
Osteosyntheseversagen (z. B. Pseudarthrose)	
Implantatfehllage (intrartikulär)	

27.3.1 Alter des Patienten

Die Frage der Metallentfernung ist nicht eindeutig zu beantworten, wenn man allein das Alter des Patienten als Kriterium berücksichtigt. Allgemein gilt, dass eine Metallentfernung beim jüngeren Patienten eher indiziert ist, allein schon wegen der langen Expositionszeit und der damit verbundenen Metallabgabe an das Gewebe. Im Umkehrschluss bedeutet dies, dass eine Metallentfernung mit zunehmendem Alter immer weniger indiziert ist.

Kritisch zu bewerten sind verbliebene Marknägel an den unteren Extremitäten beim alten Menschen. Mit zunehmender Verbreitung der Endoprothetik an Hüft- und Kniegelenk wird man häufiger gezwungen sein, einen Marknagel nach vielen Jahren zu entfernen. Im Gegensatz zur Plattenentfernung können erhebliche technische Schwierigkeiten auftreten, wenn langjährig einliegende Marknägel, insbesondere Hohlnägel entfernt werden müssen. Sie sind meist schwer zu mobilisieren und erfordern zusätzliche Maßnahmen, die das Operationstrauma und das Spektrum der Komplikationen vergrößern.

> Implantate beim alten Patienten (etwa ab 80 Jahren, mit fließenden Grenzen) können belassen werden, wenn nicht andere Gründe oder der Patientenwunsch dagegen sprechen.

27.3.2 Topographische Besonderheiten

An den oberen Extremitäten gibt es 2 topographische Regionen, in denen der N. radialis in unmittelbarer Nachbarschaft zur Knochenoberfläche und damit zu den örtlichen Implantaten verläuft. Diese Regionen liegen am Humerusschaft und am proximalen Radius.

Das Risiko einer Nervenläsion ist bei der Metallentfernung aufgrund der Narbenbildung deutlich erhöht. Deshalb sollte eine Metallentfernung unterbleiben, wenn der Patient beschwerdefrei ist und keine anderen Gründe dagegen sprechen.

27.3.3 Schrauben im Hüftkopf

Nach Entfernung von Hüftschrauben, die einen Gewindedurchmesser zwischen 6,5 und 12,5 mm (DHS) aufweisen, verbleiben Knochensubstanzdefekte sowohl im Schenkelhals als auch an der lateralen Kortikalis. Diese Substanzdefekte verursachen eine Desintegration der Knochenarchitektur. Substanzverlust einerseits, der nach Entfernen des Implantates anfangs noch nicht kompensiert wird, und Mikrofrakturen andererseits führen zu einer Stabilitätsminderung mit dem Risiko einer subtrochantären Fraktur oder Schenkelhalsfraktur (Bonnaire et al. 1991; Strohm et al. 1998). Hinzu kommt das Risiko der sekundären Hüftkopfnekrose nach Schraubenentfernung.

Deshalb wird derzeit diskutiert, Schrauben im Hüftkopf bei älteren Patienten zu belassen und nur bei jüngeren Patienten zu entfernen. In diesem Fall sollten extreme Belastungen für 4 Monate vermieden werden.

27.3.4 Implantat-Gewebe-Interaktion

Obgleich immer mehr Implantate aus reinem Titan verwendet werden, kommen noch in etwa 40 % der Fälle Implantate aus rostfreiem Stahl zum Einsatz. Die Frage, ob die Implantat-Gewebe-Interaktion, die bei beiden Implantaten lokale Fremdkörperreaktionen hervorrufen können, allein schon eine Metallentfernung rechtfertigt, kann bis heute nicht zweifelsfrei beantwortet werden. Literaturergebnisse zeigen das zumindest bei Implantaten, die im Körper verbleiben sollen, nämlich die **Titanimplantate**, bezüglich der Freisetzung von toxischen und allergisch Ionen in Zellen, einen Vorteil zeigen (Krischak et al. 2004).

Inzwischen wurden Stähle von hoher Korrosionsfestigkeit entwickelt, aber sie korrodieren dennoch, und die Korrosionsprodukte sind biologisch aktiv. Bei langer Exposition können sie den Organismus sensibilisieren, d. h. eine Metallallergie während der Implantatliegezeit induzieren und eine Immunreaktion hervorrufen.

Dadurch können lokale Entzündungsreaktionen mit entsprechenden Gewebeschäden entstehen, die wiederum gute Voraussetzungen für ein bakterielles Wachstum schaffen. Daraus kann der Schluss gezogen werden, dass die Implantatregion anfälliger für Lokalinfekte ist, was mit den klinischen Beobachtungen über Spätinfekte nach Osteosynthesen korreliert (Hierholzer u. Hierholzer 1991).

> Es sollten möglichst Implantate aus Titan eingesetzt bzw. biologisch aktive Korrosionsprodukte nur zeitlich begrenzt belassen werden. Je jünger der Patient, umso eher ist eine Metallentfernung indiziert.

27.4 Zeitpunkt der Metallentfernung

Grundsätzlich können die Implantate nach Abschluss der Frakturheilung, d. h. nach Wiedererlangung der Belastbarkeit ohne Implantatschutz, entfernt werden. Wichtigstes Kriterium dafür ist der Röntgenbefund, der in fraglichen Fällen durch eine CT-Untersuchung ergänzt werden sollte.

Die in Tab. 27.3 angegebenen Zeitangaben zur Metallentfernung beruhen auf Erfahrungswerten (Ryf et al. 2003; Strohm et al. 1998; Stürmer 1998). Speziell am Unterarm entfernen wir Platten zweizeitig.

27.5 Operatives Vorgehen

Es ist unabdingbar – für den Anfänger wie für den Erfahrenen –, vor jeder Metallentfernung den Erstoperationsbericht zu lesen, um sich über Besonderheiten wie z. B. den atypischen Nervenlauf in der Nähe von Implantaten zu informieren. Wurde der Patient in einer fremden Klinik operiert, sollte der Operationsbericht angefordert werden, um die verwendeten Implantattypen, besonders bei Marknägeln, zu bestimmen, damit ggf. das passende Extraktionsinstrumentarium beschafft werden kann.

In Studien mit größeren Fallzahlen wird eine Gesamt-Komplikationsrate von 3–40 % angeführt (Sanderson et al. 2004; Gosling et al. 2005). In Abhängigkeit des Osteosyntheseverfahrens und der Lokalisation der Implantate werden intraoperative entstandene Komplikationen, wie iatrogene Frakturen, inkomplette Materialentfernungen, Nervenläsionen und Infektionen, von postoperativ entstandenen Komplikationen, wie Refrakturen und persistierenden bzw. postoperativ exazerbierten Beschwerden, unterschieden. Die Inzidenz dieser Komplikationen korreliert mit der Erfahrung des Operateurs (Sanderson et al. 2004).

> Vor jeder Metallentfernung muss sich der Operateur vergewissern, dass die Frakturheilung auch wirklich abgeschlossen ist. Dazu bedarf es aktueller Röntgenaufnahmen in 2 Ebenen, auf denen die Implantate vollständig dargestellt sind.

Tab. 27.3 Zeitpunkt der Metallentfernung

Lokalisation	Zeitpunkt
Wirbelsäule (Fixateur interne)	Nach 6–8 Monaten
Gelenknahe Skelettabschnitte	Nach 12 Monaten
Diaphysäre Skelettabschnitte	Nach 18–24 Monaten
Distaler Radius (Platte)	Nach 3–6 Monaten
Außenknöchel (Platte)	Nach 4–6 Monaten

In der Regel werden Metallentfernungen **ambulant** durchgeführt, mit Ausnahme der stammnah und an der Wirbelsäule liegenden Implantate. Bei Entfernungen von Markraumimplantaten sollte wegen der Nachblutungsgefahr regelmäßig eine **Redondrainage** gelegt werden. Tritt beim Durchbewegen nach der Metallentfernung intraoperativ eine Refraktur auf, muss eine **Reosteosynthese** unmittelbar angeschlossen werden. **Kaltverschweißungen** bei winkelstabilen Implantaten können Metallentfernungen leider oft komplizieren und zu verlängerten Operationszeiten führen.

27.6 Nachbehandlung

Nach der Metallentfernung erfolgt bereits intraoperativ obligat eine **Röntgenkontrolle** in 2 Ebenen. So kann der ehemalige Frakturbereich ohne störende Metalle besser beurteilt und – radiologisch unterstützt – Art und Dauer der Belastung festgelegt werden.

In der Regel kann nach der Metallentfernung die volle Funktion und **Belastung** nach wenigen Tagen erreicht werden. Nach Entfernung langer Platten an den unteren Extremitäten sowie von Unterarmplatten besteht ein erhöhtes Risiko einer Refraktur. Deshalb sollten schwere körperliche Arbeiten und Kontaktsportarten für 2–4 Monate vermieden werden.

27.7 Komplikationen

Aufklärung Neben den allgemein bekannten Risiken, wie Verletzung von Nerven und Gefäßen, Infektion, postoperative Hämatombildung, Thrombose, Embolie, verstärkte Narbenbildung etc., muss auf die für die Metallentfernung typischen Komplikationen eingegangen werden.

> **Komplikationen bei Metallentfernung**
> - Nervenläsionen
>   - N. radialis (dorsaler Zugang Humerus)
>   - Ramus profundus n. radialis (Zugang zum proximaler Radius)
>   - N. medianus (Zugang zum distalen palmaren Radius)
>   - N. peroneaus superficialis (Zugang distale Fibula)
>   - N.axillaris (Zugang proximaler Humerus)
>   - N.ischiadicus (Zugang zum Acetabulum)
> - Refraktur
> - „Kaltverschweißung" zwischen Platte und Schraube bei winkelstabilen Implantaten
> - Unvollständige Metallentfernung
> - Persitierende postoperative Beschwerden

Iatrogene Frakturen Die Erhebung der Häufigkeit iatrogener Frakturen ist schwierig, da diese zumeist zu den Refrakturen gezählt werden. Bei falschem Ehrgeiz zur Bergung von Implantatkomponenten oder aber bei brüsken Manövern können neue Frakturen gesetzt werden. Aber auch vergessene Verriegelungsschrauben können zu einer Längsspaltung des Knochens führen können.

Unvollständige Materialentfernung Gründe für eine unvollständige Implantatentfernung stellen vergessene Implantate (z. B. Unterlegscheiben) dar, wenn intraoperativ keine Bildwandlerkontrolle erfolgt. Aber auch bewusst unvollständige Materialentfernungen werden beschrieben, insbesondere wenn die Entfernung mehr Schaden anrichtet als hilft. Vor allem intraossär verbliebene Materialien führen nur selten zu klinisch relevanten Beschwerden oder Einschränkungen und können zumeist in situ belassen werden.

Neue Komplikationen sind durch die Einführung von winkelstabilen Implantaten, speziell durch die Kopfverriegelungsschrauben, entstanden. Durch einen zu hohen Formschluss kann es zur Verklemmung bzw. zur sog. **Kaltverschweißung**, also zur feste Metall-Metall-Verbindung bei Raumtemperatur, der Platten-Schraubenverbindungen kommen, für dessen Entfernung teilweise spezielle Techniken und Instrumente bemüht werden müssen. Studien zeigen hier in bis zu 17 % eine Erweiterung des initial minimal-invasiven Zuganges zu einem komplett offenen Vorgehen (Georgiadis et al. 2004). Dieses sind Faktoren, die zu einem erhöhten Operationstrauma und einer verlängerten Operationszeit führen.

Nervenverletzungen Sie gehören zu den schwerwiegenden Komplikationen der Materialentfernung und treten mit einer Häufigkeit von 2–30 % auf (Langkamer et al. 1990). Aufgrund einer engen anatomischen Lagebeziehung zum einliegenden Implantat sind insbesondere bei Entfernung von Plattenosteosynthesen die folgenden Nerven bevorzugt betroffen (Tab. 27.1). Hierbei handelt es zumeist um indirekte Schädigungen durch Zug oder Druck von Haken.

Infektionen Infektionen treten bei routinemäßigen Implantatentfernungen in bis zu 11 % bzw. 14 % der Fälle auf, wobei die Rate bei initial offenen Frakturen bis auf 43 % ansteigt und die Re-Infektrate im Rahmen der Materialentfernung bei primär infizierten Frakturen bei 32 % lag (Bostman u. Pihlajamaki 1996; Sanderson et al. 1992).

Refrakturen Unter Berücksichtigung der weiter bestehenden Uneinigkeit in der Verwendung des Terminus Refraktur in der Literatur, stellen Refrakturen bei Kindern eine Rarität dar (Lovell et al. 1999), kommen aber bei Erwachsenen in bis zu 30 % der Fälle vor. Dies wird insbesondere bei Entfernungen nach Plattenosteosynthesen beschrieben (Davison et al. 2003).

Postoperative Beschwerden Die Angaben in der Literatur über persistierende oder aber exazerbierte Beschwerden nach Materialentfernungen schwanken zwischen 2 % und 50 % (Townend et al. 2005; Georgidadis et al. 2004). Umso wichtiger ist eine differenzierte Evaluation der Beschwerden vor einer Materialentfernung. Insbesondere bei Frakturen mit Gelenkbeteiligung ist eine Unterscheidung zwischen Implantat-bedingten Beschwerden und sekundär arthrotischen Veränderungen oft schwierig.

27.8 Fazit

Eine Materialentfernung sollte mit dem Patienten individuell besprochen und gründlich abgewogen werden. Dessen exakte präoperative Aufklärung über die Risiken und den Nutzen eines solchen Eingriffes ist dabei unerlässlich. Insgesamt besitzen diese Operationen ein nicht zu vernachlässigendes Komplikationspotenzial und sind vielfach nicht die einfachen „Anfängeroperationen". Durch die Fülle der auf dem Markt befindlichen Implantate und neuen Entwicklungen ist eine genaue präoperative Planung notwendig und spezielle Implantatentfernungssets sollten vorgehalten werden. Eine differenzierte Indikationsstellung entscheidet maßgeblich über den Erfolg des Eingriffes und bedingt die Etablierung detaillierter Behandlungsregime anhand der vorliegenden Datenlage.

Literatur

Blauth M, Knop C, Bastian L (1998) Brust und Lendenwirbelsäule. In: Tscherne H, Blauth M (Hrsg) Unfallchirurgie – Wirbelsäule. Springer, Berlin Heidelberg New York Tokyo, S 242–372

Bonnaire F, Kuner EH, Steinemann S (1991) Experimentelle Untersuchungen zum Stabilitätsverhalten am koxalen Femurende nach Montage und Entfernung von DHS-Implantaten am nicht frakturierten Leichenfemur. Unfallchirurg 94:366–371

Bostman O, Pihlajamaki H (1996) Routine implant removal after fracture surgery: a potentially reducible consumer of hospital resources in trauma units. J Trauma 41(5): 846–9

Davison BL (2003) Refracture following plate removal in supracondylar-intercondylar femur fractures. Orthopedics 26(2):157–9

Gosling T, Hufner T, Hankemeier S et al. (2004) Femoral nail removal should be restricted in asymptomatic patients. Clin Orthop Relat Res 423:222–6

Hierholzer S, Hierholzer G (1991) Osteosynthese und Metallallergie. Klinische Untersuchungen, Immunologie und Histologie des Implantatlagers. Traumatologie aktuell (Suppl 1).Thieme, Stuttgart New York

Huber-Lang M, Bonnaire F, HP Friedl (1998) Metallentfernung am Ober- und Unterarm – der spezielle klinische Fall. OP J 14:10–18

Krischak GD, Gebhard F, Mohr W, Krivan V (2004) Difference in metallic wear distribution released from commercially pure titanium compared with stainless steel plates. Arch Orthop Trauma Surg 124(2):104–13

Langkamer VG, Ackroyd CE (1990) Removal of forearm plates. A review of the complications. J Bone Joint Surg B 72(4): 601–4

Lovell ME, Galasko CS, Wright NB(1999) Removal of orthopedic implants in children: morbidity and postoperative radiologic changes. J Pediatr Orthop B 8(2): 144–6

Müller-Färber J (2003) Die Metallentfernung in der Unfallchirurgie. Unfallchirurg 106:653–670

Perren SM (2002) Evolution of the internal fixation of long bone fractures. J Bone Joint Surg Br 84:1093–1110

Petracic B, Becker C (1998) Metallentfernung nach Osteosynthesen am Handskelett. OP J 14:20–22

Ryf C, Weymann A, Matter P (2003) Postoperatives Management: allgemeine Überlegungen. In: Rüedi PR, Murphy WM (Hrsg) AO-Prinzipien des Frakturmanagements. Thieme, Stuttgart New York, S 723–731

Sanderson PL, Ryan W, Turner PG (1992) Complications of metalwork removal. Injury 23(1): 29–30

Strohm R, Wittner B, Holz U (1998) Mediale Schenkelhalsfraktur nach Entfernung einer dynamischen Hüftschraube bei ausgeheilter pertrochanterer Fraktur. OP J 14:72–73

Stürmer KM (1998) Leitlinien Unfallchirurgie. Thieme, Stuttgart New York, S 12–19

Amputationen

J. Hoffmann

28.1 Definition

> Die Amputation stellt das Absetzen eines Körperteils dar. Wird in einem Gelenk abgesetzt, spricht man von Exartikulation.

Es erfolgt zusätzlich die Unterscheidung von Minoramputation, Majoramputation und Grenzzonenamputation. Eine **Majoramputation** war bisher definiert durch eine Absetzungshöhe auf oder oberhalb des Knöchelniveaus (Syme, Unterschenkel, Kniegelenksexartikulation, Oberschenkelamputation und Hüftexartikulation). Aufgrund der DRG-Zuordnung und besseren Vergütung werden heute transmetatarsale Amputationen in die Majoramputationen eingruppiert.

Amputationen im Zehenbereich und Strahlresektionen sind **Minoramputationen**. Als Grenzzonenamputation wird die Kombination aus Minoramputation und Schonung von vitalem Gewebe mit gleichzeitig Debridement bezeichnet. Diese hält sich nicht an anatomische Grenzen.

28.2 Indikationen

Indikationen zur Amputation
- Durchblutungsstörungen (periphere arterielle Verschlusskrankheit, Diabetes)
- Maligne Tumoren
- Posttraumatische schwere Funktionseinschränkungen am Bein
- Angeborene Deformitäten

Generelle Anmerkungen zur Technik der Amputation bei pAVK Die Amputationstechnik bei pAVK unterscheidet sich erheblich von der Technik, die bei traumatischen Amputationen angewandt wird. Die Wundheilungsproblematik spielt bei den gefäßchirurgischen Patienten eine so wichtige Rolle, dass sich bei der gleichen Amputationshöhe operationstechnische Unterschiede ergeben. So wird bei der Unterschenkelamputation nach Burgess beim Patienten mit pAVK der M. soleus und die tiefen Flexoren im Gegensatz zur traumatisch bedingten Amputation reseziert, da der M. soleus eine schlechtere Durchblutung als die Gastrocnemius-Muskulatur aufweist. Bei der Unterschenkel- und Oberschenkelamputation gilt beim Patienten mit arterieller Durchblutungsstörung und beim Diabetiker z. B. auch, dass der Elektrokauter nur sehr selektiv zum Einsatz kommt, um Koagulationsnekrosen zu vermeiden und in der Folge Wundheilungsstörungen zu minimieren. Es gilt im Gegensatz zur Amputation bei Trauma auch, dass Muskelnähte bei der Deckung des Stumpfes obsolet sind. Es werden lediglich Fasziennähte in Einzelknopftechnik durchgeführt. Die Hautnaht erfolgt lediglich adaptierend in Einzelknopftechnik nach Donati oder Allgöwer, so dass die postoperative Wundsekretion insbesondere bei stark ödematösen Stümpfen nicht beeinträchtigt ist.

Amputation beim Trauma Während bei der pAVK häufig mit Wundheilungsstörungen zu rechnen ist, ist beim Trauma ohne Vorliegen einer Durchblutungsstörung die Heilung wahrscheinlich. Deshalb darf von den oben beschriebenen Grundsätzen abgewichen werden. Während eine Blutsperre bei der Amputation wegen pAVK kontraindiziert ist, darf sie beim Trauma zur Anwendung kommen. Es sind beim Trauma auch Amputationen im mittleren Unterschenkeldrittel oder distalen Unterschenkel möglich, welche bei pAVK nicht aussichtsreich wären. Es gilt der Grundsatz des **maximalen Längenerhalts**.

Präoperative Diagnostik Bei der Nicht-Notfallamputation ist es unabdingbar notwendig, die Durchblutungsverhältnisse genau zu kennen, um zum einen eine möglichst sparsame Amputation durchzuführen, zum anderen aber ggf. zur Verbesserung der Stumpfheilung oder zur Anwendung einer Minoramputation statt der Majoramputation eine Revaskularisierung vorzuschalten (◘ Abb. 28.1). Dopplerdrucke der unteren Extremität und der „Anklebrachial-Index" (ABI) sind bei Diabetikern wegen der oft vorliegenden Medianekrose nur eingeschränkt verwertbar. Bevor eine Majoramputation erfolgt, sollte auch gemäß der Leitlinien der Deutschen Gesellschaft für Gefäßchirurgie eine qualitativ hochwertige Angiographie oder Schichtbildgebung (Dünnschicht-Angio-CT oder MR-Angiographie) erfolgen, um krurale oder pedale Revaskularisationsmöglichkeiten auszuschließen. Es sollte grundsätzlich ein in der Technik der Unterschenkelarterien-Rekonstruktion

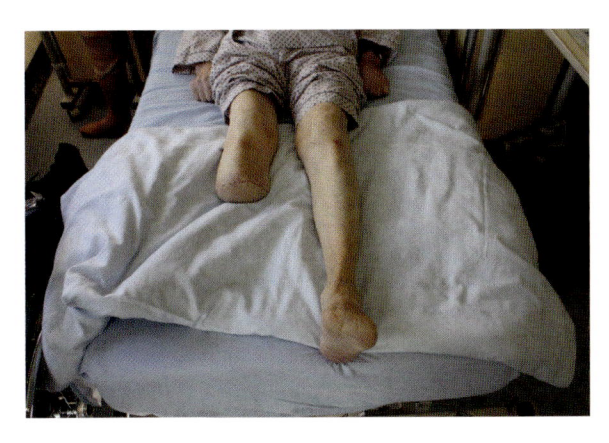

Abb. 28.1 Klinisches Beispiel einer transmetatarsalen Vorfussamputation (*links*) und kontralateraler Unterschenkelamputation bei einem Patienten mit Diabetes mellitus und pAVK, der mit einer über Tage bestehenden kritischen Ischämie zur Aufnahme kam. Beidseits wurden vor der Amputation Revaskularisierungsmaßnahmen durchgeführt, so dass die Wundheilung ungestört ablief (IRA-Prinzip: Infektsanierung, Revaskularisation, Amputation)

erfahrener Gefäßchirurg in die Amputationsindikation mit einbezogen werden.

Pro Jahr erfolgen in Deutschland etwa 60.000 Major- und Minoramputationen, wobei sich die Wahrscheinlichkeit amputiert zu werden von 2:100.000 bei Patienten unter 50 Jahren auf 200:100.000 bei Patienten über 80 Jahren verhundertfacht.

> Viele der Majoramputationen werden von Experten für unnötig erachtet, da nicht alle Möglichkeiten der Revaskularisierung ausgeschöpft wurden. Hierdurch entsteht nicht nur für den Patienten persönlich Leid, sondern auch ein erheblicher volkswirtschaftlicher Schaden.

In der **Infektsituation** mit systemischer Entzündungsreaktion muss für den Patienten eine sichere Lösung gewählt werden. Während ansonsten der Erhalt einer möglichst großen Extremitätenlänge angestrebt werden soll, gilt insbesondere bei Diabetikern mit schweren Weichgewebsinfekten, dass es bei zu sparsamen Amputationen im Infektgebiet zu einer fulminanten Infektzunahme kommen kann. Hier gilt der Grundsatz „life before limb" und der Zwang zur sicheren Amputation, welche eher höher (zentraler) liegt. Der Stumpf kann hier alternativ primär offen gelassen werden und mit Vacuseal-Verband versorgt werden zur späteren Sekundärnaht.

Sollte peripher eine **Nekrose** vorliegen, dient eine vorgeschaltete Revaskularisierung nicht mehr dazu, die Amputation zu verhindern, sondern die Stumpfheilung positiv zu beeinflussen oder die Amputationshöhe nach distal zu verschieben. Bei Patienten mit pAVK und beim Diabetiker können in der Kombination mit der Minoramputation Verfahren der modernen Wundbehandlung, wie z. B. vakuumassistierte Verbände, zum Einsatz kommen. Oft spielen auch plastische Verfahren, wie Hauttransplantation oder lokale Lappenverschiebeplastiken eine Rolle. In Einzelfällen können auch komplexe Verfahren, wie frei mikrovaskulär angeschlossene Lappen, in Kooperation mit der plastischen Chirurgie zum Einsatz kommen.

> Bei bettlägerigen Patienten mit bestehender Kontraktur im Kniegelenk sollte bei Nekrosen im Bereich des Unterschenkels keine Unterschenkelamputation, sondern die primäre Oberschenkelamputation angestrebt werden.

Es gibt Hinweise darauf, dass Messverfahren der mikrovaskulären Durchblutungsbestimmung, wie z. B. O_{2C} (Oxygen-2-C), eine gute Prädiktion der korrekten Amputationshöhe bei Majoramputationen durch die nicht-invasive Messung der Hautdurchblutung (Laser-Doppler-Flowmetrie) in Kombination mit der O_2-Gewebsspektroskopie beitragen.

> Für die intraoperative Festlegung des Amputationsniveaus nach klinischen Kriterien ist entscheidend, dass die Muskulatur rot gefärbt ist und bei der Durchtrennung blutet und Kontraktionen aufweist.

Bei angiographischem Nachweis eines Verschlusses der A. femoralis profunda und der A. femoralis superficialis sollte eine Oberschenkelamputation ggf. nach Revaskularisierung erfolgen.

28.3 Operatives Vorgehen

28.3.1 Lagerung und allgemeine Hinweise

Die Lagerung erfolgt in Rückenlage, das Bein wird in gesamter Länge desinfiziert (Ausnahme Zehenamputation und Vorfußamputation) und steril abgedeckt, um intraoperativ auf ein höheres Amputationsniveau ausweichen zu können. Bei Nachamputationen wegen Infektes sollte eine sterile Abdeckung des infizierten Areals erfolgen im Sinne einer Kompartimentierung. Im Bereich der Hüfte sollte so abgedeckt werden, dass hier eine Beweglichkeit zur Einschätzung der Stumpfverhältnisse (lokale Spannung) gegeben ist.

Bei Minoramputationen muss der Unterschenkel mit abgedeckt werden und der Vorfuß wird auf weiche Tücher gelagert. Die Durchführung der Amputation erfolgt durch den stehenden oder sitzenden Operator.

Allgemeine Regeln bei der Amputation von Patienten mit eingeschränkter Durchblutung
- Die Blutstillung mit Elektrokauter sollte zurückhaltend eingesetzt werden, zur Vermeidung von Nekrosen und Wundheilungsstörungen. Es kann eine bipolare Blutstillung erfolgen.
- Haut, Faszie und Muskulatur sollten maximal schonend behandelt werden. Deshalb ist eine Durchtrennung mit dem frischen Skalpell oder dem Amputationsmesser in einem Schnitt anzustreben.
- Bei Unterschenkelamputation, Kniegelenksexartikulation und Oberschenkelamputation sollten ein bis zwei Redon-Drainagen als Wunddrainage ausgeleitet werden (14er- oder 16er-Drainagen), damit es nicht zur Hämatombildung kommt.
- Bei Bildung eines Hämatoms im Stumpfbereich ist oft mit einer Wundheilungsstörung zu rechnen, welche die primäre Stumpfheilung bedroht. Deshalb ist auf eine subtile Blutstillung zu achten. Es wird ein gut polsternder Watteverband über die trockenen Kompressen angelegt. Wichtig ist, dass in die Zehenzwischenräume auch Kompressen eingebracht werden.
- Die Revaskularisation sollte vor der Amputation erfolgen.
- Um die Operationszeit kurz zu halten und den Blutverlust zu minimieren, sollten folgende Instrumente vor dem Hautschnitt vorbereitet werden: Mehrere Einmalskalpelle, Ligaturen und Durchstechungen (z. B. Vicryl 3.0, Vicryl 2.0), Klemmchen und Overholts, fertig vorbereitete oszillierende Säge, ggf. Sauger.

28.3.2 Minoramputationen

Zehenamputation (Abb. 28.2)

Zehenamputationen sind häufig Grenzzonenamputationen nach Revaskularisierung. Man kann hier genau an der Grenze zur Nekrose ein Absetzen durchführen, wobei Gelenk- und Sehnenbestandteile nicht im Amputationsbereich verbleiben sollten. Die offene Wundbehandlung bei der Zehenamputation hat den Vorteil, dass sich kein Hämatom bildet und dass die Inzidenz von Infektionen geringer ist. Die Schnittführung ist wenn möglich immer in den Bereich des Fußrückens zu legen, so dass keine direkte hohe Druckbelastung von Nähten erfolgt. Die Exartikulation im Grundgelenk erlaubt den sichersten Wundverschluss aufgrund der Druckentlastung. Es sollte eine Drainageeinlage zur Prophylaxe eines Wundhämatoms erfolgen.

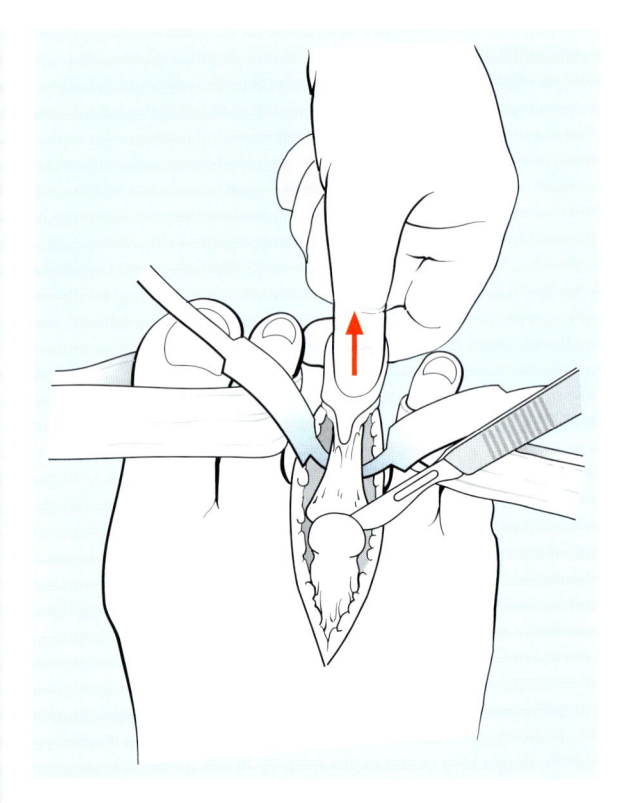

Abb. 28.2 Exartikulation der Zehe. (Aus: Wozniak u. Baumgartner 2012)

> Ein Verschluss der Haut muss spannungsfrei und lediglich adaptierend durchgeführt werden ggf. unter Einbringen von Kunststoffflaschen mit der Möglichkeit des Sekretabflusses und ggf. der Spülung mit Antiseptika.

Wenn sich die Nekrose nahe an die Zehenbasis ins Grundgelenk hineinzieht, sollte eine (Teil-)Resektion des Metatarsaleköpfchens erfolgen und die Strecksehne entfernt werden. Die Strecksehne kann auch über einen zweiten, proximaleren Zugang aseptisch aufgesucht werden und hierüber entfernt werden. Es gilt, traumatische Gewebsquetschung die Verletzung der anderen Zehen zu verhindern. Zum Einsatz kommen sollten Skalpelle der Stärke 15.

> Bei der Grenzzonenamputation liegt die Absetzungsstelle exakt in der nekrotischen Grenzzone. Der offenen Wundbehandlung wird hier immer der Vorzug gegeben, ggf. in Kombination mit der Vakuumversiegelung.

Amputationen am Vorfuß und Mittelfuß

Neben den Zehenamputationen (Amputation und Exartikulation mit und ohne Mitnahme des Metatarsaleköpfchens) können distal und proximal Mittelfußknochen

28.3 · Operatives Vorgehen

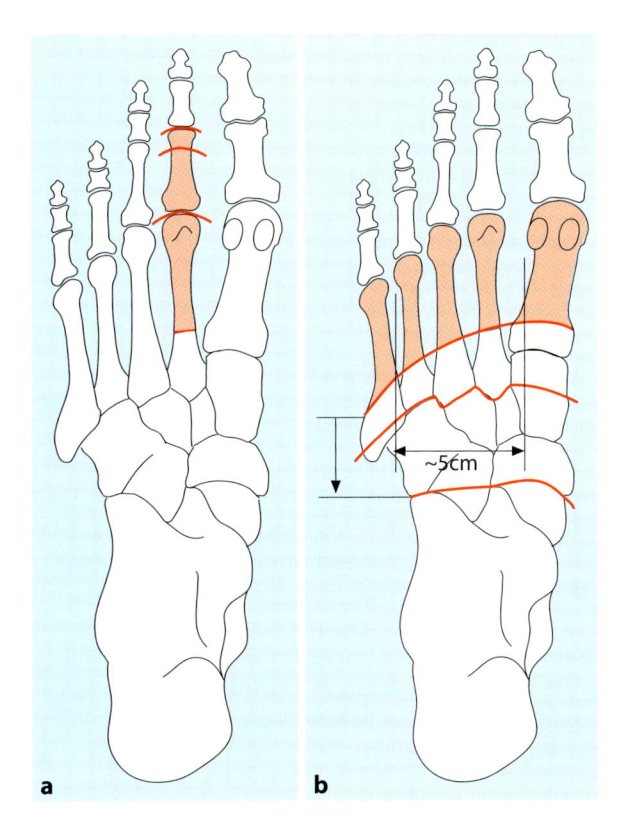

Abb. 28.3a,b „Verborgene" Amputation eines einzelnen Strahles (a) und aller Strahlen (b). (Aus: Wozniak u. Baumgartner 2012)

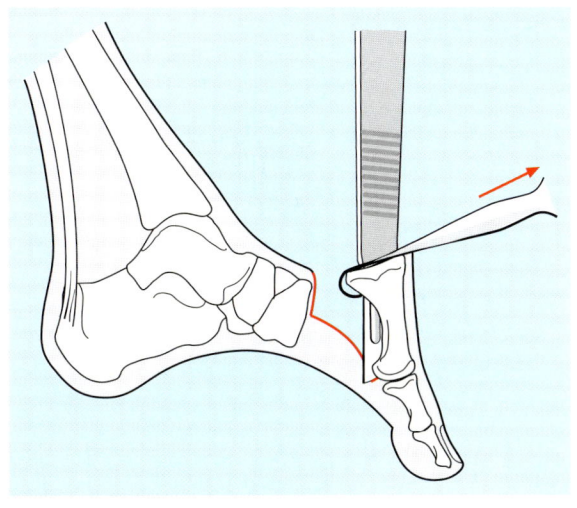

Abb. 28.4 Vorfußamputation: Bilden des langen Sohlenlappens. (Aus: Wozniak u. Baumgartner 2012)

durchtrennt werden als transmetatarsale Strahlamputation (Abb. 28.3a). Die transmetatarsale Vorfußamputation ist technisch bei Verwendung einer oszillierenden Säge nicht schwierig. Hier werden die Metatarsalia von Strahl II–V durchtrennt, nach Bildung eines plantaren Weichteilmantels (Abb. 28.3b und Abb. 28.4).

Bei der Nekrose des ersten oder fünften Strahls sollte eine Vorfußverschmälerung zur Anwendung kommen. Hierbei erfolgt die transmetatarsale quere Durchtrennung des Knochens distal der Basis der Metatarsalia. Die Wunde kann hier offen bleiben, oder aber spannungsfrei primär verschlossen werden in der Regel durch eine einschichtige Hautnaht in Einzelknopftechnik.

Eine Alternative stellt die **Lisfranc-Amputation** dar. Hierbei erfolgt das Absetzen zwischen der Basis der Ossa metatarsalia I–V und der Ossi cuneiforme I–III, sowie dem Os cuboideum. Bei schwieriger Weichteildeckung sollte ein Offenlassen des Stumpfes mit sekundärem Wundverschluss nach Rückbildung des Wundödems ggf. unter Einsatz einer Vakuumbehandlung ins Kalkül gezogen werden.

Guillotine-Amputationen im Bereich des Vorfußes (offene Amputation mit Absetzen des Hautgewebemantels und des Knochens in einer Ebene sollten am Vorfuß nur in Einzelfällen eingesetzt werden, da mit einem langen Verlauf zu rechnen ist und regelhaft eine sekundäre Wunddeckung mittels Spalthaut oder Vollhaut erforderlich ist.

Beim **Malum perforans** im Rahmen des diabetischen Fußsyndroms kommt es zur Subluxation der Köpfchen der Mittelfußknochen mit Druckulkus im Bereich der Sohle. Hier muss streckseitig eine Inzision mit Resektion der Basis der Grundphalanx, Strahl-I- und -2/3-Resektion des Mittelfußknochens erfolgen. Das Malum perforans selbst kann dann nach der Dekompression am Ballen adaptiert werden.

28.3.3 Majoramputationen

Amputation nach Syme

Wenn keine Vorfußamputation mehr möglich ist, stellt die Syme-Amputation eine Alternative zur Unterschenkelamputation dar. Es muss ein ausreichender Weichteilmantel im Bereich der Ferse und im Bereich des Vorfußes bis zum Os cuneiforme vorhanden sein. Das Absetzen erfolgt im oberen Sprunggelenk, d. h. zwischen Tibia und Fibula sowie Calcaneus. Am Fußrücken wird zunächst bis zum oberen Sprunggelenk hin präpariert und der Talus wird nach vorne luxiert. Danach erfolgt die Durchtrennung der Achillessehne und das Fersenbein wird aus der Fersenhaut ausgehülst. Die Haut im Fersenbereich ist gut zu schonen. Danach erfolgt mit der oszillierenden Säge die quere Durchtrennung der Malleolen und der tibialen Gelenkfläche. Diese Operation kann bei entzündlichen, infizierten Wundverhältnissen auch zweizeitig erfolgen.

Unterschenkelamputation (Abb. 28.5)

Bei Patienten mit arterieller Verschlusskrankheit wird die Unterschenkelamputation häufig gewählt. Voraussetzung

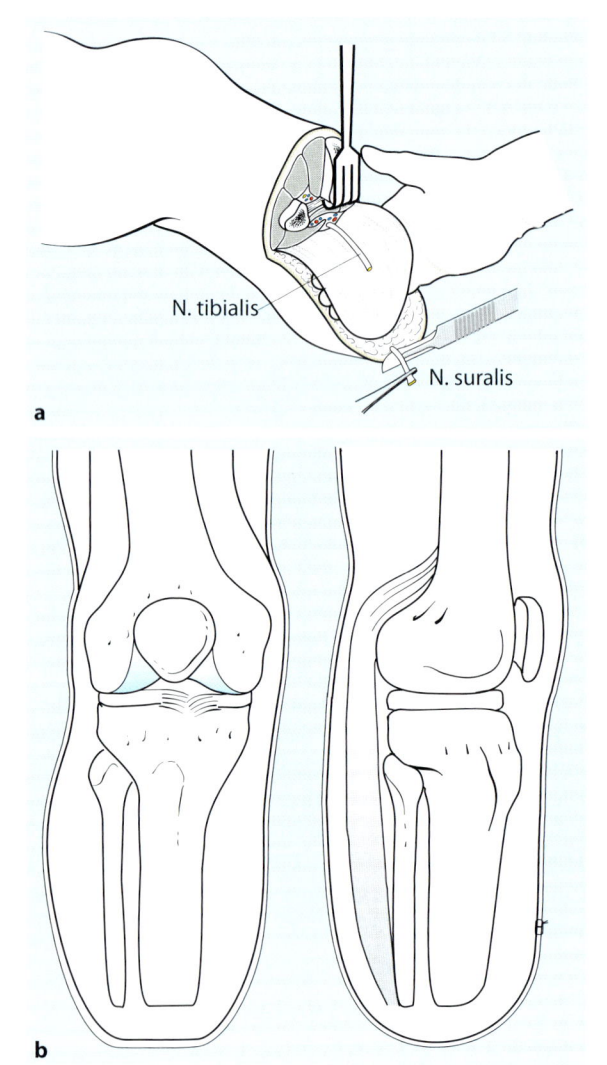

Abb. 28.5a,b Unterschenkelamputation (traumatisch). **a** Bilden des langen Hinterlappens. **b** Unterschenkelamputation nach Brückner: Tibialänge 8–9 cm. M. soleus, M. tibialis posterior, Fibula und Peronealmuskeln sind entfernt, ebenso der M. gastrocnemius fibularis. Der M. gastrocnemius tibialis wird über die abgerundete Tibiaspitze geschlungen und mit dem ehemaligen Ursprung des M. tibialis anterior vernäht. Kürzen des N. suralis (Aus: Wozniak u. Baumgartner 2012)

für eine Heilung am Unterschenkelstumpf stellt in der Regel die Offenheit der A. femoralis profunda dar.

Bei der Technik der Unterschenkelamputation beim Gefäßpatienten sollte im Gegensatz zur traumatischen Amputation keine Stumpfrestknochenlänge der Tibia über 12 cm belassen werden, da ansonsten regelhaft eine ausreichende Durchblutung nicht gegeben ist.

Operatives Vorgehen bei der Unterschenkelamputation nach Burgess Zunächst Anzeichnen treppenförmig eines ausreichenden großen plantaren Lappens zur Stumpfdeckung. Es erfolgt die Durchtrennung zunächst der Haut, der Subcutis, der Faszie und der Muskulatur mit dem Skalpell. Der M. soleus ist meistens nicht ausreichend perfundiert, so dass er routinemäßig entfernt werden sollte. Der M. gastrocnemius wird vor dem Übergang in den Sehnenanteil mit dem Skalpell durchtrennt. Der N. tibialis wird mit dem Gefäßnervenbündel aufgesucht und ausreichend nach proximal hin präpariert, dann erfolgt die Abklemmung mit dem Overholt und eine Injektion von ca. 5–10 ml Carbostesin 0,5 % in den Nerven. Die Unterschenkelgefäße werden selektiv durch Durchstechungsligaturen versorgt zur Vermeidung einer AV-Fistel. Insgesamt sollte möglichst keine Diathermie zur Anwendung kommen. Am besten wird die Muskulatur dann in ein Bauchtuch gehüllt und es erfolgt die Präparation des Knochens mit dem Raspatorium bzw. scharf mit dem Skalpell. Unter Verwendung eines Gewebeschutzes wird mit der oszillierenden Säge die Tibia durchtrennt und dann ventral angeschrägt. Die Fibula wird um mindestens 2–3 cm oberhalb des Tibiaplateaus gekürzt (Abb. 28.6). Es erfolgt die sorgfältige Überprüfung auf Bluttrockenheit. Die Verwendung von Knochenwachs zur Blutstillung wird nicht empfohlen. Routinemäßige Einlage von zwei Redon-Drainagen. Es wird dann eine adaptierende Naht der Faszie in Einzelknopftechnik (z. B. Vicryl 0er-Faden) durchgeführt.

> **!** Eine Muskelnaht ist am durchblutungsgefährdeten Stumpf nicht durchzuführen.

Danach wird eine adaptierende Einzelknopfnaht der Haut in Donati-Technik oder Allgöwer-Technik mit Abstand von jeweils 2 cm mit einem 0er-Prolenefaden angelegt. Dies hat das Ziel, dass eine Sekretion zwischen den Hautfäden möglich ist bzw. bei Entstehung eines Hämatoms durch die Lösung eines Fadens eine Drainage herbeigeführt werden kann. Beim Knüpfen der Fäden ist darauf zu achten, dass es nicht zu einer Weißverfärbung der Haut kommt. Der Operateur legt dann einen Watteverband nach Auflage von ausreichend vielen ausgezogenen Kompressen an. Eine starke Kompression des Stumpfes, z. B. durch elastische Binden, ist bei der Amputation bei AVK primär nicht indiziert.

Die Amputationslinie kann nach kranial bis zur Tuberositas tibiae verschoben werden. Hier muss dann die Fibula u. U. vollständig reseziert werden. Ein sehr kurzer Unterschenkelstumpf ist aufgrund der fehlenden Beweglichkeit oft schlechter als eine Exartikulation im Bereich des Kniegelenks.

Kniegelenksexartikulation (Abb. 28.7)
Bei der Kniegelenksexartikulation handelt es sich um eine Operation, die beim AVK-Patienten eher weniger verbreitet ist. In der eigenen Erfahrung stellt sie aber eine gute Alternative beim Hochrisikopatienten dar, da diese Amputation ein minimales Weichteiltrauma bedeutet.

28.3 · Operatives Vorgehen

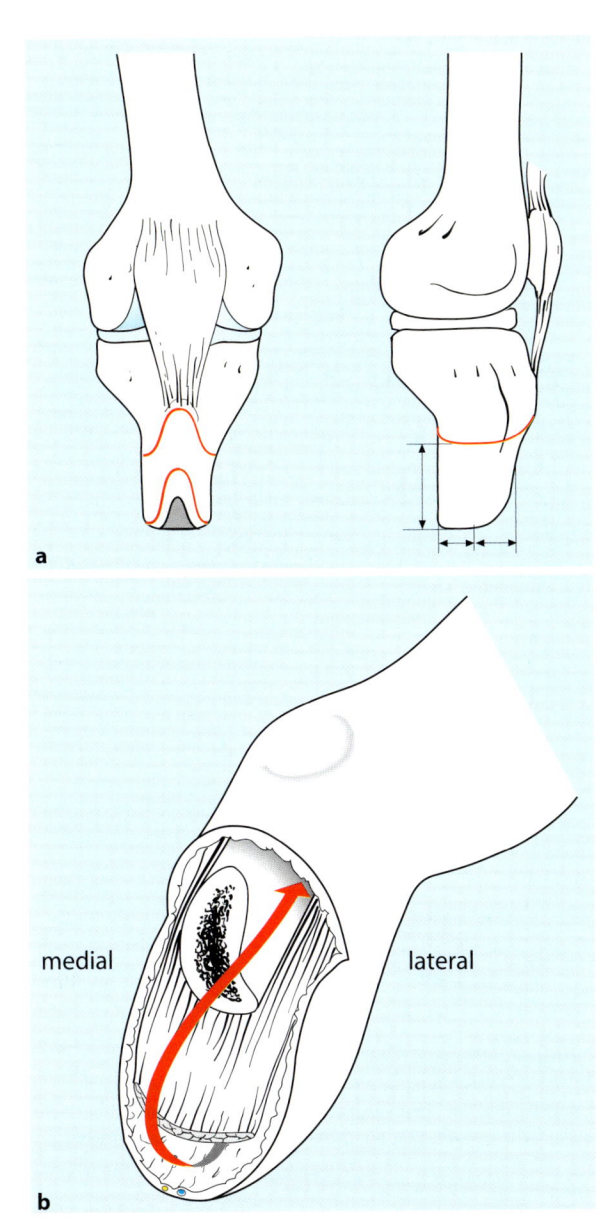

Abb. 28.6a,b Unterschenkelamputation. a Tibia im ventralen Drittel abgerundet, Fibula 3 cm kürzer. b Stumpfes Präparieren des M. soleus von medial her. Nn. tibialis und suralis sind zu kürzen (Aus: Wozniak u. Baumgartner 2012)

Bei gebeugtem Knie wird zunächst eine leicht ovaläre Schnittführung etwa 10 cm unterhalb der Tuberositas tibiae gewählt. Die Schnittführung sollte so sein, dass der volare Lappen später ausreichend groß ist und die Naht nicht im Bereich der Belastungsfläche zu liegen kommt. Die Patella wird entfernt, wenn dies zur Beseitigung einer Spannung auf der Wunde notwendig ist. Die Menisci werden beim durchblutungsgestörten Patienten entfernt. Die Nervendurchtrennung des N. tibialis erfolgt möglichst weit oberhalb der Femurkondylen, ebenso die Durchtrennung des N. peroneus communis, nach jeweils Einspritzen von 5 ml Carbostesin 0,5 %. Die A. und V. poplitea werden durch Durchstechungen ebenfalls proximal versorgt. Bei gut gewählter Schnittführung entsteht ein belastungsfähiger Stumpf. Routinemäßig werden vor der Adaptation der Faszie in Einzelknopftechnik zwei Redon-Drainagen (14er-Drainagen) eingelegt. Die Resektion des Lig. patellae wird generell empfohlen, so dass sich die Patella proximal einstellen kann. Eine Resektion der Patella selbst sollte nur dann erfolgen wenn ansonsten kein spannungsfreier Stumpfverschluss möglich ist.

Transfemorale Oberschenkelamputation
(◘ Abb. 28.8)

Die Indikation zur Oberschenkelamputation wird gestellt, wenn eine distalere Amputation nicht erfolgversprechend ist. Es sollte, wann immer möglich, ein etwa 2/3 langer Oberschenkelstumpf belassen werden. Die Anzeichnung erfolgt hier im Gegensatz zur Amputation nach Burgess fischmaulartig. Hierbei ist, wenn möglich, die initiale Schnittführung auch so zu legen, dass die Naht etwas ventralisiert wird. In der eigenen Erfahrung hat es sich bewährt, die Naht beim spontan leicht außen rotierten Bein etwas medial nach dorsal zu legen und lateral nach ventral. So entsteht beim liegenden Patienten ein besserer Symmetrieeindruck.

Die Durchtrennung der Muskellappen erfolgt mit dem jeweils frischen Skalpell oder aber dem Amputationsmesser. Es ist darauf zu achten, das mediale Gefäßbündel weit nach oben hin zu kürzen, so dass keine Gefäßstümpfe im Bereich der Belastungszone zu liegen kommen. Der N. ischiaticus ist dorsal aufzusuchen, zu klemmen und dann nach Injektion von 8 ml Carbostesin 0,5%ig zu ligieren. Am besten ist es, mit dem Skalpell die Muskulatur insbesondere medialseitig vom Knochen abzulösen, wenn möglich ohne das Periost zu verletzen. Die Durchtrennung des Knochens erfolgt dann mit der oszillierenden Säge, wobei darauf geachtet wird, dass der Kantenbereich jeweils schön abgerundet ist. An der Muskulatur wird nicht manipuliert, da hierdurch lediglich die Durchblutung verschlechtert werden kann. Eine transossäre Pexie der Muskeln zur Stumpfdeckung ist ebenfalls nicht indiziert. Die Muskulatur wird zunächst ggf. durch mit heißer isotoner Kochsalzlösung getränkten Bauchtüchern bedeckt und es erfolgt dann eine punktförmige Blutstillung, entweder mit dem bipolaren Elektrokauter (sparsam) oder durch multiple Ligaturen bei Muskelvenen. Nach Einlage von zwei 14er Redon-Drainagen erfolgt eine Naht lediglich der Faszie in Einzelknopftechnik. Gut ist es, wenn der Muskellappen den Stumpf komplett überlappt und die Naht, welche dann als adaptierende Hautnaht mit Prolene 0er-Faden in Einzelknopftechnik nach Donati oder Allgöver erfolgt, ventral zu liegen kommt. Nach Komplettierung der Hautnaht wird der Stumpf mit Wattebinden gewickelt. Ein primäres

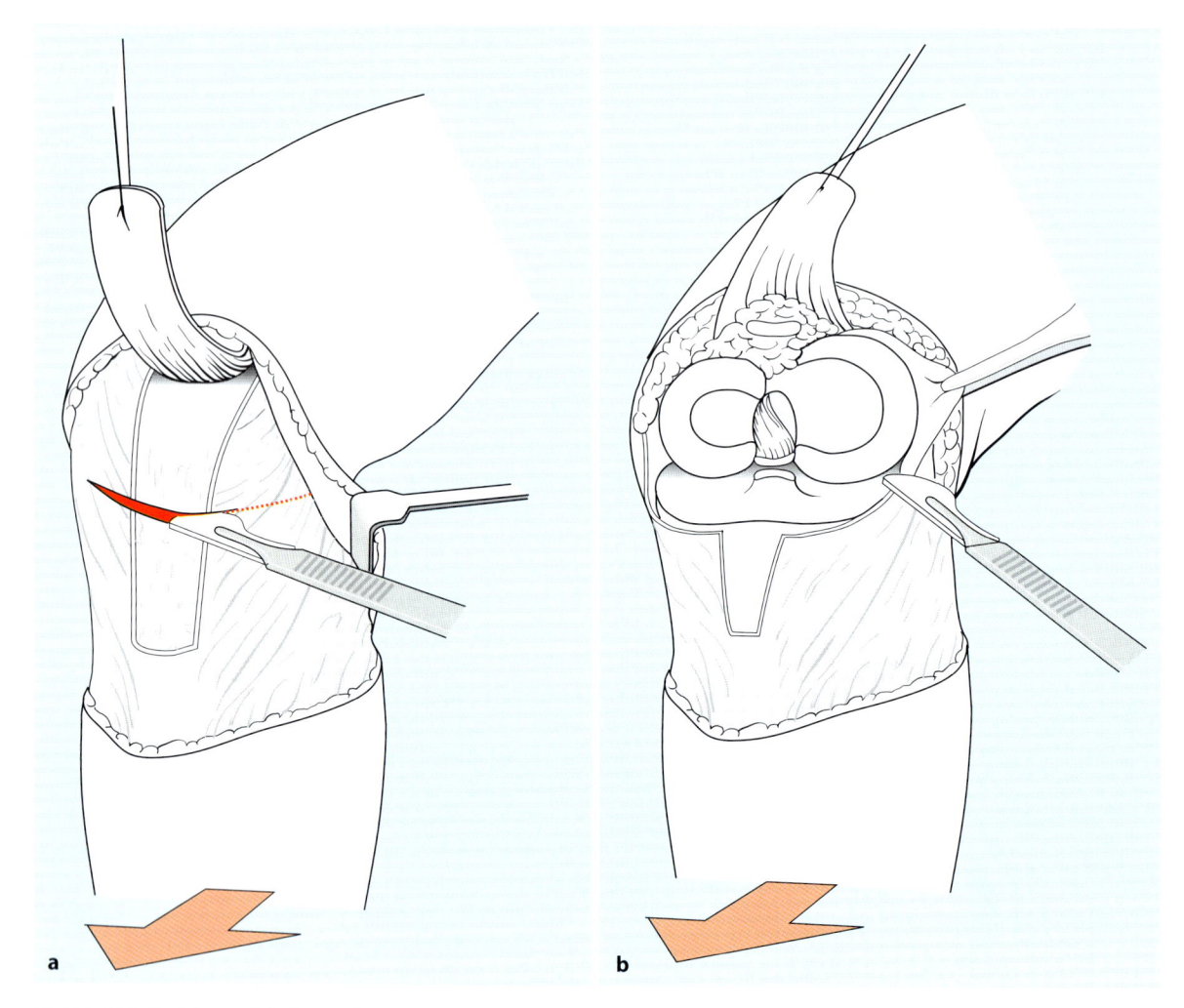

Abb. 28.7a,b Knieexartikulatikon nach Baumgartner. **a** Knie rechtwinklig gebeugt. Zirkulärer Hautschnitt Handbreite unterhalb des Tibiaplateaus. Desinsertion des Lig. patellae, parallel zum Tibiaplateau schrittweises Durchtrennen von Kapsel und Bändern. Luxation nach ventral. **b** Zurichten des Stumpfes: Versorgen der Gefäße, Resektion des Lig. patellae und der Menisken, Kürzen der Nerven. Gelenkknorpel nicht antasten, außer bei einem Rückzug auf eine transkondyläre Amputation. Patella stehen lassen. Spannungsfreier einschichtiger Hautverschluss. (Aus: Wozniak u. Baumgartner 2012)

Bandagieren mit Mullbinden oder elastischen Binden kann zu Hautnekrosen, insbesondere bei schlecht durchbluteter Haut, beitragen.

Exartikulation im Hüftgelenk

Wenn möglich, sollte immer einem proximalen Oberschenkelstumpf mit der Möglichkeit der Verankerung einer Prothese der Vorzug gegeben werden. Bei ausgedehnter Muskelnekrose ist manchmal allerdings keine andere Versorgung möglich. Die Hüftpfanne sollte bei dieser Operation entweder mit dem Elektrokauter verschorft werden, oder es sollte ein Abtragen der Synovialis mit dem scharfen Löffel erfolgen, um späteren Fistelungen vorzubeugen. Ein Operationsstandard ist hier aufgrund der individuellen Situation nicht festzuhalten. Es hat sich bewährt initial möglichst lange plantare Lappen zu belassen, um die Hautnaht wiederum nach ventral legen zu können.

Insgesamt handelt es sich hier meist um den verzweifelten Versuch, das Leben des Patienten in einer Infektsituation zu retten. Deshalb kann hier primär auch zur Konditionierung vor dem endgültigen Faszien- und Wundverschluss eine Therapie mit Vacuseal empfohlen werden, die ansonsten eher selten als primäre Maßnahme eingesetzt wird.

28.4 Postoperatives Management

Mindestens so wichtig wie die operative Technik ist die postoperative Behandlung, die die Rehabilitationswahr-

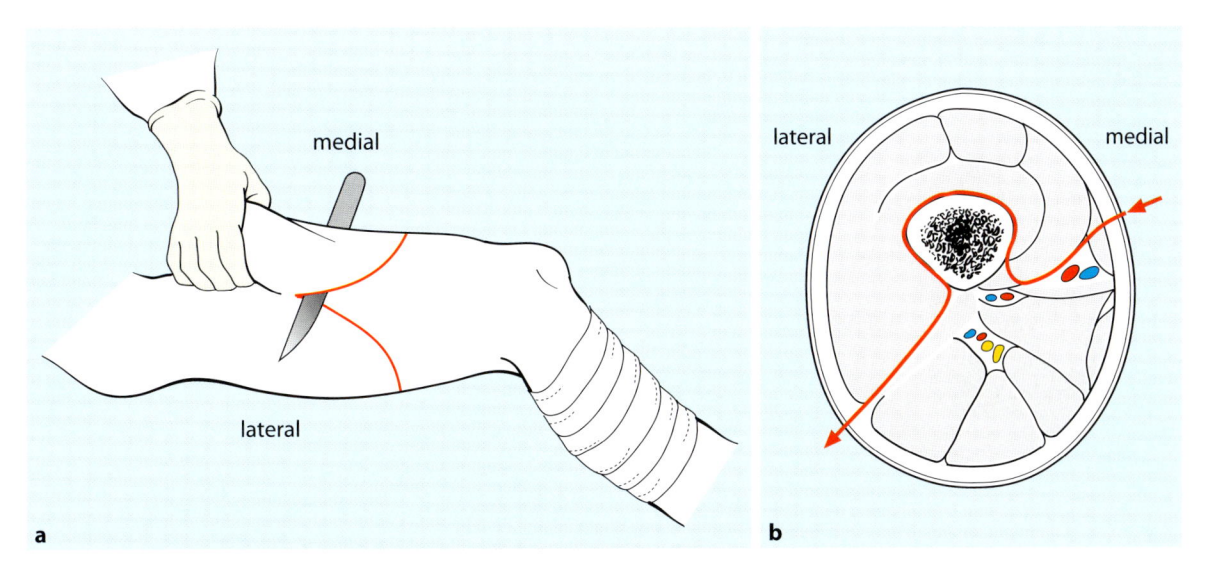

Abb. 28.8a,b Oberschenkelamputation. **a** Nach dem Hautschnitt erhält man durch die Durchstichmethode in kurzer Zeit eine glatte Schnittfläche. **b** Weg des Amputationsmessers. (Aus: Wozniak u. Baumgartner 2012)

scheinlichkeit des Patienten bestimmt. Insbesondere die Sekundärheilung nach einer Amputation erfordert eine individuelle Einschätzung. Hier ist insbesondere bei protrahierter Heilung u. U. eine Reevaluation des Gefäßstatus (bei Amputationen im Vorfußbereich und Unterschenkelbereich) notwendig, wobei dann auch gezielt eine Stumpfrevaskularisierung durchgeführt werden kann, welche indiziert ist. Die Indikation zur hohen Amputation proximal der Heilung erfordert einige Erfahrung. Sollte eine Gehfähigkeit aufgrund von Kontrakturen, z. B. im Kniegelenk mit Unterschenkelprothese nicht gegeben sein, so ist auch keine Rehabilitationsmöglichkeit gegeben. Dann ist die Oberschenkelamputation sinnvoll.

Die Erfahrung des Amputierenden spielt eine große Rolle, nicht nur in der Einschätzung der Perfusion, sondern auch in der Wahl der Instrumente bzw. der Schonung der Haut und des Weichteilmantels.

Mit dem Prothesenbauer ist u. U. schon vor der Amputation Kontakt aufzunehmen, um das individuell für den Patienten erzielbare Ergebnis im Vorfeld zu besprechen. Hier müssen insbesondere auch Folgeeingriffe (z. B. bei der Chopart-Amputation mit Fusion von Talus und Calcaneus) ins Kalkül einbezogen werden.

> Bei nahezu täglichen Wundkontrollen muss insbesondere eine postoperative Hämatombildung oder Infektbildung, welche beim Dialysepatienten besonders häufig beobachtet werden können, beachtet werden. Bei einer Hämatombildung ist die umgehende Entlastung bzw. Stumpfrevision indiziert zur Vermeidung einer Hautnekrose.

Das Nahtmaterial ist für 14–21 Tage zu belassen. Eine Teilentlastung bzw. komplette Entlastung ist befundabhängig (Weichteildeckung, Vorhandensein eines Hämatoms, Durchblutungssituation) durchzuführen. Es ist eines physikalische und medikamentöse Thromboseprophylaxe durchzuführen. Ein erstes Wickeln des Stumpfes kann ca. 5 Tage nach der Amputation erfolgen. Die Prothesenversorgung erfolgt nach der Wundheilung mit Rückbildung der Schwellung bei stabilen Narbenverhältnissen.

Die Nachbehandlung ist von Physiotherapeut und Orthopädietechniker sowie dem Operateur abzustimmen. Frühzeitig muss die Stumpfpflege und die Prothesenversorgung vom Patienten erlernt werden. Hierzu bietet sich eine stationäre Rehabilitationsmaßnahme in einer spezialisierten Amputationsklinik an.

Dem Patienten sollte die Möglichkeit gegeben werden, sich von der Extremität innerlich zu verabschieden. Ihm muss vermittelt werden, dass die Amputation der Beginn eines neuen Lebensabschnitts ist, der aktiv gestaltet werden soll.

Literatur

Wozniak G, Baumgartner R (2012) Prinzipien der Amputation. In: Debus ES, Gross-Fengels W (Hrsg.) Operative und interventionelle Gefäßmedizin. Springer, Berlin Heidelberg New York

Poliklinik und ambulante Chirurgie

Kapitel 29 Wundheilung und Wundversorgung – 233
S. Siebenlist, P. Biberthaler, W. Mutschler

Kapitel 30 Lokale und regionale Anästhesie – 243
A.O. Paul, K.-G. Kanz

Kapitel 31 Atherome, Lymphknotenschwellung und periphere Weichteiltumoren – 256
M. Guba, K.-W. Jauch

Kapitel 32 Unguis incarnatus – 262
S. Kessler, C. Volkering

Kapitel 33 Hernien – 265
M. Angele

Kapitel 34 Proktologie – 274
A. Herold

Kapitel 35 Sinus pilonidalis – 283
P. Khalil, A. Kleespies

Kapitel 36 Varikose – 289
T. Noppeney

Kapitel 37 Chronische Wunden – 303
R. Weidenhagen, T.A. Koeppel

Kapitel 38 Shuntchirurgie – 309
J. Hoffmann

Kapitel 39 Schrittmachertherapie – 318
A. Markewitz

Kapitel 40 **Leistenhernie, Hodenhochstand
und Hodentorsion** – 326
R. Boehm

Kapitel 41 **Gelenkpunktionen** – 331
J. Zellner, M. Nerlich, P. Angele

Kapitel 42 **Ruhigstellung, Verbände, Gipse** – 337
T. Helfen, K.-G. Kanz

Kapitel 43 **Handverletzungen** – 343
A. Frick

Kapitel 44 **Handinfektionen** – 350
R.E. Horch, E. Polykandriotis

Kapitel 45 **Begutachtung** – 357
R. Beickert, V. Bühren

Wundheilung und Wundversorgung

S. Siebenlist, P. Biberthaler, W. Mutschler

29.1 Einführung

Der Begriff der Wunde bezeichnet eine durch äußere Einflüsse entstandene umschriebene oder flächenhafte Gewebedurchtrennung oder -zerstörung. Prinzipiell kann diese Schädigung alle Organe oder Gewebe treffen. Entsprechend ihrer Ätiologie sind mechanische, thermische, chemische und elektrische Verletzungen beschrieben.

Die wesentlichen potenziellen Folgen von Verwundung sind:
- Austritt von Blut und Serum, was zum Verlust von Flüssigkeit, humoralen und zellulären Bestandteilen des Blutes und damit verbundenen lokalen bzw. systemischen Komplikationen (Hämatom, Infektion, hämorrhagischer Schock etc.; s. unten) führen kann.
- Verlust der Schutzfunktion der unverletzten Oberfläche und Möglichkeit des Eindringens von Erregern, Fremdkörpern, Giften oder radioaktiven Substanzen. Dies gilt sowohl bei äußeren (Haut) Wunden als auch bei inneren Verletzungen (Perforationen des Darms mit Kontamination der Bauchhöhle mit Bakterien etc.).

Die Behandlung von Wunden ist eine der zentralen Aufgaben der Chirurgie, um die genannten Komplikationen zu vermeiden und eine kosmetisch möglichst optimale Ausheilung der Verletzung zu gewährleisten.

29.2 Wundheilung

Die Wiederherstellung der Gewebekontinuität unter Bildung gleichwertiger Gewebestrukturen oder Ersatzgewebe wird als Wundheilung bezeichnet. Man unterscheidet primäre Wundheilung (per primam intentionem) und sekundäre Wundheilung (per secundam intentionem).
- **Primäre Wundheilung:** Eine primäre Wundheilung findet statt, wenn die Wundränder glatt, gut durchblutet, wenig kontaminiert, mechanisch stabil sowie gut adaptiert sind und nur ein geringer Substanzverlust auszugleichen ist.
- **Sekundäre Wundheilung:** Bei größeren Wunden sind entweder ausgedehntere Defekte zu füllen oder es liegt eine zusätzliche Infektion vor. Vom Organismus muss daher neben der Bekämpfung des Infektes in größerem Umfang neues Ersatzgewebe aufgebaut werden.

Man unterscheidet insgesamt 3 Phasen der Wundheilung: die exsudative, die proliferative und die regenerative Phase, die als Komplex regulierte Entzündungsreaktionen aufzulösen sind (Abb. 29.1).
- **Exsudative Phase (1. bis 3. Tag):** In dieser Phase ist die Wunde bestimmt von dem Versuch des Organismus, das Ausmaß der immer mitbeteiligten Verletzung von Gefäßen und den damit verbundenen Blutverlust zu reduzieren. Im Wundbereich akkumulieren daher Thrombozyten neben Erythrozyten, Leukozyten und Plasmaproteinen. Die dabei freigesetzten Mediatoren aktivieren weitere zelluläre und humorale Mechanismen, so dass ca. ab dem 2. Tag die proliferative Phase folgt.
- **Proliferative Phase (2. bis 20. Tag):** Diese Phase ist geprägt vom Aufbau gefäßreichen Granulationsgewebes, das eine kontraktile Komponente aufweist und Wundränder mit einer Geschwindigkeit bis zu 1–2 mm am Tag aufeinander zu ziehen kann. Darüber hinaus kommt es während dieser Phase zur Reepithelialisierung der Wunde.
- **Reparative Phase (3. Tag bis 6. Monat):** Diese Phase ist hauptsächlich vom Auf- und Umbau permanenten Narbengewebes geprägt.

29.3 Wundheilungsstörung

Gemeinsam ist den Wundheilungsstörungen, dass eine nutritive Störung der physiologischen Wundheilungsvorgänge vorliegt. Diese kann allgemeine Ursachen haben, wie z. B. fortgeschrittenes Alter, konsumierende Erkrankungen, Kachexie etc. oder spezielle Ursachen, wie mangelnde Gefäßversorgung, Diabetes und die bakterielle Besiedelung.

29.4 Prinzipien der Wundbehandlung

Prinzipiell umfasst die chirurgische Wundbehandlung folgende Schritte:
- Lokalanästhesie

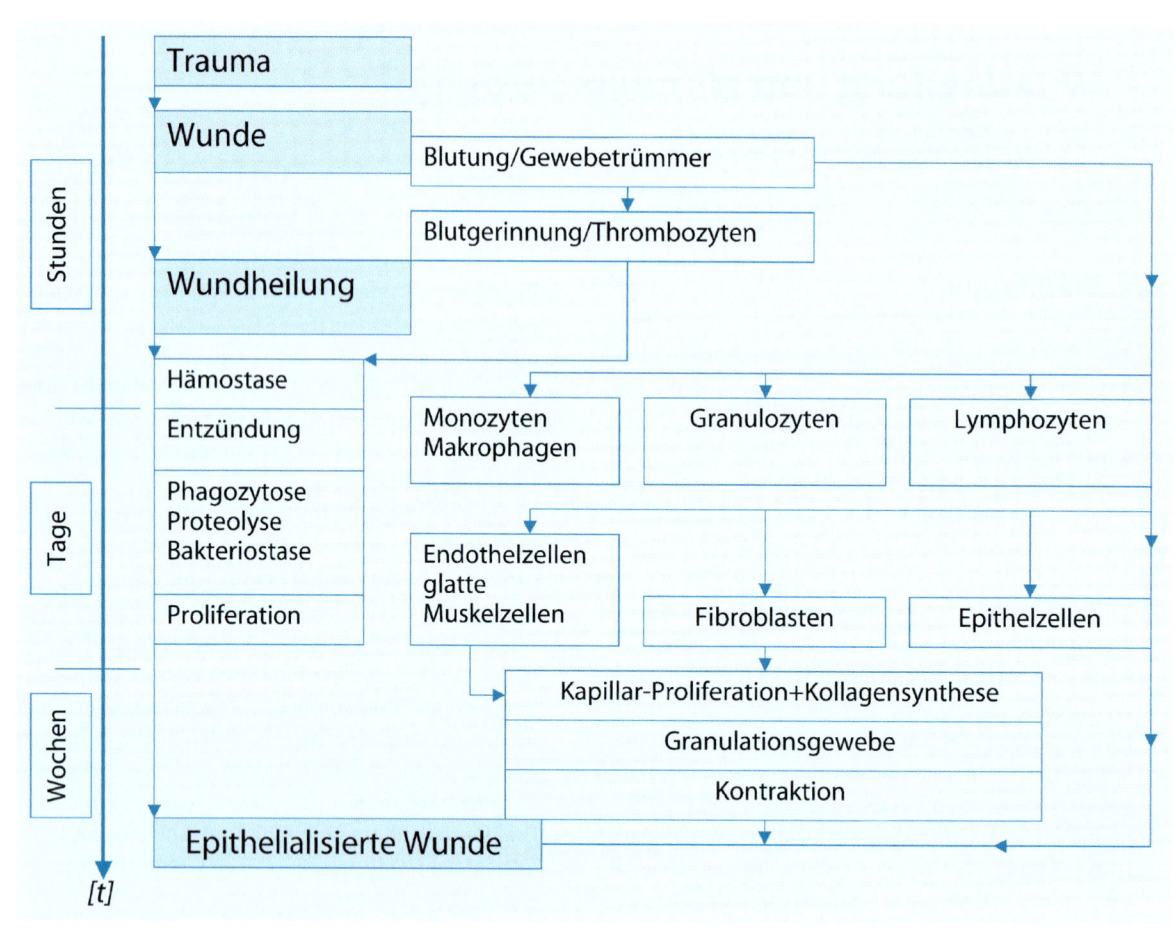

Abb. 29.1 Schematische Darstellung der Mechanismen während der Wundheilung in Abhängigkeit von der Zeit [t]. Initial wird durch das Trauma eine Wunde induziert, die mit Blut und Gewebetrümmer gefüllt ist. Daraus ergibt sich die Aktivierung der humoralen und zellulären Blutgerinnung, deren Koagulationsprodukte in sich bereits den Beginn der Wundheilung tragen und mittels Entzündungsmediatoren wesentliche zelluläre Komponenten des Immunsystems aktivieren. Diese Prozesse geschehen innerhalb der ersten Stunden nach dem Trauma. Sind die zellulären Komponenten des Immunsystems (Monozyten, Makrophagen etc.) entsprechend stimuliert, so übernehmen diese einerseits die lokale Abwehr von Krankheitserregern (Phagozytose etc.) und induzieren andererseits über Endothelzellen, Fibroblasten und Epithelzellen die Proliferation von Kapillaren sowie die Kollagensynthese. Diese Mechanismen benötigen einige Tage und gehen fließend in die regenerative Phase der Wundheilung mit Bildung von Granulationsgewebe, Kontraktion der Wundränder und letztlich Ausbildung einer epithelialisierten Wunde über, die sich über einige Wochen hinziehen kann

— Blutstillung
— Débridement
— Spülung
— Wundverschluss
— Verband
— Tetanus-Check, ggf. Auffrischung
— Antibiose (fakultativ)

Bei oberflächlichen Schürfungen ohne Verletzungen des Stratum germinativum ist eine konservative Wundbehandlung durch Wundreinigung und Desinfektion möglich. Diese Wunden heilen narbenlos unter Schorf ab.

Verletzungen, die über das Stratum germinativum hinausgehen, erfordern die operative Wundversorgung unter streng aseptischen Bedingungen bei ausreichender Schmerzfreiheit (Abb. 29.2). Voraussetzung für die erfolgreiche Wundbehandlung ist die sorgfältige Inspektion und das Erkennen bzw. Behandeln zusätzlicher Verletzungen von Gefäßen, Nerven, Sehnen, Knochen sowie die Eröffnung von Körper- oder Gelenkhöhlen. Offene Frakturen sollten nur im Operationssaal inspiziert werden, jede vorherige Wundinspektion erhöht die Infektionsrate.

Ein primärer Wundverschluss kann innerhalb von 6 h (in Ausnahmefällen innerhalb von 12 h!) erfolgen. Die unterschiedlichen Nahtmaterialien werden ausführlich in ▶ Kap. 17 beschrieben.

29.4.1 Entfernung des Nahtmaterials

Das Nahtmaterial wird an unterschiedlichen Körperregionen zu unterschiedlichen Zeitpunkten entfernt.

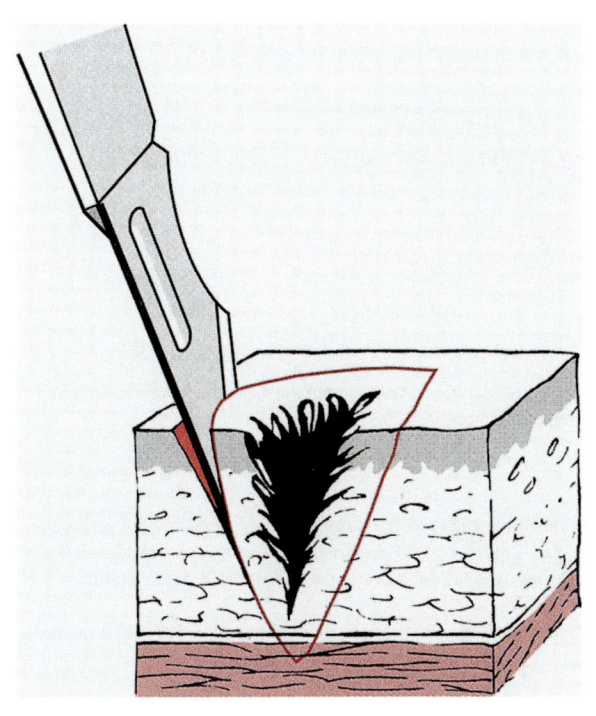

Abb. 29.2 Wundexzision nach Friedrich. (Aus Nerlich u. Berger 2003)

— Kopf/Hals: 5–7 Tage
— Rumpf: 8–10 Tage
— Extremitäten: 10–14 Tage

Für die meist ambulante Wundbehandlung muss der Patient über die Notwendigkeit der Fadenentfernung aufgeklärt werden. Für die Standardversorgung von Hautwunden eignet sich die **Einzelknopfnaht**.

29.4.2 Tetanus

> Jede offene Wunde ist prinzipiell gefährdet, von Bakterien der Gattung Clostridium tetani kontaminiert zu werden.

Diese anaeroben Keime vermehren sich sehr langsam und sezernieren ein Exotoxin (**Tetanustoxin**), das vom Infektionsort intraaxonal entlang der Nervenfasern in das Zentralnervensystem einwandert. Dort bindet es sehr dauerhaft in den postsynaptischen Bereichen, verhindert im Rückenmark die Freisetzung der inhibitorischen Botenstoffe Glycin und GABA und induziert damit ein exzitatorisches Krankheitsbild (Wundstarrkrampf, Risus sardonicus, tonische Krämpfe) der peripheren Muskulatur. Unbehandelt hat die Tetanusinfektion eine Mortalität von 30–50 %.

Gegen ungebundenes Tetanustoxin steht ein Globulin zur Verfügung (**Tetanusimmunglobulin** HTIG, bis 10.000 IE i.m.) appliziert. Außerdem muss schnellstmöglich eine gründliche chirurgische Wundversorgung (Exzision) erfolgen. Eine antibiotische Behandlung verringert nicht das zirkulierende Toxin, sie wird jedoch angewandt, um erreichbare Erreger zu dezimieren. Der Erreger ist gegen Penicillin G empfindlich (20 Mio E/Tag), additiv ist über einen positiven Effekt von hyperbarer Sauerstofftherapie berichtet worden. Die beste Therapie ist jedoch die Prophylaxe, da gegen das Toxin ein verträglicher und gut wirksamer Impfstoff existiert. Prinzipielles Ziel muss es daher sein, die gesamte Bevölkerung komplett gegen Tetanus durch zu impfen. Die Häufigkeiten von Tetanusinfektionen schwankt daher auch erheblich zwischen westlichen Industrienationen (Inzidenz USA 1990: 0,02 %, Afrika: ca. 1–2 %, wobei die Hälfte davon auf neonatale Tetanusinfektionen zurückgeht).

> Bei jeder offenen Verletzung muss der Tetanusstatus abgefragt und dokumentiert werden.

Risikogruppen hinsichtlich des Tetanusschutzes sind: Impfgegner und deren Kinder, Patienten aus Gegenden der Erde ohne ausreichen medizinische Versorgung (3. Welt) oder Patienten aus eingeschränktem sozialem Milieu (i.v. Drogenabusus, Alkoholmissbrauch, Obdachlosigkeit etc.).

Die STIKO (aktuelle Änderungen siehe: http://www.rki.de) hat ein entsprechendes Behandlungsregime herausgegeben (Tab. 29.1).

29.5 Unterschiedliche Wundarten und deren spezielle Behandlung

Blasen Blasen entstehen durch Druck oder Reibung und heilen in der Regel narbenlos ab. Größere Blasen kann man ggf. kontrolliert nach Desinfektion eröffnen und abtragen.

Schürfwunden Entstehen durch laterale Gewalteinwirkung entlang der Haut, wobei nur oberflächliche Schichten betroffen sind. Schürfwunden heilen in der Regel narbenlos unter dem Schorf ab, jedoch bleiben eventuell eingesprengte kleine Schmutzpartikel in der äußeren Schicht der Haut und ergeben einen Tätowierungseindruck. Die Behandlung solcher Schürfwunden besteht daher in der mechanischen Reinigung mittels steriler Handwaschbürste und NaCl 0,9 % nach Unterspritzung von Lokalanästhetikum (Lidocain 1 % 10 ml).

Stichwunden Stichwunden entstehen nach Gewalteinwirkung mittels einem spitzen, scharfkantigen Gegenstand auf den Körper (Messer, Schraubenzieher etc.). Problematisch ist, dass der entstandene Schaden in der Tiefe des Körpers oft aufgrund der relativ geringen äußeren Verletzungszeichen zunächst unterschätzt wird.

Tab. 29.1 Vorgehen der Tetanusimmunprophylaxe im Verletzungsfall entsprechend STIKO-Empfehlung (Stand 03/2010)

Vorgeschichte der Tetanu-simmunisierung (Anzahl der erhaltenen Tetanu-simpfdosen)	Saubere, geringfügige Wunden		Alle andere Wunden[1]	
	DTap/Tdap[2]	TIG[3]	DTap/Tdap[2]	TIG[3]
Unbekannt	Ja	Nein	Ja	Ja
0–1	Ja	Nein	Ja	Ja
2	Ja	Nein	Ja	Nein[4]
3 oder mehr	Nein[5]	Nein	Nein[6]	Nein

[1] Tiefe und/oder verschmutzte (mit Staub, Erde, Speichel, Stuhl kontaminierte) Wunden, Verletzungen mit Gewebszertrümmerung und reduzierter Sauerstoffversorgung oder Eindringen von Fremdkörpern (z. B. Quetsch-, Riss-, Biss-, Stich-, Schusswunden)
– schwere Verbrennungen und Erfrierungen
– Gewebsnekrosen
– septische Aborte
[2] Kinder unter 6 Jahren erhalten einen Kombinationsimpfstoff DTap, ältere Kinder Tdap (d. h. Tetanus-Diphterie-Impfstoff mit verringerter azellulärer Pertussiskomponente). Erwachsene erhalten ebenfalls Tdap, wenn sie noch keine Tdap-Impfung im Erwachsenenalter (≥18 Jahre) erhalten haben oder sofern eine aktuelle Indikation für eine Pertussis-Impfung besteht (s. Tabelle 2, Epid. Bulletin des RKI 30/09, S. 289)
[3] TIG = Tetanusimmunglobulin, im Allgemeinen werden 250 IE verabreicht, die Dosis kann auf 500 IE erhöht werden; TIG wird simultan mit DTap/Tdap-Impfstoff angewendet
[4] Ja, wenn die Verletzung länger als 24 h zurückliegt
[5] Ja (1 Dosis), wenn seit der letzten Impfung mehr als 10 Jahre vergangen sind
[6] Ja (1 Dosis), wenn seit der letzten Impfung mehr als 5 Jahre vergangen sind

> Im Körper steckende Fremdkörper wie Messer, Säbel etc. werden solange an Ort und Stelle belassen, bis eine definitive chirurgische Versorgung sichergestellt ist (Abb. 29.3).

Pfählungsverletzungen Sie entstehen durch das Eindringen von spitzen oder stumpfen isolierten Gegenständen mit relativ hoher Gewalteinwirkung auf den Körper (z. B. Sturz auf Gartenzaun etc.). Für die Therapie gilt ähnlich wie bei der Stichverletzung, dass Fremdkörper zunächst belassen werden. Der Patient wird systemisch stabilisiert, die definitive Versorgung erfolgt im Operationssaal, da bei der erheblichen Gewalteinwirkung mit der Verletzung tieferer Strukturen zu rechnen ist. Pfählungsverletzungen sind häufig erheblich bakteriell kontaminiert und müssen daher antibiotisch nachbehandelt werden.

Schnittwunden Sie entstehen durch scharfe schneidende Gegenstände (z. B. Skalpell) und zeigen glatte Wundränder und spitze Wundwinkel. Alle Hautschichten sind bis auf den Wundgrund durchtrennt, die Schnittwunde blutet meist stark und hat nach sauberer Adaptation und Naht eine gute Heilungstendenz. Bei Verletzungen durch scharfkantiges Glas muss an eine Fremdkörpereinsprengung gedacht werden (s. unten).

Fremdkörpereinsprengung Bei tiefergehenden Wunden, Stich- oder Schürfwunden sollte man bedenken, dass Fremdkörper in der Wunde verblieben sein könnten, insbesondere bei Verletzungen durch Materialbruch oder Splitterung (z. B. Glasscherben, Holzspreißel etc.) und bei Stürzen auf unbekleidete Körperstellen (z. B. Straßensplitt). Daher muss bei Verdacht auf Fremdkörper-Beteiligung eine Röntgenuntersuchung der betroffenen Region angefertigt werden, um ggf. okkulte Fremdkörper (röntgendichte Materialen wie z. B Glas oder Plastik) zu detektieren. In einzelnen Fällen kann es notwendig sein, aufgrund der Lokalisation des Fremdkörpers die Entfernung unter direkter Bildverstärker-Kontrolle durchzuführen. Das diagnostische und therapeutische Vorgehen bei Glasscherbenverletzungen bzw. Fremdkörpereinsprengung ist in Abb. 29.4 dargestellt. Bei ausgedehnter Weichteilverletzung und/oder Fremdkörpereinsprengung sollte eine prophylaktische Antibiotikatherapie eingeleitet werden.

> Auch bei einem negativen Befund im Röntgen ist eine sorgfältige chirurgische Wundexploration in Lokalanästhesie und eine entsprechende Dokumentation obligat.

Tipps zur Fremdkörperentfernung
- Aufklärendes Gespräch mit dem Patienten über das geplante Vorgehen.
- Herausragende Fremdkörper lassen sich ggf. ohne Lokalanästhesie entfernen, da die Injektion häufig schmerzhafter ist als die eigentliche Fremdkörperbergung.

wie beispielsweise durch Stacheldraht. Die Wundränder sind häufig zerfetzt oder unscharf begrenzt. Risswunden werden ebenso mittels Wundausschneidung nach Friedrich exzidiert, gespült und dann primär verschlossen.

Quetsch- und Platzwunden Sie entstehen durch primär stumpfe Gewalteinwirkung auf den Körper, die zur unterschiedlich ausgeprägten Zerstörung der verschiedenen Hautschichten führen kann. Obwohl tiefer gelegene Nerven oder Gefäße nicht direkt betroffen sein müssen, ist deren Funktion durch die stumpfe Gewalteinwirkung häufig gefährdet. Die Quetsch-Platzwunde heilt schlecht und häufig unter Narbenbildung ab. Um diesem vorzubeugen, schneidet man die kontusionierten Wundränder unter Lokalanästhesie aus und verschließt die Wunde mittels Einzelknopfnähten.

Lippenplatzwunden Lippenplatzwunden entstehen meist durch stumpfe Gewalteinwirkung und entsprechen Riss- oder Platzwunden anderer Körperregionen. Zudem finden sich orale Schleimhaut- und/oder Zungenverletzungen, die durch Zahnbiss verursacht werden. Bei diesen häufig stark blutenden Wunden können nicht selten Verletzungen der Zähne (Zahnbruch oder Lockerung) auftreten, die einer zahnärztlichen Behandlung zuzuführen sind. Bei der Wundversorgung ist insbesondere bei Verletzungen am Übergang von Lippenrot und perioraler Haut sowie bei einer Verletzung des M. orbicularis oris auf eine plastische Rekonstruktion (Verwendung von resorbierbarem Nahtmaterial) zu achten, um ein optimales kosmetisches Ergebnis zu erzielen. Bei enoralen Schleimhautverletzungen darf aufgrund der bakteriellen Kontamination durch die Mundflora kein vollständiger Wundverschluss erfolgen (lediglich Adaptation der Wundränder).

Ablederung (Décollement) Eine Ablederung entsteht durch erhebliche Gewalteinwirkung auf Gewebe wobei die tiefer liegenden Weichteilverbindungen komplett erhalten bleiben und große Hautlappen im Ganzen abgezogen werden können. Diese Wunden müssen immer im Operationssaal versorgt werden. Nach Reinigung und ggf. Ausschneiden kontaminierter Wundränder sollte versucht werden, die abgelederten Hautareale zu replantieren. Dabei ist darauf zu achten, dass ggf. die Gefäßversorgung der oberflächlich erhaltenen Hautlappen abgerissen sein kann und diese mikrochirurgisch wieder hergestellt werden muss. Aufgrund regelhaft auftretender sekundärer Nekrosen und der erheblichen Infektionsgefahr erfordern Décollement-Verletzungen immer die engmaschige Überwachung der Patienten.

Schusswunden Eine Schusswunde wird durch das Einwirken von Projektilen unterschiedlicher Herkunft (Pis-

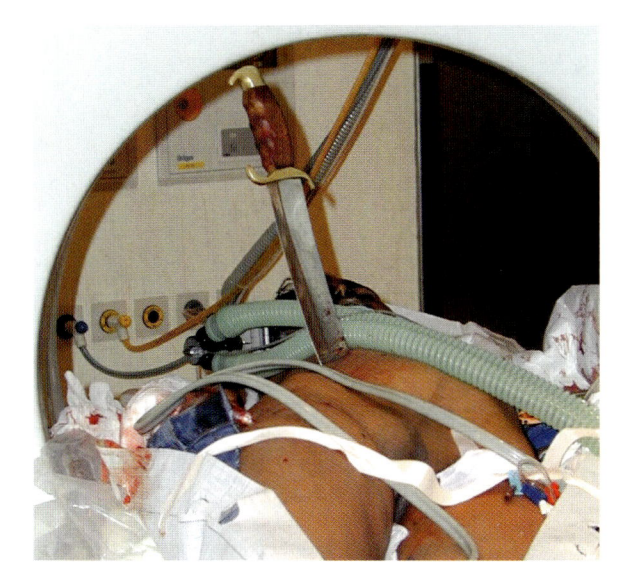

Abb. 29.3 Der Säbel dieser Stichverletzung wurde erst im Operationssaal nach Exploration unter Sicht gelöst, um eventuell tamponierte Blutungen sofort zu stillen

- Lokalanästhesie mittels Feldblock oder Leitungsanästhesie (z. B. Oberst-Leitungsanästhesie im Bereich der Finger oder Zehen).
- Methoden zur sicheren Bergung unterschiedlicher subkutaner Fremdkörper (Abb. 29.5).
- Ein Fremdkörper sollte nie blind (d. h. durch Ertasten) mittels einer Klemme oder einer Pinzette, da es zu iatrogenen Verletzungen oder zum Bruch des Fremdkörpers in mehrere Kleinteile kommen kann.
- Nach Bergung eines Fremdkörpers sollte die Wunde erneut sorgfältig exploriert werden, um sicherzustellen, dass der Fremdkörper in toto entfernt wurde.
- Ein primärer Wundverschluss sollte abhängig gemacht werden sowohl von der Wundbeschaffenheit wie auch von der Lokalisation und dem Zeitpunkt des Traumas.
- Ist die Bergung des Fremdkörpers voraussichtlich nicht in einer angemessenen Zeit (ca. 30 min) erfolgversprechend durchzuführen bzw. kann keine ausreichende, lokale Analgesie erreicht werden, sollte die operative Revision in Plexus- oder Allgemeinanästhesie geplant werden.
- Nach mehrfachen erfolglosen Bergungsversuchen in Lokalanästhesie sollte die Wunde temporär verschlossen werden und die Revision unter Operationssaalbedingungen in Allgemeinanästhesie erfolgen.

Risswunden Risswunden entstehen durch ungerichtete Gewalteinwirkung unterschiedlich scharfer Gegenstände

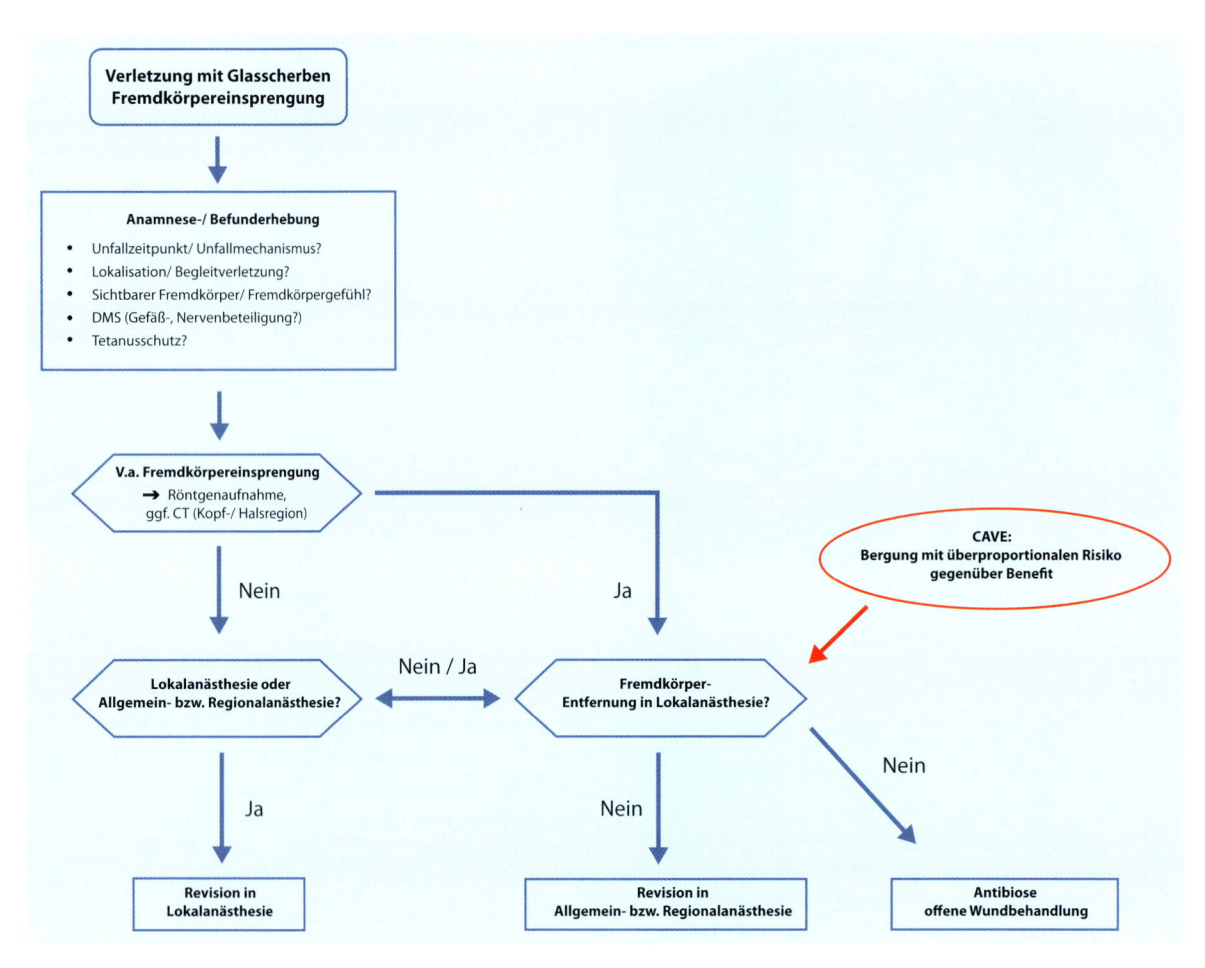

Abb. 29.4 Algorithmus Glasscherbe/Fremdkörpereinsprengung

tole, Gewehr, Granatsplitter etc.) auf den Körper erzeugt und ist demzufolge erheblich abhängig von der Art, Geschwindigkeit und Größe des Projektils. Man unterscheidet Steck- von Durchschüssen. Die Geschoßbahn muss revidiert werden, da ähnlich wie bei der Stichverletzung auch bei der Schusswunde gilt, dass der Einschuss mitunter nicht sehr groß sein muss, die gewebszerstörende Wirkung des Geschosses in der Tiefe jedoch erheblich sein kann (Schrot, Splitterprojektil, Explosivgeschoss etc.). Nach Exploration des Schusskanals im Operationssaal wird der Wundrand ausgeschnitten, der häufig Spuren der Treibladung (Pulver) oder mitgerissene Kleidungsstücke aufweist und ggf. nach Einlage einer kleinen Drainage verschlossen werden kann. Bei Steckschüssen bzw. Schrotladungen muss die Frage, ob das/die Fremdkörper entfernt werden jeweils individuell von der jeweiligen anatomischen Lage beantwortet werden. Liegen die Fremdkörper in der Nähe von großen Gefäßen, Leitungsbahnen etc. und drohen spontan, diese zu kompromittieren, ist die Entfernung im Operationssaal unter kontrollierten Bedingungen und Bildwandlerkontrolle anzuraten. Bei ungefährlichen Positionen beispielsweise im Muskel- oder Weichteilgewebeverbund ist der Präparationsschaden meist erheblich größer als der durch die Fremdkörper zu erwartende Schaden, so dass diese bei sorgfältiger Abwägung belassen werden können. Bislang

Abb. 29.5 Methoden zur Entfernung unterschiedlicher subkutaner Fremdkörper. **a** Entfernung einer subkutan gelegenen Nadel. Inzision auf Höhe der Mitte des identifizierten Fremdkörpers; anschließendes Vorschieben des Fremdkörpers mit einem Klemmchen, bis dessen Ende den Inzisionskanal erreicht hat *(Pfeil)*; dann vertikales Herausziehen des Fremdkörpers. **b** Bergung einer vertikal gelegenen Nadel. Parallel zum Fremdkörper verlaufende Inzision und Mobilisierung der Haut in beide Richtungen; durch seitlich ausgeübten vertikalen Druck *(Pfeile)* kommt der Fremdkörper anschließend zum Vorschein. **c** Bergung eines zerbrechlichen Fremdkörpers wie z. B. eines Holzspreißels. Keilexzision bei horizontaler Lage. Es ist darauf zu achten, ein Zersplittern des Fremdkörpers zu vermeiden. **d** Bergung eines vertikal einliegenden Fremdkörpers durch Keilinzision. **e** Gebogene Gegenstände (z. B. eine Häkelnadel) können wie gezeigt sicher entfernt werden, ohne weitere Verletzungen hervorzurufen. Zur Sicherung der gebogenen Spitze wird eine Hohlnadel über die Spitze gestülpt, sodass der Fremdkörper ohne weitere Verletzungen durch einfachen Zug entfernt werden kann. (Nach Khalil et al. 2010)

29.5 · Unterschiedliche Wundarten und deren spezielle Behandlung

Abb. 29.5

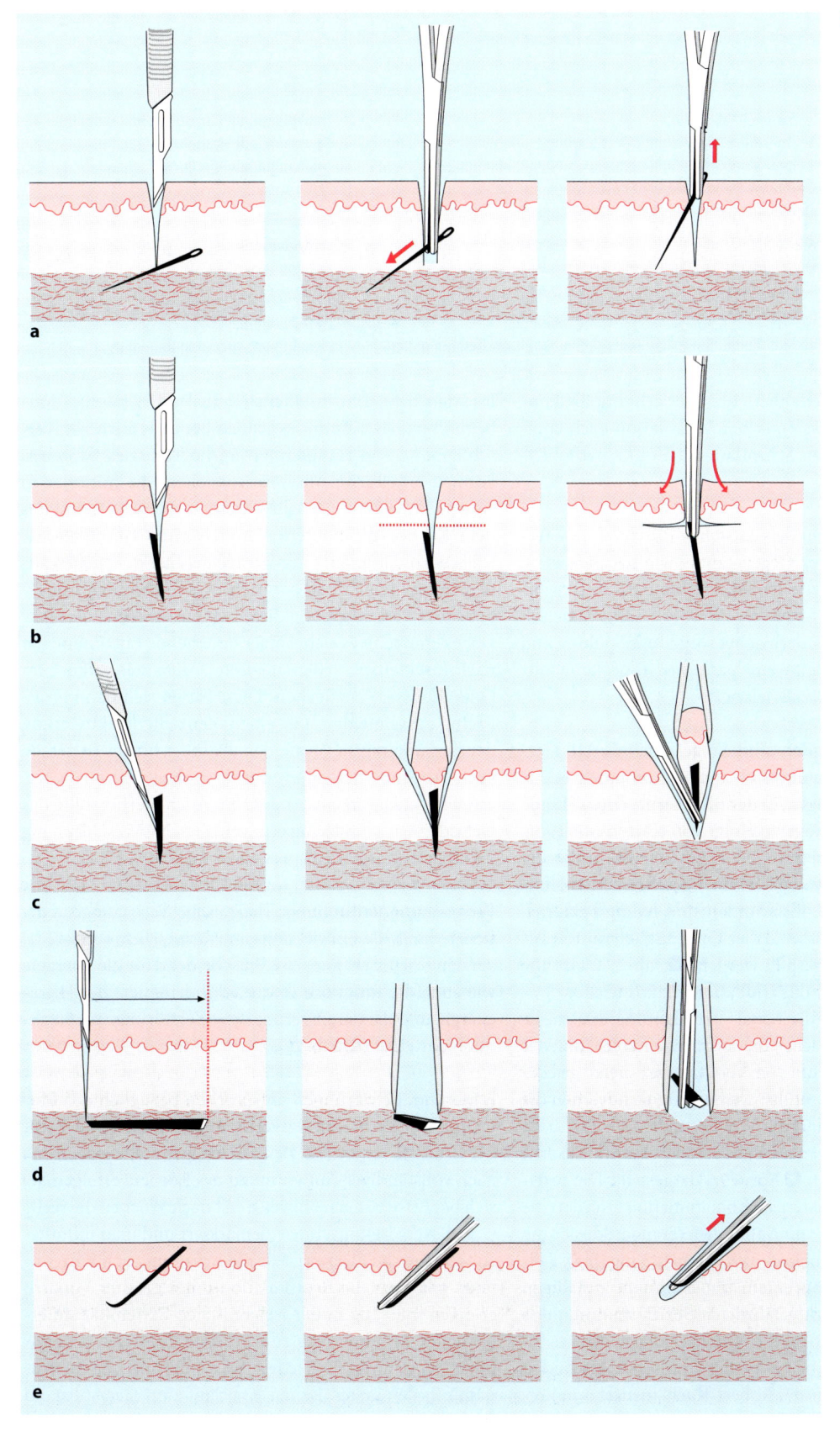

Tab. 29.2 Risikoabschätzung von Bisswunden und deren spezifische Therapie

Risikoeinteilung	Risikofaktoren	Therapie
Hohes Risiko	Katze, Großkatze, Fuchs Stichförmige Bisswunde, Quetschwunde Gelenk- oder Sehnenbeteiligung Unterarm, Hand, Fuß, Kopf bei Kindern Durchblutungsstörungen, Immunsuppression, Endokarditisrisiko	Débridement Offene Wundbehandlung Sekundäre Wundheilung Antibiose
Mittleres Risiko	Mensch, Primaten HIV, Hepatitis, bei Rhesusaffen: Herpes B	Débridement Primärer Wundverschluss erlaubt Antibiose
Geringes Risiko	Hund, Wiederkäuer, Hamster, Ratte, Maus Kopf, Gesicht, Rumpf, Oberarm, Ober- und Unterschenkel	Débridement Primärer Wundverschluss erlaubt

gibt es lediglich Einzelfallberichte über erhöhte Bleikonzentrationen in der systemischen Zirkulation nach langjähriger Belassung von Schrotladungen ohne pathophysiologische Relevanz.

Kratzwunden Kratzwunden entstehen durch laterale Gewalteinwirkung spitzer Gegenstände, wie beispielsweise den Krallen einer Katze oder eine Drahtbürste. Kratzwunden sind zwar selten tiefer gehend, aber häufig bakteriell kontaminiert und erfordern daher sorgfältige Spülung und Reinigung. Eventuell kann eine passagere Abdeckung mittels Fettgaze erfolgen (z. B. Jelonet).

Bisswunden Bisswunden sind Folge eines durch Tier- oder Menschenbisses und stellen eine Kombination aus Stich- und Risswunde dar. In der BRD verursachen Hunde 75 % der Bissverletzungen, gefolgt von Katzen mit 10 %. Die Hälfte der Hundebissverletzungen betrifft Kinder, die meist von zuvor als „völlig harmlos" beschriebenen Hunden gebissen werden. Bisswunden sind häufig bakteriell kontaminiert und müssen daher unverzüglich mittels antiseptischer Lösung gespült werden. ◘ Tab. 29.2 gibt die Einteilung hinsichtlich des Infektionsrisikos wieder.

Im Anschluss an die Lokal- bzw. Leitungsanästhesie muss wie oben beschrieben die sorgfältige Exploration der Wunde zum Ausschluss von Verletzungen tiefer gelegener Strukturen durchgeführt werden. Danach werden die Wunden débridiert und die Wundränder nach Friedrich ausgeschnitten. Der genaue Behandlungsalgorithmus von Bissverletzungen ist in ◘ Abb. 29.6 dargestellt. Die regelhaft vorkommende bakterielle Kontamination erfordert die prophylaktische Gabe von Antibiotika (Standarddosierung Erwachsener: Augmentan 2–3×875 mg/125 mg/Tag). Falls die Bissverletzung von einem unbekannten, auffälligen Tier aus einem Tollwut-gefährdeten Bezirk stammt, muss die prophylaktische Tollwut-Impfung erfolgen. Nähere Informationen hinsichtlich aktueller Impfschemata finden sich auf der Homepage des Robert-Koch-Institutes in Berlin (http://www.rki.de).

Insektenstiche Ein Insektenstich heilt in 99 % ohne Narbenbildung ab. Kommt es jedoch bei dem Stich zur Verschleppung von Hautkeimen in die Tiefe des Gewebes, können erhebliche Abszesse entstehen, die mitunter in Allgemeinnarkose gespalten werden müssen. Gelingt es dem Körper, die Bakterien mittels eines Granulationswalls einzudämmen, muss gerade bei Insektenstichen aus den tropischen Zonen bei eventuellem Eröffnen mit erheblicher Verschleppung dieser Keime gerechnet werden. Daher empfiehlt es sich, länger bestehende Entzündungen nach Insektenstich ebenfalls unter Allgemeinnarkose im Operationssaal anzugehen. Diese lassen sich dann großflächig ausschneiden, um eine potenzielle Reaktivierung der Entzündung zu vermeiden. Darüber hinaus ist gerade nach Tropenbesuch an eventuelle Einbettung von Tiereiern, Fliegenlarven etc. zu denken. Auch hierfür sollte das Débridement großflächig erfolgen, um eine Verschleppung im Organismus des Körpers zu vermeiden.

Verbrennung/Verbrühung Thermische Verletzungen entstehen durch die Einwirkung von Wärme/Hitze von >42 °C auf den Körper (▶ Kap. 76). Entscheidend für die Therapie wie auch die Prognose sind die Eindringtiefe der Hitzeenergie und die damit verbundene Zerstörung von Strukturen der Haut (◘ Tab. 29.3).

Erfrierung Erfrierungen entsprechen bezüglich der Einteilung den Verbrennungsverletzungen. Ein Débridement der Grad-III- und Grad-IV-Erfrierungen sollte jedoch erst nach vollständiger Aufwärmung des Körpers erfolgen, da sich bei Erfrierungen teilweise erst nach Wochen die reelle Gewebsversorgungsgrenze demarkiert und man mitunter zu viel Gewebe reseziert. Für die Erfrierung von Extremitäten gilt, dass die Rezirkulation unter größter Vorsicht erfolgen muss, da in der ischämischen Extremität ein erheblicher Zelluntergang zum Anstieg des freien Kaliums führt, der dann nach Wiedererwärmung und Einschwemmung in den systemischen Kreislauf zum Herzstillstand führen kann. Die erfrorene Extremität ist dabei mit sterilen

29.5 · Unterschiedliche Wundarten und deren spezielle Behandlung

Checkliste:
- Unfallzeitpunkt/ Unfallmechanismus?
- Lokalisation/ Begleitverletzung?
- V.a. Fremdkörper?(Abb.4)
- DMS (Gefäß-, Nervenbeteiligung?)
- Tetanusschutz?
- V.a. Tollwut, HIV, Hepatitis, Herpes B ?

→ **Bissverletzung**
↓
Abschätzung des Infektionsrisikos (siehe Tab. 2)

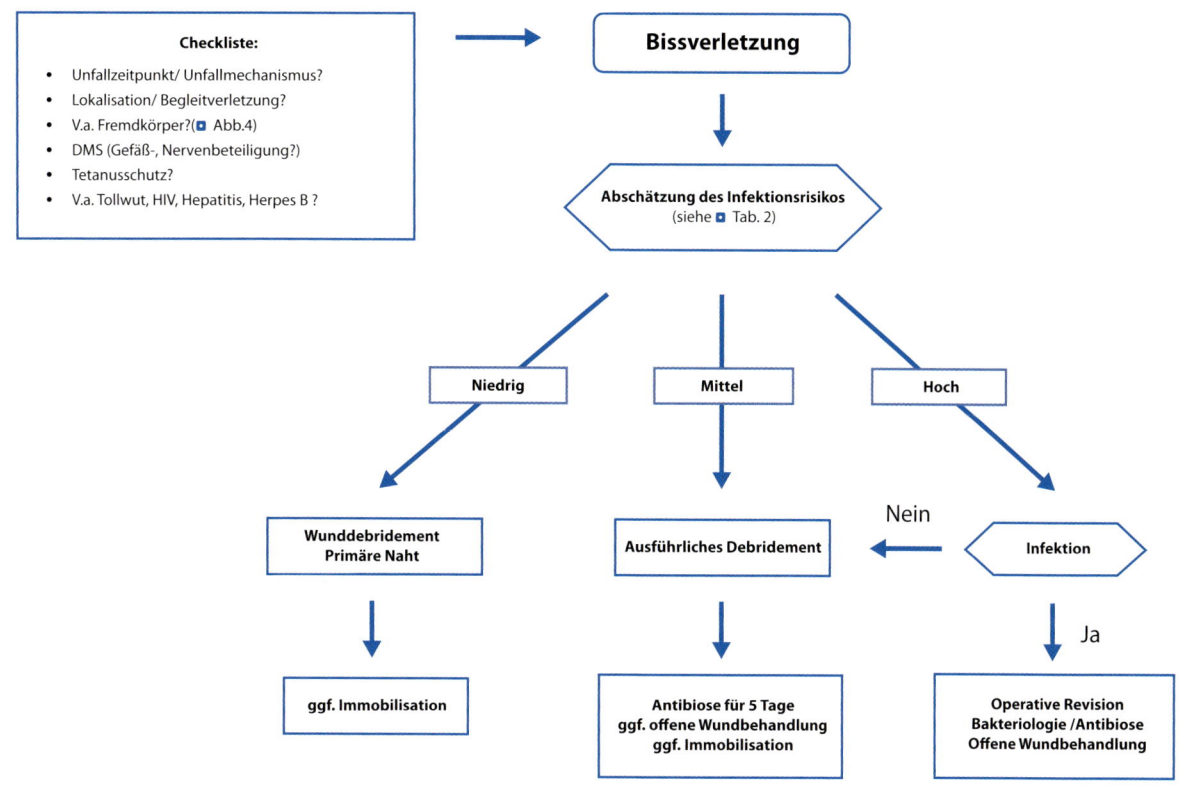

- **Niedrig** → Wunddebridement / Primäre Naht → ggf. Immobilisation
- **Mittel** → Ausführliches Debridement → Antibiose für 5 Tage, ggf. offene Wundbehandlung, ggf. Immobilisation
- **Hoch** → **Infektion**
  - Nein → Ausführliches Debridement
  - Ja → Operative Revision, Bakteriologie/Antibiose, Offene Wundbehandlung

Abb. 29.6 Management von Bissverletzungen

Tüchern abzudecken. Da der Aufwärmungsvorgang mitunter sehr schmerzhaft sein kann und die Patienten das Aufliegen der Tücher nicht tolerieren, kann man mittels eines Drahtgestells („Bahnhof") einen Überbau schaffen, der die sterilen Tücher auf Abstand hält.

> ❗ Patienten mit ausgedehnteren Erfrierungen dürfen nur unter Monitoring (Intensivstation!) aufgewärmt werden, da es zum Herzstillstand kommen kann.

Tab. 29.3 Einteilung der Verbrennungen und deren spezifische Therapie

Grad	Klinische Symptomatik	Therapie
I	Rötung, z. B. Sonnenbrand	Heilt spontan ohne Narben ab
IIA	Rötung, feuchte Haut, Blasen, Schmerzen	Blasen abtragen, Desinfektion mittels Silbersulfadiazin, heilt ohne Narbenbildung ab
IIB	Rötung, feuchte Haut, Blasen, Haare erhalten, wenig oder keine Schmerzen	Blasen abtragen, Desinfektion mittels Silbersulfadiazin, später ggf. epifasziales Débridement und Spalthautdeckung, heilt unter Narbenbildung ab
III	Weißliche Haut, eher trockener Aspekt, keine Schmerzen, keine Sensibilität	Débridement und Spalthautdeckung, Antibiose, Tetanusschutzimpfung, heilt trotzdem oft unter erheblicher Narbenbildung mit späteren Narbenkontrakturen etc. ab, später ggf. plastische Korrekturen
IV	Komplette Verkohlung bis auf unter der Haut gelegene Strukturen, wie Knochen, Organe etc.	Oft bleibt nur die Amputation; bei Erhalt der Extremität Débridement bis Blutung Restvitalität des Gewebes anzeigt, „second look" nach 24–48 h, Tetanusschutzimpfung, Antibiose, Monitoring systemischer Mitreaktionen, später ggf. plastische Deckung

Stromverletzungen Sie entstehen durch die Einwirkung von Strom auf den Organismus. Lokale Verletzungen treten auf, wenn der Storm lediglich oberflächlich kurze Strecken zwischen 2 Hautkontakten zurücklegt. Fließt der Strom hingegen über längere Strecken durch den Organismus, sind die Hautmarken zwar oft klein aber der interne Schaden an Muskelzellen etc. aufgrund inneren Verkochens erheblich. Die Diagnostik kann mittels MRT erfolgen. Die Therapie besteht in einem sparsamen Grenzzonendébridement und intensivmedizinischem Monitoring (CK-Kontrolle, Crash-Niere, Herzrhythmusstörungen etc.).

Chemische Verletzungen Treffen aggressive Säuren oder Laugen auf die ungeschützte Haut, kann es zu ausgedehnten Nekrosen mit erheblicher Tiefenwirkung kommen. Um diese so weit als möglich zu verhindern, ist als initiale Maßnahme die Wunde mit ausreichend sterilem 0,9 %-igem NaCl-Lösung zu spülen, um verbleibende freie Valenzen zu puffern bzw. zu entfernen. Auf den Packungen von Säuren und Laugen finden sich Kodierungen, die über die genaue Zusammensetzung der Substanzen Auskunft geben. Im Anschluss daran erfolgt die Behandlung ähnlich wie bei Brandwunden symptomatisch mit Schmerzbekämpfung, Tetanusschutzimpfung und Débridement, wobei gerade bei Laugen eine erhebliche Tiefenwirkung auftreten kann. Der Wundverschluss gelingt nur bei kleinen Verletzungen primär, die Wunden bleiben häufig sehr lange offen und heilen schlecht ab. In vielen Fällen ist eine plastische Deckung unumgänglich.

Literatur

Aktuelle Empfehlungen der STIKO http://www.rki.de
Mutschler W, Haas N (1999) Praxis der Unfallchirurgie. Thieme, Stuttgart New York
Nagel E, Löhlein D (2005) Pichelmayers Chirurgische Therapie. Springer, Berlin Heidelberg New York Tokyo
Nerlich M, Berger A (2003) Tscherne Unfallchirurgie – Weichteilverletzungen und -infektionen. Springer, Berlin Heidelberg New York Tokio
Nockemann PF (1992) Die chirurgische Naht, 4. Aufl. Thieme, Stuttgart New York
Petres J, Rompel R (2007) Operative Dermatologie, 2. Aufl. Springer, Berlin Heidelberg New York Tokio

Lokale und regionale Anästhesie

A.O. Paul, K.-G. Kanz

30.1 Einführung

„Divinum est sedare dolorem et miseriam" – „Es ist göttlich, Schmerz und Leid zu lindern" wusste schon der römische Arzt Galen aus Pergamon. Verfahren der Lokal- und Regionalanästhesie gewinnen in der Chirurgie zunehmend an Bedeutung, da systemische Wirkungen verringert sind und zusätzliche Schmerzmedikation eingespart werden kann. Insbesondere multimorbide Patienten profitieren von diesen Verfahren, da sie sich keiner Vollnarkose und den damit verbundenen Risiken aussetzen müssen. Vor allem Lokal- und Regionalanästhesie tragen dazu bei, dass Patienten kürzere Krankenhausaufenthalte haben und weniger Kapazitäten gebunden werden.

30.2 Pharmakologie und Pathophysiologie

Im Jahre 1884 wurden mit Kokain die ersten Lokalanästhesien durchgeführt und publiziert. Heute stehen für Lokal- und Regionalanästhesien eine Vielzahl von Substanzen und Verfahren zur Verfügung.

Lokalanästhetika werden in zwei Gruppen unterteilt: **Aminoester** und **Aminoamide**. Eine Merkhilfe zur Unterscheidung ist, dass Ester prinzipiell nur ein „i" im Namen haben. Ester werden durch die Pseudocholinesterase hydrolytisch im Plasma abgebaut. Dabei entsteht der Metabolit Paraaminobenzoesäure, der häufig allergische Reaktionen triggern kann. Folglich finden Ester kaum noch klinische Anwendung. Amide werden in der Leber enzymatisch gespalten. Vorsicht ist deshalb bei Vorerkrankungen der Leber geboten.

Beide Klassen blocken reversibel Natriumkanäle auf der Innenseite der Nervenmembran und hemmen somit die Depolarisation des Nervens, wodurch es zum Ausbleiben des Aktionspotenzials und damit der Weiterleitung des Schmerzens kommt. Die **Natriumkanal-Blockade** betrifft zunächst die dünneren und dann die dickeren Nervenfasern, was zunächst einer Wahrnehmungsreduktion von Temperatur und Schmerz (B-Fasern) führt, konsekutiv den Verlust von Berührungsempfinden (Aβ-Fasern) und letztlich der Motorik (Aα-Fasern) zur Folge hat. Der Rückgang der Lokalanästhesie geschieht entsprechend in umgekehrter Reihenfolge.

Bei der Wahl des passenden Lokalanästhetikum sind folgende Parameter relevant: Wirkeintritt, Wirkdauer und Toxizität.

Maßgeblich für den **Wirkeintritt** ist die Säurekonstante pK_a des Lokalanästhetikums, der pH-Wert bei dem die Substanz zu 50 % als ionisiert und 50 % nicht ionisiert vorliegt. Wenn der pH-Wert im Gewebe höher ist als die pK_a des Lokalanästhetikums, liegt also ein größerer Anteil in nicht ionisierter Form vor und kann auf Grund seiner kleineren Größe und Ladung leichter über die Membran diffundieren, woraus ein schnellerer Wirkungseintritt resultiert. Das bedeutet im Folgeschluss, dass Lokalanästhetika mit einem niedrigen pK_a einen schnelleren Wirkeintritt aufweisen. Im Umkehrschluss bedeutet das aber auch, dass bei einem niedrigen pH-Wert im Gewebe Lokalanästhetika hauptsächlich in ionisierter Form vorliegen und schlecht diffundieren, was typischerweise im entzündeten Gewebe zu einer eingeschränkten Wirksamkeit führt.

Die **Wirkdauer** wird bestimmt durch Proteinbindungsfähigkeit bzw. Rezeptoraffinität der jeweiligen Substanz. Logischerweise zeigen Lokalanästhetika mit einer hohen Affinität eine längere Wirkdauer.

Die **Toxizität** von Lokalanästhetika hängt zum einen vom Profil der Substanz selbst und zum anderen von der Dosierung ab. Es ist daher maßgeblich sich an die vorgegebene Maximaldosis zu halten. Primär betroffen von Nebenwirkungen sind das ZNS und das Herz. Mit steigender Dosis kommt es proportional zum Anstieg der Schwere der Nebenwirkung. So beginnen unerwünschte Effekte mit einem metallischen Geschmack, Taubheitsgefühl der Zunge, Klingeln in den Ohren, Schwindel und steigern sich zu Bewusstseinsverlust, Krampfanfall, Herzrhythmusstörungen bis hin zum Atem- und Kreislaufstillstand. Echte IgE-vermittelte allergische Reaktionen auf Lokalanästhetika sind sehr selten (Philips et al. 2007). Außerdem besteht keine Kreuzallergie zwischen Amiden und Esther.

> Zur Vermeidung einer intravasalen Injektion ist die vorherige Aspiration vor der Applikation zwingend notwendig.

Auswahl der Anästhetika Die gängigsten Lokalanästhetika in ihrer Dosierung sind in ◘ Tab. 30.1 aufgeführt. Die genauen Dosierungsangaben sollten dem jeweiligen Beipackzettel entnommen werden. Am häufigsten im Gebrauch

Tab. 30.1 Pharmakologie und Dosierung der gängigsten Lokalanästhetika (grobe Richtwerte). (Nach Tintinalli et al. 2011; Reichman u. Simon 2004; Karow et al. 2010)

Lokalanästhetikum	Analgetische Potenz	Wirkbeginn	Wirkdauer ohne Zusätze	Toxizität	Maximaldosis ohne Adrenalin (mg/kg)	Maximaldosis mit Adrenalin 1:200.000 (mg/kg)	Konzentration	Konzentration subdermale Anwendung	Konzentration Regionalanästhesie
Lidocain (Xylocain)	Mittel (2)	Schnell (5 min)	Mittel (30–60 min)	Niedrig (Methämoglobin)	3–4	7,0	1 % 2 %	0,5–1 %	1–2 %
Prilocain (Xylonest)	Mittel (2)	Schnell (5 min)	Mittel (30–90 min)	Sehr niedrig	5–6	8–9	1 %	4 %	Nicht anwendbar
Mepivacain (Scandicain)	Mittel (2)	Schnell (3 min)	Mittel (45–90 min)	Niedrig	4,0	7,0	1 %	0,5–1 %	1–2 %
Bupivacain (Carbostesin)	Hoch (8)	Langsam (10–15 min)	Lang (200 min)	Mittel–hoch	2,0	2–3	0,25 %–0,5 %	0,5–0,75 %	0,25–0,5 %
Ropivacain (Naropin)	Hoch (6–8)	Mittelschnell (10–15 min)	Lang (200 min)	Niedrig bis mittel	3–4	/	0,2 %–1 %	0,5 %	0,5 %

befindet sich in der Notaufnahme Prilocain, da es einen schnellen Wirkbeginn, eine mittellange Halbwertzeit und von allen Lokalanästhetika die geringste Toxizität besitzt. Ropivacain, das einen mittelschnellen Wirkbeginn, dafür aber eine lange HWZ besitzt findet v. a. Anwendung in den rückenmarksnahen Regionalanästhesien. Bupivacain, das dem Ropivacain vom Profil ähnlich ist, findet auf Grund seiner hohen Toxizität kaum Anwendung. Interessanter Weise wird Bupivacain aber bevorzugt für spinale Anästhesien von Schwangeren verwendet, da es eine große Molekülgröße besitzt und nicht über die Plazenta diffundiert.

Zusätze Um das Wirkungsprofil der Lokalanästhetika zu verbessern, kann man abhängig von dem Verletzungsmuster und -ort, verschiedene Zusätze verwenden. **Adrenalin** führt zu einer Vasokonstriktion, was zu einem verminderten kapillären Abtransport des Lokalanästhetikums führt und somit für eine längere Wirkdauer sorgt. Zudem kommt es zu einer Reduktion der Blutung (Edelmann et al. 2005).

> **Adrenalin verbietet sich wegen der Gefahr von Minderperfusion bzw. Nekrosen an den Endstromgebieten der Akren, d. h. Penis, Nase, Finger und Zehen.**

Bei kardial vorerkrankten Patienten ist wegen der systemischen Wirkung Vorsicht geboten.

> Üblicherweise steht Adrenalin 1:1.000 zur Verfügung, wobei 1 ml Lösung 1 mg Adrenalin entspricht. Dem passenden Lokalanästhetikum wird Adrenalin in der Verdünnung 1:100.000 oder 1:200.000 beigemengt. Diese Verdünnung erhält man dadurch, dass man die 1 ml der 1:1.000 Lösung mit 9 ml NaCl 0,9 % verdünnt und anschließend 1 ml der Lösung 1:10.000 mit 9 bzw. 19 ml Lokalanästhetikum zu 1:1.000.000 bzw. 1:200.000 verdünnt (Reichmann u. Simon 2004).

Der α-Agonist **Clonidin** stellt eine Alternative zum Adrenalin in Bezug auf die Verlängerung der Wirkungsdauer der Lokalanästhesie dar (Pratap et al. 2007). Man kann 0,5 μg/kg bis maximal insgesamt 150 μg dem Lokalanästhetikum beimengen. Bei Überschreiten dieser Maximaldosis kann es allerdings zu systemischen Wirkungen in Form von Sedation, Hypotension und Bradykardie kommen (McCartney et al. 2007).

Natriumbikarbonat führt zu einer Anhebung des pH im Gewebe und somit, wie oben angeführt, zu einem schnelleren Wirkungseintritt des Lokalanästhetikums im entzündlichen Gewebe. Hierzu können 1 ml Natriumbikarbonat 8,4 % den dafür geeigneten Lokalanästhetika Lidocain, Mepivacaion oder Bupivacain, zusätzlich beigemengt werden. Da Natriumbikarbonat generell zu einem schnelleren Wirkeintritt führt, kann dieser Effekt auch im nicht entzündeten

Gewebe nutzen. Hierbei muss allerdings bedacht werden, dass nach dem Mischen von Natriumbikarbonat mit dem Lokalanästhetikum eine sofortige Anwendung erfolgt, da das Lokalanästhetikum sonst ausfällt und eventuell zusätzlich beigefügtes Adrenalin zerfällt (Tintinalli et al. 2011).

Aus noch nicht ganz geklärten pathophysiologischen Mechanismen führt das **Erwärmen des Lokalanästhetikums** auf über 37 °C ebenfalls zu einer schmerzreduzierten Injektion (Reichman u. Simon 2004).

30.3 Indikationen

Lokalanästhesie bzw. Regionalverfahren bieten sich generell an bei kleineren Wundversorgungen, Lazerationen, Dislokationen und Reposition von Frakturen und Luxationen sowie bei multimorbiden Patienten (Crystal u. Blankenship 2005). Sie können auch adjuvant als Schmerztherapie bei Operationen eingesetzt werden. Die Indikationen zu speziellen Verfahren sind bei diesen jeweils unten aufgeführt.

> **Kontraindikationen (Meier u. Büttner 2009)**
> — Absolute Kontraindikationen
>   - Ablehnung der Maßnahme durch den Patienten
>   - Klinisch manifeste Gerinnungsstörungen
>   - Infekt im Bereich der Injektionsstelle
>   - Bekannte Allergie (s. o.)
> — Relative Kontraindikation
>   - Vorbestehende neurologische Defizite (vorherige Dokumentation erforderlich)

Mit Ausnahme des Psoaskompartmentblocks stellt die Einnahme von Thrombozytenaggregationshemmern oder anderen Antikoagulanzien (Markumar und Heparin) keine absolute Kontraindikation bei rückenmarksfernen Regionalanästhesien dar (DGAI 2005).

30.4 Formen der Regional- und Lokalanästhesie

> ❱ Unter Lokalanästhesie, wie der Name impliziert, versteht man eine örtliche Betäubung. Zu diesem Verfahren zählen: Oberflächenanästhesie, Kryoanästhesie und die Infiltrationsanästhesie.

Das Prinzip der Regionalanästhesie besteht in der selektiven Blockade eines oder mehrerer Nerven, die zur Anästhesie eines versorgten Bereichs bzw. Körperteils führt. Im Rahmen dieses Kapitels wollen wir uns auf die für die Notaufnahme relevanten Verfahren in Gesicht, Hand, Finger, Fuß, Zehe und den Hämatom- bzw. Frakturblock beschränken.

30.4.1 Vorbereitung

Wie bei jedem Eingriff, ist auch bei der Lokal- und Regionalanästhesie die Einwilligung des Patienten einzuholen. Die Aufklärung sollte neben den allgemeinen Nebenwirkungen wie Allergie, Thrombose, Infektion, Blutung etc., die speziellen Risiken des Verfahrens umfassen: vasovagale Reaktion, intravasale Injektion und dessen Folgen (Krampfanfall, Herzrhythmusstörungen bis hin zur Reanimation) sowie länger andauernde Parästhesien und Nervenschäden.

Vor jeder Lokal- und Regionalanästhesie sollte unbedingt die periphere Durchblutung, Motorik und Sensibilität genau geprüft und dokumentiert werden. Besonders bei vorbestehenden Defiziten ist eine sorgfältige Dokumentation obligat. Ebenso sollte Medikamenteneinnahme, im Speziellen von Antikoagulanzien, festgehalten werden. Auch das genaue Vorgehen sollte dokumentiert werden: Applikationszugang, verwendete Nadel, Lokalanästhetikum mit Zusätzen, Konzentrations- und Mengenangabe, Besonderheiten bei Anlage.

> ❱ Vor jeder Lokal- und Regionalanästhesie sollte unbedingt die periphere Durchblutung, Motorik und Sensibilität genau geprüft und dokumentiert werden. Besonders bei vorbestehenden Defiziten ist eine sorgfältige Dokumentation obligat.

Wegen des Risikos einer vasovagalen Synkope sollte eine Lokal- oder Regionalanästhesie nur am **liegenden Patienten** erfolgen. Wie bei jedem anderen Eingriff auch gilt bei der Lokal- und Regionalanästhesie ein steriles Vorgehen. Nach Auswahl des adäquaten Zugangs und Lokalanästhetikums, sollte die Injektion mit einer Nadel von 24 G oder 26 G (lila oder braun) appliziert werden. Um dies möglichst schmerzfrei zu bewerkstelligen, empfiehlt es sich das erste Depot subdermal statt intradermal zu setzt, da es zu weniger Spannung und Reizung der Oberflächenrezeptoren, die dichter intradermal vorhanden sind, führt. Des Weiteren sollte man langsam, kontinuierlich applizieren und maximal mit 2/3 der Nadellänge einstechen um Verletzungen anderer Strukturen zu vermeiden. Wie oben bereits erwähnt, kann erwogen werden das Lokalanästhetikum vorher zu erwärmen. Stets sollte die Maximaldosis des entsprechenden Lokalanästhetikums eingehalten werden, um unerwünschte Nebenwirkungen zu vermeiden.

Die ungefähre **Einwirkzeit** bei einer Lokalanästhesie beträgt etwa 5–10 min und bei einem Regionalverfahren etwa 15 min. Die exakte Zeit divergiert in Abhängigkeit vom verwendeten Lokalanästhetikum, der Lokalisation und der Nervendicke.

In der Anästhesie verwendet man Nervenstimulatoren zur Auffindung bestimmter Nerven. Dies spielt eine untergeordnete Rolle in der Notaufnahme. Ebenso ist eine ultraschallgestützte Lokalisation von Strukturen für die Verfahren, die in der Notaufnahme relevant sind, nicht zwingend notwendig. Das Aufsuchen der Nerven erfolgt in der Regel in Kenntnis von Nervenverläufen unter Zuhilfenahme von anatomischen Leitstrukturen (Crystal u. Blankenship 2005).

30.4.2 Oberflächenanästhesie – topische Anwendung

Die topische Anästhesie kommt zur Anwendung bei oberflächlichen Verletzungen der Haut und Schleimhaut. Der Vorteil liegt in der schnellen, einfachen und nebenwirkungsarmen Anwendung. Der Nachteil ist die häufig limitierte Analgesie.

Lidocaingel 2 % kann topisch angewandt werden z. B. beim Legen einer Magensonde, Katheterisierung der Harnröhre oder bei endoskopischen Verfahren. Die Wirkung beginnt nach ca. 5 min und dauert ungefähr 30 min an.

Eine weitere Anwendung findet topisch die **EMLA-Creme** („eutetic mixture of local anesthetics"), eine Mixtur aus Lidocain und Prilocain. Diese darf nur auf intakter Haut aufgetragen werden. Nach Auftragen muss ein Okklusivverband angelegt werden. Häufig dauert es eine Stunde bis eine Wirkung eintritt. Die EMLA-Creme findet vor allem Anwendung im Bereich der Pädiatrie vor Anlage eines venösen Zugangs oder sowie bei kleineren chirurgischen Eingriffen. Lidocain hat allerdings als Nebenwirkung die Bildung von Methämoglobin, dies sollte insbesondere im Hinblick auf eine Überdosierung beachtet werden sollte (Reichman u. Simon 2004).

30.4.3 Kryoanästhesie

Zur Anästhesie mittels Vereisung wird gängiger Weise **Chlorethylspray** verwendet. Indikationen sind oberflächliche, schnelle Eingriffe wie z. B. Blaseneröffnung. Das Spray wird in ca. 10 cm Abstand auf die intakte Haut aufgetragen. Der Eingriff muss bei nur kurzer Wirkdauer von wenigen Sekunden schnell erfolgen. Das Spray darf nicht auf Schleimhaut aufgetragen werden. Des Weiteren sollte es in gut belüfteten Räumen und wegen der Brennbarkeit fern von Feuerquellen benutzt werden. Vorteil dieses Verfahrens ist die einfache und schnelle Handhabung. Wesentliche Nachteile bestehen in der kurzen Wirksamkeit und insbesondere in der relevanten Gefahr einer Erfrierung des vereisten Gewebes. Daher ist die Anwendung von Chlorethylspray hauptsächlich die Domäne der Kühlung bei Sportverletzungen und nicht die Anästhesie für kleinere Eingriffe.

30.4.4 Infiltrationsanästhesie

Formen der Infiltrationsanästhesie umfassen die direkte intradermale und subdermale Applikation sowie den sog. „**Feldblock**", bei dem das umgebende Gewebe infiltriert wird. Vorzugsweise wird hier **Prilocain** 1 % verwendet.

Die **intradermale Applikation** wird bei oberflächlichen Wunden verwendet. Bei Einspritzen kommt es zu einer merklichen Erhabenheit der Haut im Gegensatz zur subdermalen Applikation. Wie oben angeführt ist diese Form der Infiltrationsanästhesie jedoch schmerzhafter.

Die **subdermale Injektion** kommt in der Notaufnahme mit am häufigsten zum Einsatz insbesondere zur Wundversorgung, aber auch bei Exzisionen und Anlage von arteriellen und venösen Zugängen. Um die Lokalanästhesie möglichst schmerzfrei zu gestalten, kann man – neben den oben bereits genannten Tricks – bei sauberen Wunden auch durch die freiliegenden Wundränder selbst injizieren und nicht durch die schmerzempfindliche intakte Haut (Reichman u. Simon 2004).

Der Vorteil der Infiltrationsanästhesie liegt in der einfachen Anwendung. Der Nachteil besteht darin, dass je nach zu versorgendem Wundgebiet große Mengen an Lokalanästhetikum appliziert werden müssen.

30.4.5 Intravenöse Regionalanästhesie (Bier-Block)

Der vollständigkeitshalber sei an dieser Stelle noch der Block nach Bier genannt. Dieser eignet sich bei chirurgischen Eingriffen an den distalen Extremitäten, die unter einer Stunde zu bewerkstelligen sind. Die entsprechende distale Extremität wird eingewickelt, so dass die Venen entleert sind. Anschließend wird ein Tourniquet angelegt und nach Abwickeln des Verbands retrograd intravenös ein Lokalanästhetikum, meist 40 ml Prilocain 0,75 %, appliziert. Der Tourniquet-Druckverband darf erst 30 min nach der letzten Injektion wieder geöffnet werden. Kontraindiziert ist dieses Verfahren bei vorbestehenden Thrombosen, Morbus Raynaud, Sichelzellkrankheit sowie bekannten Herzrhythmusstörungen.

30.4.6 Leitungsanästhesie

Das Prinzip der Leitungsanästhesie beruht auf der **peripheren Nervenblockade** eines bestimmten sensiblen Nervens, der das gewünschte Gebiet innerviert. Studien haben gezeigt, dass eine Leitungsanästhesie häufig einen besseren analgetischen Effekt zeigt als eine Infiltrationsanästhesie (Crystal u. Blankenship 2005). Wie oben ausgeführt kann zum Auffinden der Nerven ein Nervenstimulator oder ein

Sonographiegerät verwendet werden (de Tran et al. 2008). In der Notaufnahme ist das gängigste und am praktikabelste Verfahren die Orientierung an anatomischen Landmarken (Crystal u. Blankenship 2005). Ein Problem dabei ist die anatomische Variabilität. Wichtig ist, dass eine intraneuronale Injektion vermieden wird, da diese sehr schmerzhaft ist und zu irreversiblen Nervenschäden führen kann. Da Nerven über ein relativ festes Epineurium verfügen, kann es bei der intraneuronalen Injektion zu einem Druckschaden mit Kompression des Axons und der entsprechenden Kapillaren kommen (Reichman u. Simon 2004). Deshalb sollte bei Auslösen von Schmerzen oder „Elektrisieren" die Nadel zurückgezogen und anders positioniert werden, um Nervenschäden zu vermeiden.

> **Wegen der Gefahr der intraneuralen Injektion und den damit verbundenen Schädigungen des Axons dürfen beim Vorschieben der Nadel oder bei der Injektion keine Schmerzen oder elektrisierenden Sensationen ausgelöst werden.**

Als Lokalanästhetikum empfiehlt sich **Ropivacain** 1 % wegen seiner langen Halbwertszeit und niedrigen Toxizität (Leone et al. 2008). Alternativ können Mepivacain 1 % oder Ropivacain 0,75 % verwendet werden (Meier u. Büttner 2009).

Gesicht

Das Gesicht ist äußerst sensibel innerviert und Eingriffe werden daher sehr unangenehm empfunden. Platzwunden im Gesicht und Kopfbereich sind eine der häufigsten Entitäten in der Notaufnahme. Neben dem oben beschriebenen Feldblock, ist es auch möglich, eine Regionalanästhesie durchzuführen. Die Indikationen sind unter den einzelnen Verfahren aufgeführt. Der Patient ist sitzend oder liegend zu positionieren. Eine sorgfältige Beobachtung und Dokumentation ist hier besonders wichtig, um ein fokales neurologisches Defizit wie z. B. bei Schädel-Hirn-Traumen oder Schlaganfällen zuordnen zu können und nicht zu übersehen.

N. supraorbitalis und supratrochlearis

Indikation Verletzung im Bereich der Stirn (Haaransatz bis Nasenwurzel).

Anatomie Der N. supraorbitalis entspringt dem Foramen supraorbitalis, das horizontal über der Mitte der Augenbraue liegt in einer gedachten senkrechten Linie mit der Pupille. Eine Vertiefung an der Austrittsstelle ist häufig tastbar. Der Austritt des N. supratrochlearis aus dem Foramen supratrochlearis liegt auf der gleichen Höhe wie das Foramen supraorbitalis 5–10 mm weiter medial. Der N. supraorbitalis versorgt die ipsilaterale Stirnseite und der N. supratrochlearis die ipsilaterale Innenseite der Nasenwurzel.

Technik Auf Höhe der Augenbraue, senkrecht in einer Linie mit der Pupille wird subkutan ein Depot von 2–3 ml Lokalanästhetikum gesetzt. Anschließend wird die Nadel zurückgezogen und nach medial unter Applikation von insgesamt ca. 3–5 ml Lokalanästhetikun in Richtung der medialen Augenbraue vorgeschoben (Abb. 30.1) (Tintinalli et al. 2011).

N. infraorbitalis (intraoraler Zugang)

Indikation Verletzungen des unteren Augenlids, der medialen Wange, der ipsilaterale Naseninnenseite sowie der ipsilaterale Oberlippe.

Anatomie Der N. infraorbitalis tritt aus dem Foramen infraorbitalis aus, das sich zwischen dem Unterrand des Orbitabogens in Linie mit der Pupille und kranial der Maxilla befindet. Häufig ist eine kleine Vertiefung tastbar und ein leichter Schmerz auslösbar an der Austrittsstelle.

Technik Mit Zeige- und Mittelfinger der nicht injizierenden Hand sollte man sich auf dem Unterrand der Orbita abstützen und mit dem Daumen die Oberlippe anheben (Tintinalli et al. 2011; Reichman u. Simon 2004). Es wird vom Zahnfleisch aus auf das Foramen infraorbitale zugestochen. Man kann auch den Zeigefinger zu Hilfe nehmen, um sich das Foramen zu markieren und darauf vorsichtig zu zustechen. Auf der Hälfte zwischen Einstichstelle und Orbitaunterrand werden dann vorsichtig 3–5 ml Lokalanästhetikum appliziert (Abb. 30.2) (Tintinalli et al. 2011; Kretschmar u. Peters 1997).

Anmerkung Es ist möglich einen infraorbitalen Block direkt von außen zu stechen, was aber schmerzhafter ist als der intraorale Zugang (Reichman u. Simon 2004).

N. mentalis (intraoraler Zugang)

Indikation Verletzungen der Unterlippe und im Bereich des Unterkiefers.

Anatomie Der N. mentalis entspringt dem N. alveolaris inferior und tritt durch das Foramen mentalis aus. Dies liegt mittig auf dem Unterkieferknochen in einer gedachten senkrechten Linie mit dem Foramen supra- und infraorbitale.

Technik Der Block des N. mentalis wird ähnlich durchgeführt wie der des N. infraorbitalis. Man sticht vom Zahnfleisch aus auf der oben genannten Höhe auf das Foramen mentalis zu, das man sich mit dem Zeigefinger zur Orientierung markieren kann. Die Nadel wird vorsichtig

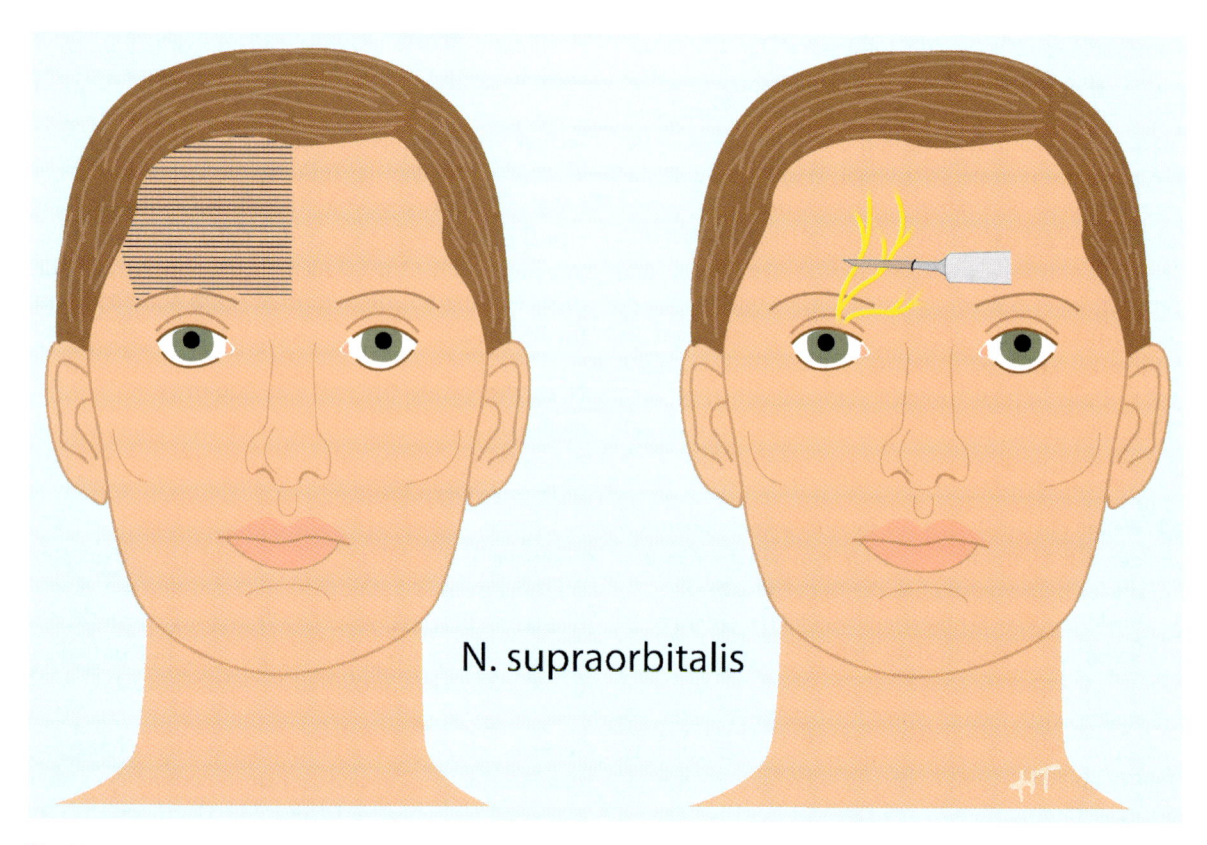

Abb. 30.1 Nervenblockade des N. supraorbitalis

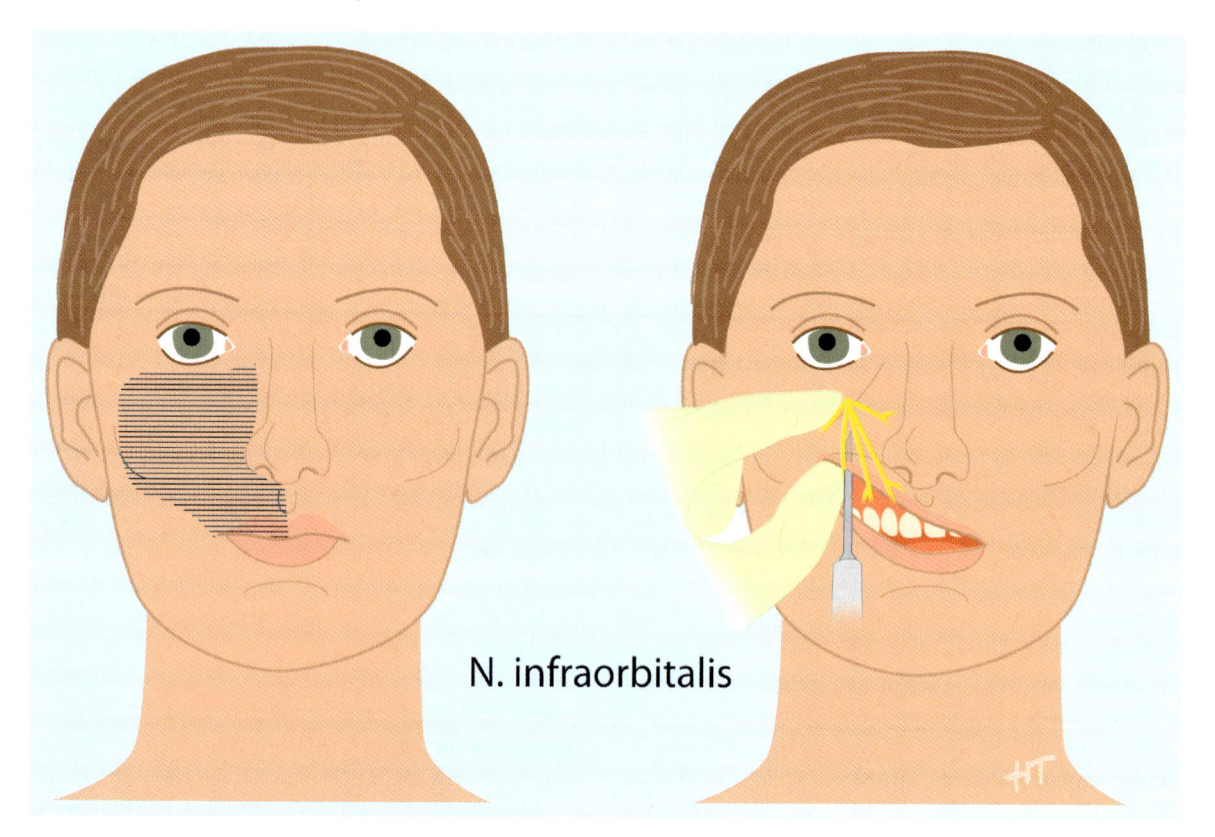

Abb. 30.2 Nervenblockade des N. infraorbitalis

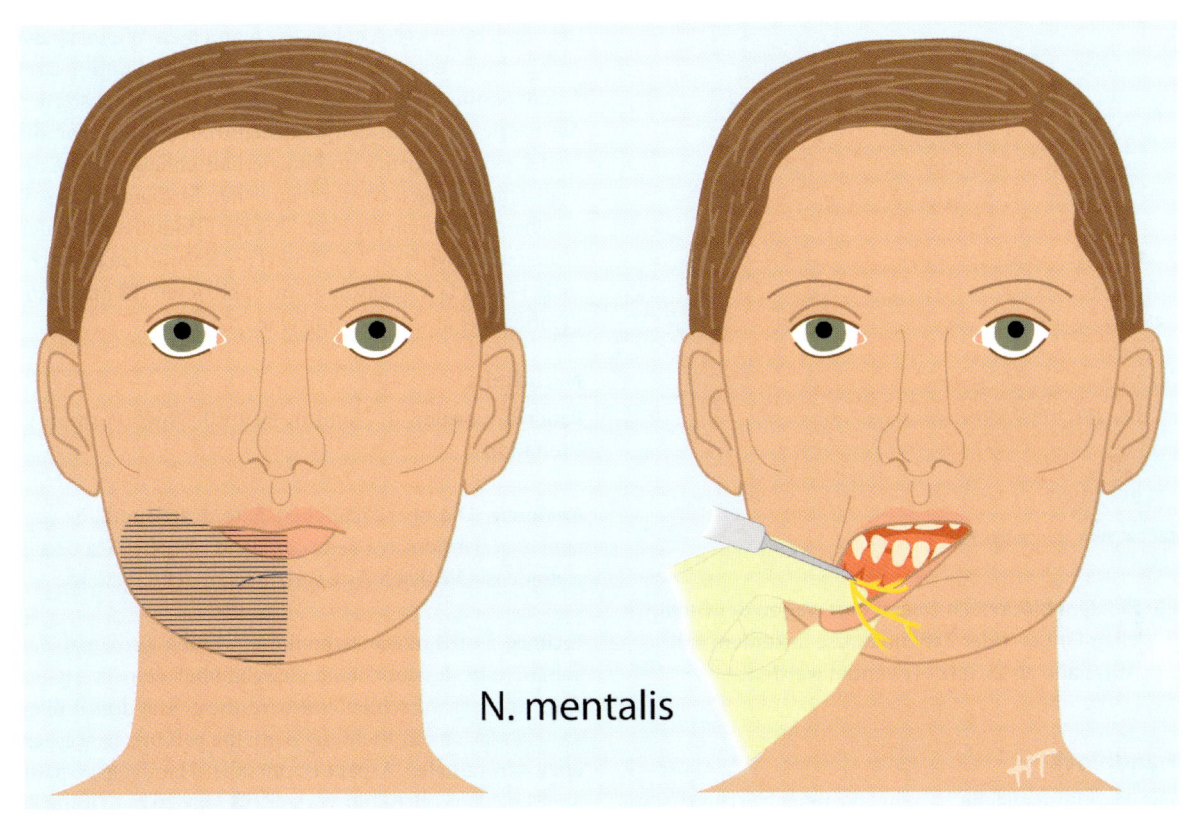

Abb. 30.3 Nervenblockade des N. mentalis

ca. 1 cm vorgeschoben und 1-2 ml Lokalanästhetikum injiziert (Abb. 30.3) (Tintinalli et al. 2011; Reichman u. Simon 2004).

Anmerkung Es ist, wie beim infraorbitalen, möglich einen mentalen Block von außen zu stechen, was aber schmerzhafter ist als der intraorale Zugang (Reichman u. Simon 2004).

N. occipitalis majus

Indikation Verletzungen am Hinterkopf.

Anatomie Der N. occipitalis verläuft am posterosuperioren Nacken auf der Höhe einer gedachten horizontalen Linie zwischen Processus mastoideus und der Protuberanz des Os occipitale.

Technik Man ertastet sich die A. occipitalis (auf 1/3 der Strecke von der Protuberanz des Os occipitale bis zum Processus mastoideus) und injiziert beidseits davon jeweils 1 ml Lokalanästhetikum. Falls man die A. occipitalis nicht tasten kann, drittelt man die Strecke von der Protuberanz des Os occipitalis bis zum Processus mastoideus und infiltriert das mittlere Drittel mit ca. 5 ml Lokalanästhetikum in einer gedachten Linie (Reichman u. Simon 2004).

Hand
Block nach Oberst

Indikation Wundversorgung und -exploration an den Fingern, Reposition von Frakturen und Luxationen, Inzision bei Paronychie und Panaritium.

Patientenposition Hand in Pronation.

Anatomie Die Finger werden von jeweils zwei dorsal und zwei palmar verlaufenden Nerven innerviert in Position 2, 4, 8 und 10 Uhr.

Technik Das Vorgehen umfasst folgende Schritte:
- Es wird senkrecht von volar an der medialen Seite des entsprechenden Fingers eingestochen bis nach palmar. Dort wird 1 ml Lokalanästhetikum appliziert und unter Zurückziehen ebenfalls 1 ml.
- Die Nadel wird anschließend horizontal über den dorsalen Teil des Fingers zur lateralen Seite geführt. Auch hier wird wieder 1 ml Lokalanästhetikum appliziert.
- Die Nadel wird nun ein zweites Mal eingesetzt und an der lateralen Seite von dorsal nach palmar geführt. Palmar wird wieder 1 ml Lokalanästhetikum appliziert (Abb. 30.4) (Tintinalli et al. 2011; Simon et al. 2007).

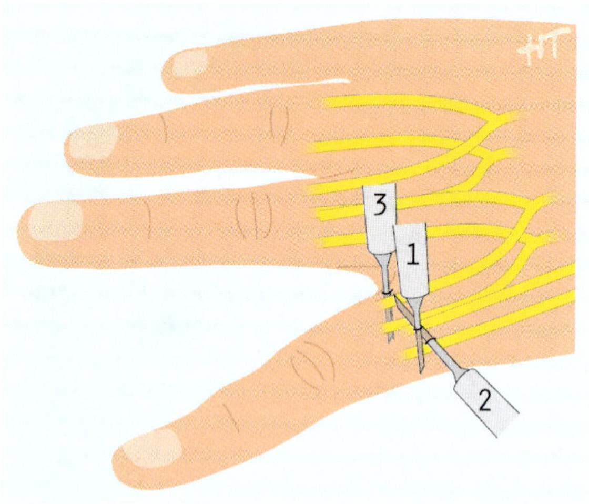

Abb. 30.4 Oberst-Block an der Hand

> Bei dem Block nach Oberst darf wegen der Gefahr einer Finger- oder Zehennekrose in keinem Fall Adrenalin als Zusatz verwendet werden!

Handblock

Die Handinnenfläche ist sehr gut innerviert und somit sehr sensibel. Die Hand wird versorgt vom N. medianus, N. radialis und N. ulnaris (Abb. 30.5). Man kann je nach Bedarf einen oder mehrere Nerven blockieren, um einen Handblock zu erzielen.

Indikation Wundversorgung und -exploration, Reposition von Frakturen oder Luxationen, Inzision bei Infektionen.

N. medianus

Patientenposition Hand in Supination.

Anatomie Der N. medianus läuft zwischen der Sehne des M. flexor carpi radialis und der Sehne des M. palmaris longus am proximalen Gelenkspalt der Hand. Die beiden Sehnen können am besten identifiziert werden, wenn man den Patienten bittet eine Faust zu machen und die Hand zu flektieren. Der M. palmaris longus ist meist der prominentere von den beiden, da er auf dem Retinaculum flexorum verläuft. 10 % der Menschen haben keinen M. palmaris longus. In diesem Fall orientiert man sich nur an der Sehne des M. flexor carpi radialis.

Technik Zunächst wird ein subkutanes Depot von ca. 0,5–1 ml Lokalanästhetikum am proximalen Gelenkspalt zwischen den Sehnen des M. flexor carpi radialis und M. palmaris longus gesetzt. Anschließend wird die Nadel vorsichtig vorgeschoben bis man einen Widerstandsverlust beim Durchstechen der Faszie spürt und 3–5 ml Lokalanästhetikum injiziert. Sollte man bei Durchstechen der Faszie direkt auf den Knochen treffen, zieht man die Nadel 2–3 mm zurück und injiziert anschließend. Um die Wahrscheinlichkeit eines erfolgreichen Medianusblocks zu erhöhen, sollte man die Nadel bis zum Hautniveau zurück ziehen und jeweils im 30°-Winkel medial und lateral nochmals 1–2 ml Lokalanästhetikum applizieren (Abb. 30.6) (Tintinalli et al. 2011; Simon et al. 2007).

N. radialis

Patientenposition 1. Hand in Neutral- Null- Position 2. Pronation

Anatomie Die oberflächlichen Äste des N. radialis verlaufen an der dorsalen Seite der Hand über den Processus styloideus. Die tiefen Äste verlaufen an der Tabatiere.

Technik 5 ml Lokalanästhetikum werden proximal der Tabatiere in das subkutane Gewebe über dem Pr. styloideus injiziert. Anschließend wird die Nadel dorsal über das Handgelenk in Richtung der Ulna geführt. Es werden über den radialen Aspekt es dorsalen Handgelenkspalts 5 ml Lokalanästhetikum verteilt (Abb. 30.7) (Tintinalli et al. 2011).

N. ulnaris

Patientenposition Hand in Supination.

Anatomie Der N. ulnaris mit der begleitenden Arterie und liegt unterhalb der Sehne des M. flexor carpi ulnaris. Die Sehne ist am besten zu identifizieren, wenn man den Patienten bittet eine Faust zu machen und das Handgelenk zu flektieren.

Technik Es wird ein subkutanes Depot neben der Sehne des M. flexor carpi ulnaris ca. 1–2 cm proximal des Handgelenkspalts auf der ulnaren Seite gesetzt. Die Nadel wird vorsichtig unter die Sehne geschoben und nach Aspiration werden 3–5 ml Lokalanästhetikum appliziert. Hier ist wegen der unmittelbaren anatomischen Nähe zu der A. und V. ulnaris besondere Vorsicht geboten. Um zusätzlich die dorsalen Äste des N. ulnaris zu blocken, können 2–3 ml Lokalanästhetikum in das subkutane Gewebe zwischen M. flexor carpi ulnaris und M. extensor carpi ulnaris injiziert werden (Abb. 30.8) (Tintinalli et al. 2011).

Fuß
Block nach Oberst

Analog zum Block nach Oberst am Finger.

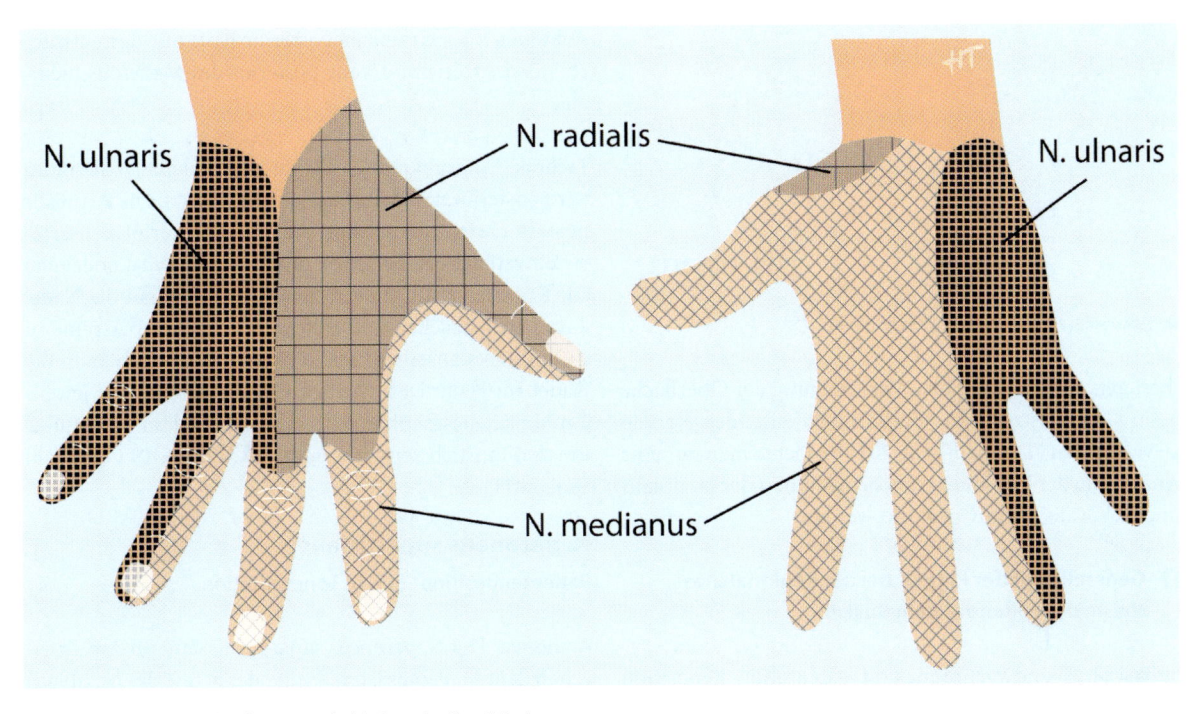

Abb. 30.5 Die verschiedenen Möglichkeiten des Handblocks

Fußblock

Wie bei der Hand ist auch die Fußinnenfläche sehr sensibel innerviert, sie erfolgt durch 5 Nerven. Vier hiervon entspringen dem N. ischadicus: N. peroneus profundus und superficialis, N. tibialis und N. suralis. Der N. saphenus entspringt dem N. femoralis (Abb. 30.9). Man kann je nach Bedarf einen oder mehrere Nerven blockieren, um einen Fußblock zu erzielen. Für einen kompletten Fußblock empfiehlt es sich zuerst die beiden tief liegenden Nerven (N. peroneus profundus und N. tibialis posterior) zu anäs-

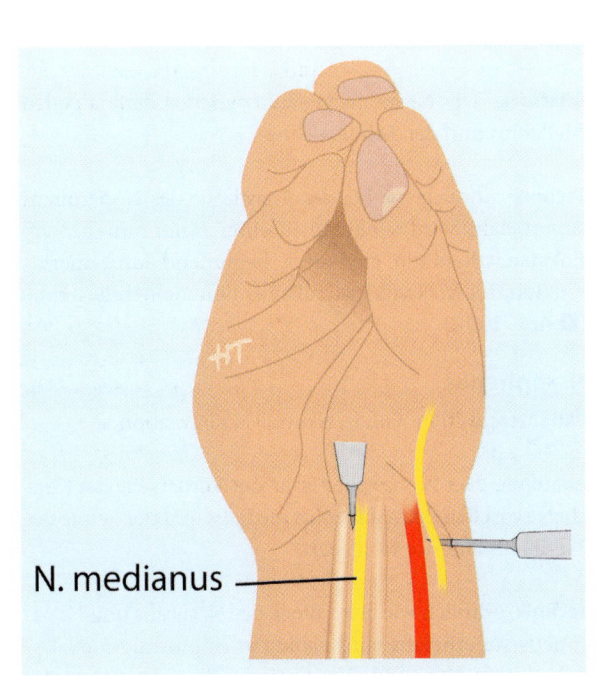

Abb. 30.6 Nervenblockade des N. medianuS

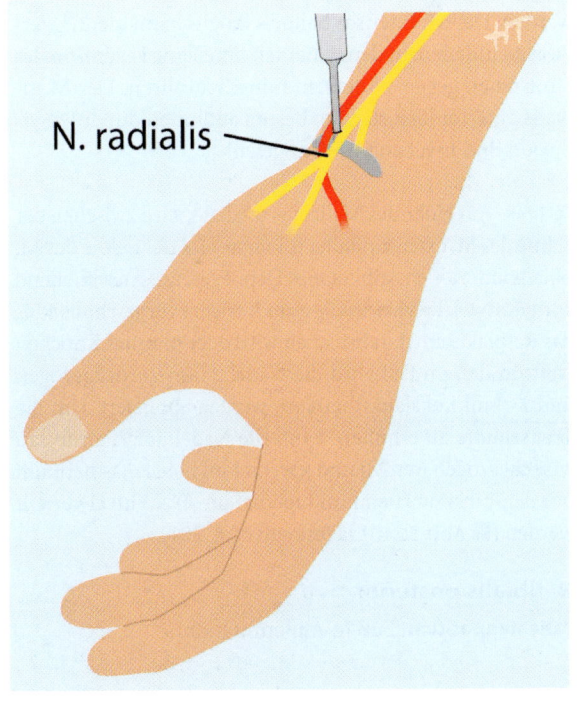

Abb. 30.7 Nervenblockade des N. radialiS

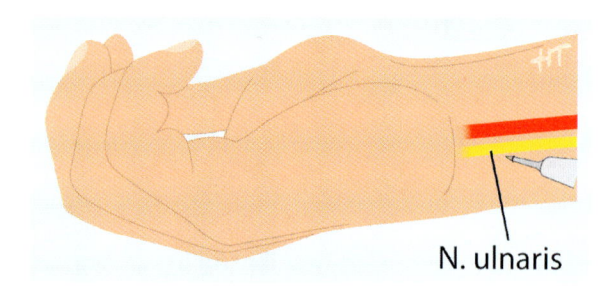

Abb. 30.8 Nervenblockade des N. ulnaris

thesieren, um zunächst eine Verschiebung der Oberfläche beim Unterspritzen von oberflächlich laufenden Nerven zu vermeiden (Tintinalli et al. 2011). Möchte man nur eine Anästhesie der Fußsohle erreichen, können der N. tibialis und N. suralis selektiv geblockt werden.

> Generell liegt der Patient bei der Regionalanästhesie des Fußes auf dem Rücken.

Indikation Wundversorgung und -exploration, Reposition von Frakturen und Luxationen, Inzision bei Infektionen, Amputationen von Zehen bei diabetischem Fußsyndrom.

N. peroneus profundus

Patientenposition Fuß in Neutral-Null-Position.

Anatomie Der N. peroneus profundus kann auf der Höhe des medialen Malleolus zwischen dem M. extensor hallucis longus und der Sehne des M. tibialis anterior lokalisiert werden. Der M. extensor hallucis longus kann identifiziert werden indem man den Patienten bittet eine Extension des Großzehen gegen Widerstand durchzuführen. Der M. tibialis anterior lässt sich am besten auffinden durch Dorsiflexion und Inversion des Fußgelenks.

Technik Auf Höhe des Malleolus medialis wird zwischen der Sehne des M. extensor hallucis longus und der Sehne des M. tibialis anterior ein subkutanes Depot gesetzt. Anschließend wird die Nadel rechtwinklig zum Knöchel vorgeschoben bis das Retinakulum durchstochen wird oder man auf Knochen trifft. In diesem Fall wird die Nadel 2 mm zurückgezogen und 2–3 ml Lokalanästhetikum werden appliziert. Um die Trefferquote zu erhöhen, kann die Nadel auf Hautniveau zurückgezogen werden und jeweils 2 ml Lokalanästhetikum um den Einstich lateral und medial im 30°-Winkel verteilt werden (**Abb. 30.10**) (Tintinalli et al. 2011).

N. tibialis posterior

Patientenposition Fuß in Außenrotation

Anatomie Der N. tibialis posterior läuft mit der entsprechenden Arterie und Vene posterior des Malleolus medialis.

Technik Ein subkutanes Depot mit Lokalanästhetikum wird posterior des Malleolus medialis gesetzt. Die A. tibialis posterior wird getastet und die Nadel posterior der Arterie eingeführt bis die Faszie durchstochen wird oder man auf Knochen trifft. In letzterem Fall sollte man die Nadel 2 mm zurückziehen und erst nach sorgfältiger Aspiration 2–3 ml Lokalanästhetikum injizieren. Zusätzlich kann die Nadel auf Hautniveau zurückgezogen werden und jeweils 2 ml Lokalanästhetikum lateral und medial im 30°-Winkel um den Einstich verteilt werden (**Abb. 30.10**) (Tintinalli et al. 2011).

N. peroneus superficialis

Patientenposition Fuß in Innenrotation.

Anatomie Der N. peroneus superficialis läuft im Areal zwischen dem Malleolus lateralis und der Sehne das M. tibialis anterior. Die Sehne ist am besten zu identifizieren wenn der Fuß dorsiflektiert und invertiert ist.

Technik Es wird ein ringförmiges subkutanes Depot mit insgesamt ca. 5 ml Lokalanästhetikum gesetzt, das an der superioren Kante des Malleolus lateralis beginnt und in einer Linie bis zum M. tibialis anterior reicht (**Abb. 30.10**) (Tintinalli et al. 2011).

N. suralis

Patientenposition Fuß in Außenrotation.

Anatomie Der N. suralis verläuft zwischen dem lateralen Malleolus und der Achillessehne.

Technik Ähnlich wie bei der Anästhesie des N. peroneus superficialis wird subkutan in einer Linie mit ca. 5 ml Lokalanästhetikum appliziert, beginnend am superioren Teil des Malleolus lateralis bis hin zur Achillessehne (**Abb. 30.10**).

N. saphenus

Patientenposition Fuß in Neutral-Null-Position.

Anatomie Der N. saphenus ist an der Vorderseite des Knöchels zwischen dem Malleolus medialis und der Sehne des M. tibialis anterior lokalisiert.

Technik Ähnlich wie beim Block des N. suralis und N. peroneus superficialis wird subkutan ringförmig 5 ml Lokalanästhetikum appliziert beginnend an der Sehne des

30.4 · Formen der Regional- und Lokalanästhesie

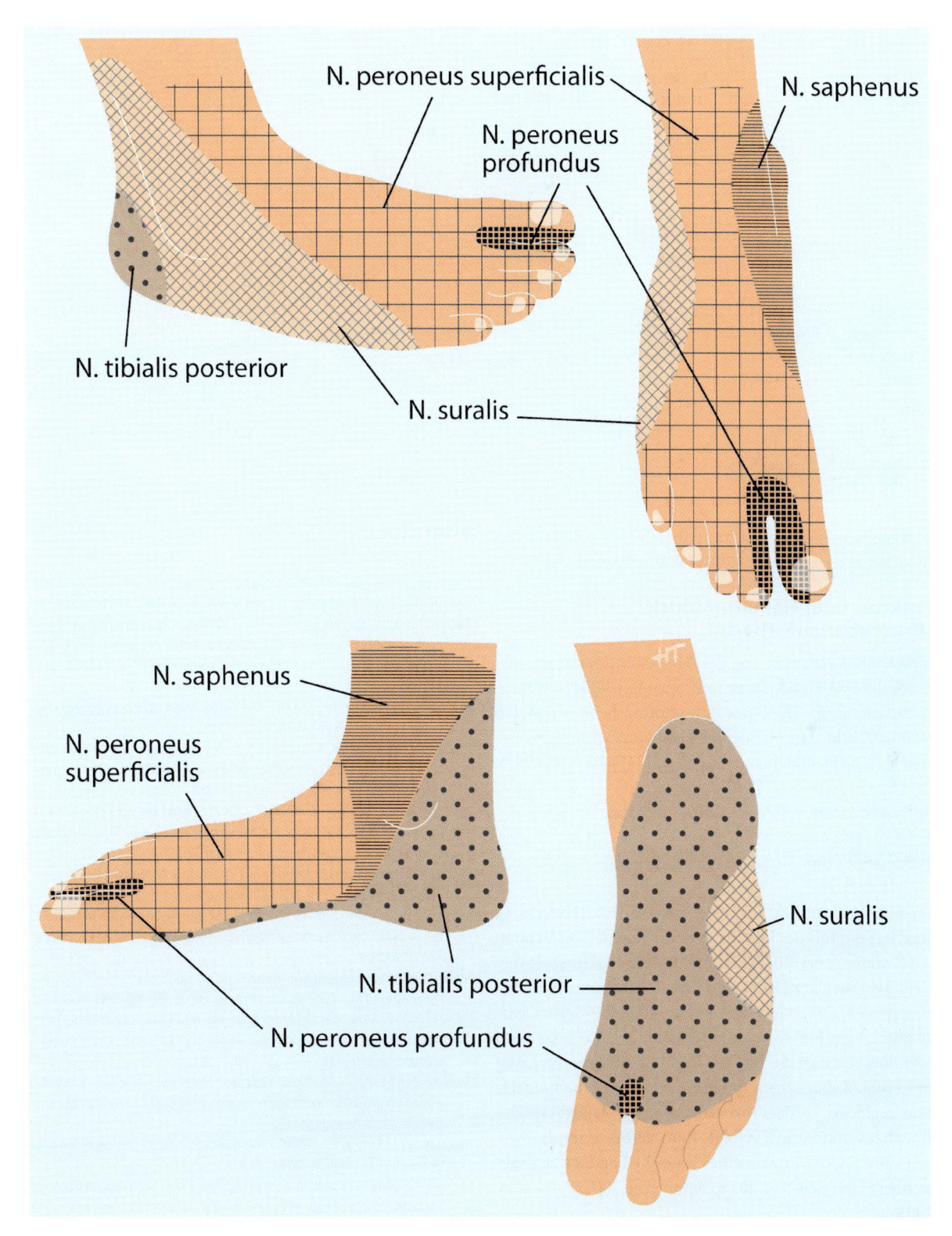

Abb. 30.9 Die verschiedenen Möglichkeiten des Fußblocks

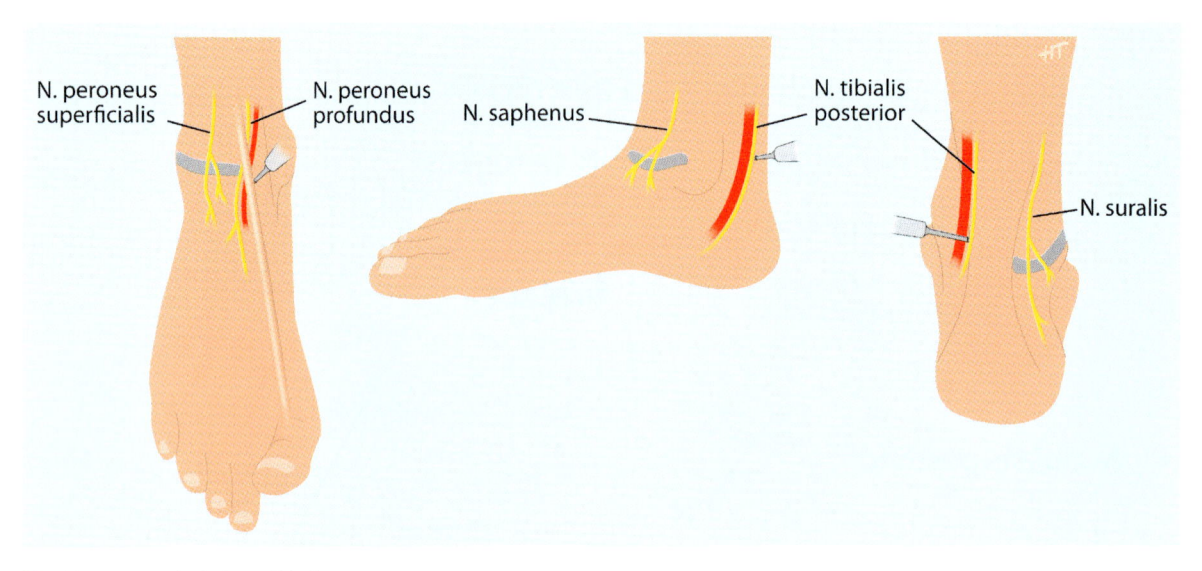

Abb. 30.10 Technik des Fußblocks

M. tibialis anterior bis hin zum oberen Pols des Malleolus medialis gesetzt (Abb. 30.10) (Tintinalli et al. 2011).

Fraktur- oder Hämatomblock (Bruchspaltanästhesie)

Indikation Reposition von geschlossenen Frakturen, insbesondere an Handgelenk und Sprunggelenk (www.aofoundation.org). Häufigste Anwendung bei der distalen Radiusfraktur. Ein Hämatomblock kann wirkungsvoller sein als eine medikamentöse Sedierung (Furia et al. 1997).

Kontraindikation Offene Fraktur, Infektion.

Patientenposition Auf dem Rücken liegend.

Technik Nach ausführlicher Desinfektion und Abdeckung wird in Kenntnis des Frakturverlaufes und der Dislokation auf Grundlage der Röntgenaufnahme der Frakturspalt vorsichtig ertastet. Die Nadel wird unter Beachtung der anatomischen Lage von Gefäßen mit konnektierter Spritze vorsichtig in den Frakturspalt vorgeschoben. Die Aspiration von Blut bestätigt die richtige Lage. Es werden vorsichtig 5–15 ml Lokalanästhetikum injiziert unter Einhaltung der Maximaldosis, so dass insbesondere eine Anästhesie des Knochens und Periost erfolgt. Zum verbesserten Einwirken kann für 10 Minuten eine elastische Bandage angelegt werden (Tintinalli et al. 2011; Simon et al. 2007; Perry et al. 1995).

Literatur

Philips IF, Yates AB, Deshazo RD (2007) Approach to patients with suspected hypersensitivity to local anesthetics. Am J Med Sci 334:190

Edelmann A, Weiss JM, Enu IK, et al. (2005) Comparative efficacy and cost of various topical anesthetics for repair of dermal laceration: a systematic review of randomized, controlled trials. J Clin Anesth 17:106

Reichman EF, Simon RR (2004) Emergency medicine procedures. McGraw-Hill Ch 105:931–938

Pratap JN, Shanker RK, Goroszeniuk T (2007) Co-injection of clonidine prolongs the anesthetic effect of lidocaine skin infiltration by a peripheral reaction. Anesth Analg 104:982

Mc Cartney CJ, Duggan E, Apatu E (2007) Should we add clonidine to local anesthetic for peripheral nerve blockade? A qualitative review of the literature. Reg Anesth Pain Med 32:330

Tintinalli JE et al. (2011) Emergency medicine. McGraw Hill Chapter 40:271–283

Crystal CS, Blankenship RB (2005) Local anesthetics and peripheral nerve blocks in the emergency department. Emerg Med Clin North Am 23:477

Meier G, Büttner J (2009) Kompendium Regionalanästhesie. Periphere Blockaden. Thorakale epidurale Anästhesie. Eurocaribe

DGAI (2005) Leitlinie der DGAI zur Thrombembolieprophylaxe bei peripheren Blockadetechniken zur Regionalanästhesie, Anästh Intensivmed 46:319–322

Tran de QH; Munoz L, Russo G, Finlayson RI (2008) Ultrasound and stimulating perineural catheters for nerve blocks, a review of the evidence. Can J Anesth 55:447

Reichman EF, Simon RR (2004) Emergency medicine procedures. McGraw-Hill Ch 106:939–981

Leone S, Di Cianni S, Casati A, Fanelli G (2008) Pharmacology, toxicology and clinical use of new long acting local anesthetics, ropivacain and levobupivacain. Acta Biomed 79:92

Kretzschmar JL, Peters JE (1997) Nerve blocks for regional anesthesia of the face. Am Fam Physian 55(5) 1701–1704

Simon RR, Sherman SC, Koenigsknecht SJ (2007) Emergency orthopedics. The extremities. McGraw Hill. Chapter 2: 30–39

www.aofoundation.org

Literatur

Furia JP, Aliolto RJ, Marquardt JD (1997) The efficacy and safety of hematoma block for fracture reduction in closed, isolated fractures. Orthopedics 20(5):423

Perry C, Elstrom JA, Pankovich AM (1995) Handbook of Fractures. McGraw Hill, New York

Karow T, Lang, Roth R (2010) Pharmakologie und Toxikologie. Karow

Die Zeichnungen wurden von Frau Hella Thun erstellt.

Atherome, Lymphknotenschwellung und periphere Weichteiltumoren

M. Guba, K.-W. Jauch

31.1 Atherome

Als Atherome (Im Volksmund „Grützbeutel") werden von den Haarfollikeln ausgehende Zysten der Epidermis bezeichnet. Die beiden Hauptformen – Trichilemmalzysten und Epidermalzysten – sind klinisch nicht zu unterscheiden. **Trichilemmalzysten** können mehrere Zentimeter groß werden, sind mit Keratinmassen gefüllt und treten häufig multipel an der Kopfhaut auf (Abb. 31.1). Oft sind sie autosomal-dominant vererbt. **Epidermalzysten** sind mehrere Millimeter bis 2 cm große, kugelige, prallelastische, hautfarbene Zysten, die langsam wachsen und vor allem im Gesicht, an Hals, Rücken sowie am Skrotum auftreten. Sie liegen dermal oder subkutan und sind mit Horn und Talk gefüllt.

31.1.1 Klinische Symptomatik

Atherome können je nach Lage und Größe, z. B. am Hals durch Reiben des Kragens, mechanisch irritieren. Oft empfindet der Patient sie auch bei exponierter Lage als kosmetisch störend. Gelegentlich treten in Atherome Infektionen und Abszesse auf.

31.1.2 Diagnostik

Glatt begrenzter, prallelastischer, mit der Haut verschieblicher Knoten, häufig befindet sich auf der Kuppe ein Komedo. Bei Infektionen kommt es zu einer eitrigen Einschmelzung des Atherominhaltes (= infiziertes Atherom) mit Schmerz, Rötung, Überwärmung.

31.1.3 Therapie

Ein **nicht-infiziertes Atherom** sollte samt der Kapsel in Lokalanästhesie stumpf ausgeschält (enukleiert) werden (Abb. 31.2). Bei verbliebenen Kapselresten ist eine komplette Exzision unter Mitnahme umgebenden Gewebes vorzunehmen. Die früher angewandte gründliche Kürettage der Wundhöhle mit dem scharfen Löffel und Spülung der Wundhöhle mit Kochsalzlösung ist der Exzision nicht gleichwertig. Ein alleiniges Ausdrücken des Talgs, wie es vom Laien vorgenommen wird, belässt die Kapsel in situ.

> **!** Verbleibende Kapselreste führen bei Atheromen unweigerlich zum Rezidiv.

Bei einem **infizierten Atherom** ist dagegen ein zweizeitiges Vorgehen indiziert. Zunächst sollte das Atherom in Vereisung (Chlorethylspray) oder Lokalanästhesie (Feldblock) eröffnet werden. Bei Vorliegen einer Lymphangitis ist zusätzlich eine Antibiotikatherapie erforderlich. Erst nach Abklingen der Entzündungsreaktion sollte dann die Enukleation oder Exzision des Atheroms erfolgen.

31.2 Lymphknotenschwellung

Die Differenzialdiagnose von Lymphknotenschwellungen im Kindes- und Erwachsenenalter beinhaltet zahlreiche teils häufige, teils sehr seltene Erkrankungen. Von pathologischen Lymphknotenschwellungen sind normale tastbare Lymphknoten abzugrenzen. Die wichtigsten Ursachen für pathologische Lymphknotenschwellungen sind die weitaus häufigeren entzündlichen Lymphknotenschwellungen bei Infektionen mit Bakterien (z. B. Streptokokken, Staphylokokken), Viren (z. B. EBV, CMV, HIV) oder Parasiten (z. B. Toxoplasma, Spirochäten, Chlamydien) im Abflussbereich vor allem des Nasen-Rachenraumes und die malignen Lymphknotenvergrößerungen (z. B. Karzinommetastasen, Leukämie, Non-Hodgkin- und Hodgkin Lymphomen).

31.2.1 Klinische Symptomatik

Bei einer infektiösen Lymphknotenschwellung bemerkt der Patient meist selbst einen druckschmerzhaften vergrößerten Lymphknoten. Maligne, oft schmerzlose Lymphknotenschwellungen, bleiben hingegen meist lange Zeit unbemerkt.

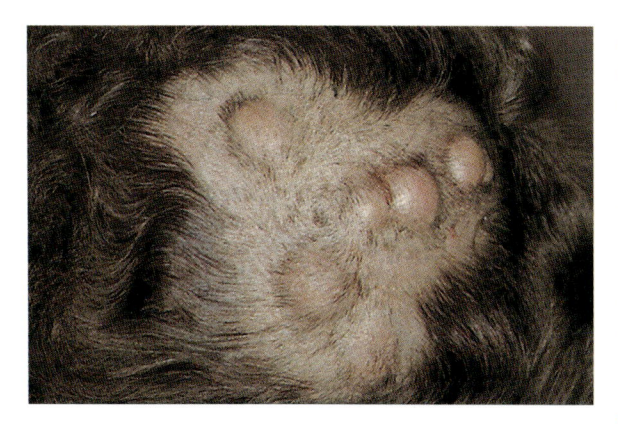

◘ Abb. 31.1 Multiple Trichilemmalzysten. (Aus Braun-Falco et al. 2005)

31.2.2 Diagnostik

In der Regel muss eine Lymphknotenschwellung in der Zusammenschau von anamnestischen Daten, klinischer Untersuchungsbefunden, den Laborergebnissen sowie der Reaktion auf therapeutische Interventionen (Diagnose ex juvantibus) beurteilt werden. Falls zum Zeitpunkt des Untersuchungsganges keine Diagnose gestellt werden kann, hängt das weitere Procedere vom klinischen Verlauf, d. h. der Progredienz der Lymphknotenschwellung ab:
- Bei **Rückgang der Symptome** ist eine abwartende Haltung gerechtfertigt.
- Bei **Befundkonstanz** schließt sich eine erweiterte Diagnostik (Serologie, Bildgebung) an. Kann hierdurch die Diagnose nicht gesichert werden, sind ungewöhnliche Ursachen wie z. B. seltene Infektionen oder eine Sarkoidose in Betracht zu ziehen.
- Bei **Progression** der Lymphknotenschwellungen ist eine Biopsie oder Exzision notwendig, um durch histologische, immunhistologische und mikrobiologische Untersuchungen die Diagnose zu sichern.

Die Unterscheidung von tastbaren benignen Lymphknoten von pathologischen Lymphomen ist anhand äußerlicher Kennzeichen im Einzelfall schwierig (◘ Tab. 31.1).

31.2.3 Therapie

Bei der **Lymphknotenbiopsie** sollte der Lymphknoten, wenn immer möglich, als Ganzes geborgen werden. Nur in Ausnahmefällen – bei schwieriger Lokalisation – kann eine Stanz- oder Exzisionsbiopsie erwogen werden.

Die wichtigste Maßnahme vor einer Lymphknotenbiopsie stellt die Sicherung der Lokalisation des zu entnehmenden Lymphknotens dar. Am besten sollte der Operateur selbst den Lymphknoten präoperativ im Liegen tasten können. Gegebenenfalls kann die intraoperative Lokalisation auch unter Zuhilfenahme der Sonographie erreicht werden.

Oft sind die beim stehenden oder sitzenden Patienten axillären oder zervikalen tastbaren Lymphknoten nach der Lagerung des Patienten am Operationstisch nicht mehr palpabel. Scheinbar oberflächlich palpable Lymphknoten am Hals oder in der Axilla finden sich intraoperativ unter der Faszie und erfordern in Lokalanästhesie gute anatomische Kenntnisse und präparatorische Übung.

> **Im Zweifel sollte an eine erfahrene Assistenz und ggf. eine Exzision in Narkose gedacht werden.**

Über eine sparsame Hautinzision wird unmittelbar über dem Lymphknoten eingegangen und unter Respektierung der anatomischen Strukturen der Lymphknoten als Ganzes geborgen. Die drainierenden Lymphbahnen und versorgenden Blutgefäße sollten ligiert werden, um eine spätere Lymphfistel oder Nachblutungen zu vermeiden. Besonderes Augenmerk ist auf zu schonende Strukturen wie z. B. den N. accessorius im lateralen Halsdreieck oder die tiefen drainierenden Lymphbahnen inguinal zu achten.

Es empfiehlt sich vor der Abgabe des Präparats zu klären, ob der Lymphknoten als Schnellschnitt oder mit welchem Medium (Kochsalz oder Formalin) zur weiteren histologischen Aufarbeitung des Lymphknotens benötigt wird.

31.3 Periphere Weichteiltumoren

Tumoren der Weichteile sind in über 90 % benigne und nehmen vom Muskel-, Fett- oder Bindegewebe ihren Ausgang. Am häufigsten kommen Lipome und Fibrome vor. Wenn Tumoren in tieferen Körperschichten liegen, erkennbar an Größe zunehmen und Schmerzen bereiten, dann liegt der Verdacht nahe, dass es sich um bösartige Tumoren (Sarkome) handelt. Bösartige Weichteiltumoren machen ca. 1 % aller malignen Tumoren im Erwachsenenalter aus (im Kindesalter ca. 15 % aller malignen Erkrankungen). Die häufigste Lokalisation von Weichteilsarkomen sind die Extremitäten (insbesondere der Oberschenkel) mit 50 %. Sarkome haben im Vergleich mit anderen bösartigen Tumoren gute Heilungschancen. Die Voraussetzung hierfür ist, dass die Tumoren frühzeitig erkannt und adäquat multidisziplinär behandelt werden. Um eine eindeutige Diagnose zu stellen ist eine feingewebliche Untersuchung des Tumorgewebes nötig.

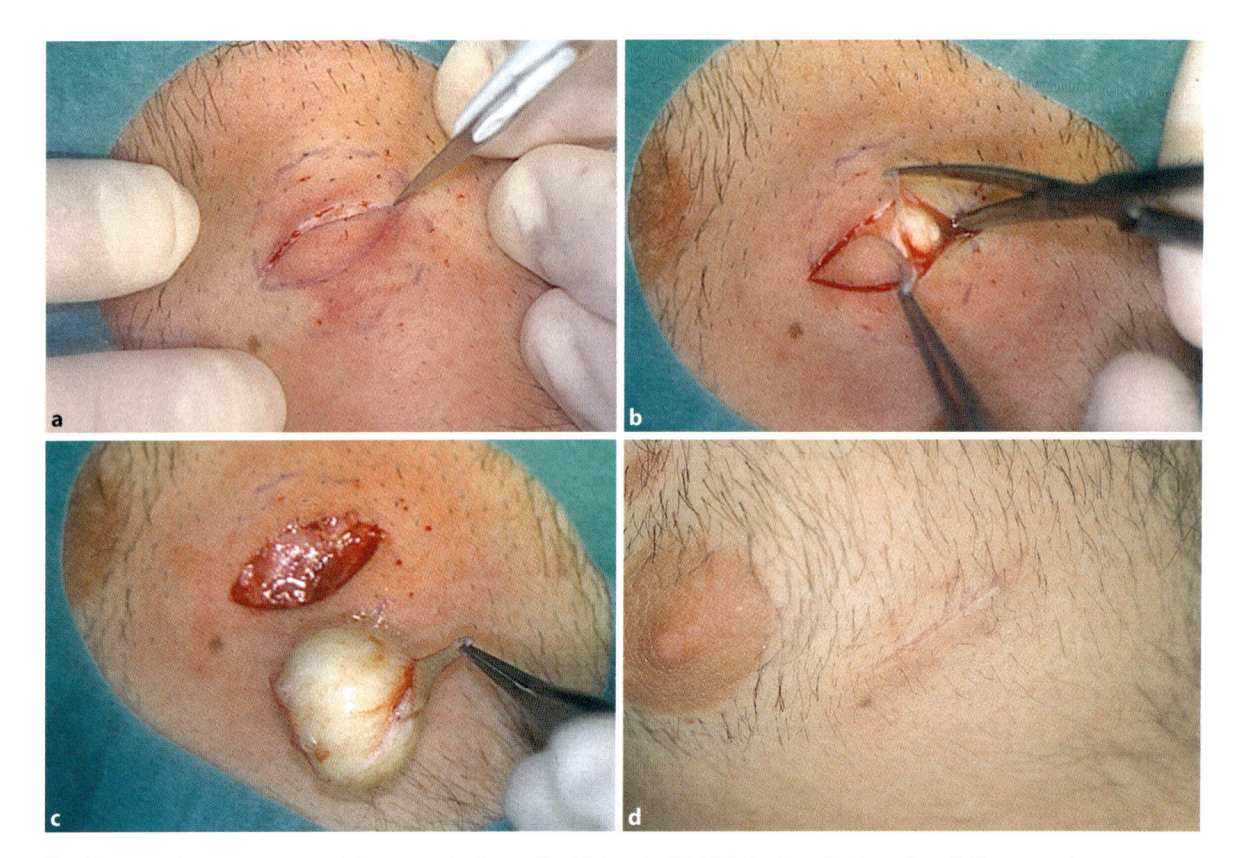

Abb. 31.2a–d Exstirpation eines Atheroms an der Brust. **a** Vorsichtige oberflächliche Inzision der Haut, ohne die Zyste zu verletzen. **b** Stumpfes Freipräparieren. **c** Exstirpation der vollständig erhaltenen Zyste. **d** Zustand 4 Wochen postoperativ. (Aus Petres u. Rompel 2007)

31.3.1 Klinische Symptomatik

In der Regel werden Weichteiltumoren vom Patienten selbst als eine langsam zunehmende Schwellung wahrgenommen. Schmerzen treten bei gutartigen Tumoren in der Regel nicht auf. Oft geben die Patienten als Erklärungsversuch der Schwellung ein früheres Trauma als vermeintliche Ursache an.

31.3.2 Diagnostik

Grundsätzlich sollte bei einem Patienten mit einem peripheren Weichteiltumor eine detaillierte Anamnese erhoben werden. Ein besonderes Augenmerk sollte hierbei auf den zeitlichen Verlauf der Beschwerdesymptomatik und allgemeine Tumorzeichen gelegt werden, obwohl viele Patienten hier unbewusst falsche Angaben machen. Entscheidend für das weitere Vorgehen ist auch der Tastbefund wobei die Größe, Konsistenz und die Verschieblichkeit des Tumors wegweisend für die Diagnose sein können.

> Grundsätzlich ist unabhängig von der Größe und Lokalisation immer mit einem malignen Tumor zu rechnen. Bei den unten aufgeführten Warnsignalen ist vor jeder diagnostischen Exzision eine bildgebende Diagnostik durch Ultraschall und bei größeren und tiefen Befunden durch MRT angezeigt.

Zusätzliche Warnsignale für Malignität
- Rasches Wachstum
- Tumorgröße >5 cm
- Schmerz
- Allgemeine Tumorzeichen (Gewichtsverlust, Nachtschweiß etc.)
- Derbheit, Unverschieblichkeit, fehlende Abgrenzbarkeit zur Faszie
- Tiefe Lokalisation

31.3.3 Therapie

Kleine Weichteiltumoren Kleine Weichteiltumore ohne Hinweise auf Malignität werden meist in örtlicher Betäubung exzidiert und das entnommene Gewebe zur weiteren

Tab. 31.1 Unterscheidungskriterien benigner und maligner Lymphknotenschwellungen

	Benigne	Maligne
Lokalisation	Inguinal, zervikal: ventral des M. sternocleidomastoideus	Supraklavikulär, axillär, zervikal: dorsal des M. sternocleidomastoideus
Größe	≤1 cm (1,5 cm Kieferwinkel)	≥2 cm (2,5 cm Kieferwinkel)
Konsistenz	Weich	Unterschiedlich, derb bis hart
Schmerz	Ja	Nein
Verschieblichkeit	Ja	Unterschiedlich
Allgemeinsymptome	Unterschiedlich, allgemeine Infektionszeichen	Unterschiedlich, B-Symptomatik
Begleitbefunde	Lokale Eintrittspforten, Hals-Rachen-Infekt	
Verlauf	Langsam	Unterschiedlich

histologischen Untersuchung eingesandt (s. unten). Bestätigt sich in der histologischen Untersuchung, dass der Tumor gutartig ist, so ist eine weitere Behandlung meistens nicht nötig.

Größere Weichteiltumoren Bei größeren Weichteiltumoren bei denen der dringende Verdacht auf Bösartigkeit besteht, sollte zunächst eine Probebiopsie erfolgen. Bei gutartigem Befund kann der Tumor dann exstirpiert werden. Bei malignem Befund ist die anschließende radikale Entfernung in der Regel durch eine Kompartmentresektion oder Resektion weit im Gesunden, ggf. auch nach Vorbehandlung (Strahlentherapie, Extremitätenperfusion, regionale Hyperthermie mit Chemotherapie) notwendig.

Die Therapie eines malignen Weichteiltumors übersteigt jedoch die Möglichkeiten der chirurgischen Ambulanz und wird daher in diesem Kapitel nicht weiter besprochen. Patienten mit einem malignen Befund sollten grundsätzlich an ein spezialisiertes Behandlungszentrum weiter geleitet werden.

31.4 Lipome

Das Lipom ist der häufigste gutartige Tumor ausgehend von den Fettgewebszellen. Ursachen für das Auftreten eines Lipoms sind nicht bekannt. Lipome treten vorwiegend an den Armen, Beinen oder am Stamm im Unterhautfettgewebe auf. Sie können alleine auftreten als kugeliger, weicher, oft sichtbarer Knoten, aber auch an vielen Stellen gleichzeitig. Eine Sonderform ist die symmetrische Lipomatose, meist bei Alkoholkranken (Madelung-Fetthals). Lipome wachsen in der Regel sehr langsam.

31.4.1 Klinische Symptomatik

Ein Lipom kann mechanisch stören. Ein Lipomknoten am Unterarm kann beispielsweise das Auflegen des Armes auf eine Unterlage behindern. Oft stören jedoch exponiert gelegene Lipome das kosmetisch ästhetische Empfinden des Patienten. Es gibt jedoch auch Lipome die durch Nervenirritation Schmerzen verursachen, v. a. bei multipler familiärer Lipomatosis.

31.4.2 Diagnostik

Lipome weisen eine weiche prall-elastische, verschiebliche Konsistenz auf. Typischerweise treten auch bei bizarr großen Tumoren keine Schmerzen auf. Präoperativ ist es wichtig die Größe und Lagebeziehung zu benachbarten Strukturen zu beurteilen. Bei großen oder sich weit in die Tiefe ausdehnenden Lipomen empfiehlt es sich präoperativ eine Sonographie, gegebenenfalls sogar eine MRT durchzuführen.

> ❗ Häufig täuscht der Palpationsbefund, insbesondere bezüglich der Tiefenausdehnung.

31.4.3 Therapie

Beim Vorliegen von kosmetischen oder mechanischen Gründen (Gürtel), neu aufgetretenen singulären Lipomknoten, Malignitätsverdacht, gelegentlich auch bei Karzinophobie sollte eine operative Entfernung des Lipoms durchgeführt werden (◘ Abb. 31.3).

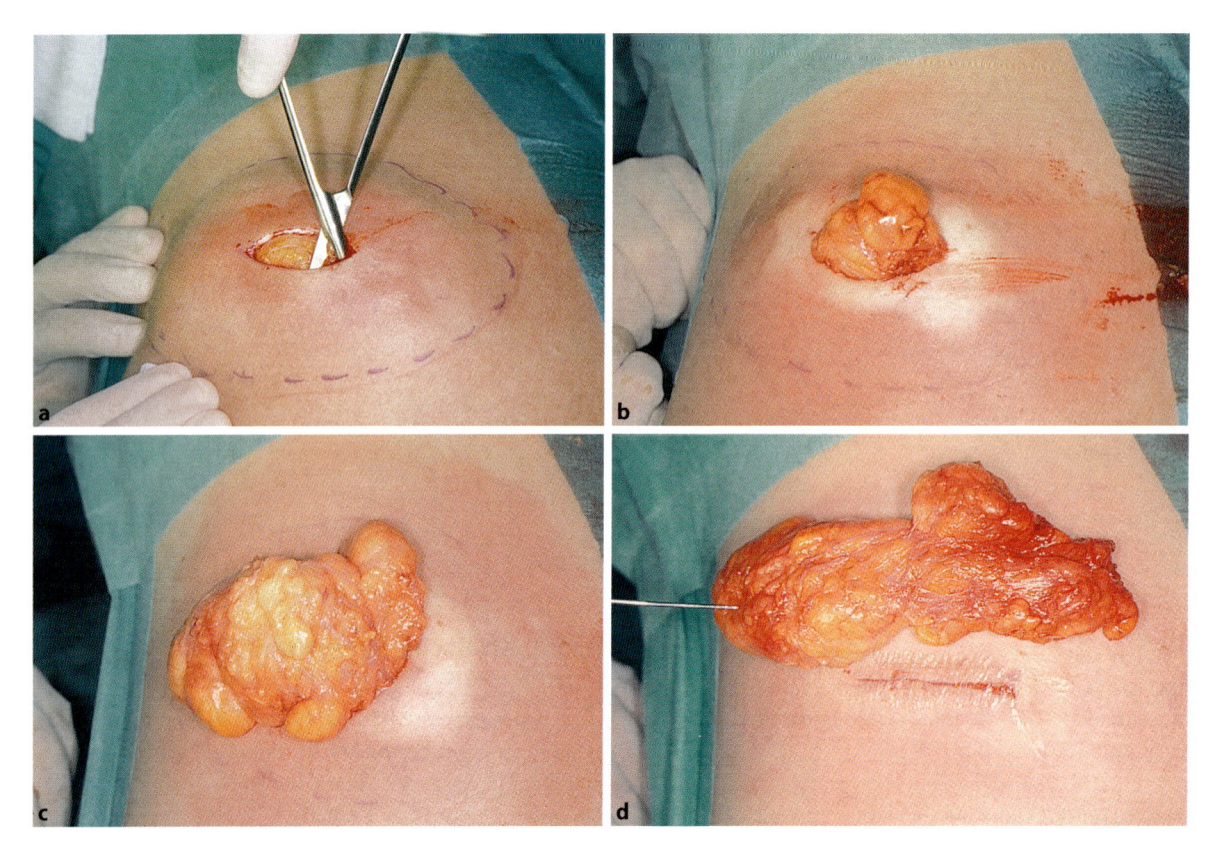

Abb. 31.3a–d Exstirpation eines großen subkutanen Lipoms **a** Nach Inzision stumpfes Freipräparieren des Lipoms aus seiner Pseudokapsel. **b** Exprimieren des Lipoms unter manuellem seitlichen Druck. **c** Sukzessives Hervortreten des Lipoms. **d** Abschluss nach Subkutannaht und Hautkleber. (Aus Petres u. Rompel 2007)

Procedere Das Vorgehen besteht in dem **s**tumpfen Ausschälen mit der Bindegewebskapsel. Jedes Lipom hat ein versorgendes Blutgefäß in der Tiefe. In den meisten Fällen sistiert die Blutung unter Elektrokoagulation oder Kompression, größere Gefäße sollten wegen der Nachblutungsgefahr ligiert werden. Gerade bei der Entfernung größerer Lipome sollte keine Höhle mit Gefahr der Serombildung und Infektion hinterlassen werden. Es empfiehlt sich hier die ausreichende Mobilisation der Haut- und Subkutanlefzen, die Anlage von subkutanen Nähten oder einer tief greifenden Hautnaht und Kompressionsverband.

Vorgehen bei Lipomexzision
- Haare in der Umgebung rasieren, Hautdesinfektion.
- Infiltrationsanästhesie Tiefenausdehnung nicht unterschätzen, Lokalanästhetikumdepot (z. B. Scandicain 1 % zwischen Haut und Tumor (Lipom, Atheromwand/Zyste) injizieren, das erleichtert die Präparation durch Separation der Gewebsschichten, ein weiteres Depot, ggf. auch erst nach peritumoröser Präparation, unter die Schwellung injizieren.
- Mundschutz anlegen, Händedesinfektion und sterile Handschuhe anlegen, sterile Abdeckung mit einem Lochtuch.
- Festlegen der Schnittführung entlang den Hautlinien (Bei Malignitätsverdacht Schnittführung unter Berücksichtigung der späteren Radikaloperation).
- Spindelförmiger, doppelter Hautschnitt über die gesamte Vorwölbung, bei Atherom um den Komedo. Schnitt muss sicher die gesamte Kutis durchtrennen, darf aber nicht die Kapsel verletzen.
- Spindelmitte mit Moskitoklemme fassen, nach oben ziehen.
- Kleine Zysten oder Lipome können mit dem Präparierinstrument oder Finger enukleiert werden, größere Tumoren erfordern eine Präparation mit der gebogenen Schere. Adhäsionen stumpf oder scharf lösen. Blutgefäße mit Moskitoklemme fassen und mit resorbierbarem Faden unterbinden, umstechen oder mit Diathermie koagulieren.
- Präparat zur histologischen Begutachtung einschicken.

- Nach der Entfernung eines großen Weichteiltumors Hohlraum durch Subkutannaht mit resorbierbaren Fäden verkleinern oder bei Donati-Naht das tiefe Fettgewebe an der Subkutis fixieren.
- Gegebenenfalls eine Redon-Drainage einlegen.
- Adaptation der Wundränder mit Donati-Rückstichnähten.
- Trockener und steriler Pflasterverband.

Postoperative Empfehlungen
- Wundinspektion nach 2 Tagen, sofortige Wiedervorstellung bei Rötung, Schwellung, Schmerz.
- Fadenziehen je nach Lokalisation nach 5–10 Tagen
- Bei guter Wundrandadaptation kann kurzes Duschen (nicht Baden!) ab dem 2. Tag erlaubt werden
- Bei Operation an Extremitäten Ruhigstellung nicht erforderlich, nur Schonung der Extremität empfehlen.

❗ Sämtliche Weichteiltumoren sollten möglichst intakt und in toto exzidiert werden, um Wundheilungsstörungen und Rezidive zu vermeiden.

Unguis incarnatus

S. Kessler, C. Volkering

32.1 Definition

Unter einem Unguis incarnatus oder eingewachsenem Zehennagel (Onychokryposis) verstehen wir die Reizung der Weichteile des medialen oder lateralen Nagelwalls. Diese Erkrankung tritt hauptsächlich an den Großzehen auf, kann jedoch selten auch die übrigen Zehen betreffen. Ursächlich sind unsachgemäß geschnittene Zehennägel, häufig in Kombination mit schlechtsitzendem Schuhwerk, vermehrter Schweißneigung oder auch eine unnatürliche Nagelkrümmung (Rollennagel). Wird der Nagel an den Ecken zu sehr gekürzt, wölbt sich die umgebende Haut über die Nagelplatte, sodass der wachsende Nagel eine chronische Hautläsion setzt (Abb. 32.1). Die Umgebung reagiert mit einer zunächst abakteriellen Entzündung, die als Beschwerden und Schwellung wahrgenommen wird. Wird an dieser Stelle – mit dem Ziel, den Nagel zu reinigen und den Nageldruck zu verringern – vermehrt manipuliert, vergrößert man die Läsion, was schließlich zur bakteriellen Entzündung führt, die sich bis zur Phlegmone und Osteomyelitis ausweiten kann.

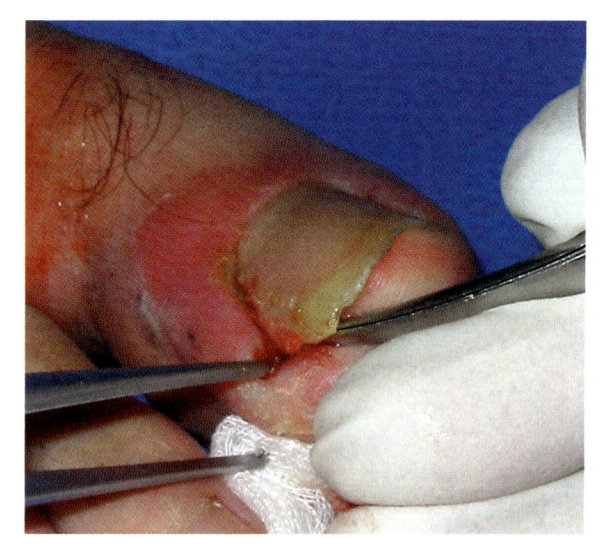

 Abb. 32.1 Unguis incarnatus mit florider Infektion. Man sieht, dass die Nagelecke von dem Patienten weit zurückgeschnitten worden ist, wodurch das Einwachsen hervorgerufen wurde

32.2 Prophylaxe und konservative Behandlung

Die Ausbildung eines Unguis incarnatus bzw. der entzündlichen Komplikationen lässt sich – abgesehen von anatomischen Besonderheiten wie Rollnägel – verhindern, wenn man die Nagelecken nach vorne über das Hautniveau wachsen lässt. Es sollte weites Schuhwerk getragen und bei starker Schweißneigung die Fußhaut so trocken wie möglich gehalten werden.

Solange keine bakterielle Infektion vorliegt, kann man einen eingewachsenen Zehennagel konservativ behandeln. Von Podologen kann mit Hilfe von Spangen die Nagelplatte aufgebogen werden, wodurch das Herauswachsen der Nagelecke erreicht werden kann. Dasselbe kann durch eine Nagelschienung mit einem Silikonschlauch erreicht werden. Wiederholte Manipulationen zur Reinigung müssen unterbleiben.

32.3 Operative Therapie

Üblich ist die Kombination von der Resektion des Nagelwalls mit der Entfernung des angrenzenden Nagelrands einschließlich der dazugehörigen Matrix („Matrixektomie"). Die Bezeichnung „Emmert-Plastik" für dieses Verfahren ist historisch unkorrekt, weil Emmert sich massiv gegen die Nagelresektion gewandt hat.

Man sollte sich darüber im Klaren sein, dass die Entfernung des Nagelwalls den seitlichen Schutz des Nagels beeinträchtigt, weshalb es zu Entzündungsrezidiven kommen kann. Auch bleiben die Patienten mit dem Nagel leichter hängen, wodurch sich der Nagel bisweilen von seiner Unterlage ablöst. Es gibt deshalb auch Bemühungen um Verfahren, die den Nagelwall erhalten. Aus diesem Grunde ist die Operation nur bei eindeutiger Indikation durchzuführen.

Operationsindikation Die chronische schmerzhafte Reizung an den Nagelrändern und die bakterielle Entzündung stellen die Indikationen zur Operation dar.

Patientenaufklärung Im Wesentlichen muss der Patient, neben den allgemeinen Operationsrisiken, über die Möglichkeit des Auftretens oder Persistieren von Wundinfek-

32.3 · Operative Therapie

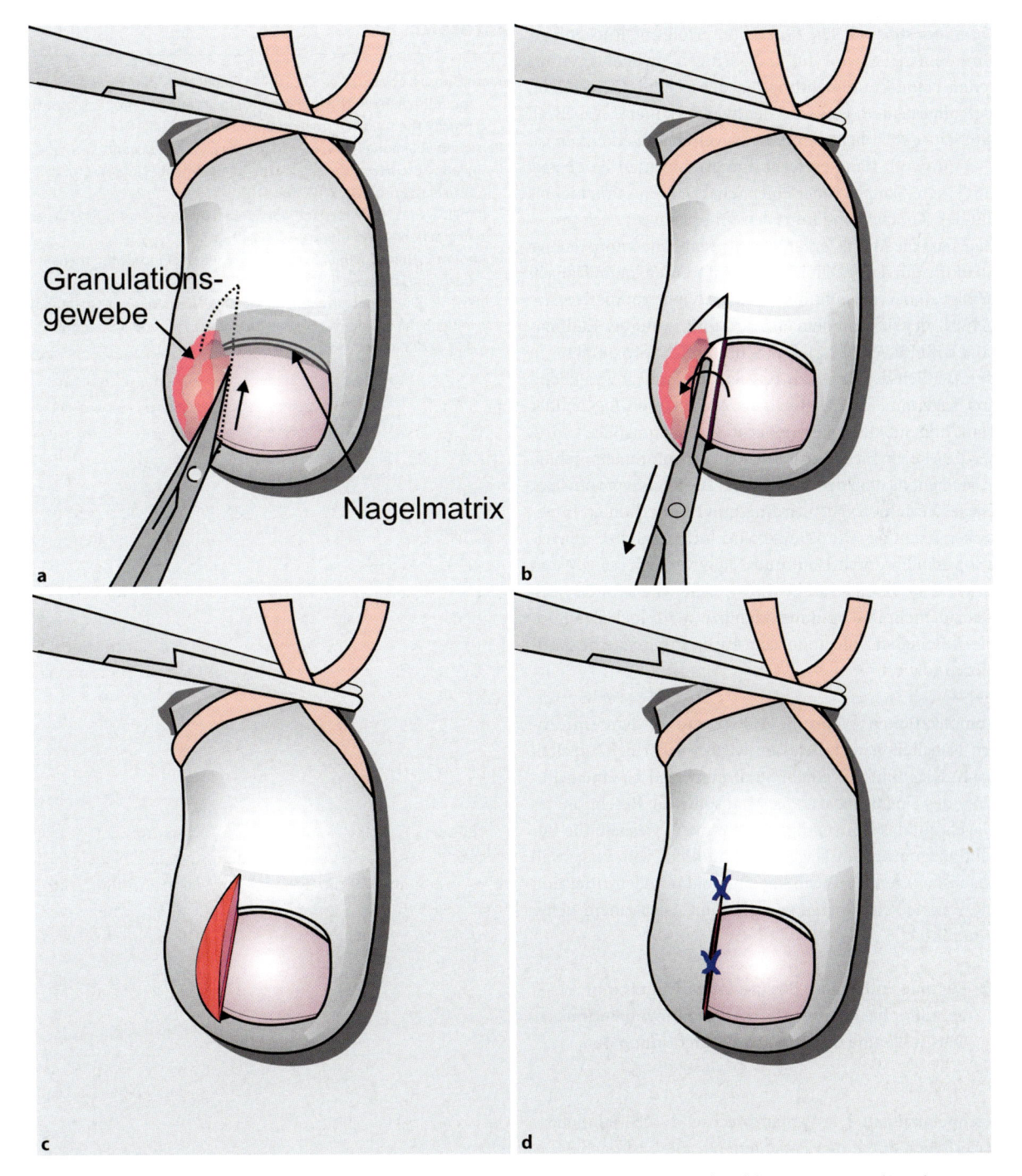

Abb. 32.2a–d Schnittführung zur partiellen Nagelresektion mit Entfernung der Nagelmatrix. **a** Schnittführung an Haut- und Nagel unter Einbeziehung der Nagelmatrix. Es kann ein Skalpell oder eine Schere verwendet werden. **b** Das Exzisat kann mit einer Klemme gefasst und anschließend unter Mitnahme der dazu gehörenden Matrix entfernt werden. **c** Bei einer Infektion bleibt die Wunde offen. **d** Verschluss durch Einzelknopfnähte bei blanden Verhältnissen

ten sowie von Rezidiven aufgeklärt werden. Eine typische Komplikation ist die Bildung eines Spaltnagels, bedingt durch einen verbliebenen Matrixrest, der eine Folgeoperation notwendig macht.

Anästhesie Die Schmerzausschaltung erfolgt durch eine Oberst'sche Leitungsanästhesie an der Zehenbasis mit 2–4 ml 2 %iger Lokalanästhesie-Lösung ohne Adrenalinzusatz.

Operationstechnik Die Operation erfolgt in Rückenlage. Eine Blutsperre wird durch Anbringen eines abgeschnittenen Handschuhfingerlings an der Zehenbasis erreicht. Bei aufgestelltem Fuß wird der hypertrophierte Nagelwall zur Seite geschoben, damit der Nagelrand zu erkennen ist. 2–3 mm vom Rand entfernt durchtrennt man den Nagel mit einem Skalpell (oder einer Schere). Man schneidet bis auf den Knochen und führt den Schnitt soweit nach proximal, dass die Matrix, erkennbar als weißliche knorpelartige Struktur, gut dargestellt und entfernt werden kann. Danach erfolgt ein zweiter Schnitt durch den hypertrophierten Nagelwall, der sich mit dem ersten V-förmig auf der Endphalanx trifft (◌ Abb. 32.2). Der Schnitt reicht proximal bis in den Bereich der Basis des Nagels. Das Exzisat, bestehend aus Nagelrand einschließlich der Matrix und umgebender Haut und Subkutis, wird entfernt, wobei kontrolliert wird, ob die Matrix mit entfernt ist. Manche Autoren empfehlen eine Phenolisation der Nagelmatrix zur Rezidivprophylaxe. Dieses Verfahren geht allerdings mit einer erhöhten Infektionsrate einher. Die Wunde wird locker mit 1–3 Einzelknopfnähten durch Haut und Nagel verschlossen. Wenn eine eitrige Entzündung vorliegt, bleibt die Wunde nach Débridement und Spülung offen bzw. wird locker tamponiert. Bei einer phlegmonösen Ausbreitung ist eine Antibiose indiziert.

Komplikationen Wenn die Matrix, die zu dem entfernten Nagelteil gehört, belassen wird, wächst der Nagelteil nach. Dies führt zu einem **Spaltnagel** und zu einem Rezidiv des Unguis incarnatus. Man sollte die Resektion des Nagels auf das Notwendige beschränken, weshalb die Resektionsgrenze vom Nagelrand und nicht vom Nagelwall aus festzulegen ist. Wenn bei einer bakteriellen **Infektion** die Wunde verschlossen wird, kommt es zu einem tiefen Wundinfekt.

> Für eine Entfernung des gesamten Nagels gibt es, außer bei schwerer Eiterung, keine Indikation. Dies stellt eine unnötige Beeinträchtigung dar.

Nachbehandlung Die Verbandwechsel durch Wundpflaster erfolgen durch den Patienten. Duschen ist nach 2 Tagen erlaubt. Die Fäden werden nach 7–10 Tagen entfernt. Wenn zu einer Wundinfektion kommt, reicht es in der Regel, die Fäden zu entfernen und u. U. nekrotisches Gewebe zu debridieren.

Literatur

Kim YJ, Ko JH, Choi KC, Lee CG, Lim KJ (2003) Nail-splinting technique for ingrown nails: the therapeutic effects and the proper removal time of the splint. Dermatom Surg 29(7):745–748

Persichetti P, Simone P, Li Vecchi G, Di Lella F, Cagli B, Marangi GF (2004) Wedge excision of the nail fold in the treatment of ingrown toenail. Ann Plast Surg 52(6):617–620

Rammelt S, Grass R, Zwipp H (2003) Zur Behandlung des eingewachsenen Zehennagels. Chirurg 74(3):239–243

Rounding C, Hulm S (2000) Surgical treatments for ingrowing toenails. Cochrane Database Syst Rev 2:1–17

Scholz N (2005) Nagelkorrekturspangen als Alternative zur Operation in der Behandlung des Unguis incarnatus. Fuß und Sprunggelenk 4:216–223

Hernien

M. Angele

33.1 Definition

Hernien sind Ausstülpung des Peritoneums durch angeborene oder erworbene Lücken (Bruchlücke). Eine Hernie besteht aus einer **Bruchpforte** (Bruchlücke; also dem Defekt in der Bauchwand), einem durch die Schwachstelle in der Bauchwand ausgetretenem **Bruchsack** (ausgestülptes Bauchfell) und dem **Bruchinhalt** selbst (Teile von Bauchorganen, meist Darm). Mögliche Lokalisationen für Bruchlücken sind die Bauchdecke, das Zwerchfell, der Beckenboden oder der intraabdominelle Raum.

Je nachdem, ob die Hernie durch eine Lücke in der Bauchwand oder durch eine Bruchpforte im Abdomen austritt, spricht man von **äußeren** oder **inneren Hernien**. Weiterhin unterscheidet man angeborene (Hernia congenita) und erworbene Hernien (Hernia acquisita).

Bilden Eingeweide selbst einen Teil des Brucksacks, spricht man von **Gleitbrüchen**. Nur retroperitoneal gelegene Organe, z. B. Zökum oder Blase, können Gleitbrüche ausbilden. Beim Prolaps fehlt eine peritoneale Auskleidung des Bruchs. Die Organe stülpen sich durch eine Lücke in der Bauchwand nach außen.

33.2 Epidemiologie und Ätiologie

Die Inzidenz für Hernien beträgt 2–4 % der europäischen Bevölkerung. In Europa entfallen 95 % auf äußere Hernien, davon wiederum 75 % auf Leistenhernien.

> **Prädisponierende Faktoren für Hernien**
> - Chronische intraabdominelle Drucksteigerungen durch
>   - Adipositas
>   - Rezidivierende Atemwegserkrankungen
>   - Chronische Obstipation
>   - Rezidivierendes Erbrechen
>   - Aszites
>   - Prostatahypertrophie
>   - Schwangerschaft
>   - Tumoren
>   - Bauchwandtumoren
> - Gestörter Kollagenstoffwechsel und traumatische Schädigungen der Bauchwand

33.3 Klinische Symptomatik und Diagnostik

Symptomatik Typisch für Hernien sind ziehende oder stechende Schmerzen. Weiterhin fällt eine Vorwölbung auf, der durch den Organprolaps bedingt ist. Diese Vorwölbung tritt bei **reponiblen Hernien** intermittierend auf oder lässt sich von außen vollständig zurückdrängen. Insbesondere bei kleinen Bruchlücken kann es zur Inkarzeration von Darmanteilen. Lässt sich die Inkarzeration nicht zurückdrängen, liegt eine **irreponible Hernie** mit zunehmend schmerzhafter Schwellung vor. Im Rahmen einer bakteriellen Durchwanderung kommt es zu einer peritonealen Reizung. Durch Einklemmung von Darmanteilen kann sich ein mechanischer Ileus ausbilden.

Klinische Untersuchung Äußere Hernien können durch eine klinische Untersuchung diagnostiziert werden. Die klinische Untersuchung besteht aus einer Inspektion und Palpation der Bruchvorwölbung und der Bruchpforte.

Bildgebende Diagnostik Insbesondere bei adipösen Patienten kann die Durchführung einer Ultraschalluntersuchung oder einer Computertomographie zur Diagnostik im Einzelfall erforderlich sein.

Komplikationen Die schwerwiegendste Komplikation einer Narbenhernie ist die komplette **Inkarzeration** eines Darmabschnittes. In der Regel kommt es zunächst zu einer venösen Stauung, nachfolgend zu einem Wandödem mit arteriellem Perfusionsdefizit. Es resultiert eine Gangrän des betroffen Darmanteils. Eine weitere Komplikationsmöglichkeit der Inkarzeration stellt die **Perforation** mit nachfolgender Peritonitis und der Entwicklung einer Sepsis. Eine länger bestehende Inkarzeration kann zum **mechanischen Ileus** führen.

Folgende Formen der **Inkarzeration** werden unterschieden.

- **Koteinklemmung**: Im Bereich einer prolabierten Schlinge kommt es durch Gasentwicklung zur Zunahme des Darminhaltes.
- **Elastische Einklemmung**: Trotz Verringerung des intraabdominellen Drucks gleitet der Bruchinhalt nicht in das Abdomen zurück.

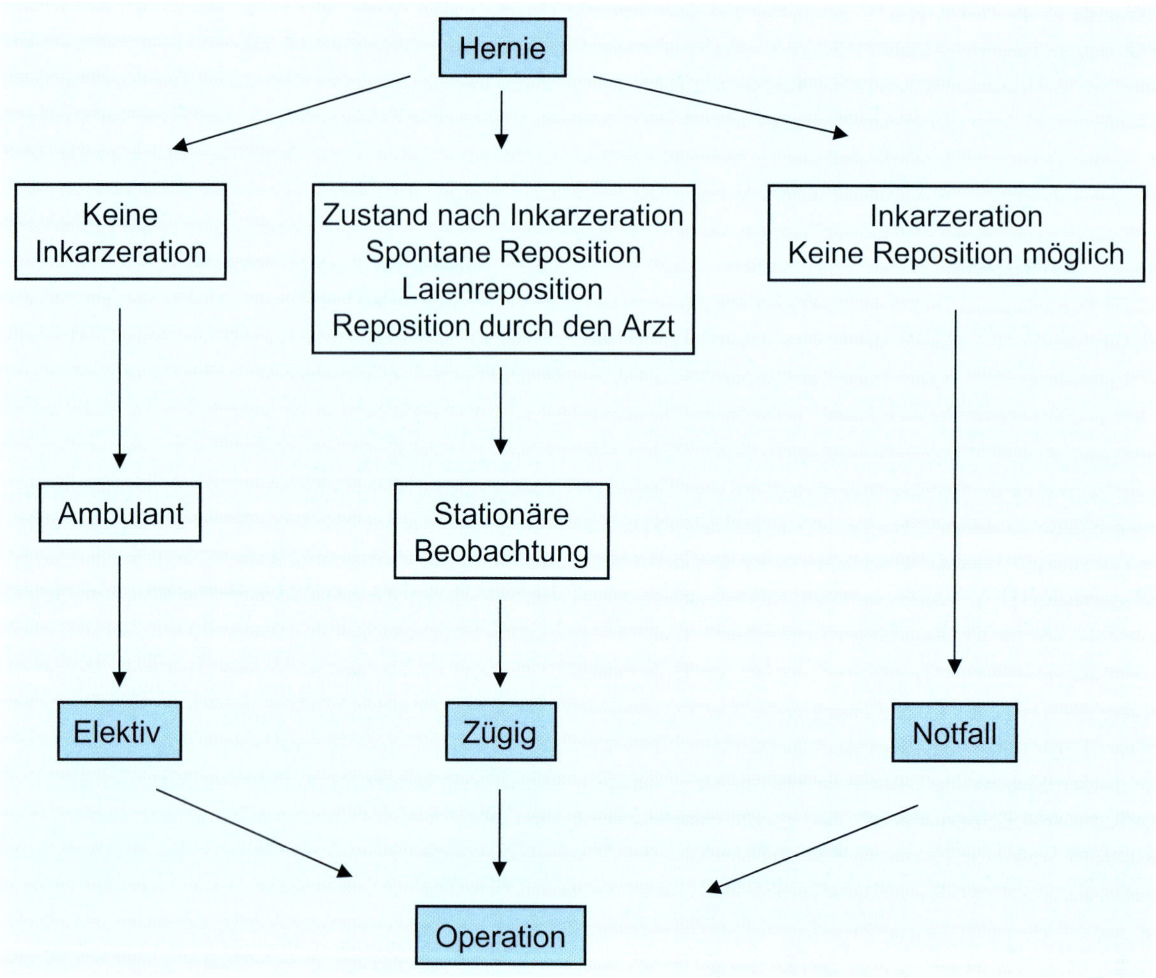

◘ Abb. 33.1 Schematische Darstellung zur Behandlungsstrategie bei Hernien

- **Retrograde Einklemmung**: Durch Einknickung von Mesenterium und/oder Darmanteilen kann eine intraabdominell gelegene Darmschlinge inkarzerieren.
- **Richter-Hernie**: In diesem Fall kommt es zur Einklemmung von Darmwandanteilen im Gegensatz zur kompletten Hernie, bei der ganze Darmteile mit Mesenterium im Bruchsack lokalisiert sind. Bei der Littré ist ein Meckel-Divertikel eingeklemmt. Beide Hernieformen bergen die Gefahr der verspäteten Diagnose.
- **Netzeinklemmung**: Teile des Omentum majus können im Bruchsack inkarzeriert sein. Klinisch ist meist nur ein lokaler Druckschmerz nachweisbar.

33.4 Therapiestrategie

Folgende Therapiestrategien sind auf sämtliche Hernienformen zu übertragen (◘ Abb. 33.1):

- Nur durch die operative Versorgung ist ein dauerhafter Behandlungserfolg zu erzielen.
- Eine Inkarzeration stellt eine Notfallindikation dar und sollte umgehend operative versorgt werden.
- Massive Repositionsversuche sollten unterlassen werden. Zur Vermeidung von Komplikationen bei der Reposition ist auf eine adäquate Entspannung der Bauchdecken, ggf. mit Analgetika zu achten.

33.5 Reposition

Zur Reposition wird der Bruchsack mit 2 Händen durch die Bruchlücke langsam zurückgedrängt. Dabei kann es zur Reposition von nekrotischen Darmanteilen, zur Darmperforation, Reposition en bloc (trotz Reposition bleibt die Darmschlinge im Bruchring inkarzeriert) oder zur Pseudoreposition (bei Ausriss des Peritoneums bleibt die Darmschlinge weiterhin inkarzeriert) kommen. Aufgrund

dieser Komplikationsmöglichkeiten ist folgendes Vorgehen nach Reposition zu empfehlen:
- Frühelektive Bruchversorgung nach gelungener Reposition. In der Zwischenzeit sollte der Patient stationär beobachtet werden.
- Bei nicht erfolgreicher Reposition oder dem Verdacht einer unzureichenden Reposition besteht eine Notfallindikation.

33.6 Leistenhernien

Die klinisch wichtigste Hernienform ist die Leistenhernie (ca. 75 % aller Hernien). Die **indirekte Leistenhernie** (60–70 % aller Leistenbrüche) ist meist angeboren bei nicht vollständig obliteriertem Processus vaginalis. Sie entspringt lateral der epigastrischen Gefäße und verläuft im Leistenkanal. Die **direkte Leistenhernie** ist immer erworben, entspringt medial der epigastrischen Gefäße und verläuft medial des Samenstrangs.

33.6.1 Klinische Symptomatik und Diagnostik

Symptomatik Leistenhernien zeichnen sich im Allgemeinen durch eine dezente Symptomatik aus. Viele Patienten berichten über ein unspezifisches Druckgefühl in der Leiste mit gelegentlichen Schmerzen, vor allem bei körperlicher Belastung. Meist verschwinden die Symptome im Liegen oder in Ruhe. Oftmals berichten die Patienten über eine selbst bemerkte Vorwölbung in der Leiste.

Klinische Untersuchung Für die Diagnostik der Leistenhernie ist die klinische Untersuchung entscheidend. Sie wird am stehenden Patienten vorgenommen. Mit einem Finger fährt der Untersucher in den Leistenkanal. Dabei wird die Skrotal- oder Leistenhaut am äußeren Leistenring eingestülpt. Der innere Leistenring befindet sich an der Spitze des untersuchenden Fingers. Der Patient wird aufgefordert zu pressen oder zu husten. Selbst kleine Hernien sind auf diese Weise als Vorwölbung oder Anprall zu tasten.

> **Es müssen grundsätzlich beide Leisten untersucht werden, da beidseitige Hernien bei 15 % der Patienten vorliegen.**

Differenzialdiagnose Differenzialdiagnostisch ist an das Vorliegen einer Insertionstendinopathie, einer Koxarthrose oder eines LWS-Syndroms zu denken. Verlegenheitsdiagnosen wie Hernia incipiens oder weiche Leiste sind unzureichend definiert und sollten in jedem Fall vermieden werden.

33.6.2 Therapie

Bei Nachweis einer Leistenhernie besteht in der Regel eine Operationsindikation, da konservative Maßnahmen nicht weiterführen. Eine spontane Ausheilung, z. B. durch Kräftigung der Bauchmuskulatur oder eine Gewichtsreduktion ist nicht möglich. Darüber hinaus besteht mit der Dauer der Leistenhernien ein zunehmendes Risiko für die Entwicklung von Komplikationen.

Es handelt sich in der Regel um Elektiveingriffe. Absolute Operationsindikationen sind <n. Hohes Alter und leidlich kompensierte Organinsuffizienzen sind angesichts der Möglichkeit zur Operation in Lokalanästhesie heutzutage keine Kontraindikation mehr. Die Notwendigkeit der Operation liegt in der Tatsache begründet, dass unabhängig von Alter und Begleitkrankheit bei jeder Hernie eine Inkarzerations- und Strangulationsgefahr besteht. Hernien mit kleiner Bruchpforte sind eher gefährdet, solche mit großer Bruchpforte aber nicht davor geschützt. Die Beobachtung, dass mediale Hernien seltener als laterale inkarzerieren, ist wenig hilfreich angesichts der Schwierigkeit, diese beiden Formen präoperativ sicher zu unterscheiden.

> **Unabhängig von der Bruchform, dem Lebensalter und den Begleitkrankheiten sollte jede Hernie operiert werden (innerhalb von Wochen). Inkarzerierte und strangulierte Hernien sind Notfallindikationen.**

Grundprinzip bei allen chirurgischen Verfahren ist die Verstärkung der Hinterwand des Leistenkanals. Die Verstärkung erfolgt entweder durch Naht oder durch alloplastisches Material. Die derzeit konkurrierenden Operationsverfahren lassen sich in 2 große Gruppen einteilen: offene Nahtverfahren und endoskopische Verfahren.

Offene Nahtverfahren

Die offenen Nahtverfahren können ohne (z. B. Shouldice-Technik) oder mit (z. B. Lichtenstein-Technik) alloplastischem Material durchgeführt werden. Die Leistenhernienreparation erfolgt von ventral im Sinne eines extraperitonealen Eingriffes (**anteriorer Zugang**). Dieser Eingriff kann in Lokalanästhesie als ambulanter/tageschirurgischer Eingriff sicher und für den Patienten komfortabel durchgeführt werden. Die **Lokalanästhesie** bei der Leistenhernie besteht aus einer Leitungs- und einer Infiltrationsanästhesie. Die Leitungsanästhesie wird ca. 1 cm medial der Spina iliaca anterior superior und fächerförmig unter die Aponeurose des M. externus abdominis im Verlauf des N. ilioinguinalis und des N. iliohypogastricus eingebracht. Zusätzlich erfolgt eine subkutane Infiltration im Verlauf der späteren Schnittführung. Der wache, kooperative Patient erlaubt die sichere intraoperative Loka-

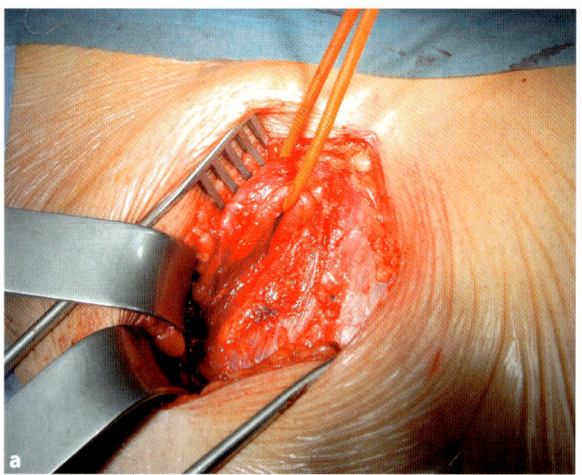

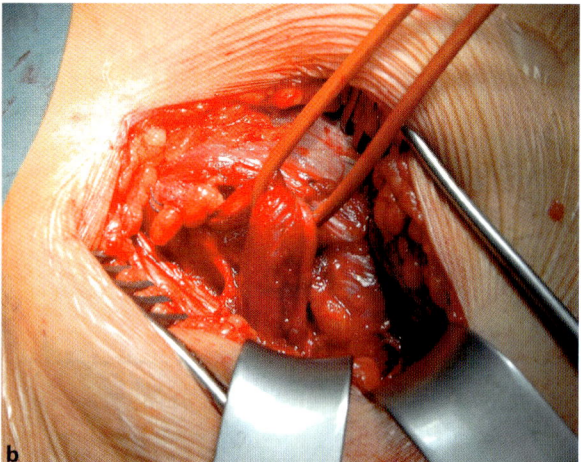

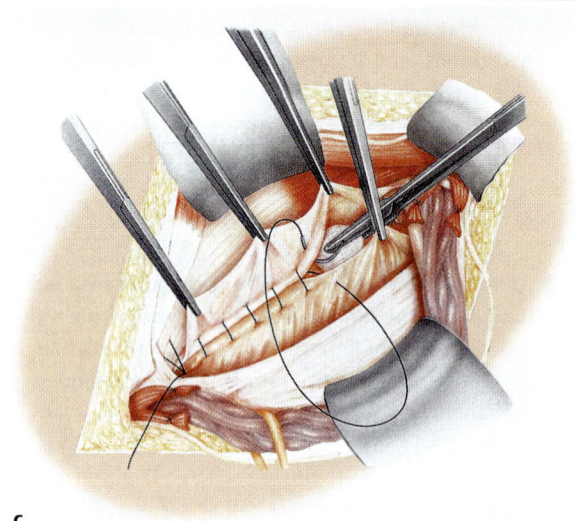

◘ **Abb. 33.2a–c** Präparation der Leistenregion beim anterioren Bruchlückenverschluss. **a** Darstellung des Samenstranges. **b** Umfahrung des Samenstranges. **c** Darstellung der Bruchlücke (cave: kombinierte Brüche) direkter und indirekter Hernien. (c aus Siewert 2006)

lisation aller Bruchlücken und die Testung der Reparation durch Aufforderung zum Pressen.

Bei allen anterioren Verfahren erfolgt der Zugang über einen **inguinalen Hautschnitt**. Nach Durchtrennung der Haut und der Subkutis wird die Externusaponeurose schräg im Verlauf des Leistenkanals bis in den äußeren Leistenring eingeschnitten (◘ Abb. 70.2). Danach werden die Samenstranggebilde angeschlungen. Auf diese Weise lassen sich bei direkte oder indirekte Brüche der Bruchsack isolieren und reponieren (◘ Abb. 33.2).

Beim Bruchlückenverschluss nach **Shouldice** erfolgt zunächst eine Durchtrennung und anschließende Doppelung der ausgedünnten Fascia transversalis zur Rekonstruktion und Verstärkung der Hinterwand. Darüber wird die Internusmuskulatur und der M. transversus abdominis am Leistenband fixiert.

Beim Bruchlückenverschluss nach **Bassini** wird auf eine Doppelung der Fascia transversalis verzichtet. Zur Verstärkung der Hinterwand wird die Fascia transversalis, M. obliquus internus, M. transversus abdominis am Leistenband fixiert.

Bei der Rekonstruktion nach **Lichtenstein** wird die Hinterwand durch ein Polypropylen Netz (Größe 15×10 cm) verstärkt (◘ Abb. 33.4). Die Fixation erfolgt mit einem monofilen nichtresorbierbaren Faden. Auf ein spannungsfreies Fixieren des Netzes ist unbedingt zu achten. Darüber wird nur die Internusmuskulatur und der M. transversus abdominis am Leistenband angenäht. Die Fascia transversalis wird nicht operiert. Die Versorgung nach Lichtenstein hat den Vorteil, technisch sehr einfach zu sein und durch die spannungsfreie Reparation ohne Fasziennähte ggf. postoperativ weniger Schmerzen zu provozieren.

In letzter Zeit sind eine Reihe von Modifikationen der Lichtenstein-Technik entstanden. Hierzu zählt die **Plug-and-Patch**-Technik. Hierbei wird vor Einlage des Onlay-

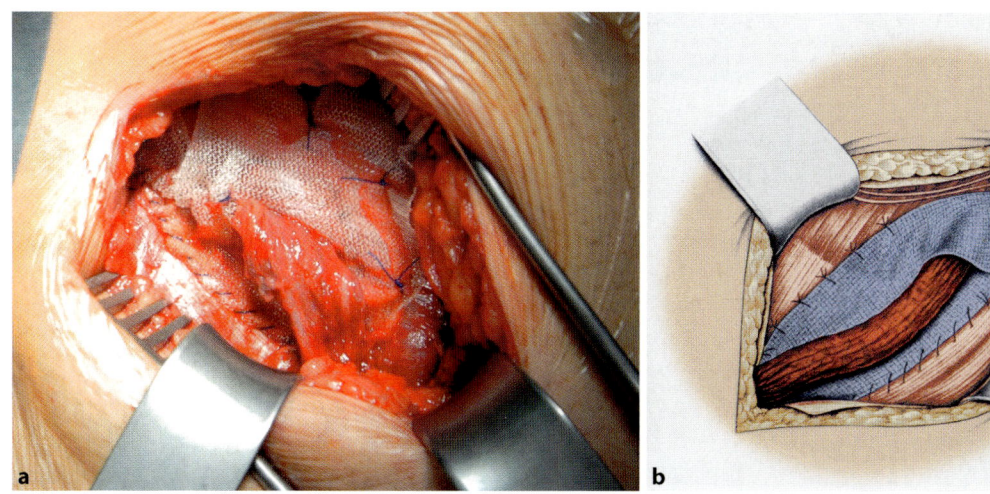

Abb. 33.3 Netzeinlage beim Bruchlückenverschluss nach Lichtenstein. (Aus Siewert 2006)

Patches zusätzlich ein Schirmchen hinter dem inneren Leistenring versenkt. Ist der innere Leistenring pathologisch erweitert, wird dieser zusätzlich mit einer Naht eingeengt.

Neben den beschriebenen Operationsverfahren gibt es eine Vielzahl von Varianten, z. B. nach McVay oder Lotheisen, die jedoch auf denselben Prinzipien basieren.

Endoskopische Verfahren

Die endoskopische Reparation der Leistenhernien zielt auf die Deckung des Fasziendefektes durch ein endoskopisch appliziertes Polypropylennetz (**posteriorer Zugang**). Die Netzplatzierung kann transabdominell (transabdominelle präperitoneale Netzplastik, **TAPP**) oder extraperitoneal (total extraperitoneale Netzplastik, **TEP**) erfolgen. Für beide Verfahren ist die Durchführung einer **Vollnarkose** bzw. **Spinalanästhesie** erforderlich.

Zunächst wird das Peritoneum eröffnet, die Bruchpforte dargestellt und der Bruchsack reponiert (Abb. 33.4a, b). Zum Verschluss der Bruchlücke wird ein Polypropylennetz eingebracht (Abb. 33.4c). Abschließend erfolgt der Verschluss des Peritoneums zur Abdeckung des Netzes (Abb. 33.4d). Hierfür wird bei der TAPP-Technik das Peritoneum eröffnet (im Gegensatz zur TEP-Technik), der Bruchsack mobilisiert und am Ende des Eingriffs nach Netzplatzierung das Peritoneum erneut verschlossen.

Therapiewahl

Das anzuwendende Verfahren (anteriorer versus posteriorer Zugang) muss sich an der speziellen Hernienform (einseitig – beidseitig, primär – Rezidiv) und den Besonderheiten des einzelnen Patienten und der klinischen Expertise des Operateurs orientieren. Auf jeden Fall ist der Patient über die alternativen Verfahren mti ihren Vor- und Nachteilen aufzuklären:

Für **junge Patienten** (<40 Jahre) mit einseitigem Leistenbruch sollte auf die Einlage von alloplastischem Material verzichtet werden. Auch bei **Frauen im gebärfähigen Alter** wird auf die Einlage von Fremdmaterial aufgrund der unzureichenden Dehnbarkeit bei einer Schwangerschaft primär verzichtet. In beiden Fällen ist somit der Bruchlückenverschluss nach Shouldice das Verfahren der Wahl. In der Nachbehandlung ist das Heben größerer Lasten (>10 kg) für 6 Wochen zu vermeiden.

Für primär einseitige Leistenbrüche bei **Patienten über 40 Jahren** stellt der Bruchlückenverschluss nach Lichtenstein das Verfahren der Wahl dar. Das Verfahren zeichnet sich durch seine Einfachheit und geringe Rezidivrate aus. Insbesondere die Möglichkeit der Versorgung in Lokalanästhesie erscheint ein Vorteil des anterioren Zugangs zu sein.

Für **beidseitige Leistenhernien** oder **Rezidive** nach Einlage von alloplastischem Material ist jedoch der endoskopische Bruchlückenverschluss anzuraten. Vorteil ist die schnelle Belastbarkeit (unmittelbar postoperativ). Eine Frühmobilisation wird bei allen Verfahren angestrebt (Aufstehen am Operationstag).

Kindliche Leistenbrüche werden nach Halsted-Ferguson lediglich mit Abtragung des Bruchsacks ohne Verstärkung der Hinterwand versorgt.

Komplikationen

In einer Vielzahl von randomisierten Studien zum Vergleich des offenen und laparoskopischen Bruchlückenverschlusses konnten keine Vorteile bei der Rezidivrate für ein Verfahren gezeigt werden. Die Rezidivrate betragen je nach Studie 2–10 %. Durch den transabdominellen Zugang bei der TAPP-Technik treten gelegentlich schwerwiegende Komplikationen, wie z. B. **Verletzung des Darms**, auf, die bei den offenen Verfahren nicht beobachtet wer-

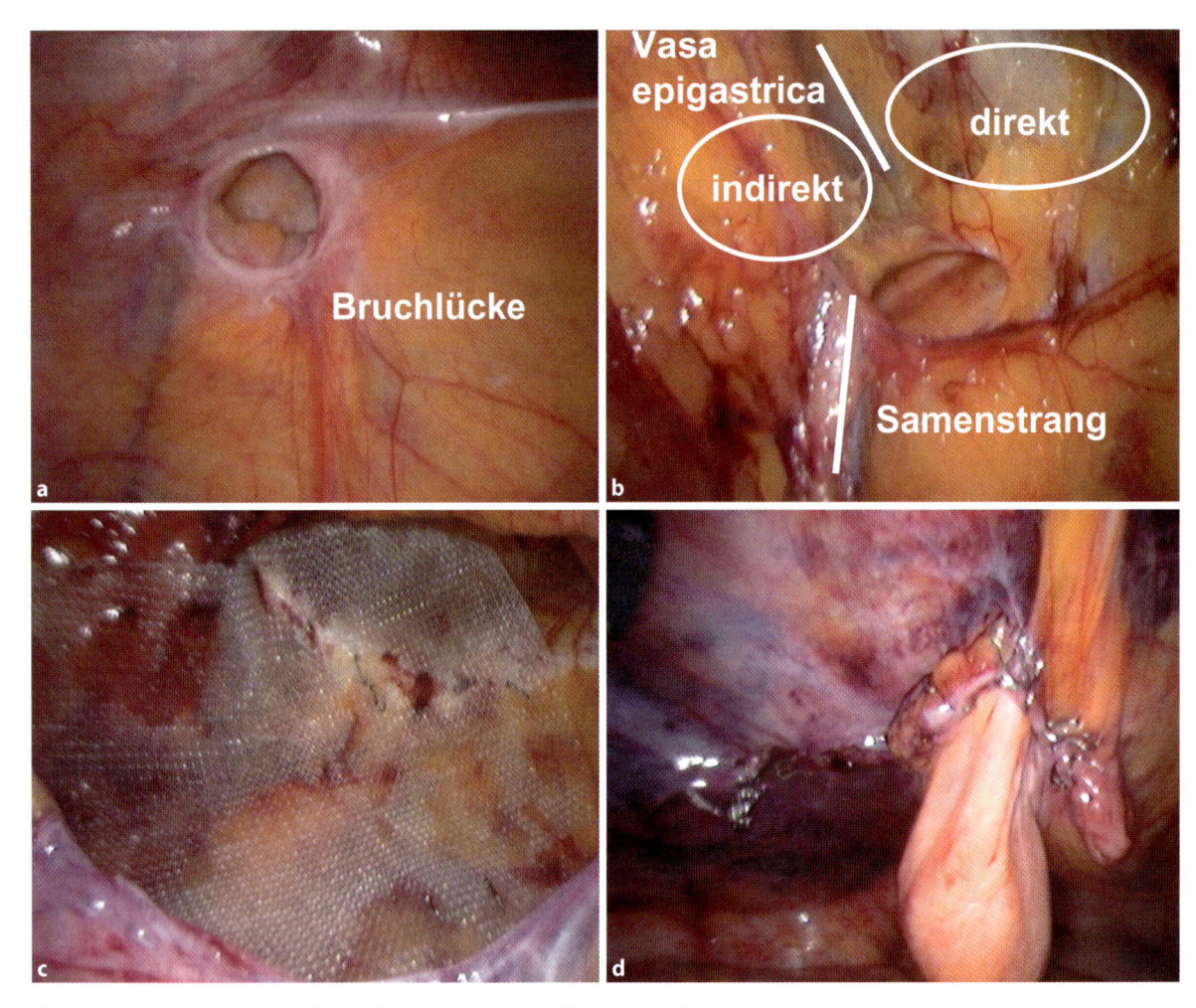

○ **Abb. 33.4a–d** Operatives Vorgehen bei laparoskopischem Bruchlückenverschluss

den. Weitere operative und postoperative Komplikationen sind:
– Verletzung des Ductus deferens
– Verletzungen der Vasa spermatica mit nachfolgender Hodennekrose oder -atrophie. Bei persistierenden Schmerzen ist hier ggf. eine Orchiektomie erforderlich.
– Skrotalhämatome (Therapie in aller Regel konservativ – Hodenbänkchen, Kühlen)
– Nervenverletzungen (insbesondere Nn. ilioingunialis und iliohypogastricus) mit entsprechenden Sensibilitätsstörungen. Diese Nerven müssen im Rahmen der Operation geschont werden. Dies muss entsprechend im Operationsbericht erwähnt werden. Bei persistierenden Schmerzen kann zumeist durch Injektion von Lokalanästhetikum eine Besserung der Beschwerden erzielt werden. Gegebenenfalls ist eine Neurolyse zu erwägen. Verletzungen der Femoralgefäße
– Wundinfektion
– Chronische Leistenschmerzen

Zur Qualitätsverbesserung wurde eine gesetzliche **Qualitätskontrolle** für Leistenhernien eingeführt. Hierbei werden Frühkomplikationen (Wundheilungsstörungen, Reoperationen) und Spätkomplikationen (Rezidive) aufgezeichnet.

33.7 Schenkelhernien

Epidemiologie und Pathogenese Im Gegensatz zu Leistenhernien treten Schenkelhernien (Hernia femoralis) unterhalb des Leistenbandes auf. Es sind 2 Durchtrittsstellen möglich – Lacuna musculorum und Lacuna vasorum. Zumeist treten Schenkelhernien medial durch die Lacuna vasorum. Insgesamt sind Schenkelhernien sehr selten und immer erworben. Überwiegend sind Frauen (w:m = 3:1) im Alter über 50 Jahre betroffen. Wegen der Enge der Bruchpforte kommt es bei Schenkelhernien häufig zur Inkarzeration.

Klinische Symptomatik und Diagnostik Schenkelhernien sind häufig äußerlich nicht sichtbar und entgehen auch zum Teil der klinischen Untersuchung. Oft sind Schenkelhernien bis zur Inkarzeration klinisch latent. Gelegentlich findet sich eine Dysurie und Hämaturie bei Vorliegen eines Gleitbruchs mit Blasenwandbeteiligung.

Therapie Bei Nachweis einer Schenkelhernie sollte wegen der ausgeprägten Inkarzerationsgefahr eine baldige Operation vorgenommen werden. Der operative Zugang kann sowohl von inguinal oder femoral erfolgen. In beiden Fällen wird der Bruch unterhalb des Leistenbandes freigelegt, der Bruchsack eröffnet, der Bruchinhalt reponiert, der Bruchsack abgetragen und abschließend die Bruchpforte durch Naht des Leistenbandes an das Lig. pubicum (Cooper-Band) verschlossen. Die Komplikationen entsprechen weitgehend denen der Leistenhernienoperation.

33.8 Nabelhernien

Epidemiologie und Pathogenese Im Erwachsenenalter ist das weibliche Geschlecht häufiger betroffen. Prädisponierende Faktoren für die Entwicklung eines Nabelbruchs sind neben der Adipositas insbesondere Gravidität und Aszites.

Klinische Symptomatik Es bestehen meist Schmerzen im Nabelbereich.

Therapie Im Kindesalter ist eine operative Therapie nicht erforderlich, da sich die Bruchlücken meist selbst verschließen. Nabelhernien im Erwachsenenalter sollten operativ versorgt werden. Bei Patienten mit Aszites auf dem Boden einer Leberzirrhose muss im Einzelfall über eine Operation angesichts des hohen operativen Risikos entschieden werden. Die Operation bei Leberzirrhose erfordert jedoch nicht nur bei der Indikationsstellung, sondern auch in der Durchführung Erfahrung und ein hohes Maß an Verantwortungsbewusstsein.

Operativ werden Nabelbrüche durch primäre Fasziennaht im Sinne einer Fasziendopplung versorgt. In Ausnahmefällen insbesondere bei sehr adipösen Patienten besteht die Möglichkeit eines laparoskopischen Bruchlückenverschluss mit intraabdomineller Netzeinlage.

33.9 Epigastrische Hernien

Bei der epigastrischen Hernie liegt die Bruchpforte zwischen dem Nabel und dem Xiphoid im Bereich der Mittellinie. In der Bruchpforte eingeschlossen ist zumeist präperitoneales Fettgewebe. Nicht selten kommen epigastrische Hernien multiple vor. Die Hernie entsteht nicht auf dem Boden einer vorangegangenen Laparotomie.

Klinische Symptomatik und Diagnostik Unklare Oberbauchschmerzen, die durch Veränderung der Körperposition oder Anspannung der Bauchdecke sich verändern, charakterisieren diese Hernienform. Differenzialdiagnostisch müssen andere Oberbaucherkrankungen des Magens und Duodenums, Erkrankungen der Gallenwege und des Pankreas berücksichtigt werden.

Therapie Die Indikation zur Operation richtet sich nach der Beschwerdesymptomatik und der gesicherten Diagnose. Bei adipösen, älteren Patienten ist eine Versorgung mit Netz anzustreben.

33.10 Rektusdiastase

Unter einer Rektusdiastase versteht man das Auseinanderweichen der Mm. recti abdominis im Bereich der Linea alba. Die verbreiterte Linea alba wölbt sich bei Anspannung vor. Es findet sich je nach Ausprägung ein sichtbarer oder tastbarer Wulst im Bereich der Linea alba. Da kein Bruchring vorhanden ist besteht keine Einklemmungsgefahr.

Therapie Zunächst stehen konservative Maßnahmen, wie Training der Bauchmuskulatur, Gewichtsnormalisierung, Tragen eines Korsetts, im Vordergrund. Bei der operativen Versorgung erfolgt die direkte Naht der Rektusscheide. Aufgrund der hohen Rezidivrate werden zunehmend auch Rektusdiastasen mit alloplastischem Material versorgt, sofern überhaupt eine Operationsindikation bejaht wird (s. unten).

33.11 Narbenhernien

33.11.1 Epidemiologie und Pathogenese

Narbenhernien stellen eine weit verbreitete Komplikation bei Patienten nach abdominal-chirurgischen Eingriffen dar. Die Inzidenz beträgt bis zu 29 % innerhalb von 5 Jahren nach Laparotomie. Begünstigende Faktoren für die Entstehung von Narbenhernien sind Blutungen, Wundinfektionen und die Schnittführung (Querlaparotomien haben ein geringeres Narbenhernienrisiko). Postoperative abdominelle Drucksteigerungen durch Husten, Obstipation/Pressen, Adipositas (BMI>25), männliches Geschlecht, Rezidivinzisionen, Wundkontamination, Nikotinabusus (4-fach erhöhtes Risiko), Hypoproteinämie, Faktor-XIII-Mangel, Anämie, Nervenverletzungen sowie medikamen-

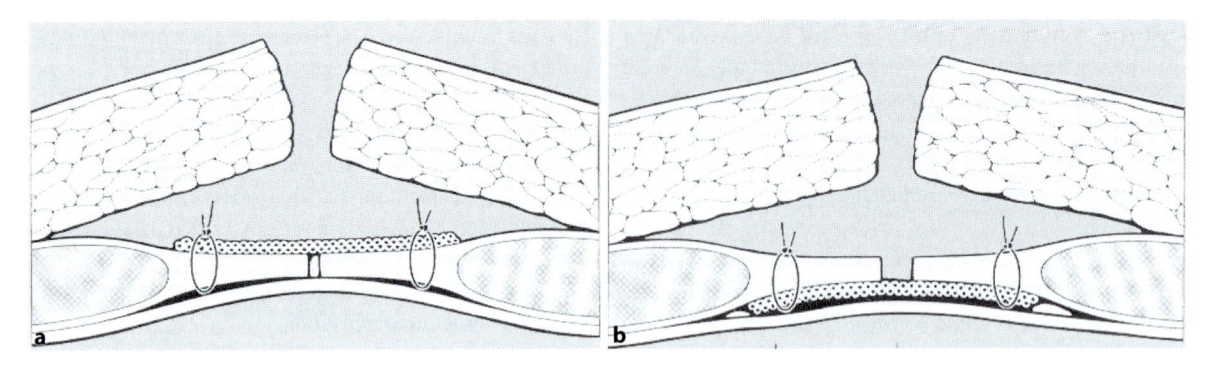

Abb. 33.5a,b Schematische Darstellung der Netzplatzierung beim Bruchlückenverschluss in Onlay- (a) und Sublay-Technik (b)

töse Einflüsse (z. B. Steroidtherapie etc.) prädisponieren zur Entstehung von Narbenhernien. Weiterhin konnte bei Narbenhernien eine Verminderung des Quotienten Kollagen I/III nachgewiesen werden, was eine Schlüsselrolle in der Entwicklung von Narbenhernien spielt. Entscheidend zur Vermeidung einer Narbenhernie ist jedoch der sorgfältige, sachgerechte Bauchdeckenverschluss.

33.11.2 Therapie

Die definitiven Versorgung eines Narbenbruchs sollte frühestens 6 Monate nach der Laparotomie erfolgen. In den letzten Jahren werden konventionelle Nahttechniken mit Fasziendopplung zunehmend durch die Implantation von alloplastischen Netzen in Onlay- oder Sublay-Technik (Abb. 33.5) ersetzt. Die hohe Rezidivrate von bis zu 50 % nach konventionellem Bruchlückenverschluss verdeutlicht, dass es sich hierbei um keine suffiziente Versorgung der Narbenhernie handelt. Insbesondere bei Bruchlücken >3–5 cm stellt die Verwendung von alloplastischem Material die Methode der Wahl dar. Zunächst wird die Muskelfaszie dargestellt. Hierbei werden in der Regel nichtresorbierbare oder teilresorbierbare Polypropylennetze implantiert. Durch diese Änderung der Behandlungsstrategie konnte die Rezidivrate je nach Studie auf 3–15 % gesenkt werden.

Sublay-Technik Bei der Versorgung in Sublay-Technik wird oberhalb der Linea arcuata das hintere Blatt der Rektusscheide und unterhalb der Linea arcuata das Peritoneum parietale nach dorsal vom Rektusmuskel abpräpariert und fortlaufend verschlossen. Das Netz wird sodann auf dem hinteren Blatt der Rektusscheide bzw. auf dem Peritoneum platziert und darauf fixiert. Anschließend wird die Rektusscheide wieder fortlaufend verschlossen.

Onlay-Technik Alternativ kann das Netz nach Darstellung der Muskelfaszie auch auf der Faszie fixiert werden. Da das Netz auf dem vorderen Blatt der Rektusscheide platziert wird, findet sich kein Widerlager für das alloplastische Material. Daher ist die Festigkeit auf eine sichere Nahtfixierung angewiesen.

Laparoskopische subperitoneale Anlage eines Netzes Unter der Annahme, dass es sich bei der klinisch sichtbaren Vorwölbung lediglich um den Beginn einer Herniation handelt und die Heilungsstörung die gesamte Narbe betrifft, wird zunehmend die vollständige Abdeckung der ursprünglichen Inzision propagiert. Dieser Forderung kann idealer Weise durch das subperitoneales Netz Rechnung getragen werden. Die verwendeten Netze sind einseitig beschichtet, um Verwachsungen mit den Darmschlingen zu minimieren.

Zunächst wird ein Pneumoperitoneum nach Minilaparotomie angelegt, wobei der Zugang möglichst weit entfernt von der Hernie gewählt wird. Neben dem Trokar für die Kamera werden 2 weitere Arbeitstrokare eingebracht. Es wird eine vollständige Adhäsiolyse durchgeführt und die Bruchlücke dargestellt. Diese wird unter Diaphanie auf der Bauchhaut aufgezeichnet, um ein entsprechendes nichtresorbierbares Polytetrafluoroethylen (PTFE)-Netz zuzuschneiden. PTFE-Netze werden verwendet, da es hierbei zu einer geringeren Gewebsintegration kommt. Die Faszienlücke selbst wird bis dieser Technik nicht verschlossen. Das Netz deckt lediglich von intraabdominell die Faszienlücke ab, wobei eine Überlappung der Faszienränder um mindestens 5–7 cm auf jeder Seite gefordert wird. Das Netz wird im Abstand von ca. 7 cm mit nichtresorbierbaren Fäden markiert und nach intraabdominell verbracht. Über Stichinzisionen werden die vorgelegten Fäden mittels Fadenfänger gefasst und anschließend geknüpft. Zur zusätzlichen Fixation werden Spiral-Clips appliziert. Nach Ablassen des Pneumoperitoneums wird eine spannungsfreie Position des Netzes erreicht. Die Trokareinstichstellen müssen in Faszienniveau verschlossen werden.

> Sowohl die Netzpositionierung (intraabdominell, Onlay oder Sublay) als auch der operative Zugang (laparoskopisch versus offen) werden weiterhin

kontrovers diskutiert. Die Erfahrung des einzelnen Chirurgen mit dem jeweiligen Verfahren trägt ebenso wie objektive Kriterien, z. B. ausgeprägte Verwachsungen nach Peritonitis, zur Entscheidung für das jeweilige Verfahren bei.

Nachbehandlung Zur Vermeidung von Rezidiven wird den Patienten empfohlen, auf das Heben schwerer Lasten für die Dauer von 4–6 Wochen zu verzichten. Währenddessen sollte bei großen Brüchen eine Bauchbinde getragen werden.

33.12 Seltene Hernien

Spieghel-Hernie Bei der Spieghel-Hernie entsteht die Bruchpforte zwischen der Linea semilunaris und der lateralen Rektusscheide zumeist in Höhe der Linea arcuata. Die Patienten klagen meist über einen lokalisierten Schmerz im Bereich der Bruchpforte. Inkarzerationen sind bei dieser Bruchform sehr häufig. Insbesondere bei adipösen Patienten kann die Diagnostik schwierig sein. Gegebenenfalls ist die Durchführung einer Sonographie oder einer CT erforderlich. Die Therapie besteht in der operativen Abtragung des Brucksacks und der Rekonstruktion der Aponeurose.

Hernia obturatoria Die Austrittspforte ist zusammen mit den Vasa obturatoria und N. obturatorius das Foramen obturatum unter dem horizontalen Ast des Schambeins. Der Bruch liegt dabei unterhalb des M. pectineus und erscheint eventuell an der Innenseite des Oberschenkels. Diese Hernie tritt vorwiegend bei älteren Frauen durch eine Erschlaffung des Beckenbodens auf. Klinisch präsentiert sich die Hernia obturatoria häufig durch Schmerzen oder Parästhesien an der Innenseite des Oberschenkels durch Irritation des N. obturatorius mit Verstärkung der Schmerzen bei Streckung, Adduktion und Innenrotation der Hüfte. Therapeutisch wird durch eine Laparotomie die Bruchpforte ventral unter dem Schambein verschlossen.

Hernia ischiadica Austrittspforte bei der Hernia ischiadica ist das Foramen ischiadicum oberhalb oder unterhalb des M. piriformis (Hernia suprapiriformis, Hernia infrapiriformis) oder vor dem Lig. sacrotuberale (Hernia spinotuberale). Der Bruchsack enthält häufig neben Darm und Omentum majus auch Ovar und Ureteranteile (u. U. Ursache einer Harnstauungsniere).

Hernia perinealis Perineal- oder Beckenbodenhernien treten vor (Hernia perinealis anterior) oder hinter (Hernia perinealis posterior) dem M. transversus perinei profundus durch den Beckenboden oder durch den M. levator ani aus (Hernia ischiorectalis). Die vorderen Hernien befinden sich im Bereich der Labien oder Dammregion. Die hinteren treten durch den M. levator ani in die Fossa ischiorectalis. Differenzialdiagnostisch ist an Abszesse, Zysten, Lipome oder andere Tumoren zu denken.

Innere Hernie Bei inneren Hernien wird der Bruchsack von Peritonealduplikaturen und -taschen gebildet. Innere Hernien sind äußerlich nicht sichtbar und fallen meist erst intraoperativ auf. Anatomische Prädilektionsstellen für natürliche innere Hernien sind Bursa omentalis, an der Flexura duodenojejunalis (Treitz-Hernie), Mesokolon, Zökum, Sigma. Von diesen natürlichen Hernien sind die **iatrogenen inneren Hernien**, die sich nach abdominellen Operationen, z. B. bei schlecht verschlossenen Mesoschlitzen, ergeben. Klinisch fallen innere Hernien durch Ileussymptomatik auf. Die Diagnose ist meist nur nach Laparotomie möglich. Die Therapie besteht in der Lösung der Verschlingung. Gegebenenfalls ist eine Darmresektion erforderlich.

33.13 Literatur

Conze J, Klinge U, Schumpelick V (2005) Narbenhernien. Chirurg 76(9):897–909

Kingsnorth A, LeBlanc K (2003) Hernias: inguinal and incisional. Lancet 362(9395):1561–1571

Luijendijk RW, Hop WC, van den Tol MP, de Lange DC, Braaksma MM, IJzermans JN, Boelhouwer RU, de Vries BC, Salu MK, Wereldsma JC, Bruijninckx CM, Jeekel J (2000) A comparison of suture repair with mesh repair for incisional hernia. N Engl J Med 343(6):392–398

Memon MA, Cooper NJ, Memon B, Memon MI, Abrams KR (2003) Meta-analysis of randomized clinical trials comparing open and laparoscopic inguinal hernia repair. Br J Surg 90(12):1479–1492

Neumayer L, Giobbie-Hurder A, Jonasson O, Fitzgibbons R Jr, Dunlop D, Gibbs J, Reda D, Henderson W (2004) Veterans Affairs Cooperative Studies Program. Open mesh versus laparoscopic mesh repair of inguinal hernia. N Engl J Med 350(18):1819–1827

Ritz JP, Buhr HJ (2005) Hernienchirurgie. Springer, Berlin Heidelberg New York Tokyo

Schumpelick V, Junge K, Rosch R, Klinge U, Stumpf M (2002) Retromuscular mesh repair for ventral incision hernia in Germany. Chirurg 73(9):888–894

Siewert R (2006) Chirurgie, 8. Aufl. Springer, Berlin Heidelberg New York Tokyo

Proktologie

A. Herold

34.1 Hämorrhoidalleiden

Oberhalb der Linea dentata, unter der Rektumschleimhaut, findet sich ein zirkulär angelegtes arteriovenöses Gefäßkonglomerat, das Corpus cavernosum recti. Bei einer Hyperplasie dieser Gefäßstrukturen spricht man von Hämorrhoiden, bei zusätzlich auftretenden Beschwerden von einem Hämorrhoidalleiden. Diese arteriovenöse Schwellkörper mit Prädilektionsstellen bei 3, 7 und 11 Uhr in Steinschnittlage, denen eine wichtige Funktion bei der Feinkontinenz zukommt, werden über entsprechende Äste der Arteria rectalis superior gespeist.

34.1.1 Symptomatik

Die auf Hämorrhoiden zurückzuführenden Beschwerden sind uncharakteristisch und auch bei vielen anderen proktologischen Erkrankungen in ähnlicher Weise vorhanden. Sie sind nicht von der Größe der Hämorrhoiden abhängig. Am häufigsten sind Blutungen. Diese treten meist beim Stuhlgang bzw. auch nach dem Stuhlgang auf und sind wechselnd in ihrer Intensität. Typisch sind wechselnde Phasen: Blutungen, die täglich bei jedem Stuhlgang auftreten und ohne besondere Behandlungsmaßnahmen über Wochen aber auch Monate wieder verschwinden. Sehr oft ist die Feinkontinenz gestört. Dies führt zu einem unterschiedlich starkem Nässen, Schmieren und nicht selten einer stuhlverschmutzten Wäsche. Mit Juckreiz einhergehenden Analekzeme sind dann eine direkte Folge des Hämorrhoidalleidens. Hämorrhoiden machen in der Regel keine Schmerzen. Allerdings klagen manche Patienten über einen unabhängig vom Stuhlgang gelegentlich auftretenden, dumpfen Druck oder über eine Art Fremdkörpergefühl im After. Häufig sind Schmerzen auf eine synchron bestehende kleine Fissur zurückzuführen (bei Hämorrhoiden 2. Grades bis zu 70 %). Starke Schmerzen finden sich allerdings beim thrombosierten und inkarzerierten Hämorrhoidalprolaps.

34.1.2 Diagnostik

Nicht prolabierende Hämorrhoiden (Hämorrhoiden 1. Grades) sind nur proktoskopisch zu erkennen. Prolabierende Hämorrhoiden zeigen sich am deutlichsten nach der Defäkation oder beim Pressen während der Untersuchung. Hämorrhoiden 2. Grades reponieren sich spontan, Hämorrhoiden 3. Grades müssen digital reponiert werden. Außen fixierte und nicht mehr zu reponierende Hämorrhoiden 4. Grades sind allein bei der Inspektion gut zu beurteilen. Weitere Untersuchungen sind im Rahmen des Hämorrhoidalleidens nicht erforderlich. Zum Ausschluss anderer Differenzialdiagnosen sind jedoch weitere Untersuchungen (z. B. Rektoskopie, Koloskopie, Funktionsuntersuchungen u. a.) erforderlich.

34.1.3 Differenzialdiagnose

Besonders gern werden Marisken mit Hämorrhoiden verwechselt. Häufig sind Hämorrhoiden mit Anodermprolaps und Marisken kombiniert. Auch bei perianalen Thrombosen handelt es sich nicht um Hämorrhoiden, sonder um Thrombosen in den subkutanen Analrandvenen. Es ist allenfalls die knotige Form, die hierbei an Hämorrhoiden denken lassen könnte. Verwirrend ist hier oft der falsch eingesetzte Begriff von „äußeren Hämorrhoiden" im angloamerikanischen Sprachraum.

34.1.4 Therapie

> Alle kausalen Behandlungsmethoden haben das Ziel: Rekonstruktion des Analkanals, Normalisierung der Physiologie und Beseitigung der Beschwerden, aber nicht eine radikale Ausrottung des hämorrhoidalen Plexus.

Eine physiologische **Stuhlregulation** ist als Basistherapie vor jeder weiterreichenden Behandlung anzustreben. Von einer lokalen Behandlung mit Salben, Suppositorien oder Analtampons ist bei Beschwerden, die ausschließlich auf Hämorrhoiden zurückzuführen sind (z. B. Blutungen) kein Erfolg zu erwarten, da hier ja nur symptomatisch und nicht kausal therapiert wird. Allerdings können sie die bei Hämorrhoiden auftretenden, entzündlichen, ödematösen Begleitveränderungen z. B. ein Analekzem günstig beeinflussen.

Sklerosierungsbehandlung

Die Sklerosierung der Hämorrhoiden kann nach Blond oder Blanchard vorgenommen werden. Beide Methoden sind die Therapie erster Wahl bei Hämorrhoiden 1. Grades. Bei Blutungen liegt der Therapieerfolg bei meist über 80 %. Langfristig ist mit einer hohen Rezidivquote zu rechnen, die nach drei Jahren bei 70 % liegt

Blond-Methode Die Sklerosierungslösung (z. B. Polidocanol, Thesit, Kalziumzinkchlorid) wird im Blond-Seitblick-Proktoskop tropfenweise zirkulär oberhalb der Linea dentata submukös injiziert. Dafür sind 0,5–1,0 ml Sklerosierungslösung ausreichend. Die Menge ist zudem abhängig von der Konzentration der Sklerosierungslösung.

Blanchard-Methode Es werden je 1–3 ml einer Phenol-Mandelöllösung oder einer Phenol-Erdnussöllösung in den Bereich der zuführenden Hämorrhoidalarterien bei 3, 7 und 11 Uhr in Steinschnittlage appliziert. In der Regel sind 3–4 Behandlungen im Abstand von 1–2 Wochen nötig, um die bei Hämorrhoiden 1. Grades auftretenden Beschwerden zu beseitigen. Der therapeutische Effekt ist auf eine Fixierung und narbige Schrumpfung der Hämorrhoidalkonvolute oberhalb der Linea dentata zurückzuführen. Da Phenol in Deutschland als „mit erlativ hohen toxikologischen Risiken behaftet" eingestuft ist, ist eine Individual-Verordnung mit Angabe der Indikation erforderlich, weshalb heute überwiegend Polidocanol (3 oder 4 %) eingesetzt wird.

Komplikationen In weniger als 5 % der Fälle ist mit Komplikationen zu rechnen, in erster Linie Blutungen, die in seltenen Fällen – meist 8–14 Tage nach der Behandlung – bedrohliche Ausmaße annehmen können. Ebenfalls treten gelegentlich Schmerzen nach der Behandlung, in Form eines unangenehmen Drucks oder Fremdkörpergefühls auf. Schwere Rektumnekrosen und septische Komplikationen mit Todesfolge sind in Einzelfällen beschrieben.

Gummiringligatur

Durchführung Knotig vergrößerte Hämorrhoiden lassen sich sehr elegant und einfach mit kleinen Gummiringen (**Barron-Ligatur**) abtragen. Mit Hilfe eines speziellen Applikators werden im vorne offenen Proktoskop knotig vergrößerte Hämorrhoiden proximal der Linea dentata ligiert. Innerhalb weniger Tage führt dies zu einer Nekrose und zum Abstoßen des Gewebes. So lässt sich das Prolabieren der Hämorrhoidalkonvolute verhindern, ohne diese gleichzeitig zerstören zu müssen. Kontinenzprobleme sind – auch bei Patienten mit schwächerem Schließmuskel als Folge einer solchen Behandlung – nicht zu erwarten. Aufgrund möglicher Risiken sollte man mit multiplen Ligaturen in einer Sitzung eher zurückhaltend sein. In der Regel werden 3–4 einzelne Gummiringe im Abstand von 3–4 Wochen platziert.

Komplikationen Als Komplikationen ist neben Schmerzen (bis 14 %) auch mit starken Blutungen zu rechnen. Auch Harnverhaltung, Fieber, Abszesse, Thrombosen und Fistelbildungen können vereinzelt auftreten. Extrem selten sind Clostridieninfektionen mit Todesfolge nach Gummiligaturen aufgetreten.

Ergebnisse Die Behandlungserfolge mit Gummiringligaturen bei Hämorrhoiden 2. Grades liegen nach 3–5 Jahren zwischen 70 und 80 %. Die Rezidivrate liegt im Vergleich zu Sklerosierung signifikant niedriger – bei 25 %.

Dopplergesteuerte Hämorrhoidalarterienligatur

Die Möglichkeit, Hämorrhoiden 1. bis 3. Grades über eine dopplergesteuerte Hämorrhoidalarterienligatur (HAL) erfolgreich zu verkleinern, ist ursprünglich von Morinaga und modifiziert von Meintjes beschrieben worden. Auf diese Weise lassen sich mit einem Spezialproktoskop, in das ein Dopplertransducer eingebaut ist, die zuführenden Hämorrhoidalarterien orten und gezielt ligieren. Das führt innerhalb kurzer Zeit zu einem Schrumpfen der Hämorrhoidalkonvolute. Dadurch soll nicht nur der Hämorrhoidalprolaps verschwinden, sondern auch die damit verbundenen Beschwerden. Indikationen und Effizienz sind bisher nicht eindeutig definiert, da es nur eine prospektiv randomisierte Studie an einem kleinen Patientenkollektiv mit Vergleich der Segmenthämorrhoidektomie gibt.

Mittlerweile wurde dieses Verfahren der HAL weiterentwickelt, indem nicht nur die Hämorrhoidalarterien unterbunden, sondern auch die Hämorrhoidalkonvolute mit einer fortlaufenden Naht spiralförmig gerafft werden. In der Literatur wird dieses Verfahren als **Mukopexie** oder als **Rekto-Anal-Repair** (RAR) bezeichnet.

Operative Therapie

Hämorrhoiden 3. Grades, die bei der Defäkation prolabieren, sich nicht spontan retrahieren und daher manuell reponiert werden müssen, sind nur in Ausnahmefällen noch konservativ mit zufrieden stellendem Ergebnis therapierbar. Daher ist hier die Indikation zur Operation gegeben. Folgende Methoden stehen zur Verfügung.
- Offene Hämorrhoidektomie nach Milligan-Morgan
- Geschlossene Hämorrhoidektomie nach Ferguson
- Subanodermale Hämorrhoidektomie nach Parks
- Rekonstruktive Hämorrhoidektomie nach Fansler-Arnold
- Supraanodermale Mukosektomie mit dem Stapler

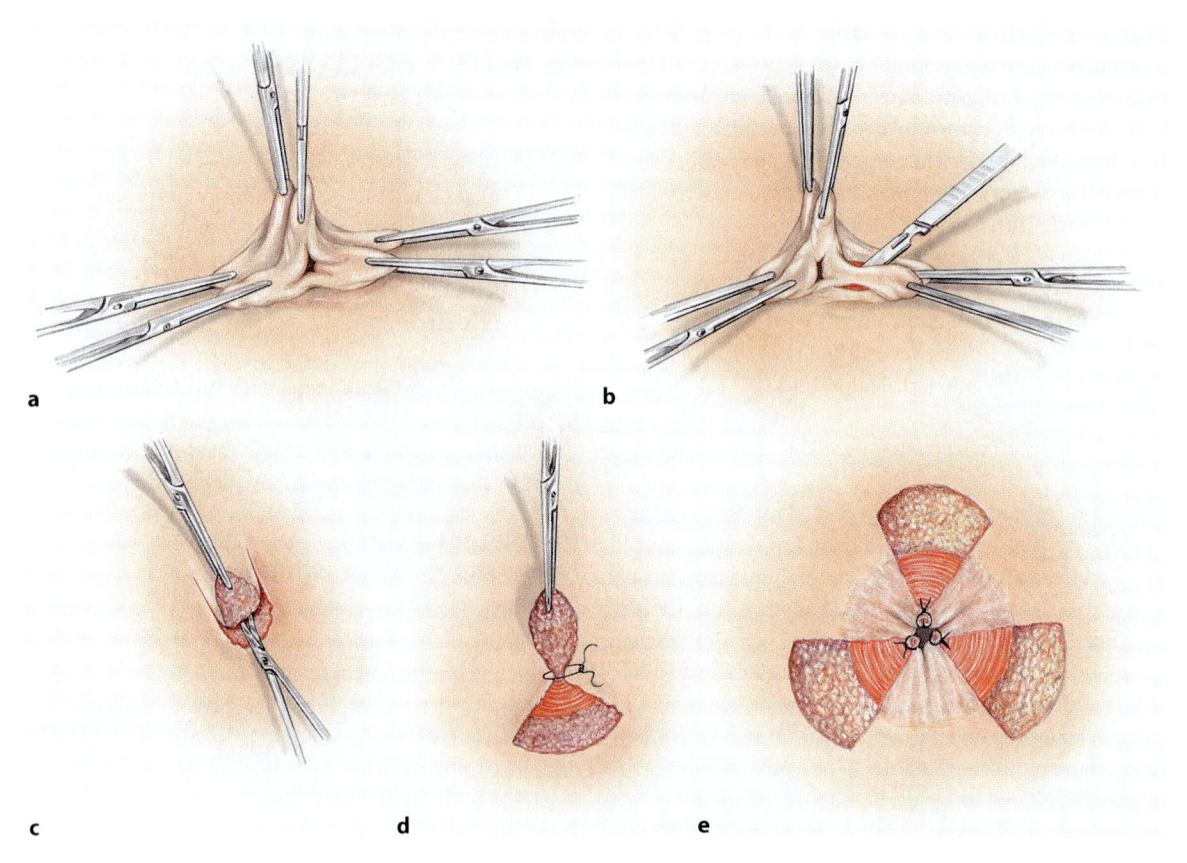

Abb. 34.1a–e Milligan-Morgan-Operation. **a** Fassen der Perianalhaut mit Ellis-Klemmen, **b** unter leichtem Zug Inzision der Perianalhaut und des Anoderms, **c** Dissektion, beginnend an der Perianalhaut, **d** Ligatur des mobilisierten Hämorrhoidalpolsters, **e** Endbefund. (Aus Lange et al. 2012)

Insbesondere bei segmentären Hämorrhoidalvorfällen sind die **Verfahren nach Milligan-Morgan und Ferguson** empfehlenswert (Abb. 34.1). Die vergrößerten Hämorrhoidalknoten werden segmentär reseziert und ausreichend breite Brücken an Anoderm erhalten, um Stenosen und Kontinenzeinbußen vorzubeugen. Die Methode nach Milligan-Morgan belässt die so entstandenen Wunden im Anoderm zur Sekundärheilung offen, während bei der Technik nach Ferguson etwas mehr Anoderm erhalten wird, um die Wunde durch Naht zu verschließen. Die Komplikationsrate liegt meist unter 10 %. Die Rezidivrate wird zwischen 3 und 26 % angegeben, je nach Definition des Begriffs „Rezidiv" und der Dauer der Nachbeobachtung.

Als subanodermale/submuköse Resektion der Hämorrhoiden mit gleichzeitiger Reposition des dislozierten Anoderms – somit bei fortgeschritteneren Befunden zu bevorzugen – kommt alternativ die **Operationstechnik nach Parks** in Frage.

Seit über 10 Jahren wird die **Stapler-Hämorrhoidopexie** bei zirkulären Hämorrhoiden 3. Grades eingesetzt (Abb. 34.2). Mit Hilfe eines Klammernahtgeräts (Stapler) sowie einem speziellen Einführungsset werden die prolabierenden Hämorrhoiden reponiert und das proximal davon liegende Mukosagewebe zirkulär reseziert. Hierdurch wird eine Fixation vor allem des vorfallenden Anoderms und Hämorrhoidalgewebes in seiner physiologischen intraanalen Position erreicht und es kommt im weiteren Verlauf zu einer Gewebsreduktion durch sekundäre Umbauvorgänge auf eine normale Größe. Da keine Wunde im sensiblen Anoderm entsteht, hat sie sich bedingt durch diesen höheren Patientenkomfort zu einer effektiven Alternative entwickeln. Der Vorteil liegt insbesondere in den geringeren postoperativen Schmerzen. Die Komplikationsrate liegt niedriger als bei konventioneller Hämorrhoidektomie, die Krankenhausliegedauer und Arbeitsunfähigkeit sind kürzer.

Ist der Hämorrhoidalprolaps nicht mehr reponibel, so liegen **Hämorrhoiden 4. Grades** vor. Bei chronischen, fibrosierten, fixierten Befunden meist mit einem begleitenden zirkulären Anodermprolaps sind auch **plastisch-rekonstruktive Verfahren nach Fansler-Arnold** sinnvoll. Diese operativ-technisch und auch zeitlich wesentlich aufwendigere Technik (Operationszeit 30–60 min) erzielt neben der Resektion des hämorrhoidalen Gewebes mittels plastischer Verschiebelappen eine zirkuläre bzw. semizirkuläre komplette Rekonstruktion des Analkanals. Dies resultiert in einer hohen postoperativen Komplikationsrate von bis zu

34.1 · Hämorrhoidalleiden

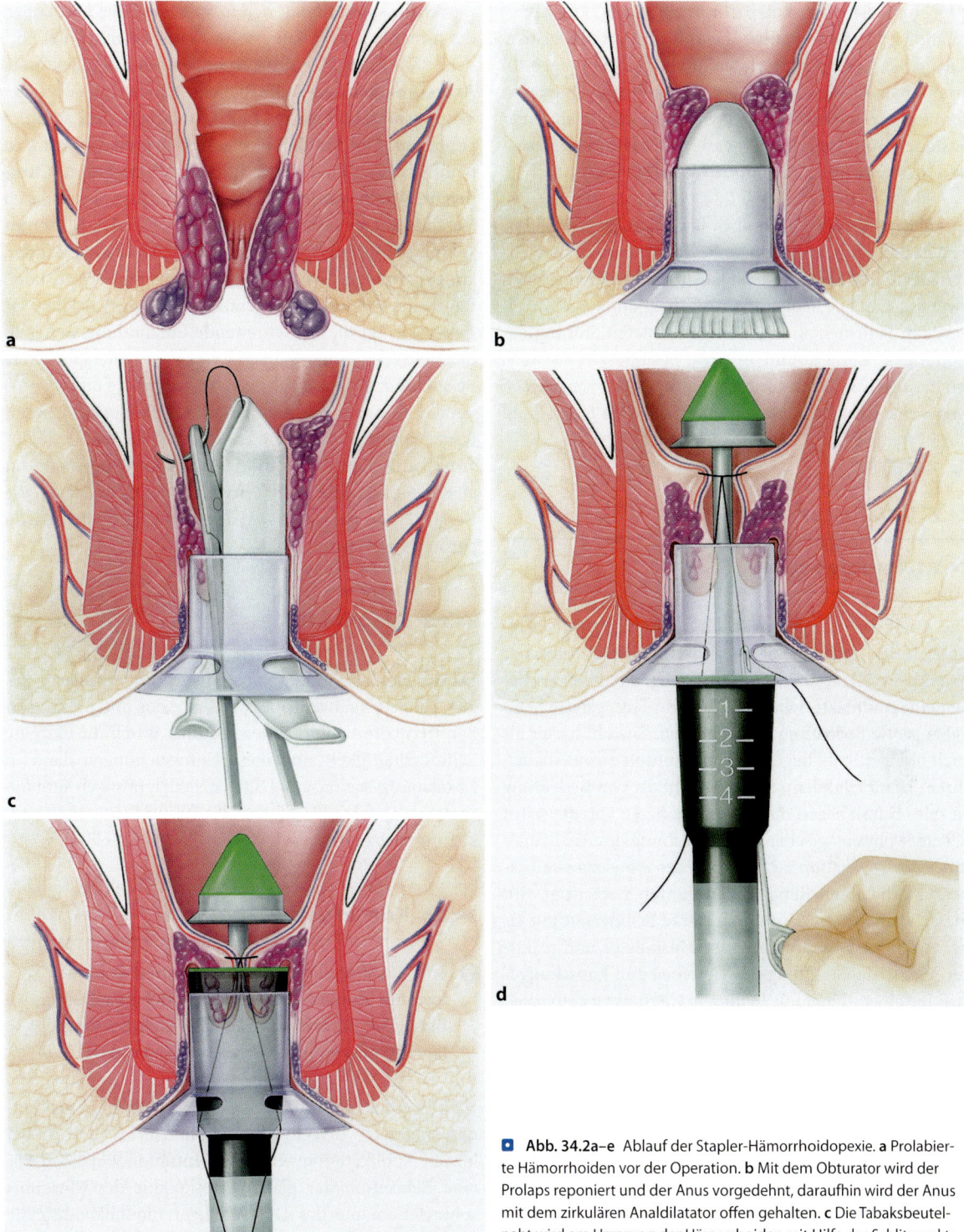

Abb. 34.2a–e Ablauf der Stapler-Hämorrhoidopexie. **a** Prolabierte Hämorrhoiden vor der Operation. **b** Mit dem Obturator wird der Prolaps reponiert und der Anus vorgedehnt, daraufhin wird der Anus mit dem zirkulären Analdilatator offen gehalten. **c** Die Tabaksbeutelnaht wird am Ursprung der Hämorrhoiden mit Hilfe des Schlitzproktoskops angelegt. **d** Der Stapler wird eingeführt, die Tabaksbeutelnaht über dessen Schaft geknotet und durch den Stapler geführt. **e** Die durchgezogenen Enden der Tabaksbeutelnaht werden zu einer Lasche verknotet. (Aus Lange et al. 2012)

20 %. Im Falle einer akuten Thrombosierung oder Inkarzeration ist die konservative Therapie mit Antiphlogistika, Analgetika und lokalen Maßnahmen zu bevorzugen. In erfahrenen Händen kann auch eine sofortige Operation zum Einsatz kommen. Hier ist vor allem die Gefahr einer postoperativen Stenose bedingt durch übermäßige Resektion im ödematösen Stadium zu berücksichtigen.

Ergebnisse Bei allen Techniken liegt die Beschwerdefreiheit nach 2 Jahren über 90 %. Rezidive nehmen im Zeitverlauf zu, sind aber meist mit konservativen Maßnahmen beherrschbar. Die Reoperationsrate liegt unter 5 %. Zu einer vom Patienten am meisten gefürchteten Störung der Kontinenzleistung kommt es direkt postoperativ bis 30 %, langfristige Kontinenzstörungen werden bis 5 % berichtet, wobei eine permanente Inkontinenz selbst für festen Stuhl nur in wenigen Einzelfällen vorkommt.

34.2 Analfissur

34.2.1 Pathogenese

Die Analfissur ist ein länglicher, ulkusartiger Defekt im Bereich des hochsensiblen Anoderms, Ein chronischer Krankheitsverlauf über Jahre ist häufig. Analfissuren haben eine multifaktorielle Genese. Dem Stuhlgang scheint dabei große Bedeutung zuzukommen. Sowohl harter als auch breiiger Stuhl begünstigt das Auftreten von Analfissuren. Hämorrhoiden scheinen ebenfalls von Bedeutung zu sein. Damit liegen die Voraussetzungen vor, die selbst bei einer physiologischen Beanspruchung des Analkanals unter der Defäkation zu Einrissen des Anoderms mit einer schlechten Abheilungstendenz führen. Begünstigt wird dieser Krankheitsverlauf durch starke Schmerzen mit einer reaktiven Verkrampfung der Muskulatur und reaktiver Minderdurchblutung des Gewebes und konsekutiver Störung einer Abheilung. In diesem Circulus vitiosus spielt auch ein erhöhter Internustonus eine entscheidende Rolle, deren Beeinflussung therapeutisch genutzt wird.

34.2.2 Symptomatik

Charakteristisches Symptom ist ein stechender, brennender **Schmerzen**, der mit der Defäkation einsetzt und stundenlang anhalten kann. Dies führt oft zu einer reflektorischen Verkrampfung des Musculus sphincter ani internus. Der Anodermdefekt wird von Stuhlgang regelmäßig arrodiert, so dass regelhaft **Blutungen** auf dem Stuhl oder am Toilettenpapier zu sehen sind. Nimmt die Chronifizierung zu, führt eine ständige Sekretion zum Nässen und sekundären **Analekzem**.

Analfissuren finden sich in 80 % der Fälle im Bereich der hinteren Kommissur, in 10–15 % im Bereich der vorderen Kommissur und selten in den seitlichen Sektoren. **Akute Analfissuren** sind längliche Anodermdefekte. Der Wundgrund ist anfangs blutig imbibiert und schmierig belegt. Die Ränder sind scharf begrenzt und meist bedingt durch eine lokale Inflammation gerötet. **Chronische Analfissuren** zeigen die typischen sekundären Veränderungen: derbes Ulkus, freiliegender Musculus sphincter ani internus, aufgeworfenen wulstige Ränder, am proximalen Rand ein Analfibrom und am distalen Rand eine Vorpostenfalte (entzündlich aufgeworfene Mariske). Dringt die fortschreitende Entzündung weiter in die Tiefe vor, können subanodermale und intersphinktäre Fisteln und Abszesse auftreten, wobei erstere oft von proximal kommend nur inkomplett ausgebildet sind, somit taschenähnlich unter dem Anoderm verlaufen. In angloamerikanischen Publikationen wird die Chronizität oft ausschließlich nach dem Zeitverlauf definiert: Liegen die Beschwerden länger als 6 Wochen vor, spricht man von chronischer Fissur.

34.2.3 Diagnostik

Da die Fissuren in der Regel im distalen Anoderm liegen, sind sie bei der Inspektion des Anus unter geringem Spreizen bereit zu erkennen. Bedingt durch die extreme Schmerzhaftigkeit sind diese Untersuchungen dann in Lokalanästhesie ratsam. Differenzialdiagnostisch sind fissurartige Defekte bei Morbus Crohn und ein Analkanalkarzinom abzugrenzen.

34.2.4 Konservative Therapie

> Eine Stuhlregulierung, die über einen wohlgeformten Stuhl zu einer physiologischen, regelmäßigen Dehnung des Analkanals führt, hat kausalen und präventiven Behandlungscharakter.

Heute werden als Primärtherapie neue **Salbenentwicklungen** eingesetzt: Glyceroltrinitrat-Salbe (GTN) bewirkt bei lokaler Applikation in einer Konzentration von 0,1–0,4 % eine Relaxation der glatten Muskulatur des Musculus sphincter ani internus. Dies verbessert die subanodermale Durchblutung und schafft die Voraussetzung zum Abheilen der Fissur. Bei chronischer Fissur zeigten prospektiv randomisierte Studien in 50–70 % kurzfristig eine signifikante Schmerzreduktion sowie nach 8–12 Wochen eine Fissurheilung. Als Alternative mit dem gleichen Wirkprinzip können Salbenmischungen mit Kalziumantagonisten eingesetzt werden. Ähnlich ist das Behandlungsziel bei

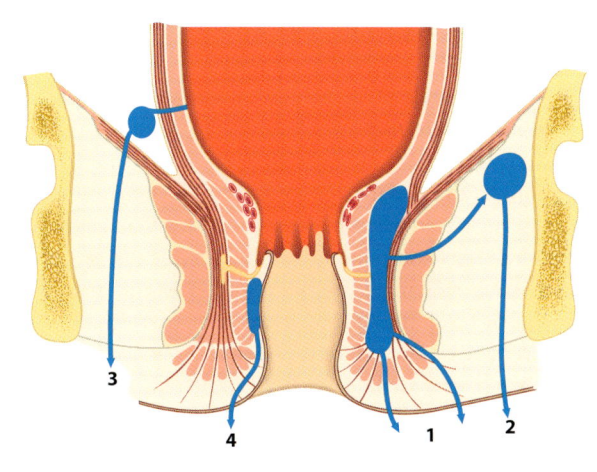

Abb. 34.3 Typische Lage und Ausbreitung anorektaler Abszesse und Fisteln: *1* intersphinktär; *2* transsphinktär (ischiorektal); *3* extrasphinktär; *4* subanodermal. (Aus Siewert, Chirurgie, 8. Aufl., Springer 2006)

der Verwendung von Botolinumtoxin. Bei intramuskulärer Verabreichung bewirkt dies über eine Hemmung der Azetylcholinausschüttung eine etwa 3-monatige Muskellähmung und Reduzierung des Muskeltonus. Als Nebenwirkung ist in 2–3 % der Fälle mit einer passageren Beeinträchtigung der Kontinenz zu rechnen. Die erzielten Heilungsraten sind vergleichbar den Therapieergebnissen mit GTN.

34.2.5 Operative Therapie

> Eine Operation der Fissur ist indiziert, wenn konservative Therapien nicht zum Erfolg geführt haben, oder Sekundärveränderungen wie hypertrophierte Analpapillen mit vertieften Krypten oder unterminierte Vorpostenfalten, aber auch subanodermale bzw. intersphinktäre Fisteln im Bereich des Fissurgrundes, eine Abheilung nicht erwarten lassen.

Für die operative Versorgung von Analfissuren stehen 2 Verfahren zur Verfügung: die laterale Sphinkterotomie und die Fissurektomie.

Laterale Sphinkterotomie Ziel ist es, durch Inzision des distalen Randes des Musculus sphincter ani internus, den Tonus zu senken und damit die Voraussetzungen zur Abheilung über eine Entspannung der Sphinktermuskulatur zu erreichen. Bei zu großzügig durchgeführter Sphinkterotomie ist allerdings mit Kontinenzstörungen in bis zu 30 % zu rechnen. In angloamerikanischen Ländern gilt diese Technik trotz der beträchtlichen Kontinenzproblematik als Standard-Operation der Fissur.

Fissurektomie Bei der Fissurektomie wird die Fissur einschließlich der narbig veränderten Fissurränder, der Vorpostenfalten und hypertrophierten Analfibromen exzidiert.

Ergebnisse Mit beiden Techniken erreicht man eine langfristige Fissurheilung bei 90–98 % der Patienten. Da die Fissurektomie eine Läsion des M. sphincter ani internus vermeidet, wird sie in Deutschlands Leitlinie als operative Therapie 1. Wahl empfohlen.

34.3 Abszess und Fistel

34.3.1 Pathogenese

Der Abszess ist die akute, die Fistel die chronische Form des gleichen Entzündungsprozesses. Periproktale Abszesse sind meist auf eine Infektion der rudimentär angelegten Proktodealdrüsen zurückzuführen. Im Bereich der hinteren Kommissur sind diese kryptoglandulären Strukturen am häufigsten vorhanden. Wenn sich die Entzündung ihren Weg entlang vorgegebener Spalträume submukös, subanodermal, intersphinktär oder transsphinktär bahnt, führt dies zu Abszessen. Unbehandelt kommt es je nach Lage des Abszesses zur Perforation in das Rektum, in den Analkanal oder nach außen. In der Mehrzahl der Fälle resultiert aus der ständigen Kontamination bei unzureichender spontaner Drainage dann die persistierende Fistel; in 20–40 % der Fälle sind komplette Ausheilungen beschrieben. Eine Beeinträchtigung und Funktionseinschränkung des Kontinenzorgans ist eine zwangsläufige Folge.

34.3.2 Klassifikation

Entsprechend ihrer Beziehung zum Sphinkter erfolgt die Klassifikation, an der sich auch die spätere Therapie orientiert (Abb. 34.3).

34.3.3 Symptomatik

Beim Abszess sind Schmerz und Schwellung, bei der Fistel Sekretion und Juckreiz die führenden Symptome. Beim Abszess reichen die Beschwerden vom unangenehmen Druck oder Fremdkörpergefühl bis zu stärksten Schmerzen mit Fieber oder Schüttelfrost. Im Gegensatz zu den Abszessen ist die klinische Symptomatik perianaler Fisteln wenig dramatisch. Eine mehr oder weniger starke Sekretion eines eitrig serösen Sekrets führt zur Irritation der perianalen Haut bis hin zum ausgeprägten Analekzeme.

Durch oberflächliche Epithelisierung der äußeren Fistelöffnung ist eine vorübergehende Sekretverhaltung möglich, ohne dass eine komplette Abheilung in der Tiefe erfolgt. Die Ansammlung von Sekret wird meist innerhalb weniger Tage die dünne Epithelschicht wieder perforieren. Es kann aber beim persistierenden Verhalt auch wieder zur akuten Abszedierung kommen.

34.3.4 Diagnostik

Ein **Abszess** ist allein anhand der typischen Anamnese mittels Inspektion und Palpation zu diagnostizieren. Oberflächliche Abszesse zeigen die typische schmerzhafte Rötung und Schwellung. Die seltenen sehr tief gelegenen – pararektalen – Abszesse sind von außen nicht zu erkennen, meist aber durch transanale Palpation zu vermuten und dann mit weiterführender Diagnostik zu sichern.

Fisteln zeigen eine äußere Fistelöffnung mit unterschiedlich stark ausgeprägter Induration der Umgebung bzw. in Richtung der inneren Fistelöffnung ziehend. Mit **Knopfsonden** lässt sich der Fistelverlauf bei entsprechender Erfahrung gut verfolgen. Lässt sich mit dieser einfachen klinischen Untersuchung die Fistel nicht darstellen, ist eine Untersuchung in Narkose als nächster Schritt erforderlich. Hier kann dann nicht nur die Fistel dargestellt, sondern gleich eine entsprechend erforderliche Therapie erfolgen. Nur in speziellen – meist komplizierten – Fällen ist eine **apparative Diagnostik** erforderlich: Mit Endosonographie, Computertomographie oder Kernspintomographie lassen sich Verhaltungen, narbige Läsionen und auch Fistelverläufe darstellen. Eine röntgenologische Darstellung von Fisteln (Fistulographie) ist verzichtbar, da nicht weiterführend.

34.3.5 Differenzialdiagnose

Bei entzündlichen Prozessen im Analbereich sollte man an einen Morbus Crohn denken. 10–30 % der Morbus-Crohn-Patienten haben ihre Erstmanifestation im Analbereich. Die Genese dieser entzündlichen Prozesse kann ebenso wie bei typischen Fistelerkrankungen über die Proktodealdrüsen ihren Verlauf nehmen. Die typischen Crohn-Fisteln halten sich dagegen an keinerlei vorgegebene Organstrukturen und durchdringen destruierend jegliches umgebende Gewebe. Von den Analfisteln sind entzündliche Herde einer Akne inversa abzugrenzen. Multiplen, auch miteinander konfluierenden Abszedierungen mit zahlreichen Fistelöffnungen ist eine bläulich-livide Umgebung typisch. Eine Verbindung dieser Fisteln zum Analkanal oder Rektum liegt nicht vor. Extrem selten sind bei einer Tuberkulose perianale Fisteln beschrieben.

34.3.6 Therapie der Abszesse

> **Ein anorektaler Abszess wird grundsätzlich unverzüglich nach Diagnose gespalten.**

Da immer die Gefahr einer fortschreitenden Infektion bis hin zur generalisierten Sepsis besteht, ist ein zeitlicher Aufschub stets kontraindiziert. Die Therapie erfolgt durch breite trichterförmige Eröffnung der Haut mit anschließender Sekundärheilung. Bei der Abszesseröffnung soll die Breite der Hautexzision größer sein als die Tiefe der Wunde, um eine Heilung aus der Tiefe heraus zu erreichen und eine vorzeitige kutane Heilung mit dem Risiko eines Rezidivabszesses zu verhindern.

> **In direkter Nähe des Afters (1–2 cm) ist besonders darauf zu achten, dass der Sphinkter nicht verletzt wird.**

Bei sehr großen ischio- oder pelvirektalen Abszesshöhlen, z. B. auch einer Hufeisenfistel, kann zur Vermeidung einer riesigen Wunde eine kleine Inzision mit Gegeninzision zur ausreichenden Drainage ausreichen. Spezielle Drainagekatheter sind nur wenigen Sonderfällen (z. B. peritoneale Ausdehnung) vorbehalten.

Eine ausschließliche oder ergänzende Therapie mit **Antibiotika** ist nur in ganz wenigen Fällen sinnvoll, z. B. bei Immunsuppression, begleitender Weichteilphlegmone oder schwerer septischer Begleitreaktion.

Bei jeder Operation eines anorektalen Abszesses sollte in gleicher Narkose vom erfahrenen Operateur nach der Ursache gefahndet werden. Lässt sich die Fistelverbindung zum Analkanal finden, so wird die Fistel primär operiert oder mit einem Faden für einige Wochen drainiert und später dann chirurgisch versorgt. Ist bei der Revision eine Fistel primär nicht zu finden, so sollte auf weitere Manipulation wegen der Gefahr einer Via falsa verzichtet werden und nach Abklingen der akuten Entzündung eine weitere Klärung erfolgen.

34.3.7 Therapie der Fisteln

Das Ziel jeder Fistelchirurgie ist die Sanierung ohne Kontinenzeinbuße und ohne Rezidiv. Die operative Maßnahme orientiert sich am Verlauf der Fistel, somit deren Bezug zum Sphinkterapparat.

Subanodermale, submuköse, intersphinktäre und distale (tiefe) transsphinktäre Fisteln Sie umfassen nur einen kleineren Anteil der Sphinktermuskulatur und können ohne Einschränkung der Kontinenz komplett gespalten werden. Die Rezidivrate liegt unter 10 %, während die Kontinenz-

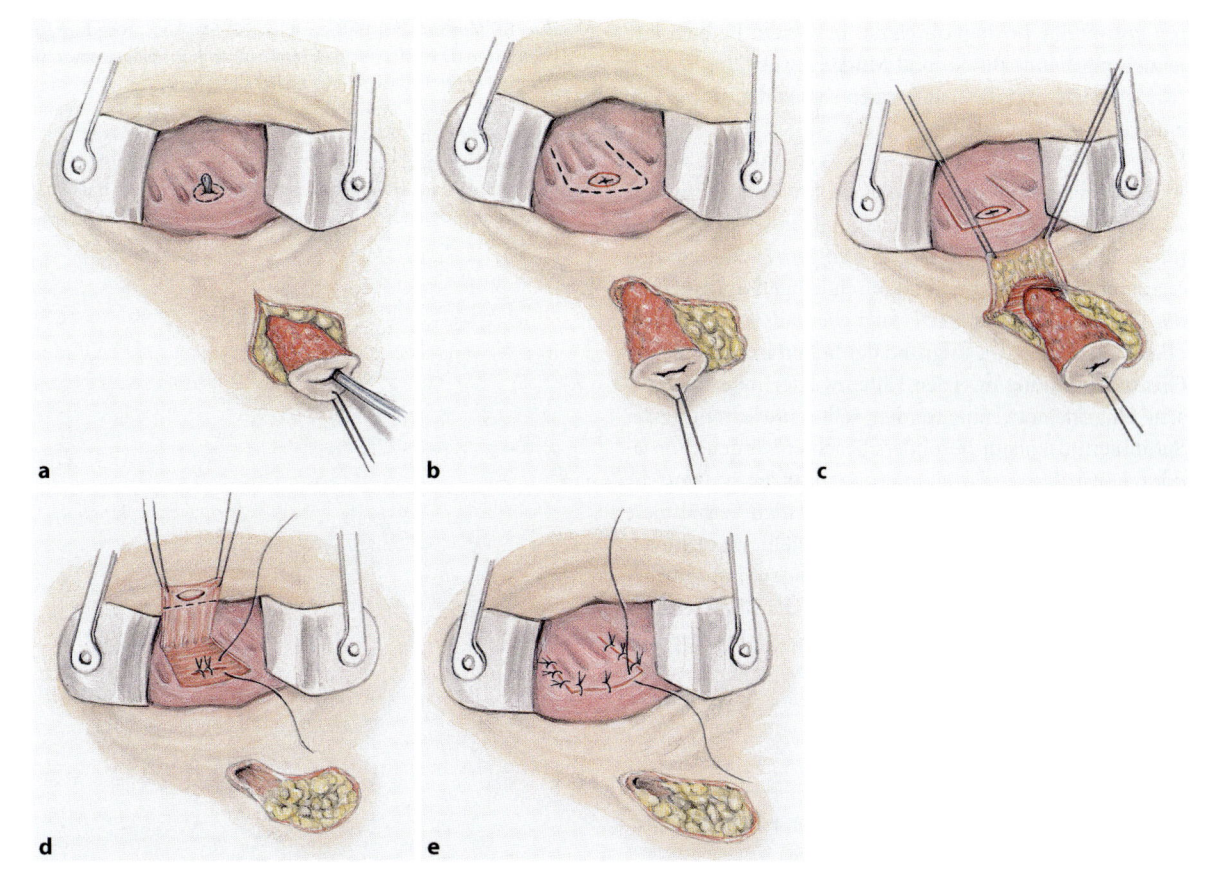

Abb. 34.4a–d Flap-Methode. **a** Exzision des Fistelganges, **b** Bildung eines Mukosalappens, **c** Entfernung des Fistelganges, **d** Muskeladaptation, **e** kulissenartiger Verschluss der inneren Operationswunde mit dem Mukosalappen. (Aus Lange et al. 2012)

störung direkt vom Ausmaß der Sphinkterbeteiligung abhängt. Hat man in früheren Jahren bis zu zwei Dritteln des Sphinkters durchtrennt, geht man heute zurückhaltender vor. Eine generell zutreffende Angabe, wie viel Sphinkter ohne Kontinenzeinschränkung durchtrennt werden kann, ist nicht möglich, da die Kontinenz von vielen anderen Faktoren (z. B. Geschlecht, Alter, Stuhlkonsistenz) abhängt und bei jedem Patienten individuelle Faktoren (z. B. Voroperationen, Rezidivfistel, Lokalisation der Fistel) eine Rolle spielen, die bei der Indikation zur Spaltung mitberücksichtigt werden müssen. In der Literatur werden daher Daten der postoperativen Kontinenzstörung mit enormer Streuung angegeben: 5–40 %.

Proximale (hohe) transsphinktäre, suprasphinktäre und extrasphinktäre Fisteln Die Fistelgänge, die wesentliche Muskelanteile umfassen, werden primär fadendrainiert und im nicht-entzündlichen Stadium in zweiter Sitzung exstirpiert und plastisch verschlossen. Hierzu wird nach kompletter Exstirpation des Fistelganges insbesondere der kryptoglandulären Region die Sphinktermuskulatur direkt vernäht und dieser Verschluss mit einem Verschiebelappen aus Mukosa oder Mukosa/Submukosa/Internus gesichert, somit die innere Fistelöffnung verschlossen (Abb. 34.4). Eine unmittelbare Nahtinsuffizienz tritt in bis zu 10–25 % der Fälle auf, die Rezidivrate liegt zwischen 5 und 30 %.

Neben obigen Methoden kommen in Einzelfällen auch andere Techniken zum Einsatz:
- Direkte komplette Spaltung und einzeitiger oder zweizeitiger Wiederaufbau der Muskulatur
- Verschluss des inneren Fistelostiums mittels spezieller Plugs aus Materialien, die den Fibroblasten als Matrix dienen und gleichzeitig aufgelöst werden (z. B. Cook Anal Fistula Plug oder Gore Bio A Fistula Plug).
- Interposition von Muskulatur z. B. Musculus gracilis oder Musculus rectus abdominis, langzeitige Fadendrainage und auch Fibrinklebung
- Die früher geübte Fadendrainage nach Hippokrates mit dem Ziel der langsamen Durchtrennung des Sphinkterapparates ist heute wegen der hohen Inkontinenzrate und auch wegen der starken Schmerzen während der wochenlangen Behandlung obsolet.

Rekto- bzw. anovaginale Fisteln Diese Sonderform wird analog obigen Prinzipien diagnostiziert und therapiert. Aufgrund ihrer Lage sind jedoch meist plastische Verfahren notwendig. Bedingt durch das in diesem Bereich fehlende umgebende Binde- und Muskelgewebe des Septum rectovaginale sind die Erfolgsraten schlechter als bei den anderen Anorektalfisteln.

Anorektale Crohn-Fisteln Anale Crohn-Fisteln sind zu 75 % wie andere Fisteln kryptoglandulären Ursprungs und folgen obigen Verläufen. Dagegen folgen 25 % nicht den anatomischen Strukturen und durchdringen destruierend das Gewebe. Ihre Therapie erfolgt ebenfalls entsprechend obigen Strategien. Da aufgrund der hohen Rezidivrate der Grunderkrankung in vielen Fällen wiederholte chirurgische Eingriffe notwendig werden, sollte eine Schonung der Sphinktermuskulatur besonders beachtet werden. Vor jeder rekonstruktiven Fistelsanierung muss die systemische Erkrankung kontrolliert sein und die lokalen Verhältnisse entzündungsfrei sein. Bei komplexen Fisteln mit rezidivierenden Schüben ist die lockere Langzeitfadendrainage über Monate und Jahre eine vom Patienten in der Regel sehr gut tolerierte Maßnahme, die die Stomaanlage verhindert oder zumindest verzögert.

34.4 Literatur

Burch J, Epstein D, Baba-Akbari Sari A et al. (2009) Stapled haemorrhoidopexy for the treatment of haemorrhoids: a systematic review. Colorectal Disease 11:233–244

Corman M (1998) Anorectal abscess and anal fistula. In: Corman M (ed): Colon and rectal surgery. Lippincott-Raven, Philidelphia, pp 224–271

Ganio E, Altomare F, Gabrielli F, Milito G, Canuti S (2001) Prospective randomised multicentre trial comparing stapled with open haemorrhoidectomy. Br J Surg 88:669–674

Gordon PH (1999) Anorectal abscesses and fistula-in-ano. In: Gordon PH, Nivatvong S (eds) Principles and practice of surgery for the colon, rectum and anus, Quality Medical Publishing, St. Louis, pp 241–286

Herold A (2005) Hämorrhoiden, Fissur, Fistel, Abszeß. In: Brühl W, Wienert V, Herold A (Hrsg) Aktuelle Proktologie, 2. Aufl. UNI-MED, Bremen

Hull T, El-Gazzaz G, Gurland B, Church J, Zutshi M (2011) Surgeons Should Not Hesitate to Perform Episioproctotomy for Rectovaginal Fistula Secondary to Cryptoglandular or Obstetrical Origin. Dis Colon Rectum 54:54-59

Komborozos V, Skrekas G, Pissiotis C (2000) Rubber band ligation of symptomatic internal hemorrhoids: results of 500 cases. Dig Surg 17:71–76

Lange J, Mölle B, Girona J (2012) Chirurgische Proktologie, 2. Aufl. Springer Berlin-Heidelberg

Laughlan K, Jayne DG, Jackson D, Rupprecht F, Ribaric G (2009) Stapled haemorrhoidopexy compared to Milligan-Morgan and Ferguson haemorrhoidectomy: a systematic review. Int J Colorectal Dis 24:335-344

Lund J, Scholefield J (1997) A randomized, prospective, double-blind, placebo-contolled trial of glyceryltrinitrate ointment in treatment of anal fissure. Lancet 349:11–14

Mehigan BJ, Monson JRT, Hartley JE (2000) Stapling procedure for haemorrhoids versus Milligan-Morgan haemorrhoidectomy: randomised controlled trial. Lancet 355:782–785

Nelson R (1999) Meta-analysis of operative techniques for fissure-in-ano. Dis Colon Rectum 42 (11):1424–1428

Ortiz H, Marzo J, Ciga F et al. (2009) Randomized clinical trial of anal fistula plug versus endorectal advancement flap for the treatment of high cryptoglandular fistula in ano. British Journal of Surgery 96:608–612

Sinus pilonidalis

P. Khalil, A. Kleespies

35.1 Einführung

Der sakrokokzygeale Sinus pilonidalis ist eine häufig vorkommende erworbene Entität multifaktorieller Genese, die klinisch drei Verlaufsformen zeigt, wobei insbesondere die abzedierende Form mit zum Teil erheblichen lokalen Schmerzen verbunden ist. Statistisch betrachtet werden etwa 50 % der Patienten mit einem Sinus pilonidalis im Rahmen einer Notfallbehandlung versorgt (Chintapatla et al. 2003). Grundsätzlich handelt es sich bei dieser Entität um eine Entzündung des präsakral gelegenen Fettgewebes, ausgehend von der Rima ani. Nach vorherrschender Meinung wird diese Entzündung durch eine Fremdkörperreaktion gegen eingedrungene Haare hervorgerufen. Es kommt zu einer Fistelbildung unterschiedlichen Ausmaßes mit Fistelmündung in der Rima ani (Karydakis 1972; Wienert u. Mlitz 2003). Eine Spontanheilung des Sinus pilonidalis gibt es nicht (Wienert u. Mlitz 2003). Klinisch abzugrenzen ist eine asymptomatische, akut abzedierende und sezernierende Verlaufsform. Obgleich es sich bei dem Sinus pilonidalis um eine gut beschriebene Entität handelt, herrscht bis heute Uneinigkeit über die Therapie der Wahl, die ihren Ausdruck in einer Vielzahl von Operationstechniken, einem ein- oder zweizeitig Vorgehen, sowie einer möglichen ambulanten oder stationären Versorgung, findet (Wienert u. Mlitz 2003; Allen-Mersh 1990; Khalil et al. 2008). Für eine erfolgreiche kausale Therapie spielt das Verständnis der Pathogenese der Erkrankung eine entscheidende Rolle. Eine gezielte Aufklärung hinsichtlich der zugrunde liegenden Pathogenese sowie der verschiedenen Behandlungsstrategien sollte daher ein zentrales Element zu Beginn der weiteren Therapie sein.

35.2 Epidemiologie und Ätiologie

Der **Altersgipfel** für das Auftreten eines Sinus pilonidalis liegt zwischen dem 2. bis 3. Lebensjahrzehnt und betrifft vorwiegend Männer, die etwa zwei Drittel aller Fälle ausmachen (Chintapatla et al. 2003; Wienert u. Mlitz 2003; Urhan et al. 2002). Nur selten tritt ein Sinus pilonidalis vor der Pubertät oder nach dem 35. Lebensjahr auf (Chintapatla et al. 2003; Wienert u. Mlitz 2003). Die **Inzidenz** des Sinus pilonidalis liegt bei etwa 25 Erkrankungen pro 100.000 Einwohner (Khalil et al. 2008; Urhan et al. 2002).

Historisch wird der Pilonidalsinus auch als „jeep disease" bezeichnet, da im Verlaufe des Zweiten Weltkrieges ein Sinus pilonidalis bei etwa 87.000 amerikanischen Soldaten mit überwiegend sitzender Tätigkeit zum Beispiel im Geländewagen und eingeschränkter Möglichkeit der Körperhygiene, sowie in Abhängigkeit vom Einsatzort gesteigerter Schweißproduktion aufgrund hoher Luftfeuchtigkeit, diagnostiziert bzw. operiert wurde (Casberg 1949). Einer Reihe von Untersuchungen der vergangenen Jahre konnte zeigen, dass es sich beim Sinus pilonidalis um eine erworbene Erkrankung **multifaktorieller Genese** handelt, wobei eine familiäre Disposition zu beobachten ist (Chintapatla et al. 2003; Wienert u. Mlitz 2003; Urhan et al. 2002). Als begünstigende Faktoren für die Entstehung eines Sinus pilonidalis werden eine starke Körperbehaarung, Adipositas, übermäßige Schweißsekretion und mangelnde Körperhygiene angesehen (Chintapatla et al. 2003; Wienert u. Mlitz 2003; Urhan et al. 2002). Ein kausaler Rückschluss, dass es sich bei dem Pilonidalsinus um ein Krankheitsbild bei Patienten mit reduziertem Hygieneverhalten handelt, kann und sollte jedoch nicht abgeleitet werden. Selten sind Lokalisationen wie z. B. in den Interdigitalräumen bei Friseuren oder Schafscherern sowie periumbilikal und axillär zu beobachten (Chintapatla et al. 2003; Wienert u. Mlitz 2003; Naraynsingh et al. 2009; Efthimiadis et al. 2008).

35.3 Pathogenese

Bereits 1833 wurde von Mayo ein mit Haaren ausgekleideter Sinus beschrieben (Mayo 1833). Es dauerte jedoch bis 1880 Hodges den Begriff „pilonidal" (pilus = Haar, nidus = Nest) prägte, um die Charakteristika dieser Erkrankung der Sakrokozygealregion hinlänglich zu Beschreiben (Hodges 1880). Seither wurden eine Vielzahl von Theorien propagiert die Ätiologie dieser Erkrankung zu ergründen (Chintapatla et al. 2003). Schließlich war es Karydakis, der wesentlich zu dem heutigen, weitgehend akzeptierten Verständnis der Pathogenese des Sinus pilonidalis beigetragen hat. Demnach sind drei Faktoren in der Entstehung eines Pilonidalsinus von kausaler Bedeutung (◘ Abb. 35.1) (Karydakis 1972; Karydakis 1992):

- Der **Eindringling**, womit das lose abgescherte Haar gemeint ist, dass sich aufgrund der menschlichen

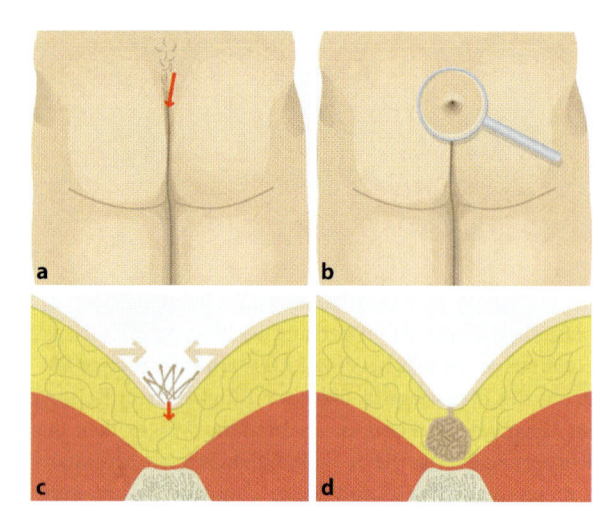

Abb. 35.1a–d Pathogenese des sakrokokzygealen Sinus pilonidalis. **a,b** Lose abgescherte Haare sammeln sich in der Raphe und dringen aufgrund der Reibung in Kutis und subkutanes Fettgewebe ein. **c,d** Es kommt zur Ausbildung einer epithelialisierten Fistel im Bereich der Kokzys sowie eines Fremdkörpergranuloms, das aufgrund der Vulnerabilität der Haut nicht abheilt, sich aber infizieren kann. Die roten Pfeile deuten auf die Richtung hin, die die abgescherten, Körperhaare aufgrund der der Anatomie nehmen sowie die Reibung der Gluteafalte hin

Anatomie in der Raphe sammelt (es handelt sich also nicht um ortsständige Haare).

- Die **Kraft**, mit der die Reibung gemeint ist, durch die die abgebrochenen oder abgeschnittenen Haare in die Haut eindringen. Hier fungieren die Hornschuppen der eindringenden Haare als Widerhaken, was das Eindringen bis in das subkutane Fettgewebe ermöglicht.
- Die **Vulnerabilität der Haut** in der natürlichen Falte, wo sich der Sinus pilonidalis auf dem Boden eines Fremdkörpergranuloms entwickelt, das spontan nicht abheilt (asymptomatische Form), sich aber infizieren kann (chronische und akut abzedierende Form).

35.4 Klinische Symptomatik und Diagnose

Grundsätzlich können drei Erscheinungsformen des sakrokokzygealen Sinus pilonidalis unterschieden werden (◘ Abb. 35.2). Die Diagnose kann prima vista gestellt werden. Eine weiterführende Diagnostik ist nicht erforderlich. Differenzialdiagnostisch sollten jedoch Analfisteln und die Fistelbildung im Rahmen eines Morbus Crohn ausgeschlossen werden. Wichtig zu erwähnen ist, dass in etwa 7 % der Fälle der Sinus pilonidalis durch einen divergierenden Verlauf auch als Analfistel imponieren kann (Chintapatla et al. 2003).

35.4.1 Asymptomatischer Sinus pilonidalis

Der asymptomatische Pilonidalsinus ist eine Zufallsdiagnose und kann lebenslang bestehen (◘ Abb. 35.2a). Der Patient ist beschwerdefrei. Der reizlose Pilonidalsinus kann sowohl in die chronische als auch abzedierende Form übergehen. Klinisch lässt sich eine Primäröffnung (Porus) im Bereich der Kokzys nachweisen. Die klassischen Zeichen einer Weichteilinfektion bestehen nicht, ebenso kein Sekretfluss über die Fistelöffnung. Eine maligne Entartung, zumeist Plattenepithelkarzinome, nach Jahren des Bestehens ist mit 43 beschriebenen Fällen extrem selten (Davis et al. 1994; Kulaytat et al. 1996).

35.4.2 Chronischer und akut abszedierender Sinus pilonidalis

In über zwei Drittel der Fälle führt erst die Infektion eines zuvor reizlosen Sinus pilonidalis – und damit die manifeste Erkrankung – den Patienten zum Arzt (◘ Abb. 35.2b) (Chintapatla et al. 2003). Der Patient klagt über Schmerzen insbesondere beim Sitzen und im Liegen auf dem Rücken. Bei Inspektion der Sakralregion lassen sich in der Regel die typischen Zeichen eines Weichteilabszesses mit lokaler Schwellung, Rötung und Überwärmung (akut abzedierende Form) paramedian der Kokzys nachweisen.

Bei der **chronischen Form** des Pilonidalsinus zeigt sich ein serös bis eitriger Sekretfluss aus den Sinusöffnungen, bei jedoch fehlenden klinischen Zeichen einer akuten Abzedierung (◘ Abb. 35.2c). Der Primärporus ist makroskopisch, falls einsehbar, mit Epithel ausgekleidet und iegt median, während Sekundäröffnungen, falls vorhanden, meist paramedian liegen. Die Schmerzsymptomatik spielt daher hier im Vergleich zu der akut abszedierenden Form eine untergeordnete Rolle, da ein ausreichender Sekretabfluss über die nicht verlegte Fistel noch gewährleistet ist. Die Patienten bemerken die Sekretion oder haben ein intermittierendes lokales Druckgefühl. Im Routinelabor lässt sich je nach Ausmaß der Abzedierung eine Leukozytose und CRP-Erhöhung in Serum nachweisen.

Bei der **akuten Form** ist der Fistelgang verlegt und es zeigen sich die klassischen Zeichen eines Abszesses. Eine Fistelsondierung sollte aufgrund der Schmerzhaftigkeit unterbleiben. Bei den nachzuweisenden Erregern handelt es sich überwiegend um Anaerobier und nur selten um aerobe Keime, ein Abstrich mit weiterer bakteriologischer Untersuchung ist im Allgemeinen nicht notwendig.

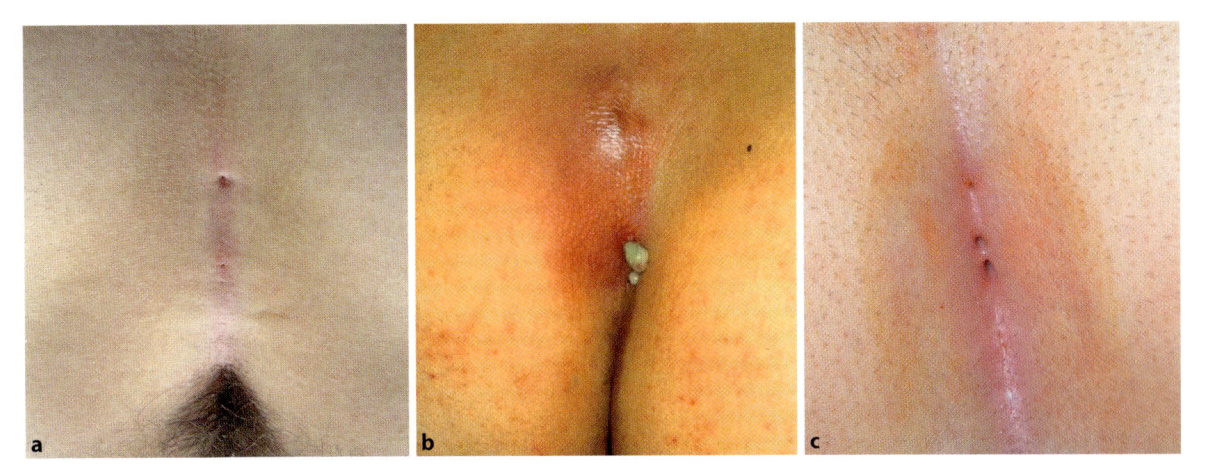

Abb. 35.2a–c Erscheinungsformen des sakrokokzygealen Sinus pilonidalis. **a** Zufallsbefund eines reizlosen Sinus pilonidalis mit Primärporus in der Raphe. **b** Akut abszedierender Sinus pilonidalis mit paramedian linksbetontem Abszess und spontaner Eiterentleerung über die Fistel. **c** Chronisch blutig-serös sezernierender Sinus pilonidalis mit mehreren Porus und chronisch indurierter Raphe. (Aus Khalil et al. 2008)

35.5 Therapie

Ein **asymptomatischer, reizloser Sinus pilonidalis** bedarf keiner weiteren Therapie (Chintapatla et al. 2003). Der Patient sollte darüber aufgeklärt werden, dass es in der Folge zu einer chronischen oder akut abszedierenden Infektion des Pilonidalsinus kommen kann, und dass in extrem seltenen Fällen nach Jahren eine maligne Entartung möglich ist (Davis et al. 1994; Kulaytat et al. 1996). Aus diesem Grund ist es auch gerechtfertigt, jährliche klinische Kontrollen des Lokalbefundes durchzuführen, um bei auffälligem Befund gegebenenfalls eine Probeentnahme zur weiteren histologischen Untersuchung durchzuführen.

Die akut abszedierende und chronisch sezernierende Form des Sinus pilonidalis sind hingegen behandlungsbedürftig. Handelt es sich um einen **chronischen sezernierenden Sinus pilonidalis**, kann dieser in der Regel problemlos mit einer Knopfkanüle sondiert und mit Kochsalz gespült werden, was einer Verlegung des Fistelganges und damit Abszedierung vorbeugt. Eine Antibiotikatherapie ist hier in der Regel nicht erforderlich. Der Tetanusschutz sollte in jedem Falle abgeklärt werden und die operative Sanierung elektiv geplant werden.

Der **akut abszedierende Sinus pilonidalis** bedarf einer unmittelbaren Therapie. Um die Schmerzen des Patienten, die durch den Druck des Abszesses hervorgerufen werden zu lindern, sollte eine chirurgische Abszessdrainage durch eine etwa 1–2 cm lange längs verlaufende Inzision in Lokalanästhesie erfolgen, was in der Regel problemlos in Bauchlage möglich ist (Halvorson et al. 1985). In der Praxis hat sich hier die Abszessspaltung durch Aspirations-Injektionstechnik bewährt (◘ Abb. 35.3) (Khalil et al. 2008; Khalil et al. 2009).

Eine lokale Infiltrationsanästhesie dagegen ist aufgrund der Abszesslokalisation und schmerzhaften Schwellung in der Regel nur unzureichend möglich. Dies liegt insbesondere auch an dem derben und entzündlich imbibierten Gewebe um den Abszess sowie dem sauren Abszessmilieu. Aufgrund des häufig ausgeprägten und regelhaft tiefliegenden Befundes ist eine nur sehr kurz und oberflächlich wirkende Kryoanalgesie ebenfalls meist unzureichend.

Zusätzlich zur Abszessspaltung sollte eine kalkulierte orale Antibiotikatherapie insbesondere für Anaerobier, begonnen werden. Neben dem Chinolon Moxifloxacin kann alternativ das Cephalosporin Cefoxitin oder das Penicillin Amoxicillin/Clavulansäure eingesetzt werden. In der Regel sind innerhalb von wenigen Tagen die Wundverhältnisse reizlos, sodass eine definitive operative Sanierung nach 5–7 Tagen elektiv geplant werden kann (Khlail et al. 2008).

In Literatur sind eine Vielzahl von chirurgischen Behandlungen zur kausalen operativen Sanierung eines sakrokokzygealen Sinus pilonidalis beschrieben, wobei die **Operation nach Karydakis** (◘ Abb. 35.4) oder die **rhombenförmige Exzision mit Limberg-Schwenklappen** (◘ Abb. 35.5) zu der an häufigsten angewendeten Operationstechnik mit einer geringen Rezidivrate zählen (Chintapatla et al. 2003; Karydakis 1972; Khlail et al. 2008; Ertan et al. 2005; Kitchen 1996). Grundsätzlich ist jedoch die Wahl des operativen Verfahrens, im Hinblick auf die Rezidivrate und Wundheilung und damit Arbeitsunfähigkeit des Patienten vom jeweiligen Operateur und dessen Erfahrung mit dieser Methode abhängig (Chintapatla et al. 2003).

> Allgemein hat sich jedoch die Auffassung durchgesetzt, dass Methoden mit einem primären Wundverschluss und lateralem Zugang die besten Ergebnisse hinsichtlich der Rezidivhäufigkeit erzielen (Chintapatla et al. 2003). Darüber hinaus hat der primäre Wundverschluss den Vorteil einer

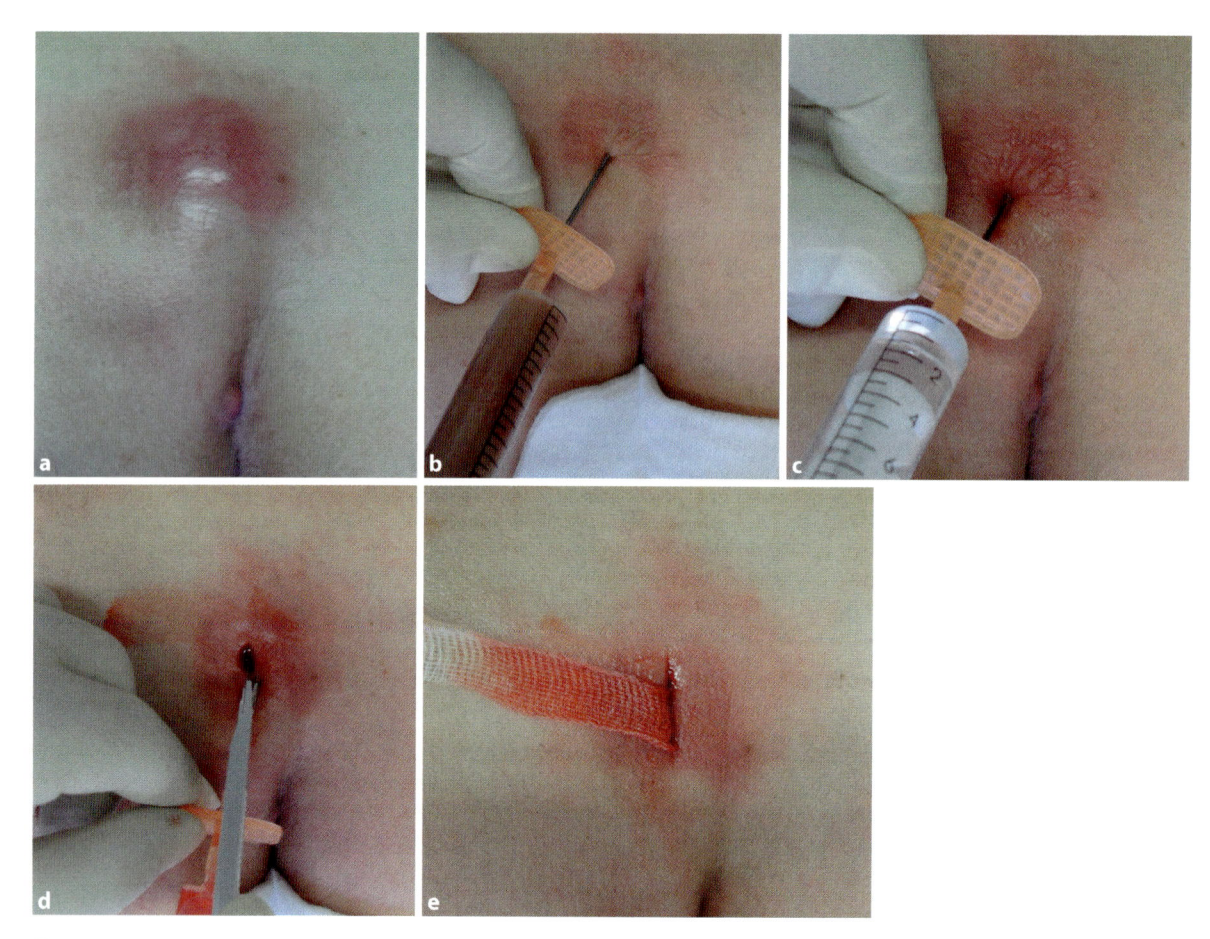

Abb. 35.3a–e Aspirations-Injektionstechnik. **a,b** Nach lokaler Desinfektion wird zunächst der Abszess mit einer großlumigen Kanüle, wie zum Beispiel einer Straußkanüle, abpunktiert. **c** In einem zweiten Schritt wird bei noch liegender Nadel ein Lokalanästhetikum, z. B. Xylocain 1 % in die Abszesshöhlen injiziert. **d** Anschließende Inzision. **e** Durch die Druckentlastung kommt es bereits bei der Abszesspunktion zu einer erhebliche Schmerzlinderung. Der Abszess kann schließlich gespült und über einen Jodoformgaze drainiert werden

kürzeren Wundheilung (Chintapatla et al. 2003; Wienert u. Mlitz 2003; Khalil et al. 2008; Ertan et al. 2005).

Bei der Operation nach Karydakis erfolgt eine radikale exzentrische Exzision des Sinus einschließlich subkutanen Fettgewebes bis auf die sakrokokzygeale Faszie mit anschließender Mobilisierung der Weichteile nach ipsilateral, wodurch eine Lateralisierung und Abflachung der Raphe erzielt wird. Die derbe Narbe und die lateralisierte sowie abgeflachte Raphe erschweren ein erneutes Eindringen von Haaren und beugen so einem Rezidiv vor (Karydakis 1972; Karydakis 1992). Die Befürworter der rhombenförmige Exzision mit Limberg-Schwenklappen führen insbesondere den Vorteil einer geringeren Spannung auf die Weichteile bei dem Wundverschluss im Vergleich zu der Operationstechnik nach Karydakis an (Chintapatla et al. 2003; Wienert u. Mlitz 2003; Ertan et al. 2005; Kitchen 1996).

Die **Rezidivrate** für die beschriebenen Operationsmethoden wird in der Literatur mit etwa 4 % angegeben.

Der Krankenhausverweildauer liegt im Allgemeinen bei 4–5 Tagen, was der Größe der Wundfläche und den damit verbundenen Risiken geschuldet ist. Zwischen dem Tag der Entlassung und dem Fadenzug nach 12–14 Tagen sollte auch bei reizlosen Wundverhältnissen eine engmaschige Kontrolle des Lokalbefundes erfolgen. Der Patient kann bei unkompliziertem Verlauf im allgemeinem nach 2–3 Wochen postoperativ seine Arbeit wieder aufnehmen. Um eine primäre Wundheilung nicht zu gefährden, sind zwischenzeitlich eine übermäßige sportliche Aktivität, eine überwiegend sitzende Haltung sowie maximale Beugung des Beckens zu vermeiden. Die angegebene Zeitspanne ergibt sich aus der notwendigen großen kokzygealen Weichteilmobilisation und dem damit verbundenem Risiko einer Nahtinsuffizienz mit konsekutiver Wundheilungsstörung. Zur Rezidivprophylaxe sollte der Patient vor Allem zu einer Optimierung der Körperhygiene angehalten werden (Wienert u. Mlitz 2003). Eine prophylaktische regelmäßige lokale Enthaarung, wie von einigen Autoren propagiert, ist betrachtet man die Ätiologie dieser Erkrankung und

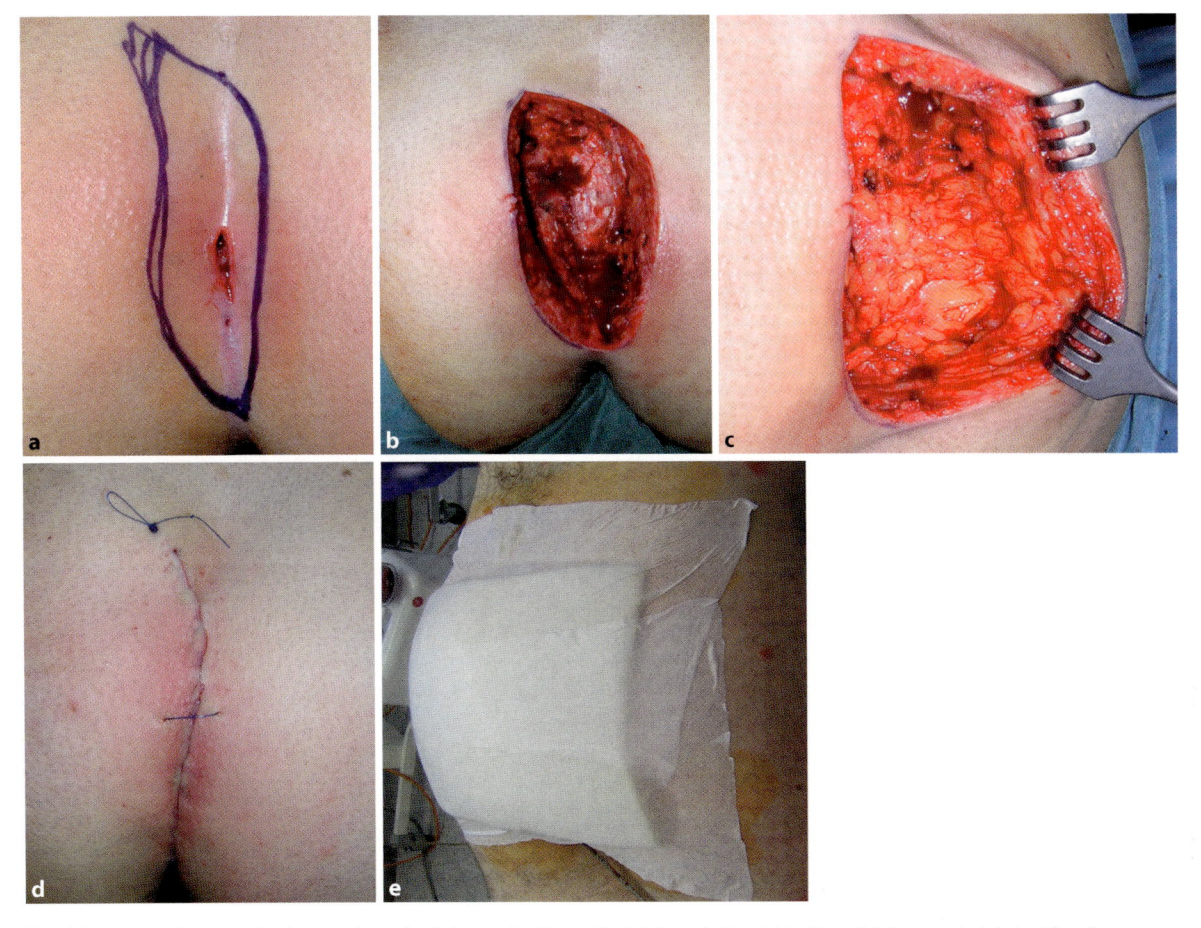

Abb. 35.4a–e Operative Sanierung eines sakrokokzygealen Sinus pilonidalis nach Karydakis. Hier erfolgte zuvor bei akuter Abzedierung eine Abszessspaltung in Lokalanästhesie durch Inzision. **a** Intraoperative Einzeichnung der exzentrischen Exzisionsgrenze. **b** Zustand nach Exzision des Pilonidalsinus bis auf die Sakralfaszie. **c** Gluteale Mobilisierung von Kutis und Subkutangewebe zur Deckung des kokzygealen Weichteildefektes. **d** Spannungsfreier intrakutaner Hautverschluss nach erfolgter Mobilisierung. **e** Gluteale Wundauflage mit Reston-Schaumstoffverband zur Polsterung. (Aus Khalil et al. 2008)

dem Sachverhalt, dass es sich eben um nicht ortsständige Haare handelt, durch die der Pilonidalsinus verursacht wird, nicht zweckmäßig.

Literatur

Allen-Mersh TG (1990) Pilonidal sinus: finding the right track for surgery. Br J Surg 77:123–132

Casberg MA (1949) Infected pilonidal cysts and sinuses. Bull US-Army Med Dept 9:493–496

Chintapatla S, Safarani N, Kumar S, Haboubi N (2003) Sacrococcygeal pilonidal sinus: historical review, pathological insight and surgical options. Tech Coloproctol 7:3–8

Davis KA, Morck CN, Versaci A, Lentrichia P (1994) Malignant degeneration of pilonidal cysts. Am Surg 60:200–204

Efthimiadis C, Kosmidis C, Anthimidis G, Grigoriou M, Levva S, Fachantidis P, Psihidis G (2008) Barber's hair sinus in a female hairdresser: uncommon manifestation of an occupational disease: a case report. Cases J 6:214

Ertan T, Koc Mn, Gocmen E, Aslar K, Keskek M, Kilic M (2005) Does technique alter quality of life after pilonidal sinus surgery? Am J Surg 190:388–392

Halvorson GD, Halvorson JE, Isersonn KV (1985) Abscess incision and drainage in the emergency department (part 2). J Emerg Med 3:295–305

Hodges RM (1880) Pilonidal sinus. Boston Med Surg J 103:485–488

Karydakis GE (1972) New approach to the problem of Pilonidal sinus. Lancet 2 (7843):1414–1415

Karydakis GE (1992) Easy and successful treatment of pilonidal sinus after explanation of its causative process. Aust N Z J Surg 62:385–389

Khalil PN, Kanz KG, Ketscher C, Hallfeldt K, Mutschler W, Siebeck M (2008) [Pilonidal sinus]. MMW Fortschr Med 150:38–40

Kitchen PR (1996) Pilonidal sinus: experience with the Karydakis flap. Br J Surg 83:1452–1455

Kulaylat MN, Gong M, Doerr RJ (1996) Multimodality treatment of squamous cell carcinoma complicating pilonidal disease. Am Surg 62:922–929

Limberg AA (1966) Modern trends in plastic surgery. Design of local flaps. Mod Trends Plast Surg 2:38–61

Mayo OH (1833) Observation on injuries and disease of rectum. Burgess and Hill, London, pp 45–46

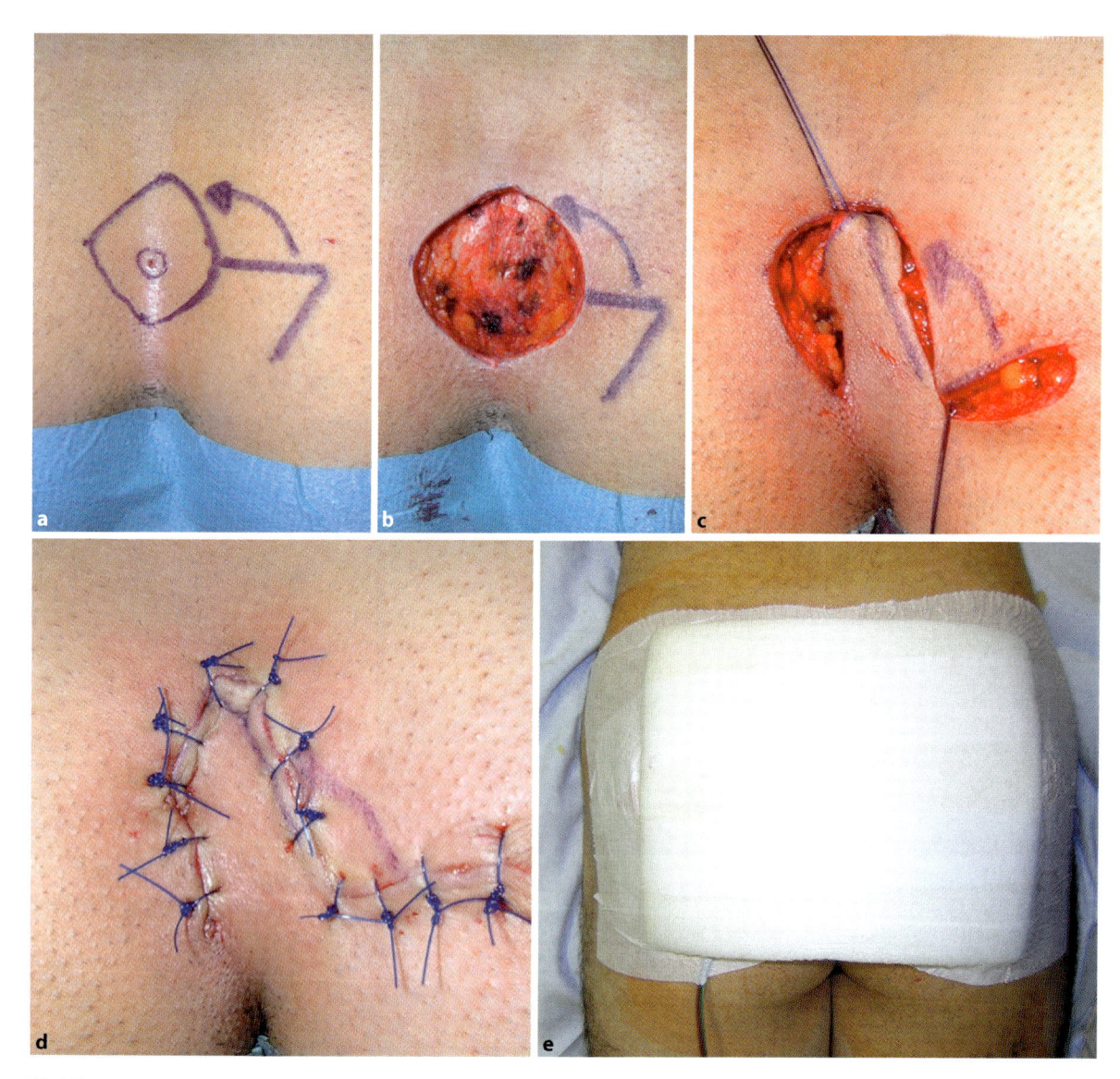

Abb. 35.5a–e Operative Sanierung eines chronischen sakrokokzygealen Sinus pilonidalis nach Limberg. **a** Intraoperative Einzeichnung der rhombenförnigen Exzisionsgrenzen und Schnittführung der Limberg-Plastik. **b** Rhombenförmige Exzision des Pilonidalsinus bis auf die Sakralfaszie. **c,d** Spannungsfreie Weichteildeckung durch Limberg-Lappenplastik. **e** Gluteale Wundauflage mit einem Reston-Schaumstoffverband zur Polsterung

Naraynsingh V, Hariharan S, Dan D (2009) Umbilical pilonidal sinus: a new treatment technique of sinus excision with umbilical preservation. Dermatol Surg 35:1155–1156

Urhan MK, Kucukel F, Topgul K, Ozer I, Sari S (2002) Rhomboid excision and limberg flap for managing pilonidal sinus: results of 102 cases. Dis Colon Rectum 45:556–559

Wienert V, Mlitz H (2003) Interdisziplinäre Leitlinie: Pilonidalsinus (Entwicklungsstufe S1). Coloproctology 25:290–292

Die Abb. 35.1a–d wurde von Frau Hella Thun erstellt.

Varikose

T. Noppeney

36.1 Einführung

Definition Krampfadern entstehen durch degenerative Veränderungen der Venenwand des epifaszialen Venensystems der Beine, für die primäre Varikosis wird eine genetische Disposition angenommen. Es werden verschiedene Typen der Varikose unterschieden.

> **Morphologische und topographische Varikosetypen**
> - Stammvarikose der V. saphena magna (VSM) oder V. saphena parva (VSP)
> - Seitenastvarikose
> - Perforansvarikose
> - Retikuläre Varizen und Besenreiservarizen

Epidemiologie Ältere epidemiologische Studien (Basler Studie 1978) zeigten, dass bei 56 % der Untersuchten Varizen nachweisbar waren, bei 12 % wurde die Varikose als medizinisch bedeutsam angesehen. Diese Zahlen bestätigen sich auch in einer jüngeren epidemiologischen Untersuchung (Bonner Venenstudie 2003). In dieser Studie, die an mehr als 3000 Probanden durchgeführt wurde, wiesen 12,4 % der Männer und 15,8 % der Frauen eine Varikose ohne Zeichen einer chronisch venösen Insuffizienz auf. 11,6 % der Männer und 14,9 % der Frauen hatten eine Varikose mit venösen Ödemen, ein fortgeschrittenes Stadium der chronisch venösen Insuffizienz (Hautveränderungen, durchgemachtes oder florides Ulkus) war bei 3,8 % der Männer und 3,4 % der Frauen festzustellen. Im Vergleich zu den früheren epidemiologischen Untersuchungen waren damit die schweren Ausprägungen der Varikose mit chronisch venöser Insuffizienz deutlich geringer vertreten.

> Varizen finden sich bei ca. 50 % der Bevölkerung; ca. 28 % der Männer und 34 % der Frauen weisen eine behandlungsbedürftige Varikose auf.

36.2 Einteilung

Die klinischen Stadien der Varikose werden heute nach der international anerkannten **CEAP-Klassifikation** eingeteilt (Tab. 36.1). Diese Einteilung wurde 1996 im Rahmen einer Konsensuskonferenz in den USA erstmalig beschrieben. Sie unterscheidet nach klinischen („clinical"), ätiologischen („etiological"), anatomischen („anatomical") und pathophysiologischen („pathophysiological") Kriterien, wobei für den klinischen Alltag die klinische Klassifikation die wichtigste und gebräuchlichste ist.

Neben der Bewertung des klinischen Schweregrades durch die CEAP-Klassifikation ist für das operationstaktische Vorgehen eine andere Einteilung der Insuffizienz der Vena saphena magna (VSM) oder Vena saphena parva (VSP) bedeutsam, die von Hach entwickelt wurde. Man unterscheidet eine Insuffizienz der VSM in 4 Stadien und eine Insuffizienz der VSP in 3 Stadien (Tab. 36.2; Abb. 36.1).

Darüber hinaus ist die sog. **distal inkomplette Stammvarikose** von klinischer Bedeutung. Dabei ist der proximale Anteil der VSM oder VSP suffizient und nicht dilatiert, der proximale Insuffizienzpunkt ist eine Perforansvene, z. B. die Dodd-Perforansvene im VSM-Verlauf am Oberschenkel oder Boyd-Perforansvene im VSM-Verlauf am proximalen Unterschenkel, die zu einer Insuffizienz der distal gelegenen Stammvenenabschnitte führt (Abb. 36.2).

36.3 Pathophysiologie

Die Varikose ist eine Erkrankung, die keineswegs nur unter ästhetischen Gesichtspunkten betrachtet werden darf. Bei der Varikose kommt es im Laufe der Zeit zu einer zunehmenden Insuffizienz des epifaszialen Venensystems. In Folge dieser Insuffizienz bilden sich sog. **Rezirkulationskreise**, die von Hach erstmals beschrieben wurden. Dies bedeutet, dass ein Teil des venösen Blutes im tiefen Venensystem durch Muskelkontraktion nicht herzwärts aus dem Bein getrieben wird, sondern durch den proximalen Insuffizienzpunkt (meist die Schleusenklappe der VSM oder VSP) zurück in das insuffiziente epifasziale Venensystem sackt und über den distalen Insuffizienzpunkt (meist eine Perforansvene am Unterschenkel) wieder in das tiefe Venensystem eintritt. Dies führt zu einer volumenmäßigen Überlastung des tiefen Venensystems und zu einer ambulatorischen venösen Hypertension.

Infolge dieser Volumenüberlastung kommt es zu einer Dilatation der tiefen Leitvenen. Daraus entwickelt sich eine **Insuffizienz des tiefen Venensystems**, die zunächst – solange die Klappen noch funktionstüchtig sind – reversibel

Tab. 36.1 Einteilung der klinischen Ausprägung einer Varikose nach der CEAP-Klassifikation	
C0	Keine sichtbaren Zeichen einer Venenkrankheit
C1	Besenreiser und retikuläre Varizen
C2	Varikose ohne Zeichen einer chronisch-venösen Insuffizienz
C3	Varikose mit Ödem
C4	Varikose mit Hautveränderungen
C4a	Varikose mit Pigmentierung, Ekzem
C4b	Varikose mit Dermatoliposklerose, Atrophie blanche
C5	Varikose mit Narbe eines Ulcus cruris
C6	Varikose mit floridem Ulcus cruris
Zusätzlich C1–C6	S = symptomatisch, A = asymptomatisch

Tab. 36.2 Stadieneinteilung der Stammvarikose (Refluxstrecke der Stammvenen) nach Hach		
Vena saphena magna	Stadium	Vena saphena parva
Insuffizienz der Mündungsklappen	I	Insuffizienz der Mündungsklappen
Insuffizienz der Venenklappen mit retrogradem Blutstrom bis oberhalb des Knies	II	Insuffizienz der Venenklappen mit retrogradem Blutstrom bis zur Wadenmitte
Insuffizienz der Venenklappen mit retrogradem Blutstrom bis unterhalb des Knies	III	Insuffizienz der Venenklappen mit retrogradem Blutstrom bis zur Knöchelregion
Insuffizienz der Venenklappen mit retrogradem Blutstrom bis zur Knöchelregion	IV	

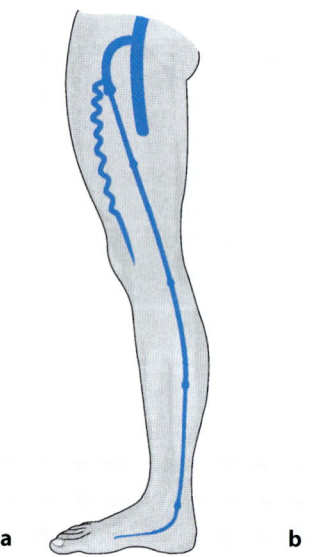

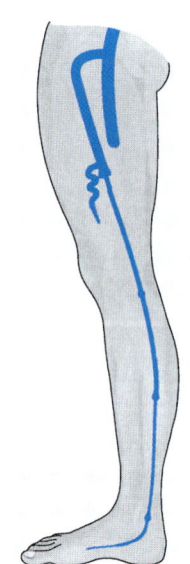

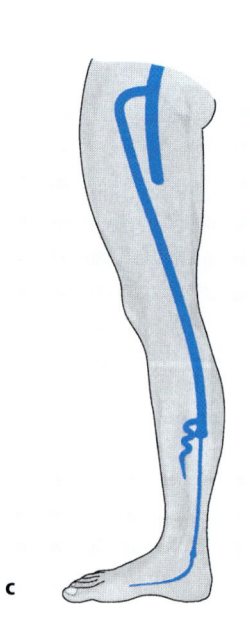

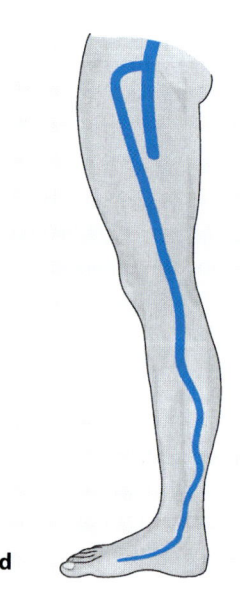

Abb. 36.1a–d Stadien der Magnavarikose nach Hach. **a** Insuffizienz der Crosse. **b** Seitenastvarikose am Oberschenkel. **c** Unterschenkelvarikose. **d** Pedale Varikose. (Aus Nüllen 2007)

ist. Besteht die Insuffizienz des tiefen Venensystems weiter, verkürzen sich durch die Dilatation und Volumenüberlastung die Klappen des tiefen Venensystems und bilden sich im weiteren Verlauf narbig um. Die Insuffizienz des tiefen Venensystems ist dann fixiert. Die Dilatation des tiefen Venensystems in Folge der dauerhaften Rezirkulation konnte von Hach phlebographisch nachgewiesen werden.

Der wesentliche pathophysiologische Faktor für alle Spätkomplikationen, die sich infolge der Varikose entwickeln können, ist die sog. **ambulatorische venöse Hypertension**. Beim Venengesunden wird das venöse Blut durch Betätigung der Muskelpumpe – Gehen, Laufen – aus dem Bein Richtung Herz befördert. Dadurch erniedrigt sich der venöse Druck, der im Stehen ca. 90 mm/Hg beträgt, beim Gehen auf Werte bis ca. 20 mmHg. Mit zunehmender venöser Insuffizienz erhöhen sich die ambulatorischen venösen Drucke, bis zum Schluss gar keine Druckerniedrigung mehr erreicht werden kann. In der klinischen und experimentellen Forschung konnte ein klarer Zusammenhang zwischen erhöhtem ambulatorischen venösen Druck und der Ulkusinzidenz nachgewiesen werden. So betrug die Inzidenz eines Ulcus cruris in einer Publikation von Nicolaides 1993 beim ambulatorischen venösen Druck von über 90 mmHg nahezu 100 %.

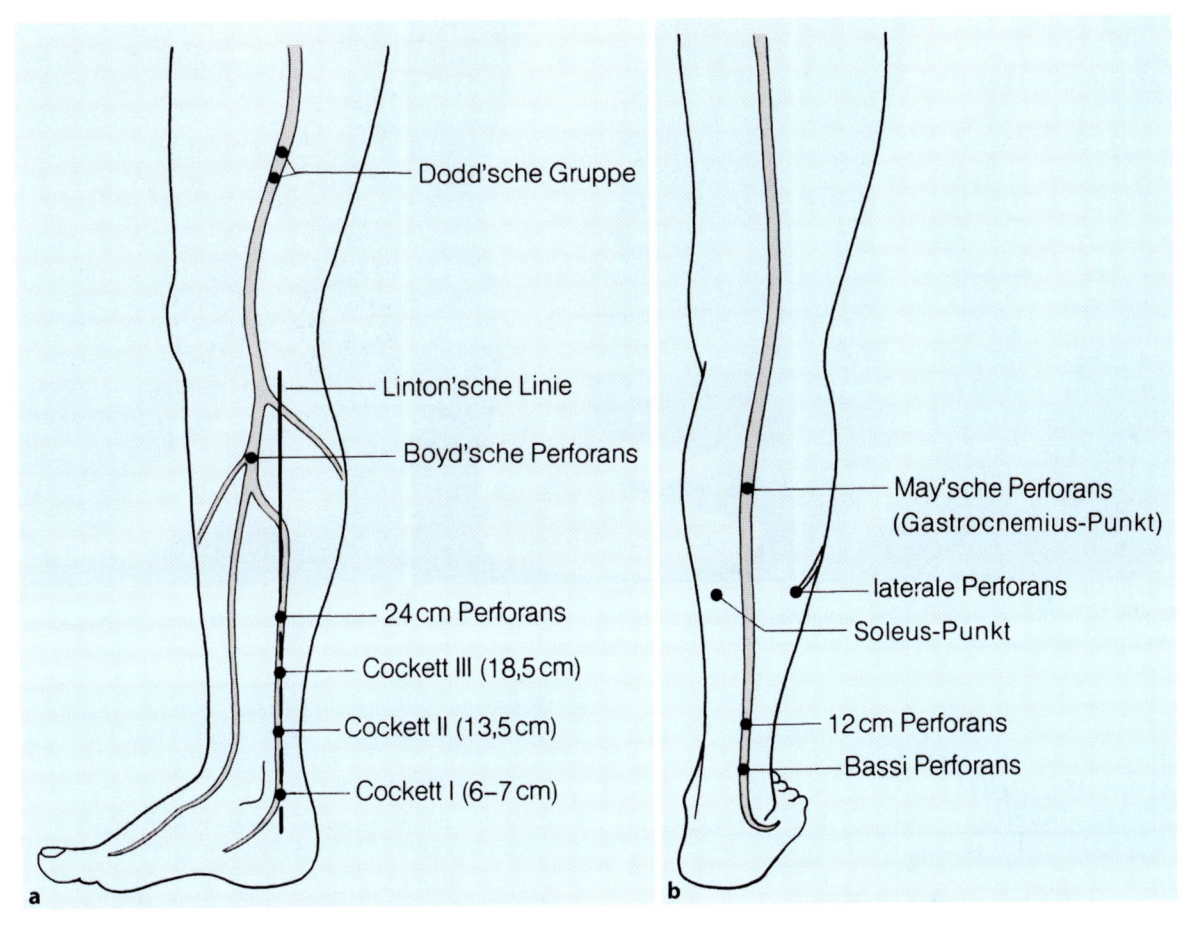

Abb. 36.2a,b Schematische Darstellung der wichtigsten Perforansvenen an der unteren Extremität. Ansicht (a) von medial und von dorsal (b). (Aus Noppeney/Nüllen 2010)

Infolge dieser pathophysiologischen Mechanismen führt die Varikose unbehandelt häufig zu **Komplikationen** wie chronischem Ödem, trophischen Hautveränderungen und Ulcus cruris. Eine besondere Komplikation der Varikose stellt die **Varikophlebitis** dar. Häufig ist die Varikophlebitis Auslöser einer tiefen Venenthrombose (TVT). In zwei neueren Studien, der POST-Studie und der CALISTO-Studie betrug die Inzidenz einer gleichzeitigen tiefen Venenthrombose 24 %, die Inzidenz einer Lungenembolie 4 % (POST-Studie) bzw. das Auftreten einer symptomatischen Lungenembolie oder tiefer Venenthrombose oder Tod 5,9 % der CALISTO-Studie.

> Unbehandelt führt die Varikose infolge ihrer pathophysiologischen Mechanismen – Rezirkulation und Volumenüberlastung, ambulatorische venöse Hypertension – häufig zu Spätkomplikationen.

In der Tübinger Studie 1979 konnte gezeigt werden, dass die Varikose mit ihren Komplikationen ein bedeutsamer Faktor für längere Arbeitsunfähigkeit, für Arbeitsplatzwechsel und Umschulung bis hin zur Aufgabe der beruflichen Tätigkeit mit und ohne Invalidität darstellt. Nach Angaben des statistisches Bundesamtes betrugen die Krankheitskosten für Deutschland im Jahre 2006 für die ICD-Codierung I83 insgesamt 809 Millionen Euro.

Klinische Studien zeigten außerdem, dass die Lebensqualität von Patienten mit Varikose erheblich beeinträchtigt ist.

36.4 Klinische Symptomatik und Untersuchung

Anamnestisch klagen Patienten mit Varikose meist über sog. schwere Beine. Auch nächtliche Wadenkrämpfe können ein Hinweis auf das Vorliegen einer Stauungssymptomatik sein. Bei der Erstvorstellung wird in der Regel zusätzlich eine Schwellneigung der Beine angegeben.

Klinisch können sich alle Ausprägungen der Varikose und ihrer Spätfolgen, wie z. B. das Ulcus cruris, finden. In vielen Fällen finden sich Unterschenkelödeme oder verstrichene Kulissen im Bereich des oberen Sprunggelenks ohne größerer sichtbare Varikose. Zwar ist beim Ulcus cruris in ca.

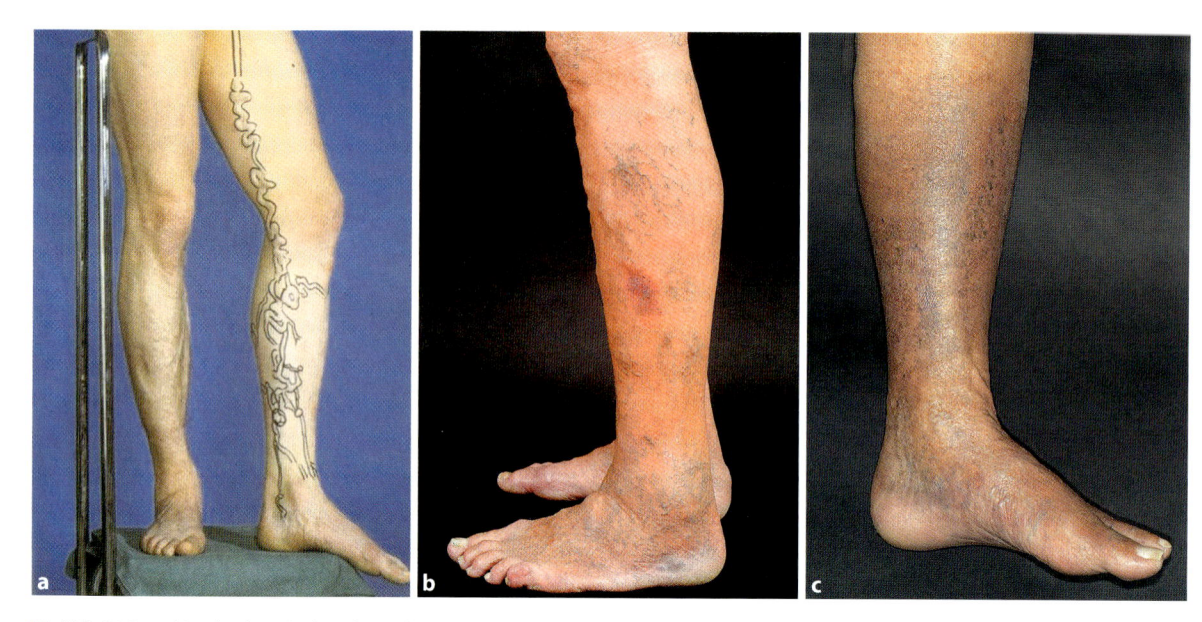

Abb. 36.3a–c Verschiedene Stadien der Varikose. **a** Stadium C2. **b** Stadium C4a: Varikose mit umschriebenen Ekzem. **c** Stadium C4b: Pigmentierungen mit derber Konsistenzmehrung am distalen Unterschenkel bei fortgeschrittener Dermatoliposklerose. (b und c aus Noppeney/Nüllen 2010)

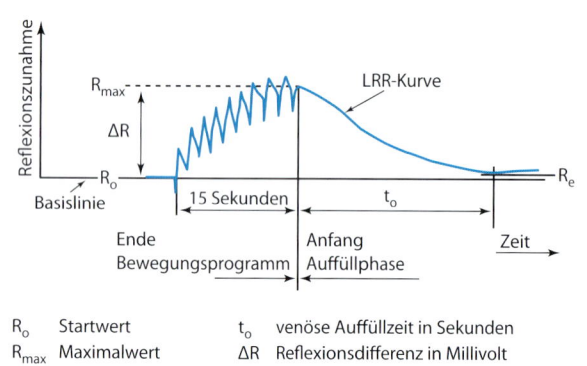

R_o Startwert
R_{max} Maximalwert
R_e Endwert
t_o venöse Auffüllzeit in Sekunden
ΔR Reflexionsdifferenz in Millivolt

Abb. 36.4 Prinzip der Lichtreflexionsrheographie (Einzelheiten s. Text)

Tab. 36.3 Gradeinteilung der Störung der venösen Hämodynamik

t_o >25 s	Venengesund
t_o 20–25 s	Leichte Störung der venösen Hämodynamik Grad I
t_o 10–20 s	Mittlere Störung der venösen Hämodynamik Grad II
t_o <10 s	Schwere Störung der venösen Hämodynamik Grad III

70 % der Fälle eine venöse Erkrankung Ursache des Ulkus, jedoch sollten hier differenzialdiagnostisch auch andere Ursachen wie periphere arterielle Verschlusskrankheit oder bei lange bestehenden Ulcera ohne Abheilungstendenz eine maligne Entartung abgeklärt werden (Abb. 36.3).

36.5 Apparative Diagnostik

Natürlich sind Anamneseerhebung und klinische Untersuchung unverzichtbar, doch kommt den apparativen Untersuchungen bei der Varikose eine besondere Bedeutung zu. Nur mit deren Hilfe gelingt es, die medizinische Relevanz einer Varikose zu klassifizieren, deren hämodynamische Störungen einschließlich einer Beteiligung des tiefen Venensystems aufzudecken und die morphologischen Veränderungen zu beschreiben.

> Ziele der apparativen Diagnostik ist die Klärung der medizinischen Relevanz der Varikose.

Für die Indikationsstellung und Einleitung einer stadiengerechten Therapie muss man neben morphologischen Veränderungen, die in bildgebenden Verfahren wiedergegeben werden, vor allem auch funktionelle hämodynamische Störungen aufdecken. Hier sind die nichtinvasiven messtechnischen Verfahren von besonderer Bedeutung.

36.5.1 Nichtinvasive messtechnische Verfahren

Zu diesen Untersuchungsmethoden gehören die Lichtreflexionsrheographie (LRR), die Photoplethysmographie (PPG) und die Venenverschlussplethysmographie (VVP).

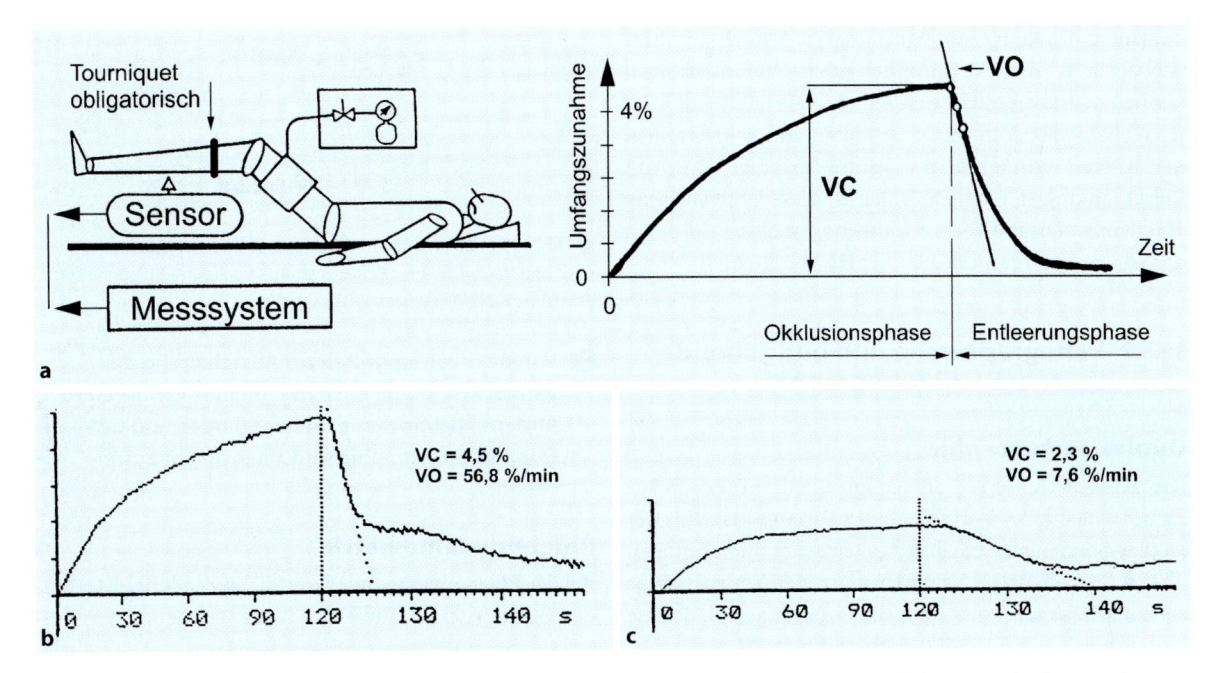

Abb. 36.5a–c Venenverschlussplethysmographie. **a** Venenlagerung des Patienten bei Venenverschlussplethysmographie. **b,c** Typische Kurvenformen bei normaler (**b**) und bei experimentell gestörtem (**c**) venösem Abstrom. (Aus Noppeney/Nüllen 2010)

Lichtreflexionsrheographie und Photoplethysmographie

Bei LRR und PPG wird mittels einer photosensiblen Elektrode, die am medialen distalen Unterschenkel angelegt wird, der Füllungszustand der dermalen Venenplexus bzw. dermalen venösen Kapillaren gemessen. Mit einem standardisierten Übungsprogramm – meist 10-malige Dorsalflexion des Fußes im Sitzen – wird die Muskelpumpe betätigt und das venöse Blut aus den Kapillaren entleert. In der anschließenden Ruhephase füllen sich die Kapillaren erneut, die Zeit bis zum Erreichen des Ausgangszustandes wird dabei gemessen (Wiederauffüllzeit, t_0). Der wichtigste und zuverlässigste Parameter dieser Messmethode ist die Wiederauffüllzeit, sie sollte beim Venengesunden mindestens 25 s betragen. Zeiten kleiner als 25 s entsprechen einem mehr oder weniger ausgeprägten Stadium der chronisch venösen Insuffizienz (Abb. 36.4; Tab. 36.3).

Aber auch andere Parameter, wie z. B. eine Obstruktion der Ausflussbahn, die sich in einer deutlichen Abflachung der Austreibungskurve äußert, können aus dem vorliegenden Untersuchungsergebnis interpretiert werden.

Die Messgenauigkeit von LRR und PPG ist ausreichend, wobei berücksichtigt werden muss, dass die Messergebnisse durch Umgebungstemperatur und Hautveränderungen stark beeinflusst werden können. Insgesamt eignen sich diese Verfahren jedoch als sehr gute Screening-Methode zur Aufdeckung venöser hämodynamischer Störungen.

Venenverschlussplethysmographie

Mit plethysmographischen Verfahren können Volumenänderungen von Extremitätenabschnitten gemessen werden. Bei der Venenverschlussplethysmographie handelt es sich um eine Dehnungsmessstreifen-Plethysmographie. Dies ist ein sehr diffiziles Verfahren zur Messung der venösen Hämodynamik. Durch eine Staumanschette, die den arteriellen Einstrom nicht behindert bzw. eine Blutdruckmanschette am Oberschenkel, die auf 40, 60 und 80 mmHg aufgeblasen wird, kann die venöse Kapazität (VC), der venöse Ausstrom (VO) und die aktive Volumenabschöpfung der betroffenen Extremität gemessen werden. Messeinheit ist ml pro 100 ml Gewebe pro Minute (Abb. 36.5a–c).

Mit Hilfe der VVP kann man sich ein sehr genaues Bild, vor allem über den venösen Ausstrom, machen. Neben der Erfassung des Schweregrades einer chronisch venösen Insuffizienz über die venöse Kapazität eignet sich diese Methode damit besonders gut für die hämodynamische Beurteilung und Verlaufsbeobachtung nach TVT (Beeinträchtigung des venösen Abstroms).

CW-Dopplersonographie

Mit der CW-Dopplersonographie kann eine orientierende Untersuchung des epifaszialen und tiefen Venensystems durchgeführt werden. Sie eignet sich damit in Verbindung mit den nichtinvasiven Messverfahren und dem klinischen Bild zur Untermauerung der Verdachtsdiagnose und zur Klärung der Frage, ob eine weiterführende Diagnostik mit bildgebenden Verfahren eingeleitet werden soll.

Die CW-Doppleruntersuchung ist jedoch in ihrer Aussagekraft limitiert, morphologische Veränderungen können nicht dargestellt werden, die Beurteilung des tiefen Venensystems in seiner gesamten Länge im Bereich der unteren Extremität ist – wenn überhaupt – nur mit Einschränkungen möglich. Daher ist diese Untersuchung als alleinige Diagnostik zur Indikationsstellung für einen operativen Eingriff nicht geeignet (Abb. 36.6).

36.5.2 Sonographische und bildgebende Verfahren, Phlebographie

Duplex-Sonographie

Die farbkodierte Duplex-Sonographie stellt heute die Standarddiagnostik bei Vorliegen einer Varikose dar. Mit der Duplex-Sonographie erhält der Untersucher Informationen über morphologische Veränderungen des Venensystems als auch Informationen über die Strömungsverhältnisse in gesunden und erkrankten Abschnitten (Abb. 36.7). Darüber hinaus ist die Duplex-Sonographie in der Lage anatomische Besonderheiten aufzudecken sowie postphlebitische Veränderungen nachzuweisen. Zusätzlich sollte der Abstand der zu behandelnden Vene zur Haut gemessen werden. Dies ist vor dem Einsatz endovenöser Verfahren zur Therapie der Varikose von besonderer Bedeutung, da die endovenösen Verfahren mit hoher Temperatur arbeiten und die Gefahr einer Hautverbrennung besteht, sollte die Vene wendiger als 1 cm unter der Haut gelegen sein. Postphlebitische Veränderungen in der zu behandelnden Vene stellen eine relative Kontraindikation für die Anwendung eines endovenösen Verfahrens dar. Die V. saphena magna oder parva sollte in ganzer Länge dargestellt werden.

Die Duplex-Sonographie ist nicht invasiv und beliebig wiederholbar. Es ist jedoch darauf hinzuweisen, dass die Qualität der Untersuchung stark von der Expertise des Untersuchers abhängig ist.

Phlebographie

Die Phlebographie galt bis zur Einführung der farbkodierten Duplex-Sonographie als Standard und Referenzmethode in der Diagnostik der Varikose. Mit der Phlebographie können alle Bein- und Beckenvenen dargestellt werden. Die Methode ist invasiv (Punktion einer Fußrückenvene) und wird mit Kontrastmittel durchgeführt. Bei besonderen Fragestellungen kann auch eine **Varikographie** (direkte Punktion einer Varize) oder eine **retrograde Pressphlebographie** – z. B. zur Beurteilung einer Insuffizienz des tiefen Venensystems – durchgeführt werden.

In Einzelfällen, wenn die Duplex-Sonographie keine ausreichenden und verlässlichen Ergebnisse liefert, wie z. B. bei einer Rezidivvarikose, kann die Phlebographie heute neben der Duplexsonographie indiziert sein.

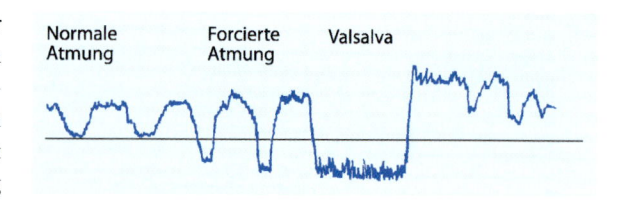

Abb. 36.6 Ableitung der CW-Doppler-Kurve mit Valsalva Pressversuch und Nachweis eines Refluxes als Ausdruck einer Klappeninsuffizienz. (Aus Noppeney/Nüllen 2010)

> Vor invasiven Eingriffen zur Ausschaltung der Varikose ist immer ein bildgebendes Verfahren zu fordern. Nichtinvasive Messmethoden und CW-Doppler-Sonographie sind alleine nicht ausreichend.

Phlebodynamometrie

Bei der Phlebodynamometrie erfolgt eine blutige Messung des Venendrucks in Ruhe und unter Betätigung der Muskelpumpe (ambulatorischer venöser Druck). Die Phlebodynamometrie ist nur bei speziellen Fragestellungen indiziert, z. B. beim Vorliegen einer sekundären Varikose und ihrer möglichen operativen Sanierung.

36.6 Therapie

Die Indikation zur Therapie der Varikose besteht grundsätzlich bei der medizinisch bedeutsamen Varikose. Dies bedeutet, dass mit der Varikose entsprechende Beschwerden verbunden sein sollen und/oder sich pathophysiologische Veränderungen (Reflux, Dilatation der Vene, Zustand nach Thrombophlebitis, Reflux im tiefen Venensystem, Ödeme, Hautveränderungen) nachweisen lassen. Da die klinische Entwicklung der Varikose hinsichtlich des Auftretens von Komplikationen im Einzelfall nicht vorhersehbar ist, sollte die medizinisch bedeutsame Varikose möglichst frühzeitig behandelt werden. Ziel aller therapeutischen Maßnahmen ist die Besserung bzw. Normalisierung der venösen Hämodynamik durch Ausschaltung des epifaszialen Refluxes.

Die Indikation zum notfallmäßigen bzw. dringlichen Vorgehen besteht bei einer akuten Varizenblutung bzw. bei akuter Thrombo- oder Varikophlebitis. Bei der akuten Phlebitis sollte neben lokalen Maßnahmen und einer Antikoagulation mit niedermolekularem Heparin – je nach Lokalisation der Phlebitis in prophylaktischer oder therapeutischer Dosierung – ein operativer Eingriff in Erwägung gezogen werden, wenn die Phlebitis im Bereich der VSM oder VSP rasch aszendiert bzw. den saphenofemoralen oder saphenopoplitealen Übergang erreicht.

36.6 · Therapie

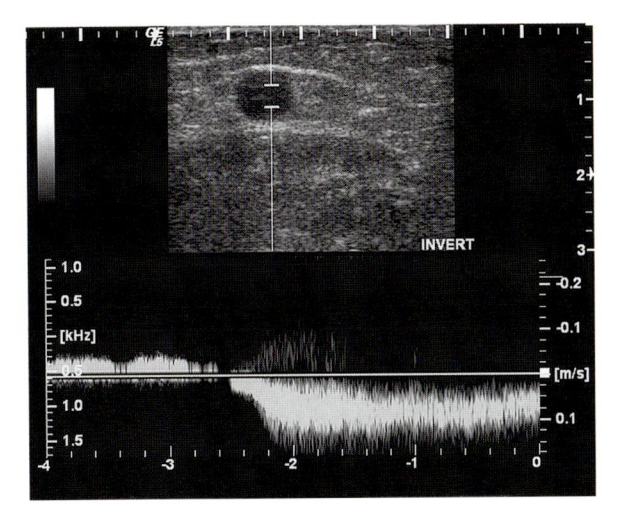

Abb. 36.7 Deutlicher Reflux der V. saphena magna bei Valsalva-Pressversuch. (Aus Noppeney/Nüllen 2010)

> Sofortmaßnahme bei Thrombo- oder Varikophlebitis: prophylaktische oder therapeutische Antikoagulation, Kompression, ggf. operativer Eingriff mit Ligatur des sapheno-femoralen oder poplitealen Übergangs

36.6.1 Konservative Therapie

Die konservativen therapeutischen Maßnahmen bestehen aus phlebologischen Kompressionsverbänden, dem Tragen von medizinischen Kompressionsstrümpfen und physikalischen Entstauungsmaßnahmen mit Hilfe der apparativen intermittierenden Kompressionstherapie.

Bei den Kompressionsverbänden sollten Kurzzugbinden zum Einsatz kommen, die einen niedrigen Ruhe- und hohen Arbeitsdruck aufweisen. Dadurch kommt es zur idealen Mobilisation des venösen Stauungsödems. Bei den Kompressionsstrümpfen kommen Kompressionsstrümpfe der Klasse II (Anpressdruck im OSG-Bereich 20–30 mmHg) zur Anwendung, in der Regel rundgestrickt.

Eine manuelle Lymphdrainage ist nur dann indiziert, wenn ein begleitendes Lip- und/oder Lymphödem besteht.

Die Kompressionstherapie bzw. die Entstauungsmaßnahmen können in jedem Stadium der Erkrankung angewendet werden, oder sind als ergänzende Therapiemaßnahmen, z. B. nach Sklerotherapie oder Operation, notwendig.

Der Einsatz von speziellen Venenmedikamenten ist heute allenfalls noch als adjuvante Therapiemaßnahme indiziert.

> Die Kompressionstherapie – auch mit Kompressionsstrümpfen – darf bei Vorliegen einer peripheren arteriellen Verschlusskrankheit oder einer peripheren Neuropathie nur unter besonderen Vorsichtsmaßnahmen durchgeführt werden, um die Entstehung von Hautnekrosen und Druckschäden zu vermeiden. Hierzu gehören die Beachtung des Kompressionsdruckes im Verhältnis zum arteriellen Druck und die engmaschige Überwachung.

36.6.2 Sklerotherapie

Die Sklerotherapie kann mit flüssigen oder aufgeschäumten Verödungsmitteln durchgeführt werden. Für die aufgeschäumten Verödungsmittel konnte eine höhere Wirksamkeit nachgewiesen werden. Das Mischungsverhältnis der aufgeschäumten Mittel beträgt 4 Teile Luft oder Gas zu einem Teil flüssiges Mittel.

Alle Venen von den Besenreisern, retikulären Varizen, Seitenastvarizen bis hin zu Perforansvenen, sowie der V. saphena magna oder parva können mittels Sklerotherapie ausgeschaltet werden. Für die VSM und die VSP sollten wegen der besseren Wirksamkeit nur aufgeschäumte Verödungsmittel zur Anwendung kommen

Komplikationen Bei Anwendung der Sklerotherapie sind entsprechende Kontraindikationen (siehe Leitlinie Deutsche Gesellschaft für Phlebologie) wie z. B. eine bekannte Allergie gegen das Verödungsmittel oder eine fortgeschrittene arterielle Verschlusskrankheit, oder ein bekanntes offenes Foramen ovale bei Schaumverödung zu beachten. Ansonsten ist die Verödungstherapie eine komplikationsarme Methode, Hautnekrosen nach Verödung werden in der Literatur in einer Häufigkeit von 0,001–0,2 % beschrieben; auch tiefe Venenthrombosen können nach Sklerosierung auftreten, das Risiko ist sehr gering und beträgt 0,02–0,14 %. Häufiger, jedoch für den Patienten störender sind **Hyperpigmentierungen** und das sog. „matting". Hyperpigmentierungen sind stark von der Konzentration des eingesetzten Verödungsmittels abhängig und werden in der Literatur mit einer Häufigkeit zwischen 10 % und 80 % angegeben.

36.6.3 Operative und endovenöse Therapie

Gemäß den oben geschilderten Erkenntnissen über die Pathophysiologie der Varikose sollte die Therapie aus der Unterbrechung bzw. Ausschaltung des proximalen und distalen Insuffizienzpunktes und der Ausschaltung der Refluxstrecke im epifaszialen Venensystem bestehen, um so eine Unterbrechung der Rezirkulationskreises zu erreichen. Nach heutigem Verständnis sollte auch der operative Eingriff möglichst wenig invasiv sein und sich daher auf die Entfernung bzw. Ausschaltung der erkrankten Venenanteile beschränken. Bei der Anwendung operativer Techniken sollten ästhetische Gesichtspunkte mit berücksichtigt werden.

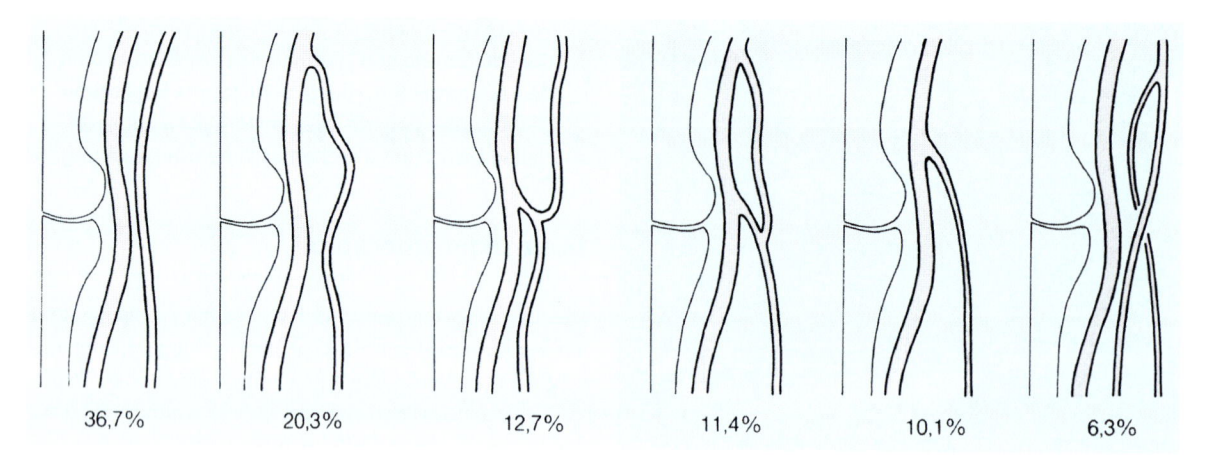

Abb. 36.8 Mündungsvarianten der V. saphena parva. (Aus May 1987)

Klassische Varizenoperation

Die Prinzipien der klassischen Varizenoperation gehen auf die Überlegungen von Trendelenburg 1891 zurück, der erstmals den Rezirkulationskreis unterbrochen hat. Das Strippingverfahren wurde 1905 von Keller und 1907 von Babcock in den USA erstmalig beschrieben, die Krossektomie 1910 von Moro. Die Operation wird bis heute nach diesen Grundlagen durchgeführt; es wurden im Laufe der Jahre technische Verfeinerungen entwickelt.

Durchführung Der erste Schritt der klassischen Operation besteht in der Ligatur des saphenofemoralen (Krossektomie) bzw. saphenopoplitealen Übergangs, sofern der proximale Insuffizienzpunkt im Bereich der Mündungsregion der VSM bzw. VSP liegt. Die Schnittführung erfolgt in der Leistenbeuge bzw. in Höhe der zuvor mittel Duplex-Sonographie markierten Einmündung der VSP. Insbesondere im Bereich der VSP gibt es zahlreiche Mündungsvarianten, so dass hier eine exakte Diagnostik mit genauer Lokalisation der Einmündung unerlässlich ist (Abb. 36.8). Der saphenofemorale bzw. -popliteale Übergang sollte möglichst komplett dargestellt und alle einmündenden Seitenäste durchtrennt werden. Abschließend erfolgt die Ligatur der VSM oder VSP en niveau ohne einen Stumpf bzw. eine Einschnürung des tiefen Venensystems zu hinterlassen.

Bei einer Insuffizienz der Vena saphena magna oder parva bis in Höhe des Innen- bzw. Außenknöchels wird eine Inzision über der zuvor in dieser Höhe markierten Vene vorgenommen. Die Vene wird freipräpariert, nach distal ligiert, nach zentral angeschlungen, danach eine Sonde in die VSM bzw. VSP eingebracht und bis zur Einmündung in das tiefe Venensystem vorgeschoben. Die Sonde wird dann geborgen und proximal sowie distal eingeknotet und die oberflächliche Leitvene vom tiefen Venensystem proximal bzw. distal abgesetzt. Liegt der distale Insuffizienzpunkt nicht in Höhe des Knöchels kann die Sondenplatzierung von proximal nach distal erfolgen.

Es hat sich gezeigt, dass das Strippen der VSM bis zum Innenknöchel mit relativ hohen, dauerhaften Sensibilitätsstörungen vergesellschaftet ist. Um die Rate der Sensibilitätsstörungen zu senken, ist man in den letzten Jahren dazu übergegangen die VSM nur bis in Höhe der Boyd'schen Perforansvene zu strippen, auch wenn eine Insuffizienz bis zum Innenknöchel vorliegt. Die verbliebene VSM am Unterschenkel rekompensiert sich in den allermeisten Fällen und ist nicht weiter behandlungsbedürftig.

 Abb. 36.9 stellt das Prinzip der Krossektomie schematisch dar.

Neben der hier beschriebenen klassischen Stripping-Methode existieren verschiedene andere Stripping-Verfahren, wie z. B. das invaginierende Stripping, das Pin-Stripping nach Ösch und das Kryo-Stripping. Es lässt sich kein eindeutiger Vorteil für das ein oder andere Strippingverfahren erkennen.

Seitenäste und Perforansvenen werden über Stichinzisionen in gleicher Sitzung mit geeigneten Instrumenten disseziert, hervorluxiert und anschließend exstirpiert. Für diesen Schritt der Operation stehen verschiedene Instrumente zur Verfügung (Varady-Dissektor, Häkchen nach Müller und Ösch etc.). Der Einsatz eines bestimmten Instruments ist von der Vorliebe des Operateurs abhängig.

Komplikationen Die intra- bzw. postoperative Komplikationsrate nach klassischer Varizenoperation ist insgesamt sehr niedrig. Intraoperative Verletzungen bzw. akzidentelle Entfernung der tiefen Venen bzw. Arterien der unteren Extremität sind beschrieben, bis hin zum Verlust der Extremität. Die Häufigkeiten derartiger Komplikationen beträgt bis 0,07 %. Daher ist bei einem operativen Eingriff immer auf die exakte Identifizierung der Gefäße zu achten. Die Inzidenz der perioperativen TVT beträgt 0,05–0,1 %. Häufiger sind Komplikationen wie Wundinfektion (0,5–1 %), Nachblutung (bis 1 %), Sensibilitätsstörungen (4–5 % dau-

36.6 · Therapie

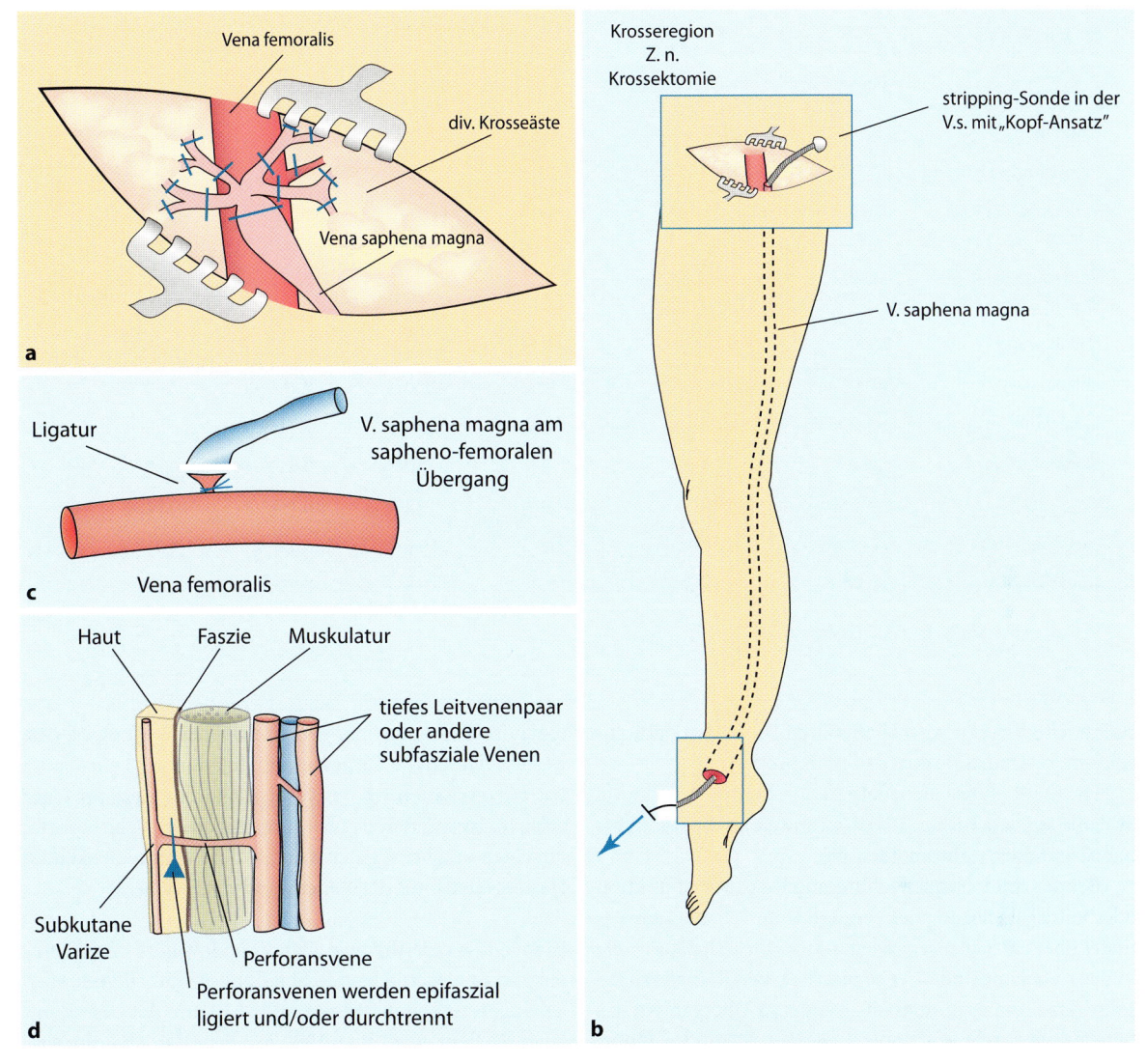

Abb. 36.9a–d Prinzip der Krossektomie. **a** Absetzen aller Krosseäste und der Vena saphena magna knapp an deren Einmündung in die Vena femoralis nach semizirkulärer Freilegung derselben auf Krossenhöhe. **b** Saphenektomie am rechten Bein. **c** Seitenansicht nach Absetzen der V. saphena magna auf Femoralisniveau bei der Krossektomie. **d** Die Perforansvenen werden epifaszial ligiert und/oder durchtrennt

erhaft) und postoperative Schwellungszustände (4–5 % dauerhaft) zu verzeichnen (Tab. 36.4).

> **Absolute und relative Kontraindikationen der klassischen Varizenoperation**
> - Akute tiefe Bein- und Beckenvenenthrombose
> - Periphere arterielle Verschlusskrankheit vom Stadium IIb oder schlechter
> - Schwere Komorbiditäten (ASA ≥ IV)
> - Schwangerschaft
> - Angeborene oder erworbene Erkrankungen des Gerinnungssystems
> - Primäres und sekundäres Lymphödem

Endovenöse thermische Verfahren

Stand dem operativ tätigen Phlebologen bzw. Gefäßchirurgen seit über 100 Jahren nur das Strippingverfahren und die Sklerotherapie mit flüssigen Mitteln zur Therapie der Varikose zur Verfügung haben sich in der letzten Dekade die zahlreiche alternative Therapieansätze entwickelt. Am besten davon etabliert sind die endovenösen, thermischen Verfahren mit Radiofrequenzobliteration (RFO) und endovenöser Lasertherapie (EVLT).

Radiofrequenzobliteration Die Radiofrequenzobliteration ist als endovenöse Therapieoption zur Ausschaltung einer Stammvarikose seit 1998 in Deutschland zugelassen. Ziel des Verfahrens ist es, mittels Energieabgabe über einen Katheter an die Venenwand diese zu schädigen und die

Tab. 36.4 Intra- und postoperative Komplikationen

	Balzer[1] 1983	Helmig[1] 1983	Nüllen[1] 1995	ANG[2] 1999	DGG[3] 2002	DGG[3] 2006–2009
Eingriffe	15.378	20.353	1.981	16.713	13.528	95.214
Intraoperative Blutung	KA	KA	0,100 %	0,120 %	KA	KA
Verletzung der V. femoralis	0,010 %	0,007 %	0,0 %	0,010 %	0,07 %	0,03 %
Verletzung der A. femoralis	0,010 %	0,050 %	0,0 %	0,0 %	0,0 %	0,01 %
Nachblutung	0,040 %	0,120 %	0,100 %	0,070 %	KA	0,09 %
Phlebitis	KA	KA	0,500 %	0,830 %	0,25 %	0,05 %
Lymphfistel	0,010 %	0,550 %	0,050 %	0,350 %	0,42 %	0,07 %
Wundinfektion	0,030 %	0,120 %	0,050 %	0,750 %	0,83 %	0,26 %
TVT	0,040 %	0,080 %	0,100 %	0,072 %	0,1 %	0,01 %
Lungenembolie	0,010 %	0,010 %	0,0 %	0,0 %	0,010 %	0,017 %
Todesfälle	0,006 %	0,007 %	0,0 %	0,0 %	0,0 %	0,0 %

[1]retrospektiv; [2]prospektiv; [3]QS-Erhebung

behandelte Vene zu verschließen und somit den pathologischen Rezirkulationskreis zu unterbrechen.

Für die Radiofrequenzobliteration befinden sich zwei Systeme auf dem Markt, VNUS Closure und die Radiofrequenz-induzierte Thermotherapie.

Bei der Radiofrequenzobliteration wird per Punktion oder mittels Freilegung der Vene am Unterschenkel ein Katheter über ein Schleusensystem unter Ultraschallkontrolle in der zu behandelnden Vene platziert. Die Katheterspitze sollte dazu immer mindestens 1 cm vom Übergang in das tiefe Venensystem positioniert werden. Wenn im Ultraschall die Vena epigastrica superior sichtbar ist, dann vor der Einmündung der Vena epigastrica superior in die VSM.

Bei **VNUS Closure Fast** wird ein 7 cm langes Segment an der Katheterspitze auf 120 °C erhitzt und die Vene segmental thermisch geschädigt. Bei der **Radiofrequenz-induzierten Thermotherapie** (RFITT) wird die Venenwand zwischen 60 °C und 100 °C erhitzt, der Rückzug der Sonde erfolgt kontinuierlich, akustisch gesteuert. Durch die Erhitzung der Venenwand kommt es zu einer Endothelschädigung, zu einem Schrumpfen der kollagenen Fasern in der Venenwand und dadurch zum konsekutiven Verschluss der Vene. Die homogene thermische Schädigung der Venenwand und abschließende Fibrosierung konnten zum einen in Tierexperimenten als auch in einem Ex-vivo-Modell am Rinderfuß bewiesen werden.

Das Verfahren sollte immer unter Schutz von Tumeszenzanästhesie bzw. Flüssigkeit durchgeführt werden. Die Tumeszenzflüssigkeit sollte ultraschallkontrolliert in die Faszienloge, in der die Vena saphena magna verläuft (ägyptisches Auge), oder perivasal bei der VSP eingespritzt werden. Durch die Tumeszenzapplikation wird ein Schutz vor Hitzeschäden im perivasalen Gewebe und der Haut erreicht, zum anderen eine Kompression der Vene bewirkt, um einen möglichst guten Kontakt der Elektroden bzw. des Heizsegments mit der Venenwand zu erreichen.

Endovenöse Lasertherapie Für die endovenöse Lasertherapie gibt es verschiedene Behandlungsprotokolle mit Wellenlängen zwischen 810 nm und 1510 nm. Bei Lasern mit einer Wellenlänge unter 1000 nm liegt das Absorptionsmaximum im roten Farbbereich (Blut), während Laser mit Wellenlängen über 1000 nm ihr Absorptionsmaximum in Wasser (Endothel) haben. Das bedeutet, dass bei Anwendung von Lasern unter 1000 nm die Vene mit Blut gefüllt sein sollte, während sie bei Lasern über 1000 nm möglichst blutleer sein sollte.

Die Platzierung des Laserlichtleiters erfolgt nach den gleichen Prinzipien wie bei der Radiofrequenzobliteration, entweder über eine lange Schleuse oder einen Führungskatheter. Zur Anwendung stehen sog. „bare fibers" zur Verfügung, daneben wurden in letzter Zeit radial abstrahlende Lichtleiter und Lichtleiter mit einer Keramikspitze entwickelt. Das andere Faserdesign soll die Perforation der Venenwand verhindern, bzw. deren Inzidenz mindern, um so eine nebenwirkungsärmere Behandlung zu ermöglichen.

Die Laserlichtemission kann gepulst oder kontinuierlich erfolgen, der Lichtleiter wird kontinuierlich zurückgezogen. Dabei sollte die Energieabgabe entsprechend den

Vorgaben aus der aktuellen Leitlinie, mindestens 60–80 J/cm betragen bei einen Venendurchmesser von 7 mm.

Bei der EVLT werden an der Katheterspitze durch die Laserenergie sehr hohe Temperaturen erzeugt (in experimentellen Studien im Durchschnitt 700 °C bei „bare fibers"). Bei der endovenösen Lasertherapie wird die Hitze ebenfalls auf die Venenwand übertragen mit Schädigung des Endothels, der kollagenen Fasern und konsekutiver Obliteration der behandelten Vene. Bei Lasern mit Wellenlängen unter 1000 nm bleibt zunächst bleibt ein Thrombus in der behandelten Vene zurück.

Komplikationen Die perioperativen Komplikationsraten für RFO und EVLT sind sehr niedrig und den Komplikationsraten nach klassischer Varizenoperation vergleichbar. Spezielle, verfahrenstypische Komplikationen, wie z. B. Hautverbrennungen, können durch die Applikation von Tumeszenzflüssigkeit um die behandelte Vene herum nahezu gänzlich vermieden werden.

Sonstige operative Verfahren

Neben den etablierten Verfahren zur operativen Therapie der Varikose gibt es andere operative Optionen wie die CHIVA-Methode (Akronym aus „la cure hémodynamique de l'insuffisance veineuse en ambulatoire") und die Klappenrekonstruktion im Mündungsbereich des sapheno-femoralen Übergangs. Bei beiden Methoden soll die venöse Hämodynamik verbessert und die VSM erhalten werden.

Für die intravenöse Anwendung von Dampf sind bislang nur Daten aus einer Pilotstudie publiziert ebenso für die Anwendung der Schaumsklerotherapie in Verbindung mit einem mechanischen Device, der die Endothelsschicht zerstört (Clarivin). Daher wird auf die Darstellung dieser beiden Methoden im Moment verzichtet.

CHIVA-Methode Voraussetzung für die CHIVA-Methode ist eine genaue Strömungsanalyse mit Hilfe der farbcodierten Duplexsonographie. Diese Analyse mündet in eine CHIVA-Klassifikation, die verschiedene Refluxtypen unterscheidet. Die zentrale Idee bei CHIVA besteht darin, den Reflux in der Stammvene durch Unterbindung einmündender Seitenäste so zu kanalisieren, so dass dieser über eine Perforansvene im Unterschenkel in das tiefe Venensystem gelenkt wird. Die pathophysiologischen Vorstellungen, die diesem Konzept zugrunde liegen, unterscheiden sich deutlich von den bislang gültigen Vorstellungen. Die perioperativen Komplikationen dieser Methode sind insgesamt sehr selten, häufiger ist eine Thrombophlebitis der VSM in bis zu 11 % der Fälle zu verzeichnen.

Klappenrekonstruktion Für die Klappenrekonstruktion der VSM wurden zahlreiche Versuche beschrieben. Am verbreitetsten ist die externe Banding-Methode am saphenofemoralen Übergang. Letztendlich hat sich trotz einiger positiver Veröffentlichungen über dieses Vorgehen diese Methode nicht durchgesetzt. Zusätzlich ist die Indikation für ein derartiges Verfahren sicherlich als begrenzt anzusehen und kommt nur bei einem Insuffizienzstadium I oder II nach Hach in Frage.

Endoskopische subfasziale Perforansdissektion

Die endoskopische subfasziale Perforansdissektion (ESPD) bei schweren Stadien der chronisch venösen Insuffizienz oder des postthrombotischen Syndroms wurde von Hauer erstmalig beschrieben und als therapeutische Option etabliert.

Bei diesem Verfahren wird in Blutleere der subfasziale Raum in den verschiedenen Muskellogen am Unterschenkel mit dem Endoskop dargestellt und insuffiziente Perforansvenen koaguliert bzw. zwischen Clips verschlossen und durchtrennt. Zusätzlich kann hier eine paratibiale Fasziotomie zur Druckentlastung des subfaszialen Kompartments durchgeführt werden.

Komplikationen Nerven und Gefäßläsionen sowie tiefe Wundinfektionen gehören zu den verfahrensassoziierten Komplikationen mit teilweise schwerwiegenden Folgen für die betroffene Extremität. Daher ist die Indikation zu diesem Eingriff sehr streng zu stellen und den Stadien C 4b bis C 6 vorbehalten.

36.6.4 Perioperatives Management

Antibiotikaprophylaxe Eine perioperative Antibiotikaprophylaxe ist in aller Regel nicht notwendig. Ausnahmen stellen varizenchirurgische Eingriffe bei Vorliegen eines floriden Ulcus cruris oder Erkrankungen bzw. Therapien dar, die die Immunabwehr des Patienten schwächen.

Thromboseprophylaxe Entsprechend den Empfehlungen der aktuellen S3-Leitlinie zur Prophylaxe der venösen Thromboembolie kann auf eine medikamentöse Thromboseprophylaxe mit niedermolekularen Heparin verzichtet werden, wenn bei den Patienten keine zusätzlichen dispositionellen Risikofaktoren vorliegen.

Bestehen dispositionelle Risikofaktoren, z. B. Zustand nach tiefer Venenthrombose oder Lungenembolie in der Vorgeschichte, längere Operationsdauer, Immobilisation, thrombophile Disposition, positive Familienanamnese, Alter über 60 Jahre und schwere Begleiterkrankungen, sollte eine Thromboseprophylaxe mit niedermolekularen Heparin durchgeführt werden. Die Dauer der NMH-Gabe ist hierbei ungeklärt. Hierzu sagt die S3-Leitlinie, dass die

Dauer der medikamentösen Thromboembolieprophylaxe sich am Fortbestehen relevanter Risikofaktoren für venöse Thromboembolien orientieren soll.

Postoperative Kompressionstherapie Unmittelbar postoperativ wird der Operierte mit einem elastokompressiven Verband mit Kurzzugbinden oder Kompressionsstrümpfen der Kompressionsklasse 2 bis zum Oberschenkel (20-30mmHg im Knöchelbereich) versorgt. Der Patient sollte angehalten werden, sich möglichst frühzeitig nach dem operativen Eingriff wieder zu bewegen. Bei ambulant durchgeführten Eingriffen sollte am 1. postoperativen Tag eine Wund- und Funktionskontrolle erfolgen. Ist ein elastokompressiver Verband mit Kurzzug- oder Klebebinden angelegt, kann dieser gegen die patienteneigenen Kompressionsstrümpfe bereits am 1. postoperativen Tag ausgetauscht werden. Für die Dauer der postoperativen Kompression gibt es keine einheitlichen Richtlinien. Abhängig von der operierenden Einheit schwankt die Zeit zwischen 14 Tagen und 3 Monaten. Ob eine Kompressionsstrumpfversorgung länger notwendig ist, kann in der Regel 4 Wochen postoperativ mit Hilfe einer nicht invasiven Messung (Lichtreflexionsrheographie) festgestellt werden. Hat sich die venöse Funktion (T0 >25 s) normalisiert und bestehen keine Ödeme mehr ist eine weitere Kompressionsstrumpfversorgung nicht notwendig. Ist keine Rekompensation erreicht worden, sollten die Kompressionsstrümpfe bis zu einer weiteren funktionellen Kontrolle getragen werden.

Bestand infolge der epifaszialen venösen Insuffizienz auch eine Insuffizienz des tiefen Venensystems, so muss mit Duplexsonographie überprüft werden, ob diese Insuffizienz weiter besteht oder kein weiterer Reflux nachzuweisen ist. Ist die Insuffizienz des tiefen Venensystems fortbestehend, so ist auch hier das weitere Tragen von Kompressionsstrümpfen indiziert.

36.6.5 Ambulante oder stationäre Durchführung varizenausschaltender Eingriffe

Alle varizenausschaltenden Eingriffe, einschließlich der Krossektomie und des Strippings der VSM, sind als primär ambulant zu erbringende Leistungen definiert. Über dieser Vorgabe, Varizenchirurgie primär ambulant durchzuführen, sollte man nicht vergessen, dass es nach wie vor Indikationen gibt, varizenausschaltende Eingriffe auch unter stationären Bedingungen durchzuführen. Hierzu zählen:

- Allgemeinzustand des Patienten
- Hohes Lebensalter
- Eingeschränkte Mobilität
- Begleiterkrankungen, die eine besondere Überwachung notwendig machen
- Angst des Patienten vor ambulanten Eingriffen
- Erhebliche Adipositas
- Lokalbefund
- Ausdehnung der Varikose auf mehrere Strombahngebiete und geplante Sanierung in einem Eingriff
- Rezidiveingriff im Bereich der Regio inguinalis und der Fossa poplitea
- Soziale Bedingungen
- Fehlende häusliche Versorgung und Betreuung
- Mangelhafte Compliance des Patienten
- Angemessene räumliche Entfernung zum ambulanten Operationszentrum

Nach Diagnosestellung und Klärung aller Begleitumstände muss der behandelnde Arzt mit dem Patienten gemeinsam eine individuelle Entscheidung treffen, ob der vorgesehene Eingriff ambulant oder stationär durchzuführen ist.

36.7 Prognose

36.7.1 Operative Therapie

Die Angaben zur Rezidivhäufigkeit nach operativen Varizeneingriffen schwanken sehr stark und bewegen sich zwischen 5 und 24 % nach 5 Jahren, bis zu 29 % nach 10 Jahren und ca. 60 % nach 34 Jahren postoperativ.

In einer Metaanalyse wird über eine Erfolgsrate nach Varizenchirurgie in Höhe von 75,7 % nach 5 Jahren berichtet.

Die erhebliche Diskrepanz in den Aussagen zur Rezidivrate ist vor allem darauf zurück zu führen, dass für die Rezidivvarikose keine einheitliche, allgemeingebräuchliche Definition vorliegt. Es wird in der Regel keine Unterscheidung vorgenommen, ob die Rezidivvarikose durch einen technischen oder taktischen Fehler beim Ersteingriff – inkomplette Ausschaltung der primären Varikose – verursacht ist, oder ob die Progression der Grunderkrankung in Form von Neovaskularisation oder neu aufgetretener Varikose im zuvor behandelten Strombahngebiet für das Rezidiv verantwortlich ist und es sich so um einen schicksalhaften Verlauf der Erkrankung handelt.

36.7.2 Endovenös thermisches Verfahren

Für die **Radiofrequenzobliteration** zur wurden zur europäischen Closure-Fast-Studie letzten Jahr die 3-Jahres-Ergebnisse publiziert. Hierbei zeigte sich eine Verschlussrate 36 Monate postoperativ von knapp unter 94 %, die Refluxfreiheit der Vena saphena magna betrug 95,7 %.

Für die **endovenöse Lasertherapie** wurde eine randomisiert prospektive Studie publiziert, die 60 Monate postoperativ eine Verschlussrate von 91 % angegeben hat. In der bereits erwähnten Metaanalyse wurde für die EVLT eine Verschlussrate von 95,4 % 60 Monate nach Intervention angegeben.

In vielen prospektiven Vergleichsstudien zwischen Radiofrequenzobliteration und der klassischen Strippingoperation bzw. EVLT und Strippingoperationen hat sich gezeigt, dass die Patienten nach den endovenösen Behandlungsverfahren über die geringeren perioperativen Beschwerden klagten, die Besserung der venösen Beschwerdesymptomatik, gemessen z. B. am Venous-Clinical-Severity-Score, in der Regel früher eintrat als nach Strippingoperation. Zusätzlich konnte nach endovenösen Verfahren im Vergleich zur Strippingoperation eine deutlich verkürzte Zeit zur Aufnahme der täglichen Aktivitäten bzw. eine deutlich verkürzte Arbeitsunfähigkeitszeit in einzelnen Studien festgestellt werden.

36.7.3 Sklerotherapie

Die Ergebnisse nach Sklerotherapie mit flüssigen Mitteln ist bei Seitenast- und retikulären Varizen, sowie bei Besenreisern sehr gut. Erfolgsraten bis zu 90 % werden berichtet. Werden die VSM oder VSP mit flüssigem Mittel therapiert, so beträgt die Rezidivrate mit Rekanalisation nach 3 Jahren bereits 37 %, nach 5 Jahren zwischen 40 und 70 % und nach 10 Jahren 94 %.

Aufgeschäumte Verödungsmittel mit besserer Wirksamkeit haben die Ergebnisse hier deutlich verbessert. Die Erfolgsrate nach Schaumsklerotherapie der Stammvenen bei einem mittleren Nachbeobachtungszeitraum von 32 Monaten liegen zwischen 69 und 86 %. Signifikant bessere Ergebnisse können durch wiederholte Sklerosierungssitzungen erreicht werden.

36.7.4 Kompressionstherapie

Mit der Kompressionstherapie können bei konsequenter Anwendung Beschwerden effektiv gelindert werden. Auch Komplikationen des Krampfaderleidens wie Ödeme, Thrombophlebitiden, trophische Hautveränderungen und Ulzerationen können vermieden bzw. deutlich gebessert werden. Der Anwender der Kompressionstherapie muss sich darüber im Klaren sein, dass mit der Kompressionstherapie eine Verbesserung des klinischen Bildes erreicht werden kann, Varizen jedoch nicht beseitigt werden.

> Aus den vorliegenden Daten wird ersichtlich, dass eine regelmäßige klinische Kontrolle der Patienten nach jeder Art der Therapie notwendig ist. Diese Kontrollen sollten in jährlichen Abständen bei sanierten Patienten erfolgen. Bestehen Komplikationen bei der Varikose, sind die Kontrollintervalle entsprechend kürzer zu wählen. Eine dauerhafte Kompressionstherapie ist bei einer fixierten Insuffizienz des tiefen Venensystems notwendig.

Literatur

Bauersachs RM (2011) CALISTO-Studie Phlebologie 40(2):79-83

Bos RR van den, Arends L, Kockaert M, Neumann M, Nijsten T (2009) Endovenous therapies of lower extremity varicosities: a meta-analysis, J Vasc Surg 49: 230–239

Decousus H., Quéré I, Presles E, Becker F, Barrelier MT, Chanut M, Gillet JL, Guenneguez H, Leandri C, Mismetti P, Pichot O, Leizorovicz A (2010) for the POST (Prospective Observational Superficial Thrombophlebitis) Study Group: Superficial venous thrombosis and venous thromboembolism. Ann Intern Med 152:218–224

Disselhoff BC, der Kinderen DJ, Kelder JC, Moll FL (2011) Five-years results of a randomised clinical trial of endovenous laser ablation of the great saphenous vein with and without ligation of the saphenofemoral junction. Eur J Vasc Endovasc Surg 41:685–690

Encke A (2009) Leitlinie Prophylaxe der venösen Thromboembolien (VTE). www.uni-duesseldorf.de/AWMF; Leitlinienregister Nr. 003/001 Entwicklungsstand S3

Gloviczki P, Yao JST (2009) Handbook of venous disorders. Guidelines of the American Venous Forum, 3rd ed. Arnold, London

Hach W (1981) Spezielle Diagnostik der primären Varikose. Demeter, Gräfelfing

Hach W, Gruß JD, Hach-Wunderle V, Jünger M (2007) VenenChirurgie. Leitfaden für Gefäßchirurgen, Angiologen, Dematologen und Phlebologen, 2. Aufl. Schattauer, Stuttgart

May R (1987) Primäre Varikosis. In: Heberer G, van Dongen RJAM (Hrsg) Gefäßchirurgie. Kirschnersche allgemeine und spezielle Operationslehre. Springer, Berlin Heidelberg New York

Nicolaides AN, Hussein MK, Szendro G, Christopoulos D, Vasedekis S, Clarke H (1993) The relation of venous ulceration with ambulatory pressure measurements. J Vasc Surg 17:414–419

Noppeney T (2011) Angio update: Invasiv: Varikosis, Thrombophlebitiden, CVI

Noppeney T, Nüllen H (2009) REVAT – Definition und Klassifikation der Rezidivvarikose, Phlebologie 38: 271–274

Noppeney T, Noppeney J, Winkler M, Kurth I (2006) Strategien zur Antikoagulation und Operation bei akuter Thrombophlebitis. Zentralbl Chir 131:51–56

Noppeney T, Nüllen H (2010) Sozialmedizinisch und ökonomische Aspekte der Varikose in Lehrbuch Varikose. Springer, Berlin Heidelberg New York, S 62–66

Noppeney T, Kluess H, Breu FX, Ehresmann U, Gerlach H, Hermanns HJ, Nüllen H, Pannier F, Salzmann G, Schimmelpfennig L, Schmedt CG, Steckmeier B, Stenger D (2010) Leitlinie zur Diagnostik und Therapie des Krampfaderleidens, Gefäßchir 15: 523–541

Nüllen H, Noppeney T (2010) Varikose. In: Luther B (Hrsg) Kompaktwissen Gefäßchirurgie 2. Auflage, Springer Berlin Heidelberg New York, S 369–392

Perrin M (2004) Endoluminal treatment of lower limb varicose veins by endovenous laser and radiofrequency techniques. Phlebology 19:170–178

Pröbstle TM, Lam BJ, Göckeritz O, Wenzel C, Noppeney T, Lebard C, Pichot O, Sessa C, Creton D (2011) Three-year European Follow-up of Endovenous Radiofrequency-Powered Segmental Thermal Ablation of the Gr4eat Saphenous Vein With or Without Treatment of Calf Varicosities, J Vasc Surg 54:146–152

Rabe E, Pannier-Fischer F, Bromen K, Schuldt K, Stang A, Poncar C, Wittenhorst B, Bock E, Weber S, Jöckel K (2003) Bonner Venenstudie der Deutschen Gesellschaft für Phlebologie. Epidemiologische Untersuchung zur Frage der Häufigkeit und Ausprägung von chronischen Venenkrankheiten in der städtischen und ländlichen Wohnbevölkerung. Phlebologie 32:1–14

Schmedt CG, Sroka R, Steckmeier S, Meissner OA, Babaryka G, Hunger K, Ruppert V, Sadeghi-Azandaryani M, Steckmeier BM (2006) Investigation on radiofrequency and laser (980 nm) effects after endoluminal treatment of saphenous vein insufficiency in an ex-vivo-model. Eur J Vasc Endovasc Surg 32:318–325

Trendelenburg F (1891) Über die Unterbindung der Vena saphena magna bei Unterschenkelvaricen. Beitr Klin Chir 7:195–210

Weiss RA (2002) Comparision of endovenous radiofrequency versus 810 nm diode laser occlusion of large vein in an animal model, Dermatol surg 28:56–61

Chronische Wunden

R. Weidenhagen, T.A. Koeppel

37.1 Einführung

Die Zunehmende Alterung unserer Bevölkerung führt zu einer deutlichen Zunahme von Patienten mit chronischen Wunden. Die Behandlung dieser Wunden ist komplex und sowohl für die behandelnden Ärzte, als auch für die Patienten aufwändig und langwierig. Sie erfordert eine intensive lokale Wundtherapie in Kombination mit einer interdisziplinären Behandlung der ursächlichen Grunderkrankungen und auslösenden Faktoren.

Eine einheitliche internationale Definition der chronischen Wunde existiert bisher nicht. Eine weithin akzeptierte Definition beschreibt diejenigen Wunden als chronisch, die trotz einer optimalen lokalen und systemischen Therapie innerhalb von 4 Wochen keine Heilungstendenz zeigen und nicht zur Abheilung gebracht werden können. Im Gegensatz zur akuten Wunde (▶ Kap. 29) ist bei einer chronischen Wunde im Rahmen des Heilverlaufs ein anatomischer und funktioneller Wundverschluss nicht erreicht worden.

Neben den postoperativ sekundär heilenden Wunden sind die häufigsten chronischen Wunden chronisch-venöse Ulzera der Beine, arterielle Ulzera, diabetische Läsionen, sowie Dekubital- und Strahlenulzera.

> **Übersicht über häufige Arten von chronischen Wunden**
> - Ulcus cruris venosum
> - Ulcus cruris arteriosum
> - Diabetische Ulzera
> - Dekubitalulzera
> - Strahlenulzera

37.2 Ätiologie

Die Entstehung von chronischen Wunden ist in der Regel multifaktoriell. Am häufigsten (bis zu 70 %) treten jedoch chronische Wunden auf dem Boden von **Durchblutungsstörungen** auf. Weitere Einflussfaktoren stellen eine dauerhafte **Druckschädigung** der Haut dar, insbesondere bei immobilisierten Patienten. Stoffwechselstörungen, Immunsuppression oder Strahlenschäden sind ebenfalls relevante Risikofaktoren.

Beispiel Bei einem Diabetiker tritt bei der Fußpflege eine akzidentelle Läsion im Bereich einer Zehe auf. Auf dem Boden einer Makro- und Mikroangiopathie ist die Durchblutung des Gewebes grenzwertig kompensiert. Bei schlechter Wundheilung tritt eine lokale Nekrose und schlussendlich eine Infektion im Bereich der Verletzung auf, die eine phlegmonöse Umgebungsentzündung auslöst. Durch die begleitende diabetische Polyneuropathie verspürt der Patient keine Schmerzen, so dass die Entzündung verschleppt wird. Der Patient stellt sich letztlich mit einem geschwollenen Unterschenkel, einer ausgedehnten Fußphlegmone und Gangrän der betroffenen Zehe in der Klinik vor.

Eine eigene Gruppe chronischer Wunden stellen **postoperative Wundheilungsstörungen** dar. Häufige Ursachen für ihre Entstehung sind Nachblutungen, Serome, Wunddehiszenzen, Fremdkörperreaktionen, Infektionen, Durchblutungsstörungen und wiederholte Traumatisierungen. Daneben beeinflussen auch präoperative Faktoren das Risiko für die Entstehung einer Infektion oder Wundheilungsstörung. Notfalloperationen, Immunsuppression, die Dauer der präoperativen Krankenhausverweildauer sowie die Auswahl des Antibiotikums und der Zeitpunkt der Gabe stellen hier entscheidende Risikofaktoren dar.

37.3 Pathogenese chronischer Wunden

Die Pathogenese der chronischen Wunde ist multifaktoriell und noch nicht im Detail verstanden. Unabhängig von der begleitenden Grunderkrankung kommt es bei der Entstehung einer chronischen Wunde durch wiederholte Traumatisierungen des Gewebes, Minderperfusion und bakterieller Kontamination zu einer anhaltenden Inflammation im Wundgebiet. Die Zellen einer chronischen Wunde zeigen eine sehr geringe Mitoserate mit konsekutiver Überalterung. Im Wundsekret finden sich hohe Konzentrationen von proinflammatorischen Zytokinen und Proteasen. Der erhöhten Proteasenspiegel führt zu einem nebeneinander von Auf- und Abbau der Interzellularmatrix und damit zur unkoordinierten und in der Folge chronischen Wundheilung.

37.4 Ulcus cruris venosum

Das Ulcus cruris entsteht zu 80 % in Folge einer **chronisch-venösen Insuffizienz**. Venöse Ulzera sind typischerweise perimalleolär an den Unterschenkeln zu finden. Das postthrombotische Syndrom als Folgezustand einer tiefen Beinvenenthrombose ist hierbei die häufigste Ursache, aber auch eine isolierte Perforansinsuffizienz bei primärer Varikosis kann zur Entstehung solcher Ulzera führen. Der dauerhaft erhöhte Druck in den Venen führt zu Veränderungen in den Kapillarwänden (Kollagen- und Fibrineinlagerung) und wird als pathophysiologisch entscheidende Ursache für alle Folgeerscheinungen der chronisch venösen Insuffizienz angesehen. Die Drucksteigerung betrifft auch das Lymphsystem im Sinne eines chronischen Stauungsödems, das bei längerem Bestehen zur Bindegewebsproliferation mit Fibrosierung und Sklerosierung im Haut- und Subkutangewebe mit Störung des nutritiven Blutflusses im kapillären Stromgebiet führt. Nicht selten liegt aber auch eine gemischt arteriell und venös bedingte Durchblutungsstörung vor, so dass grundsätzlich vor Therapiebeginn eine arterielle Perfusionsstörung ausgeschlossen werden muss.

Die **Therapie** des Ulcus cruris venosum beinhaltet drei Schwerpunkte:
- Adäquate Kompressionsbehandlung
- Lokale feuchte Wundtherapie
- Operative Therapie mit gegebenenfalls erforderlicher Sanierung des venösen Stromgebiets, Korrektur vernarbter Faszien und plastischer Deckung des Hautdefekts

37.5 Arterielle Ulzera

Die **periphere arterielle Verschlusserkrankung** (pAVK) ist die häufigste Ursache für die Entstehung von arteriellen Ulzera. Typische **Prädilektionsstellen** sind die Endglieder der Zehen, die Metatarsaleköpfchen, die Ferse, der laterale Fußrand und die Streckseiten der Unterschenkel. Das Erkennen der zugrundeliegenden arteriellen Durchblutungsstörung ist entscheidend für das diagnostische Procedere und die Therapie.

Tastbare Fußpulse schließen eine vorgeschaltete höhergradige Durchblutungsstörung als Ursache nahezu aus. Dopplerverschlussdruckwerte können neben dem klinischen Bild den Schweregrad einer pAVK weiter kennzeichnen.

> Bei klinischem Verdacht auf eine arterielle Verschlusserkrankung ist die zielgerichtete bildgebende Diagnostik zwingend erforderlich, da für die erfolgreiche Therapie arterieller Ulzera eine erfolgreiche Revaskularisation mit dem Ziel der Verbesserung der Durchblutungssituation entscheidend ist.

Tab. 37.1 Das IRA(N)-Prinzip modifiziert nach Vollmar zur Behandlung arterieller Ulzera und Gangrän

Infektkontrolle	Operative Entlastung bei Empyem, Abszess, Umwandlung einer feuchten Gangrän in eine trockene Nekrose
Revaskularisation	Verbesserung der Perfusionssituation, operativ, interventionell oder medikamentös
Amputation	Spätere Amputation in Abhängigkeit vom Lokalbefund nach erfolgreicher Revaskularisation
Nachsorge	Nachsorge, Therapie und Ausschaltung von Risikofaktoren und Begleiterkrankungen

Therapie Die zeitnahe Verbesserung der Durchblutungssituation ist dabei Voraussetzung für eine erfolgreiche Wundtherapie. Nach Revaskularisation und entsprechender Wundkonditionierung (s. 1.8.) können auch größere Hautdefekt ggf. mittels plastischer Deckung zur Abheilung gebracht werden.

Das **IRA(N)-Prinzip** nach Vollmar gibt einen Überblick über die Reihenfolge der Therapieschritte in der Behandlung (Tab. 37.1).

37.6 Diabetisches Fußsyndrom

Das diabetische Fußsyndrom (DFS) führt in der Bundesrepublik Deutschland jedes Jahr zu etwa 40.000 Amputationen. Dies sind 2/3 aller jährlichen Amputationen in Deutschland. Nach Schätzungen ist in 60–80 % der Fälle die **diabetische Neuropathie** Hauptursache für die Entstehung des diabetischen Ulkus, eine pAVK hingegen nur in 20–40 %.

Klinische Symptomatik Das klinische Erscheinungsbild des diabetischen Fußsyndroms ist uneinheitlich und beinhaltet eine Vielzahl von unterschiedlichen Läsionen. Ein typisches diabetisches Ulkus findet sich im Bereich der plantaren Metatarsaleköpfchen (Malum perforans). Eine Besonderheit des Diabetes ist die Entstehung von Ulzera durch Fußdeformitäten im Rahmen der diabetisch-neuropathischen Osteoarthropathie, der sog. **Charcot-Fuß**. Daneben finden sich zahlreiche weitere Läsionen, z. B. Mischulzera, Gangrän, Erytheme, Atrophien, Pigmentstörungen u. v. a. m.

Klassifikation Die Klassifikation des diabetischen Fußsyndrom erfolgt gemäß dem Wundstatus nach Wagner (Tab. 37.2) und ergänzend gemäß den Begleitkomplikationen nach Armstrong (Tab. 37.3).

Tab. 37.2	Stadieneinteilung des diabetischen Fußsyndroms nach Wagner
0	Risikofuß, keine offene Läsion, Zustand nach abgeheilter Läsion
1	Oberflächliche Läsion im Sinne einer Exkoriation
2	Tiefergehende Läsion bis Gelenkskapsel, Sehnen, Knochen
3	Tiefgehender infizierter Defekt mit Abszess, Osteomyelitis
4	Erste Vorfuß- oder Fersennekrosen
5	Großflächige Gangrän oder Nekrose

Tab. 37.3	Klassifikation der Begleitkomplikationen des diabetischen Fußsyndroms nach Armstrong
A	Keine weitere Komplikation
B	Mit Infektion
C	Mit Ischämie
D	Mit Ischämie und Infektion

Therapie Grundsätzliches Ziel der Therapie des DFS ist der Funktionserhalt der Extremität und Vermeidung einer Amputation. Die operative Therapie erfolgt nach dem IRA(N)-Prinzip des arteriellen Ulkus. Knochenchirurgische Interventionen dürfen nur bei ausreichender Perfusion und ohne lokale Infektion durchgeführt werden. Die Lokaltherapie orientiert sich an den Phasen der Wundheilung in Kombination mit einer möglichst vollständigen Druckentlastung des Wundbereichs.

Die interdisziplinäre Zusammenarbeit von Allgemeinmedizinern, Dermatologen, Internisten, Gefäßchirurgen, Orthopäden, Neurologen, Radiologen und Orthopädietechnikern innerhalb von spezialisierten Zentren und Ambulanzen ist für die erfolgreiche Behandlung des DFS entscheidend.

> Einen hohen Stellenwert in der Betreuung von Patienten mit DFS haben die Rehabilitation und Prävention, durch die erneute Läsionen und Amputationen wesentlich reduziert werden können.

37.7 Dekubitalulzera

Pathogenese Für die Entstehung von Dekubitalulzera sind drei wesentliche Faktoren verantwortlich, die letztlich zu einer Minderperfusion und somit ischämischen Schädigung des Gewebes führen:
- Ein hoher lokaler Druck auf das betroffene Gewebe (z. B. der Auflagedruck des Patienten (z. B. Steiß)
- Dauer der Druckeinwirkung
- Individuelle Prädisposition, wie z. B. Immunsuppression und Katabolie durch Kachexie, Stoffwechselerkrankungen, neurologische Störungen etc.

Die Mikrozirkulationsstörungen des betroffenen Gewebes treten auf, wenn der sog. **kritische Okklusionsdruck** für die kapillare Perfusion von ca. 32 mmHg dauerhaft überschritten wird, da die Ischämietoleranz der Haut etwa 2–4 Stunden beträgt. Folge sind dann irreversible Gewebsschädigungen, die letztlich einen Dekubitus hervorrufen.

Prädilektionsstellen für die Entstehung von Dekubiti sind der Sakralbereich, die Fersen, der Hinterkopf und Knochenvorsprünge wie Trochanter major oder der Malleolus lateralis.

Klassifikation In der Literatur existieren verschiedene Klassifikationen des Schweregradeinteilung eines Dekubitus, sowie Skalen zur Ermittlung der patientenindividuellen Dekubitusgefährdung (Norton-Skala, Braden-Skala).

Therapie Die Therapie des Dekubitus ist abhängig von der Größe und Tiefe des Defektes. Die konservative Therapie beinhaltet neben der intensivierten Fortführung der prophylaktischen Maßnahmen (Druckentlastung, Minimierung der Risikofaktoren, Behandlung der Grunderkrankung) die intensive Wundbehandlung (Wunddébridement, feuchte Wundtherapie mit (semi-)okklusiven Wundauflagen, Infektkontrolle).

Eine plastisch chirurgische Sanierung sollte dann angestrebt werden, wenn es zu Fettgewebsnekrosen mit Bindegewebesequestration gekommen ist.

37.8 Wundbehandlung

Die Behandlung der chronischen Wunde stellt eine interdisziplinäre Herausforderung dar, da neben der differenzierten Lokaltherapie die Behandlung der Grunderkrankung entscheidend mit im Vordergrund steht.

Die Therapie von akuten und von chronischen Wunden ist im Prinzip identisch, jedoch unterscheidet sie sich erheblich in der zeitlichen Anwendung und der Einflussnahme auf das Heilungsgeschehen.

Primäres Ziel der Behandlung einer Wundheilungsstörung bzw. chronischen Wunde ist die Schaffung einer infektfreien, vitalen Wunde ohne Nekrosen. Nach der Wundbeurteilung beginnt die Therapie daher oft mit einer Nekrosektomie und einem Wunddébridement zur Säuberung der Wunde und Infektbegrenzung, wobei das umgebende Weichteilgewebes geschont werden muss.

Ist die Infektsituation beherrscht, schließt sich die lokale Wundtherapie an, mit der die Wunde möglichst optimal zur Abheilung gebracht werden kann. Die Förderung der Granulation und Epithelisierung ist bis heute in den Standardtherapien weitgehend auf verschiedene okklusive Verbandsverfahren (s. unten) beschränkt.

> Alle chronischen Wunden werden nach den gleichen Therapiegrundsätzen behandelt. Bei jedem Patienten muss darüber hinaus nach auslösenden Faktoren und spezifischen Ursachen gesucht werden. Die adäquate Begleittherapie der auslösenden Grunderkrankung mit Ausschaltung von ursächlichen Mechanismen ist Voraussetzung für eine erfolgreiche Behandlung der Wunde.

37.8.1 Wundbeurteilung

Das Erkennen und Beschreiben des Zustandes und des Heilungsstadiums einer chronischen Wunde ist essenziell für das weitere therapeutische Vorgehen und steht daher am Beginn der Therapie. Eine Wunde ist prinzipiell hinsichtlich Lokalisation, Größe, Tiefe, Einbeziehung von umgebenden Strukturen und Heilungsstadium zu beschreiben und in der Patientenakte zu dokumentieren. Der Infektionsgrad, die Sekretmenge und die Sekretqualität sind zu erfassen. Dabei obliegt es der klinischen Einschätzung, ob eine chirurgische Wundreinigung forciert werden muss.

Für spezielle Formen der chronischen Wunde (Dekubitalulzera, diabetische Gangrän, venöse Ulzera) existieren in der Literatur eigene Klassifikationen und Einteilungen (Abb. 37.1).

37.8.2 Nekrosektomie und chirurgisches Débridement

Die initiale Therapie einer chronischen Wunde beinhaltet gegebenenfalls ein umfassendes Débridement zur Beseitigung von minderdurchblutetem bzw. avaskulärem, nekrotischem oder schwer traumatisiertem Gewebe. Dieses muss selbstverständlich unter Schonung von unentbehrlichen Strukturen wie Nerven und Gefäßen erfolgen.

Das Ziel des chirurgischen Débridements mittels Skalpell, scharfem Löffel, Ringkürette und Pinzette besteht in einer schnellen und effektiven Säuberung der Wunde. Eine ausreichende Analgesie durch lokale Anästhetika wie z. B. Emla-Salbe, mit Lidocain getränkte Kompressen o. ä. oder in Regional- bzw. Allgemeinnarkose ist Voraussetzung für dieses Verfahren.

Die radikale Nekrosektomie ist entscheidend für eine komplikationsarme und unkomplizierte Ausheilung, da Nekrosen von der Immunabwehr des Körpers nur unvollständig erreicht werden und toxische und immunsupprimierende Zerfallsprodukte sowie Nährboden für das Wachstum von Keimen bilden. Fibroblasten zeigen keine Einwanderungstendenz in nekrotisches Gewebe, und Epithelzellen können sich auf belegtem Wundgrund nicht adäquat ausbreiten. Auch im weiteren Behandlungsverlauf ist daher das wiederholte Entfernen von Belägen für eine zügige Wundheilung unerlässlich.

Neben dem chirurgischen Débridement stehen weitere mechanische Reinigungsverfahren wie die Laserabtragung, Wasserstrahlreinigung (Jet-Lavage) und niederfrequenter Ultraschall zur Verfügung.

37.8.3 Infektkontrolle

Chronische Wunden oder sekundär heilende Wunden sind in der Regel mit einer Vielzahl von Keimen besiedelt. Steigt die Bakterienlast in einer Wunde an, führt die resultierende Infektion zu einer Behinderung der Wundheilung. In Abhängigkeit vom Grad der Infektion werden die kolonisierte, die kontaminierte und die infizierte Wunde unterschieden. Lediglich kontaminierte Wunden bedürfen weder einer lokalen noch einer systemischen Antibiotikatherapie. Bei Vorliegen einer von der Wunde ausgehenden klinisch manifesten Infektion (z. B. Lymphangitis, Phlegmone etc.) ist die systemische Gabe eines Antibiotikums nach Antibiogramm dringend indiziert. Zur lokalen Wundantiseptik sind Polihexanid, Octenidinhydrochlorid und PVP-Jod geeignet. Farbstofflösungen, lokale Antibiotika und Wasserstoffperoxid stellen obsolete Mittel dar und sollten nicht mehr verwendet werden.

37.8.4 Das Prinzip der feuchten Wundheilung

Noch immer dominiert jedoch in der täglichen Praxis der traditionelle trockene Wundverband, obwohl dieser deutliche wundheilungshemmende Eigenschaften aufweist. Meist werden Mullkompressen verwendet, die primär trocken auf die Wunde aufgebracht werden, oder befeuchtete Gaze, die in der Wunde austrocknet und mit dieser verklebt. Die Austrocknung der Wunde gefolgt von Schorfbildung führt zu einer Hemmung von Granulation und Epithelisierung. Durch experimentelle und zahlreiche klinische Studien konnte gezeigt werden, dass die feuchte, okklusive Wundbehandlung der „traditionellen Wundbehandlung" überlegen ist.

> Das Prinzip der feuchten Wundheilung ist Ausgangspunkt der modernen, differenzierten

37.8 · Wundbehandlung

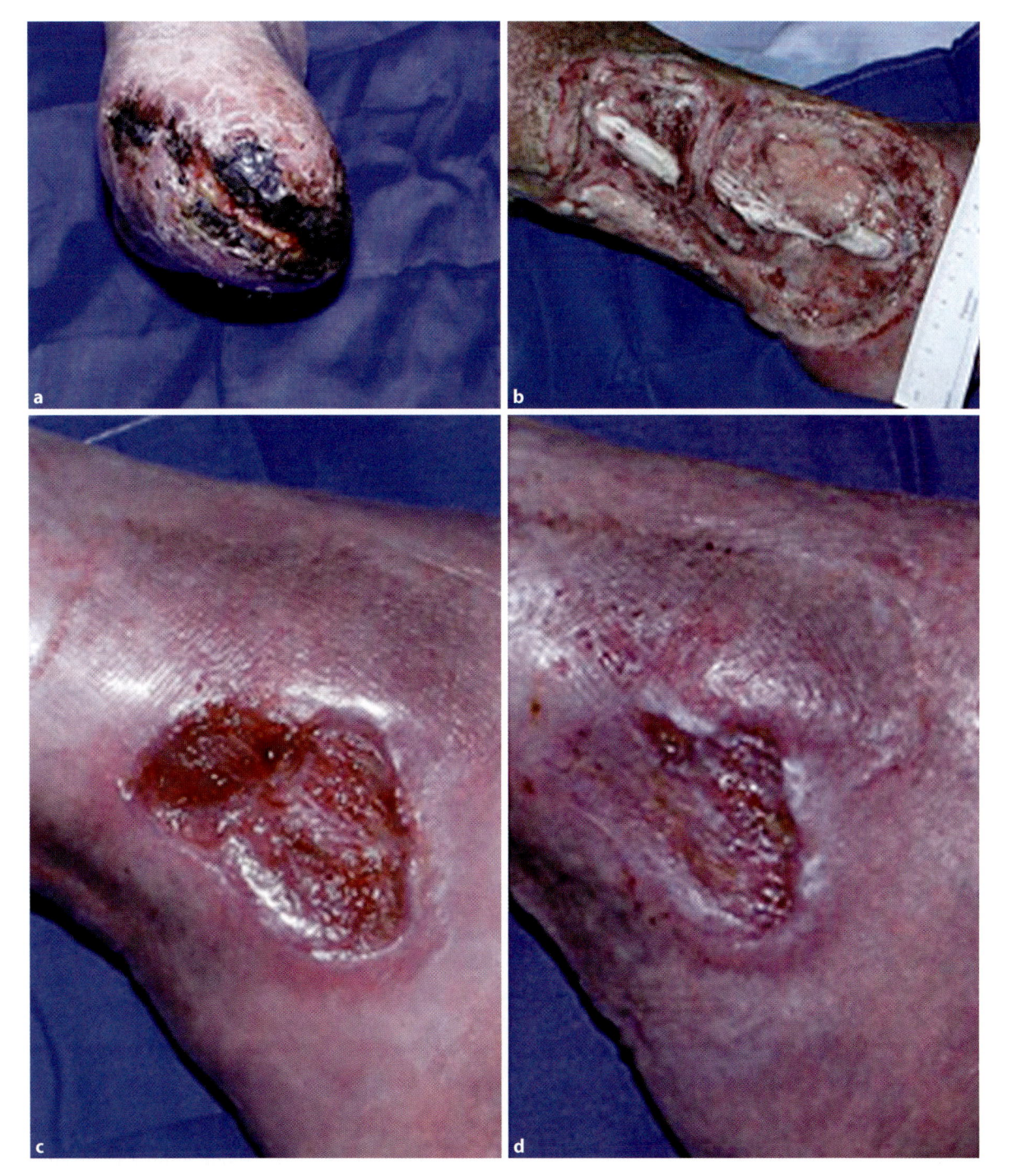

Abb. 37.1a–d Spezielle Formen chronischer Wunden. **a** Nekrotische Wunde (Amputationsstumpf). **b** Fibrinös belegte Wunde (gemischt arteriovenöses Ulcus cruris). **c** Granulierende Wunde (Ulcus cruris venosum). **d** Epithelisierende Wunde (Ulcus cruris venosum)

> **Wundtherapie.** Dabei wird in der Wunde ein für alle Phasen der Wundheilung günstiges Wundmilieu geschaffen.

Ziel ist es, im Wundbereich ein feuchtes Klima zu erhalten, jedoch überschüssiges Exsudat zu binden oder zu entfernen. Gleichzeitig soll die Wunde mechanisch und mikrobiologisch geschützt sein und der Verbandswechsel atraumatisch für die Wunde geschehen. Durch hydroaktive Wundauflagen wird der transepidermale Wasserverlust reduziert, die Fibrinolyse beschleunigt, die Reepithelisierung gefördert und die Inflammation im Wundgebiet zu Gunsten proliferativer Prozesse gemindert. Eine Vielzahl von Industrieprodukten folgt mit unterschiedlichen Materialien diesem Prinzip. Trotz höherer Stückkosten des Verbandsmaterials können durch längere Behandlungsintervalle mit selteneren Verbandswechseln und einer beschleunigten Wundheilung enorme Einsparpotenziale erzielt werden.

Die großen Hoffnungen, chronische Wunden durch den Einsatz von **Wachstumsfaktoren** schneller zur Abheilung zu bringen, haben sich bislang nicht bestätigt.

37.8.5 Moderne Wundauflagen

Es findet sich inzwischen eine kaum mehr überschaubare Menge von Wundauflagen verschiedener Hersteller und mit unterschiedlichen Eigenschaften auf dem Markt. Die Präparate unterscheiden sich im Wesentlichen in ihren Haftungseigenschaften auf der Wunde, der aufnehmbaren Sekretmenge und ihrer antimikrobiellen Aktivität.

Der fachgerechte Einsatz der Materialien bei unterschiedlichen Anwendungsindikationen erfordert Erfahrung und Verständnis der Wundheilungsverläufe. Eine Vielzahl von Produkten steht heute in Kombination aus Materialien der im Folgenden aufgeführten Gruppen zur Verfügung.

> **Übersicht über Hauptgruppen moderner Wundauflagen**
> - Semipermeable Folien
> - Hydrokolloide
> - Hydrofasern
> - Hydrogele
> - Polymerschaumverbände
> - Alginate
> - Kollagene
> - Aktivkohlehaltige Dressings
> - Absorbierende Wundauflagen
> - Silikonbeschichtete Wundauflagen
> - Silberhaltige Wundauflagen

Die Auswahl der Wundauflage richtet sich nach der Beschaffenheit, der Lokalisation, dem Heilungsstadium und der Exsudatmenge der Wunde

Die Phase der **Inflammation** bei sekundär heilenden Wunden geht häufig mit der Bildung großer Exsudatmengen einher. Ebenso muss bei großflächigen Wunden oder ausgedehnten Weichteildefekten mit begleitendem Ödem mit großen Exsudatmengen gerechnet werden. Es gilt sowohl ein Austrocknen der Wunde, wie auch eine Mazeration der umgebenden gesunden Haut zu vermeiden. Ein häufigeres Wechseln des Verbandes, auch mehrmals täglich, ist hier teilweise erforderlich. Hier kommen im Wesentlichen absorbierende Wundauflagen, silberhaltige Wundauflagen, Alginate und Schaumverbände zum Einsatz.

In der **Proliferationsphase** gilt es, die Bildung von Granulationsgewebe mit einer zellreichen Auffüllung des Wunddefektes, verbunden mit einer Neovaskularisation und Aufbau einer extrazellulären kollagenen Matrix bei gleichzeitigem Abbau des Fibrinnetzes zu unterstützen. Dies erfolgt zum Beispiel durch Hydrokolloidem, Hydrofasern, Kollagene oder Polymerschaumverbände.

Die Phase der **Reparation** und **Reepithelisierung** ist bei meist geringer Sekretmenge durch Verbände, die über mehrere Tage belassen werden können, zu unterstützen, um eine Irritation und Traumatisierung der heilenden Wunde durch zu häufige Verbandswechsel zu vermeiden. Silikonbeschichtete Wundauflagen bieten hier den Vorteil geringer Adhärenz mit der Wundoberfläche.

Die Auswahl der am besten geeigneten Wundauflage ergibt sich aus der Wundbeurteilung im Verlauf. Bei größeren Defekten ist nach Konditionierung des Wundgrundes die Deckung mit modernen plastisch-chirurgischen Verfahren indiziert. Bei Infektionen mit anaeroben Erregern sind die Empfehlungen zum Einsatz okklusiver Wundauflagen zurückhaltend.

Literatur

Enoch S, Grey JE, Harding KG (2006) ABC of wound healing. Non-surgical and drug treatments. BMJ 332:900–03

Koburger T, Hübner NO, Braun M, Siebert J, Kramer A (2010) Standardized comparison of antiseptic efficacy of triclosan, PVP-iodine, octenidine dihydrochloride, polyhexanide and chlorhexidine digluconate. J Antimicrob Chemother 65:1712-19

Lippert H (2006) Wundatlas: Kompendium der komplexen Wundbehandlung. Thieme, Stuttgart

Nationaler Expertenstandard Dekubitusprophylaxe: http://www.dnqp.de/ExpertenstandardDekubitusprophylaxe_Akt.pdf

Téot L, Banwell P, Ziegler UE (2004) Surgery in wounds. Springer, Berlin Heidelberg New York

Voggenreiter G, Dold C (2004) Wundtherapie: Wunden professionell beurteilen und erfolgreich behandeln. Thieme, Stuttgart

Shuntchirurgie

J. Hoffmann

38.1 Epidemiologie und Einführung

Aktuell werden in Deutschland etwa 70.000 Patienten mit Niereninsuffizienz durch Hämodialyse behandelt. Die Zahl dieser Patienten steigt über die letzten Jahre aufgrund der Altersstruktur der Bevölkerung kontinuierlich. So nimmt im Mittel die Lebenserwartung derzeit pro Jahr etwa 3 Monate zu. Die häufigsten Ursachen für die dialysepflichtige Niereninsuffizienz stellen die diabetische Nephropathie und die Nephrosklerose dar. Aufgrund des zunehmenden Altersdurchschnitts und der daraus resultierenden zunehmenden Morbidität der Dialysepatienten sind auch die Schwierigkeiten der medizinischen Versorgung gestiegen. Heutzutage wird das Management idealerweise in Shuntzentren, welche interdisziplinär verankert sind, durchgeführt, mit dem Ziel, einen möglichst dauerhaften und komplikationslosen Zugang zum Gefäßsystem zu erzielen. Dieser ist Voraussetzung für eine adäquate Dialysetherapie und bedeutet für den Patienten Lebensqualität.

Es sind verschiedene Möglichkeiten des Gefäßzugangs verfügbar, die sich bezüglich der erreichbaren Lebensqualität und der Morbidität erheblich unterscheiden, der AV-Shunt und der Gefäßprothesen-Shunt (◘ Tab. 38.1).

> **Die beste Option eines Dialysezugangs ist unzweifelhaft die arteriovenöse Eigengewebsfistel (AV-Shunt).**

Der **AV-Shunt** ist eine Verbindung zwischen einer körpereigenen Schlagader mit einer körpereigenen Vene, die unter der Haut in der Regel durch einen Eingriff in lokaler Betäubung durch eine chirurgische Verbindung (Gefäßanastomose) angelegt wird. Diese Gefäßverbindung zwischen Schlagader und Vene wird in der Regel an der oberen Extremität, selten im Bereich der unteren Extremität angelegt und benötigt je nach Lokalisation eine ca. 3- bis 6-wöchige Reifung bis zur Durchführbarkeit der ersten Dialyse.

Als Alternative stehen **Gefäßprothesen** zur Dialyse zur Verfügung, welche ebenfalls zwischen Arterie und Vene, oder aber in Ausnahmesituationen auch zwischen Arterie und Arterie als arterioarterieller Loop z. B. im Bereich der A. subclavia angelegt werden können. Es gibt Zentren, die aufgrund der schlechteren Durchgängigkeit von Prothesenshunts am Unterarm komplett auf die Unterarm-Prothesenshuntanlage verzichten und primär eine Oberarm-Prothesenshuntanlage bevorzugen.

> **Die Offenheitsrate von Prothesenshunts ist im Vergleich zu arteriovenösen Fisteln (native Shunts) deutlich schlechter. So sind nach 2 Jahren im Durchschnitt nur noch ca. 50 % der Prothesenshunts ohne (chirurgische) Reintervention offen.**

Die Anlage von zentralen Dialysekathetern zum Verbleib (z. B. Demers-Katheteranlage) sollte den wenigen Patienten, die eines der folgenden Kriterien erfüllen, vorbehalten bleiben:
- Lebenserwartung von weniger als 6 Monaten
- Shunt führt mit großer Wahrscheinlichkeit zur kardialen Dekompensation
- Kurzzeitanlage zum Bridging, bis der Shunt funktioniert

Die Dekompensation durch die Shuntanlage ist eine Seltenheit und lediglich dann drohend, wenn die Auswurffraktion im Herzecho den kritischen Wert von <25 % EF unterschritten hat.

Zentral eingelegte subkutan getunnelte Dialysekatheter haben aber ohne Zweifel ihre Berechtigung, wenn die Ausbildung eines Shunts nach Neuanlage über einige Wochen abgewartet werden muss, da sie im Vergleich zum Shaldon-Katheter ein deutlich geringeres Infektionsrisiko haben.

Im Einzelfall ist das geringe Risiko der Shuntoperation in Lokalanästhesie mit Versuch der AV-Fistel Anlage gegenüber dem Risiko der Implantation von Fremdmaterial in eine zentrale Vene mit Katheterspitzenlage im rechten Vorhof (Herzrhythmusstörungen, Fehllage, Perforation, zentrale Luftembolie, Katheterthrombose mit Lungenembolie usw.) abzuwägen.

Eine besondere Rolle spielen **Katheterinfektionen**, die insbesondere bei Verschleppung der Diagnose und Therapie in lebensbedrohliche Verläufe münden können (Sepsis, Endokarditis usw.; s. unten).

Tab. 38.1 Übersicht über operative Verfahren der Dialyse-Shuntchirurgie

	Arteriovenöse Fistel (Eigengefäß-Shunt)	Prothesenshunt
Vorteile	Beste Offenheitsraten Geringes Risiko des Steal-Syndroms Geringes Operationstrauma Geringstes Infektionsrisiko (kein Fremdmaterial implantiert)	Sofortiger Einsatz zur Dialyse möglich bei Verwendung von Spezialprothesen Primär hohe Blutflüsse bei der Dialyse möglich Kürzere Dauer der einzelnen Dialysebehandlung Seltenere Ausprägung von Shuntaneurysmen
Nachteile	Intervall bis zur Einsetzbarkeit bei bis zu 6 Wochen Abhängigkeit von lokalen Voraussetzungen (Venenqualität) Shuntentwicklung schwer abschätzbar Shunttraining zur verbesserten Venenausprägung notwendig	Gefahr von Fremdmaterialinfektionen Schlechtere Durchgängigkeit im Vergleich zur AV-Fistel Vermehrte Reeingriffswahrscheinlichkeit Deutlich höheres Steal-Risiko Akute kardiale Belastung bei primär hohem Shuntfluss Gefahr der Materialermüdung, Prothesenaneurysmen

38.2 Indikationen zur Dialyseshuntanlage

Die Indikation zur Dialyseshuntanlage wird interdisziplinär gestellt.

> Der Patient sollte dem Shuntchirurgen zur Vorbereitung eines Dialysezugangs möglichst schon beim Erreichen einer Kreatinin-Clearance von <30 ml/min vorgestellt werden.

Eine mögliche Erholung der Nierenfunktion ist schwer abschätzbar. So ist etwa ⅓ der Patienten trotz eines anzunehmenden baldigen Dialyse-Therapiebeginns nach 2 Jahren noch immer ohne Dialyse. Die rechtzeitige operative Etablierung eines Shunts ist aber von erheblicher praktischer Bedeutung für den Patienten, da eine Katheterdialyse aufgrund der möglichen Komplikationen wann immer möglich zu vermeiden ist. So war in mehreren Registern die Katheterdialyse per se mit einer erhöhten Sterblichkeit vergesellschaftet. Diese ist insbesondere durch schwere Katheterinfektionen mit systemischer Sepsis bedingt. Auch kann es zu Endokarditis und septischen Embolien kommen. Diese sind etwa 10- bis 20-fach häufiger bei der Katheterdialyse im Vergleich zur Dialyse über arteriovenöse Fistel oder Prothesenshunt.

Kontraindikationen zur Shuntanlage können durch fehlende Zugangswege zum Gefäßsystem bedingt sein, wobei in den meisten Fällen Alternativen gefunden werden können. Beim Verschluss der oberen Hohlvene kann der Abfluss auch über Kollateralen ausreichend sein, sodass dieser nicht prinzipiell eine Kontraindikation zur Shuntanlage an der oberen Extremität darstellt. Ausgewichen werden kann auch auf die untere Extremität mit insbesondere Anlage von Prothesenshunts zwischen A. femoralis superficialis und V. saphena magna. Auch dieser Eingriff kann problemlos in Lokalanästhesie durchgeführt werden.

> Bei Möglichkeit der Dialyse über Shunt besteht grundsätzlich eine Kontraindikation zur Verwendung von Kathetern zur Dialyse.

Das optimale Timing für die Vorbereitung der Anlage eines Dialysezugangs sollte interdisziplinär erfolgen. Es gibt indirekte Hinweise aus der Literatur, dass die frühzeitige Vorstellung zur Shuntanlage das Ergebnis verbessert. Insbesondere können durch die frühzeitige Festlegung des Shuntarms Blutentnahmen und Katheteranlagen im Bereich des geplanten Shuntarms mit möglicher Zerstörung von Shuntoptionen verhindert werden.

38.3 Präoperative Diagnostik und Auswahl des Shuntarms

Die präoperative Anamnese, Inspektion und klinische Untersuchung von Arterien und Venen am Shuntarm ist eine unabdingbare Voraussetzung für die ideale Wahl des Gefäßzugangs (Tab. 38.2). Aufgrund des raschen Zunehmens von Patienten mit Diabetes mellitus und Patienten mit Nephrosklerose, die häufig eine allgemeine Gefäßsklerose mit einer Vielzahl gefäßbezogener Komplikationen aufweisen, verändert sich aktuell die Problematik mit einer Umkehrung von Problemen der venösen Seite auf die arterielle Seite.

Die Erhebung der Anamnese und die Inspektion sowie die ausführliche klinische Untersuchung sind vor jeder Operation am Gefäßsystem an der oberen Extremität durchzuführen. Für den erfahrenen Shuntchirurgen sind bei der Erstanlage die klinischen Untersuchungsbefunde ausschlaggebend und bereits ausreichend. Durch Studien ist nicht belegt, dass zusätzliche technische Untersuchungen präoperativ die Verwendbarkeit der Fistel mit ausreichender Genauigkeit vorhersagen können, oder aber den Erfolg der Operation verbessern.

38.3 · Präoperative Diagnostik und Auswahl des Shuntarms

Tab. 38.2 Präoperative Vorbereitung vor Shuntanlage

Anamnese	Zustand nach Anlage zentraler Venenkatheter? (zentrale Venen offen?, ggf. Duplex/Phlebographie)
	Zustand nach Schrittmacheranlage, welches Gefäß verwendet? (Verschluss V. cephalica oder V. subclavia?)
	Zustand nach Gefäßoperationen oder Verletzungen am Arm?
	Diabetes mellitus (ggf. primäre Anlage AV-Fistel am Oberarm?)?
	Hinweise auf koronare Herzkrankheit und ggf. periphere arterielle höhergradige Verschlusskrankheit an der oberen Extremität (ggf. Kontraindikation zur Shuntanlage!)?
	Einnahme von gerinnungshemmenden Präparaten (Weiterführung perioperativ)?
	Vorausgegangene Shuntoperationen (spontan verschlossen?, rezidivierende Shuntthrombosen?)
Inspektion	Ödematöse Schwellung des Arms im Seitenvergleich (zentrale Problematik)?
	Venöse Kollateralen im Schulterbereich als Hinweis auf V.-subclavia-Verschluss?
	Lokale entzündliche Veränderungen/Exzem/Hautmykose (lokale Kontraindikation)?
	Hautkolorit im Bereich der Akren?
	Lokale Nekrose im Bereich der Finger?
Klinische Untersuchung	– Palpation der A. brachialis, A. radialis und der A. ulnaris (Pulse tastbar?), ansonsten: Arterielle Dopplerdruckbestimmung an der oberen Extremität im Seitenvergleich
	– Durchführung des Allen-Tests: gleichzeitige Kompression von A. ulnaris und A. radialis mit Freigabe des Blutstroms über die A. ulnaris nach mehrfachen Faustschlüssen mit Überprüfung der Durchgängigkeit des Hohlhandbogens (Hand wird sofort rosig im Rahmen der Reperfusion über die Hohlhandbogen)
	– Untersuchung der Qualität der Venen unter leichter Stauung mittels Blutdruckmanschette
	– Perkutorische Untersuchung der Venen bei gefülltem Zustand und gleichzeitig Palpation der so auslösbaren Pulswelle zentral
Erweiterte und technische Untersuchungen	Duplexsonographie arteriell und venös mit venöser Stauung und ggf. Provokationstests mit den Zielen:
	– Detektion auch tiefer liegender Venen bei adipösen Patienten
	– Beurteilung der venösen Durchmesser ggf. mit Provokationstests
	– Beurteilung der arteriellen Gefäßwandbeschaffenheit (Hinweis auf schwere Verkalkung?)
	Ergänzend Flussvolumenmessung in der A. brachialis

Generell sollte bei Vorliegen von peripheren Verkalkungen, welche bereits bei der klinischen Untersuchung durch die Palpation der Schlagadern auffallen, der Patient verschärft über eine ggf. eingeschränkte Shuntentwicklung bzw. fehlende technische Anlegbarkeit der AV-Fistel aufgeklärt werden und es sollte eine präoperative Dopplerdruckbestimmung erfolgen.

Aufgrund der erhobenen Befunde muss der Operateur frühzeitig die Entscheidung zur Art und Lokalisation der geplanten Shuntanlage treffen. Ab diesem Zeitpunkt ist das gemeinsame Ziel, die Venen am Shuntarm zu schonen.

> **Shuntstrategie bei der Erstanlage**
> - Sparsamer Einsatz der Shunt-geeigneten Venen, kein sinnloser Venenverbrauch
> - Anlage am Unterarm vor Anlage am Oberarm
> - Anlage am Oberarm vor Anlage am Oberschenkel
> - Distale Anlage vor proximaler Anlage (möglichst lange Shuntstrecke)
> - Radiale Venen (V. cephalica) vor ulnarer Vene (V. basilica System)
> - Subkutane Verbindung vor subfaszialer Verbindung
> - Verwendung des Arms mit den besseren Venen zuerst (ohne Rücksicht auf Dominanz)

Die o. g. Grundsätze sind bereits bei der Erstanlage zu berücksichtigen, um den Patienten, der in der Regel eine längere „Karriere" als Dialysepatient vor sich hat, eine optimale Therapie zukommen zu lassen. Abweichungen von diesen Regeln ergeben sich z. B. aus der Dringlichkeit einer schnell punktierbaren Fistel oder aber aus dem Vorliegen einer ausgeprägten peripheren Arteriosklerose, wobei hier auf den Oberarm ausgewichen wird. Generell gilt, dass eine möglichst lange Punktionsstrecke ideal ist.

Shuntanlagen an der Arminnenseite bzw. ulnarseitig sind für die 3-mal wöchentlich durchzuführende Dialyse nicht so ideal, da der Arm entsprechend der Kanülenlage komplex zu lagern ist und die V. basilica schwer zu punktieren ist. Insbesondere auf der Oberarminnenseite ist eine nahe räumliche Beziehung der V. brachialis und der V. basilica zum N. cutaneus antebrachii bzw. zum Plexus brachialis gegeben, weshalb dieses Areal nicht zu priorisieren ist.

In der elektiven Situation, also beim präterminalen niereninsuffizienten Patienten mit nicht unmittelbar drohender Notwendigkeit der Dialysebehandlung können und sollen durchaus mehrzeitige Verfahren (Anlage Basilica-Shunt am Oberarm mit regelhaft Notwendigkeit der Vorverlagerung) zum Einsatz kommen.

38.4 Aufklärung zur Operation

Die Aufklärung sollte bei der elektiven Operation in einem ausreichenden Intervall präoperativ erfolgen. In der Regel sollte eine schriftliche Fixierung des Aufklärungsgesprächs sowie des Inhaltes erfolgen.

Bei der Verwendung von standardisierten Aufklärungsbögen (z. B. Perimed-Bogen, Procompliance-Bogen) sollte darauf geachtet werden, hier handschriftliche Ergänzungen durchzuführen, die belegen, dass tatsächlich eine Beratung des Patienten über das individuelle Vorgehen und das individuelle Risiko der Operation stattfand.

Die Aufklärung sollte auch Alternativen bzw. intraoperative Erweiterungen des Eingriffs beinhalten. So sollte bei zu erwartenden peripheren Gefäßproblemen immer auf die ggf. notwendige Anlage proximal bzw. Verwendung von Prothesenmaterial hingewiesen werden.

> **Häufige Komplikationen nach Shuntoperation**
> - Lokale Wundinfektion
> - Nachblutung mit Erhöhung des Risikos unter Antikoagulation/ Thrombozytenaggregationshemmern
> - Verletzung von Hautnerven mit Ausbildung eines lokalen Taubheitsgefühls, Schmerzsyndrom bei Ramus-superficialis-nervi-radialis-Verletzung mit Revisionspflichtigkeit
> - Ausprägung einer Minderperfusion (Steal) distal der Shuntverbindung
> - Notwendigkeit von Korrektureingriffen bei fehlender Ausbildung eines Dialysezugangs
> - Verletzung des arteriellen Gefäßsystems mit Minderperfusion der Haut bis zur Amputation von Teilen der Finger bzw. Finger

Die häufigste Lokalisation einer AV-Fistel ist eindeutig der **Cephalica-Shunt** am Unterarm loco typico. Hierbei wird eine Anastomose zwischen A. radialis und V. cephalica direkt proximal des Handgelenks in Seit (Arterie)-zu-End (V. cephalica)-Technik durchgeführt (Abb. 38.1).

Die zweithäufigste Lokalisation ist im Bereich des mittleren Unterarms als hohe **Cimino-Fistel** gegeben. Hier wird die A. radialis epifaszialisiert und Seit-zu-End mit der V. cephalica anastomosiert. Des Weiteren wird die Anastomosierung im Bereich der Ellenbeuge (Beugefalte) empfohlen, wobei aus der eigenen Erfahrung die Anastomose eher etwas proximal im Bereich der distalen A. brachialis erfolgen sollte, um Knickstenosen im Bereich der Ellenbeuge durch Abknicken des Arms zu vermeiden. Es kann hier durchaus auch eine sog. **Gracz-Fistel** zwischen der V. perforans als Verbindung zwischen oberflächlichem und tiefem Venensystem und A. brachialis erfolgen. Hierbei kommt es gleichzeitig zur Drainage von Blut in die V. cephalica und V. basilica am Oberarm.

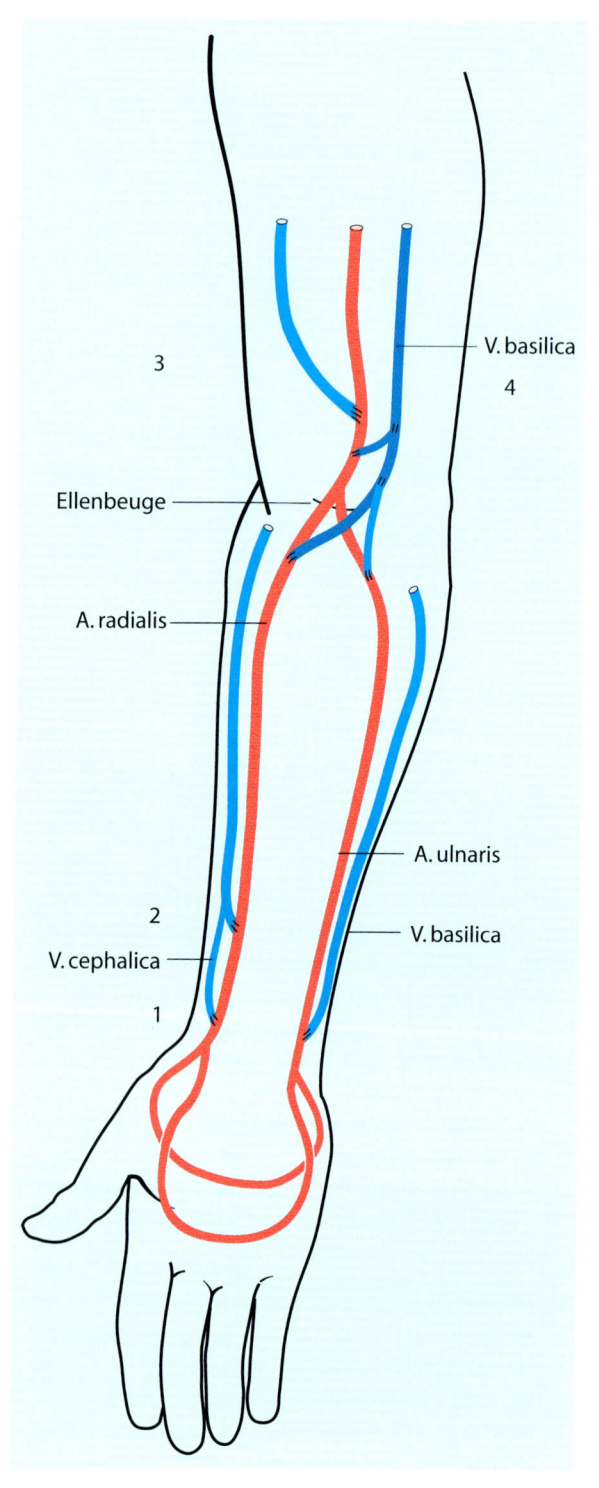

Abb. 38.1 Häufigste AV-Fistellokalisationen und AV-Fistelanlage. *1* Distale Cimino-Fistel. *2* Cimino-Fistel am mittleren Unterarm. *3* Cimino-Fistel in der Ellenbeuge. *4* Vena basilica-Fistel.

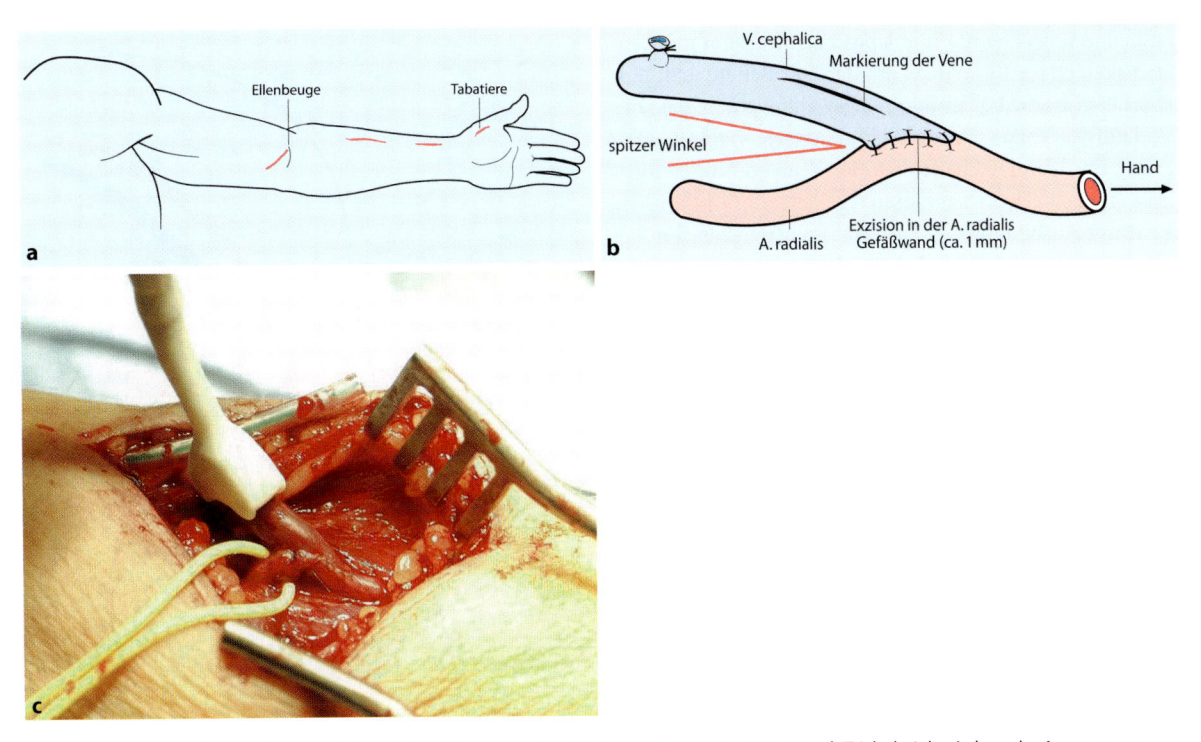

Abb. 38.2a–c AV-Shuntanlage. **a** Häufige Schnittführungen bei AV-Shuntanlagen am Unterarm. **b** Tricks bei der Anlage der Anastomose zwischen A. radialis und V. cephalica am Unterarm. **c** Intraoperative Ultraschallflussmessung zur Qualitätskontrolle

Alternativ können Anlagen als **Ulnaris-Shunt** bzw. **Basilica-Shunt** Unterarm zwischen A. ulnaris und V. basilica (Seit-zu-End) und Basilica-Shunts am Oberarm (mit regelhafter Notwendigkeit der Epifaszialisierung als Vorverlagerung) durchgeführt werden.

38.5 Zugang, Präparation und Durchführung der Operation

Für die Shuntanlage nach Cimino loco typico wird von uns eine gerade Inzision im Bereich des Handgelenks durchgeführt (Abb. 38.2a). Wir vermeiden hier geschwungene oder quere Inzisionen, da die Variationsmöglichkeiten und Schnitterweiterungen bei Längsinzision besser sind. Zudem werden Lymphbahnen effektiv geschont. Bei großer Entfernung zwischen A. radialis und V. cephalica können sehr selten auch zwei Hautschnitte direkt über der gewählten Arterie und der Vene angelegt werden. Nach Inzision der Haut wird die Subkutis scharf längs durchtrennt, am besten unter kontinuierlicher Blutstillung mit bipolarer Elektrokoagulation.

Es wird zunächst die zuvor angezeichnete Shuntvene atraumatisch präpariert. Diese wird dann nach distal bis zur nächsten Aufzweigung dargestellt und es erfolgen danach nach distalem Absetzen der Vene entsprechende Ligaturen mittels resorbierbarem Nahtmaterial (z. B. Vicryl 3-0). Die Vene wird dann vorsichtig über ca. 5 cm nach proximal sparsam mobilisiert.

> Vor dem Absetzen der Vene sollte distal eine Markierung entweder mittels Farbstift oder beim Absetzen mittels Klemmchen zur klaren Orientierung der Vene erfolgen.

Eine Verdrehung der Vene passiert ansonsten leicht und ist nicht mehr auszugleichen und führt regelhaft zu Stenosen durch Verdrehung, welche dann am Übergang mobilisierte Vene/nicht mobilisierte Vene klassischerweise 2–4 cm proximal der arteriovenösen Anastomose zum Liegen kommen. Die Vene wird vor der Freipräparation der Arterie über eine vorsichtig eingeführte Knopfkanüle hydrodynamisch dilatiert.

Danach erfolgt die Präparation der A. radialis, welche sich immer medial der M. flexor carpi radialis Sehne in dieser Region darstellen lässt. Die Unterarmfaszie wird sehnennah eingeschnitten und über ca. 3 cm mit der fast geschlossenen Schere eröffnet. Danach wird die A. radialis vorsichtig präpariert. Kleine Seitenästchen werden mit der bipolaren Elektrokoagulation versorgt. Die Arterie wird dann mittels Vessel-Loop angeschlungen und epifaszialisiert. Wir verwenden lediglich zur Präparation der Vene einen Sperrer und verzichten ansonsten möglichst darauf. Die Arterie wird dann mittels zwei atraumatischen Gefäßklemmen geklemmt und längs nach Inzision mit dem Stichskalpell im 30°-Winkel mit der Pott-Schere inzidiert. Hierbei muss die Lokalisation so gewählt werden, dass der Verlauf der Vene spitzwinklig zur Arterie verläuft. Aufgrund der Wandbeschaffenheit der Vene kommt es sonst bei sog. Rechteck-Anastomosen regelhaft zum Kinking der Vene mit Ausbildung von Post-Anastomosenstenosen.

Nach eigener Erfahrung hat sich vor der Anastomosierung der sog. **Heparin-Kochsalzinjektionstest** bewährt, wobei über eine mittlere Knopfkanüle 20 ml Heparin-Kochsalzgemisch im Schuss injiziert werden. Sollte hier ein hoher Abflusswiderstand nachweisbar sein, empfehlen wir die Durchführung eines Fogarty-Manövers zur Detektion und ggf. die Behandlung von lokalen Verschlüssen oder Stenosen und ggf. die infraoperative Abgiographie. Wir führen keine Heparinisierung der beiden arteriellen Schenkel durch.

Regelhaft werden bei der nun folgenden **Anastomosierung** peripher Fäden der Stärke 7-0 nicht resorbierbar (z. B. Prolene oder auch PDS) verwendet. Eine Lupenbrille kann die Arbeit erleichtern. Die Naht erfolgt regelhaft fortlaufend, wobei die Anlage mit Haltefäden oder als fortlaufende Naht erfolgen kann. Wir beginnen mit der Naht der Rückwand nach Setzen einer Ecknaht in der proximalen Ecke über ca. ⅓ der Anastomose. Danach erfolgt ein Fadenwechsel zur Naht im Bereich der Vorderwand. Schließlich wird die Naht der Rückwand weiter fortgesetzt bis sich beide Fäden an der Vorderwand treffen und dort verknotet werden. Vor der Freigabe des Blutstroms erfolgt die Kontrolle auf distalen und peripheren arteriellen Zustrom. Dann wird der venöse Blutstrom freigegeben. Das Knoten des Fadens erfolgt erst nach Freigabe des arteriellen Blutstroms, was zu einer Erweiterung der Gefäßnaht beiträgt. Im Anschluss erfolgt ggf. eine Übernähung bei Undichtigkeit der Naht. Es sollte sofort ein gutes Schwirren über dem Shunt zu tasten sein. Zur Messung der Flussrate kann eine Ultraschallflussmessung erfolgen (◘ Abb. 38.2c), welche im Bereich der Shuntvene nach unserer Erfahrung die größte Genauigkeit bringt und eine Shuntprognose ermöglicht. In unserem Kollektiv waren bei Flüssen über 200 ml/min praktisch keine frühen Shuntverschlüsse nachweisbar. Bei Flüssen unter 200 ml empfiehlt sich eine Kontrollangiographie.

Ein **Spasmus** im Bereich der Arterie kann durch das Aufbringen von Papaverin (0,5 ml) lokal behandelt werden. Ggf. ist alleine durch Abwarten eine Besserung des Flusses zu erzielen. Des Weiteren empfiehlt es sich nach der Freigabe des Blutstroms die Shuntvene subkutan erweitert zu mobilisieren, um sicherzustellen, dass es hier keine früh abgehenden Äste gibt. Wir legen aufgrund der regelhaft vorliegenden urämischen Thrombozythopathie eine Redon-Drainage oder ggf. Miniredon-Drainage ein. Es wird eine intravenöse Heparinisierung mit Standard-

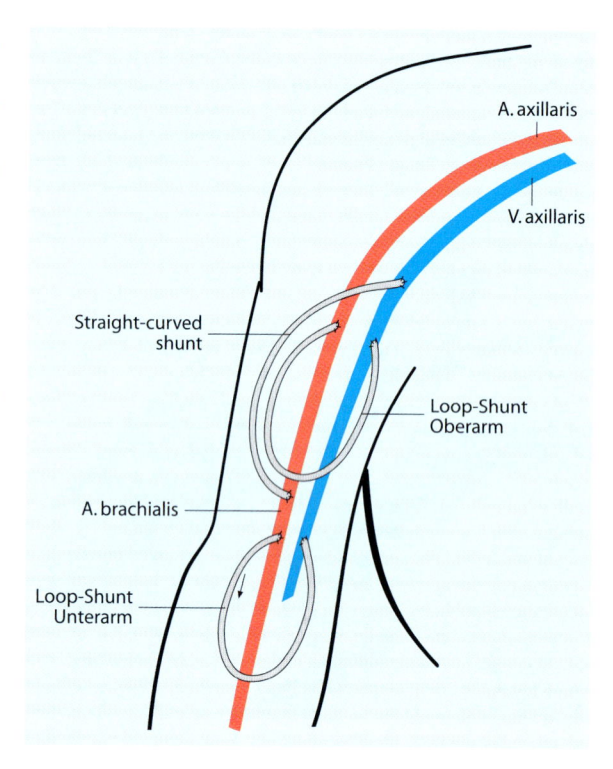

◘ **Abb. 38.3** Variationsmöglichkeiten von Prothesenshunts am Oberarm

heparin nicht pTT-wirksam durchgeführt, welche ggf. die stationäre Weiterbehandlung begründet. Bei sehr zarten Anastomosen geben wir zusätzlich noch am Operationstag ASS 100 mg (1 Tbl.) für ca. 3 Tage perioperativ.

38.6 Prothesenshuntanlage

Die Prothesenshuntanlage ist dann indiziert, wenn keine adäquate Eigenvene zur Verfügung steht. Sie kann wie die AV-Fistelanlage eigentlich immer in Lokalanästhesie erfolgen. Die Anlage von Prothesenshunts ist zwischen den Arterien und Venen am Unterarm und Oberarm möglich (◘ Abb. 38.3). Es gibt Zentren, welche die Anlage von Unterarmprothesenshunts als Primäranlage aufgrund der schlechten Ergebnisse ablehnen. Bei der Anlage von Prothesenshunts am Unterarm sollte darauf geachtet werden, dass es häufig zu Knickstenosen im Ellenbogenbereich kommt, wenn hier keine Ringverstärkung der Prothese besteht. Die venöse Anastomose sollte im Bereich der V. brachialis oder basilica am distalen Oberarm erfolgen und nicht im Knick des Ellenbogengelenks. Auch eine arterielle Anastomosierung direkt im Bereich der Ellenbeuge ist mit weniger günstigen Ergebnissen verbunden.

Am Oberarm gibt es prinzipiell die Möglichkeit der geraden („straight") Prothesenshuntanlage und die Loop-Shuntanlage. Beim „**Straight-Shunt**" ist die Verbindung

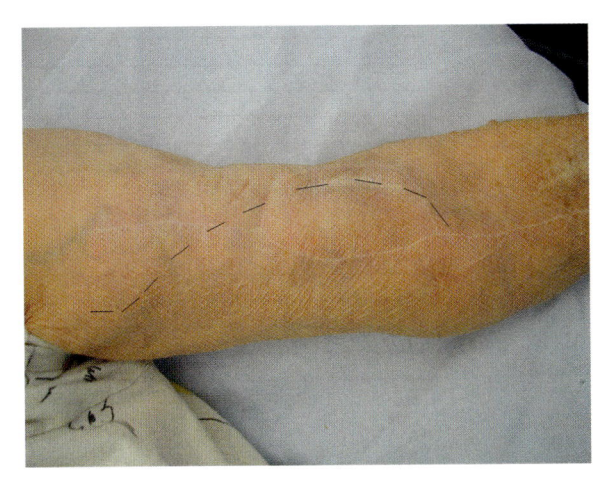

Abb. 38.4 Verlauf eines „Straight-curved"-Oberarmshunts nach verschiedenen Voroperationen am Oberarm

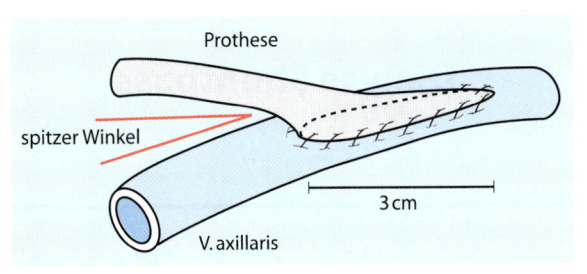

Abb. 38.5 Schemazeichnung der Venenanastomose = „Achillesferse des Prothesenshunts" bei Prothesenshuntanlage

zwischen Arterie und Vene gerade. Beim **Loop-Shunt** besteht ein Bogen zwischen Arterie und Vene.

Eine häufig verwendete Lokalisation ist der „**Straight-curved**"-**Shunt** am Oberarm (Abb. 38.4), welcher ebenfalls in Lokalanästhesie angelegt werden kann. Hier wird um Punktionen an der Innenseite des Oberarms zu vermeiden, der Shunt epifaszial auf dem M. biceps subkutan vorverlagert, woraus sich auch eine größere Shuntstrecke ergibt. Es gilt, dass bei schwerer peripherer arterieller Verschlusskrankheit mit Minderperfusion zur Vermeidung eines Steal-Syndroms ein proximaler Zufluss gewählt werden kann, also eher dem axillären Loop (A. axillaris auf V. axillaris) der Vorzug gegeben werden sollte.

38.7 Zugang, Präparation und Durchführung der Operation

Die Operation kann in Lokalanästhesie und alternativ Plexusanästhesie erfolgen. Eine Allgemeinanästhesie ist praktisch nie notwendig. Primär führen wir, wenn eine duplexsonographische komplette Evaluation erfolgt ist, die keine shuntfähige Vene zeigte, die Anlage der venösen Anastomose und damit die Präparation des empfangenden Venensegmentes durch.

> Die Anastomose sollte immer so angelegt werden, dass die Prothese sich der Vene praktisch parallel annähert und dann spitzwinklig über einen Verlauf von mindestens 3 cm End-zu-Seit auf die Vene anastomosiert wird (Abb. 38.5).

Die Anastomose ist beim axillären Prothesenshunt immer so durchzuführen, dass nach zentral hin noch Platz für Korrekturoperationen im Bereich der venösen Anastomose verbleibt. Die Naht erfolgt mit monofilem nicht resorbierbarem Nahtmaterial der Stärke 7-0. Wir bevorzugen kein Heparin-Rinsing der Prothese, sondern ein Coating mit Blut zur Vermeidung des sonst oft beobachteten Schwitzens der Prothese. Die Vene wird zur Anlage der Anastomose möglichst wenig präpariert und mit atraumatischen Klemmchen geklemmt. Die Prothese wird dann subkutan im Verlauf durchgezogen. Hierbei spielt die Anzahl der subkutanen Inzisionen weniger eine Rolle als die korrekte Orientierung der Prothese subkutan. Sobald der venöse Blutrückstrom während der Untertunnelung sistiert, muss ein Problem (Knickung der Prothese o. ä.) vermutet werden. Die Tunnellierung erfolgt mit der gebogenen Kornzange bei Belassung eines ca. 2–3 mm großen subkutanen Fettgewebslagers zur Haut hin, sodass es nicht zu Minderperfusionen der Haut mit in der Folge Hautnekrose kommen kann. Die arterielle Anastomose wird am besten kurz oberhalb der Ellenbeuge im Bereich der distalen A. brachialis nach sparsamer Präparation angelegt. Zur Vermeidung von postoperativen Hämatomen legen wir regelhaft Redon-Drainagen ein. Es erfolgt eine perioperative Standardheparintherapie nicht pTT-wirksam für 3 Tage (nicht Evidenz-basiert).

38.8 Shuntrevision und Shuntthrombektomie

Shuntrevisionen und Shuntthrombektomien machen am Zentrum einen hohen Anteil der Eingriffe aus. Wichtig für das Management beim Shuntverschluss ist es, eine interdisziplinäre Struktur aufzubauen, welche eine dringliche Versorgung des Patienten mit Dialyseshuntverschluss realisierbar macht.

Zunächst erfolgt beim Patient mit Shuntverschluss die Klärung der allgemeinen Operabilität, welche eine Blutentnahme zum Ausschluss einer schweren Hyperkaliämie einschließt.

> Bei Kaliumwerten über 6 mmol/l sollte vor der Revision eine Katheterdialyse erfolgen.

Dialyse Shuntpass

Vorname: ____________________
Name: ____________________
Geburtsdatum: ____________________
Adresse: ____________________

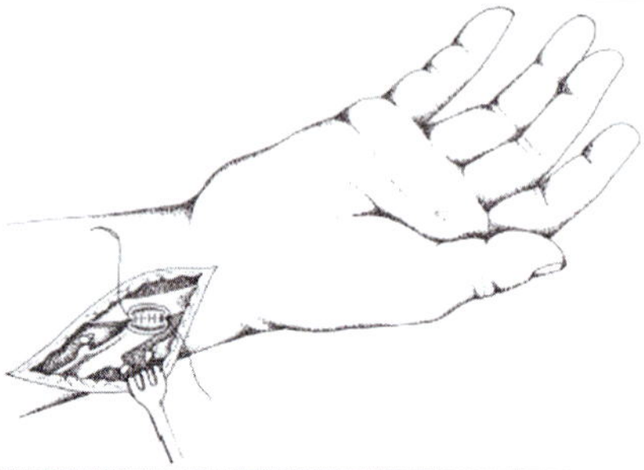

Im Notfall bitte verständigen:

Name: ____________________
Tel.: ____________________
Adresse: ____________________

Krankenkasse: ____________________

Hausarzt / Tel.: ____________________

Dialysezentrum / Tel.: ____________________
Nephrologe / Tel.: ____________________

Universitätsklinikum Essen
Gefäßchirurgie
Klinik für Allgemein-, Viszeral- und Transplantationschirurgie

-3-

Universitätsklinikum Essen
Gefäßchirurgie (Ltg. Prof. Dr. med. J. Hoffmann)

Operatives Zentrum II
Hufelandstrasse 55
45122 Essen

Tel. +49 (0) 201 - 723 - 1110 (Sekretariat)
Tel. +49 (0) 201 - 723 - 84017 (Notfall)
Tel. +49 (0) 201 - 723 - 0 (Zentrale)

-2-

Vorbestehende Shunt-operationen / - anlagen: ____________________

Blutgerinnungsstörung: ____________________
Blutgerinnungshemmer: ____________________

Allergien / Unverträglichkeiten ____________________

Herzschrittmacher:	Ja ☐	Nein ☐	Re. ☐	Li. ☐
AICD-Träger	Ja ☐	Nein ☐	Re. ☐	Li. ☐
Dialysepflichtig seit:	☐			
Einzel-Nadel:	Ja ☐	Nein ☐		
Zwei-Nadel:	Ja ☐	Nein ☐		

Bitte beachten: ____________________

Datum: ____________________

☐ Neuanlage rechts avFistel / Gefäßprothese
☐ Neuanlage links avFistel / Gefäßprothese
☐ Revision rechts
☐ Revision links

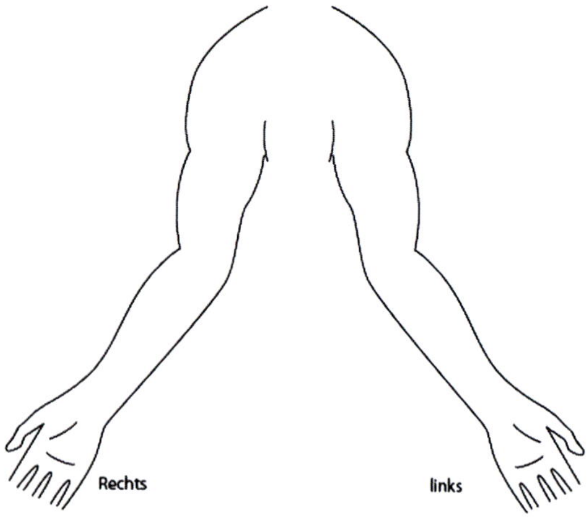

Besonderheiten: ____________________
Fluss (ml / Min.) ____________________
Antikoagulation: ____________________
Empfehlung: ____________________
Dialysierbar ab: ____________________

-4-

Abb. 38.6 Shuntpass der Universität Essen © J. Hoffmann: Der Shuntpass dient der Dokumentation des Shuntverlaufs und kann dem Nephrologen wichtige Informationen vermitteln. Wichtig sind die detaillierte Shuntskizze und die Anweisungen zum perioperativen Management

Hierzu ist die Anlage eines Shaldon-Katheters erforderlich. Der Eingriff wird in der Regel auf den nächsten Tag verschoben.

Ansonsten sollte immer eine Thrombektomie innerhalb von 24 h bzw. am Dialysetag angestrebt werden. Intraoperativ sollte eine Kontrollangiographie oder zumindest eine Ultraschallflussmessung zur Abschätzung der weiteren Shuntprognose bzw. zur Detektion von hämodynamisch wirksamen Stenosen erfolgen, die sogleich korrigiert werden (ggf. als Hybrideingriff interventionell + operativ). Wichtig ist es, dass sich der Shuntnotfall in die dringlichen Operationsindikationen einreiht.

38.9 Postoperatives Management

Wie bereits oben ausgeführt ist der Wert einer perioperativen Heparinisierung nicht klar und wird kontrovers diskutiert. An vielen Zentren wird diese allerdings trotzdem durchgeführt. Auch die s.c. Verwendung von niedermolekularen Heparinen kann bei gleichzeitigem Monitoring der Anti-Xa-Aktivität beim Dialysepatienten erfolgen. Wichtig ist aber, dass in Leitlinienempfehlungen und entsprechenden Übersichtsartikeln grundsätzlich von der Verwendung niedermolekularer Heparine bei einer Kreatinin-Clearance <30 ml derzeit abgeraten wird. Zudem rechtfertigt die intravenöse Heparinisierung in der Regel den stationären Aufenthalt.

Eine Unterbrechung der Antikoagulationsbehandlung bzw. Antiaggregationbehandlung (ASS, Plavix, Ticlopidin) ist gemäß unserer Erfahrung nicht notwendig. Diese sollte präoperativ weitergeführt werden, außer es bestehen klinisch manifeste Zeichen der hämorrhagischen Diathese.

Es sollte in einem Intervall von ca. 14 Tagen nach Shuntanlage (z. B. im Rahmen der Fadenentfernung) eine Duplex-sonographische Kontrolluntersuchung erfolgen. Dem Patienten wird nach Primäranlagen außerdem ein Schaumstoffball zum sog. Venentraining ausgehändigt und er wird hierin geeignet unterwiesen. Punktionen und Blutentnahmen am Shuntarm sind auch postoperativ obsolet.

38.10 Interdisziplinäres Behandlungskonzept

Die Dialyseshuntchirurgie verlangt eine enge Kooperation von Nephrologie, interventioneller Radiologie und Gefäßchirurgie. Bei zunehmenden Eingriffszahlen mit etwa 30.000–35.000 Shuntoperationen in Deutschland pro Jahr, wovon etwa 50 % Shuntrevisionseingriffe darstellen, sollte der niereninsuffiziente Patient frühzeitig dem jeweiligen Operateur vorgestellt werden, um gemeinsam die ideale Form des Gefäßzugangs, welche individuell auf den jeweiligen Patienten zugeschnitten ist, festzulegen. Auch postoperativ sollte die Betreuung gemeinsam im Team erfolgen.

Wichtig ist, dass die Shuntskizze, welche Aufschluss über den Shuntverlauf gibt, den behandelnden Nephrologen zeitgerecht zur Verfügung gestellt wird. Für diese Kommunikation mit dem Nephrologen und mit dem Patienten eignet sich ein **Dialyseshuntpass** (◘ Abb. 38.6), welcher dem Patienten bei der ersten Operation ausgehändigt wird und welcher bei etwaigen Revisionseingriffen mit Folgeskizzen und technischen Daten ähnlich dem „Scheckheft" einer Autowerkstatt ergänzt werden kann.

Literatur

Brittinger WD, Twittenhoff Wolf-Dieter (2005) Anschlussverfahren an die künstliche Niere Dialyseshunts: Operationsverfahren, Punktion, Komplikationsmanagement). Thieme, Stuttgart

Hepp W, Koch M, Konner K (Herausgeber): Dialyseshunts Grundlagen Chirurgie Komplikationen, 2. Auflage 2009. Steinkopf, Darmstadt

Kellersmann R, Mickley V (2010) Aktuelle Studienlage zur Shunt-Chirurgie, Gefäßchirurgie 15:579–588

Konner K (2002) The anastomosis of the arteriovenous fistula – Common errors and their avoidance. Nephrol Dial Transpl 17:376–379

Schrittmachertherapie

A. Markewitz

39.1 Einführung

In Deutschland werden pro Jahr über 100.000 Schrittmacheroperationen durchgeführt: ca. 75.000 Neuimplantationen, ca. 15.000 Aggregatwechsel und ca. 13.000 Revisionen. Neben den Grundprinzipien der Schrittmachertherapie und ihren Indikationen wird in diesem Kapitel vor allem die Neuimplantation eines Schrittmachersystems ausführlich dargestellt. Der Aggregatwechsel wird in seinen wesentlichen Schritten kurz beschrieben, auf die Darstellung des Vorgehens bei Revisionen wurde bewusst verzichtet, da diese Operationen in die Hände eines erfahrenen Operateurs an einem größeren Zentrum gehören. Der Interessierte findet zu diesbezüglichen Fragestellungen durch die Lektüre der empfohlenen Literatur Antworten auf seine Fragen.

39.2 Grundprinzipien

39.2.1 Schrittmachersystem

Ein Schrittmachersystem hat 2 **Aufgaben**:
- Stimulation des Herzens, wenn eine bestimmte Herzfrequenz unterschritten wird, und
- Wahrnehmung der herzeigenen Signale, um unnötige Stimulationen bei ausreichender Herzfrequenz zu vermeiden.

Ein Schrittmachersystem hat 2 wesentliche **Bestandteile**:
- das **Schrittmacheraggregat**, das wiederum aus der Batterie und der Elektronik besteht, wobei die Elektronik bestimmt, welche Funktion der Schrittmacher übernimmt, und die Batterie dafür sorgt, dass er es tun kann, und
- die **Schrittmachersonde(n)**, die die Verbindung zwischen dem Schrittmacheraggregat und dem Herzen des Patienten herstellt.

Weiter unterscheidet man je nach Position der Sonden im Herzen folgende Schrittmachersysteme:
- **Vorhofbeteiligte Schrittmacher** mit 3 wesentlichen Untergruppen:
  - Sog. **Vorhof-Einkammer-Schrittmacher** mit 1 Sonde im rechten Vorhof, der nach der üblichen NASPE/BPEG-Klassifikation (◘ Tab. 39.1) auch als **AAI-Schrittmacher** bezeichnet wird. In Deutschland wird er in ca. 1 % aller Fälle eingesetzt.
  - Sog. **AV-universelle Zweikammer-Schrittmacher** mit 1 Sonde im rechten Vorhof und 1 Sonde in der rechten Herzkammer, den man auch als **DDD-Schrittmacher** bezeichnet. Er wird in Deutschland in knapp 75 % aller Fälle eingesetzt.
  - Der sog. **Einzelsonden-Zweikammer-Schrittmacher** mit 1 Spezialsonde in der rechten Herzkammer. Deren Spezialität liegt darin, dass sie durch einen zusätzlichen, im Sondenverlauf auf Höhe des rechten Vorhofs angebrachten Pol die Vorhofsignale wahrnehmen kann. Dies System wird auch als **VDD-Schrittmacher** bezeichnet und in Deutschland bei ca. 1 % aller Fälle eingesetzt.
- **Ventrikelschrittmacher** ohne Vorhofbeteiligung, bei denen 1 Sonde in der rechten Herzkammer implantiert wird. Dies System wird auch als **VVI-Schrittmacher** bezeichnet und in Deutschland in ca. 25 % aller Fälle eingesetzt.
- **Kardiale Resynchronisationssysteme**, bei denen zusätzlich zu jeweils 1 Sonde im rechten Vorhof bzw. rechten Ventrikel 1 Sonde über den Koronarsinus in einer Koronarvene (alternativ über eine links-laterale Minithorakotomie epikardial auf der Seitenwand des linken Ventrikels) implantiert wird. Dadurch sollen die dyssynchron arbeitenden Herzkammern resynchronisiert werden. Diese auch als **CRT-Systeme** („cardiac resynchronization therapy") bezeichneten Schrittmacher kommen nur für eine spezielle Untergruppe schwerst herzinsuffizienter Patienten in Betracht. Die Implantation dieser Systeme ist momentan noch dem erfahrenen Operateur vorbehalten.

39.2.2 Schrittmachersonden

Schrittmachersonden sind prinzipiell nichts anderes als elektrische Leitungen und haben folgende **Bestandteile**:
- Isolierung (Silikon oder Polyurethan)
- Leiter aus Edelstahl
- Stecker, der mit dem Schrittmacheraggregat konnektiert wird

Tab. 39.1 Revidierter NASPE/BPEG-Code

Stelle	1.	2.	3.	4.	5.
Bedeutung	Stimulationsort	Detektionsort	Modus	Frequenzadaptation	Multifokale Stimulation
Inhalt	0 (keiner)	0 (keiner)	0 (keine)	0 (keine)	0 (keine)
	A (Atrium)	A (Atrium)	T (getriggert)	R (adaptiv)	A (Atrium)
	V (Ventrikel)	V (Ventrikel)	I (inhibiert)		V (Ventrikel)
	D (Dual A+V)	D (Dual A+V)	D (Dual T+I)		D (Dual A+V)
	S (Single A/V)	S (Single A/V)			

- Sondenkopf, der in direktem Kontakt zum Endokard steht. An dieser Stelle wird der Elektronenfluss vom Schrittmacheraggregat zur Sondenspitze in einen Ionenfluss im Myokard umgewandelt. Daher müssen die Bestandteile und die Vorbehandlung des Sondenkopfs hohen Ansprüchen genügen, damit das System funktioniert.
- Fixationsmechanismus zur sicheren Fixierung im Herzen. Als Fixationsmechanismen finden zumeist entweder kleine Schrauben oder Kunststoffhäkchen, sogenannte Anker, Anwendung. Demzufolge werden in der Praxis diese beiden Sondentypen auch als Schraubsonden bzw. Ankersonden bezeichnet.

Weiter unterscheidet man je nachdem, ob die Sonde 1 oder 2 Pole hat, zwischen unipolaren und bipolaren Sonden. Bei **unipolaren Sonden** funktioniert der Sondenkopf als Minuspol und das Gehäuse des Schrittmacheraggregats als Pluspol. Bei **bipolaren Sonden** funktioniert ebenfalls der Sondenkopf als Minuspol, der Pluspol ist jedoch 1–2 cm proximal des Sondenkopfs auf der Schrittmachersonde montiert, das Gehäuse des Schrittmacheraggregats ist in diesem Fall elektrisch inaktiv. Da 2 Pole mit entsprechenden Leitern vorhanden sind, ist eine bipolare Sonde dicker als die unipolare Sonde.

Bipolare Sonden haben den theoretischen Vorteil, dass sie um den Faktor 10 unempfindlicher für Störsignale, wie z. B. Muskelpotenziale, sind. Störsignale können die Funktion des Schrittmachers dadurch stören, dass sie als herzeigenes Signal vom Schrittmacher fehlinterpretiert werden, und dadurch eine eigentlich notwendige Stimulation des Herzens verhindern. Die klinische Relevanz ist allerdings niedrig. Klinisch relevant hingegen ist der praktische Nachteil der bipolaren Sonden: Sie neigten zumindest bis in die jüngste Vergangenheit hinein häufiger zu Defekten als unipolare Sonden.

Da es keinen wissenschaftlich fundierten Nachweis für die Überlegenheit eines Sondentyps gibt, und aus chirurgischer Sicht die unipolare Sonde die bessere ist, hält der Autor die Verwendung von bipolaren Sonden in der Herzkammer von wenigen Ausnahmen abgesehen für unnötig, wohingegen im Vorhof die Verwendung von bipolaren Sonden durchaus sinnvoll sein kann.

39.3 Indikationen

Grob vereinfacht gibt es 3 Hauptindikationen:
- die **Sinusknotenerkrankung**, d. h. eine Störung der Reizbildung, die in knapp 40 % der Fälle zur Implantation führt,
- die Blockierung der Reizleitung vom Vorhof zum Ventrikel, die **atrioventrikuläre Blockierung**, kurz auch AV-Block genannt, die in weiteren 40 % der Fälle die Indikation darstellt, und schließlich
- die **Bradykardie bei Vorhofflimmern**, die bei ca. 20 % der Patienten vorliegt, wenn sie zur Schrittmacherimplantation überweisen werden.

39.4 Auswahl des Schrittmachersystems

Wenn keine Kontraindikation vorliegt, sollte ein vorhofbeteiligtes System verwendet werden. Eine wesentliche, aber auch fast die einzige Kontraindikation ist Vorhofflimmern. Die im Jahre 2005 überarbeitete Leitlinie beantwortet weitere Detailfragen.

39.5 Schrittmacherimplantation

39.5.1 Voraussetzungen

Bei der Schrittmacherimplantation handelt es sich um eine Fremdkörperimplantation, woraus sich die infrastrukturellen Vorgaben insbesondere hinsichtlich der einzuhaltenden hygienischen Anforderungen für den Eingriffsraum bzw. den Operationssaal ergeben.

Die apparativen Voraussetzungen sind an anderer Stelle ausführlich aufgeführt, ein Strukturpapier über die Anforderungen an den Operateur ist inzwischen veröffentlicht.

39.5.2 Präoperative Diagnostik und Vorbereitung

Benötigt werden die indikationsbegründenden Befunde, ein aktuelles Labor (Blutbild, Elektrolyte, Gerinnung mit Thrombozyten), ein EKG sowie eine Thoraxröntgenaufnahme in 2 Ebenen, die nicht älter als 4 Wochen sein sollte. Eine Medikation mit Antikoagulanzien oder Thrombozytenaggregationshemmern sollte 7 Tage vor der Operation abgesetzt werden.

Die Aufklärung erfolgt am Tag vor der geplanten Operation, eine Prämedikation ist zumeist entbehrlich.

Ein peripher-venöser Zugang wird entweder auf Station oder spätestens nach Einschleusung des Patienten in den Operationssaal gelegt, um im Notfall die Möglichkeit der i.v. Applikation von Medikamenten zu haben. Der Zugang wird während des Eingriffs durch eine NaCl- oder Ringer-Infusion offen gehalten.

39.5.3 Antibiotikaprophylaxe

Prinzipiell ist bei Schrittmacheroperationen als sog. sauberen Eingriffen eine Antibiotikaprophylaxe überflüssig. Andererseits wird ein Fremdkörper implantiert, was eine Antibiotikaprophylaxe rechtfertigen würde. Eine Metaanalyse aus dem Jahre 1998 zeigte Vorteile für die Durchführung einer Antibiotikaprophylaxe, 2 weitere prospektiv randomisierte Studien bestätigten die Vorteile, so dass heute eine perioperative Antibitikaprophylaxe, z. B. mit einem Cephalosporin der 1. oder 2. Generation, als Standard gilt.

39.5.4 Operatives Vorgehen

Implantationsseite Für den Operateur ist die Implantation von der rechten Seite aufgrund des Venenverlaufs einfacher. Wünscht der Patient die Implantation von der linken Seite, um z. B. weiter seinem Hobby als Schütze nachgehen zu können, wird der Operateur diesem Wunsch folgen.

Desinfektion Das Operationsfeld muss vor dem Eingriff komplett enthaart werden. Da die Desinfektion des Operationsfeldes neben der peniblen Einhaltung der intraoperativen Sterilität die wichtigste nicht-medikamentöse Maßnahme zur Infektionsverhütung ist, erfolgt sie entsprechend sorgfältig mit Alkohol und einer Desinfektionslösung (z. B. Kodan-Tinktur gefärbt).

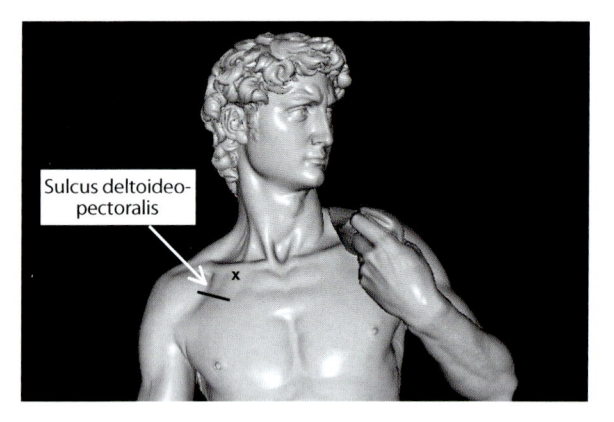

Abb. 39.1 Lage des Hautschnitts (–) und Zielpunkt für eine mögliche Subclaviapunktion (x)

Abdeckung Nach der Abdeckung sollte das freibleibende Operationsfeld so klein wie möglich sein. Die Vorteile einer Inzisionsfolie sind nicht belegt. Der Handschuhwechsel nach dem Abdecken ist hingegen obligat.

Lokalanästhesie Anästhesiert wird nur die Haut, da in der Subkutanschicht keine Schmerzfasern verlaufen, wobei 10–15 ml Xylonest ausreichen.

Hautschnitt Der Hautschnitt erfolgt senkrecht zum Sulcus deltoideopectoralis, weil dadurch die Tasche weiter medial angelegt werden kann, was ein späteres Abrutschen des Aggregats nach lateral besser verhindert. Der Hautschnitt beginnt im Sulcus deltoideopectoralis und wird für 3–4 cm nach medial fortgeführt (Abb. 39.1). Prinzipiell gilt, dass der Hautschnitt gerade eben so groß sein muss, dass er die Eingabe des gewählten Schrittmacheraggregats erlaubt.

Venöser Zugang Venöser Zugang der ersten Wahl für den Sondenvorschub ist die V. cephalica. Um sie zu erreichen, wird das Subkutangewebe mit einigen Scherenschlägen bis zur Faszie des M. pectoralis major durchtrennt und sodann mit einer Kompresse nach kranial und kaudal von der Faszie abgeschoben. Nach Einsetzen des Wundspreizers wird am lateralen Wundrand der ca. 1 cm breite, mit Fettgewebe gefüllte Sulcus deltoideopectoralis sichtbar (M. deltoideus lateral und M. pectoralis major medial). Der Sulcus wird mit der Schere scharf eröffnet, bis man nach individuell unterschiedlicher Distanz auf die V. cephalica trifft, die sich als blau schimmerndes Gebilde demaskiert. Hat man die Vene freigelegt, wird sie nach distal mit einem resorbierbaren Faden (z. B. Vicryl 2–0 oder 3–0) ligiert. Nach proximal wird die Vene mit einem nichtresorbierbaren Faden (z. B. Ethibond 2–0 oder 3–0) angeschlungen. Dieser Faden dient später zum Einbinden der Sonden. Beide Fäden werden mit einem Moskitoklemmchen an der Abdeckung fixiert, um eine bessere Exposition der Vene zu erreichen. Danach wird sie mit einer feinen Gefäßpinzette in oberen, ventralen Anteilen gefasst, mit einer feinen Gefäßschere tangential inzidiert und einem Gefäßklemmchen gespreizt.

Sondenvorschub Bei gespreiztem Klemmchen greift die Gefäßpinzette die Venenwand am oberen Rand der Inzision, so dass eine Branche der Pinzette innerhalb und eine außerhalb der Venenwand liegt. Mit dieser Pinzette wird der für den Sondenvorschub notwendige Gegenzug ausgeübt. Nun wird die mit einem bis in die Sondenspitze vorgeschobenen Mandrin bewehrte und zum besseren Gleiten zuvor mit Kochsalzlösung angefeuchtete Sonde in die Vene eingeführt und in das zentralvenöse System vorgeschoben, die Implantation einer zweiten Sonde erfolgt auf die gleiche Weise.

Scheitern des Sondenvorschubs Gelingt der Sondenvorschub nicht, wird versucht, einen **Seldinger-Draht** über die Vene vorzuschieben. Hat man damit Erfolg, können die Sonden über ein Einführungsbesteck in das zentralvenöse System vorgeschoben werden. Bisweilen gelingt es zwar, den Seldinger-Draht, nicht aber das Einführungsbesteck vorzuschieben. In diesem Fall ist von zu gewaltsamen Vorschub-Versuchen Abstand zu nehmen. Die nunmehr angezeigte **Subclaviapunktion** gelingt leichter, wenn man den Seldinger-Draht liegen lässt und als Leitstruktur für die Punktion der V. subclavia unter Durchleuchtung verwendet.

Ist auch der Vorschub des Seldinger-Drahtes fehlgeschlagen, wird die V. subclavia aus der Wunde heraus punktiert, und die Sonden sodann über ein Einführungsbesteck vorgeschoben. Zuvor sollte der Punktionskanal und das Clavicula-Periost lokal betäubt werden; hierzu reichen 10 ml Xylonest aus. Der Punktionsweg verläuft nahezu parallel zur Clavicula mit Richtung auf das Jugulum. Dabei sollte versucht werden, so weit wie möglich lateral die Vene zu treffen, um das spätere Auftreten eines „**Subclavian-crush**"-**Syndroms**, d. h. eines Isolationsdefekts und/oder einer Fraktur der Sonde durch beständiges Zusammenpressen der Sonde zwischen Clavicula und 1. Rippe bei Bewegungen des Schultergürtels, zu vermeiden.

Direkte Freilegung der V. subclavia Misslingt dem Operateur die Subclaviapunktionen, so sollte an dieser Stelle ein erfahrenerer Kollege an den Tisch gebeten werden. Ist ein solcher nicht vorhanden, oder hat auch er keinen Erfolg bei der Punktion, so ist die letzte infraklavikuläre Alternative, die V. subclavia direkt reizulegen. Dazu wird der M. pectoralis major nach medial eingekerbt, die V. subclavia findet sich in unmittelbarer, kaudaler Nachbarschaft zu der häufig als Leitstruktur gut zu palpierenden A. subclavia. Hat man die V. subclavia gefunden, so kann man sie je nach Sicherheitsbedürfnis proximal und distal mit einem „vessel loop" anschlingen. Danach werden 2 Tabaksbeutelnähte auf der V. subclavia mit 5-0-Prolene vorgelegt und die Sonden nach Inzision der Vene mit einem 11er-Skalpell vorgeschoben.

Implantation über die V. jugularis Auf die früher häufiger geübte Technik der Sondenimplantation über die V. jugularis externa und interna kann man heutzutage eigentlich fast immer verzichten, da eine der o. g. Techniken (fast) immer zum Erfolg führt, und der supraklavikuläre Zugangsweg für die Sonden durch eine höhere Sondenkomplikationsrate, v. a. Sondenbrüche, belastet ist.

Minithorakotomie Nur der Vollständigkeit halber sei die insgesamt sehr seltene Implantation einer epimyokardialen Sonde über eine substernale und/oder rechts- oder links-laterale Minithorakotomie erwähnt. Die Indikation dazu ergibt sich bei Patienten nach Trikuspidalklappenersatz und bei einer Thrombose aller zuführenden Venen der oberen Körperhälfte. Während man im erstgenannten Fall alternativ sein Glück im Koronarsinus versuchen kann, gibt es für den zweiten Fall keine Alternativen.

39.5.5 Sondenplatzierung

Ventrikelsonde

Die Ventrikelsonde wird immer als erste implantiert, um bei einer im weiteren Verlauf auftretenden Bradykardie oder Asystolie die Möglichkeit der externen Stimulation zu haben. ◘ Abb. 39.2 zeigt die wichtigsten anatomischen Strukturen, denen man bei der Sondenplatzierung begegnet, und den Ort, wo man sie unter Durchleuchtung mit einiger Berechtigung vermuten darf.

Für die Implantation der Ventrikelsonde ist auf Folgendes zu achten:
- Man muss die Trikuspidalklappe überwinden.
- Die Sonde sollte nicht ungewollt im Koronarsinus platziert werden. Letzteres passiert allerdings relativ selten, und der Erfahrene bemerkt es daran, dass er nach vermeintlicher Positionierung im rechten Ventrikel keine Sondenschlaufe bilden kann, wenn er den Sondenmandrin zurückzieht und die Sonde gleichzeitig vorschiebt.

Überwindung der Trikuspidalklappe Dies gelingt in den seltensten Fällen direkt, sondern meist nur unter Zuhilfenahme eines L-förmig vorgebogenen Mandrins. Diesen führt man zunächst bis in die Spitze der im rechten Vorhof befindlichen Sonde ein und dreht den Mandrin dann im Gegenuhrzeigersinn, wodurch die Sondenspitze in Richtung Ventrikel zeigt. Danach schiebt man die Sonde mit Mandrin vor und gelangt so in den Ventrikel, wo die Sonde durch die vorgebogene Spitze zumeist im Ventrikelseptum

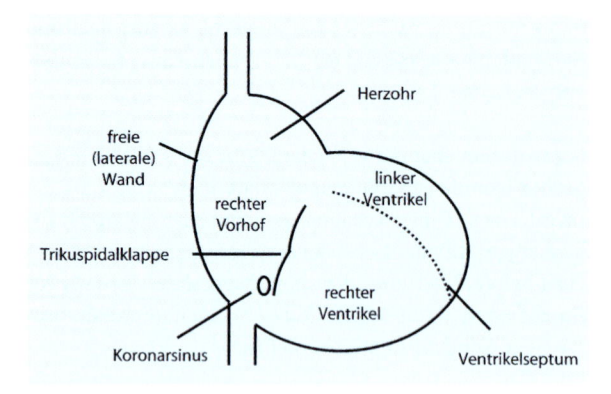

Abb. 39.2 Lokalisation der für die Sondenpositionierung wichtigsten anatomischen Strukturen

landet. Jetzt wird der vorgebogene Mandrin entfernt und durch einen geraden Mandrin ersetzt. Die Sonde wird aus dem Septum zurückgezogen und sodann bis in die Ventrikelspitze vorgeschoben.

Gelingt es nicht, in der angegebenen Technik die Trikuspidalklappe zu überwinden, so dreht man den L-förmig vorgebogenen Mandrin im Uhrzeigersinn und schiebt die Sonde sodann vor. Die Sondenspitze gelangt dadurch an die Vorhofwand. Schiebt man die Sonde nun weiter vor, so bildet sich eine Sondenschleife, mit der man die Trikuspidalklappe passiert. Danach tauscht man den Mandrin wie oben und schiebt diesen so weit vor, bis man mit der Mandrinspitze in dem Teil der Sonde angekommen ist, der sich bereits im Ventrikel befindet. Danach zieht man die Sonde unter gleichzeitigem Vorschub des Mandrins zurück, wodurch die Sondenspitze in den rechten Ventrikel eingeschwemmt wird und schließlich in der Ventrikelspitze positioniert werden kann. Dies entspricht der Position 1 in ◘ Abb. 39.3.

Platzierung im Ventrikelseptum Gelingt es nicht, die Sonde in der Ventrikelspitze sicher zu fixieren, oder erzielt man an dieser Stelle schlechte Werte (s. unten), so bietet sich eine Position im Ventrikelseptum an (Position 2 in ◘ Abb. 39.3).

Vorhofsonde

Die Platzierung der Vorhofsonde ist prinzipiell einfacher, da keine Herzklappe überwunden werden muss. Die sichere Fixierung ist jedoch schwerer, da das Trabekelwerk des rechten Vorhofs weniger gut ausgebildet ist als das der rechten Herzkammer. Dies gilt auch für die Vorhofmuskulatur, so dass sich nicht alle Stellen für eine Sondenimplantation eignen, weil man an manchen Orten auf zu wenig erregbare Muskulatur trifft. Aus all diesen Gründen empfiehlt sich die Verwendung einer **Schraubelektrode** im Vorhof.

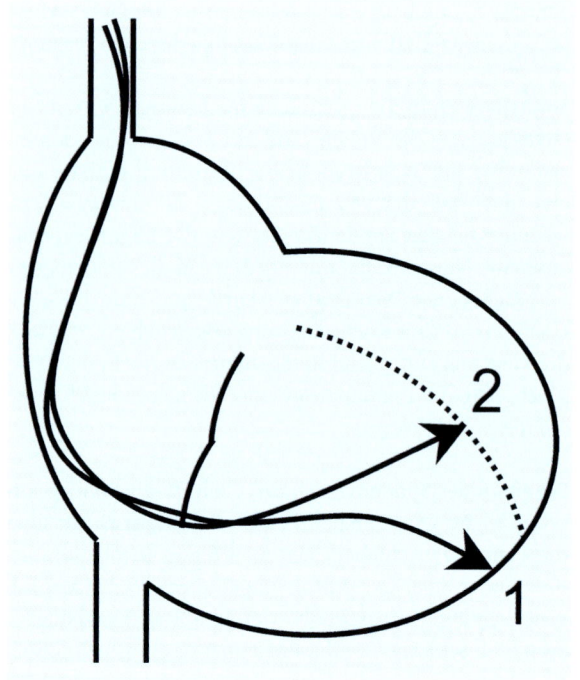

Abb. 39.3 Zwei der am häufigsten verwendeten Sondenpositionen im rechten Ventrikel

Zur Positionierung tauscht man den geraden Mandrin gegen einen J-förmig vorgebogenen Mandrin aus und platziert die Sonde entweder im Bereich der Position 1 der ◘ Abb. 39.4 (dazu dreht man den Mandrin in der Sonde im Uhrzeigersinn) oder im Bereich der Position 2 (dazu muss der Mandrin im Gegenuhrzeigersinn gedreht werden. Nachdem man die Sondenspitze möglichst senkrecht an der Vorhofwand angestemmt hat, wird sie fest eingeschraubt. Die Angst, bei diesem Manöver die Vorhofwand zu perforieren, lässt manchen Anfänger die Sonde etwas weniger engagiert einschrauben. Aus diesem Grunde sind sicherlich weitaus mehr Sonden disloziert, als sich symptomatische Vorhofperforationen ereignet haben.

Sind die Messergebnisse ungünstig, wird die Sonde wieder vollständig aus dem Vorhofmyokard herausgeschraubt und der oben beschriebene Vorgang an einer anderen Stelle wiederholt. Der erfahrene Implanteur macht die Entscheidung, wo er die Vorhofsonde einschraubt, zumeist abhängig von der Beweglichkeit des Vorhofs: An Stellen, an denen sich nichts tut, sollte man keine Sonde einschrauben; Stellen mit lebhafter Bewegung sind in aller Regel die mit den besten Ergebnissen.

Besondere Probleme bei der Sondenplatzierung

In ganz seltenen Fällen stößt der Operateur auf anatomische Varianten (z. B. eine persistierende linke obere

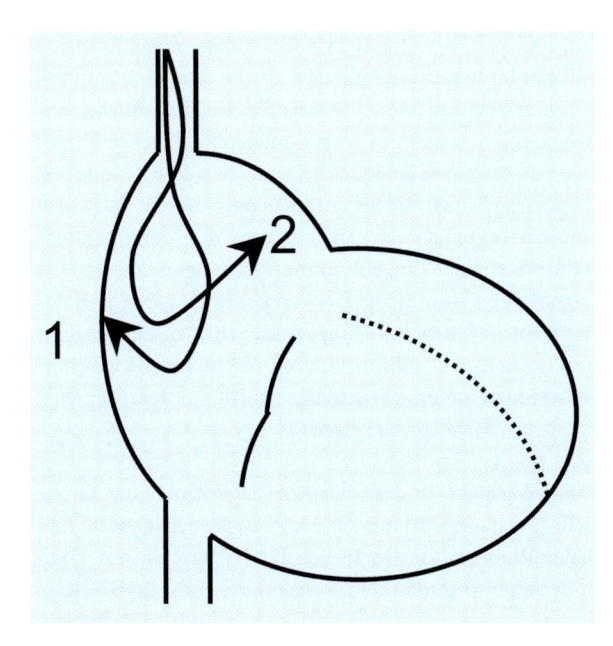

Abb. 39.4 Zwei der am häufigsten verwendeten Sondenpositionen im rechten Vorhof

Hohlvene) oder angeborene Herzfehler (z. B. einen Vorhofseptumdefekt). Dies kann die meisten Implanteure unabhängig von ihrer Erfahrung vor größere Probleme stellen. In diesen Fällen sollte die Implantation ebenso wie die Implantation nach der herzchirurgischen Korrektur komplexer Vitien in einem mit diesen Eingriffen erfahrenen Zentrum durchgeführt werden.

39.5.6 Intraoperative Messungen

Durchführung und Messanordnung Die Praxistauglichkeit der Sondenposition wird durch die Messung der Stimulationsreizschwelle, der Stimulationsimpedanz und der Höhe der intrakardialen Signalamplitude überprüft. Man benötigt ein externes Messgerät, das von den Schrittmacherherstellern zur Verfügung gestellt wird, sowie ein Messkabel mit differentem (zumeist blau oder schwarz gekennzeichnet) und indifferentem Pol (zumeist rot oder braun gekennzeichnet). Bei bipolaren Sonden wird die schwarze (blaue) Klemme (differenter Pol) an den Pin des Sondenkonnektors und die rote (braune) Klemme (indifferenter Pol) an den 2. Pol der Sonde am Konnektor angeschlossen. Bei unipolaren Sonden wird der differente Pol wie bei bipolaren Sonden an den Pin des Sondenkonnektors angeschlossen. Der indifferente Pol wird entweder in das subkutane Gewebe in der Wunde, an einen in der Wunde platzierten Wundhaken bzw. an den noch im zentralvenösen System befindlichen Seldinger-Draht angeklemmt.

Ermittelt werden die Parameter Stimulationsreizschwelle, Stimulationsimpedanz und intrakardiale Signalamplitude:

Stimulationsreizschwelle Sie ist definiert als die minimale Menge an Stimulationsenergie, die ausreicht, um das Myokard zu erregen. Sie wird als Spannung in Volt (V) bei konstanter Impulsbreite von zumeist 0,5 msec ermittelt. Als akzeptables Ergebnis für die Reizschwelle im Vorhof gilt ein Wert <1,5 V, für die Reizschwelle im Ventrikel ein Wert von <1 V.

Stimulationsimpedanz Darunter versteht man die Summe aller Widerstände, die dem Strom auf seinem Weg bis zum Myokard begegnen. Sie wird in der Einheit Ohm gemessen. Die Stimulationsimpedanz liegt normalerweise zwischen 300 und 1200 Ohm. Sie wird mehrfach hintereinander bestimmt und die Ergebnisse sollten nicht mehr als ±25 Ohm voneinander abweichen. Stärkere Schwankungen weisen auf instabile Sondenpositionen mit hohem Komplikationspotenzial hin.

Intrakardiale Signalamplitude Sie wird in der Einheit mV bestimmt wird. Die Signalamplitude sollte im Vorhof 1,5 mV und in der Kammer 4 mV übersteigen. Teilt man die Reizschwellenwerte durch 2 bzw. multipliziert die Signalamplituden mit 2, kommt man in den Bereich der wünschenswerten Ergebnisse.

Abgeschlossen werden die intraoperativen Messungen durch eine Stimulation mit 10 V. Eine Zwerchfellmiterregung zwingt zur Repositionierung der Sonde an eine Stelle, an der es nicht zuckt.

39.5.7 Abschluss des Eingriffs

Sondenverlauf Der endgültige Sondenverlauf wird unter Durchleuchtung festgelegt. Die Sonden sollten auch bei maximaler Inspiration des Patienten einen geschwungenen Verlauf nehmen. Ein zu straffer, gestreckter Sondenverlauf ist zu vermeiden, da er die Gefahr der Dislokation in sich birgt. Das andere Extrem, eine zu große Sondenschleife hat ebenfalls Nachteile: Sie kann zum einen Extrasystolen verursachen, und zum anderen, wenn Teile der Vorhofsonde in den rechten Ventrikel oder Teile der Ventrikelsonde in den Ausflusstrakt des rechten Ventrikels geraten, eine Dislokation zur Folge haben.

Sondenfixierung Ist eine zufriedenstellende Sondenlage erreicht, werden die Sonden mit einem nichtresorbierbaren Faden (z. B. Ethibond der Stärke 2–0 oder 3–0) fixiert, um ein Herausrutschen aus dem venösen System zu vermeiden. Bei Implantation über die V. cephalica wird dazu der zum proximalen Anschlingen der Vene verwendete Faden benutzt. Wurden die Sonden über die V. subclavia implantiert, wird eine Umstechungsligatur verwendet. Wichtig ist, diese durch die Faszie des M. pectoralis major zu stechen, da das Subkutangewebe nichts hält. Geknotet wird so fest wie nötig, um auch bei deutlichem manuellem Zug an der oder den Sonden ein Herausgleiten der Sonde aus der Ligatur zu verhindern.

Bilden der Aggregattasche Erst jetzt wird nach optionaler erneuter Lokalanästhesie die Tasche unter der dünnen Faszie des M. pectoralis major präpariert. Der späte Zeitpunkt ist dadurch begründet, dass die Expositionszeit des Gewebes, das den Fremdkörper aufnehmen soll, gegenüber der nie vollständig keimfreien Umwelt so kurz wie möglich gehalten werden sollte. Zur Präparation der Tasche wird der mediale Wundrand mit einer Pinzette oder einem Wundhaken angehoben. Die Faszie des M. pectoralis major wird nun scharf oder stumpf vom Muskel abgehoben und die Tasche sodann durch stumpfes Abschieben der Faszie nach medial, kranial und kaudal z. B. mit einem Stieltupfer oder einem Finger gebildet. Die resultierende Tasche sollte so groß sein, dass das Aggregat nach Eingabe in die Tasche vollständig aus der Wunde verschwindet, damit kein Zug oder Druck auf die Wunde ausgeübt wird, was in seltenen Fällen zu einer frühen Perforation des Aggregats führen kann. Einige wenige punktuelle Blutungen werden mit dem Elektrokauter gestillt.

> ❶ Nur in Ausnahmefällen sollte die Tasche unter dem M. pectoralis major angelegt werden, da sowohl die Taschenpräparation als auch eventuell notwendige Zweiteingriffe für den Patienten sehr schmerzhaft sind.

Anschluss der Sonden an das Aggregat Für den festen Sondenanschluss wird der Konnektor der Sonde so weit wie möglich in den Konnektorblock des Aggregats eingeführt. Wird die Konnektorspitze jenseits der Anschlussschraube wieder sichtbar, erfolgt die Fixation der Sonde mit der Feststellschraube. Bei 2 Sonden ist darauf zu achten, dass Vorhof- und Ventrikelelektrode nicht vertauscht werden. Ist man sich nicht mehr sicher, welche Elektrode im Vorhof und welche im Ventrikel implantiert ist, hilft eine temporäre externe Stimulation über das Messgerät bei der Identifikation. Die sichere Fixation der Sonde im Konnektorblock des Aggregats wird durch kurzen manuellen Zug an der Sonde nach dem Einschrauben überprüft.

Eingabe des Systems in die Tasche Danach wird das Aggregat nebst Sonden in die zuvor gebildete Aggregattasche eingegeben. Überschüssiges Sondenmaterial gehört dabei vollständig unter das Aggregat, da die Sonden ansonsten bei einer Revision oder einem Batteriewechsel verletzt werden könnten. Dies kann bei Patienten ohne Eigenrhythmus zu unangenehmen Folgen führen. Bei der Verwendung von unipolaren Schrittmachersystemen muss zudem die Schrift auf dem Aggregat nach ventral zeigen, d. h. der Operateur sollte sie vor der Eingabe in die Tasche lesen können. da es ansonsten zum Muskelzucken kommen kann, weil das Aggregat als Pluspol des unipolaren Schrittmachersystems funktioniert. Bei submuskulärer Tasche ist es logischerweise genau anders herum: Die Schrift auf dem Aggregat muss vom Muskel weg zeigen.

Wundverschluss Ist das Schrittmachersystem in der Tasche sicher verstaut, wird mit der ersten Faszienecknaht im medialen Wundpol die Tasche vollständig verschlossen. Dazu findet eine fortlaufende resorbierbare Naht (z. B. Vicryl der Stärke 2–0 oder 3–0) Verwendung, die zunächst von medial nach lateral als Fasziennaht und sodann von lateral nach medial als Subkutannaht gestochen wird. Dabei sollte mit der ersten, faszialen Nahtreihe die Sonden unter die Faszie verlagert werden. Die Hautnaht erfolgt nach erneuter Hautdesinfektion mit einem nichtresorbierbaren, monofilen Faden (z. B. Prolene der Stärke 4–0), alternativ kann auch eine Intrakutannaht oder ein Hautklammerverschluss verwendet werden.

Die verschlossene Wunde wird ein letztes Mal desinfiziert und mit einem Pflasterverband versehen. Ein Kompressionsverband für 24 h, der einem Taschenhämatom vorbeugen soll, kann zusätzlich Verwendung finden.

Postoperative Maßnahmen Die früher übliche Bettruhe ist wie die Überwachung am EKG-Monitor vielerorts noch üblich, aber nicht zwingend notwendig. Der Arm der Implantationsseite sollte hochgelagert werden, um den venösen Rückstrom zu erleichtern. Nur, wenn eine Punktion der V. subclavia erfolgte, ist eine postoperative Röntgenkontrolle notwendig, um einen Pneumothorax auszuschließen.

Programmierung Die Einstellung der Parameter des Schrittmacheraggregats auf die individuellen Bedürfnisse des Patienten schließt sich dem Eingriff an.

Schrittmacherausweis Die Daten des Patienten, des Schrittmacheraggregats, der Sonden sowie die Programmierung des Schrittmachersystems werden in einem Schrittmacherausweis dokumentiert, der dem Patienten zusammen mit dem Termin der nächsten Kontrolluntersuchung vor der Entlassung ausgehändigt wird.

39.6 Perioperative Komplikationen

Intraoperative Komplikationen Während der Implantation kann es in ca. 1 % der Fälle zu brady- oder tachykarden Rhythmusstörungen (Asystolie, Kammerflimmern, Vorhofflimmern), zu Blutungen, bei Subclaviapunktionen auch zur Luftembolie und schließlich, insbesondere bei Verwendung von schweren bipolaren Sonden, zur Perforation von Vorhof oder Herzkammer kommen.

Postoperative Komplikationen Nach der Implantation werden Pneumothorax nach Subclaviapunktion, Hämatome der Aggregattasche, Sondenkomplikationen und Wundinfektionen in einer Häufigkeit von ca. 4 % beobachtet. Diese Komplikationen sollten stets Anlass sein, das prozedurale Optimierungspotential zu prüfen.

39.7 Aggregatwechsel

Ausgetauscht wird nur das Aggregat, die Sonden bleiben unverändert. Der Hautschnitt erfolgt in Lokalanästhesie an der kranialen Kante des zumeist gut tastbaren Aggregats. Nach Durchtrennung des Subkutangewebes stößt man auf eine bindegewebige Kapsel, die sog. **Schrittmachertasche**. Diese wird mit einem frischen Skalpell eröffnet, die Inzision mit der Schere erweitert und das Aggregat aus der Tasche herausgezogen.

> ❶ Bei der Inzision ist auf Sondenschleifen achten, die versehentlich auf dem Aggregat liegen.

Gelingt dies nicht auf Anhieb, kann die Verwendung einer Kornzange hilfreich sein. Die Sonden werden diskonnektiert, wozu ein Schraubenzieher Verwendung findet und danach die Sondenwerte gemessen (s. oben). Sind die Ergebnisse zufriedenstellend, was man prinzipiell durch eine unmittelbar präoperativ durchgeführte Untersuchung bereits wissen sollte, werden die Sonden an das neue Aggregat angeschlossen, das System in die alte Tasche eingegeben, und die Wunde sodann in der oben geschilderten Technik verschlossen.

Literatur

Da Costa A, Kirkorian G, Cucherat M (1998) Antibiotic prophylaxis for permanent pacemaker implantation: A meta-analysis. Circulation 97:1796–1801

Deutsches Herzschrittmacher-Register. www.pacemaker-register.de

Fröhlig G, Carlsson J, Jung J, Koglek W, Lemke B, Markewitz A, Neuzner J (2005) Herzschrittmacher- und Defibrillatortherapie. Indikation – Programmierung – Nachsorge. Thieme, Stuttgart New York

Hemmer W, Rybak K, Markewitz A, Israel C, Krämer LI, Neuzner J, Nowak B, Pfeiffer D, Schuchert A, Wiegand U (2008) Empfehlungen zur Strukturierung der Herzschrittmacher- und Defibrillatortherapie. Z Herz- Thorax- Gefäßchir 22:346–356

Klug D, Balde M, Pavin D, et al for the PEOPLE Study Group (2007) Risk factors related to infections of implanted pacemakers and cardioverter-defibrillators. Results of a large prospective study. Circulation 116:1349–55

Lemke B, Nowak B, Pfeiffer D (2005) Leitlinien zur Herzschrittmachertherapie. http://leitlinien.dgk.org/images/pdf/leitlinien_volltext/2005-04_herzschrittmachertherapie.pdf

Markewitz A, Hemmer W (1988) Handbuch der Schrittmachertherapie. medplan, München

Leistenhernie, Hodenhochstand und Hodentorsion

R. Boehm

40.1 Leistenhernie

40.1.1 Definition, Epidemiologie, Ätiologie und Embryologie

Kindliche Leistenhernien sind indirekte Leistenhernien, die sich entlang des Leistenkanals entwickeln und immer angeboren sind. Sie betreffen 10-fach häufiger Knaben als Mädchen, sind in ca. 60 % der Fälle rechts und in ca. 15 % beidseits zu finden und treten bei Frühgeborenen deutlich häufiger auf.

Sie entstehen durch eine ätiologisch ungeklärte fehlende oder unvollständige Obliteration oder Wiedereröffnung des Processus vaginalis, der bis kurz nach der Geburt eine offene Verbindung zur Bauchhöhle unterhält und den Bruchsack bildet. Die Bruchpforte ist der innere Leistenring. Auch eine Hydrocele testis oder funiculi ist hierdurch bedingt. Direkte Leistenhernien, Kombinationen aus direkten und indirekten Hernien sowie femorale Hernien sind eine Rarität im Kindesalter.

40.1.2 Klinische Symptomatik

Meist findet sich eine symptomlose, weiche Schwellung in der Leiste medial des Leistenbandes, die gelegentlich bis ins Skrotum reichen kann. Zeitweise kann der Bruch nicht darstellbar sein, z. B. bei spontaner Reposition. Beim Mädchen findet sich häufig eine Asymmetrie der Labien und das Ovar im Bruchsack. Bei Inkarzerationen zeigen die Kinder dann eine deutlich schmerzhafte Schwellung in der Leiste (s. unten).

40.1.3 Diagnostik

Die Diagnose wird in der Regel klinisch und durch die elterliche Anamnese gestellt, selten als Zufallsbefund z. B. im Rahmen einer Laparoskopie aus anderen Gründen. In der körperlichen Untersuchung kann gelegentlich das Aufeinandergleiten der Serosaschichten des Bruchsackes (sog. „silk glove sign") getastet werden, die schmerzhafte Palpation des äußeren Leistenrings sollte unterbleiben. Die sonographische Untersuchung wenn möglich mit Duplex-Darstellung in der Hand des Geübten kann gleichfalls eine Leistenhernie bzw. einen offenen Proc. vaginalis darstellen sowie wertvolle Hinweise zur Durchblutungssituation des Hodens liefern, beispielsweise nach einem Repositionsmanöver. Zudem können mit dieser Untersuchung auch **Differenzialdiagnosen** geklärt werden. Diese sind:

- Hydrocele testis
- Hydrocele funiculi (s. unten)
- Leistenhoden und Hodentorsion (s. unten)
- Lymphadenitis
- Varikozele

40.1.4 Komplikationen und Notfallmaßnahmen

In 12 % der Fälle kommt es zur Einklemmung bzw. Inkarzeration von Darm oder Netzanteilen im Bruchsack. Mädchen sind 2- bis 3-mal häufiger betroffen als Knaben. 70 % aller Inkarzerationen treten im ersten Lebensjahr auf. Bei kleinen Säuglingen ist die Inkarzeration oft das erste Symptom der Leistenhernie überhaupt. Häufig ist dann keine manuelle Reposition mehr möglich und es droht die Gefahr einer Darmischämie mit Perforation und Peritonitis oder eine irreversible Schädigung eines eingeklemmten Ovars beim Mädchen oder des Hodens beim Knaben. Klinisch zeigt sich die Inkarzeration mit einem plötzlichen Krankheitsbeginn, evtl. Symptomen einer peritonealen Reizung (Erbrechen) und einer schmerzhaften prall-elastischen, wenig verschieblichen Schwellung inguinal oder inguinoskrotal. Bei einer Inkarzerationsdauer von weniger als 6–8 h ist der Versuch einer aktiven Reposition in Sedierung nahezu immer erfolgreich. Ist dies nicht der Fall, muss eine unmittelbare offene Exploration der Leiste erfolgen, um die Gefahr einer ischämische Schädigung des Darms und des Hodens zu senken.

40.1.5 Therapie

> Eine Leistenhernie ist immer eine Operationsindikation!

Prolabiert eine Leistenhernie, ist in der Regel zunächst eine manuelle Reposition möglich, gelegentlich erfolgt diese schon spontan auf der Fahrt der Eltern mit dem

Kind in die Klinik. Der Eingriff ist dann immer zeitnah planbar im Intervall nach ausführlicher Aufklärung der Eltern über die genannten Komplikationen. Sind die Eltern unsicher, sollte das Kind aufgenommen werden, um dann die Operation zügig zu terminieren. Eine Ausnahme ist die Inkarzeration (s. oben), hier muss der Eingriff stets notfallmäßig erfolgen, sofern sich der Bruch nicht in Sedierung reponieren lässt! Bei Frühgeborenen und kleinen Säuglingen ist eine evtl. intensivmedizinische postoperative Überwachung nötig. Ansonsten ist der Eingriff ambulant durchführbar.

Spezifische Aufklärung zur Operation
Zu den Operationskomplikationen gehören:
— Verletzung des Samenleiters und der Hodengefäße (Hodenatrophie)
— Rezidiv bei nicht vollständigem Verschluss des Bruchsacks oder übersehenem Riss im Peritoneum
— Narbiger Hodenhochstand
— Hydrocele testis (s. unten), wenn die Eröffnung des Bruchsacks um die Hoden ausbleibt

Operationstechnik
Ziel der Operation ist der Verschluss des offenen Processus vaginalis in Höhe des inneren Leistenrings. Der Standard ist aktuell das offene Vorgehen. Bei gleichzeitig vorliegendem Hodenhochstand (s. unten) erfolgt die Funikulolyse und Orchidopexie in der gleichen Sitzung. Über einen Hautschnitt in der Leistenfalte wird der äußere Leistenring dargestellt. Nach Eröffnung der Faszie des M. abd. ext. und Darstellung des Bruchsacks bis zur Basis unter Abpräparation der Hodengefäße und des Samenleiters erfolgt die Ligatur des Bruchsacks und die Herniotomie. Der Bruchsack wird unter dem M. abd. int. fixiert und versenkt. Abschließend erfolgt der Verschluss der Faszie unter Rekonstruktion des äußeren Leistenrings. Subdermaler Verschluss und Hautverschluss beenden den Eingriff. Alternativ wird in speziellen kinderchirurgischen Zentren auch die laparoskopische Technik angewendet: über eine trans- oder subumbilikal eingebrachte Optik (3–5 mm) lässt sich der innere Leistenring sehr gut einsehen; der Verschluss der Hernie erfolgt dann über zusätzlich eingebrachte Arbeitsinstrumente (3 mm). Auch die Einzeltrokartechnik ist möglich.

40.1.6 Hydrocele testis/Hydrocele funiculi

Hierbei handelt es sich um eine Flüssigkeitsansammlung um den Hoden oder am Samenstrang. Diese kann auch zusammen mit einer Leistenhernie auftreten (15 %). Betroffen sind viele Neugeborene und Säuglinge. Die Hydrocele testis bildet sich oft bis zum 2. Lebensjahr zurück durch die Obliteration des Proc. vaginalis, die Hydrocele funiculi persistiert meistens und ist daher eine Operationsindikation. Klinisch findet sich ein prallelastischer Tumor am Hoden oder Samenstrang, gelegentlich von wechselnder Größe mit positiver Transillumination. Bleibt die Hydrozele bestehen oder liegt zusätzlich ein Leistenbruch vor, muss operiert werden. Das operative Vorgehen gleicht dem der Leistenhernie mit zusätzlicher Ausschälung oder Spaltung der Hydrozele.

40.2 Hodenhochstand

40.2.1 Definition, Ätiologie und Embryologie

Beim Hodenhochstand befinden sich ein oder beide Hoden nicht im Skrotum. Es werden verschiedene Formen unterschieden (◘ Abb. 40.1).
— **Kryptorchismus**: der Hoden ist nicht tastbar und liegt evtl. intraabdominell (Retentio testis abdominalis) oder es besteht eine sehr seltene Anorchie.
— **Leistenhoden**: Der Hoden ist im Leistenkanal tastbar (Retentio testis inguinalis).
— **Gleithoden**: Der Hoden liegt im Skrotumeingang oder kranial hiervon, lässt sich in das Skrotum hinabziehen, gleitet aber sofort wieder in seine Ausgangslage zurück.
— **Pendelhoden**: Der Hoden liegt meist im Skrotum oder lässt sich ohne Mühe in das Skrotum hinabschieben. Bei Kremasterreflex retrahiert er sich, kehrt aber spontan in das Skrotum zurück. Ein Pendelhoden bedarf keiner Behandlung.
— **Ektopia testis**: Der Hoden liegt unter der Haut suprafaszial, perineal, am Oberschenkel oder am Penisschaft.

Im zweiten Drittel der Schwangerschaft stülpt sich das embryonale Peritoneum als Processus vaginalis (s. oben) durch den Leistenkanal. An diesem gleitet der noch retroperitoneal gelegene Hoden über den inneren und den äußeren Leistenring nach kaudal unter Mitnahme von Anteilen aus allen 3 Bauchwandmuskeln. Der Processus vaginalis obliteriert ausgehend vom inneren Leistenring nach kaudal und bleibt distal den Hoden umgebend offen. Gelegentlich ist der Hodenhochstand mit einer Leistenhernie vergesellschaftet. Zum Zeitpunkt der Geburt beim reifen Neugeborenen sind in 95 % beide Hoden deszendiert, wobei der linke Hoden führend ist. Wird der Hodendeszensus nicht abgeschlossen oder ist dieser fehlgeleitet, entstehen die verschiedenen Formen des Hodenhochstands. Bei 15–20 % der Fälle findet sich der Hodenhochstand beidseitig. Nicht deszendierte Hoden entwickeln sich schlechter und

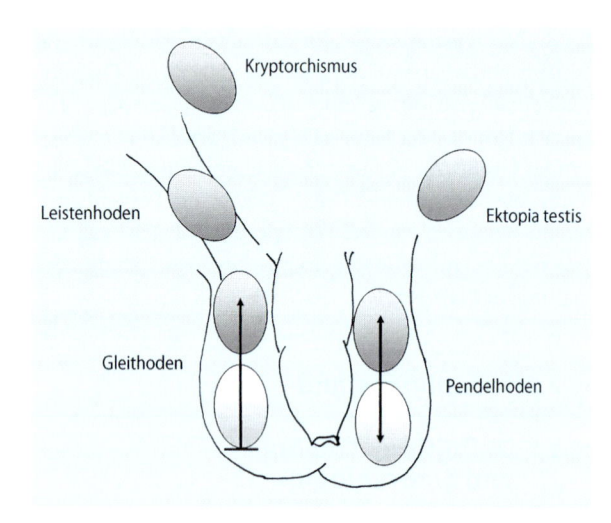

Abb. 40.1 Lagevarianten des Hodens

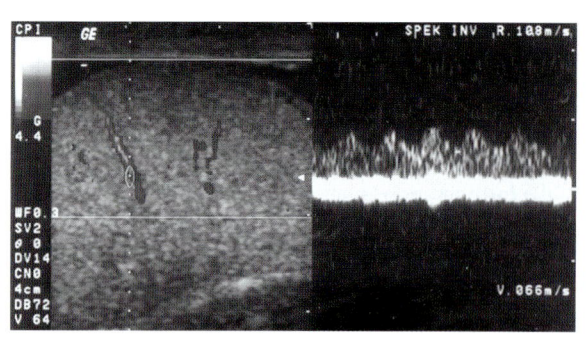

Abb. 40.2 Doppler-Ultraschalluntersuchung des Hoden mit Hyperperfusion des Nebenhodens bzw. des Parenchyms bei Epididymitis oder Orchitis und normalem Resistance-Index

sind oft schon primär fehlgebildet (Hoden-Nebenhodendissoziation). Darüber hinaus sind Hoden in der Leiste der klinischen Kontrolle nicht zugänglich. Im Laufe des ersten Lebensjahres deszendieren 50 % aller primären Hodenhochstände.

40.2.2 Diagnostik

Die Diagnose wird bei einem Leistenhoden klinisch gestellt, d. h., die Hoden sind nicht im Skrotum zu palpieren, sondern im Leistenkanal oder können nicht gefunden werden. Dann kann ein Kryptorchismus, selten eine Hodenagenesie oder ein Hodenrudiment vorliegen. Wie bei der Leistenhernie kann auch hier die hochauflösende Sonographie zusätzliche Informationen liefen; gelegentlich kann der Hoden intraabdominell detektiert werden. Bei doppelseitigem Kryptorchismus kann ein HCG-Test helfen. Alternativ ist die Laparoskopie möglich, hier mit der Option der zeitgleichen Hodenmobilisation über Durchtrennung der Hodengefäße als erster Schritt des sog. **Fowler-Stephens-Vorgehen**s (s. unten).

40.2.3 Therapie

Ziel ist die Verlagerung des Hodens in das Skrotum. Diese sollte bis zum Ende des ersten Lebensjahres abgeschlossen sein. In der Regel ist der erste Schritt eine Hormontherapie mit GnRH („gonadotropin releasing hormon", z. B. als Nasenspray, allerdings unsichere Applikationsform) oder mit HCG-Injektionen („human chorion gonadotropin") in altersadäquater Dosierung. Ist hiermit keine bzw. nur eine unvollständige Wirkung zu erreichen oder liegt gleichzeitig eine Leistenhernie, eine Hodenektopie, ein Rezidiv oder ein Hodenhochstand bei älteren Kindern vor, muss eine operative Funikulolyse mit Orchidopexie erfolgen. Der Eingriff ist prinzipiell ambulant durchführbar. Bei Kryptorchismus findet das o. g. Fowler-Stevens-Vorgehen Anwendung.

Operative Komplikationen Die Hauptkomplikationen sind:
- Verletzung des Samenleiters und der Hodengefäße (1–2 %) mit Schädigung des Hodens bis zum Hodenuntergang
- Rezidive (1–5 %), die dann erneut operiert werden müssen
- Bei Kryptorchismus und Anwendung des Fowler-Stephens-Vorgehens: Hodenischämie durch unzureichende Kollateralbildung in 20–40 %

Operationstechnik Bei Leisten- oder ektopem Hoden erfolgt über einen inguinalen Zugang die Darstellung des äußeren Leistenrings und Aufsuchen des Hodens mit anschließender Präparation insbesondere der limitierenden Hodengefäße und des Samenleiters möglichst weit nach proximal im Retroperitoneum, mit anschließender Fixation des Hodens im Skrotum. Bei Abdominalhoden wird das zweizeitige Vorgehen nach Fowler-Stevens empfohlen (s. oben); hierbei werden die Spermatikagefäße (laparoskopisch) durchtrennt, wobei eine ausreichende Blutversorgung über die Samenleitergefäße vorausgesetzt wird. In einem zweiten Schritt nach einem Zeitintervall von ca. 6 Monaten kann über einen inguinalen Zugang der Hoden mobilisiert und skrotal pexiert werden. Dieses Verfahren ist in 60–80 % der Fälle erfolgreich.

40.3 Hodentorsion

40.3.1 Definition und Ätiologie

Bei der Hodentorsion handelt es sich um eine Torsion des Samenstrangs und damit um eine Drehung des Hodens um seine Längsachse. Hieraus resultieren eine Komprimierung

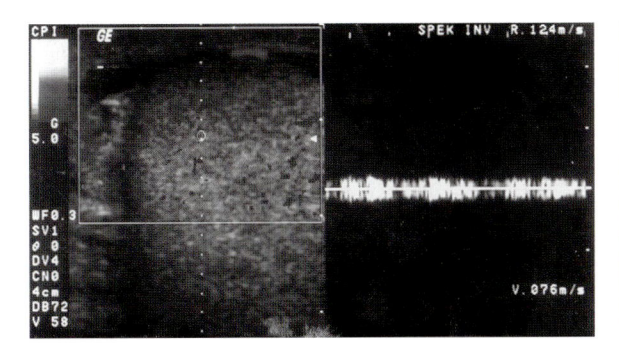

Abb. 40.3 Doppler-Ultraschalluntersuchung des Hoden mit Hypoperfusion bzw. fehlender Perfusion im Hodenparenchym bei Torsion

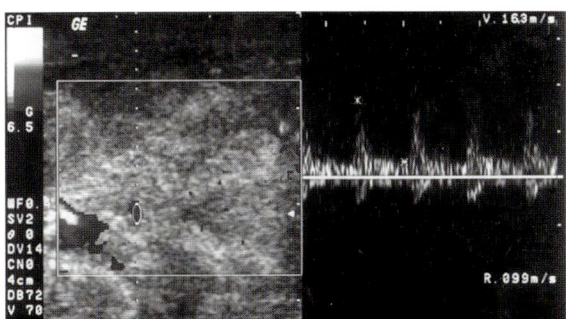

Abb. 40.4 Doppler-Ultraschalluntersuchung des Hoden mit Perfusion lediglich der Hodenhüllen mit pathologisch erhöhtem Resistance-Index bei Torsion

der Hodengefäße und die Gefahr der ischämischen irreversiblen Hodenschädigung. Die Ursache ist in der Regel eine abnorme Beweglichkeit des Hodens innerhalb seiner Hüllen und der Aufhängung. Hochstehende oder verspätet deszendierte Hoden sind vermehrt betroffen. Die Hodentorsion kann in jedem Alter auftreten, auch pränatal und beim Neugeborenen. Altersgipfel sind das 1. Lebensjahr und die Pubertät.

Es können unterschiedliche Formen unterschieden werden:
- **Intravaginale Hodentorsion**: Drehung des Samenstrangs innerhalb der Tunica vaginalis
- **Supravaginale Hodentorsion**: Drehung des Samenstrangs oberhalb der Tunica vaginalis
- **Isolierte Hodentorsion**: Drehung des Hodens gegen den Nebenhoden

40.3.2 Klinische Symptomatik

Der Verlauf einer Hodentorsion kann sich akut bis subakut darstellen: plötzlich auftretende starke Schmerzen in einer Skrotalhälfte mit ausgeprägtem lokalen Druckschmerz, die v. a. in den Leistenkanal und Unterbauch ausstrahlen. Übelkeit, Erbrechen, Schweißausbrüche und evtl. Tachykardie sind häufige Begleitsymptome. In der Folge kann sich eine zunehmende Schwellung und Rötung auf der betroffenen Seite ausbilden. Der torquierte Hoden steht in der Regel höher als die Gegenseite. In etwa der Hälfte der Fälle sind die Schmerzen und o. g. Symptome weniger stark ausgeprägt, dies kann zu verzögernden Fehldiagnosen führen. Anamnestisch findet sich der Beginn der Beschwerden v. a. in den frühen Morgenstunden.

40.3.3 Diagnostik

In der klinischen Untersuchung werden die Hodenlage und Druckschmerzhaftigkeit palpatorisch verifiziert, der Kremasterreflex ist aufgehoben und es liegt ein positives Prehn-Zeichen (vermehrte Schmerzen bei Hodenhochlagerung) vor.

Die apparative Untersuchung (Sonographie, wenn möglich Farbdopplersonographie) vergleicht grundsätzlich zur Gegenseite die Größe, Echogenität und das Parenchymmuster und lässt Rückschlüsse auf die Perfusion des Organs zu. Die Sonographie erfordert allerdings einen geübten Untersucher; da eine intakte Perfusion der Hodenhüllen oder eine Re- bzw. Restperfusion des Hodenparenchyms irreführen können. Generell wird ein Resistance-Index unter 0,7 im Parenchym gefordert, um eine Durchblutung sicherstellen zu können. Weiterhin kann die Sonographie auch eine Beurteilung des Nebenhodens und evtl. der Hydatide gestatten und somit die Epidydimitis bzw. Orchitis als häufige Differenzialdiagnose berücksichtigen (Abb. 40.2 bis Abb. 40.5).

40.3.4 Komplikationen

Bedrohlichste Komplikation ist die Nekrose des Hodens und damit der Organuntergang bei einer Ischämiezeit länger als 4–6 h. Als eine mögliche Folge teilgeschädigter Hoden wird die sympathische Orchidopathie auch der Gegenseite diskutiert. Hierbei soll eine Autoimmunreaktion über Antikörper gegen Spermien für eine Einschränkung der Fertilität nach einseitiger Hodentorsion verantwortlich sein.

40.3.5 Therapie

> Bei Unsicherheit oder bei nicht nachweisbarer Durchblutung muss die unmittelbare operative Freilegung des Hodens erfolgen.

In der Regel wird über einen inguinalen Zugang der Samenstrang präpariert und der Hoden freigelegt. Nach Detorsion wird die Erholung des Organs für ca. 20–30 min

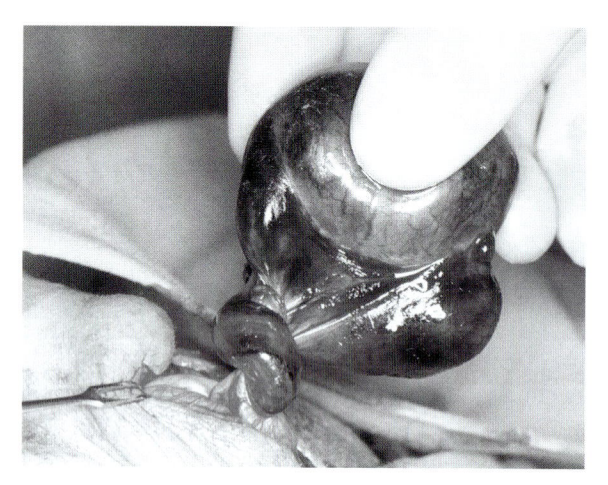

Abb. 40.5 Hodentorsion – intraoperativer Befund. (Mit freundlicher Genehmigung des Dr. von Haunerschen Kinderspitals, Universität München)

abgewartet. Nekrotische Hoden werden entfernt. In Zweifelsfällen wird der geschädigte Hoden belassen; womöglich überleben die weniger empfindlichen hormonproduzierenden Leydig-Zellen. Eine Hodenbiopsie kann gegebenenfalls entnommen werden. Prophylaktisch wird im Intervall die Pexie der Gegenseite empfohlen. Eine postoperative Verlaufsbeurteilung kann dopplersonographisch durchgeführt werden.

40.3.6 Hydatidentorsion

Hierbei handelt es sich um eine akut auftretende schmerzhafte Torsion des nur wenige Millimeter großen Anhanggebildes an Hoden, Nebenhoden oder Samenstrang, welches einem Rest des Müller-Gangs entspricht. Die Schmerzen und der Lokalbefund ähneln denen der Hodentorsion, nur weniger stark ausgeprägt. Gelegentlich ist die torquierte Hydatide bläulich schimmernd durch die Skrotalhaut zu sehen. Die Diagnosestellung erfolgt klinisch, sonographisch und im Zweifelsfall durch operative Freilegung. Differenzialdiagnostisch muss an eine Hodentorsion oder Epididymitis oder Orchitis gedacht werden. Therapeutisch ist bei eindeutiger Diagnose ein konservatives Vorgehen unter Analgesie und lokaler Kühlung möglich.

Literatur

Ashcraft W (2005) Pediatric surgery, 4th ed. Saunders, Philadelphia
Cole FL, Vogler R (2004) The acute, nontraumatic scrotum: assessment, diagnosis, and management. J Am Acad Nurse Pract 16(2):50–56
Goldman RD, Balasubramanian S, Wales P, Mace SE (2005) Pediatric surgeons and pediatric emergency physicians' attitudes towards analgesia and sedation for incarcerated inguinal hernia reduction. J Pain 6(10):650–655
Hadziselimovic F (2002) Cryptorchidism, its impact on male fertility. Eur Urol 41(2):121–123
Hadziselimovic F, Herzog B (2001) The importance of both an early orchidopexy and germ cell maturation for fertility. Lancet 358(9288):1156–1157
Hadziselimovic F, Geneto R, Emmons LR (1998) Increased apoptosis in the contralateral testes of patients with testicular torsion as a factor for infertility. J Urol 160(3 Pt 2):1158–1160
Jefferson RH, Perez LM, Joseph DB (1997) Critical analysis of the clinical presentation of acute scrotum: a 9-year experience at a single institution. J Urol 158 (3 Pt2):1198–1200
Leitlinien für Diagnostik und Therapie in der Kinderchirurgie. AWMF Online. http://www.uni-duesseldorf.de/AWMF/ll/ll_ki-ch.htm
Montupe P, Esposito C (2011) Fifteen years experience in laparoscopic inguinal hernia repair in pediatrc patients. Results and considerations on a debated procedure. Surg Endosc 25(2):450-3
Spitz L, Coran A (1995) Rob and Smith's operative surgery, paediatric Surgery, 5th ed. Chapman & Hall, London
Stehr M, Boehm R (2003) Critical validation of color doppler ultrasound in diagnostics of acute scrotum in children. Eur J Pediatr Surg 13(6):386–392

Gelenkpunktionen

J. Zellner, M. Nerlich, P. Angele

41.1 Einführung

Punktionen von Gelenken dienen der
- Druckentlastung
- Schmerzlinderung
- Applikation von Medikamenten und
- Flüssigkeitsgewinnung zur Diagnostik

Eine Gelenkpunktion ist ein aufklärungspflichtiger Eingriff, der das schriftliche Einverständnis des Patienten voraussetzt. Der Eingriff bedarf einer sorgfältigen Vorbereitung und Durchführung und sollte keinesfalls „zwischen Tür und Angel" erfolgen. Das Gelenk darf nur unter streng aseptischen Kautelen punktiert werden, da ein Verschleppen von Keimen bedingt durch die bradytrophe Stoffwechsellage des Gelenkknorpels und konsekutiv geminderte Infektabwehr des körpereigenen Immunsystems an dieser Stelle nahezu regelhaft zum Gelenkinfekt führt.

> Jede Gelenkpunktion muss unter strengen aseptischen Kautelen erfolgen, wobei der Patient über die Risiken aufgeklärt sein muss!

Deshalb wurden Regeln und Leitlinien der Gelenkpunktion erarbeitet, die mittlerweile auch in die Rechtssprechung Eingang gefunden haben und deren Einhaltung in Haftpflichtauseinandersetzungen geprüft wird. Deshalb erfordert eine intraartikuläre Injektion oder Punktion eine strenge Indikationsstellung. **Kontraindikationen** sind Hautschäden oder -erkrankungen im Bereich der Punktionsstelle, wobei ein Gelenkempyem in jedem Fall entlastet werden sollte. Wegen der Gefahr der Kontamination des Gelenkraums sollte auch bei jedem zeitlich unmittelbar folgenden operativen Gelenkeingriff eine Punktion unterbleiben.

Folgende **Voraussetzungen** sollten bei jeder Gelenkpunktion erfüllt sein:
- Behandlungsraum
  - Der Eingriffsraum bedarf einer regelmäßigen Reinigung und Desinfektion sowie einer zusätzlichen Desinfektion nach Kontamination mit potenziell erregerhaltigem Material.
  - Die Zahl der anwesenden Personen ist während der Punktion auf ein Minimum zu reduzieren.
  - Die Reinigung wird durch die Verwendung von wasserundurchlässigen Einmalunterlagen vereinfacht.
- Vorbereitung des Patienten
  - Die Punktionsstelle muss soweit von Kleidungsstücken freigelegt werden, dass keine Kontamination durch Kleidungsstücke erfolgen kann.
  - Die Punktionsstelle muss ausreichend desinfiziert werden. Gefordert wird eine satte Benetzung. Gefärbtes Desinfektionsmittel erleichtert dabei die Übersicht. Eine Einwirkzeit von einer Minute darf nicht unterschritten werden.
  - Störende Haare sind vor der Punktion zu kürzen. Hierfür wird die Verwendung einer Schere empfohlen, da mit einer Rasierklinge leicht Hautläsionen gesetzt werden, die eine Infektion begünstigen.
- Arzt und Assistenzpersonal
  - Von der Kleidung, insbesondere von den Ärmeln darf keine Infektion ausgehen, Kittel sollten deshalb ausgezogen werden.
  - Nach hygienischer Händedesinfektion müssen sterile Handschuhe angezogen werden.
  - Gespräche sind auf das Notwendigste reduzieren.
  - Es müssen Gesichtsmasken getragen werden.
- Vorbereitung der Punktion
  - Es müssen sterile Einmalspritzen und Einmalkanülen verwendet werden.
  - Alle Instrumente und Medikamente dürfen erst kurz vor Verwendung geöffnet werden.
  - Behältnisse für die Asservierung des Punktats sollten bereitliegen.
- Durchführung der Punktion
  - Die Nadel sollte unter Aspiration vorgeschoben werden, um den Durchtritt durch die Gelenkkapsel zu bemerken.
  - Es empfiehlt sich die Verwendung von Kanülen größeren Durchmessers, um auch zähflüssig visköses Sekret in ausreichender Menge aspirieren zu können.
  - Wurde ein Medikament, z. B. ein Lokalanästhetikum oder ein Glukokortikoid injiziert, so sollte zur besseren Verteilung des Medikaments das Gelenk einmal durchbewegt werden.

Tab. 41.1 Differenzialdiagnostik der Synovialflüssigkeit

	Physiologisch	Bakterielle Arthritis	Arthrose	Trauma	Gicht	Chondrokalzinose	Rheumatoide Arthritis	Lupus erythematodes
Zellzahl in mm³	<100	>20.000	<1000	<2000	<10.000	<20.000	5000–50.000	<10.000
Granulozyten	7 %	90 %	15 %	20 %	75 %	75 %	60–90 %	50 %
Farbe	Strohgelb	Grau-rahmig, putride	Bernsteingelb	Hell- bis dunkelrot	Gelb-milchig	Gelb-milchig	Gelb-grün	Gelb
Trübung	Klar	Stark getrübt	Klar	Klar, blutig	Klar, trüb	Klar-trüb	Trüb-flockig	Trüb
Viskosität	Hoch	Gering	Reduziert	Hoch bis reduziert	Reduziert	Reduziert	Gering	Reduziert
Besonderheiten	–	Bakterien	–	Erythrozyten	Urate	Pyrophosphate	Rhagozyten	Rhagozyten

- Nach der Punktion:
  - Die Einstichstelle muss mit einem Pflaster abgedeckt werden. Bei rezidivierenden Ergüssen kann auch ein leichter Druckverband angelegt werden.
  - Der Patient sollte in jedem Fall darüber informiert werden, wohin er sich im Bedarfsfall bei Komplikationen, z. B. Infektzeichen wenden kann, und dass dies ohne zeitlichen Aufschub erfolgen sollte.

Zur besseren Kontrolle und Übersicht kann eine Gelenkpunktion wie z. B. an der Hüfte natürlich auch unter **sonographischer Kontrolle** durchgeführt werden. Spezielle Aufsätze auf den Schallkopf zum genauen Platzieren der Nadel sind verfügbar. Allerdings sind auch in diesem Fall die Regeln der Asepsis streng zu beachten.

41.2 Auswertung des Punktats

Neben der analgetischen Wirkung durch eine Druckentlastung der Gelenkkapsel dient eine Gelenkpunktion vor allem der Gewinnung von Material zur mikrobiologischen und zytologischen Diagnostik. Viskosität und Farbe des Punktats können sofort beurteilt werden. Eine erste Differenzialdiagnose zwischen Reizerguss, Hämarthros und Infekt kann hiermit schon gestellt werden. Fettaugen auf dem Hämarthros können auf eine osteochondrale Läsion mit Verletzung der subchondralen Zone hinweisen.

Zur weiteren Diagnostik sollten mehrere Röhrchen abgenommen werden, die ohne zeitliche Verzögerung der Auswertung zugänglich gemacht werden sollten:
- Röhrchen ohne Zusätze zur makroskopischen Beurteilung, Zellzahlbestimmung, Ausstrich und Schnellfärbung (z. B. Gram-Präparat bei bakterieller Arthritis)
- Röhrchen steril zur bakteriologischen Untersuchung, evtl. in Agar oder Blutgefäßröhrchen
- Röhrchen mit Heparin zur Zentrifugation und Auswertung nach Rhagozyten, Kristallen und Sediment

> Zeitliche Verzögerung, lange Transportwege und inadäquate Behältnisse verschlechtern die diagnostische Zuverlässigkeit beträchtlich!

In Tab. 41.1 sind die verschiedenen differenzialdiagnostischen Parameter bei der Analyse der Synovialflüssigkeit zusammengefasst.

> Die Punktion von putrider Gelenkflüssigkeit ist in der Regel eine Indikation zum operativen Notfalleingriff!

41.3 Punktionstechniken

41.3.1 Schultergelenk

Ventraler Zugang Der Patient befindet sich in Rückenlage mit leicht außenrotiertem und abduziertem Oberarm. Punktiert wird nun 1 cm kaudal und lateral der Spitze des Processus coracoideus in leicht medialer Richtung (Abb. 41.1a).

Dorsaler Zugang (v. a. zur Injektion) Hierbei sitzt der Patient entspannt mit leicht adduziertem und innenrotiertem Oberarm dem Operateur mit dem Rücken zugewandt.

41.3 · Punktionstechniken

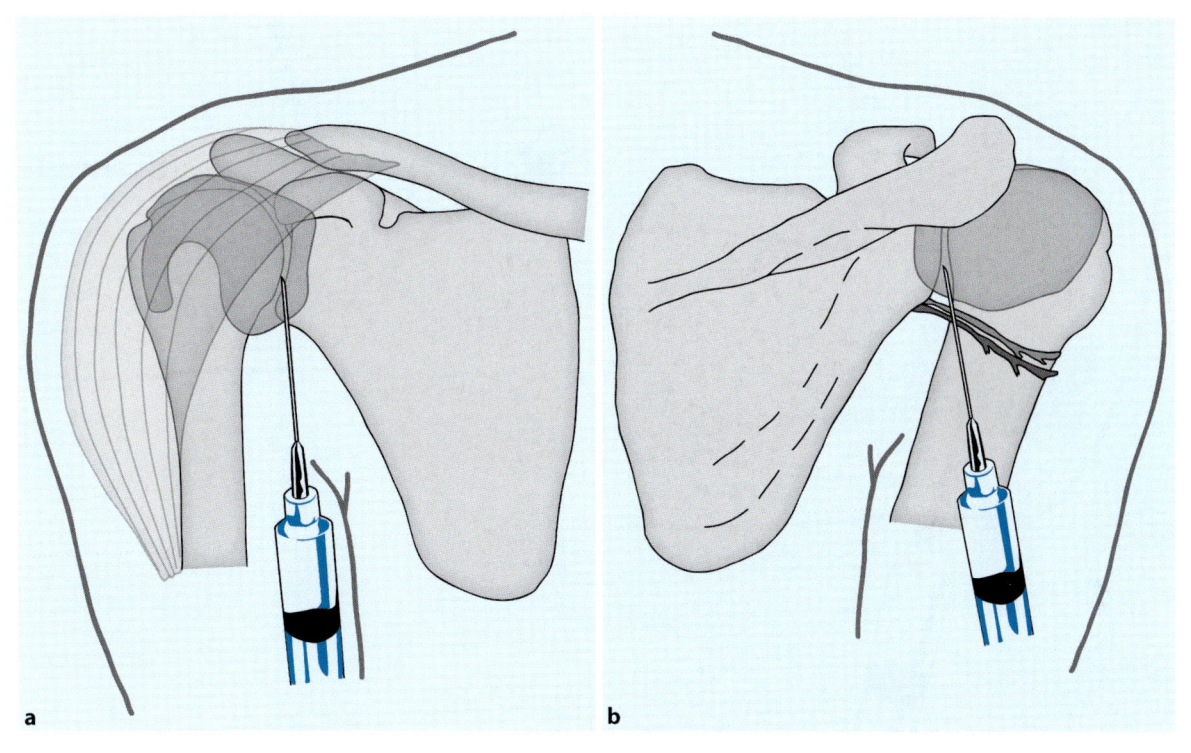

Abb. 41.1a,b Ventraler (a) und dorsaler (b) Zugang zur Schultergelenkspunktion

Die Einstichstelle liegt nun dorsal ca. 2 cm unterhalb der Spina scapulae etwas medial des Angulus acromialis (Abb. 41.1b). Der Operateur umgreift dabei die Schulter des Patienten von oben und legt den Zeigefinger auf den Processus coracoideus, da dieser die Stichrichtung angibt. Bei Vorschieben der Punktionsnadel mit leichtem Stempeldruck kann der Eintritt in die Gelenkkapsel am Nachlassen des Widerstands erkannt werden. Dies kann gesichert werden, indem man ca. 10 ml sterile physiologische Kochsalzlösung infiltriert. Beim Abnehmen der Spritze von der Kanüle entleert sich diese bei intraartikulärer Lage durch die Rückstellkraft der Gelenkkapsel sofort spontan.

41.3.2 Ellbogengelenk

Lateraler Zugang Der Patient liegt in Rückenlage, den Arm auf einem Ausstelltisch in 90°-Flexion und Pronation. Punktiert wird nun im Zentrum des gleichseitigen Dreiecks, gebildet aus Radiusköpfchen, Epicondylus radialis und Olekranonspitze (Abb. 41.2).

Dorsaler Zugang Hierfür wird mit der Kanüle unmittelbar proximal der Olekranonspitze durch den Trizepssehnenansatz vorgegangen (Abb. 41.2).

41.3.3 Handgelenk

Dorsoulnarer Zugang Punktion radial vom Processus styloideus ulnae am ulnaren Rand der Sehne des Musculus extensor digiti minimi (Abb. 41.3a).

Dorsoradialer Zugang In Pronationsstellung des Unterarms bei Palmarflexion und Ulnarabduktion der Hand wird bei diesem Zugang die Punktionskanüle zwischen den Sehnen des Musculus extensor pollicis longus und indicis unmittelbar distal des Processus styloideus radii ins Gelenk vorgeschoben (Abb. 41.3b).

41.3.4 Hüftgelenk

Da das Hüftgelenk von einem größeren Weichteilmantel umgeben ist als die anderen beschriebenen Gelenke, kann in diesem Fall die technische Unterstützung in Form eines Ultraschallgeräts oder eines Bildwandlers in Anspruch genommen werden. Die Punktionsrichtung ist hierbei nicht der Hüftkopf selbst, sondern der Schenkelhals, da sich die Hüftgelenkskapsel bis zur Linea intertrochanterica zieht.

Ventraler Zugang Es wird in der Mitte einer Linie zwischen Spina iliaca anterior superior und Symphyse ca. 2 cm lateral des tastbaren Femoralispuls mit einer langen Kanüle eingegangen (Abb. 41.4a).

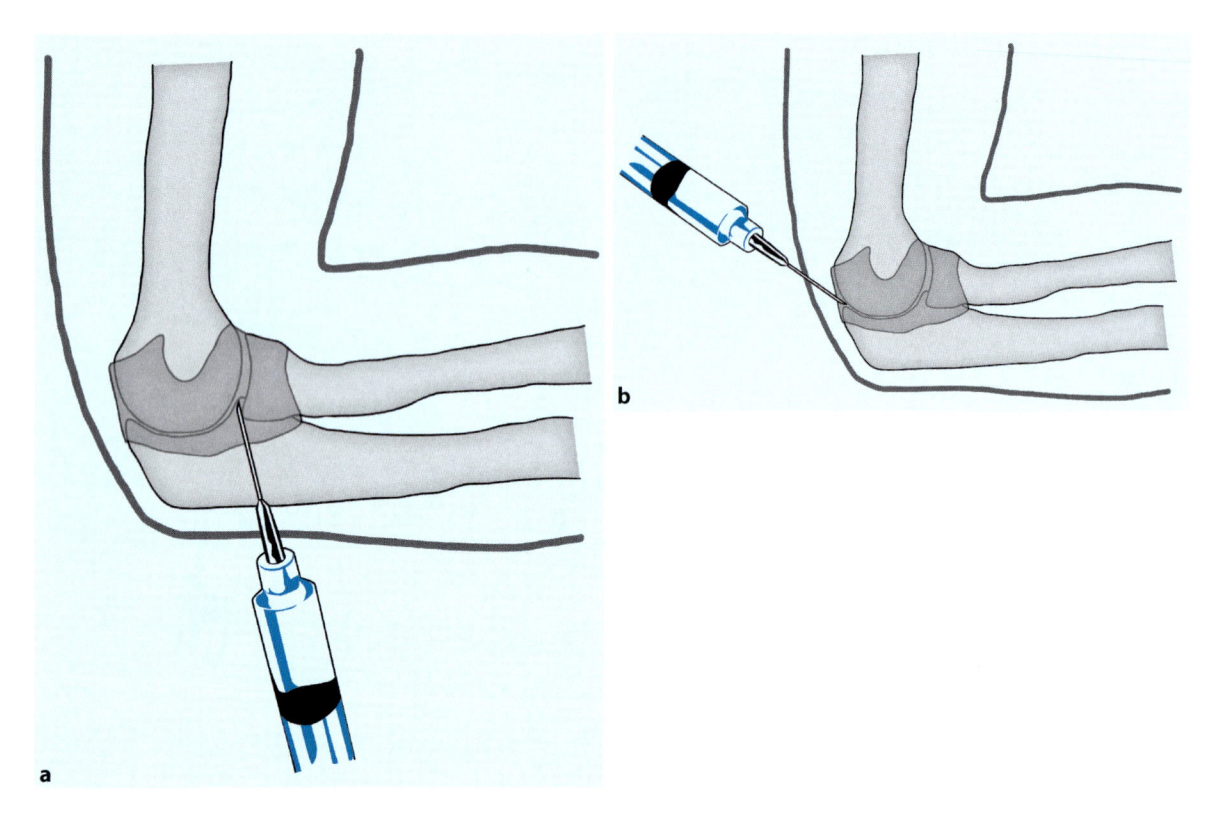

Abb. 41.2 Lateraler (**a**) und dorsaler (**b**) Zugang zur Ellbogengelenkspunktion

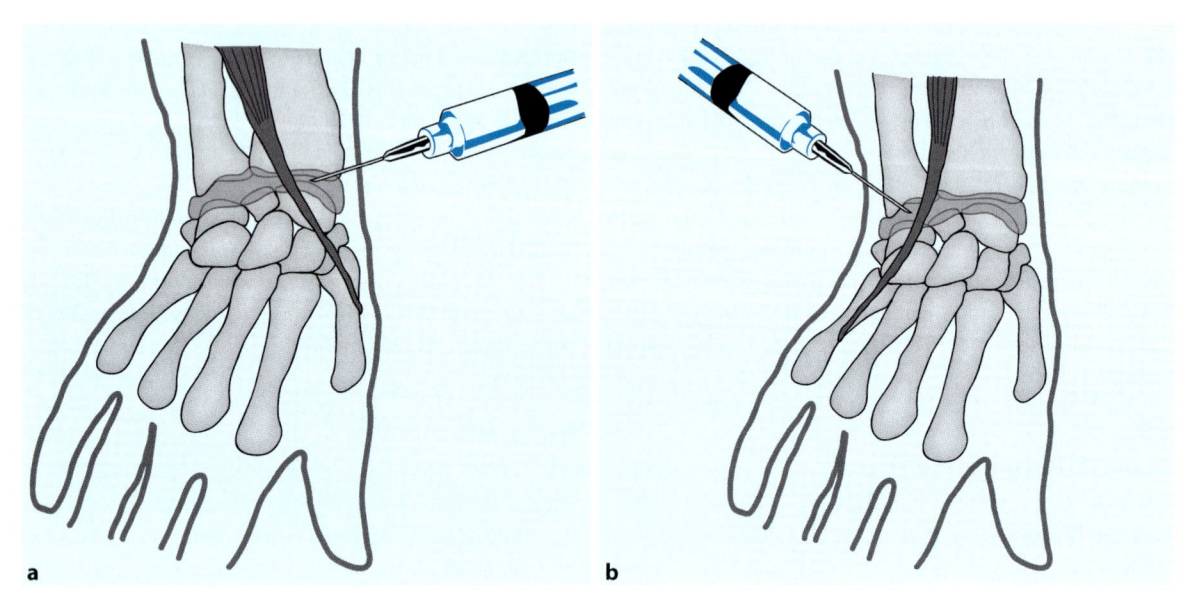

Abb. 41.3 Dorsoulnarer (**a**) und dorsoradialer (**b**) Zugang zur Handgelenkspunktion

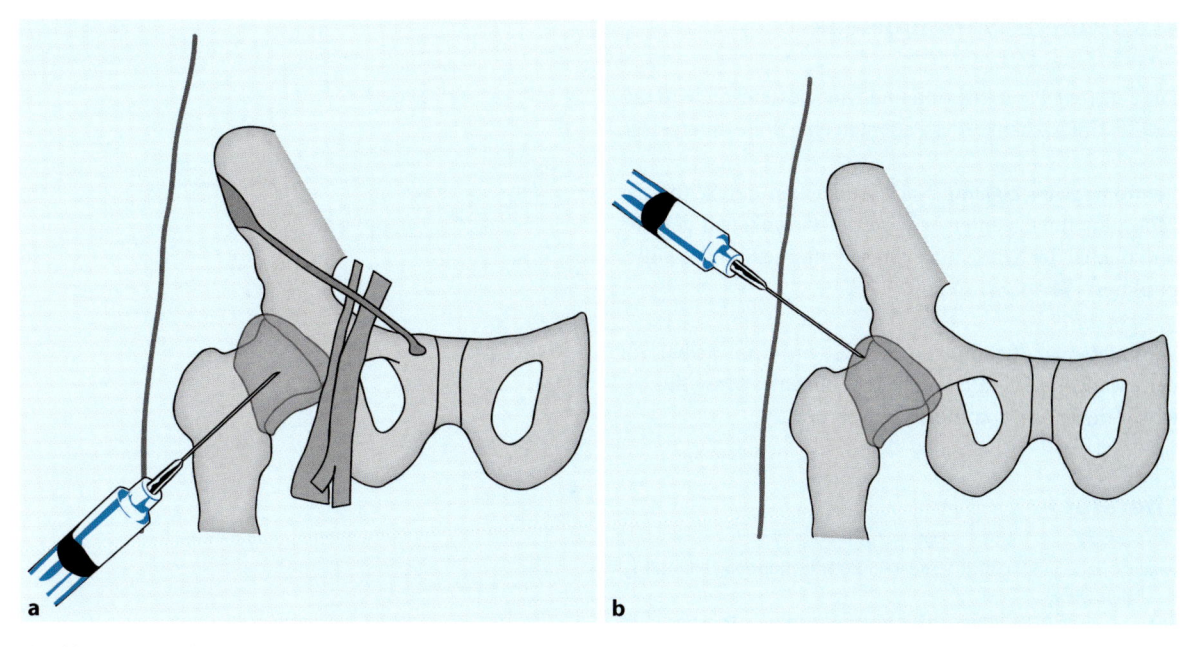

Abb. 41.4 Ventraler (a) und lateraler (b) Zugang zur Hüftgelenkspunktion

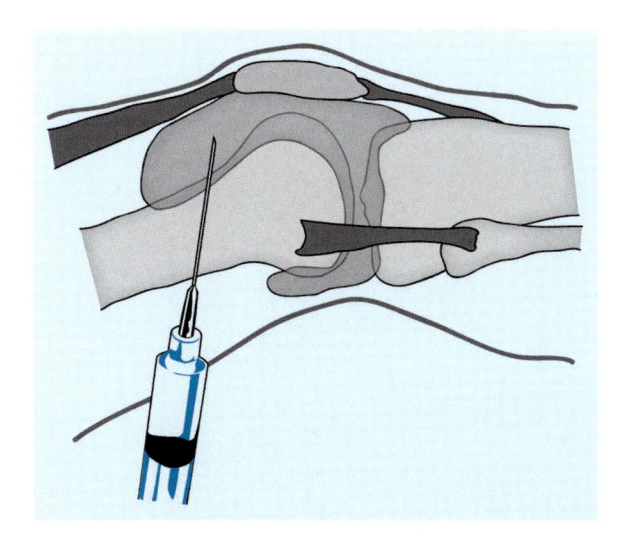

Abb. 41.5 Lateral-proximaler Zugang zur Kniegelenkspunktion

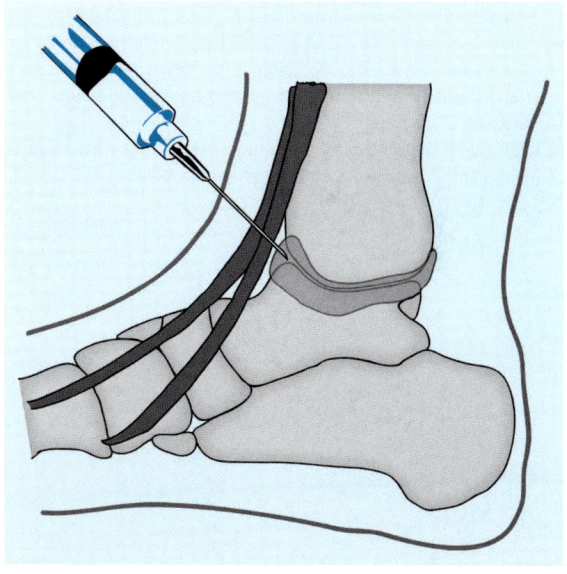

Abb. 41.6 Ventromedialer Zugang zur Sprunggelenkspunktion

Lateraler Zugang Mit einer langen Punktionskanüle wird an der proximalen Oberschenkelaußenseite knapp oberhalb der Trochanterspitze eingegangen (Abb. 41.4b).

41.3.5 Kniegelenk

Lateraler Zugang Das Bein sollte zur Entspannung der Muskulatur und des Streckapparats in Streckstellung oder lediglich leichter Beugestellung gelagert sein. Punktion unterhalb des oberen lateralen Patellarandes.

Lateral-proximaler Zugang Bei massivem Erguss sollte das Kniegelenk in leichter Beugestellung mit Unterpolsterung ca. 2 Querfinger lateral und kranial der oberen Begrenzung der Patella punktiert werden (Abb. 41.5). Zur kompletten Entlastung kann der obere Recessus vorsichtig ausgestrichen werden.

41.3.6 Oberes Sprunggelenk

Für eine freie Plantarflexion und Dorsalextension wird unter den Unterschenkel des Patienten eine Rolle untergelegt.

Ventromedialer Zugang Nach Aufsuchen der Sehne des Musculus tibialis anterior wird der Gelenkspalt getastet und medial der Sehne in leichter Plantarflexion des Fußes punktiert (Abb. 41.6).

Ventrolateraler Zugang Die Kanüle wird unmittelbar vor dem Malleolus lateralis lateral der Sehne des Musculus extensor digitorum communis eingebracht.

Literatur

Bauch J, Halsband H (1998) Manual Ambulante Chirurgie II, 1. Aufl. Fischer, Ulm

Bernau A, Heeg P (1999) Intraartikuläre Punktionen und Injektionen. Dt Ärztebl 96:A1905–A1907

Bernau A, Heeg P (2003) Intraartikuläre Punktionen und Injektionen. Leitlinien der Deutschen Gesellschaft für Orthopädie und Traumatologie und des Berufsverbands der Ärzte für Orthopädie

Bernau A, Hedtmann A (2008) Hygienemaßnahmen bei intraartikuläre Punktionen und Injektionen. Leitlinien der Deutschen Gesellschaft für Orthopädie und Traumatologie und des Berufsverbands der Ärzte für Orthopädie

Brug E, Rieger H (1994) Ambulante Chirurgie. Lehrbuch und Atlas für das ambulante Operieren, 2. Aufl. Deutscher Ärzte-Verlag, Köln

Ruhigstellung, Verbände, Gipse

T. Helfen, K.-G. Kanz

42.1 Einführung

Die Ruhigstellung von Extremitäten durch schienende Verbände ist eine der ältesten Formen der Frakturbehandlung. Bereits in prähistorischer Zeit kamen Verbände mit aushärtenden Materialen wie Lehm oder Ton zum Einsatz, Gipsverbände wurden erstmals im osmanischen Reich Anfang des 18. Jahrhunderts beschrieben, in Europa wurde dieses Verfahren in der Mitte des 19. Jahrhunderts eingeführt, erst im auslaufenden 20. Jahrhundert kamen andere Materialien wie Kunststoff zur Anwendung. Im deutschen Sprachraum werden „Kunststoffgipse" häufig mit dem englischen Begriff „Cast" bezeichnet.

Schienende Verbände aus der Kombination von Gips und Baumwolle bieten auch heute noch eine Vielzahl von Vorteilen. Sie können günstig hergestellt werden, lassen sich leicht anlegen und wieder abnehmen, ermöglichen eine exakte Modellierung an die Körperoberfläche, härten sehr schnell aus und verfügen über eine ausgezeichnete Stabilität. Moderne Kunststoffmaterialien bieten den Vorteil von geringerem Gewicht bei einer noch schnelleren Aushärtung und besseren Röntgendurchlässigkeit. Ein entscheidender Nachteil ist neben den höheren Kosten und der Umweltverträglichkeit die geringe Modellierbarkeit des Materials.

> In der Akutphase einer Verletzung ist ein Gipsverband dem Kunststoffverband vorzuziehen, da dieser, insbesondere bei starker Schwellneigung, gleichmäßiger der verletzten Extremität angepasst werden kann und somit weniger Druckstellen verursacht.

Das Ziel der Ruhigstellung von Verletzungen besteht in der Wund- bzw. Frakturruhe, Entlastung und gegebenenfalls Kompression der betroffenen Extremität. Ruhigstellende Verbände werden in der Regel aus zugfesten Klebeverbänden (Tape), Hartmaterialien (Gips, Kunststoff) oder Textilien (teilweise kunststoffverstärkte Stoffe) hergestellt. Ein Wechsel des immobilisierenden Verbandmaterials im Heilungsverlauf ist möglich. So kann z. B. eine Fraktur aufgrund der Schwellneigung in der Initialphase im Weißgips versorgt werden, der bei Schwellung oder lokalen Druckstellen günstig erneuert werden kann. Im weiteren Behandlungsverlauf nach Abklingen der initialen Schwellphase ist dann der Wechsel auf einen leichteren Kunststoffcast aufgrund der Gewichtsreduktion und des Tragekomforts für den Patienten bequemer. Zudem können die einzelnen Materialien in verschiedenen Immobilisationstechniken zur Anwendung kommen (zirkuläres Anwickeln, Longuette oder „Sugar-tong-(Zuckerzangen)-Gipsschiene", ◘ Abb. 42.1). Auch vorgefertigte und konfektionierte Orthesen sind im weiteren Sinne Stützverbände.

42.2 Komplikationen

Die häufigsten Komplikationen nach der Anlage von schienenden Verbänden sind Kompartmentsyndrome, Druckschäden an Nerven und Haut, Einsteifung von Gelenken, Verbrennungen sowie allergische Reaktionen.

> Zur Vermeidung von Komplikationen muss bei bewusstlosen, verwirrten oder neuropathischen Patienten wegen der fehlenden Kommunikation die Anlage von schienenden Verbänden mit größter Sorgfalt erfolgen. Zur Anlage eines jeden schienenden Verbandes gehört die Patientenaufklärung über potenziell im Verlauf auftretende Komplikationen, optimalerweise mit Aushändigung eines Merkblattes.

42.2.1 Kompartmentsyndrom

Die Ausbildung eines Kompartmentsyndroms ist eine der relevantesten Komplikationen, die im Zusammenhang mit der Anlage eines Gips- oder auch Schienenverbandes auftreten kann. Ursächlich ist eine Druckerhöhung und damit Perfusionsstörung durch eine allgemeine Schwellung der Weichteile unter einem einengenden zirkulären Verband. Wird dieser nicht rechtzeitig entfernt, können sich schwere Schäden des Gewebes sowie Muskelnekrosen oder Nervenschäden entwickeln.

> Wenn unmittelbar nach Unfällen oder Operationen mit einer Weichteilschwellung zu rechnen ist, muss jeder zirkuläre Gipsverband einschließlich des Polstermaterials in der ganzen Länge gespalten werden.

Abb. 42.1 „Sugar-tong-(Zuckerzangen)-Gipsschiene, z. B. zur Ruhigstellung distaler Radioulnar-Gelenkverletzungen

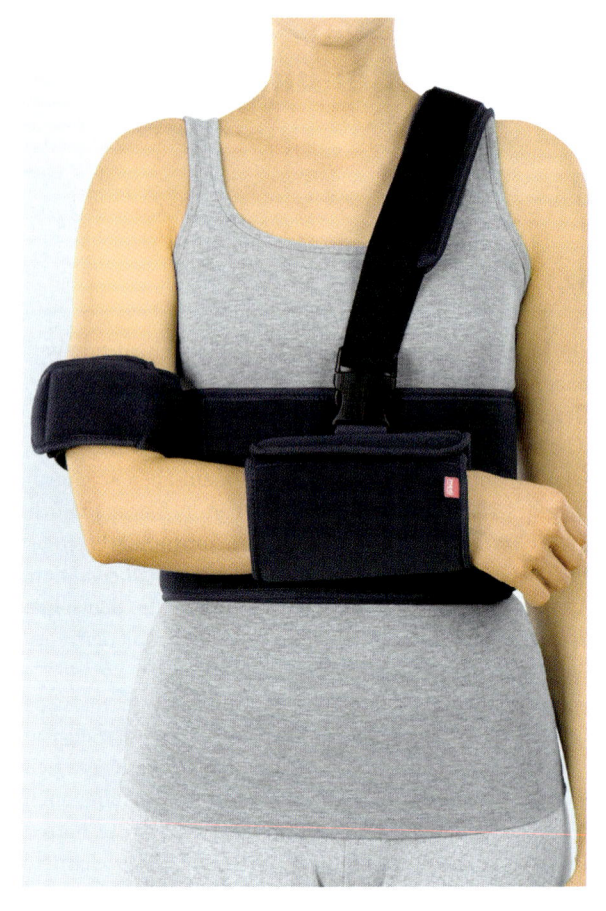

Abb. 42.2 Gilchrist-Verband bzw. Schultergelenksorthese (medi Arm fix, Firma medi), z. B. zur Immobilisation einer Humeruskopffraktur

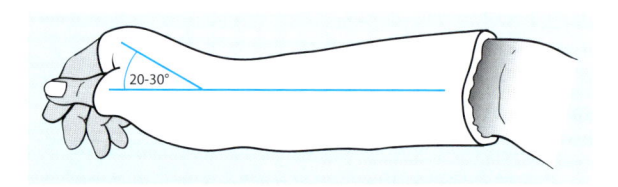

Abb. 42.3 Unterarm-Cast in Funktionsstellung (20–30° Dorsalextension), z. B. zur Immobilisation einer distalen Radiusfraktur

Die Längsspaltung eines zirkulären Gipses kann zu einer Senkung des Kompartmentdruckes um 30 %, das Spreizen des Gipses um 1 cm zu einer Senkung um 60 % und die zusätzliche Durchtrennung des Polstermaterials zu einer Senkung bis zu 70 % führen.

42.2.2 Nervenschäden

Druckerhöhungen innerhalb des Gipsverbandes können auch zu direkten Nervenschäden führen, insbesondere im Verlauf des N. radialis am Oberarm, des N. ulnaris am Ellenbogen sowie des N. peroneus (fibularis) am Wadenbeinköpfchen. Bei der Anlage eines schienenden Verbandes ist deshalb darauf zu achten, dass diese Bereiche ausreichend abgepolstert werden.

42.2.3 Hautschäden

Druckerhöhungen innerhalb des Gipsverbandes können zu lokalen Durchblutungsstörungen der Haut führen, die innerhalb von nur 2 Stunden Exposition zur Ausbildung von Hautnekrosen führen können.

Deshalb ist darauf zu achten, dass die Anmodellierung des Gipses nur mit der flachen Hand und nicht mit den

42.2 · Komplikationen

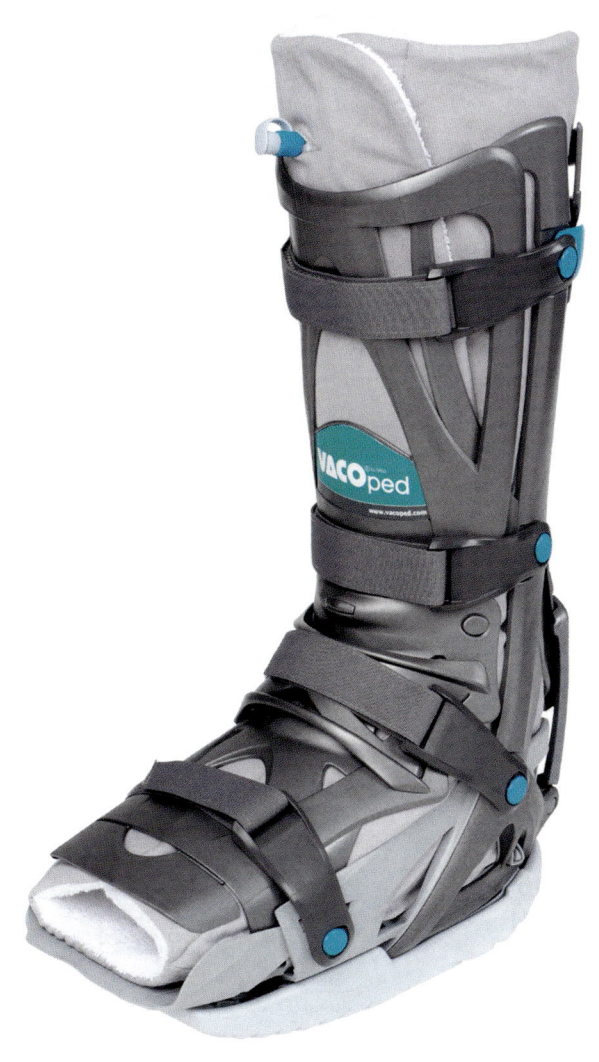

Abb. 42.4 Vakuumstabilisierte Orthese (VACOped, Firma OPED), z. B. zur Immobilisation von Frakturen im Fuß- und Sprunggelenkbereich

Fingerspitzen erfolgt. Desweiteren darf ein Gips nicht auf einer harten Oberfläche oder einer Kante gelagert werden, bevor er vollständig ausgehärtet ist. Bereiche, in denen sich Knochen unmittelbar unter der Haut befindet, an den Gelenkrollen am Ellenbogen, Handgelenk, Kniegelenk, am Wadenbeinköpfchen, medialer Schienbeinkante, Außen- und Innenknöchel und Ferse müssen deshalb besonders abgepolstert werden. Desweiteren ist darauf zu achten, dass auch der proximale und distale Rand des Gipsverbandes ausreichend abgepolstert sind.

42.2.4 Einsteifung von Gelenken

Die Einsteifung von Gelenken durch das Verkleben von Gleitschichten ist eine signifikante Komplikation bei einer

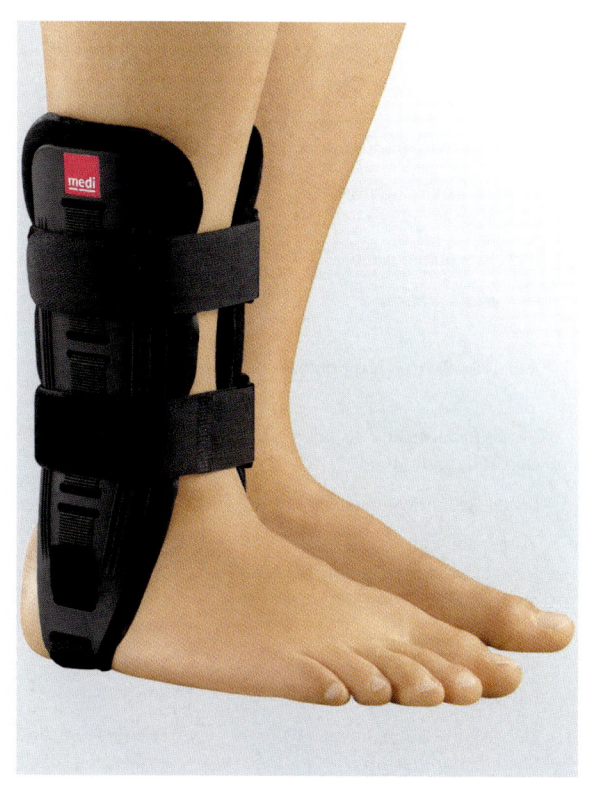

Abb. 42.5 Sprunggelenksorthese (M.step, Firma medi) zur Immobilisation von Außenbandrupturen

längerdauernden Ruhigstellung durch schienende Verbände. Gelenke sollten deshalb immer so kurz wie möglich, so lange wie nötig und in Funktionsstellung ruhiggestellt werden. Insbesondere bei Unterarmgipsen ist darauf zu achten, dass alle Finger in den Metakarpophalangealgelenken bewegt werden können. Nach der Gipsabnahme ist darauf zu achten, dass betroffene Gelenke ausreichend, ggf. unter krankengymnastischer Anleitung, beübt werden.

42.2.5 Verbrennungen

Verbrennungen können durch die Freisetzung von chemischer Wärme bei der Aushärtung von Gipsmaterialen entstehen. Zum Schutz der Haut muss diese deshalb vor Anlage einer Gipsbinde mit Polstermaterialien geschützt werden. Warmes Wasser führt zu einer Beschleunigung der Reaktion, kaltes Wasser zu einer Verzögerung. Die Temperatur des Wassers, in das die Gipsbinden getaucht werden, soll etwa 20 °C betragen, bereits bei 30 °C können durch die beschleunigte Temperaturentwicklung Verbrennungen entstehen. Um einen Hitzestau zu vermeiden dürfen Gipsverbände nicht in Tüchern oder Abdeckungen, sondern nur in zirkulierender Luft aushärten.

Tab. 42.1 Dauer der Ruhigstellung bei den häufigsten Verletzungen

Verletzung	Dauer	Art
Klavikulafraktur (nicht disloziert)	1–3 Wochen bis zur Schmerzfreiheit	Armschlinge
Vordere Schulterluxation – bei alten Menschen	2–3 Wochen 3–7 Tage	Gilchrist-Verband (Abb. 42.2)
Hintere Schulterluxation	2–3 Wochen	Thoraxabduktionskissen
Humeruskopffraktur	3–7 Tage, anschließend frühfunktionelle Behandlung	Armschlinge oder Gilchrist-Verband (Abb. 42.2)
Radiuskopffraktur (nicht disloziert)	1–2 Tage, danach frühfunktionelle Behandlung	Oberarmschiene mit Einschluss des Handgelenks
Distale Radiusfraktur disloziert (ohne Operationsindikation)	4–6 Wochen	Zunächst Unterarmgips, dann Cast in Funktionsstellung (Abb. 42.3)
Distale Radiusfraktur nicht disloziert	3–7 Tage	Volare Handgelenkschiene in Funktionsstellung
Nicht dislozierte Frakturen und Bandläsionen der Grund- und Mittelphalangen	2–3 Wochen bei Frakturen Frühfunktionelle Behandlung bei Bandläsionen	Volare Handgelenksschiene in Intrinsic-Plus-Stellung (Abb. 43.1)
Strecksehnenverletzung der Endphalanx mit knöchernem Ausriss (Busch-Fraktur)	6 Wochen	Stack-Schiene
Stabile Wirbelkörperfraktur (AO Typ A, Kompressionsfraktur)	Frühfunktionelle Behandlung in Abhängigkeit von Lokalisation und Knochenqualität	Ggf. Wirbelsäulenorthesen bis hin zum 5-Punkt-Korsett
Kniegelenksdistorsion	3–7 Tage	Dorsale oder laterale Schiene unter Einbeziehung der Fußsohle
Kniegelenksdistorsion mit Meniskus- und/oder Kreuzbandläsion	Bis zur operativen Versorgung 0–0–90°	Kniegelenksorthese in Gelenkbauweise
Achillessehnenruptur nicht dehiszent (adaptierte Sehnenenden bei 20°-Plantarflektion)	3 Tage, anschließend frühfunktionelle Behandlung	Gipsruhigstellung 20–30° Plantarflexion, anschließend Spezialschuh (z. B. VACOped) (Abb. 42.4)
Sprunggelenksdistorsion Grad II–III	6 Wochen	Sprunggelenksorthese (Abb. 42.5)
Sprunggelenksdistorsion Grad I (ohne Bandruptur)	1–2 Wochen	Elastischer Stützverband oder Tapeverband

> Ein Patient, der über Schmerzen unter einem Verband klagt, hat bis zum Beweis des Gegenteils immer recht.

42.2.6 Allergische Reaktionen

Allergische Reaktionen auf Polster- oder Gipsmaterialien sind sehr selten. Da jedoch auch das Personal eine Kontaktdermatitis auf diese Materialien entwickeln kann, sollten bei der Gipsanlage im Sinne des Eigenschutzes prinzipiell Handschuhe getragen werden.

42.3 Grundregeln für die Anlage eines Gipsverbandes

- Hautkontakt mit dem Gips oder Polsterung vermeiden, zum Schutz der Haut Schlauchmull einsetzen.
- Ausreichend Wattepolsterung verwenden, insbesondere in Bereichen, wo sich Nerven oder Knochen unmittelbar unter der Haut befinden.
- Fixierung der Wattepolsterung mit Krepppapier oder elastischer Polsterschaumbinde (z. B. Tensoban).
- Nur kaltes Wasser verwenden, um eine übermäßige Wärmebildung zu vermeiden.
- Gipsschienen und Gipsbinden ausreichend durchfeuchten, um eine gute Anmodellierbarkeit zu erzielen.
- Immer mit der (meist streckseitigen) Gipsschiene beginnen.

42.4 · Anlage eines gespaltenen Weißgipses am Beispiel Unterschenkelgips (. Abb. 42.6)

— Zirkuläre Gipsbinden nur abrollen, nicht ziehen.
— Keine rein zirkulären Verbände anlegen.
— Nur mit der flachen Hand anmodellieren, um Dellen zu vermeiden.
— Nicht auf harter Unterlage oder Kanten ablegen, um Dellen zu vermeiden.
— Bei akuten Verletzungen oder nach Operationen immer den Gips einschließlich Polsterung mit der Gipsschere oder Gipssäge längs spalten.
— Aufklärung des Patienten über Zeichen von Komplikationen wie: Schmerzen, venöse Stauung, Parästhesien sowie Störungen der Motorik und Durchblutung.
— Bei Beschwerden im Zweifel immer Gipsverband entfernen.

42.4 Anlage eines gespaltenen Weißgipses am Beispiel Unterschenkelgips (◘ Abb. 42.6)

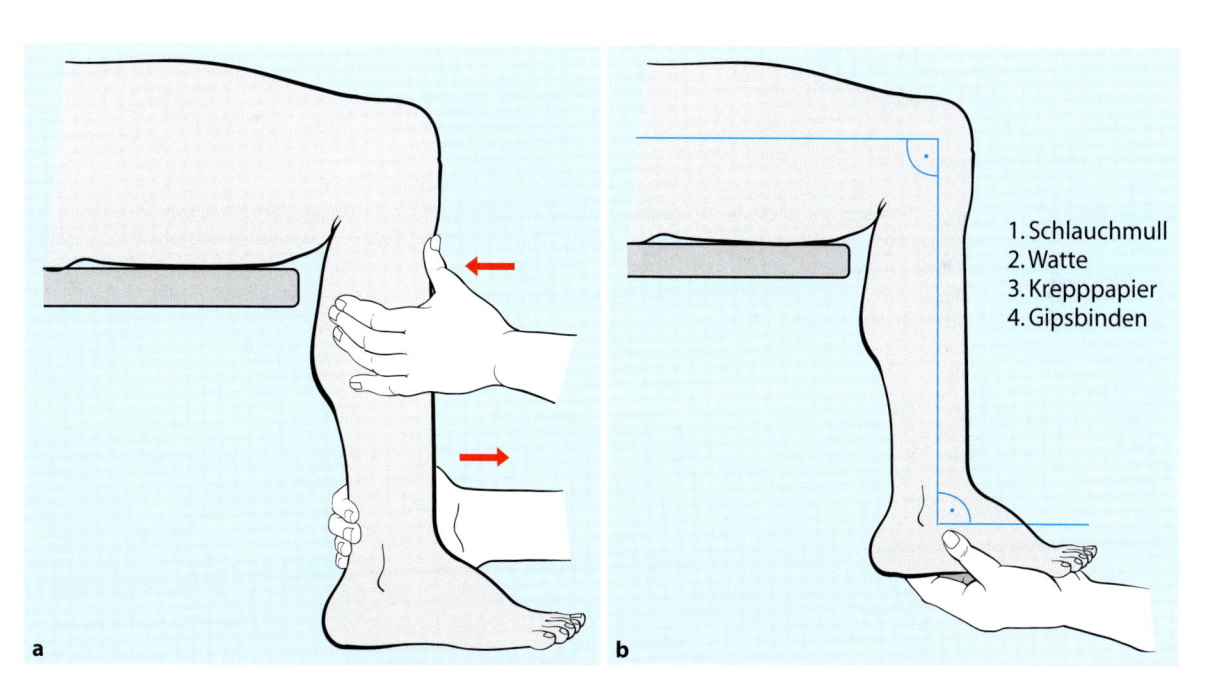

◘ **Abb. 42.6a–e** **a** Reposition der Fraktur (ggf. in Bruchspaltanästhesie z. B. Prilocain). **b** Reihenfolge der Komponenten: 1. Schlauchmull, 2. Wattepolsterung, 3. Krepppapier und zuletzt 4. die Gipsbinden zirkulär anlegen. **c** Zirkuläres Anwickeln der Gipsbinden (optimalerweise zu zweit). Auf adäquate Reposition, korrekte Stellung der Gelenke im Gips und ausreichende Gipsstärke achten. Aushärtungszeit des Gipses beachten! **d** Während der Aushärtungsphase ist eine Modellierung des Gipses möglich. Hier soll vor allem auf die zu retinierenden Stellen und potenzielle Druckstellen geachtet werden. **e** Spalten des zirkulären Gipses mit einer Gipsschere. Der gespaltene Gips wird zur Wahrung der gewünschten Position und zur suffizienten Immobilisation am Ende mit elastischen Binden zirkulär angewickelt

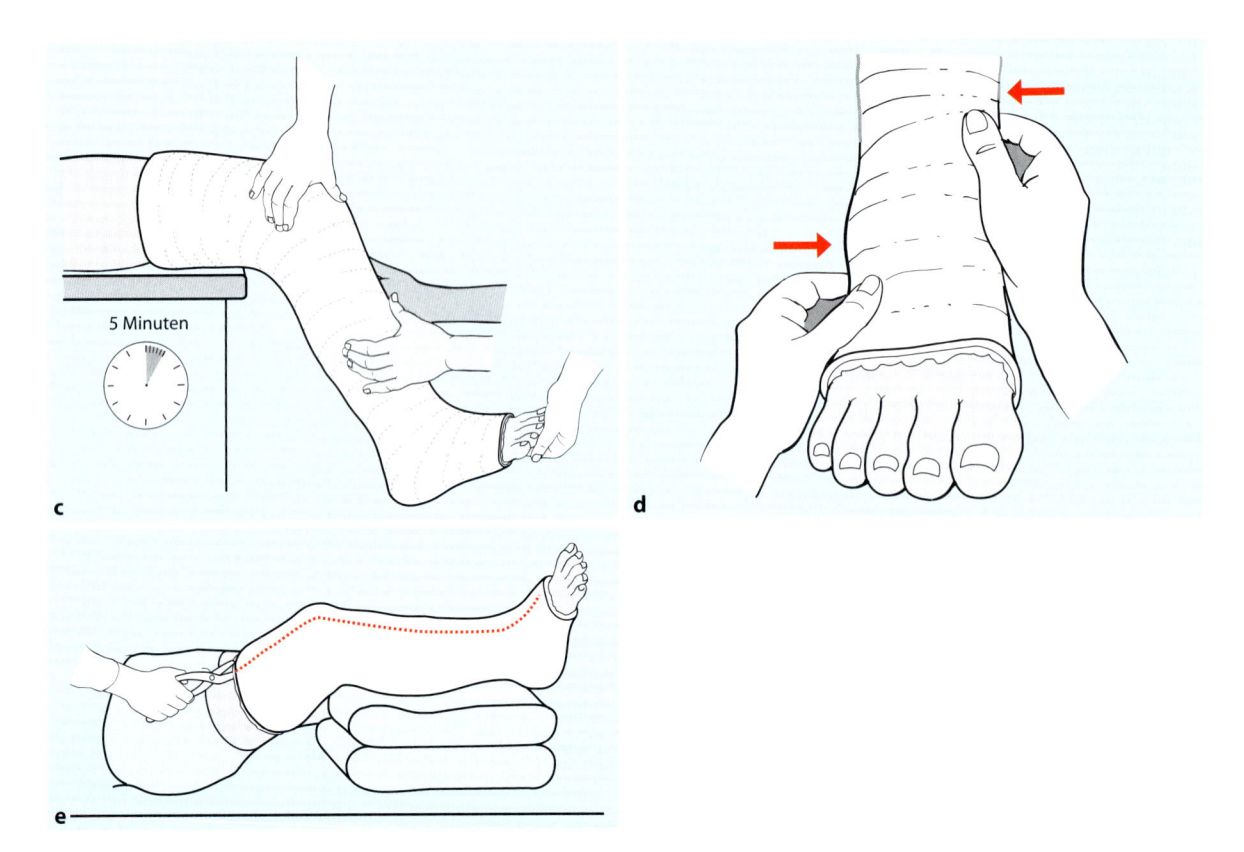

Abb. 42.6c–e *(Fortsetzung)* **c** Zirkuläres Anwickeln der Gipsbinden (optimalerweise zu zweit). Auf adäquate Reposition, korrekte Stellung der Gelenke im Gips und ausreichende Gipsstärke achten. Aushärtungszeit des Gipses beachten! **d** Während der Aushärtungsphase ist eine Modellierung des Gipses möglich. Hier soll vor allem auf die zu retinierenden Stellen und potenzielle Druckstellen geachtet werden. **e** Spalten des zirkulären Gipses mit einer Gipsschere. Der gespaltene Gips wird zur Wahrung der gewünschten Position und zur suffizienten Immobilisation am Ende mit elastischen Binden zirkulär angewickelt

Handverletzungen

A. Frick

43.1 Einführung

Handverletzungen werden wie in allen anderen Körperregionen in offene und geschlossene unterschieden. Sie reichen von kleinen Fingerverletzungen bis zu Amputationsverletzungen mit der kompletten Abtrennung von einem oder mehreren Fingern, der Mittelhand oder der gesamten Hand. Ziel der handchirurgischen Versorgung ist die bestmögliche Wiederherstellung der Funktion.

> Jede offene Verletzung muss möglichst innerhalb der 6-h-Grenze versorgt werden oder bei ausgedehnteren und Amputationsverletzungen rasch einer Versorgung zugeführt werden, damit die operative Versorgung zügig begonnen werden kann. Eine adäquate Erstversorgung entscheidet bereits mit über das Ergebnis der bestmöglichen funktionellen Wiederherstellung, das Ziel jeder handchirurgischen Behandlung.

Unabhängig von einer Funktionsprüfung der Finger bei der klinischen Untersuchung ist bei jeder Schnittverletzung vor dem Wundverschluss eine Wundinspektion vorzunehmen, um das genaue Ausmaß der Verletzung aufzudecken, Begleitverletzung vor allem an Sehnen und Nerven zu erkennen und möglichst auch mitversorgen zu können.

Bei kleineren Verletzungen ist eine vollständige Wiederherstellung möglich, bei ausgedehnteren Traumen können jedoch Funktionsdefizite trotz rechtzeitiger und adäquater chirurgischer Versorgung bestehen bleiben.

43.2 Ruhigstellung

Frakturen, Sehnen-, Nerven- und ausgedehnte Weichteilverletzungen erfordern postoperativ eine Ruhigstellung. Die Finger werden hierbei mit Ausnahme der Sehnenverletzung in der sog. **Sicherheitsposition** bzw. **„Intrinsic-plus"-Stellung** immobilisiert, d. h. die Grundgelenke in 80–90°-Beugung und die Mittel- und Endgelenke in maximaler Streckung (Abb. 43.1). Wegen posttraumatischer und postoperativer Schwellungsgefahr werden frische Verletzungen zunächst auf Schienen und nicht in zirkulären Verbänden ruhiggestellt. Die Schienen werden auf der kontralateralen Seite der Verletzungen und Operationen angelegt.

Auf diese Weise sind die Kollateralbänder der Fingergelenke in ihrer maximalen Länge ausgespannt und können während einer 3- bis 5-wöchigen Immobilisation nicht schrumpfen und zu einer Beugekontraktur der Finger führen.

43.3 Therapie

43.3.1 Frakturen an Hand und Fingern

Ein Sturz auf die ausgestreckte Hand kann nicht nur zu einer Radiusfraktur führen. Insbesondere eine Kahnbeinfraktur darf als häufigste Handwurzelfraktur (80 %) nicht übersehen werden. Handwurzelfrakturen neigen aufgrund ihrer eingeschränkten Vaskularisierung zur Pseudarthrosebildung.

> Bei unauffälligen Handgelenkaufnahmen in 2 Ebenen sind eine dorsopalmare Röntgenaufnahme in Ulnarduktion (Abb. 43.2) und ggf. eine Computertomographie des Skaphoids angezeigt.

Kahnbeinfrakturen werden in einem Unterarmgips oder Kunststoffverband mit Daumengrundgliedeinschluss ruhiggestellt. Ein Oberarmgips ist nicht erforderlich. Nach sechs Wochen sollte der Durchbauungszustand der Fraktur röntgenologisch beurteilt werden. Bei einer sichtbaren Resorptionszone im Frakturspalt ist eine Osteosynthese mit Spongiosa- oder kortikosongiöser Spanplastik angezeigt. Durch eine Kernspintomographie mit Kontrastmittel lässt sich die Vaskularisierung der Fragmente beurteilen. Eine Übersicht über die erforderlichen Zeiträume der Ruhigstellung gibt Tab. 43.1. Zum Ausschluss einer Pseudarthrose sollte auch bei asymptomatischem Verlauf spätestens nach einem Jahr nochmals eine Röntgenkontrolle erfolgen.

Frakturen des proximalen Drittels stellen Operationsindikationen dar, konservativ müssen sie bis zu 12 Wochen ruhiggestellt werden (Tab. 43.1). Nicht dislozierte Querfrakturen im mittleren Drittel können ebenfalls operiert werden bei beruflich und sportlich aktiven Patienten, um die Ruhigstellungsdauer auf 2–3 Wochen zu verkürzen.

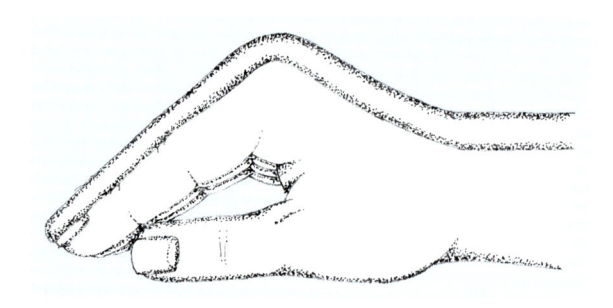

Abb. 43.1 Sicherheitsposition zur Ruhigstellung der Finger

Zur Osteosynthese werden sog. **Herbert-Schrauben** mit 2 Gewindeköpfen verwendet, die subchondral im Knochen verankert werden. Eine Kompression kann durch das Zielgerät bei den älteren Schrauben erreicht werden, die neuere Generation besitzt unterschiedliche Züge der beiden Gewindeköpfe und baut auf diese Weise beim Einschrauben Druck im Bruchspalt auf. Nicht dislozierte Frakturen können mit kanülierten Schrauben über einen zuvor unter Röntgenkontrolle eingebrachten Zieldraht minimal invasiv operativ versorgt werden. Auch nach einer Osteosynthese ist jedoch eine Fragmentnekrose nicht ganz auszuschließen.

Ein Sturz auf die dorsal flektierte Hand kann auch zum **Ausriss einer Knochenschuppe** aus dem Triquetrum führen. Dieser Kapselbandausriss wird 1–2 Wochen bis zur Schmerzfreiheit ruhiggestellt.

Korpusfrakturen der Handwurzelknochen werden 3–4 Wochen immobilisiert.

Die **Mittelhandknochen** können proximal des Köpfchens, im Schaftbereich und an der Basis frakturieren. Die intrinsische Interosseusmuskulatur führt zur Palmarkippung der Köpfchen. Dislokationen über 20° werden reponiert und meist mit Kirschner-Drähten fixiert.

> **Rotationsfehlstellungen der Fragmente sind im Röntgenbild zu erahnen und müssen klinisch beim Faustschluss untersucht und diagnostiziert werden. Sie sind eine Indikation zur Operation.**

Schaftfrakturen können mit Zugschrauben- und insbesondere Querfrakturen mit dorsalen Plattenosteosynthesen versorgt werden. **Basisfrakturen** sind bei Gelenkstufenbildungen und Dorsaldislokationen operativ zu stabilisieren.

Phalangenfrakturen können durch den Sehnenzug nach dorsal dislozieren und müssen durch Kirschner-Drähte auf einem Aluminiumbügel in einem sog. Böhler-Gips fixiert werden.

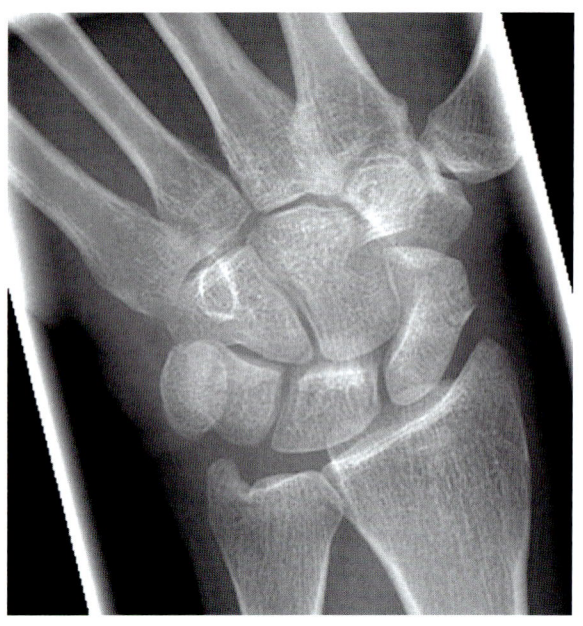

Abb. 43.2 Röntgenaufnahme in Ulnarduktion mit Kortikalisfrakturen ulnar und radial

43.3.2 Frakturen des Daumens

Am ersten Mittelhandknochen setzen die Abductor-pollicis-Sehnen und der M. adductor pollicis an. Sie distrahieren die radialen Fragmente nach proximal und radial. Man unterscheidet:
- Intrakapsuläre Luxationsfraktur (Bennett-Fraktur)
- Intrakapsuläre, y-artige Trümmerfraktur (Rolando-Fraktur)
- Extraartikuläre Schrägfraktur (Winterstein-Fraktur)

Meist gelingt es, den Sehnenzug durch eine geschlossene Reposition und perkutane Kirschner-Drahtfixationen des Metakarpale I an das Trapezium und den zweiten Mittelhandknochen temporär zu neutralisieren. Bei entsprechend großen Fragmenten kann bei Repositionshindernissen nach offener Reposition auch eine Zugschraubenosteosynthese vorgenommen werden.

43.3.3 Ausriss der palmaren Platte

An Grund- und Mittelgelenken der Finger sind die palmaren Gelenkkapseln knorpelig verstärkt. Ein geschlossener, knöcherner Ausriss der Fibrocartilago volaris (Abb. 43.3) wird als Gelenkverletzung nach kurzfristiger Immobilisation funktionell in einem Tape-Verband behandelt. Eine operative Refixation ist bei größeren Gelenkfrakturen mit Subluxation angezeigt.

■ **Tab. 43.1** Konservative Therapie von Kahnbeinfrakturen

Lokalisation	Ruhigstellungsdauer
Nicht disloziertes Tuberkulum	3 Wochen
Distales Drittel	4–6 Wochen
Mittleres Drittel	6–10 Wochen
Proximales Drittel	Bis zu 12 Wochen

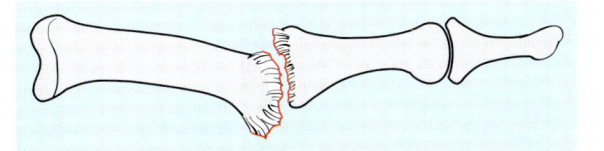

■ **Abb. 43.3** Ausriss der palmaren Platte mit dorsaler Subluxation

43.3.4 Karpusverletzungen

Die Handwurzelknochen sind physiologischer Weise nicht in ihrer anatomischen Ruheposition, sondern werden durch den dorsalen und palmaren Bandapparat ausgespannt. Eine Verletzung insbesondere der skapholunären Bandverbindung führt zu einer Verbreiterung des skapholunären Spaltes über 2–3 mm und einer Rotationssubluxation des distalen Skaphoidpols nach palmar sowie des Lunatums nach dorsal. Hierbei vergrößert sich der skapholunäre Winkel zwischen den Längsachsen der beiden Handwurzelknochen auf über 60°. Bei einer Röntgenaufnahme im dorsopalmaren Strahlengang ist der skapholunäre Abstand verbreitert, der distale Kahnbeinpol orthograd getroffen und stellt sich dann als sog. **Siegelringzeichen** dar (■ Abb. 43.4).

Man unterscheidet eine **dynamische Rotationssubluxation** bei Radialduktion des Handgelenks und eine **statische Rotationssubluxation** in Neutralstellung. In Ulnarduktion des Handgelenks ist das Kahnbein in seiner physiologischen Stellung aufgerichtet. Bei frischen Verletzungen kann das Kahnbein in seine physiologische Position reponiert und in einem zirkulären Gips oder Kunststoff-Cast für 8 Wochen ruhig gestellt. Falls er sich nicht retinieren lässt, wird das aufgerichtete Kahnbein mit Kirschner-Drähten fixiert werden. Dies geschieht am Leichtesten durch perkutane Fixation des reponierten distalen Kahnbeinpols an das Kapitatum. Mit einem zweiten Kirschner-Draht kann Skaphoid und Lunatum fixiert werden. Die Kirschner-Drahtfixation muss zusätzlich in einer Gips- oder Kunststoffschiene retiniert werden. Repositionshindernisse und Luxationen werden ggf. offen behandelt.

Bei einer **Lunatumluxation** springt das Mondbein vollständig aus seinem Verband nach palmar heraus und rotiert um 90°. Es wird reponiert, der Bandapparat repariert und temporär mit Kirschner-Drähten fixiert.

Bei einer **de Quervain'schen perilunären Luxation** zerreißen der palmare und dorsale Kapselbandapparat und der Karpus luxiert aus der Gelenkverbindung zwischen Lunatum und Kapitatum nach dorsal. Zusätzlich kann bei der transskaphoidalen, perilunären Luxation das Skaphoid brechen. Diese komplexe Verletzung erfordert eine offene Reposition ggf. mit Osteosynthese des Kahnbeins mit einer Herbert-Schraube, Rekonstruktion des dorsalen und palmaren Bandapparates sowie temporärer Kirschner-Drahtfixation durch einen handchirurgisch erfahrenen Operateur.

43.3.5 Skistockdaumen

Das Abfangen eines Sturzes beim Skifahren mit dem Skistock kann zur Überdehnung, zu einem knöchernen Ausriss oder zur ligamentären Ruptur des ulnaren Kollateralbandes des Daumengrundgelenks führen. Röntgenaufnahmen des Daumens in 2 Ebenen zeigen meist in der dorsopalmaren Ansicht ein disloziertes distales Fragment, das aus der ulnaren Grundphalanxbasis ausgebrochen ist. Bei Dislokation der Gelenkfraktur ist eine operative Reposition und transossäre Fixierung mit einer verzögert resorbierbaren Naht (z. B. PDS®) an einen Fadenanker oder als Ausziehnaht angezeigt (■ Abb. 43.5). Das Metakarpophalangealgelenk (MP-Gelenk) kann transartikulär mit einem Kirschner-Draht (Ø 1,0 mm) temporär fixiert werden (■ Abb. 43.6).

Zur Vermeidung eines Implantatbruchs ist zusätzlich wie bei Kirschner-Drahtosteosynthesen eine Gips- oder Kunststoffschiene in mittlerer Opposition des Daumens anzulegen. Bei rein ligamentären Verletzungen können bei einer signifikanten ulnaren Aufklappbarkeit nach radial (>20–30° im Vergleich zum kontralateralen Daumengrundgelenk z. B. in gehaltenen Röntgenaufnahmen des MP-Gelenks) die Bandstümpfe z. B. mit verzögert resorbierbaren Nahtmaterial (PDS) z. B. in Achtertourtechnik wie bei Strecksehnennähten readaptiert werden. Das Daumengrundgelenk wird ebenfalls mit einem Kirschner-Draht temporär fixiert. Nicht signifikant aufklappbare Verletzungen werden bis zu etwa 3 Wochen in einem Skidaumengips mit Daumengrundgliedeinschluss ruhig gestellt.

43.3.6 Strecksehnenverletzungen

Ein typischer Verletzungsmechanismus, der zu einem subkutanen Strecksehnenriss distal des Mittelgelenks von Langfingern führen kann, ist das Beziehen von Matratzen beim Bettenmachen. Nachdem röntgenologisch ein knöcherner Strecksehnenausriss aus der Endphalanxbasis aus-

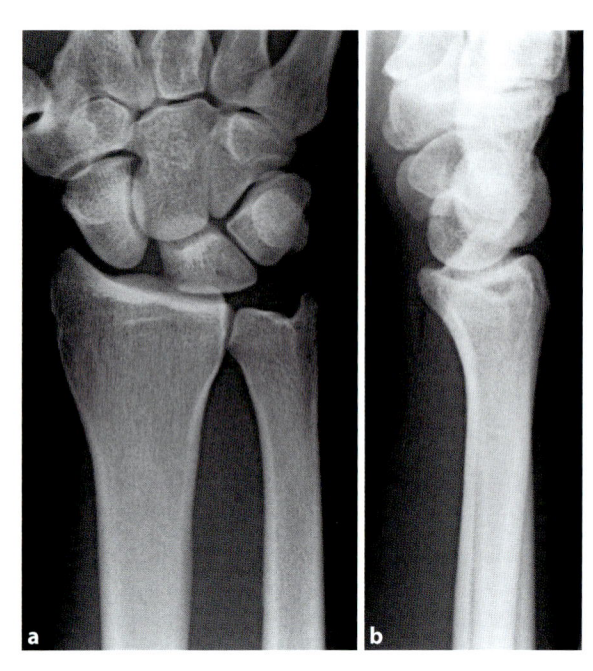

Abb. 43.4a,b Skapholunäre Dissoziation mit Aufweitung des skapholunären Spaltes. **a** Siegelringzeichen des distalen Kahnbeinpols im dorsopalmaren Strahlengang. **b** Bestimmung des skapholunären Winkels zwischen den Längsachsen von Skaphoid und Lunatum im seitlichen Strahlengang (>60°)

geschlossen wurde, ist dies die einzige Sehnenverletzung, die primär konservativ in einer **Stack-Schiene** über 8 Wochen ruhiggestellt werden kann. Anschließend erfolgt eine weitere temporäre Schienung über Nacht für 4 Wochen. Bei Verletzungen, die zu einer Subluxation des Endgliedes führen, ist eine operative Reinsertion entweder geschlossen in einem Extensionsblock oder durch eine offene Osteosynthese mit temporärer Kirschner-Drahtfixation des Endgelenks angezeigt.

Strecksehnendurchtrennungen und -rupturen über dem Daumenendgelenk sowie alle weiter proximalen Verletzungen sind operativ zu versorgen. Sehnen sind bradytrophe Gewebe und bestehen aus multiplen Fasern. Um die Sehnenstümpfe zu vereinigen, sind besondere Kernnähte entwickelt und beschrieben worden. Bei Strecksehnen kommen an den Phalangen überwändliche Achtertournähte oder Schnürsenkelnähte nach Bunnel zur Anwendung (Abb. 43.7).

Als Nahtmaterial werden langsam resorbierbare (PDS) oder auch nicht-resorbierbare Materialien (Ethibond), an Mittelhand und Unterarm auch Stahldrahtnähte verwendet. Postoperativ erfolgt eine Ruhigstellung in einer Unterarmkunststoffschiene zur Entlastung für 4–5 Wochen. Das Handgelenk wird hiernach in 30–40° Extension, die Grundgelenke in etwa 20° Beugung, die Mittel- und Endgelenke in vollständiger Streckung immobilisiert.

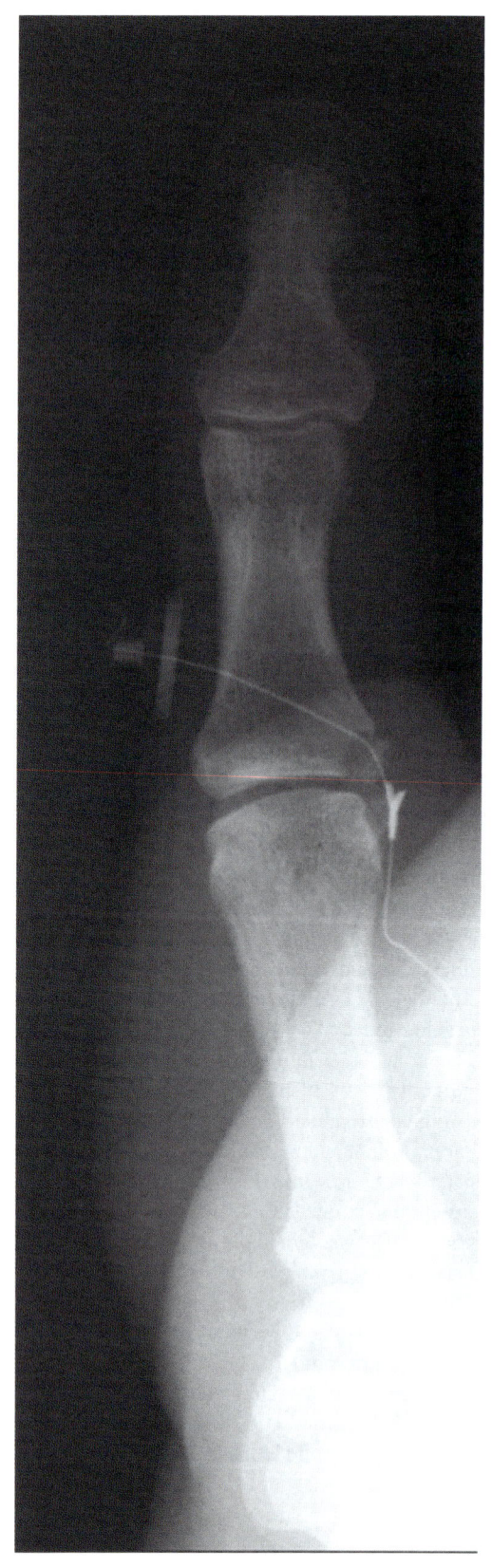

Abb. 43.5 Skidaumen: ulnares Kollateralband mit einer Ausziehnaht reinseriert

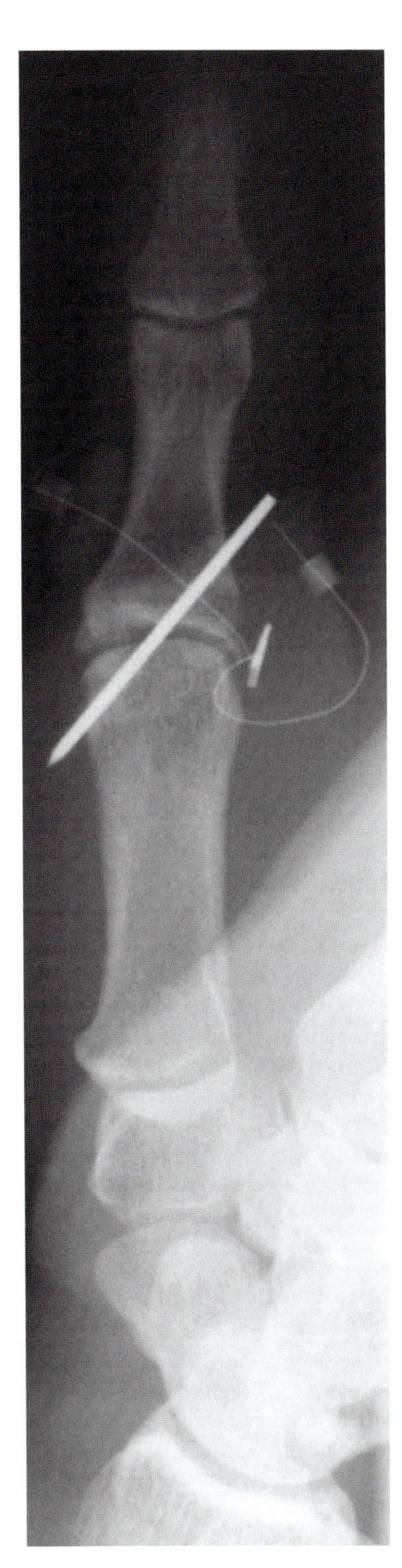

Abb. 43.6 Skidaumen: ulnare Kollateralbandreinsertion durch einen Fadenanker

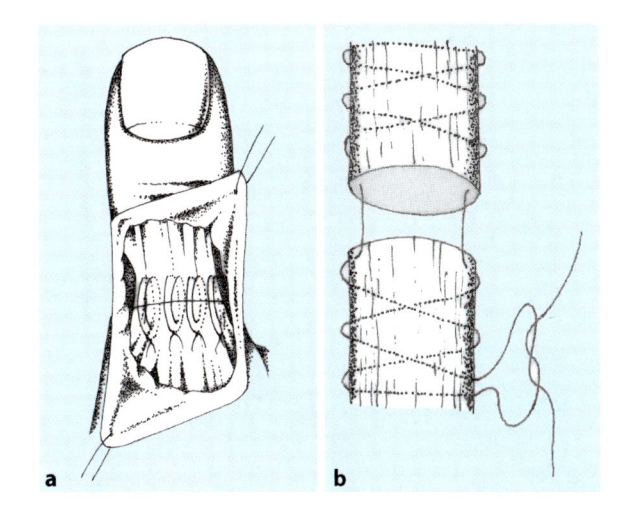

Abb. 43.7a,b Versorgung von Strecksehnenverletzungen. **a** Überwändliche Achtertournaht. **b** Schnürsenkelnaht nach Bunnel

43.3.7 Beugesehnenverletzungen

Beugesehnen haben eine rundliche Geometrie. Hier werden vielfach Sehnennähte nach Kirchmayr-Kessler (◘ Abb. 43.8) bzw. modifiziert nach Zechner als Kernnaht vorgenommen. Eine Feinadaptation der Sehnenstümpfe kann zusätzlich durch zirkuläre, überwändliche feine Nähte erfolgen.

Im Bereich der Mittel- und Grundphalangen und der Hohlhand, dem früheren sog. „Niemandsland" und dem jetzigen „Nicht-jedermanns-Land", muss nach der Sehnennaht eine **funktionelle Nachbehandlung nach Kleinert** erfolgen, um Verklebungen und Vernarbungen der genähten Sehnen zu vermeiden. Hierzu werden an den Fingern Gummibänder oder Federn befestigt, die die Finger nach aktiver Streckung passiv wieder in Beugestellung ziehen. Auf diese Weise können die reanastomosierten Sehnen frühzeitig zugfrei in ihrem Gleitlager gleiten. Dorsal wird eine Unterarmgips- oder Kunststoffschiene angelegt. Auf dieser sind das Handgelenk etwa 30°, die Grundgelenke 70° gebeugt und die Mittel- und Endgelenke vollständig gestreckt.

Die Immobilisation erfolgt im Finger- und Handbereich über 5 Wochen am Unterarm über 4 Wochen. Anschließend empfehlen wir unseren Patienten eine aktive Übungsbehandlung unter krankengymnastischer Anleitung. Nach etwa 8 Wochen sind die Beugesehnen wieder belastungsstabil. Rerupturen drohen in 4–8 % der Fälle.

Falls keine sofortige, definitive chirurgische Versorgung einer offenen Verletzung möglich ist, wird die Hautwunde mit Adaptationsnähten provisorisch verschlossen und der Patient an einen handchirurgisch erfahrenen Chirurgen oder plastischen Chirurgen zur endgültigen Versorgung überwiesen werden. Postprimäre Sehnennähte werden

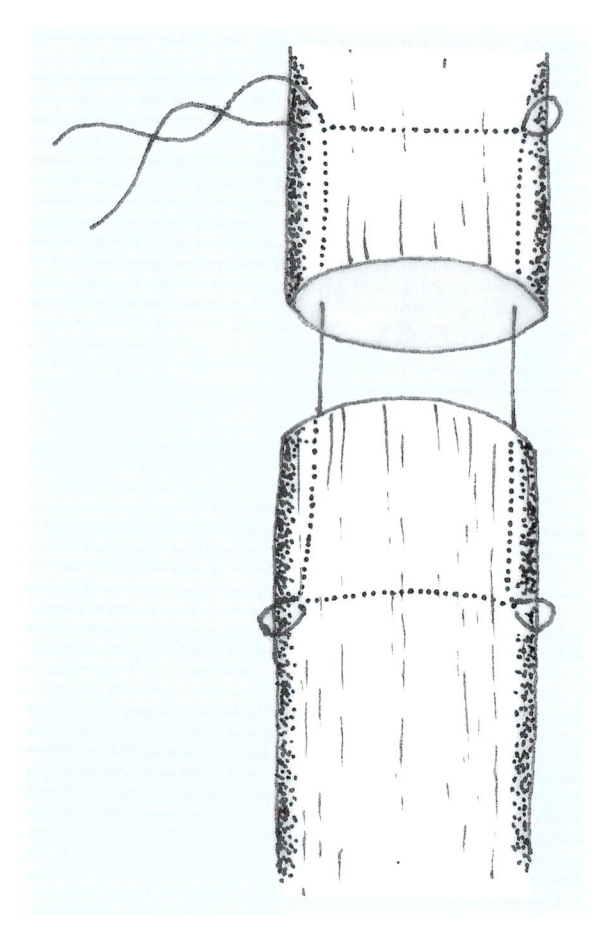

Abb. 43.8 Beugesehnennaht nach Kirchmayr-Kessler und Zechner

innerhalb eines Zeitraums von 2 Wochen durchgeführt. Spätere Versorgungen werden als früh- (2–5 Wochen) und spätsekundäre (über 5 Wochen) Beugesehnennähte bezeichnet.

43.3.8 Nervenverletzungen

Eine Nervenregeneration erfolgt von der Nervenzelle aus im zentralen Axon. Der periphere Nervenstumpf fällt einer Waller-Degeneration anheim. Ohne Leitschiene kommt es jedoch zur Neurombildung. Wächst dieses in eine Narbe ein, entsteht ein Narbenneurom. Eine **epiperineurale mikrochirurgische Nervenkoaptation** unter einem Operationsmikroskop bietet ein gerichtetes Auswachsen. Sind die Nervenenden dehiszent, so können Segmente aus dem Nervus cutaneus antebrachii ulnaris oder dem Nervus suralis als Transplantate eingefügt werden.

Als Nahtmaterial wird resorbierbares Polygalactin 910 (Vicryl) in der Stäke 8-0 oder 9-0 verwendet. Postoperativ werden die Nervennähte für etwa 3 Wochen ruhiggestellt. Nach kombinierten Beugesehnen- und Digitalnervennähten ist postoperativ auch eine funktionelle Behandlung nach Kleinert möglich.

Falls kein Operationsmikroskop oder kein mikrochirurgisch erfahrener Operateur zur Primärversorgung zur Verfügung steht, erfolgt ein provisorischer Wundverschluss wie bei Sehnenverletzungen mit adaptiven Hautnähten und eine Überweisung zur definitiven Versorgung. Als günstigster Zeitraum für Nervennähte gelten 3 Wochen.

43.3.9 Gefäßverletzungen

Die Durchtrennung beider Digitalarterien führt zu einer Minderperfusion der Finger. Die Rekonstruktion einer einzeln durchtrennten Digitalarterie kann trophische Störungen mildern. Digital- und Interdigitalarterien werden mikrochirurgisch unter einem Operationsmikroskop mit Einzelknopfnähten reanastomosiert. Hierzu kann nicht resorbierbares Nahtmaterial (Ethilon) in der Stärke 8-0 oder 9-0 verwendet werden. Die Arteriae radialis und ulnaris können am Handgelenk in Einzelknopftechnik auch ohne optische Hilfsmittel versorgt werden. Bei dehiszenten Gefäßstümpfen können auch an den Fingern kleine Veneninterponate, die am Unterarm entnommen wurden, eingefügt werden.

43.3.10 Weichteilverletzungen

Epitheldefekt sowie kleine, centgroße Hautdefekte können einer kontrollierten Sekundärheilung überlassen werden. Größere Defekte ohne Knochenbeteiligung werden mit dicken Spalt- oder Vollhauttransplantaten gedeckt. Größere Defekte distal der Nagelwurzel können durch ein oder zwei sensible VY-Plastiken versorgt werden, deren Spitzen im Bereich der distalen Beugefalte liegen. Größere, vor allem palmare Defekte werden von einem erfahrenen Operator durch spezielle möglichst ipsilaterale neurovaskuläre Lappen gedeckt.

43.3.11 Amputationsverletzungen

Amputationsverletzungen werden in vollständige und subtotale Amputationen eingeteilt. Bei totalen Amputationen sind alle anatomischen Strukturen einer Extremität, die Knochen, die Beuge- und Strecksehnen, alle arteriellen und venösen Gefäße und die Nerven durchtrennt. Bei subtotalen Amputationen sind die versorgenden Blutgefäße durchtrennt bei noch bestehenden Knochen-, Sehnenanteilen und Hautbrücken.

Asservierung eines Amputates

Die Amputate werden in trockene oder etwas angefeuchtete Kompressen und in einen wasserdichten Plastikbeutel gelegt. Ein zweiter Beutel wird mit Wasser und Eis gefüllt. Das Eiswasser hat eine Temperatur von 4 °C. In Rettungswagen wird ein entsprechender Doppelkammerbeutel vorgehalten.

> ❗ In Lösung schwimmende Amputate sind keine Indikation zu einer Replantation. Reines Eis, gefrorene Gelpackungen und Kälteaggregate aus einer Kühlbox können zu Erfrierungen der Amputate führen.

Replantationen

Indikationsstellung Die Indikationen zur Replantation von abgetrennten Extremitätenanteilen werden in absolute und relative unterschieden.

- **Absolute Indikationen** bestehen bei glatten oder relativ glatten (Sägeverletzungen) Daumenamputationen im Interphalangealgelenk oder proximal davon, in der Mittelhand und bis zum distalen Unterarm sowie Mehrfingeramputationen. Kindliche Amputationen auch einzelner Finger selbst distal des Endgelenks sind absolute Indikationen.
- **Relative Indikationen** bestehen bei glatten (Axt, Schneidemaschine) Amputationen im proximalen Interphalangealgelenk bis zur Mitte des Endgliedes proximal der Nagelwurzel, schwer geschädigte Amputationszonen an Daumen, Mittelhand, Unterarm und multiplen Fingern und Amputationen einzelner Langfinger (Beruf, Hobby, ästhetische Gründe). Bei medizinisch nicht indizierter Replantation und dringendem Patientenwunsch ist über die Möglichkeit trophischer Störungen mit Schmerzen aufzuklären. Gemäß eines Urteils (23.08.2004, 1 U 17/04) des Oberlandesgerichts Naumburg ist die Heilmethode (Stumpfversorgung bei einer ausgerissenen Fingerkuppe) primär Sache des Arztes, solange die Behandlung dem fachärztlichen Standard genügt. Er muss nur bei einer sinnvollen, medizinischen Alternative über diese unaufgefordert aufklären.

Operationstechnik Bei der operativen Versorgung wird nach Möglichkeit Struktur für Struktur rekonstruiert. Es empfiehlt sich zunächst den Knochen zu stabilisieren. Finger und Mittelhand lassen sich vielfach mit Kirschner-Drähten fixieren. Anschließend werden die Beuge- und Strecksehnen mit den o. g. Techniken stabilisiert. Schließlich erfolgen die mikrochirurgische Anastomosierung der Gefäße und die Koadaptation der Nerven unter dem Operationsmikroskop. Die Haut wird mit Adaptationsnähten versorgt.

Nachbehandlung Postoperativ wird die Extremität auf einer Schiene ruhiggestellt. Hydroxyethylstärke kann zur Verbesserung der mikrovaskulären Perfusion peri- und postoperativ über etwa 5 Tage intravenös infundiert werden. Azetylsalizylsäure kann zur Hemmung der Thrombozytenaggregation verabreicht werden. Bei fehlender Rekapillarisierung oder venöser Stase ist eine mikrochirurgische Revision unter dem Operationsmikroskop angezeigt. Eine systemische Heparinisierung erfolgt nur bei strenger Indikation z. B. nach Anlage von Veneninterponaten, da sie zu Hämatombildungen führen kann, die den venösen Abfluss beeinträchtigen können.

Literatur

Green DP (2011) Green's operative hand surgery. Churchill Livingstone, New York

Hoffmann R (2009) Checkliste Handchirurgie. Thieme, Stuttgart New York

Pechlaner S, Hussl H, Kerschbaumer F (1998) Operationsatlas Handchirurgie. Thieme, Stuttgart, New York

Rudigier J (2006) Kurzgefasste Handchirurgie. Thieme, Stuttgart New York

Schmitt R, Lanz U (2004) Bildgebende Diagnostik der Hand. Thieme, Stuttgart New York

Handinfektionen

R.E. Horch, E. Polykandriotis

44.1 Pathophysiologie

„The hand is the cutting edge of the mind." (Jacob Bronowski, 1908–1974).

In der Hand befinden sich 29 Knochen, mindestens 123 benannte Ligamente und 34 Muskel oder ihre Sehnen. Um die dreidimensionale Beweglichkeit zu gewährleisten, gibt es ferner mehrere Gewebeschichten, die gegeneinander gleiten müssen. Das führt zur raschen Ausbreitung einer Infektion von den oberflächigen zu den tiefen Gewebeschichten und Räumen, auch nach einem Bagatelltrauma. Ein Befall von Gelenken oder Sehnen innerhalb von 1–2 Tagen nach Beginn der Beschwerden ist nicht ungewöhnlich. Bei einem Gelenksempyem muss man dann bedenken, dass beim Knorpel innerhalb von 48 h irreversible dystrophische Veränderungen auftreten können.

Eine offene Verletzung ist der gewöhnlichste Auslöser einer Handinfektion. In etwa 50 % der Fälle ist jedoch anamnestisch kein Trauma erinnerlich. Hämatogene Ausbreitung aus fernen Körperteilen ist möglich z. B. postoperativ nach einem abdominellen oder urologischen Eingriff oder beim Vorhandensein eines Abszesses an anderer Stelle im Körper.

In den meisten Fällen handelt es sich bei den Erregern um Stämme des **Staphylococcus aureus** und anderen grampositive Mikroorganismen. Entsprechende Krankheitsbilder gehen mit Empyem und Ausbreitung in verschiedene Gewebeschichten einher, während **Streptokokkeninfektionen** zu Weichteilinfektionen mit weit ausgebreiteten Rötung und Schwellung führen können. In solchen Fällen wird das Krankheitsbild durch Lymphangitis oder Lymphadenitis kompliziert.

Bissverletzungen sind wegen des speziellen Keimspektrums in der Mundhöhle (Human – Eikinella corrodens, Staphylococcus, Streptococcus, Anaerobien; Hund, Katze – Pasteurella, Staphylococcus, Streptococcus viridans, Anaerobien) äußerst ernst zu nehmen und erfordern intensive Behandlung. Neben den grampositiven Erreger kommt es hier zu Infektion durch Anaerobien, die den Einsatz von antimikrobiellen Chemotherapeutika mit erweitertem Wirksamkeitsspektrum erfordern.

Herpes-simplex-Virus kann durch Nägelkauen oder Maniküre zu einer oberflächigen Infektion der Finger führen. Indolente, rezidivierende, langwierige Verläufe deuten eher auf eine systemische entzündliche Erkrankung oder auf eine Infektion durch Pilze, Parasiten oder Mykobakterien und anderen Erreger hin.

44.2 Klinische Symptomatik und Diagnostik

44.2.1 Anamnese

Bei jeder schmerzhafter Rötung der Hand sollte die Verdachtsdiagnose einer Handphlegmone gestellt werden (Abb. 44.1). Eine Handinfektion ist bis zum Beweis des Gegenteils immer operationswürdig. Schon bei der Anamneseerhebung sollte man nach Ansätzen suchen, die eine Entscheidung zur konservativen Behandlung unterstützen würden. Als erstes sollte geklärt werden, ob ein Trauma, egal wie geringfügig, verantwortlich für die Erkrankung gemacht werden kann. Das Vorhandensein einer Verletzung in der Anamnese kann vier wichtige Hinweise geben:

- Bei einer Verletzung scheidet die differenzialdiagnostische Relevanz einer rheumatischen Krankheit oder einer Pilzinfektion eher aus
- Ist der Verlauf akut und aggressiv (24–48 h) sollte man die operative Behandlung vorziehen. Alternativ, bei einem eher chronischen Verlauf (>7 Tage) kann die konservative Therapie mit Gabe von Antibiotika zunächst versucht werden.
- Bei einer Verletzung mit einem Fleischmesser oder bei Bissverletzungen sollte von einem fulminanten und therapieresistenten Verlauf ausgegangen werden. Das chemotherapeutische Schema sollte dann unbedingt durch Anaerobier-wirksame Substanzen ergänzt werden.
- Der Verletzungsmechanismus und die Lokalisation der Wunde geben Hinweise über den anatomischen Befall und ist maßgebend für die Bewertung der klinischen Befunde.

> Oft werden Patienten mit einer Handinfektion erst nach einer fehlgeschlagenen konservativen Therapie beim Hausarzt in die Betreuung eines Chirurgen überwiesen. Im Allgemeinen sollte nach 36 h ohne rasche Besserung der Symptomatik trotz konservativer Therapie zu einer Operation geraten werden.

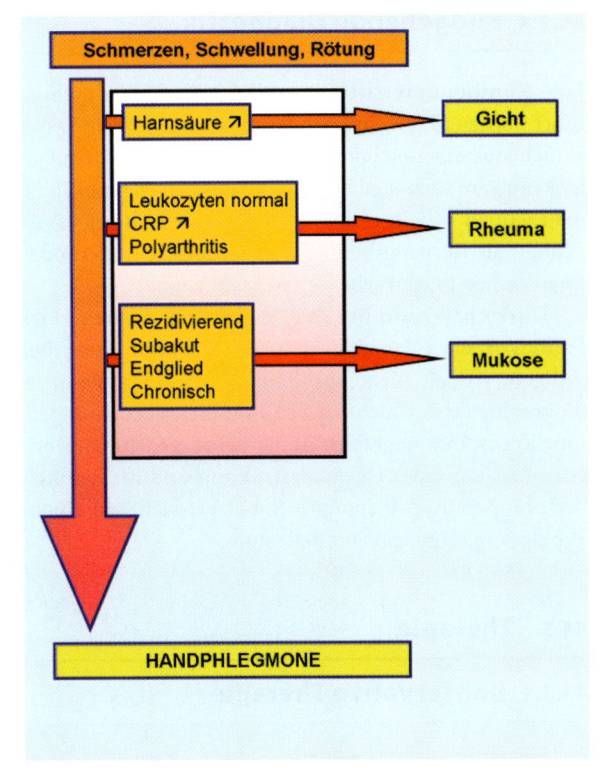

Abb. 44.1 Algorithmus für die Differenzialdiagnose einer Handinfektion

Begleiterkrankungen wie rheumatische Erkrankungen, Gicht, Diabetes, Immunsuppression sowie Medikamentenallergien müssen durch minuziöse Anamneseerhebung erörtert werden. Dabei spielt die **Tetanusprophylaxe** eine zentrale Rolle in der Behandlung einer Handinfektion und eine Information über den Zeitpunkt der letzten Impfung ist absolut notwendig.

Zur ausführlichen Patientenbefragung gehört auch die Anfrage über einer schmerzbedingten Schlaflosigkeit. Ein pulsierender „pochender" Ruheschmerz der den Schlaf gestört hat, ist fast pathognomonisch für ein Empyem, das chirurgisch entlastet werden muss.

44.2.2 Klinische Untersuchung

Bei jedem Patienten mit Verdacht auf eine Handinfektion sollte eine gründliche körperliche Untersuchung durchgeführt werden. Neben der Beurteilung des Allgemeinzustandes (Schmerzen? Fieber? Schüttelfrost?) sollte primär auf die typischen Infektionszeichen (Überwärmung, Rötung, Schwellung, Schmerzen) geachtet werden. Die Ausbreitung einer Infektion und eine eventuelle Lymphangiitis kann in den meisten Fällen bereits bei der Inspektion beurteilt werden. Die Stelle einer Hautverletzung deutet auf die anatomische Lokalisation oder Ausbreitung einer Infektion hin. Der Austritt von Pus bestätigt einen purulenten Vorgang. Die Lymphangiitis kann anhand der charakteristischen roten Streifen (im Volksmund als „Blutvergiftung" bekannt) diagnostiziert werden.

Die **axillären Lymphknoten** sollten in diesem Kontext getastet werden und eine Druckschmerzhaftigkeit im Sinne einer Lymphadenitis sollte dokumentiert werden. Zuerst aber sollte die Druckempfindlichkeit über dem potenziellen Infektionsherd festgestellt werden. Ein Abszess kann hier als Fluktuation getastet werden. Absolut imperativ ist aber der **Ausschluss einer Phlegmone** mit Ausbreitung in den tiefen Kompartimenten der Hand. Deshalb sollten routinemäßig folgende 10 Untersuchungsmanöver durchgeführt werden:

- Druck über Thenar
- Druck über Hypothenar
- Druck über tiefen Hohlhandraum (distale Hohlhand)
- Druck über Karpaltunnel
- Druck über Paronaraum (distaler palmarer Unterarm)
- Beugung der Langfinger gegen Widerstand
- Streckung der Langfinger gegen Widerstand
- Druck an der Fingerkuppe des betroffenen Fingers
- Bilateraler Druck über den Interphalangealgelenken des Fingers
- Stauchung des Handgelenkes

Negative Befunde müssen dokumentiert werden. So kann die fundierte Operationsindikation begründet werden. Bei ausreichender Dokumentation kann bei einer späteren Dissemination der Infektion die klinische Verschlechterung objektiviert werden. **Abb. 44.2** zeigt verschiedene Differenzialdiagnosen von Fingerphlegmonen.

44.2.3 Labordiagnostik

Blutbild und CRP sollten bei jedem Patienten mit Verdacht auf eine Handinfektion bestimmt werden. Gegebenenfalls können weitere Parameter wie Blutzucker, Rheumaserologie und Harnstoff wertvolle diagnostische Hinweise geben. Gewöhnlich entwickelt sich rasch (innerhalb der ersten 24 h) eine Leukozytose. Werte über 15.000–20.000/dl sind aber in der Regel nur bei Lymphangiitis oder Befall der tiefen Kompartimente zu erwarten. Das CRP steigt unter Umständen erst verzögert an. Der Entnahme eines Abstriches sollte bei sich entleerendem Pus obligat sein. Jedoch sollte auf keinen Fall ein Versuch unternommen werden den Pus zu exprimieren.

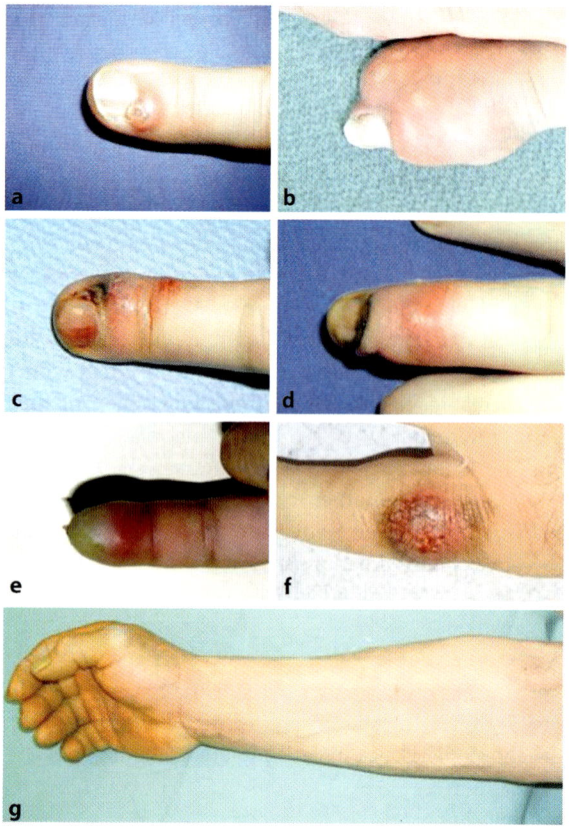

44.2.4 Bildgebende Diagnostik

Eine **Röntgenuntersuchung** sollte unbedingt durchgeführt werden, wenn ein Fremdkörper, eine Verletzung mit Knochenbeteiligung oder eine Osteomyelitis bzw. ein Gelenkempyem vermutet werden kann. Im Hinterkopf sollte man jedoch behalten, dass auch ein unauffälliges Röntgenbild als Ausgangsbefund bei Verlaufskontrollen oder forensischen Fragen sehr wertvoll sein kann.

Ultraschall kann bei Zweifel die Anwesenheit eines Fremdkörpers oder einer Flüssigkeitsansammlung bestätigen, jedoch nicht ausschließen. Die Computertomographie gehört nicht zu den Routineuntersuchungen. Eine Kernspintomographie ist nur bei ausgedehnten Knochennekrosen oder Gelenkdestruktion und im Rahmen der präoperativen Planung z. B. bei Verdacht auf einem Handgelenksempyem von Bedeutung.

44.3 Therapie

44.3.1 Konservative Therapie

Die Behandlung der Wahl bei einer Handphlegmone ist in der Regel die operative Revision mit Débridement, Spülung und Drainage. Die Entscheidung zu einem nicht operativen Vorgehen muss gut begründet sein, während bei einer Ablehnung der Operation seitens des Patienten sollte die ausreichende Aufklärung dementsprechend gut dokumentiert werden. Unterstützend zur Entscheidung einer konservativen Behandlung sind folgende Argumente:
- Lokalisierte Infektion ohne Ausbreitungstendenz
- Keine schmerzbedingte Schlaflosigkeit des Patienten
- Kein Anstieg der Entzündungsparameter
- Kurzer Verlauf mit Beginn der Beschwerden vor weniger als 2 Tage
- Ein Versuch der konservativen Behandlung wurde noch nicht unternommen
- Verdacht auf Gicht, Manifestation einer Autoimmunkrankheit, virale Infektion, Pilzinfektion, Erysipel

Die konservative Therapie besteht aus intravenöser Antibiotikagabe, Ruhigstellung, Hochlagerung und Kühlung. Die anatomiegerechte **Ruhigstellung** erfordert eine Schiene mit dem Handgelenk in Funktionsstellung, und den Fingern in Intrinsic-plus-Stellung. Zur **Kühlung** sollte ein dünner Verband angelegt werden, der regelmäßig befeuchtet werden kann. Bei einem dicken Mullverband (z. B. mehr als 2–3 Schichten) kann sich unter den Verbänden eine warme Feuchtkammer bilden die zu einem suboptimalen Kühleffekt und Hautmazerationen führen kann. Die Anwendung von farbigen Desinfektionsmitteln kann die klinische Beurteilbarkeit beeinflussen. Regelmäßige **Hand-**

Abb. 44.2a–g Differenzialdiagnosen von Fingerphlegmonen. **a** Mukoidzyste (Ganglion des distalen Interphalangealgelenks). Der Patient wies keinerlei klinische Zeichen einer Infektion auf wie pochende Ruheschmerzen, Fieber, Leukozytose; die Druckschmerzen waren streng fokal begrenzt und es gab keine Progredienz. Es bestand die Indikation zur operativen Therapie im Intervall. **b** Gichttophus. Es besteht Hyperurikämie, entweder anamnestisch oder laborchemisch. Die Kalkablagerungen sind unter der Haut sichtbar. Radiologisch besteht eine Gelenkdestruktion. Eine abwartende Haltung wird empfohlen. **c** Paronychie mit Ruheschmerzen. Pus ist meistens am Nagelwall sichtbar. Die chirurgische Therapie sollte frühzeitig durchgeführt werden. Bei subungualem Befall muss der Nagel entfernt werden. **d** Gelenkphlegmone des Endgelenks. Bei Druckschmerzen seitlich und dorsopalmar über dem distalen Interphalangealgelenk sollte dieses eröffnet und gespült werden. Die Strecksehne wird zunächst geschont. **e** Panaritium subcutaneum mit sog. „Kragenknopfphlegmone". Hier sollte eine tiefe Inzision gesetzt werden. In den multiplen subkutanen Räumen zwischen den osteokutanen Septen gibt es Pusansammlungen, die – wenn nicht entlastet – zu einer Osteomyelitis führen können. **f** Karbunkel. Obwohl es sich hierbei oft um oberflächige Infektionen handelt, können sie zu ausgedehntem Weichteilbefall führen. **g** Lympangiitis. Wenn nicht adäquat behandelt mit intravenöse Antibiotika, können solche meist streptokokkale Weichteilinfektionen zu septischen Komplikationen führen. Die chirurgische Therapie ist nur bei Lokalisierung eines purulenten Prozesses in der Hand oder im Handgelenk indiziert

bäder in Desinfektionslösung können bei offenen Wunden von Vorteil sein.

Außer bei einer benignen Nagelwallinfektion (Paronychie), die auf eine Ruhigstellung mit feuchten Verbänden und Kühlung anspricht, sollte frühzeitig mit einer **antimikrobiellen Chemotherapie** begonnen werden. Hierzu werden Substanzen mit breitem Spektrum als Einstiegspräparate bevorzugt. Zur intravenösen Behandlung eignen sich **Cephalosporine** der zweiten Generation wie Cefotiam 2 g, 1-0-1 mit Sequenzbehandlung durch Cefuroxim 500 mg 1-0-1 oral bei Besserung der Symptomatik, jedoch mindestens über 3 Tage, besonders gut.

Wenn Anaerobier als Erreger vermutet werden, sollte die Therapie durch die Gabe von Metronidazol 500 mg 1-0-1 ergänzt werden. Alternativ oder bei Verdacht auf Streptokokkeninfektion kann ein Kombinationspräparat mit Penicillin und β-Laktamasenhemmer verwendet werden. Das meist verbreitete Antibiotikum ist derzeit **Amoxicillin + Clavulansäure**, welches aber manchmal abdominelle Nebenwirkungen hervorrufen kann. Zu beachten ist: Die Penicillin-Cephalosporin-Kreuzallergiehäufigkeit beträgt ca. 15 %. Bei Allergie können **Clindamycin** hochdosiert (600 mg 1-1-1) oder ein **Fluoroquinolone** der 4. Generation als Ausweichpräparate verwendet werden. Bei längeren Therapieintervallen sollten die Leberwerte mindestens wöchentlich kontrolliert werden. Neuere Fluoroquinolone haben ein ausgezeichnetes pharmakokinetisches Profil mit einer Bioverfürbarkeit von über 95 % auch bei einer einzigen täglichen oralen Dosis. Diese Gyrasehemmer sind auch gegen Anaerobier wirksam und eignen sich deshalb besonders gut für Infektionen nach Biss- oder Fleischmesserverletzungen. Diese Präparate bringen allerdings hohe Behandlungskosten mit sich und sind bei Jugendlichen und Kindern kontraindiziert.

Bei Infektion durch **Herpes-simplex-Virus** kann die chirurgische Therapie zur Ausbreitung der viralen Infektion führen. Innerhalb von vier bis sechs Wochen kommt es zum spontanen Ausheilen der Infektion. Die Behandlung mit Aciclovir ist nur bei immunkompromitierten Patienten erforderlich. Allerdings, man muss hier bedenken, dass es sich hierbei meistens um Mischinfektionen handelt, z. B. mit Streptokokken.

Die chronische rezidivierende und in der Regel subakute **Paronychie** (◯ Abb. 44.2c) kann ein Hinweis auf eine Pilzinfektion sein. Antifungale Medikation und entsprechende lokale Therapie sollten die Infektproblematik innerhalb von 3–5 Wochen lösen.

β-hämolysierende Streptokokken der Gruppe A können nach z. B. einer Insektenstichverletzung ein Erysipel des Handrückens hervorrufen. Klinisch findet sich eine scharf begrenzte flächenhafte Rötung und Schwellung der Haut ohne Fluktuation. Lymphangiitis und systemische Phänomene wie Fieber und Schüttelfrost sind hier nicht ungewöhnlich. Die konservative Therapie mit intravenöser Antibiotikagabe sollte zur raschen Remission innerhalb von 48 h führen.

44.3.2 Chirurgische Therapie

Entscheidend für die präoperative Planung ist die möglichst genaue Lokalisierung des Infektes und der Ausbreitung des purulenten Prozesses. Genaue Kenntnisse über die Anatomie des betroffenen Areals erlauben einen gezielten chirurgischen Zugang, der zum einen eine optimale Darstellung der betroffenen Strukturen ermöglicht, aber gleichzeitig weitere operative Optionen offen hält - wie etwa bei einer weiteren Ausbreitung des Infektes oder bei Folgeeingriffe zur Rekonstruktion von entstandenen Defekten (◯ Abb. 44.3). Allerdings muss der unerfahrene Chirurg sich im Klaren sein, dass die anatomischen Verhältnisse durch den Infekt vom Normalbefund stark abweichen können.

Im Allgemeinen besteht die chirurgische Therapie aus der Triade von **Débridement, Spülung** und **Drainage** der Wunde. Hierzu sollten proximal Zulauf- und distal Ablaufdrainagen angelegt werden. Die Wunde kann für 3–4 Tage postoperativ gespült werden, wobei sich dann Spülstraßen bilden, die weitere Spülungen überflüssig machen. Falls am dritten Tag noch keine Besserung oder gar eine Verschlechterung der Symptomatik aufgetreten ist, ist oft eine so genannte „Second-look"-Revisionsoperation indiziert.

Bei einer **Paronychie** (◯ Abb. 44.3) sollte die Verletzung an der Nagelwachstumszone minimal gehalten werden. Hierzu sollten Inzisionen parallel zum Nagelrand bevorzugt werden. Eine Lasche kann zur Drainage eingesetzt werden. Bei Mehrfach- oder Gegeninzisionen sollte auf durchgezogenen Drainagen verzichtet werden, wegen der Gefahr einer erneuten Keimverschleppung bei der Laschenentfernung. Bei **subungualem Empyem** sollte der Fingernagel unbedingt entfernt werden, sonst droht ein Befall der direkt unter dem Nagelbett liegenden Endphalanx. Falls eine Beteiligung der Fingerkuppe nicht ausgeschlossen werden kann (**Panaritium subcutaneum**), so sollte über eine paramediane Inzision ca. 0,5 cm palmar des Nagelwalls und parallel zum Nagel die gesamte Fingerkuppe vom palmaren Endglied abgelöst werden, um Restherde der Infektion innerhalb der zahlreichen fibrösen Septen zu vermeiden. Auf Inzisionen in der Fingerkuppe sollte wegen der Gefahr von Sensibilitätsstörungen verzichtet werden. Eine Sonderform eines subkutanen Abszesses stellt der sog. **Kragenknopfabszess** (◯ Abb. 44.2e) mit schichtübergreifender Eiterbildung dar. Hier kann eine unvollständige Abszessausräumung der oberflächigen epifaszialen Ebenen ohne Drainierung des tieferen „okkulten"

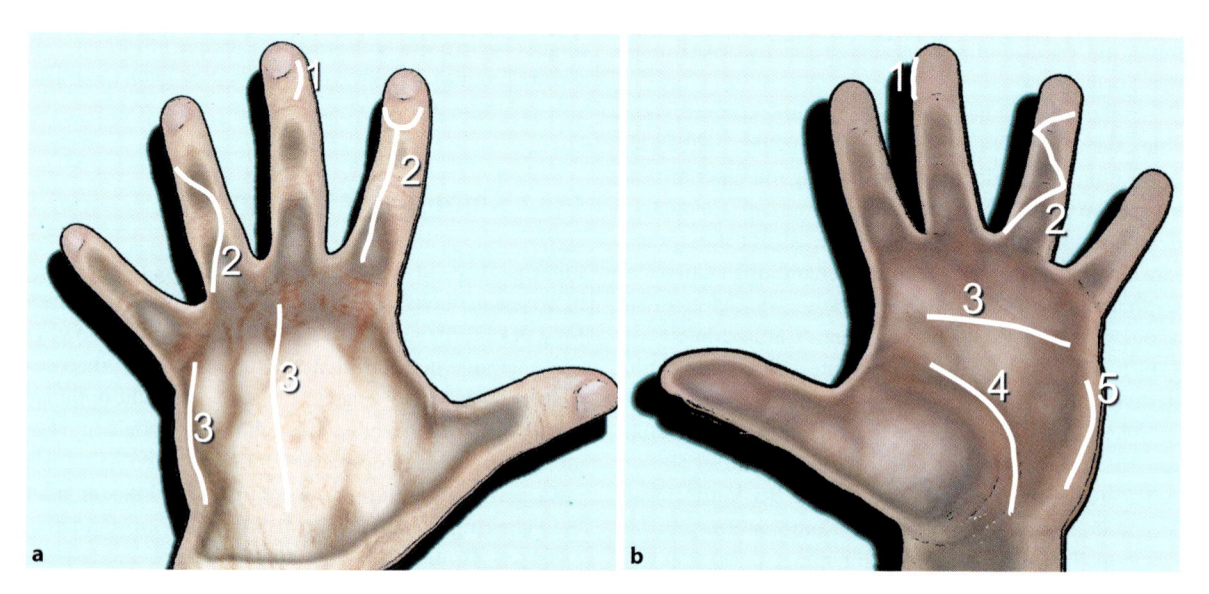

Abb. 44.3a,b Chirurgische Zugänge bei Handinfektionen. **a** Zugänge streckseitig: *(1)* Paronychie. Der Zugang kann nach palmar-lateraldistal erweitert werden um ein Fingerkuppenpanaritium zu entlasten. *(2)* Strecksehnenempyem. Ein gebogener Schnitt verhindert langstreckige Exposition der Sehne. Alternativ kann eine Längsinzision zu einer sog. „Weinkelchinzision" zur Darstellung des Endgelenkes erweitert werden. *(3)* Handrückenphlegmone. Bei Verdacht auf Kompartimentenphänomene innerhalb der Hand sollten alle intermetakarpale Räume eröffnet werden. **b** Zugänge palmarseitig. *(1)* Panaritium subcutaneum. Über einen seitlichen Schnitt können die Weichteile auf dem Knochen des Nagelkranzes unterminiert werden. Inzisionen direkt an der Fingerkuppe sollten vermieden werden. *(2)* Beugesehnenphlegmone. Die Darstellung der Beugesehnen sollte über den sog. Brunner-Inzision erfolgen. *(3)* Tiefe Hohlhandphlegmone. Alternativ kann man die Bruner-Inzisionen bis zur Hohlhand erweitern. *(4)* Thenarphlegmone. Wegen der Anwesenheit des motorischen Astes und der Nervi digitales pollicis sollte die Präparation in diesem Bereich besonders vorsichtig verlaufen. Zur Darstellung der Muskulatur kann ein Hautlappen gebildet werden. *(5)* Hypothenarraum

Verhaltes zu schwerwiegenden Folgen wie Dissemination und Osteomyelitis führen.

Besonders zu beachten sind Menschenbissverletzungen im Bereich der Metakarpophalangealgelenke. Ist die Faust zum Zeitpunkt der Verletzung zusammengeballt, kann es zur Verschiebung der Ebenen bei der Streckung kommen, sodass sich die echte tiefere Wunde der Strecksehne, der Gelenkkapsel und des Knochens unter den intakten oberen Gewebeschichten verrücken kann und damit Herde von **tiefen Empyemen** verursachen kann – mit katastrophalen Folgen, falls nicht ausreichend débridiert, gespült und drainiert wird.

Bei Druckschmerzen über den Beugesehnen mit Beschwerden bei Flexion gegen Widerstand oder bei passiver Überstreckung sollte ein **Sehnenscheidenempyem** vermutet werden. Die befallenen Sehnen sollten dann unbedingt dargestellt und gespült werden mit Anlage von Zu- und Ablaufdrainagen im Anschluss. Ein Sondertyp einer Sehnenscheidenphlegmone stellt die sog. „**V-Phlegmone**" dar, wobei die unter sich kommunizierenden Beugesehnenscheiden der Daumen- und Kleinfingersehnen von einem purulentem Prozess befallen werden.

Bei einem **Empyem in den tiefen Räumen der Hand** sollten bogenförmigen Inzisionen im Sinne einer Erweiterung der Brunner-Linien gewählt werden. Solch ein Zugang kann die ausreichende Darstellung von sensiblen Strukturen wie Nerven und Arterien gewährleisten ohne narbenbedingten Beugekontrakturen der Hand als Spätfolge zu verursachen. Eine Erweiterung des Zugangs bis hin zum Karpaltunnel oder bis zu den Langfinger sollte als Option bewahrt werden.

> **Ein Handgelenksempyem stellt eine absolute Notfallindikation dar und sollte schnellstens operativ entlastet werden da binnen 48 h irreversible dystrophische Veränderungen des Knorpels auftreten.**

Eiter und infiziertes und **nekrotisches Weichteil- und Knochengewebe** (insbesondere auch Sequester) müssen radikal entfernt werden. Im Anschluss erfolgen die Einlage von Antibiotikaträgern und die Spülbehandlung. Eine postoperative Vakuumversiegelung stellt neuerdings eine interessante Alternative zu herkömmlichen Verfahren dar. Man muss allerdings bedenken, es handelt sich hierbei um ein okklusives Verfahren, welches nur bei bestimmten Indikationen verwendet werden kann. Das radikale Débridement führt häufig zu erheblichen knöchernen Defekten, so dass nach der Ausheilung mitunter komplexe Rekonstruktionen notwendig werden.

Abb. 44.5 gibt eine Übersicht über die Differenzialindikation der operativen Therapie.

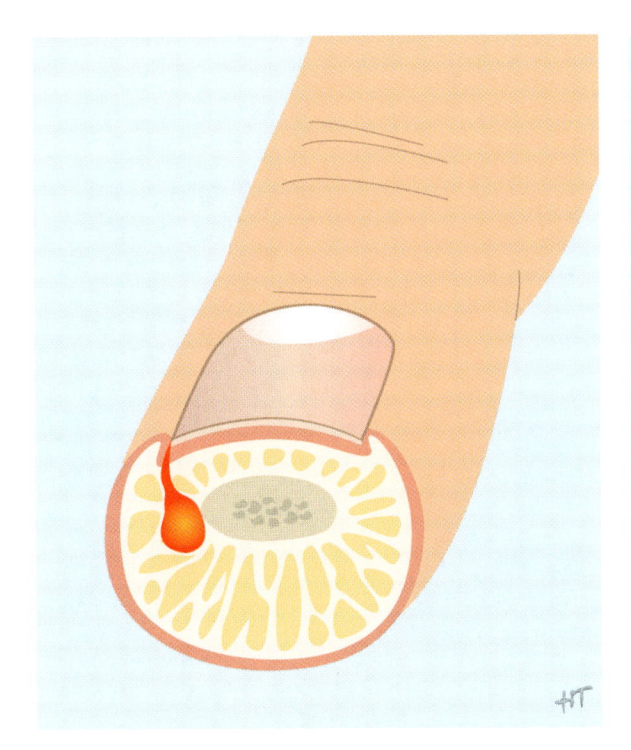

Abb. 44.4 Typische Lokalisation der Abszedierung bei Paronychie

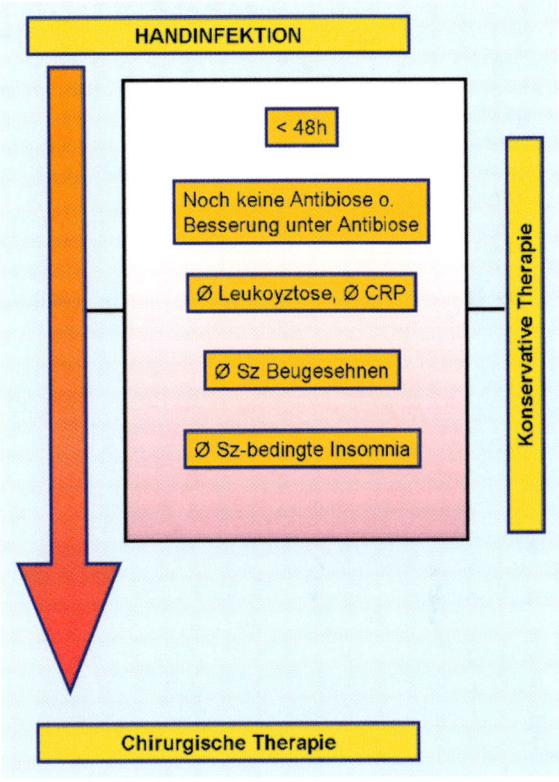

Abb. 44.5 Algorithmus zur Indikationsstellung der operativen Therapie

44.3.3 Nachbehandlung

Ein eitriger Prozess führt häufig zu Nekrosen mit Verwachsungen und Ankylosen als Spätfolgen. Ferner bedingen chirurgische Débridements oft zwangsweise die Eröffnung mehrerer Gewebesschichten und ggf. auch die Opferung von teilweise vitalen Strukturen. Deshalb sollte die Rehabilitation der Hand so früh wie möglich anfangen. Bei sicherer Heilungstendenz ohne Rezidiv- oder Disseminationsgefahr sollte zunächst mit aktiver Beübung ohne Belastung begonnen werden. Nach 7–10 Tagen kann dann in den meisten Fällen auch eine passive Übungstherapie mit Belastungsaufbau betrieben werden. Die Ödemminderung kann durch Kompressionshandschuhe bzw. Silikonfingerlinge unterstützt werden.

> Eine Handphlegmone stellt eine der Notfallindikationen der chirurgischen Praxis dar. Die Entscheidung zur nicht-operativen Therapie sollte gut begründet werden und der Patient sollte bis zur definitiven Besserung der Symptomatik unter enger Beobachtung bleiben.

Literatur

Calif E, Pick N, Dreyfuss U, Stahl S (2002) Upper extremity infections following common carp fish (cyprinus carpio) handling. J Hand Surg [Br]. 27 (1): 78–82

Hoffmann R (1999) Checkliste Handchirurgie. Thieme, Stuttgart

Horch R, Stark GB (1994) Prosthetic vascular graft infection–defect covering with delayed vertical rectus abdominis muscular flap (VRAM) and rectus femoris flap. Vasa 23 (1): 52–6

Lungershausen W, Markgraf E, Dorow C, Winterstein K. Gelenkempyem. Chirurg. (1998) 69 (8): 828–35

Mann R (1999) Infections of the hand. In: Green DP (ed) Green's Operative Hand Surgery. Churchill Livingstone, New York

Polykandriotis E, Loos B, Kneser U, Jeschke MG, Seyhan H, Ohnholz J, Bach A, Kopp J, Horch RE (2003) Infektionen an der Hand (Teil 2). CHAZ 4: 457–462

Polykandriotis E, Loos B, Kneser U, Jeschke MG, Seyhan H, Ohnholz J, Bach A, Kopp J, Horch RE (2003) Infektionen an der Hand (Teil 1). CHAZ 4: 399–405

Rothe M, Rudy T, Stankovic P (2002) Die Therapie von Bissverletzungen der Hand und des Handgelenkes – Ist eine Antibiotika-Prophylaxe in jedem Fall notwendig? Handchir Mikrochir Plast Chir 34 (1): 22–9

Rudigier J (1997) Infektionen. In: Rudigier J (Hrsg) Kurzgefasste Handchirurgie. Hippokrates, Stuttgart, pp. 209–220

1Schnabl SM, Kunz C, Unglaub F, Polykandriotis E, Horch RE, Dragu A (2010) Acute postoperative infection with Aeromonas hydrophila after using medical leeches for treatment of venous congestion. Arch Orthop Trauma Surg 130(10):1323–8

Thomas SB, Unglaub F, Dragu A, Gessner A, Horch RE (2009) An unusual case of gonococcal arthritis of the finger. Arch Orthop Trauma Surg 129(10):1335–8

Tsai E, Failla JM (1999) Hand infections in the trauma patient. Hand Clin 15 (2): 373–86

13. Tubiana R, McCullough C, Masquelet A (1997) Atlas der operativen Zugangswege, Beckengürtel und unterer Extremität. Deutscher Ärzte-Verlag, Köln

Yates YJ, Concannon MJ (2002) Fungal infections of the perionychium. Hand Clin 18 (4): 631–42, vi; discussion 643–6

Die ◘ Abb. 44.4 wurde von Frau Hella Thun erstellt.

Begutachtung

R. Beickert, V. Bühren

45.1 Einführung

„Zur Erstattung eines Gutachtens ist verpflichtet, wer zur Ausübung der Wissenschaft, deren Kenntnis Voraussetzung der Begutachtung ist, öffentlich bestellt oder ermächtigt ist." (§ 407, Abs. 1 ZPO). Diese generelle Rechtspflicht aus der Zivilprozessordnung, die für jeden approbierten Arzt zutrifft, regelt zusammen mit den Vorschriften des Sozialgesetzbuches X das Verhältnis zwischen Gutachtern und den Sozialversicherungsträgern, Gerichten und privaten Versicherungen. Gutachten sind Beweismittel zur Ermittlung von Sachverhalten (§ 21, Abs. 1 SGB X). „Ein ärztliches Gutachten ist die Anwendung der medizinisch-wissenschaftlichen Erkenntnis auf einen Einzelfall im Hinblick auf eine bestimmte meist außerhalb des direkten medizinischen Bereichs liegende Frage" (Mehrhoff et al. 2005; Ludolph et al. 1998).

Die Richtlinien über den Inhalt der Weiterbildung sehen vor, dass für den Erwerb der Gebietsbezeichnung Orthopädie und Unfallchirurgie 25 fachbezogene Begutachtungen für Berufsgenossenschaften, Unfallversicherungen und Gerichte erforderlich sind. Für die Basisweiterbildung Chirurgie ist die Erstattung von Gutachten nicht erforderlich (Richtlinien über den Inhalt der Weiterbildung).

In der Orthopädie und Unfallchirurgie werden Gutachten für verschiedene Rechtsbereiche erstattet, denen unterschiedliche Gesetze zugrunde liegen. Im klinischen Alltag sind Gutachtenaufträge zu Unfallverletzungen am häufigsten.

Die Kenntnis der wichtigsten Grundsätze des Sozialgesetzbuches VII, der Allgemeinen Unfallversicherungs-Bedingungen (AUB) und der Äquivalenztheorie des Haftpflichtrechts sind für die sachgerechte Bearbeitung der Gutachtenaufträge unerlässlich (Tab. 45.1).

45.2 Definitionen

45.2.1 Arbeitsunfähigkeit in der gesetzlichen Sozialversicherung

„Arbeitsunfähigkeit liegt vor, wenn ein Versicherter aufgrund von Krankheit seine ausgeübte Tätigkeit nicht mehr oder nur unter der Gefahr der Verschlimmerung der Erkrankung ausführen kann. Arbeitsunfähigkeit liegt auch vor, wenn aufgrund eines bestimmten Krankheitszustandes, der für sich allein noch keine Arbeitsunfähigkeit bedingt, absehbar ist, dass aus der Ausübung der Tätigkeit für die Gesundheit oder die Gesundung abträgliche Folgen erwachsen, die Arbeitsunfähigkeit unmittelbar hervorrufen." (Richtlinien des Bundesausschusses der Ärzte und Krankenkassen)

Bei **vorhandenem Arbeitsplatz** ist auf die konkrete Tätigkeit abzustellen. Bei Versicherten, die zum Zeitpunkt des Eintritts der Arbeitsunfähigkeit **arbeitslos** sind, ist Maßstab für die Arbeitsunfähigkeit nicht die vor der Arbeitsunfähigkeit ausgeübte Erwerbstätigkeit, sondern der Tätigkeitsbereich, der für eine Vermittlung des Arbeitslosen in Betracht kommt.

Entsteht infolge eines Arbeitsunfalls Arbeitsunfähigkeit, ist der Versicherte einem zur berufsgenossenschaftlichen Behandlung zugelassenen Arzt vorzustellen.

> Eine abgestufte Arbeitsfähigkeit gibt es nicht: entweder es besteht zu 100 % Arbeitsfähigkeit oder nicht.

Die stufenweise **Wiedereingliederung** ist ein Instrument der medizinischen Rehabilitation. Während der gesamten Dauer der Wiedereingliederung besteht Arbeitsunfähigkeit.

45.2.2 Arbeitsunfähigkeit in der privaten Unfallversicherung (§ 7 AUB)

Führt ein Unfall zu einer Beeinträchtigung der Arbeitsfähigkeit, so wird für die Dauer der ärztlichen Behandlung Tagegeld gezahlt. Das Tagegeld wird nach dem Grad der Beeinträchtigung abgestuft. Die Besserung des Beeinträchtigungsgrades richtet sich nach der Berufstätigkeit des Versicherten. Die Arbeitsfähigkeit nimmt also im Laufe der Behandlung zu, sie ist nicht mit der Arbeitsunfähigkeit in der Krankenversicherung gleichzusetzen.

Tab. 45.1 Gesetzesgrundlagen der verschiedenen Versicherungen

Versicherung	Gesetzesgrundlage
Gesetzliche Krankenversicherung	SGB V
Gesetzliche Pflegeversicherung	SGB IX
Gesetzliche Unfallversicherung	SGB VII
Gesetzliche Rentenversicherung	SGB VI
Soziales Entschädigungsrecht	BVG, SVG, ZDG u. v. a. m.
Private Unfallversicherung	VVG, AUB
Private Krankenversicherung	VVG, AVB
Private Pflegeversicherung	VVG, AVB
Lebens- und Berufsunfähigkeitsversicherung	VVG, AVB
Haftpflichtversicherung	BGB
Arzthaftpflichtversicherung	BGB § 823

SGB = Sozialgesetzbuch, VVG = Gesetz über den Versicherungsvertrag, AUB = Allgemeine Unfallversicherungsbedingungen, BGB = Bürgerliches Gesetzbuch

45.2.3 Erwerbsminderung (§ 43 SGB VI) in der Rentenversicherung

Teilweise erwerbsgemindert sind gesetzlich Rentenversicherte, die wegen Krankheit oder Behinderung auf nicht absehbare Zeit außerstande sind, unter den Bedingungen des allgemeinen Arbeitsmarktes (ohne Berücksichtigung der Arbeitsmarktlage) mindestens 6 h täglich erwerbstätig zu sein.

Voll erwerbsgemindert sind gesetzlich Rentenversicherte, die unter den gleichen Bedingungen nicht imstande sind, mindestens 3 h täglich erwerbstätig zu sein.

45.2.4 Minderung der Erwerbsfähigkeit (§ 56 SGB VII) in der gesetzlichen Unfallversicherung

Erwerbsfähigkeit ist die Fähigkeit, auf Erwerb gerichtete Arbeitstätigkeit auszuüben. Minderung und Ausfall von Fähigkeiten, also von Körper- und Gliedmaßenfunktionen, bestimmen den Maßstab für die Bewertung von Unfallfolgen – nicht jedoch der Körperschaden (die ursprüngliche Verletzung oder der verbliebene anatomische Defekt).

> Unfallbegutachtung ist immer Funktionsbegutachtung.

Die MdE ist ein Rechtsbegriff. Die Höhe der MdE richtet sich nach dem Umfang der sich aus der Beeinträchtigung des körperlichen und geistigen Leistungsvermögens ergebenden verminderten Arbeitsmöglichkeiten auf dem gesamten Gebiet des Erwerbslebens (allgemeiner Arbeitsmarkt, nicht die konkrete berufliche Tätigkeit).

Die MdE kann nur geschätzt werden. Hierfür haben sich auf der Grundlage der Praxis und der Rechtssprechung Erfahrungswerte gebildet, die bei vergleichbaren Körperschäden eine Gleichbehandlung der Verletzten ermöglichen sollen. Dennoch ist immer auf die Gegebenheiten des Einzelfalls abzustellen. Die Höhe der MdE und der daraus resultierenden Unfallrente wird vom Versicherungsträger festgestellt. Grundlage des Feststellungsverfahrens und des Bescheides ist im Regelfall ein ärztliches Gutachten (Mehrhoff et al. 2009)

45.2.5 Grad der Behinderung (GdB) und Grad der Schädigungsfolge (GdS) im Sozialen Entschädigungsrecht

Als Schädigungsfolge wird im Sozialen Entschädigungsrecht jede Gesundheitsstörung bezeichnet, die in ursächlichem Zusammenhang mit einer Schädigung steht, die nach dem entsprechenden Gesetz zu berücksichtigen ist. GdS und GdB werden nach gleichen Grundsätzen bemessen. Beide Begriffe unterscheiden sich lediglich dadurch, dass der GdS nur auf die Schädigungsfolgen (also kausal) und der GdB auf alle Gesundheitsstörungen unabhängig von ihrer Ursache (also final) bezogen ist. Beide Begriffe haben die Auswirkungen von Funktionsbeeinträchtigungen in allen Lebensbereichen und nicht nur die Einschränkungen im allgemeinen Erwerbsleben zum Inhalt. GdS und GdB sind ein Maß für die körperlichen, geistigen, seelischen und sozialen Auswirkungen einer Funktionsbeeinträchtigung aufgrund eines Gesundheitsschadens. Aus dem GdB und aus dem GdS ist nicht auf das Ausmaß der Leistungsfähigkeit zu schließen. GdB und GdS sind grundsätzlich unabhängig vom ausgeübten oder angestrebten Beruf zu beurteilen. (Versorgungsmedizinverordnung)

45.2.6 Invalidität (§ 7 AUB 88, AUB 99) in der privaten Unfallversicherung

Führt ein Unfall zu einer dauernden Beeinträchtigung der körperlichen oder geistigen Leistungsfähigkeit (Invalidität) des Versicherten, so entsteht Anspruch auf Kapitalleistung aus der für den Invaliditätsfall versicherten Summe. Die Invalidität muss innerhalb eines Jahres nach dem Unfall eingetreten sowie spätestens vor Ablauf einer Frist von weiteren 3 Monaten ärztlich festgestellt und geltend gemacht sein. Die Invalidität wird für Verletzungsfolgen, die mit der Gliedertaxe erfasst sind, in Bruchteilen der normalen Gebrauchsfähigkeit einer Gliedmaße oder eines Sinnesorgans wiedergegeben. Bei Verlust eines Gliedmaßenabschnittes wird der vertraglich vereinbarte Invaliditätsgrad in Prozent angegeben.

Bei allen Unfallfolgen, die nicht in der Gliedertaxe abgebildet sind, wird die Einschränkung der körperlichen und geistigen Leistungsfähigkeit in Prozent angegeben (ähnlich der MdE in der gesetzlichen Unfallversicherung). Da die Gebrauchsbeeinträchtigung einer Gliedmaße abstrakt beurteilt wird, spielt auch für die Einschätzung der Einschränkung der Leistungsfähigkeit die konkrete Berufstätigkeit keine Rolle.

45.3 Kausalitätsregeln und Beweisregeln

In der Chirurgie, Unfallchirurgie und Orthopädie werden im Vordergrund der Begutachtung immer Unfallfolgen und orthopädische Erkrankungen stehen.

Der Gutachter hat nach dem Gesetz die Stellung eines „unentbehrlichen Gehilfen", er ist Sachverständiger in medizinisch-naturwissenschaftlichen Fragen. Er entscheidet niemals selbst und er ist auch in keiner Weise persönlich an der Entscheidung der Verwaltungen oder Gerichte beteiligt. Daraus können für den Versicherten erhebliche Missverständnisse entstehen, wenn ein Gutachter dem Versicherten das Ergebnis seiner Untersuchung und deren Wertung mitteilt, der Auftraggeber des Gutachtens aber anders entscheidet. Gutachten sind nur eines von mehreren Hilfsmitteln, die einem Entscheidungsträger zu Verfügung stehen. Ein Gericht kann den Sachverständigen zur Erläuterung seiner Ergebnisse vorladen, wenn Prozessbeteiligte mit der gutachterlichen Ausführung nicht einverstanden sind.

> Jeder Gutachter ist verpflichtet zu prüfen, ob er die an ihn gestellten Fragen sachkundig beantworten kann, und er ist gefordert, den Sachverhalt aus objektiver Sicht zu beurteilen.

45.3.1 Kausalitätsregeln

Bei der Begutachtung in der Unfallchirurgie geht es häufig um die Abgrenzung zwischen Verletzungsfolgen und orthopädischen Vorerkrankungen oder anlagebedingten Veränderungen. Der Versicherer ist verpflichtet, lediglich die Unfallfolgen zu entschädigen. Die sachverständige Trennung der möglichen Teilursachen ist Aufgabe des Zusammenhangsgutachtens, das sich hierbei vorgegebenen Regeln unterwerfen muss.

Äquivalenztheorie Ursachen sind alle Bedingungen, ohne die ein bestimmter Erfolg entfällt. Beispiel: Der letzte Tropfen, der ein volles Glas zum Überlaufen bringt, ist die Ursache des Überlaufens. Diese Theorie gilt im Haftpflichtrecht und in der privaten Unfallversicherung.

Theorie der wesentlichen Bedingung Ursachen sind alle Ereignisse, die wesentlich an den Folgen beteiligt sind. Beispiel: Der letzte Tropfen ist unwesentlich, da das Glas nur deshalb überlief, weil es voll war. Diese Theorie gilt in der gesetzlichen Unfallversicherung und im Sozialen Entschädigungsrecht.

Haftpflichtrecht Im Haftpflichtrecht ist zu ermitteln, ob ein äußeres Ereignis wegdenkbar ist. Wegdenkbar ist ein Ereignis dann, wenn eine Schadensanlage ohnehin in absehbarer Zeit mit denselben Krankheitsmerkmalen zutage getreten wäre, die nach dem äußeren Ereignis festgestellt wurden. Folgende Beispiele sollen dies illustrieren:
- Beispiel 1: Vorbestehende schwere Arthrose des Kniegelenks mit keinen oder nur geringen Krankheitserscheinungen. Eine Knieprellung führt zu rezidivierenden Ergüssen und der Notwendigkeit einer baldigen Knie-TEP. Die Notwendigkeit der Knie-TEP wäre ohnehin auf absehbare Zeit gegeben gewesen. Das äußere Ereignis ist wegdenkbar.
- Beispiel 2: Gleicher Fall, es tritt ein Schienbeinkopfbruch hinzu. Es folgen Operation, Entlastung, Rehabilitation. Die Vorerkrankung ist erheblich verschlimmert. Die Notwendigkeit der dann eingesetzten Knie-TEP ist unfallbedingt.

Private Unfallversicherung In der privaten Unfallversicherung ist zu entscheiden, ob Krankheiten und Gebrechen bei der durch ein Unfallereignis hervorgerufenen Gesundheitsschädigung oder deren Folgen mitgewirkt haben. Die Leistungen werden gekürzt, wenn der Anteil der Krankheit oder des „Gebrechens" mindestens 25 % beträgt. Für die obigen Beispiele gilt dann:
- Beispiel 1: Mitwirkungsfaktor hoch (90 %)
- Beispiel 2: Mitwirkungsfaktor mittelgradig (50 %)

Mitwirkungsfaktoren sollen nur grob geschätzt werden (25, 33, 50, 66, 75, 90 %).

Gesetzliche Unfallversicherung In der gesetzlichen Unfallversicherung ist zu ermitteln, ob ein Ereignis die alleinige Ursache, die **wesentlich mitwirkende Teilursache** oder eine **Gelegenheitsursache** war.

Im Vergleich zur Bedingungstheorie (s. unten) ist die Theorie der „Wesentlichkeit" einer Teilursache durch die Rechtssprechung der Sozialgerichtsbarkeit entwickelt worden. Deshalb ist aus ärztlicher (und damit medizinisch sachverständiger) Sicht unabdingbar, die gutachterliche

Aussage (z. B. zu einem Ursachenzusammenhang) an den Rechtsnormen zu orientieren.

„Die Theorie der wesentlichen Bedingung beruht ebenso wie die im Zivilrecht geltende Adäquanztheorie auf der naturwissenschaftlich-philosophischen Bedingungstheorie als Ausgangsbasis. Nach dieser ist jedes Ereignis Ursache eines Erfolges, das nicht hinweggedacht werden kann, ohne dass der Erfolg entfiele (conditio sine qua non). Aufgrund der Unbegrenztheit der naturwissenschaftlich-philosophischen Ursachen für einen Erfolg ist für die praktische Rechtsanwendung in einer zweiten Prüfungsstufe die Unterscheidung zwischen solchen Ursachen notwendig, die rechtlich für den Erfolg verantwortlich gemacht werden bzw. denen der Erfolg zugerechnet wird, und den anderen, für den Erfolg rechtlich unerheblichen Ursachen."

„Nach der Theorie der wesentlichen Bedingung werden als kausal und rechtserheblich nur solche Ursachen angesehen, die wegen ihrer besonderen Beziehung zum Erfolg zu dessen Eintritt wesentlich mitgewirkt haben (grundlegend: Reichsversicherungsamt, AN 1912). Welche Ursache wesentlich ist und welche nicht, muss aus der Auffassung des praktischen Lebens über die besondere Beziehung der Ursache zum Eintritt des Erfolgs bzw. Gesundheitsschadens abgeleitet werden."

„Wesentlich" ist nicht gleichzusetzen mit „gleichwertig" oder „annähernd gleichwertig". Auch eine nicht annähernd gleichwertige, sondern rechnerisch verhältnismäßig niedriger zu bewertende Ursache kann für den Erfolg rechtlich wesentlich sein, solange die andere(n) Ursache(n) keine überragende Bedeutung hat (haben) Ist jedoch eine Ursache oder sind mehrere Ursachen gemeinsam gegenüber einer anderen von überragender Bedeutung, so ist oder sind nur die erstgenannte(n) Ursache(n) „wesentlich" und damit Ursache(n) im Sinne des Sozialrechts. Die andere Ursache, die zwar naturwissenschaftlich ursächlich ist, aber (im zweiten Prüfungsschritt) nicht als „wesentlich" anzusehen ist und damit als Ursache nach der Theorie der wesentlichen Bedingung und im Sinne des Sozialrechts ausscheidet, kann in bestimmten Fallgestaltungen als „Gelegenheitsursache" oder Auslöser bezeichnet werden" (BSG 09.05.2006 B 2 U 26/04 R).

> Der Begriff der Wesentlichkeit durchzieht die gesamte gesetzliche Unfallversicherung und ist immer dann anzuwenden, wenn mehrere Teilursachen für den Zustand der Versicherten verantwortlich sind (auch bei der Begutachtung von Berufskrankheiten und bei der Hilflosigkeit nach § 44 SGB VII).

45.3.2 Beweisregeln

Wahrscheinlichkeit Mit **an Sicherheit grenzender Wahrscheinlichkeit** (Vollbeweis) müssen bewiesen sein: versicherte Person, versicherte Tätigkeit, äußeres zeitlich begrenztes Ereignis (Unfall) und der Körperschaden (Krankheit oder Verletzung). Mit **hinreichender Wahrscheinlichkeit** ist der innere Zusammenhang zwischen der versicherten Tätigkeit und dem äußeren Ereignis sowie zwischen dem äußeren Ereignis und dem Körperschaden zu beweisen.

Wahrscheinlich ist ein Zusammenhang zwischen Unfall und verbliebenen Funktionsstörungen dann, wenn die für sein Vorliegen sprechenden Gründe derart überwiegen, dass entgegenstehende Argumente bei Würdigung des Gesamtsachverhaltes außer Betracht gelassen werden können.

> Die bloße Möglichkeit sowohl einer Tatsache als auch eines Kausalzusammenhanges reicht grundsätzlich nicht aus. Eine Beweisregel: „Im Zweifel für den Verletzten" gibt es nicht.

45.4 Gutachtenerstattung

Der Assistenzarzt in der chirurgischen oder unfallchirurgisch/orthopädischen Weiterbildung hat es mit Versicherungsanfragen privater Unfallversicherungen oder von Haftpflichtversicherungen zu tun oder er bekommt einen Gutachtenauftrag der Berufsgenossenschaften zur Bearbeitung vorgelegt.

45.4.1 Private Unfallversicherung

Formulargutachten Hierzu gehören CUBUS-Computerprogramm (Download bei www.gdv-online.de) oder firmenspezifische andere Formulare. Es handelt sich um Erst- oder Folgeberichte für die Versicherer, die über die Verletzungsschwere, die Dauer der Behandlung und die möglichen Unfallfolgen Auskunft geben sollen. Die Beantwortung geschieht meist an Hand der Krankenakte, eine eigene Untersuchung ist häufig nicht vorgesehen, als Honorar wird GOÄ 80 angeboten.

Freie Gutachten oder Formularvordrucke zur Feststellung einer Invalidität Es handelt sich um Gutachten, die dezidiert einen Nachuntersuchungsauftrag beinhalten. Sie sollten in freier Form erstattet werden, die Formulare dienen im Wesentlichen dazu, die Fragen systematisch abzuarbeiten. Die körperliche Untersuchung des Verletzten orientiert sich an den verletzten Körperabschnitten und Körperteilen, die von den Verletzungsfolgen beeinflusst werden (obere Gliedmaßen, Wirbelsäule und Becken, Becken und untere Gliedmaßen). Das Anfertigen aktueller Röntgenbilder ist (in Absprache mit dem Versicherten) obligatorisch.

Das Gutachten enthält Angaben zur dauernden Gebrauchbeeinträchtigung von Gliedmaßen und zur Einschränkung der körperlichen und geistigen Leistungsfähigkeit. Die Unfallfolgen sind bis zum Ende des 3. Jahres nach dem Unfall definitiv festzustellen, mögliche künftige Entwicklungen (Besserung, Verschlimmerung) gehen in die Beurteilung nicht ein.

> ❶ Liegen Unfallfolgen in anderen Fachgebieten vor (Neurologie, HNO, Augen o. ä.), muss man den Versicherer darauf hinweisen. Ohne schriftlichen Auftrag sollten aber keine Zusatzgutachten veranlasst werden. Dies ist Aufgabe der Versicherung.

Als Honorar sollte GOÄ 85 erstattet werden. Das Honorar muss vor dem Untersuchungstag mit dem Versicherer vereinbart werden, falls dies im Anschreiben nicht schon geschehen ist. Bei schwierigen Abgrenzungen und Kausalitätsfragen legen die Versicherer manchmal Zusatzfragebogen bei. Die Kausalitätslehre ist zu beachten und der Mitwirkungsfaktor zu bestimmen.

45.4.2 Haftpflichtversicherung

Formulargutachten Es handelt sich meist um Anfragen bei Kfz-Haftpflicht-Personenschäden. Der Versicherer will Auskunft über Verletzungsschwere, Stand der Behandlung und evtl. Zukunftsprognose. Grundlage für die Bearbeitung der Anfrage ist das Krankenblatt, eine Untersuchung des Verletzten ist meist nicht vorgesehen, Honorarerstattung nach GOÄ 80.

Freie Gutachten oder Formularvordrucke zur Feststellung des Grades der Erwerbsminderung Wie bei der Privaten Unfallversicherung handelt es sich um Gutachten zur Feststellung von Unfallfolgen. Immer ist eine Nachuntersuchung des Verletzten vorgesehen, nach der die funktionellen Auswirkungen der Verletzungen beschrieben werden können. Es werden Angaben zur Arbeitsfähigkeit (im Sinne der Krankenversicherung) erwartet und Angaben über die Prognose der Verletzungen. Schließlich wird nach dem Grad der Erwerbsminderung gefragt und zwar für die konkrete berufliche Tätigkeit, die private Haushaltsführung und den allgemeinen Arbeitsmarkt.

Wenn der Versicherer keine Angaben zum Berufsbild vorgibt, muss der Versicherte dezidiert nach der konkreten beruflichen Tätigkeit befragt wird, und der Grad der Erwerbsminderung daran orientiert wird. Es können sich erhebliche Abweichungen zur MdE auf dem allgemeinen Arbeitsmarkt ergeben. Für die Einschränkung der Tätigkeit im Haushalt ist einerseits zu berücksichtigen, dass Haushaltstätigkeiten überwiegend mit den oberen Gliedmaßen getätigt werden, andererseits spielt die Anzahl der Personen im Haushalt und die Größe des Haushalts eine Rolle. Hinweise für die Höhe der MdE geben die Anhaltspunkte von Reichenbach u. Vogel (Ludwig 1991).

Angaben zur Prognose sollten nicht nur unverbindlich sein, sondern sich am konkreten Einzelfall orientieren. Bei schwierigen Kausalitätsfragen (z. B. HWS-Zerrung) helfen die Empfehlungen der Fachgesellschaften (s. dort). Honorarerstattung nach GOÄ 85.

45.4.3 Gesetzliche Unfallversicherung

Formulargutachten für das erste Rentengutachten (A 4200) Der Versicherer möchte eine kurze Zusammenfassung der Verletzungen (validierte Diagnosen), der Entstehung der Verletzungen, des Erstbefundes und des Heilverlaufes. Lange Beschreibungen der Vorgeschichte mit Zitaten aus Befunden und Berichten, die den Akten beiliegen, sind nicht erwünscht. Wesentlich ist die vollständige und umfassende Beschreibung des Allgemein- und des Lokalbefundes einschließlich Vermessung der Beweglichkeit der Gelenke und Umfänge der Gliedmaßen (Formblatt F 4222, F 4224). Aktuelle Röntgenbilder sind obligat (als Papierausdruck beilegen, wenn digital gespeichert). Digitale Photos können die rein deskriptive Beschreibung der Unfallfolgen illustrieren. Die Unfallfolgen sind als objektivierbare Funktionseinbußen (Bewegungseinschränkung, Muskelminderung, Blutumlaufstörung, behindertes Gangbild, gestörte Greiffunktion der Hand etc.) wiederzugeben. Zur Quantifizierung reichen die Adjektive geringgradig, mittelgradig und hochgradig aus.

Die MdE ist ab dem Tag der Arbeitsfähigkeit anzugeben (bei Schülern, nicht Erwerbstätigen ab dem Tag nach dem Unfall), wobei bis zum Untersuchungstag eine Abstufung möglich ist. Die MdE orientiert sich an Einschätzungsempfehlungen. Eine Prognose zur weiteren Entwicklung sollte abgegeben werden, insbesondere, wenn noch eine Besserung der Unfallfolgen erwartet werden kann. Wenn eine MdE von 20 % nur für einen begrenzten Zeitraum anzunehmen ist, sollte dies vermerkt werden, da eine Gesamtvergütung möglich wird und weitere Nachuntersuchungen unterbleiben können. Unfallunabhängige Erkrankungen und Funktionsstörungen sind anzugeben. Fragen zur künftigen Berufstätigkeit können nur in Kenntnis des aktuellen Tätigkeitsspektrums des Versicherten beantwortet werden. Wenn Zweifel bestehen, dass der Verletzte seine Tätigkeit künftig konkurrenzfähig weiterführen kann, dann soll dies vermerkt werden. Honoriert wird das Erste Rentengutachten nach Nr. 146 des Vertrags Ärzte/Unfallversicherungsträger (Stand 01.01.2011).

Der weitere Weg des Gutachtens: Der Sachbearbeiter der Berufsgenossenschaft entscheidet, ob das Gutachten verwertbar ist In den meisten Fällen wird das Gutachten dem beratenden Arzt der Berufsgenossenschaft vorgelegt, der die Plausibilität der Beschreibung und die vorgeschlagene Höhe der MdE prüft. Der Sachbearbeiter entwirft einen Rentenbescheid (Bescheidvorschlag). Die Entscheidung über die Anerkenntnis von Unfallfolgen und die Höhe der Entschädigung trifft der Rentenausschuss der Berufsgenossenschaft. Der Verletzte erhält einen Bescheid, in dem die Unfallfolgen beschrieben sind (meist werden die Formulierungen aus dem Gutachten entnommen) und die Höhe der MdE festgesetzt ist. Ist der Versicherte nicht einverstanden, kann er innerhalb eines Monats formlos Widerspruch einlegen.

Formulargutachten zum Gutachten zur Rentennachprüfung (A 4510)

Der Versicherer möchte eine Überprüfung der Unfallfolgen und eine Prüfung der Höhe der MdE. Es ist eine Nachuntersuchung des Verletzten notwendig. Angaben zu Vorgeschichte, Diagnose und Verlauf sind nicht mehr notwendig. Die Untersuchung findet wie beim Ersten Rentengutachten statt, die Zusammenfassung der Unfallfolgen wird als Liste der Funktionsstörungen dargestellt.

Die Besonderheit des Gutachtens zur Rentennachprüfung ist der Vergleich mit dem Vorgutachten. Veränderungen sollen dargestellt werden und als Verschlimmerung oder als Besserung bezeichnet werden. Die Veränderungen führen aber nur zur Änderung der MdE, wenn sie wesentlich sind. Wesentlich sind sie dann, wenn sie eine Änderung der MdE von mehr als 5 % ausmachen. Das Gutachten wird nach Nr. 150 des Ärztevertrages honoriert. Der Weg durch die Verwaltungen und die Gerichte entspricht dem des ersten Rentengutachtens.

Formulargutachten zur Feststellung einer Rente auf unbestimmte Zeit (A 4500)

Spätestens mit dem Ablauf von 3 Jahren nach dem Unfall/Versicherungsfall wird die vorläufige Entschädigung als „Rente auf unbestimmte Zeit" (früher Dauerrente) geleistet. Bei der Feststellung dieser Rente sind die Verwaltung und auch der Gutachter nicht an die Höhe der MdE der vorläufigen Entschädigung gebunden, auch wenn die Verhältnisse sich nicht geändert haben. Jetzt – und nur jetzt – sind auch Abweichungen um 5 % möglich. Der Gutachter schätzt die MdE ausschließlich auf der Basis des Befundes zum Untersuchungszeitpunkt frei ein. Die Feststellung einer Rente auf unbestimmte Zeit kann innerhalb der drei Jahre der vorläufigen Entschädigung jederzeit erfolgen, es müssen also nicht drei Jahre verstreichen. Die Rente auf unbestimmte Zeit kann zu Ungunsten des Verletzten bei einer Änderung der MdE nur in Abständen von mindestens einem Jahr geändert werden („Schutzjahr").

Das Gutachten wird so erstellt wie das Gutachten zur Rentennachprüfung, aber ohne Vergleich mit früheren Gutachten. Auf den Nachweis einer Besserung oder Verschlimmerung kommt es nicht an. Honorar nach Nr. 148 des Ärztevertrages. Das Gutachten durchläuft denselben Verwaltungsweg wie das erste Rentengutachten und es können dieselben Rechtsmittel eingelegt werden.

Freie Gutachten/Zusatzgutachten

Die Träger der gesetzlichen Unfallversicherungen können Gutachten in Auftrag geben, für die der Rahmen eines Formulargutachtens zu eng ist. Besonders bei komplexen Verletzungen und Verletzungsfolgen und der Beteiligung anderer Fachdisziplinen gibt das freie Gutachten Raum für eine eingehende Beschreibung des Heilverlaufes, insbesondere wenn sich Komplikationen oder unerwartete Ereignisse eingestellt haben. Das Gutachten umfasst eine vollständige Erhebung der unfallunabhängigen und unfallbedingten Vorgeschichte nach Aktenlage und nach Angaben des Versicherten, es beschreibt die bisherige Diagnostik und erläutert in der Beurteilung den bisherigen Verlauf und das Ausmaß der Unfallfolgen. Dem Gutachtenauftrag liegt in der Regel ein detaillierter Fragenkatalog bei, der anhand der Vorgeschichte und des aktuellen Befundes zu beantworten ist, wobei für den Versicherer vor allen die Fragen der beruflichen Zukunftsprognose und der Behandlungsmöglichkeiten von Bedeutung sind.

Bei Fragen des ursächlichen Zusammenhanges kommt es dem Versicherer vor allem darauf an, seine Zuständigkeit zu klären oder zu überprüfen. Fragen zum Ursachenzusammenhang ergeben sich immer dann, wenn Verletzungen mit anlagebedingten Veränderungen oder Vorerkrankungen zusammentreffen. Dies ist bei fast allen degenerativen Erkrankungen des Stütz- und Bewegungssystems der Fall, besonders aber bei vermuteten Verletzungen der Bandscheiben, der Sehnen (besonders der Rotatorenmanschette und der Quadrizepssehne), des Kniegelenksmeniskus und bei Verletzungen, deren Ausmaß erheblich von Anlageveränderungen beeinflusst wird (z. B. Patellaluxation). Hier sind besondere Kenntnisse der Ursachen von Gewebeveränderungen und Erkrankungen des Stütz- und Bewegungsapparates und Erfahrungen in der Abwägung des Für und Wider der verschiedenen für die Beurteilung abzufragenden Kriterien erforderlich. Schließlich muss der Gutachter auf der Basis der Ermittlung der wesentlichen Teilursache eine eindeutige Entscheidung treffen.

Bei Vorerkrankungen ist festzustellen, ob unfallbedingt eine Verschlimmerung der Erkrankung eingetreten ist und ob diese Verschlimmerung vorübergehend (zeitlich limitiert), dauernd oder richtunggebend (erhebliche Beschleunigung der Erkrankung – z. B. vorbestehende Kniegelenksarthrose und unfallbedingt hinzugetretene eitrige Kniegelenksentzündung) ist. Honoriert werden die freien Gutachten je nach Schwierigkeit nach den Nr. 160, 161 und 165 des Vertrages Ärzte/Unfallversicherungsträger.

45.5 Neutral-0-Methode

Als allgemein gültige Konvention für die Messung von Gelenkbewegungen gilt die Neutral-0-Methode. Die Deutsche Gesetzliche Unfallversicherung – DGUV stellt hierzu Messblätter für die Gliedmaßen und die Wirbelsäule zur Verfügung (www.dguv.de; Abb. 45.1). In der „Information zur Benutzung der Messblätter und der Messung nach der Neutral-0-Methode" hält die DGUV fest (F4030 0501 Info Messblatt Neutral-0-Methode):

Bei dieser Messmethode werden alle Gelenkbewegungen von einer einheitlich definierten 0-Stellung aus gemessen. Diese Neutral-0-Stellung entspricht der Gelenkstellung, die ein gesunder Mensch im aufrechten Stand mit hängenden Armen und nach vorn gehaltenen Daumen und parallelen Füßen einnehmen kann. Bei der **Messung** von dieser 0-Stellung aus wird der bei der Bewegung durchlaufene Winkel abgelesen und unter Aufrundung auf die nächste 5er-Stelle notiert. Es wird grundsätzlich der Bewegungsumfang gemessen, wie er durch eigentätige, vom Untersucher geführte Bewegungen möglich ist.

Bei der **Protokollierung** werden immer 3 Zahlen eingetragen. Im Normalfall wird die 0 zwischen die beiden Ziffern für die Anfangs- und Endstellung gesetzt, da üblicherweise die Gelenke über die 0-Stellung hinaus in 2 Richtungen zu bewegen sind. Kann ein Gelenk jedoch nur in einer Richtung bewegt werden, z. B. bei **Kontrakturen**, so steht die 0 am Anfang oder am Ende, um anzuzeigen, dass die 0-Stellung nicht erreicht werden kann. Bei **Ankylosen** werden vor oder nach der 0 zwei gleiche Zahlen eingesetzt. Beispiele: Tab. 45.2 und Tab. 45.3.

Zusätzlich zur Beschreibung der Greifformen (Spitz-, Schlüssel-, Grob- und Hakengriff) der **Hände** im Gutachten wird wie folgt gemessen:

An den **Fingern** gilt die Streckstellung als Neutral-0-Stellung, von der aus Überstreckungsmöglichkeit und Beugung als aktive Bewegungen gemessen werden. Die radiale und palmare Abduktion wird vom adduziert gehaltenen **Daumen** aus (= 0-Stellung) gemessen. Beispiel: Tab. 45.4.

Die **Längen- und Umfangsmessungen** sollen ebenfalls wenn möglich in der **Neutral-Stellung** erfolgen, um vergleichbare Werte zu erhalten. Als Messband ist ein kunststoffüberzogenes Schneidermaßband zu empfehlen. Stahlmessbänder legen sich der Haut weniger gut an. Die Notierung soll mit einer Genauigkeit von 0,5 cm erfolgen.

Tab. 45.2 Am linken Hüftgelenk liegt sowohl eine Beugekontraktur als auch eine Außendrehkontraktur vor

Hüftgelenk	Rechts	Links
Streckung/Beugung	10 – 0 – 130	0 – 10 – 90
Abspreizung/Anführung	40 – 0 – 30	20 – 0 – 20
Drehung auswärts/Drehung einwärts (Hüftgelenke 90° gebeugt)	45 – 0 – 35	25 – 10 – 0

Tab. 45.3 Das linke Kniegelenk ist in einer Beugestellung von 20° völlig versteift. Die Versteifung wird dadurch beschrieben, dass die gemessene Winkelstellung 2× nebeneinander hinter die 0 gesetzt wird

Kniegelenk	Rechts	Links
Streckung/Beugung	10 – 0 – 130	0 – 20 20

Tab. 45.4 Das linke Sattelgelenk ist in radialer Abduktion um 30° versteift

Daumen	Rechts	Links
	0 – 0 – 50	0 – 30 – 30

Das Messblatt (Abb. 45.1) muss möglichst vollständig und genau ausgefüllt werden, um dem Nachuntersucher brauchbare Vergleichswerte liefern zu können. Dem Untersucher noch erforderlich erscheinende Zusatzmessungen können eingefügt werden.

Name: Aktenzeichen:

Untersuchungstag:

☐ Rechtshänder   ☐ Linkshänder

Messblatt für obere Gliedmaßen (nach der Neutral - 0 - Methode)

Schultergelenke: Rechts   Links

Arm seitw. / körperw. (Abb. 1)

Arm rückw. / vorw. (Abb. 2)

Arm ausw. / einw. drehen (Oberarm anliegend) (Abb. 3)

Arm ausw. / einw. (Oberarm 90° seitw. abgeh.) (Abb. 4)

Ellenbogengelenke:

Streckung / Beugung (Abb. 5)

Unterarmdrehung:

ausw. / einw. (Abb. 6)

Handgelenke:

handrückenw. / hohlhandw. (Abb. 7)

speichenw. / ellenw. (Abb. 8)

Fingergelenke:
Abstände in cm:
Nagelrand
/ quere Hohlhandfalte (Abb. 9)
Nagelrand
/ verl. Handrückenebene (Abb. 10)

Daumengelenke:
Streckung/Beugung:

Grundgelenk

Endgelenk

Abspreizung (Winkel zwischen 1. und 2. Mittelhandknochen)

In der Handebene (Abb. 11)   0   0

Rechtwinklig zur Handebene (Abb. 12)   0   0

Ankreuzen, welche Langfingerkuppen mit der Daumenspitze erreicht werden können

Handspanne:
Größter Abstand in cm zwischen Daumen- und Kleinfingerkuppe

Umfangmaße in cm:
(Hängender Arm)

15 cm ob. äußerem Oberarmknorren

Ellenbogengelenk

10 cm unt. äußerem Oberarmknorren

Handgelenk

Mittelhand (ohne Daumen)

Armlänge in cm:

Schulterhöhe / Speichenende

Stumpflängen in cm:

Schulterhöhe / Stumpfende

Äuß. Oberarmknorren / Stumpfende

F 4222   0204 Messblatt obere Gliedmaßen

a

▫ **Abb. 45.1a–c** Messblätter für die Gliedmaßen und die Wirbelsäule der Deutsche Gesetzliche Unfallversicherung – DGUV. **a** Messblatt obere Gliedmaßen (F4222). **b** Messblatt untere Gliedmaßen (F4224). **c** Messblatt Wirbelsäule (F622233771)

Name: Aktenzeichen:

Untersuchungstag:

Standbein: ☐ rechts ☐ links

Messblatt für untere Gliedmaßen (nach der Neutral - 0 - Methode)

	Rechts	Links
Hüftgelenke:		
Streckung / Beugung (Abb.1 a u. 1 b)		
Abspreiz. / Anführen (Abb. 2)		
Drehg. ausw. / einw. (Hüftgel. 90° gebeugt) (Abb. 3)		
Drehg. ausw. / einw. (Hüftgel. gestreckt) (Abb. 4)		
Kniegelenke:		
Streckung / Beugung (Abb. 5)		
Obere Sprunggelenke:		
Heben / Senken des Fußes (Abb. 6)		
Untere Sprunggelenke:		
Ges.-Beweglichk. (Fußaußenr. heb. / senk.) (Abb. 7 a u. 7 b) (in Bruchteilen der normalen Beweglichkeit)		
Zehengelenke: (in Bruchteilen der normalen Beweglichkeit)		
Umfangmaße in cm:		
20 cm ob. inn. Knie-Gelenkspalt		
10 cm ob. inn. Knie-Gelenkspalt		
Kniescheibenmitte		
15 cm unterh. inn. Gelenkspalt		
Unterschenkel, kleinster Umfang		
Knöchel		
Rist über Kahnbein		
Vorfußballen		
Beinlänge in cm:		
Vord. ob. D-beinstachel - Außenknöchelsp.		
Stumpflänge in cm:		
Sitzbein - Stumpfende		
Inn. Knie-Gelenkspalt - Stumpfende		

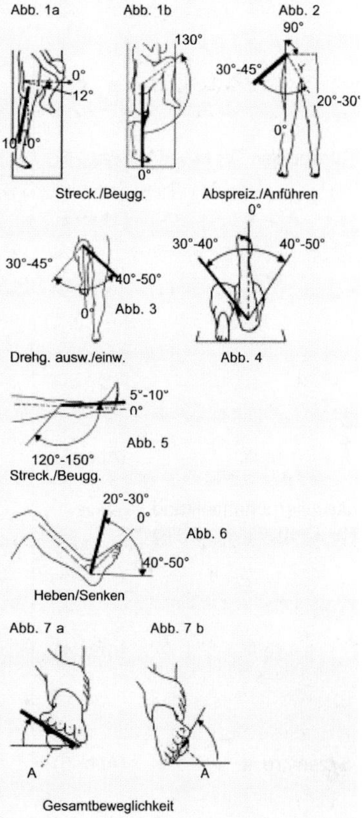

F 4224 0501 Messblatt untere Gliedmaßen

b

◘ **Abb. 45.1a–c** (*Fortsetzung*) Messblätter für die Gliedmaßen und die Wirbelsäule der Deutsche Gesetzliche Unfallversicherung – DGUV. **a** Messblatt obere Gliedmaßen (F4222). **b** Messblatt untere Gliedmaßen (F4224). **c** Messblatt Wirbelsäule (F622233771)

Az.: , Name:

Messblatt Wirbelsäule
(nach der Neutral-0-Methode)

Größe in cm: Gewicht in kg:

HWS

Vorneigen/Rückneigen (Abb. 1)

Seitneigen re./li. (Abb. 2)

Drehen re./li. (Abb. 3)

Kinnspitzenschulterhöhenabstand
bei maximaler Drehseitneigung re./li.

BWS und LWS

Seitneigen re./li. (Abb. 4)

Drehen im Sitzen re./li. (Abb. 5)

Liegen/Jugulumabstand (cm) (Abb. 6)
Aktive Aufrichtung aus Rückenlage
Messstrecke Liege - DF C7

Finger - Boden - Abstand (cm)
a) Ott (Abb. 7)
   Messstrecke DF C7 30 cm caudal
b) Schober (Abb. 7)
   Messstrecke DF S1 10 cm cranial
c) Messstrecke 10 cm mit Mittelpunkt (Abb. 7)
   DF L 1

Beckentiefstand (cm) re./li.

Seitverbiegung

Schulterstand (rechts tief/links tief)

Sagittale Verbiegung (kyphotische oder lordotische Fehlform):

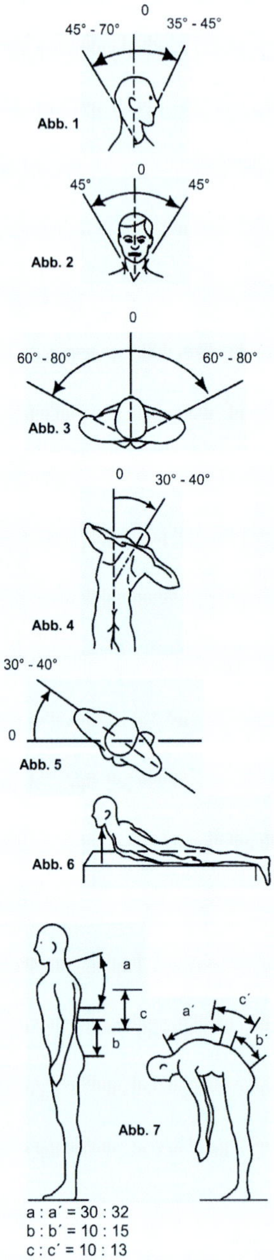

a : a´ = 30 : 32
b : b´ = 10 : 15
c : c´ = 10 : 13

F 6222 0805 Messblatt Wirbelsäule BK 2108, 2109, 2110

c

Abb. 45.1a–c (*Fortsetzung*) Messblätter für die Gliedmaßen und die Wirbelsäule der Deutsche Gesetzliche Unfallversicherung – DGUV. **a** Messblatt obere Gliedmaßen (F4222). **b** Messblatt untere Gliedmaßen (F4224). **c** Messblatt Wirbelsäule (F622233771)

Literatur

Brackmann K, Krasney OE et al. (2006) Handbuch der Sozialversicherung, 11. Aufl. Asgard, St. Augustin

Formulargutachten: CUBUS-Computerprogramm (www.gdv-online.de), Formtexte (www.hvbg-service.de) oder firmenspezifische andere Formulare

Ludolph E, Lehmann R, Schürmann J (1998) Kursbuch der ärztlichen Begutachtung. Ecomed, Landsberg, laufende Ergänzungen

Ludwig K-H (1991) Schadensersatz bei verletzungsbedingtem Ausfall der Hausfrau. DAR 11:408–417

Mehrhoff F, Meindl R, Muhr G (2009) Unfallbegutachtung, 12. Aufl. de Gruyter, Berlin New York

Richtlinien des Bundesausschusses der Ärzte und Krankenkassen: www.kbv.de/rechtsquellen

Richtlinien über den Inhalt der Weiterbildung: www.bundesaerztekammer.de

Schönberger A, Mehrtens G, Valentin H (2010) Arbeitsunfall und Berufskrankheit, 8. Aufl. Erich Schmidt, Berlin

Versorgungsmedizinverordnung: www.gesetze-im-internet.de

Vertrag Ärzte/Unfallversicherungsträger: www.dguv.de/landesverbaende

Notfallaufnahme und ausgewählte Notfälle

Kapitel 46 Reanimation und Notfälle auf chirurgischen Stationen – 372
B.A. Leidel, C. Chiapponi, K.-G. Kanz

Kapitel 47 Polytraumamanagement – 380
W. Mutschler, K.-G. Kanz

Kapitel 48 Akutes Abdomen – 391
F. Löhe, K.-W. Jauch

Kapitel 49 Ileus – 399
R. Isenmann, D. Henne-Bruns

Kapitel 50 Gastrointestinale Blutung – 406
T.P. Hüttl, T.K. Hüttl

Kapitel 51 Akute Cholezystitis – 414
K. Hallfeldt

Kapitel 52 Appendizitis – 417
J. Hoffmann, K.S. Schick

Kapitel 53 Sigmadivertikulitis – 425
M. Wichmann, K.-W. Jauch

Kapitel 54 Mesenteriale Ischämie – 432
H. Stiegler

Kapitel 55 Pankreatitis – 439
H. Zirngibl

Kapitel 56 Abdominelles Trauma – 447
W.E. Thasler, K.-W. Jauch

Kapitel 57 Venenthrombose und Lungenembolie – 452
M. Storck, R. Bauersachs

Kapitel 58	**Akute Extremitätenischämie** – 459 *R. Kopp, R. Weidenhagen*	
Kapitel 59	**Periphere traumatische Gefäßverletzungen** – 471 *R. Weidenhagen, R. Kopp*	
Kapitel 60	**Aortenaneurysma** – 479 *K.-H. Orend*	
Kapitel 61	**Akuter Thorax** – 486 *H. Winter, D. Rüttinger, R. Hatz*	
Kapitel 62	**Grundsätze der (operativen) Frakturversorgung** – 498 *E. Euler, W. Mutschler*	
Kapitel 63	**Luxationen der großen Gelenke** – 508 *M. Regauer, W. Mutschler*	
Kapitel 64	**Frakturen des koxalen Femurs** – 518 *S. Piltz*	
Kapitel 65	**Klavikulafraktur und Schultereckgelenksprengung** – 524 *O. Pieske*	
Kapitel 66	**Humerusfrakturen** – 530 *R. Kirchner*	
Kapitel 67	**Distale Radiusfrakturen** – 542 *E. Mayr*	
Kapitel 68	**Kniegelenkstrauma** – 550 *J. Zellner, M. Nerlich, P. Angele*	
Kapitel 69	**Tibiafrakturen** – 562 *E. Euler, W. Mutschler*	
Kapitel 70	**Sprunggelenksverletzungen** – 572 *H. Polzer, W. Mutschler*	
Kapitel 71	**Achillessehnenruptur** – 578 *V. Quack, M. Tingart, J. Grifka, J. Götz*	

Kapitel 72 Schädel-Hirn-Trauma – 583
E. Uhl, J.-Chr. Tonn

Kapitel 73 Wirbelsäulenverletzungen – 592
R. Beisse, B.A. Leidel, V. Bühren

Kapitel 74 Akuter Wirbelsäulenschmerz – 602
C. Birkenmaier, C. Melcher

Kapitel 75 Arbeits- und Wegeunfälle – 614
R. Beickert, V. Bühren

Kapitel 76 Thermische Verletzungen – 618
N. Pallua, E. Demir

Reanimation und Notfälle auf chirurgischen Stationen

B.A. Leidel, C. Chiapponi, K.-G. Kanz

46.1 Epidemiologie und Hintergrund

Jedes Jahr ereignen sich bei ca. 8–15 % der stationären Behandlungen unerwünschte Ereignisse/Zwischenfälle, bei denen ein Patient geschädigt wird, sog. „adverse events". Bis zu 20 % dieser Ereignisse umfassen den plötzlichen Kreislaufstillstand, Myokardinfarkt, Schlaganfall, Lungenembolie sowie ungeplante Aufnahmen auf Intensivstation, z. B. wegen schwerer Sepsis oder akutem respiratorischen Versagen. Auch in den aktuellen Leitlinien zur Reanimation wird hervorgehoben, dass der innerklinische Kreislaufstillstand meist nicht Folge einer primären Herzerkrankung ist, sondern einer langsamen aber progredienten Verschlechterung der Kreislauffunktion mit Hypoxie und Hypotension, die vom medizinischen Personal primär nicht erkannt wird.

Grundlage dieses Kapitels sind daher die aktuellen Leitlinien zur Reanimation sowohl der „American Heart Association" (AHA) wie auch des „European Resuscitation Council" (ERC), die Konsensusergebnisse der Arbeitsgruppen des „International Liaison Committee on Resuscation" (ILCOR) darstellen. Für die evidenzbasierte Erstellung der Leitlinien führten Arbeitsgruppen eine kritische Durchsicht der Literatur, eine standardisierte Beurteilung der vorliegenden Studien und eine Bestimmung des Evidenzgrades (◘ Tab. 46.1) durch. Im Rahmen einer Konsensuskonferenz (C2010) stellten die Autoren der Arbeitspapiere die Ergebnisse ihrer evidenzbasierten Auswertungen als Diskussionsgrundlage vor, deren konsentierte Zusammenfassungen und Behandlungsempfehlungen die Grundlage der aktuellen Leitlinien zur Reanimation bilden. Die deutsche Version der gesamten Leitlinien des ERC ist auf der Webseite des Deutschen Rat für Wiederbelebung (GRC) unter www.grc-org.de/leitlinien2010 abrufbar.

46.2 Alarmzeichen für einen drohenden Kreislaufstillstand

Während der Kreislauf-Stillstand außerhalb des Krankenhauses in der Regel plötzlich und unerwartet auftritt, ist der Kreislaufstillstand innerhalb des Krankenhauses meist Folge einer langsamen aber fortschreitenden Verschlechterung der Vitalfunktionen Atmung, Kreislauf und Bewusstsein. Dabei sind die klinischen Zeichen einer Verschlechterung unabhängig von ihrer Ursache im Allgemeinen ähnlich und betreffen meist physiologische Basisparameter. Auf Intensivstationen werden diese Parameter kontinuierlich überwacht und eine Verschlechterung entsprechend schnell erkannt, auf peripheren Stationen sind diese Idealbedingungen nicht gegeben. In der Folge werden gefährdete Patienten auf der peripheren Station oftmals deutlich zeitverzögert erkannt, schlimmstenfalls erst nach Eintritt eines Kreislaufstillstands. Die Herausforderung auf peripheren Stationen besteht daher unter anderem darin, (potenziell) gefährdete Patienten mit den dort zur Verfügung stehenden Ressourcen rasch zu erkennen.

Erschwerend kommen insbesondere in operativen Fächern Kapazitätsgrenzen aufgrund limitierter Personalressourcen hinzu, wenn ärztliches Personal in Operations- oder Funktionsbereichen außerplanmäßig nicht oder zumindest nicht zeitnah für gefährdete Patienten auf der peripheren Station zur Verfügung stehen kann. Hier können gerade vom nichtärztlichen Personal verwendete einfache Kriterien helfen, eine Verschlechterung des Gesundheitszustandes des Patienten frühzeitig zu erkennen. International haben sich hierzu Frühwarnsysteme basierend auf den physiologischen Basisparametern etabliert, die sog. **„early warning scores"**. Sie stellen eine wesentliche Voraussetzung dar, überhaupt frühzeitig intervenieren zu können. Die Frühintervention kann dabei von einem medizinischen Notfallteam, dem sog. MET („medical emergency team") oder dem RRT („rapid response team") übernommen werden. Im Gegensatz zu den etablierten Reanimations- oder Herzalarmteams werden MET oder RRT schon **vor** Eintritt des Kreislaufstilstands aktiv, um diesen zu verhindern.

Kriterien zur Aktivierung eines medizinischen Notfallteams

- **A – Airway/Atemweg**
    - Jede Gefährdung des Atemweges
- **B – Breathing/Atmung**
    - Atemstillstand
    - Atemfrequenz<10 min

Tab. 46.1 Empfehlungsklassen gemäß American Heart Association (AHA); *AED* automatischer externer Defibrillator

Klasse	Bedeutung	Maßnahme (Beispiele)
I	Nutzen >>> Risiko Maßnahme/Behandlung **sollte** angewendet/durchgeführt werden	Manuelle Thoraxkompression bis Defibrillator/AED bereit, frühzeitige Defibrillation von Kammerflimmern bei beobachtetem oder innerklinischem Kreislaufstillstand, keine Verzögerung von Thoraxkompression und Defibrillation durch endotracheale Intubation
IIa	Nutzen >> Risiko Zusätzliche fokussierte Studien notwendig **Es ist vernünftig,** die Maßnahme/Behandlung anzuwenden/durchzuführen	Eine Defibrillation statt drei sequenzielle Defibrillationen, Pulskontrolle maximal 10 Sekunden, im Zweifel Beginn Thoraxkompressionen, intraossäre Infusionstechniken, Thrombolyse unter Reanimation bei Lungenembolie
IIb	Nutzen ≥ Risiko Zusätzliche breite Studien notwendig; zusätzliche Registerdaten wären hilfreich Maßnahme/Behandlung **kann erwogen werden**	Herzdruckmassage vor der verzögerten Defibrillation bei nicht beobachtetem Herzkreislaufstillstand, Gabe von Adrenalin, Impedanzventile, z. B. ResQPOD, mechanische Thoraxkompression, z. B. AutoPulse, LUCAS
III	Risiko ≥ Nutzen Maßnahme/Behandlung **sollte nicht** angewendet/durchgeführt werden da nicht hilfreich aber eventuell nachteilig	Routinemäßig Schrittmachertherapie bei Asystolie, Krikoiddruck, Gabe von Natriumbikarbonat oder Fibrinolyse bei Kreislaufstillstand

- – Atemfrequenz >29/min
- – SpO$_2$ <90 %
- **C – Circulation/Kreislauf**
  - – Kreislauf-Stillstand
  - – Synkope, Kollaps
  - – Puls <50/min
  - – Puls >140/min
  - – RR$_{syst}$ <90 mmHg
  - – RR$_{diast}$ >110 mmHg
  - – Neu aufgetretene Herzrhythmusstörung
  - – Neu aufgetretene Brustschmerzen
  - – Kalte oder zyanotische Extremität (Zentralisation)
- **D – Disability/neurologische Defizite**
  - – Störung des Bewusstseins (GCS <14 Punkte)
  - – Krampfanfall
  - – Neu aufgetretene Schluck- oder Sprachstörung
  - – Neu aufgetretene Störung der Motorik oder Sensibilität
  - – Neu aufgetretene Verwirrtheit, Agitation oder Delir
- **E – Sonstiges**
  - – Jeder als besorgniserregend eingeschätzter Patient
  - – Akute Blutung
  - – Urinausscheidung <50 ml in 4 Stunden
  - – Nicht kontrollierbare Schmerzen
  - – Fieber >39 °C
  - – SIRS-/Sepsis-Zeichen

SIRS-/Sepsis-Zeichen (mindestens 2 der folgenden Kriterien)
- Tachypnoe ≥20/min
- Tachykardie ≥90/min
- Fieber ≥38 °C oder Hypothermie ≤36 °C
- Leukozytose ≥12000/mm^3 oder Leukopenie ≤4000/mm^3 oder ≥10 % unreife Neutrophile im Differenzialblutbild

46.3 Einleitung und Durchführung der innerklinischen Reanimation

Bei einer innerklinischen Reanimation ist in Abhängigkeit von der Anzahl und Qualifikation der Helfer der Übergang von Basisreanimationsmaßnahmen (◘ Abb. 46.1) und erweiterten Reanimationsmaßnahmen (◘ Abb. 46.2) fließend. Die wesentlichen Eckpfeiler einer Reanimation sind jedoch identisch (◘ Tab. 46.1).

Prioritäten bei der innerklinischen Reanimation
- Unmittelbare Erkennung des Kreislaufstillstands
- Alarmierung des medizinischen Notfallteams (Herzalarm)
- Früher Beginn Reanimationsmaßnahmen mit Schwerpunkt auf Thoraxkompressionen
- Frühe Rhythmusanalyse und ggf. Defibrillation
- Thoraxkompression/Beatmung im Verhältnis 30:2
- Effektive Thoraxkompressionen
  - Druckpunkt untere Sternumhälfte

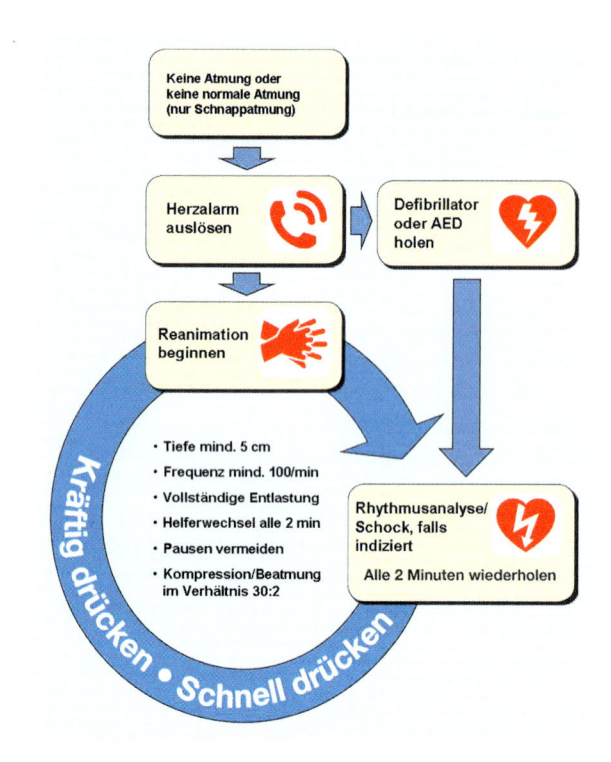

Abb. 46.1 Basismaßnahmen. (Mod. nach AHA 2010)

- Tiefe mindestens 5 cm
- Frequenz 100–120/min
- Vollständige Entlastung nach jeder Kompression
- Helferwechsel alle 2 min
- Unterbrechungen der Kompressionen oder Pausen vermeiden

> Effektive Basismaßnahmen der Ersthelfer, bis das Reanimations- oder Herzalarmteam eintrifft, sind für ein gutes Behandlungsergebnis entscheidend!

Die Feststellung eines Kreislaufstillstandes ist auch für medizinisches Fachpersonal oft schwierig. Viele Patienten mit Kreislaufstillstand weisen in den ersten Minuten noch eine Schnappatmung auf, die nicht als normale Atmung oder normaler Kreislaufes missgedeutet werden sollte.

Auslösen des Herzalarms Bei Vorliegen eines Kreislaufstillstandes beginnt der erste Helfer unverzüglich mit der Herzdruckmassage, während der zweite Helfer den Herzalarm auslöst und die notwendige Ausrüstung wie Defibrillator bzw. AED („automated external defibrillator") und Sauerstoff holt. Falls nur ein Helfer vor Ort ist, muss der Patient kurzzeitig verlassen werden, um das Reanimationsteam zu alarmieren.

Herzdruckmassage Entscheidend für den Reanimationserfolg ist neben der frühzeitigen Defibrillation bei Kammerflimmern oder pulsloser Kammertachykardie die Qualität der Thoraxkompressionen. Die Thoraxkompressionen erfolgen „in der Mitte der Brust" des Patienten (Abb. 46.2; Abb. 46.3) und sollen impulsartig mit einer Eindrücktiefe von mindestens 5 cm erfolgen, wobei auf eine vollständige Entlastung des Brustkorbes nach jeder Kompression zu achten ist. Die Durchführung einer Herzdruckmassage mit einer Frequenz von mindestens 100/min ist körperlich sehr anstrengend, deshalb sollten die Helfer alle 2 min wechseln. Die Leitlinien 2010 betonen ausdrücklich die Bedeutung der möglichst unterbrechungsfreien Thoraxkompressionen. Pausen für Defibrillation, Helferwechsel, Intubation, etc. sollten möglichst kurz sein und 5 Sekunden niemals überschreiten.

Qualitätskriterien für eine suffiziente Thoraxkompression
- Druckpunkt „in der Mitte der Brust" (untere Sternumhälfte) (Abb. 46.2; Abb. 46.3)
- Impulsartige Kompression des Brustkorbs um mindestens 5 cm
- Vollständige Entlastung des Brustkorbs zwischen den Kompressionen
- Kompressionsfrequenz mindestens 100/min (aber nicht schneller als 120/min)
- Möglichst keine Unterbrechungen der Kompressionen (z. B. während Ladevorgang Defibrillator/AED)
- Regelmäßiger Helferwechsel, um Ermüdung vorzubeugen

Defibrillation Eine notwendige Defibrillation bei Kammerflimmern oder pulsloser Kammertachykardie kann entweder mit einem automatisierten externen Defibrillator (AED) oder einem manuellen Defibrillator erfolgen. Während bei einem AED die Energiestufe automatisch durch das Gerät erfolgt, muss bei einem manuellen Defibrillator der Anwender die Energiestufe selbst wählen. Entscheidend für den Erfolg einer Defibrillation ist jedoch nicht die applizierte Energie in Joule, sondern die Stärke und Dauer Stromflusses durch das Myokard. Der optimale Stromfluss für monophasische Defibrillationen soll zwischen 30 und 40 As betragen, bei biphasischen Schockformen liegt der optimale Stromfluss zwischen 15 und 20 As. Moderne Defibrillatoren verfügen in der Regel bereits über niederenergetische biphasische Defibrillationsimpulse, die sich durch eine höhere Wirksamkeit und geringere Schädigung des Myokards auszeichnen. Da in Abhängigkeit von dem Typ und Hersteller die Geräte mit unterschiedlichen Stromkurvenformen und damit unterschiedlichen

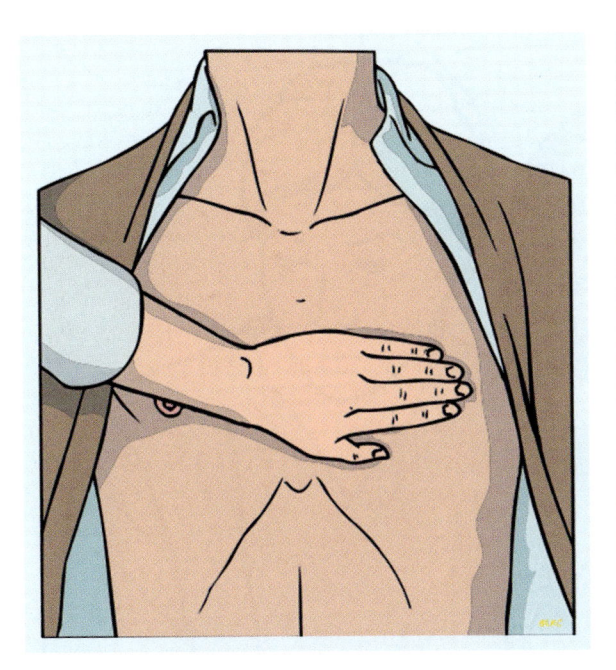

Abb. 46.2 Positionierung der Hand in der Mitte der Brust (© European Resuscitation Council – www.erc.edu – 2012/005)

Stromflüssen defibrillieren, werden durch die Hersteller unterschiedliche Energiestufen für die erste und die folgenden Defibrillationen empfohlen. Dies erklärt, warum die Wirksamkeit des ersten Elektroschocks für einen biphasischen Rechteckimpuls mit 120 J („rectilinear biphasic" – Zoll), einen biphasisch trunkierten Impuls von 150 J („biphasic truncated exponential" – Philips-Heartstream) oder einen davon unterschiedlich geformten biphasisch trunkierten Impuls von 200 J (Medtronic – Physiocontrol) äquivalent ist. Daher ist jeweils geräteabhängig die vom Hersteller empfohlene spezifische Energiedosis zu wählen, im Zweifelsfalle die Maximaldosis. Die empfohlene Energiedosis älterer Geräte mit monophasischer Schockform beträgt stets 360 J.

In der Ladephase zwischen abgeschlossener Rhythmusanalyse und Schockabgabe sollten Thoraxkompressionen unbedingt fortgeführt werden, ebenso unmittelbar nach der Schockabgabe unabhängig von einer eventuellen Rhythmusänderung. Bei Kammerflimmern oder pulsloser Kammertachykardie in der frühen postoperativen Phase nach herzchirurgischem Eingriff, wenn Thoraxkompressionen Gefäßnähte zerstören könnten, soll die Abgabe von drei schnell aufeinander folgenden Schocks erwogen werden.

> **!** Informieren Sie sich über die Standorte von Defibrillatoren/AED in Ihrer Klinik und lassen Sie sich in die gerätespezifische Handhabung und Wahl der Energiestufe einweisen.

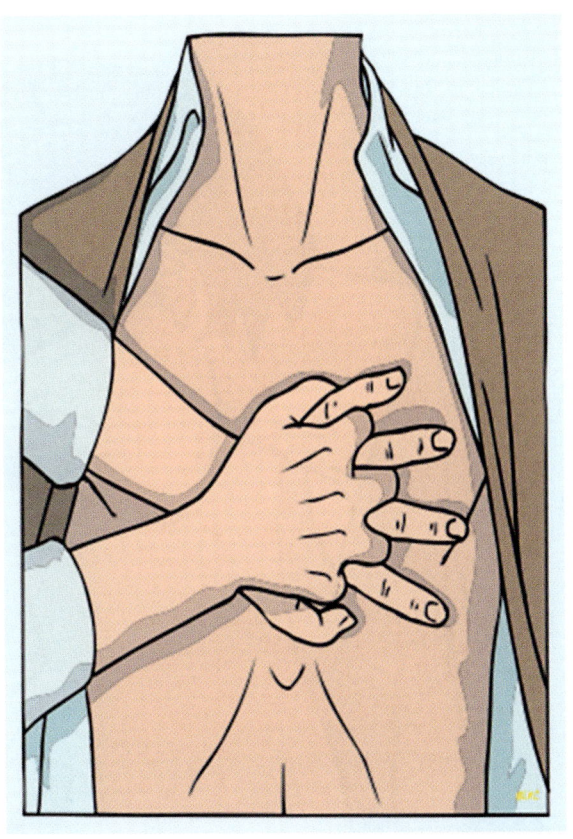

Abb. 46.3 Handhaltung bei der Thoraxkompression (© European Resuscitation Council – www.erc.edu – 2012/005))

Beatmung Eine suffiziente Beutel-Maskenbeatmung (Abb. 46.4) ist bis zum Eintreffen des Notfallteams in jedem Fall ausreichend. Wenn möglich, sollte mit 100 % Sauerstoff beatmet werden. Die Beatmung des Patienten erfolgt im Verhältnis 30:2 zu den Thoraxkompressionen. Die einfache überbrückende Atemwegshilfe Oropharyngeal- bzw. Guedel-Tubus kann dabei die Sauerstoffversorgung erleichtern. In den Leitlinien 2010 ist die Bedeutung der frühen endotrachealen Intubation deutlich reduziert worden und sollte nur durch erfahrene Anwender erfolgen. Demgegenüber können alternative Atemwegshilfen, wie beispielsweise der Larynxtubus (Abb. 46.5), bereits nach kurzer Einweisung sicher und effektiv angewendet werden und gewinnen daher zunehmend an Bedeutung.

46.4 Potenziell reversible Ursachen eines Kreislaufstillstandes

Insbesondere beim innerklinischen Kreislaufstillstand ist wegen der hier vorhandenen diagnostischen Möglichkeiten nach potenziell reversiblen Ursachen zu suchen. Diese

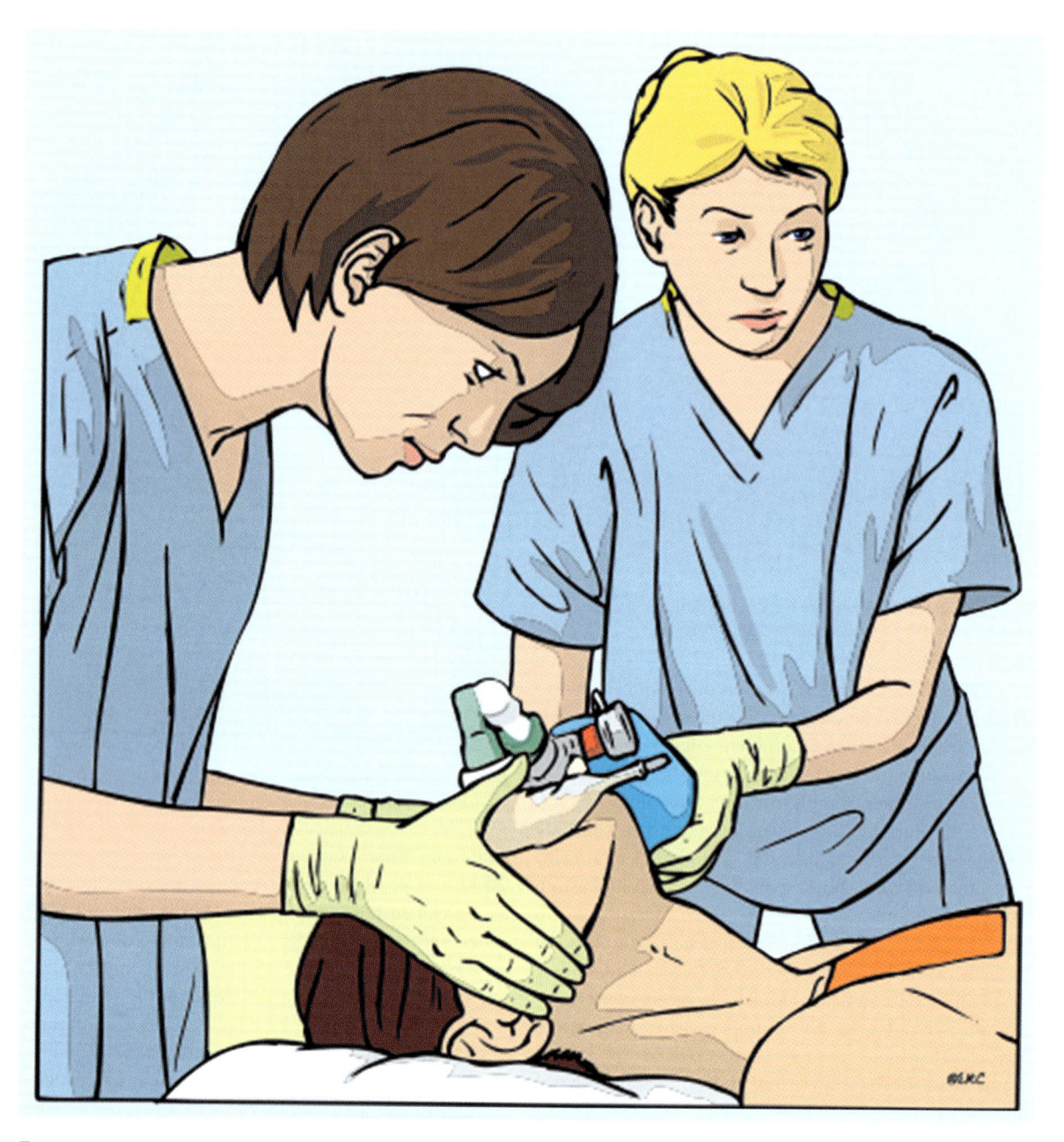

Abb. 46.4 Beutel-Masken-Beatmung in der Zweihelfer-Technik (© European Resuscitation Council – www.erc.edu – 2012/005)

lassen sich didaktisch im Wesentlichen in 2 Gruppen mit jeweils 4 Einzelpunkten zusammenfassen.

> **4 H: Hypoxie, Hypovolämie, Hypo-/Hyperkaliämie, Hypothermie**

Zur Vermeidung einer **Hypoxie** sollte die Beatmung mit 100 % Sauerstoff erfolgen. Nach Wiederherstellung eines Kreislaufes (ROSC, „return of spontaneous circulation") ist eine Hyperoxämie möglicherweise schädlich. Daher wird in den aktuellen Leitlinien empfohlen, nach ROSC eine periphere Sauerstoffsättigung von 94–98 % anzustreben und ggf. die inspiratorische Sauerstoffkonzentration entsprechend zu titrieren.

Die Ursache einer **Hypovolämie** kann beispielsweise eine Verletzungsfolge darstellen (zweizeitige Milzruptur) oder durch eine akute gastrointestinale Blutung oder Aortenaneurysmaruptur verursacht sein. Aber auch eine unzureichende postoperative Infusionstherapie, der septische Schock (z. B. bei Nahtinsuffizienz einer Darmanastomose) oder Flüssigkeitsverluste (z. B. bei (Brech-)Durchfall oder Ileus) können zu einer relevanten Hypovolämie führen.

Primäres Ziel der Hypovolämiebehandlung ist stets den Volumenverlust (z. B. aktive Blutung) zu stoppen und parallel bzw. sekundär die möglichst rasche Wiederauffüllung des intravasalen Volumens.

Eine **Hypo-/Hyperkaliämie**, aber auch andere Elektrolyt- oder metabolische Störungen als Ursache eines Kreislaufstillstandes können laborchemisch diagnostiziert und entsprechend behandelt werden. Viele Blutgasanalysegeräte enthalten Module zur Elektrolytbestimmung, deren Ergebnis innerhalb von 1 min sehr schnell vorliegt und entsprechend früh berücksichtigt werden kann. Hinweise für eine Elektrolyt- oder metabolische Störung ergeben sich oft aus typischen EKG-Veränderungen, der Krankengeschichte (z. B. dialysepflichtiger Patient) sowie durch Elektrolytentgleisung verursachte Sensibilitätsstörungen oder Kraftverluste. Eine akzidentelle **Hypothermie**, die durch einfache Temperaturmessung diagnostiziert werden kann, ist als Ursache einer innerklinischen Reanimation in der Regel nicht zu erwarten, sie muss jedoch bei Patienten in der Notaufnahme in Erwägung gezogen werden. Demgegenüber wird allerdings die Einleitung einer moderaten therapeutischen Hypothermie (32–34 °C) bei allen komatösen Überlebenden eines Kreislaufstillstands in der Postreanimationsbehandlung empfohlen.

> **HITS: Herzbeuteltamponade, Intoxikation, Thrombembolie (Myokardinfarkt, Lungenembolie), Spannungspneumothorax**

Eine **Herzbeuteltamponade** als Ursache eines innerklinischen Kreislaufstillstandes muss z. B. nach Implantation eines Herzschrittmachers oder Herzkatheteruntersuchung in Erwägung gezogen werden. Die Diagnose ist ohne sonographische Unterstützung schwierig, da klinische Zeichen einer Herzbeuteltamponade (Stauung der Halsvenen, Hypotension, leise Herztöne = Beck-Trias) insbesondere unter Reanimation häufig fehlen. Bei Vorliegen einer Herzbeuteltamponade ist die Indikation zu einer Entlastung mittels Punktion oder Notfallthorakotomie gegeben.

Die Identifikation einer **Intoxikation** als Ursache eines Kreislaufstillstandes ist meist durch Anamnese, Beachtung des Umfeldes (z. B. leere Tablettenverpackungen) oder Labordiagnostik möglich.

Insbesondere bei Patienten mit Brustbeschwerden, nach operativen Eingriffen oder bei immobilisierten Patienten muss eine **Thrombembolie** (Myokardinfarkt, Lungenembolie) als Ursache eines Kreislaufstillstandes in Betracht gezogen werden. Die Diagnose eines Myokardinfarkts ist bei bereits bestehendem Kreislaufstillstand schwierig. Anamnese (z. B. bekannte KHK) und klinische Angaben (z. B. Angina pectoris vor Kreislaufstillstand) können hilfreich sein. Nach ROSC ist baldmöglichst ein 12-Kanal-EKG abzuleiten. Die Diagnose einer Lungenembolie kann auch unter laufender Reanimation mittels Sonographie (im Sinne einer transthorakalen Echokardiographie) oder Computertomographie gesichert werden, die Therapie besteht in der sofortigen Gabe eines Thrombolytikums.

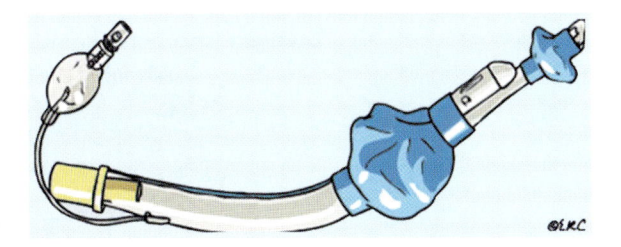

Abb. 46.5 Larynxtubus (© European Resuscitation Council – www.erc.edu – 2012/005))

Bei jeder Reanimation muss immer ein **Spannungspneumothorax** als einfachste reversible Ursache des Kreislaufstillstandes ausgeschlossen werden. Die Diagnose ist durch Auskultation und Perkussion relativ einfach zu stellen, die Therapie besteht in der Dekompression der Pleurahöhle und anschließenden Einlage einer Thoraxdrainage. Hinweisend sind insbesondere vorausgegangene zentralvenöse Punktionen, aber auch anamnestisch andauernder Husten oder chronische Lungenerkrankungen (COPD, Lungenemphysem).

Der Universalalgorithmus der AHA und des ERC bei Kreislaufstillstand gilt für alle Kreislaufstillstände und berücksichtigt auch reversible Ursachen (Abb. 46.6).

> Der einfache „Kollaps" in der Chirurgie ist bis zum Beweis des Gegenteils immer ein Alarmzeichen für einen drohenden Kreislaufstillstand. Auch bei Patienten, die nach einem Kollaps „unauffällig im Bett liegen", müssen neben anderen lebensbedrohlichen Zuständen Lungenembolie, Myokardinfarkt, Volumenmangel oder Sepsis ausgeschlossen werden.

46.5 Akutes Koronarsyndrom

Bei Verdacht auf ein akutes Koronarsyndrom (ACS) stehen dem Arzt auf der Station Anamnese, klinische Untersuchung, 12-Kanal-EKG und laborchemische Biomarker (Troponin I und T) zur Verfügung. Die Sauerstoffgabe sollte nur bei Luftnot oder Hypoxie erfolgen und bis zum Erreichen einer peripheren Sauerstoffsättigung von 94–98 % titriert werden. Ein Kardiologe sollte so früh wie möglich hinzugezogen werden, um ggf. eine Diagnostik und Behandlung mittels Herzkatheter (PCI) einzuleiten. Als initiale Medikation empfiehlt sich bei fehlender Unverträglichkeit die Gabe von ASS (500 mg i.v.) und Heparin

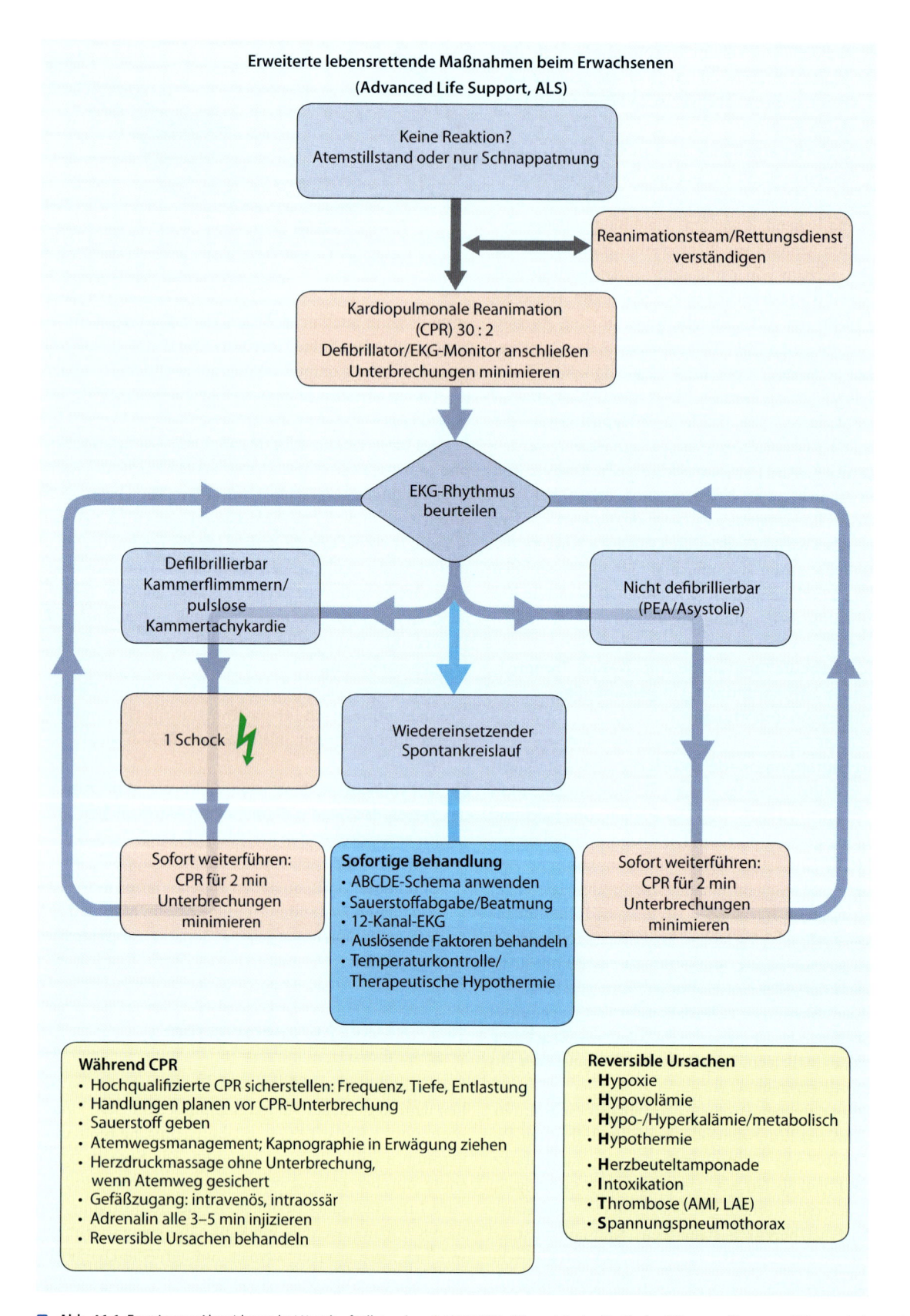

Erweiterte lebensrettende Maßnahmen beim Erwachsenen (Advanced Life Support, ALS)

Keine Reaktion?
Atemstillstand oder nur Schnappatmung

↔ Reanimationsteam/Rettungsdienst verständigen

Kardiopulmonale Reanimation (CPR) 30:2
Defibrillator/EKG-Monitor anschließen
Unterbrechungen minimieren

EKG-Rhythmus beurteilen

- **Defibrillierbar**
  Kammerflimmmern/
  pulslose Kammertachykardie
  → 1 Schock ⚡
  → Sofort weiterführen: CPR für 2 min
  Unterbrechungen minimieren

- **Wiedereinsetzender Spontankreislauf**
  → **Sofortige Behandlung**
  - ABCDE-Schema anwenden
  - Sauerstoffabgabe/Beatmung
  - 12-Kanal-EKG
  - Auslösende Faktoren behandeln
  - Temperaturkontrolle/ Therapeutische Hypothermie

- **Nicht defibrillierbar (PEA/Asystolie)**
  → Sofort weiterführen: CPR für 2 min
  Unterbrechungen minimieren

Während CPR
- Hochqualifizierte CPR sicherstellen: Frequenz, Tiefe, Entlastung
- Handlungen planen vor CPR-Unterbrechung
- Sauerstoff geben
- Atemwegsmanagement; Kapnographie in Erwägung ziehen
- Herzdruckmassage ohne Unterbrechung, wenn Atemweg gesichert
- Gefäßzugang: intravenös, intraossär
- Adrenalin alle 3–5 min injizieren
- Reversible Ursachen behandeln

Reversible Ursachen
- **H**ypoxie
- **H**ypovolämie
- **H**ypo-/Hyperkalämie/metabolisch
- **H**ypothermie
- **H**erzbeuteltamponade
- **I**ntoxikation
- **T**hrombose (AMI, LAE)
- **S**pannungspneumothorax

◘ **Abb. 46.6** Erweiterter Algorithmus bei Kreislaufstillstand nach ERC 2010. *VF* „ventricular fibrillation" Kammerflimmern, *VT* „ventricular tachycardia" Kammertachykardie, *PEA* pulslose elektrische Aktivität) (© European Resuscitation Council – www.erc.edu – 2012/005)

(5000 IE i.v.) sowie bei Schmerzen die milligrammweise Gabe von Morphin. Zusätzlich kann nach Rücksprache mit dem Kardiologen ggf. frühzeitig die duale Thrombozytenhemmung bereits vor PCI begonnen werden, z. B. mit Clopidogrel (600 mg p.o.). Beta-Blocker sollten initial nicht mehr routinemäßig gegeben werden.

Literatur

American Heart Association (2010) Guidelines for CPR and ECC (Cardiopulmonary Resuscitation and Emergency Cardiac Care), online unter http://circ.ahajournals.org/content/122/18_suppl_3.toc

Arbeitsgemeinschaft der Wissenschaftlichen Medizinischen Fachgesellschaften (2010) Leitlinien der Deutschen Sepsis-Gesellschaft und der Deutschen Interdisziplinären Vereinigung für Intensiv- und Notfallmedizin, online unter http://www.leitlinien.net

Buist M, Bernhard S, Nguyen TV, Moore G, Anderson J (2004) Association between clinically abnormal observations and subsequent in-hospital mortality: a prospective study. Resuscitation 62:137–141

European Resuscitation Council Guidelines for Resuscitation (2010), online unter http://www.cprguidelines.eu/2010/

European Resuscitation Council (2010) ERC-Leitlinien 2010 – Kardiopulmonale Reanimation. Autorisierte deutsche Übersetzung in Notfall + Rettungsmedizin, www.grc-org.de/leitlinien2010

Kaplan JL, McPartland K, Santora TA, Stanley ZT (2001) Start with a subjective assessment of skin temperature to identify hypoperfusion in intensive care unit patients. J Trauma 50:620–626

Polytraumamanagement

W. Mutschler, K.-G. Kanz

47.1 Einführung

Etwa ein Drittel der schwerverletzten Patienten verstirbt während der ersten Sekunden oder Minuten nach dem Unfall in Folge der extremen Gewalteinwirkung. Ursächlich für diesen Soforttod sind offene oder schwerste Hirnverletzungen, hohe Querschnittsläsionen, Verletzungen des Herzens und Rupturen der Aorta oder anderer großer Gefäße. Durch medizinische Maßnahmen sind Art und Schwere der schicksalshaften Verletzung nicht beeinflussbar, lediglich präventive Maßnahmen im Vorfeld eines Trauma, z. B. die Verbesserung der passiven Fahrzeugsicherheit, können die Anzahl dieser Todesfälle vermindern.

Der zweite Sterblichkeitsgipfel entsteht innerhalb von Minuten und Stunden als Folge von akuter Hypoxie, Hypotension, Hypovolämie und Hypothermie. Ursächlich für diesen frühen Tod sind in der Mehrzahl der Fälle akute Atemwegsverlegungen, der Spannungspneumothorax, akute Blutungen sowie akute raumfordernde intrakranielle Blutungen. Diese Todesursachen können in der Mehrzahl der Fälle durch die gezielte und schnelle Behandlung am Unfallort und im Schockraum vermieden werden.

Der dritte Sterblichkeitsgipfel tritt im Zeitraum von Tagen und Wochen nach dem Unfallereignis in Folge einer lebensbedrohlichen Ganzkörperentzündungsreaktion oder „systemic inflammatoric response syndrome" (SIRS) auf, die zum Versagen einzelner Organsysteme führt oder in ein Multiorganversagen (MOV) oder „multi organe dysfunction syndrome" (MODS) einmündet.

> Das primäre Ziel der Behandlung im Schockraum besteht darin, Hypoxie und Hypotension unverzüglich zu erkennen und gezielt zu behandeln, um sowohl einen frühen Tod wie auch Folgereaktionen zu vermeiden.

47.2 Definition

Unter dem Begriff Polytrauma versteht man die gleichzeitig entstandene Verletzung mehrerer Körperregionen oder Organe, wobei wenigstens eine Verletzung oder die Kombination mehrerer Verletzungen zur Lebensbedrohung führt. Diese Definition von Polytrauma mit den zwei Charakteristika – Mehrfachverletzung und vitale Gefährdung – ist zwar relativ ungenau, beschreibt sie doch weder die Art und das Ausmaß der Gewalteinwirkung noch den Grad der Lebensbedrohung; sie hat sich aber in der Praxis bewährt, weil gerade die unscharfe Definition das Schockraum-Team dazu zwingt, die potenzielle Lebensbedrohung ins Kalkül zu ziehen und das zielgerichtete Handeln in Form von präklinischen und klinischen Algorithmen daran auszurichten.

> Im Vordergrund der Behandlung stehen zunächst die schnelle Sicherstellung der Vitalfunktionen und die gezielte Behandlung von Verletzungen lebenswichtiger Organe.

Akut und im Verlauf droht die traumatische Gesamtbelastung des Organismus die Kapazität der physiologischen Defensivsysteme im Sinne der sog. „trauma disease" zu überfordern. In diesem Fall mündet eine initial überschießende Immunantwort im Verlauf in eine Immunsuppression mit einer relevanten Störung der körpereigenen Reparaturmechanismen und einem erhöhten Risiko für Komplikationen bis hin zu progredientem, sequenziellem Multiorganversagen mit Todesfolge.

Das Ausmaß dieser traumatischen Gesamtbelastung und das potenzielle Risiko eines Organversagens grenzen das Polytrauma und auch das schwere Monotrauma ab von der Mehrfachverletzung ohne vitale Bedrohung.

47.3 Klassifikation

Das Konzept der Behandlung von Schwer- und Mehrfachverletzten basiert drauf, dass zu jedem Zeitpunkt nicht nur die jeweilige Einzelverletzung therapiert wird, sondern immer die Summe der Verletzungen und deren mögliche Komplikationen berücksichtigt werden. Scoring-Systeme wie TRTS, ISS, TRISS und RISC ermöglichen es, die stattgefundene Traumabelastung zu quantifizieren und damit die Schwere der Verletzung und die Prognose abzuschätzen. Scoring-Systeme bilden einerseits die Grundlage für die Vergleichbarkeit von Patienten und damit verbundenen für qualitätssichernde und wissenschaftlichen Auswertungen. Andererseits definieren sie insbesondere für junge Chirurgen den Stellenwert von kritischen Parametern wie z. B. initialer GCS oder Gerinnungswerten und

47.3 · Klassifikation

ermöglichen damit auch neben der Prognoseabschätzung eine fundierte Bewertung der Gefährdung des Patienten.

47.3.1 Triage Revised Trauma Score – TRTS

Der TRTS erfasst das Ausmaß der Störung der Vitalfunktionen und bildet neben Unfallmechanismus und Verletzungsmuster die Grundlage für die präklinische Verdachtsdiagnose Polytrauma und damit die Zuweisung in ein Traumazentrum. Der TRTS ist einfach anzuwenden und bewertet Atmung, Kreislauf und Bewusstseinslage mittels Atemfrequenz, systolischem Blutdruck und Glasgow Coma Scale (GCS). Jedem der drei Parameter werden 0–4 Punkte zugewiesen, wobei niedrigere Werte einer zunehmender Verletzungsschwere entsprechen (Tab. 47.1).

Erreichen Unfallverletzte nicht in allen Kategorien den Wert 4, ist die Indikation für eine Aufnahme über den Schockraum gegeben, da 97 % der schwerverletzten Patienten über einen TRTS ≤11 identifiziert werden können.

47.3.2 Abreviated Injury Scale – AIS

Die AIS beschreibt detailliert stumpfe und penetrierende Verletzungen mit einer Skala von 1 bis 6, wobei einer geringgradigen Verletzung wie einer kleinen Kopfplatzwunde der Wert 1 und einer tödlichen Verletzung wie einer zentralen Leberzerreißung der Wert 6 zugewiesen wird (Tab. 47.2). Die AIS ist nach 6 Körperregionen gegliedert. Die Klassifizierung ist nicht linear in Bezug auf den Kode und die Schwere der Verletzung. Beispielsweise ist die Kombination einer 4 cm tiefen Leberruptur (AIS 4) und einem einfachen Pneumothorax (AIS 3) in der Regel klinisch weniger schwerwiegend als eine komplette Transsektion der Aorta (AIS 5) und eine Sternumfraktur (AIS 2), obwohl in beiden Fällen die Summe 7 beträgt.

Die Systematik und Kodierung des AIS bildet die Grundlage für den Injury Severity Score ISS und die Berechnung der Überlebenswahrscheinlichkeit nach der TRISS-Methode.

47.3.3 Injury Severity Score – ISS

Der ISS bewertet die Verletzungsschwere auf der Grundlage der Abbreviated Injury Scale (AIS), die nach AIS kodierten Verletzungen werden 6 Körperregionen – Schädel-Hals, Gesicht, Thorax, Abdomen, Extremitäten und Weichteile – zugewiesen. Die Berechnung des ISS erfolgt dadurch, dass die Quadrate der höchsten AIS-Werte der drei am schwersten verletzten Regionen addiert werden. Der höchste quadrierte Wert pro Region beträgt 25, der ISS umfasst dem-

Tab. 47.1 Triage Revised Trauma Score – TRTS

Glasgow Coma Scale	Systolischer Blutdruck (mmHg)	Atemfrequenz/min	Punktwert
13–15	>89	10–29	4
9–12	76–89	>29	3
6–8	50–75	6–9	2
4–5	1–49	1–5	1
3	0	0	0

TRTS = (Punktwert für GCS) + (Punktwert für RR) + (Punktwert für AF)

zufolge 0–75 Punkte [(5×5)+(5×5)+(5×5)=75]. Tödliche Verletzungen, die einem AIS von 6 entsprechen, werden automatisch einem ISS von 75 zugeordnet. Die oben angeführte Kombination einer 4 cm tiefen Leberruptur (AIS 4) und einem einfachen Pneumothorax (AIS 3) ergibt einen ISS von 25 [(4×4)+(3×3)], während für eine komplette Transsektion der Aorta (AIS 5) und eine Sternumfraktur (AIS 2) ein ISS von 29 [(5×5)+(2×2)] errechnet wird.

Der ISS steht in enger Beziehung mit der Mortalität und wird weltweit als „gold standard" für die Bewertung von Traumapatienten eingesetzt. Da lebensgefährliche Verletzungen einem AIS von 4 entsprechen, definiert ein ISS ≥16 (4×4) einen schwerverletzten Patienten. Ein ISS-Wert ≥16 Punkten prognostiziert eine Mortalität von mehr als 10 % und entspricht in Bezug auf die Mortalität einem TRTS von ≤13.

47.3.4 Trauma Score Injury Severity Score – TRISS

Der TRISS kombiniert den physiologischen Revised Trauma Score (TRTS) und den anatomischen Injury Severity Score (ISS) unter Berücksichtigung des Alters des Patienten. Dieser Score gestattet den Vergleich zwischen der prognostizierten und der tatsächlich beobachteten Überlebenswahrscheinlichkeit. Die TRISS-Methode ermöglicht für einen individuellen Patienten eine objektive Kalkulation seiner Verletzungsschwere und ein einheitliches Maß, mit dem die Versorgungsqualität evaluiert werden kann.

47.3.5 Revised Injury Severity Classification – RISC

Die Revised Injury Severity Classification (RISC) wurde vom Traumaregister der Deutschen Gesellschaft für Unfallchirurgie mit der Datenbank von über 20.000 schwerverletzten Patienten entwickelt und ermöglicht eine vali-

Tab. 47.2 Schweregradeinteilung nach der Abreviated Injury Scale – AIS

AIS-Kode		Beispiel
1	Gering	Kopfplatzwunde ≤10 cm lang, Sprunggelenksdistorsion, multiple Weichteilkontusionen
2	Mäßig	2–3 Rippenfrakturen ohne Pneumothorax, Leberruptur ≤3 cm tief mit Blutverlust <20 %, Humerusfraktur nicht disloziert, Verbrennung 3° von 10–19 % der Körperoberfläche
3	Ernst, nicht lebensbedrohlich	Kopfplatzwunde mit Blutverlust >20 %, Pneumothorax, Pankreasruptur mit Gangbeteiligung, offene Femurschaftfraktur, Stromverletzung mit Nekrose der Muskulatur
4	Schwer, lebensbedrohlich	Subdurales Hämatom ≤1 cm, Lungenkontusionen beidseits, Blasenruptur, Beckenfraktur mit Dislokation und Blutverlust ≤20 %, LWS-Verletzung mit inkomplettem Querschnitt
5	Kritisch, Überleben fraglich	Epidurales Hämatom >1 cm, Hirnödem mit Verlust der Ventrikel, Perikardtamponade, Spannungspneumothorax, Milzruptur mit Hilusabriß, Beckenfraktur mit Dislokation und Blutverlust >20 %
6	Tödlich, derzeit nicht behandelbar	Massive Zerstörung des Gehirns, HWS-C3-Fraktur mit Rückenmarksläsion und Atemstillstand, Aortenruptur mit Blutung in die Pleurahöhle, zentrale Leberzerreissung mit Beteiligung der V. cava

dere Berechnung der Überlebenswahrscheinlichkeit als die TRISS-Methode. Als Parameter werden das Alter des Patienten, der GCS-Wert am Unfallort, die Durchführung einer Herzdruckmassage, Angaben über RR <90 mmHg, Hb-Werte <9 mg/dl, Anzahl der Blutkonserven >9, Basenexzess- und Quick-Werte sowie die erfassten AIS-Werte benötigt. Die RISC-Methode ist insbesondere auch bei fehlenden präklinischen Parametern wie Atemfrequenz und Blutdruck möglich und bewertet Schädelhirnverletzungen und Schockzustände umfassender als dies im Rahmen der TRISS-Kalkulation möglich ist.

> Die RICS-Methode, wie auch die TRISS-Methode, ermöglicht eine objektive Kalkulation der Verletzungsschwere von Traumapatienten und damit die Evaluation der Versorgungsqualität einzelner Kliniken über einen bestimmten Zeitraum durch den Vergleich mit Referenzdatenbanken wie z. B. dem Traumaregister der Deutschen Gesellschaft für Unfallchirurgie.

47.4 Management

Die rasche Diagnostik von lebensbedrohlichen und schwerwiegenden Verletzungen und die unverzüglich Durchführung von adäquaten Therapien sind die zentralen Aufgaben des interdisziplinären Polytraumamanagements im Schockraum.

Grundlage des Managements im Schockraum ist ein Behandlungsplan, der nach Prioritäten und Phasen strukturiert ist, Diagnostik, Therapie und Evaluation stets verknüpft und die Konzepte des Advanced Trauma Life Support (ATLS) mit den Möglichkeiten der Mehrschicht-Spiralcomputertomographie verbindet (Tab. 47.3; Abb. 47.1).

47.4.1 Kriterien zur Schockraumaufnahme

Unfallverletzte werden obligat über den Schockraum aufgenommen, diagnostiziert und therapiert, wenn aufgrund des Unfallmechanismus, des Verletzungsmuster oder der Vitalparameter eine Sterbewahrscheinlichkeit von mehr als 10 % zu erwarten ist.

Bei einer Störung der Vitalparameter entsprechend einer Glasgow Coma Scale <14, einer Atemfrequenz von <10 oder >29/min bzw. einer Sauerstoffsättigung von <90 % oder einem systolischen Blutdruck <90 mmHg eine direkte Aufnahme in den Schockraum.

Die Verdachtsdiagnose Polytrauma besteht neben der Einschätzung durch den Notarzt insbesondere bei den in Tab. 47.4 aufgeführten Variablen.

47.4.2 Erster Behandlungsabschnitt

Der erste Behandlungsabschnitt mit Erstbeurteilung („primary survey") und Wiederherstellung der Vitalfunktionen („resuscitation") nach ATLS umfasst die kritischen ersten Minuten im Schockraum, in der unmittelbar lebensbedrohliche Zustände diagnostiziert und entsprechende lebensrettende Maßnahmen durchgeführt werden.

> Bei Patienten, bei denen eine endotracheale Intubation bereits durch den Notarzt durchgeführt wurde, muss sofort nach der Einlieferung in den

47.4 · Management

Tab. 47.3 ABCDE-Prioritäten des ATLS-Konzeptes

		Abzuklären	Sofortmaßnahmen
A	Airway, C-Spine Control	Tubusfehllage? Atemwegsverlegung? Intubationshindernis?	Sicherung der Atemwege unter Immobilisation der HWS
B	Breathing, Ventilation	Spannungspneumothorax? Massiver Hämatothorax? Instabiler Thorax?	Sauerstoffgabe, Dekompression Pleura, Beatmung
C	Circulation, Hemorrhage Control	Perikardtamponade? Massive Blutung? Hypovolämie?	Dekompression Perikard, Blutungskontrolle, Infusionstherapie
D	Disability, Neurologic Status	Intrakranielle Blutung? Hirnödem? Computertomographie	Neurotraumatologische Intervention
E	Exposure and Environment	Weitere Verletzungen? Unterkühlung?	Entkleidung; Schutz gegen Wärmeverlust und ggf. Erwärmung

Schockraum die korrekte Tubuslage überprüft werden.

Wesentliche Instrumente für die Befunderhebung sind das Stethoskop sowie das apparative Monitoring des Elektrokardiogramms, der Sauerstoffsättigung, der endexspiratorischen Kohlendioxidkonzentration, des arteriellen Druckes sowie der Kerntemperatur. Unmittelbar nach Aufnahme erfolgt zeitgleich mit der klinischen Untersuchung die fokussierte Sonographie (FAST). Bei intubierten Patienten soll nach Möglichkeit eine anterior-posteriore Röntgenaufnahme des Thorax in den ersten Minuten angefertigt werden. Diese erste Untersuchung ermöglicht eine orientierende Einschätzung, ob der Patient „reanimationspflichtig", „dekompensiert", „instabil" oder „stabil" ist.

47.4.3 Traumatisch bedingter Atem-Kreislauf-Stillstand

Die Diagnose eines traumatisch bedingte Atem-Kreislauf-Stillstandes („traumatic cardiorespiratory arrest", TCRA) ergibt sich aus einer fehlenden Ansprechbarkeit, Atemtätigkeit und Pulslosigkeit im Zusammenhang mit einem Unfallgeschehen oder einer Verletzung. Führend ist in der Regel die fehlende Herzauswurfleistung unabhängig vom EKG-Befund wie Kammerflimmern bzw. Asystolie oder geordneten Herzrhythmen.

> Der Versuch einer Reanimation entsprechend den ABC-Prioritäten nach ATLS zum Ausschluss von einfach behebbaren Störungen wie Atemwegsverlegung, Spannungspneumothorax oder Kammerflimmern ist in jedem Fall gerechtfertigt.

Die **Commotio cordis**, die durch die Einwirkung stumpfer Gewalt auf den Thorax verursacht wird, stellt einen Sonderfall des traumatisch bedingten Kreislaufstillstandes dar. Ein Schlag auf den Thorax kann während der vulnerablen Phase des Herzzyklus (T-Welle) maligne Herzrhythmusstörungen wie Kammerflimmern verursachen, das durch eine Defibrillation relativ einfach therapiert werden kann. Insbesondere im Zusammenhang mit sportlichen Freizeitaktivitäten werden Fälle von Commotio cordis, häufig verursacht durch das Aufschlagen eines Baseballs auf den Thorax, berichtet.

Des Weiteren können internistische bzw. neurologische Erkrankungen wie Synkopen, Hypoglykämien, Herzrhythmusstörungen oder Krampfanfälle sekundär Verletzungen durch z. B. Stürze oder Verkehrsunfälle verursachen. In diesen Fällen wird der Kreislaufstillstand nicht zwangsläufig primär durch die Verletzungen verursacht.

Das Überleben bei einem traumatisch bedingte Atem-Kreislauf-Stillstand korreliert direkt mit der präklinischen Versorgungs- und Transportzeit und der Dauer der Reanimationsmaßnahmen bis zur Wiederherstellung eines suffizienten eigenen Kreislaufes („return of spontaneous circulation", ROSC).

Der traumatisch bedingte Atem-Kreislauf-Stillstand hat zwar insgesamt eine relativ hohe Mortalität mit einer Gesamtüberlebensrate von 2,2 %, es werden jedoch in einzelnen Untergruppen Überlebensraten bis zu 71 % beschrieben. Wegen der nicht ausreichenden Datenlage können derzeit keine verbindlichen Empfehlungen für die Einleitung oder den Abbruch einer Reanimation ausgesprochen werden, so dass die Indikation zur Reanimation in der Regel im Rahmen einer Individualentscheidung erfolgt.

> Für die Indikation zur Durchführung oder den Abbruch von Reanimationsmaßnahmen bei einem traumatisch bedingten Atem-Kreislauf-Stillstand bestehen derzeit keine verlässlichen Prädiktoren in Bezug auf den Erfolg der Reanimation und das Überleben.

Tab. 47.4 Indikationen zur Schockraumversorgung

Vitalwerte	Glasgow-Coma-Scale <14
	Atemfrequenz <10 oder >29
	Sauerstoff-Sättigung <90 %
	Systolischer Blutdruck <90 mmHg
Verletzungsmuster	Schädelhirntrauma mit Bewusstseinsstörung
	Offene Thoraxverletzung
	Instabiler Thorax
	Instabile Beckenfraktur
	Proximale Amputationsverletzung
	Fraktur großer Röhrenknochen der unteren Extremität
	Querschnittssymptomatik
	Penetrierende Verletzung des Kopfes, Halses oder Stammes
Unfallmechanismus	Einklemmung, Verschüttung, Explosionsverletzung
	Sturz aus mehr als 3 m Höhe
	Verkehrsunfall eines Fußgängers oder Fahrradfahrers
	Motorrad- oder Kraftfahrzeugunfälle mit höherer Geschwindigkeit
	Herausschleudern aus dem Fahrzeug
	Tod eines anderen Fahrzeuginsassen
	Andere entsprechende Unfallmechanismen
Zuverlegung	Aus dem Schockraum einer anderen Klinik
	Von Intensivstation einer anderen Klinik innerhalb von 96 h nach Trauma

47.4.4 Notfallthorakotomie

Die Indikation zu einer explorativen Reanimation ergibt sich bei klinischen Zeichen eines Kreislaufstillstandes bei Aufnahme in den Schockraum. Führend sind das Fehlen eines zentralen Pulses und die Durchführung der Herzdruckmassage durch die Besatzung des Notarztwagens.

Als erste Maßnahmen bei einem traumatisch bedingten Atem-Kreislauf-Stillstand erfolgen unter laufender externer Herzdruckmassage die Überprüfung der Tubuslage und prophylaktisch die beidseitige Dekompression der Pleura durch Inzision und Drainage.

Wesentlich für die Entscheidungsfindung für oder gegen eine Sofortthorakotomie ist die fokussierte Notfallsonographie (FAST). Unmittelbar nach Aufnahme in den Schockraum werden der Füllungszustand des Herzens, seine Kontraktilität, das Perikard, das Vorliegen freier Flüssigkeit in der Bauchhöhle und der Füllungszustand der Aorta und Vena cava beurteilt.

> Die Indikation zur Notfallthorakotomie und Durchführung der offenen Herzmassage wird gestellt, wenn nach Überprüfung der Tubuslage und beidseitiger Dekompression der Pleura bei weiterhin fehlender spontaner Kreislauftätigkeit keine infausten Verletzungen oder Befundkonstellationen vorliegen.

Ein schneller und sicherer Zugang für die Durchführung der Herzmassage ist die linksseitige anterolaterale Thorakotomie in Höhe des 4. oder 5. Interkostalraumes (ICR) (Abb. 47.2; Abb. 47.3). Bei penetrierenden Verletzungen des Herzens, die über diesen Zugang nicht ausreichend versorgt werden können, kann die Inzision zur Gegenseite („butterfly" oder „clam shell incision") weitergeführt werden (Abb. 47.4; Abb. 47.5; Abb. 47.6).

> Bei einem traumatisch bedingten Atem-Kreislauf-Stillstand ist die offene Herzmassage der geschlossenen Herzdruckmassage hinsichtlich der wesentlich verbesserten zerebralen Perfusion eindeutig überlegen und stellt deshalb die Therapie der Wahl dar.

Da Patienten unter effektiver offener Herzmassage wegen der verbesserten zerebralen Perfusion erwachen und sich bewegen können, sollte nach Möglichkeit bereits zu Beginn der Maßnahme eine entsprechende intravenöse Anästhesie eingeleitet werden.

Der Eingriff erfolgt in Rückenlage, der linke Arm soll über den Kopf ausgelagert werden, wodurch der Abstand zwischen den Rippen vergrößert und der Zugang in den Thorax erleichtert wird. Nach der anterolateralen Inzision vom Sternum bis zur hinteren Axillarlinie wird die Pleura in Höhe der vorderen Axillarlinie über dem 5. ICR stumpf mit der Schere lateral eröffnet. Nach Einbringen des Zeige- und Mittelfingers zum Schutz der darunter liegenden Lunge wird die Interkostalmuskulatur mit der Schere kranial bis zum Sternum und insbesondere kaudal bis etwa 5 cm von der Wirbelsäule entfernt durchtrennt. Nach Einsetzen des Rippensperrers wird die linke Lunge nach laterodorsal mobilisiert, um den Zugang zum Herzen zu erleichtern.

47.4 · Management

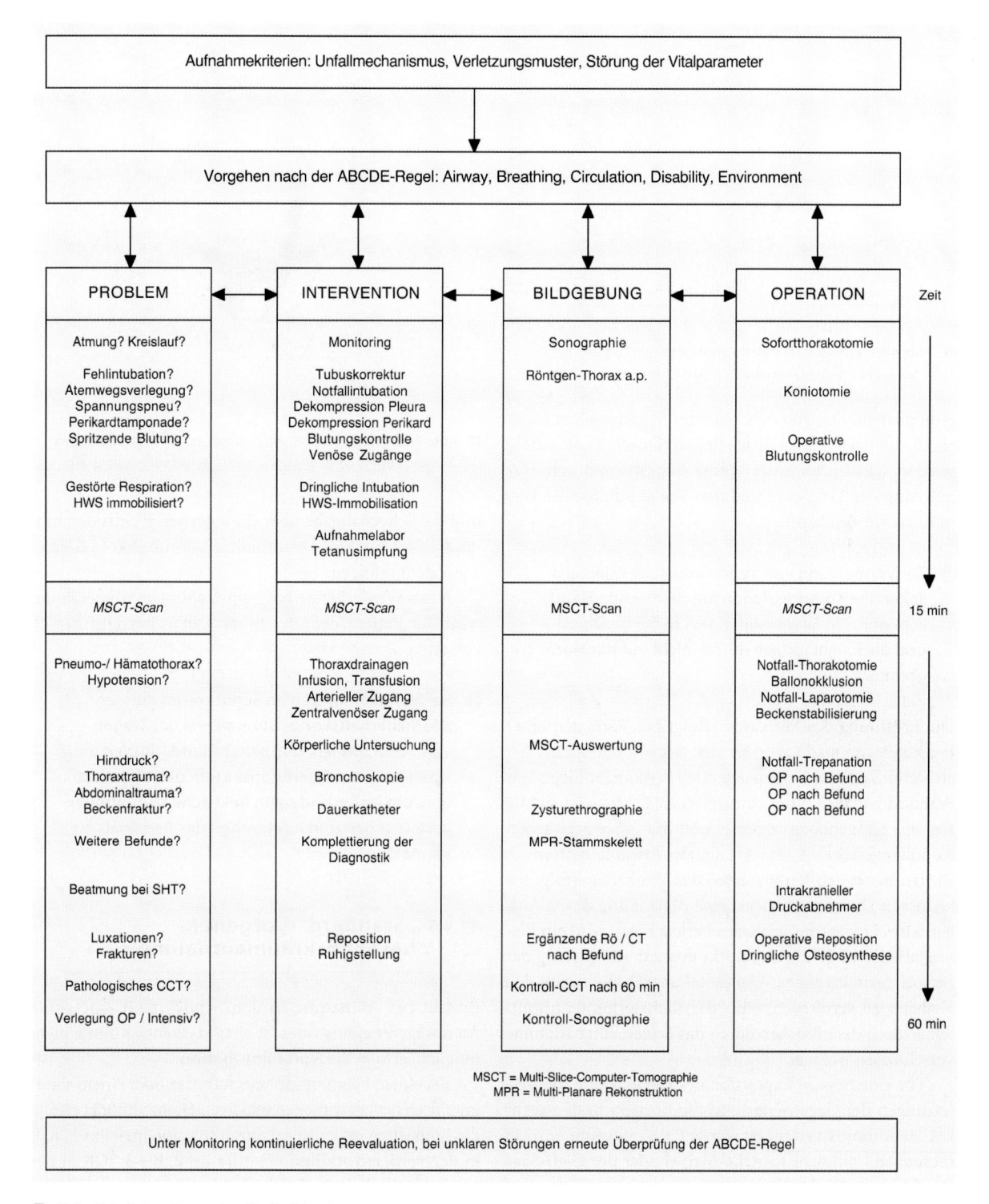

PROBLEM	INTERVENTION	BILDGEBUNG	OPERATION
Atmung? Kreislauf?	Monitoring	Sonographie	Sofortthorakotomie
Fehlintubation? Atemwegsverlegung? Spannungspneu? Perikardtamponade? Spritzende Blutung?	Tubuskorrektur Notfallintubation Dekompression Pleura Dekompression Perikard Blutungskontrolle Venöse Zugänge	Röntgen-Thorax a.p.	Koniotomie Operative Blutungskontrolle
Gestörte Respiration? HWS immobilisiert?	Dringliche Intubation HWS-Immobilisation		
	Aufnahmelabor Tetanusimpfung		
MSCT-Scan	*MSCT-Scan*	*MSCT-Scan*	*MSCT-Scan*
Pneumo-/ Hämatothorax? Hypotension?	Thoraxdrainagen Infusion, Transfusion Arterieller Zugang Zentralvenöser Zugang		Notfall-Thorakotomie Ballonokklusion Notfall-Laparotomie Beckenstabilisierung
Hirndruck? Thoraxtrauma? Abdominaltrauma? Beckenfraktur?	Körperliche Untersuchung Bronchoskopie	MSCT-Auswertung	Notfall-Trepanation OP nach Befund OP nach Befund OP nach Befund
Weitere Befunde?	Dauerkatheter	Zysturethrographie	
	Komplettierung der Diagnostik	MPR-Stammskelett	
Beatmung bei SHT?			Intrakranieller Druckabnehmer
Luxationen? Frakturen?	Reposition Ruhigstellung	Ergänzende Rö / CT nach Befund	Operative Reposition Dringliche Osteosynthese
Pathologisches CCT?		Kontroll-CCT nach 60 min	
Verlegung OP / Intensiv?		Kontroll-Sonographie	

Aufnahmekriterien: Unfallmechanismus, Verletzungsmuster, Störung der Vitalparameter

Vorgehen nach der ABCDE-Regel: Airway, Breathing, Circulation, Disability, Environment

Zeit: 15 min, 60 min

MSCT = Multi-Slice-Computer-Tomographie
MPR = Multi-Planare Rekonstruktion

Unter Monitoring kontinuierliche Reevaluation, bei unklaren Störungen erneute Überprüfung der ABCDE-Regel

Abb. 47.1 Behandlungsplan für die Schockraumversorgung

Bei fehlender Perikardtamponade ist für die Durchführung der offenen Herzmassage die Eröffnung des Perikards in der Regel nicht notwendig. Die Herzmassage kann entweder mit der rechten Hand durch Kompression des Herzens gegen das Sternum oder mit beiden Händen durchgeführt werden. Die Kompressionen sollen mit einer Frequenz von 80–100/min im rechten Winkel zum Septum interventriculare erfolgen. Auf jede Kompression des Herzens folgt eine vollständige Relaxation, um eine Füllung der Ventrikel und eine Perfusion der Koronarien zu

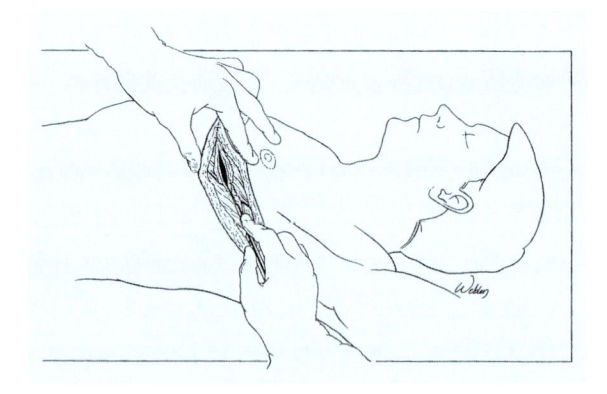

Abb. 47.2 Anterolaterale Notfallthorakotomie: Zugang durch Kutis, Subkutis, Interkostalmuskulatur. (Aus Hirshberg et al. 2006)

ermöglichen. Das Herz darf bei der Massage nicht mehr als 20–30° nach kranial in den linken Hemithorax verdreht werden, da hierdurch der venöse Rückstrom durch Torquierung der Vena cava und den Venae pulmonales vermindert werden kann.

> Zur Vermeidung von Verletzungen des Herzens sollen die Kompressionen mit der flachen Hand erfolgen, die Finger sollen sich dabei berühren und die Fingerspitzen dürfen nicht auf das Herz greifen.

Die Eröffnung des Perikards erfolgt bei Vorliegen einer Perikardtamponade anterior des Nervus phrenicus, der als weißliche Struktur dem lateralen Perikard aufliegt. Das Perikard wird mit einer chirurgischen Pinzette vorsichtig am Apex angehoben, eröffnet und mit einer gebogenen stumpfen Schere bis zum Abgang der Aorta durchtrennt.

Bei blutenden Verletzungen des Myokards erfolgt bei kleineren Läsionen zunächst eine Blutstillung durch Auflegen des Fingers, bei größeren Verletzungen wird ein Blasenkatheter eingeführt, geblockt und zur Abdichtung der Läsion zurückgezogen. Um eine Luftembolie durch den Katheter zu vermeiden, muss das Katheterlumen unmittelbar nach dem Blocken durch das Setzen einer Klemme verschlossen werden.

Für eine bessere Exposition des Herzens und bei Verletzungen der Gegenseite kann die Inzision in den rechten Hemithorax verlängert werden, das Sternum wird in diesem Fall mit dem Lebsche-Meißel oder der Gigli-Säge durchtrennt. Die Arteriae mammariae internes werden durch den Zugang beidseits eröffnet und müssen ligiert werden.

Bei Vorliegen von **Kammerflimmern** wird die Defibrillation über die auf das Myokard applizierten Löffelelektroden mit 10 J durchgeführt. Wenn keine Löffelelektroden zur Verfügung stehen, kann für die Defibrillation der Thorax nach Entfernen des Rippensperrers zugeklappt werden

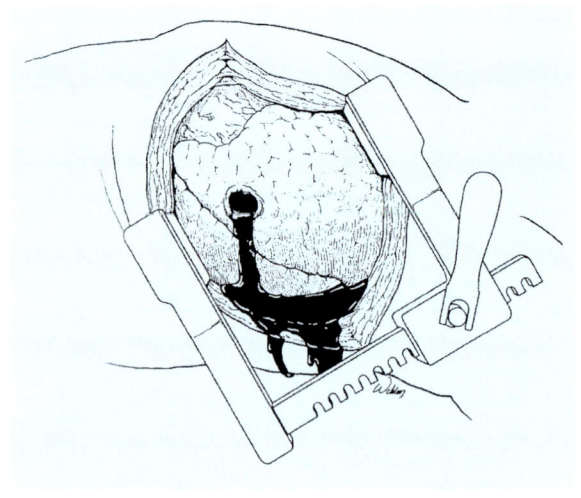

Abb. 47.3 Anterolaterale Notfallthorakotomie: Nach Einsetzen des Rippensperrers wird die Lunge nach laterodorsal mobilisiert

und die Schockabgabe über die externen Elektroden monophasisch mit 360 J und biphasisch mit 200 J energieäquivalent erfolgen.

Nach Wiederherstellung eines spontanen Kreislaufes wird der Patient definitiv thorax- bzw. herzchirurgisch versorgt.

> Bei Notfalleingriffen im Schockraum müssen alle Sicherheitsvorkehrungen wie das Tragen von Schutzbrillen, doppelten Handschuhen und wasserdichten Operationskitteln getroffen werden, um insbesondere in hektischen Situationen Verletzungen und Infektionen des Personals zu vermeiden!

47.4.5 „Standard"-Vorgehen bei Schockraumaufnahme

Besteht bei Aufnahme in den Schockraum eine akute Atemwegsverlegung oder ist eine Maskenbeatmung nicht möglich, erfolgt die **Notfallintubation**.

Bei einem Spannungspneumothorax oder einem sonographisch nachgewiesenen massiven Hämatothorax erfolgt die Entlastung in der Regel durch Inzision im 4. bis 5. ICR in der vorderen Axillarlinie oder im 2. bis 3. ICR in der Medioklavikularlinie, Eröffnung des Pleuraraums mit der Schere und Einlage einer **Thoraxdrainage**.

Besteht nach Ausschluss eines Spannungspneumothorax weiterhin eine Hypotension und liegt der klinische und sonographische gestützte Verdacht auf Perikardtamponade vor, wird als temporäre Maßnahme eine ultraschallgestützte **Perikardpunktion** durchgeführt. Führt die Nadel-

47.4 · Management

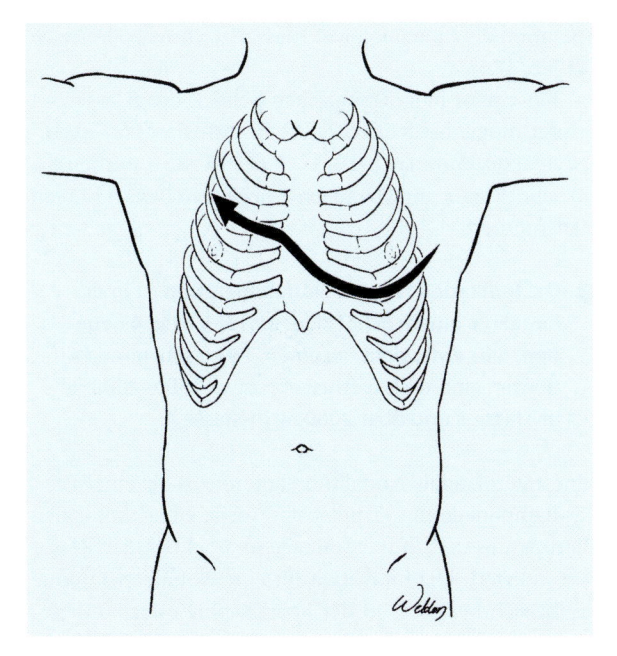

Abb. 47.4 Anterolaterale Notfallthorakotomie mit Erweiterung auf die Gegenseite

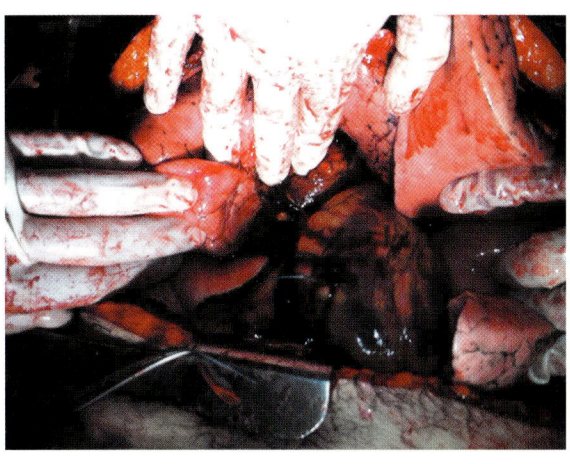

Abb. 47.5 „Clam-shell incision" im Schockraum

punktion zu keiner ausreichende Entlastung des Perikards, erfolgt im Schockraum die **Notfallthorakotomie**.

Die Indikation zur **Notfalllaparatomie** im Schockraum ergibt sich bei weiterbestehender Hypotension und sonographischem Verdacht auf eine massive abdominelle Blutung.

Bei Verdacht auf eine instabile Beckenfraktur kommen zunächst **Beckenkompressionsgurte bzw. -schlingen** zum Einsatz.

Relevante äußere Blutungen, z. B. bei offenen Frakturen und Amputationen, können in der Regel durch direkte Kompression oder gezielt mit einer Gefäßklemme oder Umstechung gestillt werden. Nur in seltenen Fällen mit der Eröffnung von größeren Gefäßen ergibt sich die Indikation für eine notfallmäßige sofortige operative **Blutungskontrolle**.

> Während der ersten Versorgung müssen Kopfplatzwunden, die – insbesondere unter einem Verband – zu einem erheblichen Blutverlust führen können, beurteilt und gegebenenfalls sofort versorgt werden.

Parallel zur Blutungskontrolle erfolgen die **Anlage von mindestens einem großlumigen Zugang** zur Fortführung der Volumentherapie sowie Blutabnahme und Blutgasanalyse. Bei weiter bestehender Hypotension und insbesondere bei Anhalt für eine Hämorrhagie werden die im Schockraum vorgehaltenen 0-negativen Blutkonserven transfundiert.

> Bei unbekanntem oder nicht ausreichendem Tetanus-Impfstatus wird spätestens vor Verlassen des Schockraums die Tetanussimultanimpfung appliziert, um einen entsprechenden Impfschutz sicherzustellen.

47.4.6 Mehrschicht-Computertomographie

Die weitere Diagnostik und Therapie von lebensbedrohlichen Verletzungen, insbesondere im Hinblick auf notwendige Notfalloperationen, wird wegen der technischen Möglichkeiten und dem auf wenige Minuten beschränkten Untersuchungsgang mit dem Mehrschicht-Spiralcomputertomographen (MSCT) durchgeführt. Akute raumfordernde intrakranielle Blutungen können bereits während des nativen CT-Scans am Konsolenmonitor diagnostiziert und so einer sofortigen operativen Versorgung zugeführt werden. Eine wesentliche Voraussetzung für eine Untersuchung des Rumpfes ist ein ausreichender Zugang für die intravenöse Kontrastmittelapplikation. Relevanten Blutungen durch ausgedehnte Leber- oder Milzrupturen sowie Beckenfrakturen können so unmittelbar nach der intravenösen Kontrastmittelapplikation identifiziert werden.

47.4.7 Schockbehandlung

Der entscheidende Schritt bei der Behandlung eines Schocks ist die Erkennung des Schockzustandes. Die Diagnose einer systemischen Hypotension wird zunächst aufgrund des klinischen Erscheinungsbildes erhoben, das durch die inadäquate Zell- und Organperfusion verursacht wird. Hinweise auf ein Schockgeschehen sind eine Erhöhung der Atemfrequenz und Herzfrequenz, eine Verringerung des Blutdruckes und der Pulsamplitude sowie

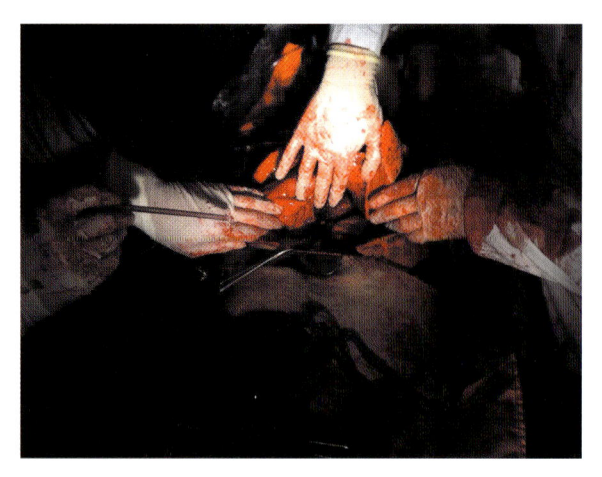

Abb. 47.6 Übernähter Herzstich

der Urinausscheidung. Die Minderung der zerebralen Perfusion führt zu typischen Veränderungen der Bewusstseinslage mit anfänglich Unruhe, Angst, Verwirrtheit und schließlich eingeschränkter Erweckbarkeit.

Das Ziel der Behandlung besteht einerseits in der schnellen Wiederherstellung einer ausreichenden Perfusion mit oxygeniertem Blut und andererseits in der schnellen Behandlung der Ursache des Schockgeschehens (Tab. 47.5).

Bei Traumapatienten können prinzipiell alle Arten eines Schocks vorliegen. In der etwa der Hälfte der der Fälle besteht allerdings ein Blutungsschock, andere Ursachen für ein Schockgeschehen müssen jedoch berücksichtigt und ausgeschlossen werden. Hinweise auf die Ursache des Schockgeschehens ergeben sich aus dem Unfallgeschehen, der Anamnese, der klinischen Untersuchung, der Sonographie sowie der Bildgebung mit Röntgenaufnahmen und Computertomographie. Bei der Vielzahl der Ursachen einer systemischen Hypotension bei Traumapatienten ermöglicht die kontrastmittelgestützte Mehrschicht-Spiralcomputertomographie eine exakte Identifikation von akuten kreislaufwirksamen Blutungen und damit eine gezielte Indikationsstellung für entsprechende Notfalloperationen.

Die Zuordnung der Ursache des Schockgeschehens bildet die wesentliche Grundvoraussetzung für die Umsetzung einer differenzierten Volumentherapie bei hämodynamischer Instabilität. Bei einem Schädel-Hirn-Trauma soll zur Sicherstellung des zerebralen Perfusionsdruckes eine Normotonie mit einem mittleren arteriellen Druck über 90 mmHg angestrebt werden. Bei einer aktiven Blutung hingegen ist zur Verminderung der Hämorrhagie bis zur operativen Blutungsstillung eine permissive Hypotension mit mittleren arteriellen Drücken zwischen 60 und 65 mmHg anzustreben.

Bei Vorliegen eines hämorrhagischen Schocks ist für die Abschätzung des Blutverlustes, die Wahl der Volumentherapie und die Indikationsstellung für eine Notfalloperation die Einteilung in 4 Klassen nach ATLS hilfreich (Tab. 47.6).

Bei einem hämorrhagischen Schock der Klasse 3–4 erfolgt möglichst frühzeitig die Transfusion von Erythrozytenkonzentraten, bei Schock der Klasse 4 werden die im Schockraum vorgehaltenen 0-negativen Blutkonserven transfundiert.

> Die Indikation für eine Notfalloperation ist in der Regel bei einem Schock der Klasse 3 bzw. 4 gegeben, dies entspricht bei einem 70 kg schweren Patienten einem Blutverlust von etwa 1500–2000 ml in Klasse 3 und über 2000 ml in Klasse 4.

Eine anterolaterale Notfallthorakotomie ist bei einer Perikardtamponade mit Hypotension sowie einer thorakalen Blutung aus der Thoraxdrainage und Schock der Klasse 3–4 indiziert. Die Indikation für eine Notfalllaparatomie ergibt sich bei einer in der Sonographie oder kontrastmittelgestützten Computertomographie nachgewiesenen abdominellen Blutung und Schock der Klasse 3–4. Bei einer Beckenfraktur mit dem Austritt von Kontrastmittel im CT und Schock der Klasse 3–4 erfolgt in Abhängigkeit von dem Befund die Anlage eines Beckenkompressionsgurtes bzw. einer Beckenzwinge auf dem CT-Tisch oder die notfallmäßige operative Blutstillung mit Packing und Stabilisierung durch Fixateur externe oder Osteosynthese.

47.4.8 Konkurrierende Notfalleingriffe

Bei konkurrierenden lebensbedrohlichen Verletzungen wie intrakraniellen Raumforderungen und gleichzeitigen Blutungen im Bereich des Thorax, Abdomens und Beckens ermöglicht die Mehrschicht-Computertomographie auf Grundlage der AIS-Systematik eine unverzügliche Bewertung der Schwere der Verletzungen und damit eine Unterstützung der Entscheidungsfindung in Bezug auf die Priorität der Versorgung (Tab. 47.7).

Wesentlich für die Prognose einer Schädel-Hirn-Verletzung ist neben der Senkung des Hirndruckes die Sicherstellung der zerebralen Perfusion. Bei Anstieg des Hirndruckes erfolgt im Rahmen der Autoregulation eine entsprechende Erhöhung des Blutdruckes. Bei Patienten im Schock ist jedoch eine kompensatorische Steigerung des Blutdruckes nicht mehr möglich, so dass die zerebrale Perfusion, insbesondere bei Vorliegen eines Hirndruckes, kritisch verringert ist.

Weiter muss berücksichtigt werden, dass raumfordernde intrakraniellen Blutungen aus operationstechnischen Gründen in der Regel nur einer definitiver Versorgung mittels Trepanation zugeführt werden können, während kreislaufwirksame Blutungen des Thorax, Abdo-

47.4 · Management

Tab. 47.5 Mögliche Ursachen einer systemischen Hypotension bei Traumapatienten

Schockart	Schockursache
Pulmonal	Spannungspneumothorax, Hämatothorax (Mediastinalverschiebung)
Kardiogen	Herzbeuteltamponade, Herzkontusion, Luftembolie, Rhythmusstörung*, Herzinfarkt*
Hämorrhagisch	Blutverlust infolge Gefäß-, Organ-, Knochen- oder Weichteilverletzung
Hypovolämisch	Diabetes insipidus, polyurisches Nierenversagen, vorbestehende Exsikkose
Neurogen	Rückenmarksverletzung, Schädel-Hirn-Trauma
Iatrogen	Analgosedierung
Allergisch	Unverträglichkeit gegenüber Medikamente
Septisch	Vorbestehende Sepsis*

* nicht unmittelbar unfallbedingte Ursachen

Tab. 47.6 Hämorrhagischer Schock – Klassifikation nach ATLS

	Klasse 1	Klasse 2	Klasse 3	Klasse 4
Blutverlust %	<15 %	15–30 %	30–40 %	>40 %
Bei 70 kg KG in ml	<750	750–1500	1500–2000	>2000
Atemfrequenz/min	14–20	20–30	20–30	>40
Herzfrequenz/min	<100	<100	>120	>140
Blutdruck	Normal	Normal	Erniedrigt	Erniedrigt
Pulsamplitude	Normal	Erniedrigt	Erniedrigt	Erniedrigt
Urinausscheidung ml/h	>30	30–15	15–5	<5
ZNS	Nervös	Ängstlich	Verwirrt	Lethargisch
Volumentherapie	Infusion	Infusion	Transfusion	Transfusion

Tab. 47.7 Operatives Vorgehen bei konkurrierenden Befunden

Hirndruck bzw. AIS Schädel	Blutung bzw. AIS Thorax, Abdomen, Becken	Operatives Vorgehen
5	5	Blutungskontrolle mittels Kompression und Tamponade, anschließend Trepanation
5	4	Trepanation, anschließend verletzungsadaptierte Blutungskontrolle
4	5	Blutungskontrolle mittels Kompression und Tamponade, ggf. simultane ICP-Anlage zum Monitoring des Hirndruckes
4	4	ICP-Anlage zum intraoperativen Monitoring des Hirndruckes, anschließend verletzungsadaptierte Blutungskontrolle

mens und Beckens verletzungsadaptiert sowohl vorläufig mittels Kompression und Tamponade als auch definitiv versorgt werden können.

> Bei Massenblutungen hat die Stabilisierung des Kreislaufs Priorität vor allen anderen Maßnahmen!

47.4.9 Damage Control

Bei kritisch verletzten Patienten mit Schock- oder „Borderline"-Symptomatik erfolgt unter Bewertung der Befunde die operative Versorgung verletzungsadaptiert nach den Prinzipien der „damage control" mit dem Ziel, die Systembelastung durch operative Eingriffe („second hit") zusätzlich zur bereits bestehenden primären Verletzung („first hit") zu minimieren.

> **Kriterien für die „Borderline"-Symptomatik**
> - Massentransfusion
> - Polytrauma mit ISS >40 ohne Thoraxtrauma
> - Polytrauma mit Abdomen/Beckentrauma und hämorrhagischem Schock*
> - Polytrauma mit arterieller Gefäßverletzung und hämorrhagischem Schock*
> - Polytrauma mit ISS >20 und Thoraxtrauma
> - Bilaterale Lungenkontusionen
> - Initial mittlerer pulmonalarterieller Druck >24 mmHg
> - Multiple Verletzungen der langen Röhrenknochen (AIS ≥2)
> - Gerinnungsstörung, Thrombozyten <90.000/µl
> - Hypothermie <32 °C
>
> * initialer RR <90 mmHg bzw. Schock-Klasse 3–4

> Bei instabilen Patienten mit Massentransfusion und Schock sowie bei Patienten mit „Borderline"-Symptomatik müssen ausgedehnte chirurgische Versorgungen, insbesondere mit einer Operationsdauer von mehr als 6 h, sowohl im Rahmen der Akutbehandlung wie auch bis zum 5. Tag nach Trauma vermieden werden.

47.4.10 Zweiter Behandlungsabschnitt

Der zweite Behandlungsabschnitt mit der ausführlichen zweiten Untersuchung („secondary survey") und der endgültigen Versorgung („definitive care") wird erst dann durchgeführt, wenn keine wesentliche Störungen von Vitalfunktionen bzw. Indikationen für eine Notfalloperation oder bildgesteuerte Notfallintervention bestehen. Im Gegensatz zum ersten Behandlungsabschnitt, in dem lebensbedrohliche Zustände diagnostiziert und lebensrettende Maßnahmen durchgeführt werden, erfolgt im zweiten Behandlungsabschnitt die **Vervollständigung der klinischen Untersuchung** und die Bildberechnung für die sekundäre Bildrekonstruktion (**multiplanare Rekonstruktionen**).

Bei Patienten mit Schädelhirntrauma und zu erwartender längerer Beatmungsdauer werden bereits im CT-Raum für das intraoperative oder intensivmedizinische Monitoring des intrakraniellen Drucks ein Ventrikelkatheter CT-geleitet implantiert. Die Indikation für eine frühe operative Kontaminationskontrolle durch Laparatomie besteht bei Hinweisen auf eine abdominelle Hohlorganverletzung, insbesondere bei dem Nachweis von freier Luft oder Kontrastmittelaustritt in der Computertomographie.

Im Anschluss an die CT-Untersuchung von Kopf bis Becken wird die Diagnostik im Bereich der peripheren Extremitäten durch die Anfertigung von konventionellen Röntgenaufnahmen oder Schnittbildern vervollständigt. Bei instabilen Patienten mit nicht wiederhergestellten Vitalfunktionen oder „Borderline"-Symptomatik erfolgt die Ruhigstellung von Frakturen der großen Röhrenknochen bis zur definitiven Versorgung zunächst mit einem Fixateur externe. Bei offenen Frakturen werden die Wunden möglichst frühzeitig gereinigt und ausführlich debridiert, zusätzlich wird eine intravenöse Antibiotikatherapie durchgeführt. Bei Vorliegen eines Kompartmentsyndroms mit Drucken über 40 mmHg erfolgt die Dekompression durch Fasziotomie des betroffenen Kompartments.

Nach Komplettierung von Diagnostik und Therapie wird vor Verlegung in die Operationsabteilung oder auf die Intensivstation zur postprimären Therapie eine abschließende Kontrollsonographie durchgeführt, bei Vorliegen eines Schädel-Hirn-Traumas wird eine zusätzliche Kontroll-CCT angefertigt.

Literatur

American College of Surgeons (2010) ATLS®-Textbook, American College of Surgeons, Chicago

Hirshberg A, Mattox KL, Siewert JR, Weldon S, Doll D, Stettbacher A (2006) Top Knife: Kunst und Handwerk der Trauma-Chirurgie (2006) Springer Vienna

Kanz KG, Körner M, Linsenmaier U, Kay MV, Huber-Wagner SM, Kreimeier U, Pfeifer KJ, Reiser M, Mutschler W (2004) Prioritätenorientiertes Schockraummanagement unter Integration des Mehrschichtspiralcomputertomographen. Unfallchirurg 107:937–944

Kreimeier U, Lackner CK, Ruppert M, Peter K (2002) Permissive Hypotension bei schwerem Trauma. Anaesthesist 51:787–799

Kreimeier U, Reith MW, Huber-Wagner S, Körner M, Linsenmaier U, Kanz KG (2008) Initiale Versorgung bei Aufnahme in der Klinik: Schockraumversorgung als interdisziplinäre Aufgabe. Notfall und Rettungsmedizin 11:399–406

Mutschler W, Haas N (2004) Praxis der Unfallchirurgie, 2. Aufl. Thieme, Stuttgart NewYork

Pape HC, Kretek C (2003) Frakturversorgung des Schwerverletzten – Einfluss des Prinzips der „verletzungsadaptierten Behandlungsstrategie". Unfallchirurg 106:87–96

Reichmann EF, Simon RR (2004) Emergency medicine procedures. McGraw Hill, New York

Ruchholz S und AG Polytrauma (2000) Das Traumaregister der DGU als Grundlage des interklinischen Qualitatsmanagements in der Schwerverletztenversorgung. Eine Multicenterstudie. Arbeitsgemeinshaft „Polytrauma" der Deutschen Gesellschaft für Unfallchirurgie. Unfallchirurg 103:30–37

Soar J, Deakin CD, Nolan JP, Abbas G, Alfonzo A, Handley AJ, Lockey D, Perkins GD, Thies K (2006) Kreislaufstillstand unter besonderen Umständen. Abschnitt 7 der Leitlinien zur Reanimation 2005 des European Resuscitation Council. Notfall + Rettungsmedizin 9:123–154

Wise D, Davies G, Coats T, Lockey D, Hyde J, Good A (2004) Emergency thoracotomy: „how to do it". Emerg Med J 22:22–24. Siehe auch emjonline.com

Akutes Abdomen

F. Löhe, K.-W. Jauch

48.1 Einführung

Das akute Abdomen wird durch eine Notfallsituation mit Symptomen oder Zeichen einer akuten abdominellen Erkrankung (zunächst unbekannter Ursache) definiert, die bei verzögerter Diagnostik und Therapie einen lebensbedrohlichen Verlauf nehmen kann. Das akute Abdomen ist kein eigenes Krankheitsbild, sondern die Beschreibung eines Zustands, der durch zahlreiche Krankheitsbilder hervorgerufen werden kann und durch die folgenden **Leitsymptome** gekennzeichnet ist:
- Akuter Bauchschmerz
- Peritonismus mit Störung der Darmfunktion
- Allgemeines Krankheitsgefühl, ggf. mit hämodynamischen Auswirkungen

5–10 % der Aufnahmediagnosen in den interdisziplinären Nothilfe-Abteilungen einer Klinik erfolgen wegen eines akuten Abdomens. Die Diagnostik und klinische Beurteilung eines Patienten mit akuten Bauchschmerzen ist trotz der erheblichen Fortschritte in den bildgebenden Verfahren immer noch eine Herausforderung in der klinischen Medizin. Für den behandelnden Chirurgen stellen sich zwei zentrale Fragen, die unter dem zielführenden Einsatz weniger diagnostischer Maßnahmen beantwortet werden müssen:
- Welche Diagnose ist am wahrscheinlichsten und wie lautet die Differenzialdiagnose?
- Muss der Patient operiert werden?

Aufgrund der sich ändernden Symptome und der evtl. neuen Informationen durch die weiterführende Diagnostik ist es für die richtige Therapie entscheidend, diese beiden Fragen im weiteren Krankheitsverlauf immer wieder neu zu stellen und sich auch Primärdiagnosen zu hinterfragen und sich von diesen wieder zu lösen.

> Bei Kindern, alten Menschen und immunsupprimierten Patienten können die Symptome unspezifisch sein und maskieren evtl. die Schwere der Erkrankung.

48.2 Ätiologie

Die häufigsten chirurgischen Erkrankungen, die zu einem akuten Abdomen führen können, betreffen vor allem die abdominellen Organe und das abdominelle Gefäßsystem. Die Kenntnis und Differenzialdiagnose der genannten Erkrankungen stellen die Grundlagen für die weitere Therapie bzw. die Operationsindikation dar. Ferner müssen auch Erkrankungen in die differenzialdiagnostischen Überlegungen eingebunden werden, bei denen eine Operation eine Fehlentscheidung wäre. Auf die einzelnen chirurgischen Krankheitsbilder, die zu einem akuten Abdomen führen können, wird in diesem Kapitel nicht detailliert eingegangen; diese Erkrankungen werden in eigenen Kapiteln abgehandelt. Eine weitere wichtige Ursache für das akute Abdomen ist das Auftreten einer Komplikation nach viszeralchirurgischen Operationen (z. B. Anastomoseninsuffizienz, intraabdomineller Abszess, Nachblutung).

Chirurgische Erkrankungen des akuten Abdomens
- **Viszerale Ursachen**
    - Entzündung
        - Ulcus ventriculi/duodeni
        - Appendizitis
        - Divertikulitis
        - Cholezystitis
        - Pankreatitis
        - CED (M. Crohn, Colitis ulcerosa)
    - Perforation
        - Ulcus ventriculi/dodeni
        - Divertikulitis
        - Appendizitis
    - Obstruktion
        - Ileus, Torsion, Hernie, Invagination, Bezoar
        - Gastrointestinale Tumoren
        - CED
- **Vaskuläre Ursachen**
    - Bauchaortenaneurysma
    - Aortendissektion
    - Arterielle Mesenterialischämie
        - Thrombembolie
        - „Non occlusive disease"
        - Vaskulitis (Panarteritis nodosa)
    - Mesenterialvenenthrombose

Tab. 48.1 Andere Ursachen des akuten Abdomens		
Urologisch	**Gynäkologisch**	**Sonstige Erkrankungen**
Harnverhalt Nephrolithiasis Pyelonephritis Niereninfarkt Paranephritischer Abszess Hodentorsion	Adnexitis Stielgedrehtes Ovar Extrauterine Gravidität HELLP-Syndrom Hyperemesis gravidarum Ovarialvenenthrombose	Spontane Einblutung (Antikoagulation)) Infektionserkrankungen – Spontan bakterielle Peritonitis – Pseudomembranöse Kolitis Peritonitis bei Peritonealdialyse Pulmonale Ursachen – Pneumonie/Pleuritis – Pneumothorax Kardiale Ursachen – Angina pectoris – Myokardinfarkt Metabolische Ursachen – Akute intermittierende Porphyrie – Hyperglykämie – Urämie – Hyperchylomikronämie – Nebenniereninsuffizienz

Neben den typischen chirurgischen Ursachen für ein akutes Abdomen sind auch andere Erkrankungen in die differenzialdiagnostischen Überlegungen mit einzubeziehen (Tab. 48.1).

48.3 Klinische Symptomatik und Diagnostik

Die klinische Beurteilung eines Patienten mit akutem Abdomen zielt neben der diagnostischen Erfassung der Ursache auch auf eine Beurteilung des allgemeinen Zustandes des Patienten ab, da eine möglicherweise bereits eingetretene Kreislaufinsuffizienz frühzeitig und vor Planung apparativer Diagnostik erkannt und entsprechend behandelt werden muss. Die Basisdiagnostik beginnt mit Anamnese und körperlicher Untersuchung. Auf Basis der Kenntnis der möglichen Ursachen eines akuten Abdomens kann hierdurch bereits eine Eingrenzung der Krankheitsursache erzielt werden und damit die weitere zielgerichtete Diagnostik zeit- und ressourcensparend eingesetzt werden. Idealerweise sollte jede apparative Untersuchung eine unmittelbare therapeutische Konsequenz nach sich ziehen.

Eine Sonderform stellt das akute Abdomen dar, das aufgrund einer chirurgischen Komplikation nach abdominellen Eingriffen im postoperativen Verlauf auftreten kann. Hier erfolgen die weiteren Maßnahmen im Hinblick auf die vermuteten spezifischen Komplikationsmöglichkeiten des vorausgegangenen Eingriffs.

48.3.1 Anamnese

Die Anamnese des Patienten gibt wertvolle Hinweise auf die mögliche Ursache des akuten Abdomens. Neben den symptombezogenen Angaben über Schmerzen und Verdauung sind Angaben über relevante Vorerkrankungen sowie die Medikamenteneinnahme notwendig. Diese müssen gezielt erfragt werden, da der Patient die Relevanz dieser Angaben nicht abschätzen kann. Die bei der Anamnese zu erfragenden Fakten sind in der Tab. 48.2 aufgelistet. Häufig wird der Schmerz bei entzündlichen Erkrankungen am Krankheitsbeginn als diffus und dumpf charakterisiert. Dieser durch die Reizung der sensorischen Nerven des viszeralen Peritoneums bedingte **viszerale Schmerz** ändert sich durch die bei progredienter Inflammation Einbeziehung der sensorischen Nerven des parietalen Peritoneums zu einem besser lokalisierbarem stechenden **somatischen Schmerz**. Andererseits kann der stechende plötzliche Schmerzbeginn bei einer Ulkusperforation des Magens oder bei einer akuten Mesenterialembolie von einer relativ gering schmerzhaften Phase gefolgt sein.

Die Differenzierung der Operationsindikation des akuten Abdomens an Hand der Schmerzintensität ist schwierig, da das Schmerzempfinden durch das Alter des Patienten, soziokulturelle Faktoren und der Vortherapie wesentlich beeinflusst wird. Das häufig reduzierte Schmerzempfinden des alten Menschen führt dazu, dass bereits bei den über 50-jährigen Patienten mit Appendizitis bei Diagnosestellung die Rate perityphilitischer Abszesse oder Perforationen (35 %) höher ist als bei jüngeren Patienten (13 %).

Mit den anamnestischen Angaben können Hinweise über vorbestehende **Begleiterkrankungen** gewonnen werden: koronare Herzkrankung, Ulkusleiden, Diabe-

48.3 · Klinische Symptomatik und Diagnostik

Tab. 48.2 Richtungsweisende anamnestische Hinweise bei akutem Abdomen

Schmerzcharakteristika	Plötzlicher oder langsamer Beginn Kolikartiger oder konstanter Schmerz Diffuse oder umschriebene Lokalisation Dumpfer oder stechender Schmerz Ausstrahlung
Verdauung	Stuhlverhalten Emesis Nausea Gewichtsverlauf
Vorerkrankungen	Voroperationen Ulkusanamnese Kardial (koronare Herzerkrankung, Rhythmusstörungen) Peripheres arterielles Verschlussleiden Alkoholabusus Traumata
Medikation	Antikoagulation Thrombozytenaggregationshemmer Kortikosteroide NSAIR

tes mellitus, chronisch entzündliche Darmerkrankungen, gastrointestinale Tumoren, Bauchaortenaneurysma und Voroperationen.

48.3.2 Körperliche Untersuchung

> Die körperliche Untersuchung eines Patienten mit akutem Abdomen muss unverzüglich vorgenommen werden, da einerseits bestimmte Erkrankungen eine Zeitverzögerung nicht erlauben und andererseits der Patient erst nach der Untersuchung des Abdomens suffizient analgetisch behandelt werden kann.

Die strukturiert erhobene Anamnese hilft dem Untersucher, die körperliche Untersuchung des Patienten zielgerichtet in Bezug auf eine Verdachtsdiagnose durchzuführen. Es ist äußerst wichtig, dass durch die klinische Untersuchung nicht nur die mögliche Diagnose eingegrenzt wird, sondern dass auch nach klinischen Zeichen von evtl. lebensbedrohlichen Folgezuständen einer Erkrankung wie **Peritonitis** oder aktive **Blutung** gesucht wird. Die Beurteilung des **Hautturgors und -temperatur** lassen Rückschlüsse auf eine mögliche Exsikkose oder Fieber des Patienten zu. Eine grob orientierende Erhebung des **Pulsstatus** (Arteriosklerose und Beurteilung der Pulsqualität, z. B. Arrhythmie) gehören zur vollständigen körperlichen Untersuchung. Bei bereits eingetretener Multiorgandysfunktion (MOD) muss der Patient vor Durchführung weiterer Diagnostik erst stabilisiert werden.

Zur körperlichen Untersuchung trägt wesentlich auch der **Gesamteindruck** des Patienten beim ersten Kontakt bei. Bei Vorliegen einer Peritonitis ist es dem Patienten häufig nicht mehr möglich ausgestreckt auf der Untersuchungsliege zu liegen, sondern er zieht spontan die Beine an, um das Abdomen zu entlasten. Bei der Inspektion des Abdomens kann ein distendiertes Abdomen auffallen, nach Narben durch frühere abdominelle Eingriffe und damit verbundenen Hernien (inkl. Leisten) muss gesucht werden.

Im Zentrum der körperlichen Untersuchung stehen die **Palpation** und die Auskultation des Abdomens. Bei der ersten manuellen Untersuchung des Abdomens sollte zunächst nur eine sanfte Palpation aller 4 Quadranten durchgeführt werden. Eine leichte Abwehrspannung der Muskulatur kann einen Hinweis auf eine lokale oder diffuse Peritonitis geben. Eventuell lässt sich der Schmerz auch bei der Perkussion des Abdomens reproduzieren. Bei der anschließenden tiefen Palpation imponiert bei einer Peritonitis eine **harte Bauchdecke** mit deutlicher schmerzbedingter **Abwehrspannung**, die möglicherweise einem Punctum maximum zugeordnet werden kann. Bei der tiefen Palpation, sofern dies der Patient zulässt, können auch Resistenzen oder Raumforderungen in der Tiefe imponieren, die in Zusammenschau mit den anderen Palpationsbefunden einem Organsystem zugeordnet werden können (Abb. 48.1). Ein reflektorisches Zusammenziehen der Bauchdecke ist auch bei einem analgosedierten Patienten erhalten. Generell können die Symptome bei älteren, adipösen und immunsupprimierten Patienten oft sehr diskret sein, hier sind manchmal wiederholte Untersuchungen wegweisend. Zur Vervollständigung der Palpation gehört

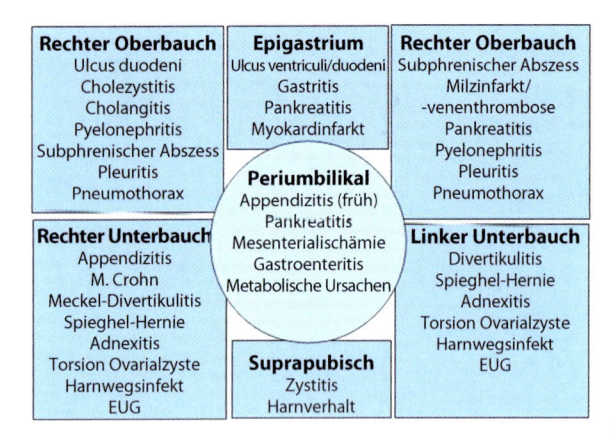

Rechter Oberbauch	Epigastrium	Rechter Oberbauch
Ulcus duodeni	Ulcus ventriculi/duodeni	Subphrenischer Abszess
Cholezystitis	Gastritis	Milzinfarkt/
Cholangitis	Pankreatitis	-venenthrombose
Pyelonephritis	Myokardinfarkt	Pankreatitis
Subphrenischer Abszess		Pyelonephritis
Pleuritis	**Periumbilikal**	Pleuritis
Pneumothorax	Appendizitis (früh)	Pneumothorax
	Pankreatitis	
Rechter Unterbauch	Mesenterialischämie	**Linker Unterbauch**
Appendizitis	Gastroenteritis	Divertikulitis
M. Crohn	Metabolische Ursachen	Spieghel-Hernie
Meckel-Divertikulitis		Adnexitis
Spieghel-Hernie		Torsion Ovarialzyste
Adnexitis	**Suprapubisch**	Harnwegsinfekt
Torsion Ovarialzyste	Zystitis	EUG
Harnwegsinfekt	Harnverhalt	
EUG		

Abb. 48.1 Schmerzlokalisation und ursächliche Erkrankung des akuten Abdomens

auch die Untersuchung der Nierenlager und möglicher Bruchpforten (Leiste, Nabel, abdominelle Narbe).

Die **Auskultation** über allen vier Quadranten kann hilfreich bei einem vermuteten mechanischen Ileus sein, da sich hier oft die typischen hochgestellten Darmgeräusche feststellen lassen. Bei einer diffusen Peritonitis können hingegen jegliche Darmgeräusche fehlen und es besteht ein stummes Abdomen. Insgesamt ist der Auskultationsbefund in der Diagnostik des akuten Abdomens nicht führend, da interindividuelle und auch intraindividuelle extreme Schwankungen der Darmtätigkeit bestehen können (auch der mechanische Ileus wird irgendwann paralytisch). Der Thorax sollte ebenfalls im gleichen Untersuchungsgang auskultiert werden.

Eine körperliche Untersuchung bei Patienten mit einem akuten Abdomen ist nur dann komplett wenn auch eine **digitale rektale Untersuchung** durchgeführt wurde. Diese Untersuchung kann wertvolle Hinweise auf die Ursache des akuten Abdomens liefern (gastrointestinale Blutung, Koprostase, Tumor).

48.3.3 Labordiagnostik

Die angeforderten Laborparameter sollen dazu dienen, einerseits das klinische Erscheinungsbild des Patienten zu vervollständigen und andererseits das erkrankte Organsystem bzw. die Ursache des akuten Abdomens eingrenzen zu können. Die in ◻ Tab. 48.3 aufgeführten Laborwerte zeigen die Basiswerte, die sich auf die einzelnen Organsysteme beziehen. Die Labordiagnostik kann in Abhängigkeit der Anamnese oder eines entsprechenden klinischen Verdachts ergänzt werden (z. B. Myokardmarker bei Verdacht auf Myokardinfarkt). Die Bestimmung zellulärer Komponenten im Urin ist empfehlenswert. Allerdings ist die Erfahrung des beurteilenden Arztes in der Therapieentscheidung, ob operative oder konservative Therapie, ebenso wichtig wie die Ergebnisse der Laboruntersuchung.

48.3.4 Endoskopie

Die **Rektoskopie** ist eine einfache und risikoarme Untersuchung, die auch am unvorbereiteten Patienten mit einer unteren gastrointestinalen Blutung oder bei vermuteten Dickdarmileus (Tumor) durchgeführt werden kann.

Bei einer oberen gastrointestinalen Blutung kann auch im Notfall eine **Gastroskopie** zur Diagnostik und therapeutischen Intervention indiziert sein (▶ Kap. 50).

Eine **Koloskopie** ist in der Abklärung des akuten Abdomens wegen der Darmverschmutzung bei nicht vorbereiteten Patienten und der Perforationsgefahr nicht indiziert.

48.3.5 Bildgebende Diagnostik

Sonographie

In der Regel steht in jeder Notaufnahme ein Sonographiegerät zur Verfügung. Die Sonographie ist inzwischen die am häufigsten angewandte Bildgebungsmethode in der abdominellen Diagnostik und gehört zur unverzichtbaren Basisdiagnostik bei allen Patienten mit abdominellen Beschwerden. Hierbei sollte immer das gesamte Abdomen (inkl. Retroperitoneum) untersucht werden. In der Notaufnahmesituation lässt sich durch den sonographischen Befund in vielen Fällen die ursprüngliche Verdachtsdiagnose modifizieren, woraus eine Änderung der initial geplanten Therapie resultieren kann. Die Effektivität der Ultraschalluntersuchung hängt aber im hohen Maße von der individuellen Erfahrung des Untersuchers sowie auch von den apparativen Gegebenheiten ab.

Der erste orientierende Untersuchungsgang beinhaltet die Detektion einfacher Erkrankungsentitäten wie den Nachweis freier Flüssigkeit, Pleuraergüssen, Erkrankungen der Gallenblase (Cholezystitis, Cholezystolithiasis, Cholestase, Hydrops), eines Bauchaortenaneurysmas oder eines Ileus. Darüber hinaus bietet die Sonographie die Möglichkeit, bei umschriebenen abdominellen Flüssigkeitsverhalten oder bei freier Flüssigkeit eine diagnostische Punktion durchzuführen.

Mit etwas mehr Erfahrung gelingt es auch, eine Appendizitis oder Sigmadivertikulitis darzustellen sowie den Nachweis freier Luft bei Perforationen im Bereich des Gastrointestinaltrakts zu führen. Die Beurteilung der ableitenden Harnwege und der Harnblase schließen sich dem abdominellen Untersuchungsgang an. Die sonographische Beurteilung des retroperitoneal gelegenen Pankreas kann wegen der häufig anzutreffenden Darmgasüberlagerung sehr schwierig sein. Hingegen lassen sich die parenchyma-

48.3 · Klinische Symptomatik und Diagnostik

Tab. 48.3 Basislaborparameter im Rahmen der Grunddiagnostik des akuten Abdomens

Fragestellung	Laborwerte
Anämie/Blutung	Hämoglobin, Hämatokrit
Entzündung/Peritonitis	Leukozyten, CRP
Leberfunktion/Gerinnung	Quick, Bilirubin, PCHE, Quick, PTT, Blutzucker
Pankreatitis	Lipase
Nierenfunktion	Kreatinin
Elektrolythomöostase	Natrium, Kalium
Blutgerinnung	Quick, PTT
Darmischämie	Laktat
Schwangerschaft	β-HCG (Serum)
Ableitende Harnwege	Urin-Stix: Leukozyten, Erythrozyten, Bakterien
Verdacht auf Myokardinfarkt	Troponin, CK, CK-MB
Verdacht auf Lungenembolie	D-Dimer, Blutgasanalyse

tösen Oberbauchorgane Leber und Milz bei jedem Patienten problemlos darstellen und beurteilen. Steht wegen der Instabilität eines Patienten nur wenig Zeit für eine komplette Abdomensonographie zur Verfügung, so wird die Untersuchung auf den durch Anamnese und körperliche Untersuchung auffälligsten Quadranten des Abdomens beschränkt.

Röntgenuntersuchung

Die Bedeutung der Röntgenuntersuchung in der Differenzialdiagnose des akuten Abdomens nimmt immer mehr ab. Dennoch können einige Erkrankungen, die bereits durch die vorausgegangene Anamnese und klinische Untersuchung vermutet werden, durch eine Abdomenleeraufnahme im Stehen ihre Bestätigung finden und dann eine weiterführende Diagnostik möglicherweise unnötig machen:
- Freie Luft bei einer Hohlorganperforation
- Ileus mit Spiegelbildung
- Toxisches Megakolon mit Kolondilatation

Bei Patienten, die liegend geröntgt werden müssen, erfolgt die Röntgenuntersuchung des Abdomens in **Linksseitenlage**, die für einige Minuten vor Durchführung der Röntgenuntersuchung eingenommen werden sollte. Gleichzeitig sollte eine Röntgenaufnahme des Thorax wenigstens im p. a. Strahlengang durchgeführt werden, da sich hier thorakale Begleiterkrankungen wie z. B. ein Pleuraerguss darstellen lassen und die Thoraxaufnahme bei den häufig älteren Patienten zur präoperativen kardiopulmonale Risikoabschätzung beiträgt.

> ❗ Wenn zur besseren Darstellung ein orales Kontrastmittel verabreicht wird, darf nur wasserlösliches Kontrastmittel gegeben werden, da bariumhaltige Kontrastmittel im Falle einer Hohlorganperforation oder einer im Anschluss geplanten Operation mit möglicher Eröffnung von Magen oder Darm kontraindiziert sind.

Computertomographie

Im Vergleich zur Röntgenuntersuchung des Abdomens ermöglicht bereits eine Computertomographie ohne Kontrastmittelgabe eine bessere Aussage über die möglichen Ursachen des akuten Abdomens. Der Informationsgehalt wird durch die i.v. Kontrastmittelgabe noch wesentlich gesteigert, so dass, wenn die Nierenfunktion des Patienten es erlaubt, immer eine i.v. Kontrastmittel-CT zur Anwendung kommen sollte. Durch die Einführung der Spiral-CT verkürzten sich die Untersuchungszeiten auf wenige Minuten. Neben der exakten Beurteilung der parenchymatösen Organe können auch die Aorta mit ihren abdominellen Abgängen beurteilt werden. Bei einem mechanischen Ileus lässt sich darstellen, an welchem Darmabschnitt die Obstruktion lokalisiert ist. Ein weiterer Vorteil der CT ist die Möglichkeit einer Drainageneinlage bei Nachweis eines intraabdominellen Abszesses. Durch Messung der Densität von intraabdominellen Flüssigkeitsansammlungen lassen sich Rückschlüsse auf deren Herkunft zeihen (Blut, Aszites, Darminhalt).

Nur in wenigen Fällen wird sich durch eine einzige Untersuchungsmethode die Diagnose stellen lassen können. Zur Diagnose bzw. zur Therapieentscheidung werden die Ergebnisse aller durchgeführten Untersuchungen beitragen und ein Gesamtbild ergeben, das entweder die Diagnosestellung erlaubt oder aber die Differenzialdiagnose soweit einschränkt, so dass sich weiterführende Maßnahmen entwickeln lassen.

> Wenn keine Diagnosestellung gelingt, sich aber die klinische Symptomatik verschlechtert, besteht eine Indikation zur Operation (◘ Abb. 48.2).

48.4 Erstmaßnahmen in der Notaufnahme

Erstmaßnahmen haben nicht nur eine therapeutische Wirkung, sondern es können sich daraus auch weitere diagnostische Erkenntnisse ergeben. Da potenziell alle ursächlichen Erkrankungen, die sich als akutes Abdomen präsentieren, bei genügend langem Krankheitsverlauf zu einer Multiorgandysfunktion führen können, muss bei der ersten klinischen Untersuchung sowie bei den Verlaufsuntersuchungen auch auf Zeichen einer weiteren Organbeteiligung geachtet werden. Es sollten deshalb alle Patienten, die sich in der Klinik mit einem akuten Abdomen vorstellen, mit einem **periphervenösen Zugang** versorgt werden. Entsprechend den pathophysiologischen Überlegungen ist die **Flüssigkeits- und Elektrolytsubstitution** von zentraler Bedeutung. Bei der **Schmerztherapie** sollten bei kolikartigen Schmerzen keine Opiate und Opioide eingesetzt werden, da diese die Spastik der glatten Muskulatur noch steigern können. Hier bietet sich eine Analgesie mit Metamizol an, das zusätzlich spasmolytisch wirkt.

Bei klinischen Zeichen eines Ileus sollte im Rahmen der Erstmaßnahmen eine **Magensonde** zur intestinalen Dekompression gelegt werden. Das abgeleitete Sekret lässt bereits Rückschlüsse auf die Lokalisation des Ileus zu. Bei traumatisierten Patienten oder Patienten mit ausgeprägter Flüssigkeitsverschiebung sowie bei Verdacht auf Erkrankungen der ableitenden Harnwege ist ein **Blasendauerkatheter** zur weiteren Urindiagnostik bzw. besserer Flüssigkeitsbilanzierung hilfreich.

Bei Patienten mit allgemeiner Beeinträchtigung bis hin zu Zeichen einer Sepsis ist auf eine sofortige zielgerichtete Therapie zu achten. Diese beinhaltet neben der allgemeinen Volumensubstitution die frühzeitige Gabe von Sauerstoff, Katecholaminen und ggf. Transfusionen. Die frühzeitige zielgerichtete Therapie führt im Vergleich zu allgemeinen Maßnahmen zu einer signifikanten Reduktion der Letalitätsrate. Mit zunehmender Verzögerung einer zielgerichteten Therapie steigt die Morbiditäts- und Letalitätsrate von Patienten mit septischem Krankheitsbild kontinuierlich an.

48.5 Operationsstrategie

Besteht eine Operationsindikation, so richtet sich das operative Verfahren nach der zugrunde liegenden Erkrankung. Bei fehlender Eindeutigkeit der Diagnose sollte einer medianen Laparotomie gegenüber der regionalen Laparotomie (Wechselschnitt, Rippenbogenrandschnitt) der Vorzug gegeben werden. Die mediane Laparotomie erlaubt eine Beurteilung des gesamten Abdomens und ermöglicht die Ausführung jeder viszeralchirurgischen Operation. Die mediane Laparotomie wird entsprechend der vermuteten Diagnose eher im Ober- oder Unterbauch lokalisiert und kann im Bedarfsfall erweitert werden. Kann die Möglichkeit einer Operation im Beckenbereich nicht ausgeschlossen werden, ist immer auf eine entsprechende Rektumlagerung zu achten.

Mit zunehmender Erfahrung in der Laparoskopie werden auch mehr laparoskopische Operationen bei einem akuten Abdomen durchgeführt. Die diagnostische Laparoskopie ermöglicht eine Sicherung der Diagnose vor nachfolgender Laparotomie oder auch eine definitive laparoskopische Versorgung (Appendizitis, Cholezystitis, Meckel-Divertikulitis, perforiertes Ulcus ventriculi). Die diagnostische Laparoskopie bei einem Ileus sollte wegen der Verletzungsgefahr des Darms nur von in der Laparoskopie erfahrenen Chirurgen durchgeführt werden. Bei instabilen Patienten ist eine Laparoskopie wegen der Anlage eines Pneumoperitoneums und der damit verbundenen Verschlechterung der Hämodynamik obsolet.

48.6 Akutes Abdomen in der Schwangerschaft

Bei Frauen im gebärfähigen Alter sollte bei der Beurteilung des akuten Abdomens immer eine Schwangerschaft ausgeschlossen werden. In der Schwangerschaft bedeutet ein akutes Abdomen nicht nur eine mögliche vitale Bedrohung der Mutter, sondern auch des Fetus. Da es perioperativ zur Frühgeburt kommen kann, sollten Operation an Schwangeren unterhalb der 35. Schwangerschaftswoche nur an einer Klinik mit Neonatalzentrum operiert werden.

Epidemiologie Die Inzidenz des akuten Abdomens in der Schwangerschaft abseits geburtshilflicher Ursachen beträgt durchschnittlich 0,06 %. Während die Inzidenz der akuten Appendizitis in der Schwangerschaft im Vergleich zur Normalbevölkerung nicht erhöht ist, tritt eine Cholezystitis (Cholestase durch Progesteron) oder ein stielgedrehtes Ovar (Positionsänderung durch Größenzunahme des Uterus) in der Schwangerschaft häufiger auf. Auch können präexistente Hernien in der Schwangerschaft durch die in-

48.6 · Akutes Abdomen in der Schwangerschaft

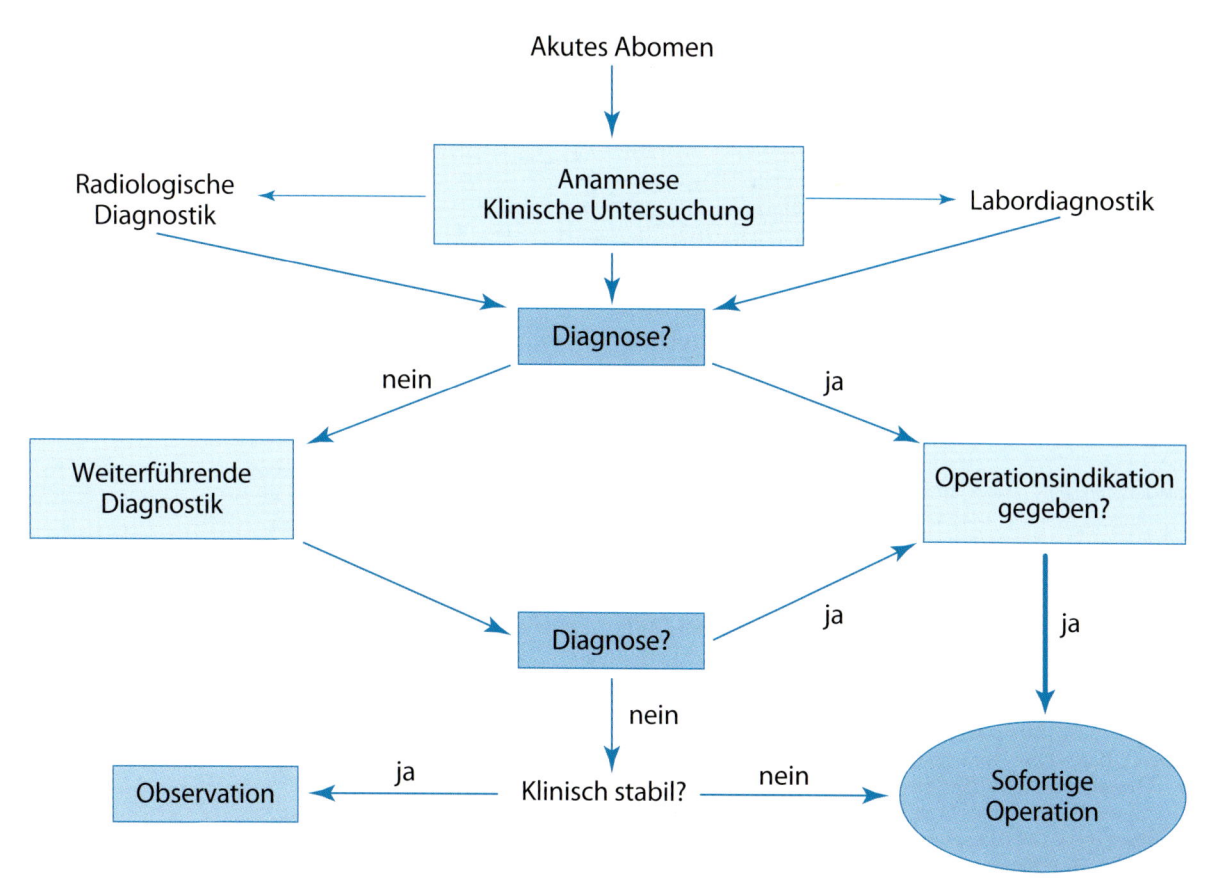

Abb. 48.2 Diagnostischer Algorithmus bei akutem Abdomen

traabdominelle Drucksteigerung häufiger symptomatisch werden. Die häufigsten Ursachen eines Ileus sind in ca. 70 % der Fälle vorbestehende Adhäsionen und in ca. 25 % der Fälle ein Volvulus, andere Ursachen wie Tumoren oder eine Invagination sind sehr selten.

Klinische Untersuchung und Diagnostik Die klinische Beurteilung einer schwangeren Patientin ist erschwert, da Symptome wie Nausea, Emesis und Inappetenz mit der Schwangerschaft assoziiert sein können. Hinzu kommt, dass zu den häufigsten Ursachen eines akuten Abdomens in gravidate andere in der Schwangerschaft gehäuft vorkommende Differenzialdiagnosen bestehen. Da im 1. Trimenon die Organogenese stattfindet sollte die Entscheidung zur Röntgenuntersuchung einer besonders strengen Indikation unterliegen. Bei vitaler Bedrohung der Mutter sind Röntgenuntersuchungen in jedem Trimenon erlaubt, sollten aber immer wenn möglich durch eine Bildgebung ohne Strahlenbelastung (Ultraschall, MRT) ersetzt werden. Die klinische Beurteilung eines akuten Abdomens in der Schwangerschaft sollte immer in enger Kooperation mit den gynäkologischen Kollegen erfolgen, da geburtshilfliche Probleme nach Möglichkeit ausgeschlossen werden sollten.

Operative Therapie Die Appendizitis und die stielgedrehte Ovarzyste stellen ebenso wie beim nicht schwangeren Patienten eine dringende Operationsindikation dar. Hingegen wird eine Cholezystitis nur bei Versagen der konservativen Therapie operiert. Prinzipiell sind klinische Zeichen einer Peritonitis auch in der Schwangerschaft eine absolute Indikation zur Operation. Eine Verzögerung der chirurgischen Therapie resultiert, neben einer höheren Morbidität für die Mutter, in einer deutlich gesteigerten Rate an Aborten oder Frühgeburten in bis zu 36 % der Fälle bei perforierter Appendizitis und bis zu 26 % der Fälle bei persistierendem Ileus.

Ob die indizierte Operation in der Schwangerschaft laparoskopisch oder via Laparotomie durchgeführt werden soll, muss fakultativ entschieden werden. Prinzipiell scheint die Laparoskopie in der Hand des Erfahrenen vorteilhaft im Vergleich zur Laparotomie zu sein, da die fetale Beeinträchtigung wegen des geringeren Analgetikabedarfs geringer zu sein scheint. Die frühere Mobilisation und die kürzere Hospitalisierung senken die Rate an Thrombembolien. Allerdings gilt zu berücksichtigen, dass laparoskopische Operationen durch den graviden Uterus (Verletzungsrisiko!) technisch schwieriger sind. Das Pneumoperitoneum kann durch Erhöhung des abdominellen Drucks den uteroplazentaren Blutfluss potenziell vermindern. Darüber hinaus ist die Wirkung der erhöhten CO_2-Aufnahme auf den Fetus unbekannt, diskutiert wird die Möglichkeit einer fetalen Azidose. Die erste Schwangerschaftshälfte erscheint eher für laparoskopische Eingriffe geeignet. Wegen der Uterusgröße und den damit verbundenen technischen Schwierigkeiten sowie Verletzungsmöglichkeit des Uterus ist von einem laparoskopischen Vorgehen in der 2. Schwangerschaftshälfte eher abzuraten.

Literatur

Bleck JS, Terkamp C, Manns M, Gebel M (2003) Sonographie des akuten Abdomens. Internist 44:542–556

Dang C, Aguilera P, Dang A, Salem L (2002) Acute abdominal pain. Four classifications can guide assessment and management. Geriatrics 57:30–42

Frieling T (2009) Das akute Abdomen aus internistischer Sicht. Dtsch Med Wochenschr 134:246–250

Lang H, Lang U (2005) Chirurgie in der Schwangerschaft. Chirurg 76:744–752

Mössner J (2005) Akutes Abdomen. Internist 46:974–981

Rivers E, Ngyen B, Havstad S, Ressler, Muzzin A, Knoblich B, Peterson E, Tomlanovich M (2001) Early goal-directed therapy in the treatment of severe sepsis and septic shock. NEJM 345:1368–1377

Trentzsch H et al. (2011) Der akute Abdominalschmerz in der Notfallambulanz. Zentralbl Chir 136: 118–128

Ileus

R. Isenmann, D. Henne-Bruns

49.1 Einführung

Definition Beim Ileus handelt es sich um eine Störung der Darmpassage bis hin zur vollständigen Darmlähmung. Es wird unterschieden zwischen dem mechanischen Ileus, der durch eine Obstruktion des Darmlumens verursacht wird, und dem funktionellen Ileus, bei dem die Darmpassage ohne ein mechanisches Hindernis gestört ist (◘ Tab. 21.1).

Mechanischer Ileus Der mechanische Ileus wird entweder durch eine **Obstruktion** des Lumens im Inneren (z. B. Kolonkarzinom; ◘ Abb. 49.1) oder durch eine **Kompression** des Darms von außen (z. B. Weichteiltumoren, Ovarialkarzinome) bedingt. Im Gegensatz dazu liegt beim **Strangulationsileus** eine Durchblutungsstörung der Mesenterialgefäße vor, die durch einen Volvulus, eine Inkarzeration oder eine Invagination verursacht sein kann. Es ist zu unterscheiden zwischen dem hohen mechanischen Ileus, der die oberen Teile des Gastrointestinaltraktes (Duodenum, oberer Dünndarm) betrifft, und dem tiefen Ileus, der durch Stenosen in den distalen Darmabschnitten bedingt ist.

Typischerweise wird der **Dickdarmileus** häufig durch eine Obstruktion verursacht (Kolonkarzinom), während es sich beim **Dünndarmileus** – aufgrund des langen Mesenteriums – meist um einen Strangulationsileus handelt.

Funktioneller Ileus Im Gegensatz zum mechanischen Ileus liegt beim funktionellen Ileus keine Lumenobstruktion vor. Häufigste Form ist der paralytische Ileus. Der paralytische Ileus findet sich häufig im Rahmen anderer abdomineller Erkrankungen wie z. B. Cholezystitis, Pankreatitis oder Peritonitis. Stoffwechselentgleisungen (Hypokaliämie, Azidose, Urämie) können ebenso Ursache des paralytischen Ileus sein wie Medikamente (Antidepressiva, Opiate, Parkinsonmedikamente, Spasmolytika). In der Chirurgie zu beobachten ist außerdem der postoperative paralytische Ileus.

49.2 Pathophysiologie

Gemeinsames Merkmal aller Ileusformen ist die **Stase** (◘ Abb. 49.2). Ob eine intraluminale Druckerhöhung im Darm einen wesentlichen pathophysiologischen Mechanismus darstellt ist umstritten. Zumindest für den Dünndarmileus konnten bei Ileuspatienten keine wesentlich erhöhten intraluminalen Drucke gefunden werden. Verantwortlich hierfür ist sicherlich die Tatsache, dass sich die gestauten oberen Anteile des Dünndarms in den Magen entleeren können, was zu einer Druckentlastung führt.

Die Stase im Jejunum sowie das (bei proximaler Ileuslokalisation) rezidivierende Erbrechen führen zu einem massiven Flüssigkeits- und Elektrolytverlust mit konsekutivem Nierenversagen bzw. Volumenmangelschock. Durch entsprechende parenterale Flüssigkeits- und Elektrolyttherapie ist diese Problematik in der Regel jedoch zu beherrschen, so dass die akute Letalität des hohen Dünndarmileus niedrig ist.

Bei tieferen Ileusformen (distaler Dünndarm, Kolon) liegt eine andere Kausalkette zugrunde. Entscheidend ist hier das Problem der **bakteriellen Fehlbesiedlung** des Darms. Die von diesen Bakterien freigesetzten Toxine spielen in der weiteren Pathogenese eine entscheidende Rolle. Bakterielle Lipopolysaccharide (Endotoxine) führen zu einer Schädigung der intestinalen Mukosabarriere und ermöglichen damit die systemische Freisetzung inflammatorischer Mediatoren (Endotoxinämie), die zum Multiorganversagen führen kann. Im späteren Verlauf führt die Störung der Darmbarriere zur bakteriellen Translokation, d. h. zur lokalen Freisetzung von Bakterien aus dem Darm in die Peritonealhöhle oder in die mesenterialen Lymphknoten. Typischerweise findet sich klinisch in derartigen Fällen eine Durchwanderungsperitonitis. Die Durchwanderung mit konsekutiver Peritonitis ist das hauptsächliche pathophysiologische Merkmal des Strangulationsileus. Hier wird die Schädigung der Mukosabarriere direkt durch die Minderdurchblutung des Darms verursacht.

Ein weiterer pathophysiologischer Faktor des Dickdarmileus ist die **Darmdistension** und die dadurch bedingte intraabdominelle Drucksteigerung. Daraus resultiert ein Zwerchfellhochstand mit konsekutiver respiratorischer Insuffizienz sowie eine Hypovolämie, deren Ursache u. U. durch eine Verminderung des kardialen Rückstromes bedingt ist.

49.3 Klinik

Die Symptome des Ileus sind variabel. Sie variieren entsprechend der Höhe des Darmverschlusses bzw. der Dauer der Okklusion:

- Der hohe mechanische Ileus ist in der Regel assoziiert mit massivem galligem Erbrechen.

Tab. 49.1 Einteilung der verschiedenen Ileusformen und mögliche Ursachen

Einteilung	Mechanismus	Mögliche Ursachen
Mechanischer Ileus		
Obstruktionsileus	Verlegung des Darmlumens	Tumoren des Gastrointestinaltraktes Fremdkörper (Gallensteine, Bezoare) Entzündung (M. Crohn, Divertikulitis)
Kompressionsileus	Kompression des Darms von außen	Tumoren (Weichteiltumoren, Ovarialkarzinome) Briden, Adhäsionen
Strangulationsileus	Mit Gefäßbeteiligung	Inkarzeration Volvulus Invagination
Funktioneller Ileus		
Paralytischer Ileus	Reflektorische Paralyse	Diffuse Peritonitis Durchblutungsstörung Sonderform: Ileus im Rahmen einer mesenterialen Ischämie Retroperitoneales Hämatom Entzündung von Nachbarorganen Medikamentös
Spastischer Ileus	Reflektorische Dauerkontraktion	Neurogen Porphyrie Bleivergiftung

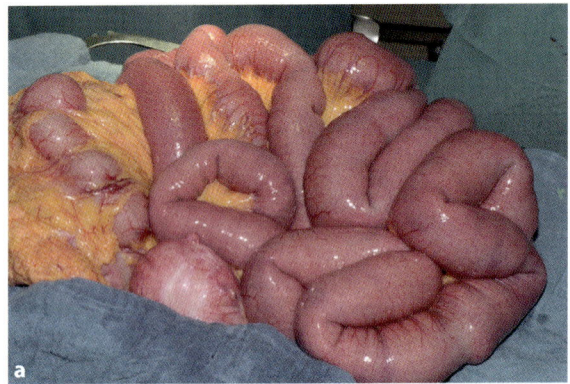

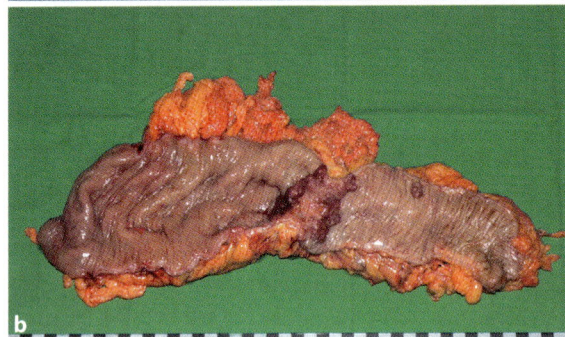

Abb. 49.1a,b Obstruktionsileus, verursacht durch ein Kolonkarzinom. **a** Massive Dilatation des Dünn- und Dickdarms. **b** aufgeschnittenes Kolonpräparat

– Das Erbrechen von Stuhl (Misere) ist selten und tritt vor Allem beim länger bestehenden tiefen Ileus auf.
– Stuhlverhalt und Meteorismus können in unterschiedlichem Ausmaß bestehen; ebenso variabel ist die Ausprägung der Schmerzen.

Klinisch imponiert in der Regel das meteoristisch geblähte Abdomen. Die Peristaltik kann bei der Auskultation erheblich variieren. Das Spektrum reicht von metallisch klingenden Darmgeräuschen beim mechanischen Ileus über die hochgestellte Peristaltik bis hin zur „Totenstille" im Abdomen (paralytischer Ileus). Ferner können auch beim mechanischen Ileus im Stadium der Paralyse die Darmgeräusche völlig fehlen.

Auch der abdominelle Druckschmerz unterliegt einer erheblichen Variationsbreite. Er kann vollständig fehlen (z. B. beim hohen Dünndarmileus). Besteht dagegen bereits eine Abwehrspannung im Sinne einer Peritonitis ist dies ein Zeichen für eine dringliche Operationsindikation.

Obligat ist die Untersuchung der Bruchpforten um eine inkarzerierte Hernie auszuschließen sowie die rektaldigitale Untersuchung (stenosierendes Rektumkarzinom!).

> Das klinische Bild des Ileus ist sehr variabel.

49.4 Diagnostik

Das klinische Bild ist in der Regel wegweisend für die Diagnosestellung. Eine sorgfältige Erhebung der Anamnese ist obligat. Hier muss insbesondere abgeklärt werden, ob abdominelle Operationen vorangegangen sind. Postoperative Adhäsionen stellen eine häufige Ileusursache dar und können auch lange nach dem Primäreingriff zum Ileus führen. Ein klassisches Beispiel hierfür ist der Bridenileus, der Jahrzehnte nach vorangegangener Appendektomie auftritt.

49.4 · Diagnostik

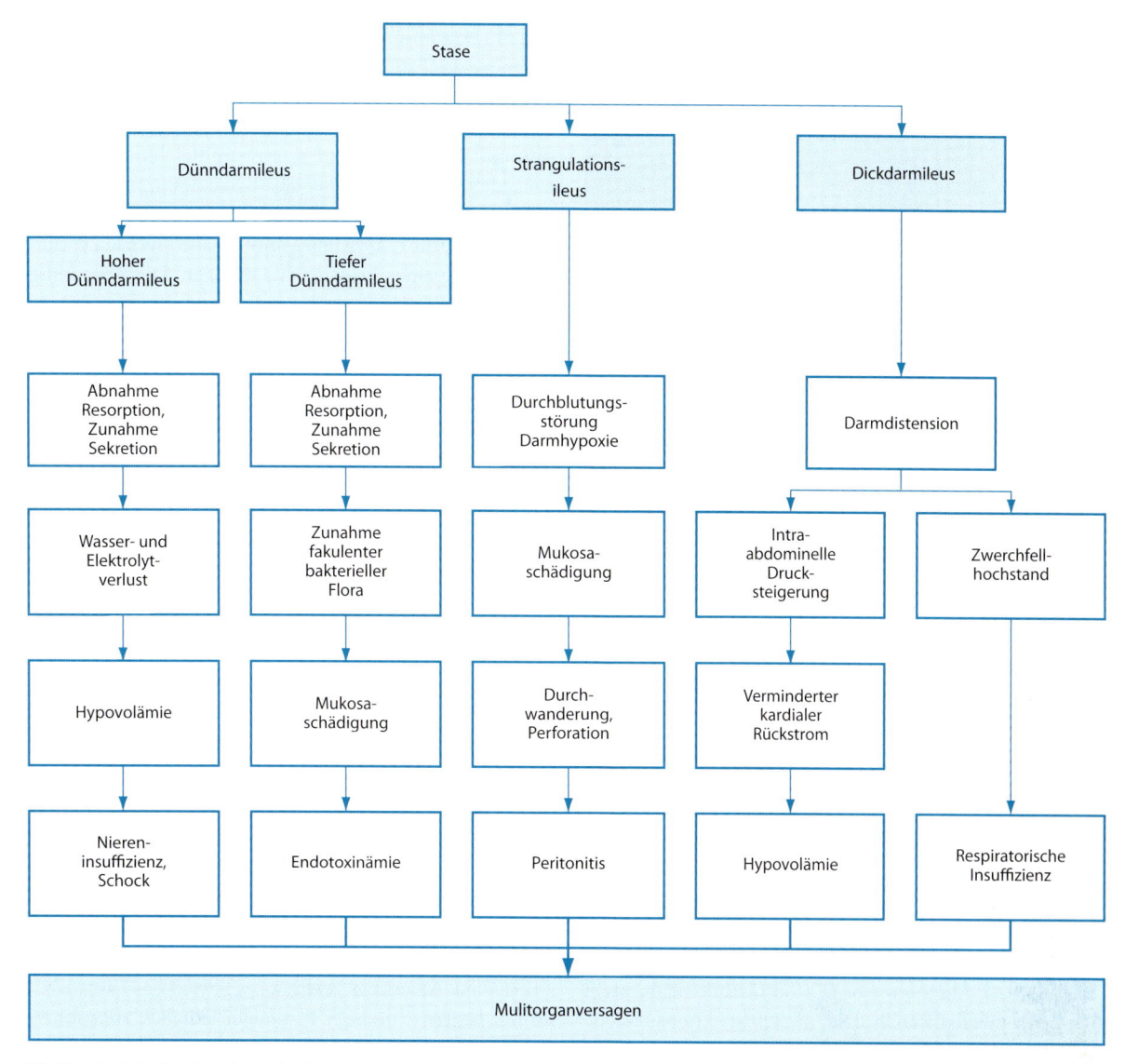

Abb. 49.2 Pathophysiologie des Ileus

49.4.1 Bildgebende Basisdiagnostik

Die einfach durchführbare bildgebende Diagnostik umfasst neben der Sonographie die Röntgen-Abdomenübersichtsaufnahme. **Sonographisch** finden sich beim Ileus häufig durch den Meteorismus erschwerte Untersuchungsbedingungen. In der Frühphase des mechanischen Ileus können sich flüssigkeitsgefüllte Darmschlingen mit Pendelperistaltik darstellen. Sollten darüber hinaus schlanke, nicht flüssigkeitsgefüllte Darmschlingen („Hungerdarm") darstellbar sein, weist dies auf einen operationspflichtigen mechanischen Ileus hin. Trotz der beschränkten Aussagekraft der Sonographie kann sie wertvolle Hinweise auf Begleiterkrankungen liefern, wie z. B. Cholezystolithiasis und Cholezystitis, Pankreatitis und tumoröse Veränderungen im kleinen Becken.

Die **radiologische Übersichtsaufnahme** zeigt im Ileus das klassische Bild von stehenden, flüssigkeitsgefüllten Darmschlingen mit Spiegelbildung (Abb. 49.3). Allerdings können diese beim hohen Ileus fehlen. Die Verteilung der Spiegel deutet auf die Lokalisation der Obstruktion hin: wenige Dünndarmspiegel deuten auf einen hohen Verschluss hin, multiple Spiegel finden sich bei einem Verschluss im distalen Dünndarm. Eine Obstruktion im Kolon zeigt zusätzlich Luft oder Spiegel im Kolonrahmen.

49.4.2 Weitergehende Diagnostik

Sollte es der Allgemeinzustand des Patienten und die klinische Konstellation erlauben (kein akutes Abdomen), kann die Basisdiagnostik um bildgebende Verfahren er-

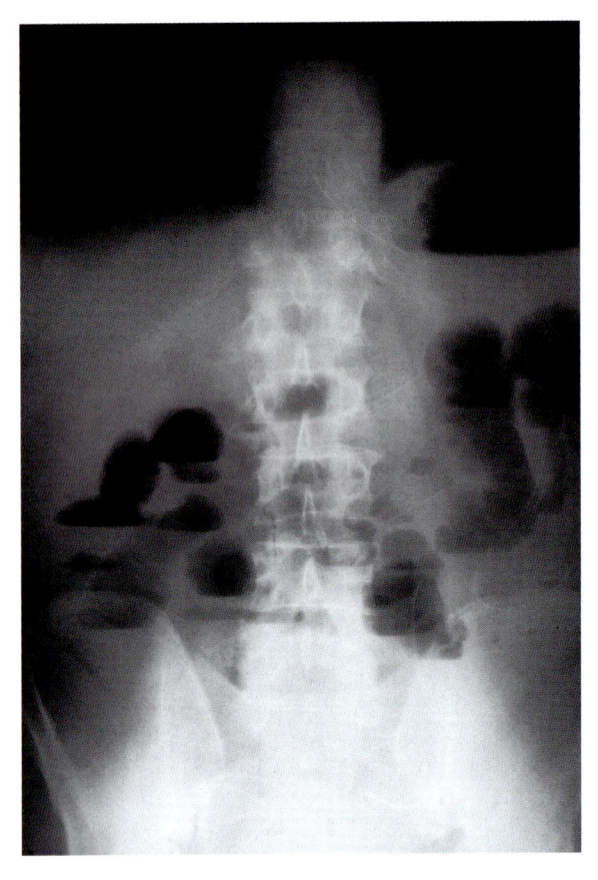

Abb. 49.3 Abdomenübersichtsaufnahme bei Dünndarmileus. Multiple Spiegel im Dünndarmbereich

weitert werden. Die Einführung moderner, mehrzeiliger **Computertomographie-Scanner** ermöglicht es, diese gezielt zum kausalen Nachweis der Ileusursache einzusetzen (Abb. 49.4). Auch ohne orale Kontrastmittelgabe stellt sich beim mechanischen Ileus die Obstruktionsursache als Kalibersprung des Darmlumens dar und ermöglicht eine präzise Aussage zur Lokalisation und zur Ursache des Ileus, z. B. über das Vorliegen eines Kolonkarzinoms.

Des Weiteren ermöglicht die Computertomographie eine Aussage über die Durchblutung der Organe und zur Gefäßmorphologie. Nach intravenöser Kontrastmittelapplikation lässt sich beim Volvulus beispielsweise beurteilen, ob eine Ischämie bzw. Minderperfusion des Darms vorliegt.

Zusätzlich bietet die Kontrastmittel-Computertomographie den Vorteil, dass andere abdominelle Organe mit abgebildet werden und zusätzlich bestehende Begleiterkrankungen (z. B. Lebermetastasen beim Dickdarmileus durch ein Kolonkarzinom) erkannt werden können. Allerdings handelt es sich hier um kein Standardverfahren; der behandelnde Arzt muss anhand des klinischen Bildes und des Zustandes des Patienten entscheiden, ob der vermeintliche Informationsgewinn den Mehraufwand an Zeit rechtfertigt. Schließlich besteht die Gefahr, dass bei eindeutigem klinischen Bild das Intervall zwischen Diagnosestellung und Operation durch ein CT unnötig verlängert und die Prognose des Patienten dadurch verschlechtert wird.

Gegebenenfalls kann zum Nachweis einer Obstruktion und zur deren Höhenlokalisation eine **Kontrastmittelpassage** mit wasserlöslichem Kontrastmittel veranlasst werden. Allerdings besteht hier das Risiko des Erbrechens mit anschließender Aspiration von Kontrastmittel. Aus diesem Grund sollte die orale Kontrastmittelgabe nur nach vorheriger Anlage einer Magensonde erfolgen. Die Bedeutung der Kontrastmittelpassage wird durch die Einführung moderner CT-Scanner in ihrer Bedeutung in der Ileusdiagnostik jedoch zunehmend in den Hintergrund gedrängt.

> **Bei der oralen Gabe von Kontrastmittel besteht erhöhte Aspirationsgefahr**

Bei einer tiefen Stenose im unteren Colon descendens oder Sigma besteht die Möglichkeit, durch rektale Kontrastmittelapplikation die Höhe und das Ausmaß der Stenose bildgebend darzustellen.

49.4.3 Labordiagnostik

Die Bestimmung der wesentlichen laborchemischen Parameter ist wie bei jedem abdominalchirurgischen Notfall obligat. Diese sollte neben Blutbild- und Gerinnungsparametern die Serumelektrolyte (Hypokaliämie? Elektrolytverschiebungen?), die Nierenparameter (Kreatinin, Harnstoff) umfassen. Ergänzend bietet es sich an, die LDH sowie ggf. das Serumlaktat zu bestimmen um Hinweise auf eine eventuelle Darmischämie (Inkarzeration mit Nekrose) zu erhalten. Allerdings ist die Aussagekraft des Laktatwertes nur begrenzt und der Parameter lediglich zur groben Orientierung geeignet.

49.4.4 Endoskopische Untersuchungen

Endoskopische Untersuchungen können beim Ileus in speziellen Situationen indiziert sein, in aller Regel wird man allerdings hierauf zugunsten der frühzeitigen operativen Sanierung verzichten. Eine **Koloskopie** oder **Rektoskopie** sollte immer dann durchgeführt werden, wenn das klinische Bild es zulässt und der hochgradige Verdacht auf eine Obstruktion im Kolon/Rektum besteht. Zu beachten ist, dass eine orthograde Darmspülung im Ileus zur Vorbereitung der Koloskopie kontraindiziert ist. Dennoch bieten endoskopische Untersuchungen in Einzelfällen eine diagnostische Option, da eine Höhenlokalisation mit gleichzeitiger Probenentnahme möglich ist und nach Passage der Stenose eine Darmdekompression der oralwärts gelegenen dilatierten Darmschlingen erfolgen kann.

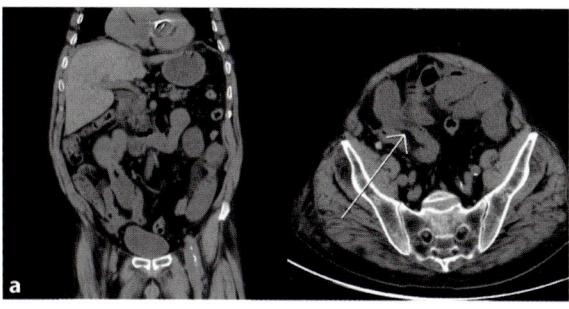

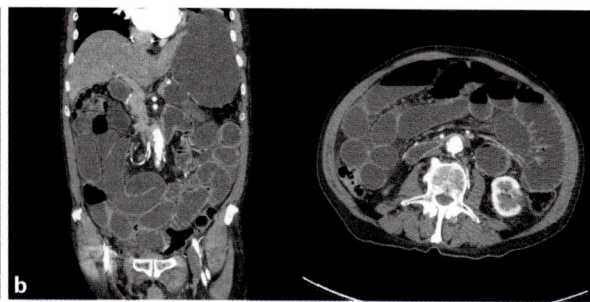

Abb. 49.4a,b Abdominelle Computertomographie bei Ileus. **a** Dünndarmvolvulus. Die Bilder wurden ohne Kontrastmittelgabe angefertigt, trotzdem ist die Transitionszone gut zu erkennen. **b** Bridenileus. Massiv flüssigkeitsgefüllter Magen und Dünndarm, der Kolonrahmen ist zwar stuhlgefüllt, aber normalkalibrig. Dieser Befund spiegelt eine mechanische Stenose im terminalen Ileum wieder (alle Bilder wurden freundlicherweise zur Verfügung gestellt von Herrn Prof. Dr. H. Aschoff, Radiologische Universitätsklinik Ulm)

49.5 Therapie

49.5.1 Mechanischer Ileus

Bis auf ganz wenige Ausnahmen (z. B. großflächige Briden) erfordert der mechanische Ileus eine rasche operative Therapie. Die Dringlichkeit der Operation wird von der Klinik diktiert. Liegt ein akutes Abdomen vor, ist eine dringliche Operationsindikation gegeben; bei Beschwerden ohne Anzeichen für ein akutes Abdomen besteht die Möglichkeit, zur weitergehenden Diagnostik eine Computertomographie durchzuführen.

> Die Dringlichkeit der Operationsindikation ist abhängig vom Allgemeinzustand des Patienten, der Ausprägung des Ileus und der Ileusursache.

Andere Ileusformen, wie z. B. der Adhäsionsileus nach vorangegangenen abdominellen Operation rechtfertigen eine aufgeschobene Dringlichkeit bzw. einen konservativen Versuch. Die Dauer der konservativen Therapie sollte allerdings vorher klar definiert werden, in der Literatur schwankt sie beträchtlich und beträgt zwischen 12 h und 5 Tagen. Hier ist die Klinik entscheidend; hat sich beispielsweise im CT eine Transitionszone mit Kalibersprung des Darms gezeigt, so sind die Erfolgsaussichten der konservativen Therapie gering.

49.5.2 Allgemeine operative Prinzipien

Der Eingriff erfolgt in Rückenlage. Bereits präoperativ sollte durch die Anästhesie eine möglichst dicklumige Magensonde gelegt werden, um die intraoperative Darmdekompression zu erleichtern. Standardzugang ist die Laparotomie in der Mittellinie. Eine perioperative Antibiotikaprophylaxe ist in Anbetracht der Gefahr einer Kontamination des Situs mit Darminhalt sinnvoll (z. B. mit Cephalosporin und Metronidazol). Nach Eröffnen der Abdominalhöhle ist eine Übersicht über den Befund häufig erst nach Dekompression der dilatierten Darmschlingen möglich. Dazu bestehen prinzipiell mehrere Möglichkeiten:

- Geschlossene Dekompression durch vorsichtiges retrogrades Ausstreichen des Darminhaltes in Richtung Magen und Absaugen über die Magensonde.
- Die geschlossene Dekompression kann auch über eine intraoperative gelegte und vorsichtig bis in die dilatierten Darmabschnitte vorgeschobene Dennis-Sonde erreicht werden.
- Offene Dekompression über eine Enterotomie.

Nachteile und Gefahren der **geschlossenen Dekompression** sind Serosaeinrisse durch die Manipulation sowie Einblutungen der Darmwand, die sekundär zu Perforationen führen oder die Adhäsionsbildung verstärken können. Die **offene Dekompression** birgt die Gefahr des Austrittes von Darminhalt in die Bauchhöhle.

> Die manuelle Darmdekompression muss sehr vorsichtig erfolgen, um Schädigungen des Darms zu vermeiden. Bei der offenen Darmdekompression ist dafür Sorge zu tragen, dass die Bauchhöhle nicht durch Darminhalt kontaminiert wird.

Nach Dekompression des Darms verschafft man sich einen Überblick über die Verhältnisse in der Abdominalhöhle. Zu achten ist insbesondere auf Kalibersprünge des Darms, die auf die Ileusursache hinweisen. Beim typischen Bridenileus des Dünndarms genügt in der Regel die Resektion der Bride (Abb. 49.5). Das weitere Vorgehen richtet sich nach der Ursache (Tab. 49.1).

Sind ausgedehntere Adhäsionen vorhanden, sollten diese auch distal des ursächlichen Darmabschnittes gelöst werden, um ein Ileusrezidiv durch eine nachgeschaltete, aber noch nicht klinisch manifeste Stenose zu vermeiden. Gleiches gilt auch beim Vorliegen breitflächiger Adhäsionen ohne Kalibersprung des Darms. Nach jeder Adhäsiolyse ist der Darm sorgfältig (am besten zweimal) auf Deserosierungen zu revidieren. Wir favorisieren die Über-

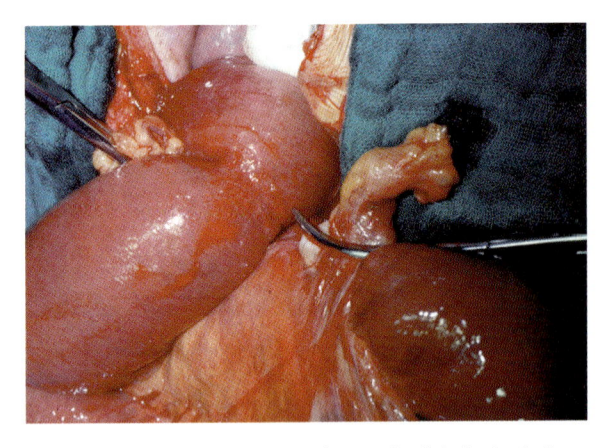

Abb. 49.5 Bridenileus. Am Dünndarm ist deutlich die durch die Bride verursacht Kompressionsfurche zu sehen. Angeklemmt: die eigentliche Bride, die reseziert wird

nähung aller Serosaeinrisse, obwohl von manchen Autoren empfohlen wird, Darmläsionen nur dann zu übernähen, wenn sie das Niveau der Submukosa erreichen.

49.5.3 Besonderheiten des Dünndarmileus

Dünndarmresektionen müssen immer dann vorgenommen werden, wenn der Darm irreparabel geschädigt ist oder Tumoren des Dünndarms vorliegen. Die Resektionsgrenzen sollten außerhalb des geschädigten Bereiches liegen. Die primäre Re-Anastomosierung ist grundsätzlich anzustreben; dies gelingt am Dünndarm nach vorheriger Dekompression des Darms immer und sicher. Die Indikation zur Anlage eines Split-Dünndarmstomas durch Ausleitung der Resektionsränder ist in Abhängigkeit vom Lokalbefund, der Ileusursache und dem Allgemeinzustand des Patienten zu stellen.

Nach erfolgter Adhäsiolyse wird der Darm in der Abdominalhöhle replatziert, wobei sorgfältig darauf geachtet werden muss, dass es zu keinen Torquierungen kommt. In der Literatur wird zur Vermeidung von Re-Torquierungen und erneuten Knickbildungen vereinzelt die Mesenterialplikatur, etwa nach Noble oder Childs-Phillips, empfohlen. Ihr Nutzen im Sinne der Verhinderung eines Re-Ileus ist bisher nicht durch kontrollierte Studie belegt und wir betrachten derartige Verfahren als obsolet.

Der Ileus infolge einer chronisch-entzündlichen Darmerkrankung (z. B. Morbus Crohn) erfordert häufig die Resektion des stenosierten Darmabschnittes. Bei der Crohn-Stenose ist darauf zu achten, dass möglichst sparsam reseziert wird. Dabei ist es für den postoperativen Verlauf unerheblich, ob in den Resektionsrändern noch ein Crohn-Befall vorliegt, entscheidend ist die Entfernung der Stenose. Als sinnvolle und darmsparende Alternative bietet sich bei kurzstreckigen Stenosen die Strikturoplastik an, die die Ileusursache beseitigt und dem Patienten die Folgen einer Dünndarmresektion erspart.

Umgehungsoperationen sind wegen ihrer Folgen (Kurzdarmsyndrom, Blindsacksyndrom) zu vermeiden und auf Fälle mit infauster Prognose (z. B. Obstruktionsileus bei peritoneal metastasierten Karzinomen) zu beschränken.

49.5.4 Besonderheiten des Dickdarmileus

Die häufigste Ursache des mechanischen Dickdarmileus ist das **kolorektale Karzinom**. Nach Literaturangaben entwickeln rund 20 % aller Patienten mit einem kolorektalen Karzinom einen Ileus als primäre Manifestation der Grunderkrankung. Interessanterweise handelte es sich in diesen Studien vorwiegend um Karzinome des linken Hemikolons und des Rektums, die im Ileus operiert werden mussten.

Dies ist ein entscheidender Unterschied zum Dünndarmileus, bei dem eine maligne Grunderkrankung eher die Ausnahme ist. Die Patienten mit einem tumorbedingten Dickdarmileus sind im Allgemeinen zudem älter und weisen eine höhere Komorbidität auf. Konsequenterweise ergeben sich hieraus Unterschiede zwischen den operativen Strategien des Dünn- und Dickdarmileus.

Das Kolonkarzinom, das sich durch einen Ileus manifestiert muss (wie das elektiv versorgte Karzinom) onkologisch korrekt, d. h. unter Mitnahme des Lymphabflussgebietes, reseziert werden. Dies ist in aller Regel bei Tumoren des rechten Hemikolons und des Colon transversum auch im Ileus sicher möglich. Die onkologische Hemikolektomie rechts mit primärer Anastomose ist deshalb heute beim durch ein Colon-ascendens-Karzinom bedingten Ileus als Therapie der Wahl akzeptiert.

Anders sind die Verhältnisse bei Tumoren des linken Hemikolons, das aufgrund seiner Blutversorgung und der Kolonwandarchitektur Besonderheiten aufweist, die eine primäre Anastomose mit einen hohen Insuffizienzrisiko zu verbinden scheinen. In Verbindung mit dem oft sehr reduzierten Allgemeinzustand der Patienten empfehlen verschiedene Autoren, die operativen Maßnahmen zunächst auf ein Minimum zu begrenzen und zunächst nur ein entlastendes Kolostoma anzulegen. Nach Stabilisierung des Patienten und Beseitigung des Ileus erfolgen dann die Kolonresektion und Wiederherstellung der Darmkontinuität in zweiter bzw. dritter Sitzung. Dieses mehrzeitige Vorgehen wird in letzter Zeit zunehmend abgelöst von einzeitigen Operationstechniken. Dazu ist es allerdings notwendig, das Kolon von seinem Inhalt zu entlasten, etwa durch die Dekompression mittels Sauger oder durch die von Dudley beschriebene „on table lavage", bei der das gesamte Kolon intraoperativ gespült wird. Alternativ empfehlen andere Autoren die subtotale Kolektomie mit Ileo-Rektostomie bei der der stuhlgefüllte Kolonrahmen entfernt wird und die Gefahr für die Anastomose reduziert wird.

Die Wahl des Verfahren ist von mehreren Faktoren abhängig. Dazu gehören neben dem Allgemeinzustand des Patienten auch der Zustand der Kolonwand sowie das Ausmaß der Kolonüberblähung. Nicht zuletzt – und unsere Meinung nach ganz entscheidend – hängt die Verfahrenswahl auch von der Erfahrung und der persönlichen Einschätzung des Operateurs ab. Gleiches gilt auch für die Frage, ob die Anastomose durch ein vorgeschaltetes Stoma geschützt werden sollte. Es existieren in der Literatur keine evidenzbasierten Daten zu diesem Thema – folglich entscheidet die persönliche Expertise des Chirurgen.

> **Die operative Therapie des durch ein Dickdarmkarzinom verursachten Ileus erfolgt nach onkologischen Kriterien.**

Die chirurgische Therapie des Ileus bei Karzinomen des Rektums bzw. unteren Colon descendens erlaubt nur in Einzelfällen eine primäre Anastomosierung. Zielsetzung ist die onkologische Resektion des Tumors. Eine Diskontinuitätsresektion nach Hartmann mit Anlage eines endständigen Kolostomas erscheint uns als das geeignete Verfahren. Immerhin besteht hier bei jüngeren Patienten und limitierten Tumorstadium die Option auf eine spätere Wiederherstellung der Kontinuität. Als Alternative bietet sich die primäre Anastomose mit Vorschalten eines Schutzstomas an.

49.5.5 Konservative Therapie des Ileus

Für die medikamentöse Ileustherapie findet in der Klinik eine Vielzahl von Substanzen Anwendung. Dabei sind die Dosierungen und die Applikationsformen (z. B. Dauerinfusion oder Bolusinfusion) klinikindividuell sehr unterschiedlich. Dies spiegelt die Tatsache wieder, dass die Wirksamkeit dieser Substanzen bezüglich ihrer Erfolge in der Ileustherapie bislang nicht eindeutig durch valide Studien belegt werden konnte. Die konservative Ileustherapie setzt voraus, dass kein mechanischer Ileus bzw. eine Durchblutungsstörung vorliegt. Der Elektrolyt- und Wasserhaushalt muss begleitend ausgeglichen werden, da die ileustypische Hypokaliämie die Darmperistaltik hemmt. Außerdem ist die Begleitmedikation kritisch auf Substanzen zu prüfen, die paralytisch auf den Gastrointestinaltrakt wirken (zentral wirkende Analgetika, Parkinsonmedikamente). Das Legen einer Magensonde ist obligat, da insbesondere Cholinergika die Peristaltik ungerichtet anregen und damit eine Aspirationsgefahr besteht.

> **Bei der medikamentösen Therapie des paralytischen Ileus besteht erhöhte Aspirationsgefahr. Das Legen einer Magensonde ist obligat.**

Eingesetzt werden vor allem Cholinergika (Neostigmin), die meist in Form von Kurzinfusionen verabreicht werden. Die Peristaltik-auslösende Wirkung kann auskultatorisch nachvollzogen werden, allerdings kommt es im Rahmen der Darmstimulation häufig zu Krämpfen sowie zu rezidivierendem Erbrechen. Weitere Peristaltik-anregende Substanzen sind Agonisten an den Serotoninrezeptoren (Cisaprid und Metoclopramid) sowie Dopaminagonisten (Domperidon) bzw. Motilinagonisten (Erythromycin). Da aber, wie schon erwähnt, die Datenlage in kontrollierten Studien dünn ist, ist die Validität dieser Therapien insgesamt kritisch zu betrachten.

Selbstverständlich gehören auch abführende Maßnahmen zum Standardrepertoire der konservativen Ileustherapie. Laxanzien und Schwenkeinläufe sind in der Lage, Kotballen aufzulösen mit gleichzeitiger reflektorischer Peristaltikauslösung im Dünndarm. Die Gabe von wasserlöslichem Kontrastmittel über eine Magensonde bietet sich als therapeutische Alternative an. Bei schon stark dilatierten Darmschlingen ist jedoch erst eine Dekompression durch Magensonde notwendig und nicht eine Darmdilatation durch Kontrastmittel. Zu nennen ist hier auch die endoskopische Einlage einer Dickdarmdekompressionssonde, die besonders beim postoperativen paralytischen Dickdarmileus Anwendung finden kann.

49.6 Prognose

Prinzipiell ist jeder Ileus eine potenziell lebensbedrohliche Erkrankung, die adäquates und zeitnahes Handeln erfordert. Die Letalität schwankt in der Literatur beträchtlich und wird sowohl von der Grunderkrankung als auch von den Begleiterkrankungen des Patienten bestimmt. Beim Dünndarmileus sind eine Morbidität von 20 % und eine Letalität von rund 5 % realistisch. Die postoperative Letalität des Dickdarmileus schwankt in den einzelnen Studien zwischen 15 % und 35 %, die Langzeitprognose der Patienten entspricht der dem Tumorstadium entsprechenden Überlebensraten. Wenn in den letzten Jahren eine Verbesserung der Krankenhausletalität nach Ileus zu beobachten war, so ist dies nicht nur auf eine Verbesserung der chirurgischen Therapiekonzepte zurückzuführen sondern vor allem auf Fortschritte in der Intensivmedizin.

Literatur

Augestad KM, Delaney CP (2010) Postoperative ileus: Impact of pharmacological treatment, laparoscopic surgery and enhanced recovery pathways. World J Gastroenterol 16: 2067–2074

Dahlke M,H, Popp F, Schlitt HJ, Piso P (2007) Ileus – Immer Operation? Zentralbl Chir 132: W2–W12

Henne-Bruns D, Löhnert M (2000) Aktueller Stand der Diagnostik und nichtoperativen Therapie des Dünndarmileus. Chirurg 71:503–509

Kreis ME, Jauch K (2006) Ileus aus chirurgischer Sicht. Chirurg 77: 883–888

Plusczyk T, Bolli M, Schilling M (2006) Ileuskrankheit. Chirurg 77: 898–903

Gastrointestinale Blutung

T.P. Hüttl, T.K. Hüttl

50.1 Einführung

Die akute gastrointestinale Blutung stellt mit mehr als 6000 Krankenhauseinweisungen pro Jahr die häufigste Notfallsituation in der Gastroenterologie dar. Das Überleben dieser Patienten hängt im Gegensatz zur okkulten Blutung wesentlich von einer raschen und effizienten Diagnostik und Therapie ab. Die Letalität gerade der oberen Gastrointestinalblutung von 5–14 % ist jedoch weiterhin inakzeptabel hoch. Umso wichtiger ist eine eingehende Kenntnis der Ursachen, der klassischen Symptome und Differenzialdiagnosen des erstbehandelnden Arztes in der Notaufnahme.

50.2 Ätiologie

50.2.1 Obere gastrointestinale Blutung

Ca. 90 % aller akuten Gastrointestinalblutungen sind oberhalb des Treitz-Bandes lokalisiert. Wiederum ca. 80 % davon werden durch ulzeröse oder erosive Enteropathien verursacht (◘ Tab. 50.1, ◘ Abb. 50.1). Das Ausmaß der Blutung wird nach Forrest eingeteilt (▶ Kap. 16) und hat Einfluss auf die Indikationsstellung zur Operation, wenngleich eine erhebliche Interobserver-Bias besteht.

50.2.2 Untere gastrointestinale Blutung

Bei 80 % der unteren Gastrointestinalblutungen handelt es sich um endoskopisch gut zugängliche kolorektale Blutungen, bei 5 % um Dünndarmblutungen. Die übrigen 15 %, die klinisch als akute untere Gastrointestinalblutung imponieren, werden durch Blutungen aus dem oberen Gastrointestinaltrakt verursacht. Das Ursachenspektrum ist in der Übersicht dargestellt, die Verteilungsgipfel sind stark altersabhängig.

Ursachenspektrum der unteren Gastrointestinalblutung

- **Dünndarmblutungen**
  - Dünndarmtumoren
  - M. Crohn
  - Angiodysplasien
  - Divertikel
- **Kolorektale Blutungen**
  - Divertikulose (cave: Colon ascendens!)
  - Entzündliche Darmerkrankungen (jüngeres Alter!)
  - Polypen
  - Karzinome
  - Infektiöse Kolitiden
  - Angiodysplasien (hohes Alter!, Rechtskolon)
  - Ischämische Kolitiden
  - Nachblutungen nach endoskopischen Eingriffen
  - Proktologische Erkrankungen
    - Hämorrhoiden
    - Proktitiden
    - Malignome
    - Verletzungen
    - Analfissur
    - Endometriose

50.3 Leitsymptome

Diagnostisch führend sind bei stärkerer oder länger bestehender Blutung Zeichen der **Hypovolämie** bis hin zum hypovolämischen Schock sowie eine **Blutungsanämie** und die nachfolgend erläuterten sichtbaren **Blutungszeichen** wie Hämatemesis, Hämatochezie und Melaena. Der mittelschwere Blutverlust (bis ca. 1000 ml/24 h) geht i. d. R. mit Blässe, Orthostaseproblemen, grenzwertigem Schockindex und Hb-Abfall auf bis zu ca. 9 g/dl, der schwere Blutverlust (>1000 ml/24 h) mit zusätzlicher Schocksymptomatik bei Hb-Werten unter 9 g/dl einher.

50.3.1 Hämatemesis (Bluterbrechen)

Die Hämatemesis ist ein typisches, keineswegs aber obligates Symptom der oberen Gastrointestinalblutung. Hierunter wird das Erbrechen von hellrotem, seltener kaffeesatzartigem Blut (Hämatin, ◘ Abb. 50.1) verstanden. Die Blutungsquelle liegt meist oral des Treitz-Bandes. Weiter aboral gelegene Blutungsquellen drainieren peranal, in eher seltenen Fällen stammt das Blut aus dem Nasopha-

Tab. 50.1 Ursachenspektrum der oberen Gastrointestinalblutung

Ursachenspektrum	Häufigkeiten
Ulcera duodeni et ventriculi	50–60 %
Erosive Erkrankungen (Ösophagitis, Gastritis, Duodenitis)	20–30 %
Ösophagus-/Fundusvarizen	5–10 %
Mallory-Weiss-Syndrom, Boerhaave-Syndrom	<5 %
Malignome (Ösophagus-, Magenkarzinom)	<5 %
Seltene Ursachen: – Ulcus Dieulafoy – Angiodysplasien – Divertikel – Aortoduodenale Fistel – Hämobilie, Haemosuccus pancreaticus (z. B. aus Pseudozysten) – Perforation einer A. lusoria in den Ösophagus – Einbruch retroperitonealer Metastasen ins Duodenum	

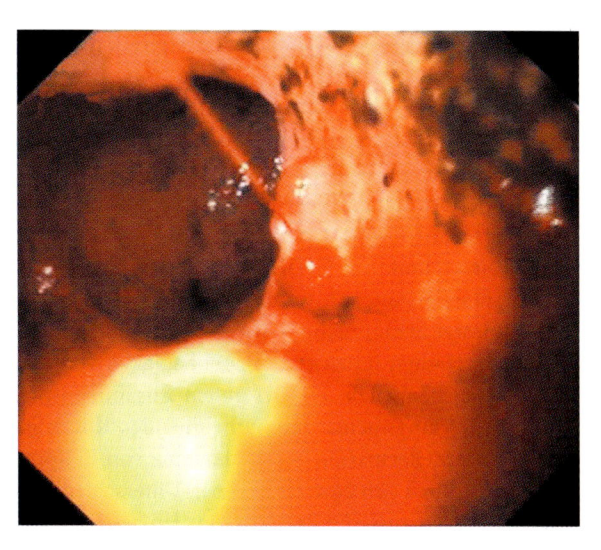

Abb. 50.1 Beispiel einer akuten oberen Gastrointestinalblutung: Spritzende arterielle Blutung (Forrest IA) aus einem kleinkurvaturseitigen Ulkus bei ausgeprägter Gastritis. Trotz ausgiebiger Spülung sind die Hämatinbelege noch gut zu sehen. Die Versorgung erfolgte durch Fibrinunterspritzung und Clip-Applikation

rynxbereich und wird einige Zeit nach dem Verschlucken wieder erbrochen. Differenzialdiagnostisch sind Blutungen aus dem Tracheobronchialsystem (Hämoptoe) zu bedenken.

Anhand von Qualität und Quantität des Erbrochenen kann häufig auf die mögliche Blutungsquelle und die Aktivität der Blutung rückgeschlossen werden: Bei kurzer Kontaktzeit zwischen Blut und Magensaft bleibt ebenso wie bei sehr starken Blutungen die Farbe des Blutes erhalten. Bei Erbrechen von braun-schwarzem präzipitiertem Blut („Kaffeesatz") liegt meist eine nicht akut lebensbedrohliche Blutung geringeren Ausmaßes vor.

50.3.2 Hämatochezie (rote Darmblutung)

Ein erheblicher peranaler Abgang von (hellrotem) Blut wird als Hämatochezie bezeichnet. Sie ist typisch für die untere Gastrointestinalblutung, kann aber auch durch eine massive obere Gastrointestinalblutung verursacht sein. Rascher Anfall von großen Mengen frischen Blutes führt zu einer gesteigerten Peristaltik mit einer Beschleunigung der Darmpassage, weshalb weder saurer Magensaft noch Dickdarmbakterien zu einer farblichen Änderung des Blutes führen. Als Blutungsquellen am unteren Gastrointestinaltrakt als Ursache einer Hämatochezie kommen vor allem Angiodysplasien, Polypen und Karzinome, Divertikel, Kolonulzera und ischämische sowie ulzeröse Kolitiden in Frage.

50.3.3 Melaena vera (Teerstuhl)

Eine andere Form des Blutstuhls ist der sog. „Teerstuhl". Der Farbumschlag ins Rot-Schwarze ist Folge der bakteriellen Zersetzung des Blutes im Kolon, aber auch der Einfluss von Magensäure mit Ausfällen von Hämatin kann eine Rolle spielen. Auch hier liegt die Blutungsquelle häufiger im oberen Gastrointestinaltrakt. Vom Blutungscharakter her handelt es sich oftmals um subakute Blutungen. Erosive Gastritiden, Ulcera ventriculi et duodeni sind häufige Ursachen, gefolgt von Läsionen des proximalen Kolons (Polypen, Malignome, Entzündungen, Angiodysplasien, Divertikel). Seltenere Ursachen stellen Angiodysplasien, Divertikel und Tumoren des Dünndarms dar.

50.4 Präklinische Diagnostik und Therapie

Eine kausale Therapie durch den Notarzt am Notfallort ist i. d. R. nicht möglich. Das Überleben des Patienten hängt entscheidend von einer raschen Diagnostik und Therapie in der Klinik ab. Zu berücksichtigen ist, dass ca. 80 % der Blutungen durch Läsionen im oberen Gastrointestinaltrakt bedingt sind und ca. 70 % aller einer Hämatemesis zugrunde liegenden oberen Gastrointestinalblutungen spontan zum Stillstand kommen. Als Notarzt vor Ort sollte man daher eher auf das Einlegen einer Magensonde verzichten, wenngleich dies in der Klinik zu den Erstmaßnahmen gehört. Bei geringem diagnostischen und therapeutischen Nutzen birgt die Sondeneinlage ein nicht kalkulierbares

Risiko, eine erneute Blutung oder eine Aspiration zu verursachen.

Transportziel sollte eine Klinik sein, die über alle Möglichkeiten der konservativen, interventionellen und operativen Therapie verfügt. Bestehen Hinweise auf Vorliegen einer aortointestinalen Fistel (z. B. Zustand nach Bauchaortenaneurysma-Operation), so sollte möglichst primär eine Klinik mit Gefäßchirurgie und Computertomographen angesteuert werden, hierauf sollte ggf. der Aufnahmearzt beim präklinischen Kontakt mit dem einweisenden Notarzt hinweisen. In Abhängigkeit von den lokalen Gegebenheiten und bei gutem Zusammenspiel zwischen Rettungsdienst und aufnehmender Klinik ist eine geringe Zeitersparnis durch Abnahme von Blutproben bereits durch den Notarzt denkbar. Unterschiedliche Systeme und forensische Probleme im Hinblick auf die Blutgruppendiagnostik lassen jedoch Zweifel zu, in dubio sollte der verantwortliche Aufnahmearzt diese Diagnostik selbst veranlassen. Bezüglich der notwendigen Labordiagnostik ▶ Kap. 48 (◘ Tab. 48.3).

> ❗ Bei Anmeldung von Patienten mit stärkeren Gastrointestinalblutungen sollte unverzüglich der Schockraum einschließlich des entsprechenden Fachpersonals aus den relevanten Disziplinen (Anästhesie, Endoskopie, Chirurgie) aktiviert werden.

50.5 Erstmaßnahmen in der Nothilfe und im Schockraum

50.5.1 Klinische Einschätzung, Erfassung von Blutungsquelle und -intensität

In Abhängigkeit vom Zustand des Patienten bei Eintreffen in der Notaufnahme sollte eine orientierende Eigen- oder Fremdanamnese, ggf. parallel zu ersten therapeutischen Maßnahmen erfolgen. Gefragt werden sollte nach früheren Gastrointestinalblutungen, Geschwüren, Operationen am Magen-Darm-Trakt und der Aorta, Tumorerkrankungen und nach aktueller Medikation (ASS, NSAR, Marcumar, Kortikosteroide). Während der Messung von Vitalparametern wie Blutdruck, Puls und Atmung/O_2-Sättigung und ersten Notfallmaßnahmen (O_2-Gabe, venöser Zugang etc.) erfolgt bereits eine erste problemorientierte Inspektion des Patienten. Neben der Erfassung des Gesamtzustandes ist auf äußerlich erkennbare Zeichen zu achten, die eine Verdachtsdiagnose zulassen wie z. B. Laparotomienarben, Hämatome/Petechien, Aszites und Leberhautzeichen bei Leberzirrhose.

Eine Inspektion des zuletzt Erbrochenen bzw. des peranal Abgesetzten erlaubt häufig Rückschlüsse auf Blutungsort und -intensität und ist daher von großer Wichtigkeit. Massen von erbrochenem hellrotem Blut sowie klinische Zeichen einer hämodynamisch relevanten Blutung (Blässe, Tachykardie, Hypotonie, Kaltschweißigkeit) lenken den Verdacht auf eine Ösophagusvarizenblutung oder eine spritzende Ulkusblutung. Im Falle eines bestehenden oder operativ ausgeschalteten Aortenaneurysmas ist auch an eine aorto-intestinale Fistel (meist Duodenum, seltener Ösophagus) zu denken. In diesen Fällen ist rasches Handeln erfolgsentscheidend. Bei Vorliegen einer Hämatochezie muß man an eine starke Blutung des oberen wie unteren Gastrointestinaltraktes denken.

Prinzipiell sind parallel zu den o. g. Maßnahmen unverzüglich Anästhesie und Endoskopie zu informieren bzw. entsprechend erfahrene Kollegen hinzuzuziehen, da initial kaum eine Abschätzung des tatsächlichen Blutverlustes möglich ist und bereits erhebliche Mengen Blut endoluminal verloren gegangen sein können. Fehleinschätzungen betreffen gerade jüngere Patienten, da diese häufig erst bei Blutverlusten von mehr als 30 % des Blutvolumens abrupt mit klinisch fassbaren Kreislaufreaktionen reagieren.

> ❗ Vorsicht ist geboten bei scheinbar stabilen Patienten. Innerhalb kurzer Zeit kann sich nach Ausschöpfung aller Kompensationsmechanismen eine manifeste Kreislaufinsuffizienz entwickeln.

Zur Abschätzung von Risiko und Blutungsintensität wird die Anzahl der zur Kreislaufstabilisierung notwendigen Erythrozytenkonzentrate als dem Hb-Wert überlegen angesehen. Bei einem Ausgangs-Hb von 5–7 g/dl bzw. einem initialen Bedarf von 6 Erythrozytenkonzentraten verdoppelt sich die Letalität.

50.5.2 Zugangswahl und Volumensubstitution

Sichere Kreislaufkontrolle durch Schocklagerung und die unverzügliche Schaffung mehrerer möglichst dicklumiger peripher venöser Zugänge sind primäres Ziel. Bei schlechten peripheren Venenverhältnissen bietet sich die V. femoralis an. Zentralvenöse Katheter nehmen oft unverhältnismäßig viel Zeit in Anspruch und sind ohnehin für eine rasche Volumensubstitution meist unzureichend. Sie sind daher initial nur bei stabilem Patienten anzuraten und dürfen zu keiner relevanten Verzögerung führen.

Die erforderliche Volumenersatztherapie orientiert sich wie die Indikation zur Intubation am Zustand des Patienten. Ziel ist es, den systolischen Blutdruck auf Werte von 80–100 mmHg anzuheben und dort zu halten. Hohe oder hochnormale Blutdruckwerte sind initial nicht anzustreben, da sie Blutungen unterhalten bzw. reaktivieren können (▶ Kap. 82).

Für den wachen und kooperativen Patienten mit Sistieren des Bluterbrechens sollte initial eine Volumensubstitution mit kristalloiden Lösungen erfolgen. Im manifesten Schock sollte zusätzlich von kolloidalen Lösungen, Blutprodukten sowie ggf. Katecholaminen Gebrauch gemacht werden. Bei anamnestisch gesicherter Ösophagusvarizenblutung kann bis zum Einleiten einer Intervention die sublinguale Applikation von Nitroglyzerin oder die i.v. Bolusgabe von 1–2 mg Terlipressin (Glycylpressin) zur Senkung des portalvenösen Drucks hilfreich sein, die blutdrucksenkende Wirkung dieser Medikamente ist jedoch zu beachten. Vor und während des Tranportes durchs Haus werden dem nichtbeatmeten Patienten 2–4 l O_2/min via Nasenbrille verabreicht. O_2-Gesichtsmasken sind ungeeignet, da sie den freien Zugang zu Mund und Nase verwehren. Ein Monitoring inkl. Pulsoximetrie ist selbstverständlich.

50.5.3 Intubation

Schwere Schockzustände, eine erhebliche Vigilanzminderung sowie eine bereits eingetretene oder drohende Aspiration sind Gründe für eine rasche Intubation. Sie ist i. d. R. auch Voraussetzung für das sichere Legen einer tamponierenden Ösophagussonde, welche für den Patienten nicht nur sehr unangenehm, sondern aufgrund der mit dem Einlegen verbundenen Aspirationsgefahr auch lebensbedrohlich sein kann. Die Indikation zur Intubation ist bei Verdacht auf eine obere Gastrointestinalblutung großzügig zu stellen.

50.5.4 Magensonde, Ballonsonde zur Ösophagus- und Kardiatamponade

Da annähernd 70 % der einer Hämatemesis zugrunde liegenden Blutungen aus dem oberen Gastrointestinaltrakt spontan sistieren, ist das rasche Einlegen einer Magensonde in der Nothilfe kritisch zu sehen. Sie birgt ein nicht kalkulierbares Risiko bezüglich Blutungsrezidiv und Aspiration mit sich.

Eine akute lokale Behandlungsoption ist neben der Blutung im Analbereich (s. unten) nur noch im Fall von Blutungen in Ösophagus und der Kardia (Ösophagus-/Fundusvarizen, Mallory-Weiss-Blutung) gegeben. Hierzu stehen die **Senkstaken-Blakemore-Sonde** und die **Linton-Nachlas-Sonde** zur Verfügung. Indiziert sind diese Sonden bei massiver kreislaufwirksamer oberer Gastrointestinalblutung und gleichzeitig anamnestisch und/oder klinisch bestehendem Verdacht auf das Vorliegen einer Ösophagus- oder Fundusvarizenblutung, wenn keine akute Intervention möglich ist.

Senkstaken-Sonden liegen mit unterschiedlich großen Ösophagusballonen vor. Bei kleinwüchsigen Patienten und Kindern dürfen nicht zu große Lumina verwendet werden. Der üblicherweise transnasal erfolgende Einführvorgang sollte durch Gleitmittel und halbsitzende Position des Patienten unterstützt werden. Die Sondeneinlage sollte nur nach vorausgegangener Intubation (Aspirationsschutz) erfolgen. In weniger dramatischen Situationen mit kooperativen und kreislaufstabilen Patienten ohne Indikation zur Intubation besteht i. d. R. auch keine Indikation für eine Sondeneinlage. Die Ballone sind vorher auf Dichtigkeit zu prüfen und anschließend wieder vollständig zu entlüften. Nach intragastraler Platzierung (je nach Anatomie zunächst mindestens 50 cm tief) und obligater auskultatorischer Lagekontrolle wird zunächst der Magenballon gemäß den in beiliegenden Tabellen für einen bestimmten Durchmesser nötigen Luftvolumina gefüllt. Der Druck im Ösophagusballon sollte 40 mmHg nicht überschreiten und regelmäßig kontrolliert werden, er darf erst nach Zurückziehen des vollen Magenballons an die Kardia (federnder Widerstand) gefüllt werden. Die Sonde selbst wird unter leichtem Zug gehalten, indem z. B. eine 500-ml-Infusionsflasche befestigt wird. Zuvor ist eine Markierung anzubringen, die eventuelle Lageveränderungen sofort erkennbar werden lässt.

50.5.5 Anale Kompression

Peranaler Blutabgang wird vom Patienten hinsichtlich Menge und Gefährdung häufig falsch eingeschätzt. Eine Inspektion des Analbereichs während der Aufnahmeuntersuchung ist daher obligat. Für den Fall, dass eine stärkere Hämorrhoidalblutung oder eine Blutung aus einer Analfissur ausgemacht werden kann, so können bereits lokale Blutstillungsmaßnahmen in Form einer Suprarenin-getränkten Streifentamponade (1 Ampulle auf 1 Kompresse) oder eines Druckverbandes äußerst effektiv sein. Die eigentliche Therapie erfolgt in der Regel endoskopisch (Rektoskopie, Proktoskopie, evtl. Kurzkoloskopie) mit Gummibandligatur, Sklerosierungs- oder Infrarotbehandlung.

50.6 Weiterführende Diagnostik und Therapie

50.6.1 Blutstillung und Behebung der Blutungsursache

Bei massivem Blutverlust ist eine interdisziplinäre Erstversorgung im Schockraum und Anforderung von ggf. auch ungekreuzten Blutkonserven notwendig, ein erfahrener chirurgischer oder internistischer Endoskopiker sollte

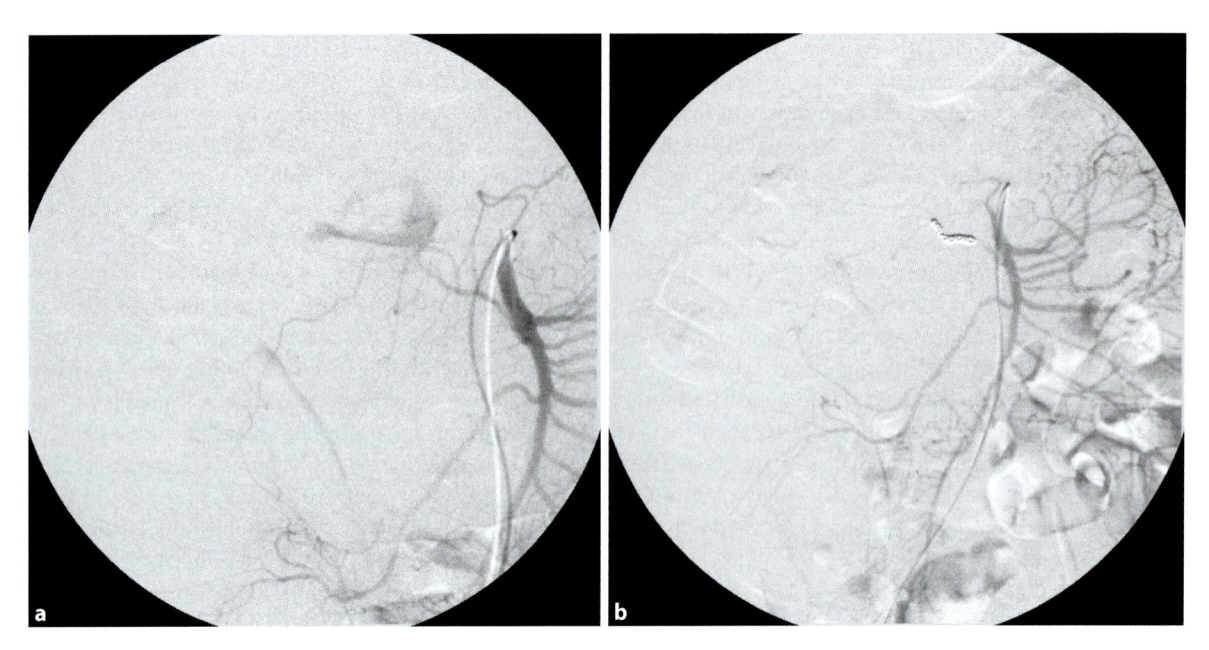

Abb. 50.2a,b Radiologisch-interventionelle Therapie mit Microcoils bei Angiodysplasie. Patient mit ausgeprägter Hämatochezie, Koloskopie mangels Sicht abgebrochen, Hb unter laufender Substitution 4 g/dl. Nach Aufsuchen der A. mesenterica superior fand sich ein Kontrastmittelaustritt nahe der rechten Flexur aus der A. colica media (**a**). Mit superselektivem Katheter konnte die Blutung mit Microcoils versorgt werden (**b**). Nach Stabilisierung folgte eine frühelektive rechtsseitige Hemikolektomie

ebenso zum Schockraum-Team gehören wie ein interventionell erfahrener Radiologe. Nach Stabilisierung der Kreislauffunktion und ggf. sekundärer Schutzintubation hat unverzüglich eine Endoskopie (Ösophago-Gastro-Duodenoskopie, Rektoskopie, Koloskopie) als Verfahren der 1. Wahl mit dem Ziel der Identifikation der Blutungsquelle und definitiver Blutstillung durch Unterspritzung mit Adrenalin oder Fibrin, Laserung, Argon-Plasma-Koagulation, Polypektomie, Applikation von Clips oder Stents zu erfolgen (▶ Kap. 16).

Die Wahl der geeigneten Verfahren ist von Blutungsart und -lokalisation sowie von den lokalen Möglichkeiten und der Erfahrung des zur Verfügung stehenden chirurgischen oder internistischen Endoskopikers abhängig. Der zuständige Chirurg sollte bei Misslingen endoskopischer Maßnahmen oder im Falle einer Rezidivblutung frühzeitig hinzugezogen werden, da er so in Kenntnis von Blutungslokalisation und -ausmaß frühzeitig eine nachfolgende chirurgische Maßnahme (Teamauswahl, Zugangs- und Verfahrenswahl (transthorakal/abdominal, laparoskopisch/offen, endoskopisch-chirurgisches Rendezvous-Verfahren) zielgerichtet planen kann. Nach erfolgreicher endoskopischer Blutstillung ist der Patient intensivmedizinisch zu überwachen und bei Bedarf unverzüglich einer Reintervention zuzuführen, bei oberer Gastrointestinalblutung ist eine vollständige **Säureblockade durch hochdosierte i.v. PPI-Gabe** über Perfusor oder mehrmalige Bolusgabe obligat. Auch bei stabilem Hb-Wert empfehlen wir die Durchführung einer Kontrollendoskopie nach 24 h durch einen erfahrenen Endoskopiker, was in der Literatur jedoch kontrovers diskutiert wird. Dadurch kann allerdings oft das Ausmaß der für die Blutung ursächlichen Läsion besser abgeschätzt werden und in Ruhe die weitere Strategie (erneute Intervention, „Ulkuspflege", Operation) festgelegt werden.

Zu beachten ist, dass es sich bei Laborparametern wie Hb und Hämatokrit um relative Werte handelt, die nur in Zusammenschau mit Klinik und Kreislaufparametern den tatsächlichen Blutverlust abschätzen lassen. So kann bei normalem Hb eine Blutung durchaus persistieren und umgekehrt der Hb-Wert auch bis zu 48 h nach gestillter Blutung noch absinken.

Schlechte Sicht oder andere Nebenbefunde wie Ösophagusvarizen, Zeichen der Ösophagitis oder eine Sigmadivertikulose können die wahre Blutungsursache verschleiern. Speziell die meist duodenale Blutung bei aortoenteraler Fistel gehört zu diesen schwer diagnostizierbaren Ursachen mit schlechter Prognose. Aufgrund eines oftmals vorhandenen Ventilmechanismus bei nur kleinster Öffnung und fehlendem Mukosaulkus sowie oft schwer zugänglicher Lokalisation in der Pars horizontalis duodeni oder aboral des Treitz-Bandes sind derartige Läsionen schwer zu identifizieren. Bei entsprechender Anamnese (Zustand nach Bauchaortenaneurysma-Operation) ist eine Verlegung in ein entsprechendes Zentrum mit erweiterten diagnostischen Möglichkeiten (Angio-CT, Push-Enteroskopie) und präsentem Gefäßchirurgen dringend anzuraten. Die Letalität dieses Krankheitsbildes ist extrem

50.6 · Weiterführende Diagnostik und Therapie

```
                    ┌─────────────────────────┐
                    │  Akute untere GI-Blutung │
                    └─────────────────────────┘
┌───────────────────────────────────────────────────────────────────┐
│ Kreislaufstabilisierung, Anamnese, kursorische klinische US,      │
│ Magensonde, unverzügliche Information/Hinzuziehung von            │
│ Endoskopie, Chirurgie, Anästhesie in Abhängigkeit von Klinik      │
│ und Verdachtsdiagnose                                             │
└───────────────────────────────────────────────────────────────────┘
```

Koloskopie/Rektoskopie — Ösophago-Gastro-Duodenoskopie

- **Blutungsquelle identifiziert** → Endoskopische Therapie (Unterspritzen (Adrenalin, Fibrin), Clip, APC, Polypektomie, Ligatur) ggf. zusätzl. med. Therapie
- **Blutungsquelle unklar**
  - **Blutung aktiv**
    - CT-/MR-Angiographie
    - Notfallangiographie
    - ggf. Coiling
  - **Blutung inaktiv**
    - erneute Endoskopie
    - Push-Endoskopie
    - Kapselendoskopie

→ Operation → ggf. intraoperative Endoskopie

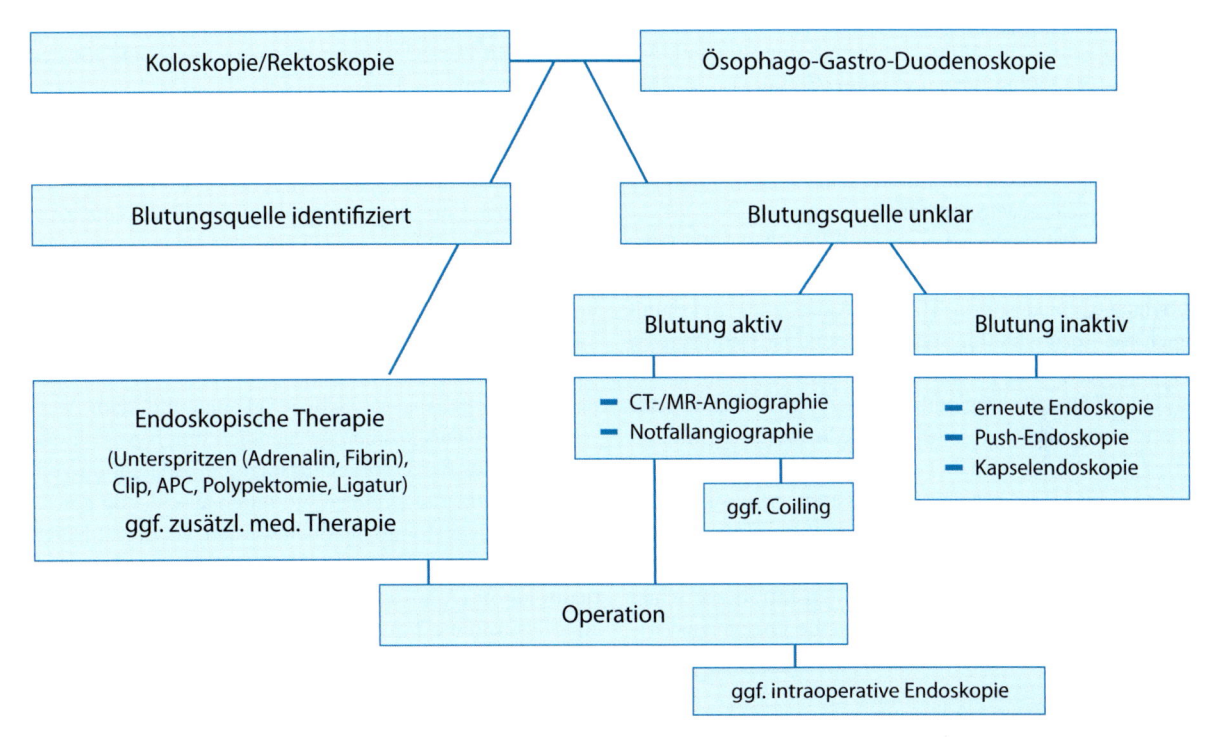

Abb. 50.3 Vorgehensweise bei akuter unterer Gastrointestinalblutung gemäß Standards der Chirurgischen Klinik Großhadern

hoch. Andere Ursachen sind meist Raritäten (Haemosuccus pancreaticus, Einbruch retroperitonealer Metastasen in Duodenum und V. cava, Perforation eine A. lusoria in den Ösophagus). Alternativ oder ergänzend ist die (interventionelle) Radiologie zu diesem Zeitpunkt oftmals von großer Bedeutung in Bezug auf Diagnostik und Therapie.

Gelingt es, mittels superselektiver Katheterangiographie in DSA-Technik die Blutungsquelle zu lokalisieren, so kann meist die Blutung mit primären Erfolgsraten von 80–98 % interventionell mit Minispiralen (sog. „Microcoiling") bei inzwischen geringem Risiko einer postinterventionellen kritischen Darmischämie angegangen werden (◘ Abb. 50.2). Auf jeden Fall kann dem Chirurgen die Planung eines zielgerichteten Eingriffs erleichtert werden. Einschränkend ist anzumerken, dass ohne Verwendung von Microcoils und superselektiver DSA-Techniken mit einer Rate von 10–20 % kritischen Darmischämien zu rechnen ist. Für den Kliniker ist es diesbezüglich wichtig, zu wissen, dass erst die Kombination aus Thrombozytenaggregation und mechanischer Gefäßverlegung zur dauerhaften Embolisation des Zielgefäßes führt. Der Effekt ist daher oft nicht bereits während der Angiographie zu beobachten und in den ersten Stunden der postinterventionellen Überwachung auf der Intensivstation ist mit weiterem Blutverlust zu rechnen.

Das in der eigenen Klinik bewährte standardisierte Vorgehen bei unterer Gastrointestinalblutung ist in ◘ Abb. 50.3 schematisch dargestellt. Bei nicht stabilisierbaren Kreislaufverhältnissen sollte die Endoskopie möglichst in Operationsbereitschaft im Operationssaal erfolgen.

Zur Blutungssuche stehen heute auch MR-Angiographie, CT-Mesenterikographie sowie die Kapselendoskopie zur Verfügung. Ihr Stellenwert in der Notfallsituation ist derzeit noch offen. Die Erythrozytenszintigraphie ist für die Diagnostik unter Notfallbedingungen unbedeutend. Bei chronischen Blutungen dagegen ist das Verfahren hoch sensitiv ($\geq 0,1$ ml/min [Angiographie 0,5–1 ml/min]). Alternativ zur Embolisationsbehandlung steht besonders bei klinisch kritischen Fällen und nicht nachweisbarer Blutungsquelle die arterielle Infusion von Vasopressin (Pitressin) mit einer primären Erfolgsrate von wenigstens 70 % zur Verfügung.

Bei Blutungen unter ASS-Einnahme sollte aufgrund der damit einhergehenden Thrombozytenfunktionsstörung die Gabe von DDAVP (**Desmopressin** [Minirin]) erwogen werden (vermehrte Thrombozytenausschwemmung, Freisetzung von Von-Willebrand-Faktor, F XIII und t-PA).

Als spezifische Medikation in der Akuttherapie der oberen gastrointestinalen Blutung, insbesondere bei Ulkus- und Ösophagusvarizenblutung, ist für **Terlipressin** (Glycylpressin, 2 mg Bolus i.v. alle 6 h über 2 Tage), **Somatostatin** (250 µg Bolus i.v., dann 250 µg/h) und Analoga (**Octreotid** [Sandostatin, 50 µg Bolus, dann 50 µg/h]) eine hohe Rate bezüglich einer befriedigenden primären Blutstillung erwiesen. Ein Einsatz sollte auch bei unklarer Blutungsquelle erwogen werden.

Gerade bei Zirrhosepatienten und Patienten mit Ösophagusvarizenblutung senkt eine frühe **Antibiotikaprophylaxe** (Cephalosporin III) die Infektionsrate und damit auch die Rezidivblutungsrate (Endotoxinausschüttung → Erhöhung portaler Widerstand → erhöhter Varizendruck sowie erhöhte Prostaglandinfreisetzung → verminderte Plättchenaggregation) sowie die Mortalität signifikant (Faktor 3–4!). Sie ist daher unverzüglich einzuleiten und für ca. 7 Tage fortzusetzen. Nach frustraner endoskopisch-interventionellem (Methode der Wahl: Ligatur) sowie medikamentösem Therapieversuch kann vereinzelt die notfallmäßige Anlage eines transjugulären intrahepatischen portosystemischen Shunts (TIPPS) eine Ösophagusvarizenblutung bei Zirrhose erfolgreich beseitigen.

50.6.2 Operative Therapie

Gelingt es nicht, die Blutungsquelle endoskopisch zu lokalisieren und zu therapieren, so ist in Abhängigkeit von Klinik, Kreislaufsituation und Hb-Verlust (Faustregel: >3 g/dl in 24 h bzw. Bedarf von >6 Erythrozytenkonzentraten/24 h) die Operationsindikation zu stellen. Zudem ist bei bestimmten Risikokonstellationen die Indikation zur frühelektiven definitiven chirurgischen Versorgung aktiv zu stellen. Eine solche Konstellation liegt beispielsweise bei Zusammentreffen von hoher initialer Blutungsaktivität, Alter >60 Jahre, duodenaler Hinterwandläsion und/oder arterieller Blutungsaktivität Forrest IA/IIA vor. Die Operationstaktik richtet sich nach Verdachtsdiagnose und intraoperativem Befund. Ratsam ist ein Zugang über eine **mediane Laparotomie**, von der aus alle potenziellen Zielorgane gut erreichbar sind. Bei blutenden Darmtumoren und Divertikelblutung erfolgt eine **onkologische** bzw. **tubuläre Resektion**, Ulcera duodeni et ventriculi sind mittels **Ulkusexzision oder Umstechung** zu versorgen. Blutende Magenulzera sind stets zu exzidieren, dies kann über eine Gastrotomie ebenso erfolgen wie als atypische tangentiale Magenteilresektion („Wedge-Resektion"). Nur so werden die submukösen Magengefäße suffizient unterbunden und dadurch die bei alleiniger Umstechung in ca. 10 % der Fälle auftretenden Rezidivblutungen verhindert. Bei intraoperativ noch persistierender Blutung aus einem postpylorischen Hinterwandulkus kann eine unverzügliche intraluminale Umstechung nach Längsduodenotomie Zeit zur Kreislaufstabilisierung verschaffen. In Ruhe folgt daran anschließend eine Mobilisation des Duodenums nach Kocher mit Darstellung der A. gastroduodenalis aus der A. hep. communis. Dies erlaubt nachfolgend einen spannungsarmen Verschluss der Duodenotomie. In Einzelfällen kann eine zusätzliche extraluminale supra- und infrapylorische Umstechungsligatur der A. gastroduodenalis und ihrer beiden Äste (A. gastroepiploica dextra, A. pancreaticoduodenalis sup.) notwendig sein.

Das Ulkus selbst wird mit einer U-Naht zur Blutstillung versorgt und anschließend der Ulkusgrund durch Längsadaptation der mobilisierten Duodenalhinterwand extraterritorialisiert bzw. durch mukosale Einzelknopfnähte reepithelialisiert. Schwierigkeiten mit dem Verschluss des Ulkus können gelegentlich durch Ausschluss des Ulkus aus der Duodenalpassage mit Adaptation von Bulbusvorder- und -hinterwand durch allschichtig gestochene Duodenostomie behoben werden, vereinzelt bleibt nur eine anatomische Resektion. Ein blutendes **Ulcus pepticum jejuni** (Anastomosenulkus) wird chirurgisch über eine Gastrotomie 2–3 cm oberhalb und parallel zur Anastomose angegangen und mit Durchstechungen therapiert, in diesem Sonderfall ist auch heute noch eine zusätzliche **(Stumpf-)Vagotomie** indiziert.

Die nur selten notwendige operative Therapie beim **Mallory-Weiss-Syndrom** erfolgt durch intraluminale Umstechung der Mukosaeinrisse am ösophagogastralen Übergang über eine subkardiale Gastrotomie; die bei mehr als 2/3 der Betroffenen zusätzlich vorliegende Hiatushernie wird mittels Hiatusplastik und ggf. Gastropexie oder Hemifundoplikatio versorgt. Eingriffe bei massiven **Ösophagus-/Fundusvarizenblutungen** sind technisch anspruchsvoll und mit einer hohen Letalität behaftet. Aus über 100 beschriebenen Operationstechniken gelten die **zirkuläre subkardiale Magendissektion** mit Unterbindung der Gefäßbahnen an großer und kleiner Kurvatur mit zusätzlicher Unterbindung der submukösen Magenplexus durch transmurale Einzelknopfnähte, die **transthorakale Ösophagusvarizenligatur** (8. ICR links) mit Längsinzision der Muscularis propria, querer Durchtrennung des Mukosazylinders und Umstechung der Varizen sowie die **maschinelle ösophageale Sperroperation** mit Hilfe eines über eine Gastrotomie eingebrachten Zirkularstaplers und Einschnüren des Ösophagus zwischen Andruckplatte und Staplerkopf mit kräftigem Faden und zusätzlicher Umstechung der Richtung Ösophagus ziehenden Varizen als praktikabelste Techniken. Die notfallmäßige chirurgische Shunt-Operation dagegen ist heute nicht mehr üblich. Die dem **Ulcus Dieulafoy** zugrunde liegende arterielle Malformation kann technisch unkompliziert mit einer Wedge-Resektion, ggf. auch unter endoskopischer Kontrolle erfolgen. Rezidivierend auftretende **Angiodysplasieblutungen** werden in der Regel mit einer Segmentresektion therapiert.

> **❱** Grundsätzlich muss sich jeder Operateur bewusst sein, dass eine Notfalloperation bei Gastrointestinalblutung im Einzelfall ein großer Eingriff und bei Tumorblutungen oder aorto-ösophagealen bzw. -duodenalen Fisteln gelegentlich nur durch eine Operation nach Kausch-Whipple oder einen Aortenersatz erfolgreich beendet werden kann. Auch auf die Notwendigkeit einer (palliativen) Gastrektomie oder proximalen Magenresektion (Kardiaresektion) sollte man vorbereitet sein.

50.6.3 Intraoperative Endoskopie, diagnostische Stomaanlage und blinde Kolektomie

Explorative Laparotomien ohne vorherige Blutungslokalisation sind nur in Ausnahmesituationen indiziert, z. B. bei nicht stabilisierbarem Patient, Fehlen eines Endoskopikers, nicht identifizierbarer Blutungsquelle. Nach Laparotomie wird die Leber (Zirrhose, Pfortaderhochdruck?) beurteilt und anschließend Magen- und Duodenum, dann der übrige Darm palpiert. Bei weiterhin unklarer Blutungsquelle und klinischem Verdacht auf eine obere Gastrointestinalblutung erfolgt eine Längsgastrotomie am Antrum-Korpus-Übergang, ggf. weitere Enterotomien postpylorisch sowie quer subkardial am Magenfundus. Allen Beteiligten muss hier bereits im Vorfeld die potenzielle Notwendigkeit einer **intraoperativen Endoskopie** bewusst sein und entsprechend vorbereitet werden. Dazu wird der Dünndarm auf halber Strecke eröffnet und zunächst auf der einen, dann auf der anderen Seite manuell teleskopartig auf das Endoskop aufgefädelt und anschließend langsam unter Sicht zurückgezogen. In seltenen Fällen kann es nötig sein, einen oder mehrere **diagnostische Anus praeter** anzulegen, die ein endoskopisches Monitoring zur genauen Lokalisation von unteren Gastrointestinalblutungen mit ggf. nachfolgender gezielter Darmresektion erlauben. Auch eine **blinde Kolektomie** kann als Ultima ratio bei Rezidivblutungen indiziert sein.

Bei einer oberen Gastrointestinalblutung ist auch nach primär erfolgreicher Operation eine Säuresuppression durch PPI-Gabe obligat, dies ermöglicht lokal eine adäquate Hämostase (↑lokale Gerinnung, ↓Fibrinolyse). Auch eine Sekundärprophylaxe durch H.-pylori-Eradikation ist bei entsprechendem Nachweis obligat.

Literatur

Biecker E, Heller J, Schmitz V, Lammert S, Sauerbruch P (2008) Effiziente Diagnostik und Therapie oberer gastrointestinaler Blutungen. Dt Ärzteblatt 105 (5): 85–94

Braden B, Caspary WF (2003) Akute untere Gastrointestinalblutung. Diagnostik und Management. Internist 44:533–538 und 540–541

Hüttl TP, Jauch K-W (2005) Gastrointestinale Blutung. In: Madler C, Jauch K-W et al. (Hrsg) Das NAW-Buch – Akutmedizin der ersten 24 Stunden. Urban & Fischer, München, S 629–635

Hüttl TP, Spelsberg FW, Lang RA, Weidenhagen R, Grützner U, Meyer G, Schildberg FW (2002) Laparoskopie und intraoperative Endoskopie - kombiniertes Vorgehen zur Behandlung gastrointestinaler Tumoren. Viszeralchirurgie 37:206–213

Layer G (2003) Radiologische Verfahren bei gastrointestinaler Blutung – Diagnostik. Dtsch Med Wochenschr 128:2074–2077

Layer G (2003) Radiologische Verfahren bei gastrointestinaler Blutung – Therapie. Dtsch Med Wochenschr 128:2078–2080

Messmann H (2003) Akute untere gastrointestinale Blutung – moderne Diagnostik und Therapie. Dtsch Med Wochenschr 128:S75–S77

Mössner J, Caca K (2003) Standards bei der oberen gastrointestinalen Ulcusblutung. Dtsch Med Wochenschr 128:S64–S68

Siewert JR, Harder F, Rothmund M (2002) Praxis der Viszeralchirurgie-Gastroenterologische Chirurgie. Springer, Berlin Heidelberg New York Tokyo

Spelsberg FW, Hüttl TP, Jauch KW, Schildberg FW (2002) Notfallmässige Stentversorgung bei ösophagealen oder tracheobronchialen Läsionen. Viszeralchirurgie 37:410–417

Spelsberg FW, Hüttl TP, Jauch KW, Schildberg FW (2005) Chirurgische Endoskopie. In: Markus PM (Hrsg) Facharztprüfung Viszeralchirurgie. Thieme, Stuttgart

Akute Cholezystitis

K. Hallfeldt

51.1 Epidemiologie

Die akute Cholezystitis stellt eine der häufigsten Komplikationen der symptomatischen Cholezystolithiasis dar. Etwa jeder fünfte Gallensteinträger erleidet im Verlauf eine Cholezystitis. In 95 % der Fälle können Gallensteine nachgewiesen werden, in 1 % der Fälle findet sich ein Karzinom. 20 % aller Cholezystektomien werden bei akuter Cholezystitis durchgeführt. Im Gegensatz zur einfachen Cholezystolithiasis wo das weibliche Geschlecht überwiegt, sind bei der Cholezystitis Männer und Frauen gleich häufig betroffen.

51.2 Ätiologie und Pathogenese

Der wesentliche Faktor in der Entstehung einer akuten Cholezystitis ist die mechanische Obstruktion des Gallenblasenausgangs, in der Mehrzahl der Fälle bedingt durch ein impaktiertes Konkrement im Infundibulum oder im Ductus cysticus. Entsprechend kommt es bei weiterer Sekretion in das Lumen zu einer Überdehnung der Gallenblase mit entsprechenden Durchblutungsstörungen der Gallenblasenwand. In 50 % aller akuten Cholezystitiden besteht ein positiver Keimnachweis in der Gallenblase, wobei es sich in der Regel um aerobe und anaerobe Bakterien handelt. In seltenen Fällen kommt es zur Ausbildung eines Gallenblasenempyems.

51.3 Klinische Symptomatik

Die klinische Symptomatik beginnt häufig mit kolikartigen Schmerzen im rechten Oberbauch (**viszeraler diffuser Schmerztyp**), die mehrere Stunden anhalten und dann langsam in einen zunächst unterschwelligen Dauerschmerz (**parietaler, lokalisierter somatischer Entzündungsschmerz**) übergehen. Dieser Dauerschmerz nimmt im weiteren Verlauf mit zunehmender peritonealer Reizung an Intensität zu, ist nun deutlich im rechten Oberbauch lokalisiert und kann in den Rücken oder in die Schulter (N. phrenicus, C4) ausstrahlen. Begleitet werden die Schmerzen unter Umständen von Übelkeit und Erbrechen. Bei bakterieller Infektion der Gallenblase kann Fieber und auch Schüttelfrost auftreten. Seltener bewirkt eine Begleitreaktion der benachbarten Leber oder der Gallengänge einen leichten Subikterus.

Die klinische Untersuchung zeigt eine Druckschmerzhaftigkeit im rechten Oberbauch, ggf. eine Abwehrspannung und einen Loslassschmerz. Typisch für die akute Cholezystitis ist das **Murphy-Zeichen**, das einem akuten inspiratorischen Arrest bei tiefer Palpation im rechten Oberbauch entspricht. Eine nicht auf den rechten Oberbauch begrenzte Peritonitis kann auf eine freie Perforation der Gallenblase hindeuten.

> Das Murphy-Zeichen, das einem akuten inspiratorischen Arrest bei tiefer Palpation im rechten Oberbauch entspricht, ist pathognomonisch für die akute Cholezystitis.

51.4 Diagnostik

In vielen Fällen besteht Fieber. Die Laborveränderungen sind in der Regel unspezifisch mit einer mäßigen Leukozytose und geringer Erhöhung der Cholestaseparameter (AP und der γ-GT). Bei höhergradigen Enzymreaktionen muss eine Cholangitis angenommen werden. Auch aus differenzialdiagnostischen Erwägungen zur Abschätzung einer Obstruktion der Gallenwege oder einer akuten Pankreatitis sollten die Laboruntersuchungen die Bestimmung der Leber- und Pankreasenzyme beinhalten.

Die klinische Diagnose einer akuten Cholezystitis kann mit einer Sensitivität von über 90 % **sonographisch** bestätigt werden (Abb. 51.1). Typischerweise ist die akut entzündete Gallenblase hydropisch und wandverdickt mit einem intramuralen, hypoechogenen Randsaum. In der Gallenblase selbst finden sich Konkremente und um die Gallenblase herum kann ein kleiner Flüssigkeitssaum festgestellt werden. Weitere Sicherheit erbringt das sog. sonographische Murphy-Zeichen, bei dem durch die direkte Positionierung des Schallkopfes über der Gallenblase die größte Druckschmerzhaftigkeit ausgelöst wird.

> Mit Hilfe der Sonographie gelingt in der Regel eine zuverlässige Diagnosestellung.

Differenzialdiagnostisch in Betracht gezogen werden müssen die akute Pankreatitis, das perforierte oder pene-

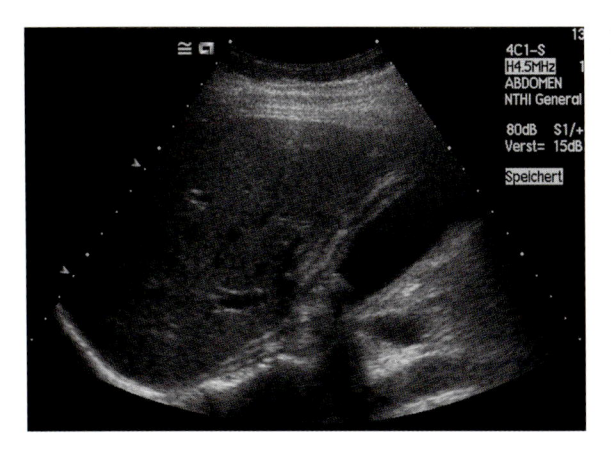

Abb. 51.1 Im Sonogramm der Gallenblase ist die Dreischichtung der Gallenblasenwand deutlich zu sehen, wie sie bei akuter Cholezystitis mit Wandödem pathognomonisch ist

trierte peptische Ulkus, die akute Appendizitis bei hochgeschlagener Appendix, akut entzündliche Erkrankungen der Leber und Erkrankungen der rechten Niere. Aber auch eine basale Pneumonie oder eine Leberkapselspannung bei Hepatitis oder Metastasen kann die Schmerzsymptome einer akuten Cholezystitis imitieren.

Kann die klinische Verdachtsdiagnose akute Cholezystitis sonographisch nicht eindeutig bestätigt werden, so bieten sich als weitere **diagnostische Maßnahmen** eine Röntgenaufnahme des Abdomens in Linksseitenlage zum Ausschluss freier Luft, eine Computertomographie des Abdomens und eine Gastroduodenoskopie an. Auch sollten die Pankreasenzyme zum sicheren Ausschluss einer akuten Pankreatitis bestimmt werden.

Selbstverständlich muss auch die einmalige Gallenkolik ohne Entzündung der Gallenblase von der akuten Cholezystitis abgegrenzt werden. Hierbei handelt es sich meist um Koliken durch Abgang/Passage kleiner Konkremente durch den Ductus cysticus oder den Gallengang und somit um eine Abgrenzung zur Choledocholithiasis.

51.5 Therapie

> Hat sich die klinische Verdachtsdiagnose akute Cholezystitis in der bildgebenden Diagnostik bestätigt, so besteht grundsätzlich eine Operationsindikation.

Der Patient wird stationär aufgenommen und zunächst konservativ behandelt. Dies beinhaltet eine intravenöse Flüssigkeitssubstitution, die Gabe von Schmerzmitteln (z. B. Metamizol, Buscopan) sowie eine antibiotische Therapie mit Cephalosporinen (z. B. Ceftriaxon) oder Breitbandpenicillinen (z. B. Amoxillin/Clavulansäure). Diese Maßnahmen führen in den meisten Fällen innerhalb der ersten 24 h zu einer deutlichen Befundbesserung.

Die Operation selbst sollte frühelektiv nach 24 bis maximal 72 h durchgeführt werden. Eine Operation in größerem zeitlichem Abstand gestaltet sich technisch anspruchsvoller, da dann das entzündliche Ödem der Gallenblasenwand durch Fibrosierung die Ausschälung aus dem Leberbett erschwert. Nur bei Risikopatienten oder Kontraindikationen zur Operation kann die Entzündung zunächst konservativ mittels Antibiose „ausgeheilt" werden um dann die früher übliche Intervalloperation nach 4–8 Wochen vorzunehmen. Eine besondere Situation stellt die gangränöse, eventuell perforierte Gallenblase dar: Hier muss eine sofortige notfallmäßige offene Cholezystektomie erfolgen.

Die **laparoskopische Cholezystektomie** bei akuter Cholezystitis ist anspruchsvoller und auch komplikationsträchtiger als bei einfacher Cholezystolithiasis. Aufgrund der Entzündungsreaktionen sind die wichtigen Strukturen in der Leberpforte u. U. sehr viel schwieriger darzustellen. Gelingt es nicht, Ductus cysticus und Arteria cystica mit ausreichender Sicherheit zu identifizieren, sollte die Operation im Sinne einer **offenen Cholezystektomie** fortgeführt werden. Eine Verletzung von Ductus choledochus oder Ductus hepaticus ist eine schwerwiegende Komplikation, die den Patienten u. U. lebenslang beeinträchtigt. Auch muss darauf hingewiesen werden, dass die Anatomie der Leberpforte sehr viele Varianten aufweist. In der Literatur wird die Konversionsrate bei akuter Cholezystitis mit 10–35 % angegeben. Dabei ist eine Konversion nicht als Komplikation oder Versagen zu werten, sondern als verantwortungsvolle Entscheidung für ein sicheres Verfahren in einer anatomisch-präparatorisch schwierigen Situation. Die Sicherheit der Vermeidung einer iatrogenen Läsion im Gallengangsbereich oder der adhärenten oder verschwielten Intestinalorgane hat absoluten Vorrang.

> Die Anatomie der Leberpforte ist sehr variationsreich. Bei fehlender anatomischer Orientierung sollte frühzeitig von der laparoskopischen zu einer offenen Cholezystektomie konvertiert werden.

Wichtig ist eine sorgfältige Blutstillung des Gallenblasenbettes durch Koagulation oder im Einzelfall Fibrinkleber vor allem bei entzündlicher Hyperämie. Ebenso wichtig ist die sichere Versorgung von A. cystica und D. cysticus mit Clip. Kann vor allem bei Verschwielungen im Gallenblasenhalsgebiet der D. cysticus nicht dargestellt werden sollte man ggf. nach Hinzuziehung des erfahrensten „Laparoskopikers" ebenfalls konvertieren. Die Einlage einer Drainage wird kontrovers diskutiert, von uns jedoch vorgenommen, wenn intraoperativ infizierte Galleflüssigkeit austrat oder der Situs nicht bluttrocken ist.

Eine besondere Situation ergibt sich bei Verdacht auf das Vorliegen von Konkrementen im Ductus choledochus. Hier ist zu entscheiden, ob präoperativ eine ERC efolgen oder die Gallengänge intraoperativ dargestellt und exploriert werden sollen.

Aufklärung zur Operation Sie sollte auch bei der Cholezystektomie am besten unter Verwendung spezifischer Patientenaufklärungsbögen (z. B. proCompliance) erfolgen. Zu unterscheiden ist zwischen allgemeinen Komplikationen wie Nachblutung, Blutersatz, Wundinfektion und Thrombose/Embolie sowie eingriffsspezifischen Komplikationen wie Gallengangsverletzung, Darmverletzung (Duodenum), Steinverlust und Peritonitis.

Nachsorge Postoperativ sollte die begonnene antibiotische Therapie für 1–3 Tage fortgesetzt werden. Der Kostaufbau beginnt bei unauffälligem Verlauf mit Tee am Operationstag und leichter Kost am ersten postoperativen Tag bei Stimulation der Darmtätigkeit. Bei entsprechend ausgeprägter Darm- oder Magenatonie gestaltet sich der Kostaufbau entsprechend langsamer. Die Entlassung ist auch bei akuter Cholezystitis in der Regel nach 2–5 Tagen möglich.

Komplikationen Hauptkomplikation sind Nachblutung, Infektion oder Koliken bei übersehenem Konkrement im Ductus-cysticus-Stumpf oder im Ductus choledochus. Entsprechend gehört eine Laborkontrolle (kleines Blutbild, Elektrolyte, Leber-und Pankreasenzyme, Kreatinin) und ggf. eine Ultraschallkontrolle zur Routine am ersten/zweiten postoperativen Tag. Verletzungen der Gallengänge werden durch persistierende Schmerzen im rechten Oberbauch unter Umständen mit zunehmender Abwehrspannung klinisch manifest. Laborchemisch zeigt sich oft ein Anstieg der Entzündungs- und Cholestaseparameter. Sonographisch sind perihepatisch größere Flüssigkeitsmengen vorhanden. Im Zweifelsfall muss eine weitere Abklärung durch eine ERC erfolgen. Die Letalität der Cholezystektomie bei akuter Cholezystitis liegt bei ca. 3 %.

Literatur

Elwood DR (2008) Cholecystitis. Surg Clin N Am 88:1241–1252

Giger U, Michel JM, Vonlanthen R, Bekcer K, Kocher T, Krahenbuehl L (2005) Laparoscopic cholecystectomy in acute cholezystitis: indication, technique, risk and outcome. Langenbecks Arch Surg 390:373–380

Lau H, Lo CY, Patil NG, Yuen WK (2006) Early versus delayed-interval laparoscopic cholecystectomy for acute cholecystitis: a metaanalysis. Surg Endosc 20:82–87

Margenthaler J, Schuerer D, Whinney R (2005) Acute cholecystitis. Clin Evid 14:536–542

Oertli D (2006) Anatomie der Gallenwege. In: Siewert JR, Rothmund M, Schumpelick V (Hrsg) Praxis der Viszeralchirurgie – Gastroenterologische Chirurgie, 2. Aufl. Springer, Berlin Heidelberg

Trowbridge RL, Rutkowski NK, Shojania KG (2003) Does this patient have acute cholecystitis? JAMA 289:80–86

Appendizitis

J. Hoffmann, K.S. Schick

52.1 Epidemiologie

Die Appendizitis ist die **häufigste Ursache für ein akutes Abdomen** mit Altersgipfel zwischen 10 und 30 Jahren (110–200/100.000 Menschen pro Jahr). Die Stellung der Diagnose Appendizitis ist bei Kindern und alten Menschen oft verzögert. Bei einem hohen Prozentsatz des gesamten Patientenkollektivs (10–20 %) ist beim ersten Arztkontakt bereits eine Perforation eingetreten. Bei 25 % der Patienten mit Appendizitis wird initial keine korrekte Diagnose gestellt und etwa 25 % der Patienten werden mit Verdacht auf Appendizitis operiert und es zeigt sich keine Appendizitis (Durchführung einer „negativen Appendektomie"). Hierdurch entsteht auch ein nicht unbeträchtlicher volkswirtschaftlicher Schaden.

52.2 Ätiologie und Pathogenese

Ursächlich für die Appendizitis ist eine enterogene (selten hämatogene) Infektion begünstigt durch Stauung, Verengung oder Verlegung des Darmlumens, Abknicken, Narbenstränge oder Kotsteine. Begünstigende Faktoren sind allgemeine und intestinale Infekte (lokale Dekompensation und entzündliche Schleimhautschwellung). Die Appendizitis ist histologisch durch das Einwandern von neutrophilen Granulozyten in die Umgebung der Lymphfollikel und durch oberflächliche Schleimhauterosion mit Fibrinauflagerungen gekennzeichnet.

Man unterscheidet das vollreversible katarrhalische Stadium mit Rötung und Schwellung von dem seropurulenten Stadium das bereits den Übergang zur destruktiven Entzündung darstellt. Dabei wird die Darmwand durch das Fortschreiten der Zerstörung immer durchlässiger für Bakterien, was einer Periappendizitis entspricht, bis zur Perforation. Die perforierte Appendizitis kann als gedeckte oder als freie Perforation vorliegen und kommt in ca. 20 % (mit zunehmenden Alter bis zu 45 %) der Fälle bei der Laparoskopie/Laparotomie vor. Dies offenbart auch, dass die Diagnose der Appendizitis auch im Jahre 2012 nicht unproblematisch ist. Von einigen Autoren wird auch eine atypisch schneller ablaufende Stadienfolge bei der Appendizitis mit dann schneller Perforation diskutiert.

52.3 Klinische Symptomatik und Diagnostik

Anamnese Die typische klinische Anamnese einer Appendizitis ist gekennzeichnet von den oft akut beginnenden abdominellen Beschwerden mit zunächst Oberbauchschmerzen und dann einer raschen (binnen Stunden) Verlagerung der Schmerzlokalisation in den rechten Unterbauch. Sehr häufig liegen zum Zeitpunkt der korrekten Diagnosestellung abdominelle Schmerzen erst seit weniger als 24 h vor, d. h. Schmerzen > 24 h sind für die akute Appendizitis eher untypisch.

Klinische Symptomatik Begleitende klinische Symptome können Appetitlosigkeit, Übelkeit, Erbrechen, träger Darm mit Stuhl- und Windverhalt, Fieber (anfänglich meist nicht sehr ausgeprägt), Zeichen eines akuten Abdomens, bis hin zur ausgeprägten Beeinträchtigung des Allgemeinzustandes und septisch-toxischem Krankheitsbild sein. Eher typisch für die Appendizitis ist der Schmerzbeginn vor den Begleitsymptomen (Erbrechen usw.) und nicht umgekehrt. Bei alten Menschen kann die gesamte klinische Symptomatik sehr gering ausgeprägt sein. Bei Fieber zwischen 38–39 °C (typischerweise nicht >39 °C) ist oft ein Temperaturunterschied zwischen der gemessenen axillären und der rektalen Temperatur von ca. 1 °C nachweisbar.

Das Vorliegen einer Diarrhö ist nicht typisch für eine Appendizitis. Im Gegenteil wird insbesondere beim Symptom chronische Diarrhö der Verdacht eher in Richtung chronisch entzündlicher Darmerkrankungen gelenkt und eine weitere Diagnostik veranlasst.

> **!** Ein akuter Schub eines Morbus Crohn kann alle klinischen Zeichen einer akuten Appendizitis nachahmen. Immer nach (chronischer) Durchfallanamnese fragen!

Andererseits kann die Diarrhö auch Ausdruck einer fortgeschrittenen Peritonitis sein. So wird in Zeiten von Durchfallendemien regelhaft eine Zunahme von Appendixperforationen beobachtet.

Bei der körperlichen Untersuchung können sich die in der Übersicht aufgeführten **Appendizitiszeichen** an typischen Lokalisationen zeigen. Diese wurden mit Eigennamen versehen, deren Kenntnis unabdingbar ist, um klinische Befunde zuweisender Kollegen – z. B. Einweisungsdiagnose „Verdacht auf akute Appendizitis, Blumberg positiv" – richtig interpretieren zu können. Die Appendizitiszeichen sind teilweise nicht bezüglich ihrer Wertigkeit abgesichert. Beispielsweise gibt es für die rektale Untersuchung beim Verdacht auf eine Appendizitis keine Evidenz. Diese sollte aber insbesondere zum Ausschluss von anderen Ursachen (Kotsteine im Rektum mit konsekutiven Unterbauchschmerzen durch Distension des Zökums) insbesondere bei älteren Patienten durchgeführt werden. Zudem wird im Falle eines Rechtsstreits das Fehlen der rektalen Untersuchung gutachterlich regelhaft als Behandlungsfehler gewertet.

Appendizitiszeichen (◘ Abb. 24.1)
- **Druckschmerz** und ggf. **Abwehrspannung** im rechten Unterbauch (die Abwehrspannung kommt durch die Reizung des Peritoneum parietale via lokale Fibrinausschwitzung an der entzündeten Appendix zustande mit einer reflektorischen Anspannung der geraden Bauchmuskulatur)
- **McBurney-Punkt**: 1/2 auf der Strecke zwischen Nabel und der Spina iliaca ant. sup.
- **Lanz-Punkt**: 1/3 auf der Strecke zwischen den beiden Spinae iliacae ant. sup. rechts und links
- **Blumberg-Zeichen**: Kontralateraler Loslassschmerz, dabei bringt das plötzliche Loslassen nach Impression des linken Unterbauchs ein deutliches Schmerzempfinden rechts (durch peritoneale Reizung rechts vermittelt)
- **Rovsing-Zeichen**: Ausstreichen des Kolons auf das Zökum zu verursacht Schmerzen (eher unspezifisch), vor allem im angloamerikanischen Raum verwendet, aber nicht spezifisch
- Schmerzhafte **digitale rektale Untersuchung**: Dieses Zeichen ist in den meisten Lehrbüchern erwähnt, ist aber durch die Mehrzahl der Studien nicht abgesichert. Ein Druckschmerz kann im Douglas-Raum bzw. rechtsseitig nachweisbar sein
- **Psoas-Zeichen**: beim Anheben des gestreckten Beins in der Hüfte gegen Widerstand Schmerzen im Bereich des rechten Unterbauchs (bei Vorhandensein hat dieses Zeichen die höchste Spezifität für eine akute Appendizitis: dann oft retrozökale Lage)
- Peritonealer **Erschütterungsschmerz:** Dieser kann bei fortgeschrittenem Befund schon durch leichtes Klopfen auf die Bauchdecke ausgelöst werden. Bei eher diskretem Befund ist der Erschütterungsschmerz durch Hüpfen auf der Stelle provozierbar

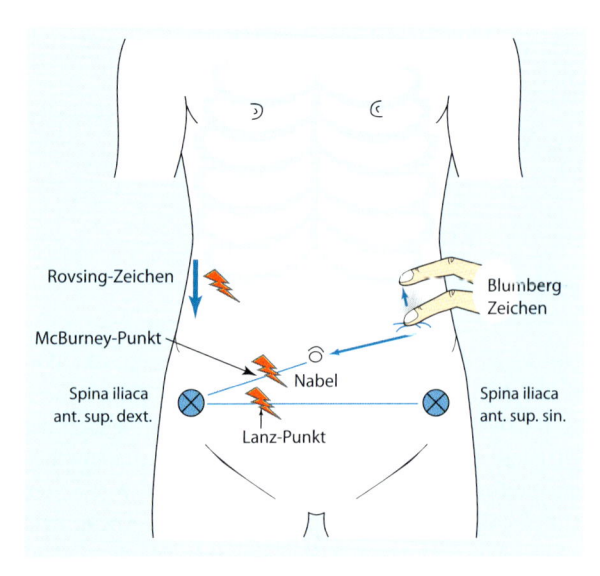

◘ **Abb. 52.1** Appendizitiszeichen: McBurney-Punkt, Lanz-Punkt, Blumberg-Zeichen

Im Regelfall ist die Appendix im rechten Unterbauch präzökal lokalisiert. Die retrozökale Lage ist mit ca. 25 % die häufigste Lagevariante und führt durch ihre abgedeckte Lage oftmals zu einer Erschwerung der Diagnose. Es kann aber auch die parazökale Lage, ein Tiefstand im kleinen Becken oder ein Appendixhochstand sowie sehr selten ein Situs inversus zu einer veränderten Lokalisation der Appendix führen.

Bei **Kindern** sind bei der klinischen Untersuchung z. T. **Ablenkungsmanöver** (Zunge herausstrecken lassen, Hand drücken oder Zahlen auf die Hand schreiben lassen) sinnvoll, um eine „echte" reflektorische Abwehrspannung von einem bewussten oder Angst-bedingten Anspannen der Bauchdecke zu unterscheiden.

> Die Diagnose „Verdacht auf Appendizitis" kann meist durch die typische Anamnese und die klinische Untersuchung gestellt werden und bleibt eine klinische Diagnose!

Das heißt die „typische" Appendizitis wird „typisch" durch dringliche Operation behandelt. Es empfiehlt sich in der chirurgischen Ambulanz u. a. aus forensischen Gründen der Einsatz eines standardisierten Untersuchungsbogens zur Dokumentation einer vollständigen Untersuchung, der dem hier vorgestellten Bogen entsprechen kann.

Diagnostik bei Verdacht auf Appendizitis
- Anamneseerhebung (möglichst anhand standardisierter Untersuchungsbögen)
- Klinische Untersuchung

52.3 · Klinische Symptomatik und Diagnostik

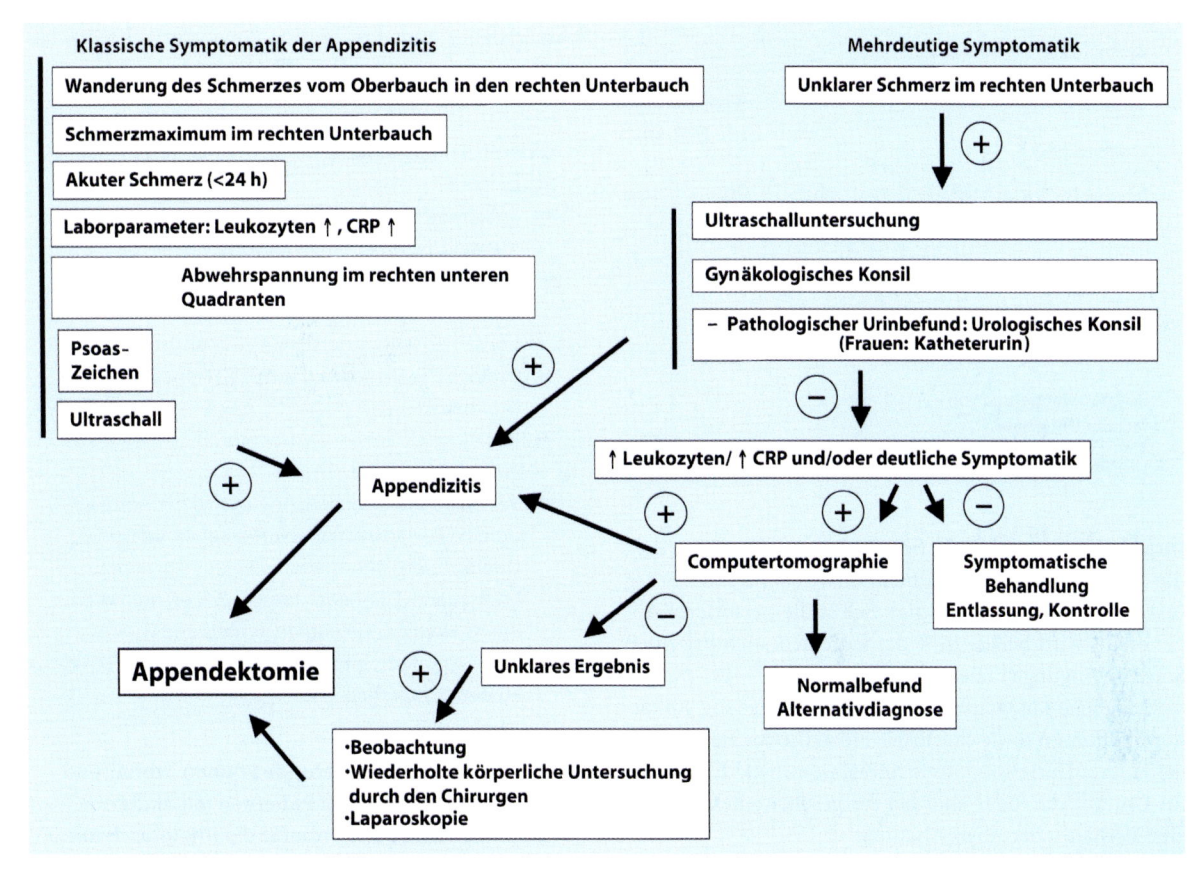

Abb. 52.2 Klinischer Algorithmus zur Evaluation eines rechtsseitigen Unterbauchschmerzes

- Blutbild, Serumwerte, Entzündungsparameter, U-Status, Schwangerschaftstest bei Frauen im gebärfähigen Alter
- Sonographie

Zusätzlich sollten konsiliarische bzw. technische Untersuchungen befundabhängig veranlasst werden. Es empfiehlt sich hier die Implementierung eines diagnostischen und therapeutischen Algorithmus (Abb. 52.2).

> **Grundsätzlich gilt, dass kein negativer diagnostischer Parameter die akute Appendizitis ausschließen kann!**

Gegebenenfalls muss eine erneute sequenzielle Evaluation durch einen chirurgischen Facharzt erfolgen, wenn bei entsprechender Befundkonstellation keine operative Therapie erfolgt (engmaschige schriftliche nachvollziehbare Befunddokumentation und Festhalten von möglichen Differenzialdiagnosen). In der Rechtsprechung werden bei „aktivem stationären Beobachten" **Untersuchungsintervalle von 3–5 h** ggf. mit laborchemischer Reevaluation als adäquat erachtet!

Diagnostik-Scores In den letzten 20 Jahren wurden verschiedene Diagnostik-Scores bei Appendizitis etabliert, deren Ziel es ist, die Spezifität der Diagnose „Appendizitis" durch die Kombination verschiedener Symptome zu erhöhen. Bekannt ist vor allem der **Ohmann-Score** (Tab. 52.1). Dieser ist an einigen Zentren auch im klinischen Routinegebrauch. Bei einem Punktwert von >12 kann eine Appendizitis angenommen werden. Bei einem Wert <6 ist die Diagnose „Appendizitis" unwahrscheinlich.

Labordiagnostik Auch laborchemische Parameter können aufschlussreich sein: Eine Leukozytose mit typischerweise 10.000–15.000 Leukozyten (höhere Leukozytenzahl spricht für Perforation/Peritonitis) und ein erhöhtes **CRP** sind hinweisend auf einen Entzündungsprozess. In der eigenen Klinik war das Vorliegen einer akuten Appendizitis bei normalem CRP-Werten (CRP<0,5 mg/dl) selten zu beobachten.

Bildgebende Diagnostik Die abdominelle **Sonographie** wird für die Diagnosestellung der akuten Appendizitis häufig propagiert. In einigen Lehrbüchern wird sie als Detektionsmethode mit über 90 prozentiger Sicherheit dargestellt. Dies trifft definitiv nicht zu. An deutschen Uni-

Tab. 52.1 Ohmann-Score

Symptom	Punktwert
Loslassschmerz	4,5
Blumberg-Loslasschmerz	2,5
Fehlende Dysurie	2,0
Kontinuierlicher Schmerz	2,0
Leukozytenzahl >10 G/l	1,5
Alter >50 Jahre	1,0
Schmerzwanderung von epigastral in den rechten Unterbauch	1,0
Druckschmerz im rechten Unterbauch	1,0

versitätskliniken liegt die Sensitivität bei 30–80 %, d. h. die Methode ist im Alltag nicht ausreichend zuverlässig (extrem untersucherabhängig). Selbst die perforierte Appendizitis wird bei ca. 15 % der Patienten auch bei guten Schallbedingungen übersehen.

Mögliche sonographische Zeichen sind das sog. **Kokardenphänomen** sowie eine lokal verdickte oder entzündlich veränderte Darmwand, freie intraabdominelle Flüssigkeit im Unterbauch, oder aber bei fortgeschrittenen Stadien eine Verhalt- oder Abszessbildung.

> Die negative (kein Anhalt für Appendizitis) Sonographie ist nicht verwertbar, d. h. ein Appendizitisausschluss kann durch die Sonographie nicht erfolgen.

Davon unabhängig sollten alle Patienten mit akuten abdominellen Schmerzen in der chirurgischen Poliklinik oder Nothilfe von einem sonographisch versierten Chirurgen sonographiert werden zur Diagnose von Begleiterkrankungen, Zusatzbefunden und Stellung von Differenzialdiagnosen etc.

Im angloamerikanischen Sprachraum wird zunehmend (auch aus forensischen Gründen) eine erweiterte bildgebende Diagnostik (**Computertomographie** des Abdomens mit Füllung des Kolons und i.v. Kontrastmittel) propagiert (Sensitivität und Spezifität >90 %). Hierdurch ließ sich in einer exzellenten klinischen Studie sogar eine erhebliche Kosteneinsparung (aufgrund der reduzierten stationären Beobachtungstage) erzielen. Kritisch ist die doch erhebliche Strahlenbelastung durch die Untersuchung zu sehen. Aktuell wird im deutschsprachigen Raum aus diesem Grund die Computertomographie des Abdomen nicht zur Routinediagnostik der Appendizitis eingesetzt.

Differenzialdiagnostik Zur Abklärung der Differenzialdiagnosen einer Appendizitis sollten insbesondere die Schmerzdauer und -lokalisation sowie der Schmerzcharakter berücksichtigt werden (Abb. 52.1).

> **Differenzialdiagnosen bei unklaren abdominellen Schmerzen**
> - Entzündliche Darmerkrankungen: Divertikulitis mit Meckel-Divertikel, Morbus Crohn, Kolitis u. a.
> - Gynäkologische Ursachen: Menarche, Endometriose, Follikelpersistenz, Adnexitis, Bauchhöhlen- oder Tubarschwangerschaft, Ovarialzyste u. a.
> - Urologische Ursachen: Zystitis, Pyelonephritis, Urolithiasis u. a.
> - Infektiöse Ursachen: Gastroenteritis, virale Infekte, enterale Yersiniosen u. a.
> - Verschiedene Ursachen: Aneurysma der Aorta abdominalis, Herzinfarkt, Colon irritabile, intestinale Duplikaturen, stenosierende Rektumkarzinome, Darminfarkt, Dünndarmtumoren, Nierentumoren, innere Hernien, Karzinoide, Typhus und Paratyphus, Porphyrie, Intoxikation, verschluckter Fremdkörper, Obstipation

> ⚠ Laboruntersuchungsbefunde können irreführend sein! Bei bis zu 30 % der Patienten mit akuter Appendizitis ist der Urinbefund pathologisch mit Leukozyturie und Bakteriurie bei Begleitzystitis.

52.4 Therapeutische Strategien

Nach Diagnosestellung einer akuten Appendizitis gilt es, die **dringliche Operation** einzuleiten, da diese die einzige kausale und erfolgreiche Therapie darstellt. Im Zweifelsfall gilt der Grundsatz zu operieren. Bei alten Menschen und bei Kindern sollte die Indikationsstellung großzügiger erfolgen, da die Abwehrreaktion (Fieber, Labor, Klinik) begrenzt und die Symptomatik oft verschleiert ist.

Es gilt bei Nachweis einer Peritonitis im Allgemeinen das 6-Stunden Intervall von der Stellung der Diagnose bis zum Operationsbeginn als akzeptiert. In einer kürzlichen Publikation der Schlichtungsstelle Nordrhein wurde dieses Intervall allerdings auf vier Stunden reduziert, ohne dass hierfür eine hochgradige Evidenz bestünde.

52.4.1 Aufklärung

Die Aufklärung zur Operation sollte die **Hauptkomplikationen** wie Blutung, Nachblutung, Infektion, Wundheilungsstörung, Darmverletzung, Harnleiterverletzung rechts und ggf. Darmresektion beinhalten. Über technisch typische Komplikationen (z. B. Ureterläsion) ist, grundsätzlich bezogen auf das verwendete Operationsverfahren, großzügig und nahezu unabhängig von der Inzidenz aufzuklären.

Es sollte vor der Operation mit dem Patienten besprochen werden, wie im Falle einer **unschuldigen Appendix** zu verfahren ist. Diese wird in Deutschland in ca. 15–20 % der Fälle vorgefunden.

> **Bei der offenen Operation mit Wechselschnitt wird die Appendix entfernt.** Dies ist dadurch begründet, dass bei dieser Schnittführung im allgemeinen davon ausgegangen wird, dass die Appendix entfernt wurde und diese als Herd der abdominellen Infektion nicht mehr in Frage kommt.

Aus verschiedenen Untersuchungen gibt es Hinweise darauf, dass die **negative Appendektomie** (Entfernen der unschuldigen Appendix) mit einer erhöhten postoperativen Komplikationsrate vergesellschaftet ist. Insbesondere muss an Folgeprobleme bei offener Appendektomie mit Bridenbildung und potenzieller Ileusentwicklung noch Jahrzehnte nach der Operation gedacht werden. Diskutiert wird auch eine potenziell höhere Inzidenz von entzündlichen Darmerkrankungen nach Negativappendektomie.

Der Patient sollte in diesen Entscheidungsprozess vor der Operation miteinbezogen werden, insbesondere da heute bei **laparoskopischem Vorgehen** eine 95 % korrekte makroskopische Einschätzung der Appendix möglich ist und der Eingriff in diesem Fall problemlos als diagnostische Laparoskopie ohne Appendektomie abgebrochen werden kann. Es gibt allerdings auch Fälle mit einer gefäßinjizierten, wenig aufgetriebenen Appendix und kompletter Rückbildung der abdominellen Entzündungssymptome nach Entfernung.

Prinzipiell gibt es zwei Operationsverfahren die zur Anwendung kommen können:
- Offene Appendektomie
- Laparoskopische Appendektomie

52.4.2 Perioperative „Single-shot"-Antibiotikaprophylaxe

Die Appendektomie gilt als ein bedingt aseptischer Eingriff und es kommt im Verlauf in ca. 3–5 % der Fälle zu Wundinfektionen (Trokar, Wechselschnitt). Die Rate von postoperativen Wundinfektionen kann durch die einmalige Gabe präoperative Gabe eines Antibiotikums verringert werden, nicht aber das Auftreten einer postoperativen intraabdominellen Abszessbildung. Trotz dieser Studienlage sehen die aktuellen Empfehlungen der Paul-Ehrlich-Gesellschaft 2011 die Antibiotikaprophylaxe bei Appendizitis nur als indiziert an, wenn ein oder mehrere Risikofaktoren (Adipositas, Nikotinabusus, Immunsuppression usw.) vor-

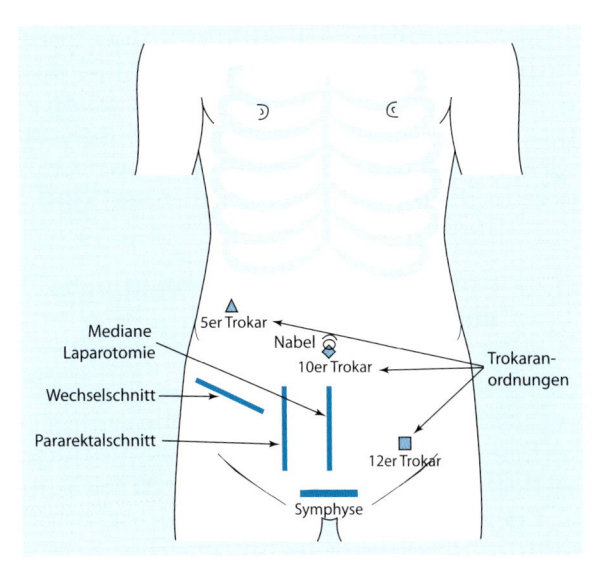

Abb. 52.3 Standardinzisionen bei Appendektomie

liegen. Die nicht durchgeführte Antibiotikaprophylaxe war bereits Gegenstand gerichtlicher Auseinandersetzungen, wobei die fehlende Gabe zwar als Fehler gewertet wurde, eine eindeutige Kausalität zur Wundinfektion aber nicht herstellbar war.

Durchgeführt werden sollte die Antibiotikaprophylaxe einmalig intravenös vor dem Hautschnitt, beispielsweise mit einem Zweitgeneration-Cephalosporin kombiniert mit Metronidazol oder einem Aminopenicillin. Die Antibiotikaprophylaxe ist nicht zu verwechseln mit einer postoperativ fortgeführten Antibiotikatherapie bei ausgedehntem Befund oder Peritonitis.

52.4.3 Offene Appendektomie

Häufigster Zugang ist der Wechselschnitt im rechten Unterbauch, alternativ der Pararektalschnitt bei fortgeschrittener Entzündung. Der Pararektalschnitt ist nach kranial und kaudal leichter zu erweitern, um z. B. eine Ileozökalresektion bei entzündlich aufgebrauchtem Zökalpol durchführen zu können (Abb. 52.3).

Bei unklarem Befund bzw. entzündlichem Konglomerattumor bevorzugen wir allerdings die mediane Unterbauchlaparotomie. Nach Aufsuchen der Appendix erfolgt das Durchtrennen des Mesappendix mittels Ligaturen (Skelettierung). Nach Anlage einer Tabaksbeutelnaht (nicht zu nahe an der Appendixbasis, damit gut eingestülpt werden kann; Abb. 52.4) erfolgt nach entsprechender Quetschung der Appendix (Kotstein wird weggedrückt) die Durchtrennung der Appendix an der Zökumbasis und danach die Ligatur über Overholt. Der Stumpf wird danach in das Zökum eingestülpt und mittels spezieller Nahttechnik (Z-Naht) versenkt (Abb. 52.5).

Im Anschluss sollte vor allem bei unschuldiger Appendix das Ileum und Jejunum inspiziert (Meckel-Divertikel) sowie die Adnexe und ggf. das Sigma als Erkrankungsursache exploriert werden. Es sind durchaus auch andere Diagnosen wie z. B. die gedeckte Iliakaaneurysmaperforation möglich, die entsprechend diagnostiziert werden müssen.

52.4.4 Laparoskopische Appendektomie und Single-Port-Technik

Die 3 Trokare (in der Regel 1 Optiktrokar, 2 Arbeitstrokare) werden in typischer Technik umbilikal und im linken Unterbauch (unter der Schamhaargrenze paramedian links) sowie im rechten Oberbauch gesetzt (◘ Abb. 52.3).

Es wird heute in einigen Kliniken auch die „Single-Port"-Technik angeboten, die das notwendige Zugangstrauma auf einen Schnitt im Bereich des Nabels vermindert. Hierbei wird die Appendix über einen Port mit mehreren Löchern, der über den Nabel eingebracht wird, mit Hilfe von Mikroinstrumenten entfernt. Die Publikation von größeren Fallserien zeigte kein erhöhtes Risiko durch den Eingriff und die technische Machbarkeit bei allerdings längerer Operationszeit. Da keine vergleichenden Untersuchungen mit hohem Evidenzgrad vorliegen, kann die zukünftige Rolle dieser Behandlungsmethode für die Routineversorgung noch nicht abgeschätzt werden.

Auch die transvaginale Appendektomie ist technisch möglich und kann als **„Natural-Orifice"-Chirurgie** (NOTES) eingesetzt werden. Die Rolle dieser Methode ist nicht abschließend geklärt.

Im Unterschied zur offenen Technik erfolgt bei der laparoskopischen Appendektomie das Absetzen des Mesoappendix und der Appendix mittels eines speziellen Klammernahtgerätes (Endo-GIA-Stapler) oder alternativ mit der Röder-Schlinge nach bipolarer Elektrokoagulation der Mesappendix. Das Bergen des Präparates erfolgt im Bergebeutel via Nabeltrokar zur Vermeidung von subkutanen Wundinfektionen durch Kontakt der entzündeten Appendix mit dem subkutanen Gewebe.

52.4.5 Laparoskopische versus offene Appendektomie

Während sich die laparoskopische Cholezystektomie in den letzten Dekaden zum Standardverfahren bei der symptomatischen Cholezystolithiasis etabliert hat, wird der Stellenwert der laparoskopischen Appendektomie weiterhin kontrovers diskutiert. Das Verfahren wird aber aus Werbezwecken mittlerweile in vielen Kliniken vorgehalten, wobei derzeit noch eine Mehrzahl der Blinddarmoperationen offen durchgeführt werden.

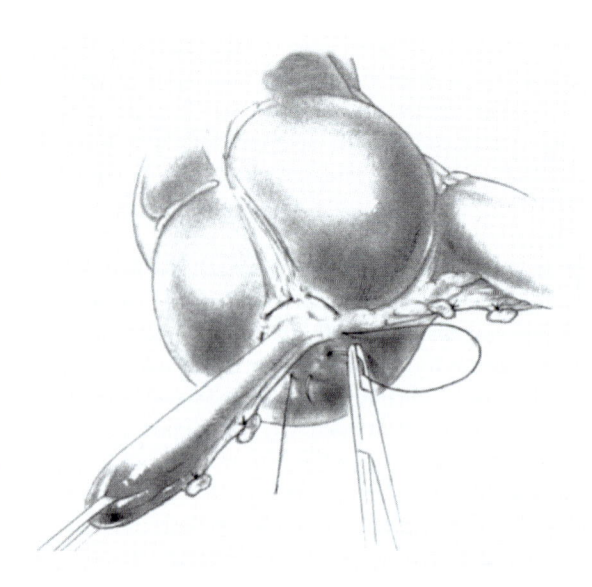

◘ **Abb. 52.4** Tabaksbeutelnaht. (Aus Scott-Conner 2002)

In einer kürzlich publizierten doppelblinden randomisierten Studie wurde die Gleichwertigkeit beider Verfahren gezeigt, ohne klaren Vorteil für die laparoskopische Appendektomie bezüglich der postoperativen Erholung und Lebensqualität bei etwas höherer Komplikationsrate bei der laparoskopischen Appendektomie. In den bisherigen Studien erscheint sich für die offene Appendektomie der klare Vorteil einer kürzeren Operationszeit und geringerer Kosten zu ergeben. Die laparoskopische Appendektomie führt signifikant seltener zu Wundheilungsstörungen und führt insgesamt wohl doch zu einer schnelleren Rekonvaleszenz. Bei der Laparoskopie besteht sicher der Vorteil einer umfassenderen diagnostischen Abklärung als über einen Wechselschnitt. Das laparoskopische Verfahren bietet so insbesondere bei adipösen Patienten und bei Frauen im gebärfähigen Alter Vorteile.

Bei der perforierten Appendizitis scheint nach laparoskopischer Appendektomie die Rate an postoperativen Abszessen erhöht zu sein. Im eigenen Krankengut wurden über 1000 laparoskopische Appendektomien in den letzten 15 Jahren durchgeführt und dieses Operationsverfahren voll in die klinische Routine implementiert (Verfügbarkeit nachts, Eingriff gut standardisiert, in der Regel Assistenzeingriff). Es zeigt sich hier eine Reduktion der stationären Verweildauer auf 4 Tage im Vergleich zum offenen Vorgehen bei insgesamt geringer Komplikationsrate. Die laparoskopische Appendektomie stellt in den frühen Entzündungsstadien immer einen Ausbildungseingriff und meist den ersten Einstieg in die laparoskopische Chirurgie dar. So waren die Konversionsraten mit insgesamt ca. 6 % trotz der Durchführung der Appendektomie in einem Drittel der Fälle als Ersteingriff durch den jeweiligen Assistenten akzeptabel niedrig. Wenn konvertiert werden

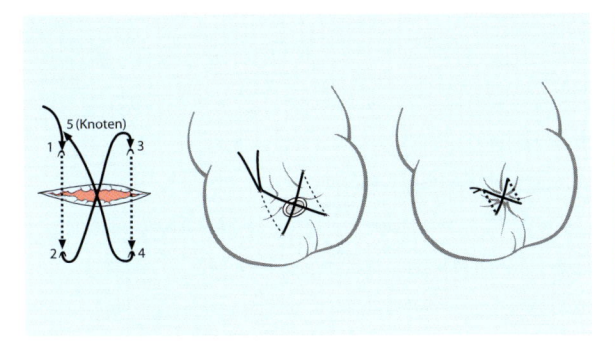

◘ Abb. 52.5 Z-Naht

muss, ist regelhaft der Krankheitsverlauf als Ausdruck der Morbidität verlängert.

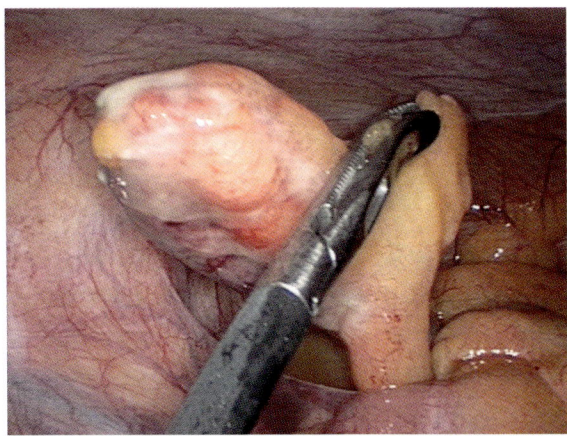

◘ Abb. 52.6 Befund einer akuten Appendix

52.4.6 Histologie

In jedem Fall muss (zum Ausschluss eines malignen Geschehens, sehr selten Appendixkarzinom oder malignes Karzinoid, sowie zur Diagnosesicherung) die resezierte Appendix zur histologischen Aufarbeitung eingeschickt werden!

Die Appendizitis lässt sich histologisch in die folgenden **Stadien** einteilen. In ◘ Tab. 52.2 wurde eine zeitliche Zuordnung des histologischen Stadiums mit dem klinischen Beschwerdebild versucht.

52.4.7 Ergebnisse

Letalität

Die Operationsletalität liegt bei nicht-perforierter Appendizitis bei ca. 0,06 %, was dem Narkoserisiko gleichzusetzen ist. Liegt allerdings eine Perforation vor, so ist die Sterblichkeit bis um das 30-fache erhöht. Bei älteren Patienten kann sie auf 5–10 % steigen.

Postoperative Komplikationen

Die Morbidität ist bei der nicht perforierten Appendizitis mit 3 % eher niedrig. Meistens handelt es sich bei Zustand nach perforierter Appendizitis um lokale Wundheilungsstörungen, Abszesse retroperitoneal rechts und im kleinen Becken oder sehr selten um eine Appendixstumpfinsuffizienz. Bei laparoskopischer Appendektomie kommt es selten auch zu revisionspflichtigen Nachblutungen. Zusätzlich können allgemeine perioperative Komplikationen wie Pneumonie und Lungenembolie selten auftreten.

Als Spätkomplikationen der Appendektomie können Narbenhernien, Bridenileus, Stumpfappendizitis oder Adhäsionen auftreten. Es ist derzeit unklar, ob diese beim laparoskopischen Vorgehen seltener vorkommen.

52.4.8 Komplizierte Appendizitis

Bei verspäteter Diagnose der akuten Appendizitis können bereits Komplikationen eingetreten sein. Im Wesentlichen kann hier die **freie Perforation mit Peritonitis** mit bis zu 4-Quadranten-Peritonitis auftreten. Bei lokaler Begrenztheit des Geschehens ist durch lokale Fibrinabsonderung oft die Ausbildung eines sog. **perityphlitischen Abszesses** zu beobachten.

Die Therapie der freien Perforation mit Peritonitis erfolgt nach den allgemein bekannten Kriterien der Peritonitisbehandlung. Beim perityphlitischen Abszess gibt es im Wesentlichen zwei etablierte Behandlungsstrategien:
- Zum einen kann bei adjunktiver Antibiotikatherapie eine sonographisch oder CT-gesteuerte Abszessdrainage und danach obligatorisch die Appendektomie im entzündungsfreien Intervall erfolgen.
- Alternativ kann bei perityphlitischem Abszess primär die Ileozökalresektion effektiv und sicher erfolgen, die eine Intervallappendektomie mit assoziierten Risiken überflüssig macht.

Postoperativ kann bei komplikationslosem Verlauf mit dem Kostaufbau am Abend des Operationstages mit Tee und Suppe symptomabhängig (kein Erbrechen/Narkoseunverträglichkeit) begonnen werden. Der Kostaufbau wird am ersten postoperativen Tag komplettiert. Eine Weiterführung der antibiotischen Therapie ist abhängig vom intraoperativen Befund nur bei Peritonitis indiziert. Eine Entlassung ist bei laparoskopischer Appendektomie routinemäßig am 2. postoperativen Tag möglich, nach offener Appendektomie meist am 4. bis 5. postoperativen Tag.

Tab. 52.2 Stadieneinteilung der Appendizitis

Zeit nach Beginn der klinischen Symptome	Stadium
6 h	Gefäßinjizierte Appendix (verstärkte Gefäßzeichnung in der Serosa)
12 h	Phlegmonöse Appendizitis (fibrinös eitrige belegte Serosa)
24 h	Ulzerophlegmonöse Appendizitis (Schleimhautdefekte und flache Mukosageschwüre)
48 h	Abszedierte Appendizitis (Eiterherde in der Appendixwand)
72 h	Gangränöse Appendizitis (Nekrose weiter Wandanteile und Defekte, makroskopisch graugrüne Appendix)

52.5 Dokumentation in der Akte und der Patientenkurve

Die akute Appendizitis ist der häufigste Klagegrund bei viszeralchirurgischen Patienten. Der Patient erwartet bei dieser Bagatellerkrankung einen reibungslosen Verlauf, der leider nicht immer gegeben ist. Deshalb ist die Dokumentation von Befunden und differenzialdiagnostischen Überlegungen wichtig. Die Diagnose der Abwehrspannung (klinischer Nachweis der Peritonitis) impliziert die Gültigkeit der 6-Stunden-Grenze bis zur Operation. Diese Diagnose wird erfahrungsgemäß vom Nicht-Facharzt zu großzügig gestellt. Postoperativ sollte die Visite und der Abdominalbefund dokumentiert werden. Es gilt im Zweifelsfall der dokumentierte Befund. Auch der Befund bei der Entlassung (Wunde reizlos, Abdomen weich, keine Abwehrspannung) und die Empfehlung von Wundkontrollen und Laborkontrollen im mitzugebenden Arztbrief können im Rechtsstreit zur Entlastung herangezogen werden.

Literatur

Becker K, Höfler H (2002) Pathologie der Appendizitis. Chirurg 73:777–781

Hoffmann JN, Jauch KW (2011) Chirurgie der Appendizitis in Behandlungsfehler und Haftpflicht in der Visceralchirurgie 1st ed. Springer, Heidelberg

Katkhouda N, Mason RJ, Towfigh S, Gevorgyan A, Essani R (2005) Laparoscopic versus open appendectomy a prospective randomized double blind study. Ann Surg 242:439–450

Klempa I (2002) Zeitgemäße Therapie der komplizierten Appendizitis. Chirurg 73:799–804

Kraemer M, Ohmann C, Leppert R, Yang Q (2000) Macroscopic assessment of the appendix at diagnostic laparoscopy is reliable. Surg Endosc 14:625–633

Lippert H, Koch A, Marusch F, Wolff S, Gastinger I (2002) Offene vs. laparoskopische Appendektomie. Chirurg 73:791–798

Schick KS, Huettl TP, Fertmann JM, Hornung HM, Jauch KW, Hoffmann JN (2008) A critical analysis of laparoscopic appendectomy: how experience with 1,400 appendectomies allowed innovative treatment to become standard in a university hospital. World J Surg 32:1406–1413

Scott-Conner C (2002) Chassin's Operative Strategy in General Surgery. 3rd ed. Springer, New York

Sigmadivertikulitis

M. Wichmann, K.-W. Jauch

53.1 Epidemiologie

In den Ländern der westlichen Welt ist die Divertikulose eine Volkskrankheit und betrifft unabhängig vom Geschlecht etwa 12 % der Menschen. Die Prävalenz nimmt mit dem Lebensalter zu, im 6. Lebensjahrzehnt sind etwa ⅓ der Menschen, bei den über 80-Jährigen mehr als die Hälfte betroffen. Etwa 10–25 % der Menschen mit Divertikulose entwickeln eine krankheitsrelevante Divertikulitis, lediglich bei 5 % der Patienten ist eine chirurgische Sanierung erforderlich.

Risikofaktoren für die Entstehung einer Divertikulitis sind u. a.:
- Kaukasische Abstammung
- Höheres Lebensalter
- Männliches Geschlecht
- Übergewicht
- Faserarme Ernährung
- Mangelnde körperliche Aktivität
- Immunsuppression

53.2 Lokalisation

Die Divertikulose betrifft bevorzugt das **Colon sigmoideum** und **descendens**. Auch bei Patienten mit einer pankolischen Divertikulose treten entzündliche Veränderungen meistens im linken Kolon auf, während sich Blutungskomplikationen eher im rechten Kolon manifestieren. Die Ursachen für die unterschiedliche Lokalisation dieser Divertikulitiskomplikationen sind nicht bekannt.

53.3 Ätiologie und Pathogenese

Grundsätzlich werden „echte" und „falsche" Divertikel unterschieden. Die **echten Divertikel** enthalten sämtliche Bestandteile der normalen Darmwand (Mukosa, Submukosa, Muskularis) und sind im Dickdarm selten. **Falsche Divertikel** (Pseudodivertikel) bestehen dagegen nur aus Mukosa und Submukosa (◘ Abb. 53.1). Die falschen Divertikel penetrieren die zirkuläre Muskulatur des Darms an den Durchtrittsstellen der submukosalen Gefäße. Pseudodivertikel sind der typische Befund bei koloskopischer Inspektion der Divertikulose (◘ Abb. 53.1).

Als Ursachen für die Ausbildung einer Divertikulose werden u. a. diskutiert:
- Chronische intraluminale Druckerhöhung
- Intestinale Innervationsstörungen mit muskulärer Hyperkontraktibilität
- Änderungen des Kollagenstoffwechsels und der Kollagenstruktur
- Veränderungen der Darmmotilität mit Ausbildung einer sog. Hypersegmentation (Druckerhöhung über weite Strecken des Darmlumens ohne Beschränkung auf die Strecke zwischen zwei Haustren)

53.4 Klinische Symptomatik und Diagnostik

53.4.1 Klinische Untersuchung

Bei den Patienten kann neben Schmerzen im linken Unterbauch mit unterschiedlich stark ausgeprägten Peritonitisbeschwerden auch eine Walze im linken Unterbauch zu tasten sein. Mit Anamnese und klinischer Untersuchung ist die Diagnose im Regelfall zu stellen. Etwa 5 % der Patienten, die sich mit den Symptomen eines akuten Abdomens vorstellen, leiden an einer Divertikulitis.

53.4.2 Apparative Diagnostik

Mit der apparativen Diagnostik wird
- die klinische Verdachtsdiagnose gesichert,
- der Schweregrad der Entzündung erfasst
- und eine Stadieneinteilung angestrebt.
- Daneben sollten differenzialdiagnostisch ein Kolontumor, eine gynäkologische oder urologische Affektion und seltene Krankheitsbilder (Volvulus, innere Hernie, M. Crohn etc.) ausgeschlossen werden.

Bei klinischem Verdacht auf Divertikulitis sollten die folgenden **Laborparameter** bestimmt werden: Blutbild, Elektrolyte, Gerinnung, Transaminasen, Lipase, Kreatinin, CRP und Urinstatus.

Für die **bildgebende Diagnostik** bei Patienten mit Verdacht auf Divertikulitis stehen die folgenden Verfahren zur Verfügung:

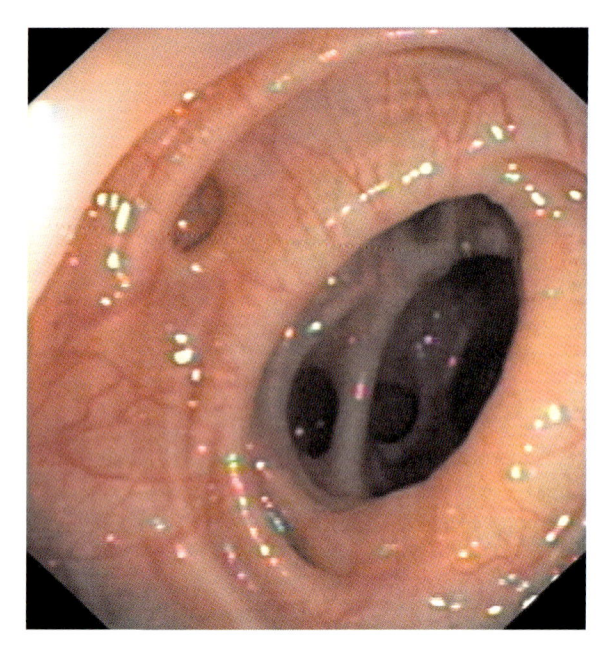

Abb. 53.1 Koloskopie-Befund: unkomplizierte Divertikulose des Dickdarms

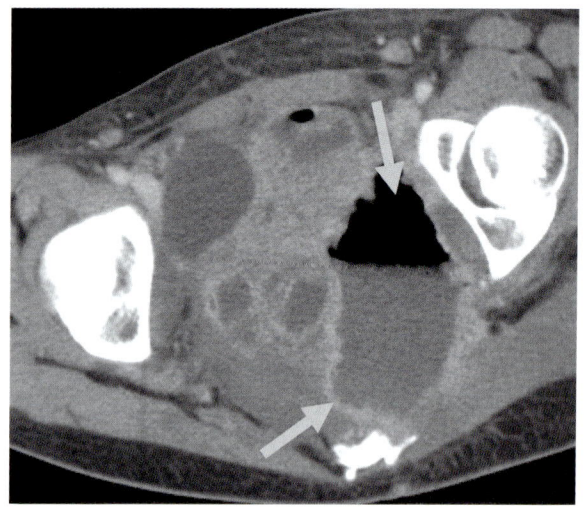

Abb. 53.2 Computertomographie: akute Divertikulitis mit Perforation. Ausgehend von einer akuten Divertikulitis mit Wandverdickung und vermehrter Kontrastmittelaufnahme in der Darmwand findet man freie Luft und Flüssigkeit im kleinen Becken (*Pfeile*). Die Perforationsstelle kann auf dem CT nicht identifiziert werden. (Mit freundlicher Genehmigung von Dr. Karin Herrmann, Institut für Radiologie der Ludwig-Maximilians-Universität, Klinikum Großhadern)

— Spiralcomputertomographie des Abdomens mit rektaler Wasserfüllung (etwa 300 ml; Abb. 53.2)
— Sonographie des Abdomens
— Kolonkontrastmitteleinlauf mit wasserlöslichem Kontrastmittel

> Mit Hilfe der Computertomographie gelingt bei Vorliegen einer Divertikulitis in der Regel eine zuverlässige Diagnosestellung.

Wesentlicher Vorteil der Computertomographie ist, dass Komplikationen wie Fisteln, Stenosen, freie Perforationen und Abszesse problemlos diagnostiziert und interventionell radiologisch behandelt werden können. Auch ermöglicht die CT-Untersuchung anhand der entzündlichen Wandveränderungen eine Einschätzung der Schwere der Entzündung und erlaubt eine Aussage darüber ob ggf. eine rezidivierende Erkrankung vorliegt (wenn dies nicht schon bereits aus der Anamnese bekannt ist).

Die **Sonographie** ist nur als ergänzende Untersuchung sinnvoll, die bei der diagnostischen Abklärung des akuten Abdomens regelmäßig erfolgen sollte.

Die **Koloskopie** wird nach Abklingen der Entzündungssymptomatik im Intervall (etwa 6 Wochen nach der akuten Entzündung) zur Planung des weiteren therapeutischen Vorgehens durchgeführt. In diesem Stadium kann auch ein **Kolondoppelkontrasteinlauf mit Bariumsulfat** durchgeführt werden, der ebenfalls in der Akutsituation kontraindiziert ist und heute durch die CT-Untersuchung als Standardmethode abgelöst ist.

> In der Akutdiagnostik ist die Durchführung einer Koloskopie oder eines Kolondoppelkontrasteinlaufs (Kolon-KE) aufgrund der erheblichen Perforationsgefahr nicht sinnvoll.

53.5 Stadieneinteilung

Die am häufigsten benutzte Stadieneinteilung der Divertikulitis nach Hinchey (1978) basiert im Prinzip auf dem intraoperativen Befund der perforierten Stadien der Divertikelerkrankung und ist im Wesentlichen durch die Klassifikation nach Hansen und Stock (1999) abgelöst worden (Tab. 53.1). Diese Klassifikation berücksichtigt die Befunde der klinischen Untersuchung, der Koloskopie, des Kolonkontrasteinlaufes und der Computertomographie. Der Vorteil dieser Klassifikation liegt darin, dass das gesamte Spektrum der Erkrankung erfasst wird, ohne dass der intraoperative oder histopathologische Befund abgewartet werden muss.

53.6 Therapeutische Strategie

Beim ersten Schub einer unkomplizierten Divertikulitis ist in der Regel die konservative Behandlung der Erkrankung ausreichend. Bei einem leichten Schub ist die ambulante Abklärung und Therapie ausreichend, während Patienten mit Peritonitiszeichen und schwerer Entzündung

Tab. 53.1 Klassifikation der akuten Divertikulitis nach Hansen und Stock	
Stadium	Befund
Stadium 0	Asymptomatische Divertikulose
Stadium I	Divertikulitis ohne Zeichen einer wandüberschreitenden Entzündung
Stadium IIa	Phlegmonöse Form der Divertikulitis mit Entzündungsreaktion im perikolischen Fettgewebe
Stadium IIb	Übergreifen der Entzündung auf Nachbarorgane durch gedeckte Perforation mit extraluminären Gaseinschlüssen und/oder Abszessbildung
Stadium IIc	Freie Perforation mit Nachweis freier Luft
Stadium III	Chronisch-rezidivierende Divertikulitis mit Fibrose und Stenose der Kolonwand

wegen Perforationsgefahr stationär eingewiesen werden müssen.

In einer **Notfallsituation** ist es vorrangig, die Diagnose zu sichern und anhand der Schwere der Erkrankung die weitere therapeutische Strategie festzulegen. Der Chirurg muss bei Bedarf (freie Perforation mit Peritonitis) die Indikation zur Notfalllaparotomie stellen oder sich für eine frühelektive bzw. elektive Operation entscheiden.

Das diagnostische und therapeutische Vorgehen bei Verdacht auf Sigmadivertikulitis ist in Abb. 53.3 zusammengefasst.

53.7 Konservative Therapie

Ergibt die Abklärung die Diagnose einer akuten unkomplizierten Divertikulitis (Stadium I nach Hansen und Stock), so besteht keine Indikation zur operativen Intervention und die Patienten können konservativ behandelt werden. In der Regel erfolgt die Therapie zunächst stationär und besteht aus:
— Reduktion der oralen Kostaufnahme auf Wasser/Tee, Suppe oder Nulldiät (bei schwerem Krankheitsverlauf) und vorsichtige Darmentleerung (Klysmen)
— Parenterale Flüssigkeitszufuhr und Elektrolytausgleich (nur bei Mangelernährung und schwerem Befund mit längerer zu erwartender Behandlungsdauer auch parenterale Ernährung)
— Intravenöse Antibiotikatherapie (z. B. Piperacillin 3×4 g + Combactam 3×1 g oder ein Zweitgenerationscephalosporin und Metronidazol)

Unter klinischer Überwachung (Leukozyten, Temperatur, klinische Untersuchung) sollte es innerhalb von 72 h zu einer deutlichen Befundbesserung kommen. Bleibt diese aus oder kommt es zur Krankheitsprogredienz, muss ggf. eine (erneute) Computertomographie zum Ausschluss einer Perforation durchgeführt werden. Verläuft der konservative Therapieversuch erfolgreich, so kann der Kostaufbau begonnen werden und die Entlassung des Patienten nach Besserung der Symptomatik geplant werden. Die Antibiose wird für mindestens 3–5 Tage bis zur kompletten Beschwerdefreiheit gegeben, ggf. kann eine Umstellung auf orale Medikamente erfolgen.

Mit dem Patienten sollte vor Entlassung die Möglichkeit einer weiteren konservativen Therapie mit ballastreicher Kost, Gewichtsnormalisierung, körperlicher Bewegung und ggf. Stuhlregulation sowie die potentiellen Risiken eines Rezidivs mit Perforationsgefahr besprochen werden. Bei schwerem ersten Schub, Rezidivschüben oder Begleiterkrankungen ist über die operative Interventionsmöglichkeit aufzuklären.

Im freien Intervall (etwa 6 Wochen nach der akuten Entzündung) muss eine **Abklärung des Dickdarms** (Koloskopie, ggf. Doppelkontrasteinlauf, virtuelle Kolonographie) geplant werden.

53.8 Operative Therapie

53.8.1 Operationszeitpunkt

Hinsichtlich des Operationszeitpunktes wird zwischen notfallmäßiger und elektiver Intervention unterschieden. Bei der elektiven Operation wird zwischen früh-elektivem (3. bis 7. Tag nach Symptombeginn) und elektivem (≥3 Wochen nach initial konservativ behandelter akuter Divertikulitis) Vorgehen differenziert.

53.8.2 Operationsindikation

Akute unkomplizierte Divertikulitis (Stadium I) Nach konservativer Therapie des ersten Schubes einer unkomplizierten Divertikulitis wird die überwiegende Anzahl der Patienten vollständig beschwerdefrei. Eine Indikation zur Notfalloperation ist nicht gegeben, und mit Ausnahme von immunsupprimierten Patienten besteht in diesem Stadium auch keine Indikation zur elektiven Intervalloperation.

Akute komplizierte Divertikulitis (Stadium IIa) Bei der rein phlegmonösen Divertikulitis kann der Eingriff in Abhängigkeit vom Ansprechen auf eine initial konservative Therapie früh-elektiv oder als elektive Operation erfolgen. Bei gutem Ansprechen kann auch in diesem Stadium die Entscheidung des Patienten für eine konservative Therapie mitgetragen werden.

```
┌─────────────────────────────────────────────────────────────────────────────┐
│ Nach dem 1. Schub einer unkomplizierten Divertikulitis: Planung der endoskopischen Dickdarmabklärung 3–6 │
│ Wochen nach Abklingen der Symptome                                          │
│ Nach dem 2. Schub einer unkomplizierten Divertikulitis: Planung der früh-elektiven oder elektiven Resektion │
│ Nach Notfalloperation: Planung der A.p-Rückverlagerung 3–6 Monate nach Entlassung des Patienten │
└─────────────────────────────────────────────────────────────────────────────┘
```

Aufnahmediagnose: Akutes Abdomen

↓

Klinischer Verdacht: Akute Divertikulitis

↓

Labordiagnostik
Blutbild, Elektrolyte, Gerinnung, Transaminasen,
γ-GT, Lipase, Kreatinin, CRP

↓

CT – Abdomen mit rektaler Füllung

- **Unkomplizierte Divertikulitis**
  - Konservative Therapie:
    - Stationäre Aufnahme
    - Flüssige Kost, ggf. NPO
    - i.v. Antibiose

- **Komplizierte Divertikulitis: ohne freie Perforation**
  - Notfallintervention:
    - interventionelle Drainage
  - Früh-elektive Operation nach erfolgreicher Drainage:
    - Kontinuitätsresektion ± Schutzstoma (i.d.R. Ileostomie)
    - Hartmann-Operation nur ausnahmsweise (v.a. schlechter Allgemeinzustand)
  - Notfalloperation (nur bei Scheitern der Drainagebehandlung mit Verschlechterung des klinischen Befundes: Peritonitis, Fieber, Sepsis etc.)
    - Hartmann-Operation
    - Kontinuitätsresektion ± Schutzstoma (i.d.R. Ileostomie)

- **Komplizierte Divertikulitis: mit freier Perforation**
  - Notfallintervention:
    - Hartmann-Operation
    - Kontinuitätsresektion ± Schutzstoma (bei günstigen Bedingungen: guter Allgemeinzustand, geringfügige Peritonitis, spannungsfreie Anastomose)

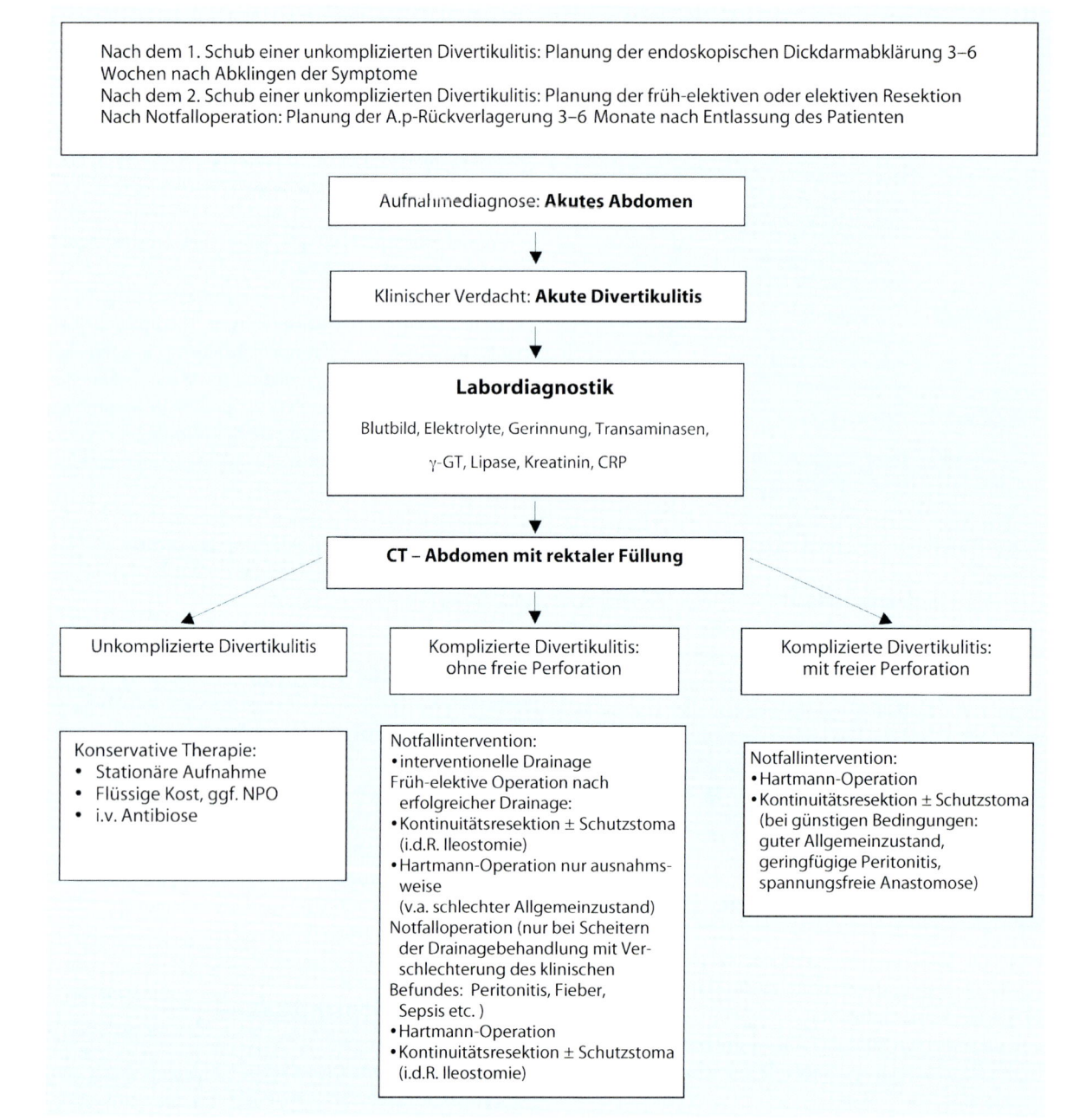

Abb. 53.3 Vorgehen bei der Verdachtsdiagnose Sigmadivertikulitis

Akute komplizierte Divertikulitis (Stadium IIB) Bei Patienten mit gedeckter Perforation und gedeckter Abszessbildung im Mesokolon, im kleinen Becken oder im Retroperitoneum ist generell eine Operationsindikation gegeben, die notfallmäßig oder bevorzugt frühelektiv erfolgen kann. Bei etwa 10 % der Patienten kann die notfallmäßige Operation durch eine computertomographisch oder sonographisch kontrolliert eingebrachte Drainage vermieden werden. Die Erfolgsrate der interventionellen Drainage liegt bei etwa 75 %. Kommt es innerhalb von 72 h nach Therapiebeginn (Drainage und Antibiose) nicht zu einer Befundbesserung, so muss die Operation dringlich durchgeführt werden. Andernfalls neigen wir heute auch bei gutem Ansprechen zur Operation nach 4–5 Tagen und Abklingen der Akutsymptomatik. Dies erspart dem Patienten einen zweiten Krankenhausaufenthalt, und die Operation ist ohne erhöhtes Risiko technisch meist gut machbar.

Akute komplizierte Divertikulitis (Stadium IIc) Bei diffuser Peritonitis nach Perforation besteht prinzipiell die Indikation zur Notfalloperation.

Chronisch rezidivierende Divertikulitis (Stadium III) Aufgrund der niedrigen Ansprechrate auf eine konservative Therapie und der hohen Komplikationsrate der chronisch-rezidivierenden Divertikulitis besteht nach dem zweiten Schub – unabhängig vom Lebensalter – in der Regel die Indikation zur elektiven operativen Intervention.

53.8.3 Operationsverfahren

Ziel der operativen Intervention ist es, die Resektion bis in einen nicht mehr entzündlich veränderten Bereich zu führen. Blande Divertikel können belassen werden, sollten jedoch nicht in die Anastomose integriert werden.

> Entscheidend für das Vermeiden von Rezidiven ist das Ausmaß der Resektion nach distal. Die aborale Absetzungsebene muss unterhalb des rektosigmoidalen Übergangs im muskelschwächeren breiten mittleren Rektum liegen, so dass die rektosigmoidale Hochdruckzone mitreseziert ist.

Die **Aufklärung** muss die Hauptkomplikationen wie Ureterläsion, Nahtinsuffizienz mit resultierender Diskontinuitätsresektion (Hartmann-Operation) und Stomanotwendigkeit (permanent oder temporär) beinhalten.

Notfalloperation
In der Notfallsituation bieten sich heute folgende Verfahren an:
- Sigmaresektion mit Anlage eines Descendostomas und Belassen eines Hartmann-Stumpfes (Operation nach Hartmann); zweizeitige Rückverlagerung des Descendostomas und Wiederherstellen der Darmkontinuität. Bei der Hartmann-Operation hat es sich bewährt den Rektumstumpf mit nicht-resorbierbarem Fadenmaterial zu markieren, um so eine Identifizierung bei der Rückverlagerung zu erleichtern.
- Sigmaresektion mit primärer Anastomosierung und Erhalt der Dickdarmkontinuität (ggf. mit Anlage eines protektiven doppelläufigen Ileostomas).

Wesentlich für die Prognose des Patienten ist die **Fokussanierung** im Rahmen des Primäreingriffs, so dass die komplette Abszessausräumung unabhängig vom weiteren Vorgehen als Standard gefordert werden muss (50 % Letalität bei Anlage einer Kolostomie mit Abszessdrainage ohne definitive primäre Fokussanierung).

Eine primäre Anastomosierung ist nur dann sinnvoll, wenn
- die lokale Peritonitis, die zu anastomosierenden Darmanteile nicht beteiligt und eine spannungsfreie Anastomosierung gelingt und
- der Patient intraoperativ stabile Kreislaufverhältnisse hat.

> In der Notfallsituation – insbesondere bei diffuser eitriger bzw. kotiger Peritonitis (Hinchey-Stadien III und IV) – ist daher eine Diskontinuitätsresektion (Operation nach Hartmann) als Standard anzusehen.

Früh-elektive und elektive Operation
Die früh-elektive oder elektive Operation wird mit dem Ziel der primären Anastomosierung und Erhalt der Dickdarmkontinuität geplant.

Über die prinzipielle Durchführbarkeit der **laparoskopischen Sigmaresektion** insbesondere bei der chronisch rezidivierenden Divertikulitis besteht Konsens und diese minimal-invasive Therapieoption kann inzwischen als Standardvorgehen angesehen werden. Bei der laparoskopischen Resektion handelt es sich i. d. R. um eine laparoskopisch assistierte Operation, d. h. das Präparat wird über eine Minilaparotomie geborgen und die Anastomose wird vor der Bauchdecke genäht (bei handgenähter Anastomosentechnik) bzw. vor der Bauchdecke vorbereitet (Einnähen der Andruckplatte in den oralen Anteil der Anastomose bei Zirkulärstapleranastomose).

Für die Sigmaresektion werden im wesentlichen die folgenden **Zugangswege** gewählt:
- Konventionelle Mittellinienlaparotomie
- Laparoskopie (4-Trokar-Technik)

Die Wahl des Zuganges richtet sich nach der Erfahrung des Operateurs; die Patientensicherheit steht bei der Einführung neuer Techniken immer im Vordergrund. Die laparoskopische Resektion wegen einer gutartigen Dickdarmerkrankung (rezidivierende Divertikulose) stellt in vielen Abteilungen die Basis für die Einführung der minimal-invasiven Dickdarmchirurgie dar. Insbesondere die sicherere Mobilisierung der linken Kolonflexur beim laparoskopischen Vorgehen resultiert in einer niedrigeren Anastomoseninsuffizienzrate im Vergleich mit der konventionellen offenen Operation.

Die **Trokarpositionen** sind dabei:
- Kameraport im Bereich des Bauchnabels (10/12 mm)
- Arbeitsport im rechten Mittelbauch (auf Höhe des Kameraports) (5 oder 10/12 mm)
- Arbeitsport im rechten Unterbauch (über dem Zökalpol) (10/12 mm)

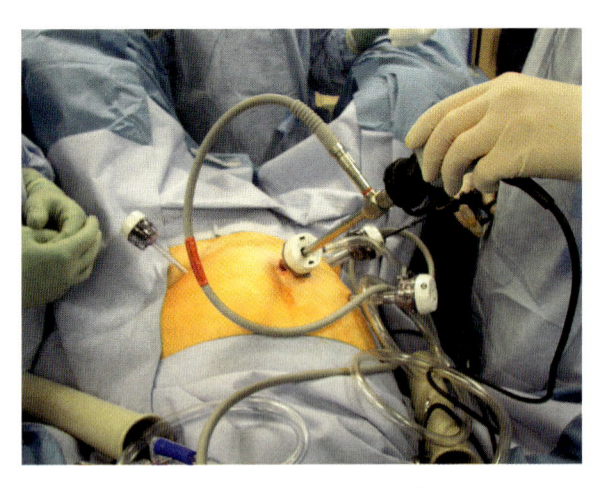

Abb. 53.4 Trokarpositionen bei laparoskopisch assistierter Sigmaresektion

– Arbeitsport im linken Unterbauch (über dem Sigma) (5 mm)

Die Minilaparotomie zur Bergung des Resektats und zur Vorbereitung der Anastomose (Einnähen der Stapler-Andruckplatte) erfolgt im Bereich des Arbeitsports im linken Unterbauch. Hier muss auf einen Schutz der Wundränder geachtet werden, um postoperative Infektionen zu verhindern. Grundsätzlich kann davon ausgegangen werden, dass eine spannungsfreie Anastomose möglich ist, wenn das Colon descendens problemlos in die Minilaparotomie luxiert werden kann.

Bei der konventionell offenen Operation muss darauf geachtet werden, die Mittellinienlaparotomie hoch genug über den Bauchnabel auszuweiten, um eine komplette Mobilisierung der linken Flexur zu ermöglichen.

Die **perioperative Betreuung** beinhaltet neben der One-shot-Antibiotikaprophylaxe oder Fortführung der antibiotischen Therapie über 1–3 Tage (bei Peritonitis 5–7 Tage) und der Thrombembolieprophylaxe die Prinzipien der Fast-Track-Chirurgie (▶ Kap. 91).

Die Dauer der postoperativen Antibiotikatherapie ist vom intraoperativen Befund abhängig und besteht aus präoperativer Prophylaxe allein, wenn keine Peritonitis vorliegt. Wenn eine lokale Peritonitis vorliegt, sollte die Therapie für 5 Tage fortgesetzt werden (in Abhängigkeit von der postoperativen Erholung ggf. kürzer, oder auch länger).

Bei Peritonitis und im Notfall erfolgt eine parenterale Ernährung mit verzögertem oralem Kostaufbau.

> **Divertikulitiskomplikationen**
> - **Fisteln**: 10 % der stationären Behandlungen von Patienten mit Divertikelkrankheit, bei ⅔ der Patienten kolovesikale Fisteln, elektive Operationsindikation.
> - **Darmpassagestörungen**: irreversible fibrotische Stenosen, elektive Operationsindikation (Ausnahme: Ileus)
> - **Divertikelblutungen**: häufigste Ursache unterer gastrointestinaler Blutungen (bis 40 % der Fälle), 15 % der Divertikelträger, hohe Rezidivrate (bis zu 40 % der Fälle), oft Blutungsquelle im rechten Kolon (>50 % der Fälle), Primärdiagnostik und Therapie durch Endoskopie, alternativ Angiographie (CT-Angiographie) oder Szintigraphie, Notfalloperation bei hämorrhagischen Schock, elektive Resektion nach der zweiten Blutungsepisode.

53.9 Prognose

Beim ersten Schub einer unkomplizierten Divertikulitis ist in der Regel die konservative Behandlung der Erkrankung ausreichend. So werden bis zu 75 % der Patienten nach konservativ, medikamentöser Therapie des ersten Divertikulitisschubes vollständig beschwerdefrei und erleiden keine weiteren akuten Schübe, nur 10 % bedürfen im weiteren Verlauf eines operativen Eingriffs. Die Hälfte aller Rezidive entwickelt sich innerhalb des ersten Jahres nach der Erstmanifestation. Patienten mit akuter Perforation sind zumeist Patienten mit Erstsymptomatik, so dass die mögliche Perforation nicht als Argument für die Operation bei rezidivierenden Schüben überstrapaziert werden sollte.

Nach operativer Therapie der Divertikelerkrankung werden Rezidivraten von bis zu 11 % berichtet und die Re-Operationsrate wird mit bis zu 3 % angegeben. Die Rezidivrate hängt dabei wesentlich von der Anastomosenhöhe ab, so ist die Rate an erneuten Erkrankungen signifikant niedriger, wenn die Anastomose im Bereich des Rektums und nicht im Sigma lokalisiert ist (Entfernung der „Hochdruckzone" im Bereich des rektosigmoidalen Übergangs). Wird im Rahmen der Primäroperation der gesamte entzündlich veränderte Darm reseziert, so sind oral hiervon gelegene weitere Divertikel ohne Einfluss auf das Rezidivrisiko.

Literatur

Germer CT, Buhr HJ (2002) Sigmadivertikulitis: Operationsindikation und -zeitpunkt. Chirurg 73:681–689

Ochsenkühn T, Göke B (2002) Pathogenese und Epidemiologie der Sigmadivertikulose. Chirurg 73:665–669

Rotholtz NA, Montero M, Laporte M, Bun M, Lencinas S, Mezzadri (2009) Patients with less than three episodes of diverticulitis may benefit from elective laparoscopic sigmoidectomy. World J Surg 33:24442447

Scott-Conner CEH (2002) Left colectomy for cancer. In: Chassin's operative strategy in general Surgery, 3rd ed. Springer, Heidelberg Berlin New York Tokyo

Zorcolo L, Covotta L, Carlomagno N, Bartolo DC (2003) Toward lowering morbidity, mortality and stoma formation in emergency colorectal surgery: the role of specialisation. Dis Colon Rectum 46:1461–1467

Mesenteriale Ischämie

H. Stiegler

54.1 Epidemiologie

Die Inzidenz einer akuten mesenterialen Ischämie (AMI) beträgt 1/100.000 Einwohner und Jahr. Bei 0,4–1,0 % aller Patienten mit unklarem Abdomen ist sie die Ursache der Beschwerden, sie nimmt altersabhängig zu und steigert den Anteil bei den über 80-Jährigen auf ca. 3,8 %. Der venöse Verschluss ist seltener, er ist in seiner Pathogenese und Therapie deutlich unterschiedlich zur arteriell bedingten Ischämie und wird deshalb eigenständig abgehandelt.

54.2 Lokalisation

Die mesenteriale Ischämie bezieht im Wesentlichen das Versorgungsgebiet der A. mesenterica superior ein, d. h., die Ischämie manifestiert sich i. d. R. ca. handbreit distal des Treitz-Bandes (Versorgung bis dorthin durch den Truncus coeliacus) bis zur linken Kolonflexur, da hier üblicherweise die A. mesenterica inferior die Versorgung übernimmt. Je nach Ausmaß der arteriellen Obstruktion sind auch kleinere und simultan sequentielle Ischämieareale möglich.

54.3 Ätiologie und Pathogenese

In 60 % der Fälle ist eine Störung der arteriellen Perfusion Ursache der AMI, in 25 % ist die Ischämie als nichtokklusiv zu bezeichnen (NOMI), in 15 % sind venöse Verschlussprozesse der Grund für eine mesenteriale Ischämie. Unabhängig von der jeweiligen Ursache, die sehr unterschiedlich sein kann, führen diese alle auf dem Boden einer gemeinsamen Endstrecke primär zur Nekrose der Mukosa (evtl. auch nur als Innenschichtschaden) und damit zur Zerstörung der Darmbarriere, fortschreitend zur Nekrose der Muskulatur, ggf. zur **Pneumatosis intestini** und schließlich zur Perforation und Peritonitis.

Ursachen der mesenteriellen Ischämie
- **Arterieller Verschluss**
  - Embolie der A. mesenterica superior (kardial bei Hypokinesie, Vorhofflimmern, Klappendefekt)
  - Thrombose der A. mesenterica superior auf dem Boden einer Arteriosklerose
  - Dissezierendes Aortenaneurysma
  - Vaskulitis/Arteriitis
  - Direktes Trauma (z. B. mesenterialer Abriss, Ligatur der A. mesenterica inferior)
- **NOMI**
  - Hypotension
  - Herzinsuffizienz („low output")
  - Septischer Schock
  - Medikamentöse Hypoperfusion (durch Katecholamine, Kalziumantagonisten, Nitrat, Diuretika, Betablocker, ACE Hemmer)
- **Venöser Verschluss**
  - Primär
    - Hereditäre Thrombophilie (Mangel an Protein C, S, AT III, APC-Resistenz, Antiphospholipidsyndrom, Homozysteinämie)
  - Sekundär
    - Pankreatitis
    - Entzündliche Darmerkrankung
    - Portale Hypertension
    - Paraneoplastisches Syndrom

54.4 Klinische Symptomatik und Differenzialdiagnose

Charakteristisch ist die Trias
- perakutes abdominelles Schmerzereignis,
- kardiale Vorgeschichte und
- Laktatazidose,

die vor der Angio-CT-Ära allein schon die Indikation zur notfallmäßigen Laparoskopie stellen ließ.

Der klinische Verlauf lässt sich in 3 charakteristische Phasen einteilen (Abb. 54.1).

Typisch ist der perakute Schmerzbeginn mit dann abdominell wechselnder Schmerzsymptomatik, die gegenüber dem Akutereignis zum Beginn der Ischämie eher schmerzärmer wird und das wahre Ausmaß verschleiern kann. Dieser Kontrast zum Gesamteindruck eines schwerkranken Patienten sollte deshalb eher für als gegen eine aggressive Abklärung sprechen. Anamnestische Hinweise

Abb. 54.1 Zeitlicher Ablauf einer akuten mesenterialen Ischämie

0:00 Uhr
Perakuter Schmerz,
kardiale Anamnese,
Laktatazidose (abhängig vom Ischämieausmaß)

3:00 Uhr
Wechselnde Schmerzsymptomatik
Hyperperistaltik
„stummes" Intervall,
diffuser Druckschmerz
ohne Abwehrspannung

6:00 Uhr
Zunehmende Abwehrspannung
Durchwanderungsperitonitis, Schock

auf frühere Embolien (Arm, Bein, Apoplex) können den Verdacht verstärken.

Differenzialdiagnostisch ist beim perakuten abdominellen Schmerzereignis an folgende Ursachen zu denken:
- Myokardinfarkt
- Basale Pneumonie
- Pleuritis
- Gallenkolik
- Pankreatitis
- Ulkusperforation

54.5 Diagnostik

Im Zentrum steht die typische Anamnese mit perakutem abdominellem Schmerz und einer emboligenen Begleiterkrankung. Insbesondere im Frühstadium ist der Tastbefund nur aus differenzialdiagnostischen Überlegungen relevant.

Während früher die Angiographie, der Duplex und nicht selten die explorative Laparotomie dominierten, ist heute das **Angio-CT** mit der Möglichkeit der Darstellung der A. mesenterica superior bis in ihre Aufzweigungen, wie z. B. auch der A. iliocolica, die Untersuchungsmethode der 1. Wahl. Mit dem Angio-CT erhält man zusätzlich wichtige Informationen zur Differenzialdiagnostik. So können Spuren an freier Luft mit dem CT eher erkannt werden, als mit der Röntgen-Übersichtsaufnahme, Hinweise für eine

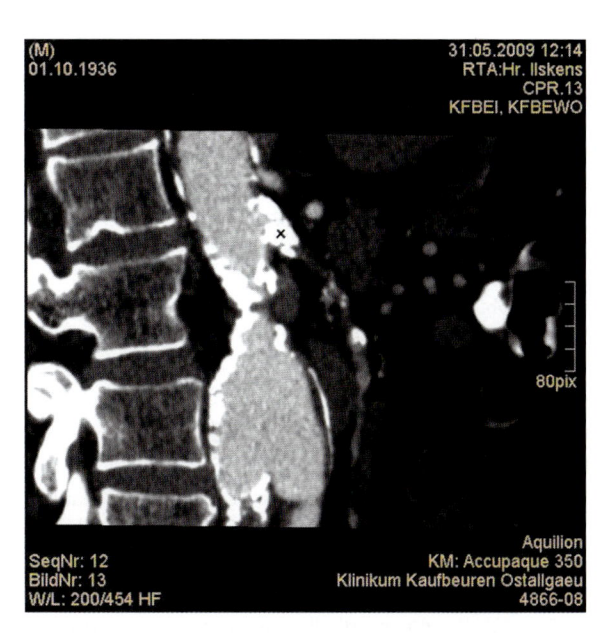

Abb. 54.2 Angio-CT. Während der akute embolische Verschluss einfach zu erkennen ist, ist die Beurteilung einer autochthonen Thrombose bei Arteriosklerose nur im subtilen Durchspielen der CT-Bilder in verschiedenen Ebenen möglich. *X* arteriosklerotischer Abgang der A. mesenterica sup., nachfolgende partielle Thrombosierung

Peritonitis, Darmwandverdickung oder Gaseinschluss in der Darmwand (Pneumatosis intestini) sind ebenfalls zu erkennen.

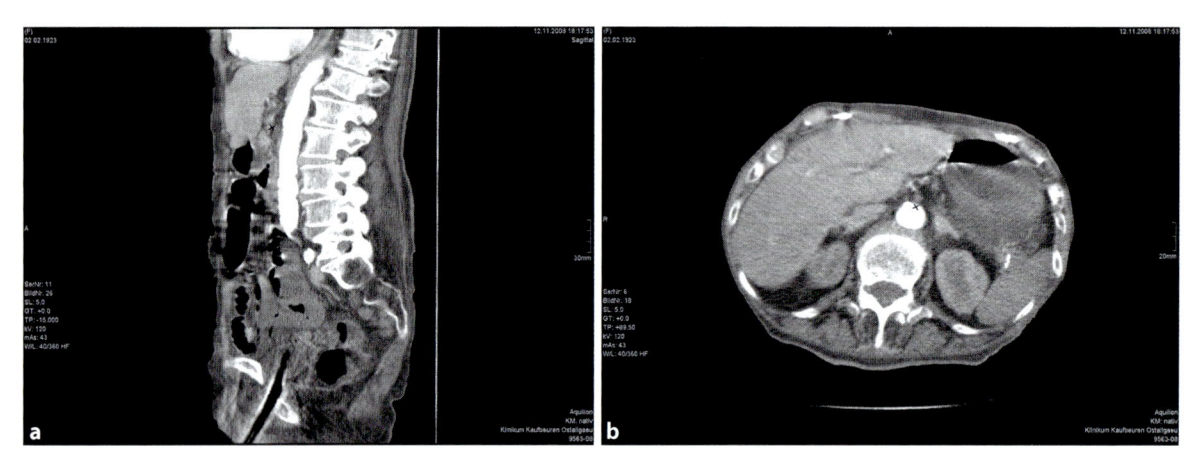

Abb. 54.3 Angio-CT. **a** In der sagittalen Schicht ist der kontrastnegative „Abdruck" (X) der A. mesenterica superior bei akuter Embolie zu erkennen. **b** Transversale Schicht

Darüber hinaus sind zur Abwägung differenzialdiagnostischer Überlegungen noch folgende Untersuchungen durchzuführen:
- Röntgen-Thorax in 2 Ebenen
- EKG und Herzenzymbestimmung
- Lipase

Die Sensitivität des Angio-CT beträgt bei der AMI 80 %, die NOMI ist schwerer erfassbar, so dass im Zweifelsfall bei unauffälligem oder fraglichem Angio-CT die Angiographie oder Laparoskopie folgt (Abb. 54.2 und Abb. 54.3). Insbesondere bei peripheren Thrombosen oder Embolien in der A. mesenterica bietet die Angiographie diagnostische Vorteile, es ist über den liegenden Katheter auch eine lokale Lyse und die Gabe von Prostavasin z. B. möglich (Abb. 54.4).

Abb. 54.5 stellt den diagnostischen und therapeutischen Algorithmus bei Verdacht auf eine AMI dar.

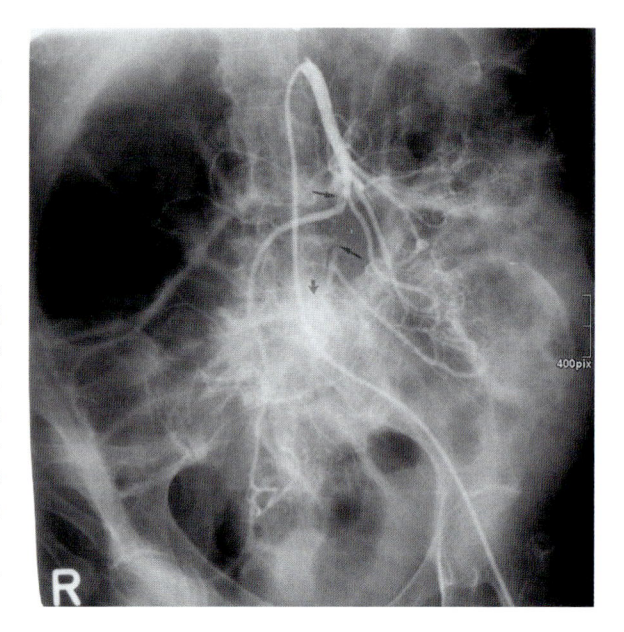

Abb. 54.4 Selektive Angiographie der A. mesenterica superior. Der Embolus ist mit Pfeilen markiert

54.6 Therapeutische Strategie

Hauptproblem dieser Erkrankung ist ihre geringe Häufigkeit, ihr zunächst oft diffuser Charakter und der Zeitdruck, mit dem die Therapie erfolgen muss, will man die nach wie vor hohe Letalitätsrate vermindern (sie liegt zwischen 50 und 85 %). Bereits innerhalb von 3 h kommt es zu einer schweren Wandschädigung, die bei vaskulärer Rekonstruktion noch reparabel erscheint, 6 h nach einem kompletten Verschluss der A. mesenterica superior ist i. d. R. auch trotz Embolektomie der Darm nicht mehr zu erhalten.

> Wegen der Dringlichkeit von Sofortmaßnahmen ist die Sensibilität für dieses Krankheitsbild besonders wichtig; man muss „daran denken", um umgehend die Angio-CT-Untersuchung zu veranlassen und bei Bestätigung sofort zu laparotomieren; ggf. ist bei Zweifeln bezüglich eines palliativen Vorgehens zu laparoskopieren.

Es erfolgt hierbei die Freilegung der A. mesenterica superior am Unterrand des Pankreas, eine Präparation, die gerade beim adipösen Patienten wegen der Vv. jejunales erheblich erschwert werden kann. Nach Anschlingen der Arterie und systemischer Gabe von Heparin folgt die Embolektomie, digital wird der mesenteriale Darmansatz komprimiert, um evtl. noch kleine Thromben retrograd zu mobilisieren. Die quere Arteriotomie wird mit 6–7× Prolene verschlossen.

Erschwert eine lokale Kalkablagerung die Gefäßrekonstruktion, so kann auch die Verwendung von Material aus

54.6 · Therapeutische Strategie

```
                    Klinischer Verdacht auf AMI
                              │
                              ▼
                         Angio-CT
                         ╱      ╲
                        ╱        ╲
                       ╱   bei unklarem Befund
                      ╱            ╲
                     ▼              ▼
                    AMI          Angiographie
                   ╱   ╲              │
                  ╱     ╲             ▼
   bei zweifelhafter    ╲      evtl. lokale Lyse
      Prognose           ╲     intraarterielle Therapie
         │                ╲          │
         ▼                 ▼         │
    Laparoskopie    →  Embolektomie
    expl. Laparotomie   Resektion
         │              ggf. second look
         ▼                    │
   Sterbebegleitung            ▼
                    Lebenslange Antikoagulation
```

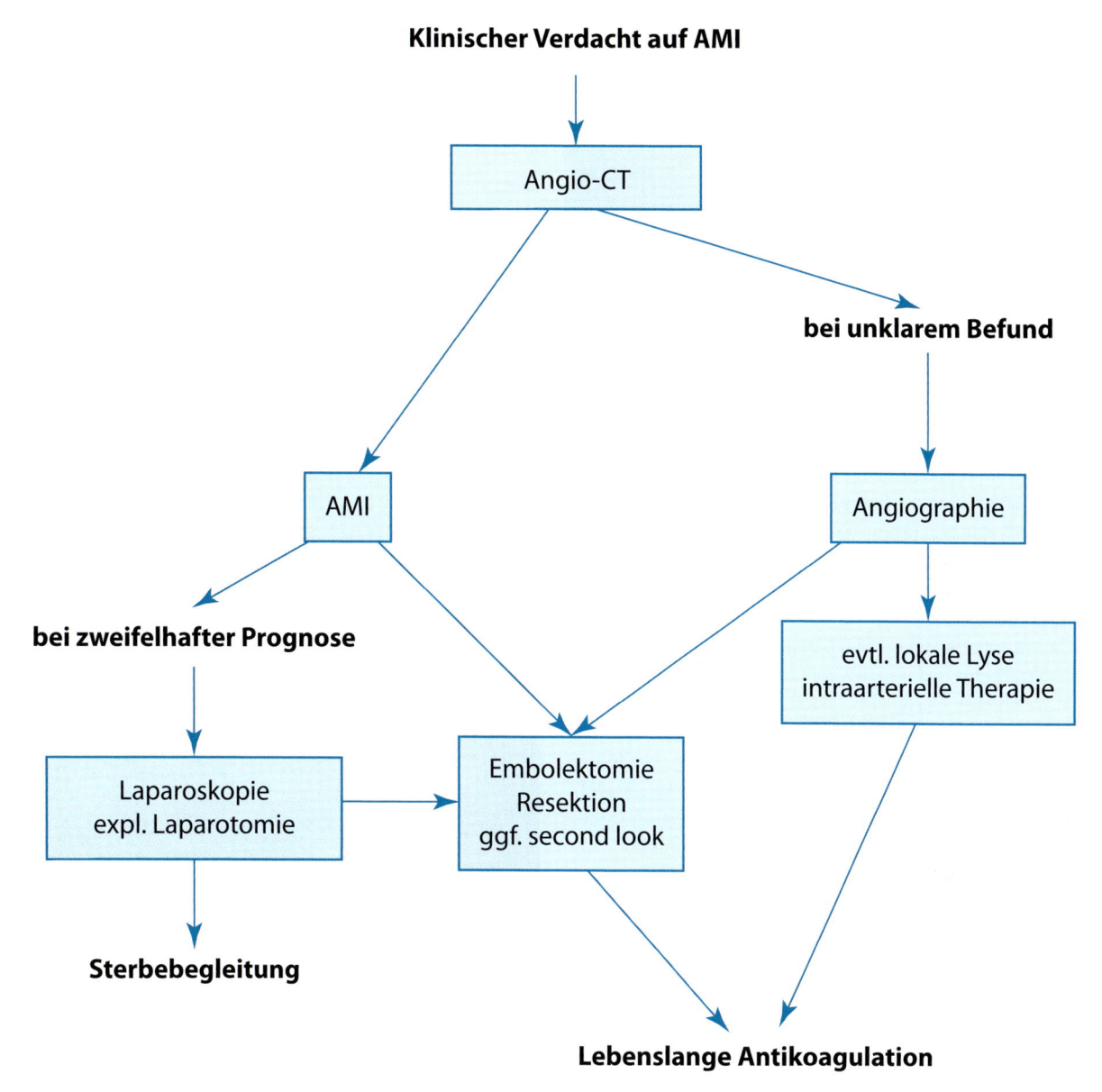

◘ **Abb. 54.5** Klinisches Vorgehen bei Verdacht auf eine akute mesenteriale Ischämie

der V. saphena magna notwendig werden, weshalb diese Region beim Abdecken berücksichtigt werden muss.

Der Darm wird in warme Tücher eingepackt und die Reperfusion abgewartet. Die Darmanteile, die sich nicht ausreichend erholen, werden reseziert, wobei das Belassen eines Innenschichtschadens manchmal gerechtfertigt ist, wenn die Embolektomie gut gelang. Zweifelhafte Darmabschnitte werden belassen, hier folgt 24 h später ein „second look", ggf. ein „third look" (◘ Abb. 54.6).

Weitere therapeutische Maßnahmen sind:
– Gegebenenfalls Injektion von Prostavasin
– Systemische Heparinisierung, PTT-gesteuert
– Nahrungsaufbau nach Peristaltik
– Antibiotische Abdeckung (z. B. Piperacillin 3×4 g und Combactam 3×1 g)
– Magenschutz

Bei **zentraler Ischämie der A. mesenterica superior** und irreversibler Darmschädigung bleibt beim jungen Patienten auch nach der Embolektomie die ausgedehnte Resektion, die dann in eine hohe Jejunoaszendostomie mündet. Je nach Alter wird später eine Dünndarmtransplantation oder eine enterale „home nutrition" zu erwägen sein.

Ist der Patient **hochbetagt** und **multimorbid**, so wird man individuell – evtl. auch mit Berücksichtigung einer Patientenverfügung – die Laparotomie oder Laparoskopie als explorativ beenden und Sterbebegleitung praktizieren.

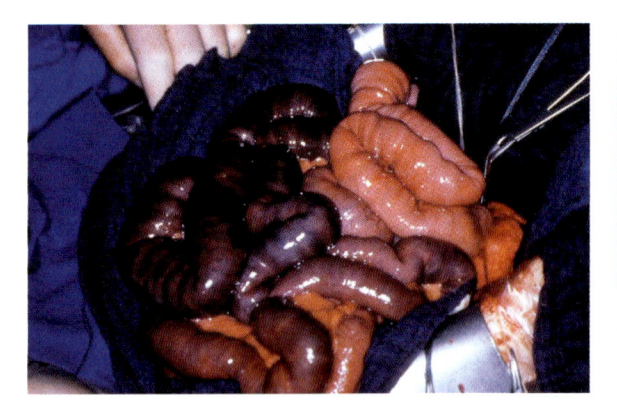

◘ **Abb. 54.6** Partielle Dünndarmnekrose. Resektion erst nach Embolektomie und Abwarten der Reperfusion

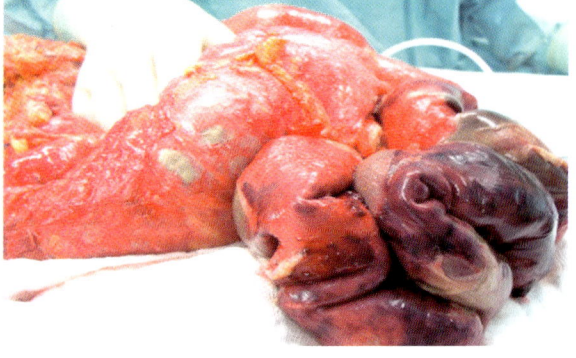

◘ **Abb. 54.7** „Non occlusive disease" mit multisegmentaler Darmischämie

Es ist sinnvoll, den Patienten analgosediert an der Beatmungsmaschine bei Raumluft zu belassen, der Tod ist innerhalb von 1–2 Tagen zu erwarten.

Liegt eine **periphere Embolie der A. mesenterica superior** vor, so kann eine Angiographie mit interventioneller Bereitschaft sinnvoll sein. Die Lyse erfolgt mit rtPA (z. B. 10 mg in 100 ml NaCl, Beimpfen des Gerinnsels mit je 5 ml Bolus, i. d. R. sind bereits weniger als 10 mg rtPA ausreichend). Der selektiv platzierte Katheter kann belassen werden; er dient zur weiteren Gabe von Prostavasin und sekundären Angiographie (◘ Abb. 54.4). Dosierung von Prostavasin intraarteriell: Beginn mit 0,1 ng/kg KG/min. über 12 h mittels Perfusor. Je nach Verträglichkeit Steigerung auf 0,3 ng (entspricht ¼ bis ¾ Ampulle).

Die chirurgische Versorgung einer „**non occlusive disease**" kann extreme Schwierigkeiten bereiten, insbesondere dann, wenn es zu zahlreichen disseminierten ischämischen Darmwandschädigungen kommt. Oft bleiben dann nur ausgedehnte Resektionen (◘ Abb. 54.7).

Eine Besonderheit in der Versorgung einer mesenterialen Ischämie ist die Beseitigung einer **obstruierenden Dissektionsmembran** bei Aortendissektion (Angio-CT!). Hier kann präferenziell interventionell mit einem Reentry eine Perfusionsverbesserung geschaffen werden. Wo diese Methode jedoch nicht zur Verfügung steht, bleibt bei notfallmäßiger Laparotomie die Aortotomie im Abschnitt V mit offener Resektion der Dissektionsmembran. Die Gesamtbewertung der Dissektion hat dann später zu erfolgen. Je nach Ausmaß der Ischämie ist eine begleitende Resektion notwendig. Liegt noch keine mesenteriale Ischämie vor, sind Stentgraftverfahren zu erwägen, um einer drohenden Ischämie zuvorzukommen. In der akuten zeitnahen Ischämie sollte ebenfalls ein Stentgraftverfahren versucht werden, ggf. ist die Perfusion des Darmes laparoskopisch zu überprüfen.

Nach erfolgter Revaskularisation und evtl. Resektion ist in ausreichendem zeitlichem Abstand die Heparinbehandlung auf Marcumar umzustellen.

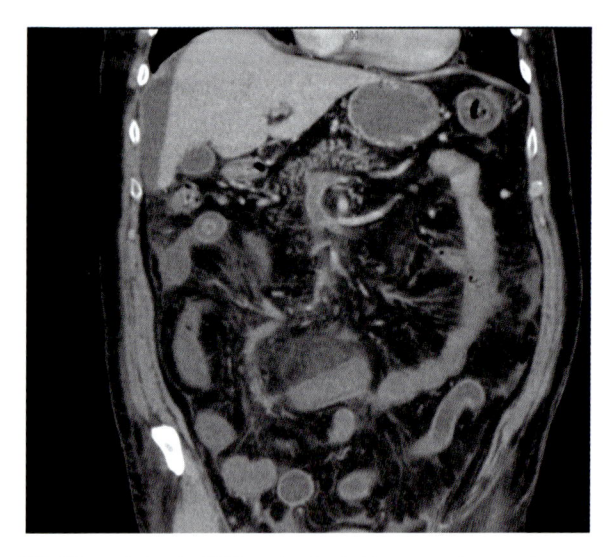

◘ **Abb. 54.8** Angio-CT. Thrombus in der V. mesenterica superior, hineinreichend in die V. portae und V. lienalis

> ❗ Die Umstellung auf Marcumar sollte nicht zu früh erfolgen, um bei bestehendem Innenschichtschaden die schwerer steuerbare Marcumarblutung zu vermeiden.

54.7 Komplikationen

- **Nachblutung unter Heparin**: Vorbeugend sollte man sich erst nach 24 h an die PTT-Verdoppelung herantasten.
- **Anastomoseninsuffizienz**: Sie zwingt zur sofortigen Relaparotomie, in der Regel mit Split-Stoma.
- **Short-bowel-Syndrom**: Dieses kann durch den Mukosaschaden verschärft exsudativ ablaufen und zwingt zur konsequenten parenteralen Ernährung.

54.9 · Akute Thrombose der Vv. portae/V. mesenterica superior

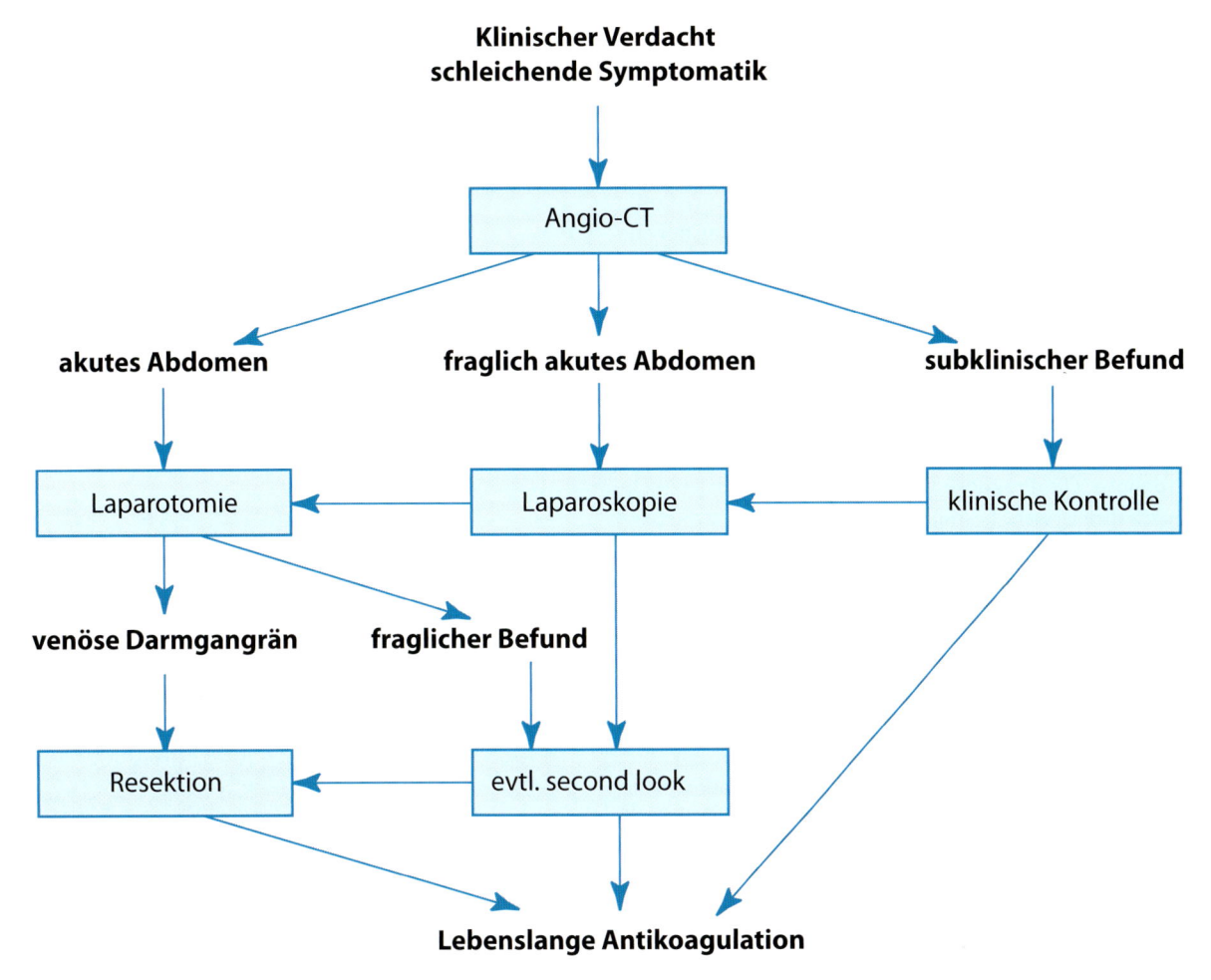

```
                    Klinischer Verdacht
                  schleichende Symptomatik
                            │
                            ▼
                       ┌─────────┐
                       │ Angio-CT│
                       └─────────┘
          ┌────────────────┼────────────────┐
          ▼                ▼                ▼
   akutes Abdomen  fraglich akutes    subklinischer Befund
          │         Abdomen                  │
          ▼                ▼                 ▼
   ┌───────────┐    ┌───────────┐     ┌─────────────────┐
   │Laparotomie│◄───│Laparoskopie│◄────│klinische Kontrolle│
   └───────────┘    └───────────┘     └─────────────────┘
        │                │
        ▼                ▼
 venöse Darmgangrän  fraglicher Befund
        │                │
        ▼                ▼
   ┌─────────┐      ┌──────────────┐
   │Resektion│◄─────│evtl. second look│
   └─────────┘      └──────────────┘
                          │
                          ▼
                  Lebenslange Antikoagulation
```

◘ **Abb. 54.9** Algorithmus für das Vorgehen bei akuter Thrombose der V. portae bzw. V. mesenterica superior

54.8 Prognose

Trotz Kenntnis dieses Krankheitsbildes bleibt die Prognose sehr ernst. Die Letalitätsangaben reichen von 50–93 %, erfolgt die Intervention innerhalb eines Zeitraums von bis zu 12 h, so werden Literaturletalitäten auch von 17–40 % angegeben. Die schlechtesten Ergebnisse werden bei einer mesenterialen Ischämie auf dem Boden einer disseminierten Arteriosklerose im Rahmen der NOMI zu erwarten sein.

54.9 Akute Thrombose der Vv. portae/V. mesenterica superior

Die mesenteriale Ischämie auf dem Boden einer venösen Abflussbehinderung ist weitaus seltener, das Schmerzbild erscheint mitigiert zur AMI, häufig setzen parallel zur Thrombosebildung bereits Rekanalisationsphänomene unter der endogenen Lyse ein, so dass auch hier die schnelle Diagnose mit Angio-CT (◘ Abb. 54.8) und zügige Antikoagulation Voraussetzung sind, um den Effekt der endogenen Lyse zu optimieren.

Ätiologie Die Ursachen des venösen Verschlusses sind in der Übersicht oben aufgelistet. Sind die hereditären Thrombophilien homozygot, so kann ein solches Verschlussbild bereits im heranwachsenden Alter passieren. Es macht dann in jedem Falle Sinn, ein ausgedehntes Labor-Thrombophilie-Screening durchzuführen. Sekundäre Ursachen eines venösen Verschlusses finden sich häufig im Rahmen eines paraneoplastischen Syndroms, manchmal begünstigt durch die lokale Infiltration der Vene, z. B. bei einem Pankreaskarzinom.

Bei entzündlichen Erkrankungen ist nicht nur an den M. Crohn und an die Colitis ulcerosa zu denken, auch eine verschleppte Appendizitis kann im Sinne einer aszendierenden Thrombophlebitis Ursache eines venösen Verschlusses der V. mesenterica superior sein.

Therapie In ◌ Abb. 54.9 ist ein therapeutischer Entscheidungsbaum aufgelistet. Besteht ein akutes Abdomen, ist die Laparotomie nicht zu umgehen. Die Resektion hat sich dann am Ausmaß der venösen Gangrän zu orientieren, eine venöse Thrombektomie dürfte äußerst seltenen Indikationen vorbehalten sein (aufgrund des Low-flow-Systems ist hier die Gefahr der Rethrombosierung außerordentlich hoch). Ist die Symptomatik klinisch weniger stark ausgeprägt, kann eine Laparoskopie zur Frage einer Laparotomie vorgeschaltet werden, ansonsten bleibt man i. d. R. bei der klinischen Kontrolle unter einer suffizienten Heparinisierung, die später überlappend auf Marcumar umgestellt wird.

Prognose Die Prognose der Erkrankung wird letztlich durch ihre Ursache bestimmt, je langsamer und sequenzieller sich eine derartige Thrombose entwickelt, umso eher ist unter Antikoagulation eine Rekompensation möglich.

Literatur

Angelelli G, Scardapane A, Memeo M, Ianora AAS, Rotondo A (2004) Acute bowel ischemia: CT-findings. Eur J Rad 50:37–47

Kirkpatrick IDC, Kroeker MA, Greenberg HM (2003) Biphasic CT with mesenteric ct angiography in the evaluation of acute mesenteric ischemia: initial experience. Radiology 229:91–98

Kortmann B, Klar E (2005) Warum wird die mesenteriale Ischämie zu spät erkannt? Zentralbl Chir 130:223–226

Van Gelowen AW, Biesheuvel TH, Luitse JSK, Hoitsma HFW, Obertop H (2000) Hospital admissions of patients aged over 80 years with acute abdominal complaints. Eur J Surg 166:866–871

Yong PC, Seung MJ, Myoung SH, Hyuk JJ, Jee SK, Yong HK, Sung GL (2003) Role of diagnostic laparoscopy in managing acute mesenteric venous thrombosis. Zentralbl Chir 130:223–226

Pankreatitis

H. Zirngibl

55.1 Einführung

Die **akute Pankreatitis** ist charakterisiert durch plötzlich auftretende, meist starke (Ober-)Bauchschmerzen und deutlich erhöhte Pankreasenzyme im Serum (>3-fach der Norm). Sie verläuft überwiegend (85 %) ohne Komplikationen (Letalität 1 %) und dauerhafte Organschäden (Restitutio ad integrum). Das morphologische Korrelat dieser milden Form der Pankreatitis ist ein intra- und peripankreatisches interstitielles Ödem.

Führt die Freisetzung aktivierter Enzyme neben einer massiven Flüssigkeitsexsudation zur Ausbildung von Nekrosen und Einblutungen im Pankreas und umgebenden peri-/extrapankreatischen Fettgewebe, spricht man von einer hämorrhagisch-nekrotisierenden Pankreatitis (15 %).

Klinisch assoziiert ist zumeist eine schwere Verlaufsform mit Komplikationen und (Multi-)Organversagen und nach wie vor hoher Letalität (bis 20 %) und Defektheilung in ca. 50 % der Fälle.

Die **chronische Pankreatitis** ist eine kontinuierliche oder in Schüben fortschreitende Entzündung (Autodigestion), die zur narbigen Umwandlung (Fibrose) des Parenchyms führt. Sie kann mit einer Kalzifizierung einhergehen und führt nach entsprechendem Parenchymverlust zur exo- und endokrinen Funktionseinschränkung.

Klinisch steht im Vordergrund der Schmerz, die Erstmanifestation kann oft nicht von der akuten Pankreatitis unterschieden werden. Komplikationen im Verlauf der Erkrankung sind ein entzündlicher Pankreaskopftumor mit Gallengangsstenose, Duodenalstenose und Pfortaderkompression bzw. -thrombose, häufiger Milzvenenthrombose und Pseudozystenbildung mit Infektion, Blutung, Obstruktion und Ruptur. Diese Komplikationen können ihrerseits zu einer akuten Notfallsituation führen.

55.2 Klassifikation

Da die Bauchspeicheldrüsenentzündung viele Facetten klinischer Verlaufsformen mit unterschiedlichen Schweregraden bieten kann, die außerdem nicht unbedingt mit dem morphologischen Erscheinungsbild korrelieren müssen, war und ist es oft schwierig, eine alle Aspekte dieser Erkrankung berücksichtigende Klassifikation und Definition zu finden.

 Tab. 55.1 gibt eine Übersicht über die Klassifikation der akuten und chronischen Pankreatitis. Da Die derzeit gültige Fassung ist die klinische **Klassifikation von Atlanta 1992**. Sie unterscheidet eine leichte Pankreatitis mit minimaler Organdysfunktion und komplikationslosem Verlauf und eine schwere akute Pankreatitis mit Ein-/Mehrorganversagen und/oder lokalen Komplikationen (Nekrose, Pseudozyste, Abszess).

Der **CT-Score von Balthazar** beschreibt eine auf CT-Befunden basierende bildgebende morphologisch orientierte Klassifikation der Pankreatitis.

55.3 Epidemiologie

Die verfügbaren Daten zur Inzidenz der Pankreatitis liegen zwischen 10 und 40 Erkrankungen pro 100.000 Einwohner. Problematisch ist die Abgrenzung zum akuten Schub einer chronischen Pankreatitis, sodass möglicherweise nur etwa 10–20 Fälle pro 100.000 Einwohner auf eine akute Entzündung zurückzuführen sind. Alkoholbedingt liegt der Erkrankungsgipfel zwischen dem 30. und 45. Lebensjahr mit Dominanz des männlichen Geschlechtes. Bei biliärer Genese überwiegen die Frauen im Alter zwischen 50 und 70 Jahren.

55.4 Ätiologie

Gallensteine und **Alkohol** sind die häufigsten (80–90 %) Auslöser einer akuten Pankreatitis. Daneben wurden zahlreiche seltene Ursachen beschrieben. Die hereditäre Pankreatitis fällt bereits im Kindesalter durch eine akute abdominelle Schmerzsymptomatik auf und geht rasch in eine chronische Form über. Findet man keine der bisher bekannten seltenen Ursachen, so spricht man von einer „idiopathischen" Pankreatitis.

Ätiologie der akuten Pankreatitis
- Mechanische Ursachen
    - Gallensteine
    - Gangobstruktionen, Tumoren, Divertikel, Papillenstenose etc.
    - Trauma, Operation

Tab. 55.1 Klassifikation der Pankreatitis

Akute Pankreatitis (Atlanta 1992)

I	Akute Pankreatitis
II	Milde akute Pankreatitis
III	Schwere akute Pankreatitis
IV	Akute Flüssigkeitskollektion, Fettgewebsnekrosen
V	Pankreasnekrosen
VI	Pseudozyste
VII	Pankreasabszess

CT-Score (Balthazar 1985)

I	Normales Pankreas
II	Fokale oder diffuse ödematöse Organvergrößerung (Ödem)
III	Ödem und peripankreatische Exsudation/Fettgewebsinfiltration
IV	Fokale Pankreasparenchymnekrosen und massive Exsudation/Fettgewebsinfiltration oder Hinweis auf infizierte Nekrose
V	Diffuse/ausgedehnte Pankreasparenchymnekrosen und massive Exsudation/Fettgewebsinfiltration oder Hinweis auf infizierte Nekrose

Chronische Pankreatitis (Marseille 1984)

I	Chronische Pankreatitis mit fokaler Nekrose (Fibrose)
II	Chronische Pankreatitis mit segmentierter/diffuser Fibrose
III	Chronische Pankreatitis mit/ohne Verkalkung
	Sonderform: obstruktive chronische Pankreatitis (z. B. Tumor, Narbe)

- ERCP
- Toxische und metabolische Ursachen
    - Alkohol
    - Medikamente
    - Hyperlipoproteinämie
    - Hyperkalziämie
    - Urämie
- Infektiöse Ursachen (Viren, Bakterien, Parasiten, Pilze)
- Vaskuläre Ursachen (Schock, Embolie, Autoimmunerkrankungen etc.)
- Hereditäre Pankreatitis
- Idiopathische Pankreatitis

55.5 Pathogenese

Die intrapankreatische Aktivierung und Freisetzung von Enzymen (Trypsin) führt zur intrazellulären Schädigung und zum Prozess der Autodigestion. Verschiedene Schutzmechanismen, die gegen eine Selbstverdauung gerichtet sind (Proteaseninhibitoren, Serum-Antiproteasen) werden aktiviert.

Die Pathomechanismen, über die ätiologische Noxen wie Alkohol oder Gallensteine eine Autodigestion induzieren und die Schutzmechanismen unterdrücken können, sind bislang nur ansatzweise entschlüsselt. Wann eine Selbstlimitierung eintritt und welche Faktoren zur Entstehung einer leichten ödematösen oder schweren nekrotisierenden Pankreatitis führen, ist bislang ebenso unklar.

Bei der schweren Pankreatitis kommt es über die vermehrte Freisetzung aktivierter Enzyme zum Proteasen-/inhibitoren-Ungleichgewicht und damit zur Aktivierung von Kaskadensystemen (Komplementsystem, Kallikrein-Kinin-System, Gerinnungs- und Fibrinolysesystem). Mediatoren und Zytokine (IL1, IL6, TNF-α etc.) vermitteln systemische Komplikationen wie Permeabilitäts- und Mikrozirkulationsstörung mit konsekutiven Organschäden (Kreislauf, Lunge, Niere, Leber).

Pathomorphologisch entwickelt sich ein erheblicher **Flüssigkeitsverlust** ins Interstitium, vor allem retroperitoneal, aber auch in die freie Bauchhöhle und in den Pleuraraum. Dieser Volumenmangel führt unbehandelt rasch zum Kreislaufschock und Nierenversagen. Im weiteren Verlauf demarkieren sich Nekrosen am Pankreas selbst (Teil- bis Totalnekrose) und peri-/extrapankreatisch in den sog „Nekrosestraßen" (retrokolisch links oder rechts entlang der Gerotafaszie bis ins kleine Becken, in die Mesenterialwurzel, Bursa omentalis, nach kranial subphrenisch links). Diese Nekrosen sind primär steril und können sich im Verlauf der Erkrankung infizieren (50–70 %).

55.6 Klinische Symptomatik

> Leitsymptom der akuten Pankreatitis ist der starke, gürtelförmig über den Ober- und Mittelbauch ziehende Schmerz, teilweise mit Ausstrahlung in den Rücken.

Die rasch an Intensität zunehmenden Schmerzen führen meist frühzeitig zur stationären Aufnahme. Begleitend können Blähungen, Druck- und Völlegefühl, Übelkeit und Erbrechen beobachtet werden. Die Zunahme des Bauchumfanges mit zum Teil erheblichem Zwerchfellhochstand resultiert in Kurzatmigkeit. Hypotonie und Tachykardie sind Ausdruck eines sich (fort)entwickelnden Volumenmangels, der bei schwerer Verlaufsform rasch im Volumenmangelschock mit Multiorganversagen (Kreislauf, Lunge, Niere, Leber, Gerinnung) münden kann. Erhöhte Temperaturen sind häufig zu Beginn der Erkrankung, aber Ausdruck der vasoaktiv-toxischen Vorgänge und nicht bakteriell-infektiös bedingt.

> Vom klinischen Aspekt her können ödematöse und nekrotisierende Pankreatitis anfangs nicht unterschieden werden.

Palpatorisch findet sich ein prall-elastisches, im Gegensatz zum Peritonismus aber eindrückbares Abdomen mit geringer Abwehrspannung, das klassischerweise als „**Gummibauch**" beschrieben wird. Ursächlich dafür sind neben dem beginnenden interstitiellen Ödem die zunehmende Darmparalyse bis zum Vollbild des Ileus. Daneben können Kaltschweißigkeit, ein leichter Ikterus und selten Zeichen von Einblutungen in die Bauchwand bei schwerer hämorrhagisch-nekrotisierender Pankreatitis (z. B. Grey-Turner-Zeichen = Einblutung in die Flankenregion) auftreten. Trotz ausgedehnter Nekrosen sind selten auch symptomarme Verläufe möglich, die erst bei Auftreten einer Komplikation diagnostiziert werden.

Differenzialdiagnose Differenzialdiagnostisch steht zur Diskussion: penetrierendes-/perforiertes Magen- oder Duodenalulkus, Myokardinfarkt, Mesenterialinfarkt, Aortenaneurysma, entzündliche Erkrankungen im Abdomen (z. B. akute Cholezystitis/Cholangitis) und Thorax (z. B. Pleuritis).

55.7 Diagnostik

Laborchemische und bildgebende Verfahren sichern die Diagnose einer akuten Pankreatitis.

55.7.1 Labordiagnostik

Der Nachweis von (mehr als 3-fach) erhöhten **Amylase**- oder **Lipasewerten** im Serum mit entsprechender Symptomatik belegt mit relativ hoher Wahrscheinlichkeit das Vorliegen einer akuten Pankreatitis, normale Enzymwerte bei passender Klinik machen sie unwahrscheinlich. Die Spezifität der Lipase ist höher als die der Amylase, da extrapankreatische Isoenzyme zu falsch hohen Werten bei anderen Erkrankungen (z. B. Niereninsuffizienz, Makroamylasämie) führen können. Normale Amylasewerte werden selten im Rahmen eines akuten Schubes einer schon lange bestehenden chronischen Pankreatitis und bei schwersten Verlaufsformen mit Totalnekrose des Organs gemessen. Liegt der Erkrankungsbeginn bereits einige Tage zurück, können Amylase und etwas später auch die Lipase wieder im Normbereich sein.

> Das Ausmaß der Enzymerhöhung im Serum korreliert nicht mit dem Schweregrad der Pankreatitis.

Die **weitere Labordiagnostik** dient entweder mit zur Differenzierung der (biliären) Genese (GOT, Bilirubin), zum Nachweis von systemischen Komplikationen (Elektrolyte, Kreatinin, Blutgasanalyse, Hämatokrit, Quickthrombozyten) und zur Abschätzung des Schweregrades bzw. zur Verlaufskontrolle (CRP, IL6, Ca, LDH, CK, Laktat, Blutzucker, Blutbild mit Leukozyten).

Der praktische Wert der **Scoring-Systeme** zur Prognoseabschätzung (Ranson, Imrie, Apache II, SAPS, etc.) beschränkt sich weitgehend auf klinische Studien.

55.7.2 Bildgebende Diagnostik

Für die bildgebende Diagnostik bei Verdacht auf akute Pankreatitis stehen folgende Methoden zur Verfügung:
- Sonographie des Abdomens
- (Endosonographie)
- Konventionelles Röntgen-Thorax, Abdomen
- Computertomographie des Adomens
- ERC(P)

Sonographie Die Sonographie sichert die biliäre Genese durch Steinnachweis in der Gallenblase, seltener im Gallengang. Fakultativ kann zur Sicherung der Choledocho(mikro)lithiasis eine Endosonographie sinn-

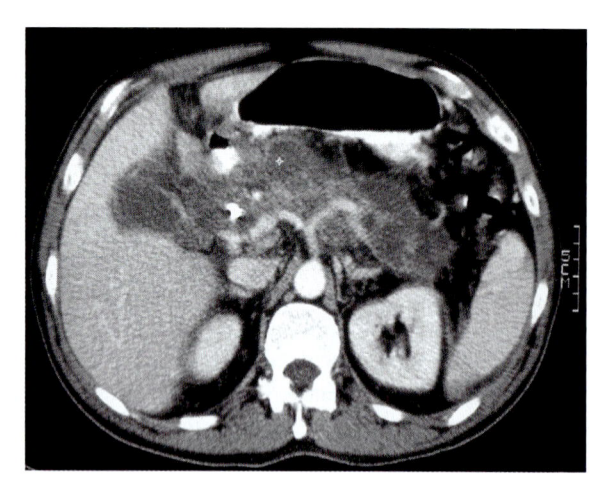

Abb. 55.1 Nekrotisierende Pankreatitis im Computertomogramm

voll sein. Bislang sind die Erfahrungen mit dieser Methode bei akuter Pankreatitis noch sehr gering.

Der diagnostischen Beurteilung morphologischer Veränderungen des Pankreas mit Hilfe der transabdominellen Sonographie sind wegen häufiger Darmgasüberlagerungen und Adipositas der Patienten Grenzen gesetzt. Die Treffsicherheit wird mit bis zu 70 % angegeben, zur Differenzierung der nekrotisierenden Verlaufsform liegt sie noch schlechter (ca. 40 %). Einen hohen Stellenwert hat die Sonographie in der Verlaufskontrolle (wiederholt anwendbar, sofort verfügbar, kein Patiententransport) zur Diagnostik von lokalen Komplikationen (Abszess, Pseudozysten, Aszites, Pleuraerguss).

Endoskopische retrograde Cholangiographie Der Steinnachweis wird üblicherweise mittels ERC geführt; bei Vorliegen einer Steineinklemmung und/oder einer Cholangitis wird in gleicher Sitzung mittels Papillotomie und Steinextraktion therapiert. Für Patienten mit akuter biliärer Pankreatitis ohne Cholangitis und Verschlussikterus konnte wie bei alkoholinduzierter Pankreatitis kein Effekt einer frühzeitigen ERC nachgewiesen werden.

Computertomographie Die kontrastmittelverstärkte Spiralcomputertomographie dient dem Nachweis und der Verlaufskontrolle von Pankreasnekrosen und peri-/extrapankreatischen Nekrosestraßen. Gaseinschlüsse weisen auf eine Infektion der Nekrosen hin. Eine CT-gesteuerte Feinnadelpunktion kann bei klinischem Verdacht auf infizierte Nekrosen mit zunehmend septischem Krankheitsverlauf zum Infektnachweis mit Antibiogramm sinnvoll sein (◘ Abb. 55.1).

> Eine Computertomographie ist nicht zur Diagnosesicherung in der Frühphase der akuten Pankreatitis und bei leichter Verlaufsform erforderlich.

Röntgenuntersuchung Die konventionellen Röntgenaufnahmen sind hilfreich in der Primärdiagnostik zur Abgrenzung von differenzialdiagnostischen Erkrankungen (z. B. bei Hohlorganperforation oder zum Nachweis von Komplikationen wie Darmparalyse/Ileus oder Pleuraerguss, Atelektase, Infiltrate).

55.8 Verlauf und Prognose

Die leichte Verlaufsform der akuten Pankreatitis (**ödematöse Pankreatitis**, 85 %) führt unter entsprechender Therapie nahezu immer zur raschen Erholung und kompletter, komplikationsarmer Ausheilung der Erkrankung (Letalität 1 %). 15 % der Patienten erleben einen schweren Verlauf, der mit einer Teil- oder Totalnekrose der Bauchspeicheldrüse selbst und zum Teil ausgedehnten peri- und extrapankreatischen Nekrosestraßen einhergeht. Es entwickeln sich lokale (Nekrose, Pseudozyste, Hämorrhagie, Darmparalyse/-perforation, Abszess, Pleuraerguss) und systemische Komplikationen (Multiorganversagen).

Die **nekrotisierende Pankreatitis** verläuft klinisch in 2 Phasen. In der ersten **vasoaktiv-toxischen Phase** (Tag 1–14) wird der Schweregrad der Erkrankung durch das Ausmaß der systemischen Freisetzung vasoaktiv-toxischen Substanzen und Entzündungsmediatoren bestimmt. Bei fulminanten Verläufen kann es im Rahmen des sog. „systemic inflammatory response syndrome" (**SIRS**) zu einer massiven Flüssigkeitsverschiebung ins Interstitium und zu einem Zusammenbruch des Kreislaufsystems, der Lungen- und Nierenfunktion kommen. Entsprechende Intensivtherapie und Flüssgkeitssubstitution (Kristalloide, Kolloide bis zu 15 l/Tag) können diese Phase heute nahezu immer beherrschen.

Die zweite Phase (≥14 Tage) ist gekennzeichnet durch die zunehmende **Demarkierung der Nekrose**. Entscheidenden Einfluss auf den weiteren Verlauf hat die Infektion der Nekrose, mit der in 40–70 % zu rechnen ist. Nach zwischenzeitlicher Erholung des Patienten ist der weitere klinische Zustand abhängig vom Schweregrad der Nekroseinfektion mit entsprechendem septischem Krankheitsbild. Trotz intensivmedizinischer konservativer Therapie mit gezielter Antibiotikatherapie kann der Patient erneut ein septisches Krankheitsbild mit (Multi-)Organversagen entwickeln.

Interventionelle Drainage oder chirurgische Nekroseausräumung kann dann erforderlich werden. Die Sterblichkeit der Patienten mit infizierten Nekrosen wird zwischen 10 und 50 % angegeben. Sie liegt damit deutlicher über der von Patienten mit sterilen Nekrosen (5 %).

Bei der nekrotisierenden Pankreatitis ist in ca. 50 % der Fälle mit Funktionseinbußen (endokrine, exokrine Insuffizienz) und Defekten anderer Organsysteme (z. B. Milzvenenthrombose, Pfortaderkompression, Pfortaderthrombose, Duodenalstenose u. a.) zu rechnen.

Verlauf und Prognose der akuten Pankreatitis sind zum Zeitpunkt der stationären Aufnahme nicht sicher vorhersehbar. Deshalb galt das Augenmerk der Suche nach prognostischen **Scoring-Systemen** oder Markern. Zur frühzeitigen Prognoseabschätzung dienen verschiedene Scoring-Systeme aus klinischen oder laborchemischen Parametern, deren Treffsicherheit meist durch Verlaufsbeobachtung (48 h) erhöht wird. Der praktische Wert dieser Multi-Scoring-Systeme (Ranson, Imrie, Glasgow, Apache II, SAPS, Balthazar u. a.) konzentriert sich auf klinische Studien, im klinischen Alltag spielen sie eine untergeordnete Rolle.

Zur Diskriminierung der nekrotisierenden Verlaufsform hat sich das **C-reaktive Protein** etabliert. Werte von über 120 mg/l nach dem dritten Tag nach Krankheitsbeginn sind hoch spezifisch und sensitiv (ca. 85 %) für eine schwere Verlaufsform. Andere Marker wie IL6, PL A2, PMN-Elastase u. a. haben sich im klinischen Alltag bislang nicht etabliert.

Risikofaktoren für schweren Verlauf bzw. Letalität
- Alter
- Komorbidität (vor allem kardial, renal, pulmonal)
- Adipositas permagna
- CRP >120 mg/l
- Ranson-Score >3
- Imrie-Score >3
- Apache II-Score >20
- Multiorganversagen
  - Vasoaktiv-toxisch
  - Bei Sepsis infolge infizierter Nekrosen

Einer der gebräuchlichsten Prognose-Scores ist der **Ranson-Score** (in der Übersicht gezeigt für die nicht gallensteinassoziierte Pankreatitis), der anhand von klinischen Basisuntersuchungen erhoben werden kann.

Ranson-Score
- Bei Aufnahme
  - Alter >55 Jahre
  - Leukozyten >16.000 mm^3
  - Blutzucker >200 mg/dl
  - LDH >350 U/l
  - GOT >250 U/l
- Nach 48 h
  - Hämatokritabfall >10
  - Harnstoffanstieg >5 mg/dl
  - Kalzium <2 mmol/l
  - PO$_2$ <60 mmHg

- BE >4 mmol/l
- Flüssigkeitssequestration >6000 ml

Patienten mit weniger als 3 der Prognosefaktoren haben eine milde Attacke mit geringer Morbidität und Letalität (<1 %). Bei 3 oder 4 positiven Faktoren steigt die Letalitätsrate auf 15 % und 50 % der Patienten benötigen Intensivtherapie. Praktisch alle Patienten mit 5 oder 6 positiven Kriterien müssen auf einer Intensivstation behandelt werden und bei 7 bis 8 positiven Faktoren steigt die Letalität der Erkrankung bis auf 90 % an.

55.9 Therapie

Die Therapie der akuten Pankreatitis ist symptom- und komplikationsorientiert, da eine spezifisch kausale Therapiemöglichkeit (noch) nicht existiert. Frühzeitige operative Interventionen haben den Krankheitsverlauf eher verschlechtert, sodass heute jede Pankreatitis zunächst – und wenn möglich nur – konservativ behandelt wird. In der vasoaktiv-toxischen Phase sind chirurgische Eingriffe mit dem Ziel der Nekrosenausräumung oder Drainage obsolet. Erst im späteren Verlauf, frühestens nach 3 Wochen, kann bei Nekroseinfektion und zunehmender konservativ nicht beherrschbarer Sepsis eine chirurgische Intervention sinnvoll und erforderlich sein. Wichtig ist primär die Identifizierung des Patienten mit schwerer Verlaufsform, da diese einer intensivmedizinischen Überwachung und ggf. Therapie bedürfen.

Die **leichte Verlaufsformen** (ödematöse Pankreatitis) benötigen in der Regel lediglich eine Überwachung mit klinisch orientierter kurzfristiger Nahrungskarenz und Schmerztherapie. Je nach Volumstatus ist eine parenterale Flüssigkeitszufuhr nötig. Eine Antibiotikaprophylaxe ist bei leichter Pankreatitis nicht notwendig. Da meist rasch (nach dem dritten bis vierten Tag) wieder mit der Nahrungsaufnahme begonnen werden kann, erübrigt sich in der Regel eine parenterale Ernährung.

Die **schwere Verlaufsform** erfordert in der Regel das gesamte intensivmedizinische Repertoire.

> **Ausreichende Volumensubstitution und Schmerztherapie sind die Grundpfeiler der Behandlung einer schweren Pankreatitis.**

55.9.1 Volumentherapie

Die Volumensubstitution richtet sich nach dem Volumenbedarf, der über ZVD-Messung überwacht werden kann. Besser noch ist der Einsatz einer gering invasiven Überwachung von hämodynamischen und volumetrischen Parametern mit der sog. Picco-Technologie (▶ Kap. 78). Hoher Flüssigkeitsbedarf in den ersten Tagen ist charakteristisch mit Mengen bis zu 15 l/Tag.

Die Anlage eines zentralen Venenkatheters wie auch eines Blasenkatheters zur Kontrolle der Urinausscheidung sind zwingend, außerdem regelmäßiges bzw. kontinuierliches Monitoring von Kreislaufparametern, Temperatur, Sauerstoffsättigung, ggf. Blutgasanalyse.

Eine unzureichende Volumengabe führt zu Hypotonie und hypovolämem Schock mit Niereninsuffizienz und rasch einsetzender Anurie. Eine hochdosierte Katecholamingabe zur Kompensierung der hypotonen Kreislaufsituation aggraviert die periphere Mangeldurchblutung und Mikrozirkulationsstörung vor allem im Splanchnikusgebiet und beschleunigt die Permeabilitätssteigerung des Intestinaltraktes mit Freisetzung von Endotoxinen und damit die weitere Verschlechterung des vasoaktiv-toxischen Geschehens.

> **Todesfälle in der vasoaktiv-toxischen Phase sind meistens auf unzureichende Volumentherapie zurückzuführen.**

Nahrungskarenz und Magenverweilsonde richten sich nach Ausmaß und Umfang der Magen-Darm-Paralyse. Es hat sich bewährt, bei schweren Verläufen neben der für einige Tage (≥3) sinnvollen Nahrungskarenz dem Patienten Erleichterung von Völlegefühl und Übelkeit mittels Sekretableitung über eine Magenverweilsonde zu verschaffen. Die Nahrungskarenz ist nicht erforderlich zur „Ruhigstellung" der Drüse, da die exokrine Sekretion im Verlauf der Pankreatitis ohnehin blockiert ist. Deshalb ist auch ihr Einfluss auf die Prognose nicht belegt.

55.9.2 Schmerztherapie

Eine zurückhaltende Analgetikagabe ist heute nicht mehr vertretbar. Weder die frühzeitige Schmerztherapie („Symptomverschleierung") noch der Einsatz von Opioiden zeigte einen ungünstigen Einfluss auf den Krankheitsverlauf. Die in allen Lehrbüchern zitierte Empfehlung von Procainhydrochlorid (2 g/24 h) ist in neueren Studien den Opioiden deutlich unterlegen.

Standardmäßig sollte eine Kombination von Nichtopioiden (z. B. Metamizol, NSAR, Paracetamol) und Opioiden (Buprenorphin, Dipidolor, Morphin, vorzugsweise PCA) verabreicht werden. Entscheidend ist eine über regelmäßige Schmerzmessung (z. B. VAS) angepasste Analgetikagabe. Periduralanalgesie ist wünschenswert, aber häufig in der Praxis nicht anwendbar (cave Gerinnungsstörung).

55.9.3 Enterale/parenterale Ernährung

Da bei schweren Verläufen der Pankreatitis mit einer langen Krankheitsdauer und einem gesteigerten Energiebedarf gerechnet werden muss, ist frühzeitig (≥72 h) eine vollständige parenterale Ernährung sinnvoll. Auch der Einsatz von Fetten ist nicht kontraindiziert, da bislang kein negativer Einfluss auf die Entzündungssituation gezeigt werden konnte. Wenn möglich, sollte auf eine frühzeitige enterale Ernährung über eine Jejunalsonde umgestiegen werden. Die bisherige Datenlage zeigt neben den theoretischen Vorteilen zumindest keine Verschlechterung der Pankreatitis durch die enterale Ernährung.

55.9.4 Antibiotikatherapie

Der Nachweis von Nekrosen im Rahmen einer schweren Pankreatitis ist eine Indikation für eine prophylaktische Antibiotikatherapie. Die Häufigkeit der Nekroseninfektion und septischer Spätkomplikationen konnte dadurch vermindert werden. Kommt es unter kalkulierter Antibiotikagabe dennoch zum Bild einer zunehmenden Sepsis bei klinischem und bildgebendem Verdacht auf Nekroseninfektion, ist eine Feinnadelaspiration mit bakteriologischer Untersuchung und Therapie nach Antibiogramm zu empfehlen.

55.9.5 Intensivtherapie

Im Rahmen eines (Multi-)Organversagens bedarf der Patient der konsequenten und kompetenten intensivmedizinischen Überwachung und Therapie. Nach hypovolämer Kreislaufsituation entwickelt sich insbesondere bei fulminanten Verläufen häufig innerhalb der ersten 24–48 h ein pulmonales Versagen. Im weiteren Verlauf kann es trotz ausreichender Volumensubstitution zum Sistieren der Urinausscheidung mit komplettem Nierenversagen kommen. In äußerst schweren Verläufen sind Leber- und Stoffwechselfunktionen beeinträchtigt (z. B. Gerinnungsstörungen).

Neben der Volumentherapie bei Kreislaufschock bzw. bei kardiozirkulatorischem Versagen kommt in zweiter Linie die Verabreichung von Katecholaminen zum Zuge. Eine kontinuierliche venovenöse Hämofiltration wurde gelegentlich zur Detoxikation eingesetzt. Anwendung findet sie bei komplettem Nierenversagen mit Anstieg harnpflichtiger Substanzen oder Kalium.

Bei pulmonaler Insuffizienz ist frühzeitig eine maschinelle Beatmungstherapie, nicht zuletzt aufgrund der in den ersten Tagen zu erwartenden Flüssigkeitsverschiebung in die Lunge, zu beginnen. Metabolische Entgleisungen und

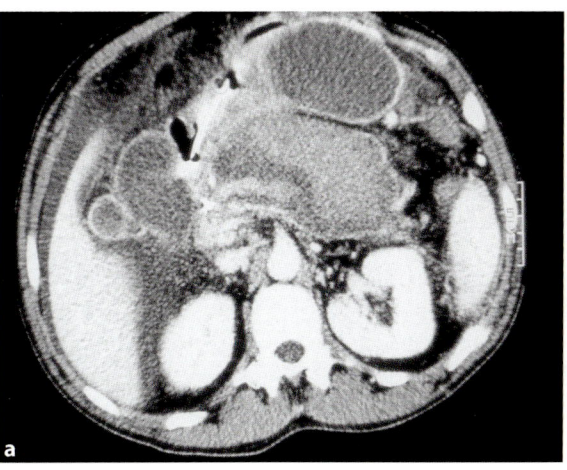

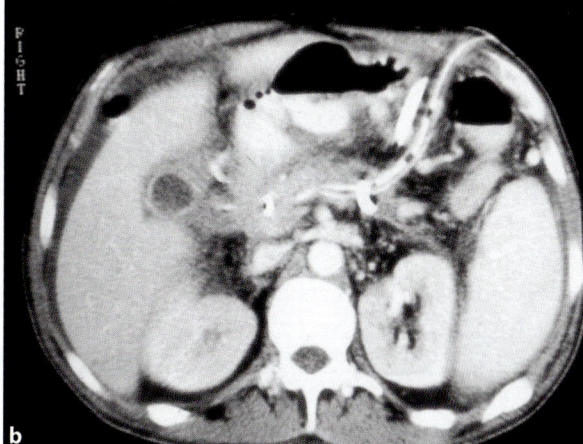

Abb. 55.2a,b Pankreasnekrosestraßen. **a** Computertomogramm vor interventioneller Drainage. **b** Computertomogramm nach Einlage interventioneller Drainagen

Gerinnungsstörungen bedürfen der therapeutischen Substitution.

55.9.6 Operative Therapie

Infizierte Nekrosen, die unter konservativer Therapie und gezielter Antibiotikagabe zu einer zunehmenden bzw. persistierenden septischen Situation des Patienten führen, bedürfen der Intervention. Sind die Nekroseherde umschrieben und gut zugänglich, (z. B. Bursa) können interventionell platzierte (Sonographie- bzw. CT-gezielt) Drainagesysteme erfolgreich sein (Abb. 55.2). In Einzelfällen konnte damit auch bei verzweigten Nekrosestraßen das Krankheitsbild beherrscht werden. Erforderlich sind aber regelmäßige Kontrollen, ggf. mit Neuanlage bzw. Austausch gegen dickere Drainagen, ggf. zur Durchführung einer kontinuierlichen Spül-Saug-Behandlung und die interventionelle Aspiration von Sequestern. Dies erfordert einen erfahrenen und engagierten Interventionalisten.

> Bei septischem Krankheitsbild und klinischer Verschlechterung unter optimaler Intensivtherapie und nach erfolgter Punktion bei Versagen oder nicht erfolgversprechender interventioneller Drainage sollte chirurgisch interveniert werden.

Bilden sich **Fisteln** von den Nekrosehöhlen in das Gallenwegssystem oder in Magen und Duodenum, ist eine interventionelle Drainage der operativen Intervention – wenn möglich – vorzuziehen. Bei Kolonfisteln kann die Anlage einer Loop-Ileostomie zum Erfolg führen. In manchen seltenen Fällen kommt es nach Spontanperforation eines infizierten Nekroseareals z. B. ins Duodenum (meist parapapillär) zur Ausheilung ohne chirurgische oder interventionelle Entlastung.

Die Ausräumung **verzweigter** – der Intervention schlecht zugänglicher – **Nekrosestraßen**, ist nach wie vor chirurgisch anzugehen. Dabei gilt es, die Nekroseareale möglichst schonend, zugleich komplett, jedoch nicht radikal zu entfernen. Vorsicht ist im Bereich der großen Venen (V. mes. sup., Pfortader, Milzvene) geboten, da es hier bei forschem Vorgehen zu fatalen Blutungen kommen kann. Eine Resektion von Pankreasgewebe ist zu vermeiden, lediglich lose Sequester werden geborgen. Um alle Nekrosestraßen sicher intraoperativ identifizieren zu können, ist eine aktuelle präoperative Computertomographie hilfreich. Außerhalb der Bursa finden sich die meisten Nekroseareale links retrokolisch, manchmal auch rechts, die bis tief ins kleine Becken bzw. bis in die Leistenregion reichen können. Mehrkammrig sind sie in der Mesenterialwurzel gelegen. Von der Bursa aus finden sich manchmal Ausläufer nach kranial links-subphrenisch bzw. in Richtung Milz und nach dorsal, seltener in Richtung Ligamentum hepatoduodenale/kleines Netz subhepatisch.

Die **Mitresektion von Darmabschnitten**, insbesondere Querkolon, ist auf die seltenen Fälle einer kompletten Darmischämie mit Darmwandnekrose zu beschränken. Ist sie unvermeidbar, so empfiehlt sich eine Diskontinuitätsresektion mit Verzicht auf Anastomosen.

Zur weiteren Reinigung der Nekrosehöhlen wird ein kontinuierliches Spül-Saug-System platziert oder eine programmierte Relaparotomie bzw. Relavage bei offenem Abdomen durchgeführt.

Folgende offene bzw. geschlossene **Operationsverfahren** haben sich etabliert:
- Nekrosektomie mit Platzierung von Drainagen zur geschlossenen Lavage
- Programmierte Relaparotomie
- Nekrosektomie mit offenem Abdomen und Etappenlavage
- Nekrosektomie mit „open packing"

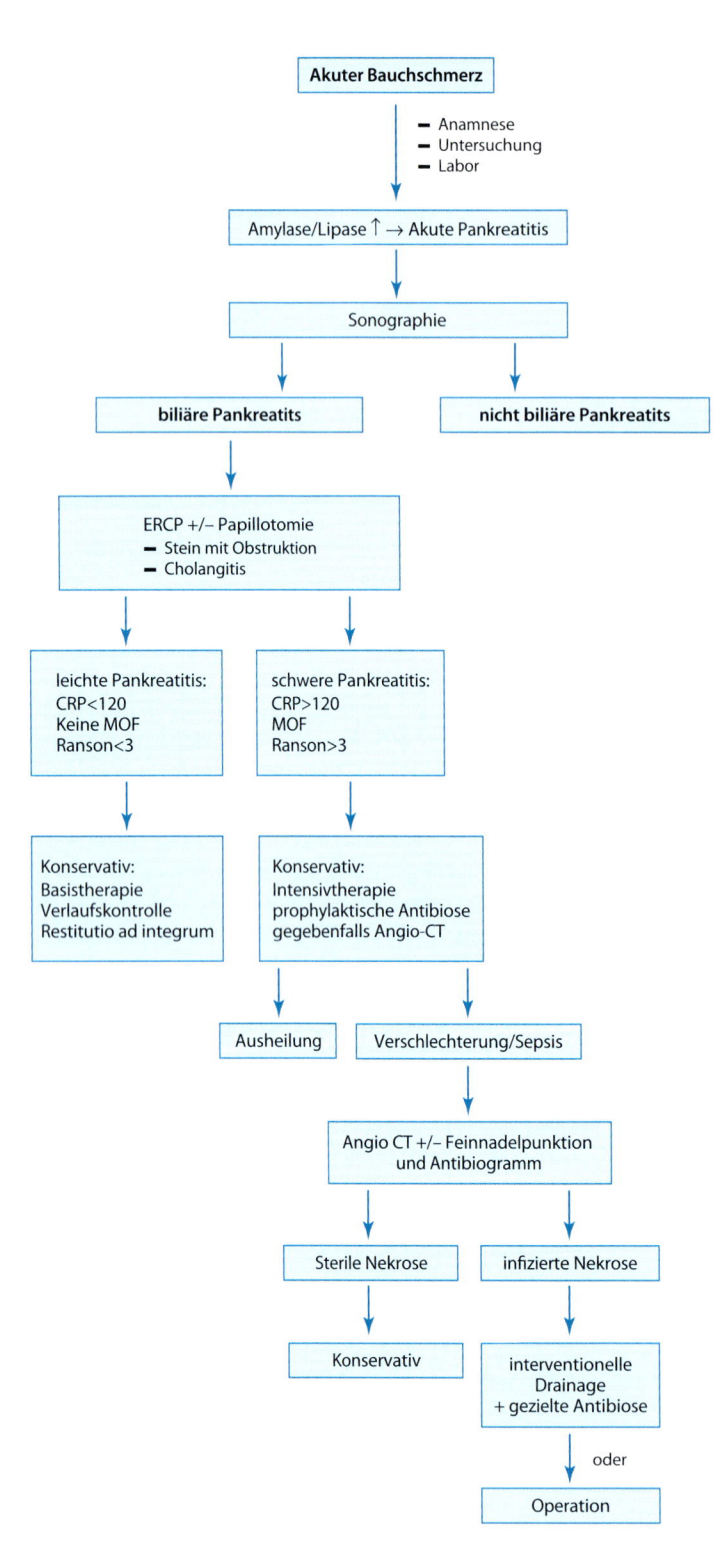

Abb. 55.3 Algorithmus zum Vorgehen bei akuter Pankreatitis

```
Akuter Bauchschmerz
        │
        │  – Anamnese
        │  – Untersuchung
        │  – Labor
        ▼
Amylase/Lipase ↑ → Akute Pankreatitis
        │
        ▼
   Sonographie
    │        │
    ▼        ▼
biliäre    nicht biliäre
Pankreatits Pankreatits
    │
    ▼
ERCP +/– Papillotomie
 – Stein mit Obstruktion
 – Cholangitis
   │           │
   ▼           ▼
leichte        schwere
Pankreatitis:  Pankreatitis:
CRP<120        CRP>120
Keine MOF      MOF
Ranson<3       Ranson>3
   │           │
   ▼           ▼
Konservativ:   Konservativ:
Basistherapie  Intensivtherapie
Verlaufskontrolle  prophylaktische Antibiose
Restitutio ad integrum  gegebenfalls Angio-CT
                │           │
                ▼           ▼
           Ausheilung   Verschlechterung/Sepsis
                            │
                            ▼
                  Angio CT +/– Feinnadelpunktion
                       und Antibiogramm
                     │              │
                     ▼              ▼
              Sterile Nekrose   infizierte Nekrose
                     │              │
                     ▼              ▼
               Konservativ      interventionelle
                                Drainage
                                + gezielte Antibiose
                                     │
                                     ▼ oder
                                 Operation
```

Ziel dieser Verfahren ist, die kontinuierliche Entfernung von infizierten nekrotischen Gewebe, Flüssigkeiten oder Abszessen bis zur kompletten Reinigung der betroffenen Areale bzw. Beherrschung von Entzündung und Sepsis.

Die operative Therapie der Cholezystolithiasis bei biliärer Pankreatitis ist im Intervall von 4–6 Wochen nach dem Ereignis anzustreben. Wartezeiten darüber hinaus erhöhen das Risiko einer erneuten Pankreatitis. Der Vorteil einer sofortigen Operation ist nicht belegt.

Abb. 55.3 stellt den Algorithmus für das Vorgehen bei akuter Pankreatitis dar.

Abdominelles Trauma

W.E. Thasler, K.-W. Jauch

56.1 Einführung

Das abdominelle Trauma wird vom Verletzungsmuster in stumpf oder penetrierend unterschieden und kann abhängig vom Schweregrad mit der Gefahr einer Blutung der parenchymatösen Organe in kurzer Zeit, bei einer verzögerten Therapie oder primärem Übersehen von Verletzungen des Intestinums oder des Pankreas auch erst nach Tagen, einen lebensbedrohlichen Verlauf nehmen.

Für den behandelnden Chirurgen stellen sich bei grundsätzlichem Verdacht eines Abdominaltraumas vier wesentliche Fragen, die unter dem zielführenden Einsatz weniger diagnostischer Maßnahmen beantwortet werden müssen:
- Ist der Patient hämodynamisch instabil?
- Besteht sonographisch intraabdominell freie Flüssigkeit?
- Welche Organsysteme sind beteiligt?
- Muss der Patient laparotomiert werden?

56.2 Epidemiologie

Etwa 20–30 % polytraumatisierter Patienten haben therapierelevante intraabdominelle Verletzungen. In abnehmender Häufigkeit liegen Leber-, Milz-, Darm-, Urogenital-, Peritoneal-, Pankreas-, und Zwerchfellverletzungen vor. Nach stumpfen Bauchtraumata ist die Milzverletzung die häufigste Indikation zur Laparotomie. Nach penetrierenden Bauchtraumata (Stich-, Schuss- und Perforationsverletzungen) ist in 50 % der Fälle das Intestinum verletzt.

56.3 Prognostische Bedeutung

Polytraumatisierte Patienten mit Beteiligung abdomineller, im speziellen Leberverletzungen, haben in den ersten 24 h eine deutlich höhere Letalität. Dies ist bedingt durch den hämorrhagischen Schock, was bei der Versorgung abdomineller Traumata die Rolle eines schnellen und effektiven Handelns im Sinne einer Blutungskontrolle in den Vordergrund stellt. Eine Therapieverzögerung erhöht vor allem bei Verletzungen des Intestinums und des Pankreas die Mortalität.

Bei einem **Milztrauma** sind organerhaltende Maßnahmen, aufgrund des lebenslangen Risikos nach Splenektomie septische Komplikationen (**OPSI-Syndrom**) zu entwickeln, gefordert. 70–90 % aller kindlichen und 40–50 % aller erwachsenen Milzverletzungen können heutzutage erfolgreich konservativ behandelt werden.

Pankreasverletzungen haben aufgrund des komplexeren Heilungsverlaufs und der Schwere der Begleitverletzungen vor allem bei Pankreasgangverletzungen eine höhere Letalität von 10–25 %.

56.4 Klinische Symptomatik und Diagnostik

Die klinische Symptomatik des stumpfen Bauchtraumas äußert sich meist durch einen akuten Bauchschmerz verursacht durch eine Peritonealreizung durch intraabdominell freies Blut oder eine Zerreißung des Peritoneums. Schmerzen im Rücken oder in die Genitale projiziert, sind meist durch eine Verletzung der retroperitonealen Organe (Pankreas, Niere) verursacht. Die Schmerzintensität korreliert dabei oft **nicht** mit der tatsächlichen Gefährdung des Patienten, jedoch weist das Ausmaß des hämorrhagischen Schocks auf die Dringlichkeit therapeutischer Maßnahmen mit gegebenenfalls nachfolgender notfallmäßiger Laparotomie hin. Die Lokalisierung von Prellmarken und Schmerzen geben erste Hinweise auf die möglicherweise verletzten Organe. Bei ¼ aller Patienten mit Frakturen der kaudalen Rippen des linken Thorax liegt gleichzeitig eine Milzverletzung vor.

Engmaschige Laborkontrollen von Hämoglobin und Hämatokrit geben im Verlauf Hinweise auf stärkere Blutverluste. Bereits in der Schockraumversorgung muss mittels einer Abdomensonographie freie intraabdominelle Flüssigkeit im Morrison-Pouch, Milzloge und Douglas-Raum ausgeschlossen bzw. die Dynamik (Verlaufskontrolle nach 30 min) von freier intraabdomineller Flüssigkeit festgestellt werden. Beim Vorliegen großer Mengen freier Flüssigkeit und instabiler Kreislaufsituation (Blutdruckabfall <90 mmHg, Tachykardie >120/min unter Volumensubstitution mit Hämoglobinabfall) steht die Indikation zur unverzüglichen Laparotomie und Exploration der Blutungsursache (◘ Abb. 56.1).

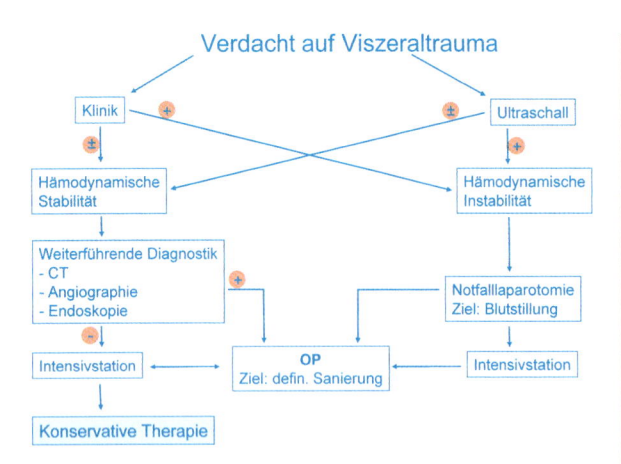

Abb. 56.1 Diagnostischer Algorithmus bei abdominellen Trauma

Bereits in der Schockraumversorgung erfolgt die Anlage eines transurethralen Blasenkatheters zum diagnostischen Ausschuss einer Hämaturie bei Verletzungen der Nieren und ableitenden Harnwege. Vor allem bei polytraumatisierten Patienten ist während der intensivmedizinischen Überwachung die intraabdominelle Druckmessung über den Blasenkatheter und rechtzeitigem operativem Handeln bei intrabdominellem Kompartment sinnvoll.

Bei Anzeichen auf Becken und Dammverletzungen (Röntgen Beckenübersicht) ist eine Inspektion des Anus und gegebenenfalls eine Rektoskopie notwendig.

> Falls bei penetrierenden abdominellen Traumata das Penetrans in situ verblieben ist, sollte dieses in seiner Lage bis zur Laparotomie und Ausschneidung fixiert werden, um eine mögliche tamponierende Wirkung nicht vorzeitig aufzuheben.

56.5 Bildgebende Diagnostik

Ultraschalluntersuchung Die Peritoneallavage als einfach durchführbares Diagnostikum zur Sicherung der Diagnose einer intraabdominellen Blutung wurde durch die Sonographie als Routinemaßnahme abgelöst. Die abdominelle Sonographie vor allem durch die Möglichkeit der unproblematischen Verlaufskontrolle, ist die Methode der ersten Wahl.

Konventionelle Röntgenübersichtsaufnahme Eine Röntgenübersicht des Abdomens bei perforierenden Verletzungen insbesondere Schussverletzungen zum Fremdkörpernachweis ist sinnvoll und ergänzt die Sonographie, falls nicht primär ein CT erfolgt.

Computertomographie Im Vergleich zur Ultraschalluntersuchung des Abdomens ermöglicht bereits eine Computertomographie ohne Kontrastmittelgabe eine bessere

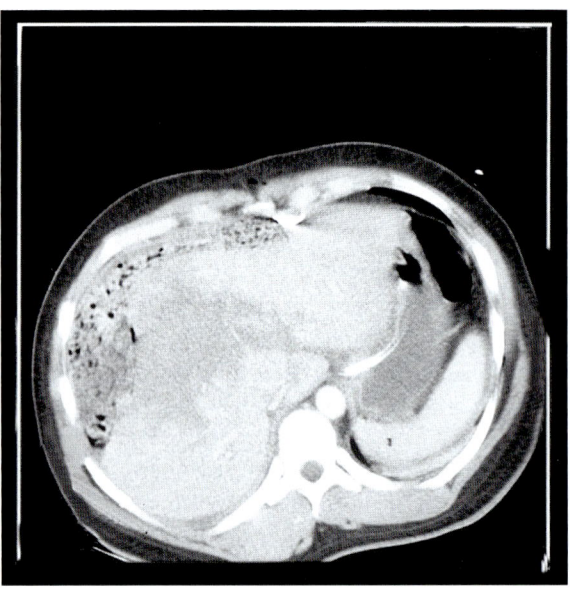

Abb. 56.2 Zentrale Leberruptur mit Zustand nach auswärtigem Packing und abdominellem Kompartmentsyndrom bei fortbestehender arterieller Blutung und Cava-Kompression

Aussage über die möglichen Verletzungsmuster und den Schweregrad der Organschädigungen. Intraabdominelle und vor allem retroperitoneale Flüssigkeit lassen sich sicher nachweisen. Der Informationsgehalt wird durch die i.v. Kontrastmittelgabe noch wesentlich gesteigert, so dass, wenn die Nierenfunktion des Patienten es erlaubt, immer eine i.v. Kontrastmittel-CT zur Anwendung kommen sollte (Abb. 56.2). Da das Kontrastmittel kleinere intrakranielle Blutungen maskieren kann, sollten Kontrastmittel-verstärkte Untersuchungen im Anschluss an die native CT des Schädels, wenn indiziert, erfolgen. Durch die Einführung der Spiral-CT verkürzten sich die Untersuchungszeiten auf wenige Minuten. Neben der exakten Beurteilung der parenchymatösen Organe können auch die Aorta mit ihren abdominellen Abgängen beurteilt werden.

Angiographie Ein wesentlicher Vorteil der Angiographie ist die Möglichkeit, eine selektive Gefäßembolisation bei Leberparenchym- oder retroperitonealen Blutungen ohne Eröffnung der Leberkapsel bzw. des Retroperitoneums durchzuführen (Abb. 56.3).

56.6 Schweregradeinteilung (Tab. 56.1)

Der Schweregrad einer Organverletzung wird heute allgemein nach den amerikanischen Traumaleitlinien in jeweils sechs Schweregrade eingeteilt, wobei Schweregrad I und II sehr oft konservativ behandelt werden können und Schweregrad V und VI eine hohe Lebensgefahr bedeutet und sofortiges operatives Handeln erfordern.

56.6 · Schweregradeinteilung (Tab. 56.1)

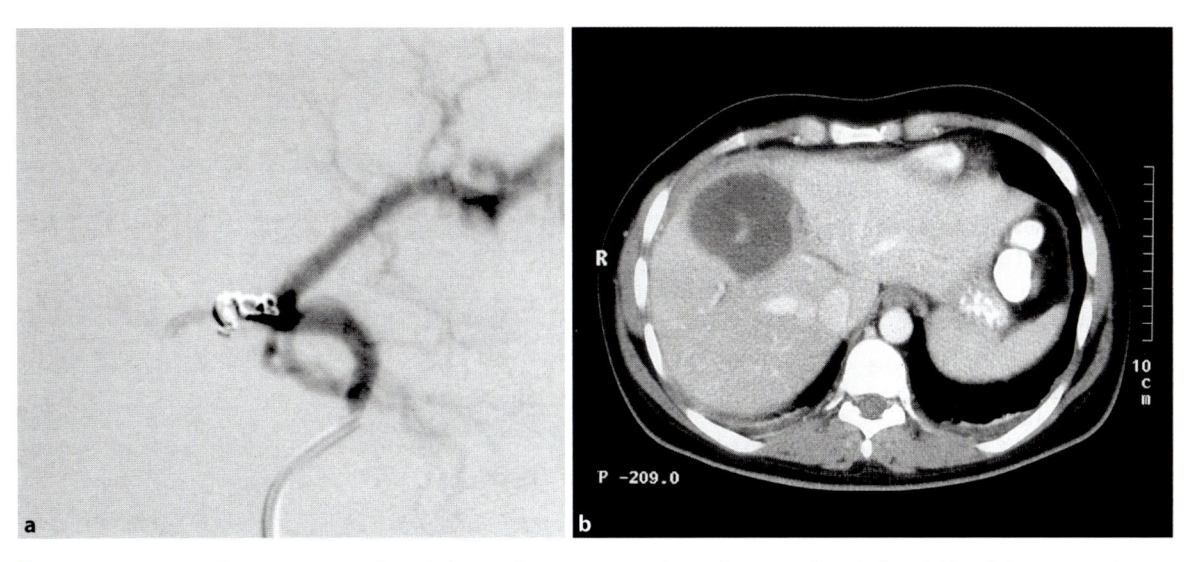

Abb. 56.3 Angiographie. **a** Interventionelle Embolisation der zerrissenen rechten Leberarterie. **b** Ausheilungsbild nach Operation und Revision

Tab. 56.1 Schweregrad der Organverletzung

Grad	Verletzungsmuster Leber	Verletzungsmuster Milz	Verletzungsmuster Pankreas
I	Subkapsulär, nicht zunehmend, >10 % der Oberfläche, Kapselriss nicht blutend, >1 cm tief	Subkapsulär, keine Größenzunahme, >10 % der Oberfläche Kapseleinriss, nicht blutend, >1 cm in Parenchym reichend	Kleine Kontusion ohne Eröffnung des Ductus pancreaticus; oberflächlicher Parenchymeiriss ohne Eröffnung des Ductus pancreaticus
II	Subkapsulär, nicht zunehmend, 10–50 % der Oberfläche, intraparenchymal, Kapselriss, blutend, 1–3 cm tief, >10 cm lang	Subkapsulär, keine Größenzunahme, 10–50 % der Oberfläche, keine intraparenchymale Größenzunahme, Durchmesser <5 cm, kapsulärer Riss, aktive Blutung Parenchymtiefe 1–3 cm ohne Beteiligung trabekulärer Gefäße	Ausgedehnte Kontusion ohne Gangbeteiligung; ausgedehnte Lazeration ohne Gangbeteiligung
III	Subkapsulär, >50 % der Oberfläche oder zunehmend, rupturiertes subkapsuläres Hämatom, aktiv blutend, intrahepatisches Hämatom >2 cm oder zunehmend, >3 cm tief	Subkapsulär, >50 % der Oberfläche oder zunehmend, rupturiertes subkapsuläres Hämatom mit aktiver Blutung; intraparenchymales Hämatom >5 cm oder wachsend, Parenchymtiefe >3 cm oder Beteiligung trabekulärer Gefäße	Distale Durchtrennung oder Parenchymverletzung mit Beteiligung des Ductus pancreatus
IV	Intrahepatische Ruptur, aktiv blutend, Parenchymdestruktion 25–50 % eines Leberlappens	Rupturiertes intraparenchymales Hämatom mit aktiver Blutung, Lazeration mit Beteiligung segmentaler oder hiliärer Gefäße mit größerer Devaskularisation (>25 % der Milz)	Proximale Durchtrennung oder Parenchymverletzung mit Beteiligung der Ampulla Vateri
V	Parenchymdestruktion >50 % eines Leberlappens, Verletzung der juxtahepatischen Venen, der retrohepatischen V. cava bzw. der Lebervenen	Völlig zertrümmerte Milz, hiliäre Gefäßverletzung (Milzstielabriss) mit devaskularisierter Milz	Massive Zerreißung des Pankreaskopfes, meist kombiniert mit Verletzungen benachbarter Organe
VI	Ausriss der Leber		

56.7 Therapie

56.7.1 Notfall-Laparotomie

> Beim kreislaufinstabilen Patienten, nach Ausschluss kardialer oder thorakaler Ursachen, bei nachgewiesener intraabdomineller Flüssigkeit und Hb-Abfall ist eine Notfall-Laparotomie gefordert. Diese sollte innerhalb von 1 h nach Aufnahme erfolgt sein.

Bei hämodynamischer Stabilität kann dennoch eine dringliche Operationsindikation durch CT-morphologisch unklare Verhältnisse, Begleitverletzungen und Hohlorganverletzungen oder Pankreasrupturen gegeben sein.

Die **mediane Laparotomie** gilt als Standardzugang, da sie die optimale Exploration aller abdomineller Quadranten sowie des Retroperitoneums zulässt und die Versorgung von Leber-, Hohlorgan und Mesenterialverletzungen ermöglicht. Primäres Ziel der Laparotomie ist die Blutungskontrolle zur Beherrschung des hämorrhagischen Schocks. Mit dem Schlagwort „**damage control surgery**" wird beschrieben, dass neben der Blutungskontrolle keine definitive Versorgung in einem Zuge angestrebt wird, sondern eine Begrenzung der bedrohlichen Schäden, sodass beispielsweise Darmsegmente mit Staplern reseziert werden ohne sofortige Reanastomosierung oder auch eine Blutungskontrolle durch Tamponade im ersten Stadium der vitalen Bedrohung als Etappenziel vor Revisionsoperation ausreicht. Vor allem bei komplexen Leberrupturen und ausgeprägtem Schockzustand muss sich der Operateur ggf. mit einer primären Bauchtuchtamponade begnügen und die gezielte Versorgung einem Sekundäreingriff (Resektion) oder angiographischer Interventionen (Embolisation) nach Stabilisierung überlassen oder eine Verlegung des Patienten in ein erfahrenes Zentrum anstreben.

Nach Laparotomie wird zunächst das Blut mit beiden Händen und ggf. zwei Saugern ausgeräumt und mit der Hand das Subphrenium beidseits, sowie Leber und Milzoberfläche sowie das Zwerchfells palpiert, wodurch schwere Verletzungen schon erkannt werden. Danach erfolgt die Tamponade der beiden oberen Quadranten mit Bauchtüchern und anschliessend die Revision des Unterbauchs, des Retroperitoneums, des Darmes und der Bursa omentalis. Erst im dritten Schritt erfolgt im Anschluss daran die Versorgung nach der Priorität der Blutungsintensität.

Bei einem Milztrauma muss die Milz aus den dorsalen Adhäsionen mobilisiert werden, um eine exakte Beurteilung des Verletzungsausmaßes und der definitiven Versorgung (Organerhalt versus Splenektomie) zu ermöglichen. Als organerhaltende Maßnahmen kommen in Abhängigkeit des Verletzungsausmaßes Klebe- und Koagulationsverfahren, Naht in Verbindung mit Kollagenfließen oder Vicrylnetzen als Widerlager, sowie Resektionsdébridements unter Erhalt von mindestens 1/3 der Ausgangsorganmasse in Frage.

Bei Läsionen von Hohlorganen ist eine Direktnaht nach Anfrischen der Wundränder oder bei ausgedehnten Kontusionen die sparsame Segmentresektion und Enteroanastomose sinnvoll. Das laparoskopische Vorgehen wird zusammenfassend in ◘ Abb. 56.4 dargestellt.

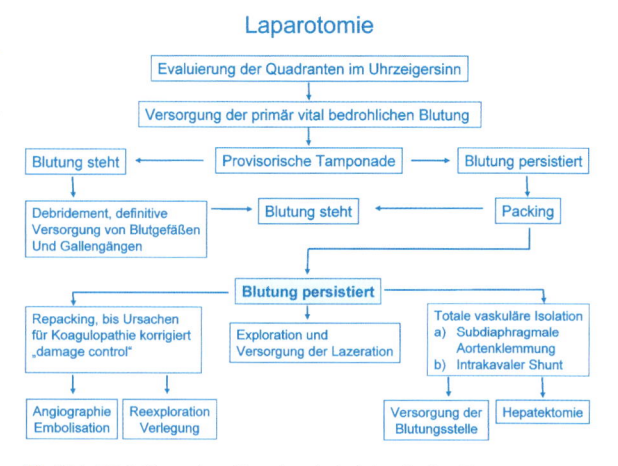

Abb. 56.4 Operatives Vorgehen bei abdominellen Trauma

56.7.2 Explorative Laparoskopie

> Die explorative Laparoskopie ist kreislaufstabilen Patienten vorbehalten, insbesondere auch bei Stichverletzungen.

Bei entsprechender Erfahrung kann bei vielen Patienten primär ein laparoskopisches Vorgehen zur Exploration und Versorgung vorgenommen werden, soweit keine massive Blutung vorliegt.

Stichverletzungen können aufgrund meist nicht verwertbarer anamnestischer Angaben über Tiefe und Stichrichtung durch eine Laparoskopie hinsichtlich ihres Ausmaßes weiter abgeklärt werden. Die Laparoskopie ermöglicht das Erkennen von Zwerchfellverletzungen und Exploration des Peritoneums und des Darms nach penetrierenden Verletzungen wie Messerstichen. Bei unklaren Befunden sollte jedoch frühzeitig konvertiert werden, da die Rate laparoskopisch übersehener Verletzungen bei bis zu 20 % angegeben wird. Therapeutische Möglichkeiten der Laparoskopie durch Blutstillung kleinerer Verletzungen aus Milz und Leber bis hin zu Übernähungen von Stichverletzungen am Magen, Darm oder Zwerchfell sind gegeben. Schussverletzungen jedoch bedingen die Laparotomie wegen der vielfältigen Verletzungsmuster durch die Druckwelle des Projektils.

56.7.3 Konservative Therapie

Kriterien für ein konservatives Vorgehen sind:
- Hämodynamische Stabilität
- In der Bildgebung nur geringradige Parenchymverletzungen mit wenig freier Flüssigkeit
- Fehlen schwerer Begleitverletzungen

Die Monitor oder ggf. intensivmedizinische Überwachung ist obligat. Bei einem Milztrauma besteht ein erhöhtes Risiko einer zweizeitigen Milzruptur mit vitaler Bedrohung. Dies erfordert eine stationäre Behandlung über 7–10 Tage. Bei Entlassung ist der Patient über das geringe Risiko einer zweizeitigen Ruptur innerhalb der ersten 12 Wochen aufzuklären. Zusätzlich muss eine Hohlorganverletzung (Peritonitis) oder operationspflichtige Begleitverletzung ausgeschlossen werden. Komplikationen eines konservativen Vorgehens sind die sekundäre Aggravierung und verzögerte Laparotomie und Übersehen von Hohlorganperforationen oder Pankreasverletzungen.

56.8 Zusammenfassung

Bei Patienten mit einem Bauchtrauma sollte zum Ausschluss intrabdomineller Verletzungen eine Abdomensonographie (Morrison-Pouch, Milzloge, Douglas-Raum) unmittelbar nach Aufnahme und Sicherung der Vitalfunktionen erfolgen. Bei geringfügigem Nachweis von freier Flüssigkeit und stabilen Kreislaufverhältnissen sollte eine CT-Abdomen Untersuchung mit Kontrastmittel durchgeführt werden. Bei der Möglichkeit eines konservativen Vorgehens ist eine engmaschige sonographische und laborchemische Intensivüberwachung bis zu einer Woche sicherzustellen. Die Peritoneallavage ist heutzutage bei zeitnaher CT-Möglichkeit nicht mehr indiziert. Beim kreislaufinstabilen Patienten mit Hb-Abfall und ausgeprägter freier Flüssigkeit steht eine großzügige Indikation zur explorativen Laparotomie mit Blutstillung bis hin zur Bauchtuchtamponade oder zeitgleicher definitiver operativer Versorgung. Zur Beurteilung des Verletzungsmusters bei penetrierenden Verletzungen des kreislaufstabilen Patienten ist eine explorative Laparoskopie mit therapeutischen Möglichkeiten der Fibrinklebung oder Übernähung gegeben.

Literatur

Bashir MM, Abu-Zidan FM (2003) Damage control surgery for abdominal trauma (review). Eur J Surg Suppl 588:8–13

Chelly MR, Major K, Spivak J, Hui T, Hiatt JR, Margulies DR (2003) The value of laparoscopy in management of abdominal trauma. Am Surg 69(11):957–960

Der Chirurg 76 (2005):919–944

Franklin GA, Casós SR (2006) Current advances in the surgical approach to abdominal trauma (review). Injury 37(12), 1143–1156

Madler C, Jauch K-W, Werdan K (2005) Das NAW-Buch – Akutmedizin der ersten 24 Stunden, 3. Auflage. Elsevier Urban & Fischer, München Jena

Nelson R, Singer M (2003) Primary repair for penetrating colon injuries (review). Cochrane Database Syst Rev (3), CD002247

Schein M, Rogers PN (2005) Schein's Common Sense Emergency Abdominal Surgery, 2nd edn. Springer, Berlin Heidelberg New York

Stengel D, Bauwens K, Sehouli J, Rademacher G, Mutze S, Ekkernkamp A, Porzsolt F (2005) Emergency ultrasound-based algorithms for diagnosing blunt abdominal trauma (review). Cochrane Database Syst Rev 18(2), CD004446

Viszeralchirurgie 36 (2001):297–333

Venenthrombose und Lungenembolie

M. Storck, R. Bauersachs

57.1 Einführung

Bei einer Thrombose handelt es sich um einen teilweisen oder vollständigen akuten Verschluss oberflächlicher oder tiefer Venen durch ein Blutgerinnsel. Bei der Ätiologie der Thrombose kommt für den Chirurgen vor allem der postoperativen Thrombose eine besondere Bedeutung zu, da sie eine (u. U. auch juristisch relevante) Komplikation eines chirurgischen Eingriffes darstellt. Auch ohne vorausgegangene Operation können Thrombosen durch mehrtägige Immobilisation (Bettruhe, Gipsverband, lange Flugreisen) oder ohne jeden Auslöser (idiopathisch) entstehen. Insbesondere eine tiefe Venenthrombose der unteren Extremität kann dabei in Form einer fulminanten Lungenembolie einen fatalen Verlauf nehmen.

57.2 Tiefe Venenthrombose

57.2.1 Epidemiologie

Die Häufigkeit einer postoperativen tiefen Venenthrombose vor der routinemäßigen Prophylaxe wird in ◘ Tab. 57.1 angegeben. Sie hängt vor allem davon ab, ob es sich um einen Eingriff mit niedrigem, mittleren oder hohem Risiko für die Entstehung einer postoperativen Thrombose handelt (Encke et al. 2009). Heutzutage sind postoperative relevante Thrombosen allerdings bei richtiger Thromboseprophylaxe selten und können von Gutachtern bei nicht korrekt durchgeführter Prophylaxe ggf. als Behandlungsfehler angesehen werden. Speziell nach gefäß- und herzchirurgischen Eingriffen treten frische Venenthrombosen eher selten auf, da sie unter temporärer Antikoagulation durchgeführt werden und meistens eine postoperative Antikoagulation mit niedermolekularen Heparinen angeschlossen wird. Es handelt sich hierbei um eine Prophylaxe eines Bypassverschluss in Verbindung mit einer allgemeinen postoperativen Thromboseprophylaxe. Allerdings werden Patienten mit pAVK in der Regel keiner Kompressionstherapie unterzogen.

Bezüglich des Thrombosewachstums wird grundsätzlich zwischen den weitaus häufigeren **aszendierenden** und den selteneren **deszendierenden Thrombosen** unterschieden. Als Sonderfälle gelten die **polytope** (multilokulär auftretende) und die **transfasziale Thrombose**, die eine relative Häufigkeit von unter 1 % aufweist. Ein Sonderfall der transfaszialen Thrombosen stellt die aszendierende Thrombose der V. saphena magna dar, die mit einem Thrombus-Zapfen in die V. femoralis communis hineinragt und eine dringende Operationsindikation darstellt (s. unten). Auch an der Einmündung der Vena saphena parva sowie an anderen Perforansvenen können derartige „Knopflochthrombosen" auftreten.

57.2.2 Ätiologie

Die Ätiologie der tiefen Venenthrombose beruht nach Virchow auf Störungen einer der folgenden Faktoren:

Hyperkoagulabilität Die Koagulabilität kann durch eine Störung des komplexen Gleichgewichts zwischen pro- und antikoagulatorischen Substanzen beruhen. Angeborene Formen sind durch ein Thrombophilie-Screening in modernen Gerinnungslabors schnell diagnostizierbar. Hierzu zählt vor allem die APC-Resistenz (Faktor-V-Leiden-Mutation, heterozygot oder homozygot), der Protein-C- oder Protein-S-Mangel, AT-III-Mangel, Prothrombinmutation oder der Hyperhomozysteinämie u. a. Eine Erhöhung des Thromboserisikos ist auch bei Auftreten eines HIT-I- und HIT-II-Syndroms zu beachten. Je nach Vorliegen einer heterozygoten oder homozygoten Erkrankung schwankt das Thromboserisiko zwischen 3- und 70-facher Erhöhung gegenüber der Normalbevölkerung (Tabe et al. 2011).

Blutstromgeschwindigkeit (venöse Stase) Immobilisationen, insbesondere die Nichtbenutzung der Muskelpumpe (Flugreisen, Gipsverband etc.) begünstigen das Entstehen einer Thrombose.

Endotheltrauma (Gefäßverletzung) Nach Verletzungen von Blutgefäßen, z. B. im Rahmen einer Mehrfachverletzung, aber auch bei elektiven Eingriffe mit Venenrekonstruktionen (z. B. bei der sog. „Borkgreve"-Umkehrplastik in der Tumorchirurgie), ist das Auftreten von venösen Thrombosen des operierten Gefäßes begünstigt. Nach chirurgischer Thrombektomie von Beckenvenenthrombosen oder nach Cava-Thrombektomie resultiert durch das direkte Endotheltrauma durch den Thrombektomieballon eine erhöhtes Rethromboserisiko. Insbesondere nach Abklemmung ver-

Tab. 57.1 Risiko für eine postoperative tiefe Venenthrombose (ohne Prophylaxe)			
Thromboembolische Komplikationen	Niedriges Thromboembolierisiko	Mittleres Thromboembolierisiko	Hohes Thromboembolierisiko
Distale Beinvenenthrombose	<10 %	10–40 %	40–80 %
Proximale Beinvenenthrombose	<1 %	1–10 %	10–30 %
Tödliche Lungenembolie	<0,1 %	0,1–1 %	≥1 %

letzter, stark blutender Venen und Rekonstruktion durch autologes oder alloplastisches (meist PTFE) Material besteht ein erhöhtes Thromboserisiko im Vergleich zu arteriellen Rekonstruktionen.

57.2.3 Klinische Symptomatik und Diagnostik

Gemäß eines definierten Scores kann die Wahrscheinlichkeit einer tiefen Venenthrombose anhand klinischer Symptome errechnet werden (Tab. 57.2). Bei einem errechneten Score von mehr als 2 handelt sich um eine hohe Wahrscheinlichkeit für eine tiefe Venenthrombose. Bei einem Score unter 2,0 ist die Wahrscheinlichkeit nicht hoch.

Durch die Bestimmung der D-Dimere kann allerdings bei Vorliegen eines negativen Befundes (Normalwert) wiederum eine behandlungswürdige Thrombose ausgeschlossen werden. Ein diagnostischer Algorithmus wurde von einer Leitliniengruppe verschiedener Fachgesellschaften empfohlen (Abb. 57.1; vollständiger Text der derzeit gültigen S2-Leitlinie unter http:/awmf-online.de) (Hach 2006; Hach-Wunderle 2010). Andere klinische Symptome sind größtenteils unsicher.

> **Die häufigsten klinischen Symptome einer tiefen Venenthrombose**
> - Umfangsdifferenz, livide Verfärbung, gespannte Haut
> - Homanns-Zeichen: schmerzhafte Dorsalflexion im Sprunggelenk
> - Payr-Zeichen: Druckschmerz an der Innenseite der Fußsohle
> - Leisten-, Adduktorenkanal-, Kniekehlendruckschmerz etc.

Die weiterführende **apparative Diagnostik** einer Thrombose beinhaltet folgende Verfahren:

Kompressionssonographie Hiermit kann durch eine Sonographie der V. femoralis, der V. poplitea und der Unterschenkelvenen mit und ohne Kompression das Vorliegen eines Thrombus in diesen Gefäße nachgewiesen oder ausgeschlossen werden. Der Befund soll nachvollziehbar dokumentiert werden.

Duplexsonographie Die Hinzunahme der Flussinformation ist für die Diagnostik von proximal des Leistenbandes gelegenen Thrombosen hilfreich, ebenso um eine Thrombose der oberen Extremität, aber auch einer isolierten Beckenvenenthrombose nachzuweisen. Es können wandständige Thrombosen sowie umspülte Thromben dargestellt werden. Auch Cava-Thrombosen können bei schlanken Patienten gut geschallt werden.

Phlebographie Eine Phlebographie kann sowohl einseitig wie auch beidseitig als aszendierende Pressphlebographie durchgeführt werden und stellt die sicherste Dokumentation einer frischen oder abgelaufenen, älteren Thrombose dar. Postthrombotische Veränderungen können im Langzeitverlauf nach einer Thrombose gut dokumentiert werden. Diese Methode wird auch für gutachterliche Fragestellungen bevorzugt angewandt, obwohl sie mit einer hohen Strahlenbelastung verbunden ist. Bei Verdacht auf Schwangerschaft sollte allerdings gemäß den Richtlinien des Strahlenschutzes auf eine Phlebographie verzichtet werden.

MR-Phlebographie Diese Methode ist vor allem gut geeignet, Thrombosen im Beckenbereich und im Bereich der V. cava zu dokumentieren (Abb. 57.2). Im Bereich des Unterschenkels ist die Methode stark untersucher- und geräteabhängig.

CT-Phlebographie Mit dieser Methode kann durch geeignete Auswertung eine schnelle Kombination aus Beckendarstellung und Pulmonalis-Anschnitten ohne zusätzlichen Kontrastmittelbedarf erreicht und somit der Nachweis oder Ausschluss von Lungenembolien erleichtert werden. Der Nachweis multipler kleinerer Lungenembolien ist oft klinisch ohne Korrelat und von geringer therapeutischer Konsequenz, gelegentlich gelingt aber mit dieser Methode auch der Nachweis erheblicher zentraler Lungenembolien (Abb. 57.3). Die Häufigkeit multipler kleiner Lungenembolien im Multi-Slice-CT liegt bei 3- oder 4-Etagen-Phlebothrombosen bei 50–90 %.

Tab. 57.2 Score zur Wahrscheinlichkeitsbestimmung einer tiefen Venenthrombose

Klinische Charakteristik	Score
Aktive Krebserkrankung	1,0
Lähmung oder kürzliche Immobilisation der Beine	1,0
Bettruhe (>3 Tage); große Chirurgie (<12 Wochen)	1,0
Schmerz/Verhärtung entlang der tiefen Venen	1,0
Schwellung ganzes Bein	1,0
Unterschenkelschwellung >3 cm gegenüber Gegenseite	1,0
Eindrückbares Ödem am symptomatischen Bein	1,0
Kollateralvenen	1,0
Frühere, dokumentierte tiefe Venenthrombose	1,0
Alternative Diagnose mindestens ebenso wahrscheinlich wie tiefe Venenthrombose	–2,0

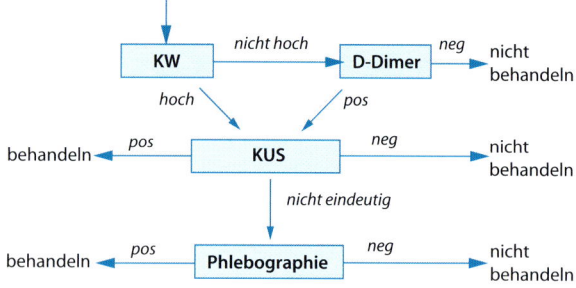

Abb. 57.1 Diagnostischer Algorithmus bei Verdacht auf Venenthrombose. *KW* klinische Wahrscheinlichkeit; *KUS* Kompressionssonographie der Beinvenen. (Nach Hach-Wunderle et al. 2010)

Perfusions-Ventilationsszintigraphie Diese Methode steht heutzutage im Vergleich zum Multi-Slice-CT mehr im Hintergrund und weist im Vergleich zum Dünnschicht-Pulmonalis-CT eine deutlich geringere Sensitivität und Spezifität insbesondere für multiple kleinere Embolien auf.

57.2.4 Therapie

Konservative Therapie

> Die Therapie der Venenthrombose hat zum Ziel, eine Lungenembolie sowie das postthrombotische Syndrom zu verhindern.

Bei einer gesicherten TVT ist die sofortige therapeutische Antikoagulation erforderlich. Bei hoher klinischer Wahrscheinlichkeit sollte mit der Behandlung unmittelbar begonnen werden, noch bevor die Ergebnisse der diagnostischen Tests vorliegen (Hach-Wunderle et al. 2010).

Die therapeutische Antikoagulation sollte so schnell wie möglich begonnen werden, bevorzugt mit **niedermolekularem Heparin** oder **Fondaparinux** (Hach-Wunderle et al. 2010), oder mit neuen oralen Antikoagulanzien wie Rivaroxaban. Bei schwerer Niereninsuffizienz (Kreatinin-Clearance ≤30 ml/min) müssen Zulassungsbeschränkungen der niedermolekularen Heparine oder von Fondaparinux beachtet und ggf. auf unfraktioniertes Heparin (UFH) ausgewichen werden. Auch im Rahmen gefäßrekanalisierender Maßnahmen sollte UFH eingesetzt werden. Niedermolekulare Heparine führen wesentlich seltener zu einer Heparin-induzierten Thrombozytopenie (HIT) Typ II als UFH. Klinische Probleme mit Thrombozytenabfall und konsekutiven neuen Gefäßverschlüssen sind mit beiden Heparinarten nicht vor dem 5. und selten nach dem 14. Tag zu erwarten, sofern keine Vorbehandlung erfolgte. Kontrollen der Thrombozytenzahl sollten deshalb bei einer Behandlungsdauer von mehr als 5 Tagen für 2 Wochen vorgenommen werden (Hach-Wunderle et al. 2010). Bei Fondaparinux sind keine regelhafte Thrombozytenkontrollen notwendig.

Die Behandlung mit **Vitamin-K-Antagonisten** sollte am 1. oder 2. Tag begonnen werden. Der Zielbereich der International Normalized Ratio (INR) liegt zwischen 2,0 und 3,0. Anhaltswerte zur Dauer der oralen Antikoagulation sind in Tab. 57.3 zusammengefasst (Hach-Wunderle et al. 2010).

Ziel der Therapie ist neben der Verhinderung der Lungenembolie die Vermeidung eines **postthrombotischen Syndroms** (PTS). Dieses kann nach Hach in 3 Stadien eingeteilt werden:

- Frühpostthrombotisches Syndrom (relevant in der Traumatologie im Rahmen von Begutachtungen)
- Postthrombotisches Syndrom im engeren Sinne
- Spätpostthrombotisches Syndrom

Während das frühpostthrombotische Syndrom, das überwiegend und durch belastungsabhängige Schwellneigungen charakterisiert ist nach 12 Monaten normalisiert sein kann, ist das Spätsyndrom durch eine erhebliche sekundäre Stammvarikose gekennzeichnet. In letzter Konsequenz entsteht unbehandelt eine Hautatrophie sowie aufgrund der chronisch-venösen Insuffizienz auch ein schwer therapierbares Ulcus cruris.

Die langfristige **Kompressionsbehandlung** mit einem Anlagedruck von 30–40 mmHg reduziert die Inzidenz des postthrombotischen Syndroms um etwa die Hälfte (Hach-Wunderle et al. 2010). In der Regel genügen bei nicht zu ausgeprägtem und vor allem nicht nach proximal reichendem Ödem Wadenkompressionsstrümpfe der Kompressionsklasse II.

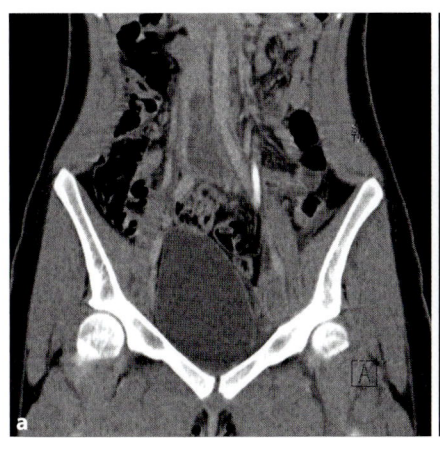

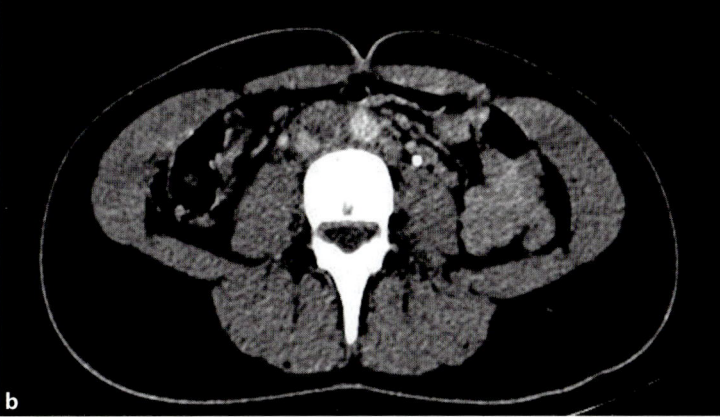

Abb. 57.2a,b Frische Cava-Thrombose bei einer 16-jährigen Sportlerin mit heterozytoger Faktor-V-Leiden-Mutation

Das Ziel von Thrombus-beseitigenden, Gefäßlumeneröffnenden Maßnahmen – zusätzlich zur Antikoagulation – ist die weitere Verringerung von Häufigkeit und Schwere des postthrombotischen Syndroms (PTS). Eine Behandlung durch Thrombolyse oder Thrombektomie sollte spezialisierten Zentren mit ausreichender Erfahrung vorbehalten sein.

Chirurgische Therapie

Die Indikation zur chirurgischen Therapie (Pillny u. Sandmann 2005) einer tiefen Venenthrombose (TVT) wird heutzutage nur noch selten gestellt. Eine Thrombusbeseitigende Maßnahme kann v. a. bei jungen Patienten mit einer ersten und ausgedehnten iliofemoralen Thrombose und bei kurzer Anamnese eingesetzt werden. Die Operation im Sinne einer venösen Thrombektomie kann als die effektivste und schnellste thrombusbeseitigende Maßnahme angesehen werden. Als Sonderfälle gelten die Phlegmasia coerulea dolens, bei der meistens ein Querschnittsverschluss im Beckenbereich vorliegt, sowie das Vorliegen einer frischen Cava-Thrombose mit Wachstum in Richtung des suprarenalen Anschnitts. Ein weiterer Sonderfall ist das thrombotische Hineinwachsen eines Tumorzapfens mit Thrombose aus einem Hypernephrom, das durch Nephrektomie und partielle Cava-Thrombektomie behandelt wird. Muss die V. cava längerfristig geklemmt werden bzw. teilweise ersetzt werden, ist die Verwendung einer extrakorporalen Zirkulation notwendig.

Die häufigste durchgeführte Operation ist die **transvenöse Thrombektomie** einer frischen, isolierten Beckenvenen- oder 4-Etagen-Phlebothrombose mit Beteiligung der Beckenvene. Die Operation wird in Anti-Trendelenburg-Lagerung (erhöhter Oberkörper) mit temporärer PEEP-Beatmung durchgeführt. Die früher geforderte Verwendung eines kontralateralen Ballon-Okklusionskatheters ist heute obsolet, es kann auch ipsilateral eine Cava-Okklusion erfolgen. Die prinzipiellen Operationsschritte sind:

- Freilegung der V. femoralis ohne Anzügelung (cave Restenosen!), Längs- oder Querinzision der Vene mit Schaffung einer guten Übersicht der in der Leiste einmündenden V. saphena und V. profunda femoris.
- Anschließend mehrfache Thrombektomie mit einem speziellen Thrombektomiekatheter, obligate intraoperative Phlebographie der Beckenvene zum Ausschluss eines Venensporns.
- Bei Vorliegen einer Beinvenenthrombose wird das Bein mit der Esmarch-Binde ausgewickelt und die Thrombose ausgeschlagen.
- In der Regel wird zuletzt eine AV-Fistel zwischen V. femoralis communis und Arteria femoralis superficialis angelegt; hierfür kann ein Saphena-Seitenast oder, im Falle einer kompletten Saphena-Thrombose oder bei Zustand nach Krossektomie, auch ein 6 mm ringverstärktes PTFE-Segment als Interponat verwendet werden (Länge ca. 3 cm). Die AV-Fistel dient der Blutstromerhöhung in der Beckenetage und gleichzeitig als Sog für die v. femoralis communis; sie wird nach erneuter Bildgebung in der Regel nach 6 Monaten wieder verschlossen.

Im Falle des Vorliegens eines **Beckenvenensporns** ist die intraoperative interventionelle Implantation eines selbstexpandierenden Stents empfehlenswert, da eine spätere sekundäre Stenteinlage über eine voroperierte Leiste mit AV-Fistel schlecht möglich ist und andere perkutane Zugänge technisch aufwändig sind.

Die **Thrombektomie der V. cava inferior** erfolgt zumeist über einen rechts retroperitonealen Zugang oder via Laparotomie mit Mobilisation des Colon ascendens nach links. Die Anzügelung beider Nierenvenen sowie des suprarenalen Cava-Abschnittes wird gefolgt von einer manuellen Kompression (Stieltupfer) beider Beckenvenen sowie einer infrarenalen Längskavotomie. Der Verschluss der V. cava kann mit direkter Längsnaht

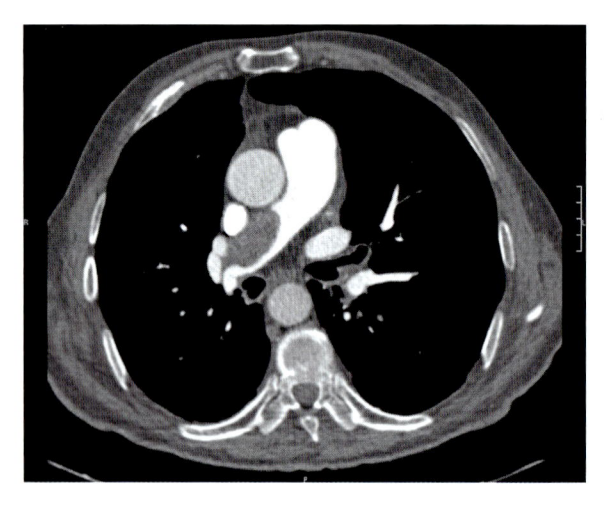

Abb. 57.3 Zentrale Lungenembolie bei einem 45-jährigen Patienten, Erstdiagnose Faktor-V-Leiden Mutation

Tab. 57.3 Empfohlene Dauer der Antikoagulation nach Venenthrombose oder Lungenembolie. (Nach Hach-Wunderle et al. 2010; Kearon et al. 2008)

Indikation	Dauer
Transienter Risikofaktor (z. B. Operation)	3 Monate
Idiopathisch – distal	
Idiopathisch – proximal, zunächst	
Idiopathisch – proximal, dann bei geringem Blutungsrisiko und gutem Monitoring	Zeitlich unbegrenzt
Bei aktiver Krebskrankheit (NMH 3–6 Monate) [1 A] dann NMH oder VKA	
Rezidiv – idiopathisch	

unter Verwendung Langzeit-resorbierbaren Nahtmaterials erfolgen.

Die Implantation eines **Cava-Schirms** wird heute nur noch selten indiziert; im Wesentlichen erfolgt sie bei rezidivierenden Lungenembolien als temporäre Maßnahme. Es sind äußerst verschiedene Typen im Handel erhältlich.

Bei Vorliegen einer **Knopflochthrombose** im Bereich des Leistenbandes erfolgt eine Krossektomie mit lokaler Thrombektomie der V. femoralis communis. Die thrombosierte V. saphena magna wird über mehrere kleine Hautinzisionen reseziert (sog. **Narath-Operation**).

Bei **rezidivierenden Thromboembolien** aus der unteren Extremität kann in Einzelfällen auch eine Ligatur der V. femoralis superficialis durchgeführt werden, hierbei ist darauf zu achten, dass die V. profunda femoris und die V. saphena magna erhalten bleiben.

Postoperative Maßnahmen

Eine Immobilisation ist nicht erforderlich. Eine konsequente Kompressionsbehandlung erfolgt zunächst durch adäquate Wickelung, später durch Anpassung von Kompressionsstrümpfen mindestens der Klasse II sowie durch gewichtsadaptierte Therapie mit niedermolekularem Heparin. In der Regel wird eine 6-monatige Marcumarisierung durchgeführt. In Abhängigkeit von der Ätiologie der Thrombose (Thrombophilie, Rezidivthrombose) wird mitunter eine lebenslange Marcumartherapie erforderlich.

Ergebnisse

Bei geeigneter Auswahl der Patienten mit jungem Lebensalter, frischer Thrombose und geeigneter Morphologie kann das Auftreten eines postthrombotischen Syndroms in einem Drittel der Fälle gänzlich verhindert werden, in einem weiteren Drittel in eine milde Form begrenzt werden.

57.3 Lungenembolie

57.3.1 Klinische Symptomatik und Diagnostik

Eine Lungenembolie verläuft teilweise unerkannt, da die Symptome eher unspezifisch sind. Zu den wichtigen klinischen Symptomen, die Anlass zu einer verifizierenden Diagnostik geben sollten, gehören:
- Plötzliche Atemnot
- Thorakaler oder epigastrischer Schmerz
- Pneumonien
- Unklares Fieber
- Kardiale Symptome wie Tachykardie, Blutdruckabfall etc.
- Synkope

57.3.2 Risikostratifizierung

Bei Verdacht auf Lungenembolie soll eine initiale Risikostratifizierung erfolgen, um zwischen hämodynamisch stabilen und instabilen Patienten zu unterscheiden (Agnelli u. Becattini 2010). Der diagnostischer Algorithmus für den für den stabilen Patienten ist in **Abb. 57.4** zusammengefasst (Hach-Wunderle et al. 2010). Es werden drei Risikogruppen differenziert:
- Hohes Risiko: hämodynamisch instabil mit Schock (RR systolisch <100 mmHg, Puls >100/min)
- Mittleres Risiko: hämodynamisch stabil mit rechtsventrikulärer Dysfunktion
- Niedriges Risiko: hämodynamisch stabil ohne rechtsventrikuläre Dysfunktion

57.3 · Lungenembolie

Verdacht auf Lungenembolie (LE)

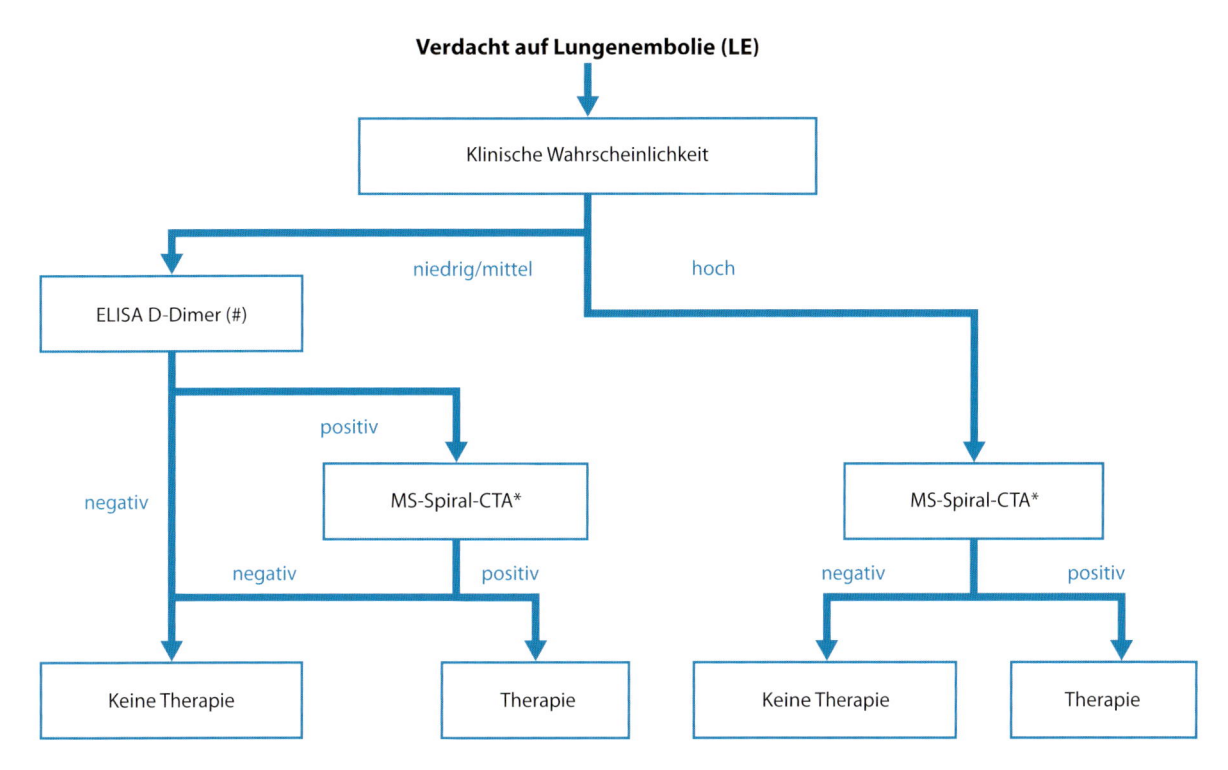

```
Verdacht auf Lungenembolie (LE)
              ↓
   Klinische Wahrscheinlichkeit
      ↙                    ↘
  niedrig/mittel           hoch
      ↓                      ↓
 ELISA D-Dimer (#)           │
   ↙        ↘                │
negativ   positiv            │
  │         ↓                ↓
  │    MS-Spiral-CTA*   MS-Spiral-CTA*
  │     ↙      ↘         ↙       ↘
  │  negativ  positiv  negativ  positiv
  ↓     ↓       ↓        ↓        ↓
Keine  Keine  Therapie  Keine   Therapie
Therapie Therapie       Therapie
```

(#) Bei niedriger klinischer Wahrscheinlichkeit (oder bei „unwahrscheinlicher LE", d.h. ≤)4 Punkte nach dem dichotomisierten Wells-Score) kann der Ausschluss einer LE auch mit einem qualitativen „Bedside-Test" anstelle eines ELISA`s erfolgen. Bei hospitalisierten Patienten ist der diagnostische Stellenwert der D-Dimer-Bestimmung gering.

(*) Die Mehrschicht-Spiral-CT-Angiographie (MS-Spiral-CTA) gilt als positiv, wenn mehr als ein subsegmentaler Thrombus oder mindestens ein proximal liegender Thrombus nachgewiesen wird. Wenn anstatt einer Mehrschicht-Spiral-CTA eine Einzelschicht-CT der „älteren" Generation durchgeführt wurde, ist bei negativem Befund zusätzlich ein Kompressionsultraschall der unteren Extremitäten erforderlich, um eine LE sicher auszuschließen.

◘ **Abb. 57.4** Diagnostischer Algorithmus für die Lungenembolie beim hämodynamisch stabilen Patienten (S2-Leitlinie Venenthrombose und Lungenembolie der AWMF)

57.3.3 Therapie

Für die genannten Risikogruppen gelten folgende Therapieempfehlungen:
- Hohes Risiko: systemische Thrombolyse
- Mittleres Risiko: Antikoagulation; in ausgewählten Fällen systemische Thrombolyse
- Niedriges Risiko: Antikoagulation wie bei der Venenthrombose

Im Falle einer Lungenembolie mit **niedrigem** und **mittlerem Risiko** ist eine gewichtsadaptierte Heparintherapie ausreichend. Es ist bei der Auswahl des Heparins darauf zu achten, dass in Deutschland nicht alle fraktionierten Heparine zur Therapie der Lungenembolie zugelassen sind. Eine Thrombolysetherapie war in einigen Studien in der Lage, auch bei submassiver Lungenembolie die Letalität vor allem bei kardial vorgeschädigten Patienten zu senken.

Die Lungenembolie mit **hohem Risiko** und ausgewählte Fälle mit mittlerem Risiko werden durch Antikoagulation und Thrombolyse therapiert. Bei rezidivierenden Formen kann die Indikation für einen temporären Venacava-Schirm gegeben sein.

Die **fulminante Lungenembolie** hat eine sehr hohe Letalität (70–100 %). Oftmals muss unter Reanimationsbedingungen eine Sofortlyse ohne vorherige Diagnostik als ultima ratio erfolgen. Eine unter Reanimationsbedingungen durchgeführte Lyse wird bis zum Erreichen stabiler Kreislaufverhältnisse durchgeführt. Anschließend kann eine weitere Diagnostik erfolgen, z. B. auch eine Katheterfragmentierung eines Thrombus mit selektiver Lyse. Alternativ ist in Einzelfällen – insbesondere bei absoluter Kontraindikation zur Thrombolyse – die katheterbasierte Thrombusfragmentation mit oder ohne lokale Thrombolyse oder die Pulmonalisthrombektomie unter extrakorporaler Zirkulation zu diskutieren.

Die notfallmäßige **pulmonale Embolektomie** über einen transsternalen Zugang (selten auch über den 2. ICR links) ist prinzipiell an die Verfügbarkeit einer Herz-Lungenmaschine gebunden. Sie wurde erstmals 1908 von

Trendelenburg (erfolglos) durchgeführt; erst Kirschner gelang 1924 die erste erfolgreiche Operation. Über eine direkte Arteriotomie des Pulmonalis-Hauptstamms wird der Thrombus in der Regel mit Absaugkathetern (nicht: Thrombektomiekathetern!) entfernt. Die Letalität dieser Operation unter Verwendung einer extrakorporalen Zirkulation kann bis auf 30 % gesenkt werden, nach vorausgegangener kardiopulmonaler Reanimation steigt sie allerdings auf mindestens 80 % an. Unter Umständen ist die schnelle Indikationsstellung und zeitnahe, rasche Durchführung der Operation ein wichtiger Faktor hinsichtlich ihres lebensrettenden Erfolgs.

Ergebnisse einer großen Studie, die den Effekt einer Lysetherapie bei hämodynamisch stabilen Patienten mit nachgewiesener Rechtsherzbelastung untersucht stehen noch aus (PEITHO-Studie).

Literatur

Agnelli G, Becattini C (2010) Acute pulmonary embolism. N Engl J Med 363:266–274

Encke A, Haas S, Sauerland S, et al. (2009) S3 Leitlinie Prophylaxe der venösen Thromboembolie (VTE). VASA 38, Supplement 76:1–131

Hach W (2006) Venenchirurgie. Schattauer, Stuttgart New York

Hach-Wunderle V, et al. (2010) Interdisziplinäre S2 Leitlinie: Diagnostik und Therapie der Bein- und Beckenvenenthrombose und der Lungenembolie. VASA 39: 3–24

Kearon C, Kahn SR, Agnelli G, et al. (2008) Antithrombotic therapy for venous thromboembolic disease: American College of Chest Physicians Evidence-Based Clinical Practice Guidelines (8th Edition). Chest 133:454S–545S

Pillny M, Sandmann W (2005) Chirurgische Therapie der Beinvenenthrombose. Der Gynäkologe 7:613–18

Rabe T, Luxembourg B, Ludwig M, et al (2011) Contraception and Thrombophilia – A statement from the German Society for Gynecological Endocrinology and Reproductive Medicine (DGGEF e. V.) and the Professional Association of German Gynaecologists BVF e. V.). Reproduktionsmed Endokrinol 8 (Sonderheft 1): 178–218

Akute Extremitätenischämie

R. Kopp, R. Weidenhagen

58.1 Einführung

Unter einer akuten Extremitätenischämie versteht man eine plötzliche Verschlechterung der Extremitätenperfusion mit vitaler Gefährdung der entsprechenden Extremität (Abb. 58.1) Die Übergänge zwischen der akute Extremitätenischämie und der Progression einer arteriosklerotisch bedingten peripheren arteriellen Verschlusskrankheit (pAVK) können dabei fließend sein. Akute Gefäßverschlüsse der oberen und unteren Extremität können durch arterielle Embolien oder arterielle Thrombosen verursacht sein. Trotz der meist guten Revaskularisationsergebnisse müssen bei 8–15 % der Patienten mit akuter Extremitätenischämie und mit zusätzlicher fortgeschrittener Arteriosklerose Amputationen größerer Extremitätenabschnitte (Major-Amputation) vorgenommen werden. Bei den häufig multimorbiden Gefäßpatienten sind zusätzlich bestehende Begleiterkrankungen wie koronare Herzerkrankung, Diabetes mellitus, Niereninsuffizienz und zerebrovaskuläre Durchblutungsstörungen zu berücksichtigen. Deshalb sind Eingriffe bei Patienten mit einer akuten Extremitätenischämie mit einer erheblichen perioperativen Letalität von 10–20 % assoziiert.

> Bei der akuten Extremitätenischämie handelt es sich um eine akute Verschlechterung der Extremitätenperfusion mit meist vitaler Bedrohung der betroffenen Extremität.

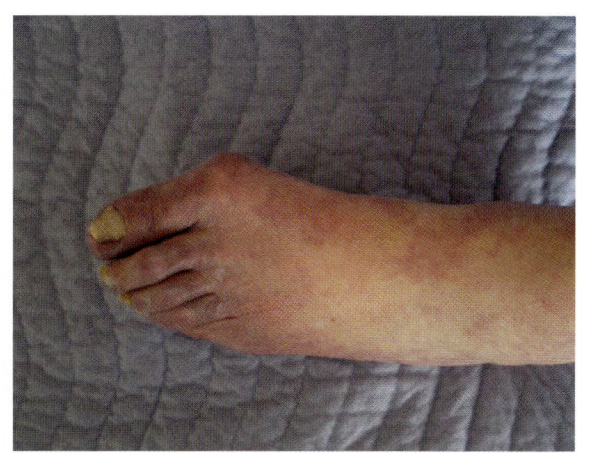

Abb. 58.1 Akute Ischämie des Vorfußes bei thrombotischem Gefäßverschluss einer Kollateralarterie der A. profunda femoris, Verschluss der A. femoralis superficialis, vorbestehender pAVK mit einer Ischämiezeit von 6 h. Zunächst erfolgte eine operative Thrombektomie mit intraoperativer und nachfolgend kontinuierlicher rt-PA-Lysetherapie. Anschließende MR-Angiographie und sekundäre Anlage eines distalen femporo-poplitealen/kruralen Bypass auf die Unterschenkeltrifurkation

Akute Ischämiesyndrome sind entsprechend der größeren Häufigkeit arteriosklerotischer Gefäßveränderungen im Bereich der Becken- und Beinarterien zu 80 % an der unteren Extremität lokalisiert.

 Abb. 58.2 zeigt die normale Anatomie des menschlichen arteriellen Gefäßsystems.

58.2 Lokalisation

Akute periphere Ischämiesyndrome entwickeln sich aus anatomischen Gründen besonders häufig in Gefäßabschnitten mit geringer oder fehlender Kollateralisierung. Arterielle Embolien führen häufig zu einem Gefäßverschluss im Bereich von Gefäßaufzweigungen, arterielle Thrombosen entstehen in Gefäßsegmenten mit vorbestehender Arteriosklerose. Akute Ischämiesyndrome der Extremitäten finden sich somit vorwiegend bei Verschlüssen der A. brachialis (häufig direkt im Bereich der Aufzweigung in die A. radialis und A. ulnaris), der A. iliaca communis und externa, der A. femoralis communis und im Verlauf der A. poplitea bis zur Trifurkation der Unterschenkelarterien.

58.3 Ätiologie

Ursachen der akuten Extremitätenischämie
- **Arterielle Embolie**
    - Rhythmusstörungen (Vorhofflimmern mit absoluter Arrhythmie)
    - Herzwandaneurysmen
    - Periphere Aneurysmen
    - Herzklappenfehler
    - Bakterielle Endokarditiden
    - Paradoxe Embolie (offenes Foramen ovale)
    - Tumorerkrankungen
- **Arterielle Thrombose**
    - Arterielle Verschlusskrankheit (pAVK)

K.-W. Jauch et al., Chirurgie Basisweiterbildung,
DOI 10.1007/978-3-642-23804-8_58, © Springer-Verlag Berlin Heidelberg 2013

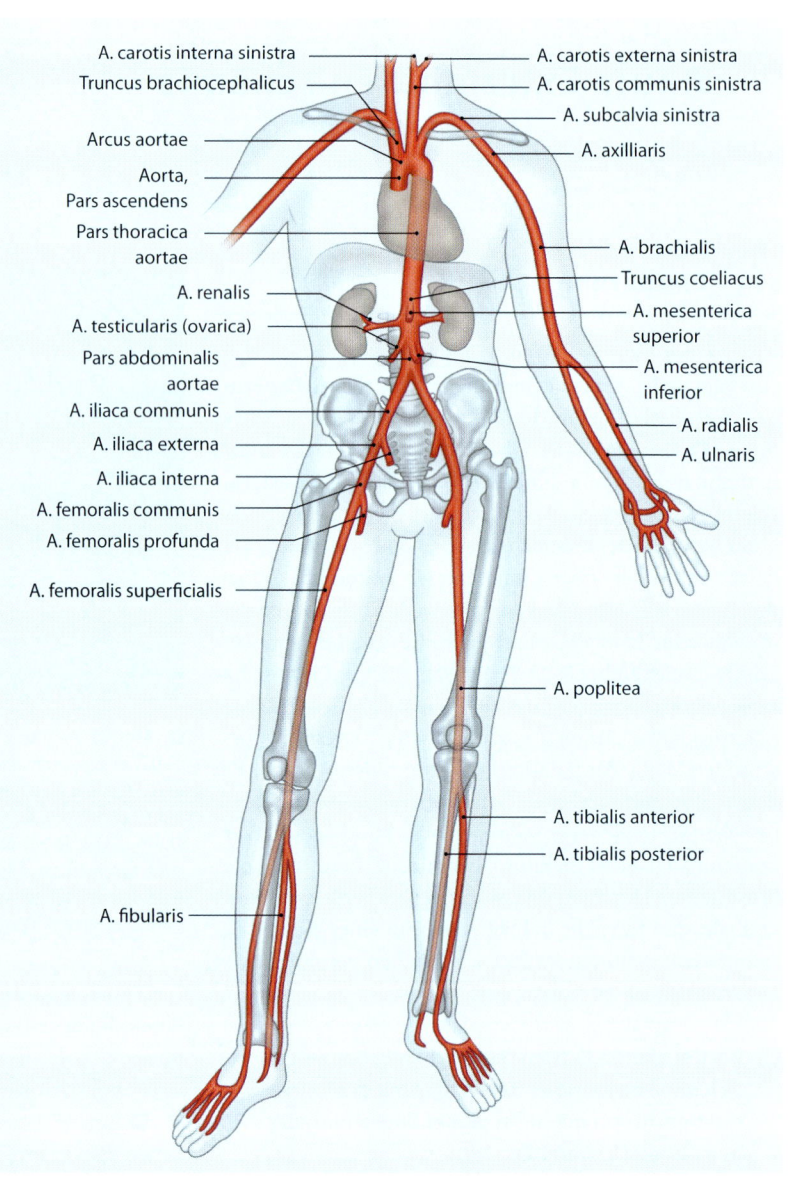

Abb. 58.2 Arterielle Gefäßanatomie. (Mod. nach Tillmann 2010)

- Gefäßschluss- oder Bypassverschluss nach vorbestehenden Interventionen
- Verminderten Blutfluss (Herzinsuffizienz, Herzinfarkt, Exsikkose)
- Postraumatisch (lokale Intimaläsion oder Kontinuitätsunterbrechung)
- Iatrogen (z. B. Dissektion nach Katheterinterventionen)
- **Spezielle Ursachen**
  - Arterielle oder venöse Kompressionssyndrome (Thoracic-outlet/inlet-Syndrom, Poplitea-Entrapment)
  - Akute Aortendissektion
  - Aortenaneurysmata
  - Akuter distaler Aortenverschluss (Leriche-Syndrom)
  - Phlegmasia coerulea dolens

58.4 Klinische Symptomatik

Die Diagnose des akuten Ischämiesyndroms kann durch Anamnese, Inspektion und Palpation der Extremität gestellt werden. Die typischen **6 P's nach Pratt** charakterisieren die schwere Verlaufsform der akuten Extremitätenischämie mit vitaler Bedrohung der Extremität (Tab. 58.1).

Tab. 58.1 6 P nach Pratt

Schmerz	Pain
Blässe	Paleness
Fehlender Puls	Pulselessness
Sensibilitätsstörung	Paresthesia
Lähmung	Paralysis
Schock	Prostration

Tab. 58.2 Differenzierung zwischen arterieller Embolie und arterieller Thrombose

	Arterielle Embolie	Arterielle Thrombose
Beschwerden	Plötzlich auftretend	Meist vorbestehende Claudicatio mit akuter Verschlechterung
Kardiale Ursachen	Häufig	Selten
Bekannte pAVK	Selten	Häufig
Gefäßchirurgische Voroperationen	Selten	Häufig
Kollateralgefäße	Geringe Anzahl	Meist ausgeprägte Kollateralen
Lokalisation	Gefäßaufzweigungen oder kleinste periphere Gefäße	Vorbestehende Gefäßstenosen, Verschluss von Kollateralgefäßen
Vitale Bedrohung	Meist kritische Ischämie	Häufig noch kompensierte Ischämie

Das Ausmaß der ischämiebedingten Gewebeschädigung ist abhängig von der noch vorhandenen Restperfusion (kompletter oder inkompletter Gefäßverschluss), der bestehenden Kollateralisierung und der Ischämietoleranz des Gewebes. Lokale Muskelschmerzen, beginnende Sensibilitätsstörungen (Parästhesie) und eine Einschränkung der Motorik (Fußheberschwäche) zeigen zuerst die zunehmende Ischämie von Muskulatur und Nerven an. Durch die Erhebung des peripheren **Pulsstatus** kann die Lokalisation des arteriellen Gefäßverschlusses beurteilt werden.

Problematisch ist die Abschätzung der vorliegenden Gefäßsituation bei fehlenden Leistenpulsen. Dabei muss von weiter proximal gelegenen aortoiliakalen Verschlussprozessen ausgegangen werden, die eine besondere Bedrohung nicht nur für den Erhalt der Extremität(en), sondern auch für das Überleben des Patienten darstellen können.

Prognostisch bedeutsam für den zu erwartenden Erhalt der Vitalität und der Funktion der Extremität ist das klinische Bild. Dabei ist der Befund der sog. **weißen Ischämie** mit zunächst nur auf die arterielle Strombahn begrenzter Perfusionsstörung günstiger einzuschätzen. Im Gegensatz hierzu geht die blau-fleckig livide Verfärbung der Extremität im Stadium der fortgeschrittenen Ischämie häufig mit irreversiblen Muskelnekrosen und Nervenschäden einher. Das sog. **„Blue-toe"**- oder **„Trash-foot"-Syndrom** bezeichnet periphere Mikroembolien in den kleinen Digitalarterien und der Kapillarstrombahn mit livider Verfärbung und lokalisierten Nekrosen im Bereich der Akren, der Hand oder des Vorfußes, bedingt durch multiple arterielle Embolisationsfragmente. Eine weitere Orientierung über das Ausmaß der Ischämie und der ergibt sich aus der Bestimmung der Kreatinkinase (CK) im Serum. Rasch ansteigende Werte über 1000 U/ml zeigen eine relevante Ischämie der Muskulatur an mit dringendem Handlungsbedarf, bei Werten über 5000 U/ml steigt das Risiko für den Verlust der Extremität und die Gefahr eines Nierenversagens durch Rhabdomyolyse (Crushniere) wesentlich an.

58.5 Differenzialdiagnose akute arterielle Embolie/arterielle Thrombose

Die klinische Unterscheidung zwischen einer wahrscheinlich bestehenden arteriellen Embolie oder einer arteriellen Thrombose erlaubt neben der Ursachenabklärung zusätzlich eine Beurteilung der erforderlichen diagnostischen Maßnahmen und die Einschätzung des notwendigen operativen und/oder interventionellen Eingriffes zur Revaskularisation der Extremität (Tab. 58.2).

Typische Befunde bei **arterieller Embolie** sind ein akuter Schmerzbeginn, vorbestehende kardiale Erkrankungen als Ursache der Embolie, fehlende Claudicatio-Beschwer-

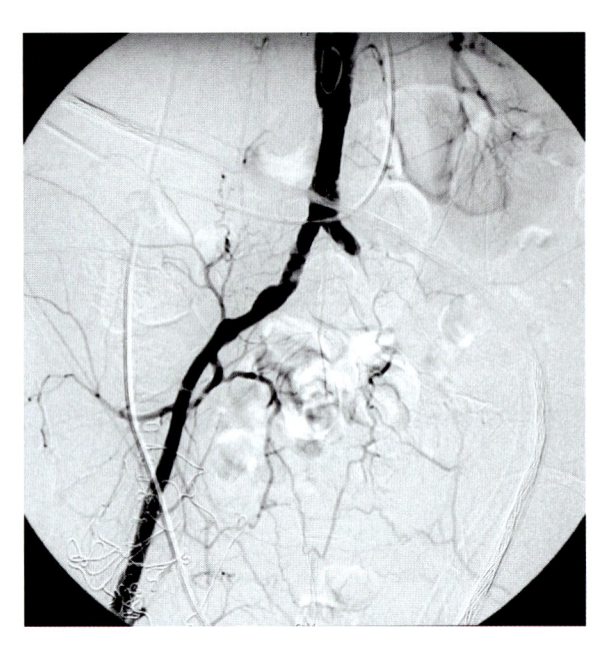

Abb. 58.3 Akuter embolischer Verschluss der linken A. iliaca communis. Therapie durch Embolektomie der Beckenstrombahn über inguinalen Zugang in der linken Leiste in Lokalanästhesie. (Aus Kopp et al. 2003)

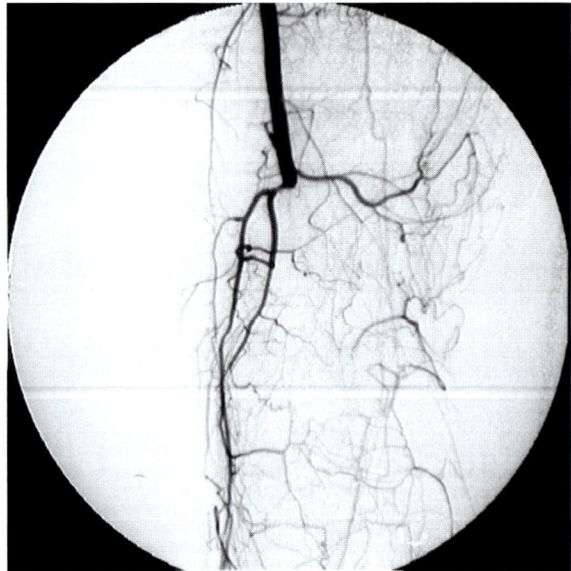

Abb. 58.4 Thrombotischer Verschluss der distalen A. femoralis superficialis in Höhe des Adduktorenkanals mit Versorgung des Unterschenkels über Kollateralgefäße

den in der Anamnese und ein unauffälliger Pulsstatus an der kontralateralen Extremität. Die Angiographie zeigt meist einen lokalisierten Gefäßabbruch bei sonst unauffälligen Gefäßen ohne wesentliche Kollateralisierung (Abb. 58.3).

Eine **arteriellen Thrombose** zeigt eine eher über mehrere Tage verlaufende Zunahme der Beschwerden mit meist inkompletter Ischämie bei häufig vorbestehender pAVK-Symptomatik und überwiegender Lokalisation an der unteren Extremität. Angiographisch stellt sich ein generell arteriosklerotisch verändertes Gefäßsystem mit unterschiedlich ausgeprägter Kollateralisierung dar (Abb. 58.4).

58.6 Diagnostik

Die Diagnose der akuten Extremitätenischämie ist häufig schon als „Blickdiagnose" nach kurzer Anamneseerhebung, Inspektion und klinischer Untersuchung mit komplettem Pulsstatus zu stellen (Tab. 58.2). Sind palpatorisch periphere Fußpulse vorhanden, ist die Verdachtsdiagnose einer relevanten akuten Extremitätenischämie unwahrscheinlich (Ausnahme: ausgeprägte venöse Thrombose mit Verschluss der Kapillarstrombahn). Durch die **Doppler-** und/oder **Duplexsonographie** der verschiedenen Gefäßabschnitte der betroffenen Extremität kann meist die Lokalisation und eine morphologische Beurteilung des peripheren Gefäßverschlusses vorgenommen werden. Der **Ankle-Brachial-Index** (ABI) durch Bestimmung des Dopplerverschlussdruckes der Unterschenkelarterien ist bei einer relevanten arteriellbedingten akuten Extremitätenischämie nahezu immer pathologisch (ABI <0,6). Zur Bestimmung des ABI-Index wird eine Blutdruckmanschette etwa 10 cm kranial der Malleolengabel angelegt und der Blutdruck der Unterschenkelarterie am Knöchel oder Fußrücken im Vergleich zum systemischen Blutdruck am Oberarm gemessen. Der ABI-Index errechnet sich aus dem Quotient des systolischen maximalen Blutdruckwertes einer Unterschenkelarterie und dem systolischen Blutdruck der A. brachialis. Normalwerte des ABI-Index liegen bei 0,9–1,4. ABI Werte >1,4 können bei Diabetespatienten mit Medianekrose auftreten, da die arterielle Gefäßwand nicht mehr komprimierbar ist und dadurch falsch hohe RR-Werte gemessen werden.

Bei erhaltenen Leistenpulsen kann die präoperative **digitale Subtraktionsangiographie** (DSA) durch die intraoperative Angiographie, die ebenfalls in DSA-Technik durchgeführt wird, ersetzt werden. Sind die Leistenpulse vermindert nachweisbar oder fehlend, eine periphere arterielle Verschlusskrankheit (pAVK) anamnestisch zu erheben oder vorbestehende zentrale oder periphere Gefäßeingriffe bekannt, so ist die präoperative **transfemorale Angiographie** oder **CT-Angiographie** (dringlich oder als Notfallangiographie) zu empfehlen.

> **Durch die veranlassten diagnostischen Maßnahmen darf es zu keiner relevanten Zeitverzögerung kommen!**

58.8 · Therapie

Tab. 58.3 Stadieneinteilung der akuten Extremitätenischämie nach Rutherford und TASC

Stadium	Klinische Befunde
I	Kurzzeitiges Schmerzereignis, kompensierte Ischämie, Sensibilität und Motorik meist unauffällig
IIa	Kompensierte, inkomplette Ischämie, oft thrombotischer Verschluss mit Kollateralen, verminderte Gehstrecke, Sensibilität und Motorik häufig beeinträchtigt
IIb	Kritische Ischämie, vitale Bedrohung mit dringlichem Handlungsbedarf
III	Irreversible ischämische Schädigung, Muskel- und Nervennekrosen

Werden mögliche Emboliequellen in den verschiedenen Abschnitten der Aorta vermutet (Aneurysma oder Dissektion), sollte die Abklärung durch eine **CT-** oder **MR-Angiographie** ergänzt werden. Durch die **transösophageale Echokardiographie** können Emboliequellen intrakardial und im Bereich der Aorta ascendens und des Aortenbogens beurteilt werden.

> **Diagnostik der akuten Extremitätenischämie**
> - Klinischer Befund: 6 P's
> - Kompletter Pulsstatus (Leistenpulse tasten!)
> - Ankle-Brachial-Index (ABI)
> - Doppler-/Duplexsonographie
> - Digitale Subtraktionsangiographie (DSA) oder CT- bzw. MR-Angiographie

58.7 Klassifikation

Das klinische Bild der akuten Extremitätenischämie stellt ein breites Spektrum mit akuter Minderung der Extremitätenperfusion und unterschiedlicher Dringlichkeit (Notfall, dringliche Intervention) dar, mit dem Ziel der möglichst kompletten Wiederherstellung der Vitalität und Funktionsfähigkeit der Extremität. Die Rutherford-Einteilung und die TASC-Klassifikation („Transatlantic Intersociety Consensus") beschreiben die entsprechenden klinischen und therapeutisch relevanten Stadien der akuten Extremitätenischämie (Tab. 58.3):

58.8 Therapie

Entscheidend für den Therapieerfolg ist die rasche Diagnosestellung mit Einleitung der adäquaten Behandlung innerhalb eines meist engen Zeitfensters (maximale Ischämietoleranz etwa 6 h). Durch Verzögerungen beim Transport, eine verspätete Diagnosestellung oder Zeitverlust durch unnötige Diagnostik kann das begrenzte Zeitintervall schnell überschritten sein mit der Folge eines irreversiblen Gewebeschadens. Bei der Therapie der akuten Extremitätenischämie können medikamentöse, operative und interventionelle Therapieverfahren als alleinige Therapieverfahren oder in Kombination zum Einsatz kommen. Abb. 58.5 zeigt einen therapeutischen Algorithmus zur Behandlung der akuten Extremitätenischämie.

58.8.1 Sofortmaßnahmen

Die initiale Therapie besteht in der sofortigen systemischen Gabe von **unfraktioniertem Heparin** (5000–10.000 IE i.v. oder 100 IE/kg KG) und anschließender kontinuierlicher Heparintherapie unter Beachtung der möglichen Kontraindikationen. Das Ziel der Heparintherapie besteht in der Verbesserung der arteriellen Perfusion durch Vermeidung zusätzlicher Appositionsthromben und der Unterstützung der spontanen Thrombolyse. Zusätzlich ist eine akute Schmerzbehandlung erforderlich und die korrekte Lagerung der Extremität zur Vermeidung von Druckläsionen zu beachten. Die anschließende Therapie ist abhängig von der Ursache, dem Schweregrad und der Dauer der akuten Extremitätenischämie, der bestehenden Restperfusion durch Kollateralgefäße und der dadurch definierten Dringlichkeit des erforderlichen therapeutischen Eingriffes.

58.8.2 Operative Therapie

Zugangswege

Der operative Zugang zur **A. brachialis** ist schematisch in Abb. 58.6 dargestellt. Bei der Präparation ist auf den ulnarseitig verlaufenden N. medianus zu achten. Die periphere Lokalisation des Ballonkatheters in der A. radialis oder A. ulnaris kann palpatorisch am Handgelenk kontrolliert werden.

Beim operativen Zugang zur **A. femoralis communis** (Abb. 58.7) sollten die längsverlaufenden Lymphgefäße möglichst geschont und das inguinale Fettgewebe zur Vermeidung von Lymphfisteln mit Klemmen und Ligaturen durchtrennt werden. Der N. femoralis liegt lateral der A. femoralis communis und teilt sich kranial des Abganges der A. profunda femoris in seine sensiblen (Rami cutanei anteriores) und motorischen Anteile (Ramus muscularis N. femoralis und N. saphenus) auf.

```
┌─────────────────────────────────────┐
│ Verdacht auf akute untere Extremitätenischämie │
│          Anamnese, Klinik           │
│   6 P´s ?, Gefäßstatus, ABI-Index   │
└─────────────────────────────────────┘
              │
┌─────────────────────────────────┐
│   Heparin-Bolus (5000 IE i.v.)  │
│     - Kontraindikationen beachten! │
└─────────────────────────────────┘
              │
┌─────────────────────────────────┐
│     Leistenpulse tastbar ?      │
│    Doppler-, Duplexsonographie  │
└─────────────────────────────────┘
       │                  │
┌──────────────────────┐  ┌──────────────────────┐
│ Extremitätenperfusion│  │ Extremität vital bedroht? │
│ ausreichend (Stadium IIa) │ │ (Stadium IIb-III) │
│ - dringliche Diagnostik/OP/Intervention │ │ - Notfalldiagnostik/OP/Intervention │
└──────────────────────┘  └──────────────────────┘
```

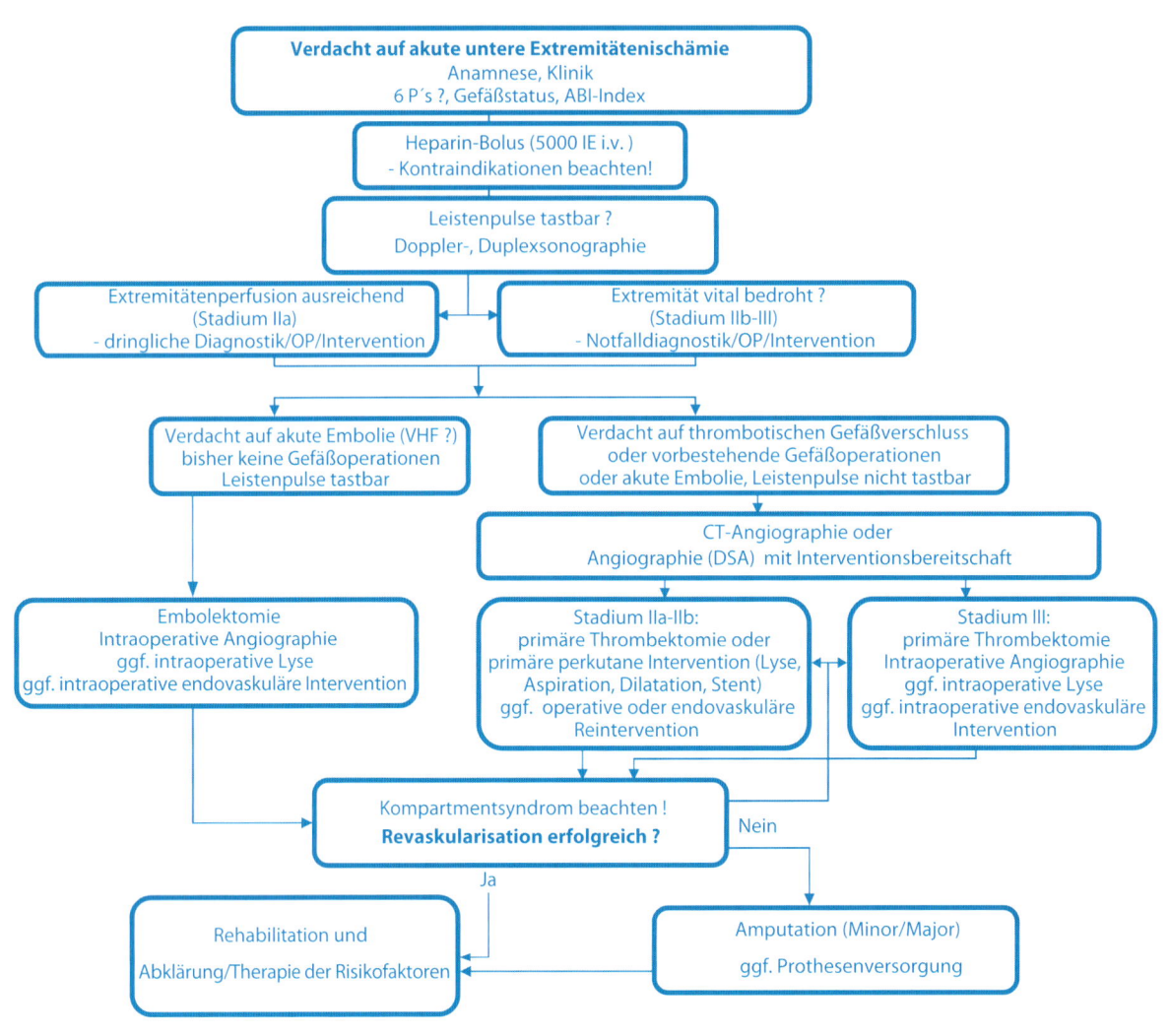

Abb. 58.5 Therapeutischer Algorithmus zur Behandlung der akuten Extremitätenischämie

Standardverfahren

Das von Fogarty 1963 beschriebene **Thrombembolektomieverfahren mit dem Ballonkatheter** stellt das primäre Standardverfahren zur operativen Behandlung der akuten Extremitätenischämie dar. Dabei wird der Katheter nach Inzision der Gefäßwand mit nicht entfaltetem Ballon vorsichtig in das embolisch/thrombotisch verschlossene Gefäß eingeführt, anschließend der Ballon mit leichten Druck entfaltet und durch langsames Zurückziehen des partiell entfalteten Ballons das thrombembolische Material aus dem Gefäß entfernt. Dieses Verfahren wird mehrmals wiederholt und der Ballonkatheter jeweils etwas weiter in das Gefäß vorgeschoben. Die intravasale Expansion des Ballonkatheters muss sehr vorsichtig am besten unter Durchleuchtungskontrolle erfolgen (Ballonkatheter mit verdünntem Kontrastmittel gefüllt), um Läsionen der Gefäßintima, Verschlüsse von Kollateralgefäßen oder Gefäßperforationen zu vermeiden. Für die verschiedenen Gefäßabschnitte werden **Fogarty-Katheter** mit unterschiedlichem Katheterdurchmesser (3–5 French) und verschiedener Ballongröße verwendet (Tab. 58.4).

> Kontrolle des Therapieerfolges nach Thrombektomie und Embolektomie durch intraoperative Angiographie!

Behandlung bei akuter Verschlechterung der Perfusion ohne Gefährdung der Extremität (Statdium I)

Dabei handelt es sich um eine vielleicht auch nur geringfügige akute Verschlechterung der Gehstrecke oder ein passageres Schmerzereignis durch einen akuten arteriellen Gefäßverschluss bei noch ausreichender Restperfusion und Kollateralisierung (Verschluss eines Kollateralgefäßes oder einer Unterschenkelarterie). Häufig schenkt der Patient diesem ersten Hinweis der zunehmenden Verschlechterung der Durchblutung und der drohenden relevanten Extremitätenischämie nur wenig Beachtung.

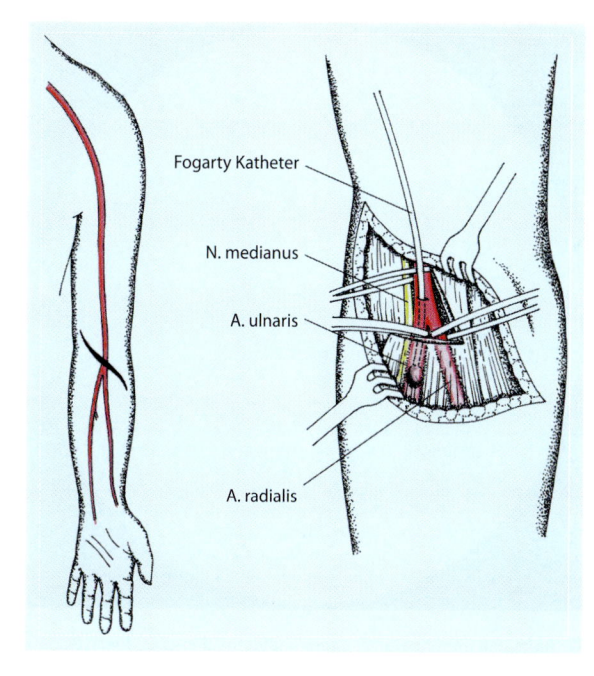

◘ **Abb. 58.6** Kubitaler Zugangsweg zur Embolektomie/Thrombektomie der A. brachialis und der Arterien des Unterarms. (Aus Kopp et al. 2003)

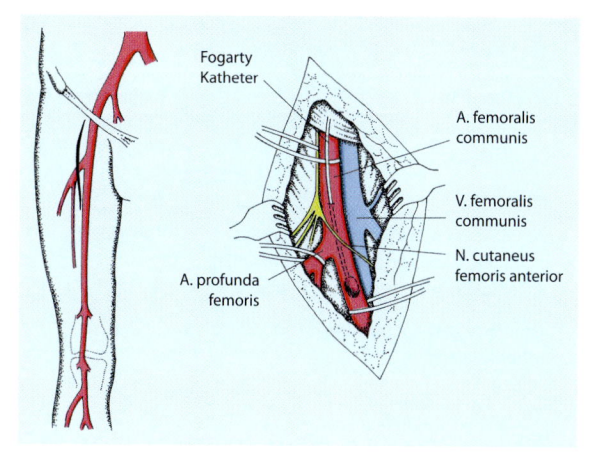

◘ **Abb. 58.7** Inguinaler Zugangsweg zur Embolektomie/Thrombektomie Becken-/Beinarterien. (Aus Kopp et al. 2003)

Die Gefäßabklärung sollte aber unbedingt zeitnah erfolgen um das betroffene Gefäßsegment durch eine frühzeitige Embolektomie/Thrombektomie wieder herstellen zu können und ggf. eine bestehenden Stenose als Ursache des Gefäßverschlusses zu beseitigen. Zusätzlich sollten die bestehenden Risikofaktoren (Nikotinabusus, Hypertonus, Hypercholesterinämie, Diabetes mellitus) beeinflusst und behandelt werden.

Behandlung der noch kompensierten Ischämie (Stadium IIa)

Im Stadium der noch kompensierten Ischämie und ohne vitale Gefährdung der Extremität (Sensibilität und Motorik erhalten) und niedrigen Kreatininkinase(CK)-Serumwerte sollte nach initialer Heparinbolus Gabe und nachfolgender kontinuierlicher Heparintherapie die dringliche Diagnostik durch CT- oder MR-Angiographie durchgeführt werden. Standardverfahren ist die **primäre Embolektomie/ Thrombektomie** mit anschließendem weiterem Vorgehen entsprechend der intraoperativen Angiographie. Als alternative Therapieoption kann in Einzelfällen unter Berücksichtigung der Dauer der Ischämie, der Verschlusslokalisation, der Verfügbarkeit und der Berücksichtigung möglicher Kontraindikationen die **kathetergesteuerte lokale Thrombolyse** oder eine **kathergesteuerte (Aspirations-)Thrombektomie** in primär therapeutischer Intention versucht werden. Durch die intraarterielle lokale Thrombolyse können möglicherweise ursächliche Gefäßstenosen demarkiert und nach Auflösung oder Aspiration der ischämieverursachenden Thromben in gleicher Sitzung endovaskulär durch **Dilatation oder Stentimplantation** oder **sekundär operativ** behandelt werden. Bei komplexen Gefäßvorerkrankungen und thrombotischem Gefäßverschluss oder Bypassverschluss kann bei ausreichender Perfusion der Extremität und wiederholter klinischer Kontrolle ein geplanter operativer Eingriff unter optimalen Bedingungen sinnvoll sein. Das weitere Vorgehen entspricht den Prinzipien der peripheren Gefäßrekonstruktion durch lokale Desobliteration, Patchplastik, Gefäßinterponat oder venöse oder alloplastische Bypass-Implantation.

Behandlung der fortgeschrittenen Ischämie (Stadium IIb/III)

Bei einer fortgeschrittener Ischämie, akuter vitaler Bedrohung der Extremität und der Gefahr des irreversiblen Gewebeschadens muss eine sofortige Diagnostik und Therapie erfolgen. Bei wahrscheinlicher **arterieller Embolie** und erhaltenen Leistenpulsen besteht das operative Vorgehen in einer **primären Embolektomie** mit dem Fogarty-Katheter und intraoperativer Angiographie ohne weitere Zeitverzögerung (◘ Abb. 58.8). An den Extremitäten kann dieser Eingriff häufig zunächst in Lokalanästesie bzw. anästhesiologischem „Stand by" über einen Zugang in der Ellenbeuge oder der Leiste durchgeführt werden.

Bei Patienten mit fehlenden Leistenpulsen und wahrscheinlich **arterieller Thrombose**, bekannter pAVK-Symptomatik, vorbestehenden Gefäßeingriffen und relevanter Ischämie ist eine Notfallangiographie ohne wesentliche Zeitverzögerung zu fordern. Spätestens zu diesem Zeitpunkt sollte bei komplizierter Gefäßsituation eine Verlegung in eine gefäßchirurgisch spezialisierte Abteilung diskutiert werden.

Durch die anschließend durchzuführende Thrombektomie in Intubationsnarkose mit erneuter intraoperativer Angiographie und evtl. notwendigen intraoperativen en-

Tab. 58.4 Fogarty-Ballonkatheter	
Gefäßregion	Empfohlener Katheterdurchmesser
A. Iliaca externa und communis	5 French
A. cubitalis und brachialis, A. femoralis cmmunis, A. profunda femoris (proximal), A. femoralis superficialis und A. poplitea	4 French
Unterarmarterien; Trifurkation und Unterschenkelarterien	3 French

dovaskulären Therapieverfahren (Dilatation, Stent) oder zusätzlichen gefäßrekonstruierenden Eingriffen (lokale Desobliteration, Gefäßinterponat oder Bypass) wird die bestmögliche **Revaskularisation** der Extremität angestrebt. Zeigen sich in der intraoperativ durchgeführten Angiographie noch weit peripher gelegene nicht direkt zugängliche Gefäßverschlüsse (z. B. thrombembolischer Verschluss der Fußarkade) kann intraoperativ eine lokale intraarterielle Katheterthrombolyse begonnen werden.

Lokale arterielle Thrombolyse und andere Thrombektomieverfahren

Bei der lokalen intraarteriellen Thrombolyse wird eine dünnlumiger Katheter (3 French) entweder im Rahmen der diagnostischen Angiographie oder intraoperativ über das freigelegte Gefäßsegment eingebracht und proximal des Thrombus oder auch in den Thrombus platziert (Abb. 28.9). Anschließend wird ein lokal wirksames Thrombolytikum injiziert (z. B. rt-PA 5–10 mg intraarteriell als Bolus, dann 1 mg/h über 24 h) mit gleichzeitiger PTT-wirksamer Heparintherapie und kontinuierliche klinische Befundkontrolle. Eine erneute Angiographie erfolgt nach 24 h bei Therapieerfolg mit anschließender Fortführung der Katheterlyse bis zur möglichst kompletten Revaskularisation.

Indikationen zur lokalen intraarteriellen Thrombolyse
- Akute noch kompensierte Extremitätenischämie (TASC IIa) zur Demaskierung ursächlicher Stenosen bei vorbestehender pAVK
- Persistierende kritische Ischämie bei weit peripheren Gefäßverschlüssen (Unterarm- oder Unterschenkelarterien)
- Intraoperative lokale intraarterielle Katheterlyse bei peripher unvollständiger Embolektomie/Thrombektomie und persistierender Ischämie
- Gefäßverschluss nach Venenbypass
- „Blue-toe"- oder „Trash-foot"-Syndrom

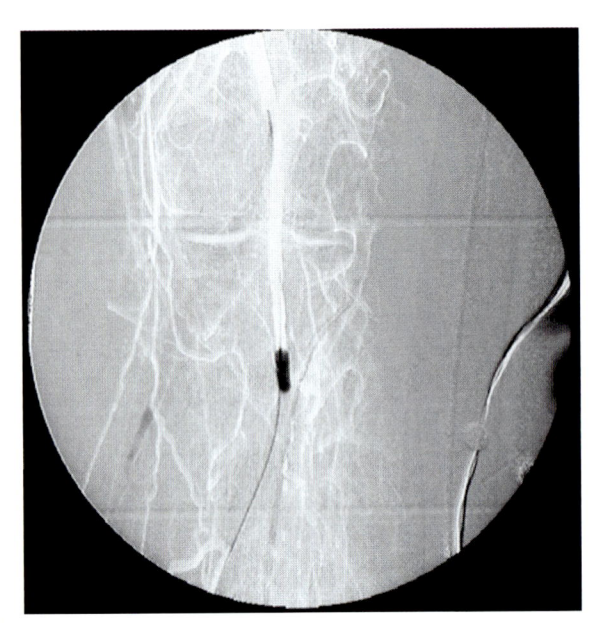

Abb. 58.8 Intraoperative angiographische Kontrolle der arteriellen Thrombektomie der A. poplitea und der A. tibialis posterior. Sondierung der Gefäße mit Führungsdraht und Thrombektomie mit kontrastmittelgefüllten Ballonkatheter

Komplikationen In seltenen Fällen treten zerebrale oder gastrointestinale Blutungen auf; lokale Hämatome sind in 20 % der Fälle zu beobachten.

Andere mögliche interventionelle Thrombektomieverfahren können entsprechend der vorliegenden Erfahrung unter kontinuierlicher Befundkontrolle angewendet werden (Katheterthrombektomie, mechanische Zertrümmerung, Aspirationsthrombektomie).

> **!** Intraarterielle lokale Thrombolyse nur unter kontinuierlicher klinischer Kontrolle und sofortigem Therapiewechsel bei Befundverschlechterung!

58.8.3 Spezielle Ursachen der akuten Extremitätenischämie

Akuter distaler Aortenverschluss (Leriche-Syndrom; Abb. 58.10) Dabei handelt es sich um einen kompletten Verschluss der distalen Aorta mit akuter Ischämie der unteren Körperhälfte. Die blau-livide Hautverfärbung distal der Nabelregion mit meist starkem Ischämieschmerz ist hinweisend. Die Therapie besteht zunächst in einem Thrombektomieversuch beider Iliakalgefäße bis in die distale Aorta über einen beidseitigen inguinalen Zugang. In manchen Fällen und in Abhängigkeit vom Allgemeinzustand ist ein distaler Aortenersatz (Y-Prothese) erforderlich. Trotz intensivem intraoperativen Monitoring, sequenzieller Reperfusion und anschließende Intensivtherapie ist bei beid-

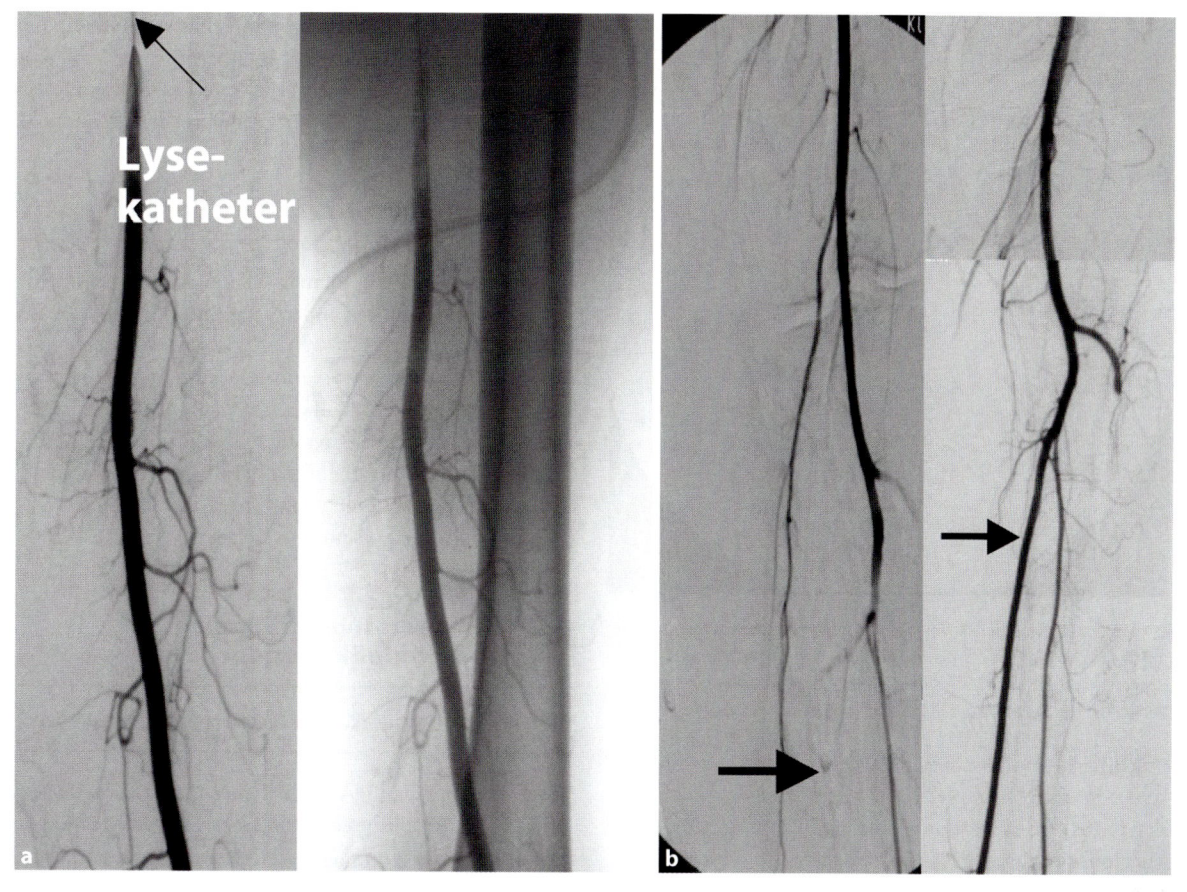

Abb. 58.9 Akuter embolischer Verschluss der A. tibialis anterior, A. fibularis und A. tibialis posterior. **a** Embolektomie über femoralen Zugang mit Revaskularisation der A. fibularis. **b** Anschließende intraarterielle kathetergesteuerte Thrombolyse mit kompletter Rekanalisation der A. tibialis anterior (*Pfeile*). Persistierender älterer Verschluss der A. tibialis anterior

seitiger Extremitätenischämie beim Leriche-Syndrom weiterhin mit einer Letalität von 30–50 % zu rechnen.

Akute Aortendissektion mit peripherer Extremitätenischämie In seltenen Fällen kann eine akute Extremitätenischämie auch die erste Symptomatik einer akuten Aortendissektion darstellen. Entsprechend der Lokalisation des proximalen Intimaeinrisses ist zwischen einer Typ-A-Dissektion (Beginn der Dissektion in der Aorta ascendens oder im Aortenbogen) und einer Typ-B-Dissektion Stanford (Intima-Entry distal der linken A. subclavia) entsprechend der Stanford-Einteilung zu unterscheiden. Die Typ-A-Dissektion wird als herzchirurgischer Notfall möglichst sofort operiert, während die Typ-B-Dissektion meistens zunächst konservativ mit Blutdrucksenkung, analgetischer Therapie und Intensivüberwachung behandelt werden kann. Indikationen zur operativen oder endovaskulären Therapie der Typ-B-Dissektion sind die rasche Progression des Aortendurchmessers mit Rupturgefahr, eine zunehmendes Spinalis-anterior-Syndrom als Zeichen der verminderten spinalen Perfusion, ein zunehmender Kollaps des wahren Lumens oder die Einengung eines abdominellen Gefäßabganges mit Minderperfusion der Viszeralorgane (Leber, Darm), der Nieren oder der Extremitäten.

A.-poplitea-Aneurysma Aneurysmen der A. poplitea kommen mit eine Häufigkeit von etwa 1 % bei gefäßgesunden Personen und etwa 6 % bei Patienten mit bekannter Arteriosklerose vor. Ab einem Durchmesser von mehr als 2 cm nehmen das Risiko der peripheren Embolisation und auch die Gefahr der Aneurysmaruptur deutlich zu. Die Embolisation aus dem teilthrombosierten Aneurysma führt bei meist fehlender Kollateralisierung zu einem akuten schweren Ischämiesyndrom des Fußes („Trash-foot"-Syndrom) mit einer Amputationsrate von 10–40 %. Die Therapie besteht in der sofortigen Embolektomie meist in Kombination mit einer intraarteriellen Lysebehandlung und Ausschaltung des Aneurysmas durch ein Gefäßinterponat, möglichst mit einem körpereigenen Venensegment. In mindestens 30–50 % der Fälle kommen Aneurysmen der A. poplitea beidseitig vor (Empfehlung zur prophylaktischen Operation der Gegenseite).

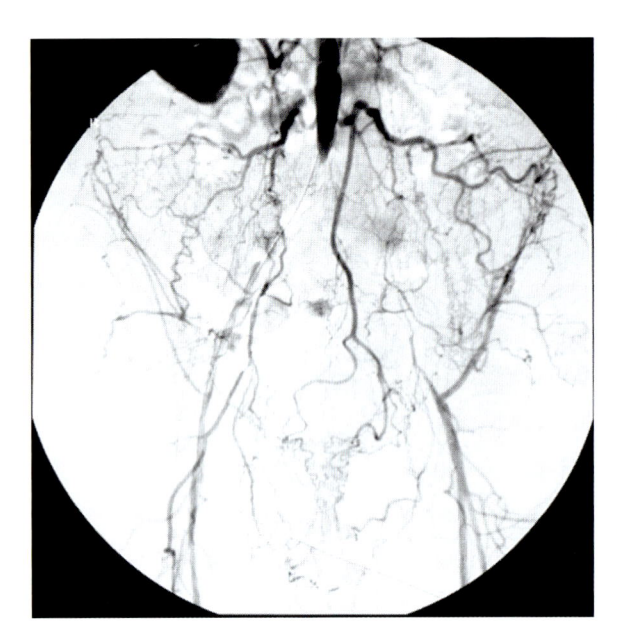

Abb. 58.10 Kompensierter distaler Verschluss der infrarenalen Aorta abdominalis mit noch ausreichender Kollateralisierung der Beckenstrombahn und Perfusion der Femoralgefäße. Bei akutem Verschluss der Kollateralgefäße entsteht ein Leriche-Syndrom

Phlegmasia coerulea dolens Dieses Krankheitsbild beschreibt einen kompletten thrombotischen Verschluss der venösen Bein-Becken-Strombahn mit nachfolgender Thrombosierung des Kapillargebietes und fehlendem arteriellem Zustrom. Reicht die Thrombose bis in die V. cava sind beide Beine betroffen. Die Extremitäten sind prall geschwollen, rötlich-livide verfärbt mit Funktionsverlust und Sensibilitätsstörungen. Unbehandelt droht der Beinverlust bis in Höhe des Hüftgelenkes. Ursächlich ist auch an ein paraneoplastisches Syndrom zu denken. Die Therapie besteht in der Thrombektomie der venösen Bein-Beckenstrombahn bis in die V. cava inferior. Bei einseitigem Befund wird versucht, eine zentrale venöse Embolie während des Thrombektomiemanövers durch eine Ballonblockade der V. cava inferior (inguinaler Zugang von kontralateral) zu verhindern.

Akute traumatisch-bedingte Extremitätenischämie Bei Patienten mit peripheren Knochenfrakturen oder nach einem Unfall mit Mehrfachverletzungen ist in 5–10 % der Fälle mit Läsionen der peripheren arteriellen Gefäßversorgung zu rechnen. Bei Verletzungen der A. brachialis, der A. iliaca communis oder der A. poplitea besteht in der Akutsituation und meist fehlender Ausbildung von Kollateralgefäßen ein hohes Risiko für den Verlust der Extremität. Scharfe kurzstreckige Gefäßverletzungen lassen sich in der Regel durch eine direkte Gefäßnaht rekonstruieren. Bei längerstreckigen Defektverletzungen ist eine Rekonstruktion durch ein Gefäßinterponat nach Möglichkeit unter Verwendung autologer Venensegmente erforderlich. Bei einer länger anhaltenden Ischämie mit der Gefahr der Überschreitung der Grenze der Ischämietoleranz kann eine intravasaler Shunt zur Überbrückung des Gefäßdefektes und temporären Perfusion verwendet werden (▶ Kap. 29).

58.8.4 Indikationen zur Amputation

Kann durch die verschiedenen Therapieverfahren eine Revaskularisation mit Erhalt der Vitalität und Funktion der Extremität nicht erreicht werden ist nach entsprechender Demarkierung der Nekrosezone die Amputation (Minor-/Major-Amputationen) häufig nicht zu vermeiden. Bei Patienten mit schwerster Extremitätenischämie, Muskelnekrosen (Stadium III), begleitendem Organversagen und vitaler Gefährdung des Patienten kann im Einzelfall die primäre Amputation indiziert sein.

58.9 Perioperative Probleme und Komplikationen

58.9.1 Ischämie-Reperfusionssyndrom

Durch die Freisetzung verschiedener Mediatoren (Sauerstoffradikale, Zytokine etc.) und Elektrolytverschiebungen im Rahmen einer prolongierten Extremitätenischämie und nachfolgenden Reperfusion kann es bei den Patienten zu einer erheblichen intra- und postoperativen Dekompensation mit nachfolgendem Mehrorganversagen (u. a. kardiozirkulatorisches Versagen, Crushniere) kommen. Durch eine sequentielle Reperfusion der Extremität mit Unterbrechung des arteriellen Blutzustroms, partielles Verwerfen des venösen Blutes aus der reperfundierten Extremität oder frühzeitige Hämofiltration kann versucht werden die Folgen des Ischämie-Reperfusionssyndroms zu vermindern.

58.9.2 Kompartmentsyndrom

Das Kompartmentsyndrom wird definiert als ein erhöhter Gewebedruck innerhalb einer von Faszien umschlossenen Muskelloge mit reduzierter Kapillarperfusion, einer sich zunehmend ausbildenden neuromuskulärer Dysfunktion mit irreversiblen Muskelnekrosen und möglichem Funktionsverlust. Die anhaltende Minderperfusion der Extremitätenmuskulatur kann vor allem am Unterschenkel zur Ausbildung eines Kompartmentsyndroms führen, sobald der Druck in der Muskelloge den kapillären Perfusionsdruck (25–30 mmHg) übersteigt. Entscheidend für die Diagnose des Kompartmentsyndroms ist die regelmäßige Kontrolle und klinischen Beurteilung der Extremität. Die

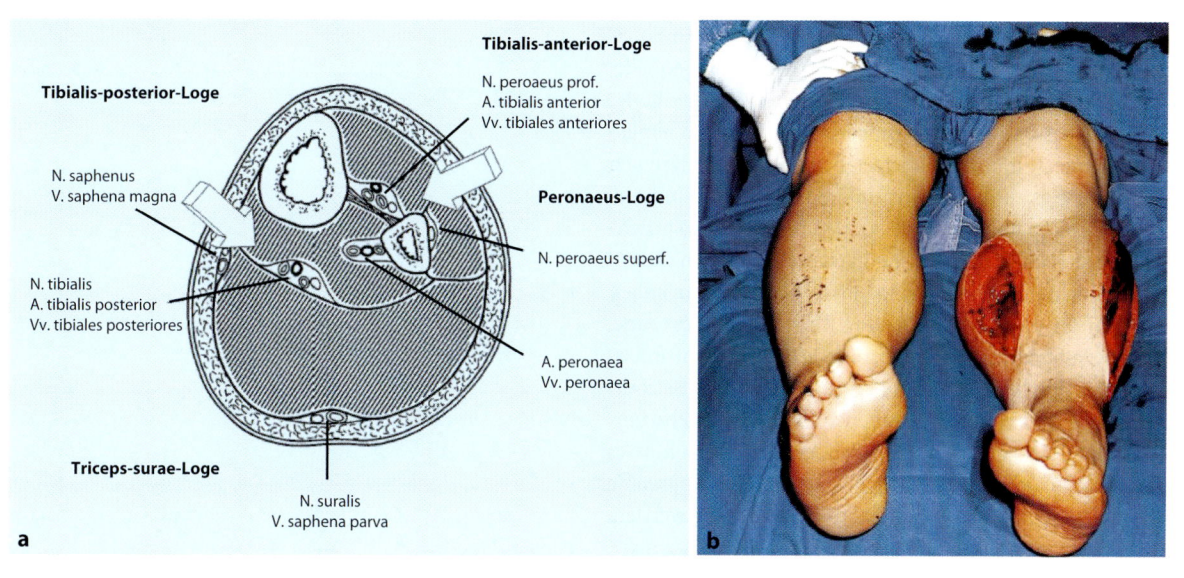

Abb. 58.11a,b Technik der Kompartmentspaltung bei akuter Ischämie der Extremität: **a** Längsspaltung der Unterschenkel Haut, Subkutis und der Faszien aller Muskellogen über einen medialen und lateralen Zugang über die gesamte Länge des Unterschenkels. **b** Anschließend Deckung des Wunddefekts mit Kunsthaut

schmerzhafte Kompression der Unterschenkelmuskulatur, die Schmerzzunahme bei passiver Dehnung der Muskulatur, zunehmende Sensibilitätsstörungen am Fußrücken und eine verminderte aktive Beweglichkeit der Extremität (Zehenheberschwäche) zeigen ein Kompartmentsyndrom an. Neben der klinischen Beurteilung kann durch die direkte Messung und Dokumentation der subfaszialen Kompartmentdruckwerte (Druckmessung nach Injektion einer definierten Flüssigkeitsmenge subfaszial in die jeweilige Muskelloge mit einem mobilen Messgerät oder als direkte Druckmessung über einen Druckaufnehmer [Statham] auf der Intensivstation) ein erhöhter Kompartmentdruck (ungefährer Richtwert: >25 mmHg) erkannt und bei gleichzeitig bestehendem klinischen Bild (sensomotorisches Defizit) die Indikation zur Fasziotomie aller vier Muskellogen gestellt werden.

Technik der Fasziotomie (Abb. 58.11) Beim akut auftretenden Kompartmentsyndrom müssen alle betroffenen Muskellogen des Unterschenkels gespalten werden. Die komplette Spaltung der Muskellogen erfolgt am besten über zwei ausreichend lange Hautinzisionen: eine mediale Inzision zur Spaltung der oberflächlichen und tiefen Logen der Beugemuskulatur und der lateralen Extensoren des Unterschenkels und einer lateralen Inzision (zwischen Tibia und Fibula) zur Spaltung der sog. Peronäus-Loge

Die Muskellogen müssen jeweils komplett im Verlauf des gesamten Unterschenkels eröffnet werden. Sicher nekrotisches Muskelgewebe wird entfernt, eine erneute Beurteilung („second look") erfolgt nach 12–24 h mit evtl. erneut erforderlichem Muskeldébridement. Die temporäre Wunddeckung wird zunächst mit Kunsthaut vorgenommen. Häufig sind mehrfache Wundrevisionen und Débridemets der ischämischen Muskulatur erforderlich. Erst nach Rückgang des Gewebeödems und einer ausreichenden Muskeldurchblutung kann der meistens verbleibende Hautdefekt mit Spalthaut verschlossen und damit die Extremität erhalten werden. Häufig bleiben allerdings sensomotorische Defektzustände zurück.

> **Maßnahmen bei Kompartmentsyndrom**
> — Klinische Kontrolle und/oder Kompartmentdruckmessung
> — Keine generelle Kompartmentspaltung, aber großzügige Indikationsstellung bei:
>   – Kompartmentdruckwerten >25 mmHg
>   – Ischämiezeiten >6 h
>   – Geringer Kollateralisierung bei akut embolischen Verschlüssen
>   – Nach traumatischen Gefäßverletzungen

58.9.3 Persistierend eingeschränkte Extremitätenperfusion und Reverschlüsse

Bei persistierend eingeschränkter Extremitätenperfusion mit klinisch unveränderter Ischämie oder Befundverschlechterung ist eine erneute dopplersonographische und/oder angiographische Abklärung des Gefäßabschnittes vorzunehmen. Eine Verlegung in ein gefäßmedizinisch spezialisiertes Zentrum ist spätestens zu diesem Zeitpunkt zu diskutieren. Ursachen können an der oberen Extremität bisher nicht erkannte weiter proximal gelegene Emboliequellen oder Ischämieursachen (kardiale Emboliequelle, Aortendissektion, Stenosen/Aneurysmen der A. axillaris/subclavia, Thoracic-outlet-Syndrom) sein. Zusätzlich müssen periinterventionell aufgetretenen Intimaverletzungen berücksichtigt werden. An der unteren Extremität sind aortoiliakale Verschlussprozesse oder Aneurysmen zu beachten und abzuklären. In Abhängigkeit vom aktuellen Gefäßstatus, nachweisbaren Gefäßstenosen oder Restthromben ist die Indikationen zur erneuten Thrombembolektomie, endovaskulären Dilatation, lokalen arteriellen Thrombolyse oder notwendigen Rekonstruktion der Gefäßstrombahn zu stellen. Zusätzlich sollten andere vorwiegend embolischer Ursachen des rezidivierenden Gefäßverschlusses durch transthorakale/transösophagiale Echokardiographie (Vorhofthromben, Aortendissektion) abgeklärt werden. Des Weiteren ist eine relevante Einschränkung der myokardialen Pumpfunktion (Herzinsuffizienz mit Low-output-Syndrom, hämodynamische wirksame Klappenfehler oder Rhythmusstörungen etc.) als mögliche Ursache der Extremitätenischämie zu berücksichtigen.

Literatur

Aune S, Trippestad A (1998) Operative mortality and long-term survival of patients operated on for acute lower limb ischemia. Eur J Vasc Endovasc Surg 15:143–146

Denk H (1987) Akute arterielle Verschlüsse. In: Heberer G, van Dongen RJAM (Hrsg) Kirschnersche Allgemeine Operationslehre, Band 11: Gefäßchirurgie. Springer, Berlin Heidelberg New York Tokyo

Denzel C, Lang W (2008) Kritische Extremitätenischämie. Chirurg 79:495–508

Hepp W, Kogel H (2001) Gefäßchirurgie. Urban & Fischer, München Jena

Kopp R, Weidenhagen R, Hornung H, Jauch KW, Lauterjung L (2003) Akute Extremitätenischämie aus allgemeinchirurgischer Sicht. Wie viel gefäßchirurgische Kenntnis ist erforderlich? Chirurg 74:1090–1102

Neuzil DF, Edwards WH Jr, Mulherin JL, Martin RS, Bonau R, Eskind SJ, Naslund TC, Edwards WH Sr (1997) Limb ischemia: surgical therapy in acute arterial occlusion. Am Surg 63:270–274

Ouriel K (2002) Current status of thrombolysis for peripheral arterial occlusive disease. Ann Vasc Surg 16:797–804

Rutherford RB, Baker JD, Ernst C, Johnston KW, Porter JM, Ahn S, Jones DN (1997) Recommended standards for reports dealing with lower extremity ischemia. J Vasc Surg 26:517–538

Transatlantic Inter-Society Cosensus Working Group TASC (2000) Management of peripheral arterial disease (PAD). J Vasc Surg 31 (Suppl): S135–S167

Vollmar J (1996) Rekonstruktive Chirurgie der Arterien, 4. Aufl. Thieme, Stuttgart New York

Yassin MMI, Harkin DW, Barros D´Sa AAB, Halliday MI, Rowlands BJ (2002) Lower ischemia-reperfusion injury triggers a systemic inflammatory response and multiple organ dysfunction. World J Surg 26:115–121

Periphere traumatische Gefäßverletzungen

R. Weidenhagen, R. Kopp

Die Versorgung traumatisch bedingter peripherer Gefäßverletzungen erfordert bei einer akuten Blutung zunächst die unmittelbare und suffiziente Blutstillung. Prinzipielles Versorgungsziel ist außerdem die zeitgerechte Wiederherstellung der Perfusion im abhängigen Stromgebiet. Dies ist im weiteren Verlauf von entscheidender Bedeutung für die Morbidität und Mortalität der Patienten.

59.1 Epidemiologie

Bei 5 % der Patienten mit Mehrfachverletzungen in Folge eines Unfalls ist mit einer peripheren Gefäßverletzung zu rechnen. Dabei ist die untere Extremität in mehr als der Hälfte der Fälle und die obere Extremität etwa in einem Drittel der Fälle betroffen. Bei 80–90 % aller Patienten mit Gefäßverletzungen liegt eine Verletzung eines arteriellen Extremitätengefäßes vor. Demgegenüber sind Verletzungen im Bereich der extrakraniellen Hirngefäße mit einem Anteil von ca. 5 % und der großen Stammgefäße mit ca. 10 % deutlich seltener. Bei arteriellen Gefäßverletzungen besteht zusätzlich häufig eine Beteiligung der begleitenden Venen.

59.2 Ätiologie

Ursächlich werden die traumatischen von den iatrogenen Gefäßverletzungen unterschieden. Dabei gewinnen in den letzten Jahren die iatrogenen Verletzungen durch vermehrten Einsatz endovaskulärer Monitoring-, Diagnose- und Therapieverfahren anteilsmäßig zunehmend an Bedeutung. Nach neueren Statistiken liegt mehr als der Hälfte aller behandlungsbedürftigen Gefäßverletzungen eine iatrogene Ursache zugrunde.

Nach Art der Gewalteinwirkung werden direkte Gefäßverletzungen, die offen oder geschlossen sein können und indirekte Gefäßverletzungen unterschieden (Tab. 59.1). Die durch scharfe oder stumpfe Gewalteinwirkung bedingten direkten Gefäßverletzungen sind mit 95 % wesentlich häufiger als die indirekten Verletzungen, die in Folge von Distensions- (Überdehnungs-) oder Dezelerationstraumen auftreten.

Tab. 59.1. Übersicht über Mechanismen der Gefäßverletzung

Mechanismen	Beispiele
Direkte scharfe Mechanismen	Stich-, Schuss-, Schnitt-, Pfählungstraumen, iatrogen
Direkte stumpfe Mechanismen	Kontusion, Kompression, Konstriktion
Indirekte Mechanismen	Distension, Dezeleration, Torsion

59.3 Klassifikation

Gefäßverletzungen lassen sich in offene, perforierende (mit Durchtrennung des umgebenden Haut- und Weichteilmantels) oder geschlossene, nicht perforierende (Erhalt der Weichteildeckung, Gefäß selbst nicht eröffnet) Verletzungen einteilen.

Bei **offen, perforierenden Gefäßverletzungen** handelt es sich in der Regel um direkte scharfe Verletzungsmechanismen (Schuss-, Stich-, Schnitt- oder Pfählungsverletzungen). Dabei kommt es zu einer Schädigung der Gefäßwand von außen mit Durchtrennung aller Wandschichten (Abb. 59.1).

Bei **geschlossenen, nicht perforierenden Verletzungen** kommt es dagegen zu einer variablen Schädigung der Intima oder Media gegebenenfalls mit sekundärer Thrombosierung des Gefäßes bei intakten äußeren Wandschichten. Ätiologisch liegen den nicht perforierenden Gefäßverletzungen typischerweise stumpfe Gewalteinwirkungen oder indirekte Verletzungsmechanismen zugrunde. Bei den stumpfen Traumen wird die von außen einwirkende Gewalt durch umgebende Strukturen auf die Gefäße übertragen.

Ein häufig beobachteter indirekter Verletzungsmechanismus sind Distensions- (Überdehnungs-)traumen im Rahmen von Knie- und Schultergelenksluxationen. Dabei kommt es durch einen Intimaeinriss mit Inversion der Intima zu nachfolgender Dissektion oder Verschluss des Gefäßes. Der Adventitiamantel bleibt dabei meistens intakt (Abb. 59.2).

K.-W. Jauch et al., Chirurgie Basisweiterbildung,
DOI 10.1007/978-3-642-23804-8_59, © Springer-Verlag Berlin Heidelberg 2013

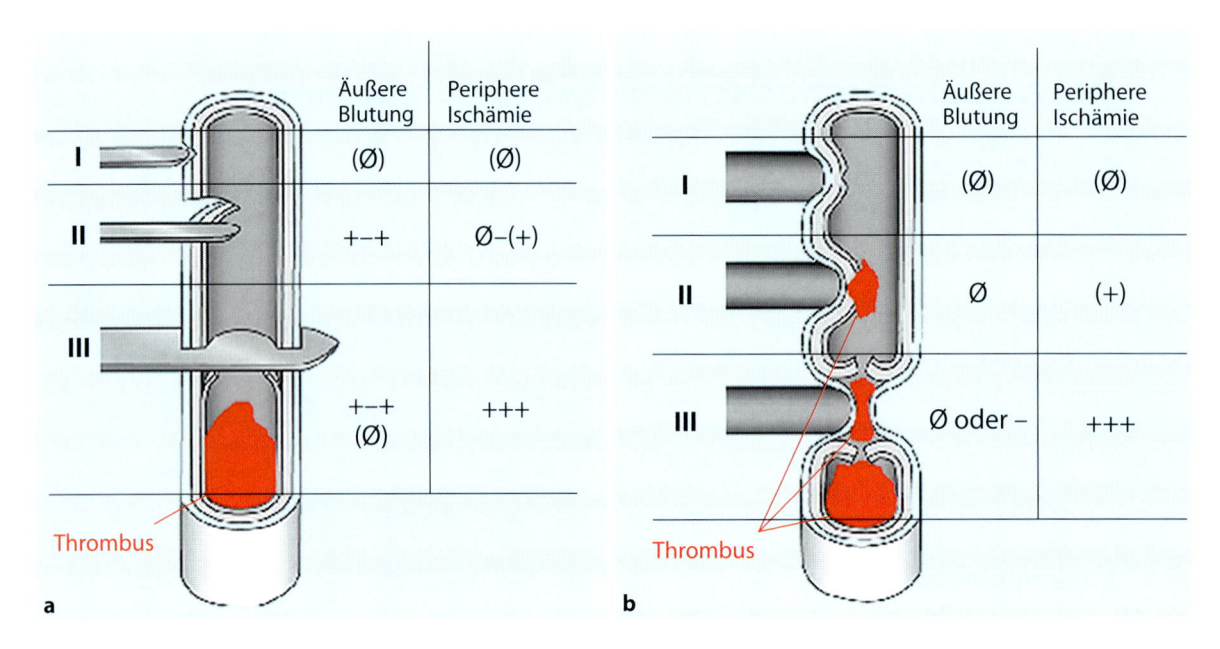

Abb. 59.1a,b a Schweregrad der direkten scharfen Gefäßverletzung nach Vollmar. b Schweregrad der direkten stumpfen Gefäßverletzung nach Vollmar. (Aus Ruppert et al. 2004)

59.4 Diagnostik

Vorrangiges Ziel in der Diagnostik und Therapie traumatisierter Patienten ist das frühzeitige Erkennen einer Gefäßverletzung, um mit einer zeitnahen Intervention die Ischämiezeit möglichst gering zu halten. Um dies zu gewährleisten, müssen Diagnostik und Therapie oftmals parallel ablaufen. Nach der initialen klinischen Untersuchung umfasst die apparative Diagnostik neben der Dopplerverschlussdruckmessung, Doppler- und Duplexsonographie die CT- Angiographie und letztlich die invasive Angiographie. Die MR-Angiographie spielt in der akuten Phase wegen des erhöhten zeitlichen Aufwands noch eine untergeordnete Rolle (▶ Kap. 58).

59.4.1 Klinische Untersuchung

In Zusammenschau mit der Anamnese des Unfallherganges und der Verletzungskonstellation ist die klinische Untersuchung häufig bereits richtungsweisend auf das Vorliegen einer Gefäßverletzung. Die Diagnose einer offenen, penetrierenden Gefäßverletzung mit offenkundiger, unter Umständen pulsierender Blutung ist in der Regel bereits im Rahmen einer Blickdiagnose zu stellen. Bei tangentialer Gefäßeröffnung oder Durchtrennung kleiner Gefäße, die sich kontrahieren und einrollen kann die Blutung nach außen jedoch völlig fehlen, ebenso bei Patienten im schweren Volumenmangelschock. Daher ist die klinische Extremitätenuntersuchung mit Beurteilung der peripheren Durchblutung im Rahmen der frühen diagnostischen Abklärung obligat. Die klinischen Zeichen der Extremitätenischämie werden nach Pratt als „6-P"-Zeichen zusammengefasst (▶ Kap. 88). Neben dem Pulsstatus sollten Hautfarbe und -temperatur sowie die venöse und kapilläre Füllung beurteilt werden. Eine orientierende neurologische Untersuchung mit Beurteilung von Sensibilität, motorischen Ausfällen und Parästhesien ist ergänzend zwingend notwendig.

Leitsymptome des Gefäßtraumas durch scharfe Gewalteinwirkung sind die starke, ggf. pulsierende Blutung und das Hämatom, bei stumpfen Verletzungen die periphere Ischämie. Ein palpabler Puls schließt eine weiter proximal gelegene Gefäßläsion, insbesondere eine Intimaläsion zwar keineswegs aus, ein fehlender oder abgeschwächt palpabler Puls gibt aber dennoch Hinweise über das Ausmaß der momentanen Ischämie.

59.4.2 Dopplerverschlussdruckmessung

Die Dopplerverschlussdruckmessung ist ein sicheres Screeningverfahren, um dringlich behandlungsbedürftige Läsionen, gerade bei stumpfen aber auch bei penetrierenden Gefäßverletzungen zu erkennen. Durch die Bestimmung des **Ankle-Brachial-Index** (ABI) im Seitenvergleich lassen sich bei fehlendem Nachweis einer vorbestehenden arteriellen Verschlusserkrankung höhergradige, hämodynamisch relevante arterielle Gefäßläsionen sicher erkennen.

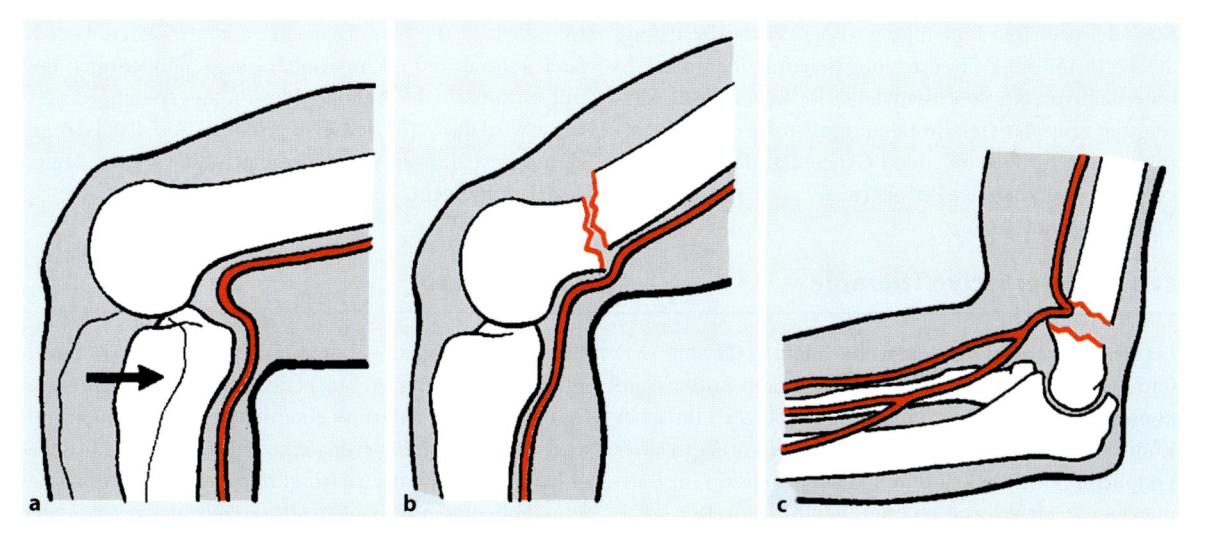

Abb. 59.2a–c Gefäßverletzungen bei Frakturen oder Luxationen. **a** Gefäßkompression bei Luxation; **b** Geschlossene Gefäßverletzung bei suprakondylärer Femurfraktur; **c** Geschlossene Gefäßverletzung bei suprakondylärer Humerusfraktur. (Aus Heberer 1993)

59.4.3 CT-Angiographie

Durch moderne Mehrzeilengeräte bietet die CT-Angiographie insbesondere auch bei polytraumatisierten Patienten eine zeitlich hoch effiziente und umfassende Diagnostik im Rahmen der gesamten traumatologischen Umfelddiagnostik. So gewährt die Kombination aus arterieller und venöser Phase der CT-Angiographie bei Verdacht auf Vorliegen einer arteriellen Gefäßläsion einen erheblichen Zeitgewinn in der diagnostischen Abklärung gegenüber der konventionellen Angiographie.

59.4.4 Digitale Subtraktionsangiographie

Die digitale Subtraktionsangiographie (DSA) ermöglicht die dynamische Darstellung von Lokalisation und Ausmaß einer Gefäßverletzung. Als invasive Untersuchungsmethode erfordert sie einen höheren Zeitaufwand als die CT-Angiographie. Bei Vorliegen komplexer Becken- und Extremitätenverletzungen kann es zu erheblichen Schwierigkeiten kommen in adäquater Zeit einen arteriellen Zugang zu schaffen, wodurch sich die DSA in ihrer Anwendbarkeit in der Akutsituation limitiert. Bei polytraumatisierten Patienten, die zunächst einer dringlichen Primärversorgen bedürfen, sollte daher die angiographische Abklärung von Extremitätenverletzungen, sofern erforderlich, intraoperativ unmittelbar im Anschluss an die Primärversorgung erfolgen.

Intraoperativ bietet das endovaskuläre Vorgehen zusätzliche therapeutische Möglichkeiten (Embolisation, Coiling, Ballonblockaden, Stents, Stentgrafts), die im Rahmen der modernen gefäßchirurgischen Maßnahmen ihren festen Stellenwert haben.

59.5 Erstversorgung

> Bei einer klaren Lokalisation der Gefäßverletzung ist der sofortigen operativen Versorgung gegenüber weiteren präoperativen bildgebenden Maßnahmen Vorzug zu geben.

Stark blutende periphere Gefäßverletzungen erfordern primär die suffiziente lokale Blutstillung und eine adäquate systemische Volumensubstitution. Die temporäre lokale Blutstillung erfolgt in der Regel mit Hilfe eines Kompressionsverbandes, z. B. mit einer Blutdruckmanschette auf sterilem Verband, direkt über dem Wundgebiet. Bei Verletzung stammnaher Arterien kann die gezielte digitale Kompression proximal oder in Höhe der Verletzung notwendig sein. „Notoperationen" am Unfallort mit Setzen von Klemmen und Ligaturen sind wegen der Gefahr der Vergrößerung des Primärschadens abzulehnen. Das Anlegen von zentralen Tourniquets sollte lediglich ausweglosen Situationen mit anderweitig nicht zu stillender Blutung vorbehalten bleiben, da es dabei ebenfalls zu irreversiblen sekundären Muskel-, Venen- und Nervenschädigungen kommen kann.

! Eine ischämische Extremität sollte weder gekühlt noch extern erwärmt werden.

Nach der primären Blutstillung ist die Wiederherstellung der Perfusion im Zeitfenster der Ischämietoleranz, d. h. innerhalb von 6 h von essenzieller Bedeutung. Die Versorgung zentraler Gefäßverletzungen sowie die Rekonstruktion der hirnversorgenden Gefäße hat dabei Vorrang vor der Versorgung der Peripherie.

59.6 Konservative Therapie

Bei erstgradigen Gefäßläsionen ohne Blutung (Abb. 59.1) und ausreichender peripherer Perfusion kann zunächst ein konservatives Vorgehen unter engmaschiger klinischer Kontrolle in Betracht gezogen werden. Bei Vorliegen einer peripheren Pulslosigkeit durch Gefäßdistension im Rahmen einer Gelenksluxation oder Frakturdislokation sollte zunächst eine entsprechende Reposition mit anschließender Perfusionskontrolle durchgeführt werden. Kehrt der Puls nach Reposition zurück, ist im weiteren Verlauf eine engmaschige klinische Kontrolle des Pulsstatus inklusive Überwachung der Kompartmentdrucke der betroffenen Extremität angezeigt. Eine Dissektion sollte im Verlauf duplexsonographisch oder angiographisch ausgeschlossen werden.

59.7 Operative Therapie arterieller Gefäßverletzungen

59.7.1 Operationsprinzipien

> Bei Läsion von Arterien oder tiefen Venen proximal des Knies oder des Ellenbogens sollte eine Rekonstruktion versucht werden.

Der Zeitpunkt der Versorgung von Gefäßverletzungen im Bereich der Extremitäten richtet sich insbesondere bei polytraumatisierten Patienten nach der Vitalgefährdung („life before limb"). Bestehen Extremitätenfrakturen als Begleitverletzungen sollte operationstechnisch idealerweise zunächst die primäre Osteosynthese erfolgen, anschließend die Gefäßrekonstruktion und abschließend die Weichteilversorgung. Die primäre Osteosynthese ist in der Regel zur Wiederherstellung von Lage, Achse und Rotation der Extremität erforderlich. Besteht dabei jedoch die Gefahr, dass die kritische Gesamtischämiezeit von 4–6 h überschritten wird, sollte vordringlich die Wiederherstellung der Perfusion angestrengt werden.

> Beim Abwaschen und Lagern des Patienten im Operationssaal sollte beachtet werden, dass ggf. an einer anderen Extremität ein Venentransplantat als Gefäßinterponat entnommen werden muss.

Initial gilt es, die Blutungsquelle zu kontrollieren. Dies ist nach zentral und nach peripher mit Gefäßklemmen und mit intraluminaler Ballonokklusion zu erzielen. Idealerweise wird das verletzte Gefäß proximal und distal der Läsion angeschlungen und erst danach die verletze Region gezielt aufgesucht.

59.7.2 Ligatur

Eine primäre Ligatur von stammnahen Arterien (A. carotis interna, A axillaris, A. brachialis, A femoralis communis, A. poplitea) hat aufgrund einer in der Regel nicht ausreichenden Kollateralisierung eine irreversible Organischämie zur Folge. So ist auch lediglich bei einer vitalen Indikation (Patienten mit weiteren schweren Begleitverletzungen oder bei ausgedehnter Zerstörung der abhängigen Extremität) die rechtfertigende Notwendigkeit hierzu gegeben.

> ⚠ Die Ligatur peripherer stammnaher Arterien zieht in einem hohen Prozentsatz im Bereich extrakranieller Hirngefäße eine Ischämie des ZNS und im Bereich der Extremitäten eine Amputation nach sich.

Selbst bei gut kollateralisierten Regionen kann die Ligatur von peripheren Arterien (z. B. A. tibialis posterior, A. radialis) Defektsyndrome zur Folge haben.

59.7.3 Gefäßrekonstruktion

Scharfe Gefäßverletzungen lassen sich in der Regel durch eine direkte Gefäßnaht rekonstruieren. Als Nahtmaterial wird ein monophiler, nicht resorbierbarer Faden der Stärke 5–0 bis 7–0 verwendet. Die spannungsfreie Rekonstruktion ist Voraussetzung für den Erfolg der Rekonstruktion. Mitunter ist die schonende Mobilisation des proximalen und distalen Gefäßendes zur Reapproximation notwendig. Die Anastomosierung sollte mit makroskopisch gesunden Gefäßenden erfolgen.

Nach längerfristiger Kompression oder Abklemmung des Gefäßes zur primären Blutstillung können sich intravasale Thromben bilden. Es empfiehlt sich daher die Durchführung eines **Fogarty-Manövers** nach peripher und zentral, um gegebenenfalls Thrombusmaterial zu entfernen.

Kurzstreckige quere Gefäßläsionen lassen sich bei größer kalibrigen Gefäßen (>6 mm) mit einer End-zu-End-Direktnaht versorgen (Abb. 59.3). Die Gefäßenden werden dazu leicht angeschrägt. Längsrisse oder Verletzungen sehr kleinkalibriger Gefäße werden in der Regel mit einem Venenpatch versorgt, um eine Stenosierung des Gefäßlumens durch die Direktnaht zu vermeiden. Die Patchplastik

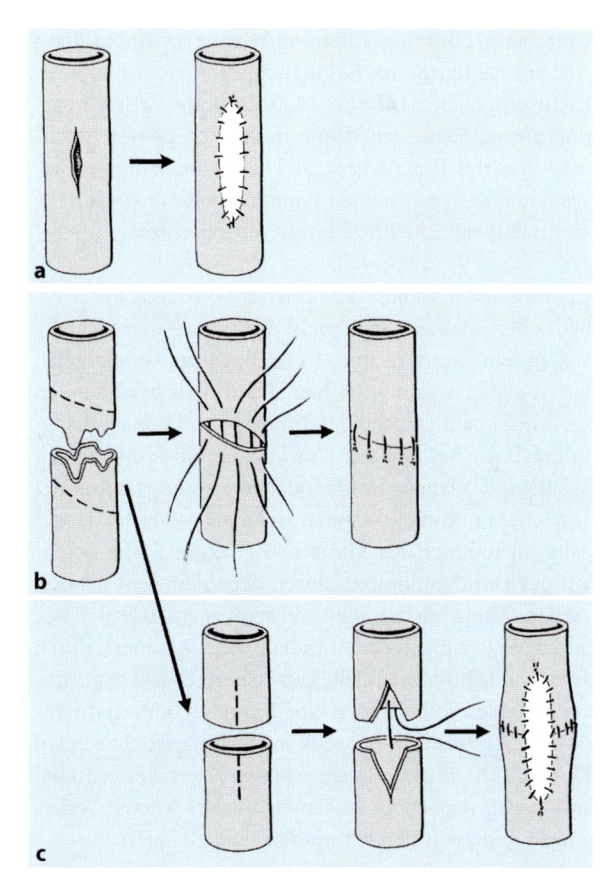

Abb. 59.3a–c Technik der operativen Versorgung kleinlumiger peripherer Arterien. **a** Venenstreifenplastik bei einer längsverlaufenden Läsion; **b** End-zu-End-Rekonstruktion bei einem Gefäßabriss nach angeschrägter Resektion. **c** End-zu-End-Rekonstruktion und Erweiterung der Vorderwand durch eine Venenstreifenplastik (Van-Dongen-Technik). (Aus Heberer u. van Dongen 2004)

sollte das Gefäßlumen jedoch nur geringfügig erweitern. Intimaläsionen und Dissektionen machen eine Längsarteriotomie erforderlich. Die Dissektionsmembran wird reseziert oder refixiert. Die Korrektur der Intimaläsion erfolgt mit einer Fixierungsnaht mit anschließendem Venenpatch zum Verschluss der Längsarteriotomie.

Generell ist bei der Rekonstruktion von Gefäßdefekten durch Interponate autologem Venenmaterial der Vorzug gegenüber alloplastischem Material zu geben. Der Vorteil des autologen Materials liegt sowohl in der Offenheitsrate im Langzeitverlauf als auch in der postoperativen Beherrschbarkeit von Infekten im Operationsgebiet als Folge von offenen Verletzungen. Wichtig ist die sichere Deckung der Anastomosenregion mit vitalem Weichteilgewebe.

Eine abschließende **angiographische Kontrolle** der Rekonstruktion oder Intervention mit Kontrolle der zuführenden Strombahn und Ausschluss peripherer Thromben ist zu empfehlen.

Die Indikation zu **Faszienspaltung** sollte posttraumatisch eher großzügig gestellt werden. Ist eine primäre Faszienspaltung nicht erfolgt, ist der Patient postoperativ engmaschig hinsichtlich der Entstehung eines Kompartmentsyndroms zu überwachen (s. unten).

Die Möglichkeit zur postoperativen (therapeutischen) **Antikoagulation** ergibt sich aus den Begleitverletzungen und deren Versorgung. Bei Traumapatienten ist der intravenösen Applikation von unfraktioniertem Heparin aufgrund der besseren Steuerbarkeit der Vorzug gegenüber niedermolekularen Heparinen zu geben.

59.7.4 Gefäßverschluss

Ein Gefäßverschluss ohne strukturelle Schädigung des Gefäßes kann durch Kompression von außen, z. B. durch ein Hämatom entstehen. Nach Beseitigung der Kompressionsursache ist ein Fogarty-Manöver zur Entfernung intravasaler Thromben das Verfahren der Wahl.

59.7.5 Vasospasmus

Die Diagnose eines Vasospasmus darf erst nach Ausschluss einer morphologischen Schädigung des Gefäßes gestellt werden. Häufig geben sich diese posttraumatischen Vasospasmen ohne eine spezifische Therapie innerhalb von 48 h. Zusätzlich können Vasodilatanzien gegeben werden. Die Dilatation des Gefäßes kommt bei kompletter peripherer Ischämie in Betracht.

59.7.6 Endovaskuläre Therapie

Bei Blutungen aus chirurgisch schlecht erreichbaren kleineren Gefäßen oder Endästen (z. B. Endstromäste der A. profunda femoris, A. iliaca interna, A. subclavia) ist der interventionellen Stentgraftimplantation oder Embolisation gegenüber dem offen chirurgischen Vorgehen der Vorzug zu geben. In ausgewählten Gefäßabschnitten kann das endovaskuläre Stenting eine gering invasive Therapiemöglichkeit bei Intimaläsionen und Dissektionen sein.

59.8 Spezielle Aspekte der operativen Gefäßrekonstruktion

59.8.1 Verletzung der Halsgefäße

A. carotis Auf mögliche Verletzungen der A. carotis ist vor allem nach stumpfen Traumen des Halses und des Thorax zu achten. Läsionen der Aa. carotis communis und interna sollten wenn immer möglich rekonstruiert werden. Bei aufwendigen Rekonstruktionen sollte zur Verkürzung der Ischämiezeit ein temporärer Shunt eingelegt werden. Die Angaben für die Inzidenz neurologischer Spätschäden liegen für Karotisläsionen bei 40 %.

Stumpfe Verletzungen zervikaler Gefäße kommen bei bis zu 44 % der Patienten mit schwersten Kopfverletzungen vor. Die Diagnostik von stumpfen Verletzungen (Intimaläsionen, Dissektionen) im Stromgebiet der A. carotis erfolgt bevorzugt mittels farbkodierter Duplexsonographie oder CT-Angiographie. Die Versorgung von stumpfen Gefäßverletzungen der A. carotis wird nach wie vor kontrovers diskutiert. Bei Patienten mit symptomatischer Dissektion oder Gefäßverschluss sollte die chirurgische oder endovaskuläre Sanierung erfolgen.

Einseitige asymptomatische Läsionen können oft konservativ behandelt werden. Beidseitige asymptomatische Läsionen können endovaskulär oder chirurgisch (sofern gut zugänglich) versorgt werden. Kontraindikationen für eine notwendige doppelte Plättchenhemmung im Rahmen der endovaskulären Therapie sind zu berücksichtigen. Der Stellenwert der Stentapplikation ist bei jüngeren Patienten aufgrund des Fehlens von Langzeitergebnissen noch nicht geklärt. Die im Rahmen der Stentapplikation erforderliche Thrombozytenaggregationshemmung stellt gerade bei polytraumatisierten Patienten unter Umständen eine Kontraindikation für dieses Verfahren dar. Chirurgisch nicht erreichbare Dissektionen bedürfen einer langfristigen Antikoagulation.

A. vertebralis Verletzungen der A. vertebralis sind mit einer relativen Häufigkeit von 1 % sehr selten. Die klinische Symptomatik stumpfer Läsionen reicht von Kopf- und Nackenschmerzen bis zu neurologischen Symptomen mit vertebrobasilärer Insuffizienz und Hirnstammischämien. Dies tritt unter Umständen auch in Folge von Embolien thrombotischen Materials aus dem primär verletzten Vertebralgefäß auf. Einseitige Dissektionen der A. vertebralis können klinisch asymptomatisch verlaufen.

59.8.2 Obere Extremität

A. axillaris Verletzungen der A. axillaris weisen ein hohe Morbidität und Mortalität auf. Häufig ist der Plexus brachialis mitbeteiligt, wobei die nervalen Läsionen das funktionelle Endergebnis entscheidend beeinflussen. Bei der Luxation des Schultergelenks und Humeruskopffrakturen mit Dislokation ist eine Läsion der A. axillaris in die diagnostischen Überlegungen mit einzubeziehen. Bei der offenen Verletzung steht die Blutung im Vordergrund, hingegen können geschlossene Verletzungen neben den klassischen Ischämiezeichen allein durch distale Embolien auffallen. Bei der operativen Freilegung der Arterie ist die enge Lage zum Plexus brachialis zu beachten.

A. brachialis Die traumatische Verletzung der A. brachialis wird am häufigsten im Rahmen von (offenen) Ellbogenfrakturen gesehen (Abb. 59.2). Isolierte Verletzungen hingegen sind eher selten und in der Regel durch ein direktes scharfes Trauma bedingt. Dies ist am häufigsten iatrogen in Folge von direkten Punktionen für diagnostische oder therapeutische Prozeduren zu beobachten.

A. radialis und A. ulnaris Bei isolierter Verletzung der A. radialis oder A. ulnaris steht meist die Blutung und nicht die Ischämie im Vordergrund. In Analogie zu Verletzungen der A. axillaris sind auch hier die oftmals begleitenden Nervenläsionen entscheidend für das funktionelle Langzeitergebnis. Bei isolierter Verletzung eines der beiden Gefäße und offenem Hohlhandbogen ist die Hand in der Regel nicht unmittelbar durch Ischämie gefährdet. Daher sollte im Rahmen der klinischen Diagnostik die Offenheit des Hohlhandbogens durch den Allen-Test getestet werden. Nach Schätzungen werden bis zu 50 % der isolierten Verletzungen der A. radialis oder A. ulnaris durch einfache Ligatur behandelt. Um spätere Defektsyndrome zu vermeiden sollte jedoch eine technisch einfach durchführbare Rekonstruktion wenn möglich angestrebt werden (Abb. 59.4), aufwändigere rekonstruktive Maßnahmen sind nur bei drohender Ischämie indiziert. Venöse Verletzungen in diesem Bereich werden generell ligiert.

59.8.3 Becken und untere Extremität

Verletzungen der Beckengefäße sind insgesamt relativ häufig und treten insbesondere im Zusammenhang mit Beckenringfrakturen auf. Gerade Venenzerreißungen können dabei massive Blutungen verursachen.

> Im Bereich der unteren Extremität sollte die Ischämiezeit bei posttraumatischen Verschlüssen der Extremitätenarterien unter 6 h liegen. Ab einer Ischämiezeit von 6 h ist in der Regel die Indikation zur (prophylaktischen) Kompartmentspaltung nach Revaskularisation gegeben.

A. iliaca externa und A. femoralis Die A. femoralis (communis) ist die am häufigsten verletze Arterie. Dies liegt vor allem auch an ihrer Bedeutung als Punktionsort für zahlreiche diagnostische und interventionelle Prozeduren. Fehlpunktionen führen im Bereich der A. iliaca externa oder A. profunda femoris aufgrund der mangelnden Kompressionsmöglichkeit von außen häufig zu konservativ nicht beherrschbaren Einblutungen. Sollte ein Kompressionsversuch unter duplexsonographischer Kontrolle scheitern, ist die operative Freilegung, Hämatomausräumung und Übernähung des Gefäßes indiziert. Bei

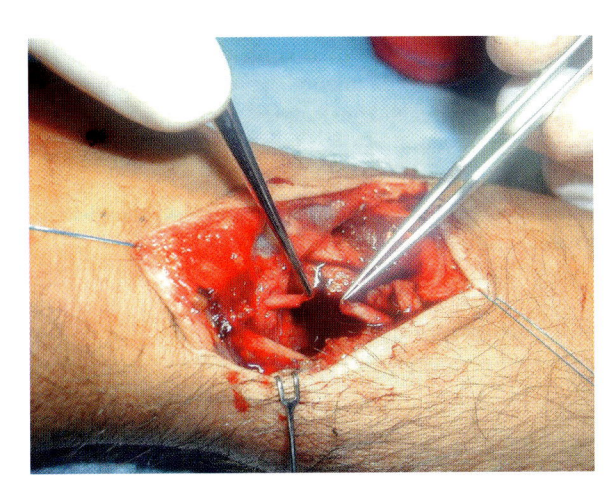

Abb. 59.4 Schnittverletzung palmar im Bereich des Handgelenks durch eine Stahlplatte. Neben der teilweisen Durchtrennung der Beugesehnen ist die A. radialis glatt durchtrennt. Eine Rekonstruktion ist durch Direktnaht einfach möglich

der Freilegung sollte immer die Hinterwand des Gefäßes mit inspiziert werden, da Mitverletzung der Hinterwand bei punktionsbedingten Läsionen der Vorderseite wahrscheinlich sind.

Trümmerfrakturen im Bereich des Femurs gehen aufgrund der Schwere des Traumas und der engen anatomischen Lagebeziehung zur A. femoralis superficialis häufiger mit arteriellen Verletzungen einher. Nach Stabilisierung der Fraktur werden Verletzungen der A. femoralis superficialis über einen direkten Zugang angegangen. Weiter peripher gelegene Läsionen der A. profunda femoris mit persistierender Blutung sind eventuell auch für ein interventionelles endovaskuläres Coiling geeignet. Hier ist das Ausmaß des Weichteiltraumas in Relation zur Schwere der Blutung für die Wahl des Therapieverfahrens zu berücksichtigen.

A. poplitea Verletzungen der A. poplitea treten häufig im Rahmen von kniegelenksnahen Frakturen und Kniegelenksluxationen auf (Abb. 59.2). Auch iatrogen bedingte Läsionen sind im Zusammenhang mit Kreuzbandplastiken und der Knieendoprothetik zu beobachten.

> **❗ Die Kollateralisierung auf Kniegelenkshöhe reicht in aller Regel für eine ausreichende Perfusion des Unterschenkels nicht aus.**

So werden bei nicht zeitgerechter oder nicht erfolgreicher Rekonstruktion der A. poplitea Amputationsraten von über 50 % angegeben. Die Rekonstruktion der A. poplitea erfolgt in der Regel über einen medialen Zugang am distalen Oberschenkel oder proximalen Unterschenkel. Der dorsale Zugang in der Kniekehle ist nur bei isolierter Läsion der A. poplitea auf Höhe des Kniegelenkspalts (P2-Segment) zu empfehlen.

Unterschenkelgefäße Bei nachweislicher Perfusion von mindestens zwei Unterschenkelarterien ist eine Ischämie nicht wahrscheinlich. Der isolierte traumatische Verschluss eines Unterschenkelgefäßes bei gesicherter Offenheit der anderen Unterschenkelarterien zwingt daher nicht zur unmittelbaren Rekonstruktion. Ist eine Rekonstruktion jedoch technisch gut durchführbar, sollte diese trotzdem angestrebt werden.

59.9 Komplikationen

59.9.1 Ischämie-Reperfusion und Kompartmentsyndrom

Nach länger bestehender Ischämie bildet sich im Rahmen der Reperfusion ein Reperfusionssyndrom aus. Im Rahmen der Ischämie-Reperfusion ist bei polytraumatisierten Patienten mit Gefäßrekonstruktion die Inzidenz an Multiorganversagen erhöht.

Lokal kommt es dabei zu einer gesteigerten kapillären Permeabilität mit konsekutivem Ödem der Muskulatur und Abnahme des venösen Rückstroms. Dies führt zu vermehrter Flüssigkeitsextravasation mit Drucksteigerung in den Muskellogen. Übersteigt der Druck in der Muskelloge den venösen Druck, kommt es zu einem Circulus vitiosus mit einem weiteren druckbedingten Verlust der Kapillarfunktion und folgender neuromuskulärer Ischämie. Neben der klinischen Symptomatik ist daher die Messung des subfaszialen Gewebedrucks, gerade bei bewusstlosen Patienten, von zentraler Bedeutung. Steigt der Druck in der Muskelloge über 30 mmHg, besteht die Indikation zur Fasziotomie. Eine Entlastung aller Muskellogen (oberflächlich und tief) sollte im entsprechenden Bereich der betroffenen Extremität erfolgen.

> **❗ Besteht die neuromuskuläre Ischämie länger als 4–6 h ist mit irreversiblen Gewebeschäden zu rechnen.**

Eine generelle Kompartmentspaltung nach Revaskularisation ist nicht indiziert, jedoch sollte die Indikation unter Berücksichtigung der Tatsache, dass eine zweizeitig durchgeführte Fasziotomie häufig zu spät durchgeführt wird, großzügig gestellt werden. Faktoren wie lange Ischämiezeit und länger anhaltende systemische Hypotension, zusätzliches Weichteiltrauma oder Einblutung und Schwellung der Extremität sollten in Kombination zu einer großzügigen Indikationsstellung zur prophylaktischen Kompartmentspaltung im unmittelbaren Anschluss an die Revaskularisation führen.

Durch den Einsatz von temporären intravasalen Shunts kann während der Rekonstruktion ein gewisser Blutfluss in der betroffenen Extremität aufrechterhalten werden und so die Ischämiezeit und der Reperfusionsschaden verringert werden.

59.9.2 Posttraumatisches Aneurysma

Posttraumatische Aneurysmen entwickeln sich Tage bis Monate nach einer Wandverletzung des Gefäßes. Da es sich in der Regel um falsche Aneurysmen handelt ist nahezu immer die Indikation zur operativen Intervention gegeben.

59.9.3 Posttraumatische arteriovenöse Fisteln

Posttraumatische arteriovenöse Fisteln (AV-Fisteln) resultieren in der Regel aus einer kombinierten perforierenden Verletzung von Arterie und benachbarter Vene. Sie entstehen häufig iatrogen in Folge von diagnostischen oder interventionellen Maßnahmen mit direkter Gefäßpunktion. Die eindeutige Diagnose kann durch eine Doppler-/Duplexuntersuchung meist einfach gestellt werden. Die operative Sanierung erfolgt durch Verschluss des Gefäßdefektes, in der Regel mittels Direktnaht.

59.9.4 Posttraumatische Embolien

Das Auftreten von posttraumatischen arteriellen Embolien sollte an proximal gelegene Intimaläsionen oder Aneurysmen denken lassen. Hier ist neben der Embolektomie die Identifikation oder der Ausschluss einer solchen Emboliequelle durch adäquate Bildgebung zwingend erforderlich, ebenso die Sanierung der primären Läsion.

59.10 Gefäßverletzungen bei Kindern

Kindliche Gefäßverletzungen betreffen am häufigsten die A. brachialis, vor allem im Rahmen einer suprakondylären Humerusfraktur (Abb. 59.2) und die A. femoralis superficialis. Die Extremitätenarterien besitzen bei Kleinkindern eine sehr hohe Wandkontraktilität, wodurch eine Rekonstruktion häufig sehr schwierig wird. Die Ischämietoleranz ist in diesem Lebensalter allerdings in der Regel höher und die spontane Kollateralisierung deutlich besser als bei Erwachsenen. Da sich ein Perfusionsdefizit jedoch im längerfristigen Verlauf durch ein herabgesetztes Längenwachstum manifestiert, besteht die gleiche Indikationsstellung zur Rekonstruktion wie bei Erwachsenen.

> Ist eine primäre Rekonstruktion im Kleinkindesalter nicht oder nur unzureichend möglich, wird eine sekundäre Rekonstruktion vor dem letzten Wachstumsschub empfohlen.

Bei älteren Kindern erfolgt die Gefäßrekonstruktion in Analogie zum Erwachsenenalter.

59.11 Venenverletzungen

Bei penetrierenden Verletzungen der Arterien sind in bis zu 60 % der Fälle die begleitenden Venen mitbetroffen. Verletzungen der V. femoralis communis, V. femoralis superficialis und V. poplitea sind dabei am häufigsten. Bei Verletzungen proximal von Ellbogen und Kniegelenk ist eine simultane arterielle und venöse Rekonstruktion anzustreben. Da die Ligatur einer tiefen Vene in aller Regel keine Auswirkung auf den Erhalt der Extremität hat, tritt die venöse Rekonstruktion, gerade bei schweren Mehrfachverletzungen, gegenüber der dringlichen Versorgung anderer Verletzungen häufig in den Hintergrund.

Die Rekonstruktion der tiefen Venen erfolgt nach den gleichen Grundprinzipien wie die arterielle Rekonstruktion. Interponate im venösen Stromgebiet sind jedoch hochgradig thrombosegefährdet, weshalb Art und Weise sowie Notwendigkeit der Venenrekonstruktion anhaltend kontrovers diskutiert werden. Ist aufgrund der Schwere der Begleitverletzungen eine unmittelbare postoperative therapeutische Heparinisierung nicht möglich, so ist die venöse Rekonstruktion nicht sinnvoll. Die Anlage einer temporären AV-Fistel nach Rekonstruktion zur sekundären Thromboseprophylaxe kann alternativ erwogen werden. Generell sollten nach einer venösen Rekonstruktion die betroffenen Extremitäten zur Verbesserung des venösen Rückstroms hoch gelagert werden.

Literatur

Heberer G (1993) Chirurgie. Springer, Berlin Heidelberg New York Tokyo
Heberer G, van Dongen RJAM (2004) Gefäßchirurgie. Springer, Berlin Heidelberg New York Tokyo
Hepp W, Kogel H (2001) Gefäßchiurgie. Urban & Fischer, München Jena
Ruppert V, Sadeghi-Azandaryani M, Mutschler W, Steckmeier B (2004) Gefäßverletzungen an den Extremitäten. Chirurg 75:1229–1240
Rüter A, Trentz O, Wagner M (2004) Unfallchirurgie. Urban & Fischer, München Jena
Starnes BW, Beekley AC, Sebesta JA, Andersen CA, Rush RM Jr. (2006) Extremity vascular Injuries on the Battlefield: tips for surgeons deploying to war. Journal of Trauma, Injury, Infection and Critical Care 60:432–442
Weigel B, Nerlich M (2011) Praxisbuch Unfallchirurgie. 2. Aufl. Springer, Berlin Heidelberg New York Tokyo

Aortenaneurysma

K.-H. Orend

60.1 Einführung

Die erste erfolgreiche operative Behandlung eines infrarenalen Aortenaneurysmas erfolgte 1951 durch Dubost. Bereits 1954 wurde von Gerbode die erste notfallmäßige Operation eines rupturierten Bauchaortenaneurysmas durchgeführt.

Obwohl sich die Ergebnisse der elektiven konventionellen Aortenaneurysmachirurgie in den letzten 5 Jahrzehnten substanziell verbessert haben, trifft dies auf Patienten mit rupturierten Aortenaneurysmen nicht zu. Trotz großer Fortschritte im Bereich der Operationstechnik, der Anästhesie und vor allem der postoperativen Intensivmedizin beträgt die Operationssterblichkeit nach wie vor 30–90%. Hauptursache dieser hohen Sterblichkeit ist die physiologische Dysfunktion relevanter Organe (Herz/Lunge/Niere) verursacht durch den hämorrhagischen Schock in Kombination mit altersbedingten Vorerkrankungen und dem schwerwiegenden Operationstrauma und der kardialen Belastung durch die Aortenabklemmung.

60.2 Definition und Klassifikation

> Das Aortenaneurysma ist charakterisiert durch eine permanente, irreversible und lokalisierte Erweiterung der Gefäßwand.

Hierin unterscheidet es sich von einer arteriellen Ektasie, die gleichmäßig begrenzt, nicht expansiv und in der Regel generalisiert beobachtet wird. Es werden neben den wahren bzw. echten Aneurysma ein falsches Aneurysma und als Sonderform die Aortendissektion unterschieden. Ein **echtes** bzw. **wahres Aneurysma** besteht durch Erweiterung der gesamten Gefäßwand, wobei die Aneurysmawand sich aus erkennbaren Bestandteilen der normalen Arterienwand zusammensetzt. Im Gegensatz hierzu resultiert das sog. **falsche Aneurysma** aus einer lokalisierten Ruptur der Gefäßwand mit organisiertem perivaskulärem Hämatom, in dem keine elastischen und/oder muskuläre Anteile identifiziert werden können. Die dritte Form, die **Aortendissektion**, ist gekennzeichnet durch eine intramurale Falschkanalbildung durch Bluteintritt zwischen den Schichten der Arterienwand.

Die Aortenaneurysmen lassen sich nach mehreren Kriterien klassifizieren. Sowohl die Ätiologie als auch die Lokalisation und Ausdehnung sowie die klinische Symptomatik als Zeichen der Dringlichkeit gehören zur Arbeitsdiagnose in der Notfallaufnahme (◘ Tab. 60.1). Demgegenüber spielt die Morphologie eine vergleichsweise untergeordnete Rolle, die jedoch bei der therapeutischen Strategie ebenfalls Bedeutung aufweist.

Aortenaneurysmen sind mit unterschiedlicher Häufigkeit in den einzelnen Aortenabschnitten lokalisiert. Untersuchungen von Karlson und Sternbei konnten zeigen, dass der Anteil der Aneurysmen im thorakalen Abschnitt bei 24,5%, der Anteil der Aneurysmen, die die abdominelle Aorta betreffen, bei 75,5% liegt.

Das Aortenaneurysma schließt 2 Gefahren ein: die der **Rupturblutung** und den **akuten Gefäßverschluss** infolge arterieller Thrombose bzw. Embolie. Das Rupturrisiko steigt mit Zunahme des Aneurysmadurchmessers, doch besteht auch bei sog. kleinen Aneurysmen eine Rupturwahrscheinlichkeit von 10–20% in einem Zeitraum von 5 Jahren nach Diagnosestellung.

60.3 Ätiologie und Pathogenese

In mehr als 90% der Fälle entwickelt sich ein Aortenaneurysma auf dem Boden eines Elastizitätsverlustes bzw. einer Mediadegeneration der Aorta, für die Arteriosklerose mit den entsprechenden Risikofaktoren verantwortlich gemacht werden muss. Dabei ist die eigentliche Rolle der Arteriosklerose nicht lückenlos geklärt, sodass letztendlich eine multifaktorielle Genese für den Entstehungsmechanismus eines Aortenaneurysmas verantwortlich gemacht werden muss. Aufgrund beobachteter familiärer Häufung wird zudem eine genetische Prädisposition vermutet. Der von verschiedenen Arbeitsgruppen gelungene Nachweis von erhöhter Kollagenaseaktivität bzw. Elastin und Kollagenmangel in der Aortenwand unterstützt die Theorie, dass die Aneurysmaentwicklung auch auf dem Boden biochemischer Veränderungen begünstigt wird. Seltene Ursachen für die Entstehung eines Aortenaneurysmas sind entzündliche Prozesse, wie bakterielle oder virale Infektionen. Ebenfalls sind mechanische Ursachen, wie z. B. ein stumpfes Thoraxtrauma oder ein typisches Dezelerationstrauma ursächlich verantwortlich für die Ausbildung eines Aortenaneurysmas.

Tab. 60.1 Klassifikation der Aortenaneurysmen

Ätiologie	Morphologie	Lokalisation	Symptomatik
Konnatal	Echt (verum)	Thorakal	Asymptomatisch
Arteriosklerotisch	Falsch (spurium); „pulsierendes Hämatom"	Abdominell	Symptomatisch geschlossen
Syphilitisch		Thorakoabdominell	Symptomatisch gedeckt rupturiert
Traumatisch	Dissezierend		Symptomatisch frei rupturiert
Entzündlich (mykotisch)			
Poststenotisch			

60.4 Klinische Symptomatik

> Jedes symptomatische Aortenaneurysma stellt eine lebensbedrohliche Gefäßnotfallsituation dar.

Das klinische Bild des **akuten Aortenaneurysmas** kann je nach Lokalisation außerordentlich variieren. Am häufigsten findet sich das in der Regel arteriosklerotische Aortenaneurysma im Abschnitt V, dem infrarenalen Aortenabschnitt (Abb. 60.1). Wichtigstes diagnostisches Leitsymptom ist der **pulsierende Tumor** im Verlauf der Bauchaorta. Die Symptomatik des penetrierenden, perforierenden oder perforierten Aortenaneurysmas gleicht oft der Symptomatik eines akuten Abdomens. Akut einsetzende Rücken- und Bauchschmerzen gehen einher mit einer sich schnell entwickelnden Schocksymptomatik. Die Patienten zeigen ein aufgetriebenes Abdomen, das Aneurysma ist nicht mehr als pulsierender Tumor unter dem Rippenbogen abgrenzbar. Die Patienten entwickeln einen Volumenmangelschock (Blässe, Tachykardie, Blutdruckabfall, Kaltschweißigkeit). Bei den seltenen Rupturlokalisationen ins Intestinum (Duodenum) und V. cava inferior steht die akute obere gastrointestinale Blutung mit hämorrhagischem Schock bzw. die akute kongestive Herzinsuffizienz mit Maschinengeräusch über dem Abdomen ganz im Vordergrund (Abb. 60.2).

Ein **symptomatisches Aortenaneurysma** im thorakalen Abschnitt ist vor allem durch eine persistierende Schmerzsymptomatik gekennzeichnet, bei eingetretener **Ruptur** steht die Schocksymptomatik ganz im Vordergrund.

60.5 Klinische Differenzialdiagnostik

Im Klinikalltag wird aufgrund der außerordentlichen Variation der Beschwerdesymptomatik die Diagnose eines symptomatischen/rupturierten Aortenaneurysmas häufig verzögert gestellt. Sowohl die subjektiven Beschwerden als auch die objektiven klinischen Zeichen führen nicht selten zu Fehldiagnosen wie z. B.:
- Myokardinfarkt

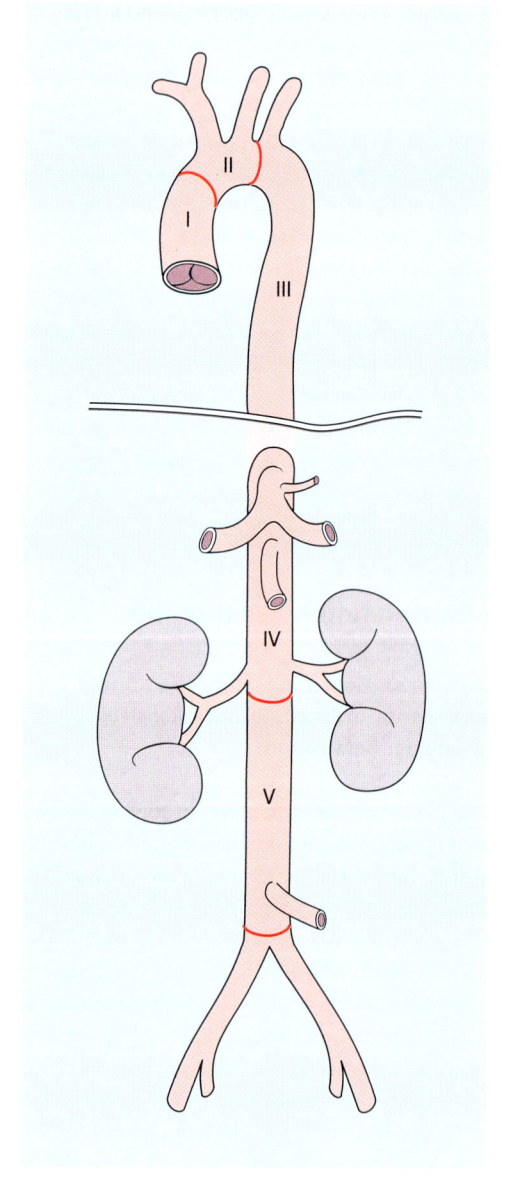

Abb. 60.1 Klassifikation der Aortenabschnitte

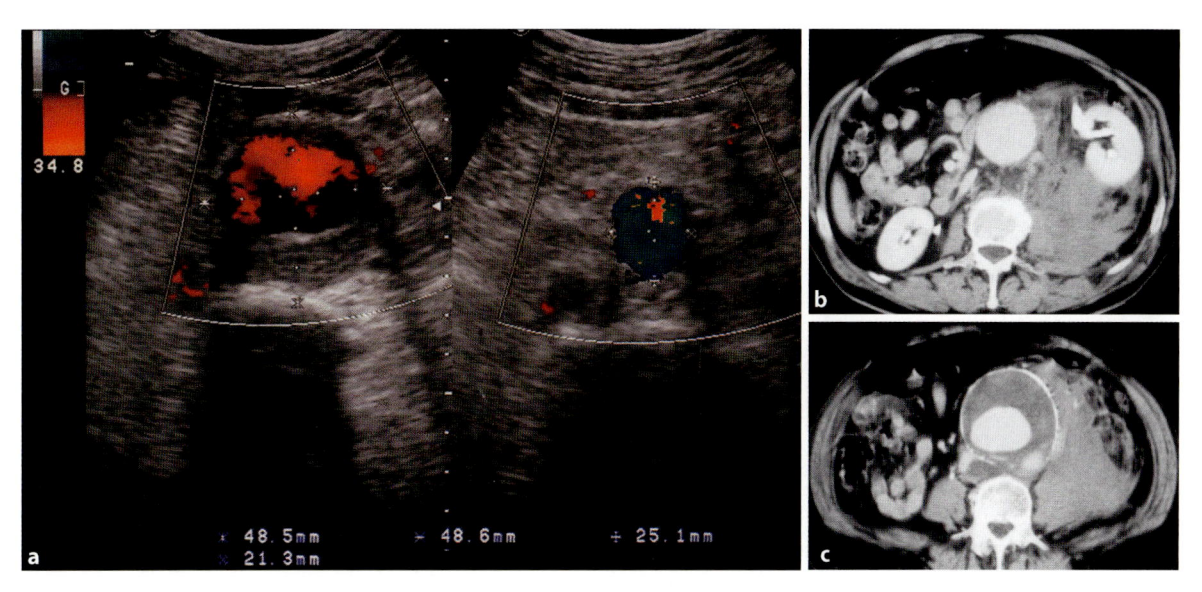

Abb. 60.2a–c Diagnosesicherung eines Aortenaneurysmas mittels Sonographie (a). Die Kontrastmittelcomputertomographie zeigt die Aneurysmaruptur und das große retroperitoneale Hämatom mit Verdrängung der linken Niere nach vorne (b, c)

- Lungenembolie
- Gastrointestinale Blutung (jede Gastrointestinalblutung bei einem Patienten nach Aortenprothese ist auf eine aortoduodenale Fistel verdächtig)
- Nierenkolik
- Divertikulitis
- Lumboischialgie

> Bei Verdacht auf akutes/symptomatisches Aortenaneurysma ist die umgehende notfallmäßige Krankenhauseinweisung mit Arztbegleitung absolut erforderlich, da ohne Zeitverlust die Aneurysmaausschaltung angestrebt werden muss.

Trotz des Stellenwertes der Hypotension für die Prognose darf nach Sicherung venöser Zugänge nicht versucht werden, durch massive Volumensubstitution den systolischen Blutdruck auf Werte >100 mmHg anzuheben, da dadurch eine potenziell tödliche zweizeitige Ruptur induziert werden könnte. Unkritische Volumengabe beeinflusst den Gerinnungsstatus der Patienten obendrein negativ.

Die Letalität des rupturierten Aortenaneurysmas wird in der Literatur mit 30–90% beziffert. Wichtigster prognostischer Parameter dabei ist die Zeitdauer der Hypovolämie, also die Dauer des Schockzustandes.

60.6 Apparative Diagnostik

Die Diagnose eines Aortenaneurysmas muss entweder mittels Ultraschall und/oder Spiral-CT-Untersuchung gesichert werden. Mit Hilfe der **Ultraschalltechnik** lässt sich bei entsprechender Erfahrung des Untersuchers die Verdachtsdiagnose sichern; oft lässt sich zudem ein retroperitoneales Hämatom abgrenzen bzw. freie Flüssigkeit (Blut) in der Bauchhöhle nachweisen.

Die **Spiral-CT-Untersuchung** stellt die schnellste und zuverlässigste diagnostische Sicherung beim symptomatischen/rupturierten Aortenaneurysma dar. Der Vorteil dieser Untersuchung besteht vor allem darin, dass diese Technik untersucherunabhängig nicht nur die Diagnose sichert, sondern auch Ausdehnung und Morphologie des Aneurysmas millimetergenau abbildet. Gerade im Hinblick auf die therapeutische Verfahrenswahl (Ausschaltung via offene Operation oder endovaskulär stentgestützt) liefert die Spiral-CT-Untersuchung unverzichtbare Informationen.

60.7 Operationsindikation

Die Richtlinien zur Operationsindikation beim symptomatischen/rupturierten Aortenaneurysma ergeben sich aus der in der Regel infausten Prognose ohne chirurgisches Eingreifen. Somit besteht beim rupturierten Aortenaneurysma nach Diagnosestellung eine absolute Indikation zur notfallmäßigen Ausschaltungsoperation. Beim symptomatischen Aneurysma ohne Ruptur ist wegen einer drohenden Ruptur eine dringliche Operationsindikation gegeben. Wichtig aber auch schwierig ist die Abgrenzung von Rückenschmerzen oder abdominellen Schmerzen ohne kausalen Bezug zu einem bestehenden Aneurysma. Hier gilt es nicht überstürzt eine Aneurysmaausschaltung anzustreben.

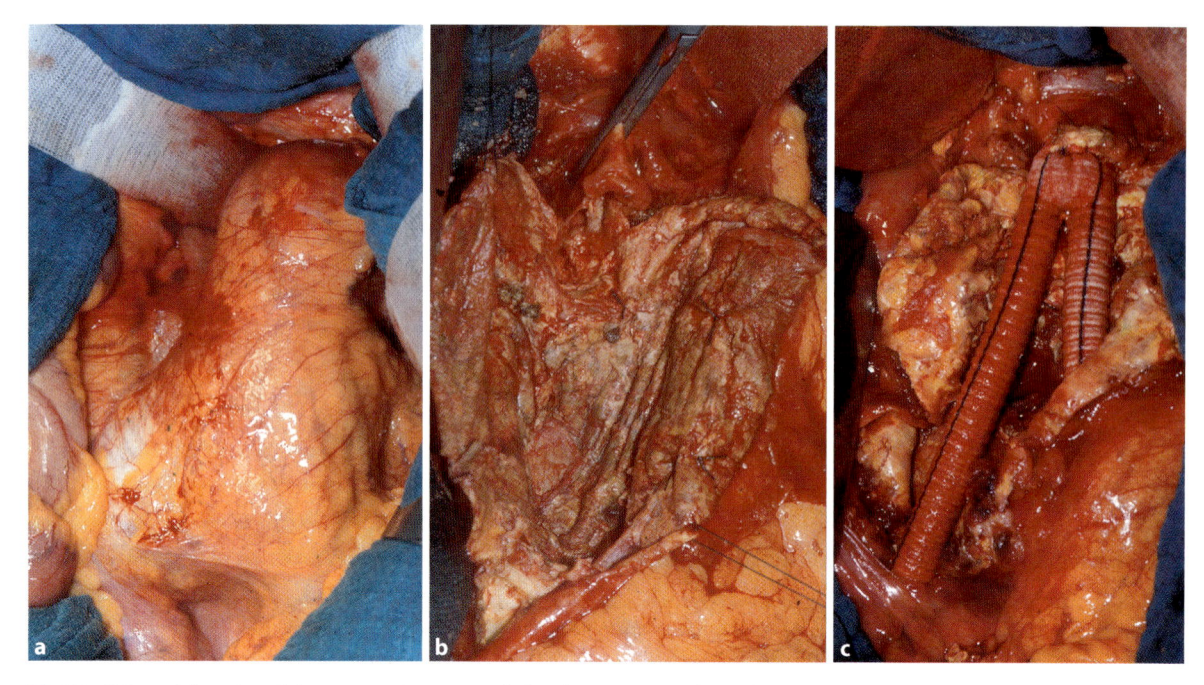

Abb. 60.3a–c Offene Ausschaltungsoperation eines nach dorsal rupturierten infrarenalen Aortenaneurysmas (**a, b**) und Implantation einer aortobiiliakalen Bifurkationsprothese (**c**)

60.8 Operative Strategie

Grundsätzlich können Aortenaneurysmen sowohl in klassischer Weise offen chirurgisch über einen transperitonealen oder retroperitonealen Zugang operiert werden oder durch ein endovaskuläres stentgestütztes Verfahren funktionell ausgeschaltet werden. Zielsetzung der **offenen Aneurysmaausschaltung** ist die Resektion des aneurysmatischen Aortenabschnitts mit Wiederherstellung der arteriellen Strombahn durch Einnähen einer aortalen Gefäßprothese (Abb. 60.3). Operationstaktisch steht dabei die großzügige Exposition des erkrankten Aortenabschnitts im Vordergrund; erstes Ziel des Eingriffs muss es sein, eine zentrale und distale Blutungskontrolle zu erreichen; nach dem prothetischen Gefäßersatz erfolgt schließlich eine Deckung der implantierten Aortenprothese durch die Restwand des Aneurysmasackes bzw. zusätzlich durch das Peritoneum (Bauchaortenaneurysma) bzw. die Pleura (thorakales Aneurysma).

Zahlreiche Untersuchungen belegen, dass die Sterblichkeit der Patienten, wenn sie im Stadium der Ruptur offen chirurgisch versorgt werden, in den letzten Jahrzehnten unverändert hoch geblieben und in der Literatur je nach Patientenselektion mit 30–90% beziffert werden. Unsere Ergebnisse nach offener Operation im Rupturstadium zeigten eine Sterblichkeit bei einem infrarenalen Aortenabschnitt von 43%, bei Rupturen der Aorta thoracica descendens 30%, bei rupturierten thorakoabdominellen Aortenaneurysmen 57%.

Mit zunehmender klinischer Erfahrung in der endovaskulären Aortenchirurgie erscheint eine **stentgestützte Technik** bei Patienten mit rupturierten Aortenläsionen äußerst vielversprechend. Transfemoral implantierte aortale Endoprothesen ermöglichen eine minimalinvasive Versorgung der aortalen Ruptur. So wird eine transabdominelle oder gar transthorakale Exposition mit allen physiologischen Belastungen vermieden. Dadurch entfallen beim thorakalen Notfall mindestens zwei für das neurologische Defizit verantwortliche potenzielle Risikofaktoren vollständig, nämlich das aortale Clamping/Declamping und die dadurch resultierende instabilere Kreislaufsituation. Die technische Durchführbarkeit der endovaskulären Rekonstruktion orientiert sich in der Notfallsituation ausschließlich an den anatomischen und pathomorphologischen Gegebenheiten der jeweiligen Aortenläsion (Abb. 60.4). So ist als wichtigste Voraussetzung für eine stentgestützte Aneurysmaausschaltung im Rupturstadium ein entsprechend ausreichender proximaler Aneurysmahals von >1 cm erforderlich. Die rupturierte Aortenläsion kann nun entweder durch einen oder mehrere Tube-Stents (thorakale Aortenrupturen; Abb. 60.5), ein modulares Y-Stentgraft-System (abdominelles Aortenaneurysma; Abb. 60.6) oder durch ein aortomonoiliakales Stentgraft-System (Abb. 60.7) versorgt werden, wobei nach Platzierung der aortomonoiliakalen Stentprothese zusätzlich ein femorofemoraler Cross-over-Bypass implantiert werden muss.

60.8 · Operative Strategie

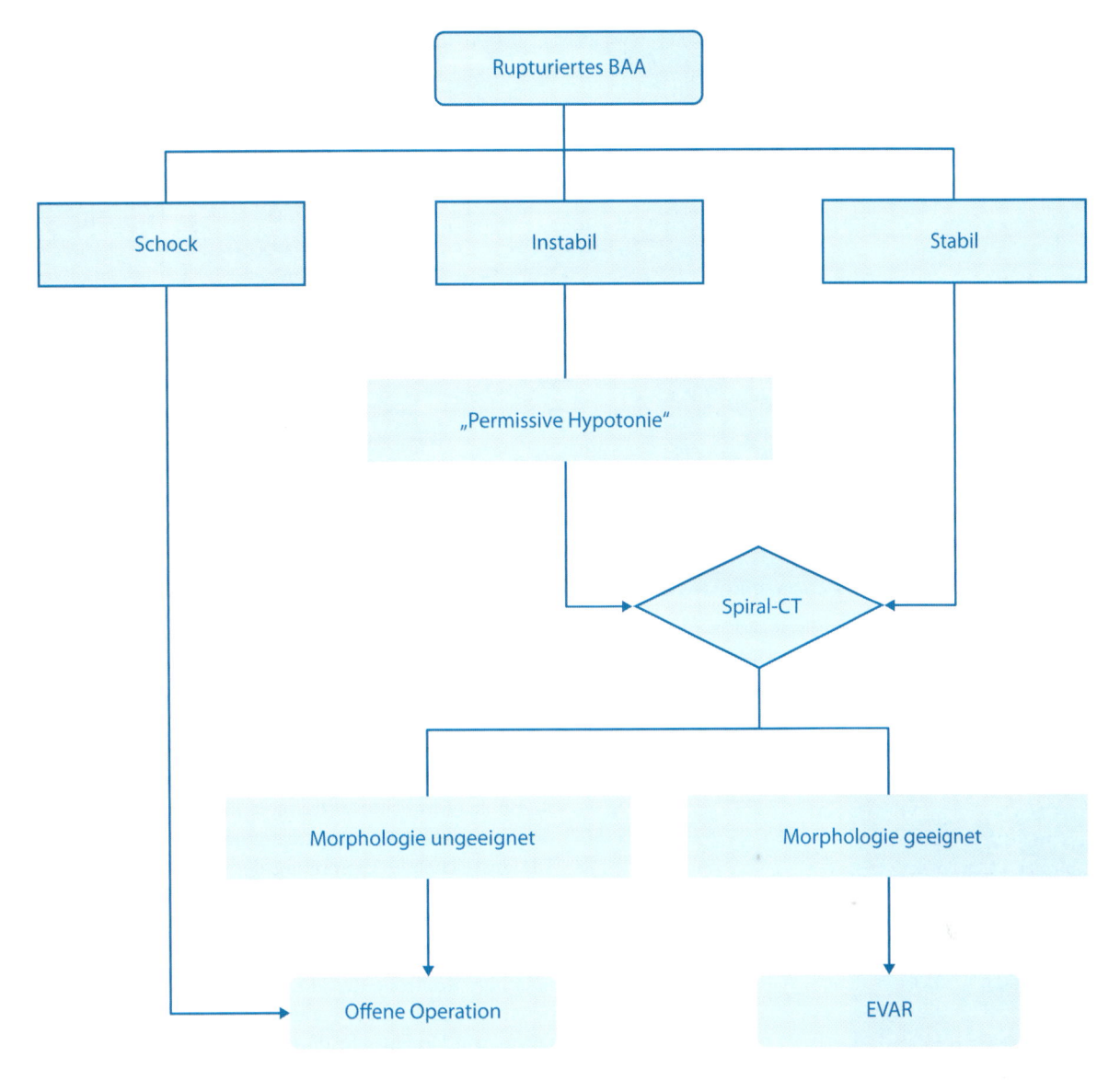

Abb. 60.4 Algorithmus zur Behandlung des rupturierten Aortenaneurysmas

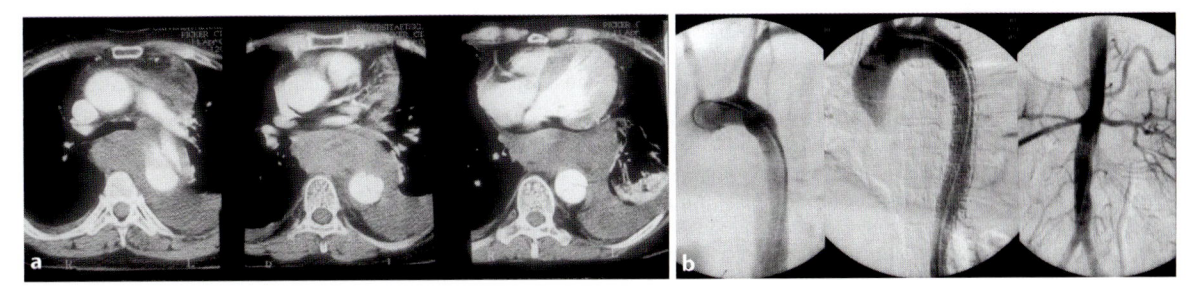

Abb. 60.5a,b Stentgestützte Ausschaltung einer typischen aortalen Rupturlokalisation bei einer 40-jährigen Patientin mit akuter Typ-B-Dissektion. **a** Die CT-Untersuchung sichert die Diagnose Aortendissektion mit Ruptur durch den sichtbaren Kontrastmittelaustritt und dem periaortalen mediastinalem Hämatom. **b** Intraoperative Abschlussangiographie nach Stentplatzierung ohne Nachweis einer proximalen Leckage

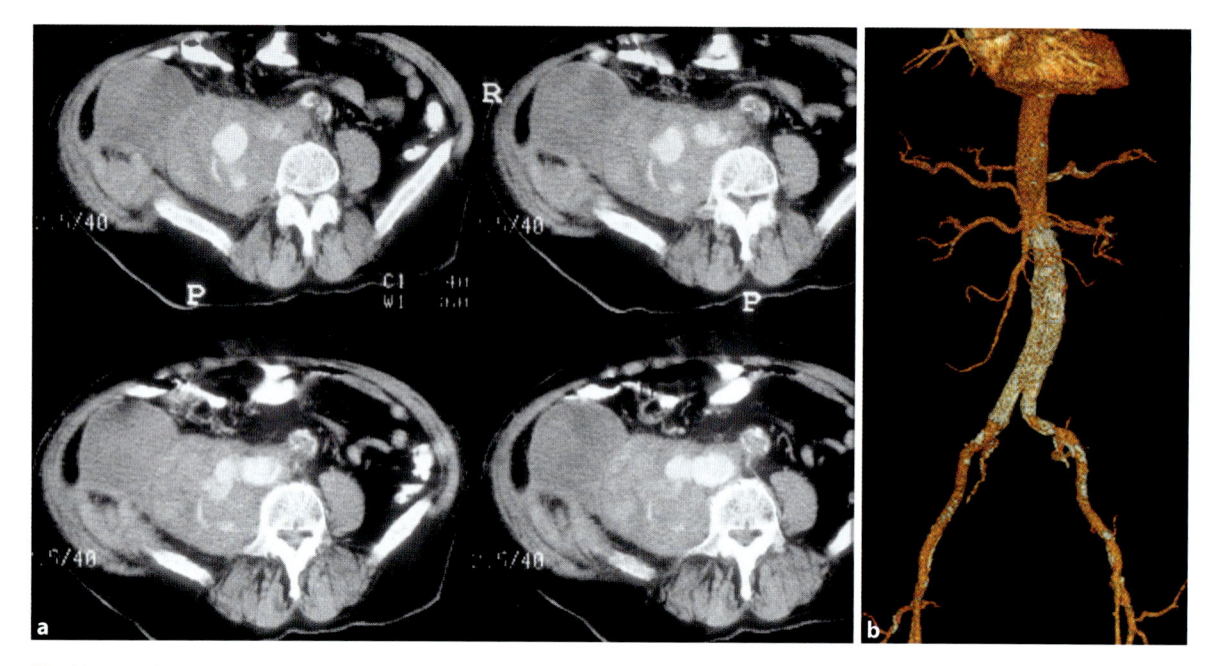

Abb. 60.6a,b Funktionelle Ausschaltungsoperation eines gedeckt rupturierten infrarenalen Aortenaneurysmas durch Implantation eines modularen Y-Stentgraft-Systems. **a** Die präoperative CT-Untersuchung zeigt das große durch die Ruptur entstandene nach rechts ausladende retroperitoneale Hämatom und den persistierenden Kontrastmittelaustritt. **b** In der postoperativen 3-D-Rekonstruktion wird die regelrechte Position des Y-Stentgraft-Systems dokumentiert

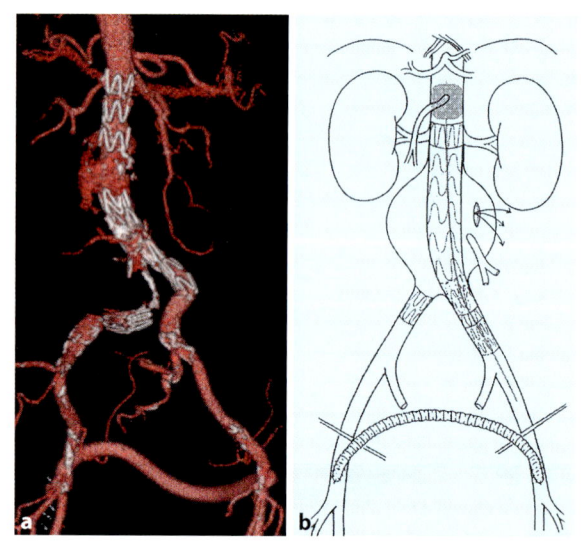

Abb. 60.7a,b Ausschaltung eines gedeckt rupturierten infrarenalen Aortenaneurysmas mit einer aortomonoiliakalen Stentprothese und femorofemoralem Crossover-Bypass zur Revaskularisation der rechten arteriellen Beinstrombahn. Postoperative 3-D-Rekonstruktion (**a**) und Operationsskizze (**b**) der anatomischen Situation nach Implantation einer aortomonoiliakalen Stentprothese und extraanatomischer Rekonstruktion der rechten Beckenstrombahn

60.9 Postoperative Nachsorge

Während das elektive Aortenaneurysma heute nach optimaler Operationsvorbereitung und Fast-Track-Konzepten mit geringer Morbidität versorgt werden kann, ist vor allem beim Notfallpatienten mit einer hohen allgemeinen Komplikationsdichte zu rechnen. Immer gehört der kardiopulmonalen Situation die größte Aufmerksamkeit. Die ausreichende Versorgung der lebenswichtigen Organe mit Sauerstoff und Blut kann durch unterstützende Maßnahmen auf der Intensiv-, „Intermediate-care"- oder Normalstation überwacht und gesichert werden. Die engmaschige Kontrolle der klinischen Vitalfunktionen und deren technische Überwachung (EKG- und RR-Monitor, Oxymetrie, Urinausscheidung, Blutbild, Kreatinin, Laktat, Röntgen-Thorax) ist von eminenter Bedeutung um bei Abweichungen zu reagieren und eine drohende kardiale, respiratorische und renale Insuffizienz abzuwenden. Auch noch im Laufe der ersten 3–5 Tage ist bei Aufenthalt auf der Normalstation bei klinischen Verschlechterungen des Zustands sofort und sachgerecht zu reagieren und der Patient nicht erst nach Dekompensation auf die Intensivstation zu verlegen.

60.10 Postoperative Komplikationen

Komplikationen nach Aneurysmaversorgung treten bei bis zu über 50% der Patienten auf, vor allem wenn es sich um multimorbide ältere Gefäßpatienten handelt, die im Notfall- oder Rupturstadium versorgt wurden (**Tab. 60.2**). Aufgabe der intensivmedizinischen Versorgung ist die Vorbeugung, die Früherkennung und gezielte Therapie

Tab. 60.2 Postoperative Komplikationen nach Aneurysmaversorgung

Frühkomplikationen nach offener Aneurysmaausschaltung	Komplikationen bei rupturierten thorakalen Aortenläsionen	Spezielle Komplikationen nach endovaskulärer Aneurysmaausschaltung
Kardiopulmonale Insuffizienz (Blutdruck, Herzfrequenz, Blutgase, Röntgen-Thorax, Troponin, EKG)l Nachblutung (Blutdruck, Hb-Kontrolle, Abdomenbefund, Flankenhämatom) Thrombotisch/embolische Gefäßverschlüsse (Pulsstatus) Mikroembolisationen Akutes Nieren- und/oder Leberversagen (Urinausscheidung, Labor, Laktat) Abdominelles Kompartmentsyndrom (Abdomen, Beatmung, Nierenfunktion, Blasendruckmessung) Ischämische Kolitis („Sepsis", Laktat, Darmatonie, Koloskopie) Intraoperativ nicht erkannte Verletzung von Darm, Blase, Ureter	Neurologisches Defizit (Paraplegie) Rekurrensparese Chylothorax Lungenparenchymverletzung mit Fistelbildung	Kardiopulmonale Insuffizienz Primäre Endoleckagen (CT-Kontrolle) Abdominelles Kompartmentsyndrom Thrombotisch/embolische Gefäßverschlüsse Dissektionen

drohender oder manifester Komplikationen. Der Intensivmediziner muss hierbei im engsten Kontakt mit dem Operateur das Vorgehen abwägen.

Insgesamt sind die allgemeinen Komplikationen nach endovaskulärer Aneurysmaausschaltung in Lokalanästhesie deutlich seltener und weniger schwer, weshalb heute gerade beim Schwerkranken in der Notfallsituation dieses Verfahren bei entsprechender Erfahrung Anwendung findet.

Literatur

Brandt M, Walluscheck KP, Jahnke T, Graw K, Cremer J, Muller-Hulsbeck (2005) Endovascular repair of ruptured abdominal aortic aneurysm: feasibility and impact on early outcome. J Vasc Interv Radiol 16:1309–1312

Garcia-Madrid C, Josa M, Riambau V, Mestres CA, Muntana J, Mulet J (2004) Endovascular versus open surgical repair of abdominal aortic aneurysm: a comparison of early and intermediate results in patients suitable for both techniques. Eur J Vasc Endovasc Surg 28:365–372

Orend K-H, Scharrer-Pamler R, Kapfer X, Kotsis T, Gorich J (2003) Endovascular treatment in diseases of the descending thoracic aorta: 6-year redulsts of a single center. J Vasc Surg 37:91–99

Vogel TR, Nackman, GB, Crowley JG, Bueno MM, Banavage A, Odroniec K, Brevetti LS, Ciocca RG, Graham AM (2005) Factors impacting functional helth and resource utilization following abdominal aortic aneurysm repair by open and endovascular techniques. Ann Vasc Surg 19:641–647

Wald R, Waikar SS, Liangos O, Pereira BJ, Chertow GM, Jaber BL (2006) Acute renale failure after endovascular vs open repair of abdominal aortic aneurysm. J Vasc Surg 43:460–466

Akuter Thorax

H. Winter, D. Rüttinger, R. Hatz

61.1 Einführung

Ein akuter Thorax entsteht, wenn die Atmungs-, Herz- und Kreislauffunktionen erhebliche lebensbedrohende Einschränkungen erfahren. Leitsymptom für die Diagnose akuter Thorax ist meist ein thorakaler oder sich auf den Thorax projizierender Schmerz. Thorakale Schmerzen werden häufig von dem Patienten auf das Herz projiziert. Da es sich um eine belanglose psychosomatische Störung, aber auch eine akut lebensbedrohliche Erkrankungen handeln kann, muss zuerst durch eine genaue Anamneseerhebung das betroffene Organsystem näher eingegrenzt werden. Hinweise hierauf liefern Angaben über den Schmerzcharakter und die klinische Untersuchung. Innerhalb dieses Kapitels sollen die für den Chirurgen aufgrund ihrer Häufigkeit wichtigen Krankheitsbilder Pneumothorax und Pleuraerguss eingehender betrachtet werden.

61.2 Diagnostik

Differenzialdiagnose Die Differenzialdiagnose des akuten Thorax sollte immer folgende Krankheitsbilder einschließen, da eine rasche Diagnosestellung und Therapieeinleitung eine entscheidende Bedeutung für die Prognose des Patienten hat:
- Myokardinfarkt
- Lungenembolie
- Spontanpneumothorax
- Spontanruptur des Ösophagus
- Aortenaneurysma mit Ruptur/mit drohender Ruptur
- Aortendissektion (◘ Abb. 61.1)
- Spontanfrakturen/pathologische Frakturen im Bereich der Rippen
- Spontanfrakturen/pathologische Frakturen im Bereich der Wirbelsäule mit der Gefahr eines Querschnittsyndroms

Notfall Bei jedem Patienten mit dem Symptomenkomplex „akuter Thorax" muss die **hämodynamische und respiratorische Stabilität** gesichert sein (Blutdruck, Frequenzmonitoring, Pulsoximetrie). Durch klinische Untersuchung und weitere apparative diagnostische Maßnahmen (z. B. Sonographie, Röntgen-Thorax) müssen unmittelbar die Ursachen der Akutsituation bestimmt werden und eine zielgerichtete Therapie eingeleitet werden.

Anamnese und klinische Untersuchung Der Patient mit akuter Angina pectoris berichtet häufig über einen stechenden, meist linksthorakalen und/oder retrosternalen Schmerz mit Ausstrahlung in die linke obere Extremität, den Hals oder den Unterkiefer. Die Beschwerdesymptomatik ist oft belastungsabhängig und bessert sich auf Gabe von Vasodilatanzien (Nitroglyzerin). Im Gegensatz dazu kann der Patient mit stattgehabter Lungenembolie den Thoraxschmerz häufig nicht genau lokalisieren, und ist dys- und/oder tachypnoeisch (Schocksymptomatik je nach Schweregrad!). Anamnestisch hinweisend können eine längere Phase der Immobilität, eine vorbekannte Thrombose, Schwangerschaft, Tumorerkrankungen oder eine angeborene Gerinnungsstörungen sein. ◘ Tab. 61.1 fasst die typischen klinischen Symptome der häufigsten Differenzialdiagnosen des akuten Thorax zusammen.

Apparative und Labordiagnostik Die apparative und laborchemische Diagnostik hilft bei der Verifizierung der gestellten Verdachtsdiagnosen. Ein unauffälliges EKG und negative Infarktenzyme (z. B. Troponin) im Serum machen das Vorliegen eines Myokardinfarktes unwahrscheinlich. ◘ Abb. 61.2 fasst die wichtigsten apparativ-diagnostischen Hilfsmittel in Zusammenhang mit den häufigsten Ursachen eines akuten Thoraxschmerzes zusammen.

61.3 Pneumothorax

Definition Von einem Pneumothorax spricht man, wenn Luft in den Raum zwischen Pleura parietalis und Pleura visceralis eindringt. Dies führt zu einem teilweisen oder kompletten Kollaps des betroffenen Lungenflügels. Die Luft kann dabei im Rahmen eines Thoraxtraumas von außen durch die Thoraxwand (**offener Pneumothorax**) oder in Folge von Verletzungen der Pleura viszeralis von Seiten der Lunge (**geschlossener Pneumothorax**) in den Pleuraspalt eindringen. ◘ Tab. 61.2 fasst die am häufigsten im Zusammenhang mit der Diagnose „Pneumothorax" verwendeten Begriffe zusammen.

61.3 · Pneumothorax

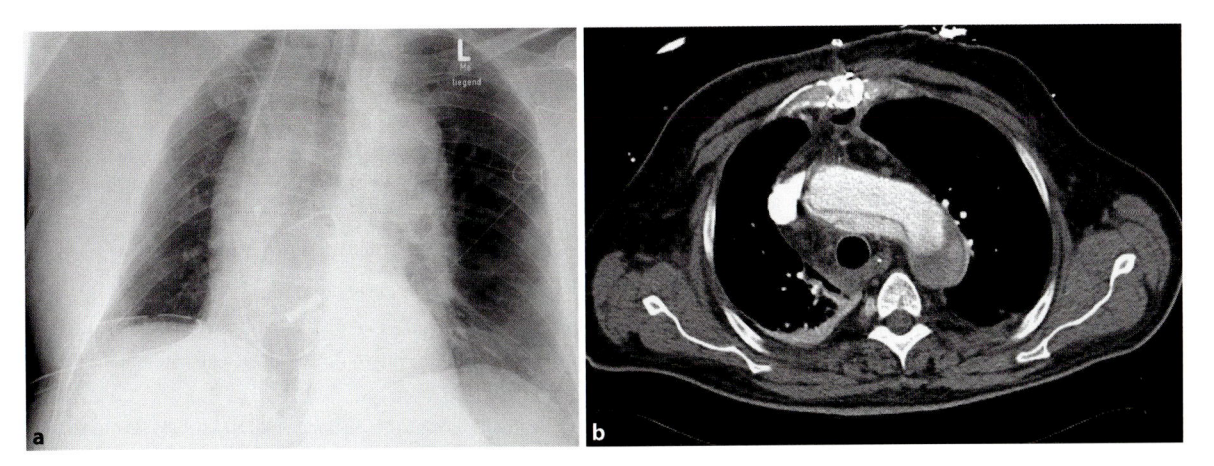

Abb. 61.1a,b Akuter Thorax: Aortendissektion bei einem 67-jährigen Patienten als Ursache für einen akut aufgetretenen Thoraxschmerz mit nachfolgender respiratorischer Dekompensation. **a** Auffällig verbreitertes Mediastinum in der Erstdiagnostik (konventionelles Thoraxröntgen). **b** Die erweiterte Diagnostik ergibt eine Aortendissektion (Computertomographie, sagittale Schichtung)

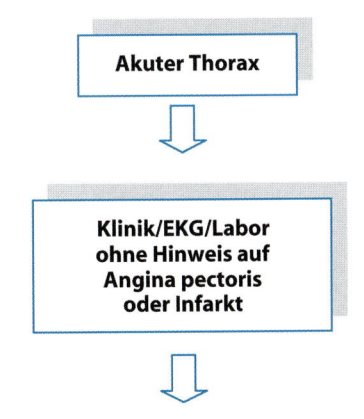

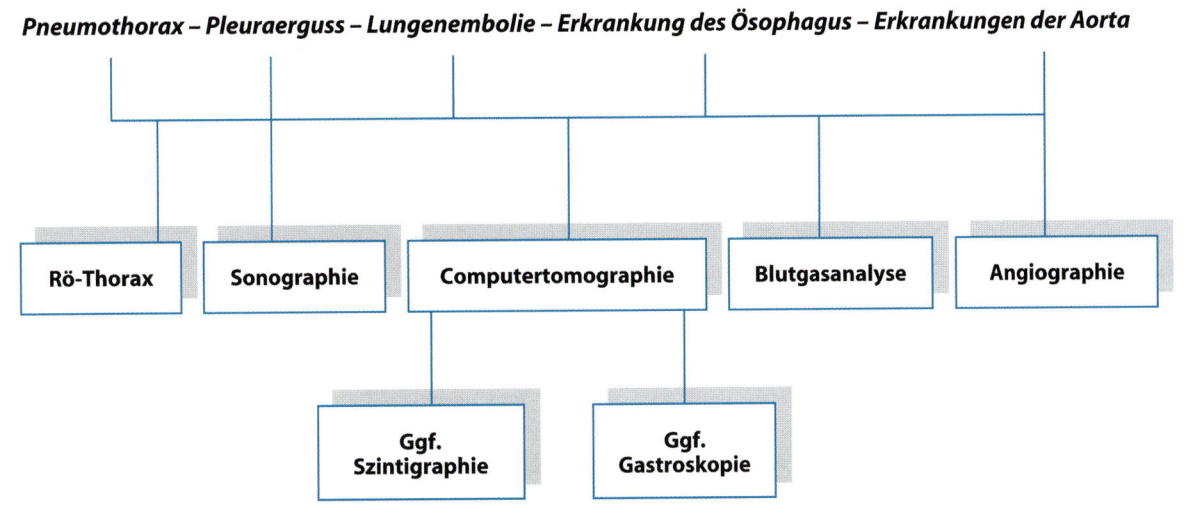

Abb. 61.2 Akuter Thorax: diagnostisches Vorgehen nach Ausschluss einer kardialen Ursache („non-cardiac chest pain syndrome") beim kompensierten Patienten. Angegeben sind die häufigsten klinischen Diagnosen

Tab. 61.1 Akuter Thorax: Zuordnung der typischen klinischen Symptome zur wahrscheinlichen Differenzialdiagnose

Differenzialdiagnose	Typisches klinisches Bild
Angina pectoris/Myokardinfarkt	Stechender, meist linksthorakaler/retrosternaler Schmerz, evtl. verbunden mit Todesangst, ggf. ausstrahlend in linken Arm/Hand/Unterkiefer/Abdomen, Verstärkung unter Belastung, Besserung auf Nitroglyzerin (nicht Myokardinfarkt)
Perikarditis	Retrosternaler, atemabhängiger Schmerz, Besserung durch Schonatmung
Funktionelle Herzbeschwerden	Schmerzen meist umschrieben retrosternal bei meist ängstlichem Patienten
Aneurysma/Dissektion der thorakalen Aorta	Plötzlich einsetzender Schmerz (evtl. wandernd bei Dissektion), ausstrahlend in Rücken/Nacken/Abdomen, Folgen der gestörten Organperfusion (z. B. Myokard-, Mesenterial-, Niereninfarkt), evtl. Schocksymptomatik
Lungenembolie	Meist schwer lokalisierbarer Schmerz, Dyspnoe, Tachypnoe, Hypoxie, Tachykardie, evtl. Schocksymptomatik
(Spontan-) Pneumothorax	Abgeschwächtes Atemgeräusch bei hypersonorem Klopfschall, Dyspnoe, stechender Pleuraschmerz
Pleuraerguss	(Atemabhängiger) Schmerz der betroffenen Thoraxseite, abgeschwächtes Atemgeräusch, evtl. Dyspnoe/Fieber
Pleuritis	Atemabhängiges Pleurareiben, evtl. Dyspnoe/Fieber, meist sekundäre Mitbeteiligung der Pleura bei Pneumonie
Pleuraempyem	(Atemabhängiger) Schmerz der betroffenen Thoraxseite, abgeschwächtes Atemgeräusch, meist Dyspnoe/Fieber
Entzündliche Veränderungen des Ösophagus	Brennender Schmerz retrosternal meist ohne Ausstrahlung, häufige adipöse Patienten mit Alkoholanamnese, Verstärkung im Liegen, evtl. Regurgitation, Erstmanifestation evtl. als pulmonale Infektion nach Aspiration
Ösophagusruptur, -perforation (Boerhaave-Syndrom)	Erbrechen, vernichtender Thoraxschmerz nach Mahlzeit, häufig Alkoholanamnese
Magen-, Duodenalulkus	Akutes Abdomen, überschneidende Symptomatik bei Ulkus und z. B. Hinterwandmyokardinfarkt
Akute Pankreatitis	Gürtelförmiger Oberbauchschmerz, evtl. ausstrahlend in Rücken/Thorax
Roemheld-Syndrom (akuter Thorax durch Meteorismus oder luftgefüllten Magen)	Übelkeit, Oberbauchdruckgefühl, Angina-pectoris-ähnliche Beschwerden
Reizsyndrom der thorakalen Nervenwurzeln	Druckschmerz an paravertebralen Triggerpunkten, ausstrahlende, evtl. bewegungsabhängige Schmerzen
Hyperventilationssyndrom	Retrosternaler, stechender Schmerz, Dyspnoe, Karpopedalspasmen, evtl. Parästhesien perioral

61.3.1 Primärer Spontanpneumothorax

Epidemiologie Der primäre (idiopathische) Spontanpneumothorax (PSP) tritt vor allem bei leptosomen Männern im Alter zwischen 15 und 35 Jahren auf. Frauen sind nur in etwa 20 % der Fälle betroffen. Der PSP weist eine Inzidenz von etwa 5 auf 100.000 Einwohner auf.

Pathogenese Pathogenetisch ursächlich ist meist eine vorbestehende, blasige Vergrößerung der Alveolen an der Lungenspitze (Blebs/Bulla), die durch plötzliche Erhöhung des intrathorakalen Druckes (z. B. sportliche Anstrengung) rupturiert (◘ Abb. 61.3). Interessanterweise wurden in der Literatur auch Fälle eines PSP nach Besuch von Rockkonzerten (Barotrauma) beschrieben.

Klinische Symptomatik Als typische Symptome finden sich beim PSP:
- Plötzlich auftretender Thoraxschmerz
- Belastungsdyspnoe
- Stechender Pleuraschmerz
- Auskultatorisch vermindertes Atemgeräusch
- Hypersonorer Klopfschall

> Beim PSP ergibt sich häufig eine lange Latenz bis zur klinischen Auffälligkeit.

61.3 · Pneumothorax

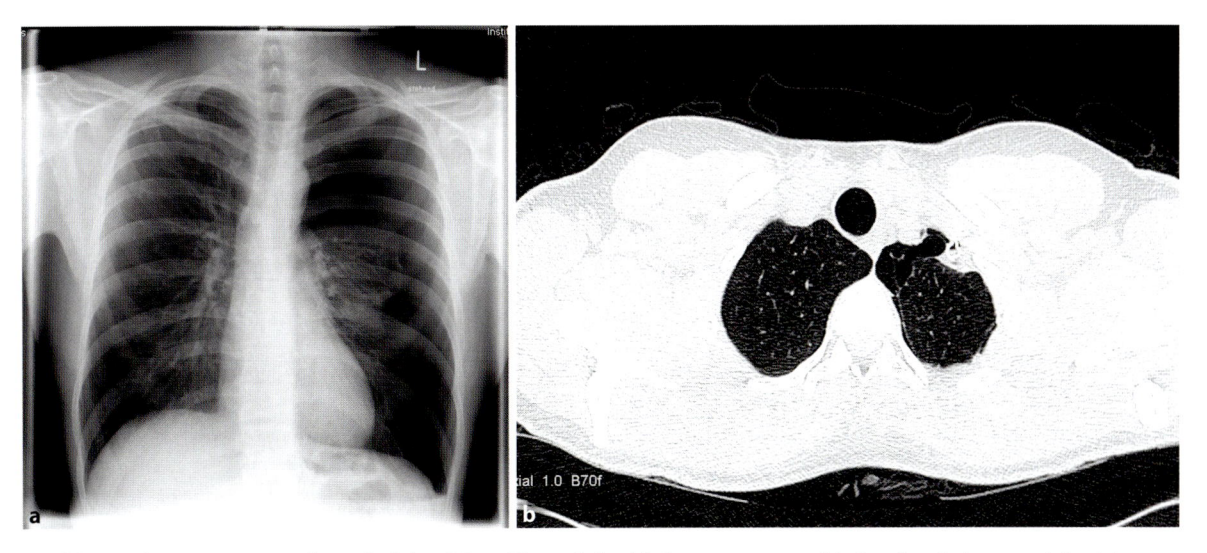

Abb. 61.3a,b Spontanpneumothorax der linken Seite. **a** Röntgenbefund. **b** Computertomographie desselben Patienten nach Ausdehnung der Lunge durch Einlage einer Thoraxdrainage: Die Ruptur einer Bulla im linken Oberlappen war die Ursache eines spontanen Pneumothorax

Diagnostik Die Ausbildung eines Spannungspneumothorax ist beim PSP eine seltene Komplikation, die dennoch stets bedacht werden muss. Neben Anamnese und klinischer Untersuchung wird die Diagnose durch eine konventionelle Röntgenübersichtsaufnahme des Thorax gesichert. Die Röntgenaufnahme erfolgt im Stehen, in 2 Ebenen und zum Nachweis eines Mantelpneumothorax in Exspiration. Die Diagnostik sollte durch eine Computertomographie mit hoher Auflösung ergänzt werden um das Ausmaß der Veränderung zu erfassen. Bei bis zu 65 % der Patienten finden sich zudem auch auf der kontralateralen Lungenseite apikale Bullae.

Therapie Unabhängig von der Ursache sollte bei einem Pneumothorax von mehr als 2 cm Dehiszenz eine **Thoraxdrainage** gelegt werden. Konservatives Zuwarten resultiert in einer hohen Rezidivrate und einem langen Therapieverlauf. Die Thoraxdrainageneinlage wird in Lokalanästhesie in Bülau-Position (4. bis 6. Interkostalraum mittlere Axillarlinie) oder in der weniger gebräuchlichen Position nach Monaldi (2. Interkostalraum Medioklavikularlinie) angelegt (Abb. 61.4). Durch operative Verfahren kann die Rezidivrate auf 3–8 % verringert werden. Bevorzugt wird heute die **videoassistierte thorakoskopische Bullaresektion** und **Pleurodese** mittels partieller Pleurektomie. Nach Intubation mit einem Doppellumentubus zur seitengetrennten Beatmung wird der Patient bei diesem Eingriff in Seitenlage gebracht. Die notwendigen Operationszugänge (normalerweise drei) werden in einem gleichseitigen Dreieck angeordnet, wobei die Kamera meist über einen Port im 5. Interkostalraum der Medioaxillarlinie eingebracht wird. Die blasigen Veränderungen an der Lunge (in der Regel im apikalen Lungensegmente 1 oder apikalen Unterlappensegment 6)

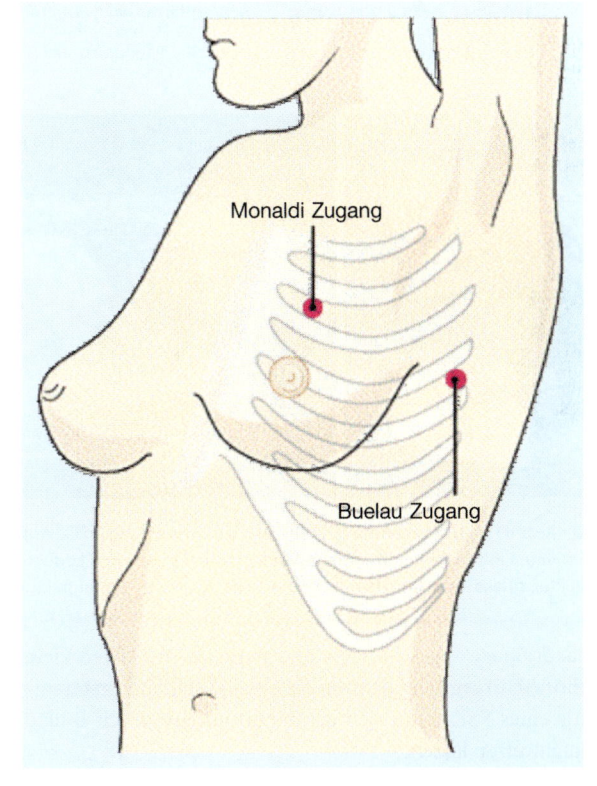

Abb. 61.4 Häufigste Zugänge zur Einlage einer Thoraxdrainage

werden tangential mit einem Stapler atypisch entfernt (Abb. 61.5).

Zur Rezidivprophylaxe erfolgt anschließend eine Verklebung der Pleura visceralis mit der Pleura parietalis durch Pleurodese mittels **partieller Pleurektomie**. Auch andere Pleurodeseverfahren wie Talkumpoudrage oder Elektrokoagulation der Pleura parietalis kommen zur Anwendung. Der Eingriff wird mit der Einlage einer Tho-

Tab. 61.2 Formen des Pneumothorax

Form des Pneumothorax	Definition
Artifizieller Pneumothorax	Gewollter Pneumothorax während thorakoskopischer Operationen
Iatrogener Pneumothorax	Pneumothorax durch Verletzungen der Pleura bei z. B. Pleurapunktionen, Anlagen zentraler Venenkatheter, transbronchialen Lungenbiopsien, invasiver Beatmung
Katamenialer Pneumothorax	Menstruationsassoziierter Pneumothorax, evtl. ausgelöst durch subpleurale Endometriose oder Zwerchfellücken mit vagino-salpingo-peritonealer Luftfistel
Mantelpneumothorax	Schmaler Luftsaum zwischen Thoraxwand und Lunge
Primärer (idiopathischer) Spontanpneumothorax	Meist bei jungen Männern auftretender Spontanpneumothorax nach Ruptur einer vorbestehenden, blasigen Vergrößerung der Alveolen (Bulla)
Sekundärer (symptomatischer) Spontanpneumothorax	Spontanpneumothorax als Folge einer Lungenerkrankung, vor allem bei chronisch-obstruktiven Erkrankungen (COPD)
Spannungspneumothorax	Meist nach traumatischem Pneumothorax mit Ventilmechanismus (beim Einatmen gelangt Luft in den Pleuraraum, die nicht mehr entweichen kann), Folge: Mediastinal,- Zwerchfellverlagerung mit vital bedrohlicher Einschränkung des Blutflusses in den großen Venen
Spitzenpneumothorax	Lediglich über der Lungenspitze befindlicher Pneumothorax
Traumatischer Pneumothorax	Pneumothorax nach stumpfem oder penetrierendem Thoraxtrauma, auch: Barotrauma
Therapeutischer Pneumothorax	Artifizieller Pneumothorax um tuberkulöse Kavernen zum Kollaps zu bringen, heute obsolet!

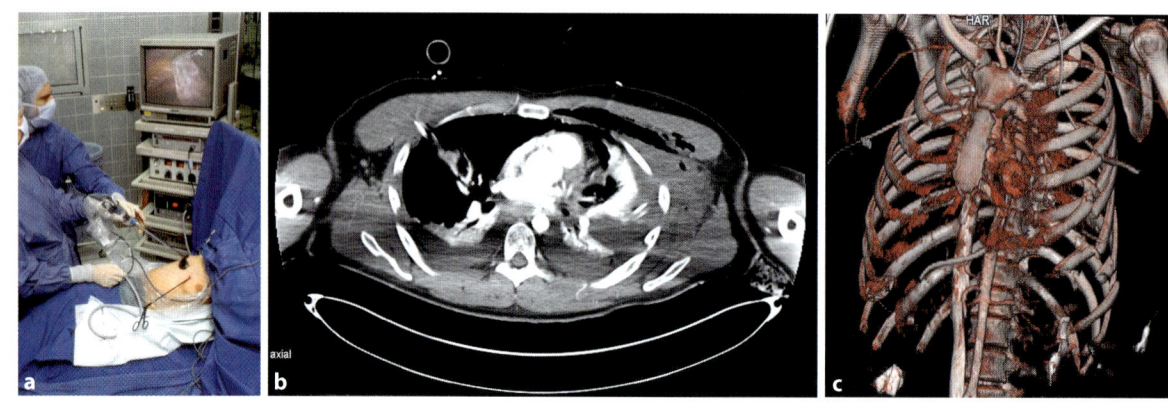

Abb. 61.5a,b **a** Lagerung des Patienten und Anordnung im Operationssaal zur videoassistierten thorakoskopischen Intervention. **b** CT eines Patienten mit Thoraxtrauma. Ausgeprägter Hämatothorax und Lungenkontusion beidseits sowie Hautemphysem links als Zeichen einer Rippenfraktur. **c** Rekonstruktion des Rippenthorax bei multiplen Rippenfrakturen und instabilem Thorax

raxdrainage abgeschlossen. International empfehlen viele thoraxchirurgische Zentren die Operation beim Erstereignis eines PSP, wenn sich computertomographisch Bullae nachweisen lassen.

61.3.2 Sekundärer Spontanpneumothorax

Epidemiologie Die Gesamtinzidenz des sekundären (symptomatischen) Spontanpneumothorax (SSP) wird bei Männern auf ca. 6 Fälle pro 100.000 Einwohner geschätzt, variiert jedoch je nach zugrunde liegender Erkrankung, Lebensalter und Geschlecht. Rauchen erhöht bei Männern das Pneumothorax- Risiko um das etwa 20-fache, bei Frauen um das fast 10-fache.

Pathogenese Als Ursache des sekundären (symptomatischen) Spontanpneumothorax (SSP) findet man als Grunderkrankung vor allem folgende Ursachen:
- Chronisch-obstruktive Lungenerkrankung (COPD)
- Endometriose (z. B. subpleural)
- Emphysem (auch: α1-Antitrypsinmangel)
- Histiozytosis X
- Interstitielle Lungenerkrankungen
- Lymphangioleiomyomatose
- Mukoviszidose (zystische Fibrose)

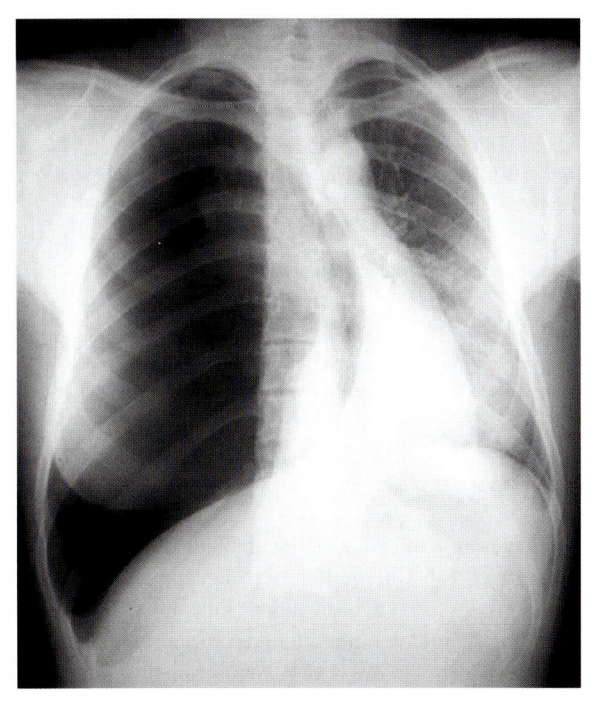

Abb. 61.6 Spannungspneumothorax der rechten Seite mit deutlicher Mediastinalverlagerung nach links (konventionelles Thoraxröntgen)

— Ösophagusruptur
— Pneumozystis-Infektionen
— Tuberkulose
— Tumoren

Klinische Symptomatik Im Vergleich zum primären Spontanpneumothorax finden sich beim SSP persistierende Parenchymfisteln und die Ausbildung eines Spannungspneumothorax als häufige Komplikationen (Abb. 61.6).

Diagnostik Das diagnostische Vorgehen gleicht dem beim primären Spontanpneumothorax.

> Bei der Auskultation und Perkussion eines Patienten mit COPD und/oder bullösem Emphysem (Extremform: Wabenlunge) kann eine Seitendifferenz nur sehr schwer zu erkennen sein.

Therapie Auch beim SSP erfolgt primär eine Drainageanlage. Die Entscheidung zum operativen Vorgehen ist jedoch sehr kritisch zu stellen. Dies hängt mit dem ausgeprägten perioperativen Risikoprofil und einer sehr hohen perioperativen Morbidität dieser Patienten zusammen. Grundsätzlich kommen jedoch dieselben Operationsverfahren zur Anwendung.

61.3.3 Sonderformen des Pneumothorax

Der **iatrogene Pneumothorax** hat in seiner Inzidenz über die letzten Jahre deutlich zugenommen. Dies ist vor allem bedingt durch die Zunahme interventioneller Maßnahmen wie z. B. computertomographisch gesteuerter Biopsien und therapeutischer Interventionen (Abb. 61.6). Grundsätzlich ist nach jeder Maßnahme, die potenziell einen Pneumothorax zur Folge haben kann (z. B. Anlage eines zentralen Venenkatheters, transbronchiale Biopsie), eine Thoraxröntgenaufnahme anzufertigen.

Der **katameniale Pneumothorax** tritt in engem zeitlichem Zusammenhang mit der Menstruation auf. Die Pathogenese bleibt unklar. Es wird jedoch vermutet, dass es sich um eine subpleurale Endometriose oder um eine Zwerchfelllücke bei gleichzeitiger vagino-salpingo-peritonealer Luftfistel handelt.

In bis zu 20 % aller Mehrfachverletzungen findet sich eine Beteiligung des Thorax. Dementsprechend häufig ist der **traumatische Pneumothorax**, der sich zumeist als Hämatopneumothorax präsentiert.

61.4 Pleuraerguss

Im Spalt zwischen Pleura parietalis und Pleura visceralis kann sich krankheits- oder verletzungsbedingt seröser Erguss (Serothorax), Eiter (Pleuraempyem, Pyothorax), Chylus (Chylothorax) oder Blut (Hämatothorax) ansammeln. Pathogenetisch kommt eine weite Palette traumatischer und iatrogener Ursachen oder internistische Grunderkrankungen in Frage (Tab. 61.3).

61.4.1 Serothorax

Klinische Symptomatik Unabhängig von der Ätiologie präsentiert sich ein ausgeprägter Serothorax klinisch in Abhängigkeit vom Ausmaß der Lungenkompression durch:
— Dyspnoe
— Zyanose
— Tachykardie

Langsam entstandene Ergüsse können lange unerkannt bleiben oder erst unter körperlicher Belastung klinisch manifest werden. Liegt eine primäre oder sekundäre maligne Erkrankung der Pleura zugrunde, können thorakale Schmerzen im Vordergrund stehen.

Diagnostik Bei der klinischen und röntgenologischen Diagnostik (konventionelles Thoraxröntgen, CT) finden sich meist:

Tab. 61.3 Ursachen des Pleuraergusses

Form des Pleuraergusses	Ursachen
Serothorax	Kardiovaskuläre Erkrankungen, Hypo,- Dysproteinämien, maligne Pleuraerkrankungen (oft hämorrhagisch), Entzündung intrathorakal, Begleiterguss bei intraabdominellen Prozessen (subphrenischer Abszess, Leberabszess, Pankreatitis, Cholezystitis), sympathisch, Erkrankungen des rheumatischen Formenkreises
Pleuraempyem/Pyothorax	Entzündungen der Lunge (Pneumonie, Abszess, Infarkt), des Mediastinums, der Bauchhöhle (subphrenischer Abszess, Leberabszess), postoperativ, posttraumatisch
Chylothorax	Traumatisch-iatrogen bedingte Verletzung des Ductus thoracicus (Wirbelsäulentrauma, Operation am linken Hals, Neck dissection, Ösophagusresektion), neoplastisch bedingter Staudruck oder Arrosion des D. thoracicus (mediastinale Lymphome, Metastasen, Lymphangiome), kongenitale Fehlanlage des D. thoracicus, idiopathisch oft gemeinsam mit Chylaskos (Chylus im Abdomen)
Hämatothorax	Am häufigsten posttraumatisch oder iatrogen (Punktionen der Lunge/Pleura/Venen), spontan bei Gerinnungsstörungen (Hämophilie, Markmarisierung, Leberzirrhose, Vaskulitiden), Tumoren

- Abgeschwächtes oder aufgehobenes Atemgeräusch der betroffenen Seite
- Perkutorisch feststellbare Dämpfung
- Lageabhängige Verschattung der betroffenen Seite im konventionellen Thoraxröntgen

Therapie Die Pleurapunktion und ggf. Thoraxdrainageneinlage (◯ Abb. 61.4) dient gleichzeitig der Artdiagnose (laborchemische, zytologische und mikrobiologische Untersuchung) und der Entlastung der Lunge. Dieser symptomatischen Behandlung muss eine gezielte Therapie der Grunderkrankung folgen. In dieser meist palliativen Situation bedeutet für die Patienten eine häufige Pleurapunktion mit dem Risiko einer Sekundärinfektion eine erhebliche Einschränkung der verbleibenden Lebensqualität. Diese Patienten können einer **chemischen Pleurodese** durch Talkumpuderinstillation zugeführt werden. Während dieser Eingriff auch über eine liegende Thoraxdrainage (20–24 Charrière) erfolgen kann (cave sehr schmerzhaft), ist das Verfahren per videoassistierter Thorakoskopie meist nachhaltiger. Die Thorakoskopie erlaubt zudem eine Probenentnahme und das vollständige Absaugen des Ergusses vor Pleurodese. Ziel der Pleurodese ist die Induktion einer artifiziellen Pleuritis mit sekundärer Verklebung der Pleurablätter.

61.4.2 Pleuraempyem und Pyothorax

Pathogenese Auch im Zeitalter er modernen Antibiotikatherapie stellt das Pleuraempyem nach wie vor eine ernste thorakale Erkrankung dar, die mit einer hohen Morbidität und Letalität assoziiert ist. Etwa 50 % der Pleuraempyeme sind die Folge para- und metapneumonischer Infekte (◯ Tab. 61.4). Etwa 5 % aller Pneumonien resultieren in der Ausbildung eines Pleuraempyems (◯ Abb. 61.7). Die Infektion führt neben der Eiteransammlung zur entzündlichen, oft massiven Verdickung der Pleurablätter (Pleuraschwiele, -schwarte). Ein Übergreifen der Eiterung auf die Brustwand mit Perforation nach außen (Empyema necessitatis) oder der sekundäre Einbruch in das Bronchialsystem stellen Spätfolgen dar, die es durch rechtzeitige Intervention zu verhindern gilt. Infolge Gasbildung oder sekundärem Eindringen von Luft entsteht ein Pyopneumothorax.

Klinische Symptomatik Das klinische Bild ist meist geprägt von:
- Dyspnoe/Zyanose/Thoraxschmerz/Husten
- (Akute) systemische Infektzeichen
- Septisches Krankheitsbild
- Evtl. metastatische Abszesse

Es überwiegen jedoch die chronischen Verlaufsformen mit verzögerter Diagnosestellung. Begünstigend für die Entstehung eines Pleuraempyems sind immunsuppressive Begleiterkrankungen (Diabetes, Alkoholismus, Drogenabusus, AIDS, medikamentöse Immunsuppression).

> Das akute Pleuraempyem ist eine lebensbedrohliche Erkrankung, die trotz Therapie mit einer Letalität von bis zu 30 % behaftet ist.

Diagnostik Klinische und röntgenologische Befunde einschließlich Computertomographie weisen auf einen Erguss hin. Die Diagnose wird per punctionem und entsprechender bakteriologischer und laborchemischer Aufarbeitung gesichert. Ein pH von ≤7,2 weist auf ein fortgeschrittenes Pleuraempyem hin, welches operativ versorgt werden sollte.

Therapie Liegt keine zusätzliche Parenchymfistel vor, ist die initiale und oft auch definitive Behandlung die Einlage einer (dicklumigen) **Thoraxdrainage** (ggf. mit zusätzlicher Einlage eines Zu- bzw. Ablaufs zur kontinuierlichen Spülung) am tiefsten Punkt des Empyems. Das Therapie-

61.4 · Pleuraerguss

▫ Tab. 61.4 Pleuraempyem: Häufigkeit der Ursachen	
Ursache	Häufigkeit
Pneumonie	50 %
Eingriffe an Ösophagus, Lunge, Mediastinum	25 %
Subphrenischer Abszess	10 %
Thoraxtrauma	4 %
Sepsis	2 %
Seltene Ursachen (z. B. Spontanpneumothorax)	<1 %

konzept umfasst neben Antibiotikagabe, Bronchialtoilette und Physiotherapie vor allem Maßnahmen zur Entleerung des Pleuraraums mit frühzeitiger Wiederausdehnung der Lunge und Verklebung der Pleurablätter. Dies kann durch eine videoassistierte, thorakoskopische oder offene (Thorakotomie) **Dekortikation** („Entschwartung") gelingen. Lässt sich die Lunge nicht mehr vollständig ausdehnen, kann die Resthöhle prinzipiell offen drainiert werden und/oder mit einer Plombierung aus Omentum majus oder Muskelschwenklappen versorgt werden. Als letzte Maßnahme bei therapierefraktärem Empyem bleibt die Anlage eines **Thoraxfensters**.

61.4.3 Chylothorax

Pathogenese Der Chylothorax ist ein seltenes Krankheitsbild und entsteht durch Austritt von Lymphflüssigkeit in den Pleuraraum. Als Ursache kommen Frakturen von Wirbelkörpern oder Rippen, Schuss- oder Stichverletzungen sowie iatrogene Läsionen des Ductus thoracicus nach Operationen an der Speiseröhre, der Lunge oder der Aorta vor. Ein Chylothorax kann angeboren sein oder als Folge von entzündlichen Erkrankungen, Lymphomen oder soliden Tumoren durch eine tumorbedingte Arrosion des D. thoracicus oder durch eine Erhöhung des Staudrucks als Folge einer Abflussstörung entstehen (▫ Tab. 61.3).

Klinische Symptomatik Das klinische Bild gleicht zunächst dem des Serothorax. Entscheidende Bedeutung kommt der Anamneseerhebung zu.

Diagnostik Nach der röntgenologischen Diagnostik wird zur endgültigen Diagnosesicherung eine Pleurapunktion durchgeführt. Ein typisches Punktat weist folgende Merkmale auf:
- Milchig-trübe Flüssigkeit.
- Erhöhte Triglyzeride (>110 mg/dl) sind pathognomonisch.
- Chylus ist geruchlos, alkalisch, steril.

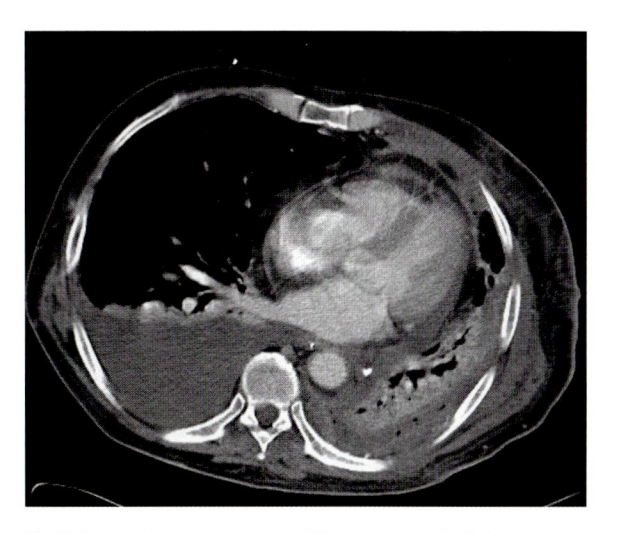

▫ Abb. 61.7 Parapneumonisches Pleuraempyem der linken basalen Thoraxanteile. Zusätzlich besteht ein Pleuraerguss der rechten Seite

Therapie Im Allgemeinen erfolgt die Therapie nach Einlage einer Thoraxdrainage zunächst konservativ mittels **parenteraler Ernährung**. Im Anschluss sollte für einige Wochen eine fettfreie Diät eingenommen werden (Ceres-Diät). Ggf. kann durch Gabe von **Somatostatin** oder **Octreotid** die Sekretmenge des Chylus vermindert werden. Beim traumatisch oder iatrogenem Chylothorax führt diese Behandlung fast immer zum Erfolg. Ein **operatives Vorgehen** ist indiziert, wenn der Chylusfluss (der bis zu 2 l/Tag betragen kann) nicht sistiert, da sich ansonsten sekundäre Symptome wie Antikörperverlust und Lymphopenie ausbilden können. Die gezielte Umstechung des Lecks oder die Unterbindung des Ductus thoracicus kann thorakoskopisch oder offen erfolgen. Durch orale Gabe von Sahne kann ggf. das Leck am Ductus intraoperativ identifiziert werden. Gelingt beim tumorbedingten Chylothorax die Therapie der Grunderkrankung nicht, kann eine Klebung des Lecks mit Fibrin oder eine Bestrahlung versucht werden. Als Ultima ratio bleibt die Anlage eines **pleuroperitonealen Shunts**.

61.4.4 Hämatothorax

Pathogenese Ein Hämatothorax wird am häufigsten posttraumatisch als Folge von Rippenfrakturen beobachtet (▶ Abschn. 61.5). Er tritt aber auch iatrogen bedingt nach Operationen, Anlage zentraler Venenkatheter oder Punktionen an der Lunge auf und kann die Folge von Gerinnungsstörungen oder Tumoren sein (▫ Tab. 61.3). Dringt gleichzeitig über eine Lungenfistel Luft in den Pleuraraum ein, entsteht ein Hämatopneumothorax, der häufig bei traumatischen Rippenfrakturen beobachtet werden kann. Abgesehen von der akuten Entlastung der Lunge sollte Blut auch zur Prophylaxe von Pleuraverschwartungen mit konsekutiven restriktiven Ventilationsstörungen aus dem Pleuraspalt drainiert werden.

Klinische Symptomatik Die Klinik entspricht dem Serothorax.

Diagnostik Die Diagnostikeinleitung ist analog dem Serothorax durchzuführen. Die endgültige Diagnosesicherung kann per punctionem erfolgen.

Therapie Die Therapie besteht in der vollständigen Entfernung des Blutes aus der Pleurahöhle. Hierzu kann evtl. die Einlage einer großlumigen **Thoraxdrainage** ausreichen. Falls die Drainagebehandlung nicht zur vollständigen Ausdehnung der Lunge führt, sollte früh eine komplette thorakoskopische Hämatomausräumung erfolgen. Bei persistierender Blutung ist die **chirurgische Blutstillung** durch Thorakotomie oder thorakoskopischer Intervention angezeigt. So lassen sich Verschwartungen mit konsekutiver Einschränkung der Lungenfunktion verhindern. Bei blutigem, malignem Pleuraerguss kann eine **Talkum-Pleurodese** zur Rezidivprophylaxe eingesetzt werden.

61.5 Thoraxtrauma

Thoraxtraumen sind in erster Linie die Folge von Dezelerationsunfällen. Dabei stehen Verletzungen durch stumpfe Traumen im Vordergrund. Darüberhinaus kommen auch penetrierende Gewalteinwirkungen durch Messerstich-, Schuss- oder Pfählungsverletzungen vor.

61.5.1 Epidemiologie und Einteilung

In bis zu 20 % aller Unfallverletzungen findet sich eine Beteiligung des Brustkorbs, die entweder als isoliertes Thoraxtrauma (25–35 %) oder als Mitverletzung des Thorax (65–75 %) im Rahmen von Mehrfachverletzungen beobachtet werden. 25 % aller Patienten, die an den Folgen eines Unfalls sterben, erliegen thorakalen Verletzungen. In der Unfallursachenstatistik führen Verkehrsunfälle (65 %) vor häuslichen Unfällen (15 %) oder Verletzungen am Arbeitsplatz (8 %).

Dominierend sind **stumpfe Verletzungen** des Brustkorbs (90–95 %), die in ihrer Bedeutung leicht unterschätzt werden. Trotz fehlender äußerer Zeichen der Gewalteinwirkung können schwere Binnenverletzungen vorliegen, die sich zum Teil erst nach Stunden klinisch manifestieren und eine erheblich höhere Letalität bedingen als offene Thoraxverletzungen. In Deutschland liegt der Anteil **penetrierender Verletzungen** mit 5–10 % deutlich unter den Beobachtungen anderer Länder, wobei als Hauptursache Messerstichverletzungen (50 %), als weitere Ursachen Schuss- und Pfählungsverletzungen zu nennen sind. Penetrierende Thoraxverletzungen weisen häufig nur eine äußerlich kleine Wunde auf, die in keinem Ausmaß zur tatsächlichen Verletzung der Binnenorgane stehen muss.

Das Spektrum der Verletzungen reicht von leichten Prellungen der Thoraxwand über Rippen- und Sternumfrakturen (68 %), Lungenkontusion und -lazeration (57 %), Hämopneumothorax (32 %), Herz- und Gefäßverletzungen (9 %) bis hin zu Zerreißungen von Zwerchfell (7 %) und Ösophagus (1 %) sowie Verletzungen der Wirbelsäule. In der Todesursachenstatistik nach Unfallverletzungen kommt dem Thoraxtraumen mit 25 % eine große Bedeutung zu, wobei als Hauptgrund der Letalität in erster Linie der Blutverlust und erst in zweiter Linie die respiratorische Insuffizienz anzuführen ist.

61.5.2 Klinische Symptomatik

Da 75 % der Unfallpatienten zum Zeitpunkt der Erstuntersuchung keine äußeren Verletzungszeichen am Brustkorb aufweisen, kommt der Analyse des Unfallmechanismus eine besondere Bedeutung zu. Sie erlaubt Rückschlüsse auf Art und Ausmaß des Thoraxtraumas. Bei jungen Patienten mit elastischem Thorax fehlen oft Rippenfrakturen, so dass die kinetische Energie nach intrathorakal fortgeleitet wird und in einem hohen Prozentsatz zu Verletzungen der Lungen und der Mediastinalorgane führen kann. Bei älteren Patienten sind **Rippenfrakturen** regelhaft vorhanden, die einen Großteil der Anprallenergie bereits in der Thoraxwand abfangen.

> ❗ Die Folgen der initialen Verletzung sind nicht immer sofort absehbar. Die respiratorische Insuffizienz infolge Lungenkontusion erreicht ihr Maximum oft erst Stunden nach dem Trauma, so dass auch bei primär asymptomatischen Patienten eine Überwachung für zumindest 6 h notwendig ist.

Klinische Zeichen, die auf eine Verletzung der zentralen Atemwege oder der Lungen hinweisen, sind Dyspnoe, Mediastinal oder Weichteilemphysem. Frakturen der Thoraxwand sind durch lokalen Druck- und Kompressionsschmerz, Krepitation und pathologische Beweglichkeit zu diagnostizieren. Ein Pulsdefizit oder seitendifferente Pulse können auf Herz- und Aortenverletzungen hinweisen. Das geschätzte Patientenalter hat insofern eine Bedeutung, als es auf vorliegende Komorbiditäten wie COPD oder Herzinsuffizienz hinweisen kann und so für die Interpretation eines erhobenen Befundes bedeutsam werden kann.

61.5.3 Diagnostik

Grundsätzlich muss zwischen der Primärdiagnostik am Unfallort und der weiterführenden Diagnostik im aufnehmenden Krankenhaus unterschieden werden. Bei der Untersuchung des Patienten am Unfallort gelten die Regeln der Notfallversorgung. Wenn möglich, sollte der Patient soweit entkleidet werden, dass eine körperliche Untersuchung durchgeführt werden kann. Inspektion, Palpation und Perkussion geben wertvolle Hinweise auf das Vorliegen von Thoraxwand- und Binnenverletzungen. Die **Auskultation** hat einen hohen prädiktiven Wert in der Erkennung eines Hämopneumothorax beim stumpfen Thoraxtrauma, so dass sie als obligate Untersuchung gefordert werden muss. Sie wird durch eine **Pulsoxymetrie** ergänzt.

Bei stattgehabtem Thoraxtrauma ist nach Erreichen der Klinik der Standard der Diagnostik in der **Computertomographie** (CT) zu sehen. Als Initialuntersuchung sind mit der CT sofort Verletzungen der Thoraxwand, der Lungen und der Mediastinalorgane, der Gefäße sowie der Wirbelsäule zu visualisieren. Bei der Diagnostik im Schockraum kann die **Ultraschalluntersuchung** bei der Differenzierung zwischen Hämato- und Pneumothorax hilfreich und schneller sein, sie kann die Computertomographie in ihrer diagnostischen Aussagekraft aber nicht ersetzen. Bei vermuteten Verletzungen von Ösophagus oder von Trachea und Bronchien kommt der **Endoskopie** eine besondere Bedeutung zu. Sie erlaubt den raschen und sicheren Nachweis einer vorliegenden Verletzung und ist als Standard zu fordern.

Verletzungen des Herzens sind gehäuft nach direktem ventralem Trauma zu beobachten, wobei zwischen einer Commotio cordis und einer Contusio cordis unterschieden werden muss, jedoch auch traumainduzierte Myokardinfarkte beobachtet werden konnten. Spezifische Symptome können fehlen oder entsprechen denen eines akuten Myokardinfarktes. In der Diagnostik sind neben der Bestimmung von Myokardmarkern (Troponin, Myoglobin, Kreatinkinase) die EKG-Analyse und eine Echokardiographie notwendig, um das Ausmaß der Herzschädigung zu diagnostizieren. In Zweifelsfällen ist eine Herzkatheterdiagnostik indiziert, um Verletzungen der Koronararterien beurteilen zu können.

Bei jedem Dezelerationstrauma besteht die Gefahr einer **Aortenruptur**, die typischerweise im Bereich des Aortenisthmus lokalisiert ist. Als klinische Symptomatik treten Dyspnoe, in den Rücken ausstrahlende Schmerzen, ein gedämpftes Atemgeräusch als Zeichen für einen Hämatothorax links, einer Blutdruckdifferenz zwischen den beiden oberen Extremität bei nicht palpablen inguinalen Pulsen und ein Schockzustand auf. Die apparative Diagnostik erfolgt primär durch CT mit Kontrastmittel und eine Echokardiographie ggf. transösophageal.

Rupturen des Diaphragma sind mit 2–7 % bei Mehrfachverletzten selten, bis zu 30 % werden bei der initialen Untersuchung übersehen und erst sekundär diagnostiziert. Die Mehrzahl der Rupturen betrifft bei stumpfen Thoraxtraumen das linke Zwerchfell. Die Diagnose wird zumeist bei der konventionellen Röntgenaufnahme der Lungen gestellt, gegebenenfalls sollte ein CT durchgeführt werden, da konkurrierende Begleitverletzungen eine rasche operative Therapie erfordern.

Schuss-, **Stich-** und **Pfählungsverletzungen** machen in den westlichen europäischen Ländern nur 5 % aller Thoraxverletzungen aus, wobei das Ausmaß der äußerlich sichtbaren Verletzung mit der Schwere der inneren Verletzung nicht korrelieren muss.

61.5.4 Therapie typischer Verletzungen

Der vorwiegende Anteil aller Verletzungen des Brustkorbs wird entweder nur symptomatisch durch Analgetika- und Sauerstoffgabe (30–35 %) oder durch Einlage einer Thoraxdrainage (60–65 %) ausreichend therapiert. Die Notwendigkeit einer operativen Intervention liegt zwischen 2 und 16 %. Nach stumpfem Thoraxtraumen ist ein operatives Vorgehen in 3–6 % der Fälle notwendig, bei offenen Thoraxverletzungen kann es 30 % erreichen und wird bestimmt durch einen Blutverlust sowie eine mögliche Luftfistel. Verletzungen an der Lunge werden durch direkte Naht oder atypische Resektionen mit Hilfe von Klammernahtgeräten behandelt, Auch anatomische Resektionen bis hin zur Pneumektomie können bei einigen Patienten notwendig sein, wobei mit zunehmendem Aufwand des Eingriffs eine steigende Letalität zu beobachten ist.

Die Erstmaßnahmen bei thorakalen Verletzungen entsprechen den allgemeinen ABC-Regeln und beinhalten die Behebung lebensbedrohlicher Zustände wie der respiratorischen Insuffizienz, des Spannungspneumothorax und des Hämatothorax. Zu 90 % ist eine konservative Therapie durch Gabe von Analgetika, Sauerstoff, Einlage einer Thoraxdrainage (▶ Abschn. 61.3) und Sekretolyse ausreichend. Rippenfrakturen.

Rippenfrakturen Frakturen einzelner Rippen oder Rippenserienfrakturen gehören zu den häufigsten Verletzungen des Brustkorbs (◘ Abb. 61.8). Eine konservative Therapie besteht in der Gabe von Analgetika und intensiver Physiotherapie. Bei Rippenserien- und Stückfrakturen kann die Instabilität des Thorax eine Beatmung notwendig machen, selten besteht eine Indikation zur operative Stabilisierung des Rippenthorax. Gleiches gilt für **Frakturen des Sternums**, die zumeist Folge eines direkten vertikalen Traumas sind. Besondere Beachtung verdienen hier mögliche begleitende Verletzungen des Herzens.

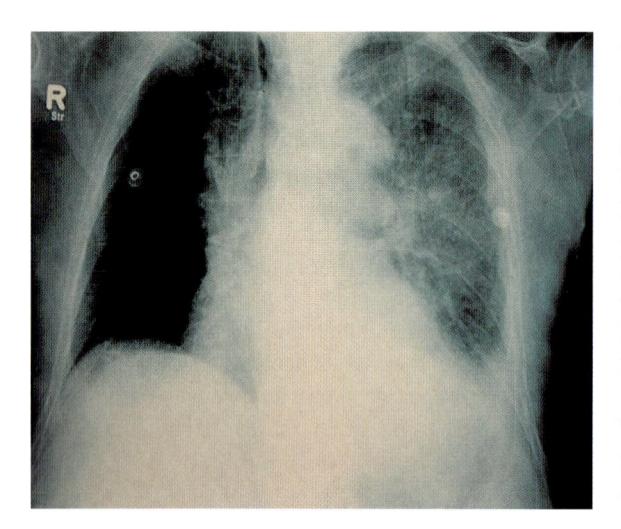

Abb. 61.8 Rippenserienfraktur mit Hämatothorax links

Hämato-/Pneumothorax Ein Hämato-/Pneumothorax entsteht beim stumpfen Thoraxtrauma durch Einspießung von Rippen oder Rupturen des Lungenparenchyms (Abb. 61.9). Die Primärtherapie besteht in der Einlage einer Thoraxdrainage zur Evakuierung der Pleurahöhle und Vorbeugung eines Spannungszustandes. Bei der penetrierenden Verletzung besteht die Behandlung in einer Drainageneinlage. Fremdkörper sollten entfernt werden. Weisen Patienten nach thorakalen Stichverletzungen eine hämodynamische Instabilität auf, ist die Thorakotomie als lebensrettende Maßnahme indiziert.

Lungenkontusion Die Lungenkontusion ist eine klinische Verdachtsdiagnose, die sich erst in der radiologischen Verlaufskontrolle verifizieren lässt. Sie führt durch eine interstitielle Einblutung zu Dyspnoe. Die Therapie besteht in Sauerstoffgabe und Atemgymnastik. Unter kontinuierlicher Überwachung der Sauerstoffsättigung muss die Entscheidung zur Ausweitung der Therapie durch invasive Beatmung früh getroffen werden, um das Risiko des posttraumatischen SIRS und einer möglichen Pneumonie zu minimieren.

Lungenlazeration Eine schwerwiegende Verletzung ist in der Lungenlazeration oder -zerreißung zu sehen, die sowohl Folge eines stumpfen Traumas als auch in Folge einer offenen Verletzung auftreten kann. Der radiologische Befund entspricht einer kugelförmigen Einblutung der Lunge, bei deren Ruptur es zu einem Hämatothorax kommt. Bei persistierender Blutung oder konsekutiver Infektion ist die Resektion indiziert.

Verletzungen von Luftröhre oder Bronchien Seltene Ursachen eines Pneumothorax sind Verletzungen der Trachea oder der Bronchien. Diese können allein die Pars membranacea betreffen, aber auch als komplexe Rupturen des Tracheobronchialbaums vorliegen (Abb. 61.10). Aufgrund der anatomischen Nähe müssen bei nachgewiesenen Verletzungen der Luftwege auch Läsionen des Ösophagus bedacht und endoskopisch kontrolliert werden. In Abhängigkeit von der Lokalisation und Schwere der Verletzung reicht das Behandlungsspektrum von Abdeckung der Läsion mit einem Beatmungstubus über die passagere Implantation eines Stents bis zur chirurgischen Rekonstruktion des Verletzten Segmentes.

Verletzungen der Speiseröhre Verletzungen des Ösophagus manifestieren sich häufig als Einrisse des distalen Drittels, die einer sofortigen operativen Therapie bedürfen.

Wirbelsäulenverletzungen Bei dem klinischen Verdacht auf eine Wirbelsäulenverletzung müssen die Patienten immobilisiert werden. Dies gilt insbesondere für bewusstlose Patienten, die bis zum Beweis des Gegenteils so behandelt werden müssen, als ob bei ihnen ein spinales Trauma vorliegen würde.

61.5.5 Operationsindikation

Eine primäre operative Therapie ist nach stumpfem Thoraxtrauma in etwa 10 % der Fälle indiziert, bei penetrierenden Verletzungen kann die Thorakotomierate bis 30 % steigen.

> Eine Notfallthorakotomie sollte bei Patienten mit massiver Hämorrhagie (Blutmenge von mehr als 1,5 l), Rupturen des Tracheobronchialbaumes oder einer diagnostizierten Zwerchfellruptur erfolgen.

Die Indikation zur unmittelbaren Operation sollte jedoch nur gestellt werden, wenn noch Vitalzeichen wie Pupillenreaktion, Atembewegung oder spontane Bewegung des Patienten vorliegen. Ist es nach erfolgter Thorakotomie nicht möglich, Herzaktionen zu erzielen oder den systolischen Blutdruck für zumindest 30 min auf 70 mmHg zu halten, ist von einer Rettung des Verletzten nicht mehr auszugehen. Nach stumpfem Thoraxtrauma des geschilderten Ausmaßes liegt die Letalität bei über 95 %, nach penetrierenden Verletzungen werden hingegen Überlebensraten von 7–20 % mitgeteilt.

Die Indikation zur Operation mit aufgeschobener Dringlichkeit innerhalb von 6–24 h wird gestellt bei:
- Verletzungen des Ösophagus
- Traumatischen Aneurysmen der Aorta
- Zwerchfellrupturen

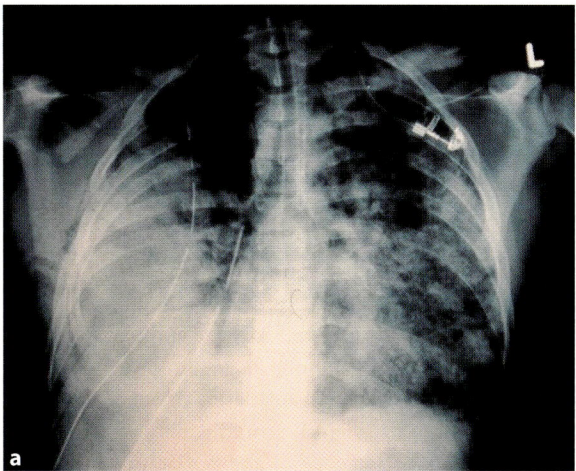

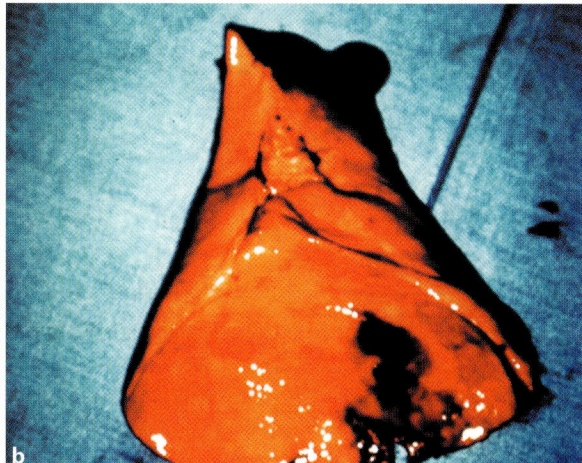

Abb. 61.9a,b a Lungenruptur rechter Unterlappen mit Hämatothorax. b Operationspräparat: Ruptur im rechten Unterlappen

- Lungenfisteln mit einem Fistelvolumen von >20 %
- Penetrierenden Verletzungen, die einer sofortige Operation nicht bedurften
- Persistierender Blutung von >1500 ml/24 h, wenn eine Gerinnungsstörung ausgeschlossen ist

Folgezustände des stattgehabten Thoraxtraumas wie Koagulothorax oder ein Pleuraempyem können elektiv entweder thorakoskopisch oder über eine konventionelle Thorakotomie behandelt werden. Wenn eine Zwerchfellhernie erst sekundär diagnostiziert werden konnte, sollte auch hier der operative Verschluss erfolgen, um Sekundärkomplikationen vorzubeugen. Lungenverletzungen, die eine operative Therapie als Direktnaht, atypische Resektion oder anatomische Resektion notwendig machen, sind mit einer Inzidenz zwischen 1,3 % und 5 % selten.

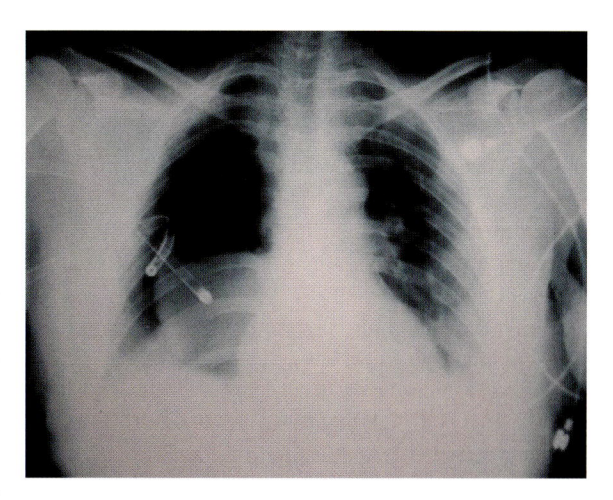

Abb. 61.10 Bronchusabriss rechter Hauptbronchus

Literatur

Dienemann H (1992) Thoraxtrauma: Indikation zur Thorakotomie. In: Lawin P, Loewnich VV, Schuster HP et al. (Hrsg) INA – Intensivmedizin, Vol. 81. Thieme, Stuttgart New York, S 172–178

Dresing K, Sievers KW, Obertacke U, Reicke B, Schmitt-Neuerburg KP (1994) Primary diagnosis and follow-up after thoracic trauma and lung contusion. Zentralbl Chir 119:690–701

Jauch KW, Winter H, Müller C (2005) Thoraxverletzungen. In: Madler C, Jauch KW, Werdan K et al. (Hrsg) Das NAW-Buch, 3. Aufl. Urban & Fischer, München Jena, S 878–885

Karmy-Jones R, Jurkovich GJ, Shatz DV et al. (2001) Management of traumatic lung injury: a Western Trauma Association Multicenter review. J Trauma 51:1049–1053

McSwain NE Jr. (1992) Blunt and penetrating chest injuries. World J Surg 16:924–929

Grundsätze der (operativen) Frakturversorgung

E. Euler, W. Mutschler

62.1 Einführung

Jährlich erleiden in Deutschland ungefähr 8,5 Mio. Personen einen Unfall, von denen ca. 1,6 Mio. anschließend stationär behandelt werden müssen. Mehr als 50 % dieser Verletzten weisen einen Knochenbruch auf. Wie sich die Knochenbrüche auf die einzelnen Körperabschnitte verteilen, hat Court-Brown für das Stadtgebiet von Edinburgh ermittelt. Ein ähnliches Verteilungsmuster auf diverse Knochen und auf die verschiedenen Altersgruppen ist auch für deutsche Städte anzunehmen (◘ Abb. 62.1, ◘ Tab. 62.1). Während die durch Hochenergietraumen verursachten Knochenbrüche in ihrer Zahl vor allem durch passive Sicherheitsmaßnahmen im Verkehr deutlich abnehmen, ist ein Anstieg der alters- und osteoporoseassoziierten Frakturen auf rund 50 % der stationär behandelten Patientinnen und Patienten zu verzeichnen und in der Therapie zu berücksichtigen.

Unter einer Fraktur versteht man eine Zusammenhangstrennung des Knochens durch direkte oder indirekte Gewalteinwirkung, die die Elastizitätsgrenze des Knochens überschreitet. Die Frakturausprägung ist somit von externen Faktoren wie Art und Richtung der einwirkenden Gewalt und von internen Faktoren, nämlich der Knochenqualität (Osteoporose!) abhängig.

> Eine Fraktur ist immer mit einem Weichteilschaden verbunden.

62.2 Wie reagiert der Knochen auf eine Fraktur?

Hierzu ist es sinnvoll, sich noch einmal Funktion und Aufbau des Knochens ins Gedächtnis zu rufen. Der Knochen als Teil des Bewegungsorgans gewährleistet Stabilität und Mobilität, weist Wachstum und Alterung und funktionelle Anpassung auf. Knochen vermitteln dabei die Stützfunktion und unterstützen als Träger der Gelenke und Muskeln die Mobilität, sie schützen daneben innere Organe. Auch sind sie das größte **Depot für Mineralien** im Körper: 99 % des Kalziums, 95 % des Phosphors und 50 % des Magnesiums sind in ihm enthalten.

Knochen ist ein Organ, das von Gefäßen und Nerven versorgt wird und dessen funktionelle Spezialisierung durch das Zusammenwirken der Knochenzellen und ihrer extrazellulären Matrix (Kalziumapatit und Kollagene) zum Tragen kommt. Gemäß den genannten Aufgaben muss der Knochen eine hohe Zug- und Druckfestigkeit bei gleichzeitiger Elastizität aufweisen. Er hat einen hohen Stoffwechselumsatz, allein aufgrund seiner Depotfunktion für Mineralien, und ist einem ständigen **Umbau** unterworfen. So werden 25 % der Spongiosa und 2,5 % der Kortikalis pro Jahr umgebaut, was ungefähr 8 % der Skelettmasse insgesamt entspricht. Dieser Knochenumbau durchläuft einen Zyklus von 120 Tagen und geht so von statten, dass im Zusammenwirken von Osteozyten-Osteoklasten und Osteoblasten eine Resorptionsphase, eine Formationsphase und eine Mineralisationsphase durchlaufen werden, bevor die sogenannte Ruhephase wiederkehrt. Um dabei die Homöostase von Knochenbildung und Knochenresorption zu gewährleisten, sind vielfältige autokine, parakrine, hormonelle und mechanische Regelkreise involviert.

Diese physiologische regelhafte Anpassung des Knochens an seine Belastungs- und Bewegungsbedingungen ist beim Auftreten einer Fraktur ein großer biologischer Vorteil: Die **Frakturheilung** imitiert nämlich diesen regelhaften Knochenumbau und zwar im schnelleren Zeittakt. Knochen hat damit anders als alle „weichen" Bindegewebe ein echtes Regenerationspotenzial und kann nach stattgehabter Fraktur seine Integrität und volle Belastbarkeit wieder erlangen.

Der Ablauf der Frakturheilung im diaphysären Knochen, den wir für unsere Therapieüberlegungen kennen müssen, ist schematisch in ◘ Abb. 62.2 zusammengefasst. Das **Frakturhämatom** lockt Granulozyten und Monozyten an, die über Wachstumsfaktoren und Zytokine die Kallusinduktion bewirken. Von den Bruchenden zum Bruchspalt hin entwickelt sich der zelluläre Kallus, der dann nach ungefähr sechs Wochen zunehmend mineralisiert und für die physiologische Festigkeit nach drei Monaten sorgt. Dieser sog. **Geflechtknochen** wird dann ungefähr über ein Jahr in lamellären Knochen umgewandelt. Die metaphysäre Knochenheilung im gelenknahen, spongiösen Extremitätenknochen und in der Wirbelsäule und im Becken verläuft ähnlich: Über Mikrokallusbrücken werden die Trabekel gemäß ihrer mechanischen Beanspruchung sukzessive wieder hergestellt.

Bei Kindern und Jugendlichen verläuft die Frakturheilung schneller, beim alten Menschen langsamer.

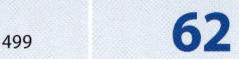

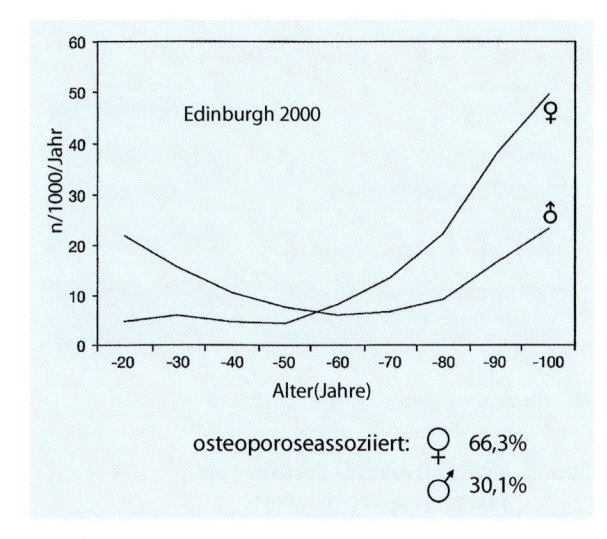

Abb. 62.1 Epidemiologie der Frakturen (▶ Text sowie **Tab. 62.1**)

Tab. 62.1 Epidemiologie der Frakturen (nach Court-Brown)

Fraktur	n	%
Distaler Radius	1044	17,5
Metakarpale	697	11,7
Proximales Femur	692	11,6
Finger	574	9,6
Sprunggelenk	539	9,0
Metatarsale	403	6,8
Proximaler Humerus	337	5,7
Proximaler Unterarm	297	5,0
Zehe	212	3,6
Klavikula	195	3,3
Karpus	159	2,7
		68,5

Eine Fraktur heilt dann ungestört, wenn folgende Bedingungen gegeben sind: Blutversorgung, geschlossene Weichteile, Kontakt der Frakturenden und Stabilität. Für die Wiedererlangung der Funktion sind darüber hinaus notwendig, die Intaktheit der nervalen Steuerung, eine weitgehend anatomische Stellung und eine Beübung von Muskeln und Gelenken. Wenn diese Bedingungen nicht gegeben sind, drohen ausbleibende Frakturheilung (Pseudarthrosenbildung), Heilung in Fehlstellung, posttraumatische Arthrosen bei Frakturen mit Gelenkbeteiligung oder in Gelenknähe, Infektion, Dysfunktion bis hin zum Gliedmaßenverlust.

Unsere therapeutische Aufgabe wird es also sein, diese Folgeschäden von Frakturen zu verhindern und aus der Kenntnis des normalen Verlaufs der Frakturheilung über die Zeit und den individuellen Ausprägungen der Verletzung festzulegen, wie und wann wir sinnvoll konservativ oder operativ so in den Spontanverlauf eingreifen, dass die Folgeschäden so gering als möglich bleiben und die schmerzfreie volle Beweglichkeit und Belastbarkeit wiedererlangt werden (**Abb. 62.3**).

62.3 Diagnostik

Die Diagnostik folgt den Grundprinzipien der medizinischen Untersuchung. Mit der **Anamnese** werden die Art und Schwere der einwirkenden Gewalt sowie das mögliche Verletzungsmuster und die Risikofaktoren des Patienten, z. B. Vorerkrankungen, erfasst. Die **klinische Untersuchung** beginnt mit der Inspektion und damit der Erfassung von Fehlstellungen, Hämatomen, Prellungen und Wunden. Die Palpation im vermuteten Frakturbereich soll vorsichtig erfolgen und sich auf die Beurteilung der Schwellung beschränken. Unabdingbar ist dagegen die Erfassung von Durchblutung, Motorik und Sensibilität distal der Fraktur und die Dokumentation mit Zeitangabe.

> Die Prüfung sog. sicherer Frakturzeichen wie falscher Beweglichkeit und Krepitieren sind in Zeiten der Bildgebung obsolet.

Nachdem durch die klinische Untersuchung die „region of interest" eingegrenzt ist, erfolgt der gezielte Einsatz **bildgebender Verfahren** in der Reihenfolge Dopplersonographie (nur bei Verdacht auf Gefäßläsion) und Röntgenuntersuchung der Zielregion in zwei Ebenen. Gelingt es damit nicht, die Fraktur ausreichend zu klassifizieren und zu einer Therapieentscheidung zu gelangen, kann additiv die Computertomographie und in seltenen Fällen die MRT eingesetzt werden.

Zum Abschluss der Diagnostik müssen alle Parameter erfasst sein, die auch im Hinblick auf die Dringlichkeit die **Rangfolge** der therapeutischen Maßnahmen festlegt.

- Liegt ein Polytrauma vor?
- Liegt eine isolierte lebensbedrohliche Massenblutung einer geschlossenen Fraktur (Beispiel Beckenverletzung) oder eine offene Fraktur vor (Beispiel Amputationsverletzung, erheblich blutende offene Fraktur)?
- Bei geschlossenen Frakturen: Welcher Weichteilschaden ist objektivierbar, ist ein Kompartmentsyndrom ausgeschlossen? **Tab. 62.2** gibt einen Überblick über den Weichteilschaden bei geschlossenen Frakturen
- Bei offenen Frakturen: Welche Weichteilschäden von Haut, Muskeln, Gefäßen und Nerven sind anzunehmen? Sind die Wunden stark verschmutzt und kontaminiert? **Tab. 62.3** zeigt die Klassifikation offener Frakturen nach Gustilo und Anderson 1993

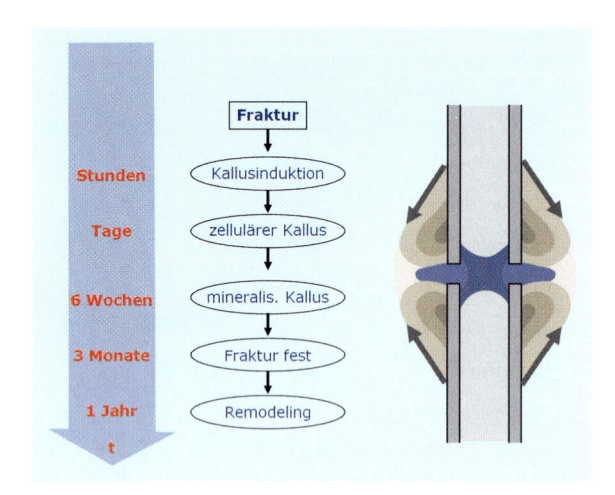

Abb. 62.2 Frakturheilung im diaphysären Knochen. (Nach Claes, Thieme 2006)

Eine Fraktur heilt (Regeneration), wenn folgende Bedingungen gegeben sind:

- Blutversorgung — Gefäßrekonstruktion
- geschlossene Weichteile — Wundverschluss
- Kontakt der Frakturenden — Reposition
- Stabilität, weitgehend anatomische Stellung — Retention
- Intaktheit der nervalen Steuerung — Nervenrekonstruktion
- Beübung von Muskeln und Gelenken — Rehabilitation

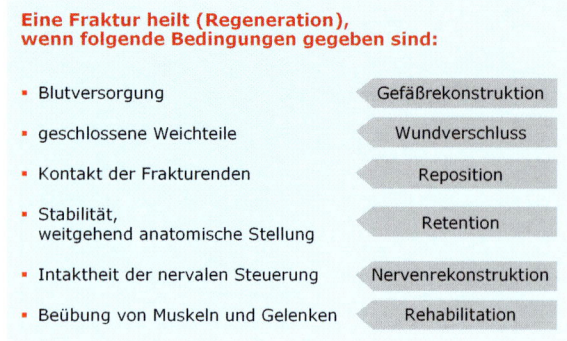

Abb. 62.3 Prinzipielle Therapie einer Fraktur

- Welche Frakturform liegt vor?
  - Diaphysäre Frakturen von Röhrenknochen
  - Gelenkfrakturen und gelenknahe Frakturen der Extremitäten
  - Luxationsfrakturen, reine Luxationen der Extremitäten
  - Instabile Beckenverletzung
  - Instabile Wirbelsäulenverletzung ohne/mit Rückenmarksbeteiligung
  - Auffälligkeiten der Knochenstruktur (pathologische Fraktur? Osteoporose?). Die Frakturen werden heutzutage weltweit in der Klassifikation der Arbeitsgemeinschaft für Osteosynthesefragen abgebildet. Diese ist in den nachfolgenden Kapiteln jeweils ausführlich abgehandelt.
- Risikoprofil des Patienten (z. B. Vorerkrankungen, Medikamente, Gerinnungsstörung)

62.4 Dringliche therapeutische Maßnahmen

62.4.1 Polytrauma

Die Behandlungsgrundsätze beim polytraumatisierten Patienten sind in ▶ Kap. 47 ausführlich dargestellt.

62.4.2 Vorgehen bei isolierten lebensbedrohlichen Massenblutungen

Geschlossene Frakturen am Beispiel des Beckens

Am Becken werden die Beckenringbrüche von den Azetabulumfrakturen getrennt betrachtet, da hier die Beckenringstabilität und oft begleitende Organ- (Beispiel Blase, Urethra), Gefäß- (Beispiel präsakraler Venenplexus, arterielle Äste aus dem iliakalen Stromgebiet) oder Nervenverletzungen (Beispiel sakrale Nervenwurzeln) evtl. eine sofortige operative Intervention erfordern. Die Rekonstruktion der Hüftgelenkpfanne hingegen setzt eine wiedererlangte Organstabilität und eine genaue Operationsplanung voraus.

Nach einer Untersuchung von Mahoney et al. sind die Beckenfrakturen und die Frakturen der Extremitäten ebenso häufig Ursache von Blutverlusten mit systemischer Hypotension wie die Leber- oder die Milzruptur.

Lebensbedrohliche **arterielle Blutungen** aus Ästen der Iliosakral-Strombahn können entsprechend der Situation durch das „pelvic packing", durch direkte chirurgische Blutstillung oder – falls die personellen und technischen Voraussetzungen es erlauben – durch Katheterokklusion (Ballon, Coils etc.) zum Stillstand gebracht werden. Auch zur Beherrschung massiver Blutungen aus dem präsakralen Venenplexus oder aus dem iliakalen Stromgebiet ist oft nur das „pelvic packing" mit Bauchtüchern die einzig rasche und wirkungsvolle Maßnahme. Lebensbedrohliche Blutungen bei Organläsionen (Blase, Beckenboden, Darm etc.) werden fachspezifisch differenziert versorgt.

Am Beckenring hat sich als wirkungsvolle Notfallmaßnahme zur Stabilisierung der von vorne hoch azetabulär und seitlich in der Crista iliaca angebrachte **Fixateur externe** bewährt. Er konkurriert mit der **Beckenzwinge**, die zwar in der Notfallsituation rascher eingesetzt werden kann. Ihr Einsatz ist jedoch bei einer mehrfragmentären Zertrümmerung des Kreuzbeins wegen möglicher Verstär-

Tab. 62.2 Weichteilschaden bei geschlossenen Frakturen

Grad 1	Oberflächliche Schürfungen, Hautkontusionen und Fragmentdruckstellen von innen
Grad 2	Tiefe kontaminierte Schürfungen Umschriebene Haut- und Muskelkontusionen Drohendes Kompartmentsyndrom
Grad 3	Ausgedehnte Hautkontusionen Quetschungen mit subkutanem Décollement (Ablederung) Muskelquetschungen Manifestes Kompartmentsyndrom Gefäßverletzung

Tab. 62.3 Klassifikation offener Frakturen nach Gustilo und Anderson

Grad I	Hautläsion <1 cm oder weniger, nicht verschmutzt Durchspießung von innen, minimale Muskelkontusion Einfache Quer- oder kurze Schrägfraktur
Grad II	Hautläsion >1 cm, ausgedehnter Weichteilschaden mit Lappenbildung oder Décollement Geringe bis mäßige Muskelquetschung Einfache Quer- oder kurze Schrägfraktur mit kleiner Trümmerzone
Grad III	Ausgedehnter Weichteilschaden unter Einbeziehung von Haut, Muskulatur und neurovaskulären Strukturen Oft Rasanztrauma mit schwerer Gewebsquetschung
Grad IV	Amputation

kung von Nervenwurzelkompressionen unangebracht. Darüber hinaus bietet die Beckenzwinge im Gegensatz zum Fixateur externe nur vorübergehend Stabilität, während eine Ausbehandlung der Verletzung im Becken-Fixateur möglich ist. Sekundär kommen zur Stabilisierung des Beckenrings herkömmliche und spezielle **Beckenosteosyntheseplatten** zur Anwendung. Zur Stabilisierung einer rupturierten Sakroiliakalfuge oder einer instabilen Massa-lateralis-Fraktur können perkutan eingebrachte Schrauben eingesetzt werden.

Offene Fraktur

Ein massiver und bisweilen lebensbedrohlicher Blutverlust bei arteriellen Läsionen körpernaher Extremitätenarterien erfordert eine sofortige Blutstillung, am Unfallort meist durch einen direkten **Kompressionsverband**. Selten notwendig und wegen Gefahr weiterer Druckschäden zu umgehen ist ein **Tourniquet** (wichtig im Fall des Falles: Uhrzeit notieren). Bei Schockraumaufnahme kann gegebenenfalls nur vorübergehend eine **Gefäßklemme** gesetzt werden. Vor gefäßrekonstruktiven Maßnahmen muss zuerst die Frage beantwortet sein, ob der Extremitätenerhalt möglich und sinnvoll ist oder ob eine primäre Amputation vorgenommen werden soll („life before limb" versus „limb for life"). Der **MESS** („Mangled Extremity Severity Score" nach Johansen) bzw. der **NISSSA-Score** nach McNamara (höhere Spezifität und Sensitivität im Vergleich mit dem MESS; Tab. 62.4) stellt eine Hilfe für die Entscheidung für den Extremitätenerhalt versus Amputation dar. Der „cut off point" liegt beim MESS bei 7 Punkten, beim NISSSA-Score bei 11 Punkten, d. h. höhere Punktzahlen haben einen positiven prädiktiven Wert von 100 % für eine Amputation.

> Bei der Entscheidung für einen Extremitätenerhalt muss die gefäßchirurgische Rekonstruktion der arteriellen und ggf. venösen Strombahn dann ohne Zeitverlust erfolgen. Für die „warme Ischämiezeit" bei der subtotalen Makroamputation gilt die 6-Stunden-Grenze.

62.4.3 Geschlossene Fraktur mit Kompartmentsyndrom

Jede Extremitätenfraktur birgt theoretisch die Gefahr eines Kompartmentsyndroms. Die Inzidenz liegt z. B. bei der Unterschenkelfraktur bei 0,8–10 %. Das Frakturhämatom und/oder -ödem führt hierbei zur Druckerhöhung innerhalb der Muskelloge. Hierdurch kann die Durchblutung besonders der Muskulatur und der nervalen Strukturen nachhaltig, bis hin zur Nekrose, gestört sein. Die Indikation zur Faszienspaltung im Sinne einer Druckentlastung beim manifesten Kompartmentsyndrom wird einerseits aufgrund klinischer Parameter, wie starkem Schmerz, massiv geschwollenen und bei der Palpation harten Weichteilen sowie sensiblem und motorischem Defizit (bei erhaltenen peripheren Pulsen!) gestellt und kann durch Druckmessung innerhalb des Kompartments auf Höhe der Fraktur erhärtet werden. Entscheidend hierbei ist die numerische Differenz zwischen dem diastolischen Druck und dem Kompartmentdruck (ΔP). Eine Indikation zur Faszienspaltung wird gesehen, wenn $\Delta P <30–20$ mmHg beträgt.

62.4.4 Vorgehen bei offenen Frakturen

Zur operativen Stabilisierung offener Schaftfrakturen stehen prinzipiell dieselben Verfahren wie bei geschlossenen Frakturen zur Auswahl. Bei Schaftfrakturen empfiehlt sich die **Marknagelung** mit einem nicht aufgebohrten Marknagel, die bei Weichteilschäden bis Grad III A nach Gustilo möglich sind. Bei Grad III C wird der **Fixateur externe** empfohlen. Für Grad III B kann keine generell gültige Empfehlung gegeben werden, da die Datenlage nicht geklärt ist. Im Zweifelsfall ist der Fixateur externe

Tab. 62.4 NISSSA-Score nach McNamara. Werte ≥11 haben einen prädiktiven Wert für eine Amputation von 100 %

Verletzung	Schweregrad	Schweregrad
N Nervenverletzung	Sensibilität intakt	0
	Gestörte Sensibilität Fußrücken	1
	Partiell gestörte Sensibilität plantar	2
I Ischämie	Keine	0
	Gering	1
	Mäßig	2
	Schwer	3
S Weichteilschaden/Kontamination	Gering	0
	Mäßig	1
	Schwer	2
	Sehr schwer	3
S Skelettverletzung	Niederenergetisch	0
	Mittelenergetisch	1
	Hochenergetisch	2
	Höchstenergetisch	3
S Schock	Normotonie	0
	Transiente Hypotonie	1
	Persistierende Hypotonie	2
A Alter	<30 Jahre	0
	30–50 Jahre	1
	>50 Jahre	2

zu verwenden. Im Einzelfall muss dann abhängig von der Weichteilsituation entschieden werden, ob die Fraktur im Fixateur externe zur Ausheilung gebracht wird oder ob ein Verfahrenswechsel auf einen inneren Kraftträger angestrebt wird. Der Verfahrenswechsel ist nur bei einwandfrei verheilten Weichteilen zu empfehlen. Liegt der Verfahrenswechsel vom Fixateur externe zum Marknagel innerhalb von 2 Wochen post trauma und zeigen die Eintrittsstellen der Schanz-Schrauben keine Infektzeichen, kann der Wechsel einzeitig erfolgen.

In der plastisch-rekonstruktiven Chirurgie hat sich das Management der „Problem-Wunde" nach der „reconstructive ladder" bewährt, welches generell für die befundadaptierte Behandlung von Wunden unterschiedlicher Beschaffenheit herangezogen wird. Sie reicht vom einfachen Wundverband bei einfachen, oberflächlichen und glatten Schnittwunden über den primären und sekundären Wundverschluss, Hauttransplantation und -Expandertechnik bis hin zu gestielten und freien Haut-Gewebelappen bei ausgedehnten Weichteildefekten.

62.4.5 Schilderung des Vorgehens zur notfallmäßigen Reposition und Retention von geschlossenen Frakturen

Geschlossene oder erstgradig offene Luxationsfrakturen sehen wir am häufigsten am Handgelenk (DRF), am oberen Sprunggelenk (OSG), am Schulter- und Ellbogengelenk, seltener am Kniegelenk. Die Reposition ist notwendig, um schädigenden Druck auf Knorpel und Weichteile, mechanische Stenosen von Blutgefäßen z. B. durch Kinking, oder Nervenüberdehnungen zu vermeiden bzw. zu beheben. Die **DRF** wird üblicherweise in Bruchspaltanästhesie durch Zug in der der Luxation entgegengesetzten Richtung, z. B. über ein Repositionsbänkchen oder mit Hilfe von „Mädchenfängern", durchgeführt. Im gleichen Arbeitsgang kann die Sicherung des Repositionsergebnisses durch Kirschner-Drähte erfolgen (▶ Kap. 67).

Bei der Reposition der anderen Gelenkluxationen bzw. -luxationsfrakturen ist meist eine i.v. Analgosedierung erforderlich. Beim **OSG** ist es hilfreich, Hüfte und Knie zu beugen, um hierdurch den Zug durch die Weichteile, besonders der dorsalen Muskulatur, zu reduzieren. Die Reposition erfolgt dann durch Zug in Längs- und Fußrichtung und gleichzeitige Supination. Die Anlage des Gipses erfolgt in ebendieser Stellung, da sonst eine Reluxation im Gips zu befürchten ist. Die regelrechte Gelenkstellung im Gips ist durch Röntgenkontrolle zu verifizieren. Eine schonende und sichere Technik zur Reposition von Schultergelenkluxationen ist die modifizierte Skapulamanipulationstechnik in Bauchlage. Die anschließende Ruhigstellung erfolgt im Gilchrist-Verband. Näheres ▶ Kap. 63.

Die Reposition eines luxierten **Ellbogens** erfolgt in Analgosedierung durch Zug am Unterarm und Gegenzug am Oberarm.

Eine luxierte **Patella** lässt sich bei gestrecktem Bein durch Schub entgegen der Luxationsrichtung reponieren. Die Beugung im Hüftgelenk erleichtert die Reposition (▶ Kap. 63).

Grobe **Fehlstellungen** bei Frakturen langer Röhrenknochen werden in dosiertem Längszug bereits am Unfallort korrigiert, um bei vorhandenem Gewebsdruck durch fehlstehende Knochenfragmente oder -spitzen eine Perforation oder einen zusätzlichen Druckschaden zu vermeiden. Die Ruhigstellung im Schienenverband erfolgt ebenfalls in dosiertem Längszug.

Die notfallmäßige Fixierung eines **instabilen Beckens** kann durch Anmodellierung der Vakuummatratze erreicht werden. Falls vorhanden, kann auch eine breite Manschette um das Becken angelegt werden („pelvic belt").

Auch bei **Wirbelsäulenverletzungen** mit Rückenmarkbeteiligung wirkt der dosierte Längszug über die Ligamentotaxis und eine Lagerung in Lordosierung einer Kompression z. B. durch in den Spinalkanal dislozierte Knochenfragmente entgegen. Die Lagerung erfolgt in der Erdnuss-Matratze, die Anlage eines Stiff-Neck ist obligatorisch.

62.5 Konservatives und operatives Vorgehen

Die im ▶ Abschn. 62.4 genannten dringlichen therapeutischen Maßnahmen müssen im unfallchirurgischen Alltag nur bei 10–15 % der Patienten zur Anwendung kommen. Ganz überwiegend liegen isolierte Frakturen vor, bei denen in Ruhe nach der klinischen und radiologischen Diagnostik das weitere Procedere festgelegt werden kann. An erster Stelle wird man zu entscheiden haben, ob man eher eine konservative oder eher eine operative Frakturbehandlung einleiten wird. Für beide prinzipiellen Therapieentscheidungen gilt natürlich das gleiche Therapieziel, für die Wie-

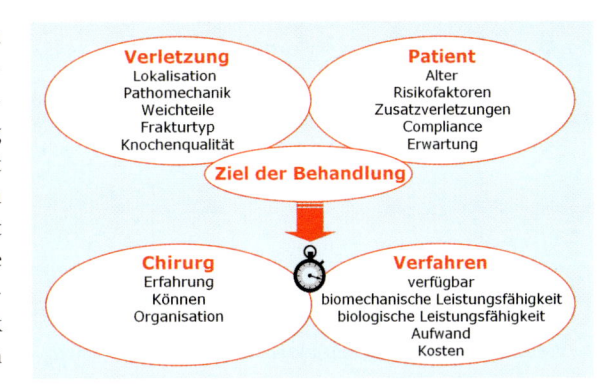

◘ **Abb. 62.4** Parameter zur Auswahl konservativen oder operativen Vorgehens

derherstellung der Funktion, die sichere Knochenbruchheilung in korrekter Stellung zu erreichen und mit beiden Methoden wird dies durch die Trias **Reposition – Retention – Rehabilitation** erreicht.

Diese prinzipielle Entscheidung wird gebahnt durch die Einschätzung des Patienten selbst, seiner Verletzung (Fraktur), durch das Festlegen des Behandlungsziels und durch die Betrachtung der möglichen Verfahren und der Eignung des behandelnden Arztes (◘ Abb. 62.4). Um die knöcherne Heilung zu gewährleisten, ist mechanische Ruhe eine wesentliche Voraussetzung.

Bei unverschobenen, einfachen Brüchen des **Extremitätenskeletts** kann die Ruhigstellung durch Gips erfolgen, der bei Lokalisation im Schaftbereich die benachbarten Gelenke mit einzubeziehen hat (Beispiel Oberarmgips mit Mittelhandeinschluss bei der Unterarmfraktur). Ist diese Art der Ruhigstellung nicht möglich (Beispiel Oberschenkelschaft-Fraktur), ist der operativen Stabilisierung der Vorzug zu geben. Auch verschobene und mehrfragmentäre Brüche werden vorzugsweise mittels Osteosynthese behandelt. Als Anhaltspunkt kann gelten, dass bei einer Fragment-Diastase von mehr als 3–4 mm eine knöcherne Überbrückung bei konservativen Maßnahmen nicht zu erwarten ist. Nicht nur bei den Extremitäten, sonder allgemein stellen Brüche, die durch Nerven- bzw. Gefäßschäden oder durch ein Kompartmentsyndrom kompliziert sind, sowie offene Brüche eine Notfallindikation dar.

Frakturen der **gelenkflächentragenden Epi- und Metaphysen** gelten dann als Operationsindikation, wenn bei bestimmten Bruchformen (Beispiel dislozierte Schenkelhalsfraktur) eine avaskuläre Nekrose des Knorpels zu befürchten ist. Weiterhin bedürfen dislozierte gelenknahe Frakturen, die zwar reponiert, aber durch Gipsbehandlung nicht sicher retiniert werden können (Beispiel distale Radiusextensionsfraktur mit dorsalem Kortikalisfragment), osteosynthetischer Maßnahmen. Liegt bei Brüchen einer Gelenkfläche eine Stufe oder ein Spalt von 1(–2) mm vor,

Tab. 62.5 Entscheidungshilfen für ein eher konservatives vs. eher operatives Vorgehen

Eher konservatives Vorgehen	Eher operatives Vorgehen
Keine Begleitverletzungen	Begleitverletzungen (Gefäße, Nerven, Weichteile, u. a. kombinierte Bandinstabilitäten)
	Irreponible Epiphysenverletzungen
	Pathologische Frakturen
Isolierte Verletzung	Polytrauma
Stabile Fraktur bzw. stabiles Repositionsergebnis	Instabile Fraktur; inadäquate Ruhigstellungsmöglichkeiten
Nichtdislozierte Fraktur bzw. „akzeptable" Dislokation	Irreponible relevante Dislokation (vor allem Gelenkverletzungen)
Vergleichbar gute Resultate wie nach Operation	Hohe Komplikationsrate/ungünstige Ergebnisse nach konservativer Behandlung
	Unzumutbar lange Immobilisation bei konservativer Behandlung

so gelten auch diese als Operationsindikation, um die Gefahr einer posttraumatischen Inkongruenzarthrose zu verringern. Dies gilt auch bei Frakturen diverser Hand- und Fußwurzelknochen (Beispiel Kalkaneus), wobei hier auch die kompromittierte Durchblutung mit der Gefahr einer avaskulären (Teil-)Nekrotisierung eine Operationsindikation darstellen kann (Beispiel Skaphoid, Talus).

In ◘ Tab. 62.5 sind die Gründe für ein eher konservatives oder ein eher operatives Vorgehen zusammengefasst.

62.5.1 Konservative Frakturbehandlung

Die Indikation zur konservativen Frakturbehandlung hängt ab von der Lokalisation und von der Art der Fraktur, den mitverletzten Weichteilen und von patientenabhängigen Faktoren wie Verletzungsschwere, allgemeiner Gesundheitszustand und Compliance. Beispiele für Frakturen, die geeignet sind für eine konservative Behandlung sind Rippenbrüche, stabile Wirbelfrakturen ohne Spinalkanal-Stenose, stabile Beckenringfrakturen, Skapulablattfrakturen, nicht dislozierte Frakturen der Klavikula, des Humeruskopfes und des distalen Radius sowie Schaftfrakturen der oberen Extremität am wachsenden Skelett.

> Die Aufklärung über Hochlagerung, Antiphlogistika, Thromboseprophylaxe und Verhalten bei Schmerzzunahme, Sensibilitäts- oder Bewegungsstörungen sowie die Vereinbarung der nächsten planmäßigen Kontrolle ist obligatorisch!

Die mittlere Heildauer der Fraktur ist je nach Lokalisation unterschiedlich und kann bis zu 14 Wochen dauern (◘ Abb. 62.5).

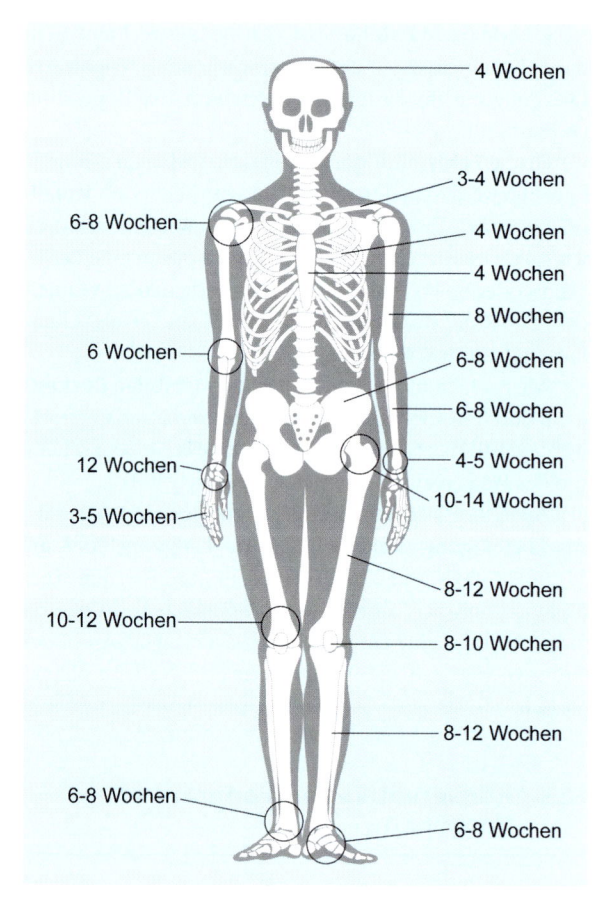

◘ **Abb. 62.5** Mittlere Heildauer bei konservativer Behandlung von Frakturen unterschiedlicher Lokalisationen. (Nach Raschke 2010)

62.5.2 Operative Frakturbehandlung

Hier gilt es zunächst festzulegen, ob man eine **Osteosynthese** vornehmen oder eine **Endoprothese** implantieren sollte. Letztere ist indiziert, wenn die Zertrümmerung des Knochens, eine hochgradige Osteoporose, der unfallbe-

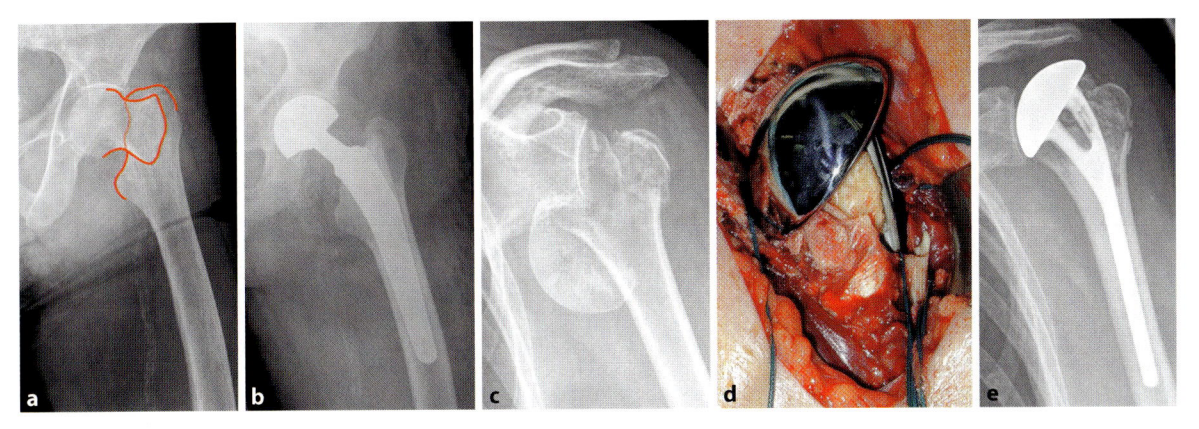

Abb. 62.6a–e Beispiel einer Schenkelhals- und einer Humeruskopfluxationsfraktur, mit Endoprothesen versorgt

dingte Knorpelschäden oder eine vorbestehende Arthrose die Osteosynthese technisch nicht möglich machen oder sie nicht sinnvoll erscheinen lassen (Abb. 62.6). Zu den Knocheneingriffen kommen die o. a. primären oder sekundären Weichteileingriffe hinzu.

Für die Osteosynthese stehen uns eine Vielzahl von Implantaten zur Verfügung, die sich in Kirschner-Drähte und Zerklagen, Schrauben, Platten, Marknägel und Fixateur externe Montagen gruppieren lassen. Alle diese Implantate können aus biomechanischer Sicht zur Kompression oder zur Schienung einer Fraktur eingesetzt werden. Welches Implantat dann letztlich zur Anwendung kommt, richtet sich nach der gewünschten Biomechanik und nach der Weichteilsituation. Prinzipien, Vor- und Nachteile der einzelnen Verfahren sind in Abb. 62.7 erläutert.

Bei den internen Montagetechniken hat der Marknagel als zentraler Kraftträger den biologischen Vorteil reduzierter Invasivität und den biomechanischen Vorteil reduzierter Anfälligkeit für Biegebeanspruchung, allerdings auch den Nachteil höherer Instabilität bei Scherbeanspruchungen bei schrägen Frakturverläufen oder bei Mehrfragmentfrakturen. Demgegenüber können durch Osteosyntheseplatten aufgrund der interfragmentären Kompression solche Bewegungen vermieden werden, die eine primäre Knochenheilung stören können. Die Kraftübertragung über die Fraktur erfolgt hierbei über den Anpressdruck der Platte. Bei osteoporotischem Knochen oder an den Epiphysen der langen Röhrenknochen kann jedoch durch die herkömmliche Platten-Schrauben-Verbindung kein ausreichender Druck durch die Schrauben erzeugt werden. In diesem Fall empfehlen sich winkelstabile Platten-Schrauben-Verbindungen, die ihre Stabilität – vergleichbar dem Fixateur externe – über die feste Verbindung der Schraubenköpfe in den Plattenlöchern durch korrespondierende Gewinde erlangen. Ein Anpressen der Platte ist hierbei nicht notwendig, was auch einen Vorteil für die periostale Durchblutung darstellt.

62.6 Wie geht es nach der Erstversorgung weiter?

Sowohl für die konservative als auch für die operative Frakturbehandlung gilt, dass die Akutbehandlung den Anfang eines gemeinsam gegangenen Behandlungsweges von Patient und Arzt markiert, der erst mit der sicheren Frakturheilung und der Erlangung der bestmöglichen Funktion abgeschlossen ist.

Ziel der Nachbehandlung ist es also, die regelrechte Frakturheilung und Wiedererlangung der Funktion zu organisieren, zu überwachen und zu dokumentieren. Dies schließt die zeitgerechte Normalisierung posttraumatischer und postoperativer Weichteilschäden (z. B. Schwellung, traumatische Wunden, Operationswunden, Nervenschäden, Zirkulationsstörungen) ein. Die erste **Röntgenkontrolle** erlaubt die Erfolgskontrolle therapeutischer Manipulationen am Knochen. Bei konservativer Behandlung sind weitere Röntgenkontrollen dann sinnvoll, wenn Fragmentverschiebungen zu befürchten sind, aus denen therapeutische Konsequenzen gezogen werden müssen. Dies ist z. B. der Fall bei der DRF- oder der OSG-Fraktur, wenn der anfänglich gespaltene Gipsverband nach Abschwellung gegen einen geschlossenen Gips ausgetauscht wird.

Bei konservativer Behandlung z. B. einer Humerus- oder Radiuskopffraktur erfolgt eine Röntgenkontrolle nach den ersten krankengymnastischen Übungsbehandlungen, die auf die kurzdauernde Ruhigstellung folgen. Die nächste Röntgenkontrolle ist dann sinnvoll, wenn die Knochenresorption abgeschlossen, aber das „Abbinden" der Fraktur noch nicht so weit fortgeschritten ist, als dass eine Stellungskorrektur nicht mehr möglich wäre, also etwa nach 14 Tagen. Eine weitere Röntgenkontrolle erfolgt zum Abschluss der mutmaßlich so weit fortgeschrittenen Knochenbruchheilung, dass sowohl die Belastung der Extremität als auch das Bewegungsausmaß der angrenzenden Gelenke passiv und in der Regel nach 6 Wochen zunehmend aktiv gesteigert werden können.

Statische interfragmentäre Kompression

Prinzip:	Fragmente werden so zusammengepresst, dass keine interfragmentäre Bewegung auftritt
Biologie:	direkte Knochenheilung (Osteone)
Voraussetzung:	hohe Kompressionskraft (2000 – 3000 N), im osteoporotischen Knochen selten gegeben
Beispiel:	Zugschrauben, Kompressionsplatte
Vorteile:	keine "störende" Kallusbildung (Bsp.: Vorderarm)
Nachteile:	längerer Heilungsprozess, stress protection, Refrakturgefahr

Dynamische interfragmentäre Kompression

Prinzip:	Umwandlung von Biegemomenten in Zugkräfte und Druckkräfte
Biologie:	direkte Knochenheilung
Voraussetzung:	solide Abstützung der Fragmente
Beispiel:	Zuggurtung bei Patellafraktur oder Olecranonfraktur
Vorteile:	funktionelle Nachbehandlung fördert Knochenheilung
Nachteile:	nur bei wenigen Frakturtypen anwendbar

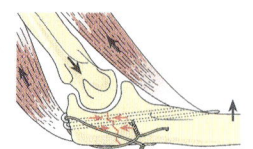

Schienungsosteosynthesen

Prinzip:	Begrenzung der interfragmentären Bewegung
Biologie:	Kallusheilung
Voraussetzung:	Vaskularität, Gewebedehnung im Toleranzbereich
Beispiel:	Marknagel, Fix. externe, Fix. interne
Vorteile:	biologische Osteosynthese
Nachteile:	sehr variable interfragmentäre Bewegung

Unaufgebohrter Verriegelungsmarknagel

Stabilität abhängig von	Nagelprofil
	Nageldurchmesser (4. Potenz!)
	Durchmesser der Verriegelungsschrauben
	winkelstabile Verriegelung
Vorteile:	Schonung der endostalen Durchblutung
Nachteile:	große Scherbewegungen → Heilungsstörungen signifikant hoch, v.a. Tibiaschaftfraktur distales Drittel
Tendenz:	größere Nageldurchmesser, vorsichtiges Aufbohren

Fixateur externe

Stabilität durch Montage des Chirurgen bestimmt

Hohe Stabilität durch:

- kleiner Abstand Knochenoberfläche – Stabilisationselement L
- große Schraubendurchmesser d
- 2 – 3 Schrauben pro Hauptfragment
- großer Abstand der Schrauben in einem Fragment

Die Gefahr einer zu steifen Montage ist gering!

Die kritische Zone ist das Knochen-Implantat-Interface!

Fixateur interne, winkelstabile Platten

Biologie:	schont die periostale Durchblutung
Biomechanik:	alle Kräfte und Momente werden übertragen
	→ hohe mechanische Beanspruchung
	→ größer dimensioniert als herkömmliche Platten
	→ hohe Steifigkeit
	→ besonders geeignet für metaphysären Bereich
Trick:	Freilassen mehrerer Schraubenlöcher über der Fraktur, da damit die interfragmentäre Bewegung erhöht wird und die mechanische Beanspruchung des Implantats reduziert wird

Die kritische Zone ist das Knochen-Implantat-Interface

Abb. 62.7 Charakteristika unterschiedlicher Osteosyntheseverfahren. (Mit freundlicher Genehmigung von AO publishing)

Diese „Meilensteine" der Röntgenkontrollen müssen jedoch den individuellen Anforderungen angepasst werden, besonders dann, wenn Probleme wie zunehmende Schmerzen, Schwellung oder Rötung auftreten. Gleiches gilt für die Wiedererlangung der Funktion unter physiotherapeutischer Betreuung. Stets sind die subjektiven Beschwerden, die Beschaffenheit der Weichteile, die Durchblutung und die Sensibilität sowie das Bewegungsausmaß sorgfältig zu dokumentieren.

Literatur

Boyce DE, Shokrollahi K (2006) Abc Of Wound Healing: Reconstructive Surgery. British Medical Journal 332:710–712

Claes L (2006) Biologie und Biomechanik der Osteosynthese und Frakturheilung. Orthopädie und Unfallchirurgie up2date: 329–341

Court-Brown CM, Cesar B (2006) Epidemiology of adult fractures: A review. Injury 37:691–697

Gustilo RB, Anderson JT (1976) Prevention of Infection in the Treatment of One Thousand and Twenty-five Open Fractures of Long Bones. JBJS 58-A:453–458

Literatur

Hofmann G et al. (2991) Indikation zur primären Amputation bei Unterschenkelfraktur. Trauma Berufskrankheit 3 (2): 110–116

Johansen KJ, Daines M, Howey T, Helfet D, Hansen ST Jr (1990) Objective criteria accurately predict amputation following lower extremity trauma. J Trauma 30:568–572

Mahoney EJ, Biffl, WL, Harrington DT, Cioffi W G (2003) Isolated Brain Injury as a Cause of Hypotension in the Blunt Trauma Patient. J Trauma 55:1065–1069

McNamara MG, Heckman JD, Corley FG (1994) Severe open fractures of the lower extremity: a retrospective evaluation of the mangled extremity severity score (MESS). J Orthop Trauma 8:81–87

Raschke MJ, Haas NP, Stöckle U (2010) Unfallchirurgie. In: Siewert J-R, Brauer RB (Hrsg.) Basiswissen Chirurgie. Springer, Berlin Heidelberg New York

Regauer M, Tischer T, Kanz K-G, Schieker, Kettler M, Mutschler W (2005) Modifizierte Skapulamanipulationstechnik. Schonende Reposition bei ventraler Schulterluxation. Orthopädie & Rheuma: 34–36

Seifert J et al. (2002) Kompartmentsyndrom. Trauma Berufskrankheit 4 (1):101–106

Luxationen der großen Gelenke

M. Regauer, W. Mutschler

63.1 Epidemiologie

Luxationen der großen Gelenke sind traumatologische Notfälle und erfordern eine entsprechend rasche und sachgerechte Therapie. Die Schulterluxation ist mit einem Anteil von etwa 50 % aller Gelenkluxationen die häufigste Luxation beim Menschen. Basierend auf einer dänischen Studie mit einer jährlichen Inzidenzrate von 17 Schulterluxationen pro 100.000 Einwohnern kann man für Deutschland eine jährliche Rate von 13.600 Schulterluxationen hochrechnen. Dabei ist die Luxation nach ventral mit einem Anteil von 84–97 % dominierend (Tab. 63.1). In bis zu 96 % der Fälle handelt es sich dabei um eine traumatische Erstluxation, typischerweise im jungen Erwachsenenalter: 70 % aller Patienten mit Schulterluxation sind jünger als 30 Jahre.

Beim Kleinkind ist die Subluxation des Radiuskopfes (sog. Chassaignac oder „nurse made elbow") eine charakteristische Verletzung. Die Inzidenz von Patellaluxationen beträgt in Abhängigkeit vom Patientenalter etwa 5–25 pro 100.000 Einwohner. Vergleichsweise selten treten Luxationen des Ellbogens oder des Sprunggelenks auf. Bei diesen beiden Luxationsformen liegen häufig auch relevante Begleitfrakturen vor (Tab. 63.1). Eine traumatische Luxation eines gesunden Hüft- oder Kniegelenks erfordert eine sehr hohe Gewalteinwirkung und stellt dementsprechend eine Rarität dar. Meist entstehen dabei schwerste Gelenkverletzungen, wobei speziell bei Kniegelenksluxationen eine ausgeprägte Instabilität resultiert und ein hohes Risiko für Gefäß- und Nervenläsionen besteht. Eine Sonderform ist die aufgrund der demographischen Entwicklung zunehmende Zahl an Luxationen von Endoprothesen der Schulter-, Hüft- und Kniegelenke.

63.2 Anatomische Grundlagen

Gelenkluxationen werden durch verschiedene Formen der Bindegewebeschwäche begünstigt. Bei den häufigen Luxationen im Bereich von Schulter und Patella sind zusätzlich spezielle anatomische Gegebenheiten von klinischer Relevanz.

Durch das Größenverhältnis der mittleren Durchmesser von Glenoid und Humeruskopf (sog. mittlerer glenohumeraler Index) von etwa 0,57 und eine entsprechend **schlechte knöcherne Führung** ist das Schultergelenk einerseits sehr beweglich, gleichzeitig aber auch sehr anfällig für Luxationen. Man unterscheidet statische und dynamische Stabilisatoren des Schultergelenks. Das Labrum glenoidale, die Gelenkkapsel und die glenohumeralen Bänder stellen die wichtigsten **statischen Stabilisatoren** dar, wobei insbesondere das inferiore glenohumerale Ligament mit seinen starken anterioren und posterioren Bündeln den Oberarmkopf wie in einer Hängematte aufnimmt und stabilisiert.

Die **dynamischen Stabilisatoren** sind im Wesentlichen die Muskeln der Rotatorenmanschette (M. supraspinatus, M. infraspinatus, M. teres minor und M. subscapularis). Durch Kontraktion der Rotatorenmanschette kommt es über die faserigen Verbindungen zur Gelenkkapsel einerseits zu einer kapsulären Vorspannung und andererseits zu einer Kompression des Humeruskopfes in die Konkavität des Glenoids. Dabei ist eine ausreichende muskuläre Balance von entscheidender Bedeutung, da nur dann eine stabile Situation besteht, wenn die Resultierende der auf den Humeruskopf einwirkenden Muskelkräfte durch das Zentrum des Glenoids läuft. Knöcherne Defekte des Glenoids wie auch Rotatorenmanschettenrupturen können daher eine Instabilität begünstigen. Auch die Muskeln, die die Skapula stabilisieren (M. serratus anterior, Mm. rhomboidei, M. levator scapulae, M. trapezius), tragen zur Stabilität des Schultergelenks bei, indem sie bei Bewegungen des Armes das Glenoid ständig in eine optimale Position in Relation zur Gelenkfläche des Humeruskopfes ausrichten (sog. **skapulohumerale Rhythmik**).

Typische Verletzungsmechanismen bei Schulterluxation

- Passives Abduktions-Außenrotationstrauma (z. B. bei Sturz mit fixiertem Arm)
- Aktives Abduktions-Außenrotationstrauma (z. B. Speerwurf, Handball, Volleyball)
- Sturz auf Arm oder Schulter
- Direktes Anpralltrauma (z. B. Schlag von vorne auf die Schulter beim Boxen)
- Krampfanfall (häufig hintere Luxation!)
- Elektrounfall (häufig hintere Luxation!)
- Inadäquates Trauma (keine von außen einwirkende Gewalt, z. B. Kämmen der Haare, Spontanluxation, willkürliche Luxation)

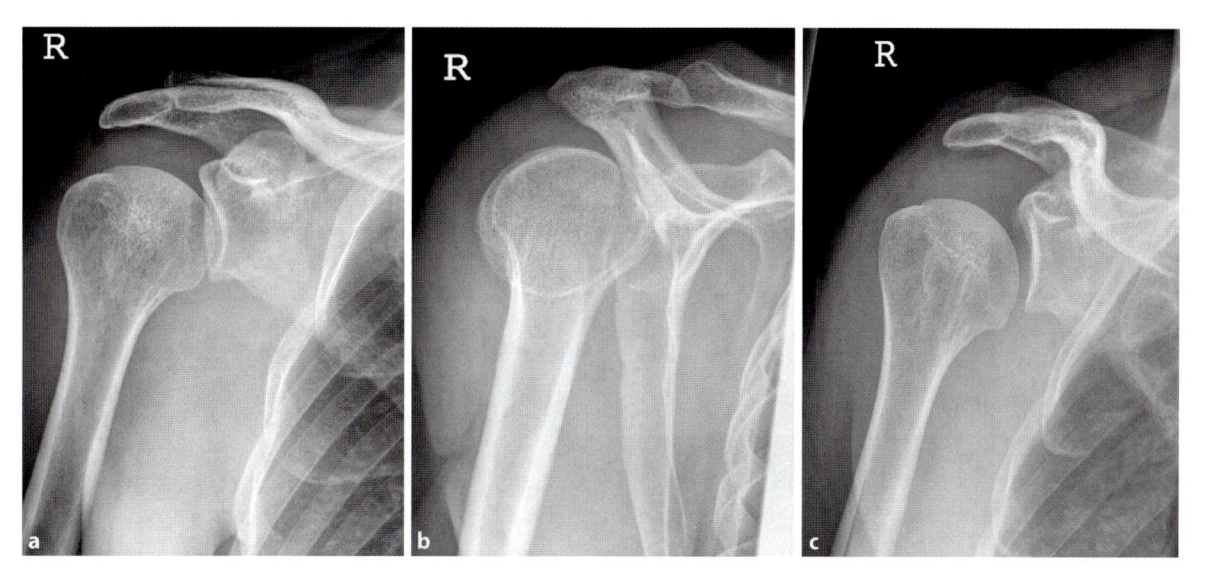

Abb. 63.1a–c Schulterluxation. **a** In der a.p.-Projektion ist die hintere Schulterluxation leicht zu übersehen, da sich Humeruskopf und Glenoid auf gleicher Höhe befinden. **b** Erst in der zweiten Ebene ist die Luxation nach dorsal eindeutig zu erkennen. **c** Im Vergleich zum Zustand nach Reposition fällt in der a.p. Projektion (**a**) eine Inkongruenz der Gelenkflächen auf, ferner ist aufgrund der dorsalen Verhakung der Gelenkspalt nicht einsehbar

Für Luxationen der Patella prädestinieren einige begünstigende anatomische Faktoren, so z. B. die verschiedenen Typen der **Trochleadysplasie** sowie eine **Valgusdeformität** im Kniegelenk und eine pathologisch vermehrte **Innentorsion** im Bereich des distalen Femur. Je nach Ausprägungsgrad dieser Faktoren kann es bereits durch ein Bagatelltrauma (z. B. Distorsion, typischerweise beim Tanzen) zu einer Patellaluxation kommen. Die Luxation eines anatomisch normalen Patellofemoralgelenks erfordert dagegen eine erhebliche Gewalteinwirkung.

63.3 Röntgendiagnostik

Zur Sicherung der Diagnose sowie zur Beurteilung der Luxationsrichtung und möglicher knöcherner Begleitverletzungen soll vor der Reposition nach Möglichkeit eine Röntgenuntersuchung des betroffenen Gelenkes in zwei Ebenen durchgeführt werden. Aufgrund schmerzhafter Bewegungseinschränkung sind hierbei an Stelle der Standardprojektionen häufig nur Aufnahmen in Behelfstechnik möglich. Bei klinisch eindeutiger Diagnose einer Luxation wie z. B. bei den „Blickdiagnosen" Patellaluxation oder Sprunggelenks-Luxationsfraktur darf die Röntgendiagnostik die erforderliche Reposition jedoch nicht unverhältnismäßig lange verzögern.

Im Vergleich zu einer vorderen ist eine hintere Schulterluxation im Röntgenbild oft schwierig zu erkennen, da sich hierbei Humeruskopf und Glenoid meist auf gleicher Höhe befinden (Abb. 63.1). Hintere Schulterluxationen werden daher häufig übersehen. Radiologische Zeichen einer hinteren Schulterluxation in der a.p.-Projektion sind eine auffällige **Inkongruenz** der korrespondierenden Gelenkflächen sowie das sog. **Glühbirnen-Zeichen** und das „**icecream sign**" (Abb. 63.2).

> Bei hinterer Schulterluxation besteht typischerweise eine Innenrotationsstellung des am Thorax anliegenden gestreckten Arms mit Außenrotationshemmung!

Im Rahmen der Röntgendiagnostik ist auch auf relevante Begleitverletzungen zu achten (Tab. 63.1).

63.4 Allgemeine Prinzipien der Reposition großer Gelenke

Generell sollte man sich vor der Reposition eines großen Gelenks immer Gedanken darüber machen, welcher Muskelzug die Reposition am meisten behindert und in welcher Gelenkstellung die aktiven und passiven Stabilisatoren des Gelenks insgesamt am besten entspannt sind. Meist ist dies auch die Gelenkstellung, in welcher es zur Luxation gekommen war. Ferner sollte der Patient nach Möglichkeit immer so gelagert werden, dass er das luxierte Gelenk nicht krampfhaft selbst halten muss und somit die betroffene Muskulatur optimal entspannen kann (Tab. 63.2).

Basierend auf Literaturangaben sowie anatomischen Überlegungen lassen sich für die Reposition einer Gelenkluxation folgende Grundprinzipien formulieren:

— Die Reposition soll **so schnell wie möglich** erfolgen, da sie dann umso erfolgreicher und schonender ist. Bereits 2–4 h nach Trauma ist die Reposition deutlich

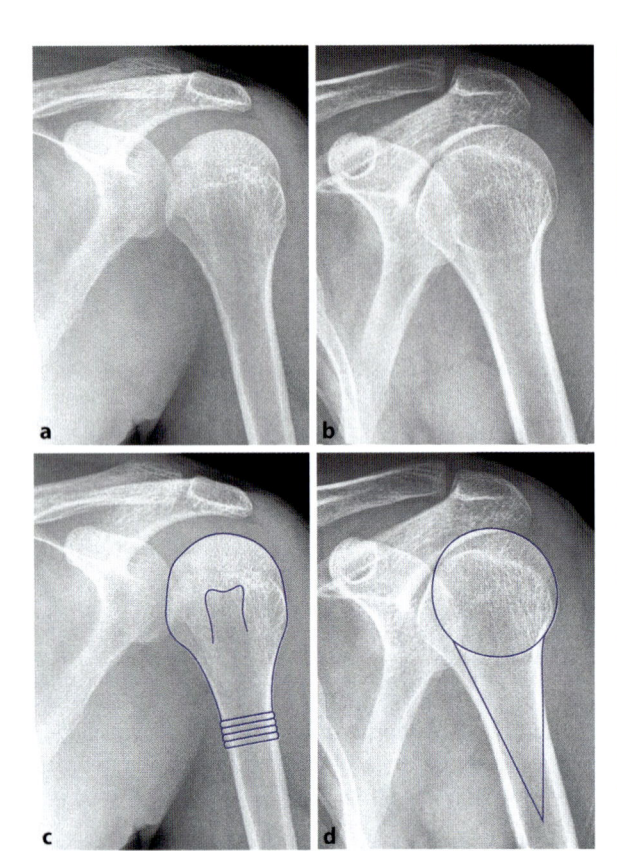

Abb. 63.2a–d Hintere Schulterluxation im Röntgenbild: Glühbirnen-Zeichen (**a**) und „icecream sign" (**b**). Durch die Innenrotationsstellung ergeben sich charakteristische Projektionen des Tuberculum majus (Wendel einer Glühbirne, **c**) und des anatomischen Halses (Eiskugel, **d**)

Tab. 63.1 Vorzugsrichtungen und typische Begleitverletzungen bei Luxationen der großen Gelenke

Gelenk	Luxationsrichtung	Begleitverletzungen
Schulter	Antero-inferior	Bankart-Läsion, Nervus-axillaris-Läsion, Rotatorenmanschettenruptur
Ellbogen	Dorsal	Frakturen von Radiuskopf und Proc. coronoideus
Patella	Lateral	Osteochondrale Läsionen mediale Patella und laterale Trochlea
Sprunggelenk	Dorsal	Malleolarfrakturen, osteochondrale Läsionen laterale Talusschulter
Kniegelenk	Dorsal	Nervus-peroneus-Läsion, Multi-Ligamentruptur, Läsion A. poplitea
Hüft-TEP	Dorsal	Prothesenlockerung, periprothetische Fraktur

erschwert. Der Weichteilschaden nimmt mit zunehmender Dauer der Luxationsstellung zu.
- Dem Patienten sind das prinzipielle Vorgehen und jede Manipulation genau zu erklären, um Vertrauen zu schaffen und Angst abzubauen.
- Eine optimale **Entspannung** ist Grundvoraussetzung für eine erfolgreiche und schonende Reposition. Der Patient darf daher keine wesentlichen Schmerzen haben. Es sollen nur langsame Bewegungen durchgeführt werden. Bei Auftreten von Schmerzen ist die Manipulation sofort zu unterbrechen. Bei primär starken Schmerzen sollte eine intravenöse Analgesie, bei nicht beeinflussbarer Aufregung oder mangelnder Kooperativität auch eine Sedierung erwogen werden.
- Das betroffene Gelenk und ggf. auch benachbarte Gelenke sollten nach Möglichkeit so eingestellt werden, dass die Reposition nicht durch ungünstigen **Muskelzug** behindert wird. In aller Regel ist dabei die Gelenkstellung günstig, in welcher es auch zur Luxation kam, wie z. B. die Overhead-Position und Ellbogenflexion bei ventraler Schulterluxation (Tab. 63.2).

63.5 Analgesie und Sedierung

Analgesie und Sedierung sollten stets individuell auf die **Beschwerden** des Patienten abgestimmt und nicht nur aufgrund eines Röntgenbefundes verabreicht werden. Rezidivluxationen der Schulter können beispielsweise häufig ohne jede Form von Analgesie oder Sedierung reponiert werden. Bei traumatischen Erstluxationen bestehen dagegen meist starke bewegungsabhängige Schmerzen und häufig auch bereits Ruheschmerzen. In diesen Fällen erfolgt dann eine wirkungsabhängige Titration eines **intravenösen Analgetikums** (z. B. Piritramid) unter Pulsoxymeter-Monitoring bis zur Schmerzfreiheit. Liegen Kontraindikationen für eine intravenöse Analgesie vor (z. B. Allergie, Gravidität, Hypotonie), so kann auch eine **intraartikuläre Analgesie** erfolgen (z. B. mit Scandicain). Dabei sollte vor der Injektion ggf. ein Gelenkerguss entlastet werden. Aufgrund der Gefahr einer iatrogenen Gelenkinfektion sollte dieses Verfahren aber nicht primär angewendet werden. Bei Unkooperativität des Patienten, starker Agitation oder ausgeprägt kräftigem Muskeltonus sollte eine **intravenöse Sedierung** (z. B. mit Midazolam) nach Wirkung („conscious sedation") unter Pulsoxymeter-Monitoring erfolgen. Eine **Kurznarkose** ist nur sehr selten wirklich erforderlich, man sollte sich des erhöhten Risikos für iatrogene Gefäß-Nerven-Läsionen bei fehlender Rückkopplung durch den Patienten und vermindertem protektivem Muskeltonus bewusst sein.

> Wurde eine intravenöse Analgesie oder Sedierung verabreicht, so ist auf eine ausreichende Nachbeobachtungsphase zu achten, da es durch

Tab. 63.2 Lagerung und empfohlene Repositionsmanöver bei Luxationen der großen Gelenke

Gelenk	Lagerung	Repositionsmanöver
Schulter	Bauchlage	Ellbogenflexion 90–120°. Überkopfposition der betroffenen Hand. Traktion am Oberarm entlang seiner Achse und Skapula-Manipulation mit der anderen Hand
Ellbogen	Bauchlage	Frei hängender Unterarm. Olekranonspitze mit beiden Daumen umgreifen und Zug entlang der Oberarm-Achse gegen den Trizepszug. Flexionsgrad des Ellbogens dabei spontan einstellen lassen und nicht aktiv beeinflussen
Patella	Rückenlage	Stellung der luxierten Patella mit einer Hand sichern, um vorzeitiges Zurückspringen zu vermeiden. Hüftflexion. Knieextension. Freigabe bzw. Ventralisieren der Patella. Ggf. Varusstress und Innenrotation Unterschenkel
Sprunggelenk	Rückenlage	Kniegelenksflexion von 90°. Umfassen der Ferse und Zug nach distal
Kniegelenk	Rückenlage	Unterschiedliche Manöver in Abhängigkeit von der Luxationsrichtung. Meist massive Instabilität und daher problemlose Reposition. Längszug nur mit Vorsicht wegen hochgradiger Gefährdung der Leitungsbahnen. Varus- oder Valgusstress vermeiden
Hüft-TEP	Rückenlage	Hüft- und Knieflexion von 90°. Fixierung des Beckens durch Person A. Zug am Kniegelenk entlang der Oberschenkelachse durch Person B. Zug am proximalen Oberschenkel nach kaudal durch Person C

den Wegfall der primären Schmerzursache nach erfolgreicher Reposition zu einer plötzlichen Wirkungsverstärkung mit Atemdepression und Blutdruckabfall kommen kann.

63.6 Repositionstechniken

63.6.1 Repositon der Schulterluxation

Typische klinische Befunde bei einer vorderen Schulterluxation sind ein **federnd fixierter Arm** in leichter Abduktion, Anteversion und Innenrotation (häufig wird der verletzte Arm mit der anderen Hand in dieser Position gehalten), ferner eine **epaulettenartige Schulterkontur**, eine tastbare **leere Gelenkpfanne** sowie ein neben oder unter dem Korakoid tastbarer Humeruskopf.

> Typische Anzeichen für eine echte traumatische Schulterluxation sind ein adäquates Trauma, die Fremdreposition, ein Hill-Sachs-Defekt und das Fehlen einer Hyperlaxität der Gegenseite!

Zum Ausschluss einer begleitenden relevanten Gefäßverletzung muss bei der klinischen Untersuchung aktiv nach einer **axillären Weichteilschwellung** und nach Hämatomen gesucht werden. Obligatorisch erfolgt die Untersuchung und Dokumentation von Durchblutung (Radialispuls, Rekapillarisierungs-Zeit), Motorik und Sensibilität (N. axillaris). Zur Beurteilung der Laxität wird bei der akuten Schulterluxation nur die Gegenschulter untersucht (anteroposteriore und kraniokaudale Translation des Humeruskopfes, Schubladen- und Sulkustest).

Bislang wurden mindestens 30 verschiedene Repositionstechniken mit Eigennamen beschrieben. Am häufigsten werden heute immer noch die bekannten Methoden nach **Hippokrates**, **Kocher** und **Arlt** angewendet. Diese Methoden bergen aber bei unkritischer Anwendung ein erhöhtes Risiko für **iatrogene Zusatzverletzungen** wie Frakturen und Gefäß-Nerven-Läsionen und sollten daher in Anbetracht zahlreicher schonender und gut evaluierter Alternativen heute **obsolet** sein.

> Als sehr einfach, schonend und gleichzeitig erfolgreich gelten z. B. die Technik nach Milch sowie die Skapula-Manipulation.

Technik nach Milch In Rückenlage wird durch eine langsame Abduktion und Außenrotation die Overhead-Position eingestellt, wobei der Ellbogen gebeugt ist (Abb. 63.3). Häufig kommt es bereits hierdurch zu einer kaum wahrnehmbaren Reposition. Andernfalls kann zusätzlich eine Traktion am Humerus sowie eine direkte Manipulation am Humeruskopf erfolgen. Bei unkritischer Manipulation in der Axilla besteht jedoch auch ein Risiko für iatrogene Zusatzverletzungen am Gefäß-Nerven-Bündel.

Skapulamanipulation Es wird primär versucht, das Glenoid in anatomischer Position einzustellen, anstatt am Humeruskopf zu manipulieren. Der Patient liegt dabei auf dem Bauch (Kontraindikationen für Bauchlagerung wie z. B. Schädel-Hirn-Trauma, Polytrauma, Wirbelsäulentrauma oder schwere COPD beachten!), der luxierte Arm hängt frei zur Seite herab. Ein Helfer zieht am gestreckten Arm nach unten. Durch die Luxationsstellung wird der Skapulahals angehoben, wodurch die Skapulaspitze meist deutlich erkennbar abduziert steht. Durch Daumendruck wird nun die abduzierte Skapulaspitze vorsichtig medialisiert, wobei die proximale Skapula gleichzeitig fixiert oder nach lateral gedrückt wird. Dadurch rotiert die Skapula, das Glenoid wird in seine ursprüngliche Position zurückbewegt und es kommt zur Reposition.

Modifizierte Skapulamanipulation Unsere bevorzugte Technik ist eine Modifikation der Skapulamanipulation in Kombination mit Elementen der Milch-Technik (Abb. 63.4). In Bauchlage wird dabei der verletzte Arm bei Ellbogenflexion in leichter Überkopfposition gelagert. Es erfolgt dann eine moderate Traktion am Oberarm entlang der eingestellten Achse, gefolgt von der Skapulamanipulation mittels Daumendruck auf die Skapulaspitze nach medial (Videofilm unter www.chirurgische-klinik.de).

Ein wesentlicher Vorteil der Technik mittels Skapulamanipulation ist unter anderem auch, dass eine nicht selten vorhandene Verhakung zwischen Humeruskopf und Glenoid leichter gelöst werden kann, wenn beide Gelenkpartner gleichzeitig gegeneinander bewegt werden. Ansonsten wird das Glenoid häufig mit dem verhakten Humeruskopf mitbewegt, ohne dass sich die Verhakung lösen kann.

Bei Kontraindikationen für eine Bauchlagerung ist die modifizierte Skapulamanipulation grundsätzlich auch in Rückenlage gut durchführbar. Bei kräftigen Patienten ist hierbei dann ggf. ein Helfer erforderlich, der die Lagerung des Armes übernimmt.

Mittels modifizierter Skapula-Manipulation konnten wir bereits auch dorsale Schulterluxationen und eine Luxatio erecta erfolgreich reponieren.

63.6.2 Reposition der Ellbogenluxation

Typische klinische Befunde einer dorsalen Ellbogenluxation sind eine auffallend prominent tastbare Olekranonspitze sowie eine fixierte Schonhaltung bei etwa 45° Flexion, welche aus dem flächigen Kontakt zwischen der Vorderseite des Processus coronoideus und der Fossa olecrani resultiert. Im Rahmen der Reposition muss der Processus coronoideus wieder aus der Fossa heraus mobilisiert werden. Dabei wird nicht selten der Fehler gemacht, dass einfach am Handgelenk axial gezogen und dabei der Ellbogen gestreckt wird. Dadurch stellt sich dann die fragile Spitze des Processus coronoideus in der Fossa auf und kann unter axialem Zug letztlich abgerissen werden. Um dies zu vermeiden sollte die spontane Flexionsstellung des Ellbogengelenks stets belassen werden. Der Unterarm sollte sich bei jeder Form der Manipulation ungehindert bewegen können, da ansonsten erhebliche Hebelkräfte auf den Processus coronoideus einwirken können.

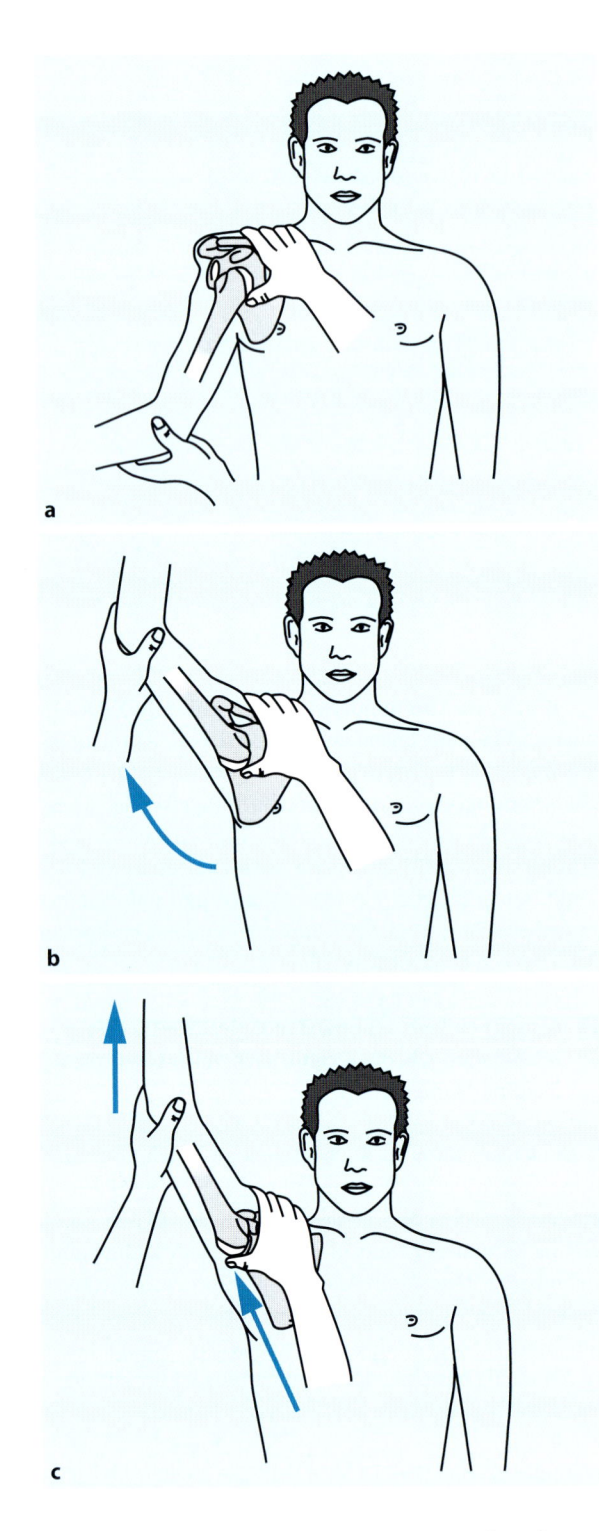

Abb. 63.3a–c Repositionstechnik nach Milch: Einstellung der Overhead-Position (**a**, **b**), ggf. leichte Traktion am Oberarm in Richtung der eingestellten Achse und ggf. auch direkte Manipulation am Humeruskopf (**c**)

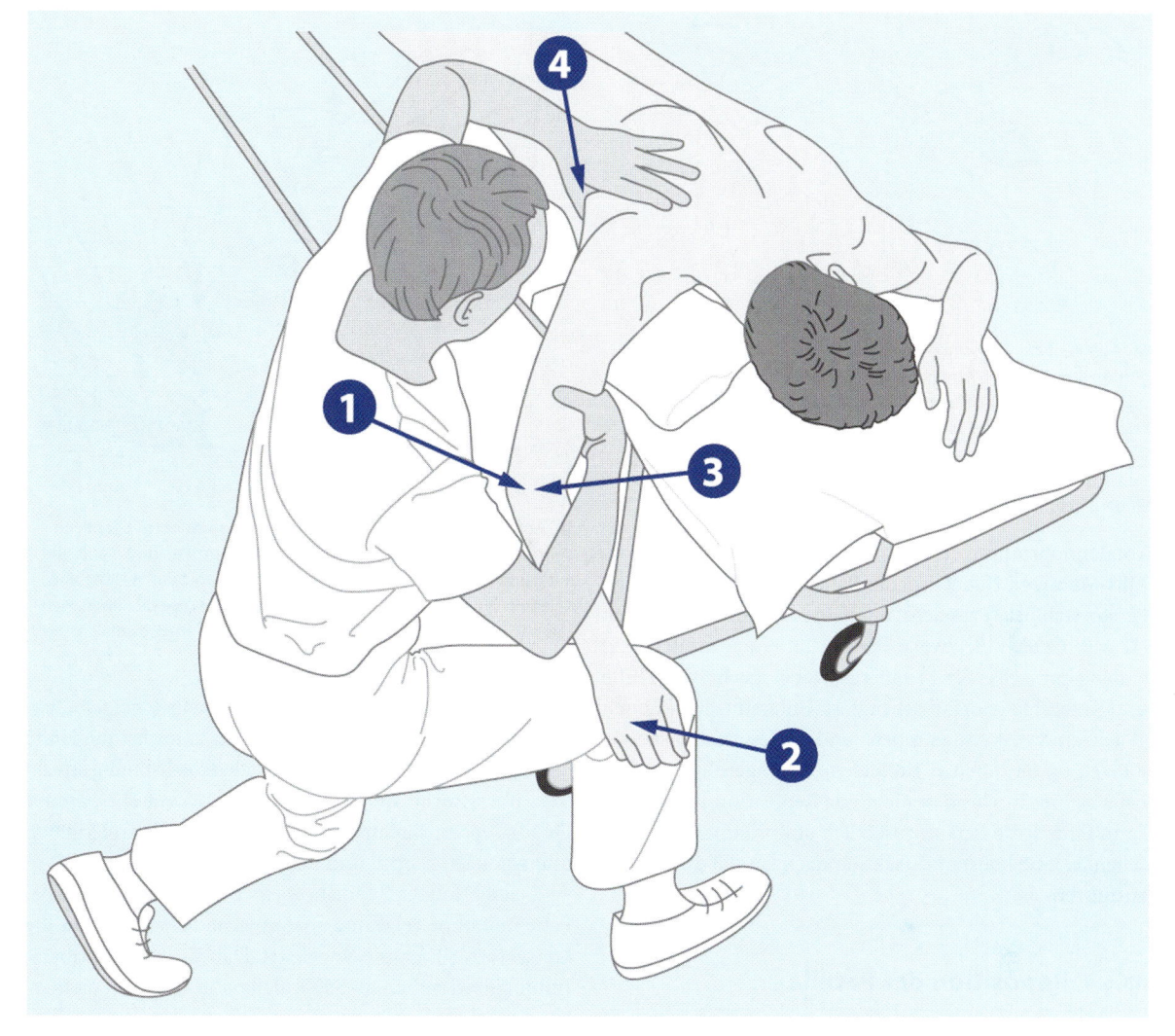

Abb. 63.4 Reposition durch modifizierte Skapula-Manipulation in Bauchlage. Lagerung des verletzten Armes in Ellbogenflexion (*1*) und Overhead-Position (*2*). Anschließend moderate Traktion am Oberarm in Richtung der eingestellten Achse (*3*) und Skapulamanipulation durch Adduktion der Skapulaspitze (*4*)

Vergleichsweise gefahrlos kann der Processus coronoideus aus der Fossa herausgezogen werden, indem man mit beiden Daumen die gut tastbare Olekranonspitze umfasst, wobei die übrigen Finger locker am Unterarm anliegen (Abb. 63.5). Es erfolgt dann ein Zug an der Olekranonspitze etwa in Richtung der Humerusachse. Dabei verschieben sich die Flächen des Processus coronoideus und der Fossa gegeneinander. Sobald der Processus aus der Fossa befreit ist springt das Olekranon wieder in die Fossa zurück und das Gelenk ist reponiert. Anschließend sollte bei ausreichender Schmerzfreiheit die Valgusstabilität bei Extension überprüft werden, da bei hochgradiger Instabilität eine primäre Refixierung des medialen ulnaren Kollateralbandes indiziert ist. Die Immobilisation des reponierten Ellbogens erfolgt bei 90° Flexion.

Aufgrund des Verletzungsmechanismus (Hyperextension, Supination und Valgusstress) kommt es neben Läsionen des Processus coronoideus häufig auch zu Begleitverletzungen im Bereich von Radiuskopf und -hals (Tab. 63.1).

63.6.3 Reposition einer Hüft-Totalendoprothese

Generell unterscheidet man vordere, hintere und zentrale Luxationen, wobei die hinteren Hüftluxationen mit einem Anteil von etwa 90 % mit Abstand am häufigsten sind (Tab. 63.1). Am seltensten sind die zentralen Hüftluxationen, welche häufig mit Azetabulumfrakturen assoziiert sind. Klinisch zeigt sich als typischer Befund einer hinteren Hüftluxation das betroffene Bein in der Hüfte gebeugt, innenrotiert und adduziert. Die Reposition einer hinteren Hüftluxation bzw. der hinteren Luxation einer Hüft-

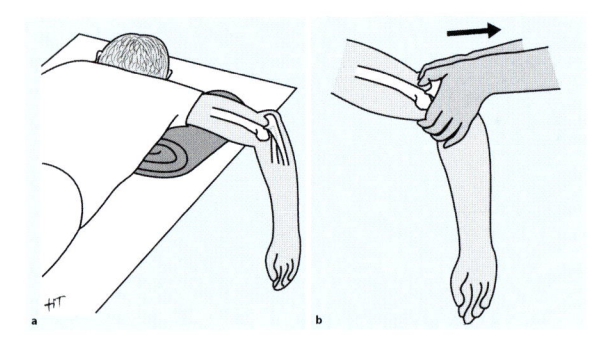

Abb. 63.5a,b Reposition des Ellbogengelenks in Bauchlage. **a** Lagerung des verletzten Armes bei spontan eingestellter Ellbogenflexion und frei herabhängendem Unterarm. **b** Anschließend Traktion mit beiden Daumen an der Olekranonspitze gegen den Zug des Trizeps. Dabei muss sich der Unterarm stets ungehindert bewegen können und dieser wird dementsprechend auch nur locker mit den übrigen Fingern geführt

Totalendoprothese erfolgt am häufigsten durch das sog. **Allis-Manöver**. Dabei liegt der Patient in Rückenlage. Eine Person stabilisiert zunächst mit beiden Händen das Becken (Abb. 63.6). Eine zweite Person übt einen axialen Zug entlang der Achse des Femur aus, wobei das Bein in Hüfte und Kniegelenk um 90° gebeugt ist. Unterstützend können gleichzeitig vorsichtige Innen- und Außenrotationsbewegungen im betroffenen Hüftgelenk durchgeführt werden. Falls es hierdurch noch nicht zur Reposition kommt, so kann eine dritte Person zusätzlich am proximalen Oberschenkel eine konstante Traktion nach kaudal und lateral ausführen.

63.6.4 Reposition der Patella

Die typische laterale Patellaluxation ist eine „Blickdiagnose" und erfordert keine Röntgenaufnahme vor der notfallmäßig durchzuführenden Reposition. Das betroffene Bein befindet sich bei einer lateralen Patellaluxation in leichter Knieflexion von etwa 30°, und die intakte Patella ist lateral der Trochlea gut sicht- und tastbar. Mediale Patellaluxationen sind selten und meist Folge einer fehlerhaft indizierten Lateral-Release-Operation. Osteochondrale Abschlagfragmente (flakes) sind eine häufige Begleitverletzung der Patellaluxation (Tab. 63.1). Nach erfolgter Reposition einer Erstluxation oder beim klinischen Befund eines Hämarthros muss daher stets eine Röntgenuntersuchung (ggf. in Weichteiltechnik) zum Aufspüren von osteochondralen Fragmenten durchgeführt werden.

Bei der Reposition wird zunächst die luxierte Patella mit einer Hand in der Luxationsstellung gesichert, um zu vermeiden, dass die Patella unter noch hoher Spannung des Quadrizeps unkontrolliert zurückspringt, wobei ebenfalls wie bei der eigentlichen Luxation osteochondrale Fragmente von der Patella abgeschlagen werden können

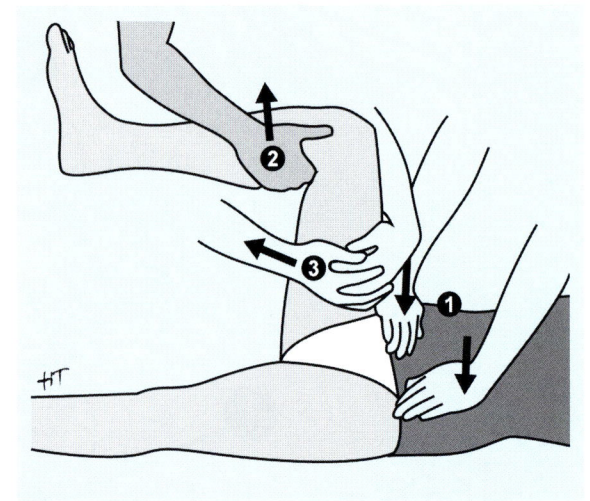

Abb. 63.6 Reposition bei hinterer Luxation einer Hüft-Totalendoprothese mittels Allis-Manöver in Rückenlage: Person 1 stabilisiert mit beiden Händen das Becken, während Person 2 das in Hüfte und Kniegelenk um 90° gebeugte Bein entlang der Achse des Oberschenkels nach ventral zieht. Zusätzlich kann Person 3 am proximalen Oberschenkel nach kaudal und lateral ziehen

(Abb. 63.7). Der störende Zug des zweigelenkigen Quadrizeps wird vermindert, indem man zunächst die Hüfte beugt und anschließend das Kniegelenk vollständig streckt bzw. überstreckt. Erst bei entsprechend gut entspannter Quadrizepsmuskulatur wird nun die Patella freigegeben und ggf. nach ventral und medial mobilisiert.

Nach erfolgter Reposition einer Erstluxation wird bei Patienten ohne relevante anatomische Risikofaktoren die konservative Therapie eingeleitet. Dabei sollte die primäre Immobilisation bei 20–30° Knieflexion erfolgen, da hierbei die Patella bereits wieder durch die laterale Trochlea zentriert wird und die verletzten Bänder des medialen Halteapparates entsprechend in optimaler Länge ausheilen können. Bei einer Immobilisation in Streckstellung heilen die verletzten Bänder dagegen aufgrund des nach lateral resultierenden Quadrizepszugs häufig in einem zu langen Zustand aus, wodurch eine laterale Hyperkompression, Subluxationen und Rezidivluxationen begünstigt werden.

63.6.5 Reposition einer Sprunggelenks-Luxationsfraktur

Isolierte Luxationen des Sprunggelenks sind selten. Die häufigen Sprunggelenks-Luxationsfrakturen (Abb. 63.8a, b) sind schwere Verletzungen mit einem relevanten Risiko für dauerhafte Unfallfolgen. In bis zu 25 % der Fälle handelt es sich um primär offene Frakturen. Aufgrund der schlechten Weichteildeckung im Bereich des Sprunggelenks kann es durch die Fehlstellung und entsprechende Zugwirkung oder auch durch Fragmentdruck sehr schnell zur sekundären Schädigung der Haut kommen (Abb. 63.8c). Um dies zu vermeiden ist eine unverzügliche Reposition noch vor Ort und ohne vorherige Röntgenaufnahme erforderlich. Eine Sprunggelenks-Luxationsfraktur in noch luxiertem Zustand sollte man daher eigentlich in der Klinik gar nicht zu sehen bekommen.

Aufgrund der Frakturen des Außenknöchels und des Volkmann-Dreiecks besteht zumeist eine Luxation des Talus nach dorsal und lateral (Tab. 63.1). Der Fuß befindet sich dabei in leichter Spitzfußstellung (Abb. 63.8b, c). Bei der Reposition muss dementsprechend v. a. der Zug der Beugemuskulatur des Sprunggelenks überwunden werden. Dies kann man sich erleichtern, indem man das Kniegelenk um 90° beugt und dadurch die Gastrocnemius-Muskulatur entspannt (Abb. 63.9). Unter Belassen der Spitzfußstellung wird nun mit einer Hand die betroffene Ferse und mit der anderen Hand der Fußrücken umfasst. Durch axialen Zug in Richtung der Achse des Unterschenkels kann der Talus wieder nach vorne unter das Pilon zurückspringen. Ein ggf. noch vorhandener lateraler Versatz kann dann entsprechend durch vorsichtigen großflächigen Druck mit der ganzen Handfläche korrigiert werden. Die Immobilisation im gespaltenen Weißgips erfolgt in Neutralstellung des Sprunggelenks. Falls sich die Reposition aufgrund einer ausgeprägten Instabilität nicht ausreichend im Gips retinieren lässt sollte eine operative temporäre Stabilisierung mit transartikulären K-Drähten von der Fußsohle her oder mit Fixateur externe erfolgen, bis der Zustand der Weichteile eine definitive operative Versorgung zulässt.

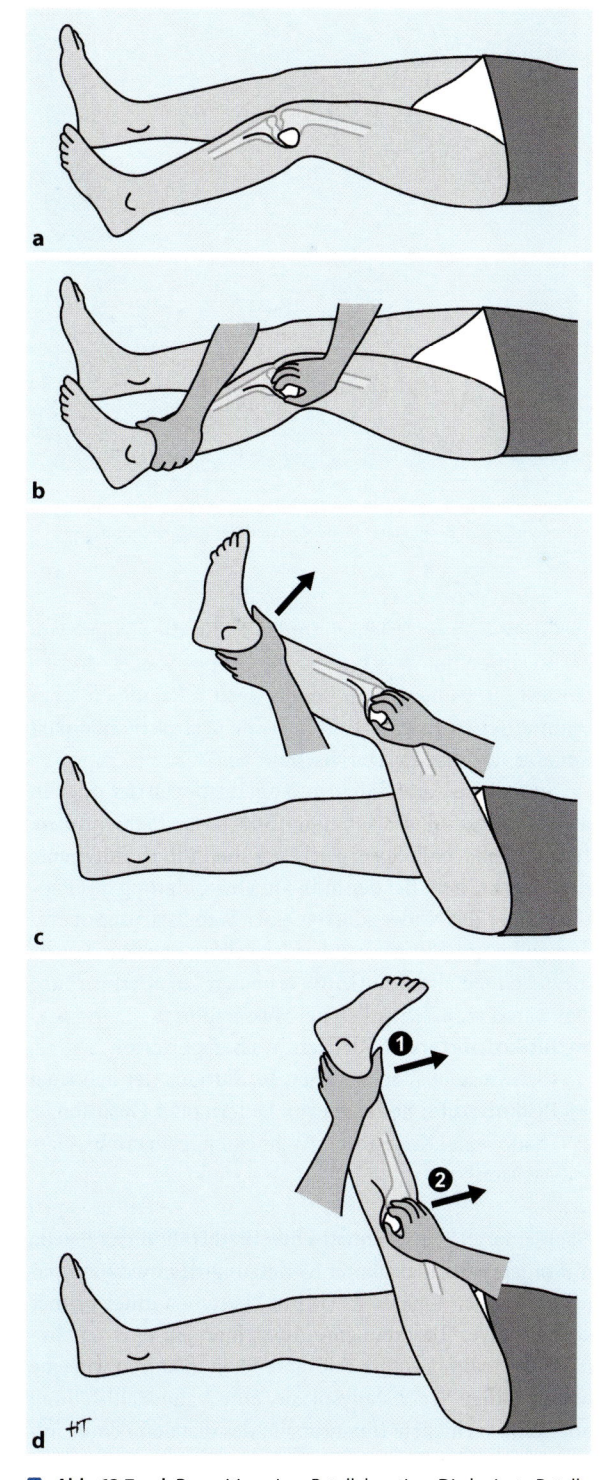

Abb. 63.7a–d Reposition einer Patellaluxation. Die luxierte Patella (**a**) wird mit einer Hand in der Luxationsstellung gesichert, während man mit der anderen Hand das gesamte Bein anhebt und zunächst in der Hüfte beugt (**b, c**). **d** Anschließend wird das Knie vollständig gestreckt bzw. überstreckt (*1*), bevor die Patella freigegeben und nach ventral und medial mobilisiert wird (*2*)

> **Praktischer Ablauf der Akutversorgung von Luxationen der großen Gelenke**
> - Klinische Untersuchung und Stellen der „Arbeitsdiagnose"
> - Klinischer Ausschluss einer relevanten Fraktur (z. B. tastbare Mitrotation des Humeruskopfes bei Rotation des distalen Oberarms bei Schulterluxationen)
> - Dokumentation von Durchblutung, Motorik und charakteristischer Sensibilität mit Uhrzeit
> - Röntgenaufnahme des Gelenks möglichst in 2 Ebenen zur Bestätigung der Arbeitsdiagnose
> - Lagerung des Patienten entsprechend der gewählten Repositionstechnik (z. B. Kontraindikationen für Bauchlagerung beachten)
> - Bei starken Schmerzen intravenöse Analgesie (z. B. Piritramid) unter Pulsoxymeter-Überwachung
> - Bei Kontraindikationen für intravenöse Analgesie (z. B. Allergie, Gravidität, Hypotonie) ggf. intraartikuläre Analgesie erwägen (strenge Indikationsstellung wegen Infektionsgefahr!)

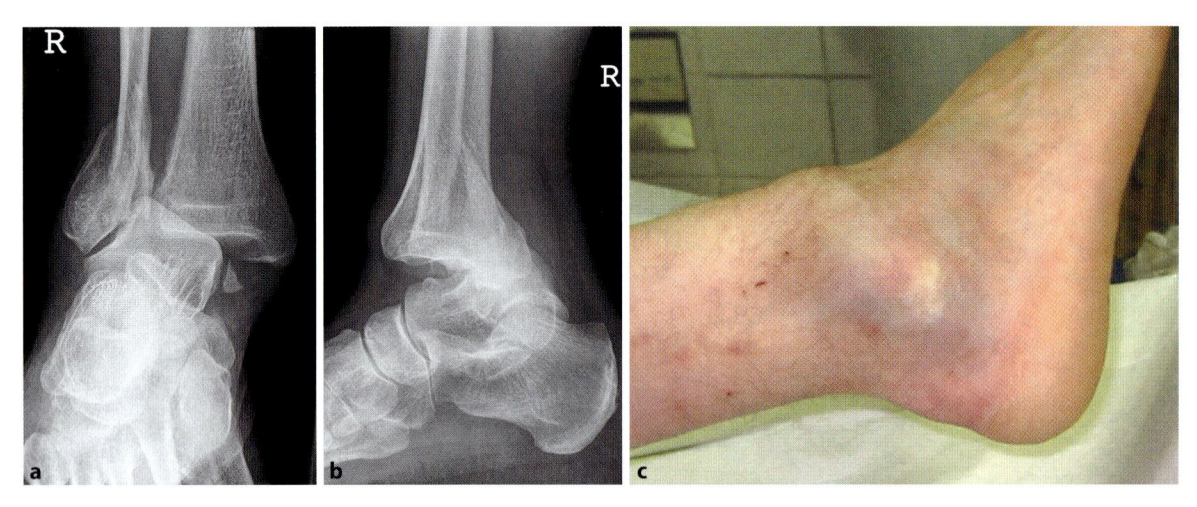

Abb. 63.8a–c Trimalleoläre Sprunggelenks-Luxationsfraktur. **a,b** Die Röntgenaufnahmen a.p. (**a**) und seitlich (**b**) zeigen eine Luxation des Talus nach dorsal und lateral. **c** Durch Fehlstellung und Fragmentdruck ist insbesondere im Bereich der Malleolen und der distalen ventralen Tibiakante die Hautdurchblutung hochgradig gefährdet

- Bei mangelnder Kooperativität, starker Agitation oder hohem Muskeltonus ggf. intravenöse Sedierung (z. B. Midazolam) unter Pulsoxymeter-Überwachung
- Reposition
- Ruhigstellung des betroffenen Gelenks in stabiler Position
- Erneute Dokumentation von Durchblutung, Motorik und Sensibilität nach Reposition mit Uhrzeit
- Röntgenaufnahme in 2 Ebenen zur Bestätigung der erfolgreichen Reposition sowie zum Ausschluss iatrogener Zusatzverletzungen
- Erhebung der ausführlichen Anamnese (Erstluxation? Rezidiv? Unfallmechanismus? Beruf? Risikosportarten? Sportlicher Anspruch?)
- Untersuchung der Gegenseite (generelle Hyperlaxität?)
- Nach intravenöser Analgesie oder Sedierung ausreichende Nachbeobachtung unter Pulsoxymeter-Kontrolle
- Einleitung der ggf. indizierten weiterführenden Diagnostik (CT, Ultraschall, MRT)
- Abklärung der Indikation zur operativen Versorgung (freie Gelenkkörper, Frakturen, primäre Stabilisierung)

63.7 Risikofaktoren und Prognose

Nach einer traumatischen Erstluxation einer primär gesunden Schulter ist das Risiko für ein Rezidiv umso höher, je jünger der Patient ist. Dieses Rezidivrisiko wird für die Gruppe unter 21 Jahren mit 94 %, für die Gruppe von 21–30 Jahren mit 79 % und für die Gruppe von 31–40 Jahren mit 50 % angegeben. Bereits nach 2 Rezidiven einer traumatischen Erstluxation liegt die Wahrscheinlichkeit weiterer Rezidive im Durchschnitt bei 78 %.

Sportliche Aktivitäten in Kontaktsportarten oder in speziell die Schulter belastenden Sportarten (Schwimmen, Tennis, Volleyball, Speerwurf) erhöhen die Rezidivquote zudem erheblich. Bei der individuellen Beratung des Patienten über die Notwendigkeit einer Stabilisierungsoperation sollte unbedingt auch berücksichtigt werden, welche speziellen Gefahren mit einer erneuten Luxation verbunden wären (z. B. Ertrinken bei Wassersport).

- **Risikosportarten**: Klettern, Wassersportarten (Schwimmen, Tauchen, Segeln, Surfen), Geräteturnen
- **Risikoberufe**: Besteigen von Leitern oder Gerüsten (Bauberufe, Kranfahrer, Architekten, Feuerwehr, Artisten)

Nach einer echten traumatischen Erstluxation der Patella mit entsprechender akuter Verletzung des medialen patellofemoralen Ligaments (MPFL) bestehen unter primär konservativer Therapie gute Aussichten auf eine rezidivfreie Ausheilung, sofern relevante Risikofaktoren wie eine höhergradige Trochleadysplasie, eine Valgusfehlstellung oder eine vermehrte Innentorsion des distalen Femur mit entsprechend erhöhtem TT-TG-Abstand („tibial tubercle" – „trochlear groove") ausgeschlossen werden können. Dabei gilt es zu beachten, dass unter konservativer Therapie letztlich nur Strukturen heilen können, welche auch entsprechend akut verletzt sind. Zeigt sich im Rahmen einer Patellaluxation also lediglich eine Ausdünnung oder Elongation des MPFL ohne akute Verletzungszeichen, so

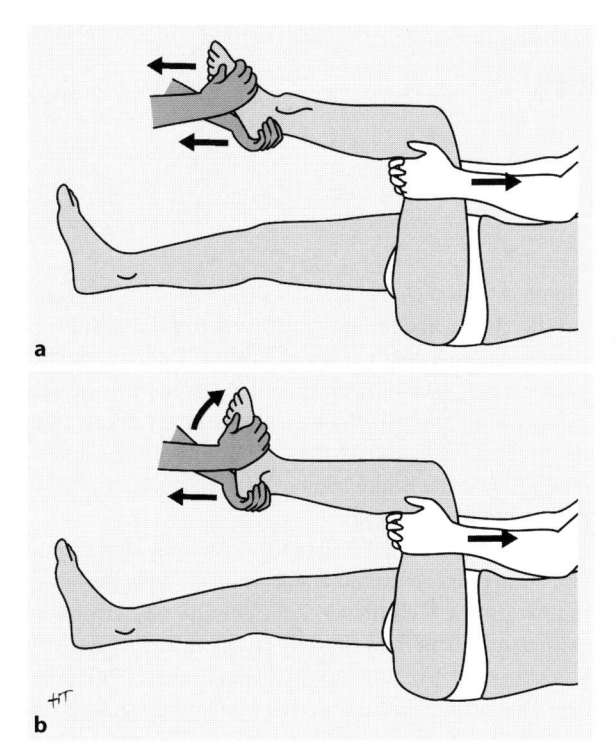

Abb. 63.9a,b Reposition einer Sprunggelenks-Luxationsfraktur. **a** Durch Flexion des Kniegelenks wird die Gastrocnemius-Muskulatur entspannt. Die spontane Spitzfußstellung wird zunächst belassen und der Fuß wird mit einer Hand an der Ferse und mit der anderen Hand am Fußrücken nach distal gezogen, bis der Talus nach ventral unter das Pilon zurückspringt. **b** Dann wird soweit möglich eine Neutralstellung im oberen Sprunggelenk eingestellt

wird eine konservative „Therapie" mit dem Ziel der Stabilisierung des medialen Halteapparates auch nicht sonderlich erfolgreich sein können.

Als Folge einer Ellbogenluxation resultiert in der Regel eher eine relevante Bewegungseinschränkung als eine rezidivierende Instabilität. Hierbei ist wie bei allen Verletzungen des Ellbogens v. a. die vollständige Extension problematisch.

Nach stattgehabter Sprunggelenks-Luxationsfraktur besteht ein erhöhtes Risiko für eine posttraumatische Arthrose oder eine avaskuläre Talusnekrose. Dabei korreliert das Risiko gut mit dem Schweregrad der Verletzung.

Literatur

Habermeyer P, Ebert T, Kessler MA (2000) Traumatische Erstluxation der Schulter – Stufenkonzept der Erstversorgung. Deutsches Ärzteblatt 97:620–624

Habermeyer P, Lichtenberg S (2003) Diagnostik und Therapie der vorderen und hinteren Schulterluxation. Chirurg 74:1178–1194

Lichtenberg S, Magosch P, Habermeyer P (2005) Traumatische vordere Schulterluxation. Unfallchirurg 108:299–313

Regauer M, Tischer T, Kanz KG, Schieker M, Kettler M, Mutschler W (2005) Schonende Reposition bei ventraler Schulterluxation. MMW Fortschr Med 147:38–41

Reichman EF and Simon RR (2004) Emergency medicine procedures, McGraw-Hill, New York, pp 593–654

Rockwood CA Jr, Wirth MA (1996) Subluxations and dislocations about the glenohumeral joint. In: Rockwood CA, Green DP, Bucholz RW, Heckman JD (eds) Fractures in adults, 4th ed, vol. 2. Lippincott-Raven, Philadelphia, pp 1193–1339

Tom A, Fulkerson JP (2007) Restoration of native medial patellofemoral ligament support after patella dislocation. Sports Med Arthrosc 15:68–71

Schöttle PB, Romero J, Schmeling A, Weiler A (2008) Technical note: anatomical reconstruction of the medial patellofemoral ligament using a free gracilis autograft. Arch Orthop Trauma Surg 128:479–484

Die Zeichnungen wurden von Frau Hella Thun erstellt.

Frakturen des koxalen Femurs

S. Piltz

64.1 Einführung

Neben der Fraktur des distalen Radius gehören Frakturen des koxalen Femurs zu den häufigsten Frakturen des Menschen. In der Bundesrepublik muss derzeit mit einer Inzidenz von etwa 140.000 koxalen Frakturen gerechnet werden. Da das Verhältnis zwischen Schenkelhalsfrakturen und pertrochantären Frakturen heutzutage fast 1:1 beträgt, kann von jeweils 60–70.000 pertrochantären bzw. Schenkelhalsfrakturen ausgegangen werden. Pro Patient resultieren hieraus im ersten Jahr Behandlungskosten inkl. Pflegeleistungen von ca. 20.000 €.

64.2 Ätiologie

Frakturen des koxalen Femurs sind typische Verletzungen des alten Menschen, insbesondere des weiblichen Geschlechtes. Mehr als 75 % der Patienten sind über 65 Jahre alt. Ursache hierfür ist die mit dem steigenden Alter der Patienten verbundene Abnahme der Knochendichte (Osteopenie bzw. Osteoporose). Weitere wesentliche Ursachen stellen psychomotorische Erkrankungen wie Morbus Parkinson, präsenile Demenz, Residuen von Schlaganfällen sowie die Polyneuropathie dar. Der häufigste Unfallmechanismus ist der Sturz auf die Seite mit Aufprall des ungeschützt unter der Haut liegenden Trochanter major auf hartem Untergrund. Ebenso sind Stürze auf das Gesäß geeignet, bei osteoporotischem Knochen eine Schenkelhalsfraktur oder eine pertrochantäre Fraktur hervorzurufen.

64.3 Diagnostik

Die Diagnose kann meist klinisch aufgrund der Unfallanamnese sowie des typischerweise außenrotiert stehenden und verkürzten verletzten Beines gestellt werden. An **bildgebender Diagnostik** sind die Beckenübersicht sowie die Hüfte a.p. mit proximalen Femur zu fordern. Anhand der Beckenübersicht kann der CCD-Winkel der unverletzten Seite bestimmt werden, z. B. Vorliegen einer Coxa valga oder Coxa vara. Bei vermeintlich eingestauchter und nicht dislozierter Fraktur ist die zweite Ebene in Lauensteinprojektion erforderlich. Bei deutlich dislozierter Fraktur kann auf die zweite Ebene verzichtet werden. MRT- und CT-Untersuchung haben nur bei okkulten Frakturen oder bei Verdacht auf pathologische Frakturen fakultativ ihren Stellenwert. Die Röntgenaufnahme a.p. dient zur Beurteilung des proximalen Femurschaftes, um eventuelle Implantationsprobleme bei Endoprothese oder Nagelosteosynthese präoperativ bereits zu erkennen.

Anamnestisch sollte erfragt werden, ob der Patient Hilfsmittel für die Mobilität vor dem Sturzereignis benötigt hat (Stock, Gehstützen, Rollator) und ob (Arthrose-)Schmerzen in dem verletzten Hüftgelenk vorbestehen. Über die kognitive und motorische Leistungsfähigkeit bei den häufig betagten Patienten kann man sich anhand des sog. Uhrentest rasch ein Bild machen (der Patient wird aufgefordert, z. B. die Uhrzeit 16:45 als Zifferblatt zu zeichnen).

64.4 Klassifikation

64.4.1 Schenkelhalsfrakturen

Schenkelhalsfrakturen werden im Wesentlichen in intrakapsuläre oder mediale Frakturen und extrakapsuläre (laterale) Frakturen unterteilt. Insbesondere dislozierte mediale Frakturen bergen das Risiko der Hüftkopfnekrose durch einen kompromittierten Blutfluss über die A. circumflexa femoris lateralis.

Pauwels-Klassifikation
- **Typ I:** Der Winkel zwischen der Horizontalen und der Bruchlinie beträgt 30°.
- **Typ II:** Der Winkel zwischen der Horizontalen und der Bruchlinie beträgt bis 50°.
- **Typ III:** Der Winkel zwischen der Horizontalen und der Bruchlinie beträgt um 70°.

AO-Klassifikation
- **31 B1:** subkapitale, wenig dislozierte Schenkelhalsfraktur
- **31 B2:** transzervikale Schenkelhalsfraktur
- **31 B3:** subkapitale, nicht impaktierte dislozierte Schenkelhalsfraktur

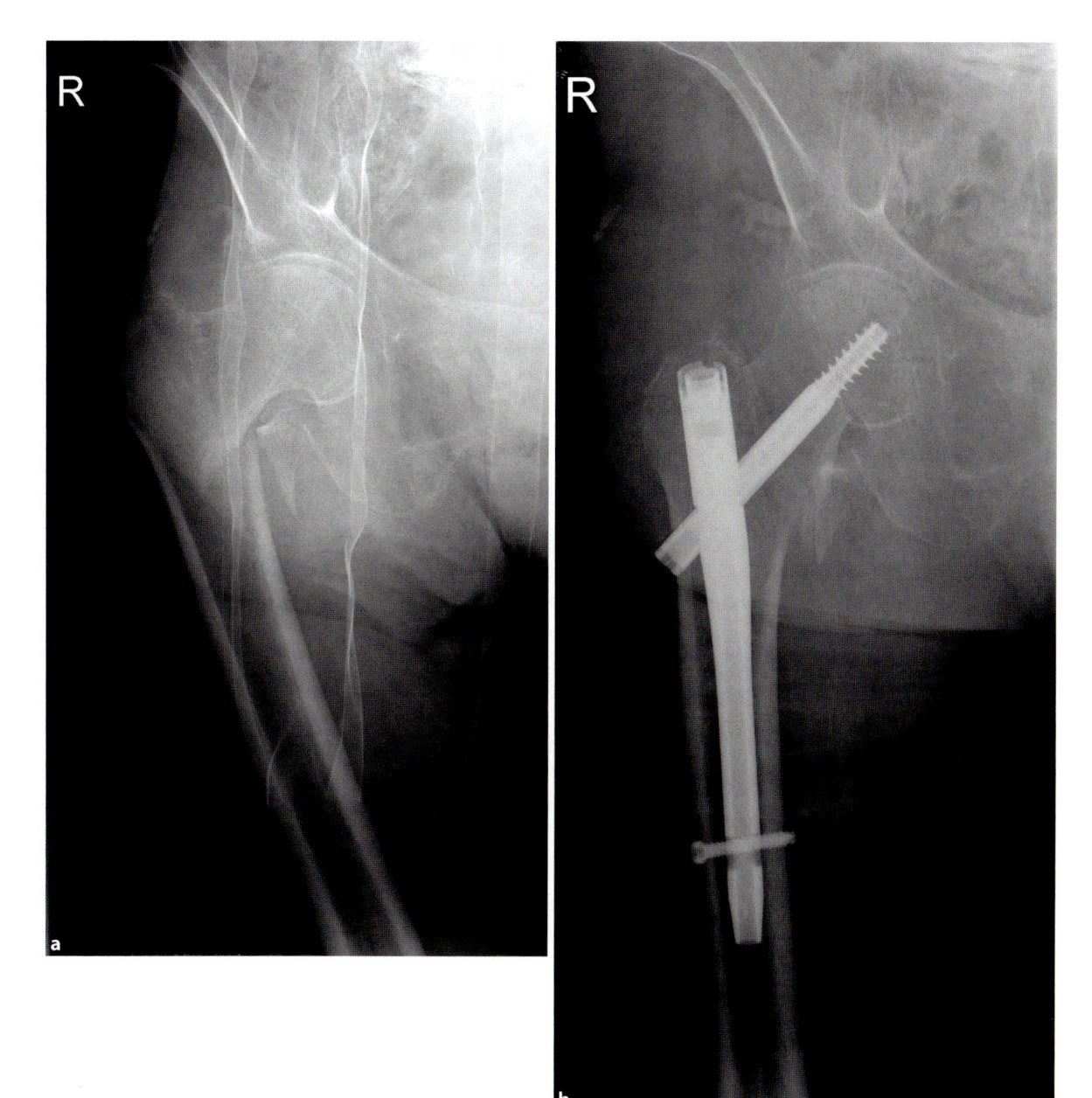

○ **Abb. 64.1a,b** Pertrochantäre Femurfraktur (Typ 31 A2.3) nach häuslichem Sturz bei einer 86-jährigen Patientin. **a** Präoperativer radiologischer Befund. **b** Operative Versorgung mittels Gamma-3-Nagel; postoperative Kontrolle

Alignment-Index nach Garden

In der axialen Röntgenaufnahme nach Lauenstein (45° Flexion und 45° Abduktion) sollte bei einer nicht bis gering dislozierte Schenkelhalsfraktur der Winkel der Trabekel-Linien zwischen 180 und 150° betragen.

64.4.2 Pertrochantäre Femurfrakturen

Bei fortschreitender Osteoporose der trochantären Trabekelstruktur erhöht sich die Gefahr für Frakturen in diesem Bereich. Hierdurch ist erklärt, dass der Altersdurchschnitt für trochantäre Frakturen (○ Abb. 64.11) um 5 Jahre höher liegt als bei Schenkelhalsfrakturen (Frauen 80 Jahre, Männer 70 Jahre). Pertrochantäre Frakturen beim jungen Menschen setzen hochenergetische Traumen voraus (Motorradunfälle, Snowboarden und Inlineskaten).

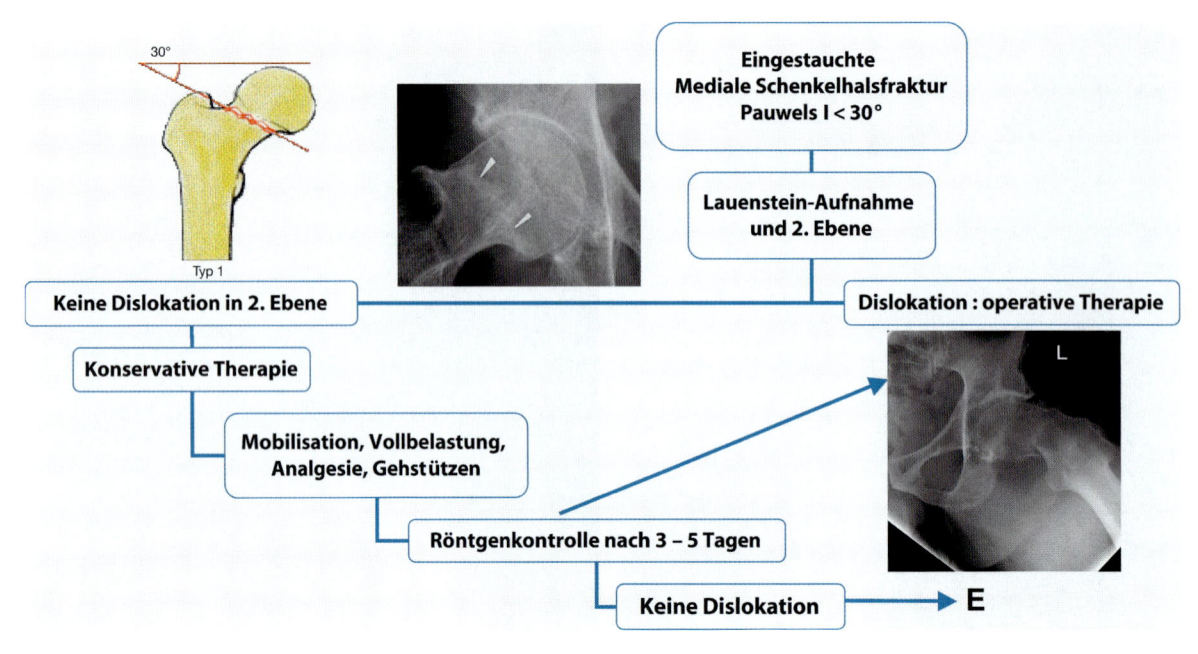

Abb. 64.2 Konservative Therapie bei eingestauchter medialer Schenkelhalsfraktur

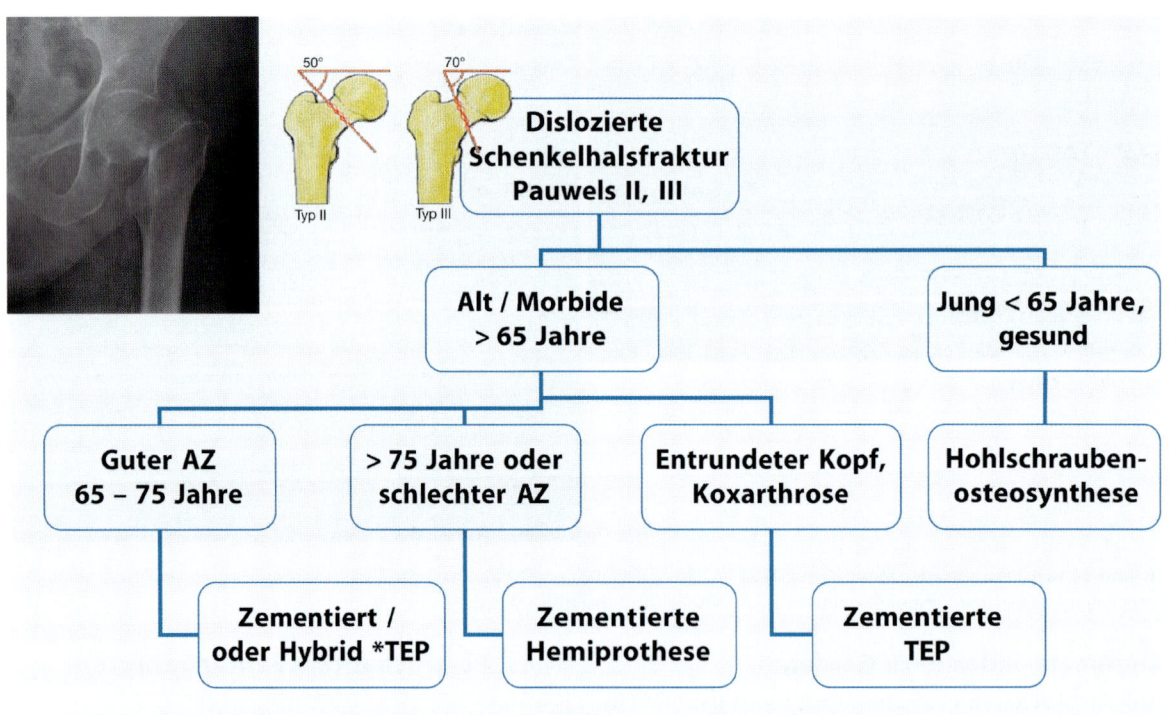

*Zementierter Schaft, zementfreie Pfanne (55 - 65 Jahre)

Abb. 64.3 Behandlungsempfehlung bei dislozierter Schenkelhalsfraktur

AO-Klassifikation
- **31 A1**: einfache Fraktur durch den Trochanter major
- **31 A2**: multifragmentäre pertrochantäre Fraktur mit Einbeziehung des Trochanter minor
- **31 A3**: intertrochantäre Fraktur („reversed fracture"); die Frakturlinie läuft zwischen Trochanter minor und major

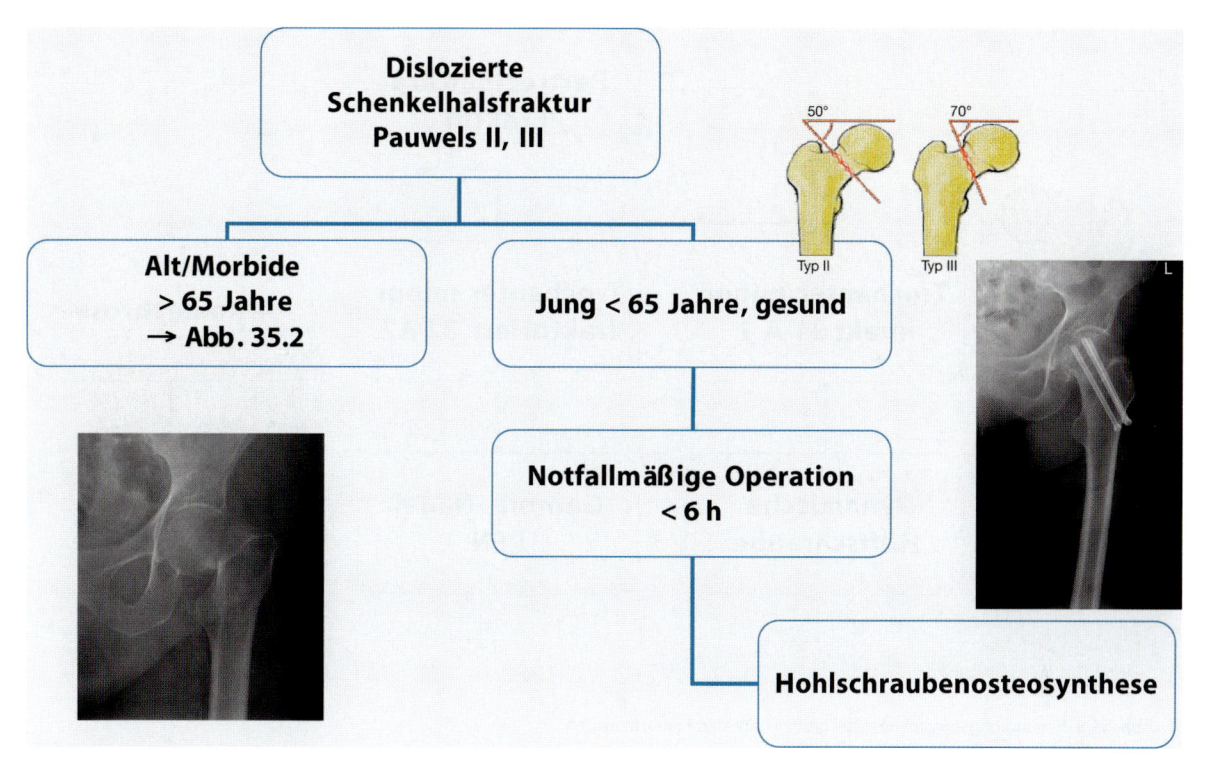

Abb. 64.4 Hüftkopferhaltende Therapie beim jüngeren und gesunden Patienten

64.5 Therapie

64.5.1 Schenkelhalsfrakturen

Abb. 64.2 gibt einen Überblick über die konservative Behandlung bei eingestauchter medialer Schenkelhalsfraktur. Abb. 64.3 zeigt einen Algorithmus für die Therapie von dislozierten Schenkelhalsfrakturen. Die konservative Therapie bei nicht dislozierten Frakturen (Pauwels I) sollte beim Älteren wegen der hohen sekundären Dislokationsrate (über 50 %) zugunsten der Hohlschrauben- oder DHS-Stabilisierung verlassen werden. Dislozierte Frakturen beim Älteren bedürfen regelhaft einer endoprothetischen Versorgung. Das funktionelle Ergebnis endoprothetisch versorgter Patienten liegt signifikant über dem der osteosynthetisch operierter Patienten.

> Bei Patienten unter 65 Jahren ohne wesentliche Nebenerkrankungen und mit guter Knochenqualität muss eine hüftkopferhaltende Therapie unbedingt durchgeführt werden (Abb. 64.4). Dies beinhaltet bei einer dislozierten Fraktur die sofortige, d. h. innerhalb von 6–12 h durchzuführende Reposition und osteosynthetische Versorgung mittels Hohlschrauben oder DHS.

In diesem Zusammenhand ist auf mögliche medikolegalen Folgen hingewiesen, wenn ein derartiger Eingriff bei entsprechend geeignetem Patienten nicht zeitnah durchgeführt wird.

64.5.2 Pertrochantäre Femurfrakturen

Abb. 35.5 zeigt einen Algorithmus für die Therapie der pertrochantären Femurfrakturen. Stabile 31-A1-Frakturen sollten mittels dynamischer Hüftschraube (DHS) versorgt werden. Diese Patienten profitieren nicht von einer Stabilisierung mittels intramedullärem Kraftträger (Gamma-Nagel, proximaler Femurnagel). Instabile Frakturen mit Beteiligung des Trochanter minors (31 A2) machen 50–70 % der trochantären Frakturen aus. Diese sollten mittels intramedullärem Implantat stabilisiert werden, da nur so bei fehlender medialer Abstützung die hohen Biegemomente sicher neutralisiert werden können. Plattensysteme (DHS) bergen aufgrund der hohen lateralen Zugbelastung das Risiko des Plattenausrisses. Insgesamt ist die operative Versorgung instabiler pertrochantärer Frakturen mit einer relevanten Komplikationsrate von 10–17 % und eine Reoperationsrate von 3–11 % belastet. Die primär endoprothetisches Versorgung pertrochantärer Frakturen ist bei präexistenter Koxarthrose gerechtfertigt. Derartige Eingriffe sind technisch schwieriger, haben einen signifikant

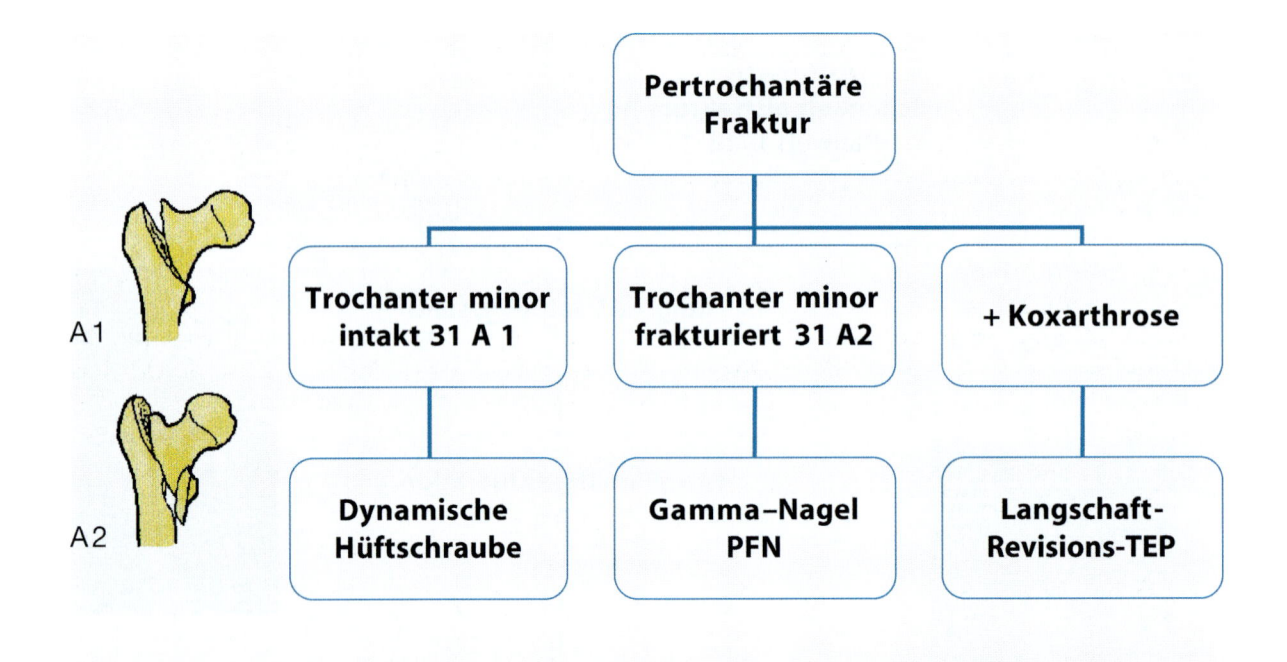

```
Pertrochantäre Fraktur
├── Trochanter minor intakt 31 A 1 → Dynamische Hüftschraube
├── Trochanter minor frakturiert 31 A2 → Gamma-Nagel PFN
└── + Koxarthrose → Langschaft-Revisions-TEP
```

Abb. 64.5 Behandlungsempfehlung bei pertrochantären Femurfrakturen

höheren Blutverlust, eine dreifach so hohe Luxationsrate im Vergleich zur TEP bei Schenkelhalsfraktur und eine deutlich erhöhte 1-Jahres-Letalität.

Die intertrochantären Femurfrakturen („reversed fracture") stellen eine operative Herausforderung dar. Durch den Muskelzug des Gluteus medius kommt es zu einer Abduktionsstellung des proximalen Fragmentes bei gleichzeitiger Adduktion und Ventralisation des distalen Fragmentes. Hier gelingt die geschlossene Reposition im Extensionstisch in der Regel nicht, so dass über eine limitierte Frakturöffnung mit Anlegen einer Cerclage erst eine anatomische Reposition herbeigeführt werden muss. Auch hat sich die Verwendung überlanger Nägel (sog. langer Gamma-Nagel/PFN) bewährt. Derartige Frakturen gehören stets in die Hand des erfahrenen Operateurs.

64.6 Patientenaufklärung

Konservative Therapie einer Schenkelhalsfraktur Der Patient ist über folgende erkrankungsspezifische Komplikationen aufzuklären.
- Sekundäre Dislokation des Hüftkopfes (laut Literatur über 50 %), hier insbesondere bei älteren Patienten
- Hüftkopfnekrose und Beinverkürzung
- Sekundär endoprothetischer Ersatz u. U. erforderlich
- Persistierende Schmerzen mit Bewegungseinschränkung

Implantation einer Totalendoprothese Neben den allgemeinen Operationsrisiken wie Wundheilungsstörung, Blutung, Nachblutung, Infektion und Thrombose sowie die mögliche Gabe von Fremdblut ist über folgende Risiken aufzuklären:
- Luxation der Prothese
- Rotationsfehler
- Postoperative Beinlängendifferenz
- Verbleibende Bewegungseinschränkung und Schmerzen im Hüftgelenk
- Lockerung der Prothese und/oder der Pfanne
- Schaftfissur/Schaftsprengung
- Auftreten von heterotopen Verkalkungen

Hohlschraubenosteosynthese Der Patient ist darüber aufzuklären, dass es sich um einen Notfalleingriff handelt, der innerhalb von 6–12 h zu erfolgen hat; außerdem über folgende Sachverhalte:
- Möglichkeit der Hüftkopfnekrose
- Pseudarthrose (ausbleibende Knochenbruchheilung)
- Schraubenbruch/Schraubenfehllage
- Fast regelhafte Beinverkürzung
- Implantatwanderung
- Unter Umständen sekundärer Gelenksersatz erforderlich

Trochantäre Femurfrakturen mittels Gamma-Nagel, proximalem Femurnagel oder dynamischer Hüftschraube Neben dem allgemeinen Risiko bestehen folgende aufklärungspflichtige Punkte:

- Möglichkeit des sog. „cut outs", d. h. des Durchschneidens der Schenkelhalsschraube durch den Hüftkopf
- Gefahr des sog. Z-Phänomens beim proximalen Femurnagel, d. h. der Perforation der Kopfkalotte durch die auswandernde zusätzliche Antirotationsschraube bei zusammensinternder Fraktur
- Rotationsfehler
- Beinverkürzung
- Implantatbruch und Implantatfehllage
- Möglichkeit, dass ein sekundärer Gelenksersatz erforderlich wird
- Hüftkopfnekrose
- Pseudarthrosenbildung
- Schaftperforation, Schaftsprengung

64.7 Nachbehandlung

Konservativ versorgte Schenkelhalsfraktur Die Patienten sollten frühzeitig, d. h. ab dem 1. Tag der Diagnosestellung, mobilisiert werden. Ältere Patienten müssen mit Gehstützen unter Vollbelastung mobilisiert werden. Bei jüngeren Patienten kann eine Teilbelastung mit 20 kg für 6 Wochen durchgeführt werden. Auf eine suffiziente Analgesie nach dem WHO-Schema ist zu achten. Nach 3–5 Tagen und erfolgter Mobilisation muss eine Röntgenkontrolle in 2 Ebenen durchgeführt werden. Zeigt sich hier keine Dislokation, so kann der Patient entweder entlassen oder in eine Anschlussheilbehandlungsklinik verlegt werden. Weitere Röntgenkontrollen sind nach 14 Tagen sowie 6 und 12 Wochen erforderlich.

Zementfreie Endoprothesen Die Patienten können mit einer Teilbelastung 20 kg für 3 Wochen mobilisiert werden (in manchen Kliniken sieht die Nachbehandlung eine frühzeitige Vollbelastung vor). Teilzementierte Prothesen (zementfreie Pfanne, zementierter Schaft = sog. Hybrid-TEP) können sofort voll belastet werden. Zur Vermeidung heterotoper Ossifikationen kann insbesondere bei komplett zementfreien Prothesen die Gabe z. B. von Indometacin 2×50 mg/Tag für 3 Wochen plus Magenschutz erwogen werden.

Gamma-Nagel, proximaler Femurnagel, dynamische Hüftschraube Die Patienten können sofort mit dem Gehwagen, Rollator oder Unterarmgehstützen unter Vollbelastung mobilisiert werden.

64.8 Prognose

Bei osteosynthetischer Versorgung einer pertrochantäre Fraktur muss mit einer Verminderung des Harris-Hip-Scores (Funktions-Score der Hüfte) um ca. 15–17 Punkte gerechnet werden. Beim endoprothetischen Ersatz hängt die Funktion stark vom körperlichen Allgemeinzustand des Patienten ab. In etwa 85 % der Fälle kann mit einem guten funktionellen Ergebnis gerechnet werden. Da es sich bei Patienten mit koxalen Frakturen meist um geriatrische Patienten mit entsprechender Komorbidität handelt, liegt die 1-Jahres-Letalität in diesem Kollektiv zwischen 17 % und 30 %.

Literatur

Arbeitsgemeinschaft der Wissenschaftlichen Medizinischen Fachgesellschaften. (2008). Schenkelhalsfraktur des Erwachsenen. www.awmf.org/uploads/tx_szleitlinien/012-001l_S2e_Schenkelhalsfraktur_des_Erwachsenen.pdf

Arbeitsgemeinschaft der Wissenschaftlichen Medizinischen Fachgesellschaften. (2008). Pertrochantäre Oberschenkelfraktur. www.awmf.org/uploads/tx_szleitlinien/012-002l_S2_Pertrochantaere_Oberschenkelfraktur_2008.pdf

Bonnaire F, Lein T, Bula P (2011) Pertrochantäre Femurfrakturen. Unfallchirurg 114:491–500

Gjertsen JE, Vinje T, et al. (2010) Internal screw fixation compared with bipolar hemiarthroplasty for treatment of displaced femoral neck fractures in elderly patients. J Bone Joint Surg Am 92: 619–628

Füchtmeier B, Gebhard F, Lenich A (2011) Komplikationen bei pertrochantären Frakturen. Unfallchirurg 114: 479–484

Parker MJ, Handoll HH (2008) Gamma and other cephalocondylic intramedullary nails versus extra medullary implants for extracapsular hip fractures in adults. Cochrane Database Syst Rev (3):CD000093. doi:10.1002/14651858

Pfeiffer M, Wittenberg R et al. (2001) Schenkelhalsfrakturen in Deutschland – Prävention, Therapie, Inzidenz und sozioökonomische Bedeutung. Dtsch Ärztebl 98:A1751–1757

Raunest J, Engelmann R et al. (2001) Morbidität und Letalität bei hüftgelenksnahen Femurfrakturen im höheren Lebensalter. Unfallchirurg 104:325–332

Klavikulafraktur und Schultereckgelenksprengung

O. Pieske

65.1 Einführung

Die **Klavikula** stützt das Schultergelenk vom Thorax über das Sternum ab und ermöglicht dadurch eine stabile und symmetrische Beweglichkeit der oberen Extremität. Darüber hinaus hat die S-förmig gekrümmte Klavikula eine Schutzfunktion für die aus dem Rumpf in den Arm ziehenden neuralen und vaskulären Strukturen.

Die **Klavikulafraktur** ist eine der häufigsten knöchernen Verletzungen des Menschen mit einem Gipfel im jungendlichen und mittleren Alter (Durchschnitt: 33,5 Jahre). Der Anteil der Klavikulafrakturen an allen Frakturen wird für den Erwachsenen mit bis zu 10 % und beim Heranwachsenden mit 20–25 % beziffert. Nur 3 % aller Klavikulafrakturen betreffen das mediale Klavikuladrittel, ca. 20 % das laterale. Die mit Abstand am häufigsten anzutreffende Klavikulafraktur ist im mittleren Klavikuladrittel lokalisiert (>75 %). Die meisten Klavikulafrakturen entstehen durch einen Sturz auf die Schulter (87 %). Seltenere Ursache ist ein Sturz auf das posterior-laterale Akromioneck oder auf die ausgestreckte Hand.

Das **Schultereckgelenk** (Syn: Akromioklavikulargelenk (ACG)) wird aus der medialen klavikulären Facette des Akrominons und dem lateralen Ende der Klavikula gebildet. Das Gelenk beinhaltet einen in Form und Größe variablen, fibrokartilaginären Meniskus, der aufgrund eines relativ raschen Degradationsprozesses ab ca. der 4. Lebensdekade funktionslos wird. Das Schultereckgelenk wird von 3 Bändern fixiert: Dem Ligamentum acromioclaviculare (AC) und dem Ligamentum coracoclaviculare (CC), das sich aus dem Ligamentum conoideum und dem Ligamentum trapezoideum zusammensetzt.

Die **Schultereckgelenksprengung** entsteht i. d. R. durch direkten Sturz auf die Schulter und hat eine Inzidenz von ca. 9 % aller Verletzungen des Schultergürtels.

65.2 Diagnostik

Klinische Untersuchung Bei Verletzungen mit Dislokation zeigt sich neben schmerzhafter Schwellung und Hämatom eine zeltförmige Aufspannung der Haut über der Fraktur-/Dislokations- Zone, die dadurch bedingt ist, dass der M. sternocleidomastoideus die mediale Klavikulahälfte nach kranial und die Schwerkraft den Arm nach kaudal zieht.

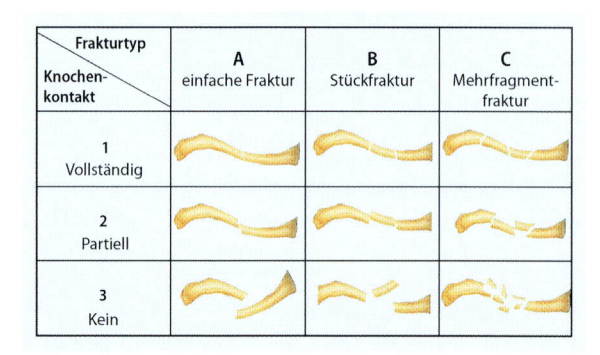

Abb. 65.1 Klassifikation der Klavikulaschaftfraktur nach Pieske

Die mediale und laterale Klavikulafraktur können von einer Luxation im Sternoklavikular- (SCG) bzw. Akromioklavikulargelenk (ACG) klinisch schwer differenziert werden. Obligat müssen Durchblutung, Sensibilität und Motorik auf der betreffenden Armseite dokumentiert, Zusatzverletzungen (z. B. Rippenfrakturen u. a.) ausgeschlossenen und ggf. der ACG-Dislokationsgrad unter Funktion bestimmt werden.

Bildgebende Diagnostik Die apparative Diagnostik umfasst prinzipiell Röntgenaufnahmen der Klavikula bzw. ACG in 2 Ebenen (a.p. + nach Rockwood). Dabei kann i. d. R. die Frakturlokalisation sowie die Anzahl der Fragmente bzw. das Ausmaß der ACG-Sprengung bestimmt werden. Bei der medialen Klavikulafraktur kann eine CT-Diagnostik indiziert sein, um eine SCG-Luxation auszuschließen. Eine ACG-Luxation kann durch eine Röntgen-Panoramaaufnahmen des gesamten Schultergürtels unter Funktion (hängende Arme mit 5–10 kg Gewichten) von der lateralen Klavikulafraktur unterschieden werden.

65.3 Klassifikation

Wie bei jeder anderen Verletzung muss zwischen einer geschlossenen und offenen Klavikulafraktur bzw. ACG-Sprengung unterschieden werden.

65.3.1 Klavikulafrakturen

Die gebräuchlichste Klassifikation der Klavikulafrakturen geht auf Allman (1967) zurück, der die Klavikulafraktu-

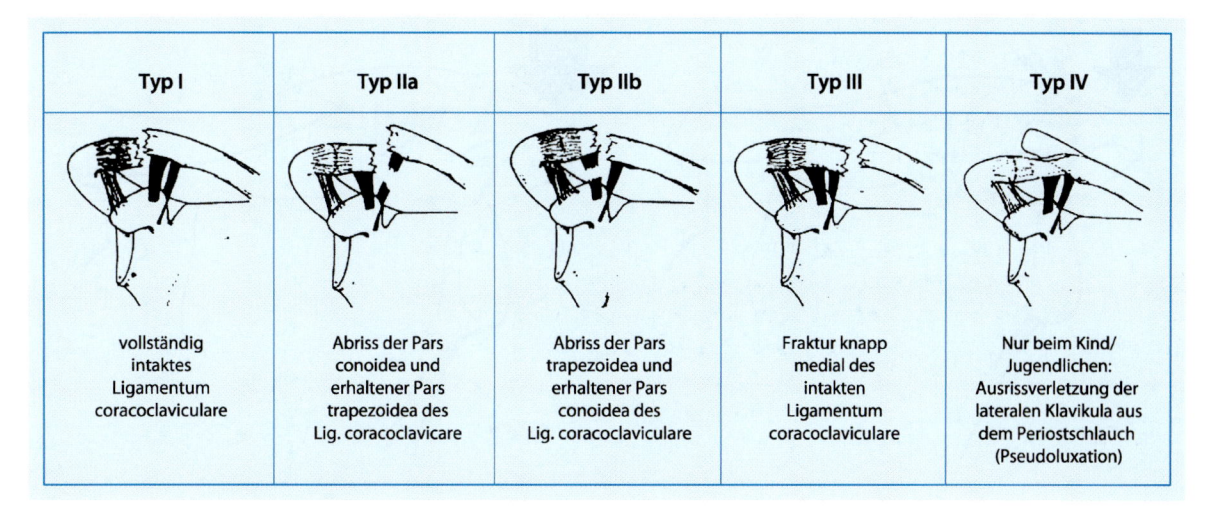

Abb. 65.2 Klassifikation der lateralen Klavikulafraktur nach Jäger und Breitner

ren allein nach dem Kriterium der **Frakturlokalisation** (mediales, mittleres und laterales Klavikuladrittel) unterteilte. Zahlreiche weitere Frakturklassifikationen wurden publiziert. Darunter die für Röhrenknochen bekannte AO-Klassifikation. Die Klassifikation nach Pieske (2008) unterscheidet einfache, Stück- und Mehrfragmentfrakturen (Typ A–C) in Kombination mit dem jeweiligen Dislokationsgrad (Grad 1–3) (Abb. 65.1).

Die laterale Klavikulafraktur wird nach Jäger und Breitner (1994) klassifiziert. Entscheidend dafür ist der Frakturverlauf in Abhängigkeit zum Lig. coracoclaviculare und die dadurch bedingte Stabilität/Instabilität der Klavikulafraktur. Die Typ-IV-Verletzung ist eine sog. **Pseudoluxation** des AC-Gelenks, die nur beim Kind und Adoleszenten auftreten kann (Abb. 65.2).

65.3.2 Schultereckgelenkssprengung

Die Schultereckgelenkssprengung wird nach Rockwood klassifiziert (Abb. 65.3):
- **Grad I:** Die Gelenkkapsel ist überdehnt, ggf. partiell zerrissen. In der Röntgen-Panoramaaufnahme ist keine eindeutige Dislokation im Vergleich zur Gegenseite darstellbar.
- **Grad II:** Die Gelenkkapsel des AC-Gelenkes ist zerrissen mit zusätzlicher Dehnung der korakoklavikulären Bänder. In der Röntgen-Panoramaaufnahme zeigt sich ein Höhertreten des lateralen Klavikulaendes (ca. halbe Schaftbreite).
- **Grad III:** Wie Grad II jedoch zusätzliche Ruptur des korakoklavikulären Bandkomplexes. In der Röntgen-Panoramaaufnahme zeigt sich ein Hochstand des lateralen Klavikulaendes (um ca. eine Schaftbreite).
- **Grad IV:** Wie Grad III jedoch zusätzliche Instabilität der Klavikula in Horizontalebene durch (partielle) Ablösung der Deltotrapezoidfaszie von dem lateralen Klavikulaende. Dislokation der Klavikula nach dorsal in die Trapeziusmuskulatur.
- **Grad V:** Horizontale Instabilität und ausgeprägter Hochstand des lateralen Klavikulaendes durch komplette Zerreißung der Deltotrapezoidfaszie. In der Röntgenaufnahme zeigt sich der Abstand zwischen Korakoid und Klavikula mindestens doppelt so groß wie auf der intakten Gegenseite.
- **Grad VI:** Verhakung des lateralen Klavikulaendes unter dem Processus coracoideus

65.4 Konservative Therapie

65.4.1 Klavikulafrakturen

Die **nicht dislozierten** bzw. **wenig dislozierten einfachen Klavikulaschaftfrakturen** sowie **medialen Klavikulafrakturen** heilen in der Regel durch Ruhigstellung in der Armschlinge bzw. Gilchrist-Verband komplikationslos knöchern aus. Der Rucksackverband wird von uns nicht mehr verwendet, da er komplikationsbelastet sein kann und eine Reposition der Fraktur i. d. R. nicht möglich ist. Die „stabile" **laterale Klavikulafraktur** (Typ I, IIb und undislozierte Typ III) kann konservativ mittels einer Armschlinge oder einem Gilchrist-Verband therapiert werden.

Die Zeit der Ruhigstellung ist abhängig von der Beschwerdedauer und beträgt normalerweise zwischen 2–4 Wochen. Zur Vermeidung einer Schultereinsteifung sollte frühzeitig Physiotherapie durchgeführt werden. Extrembewegungen und Belastungen der oberen Extremität sollten beim Kind/Adoleszenten für mindestens 4 Wochen und

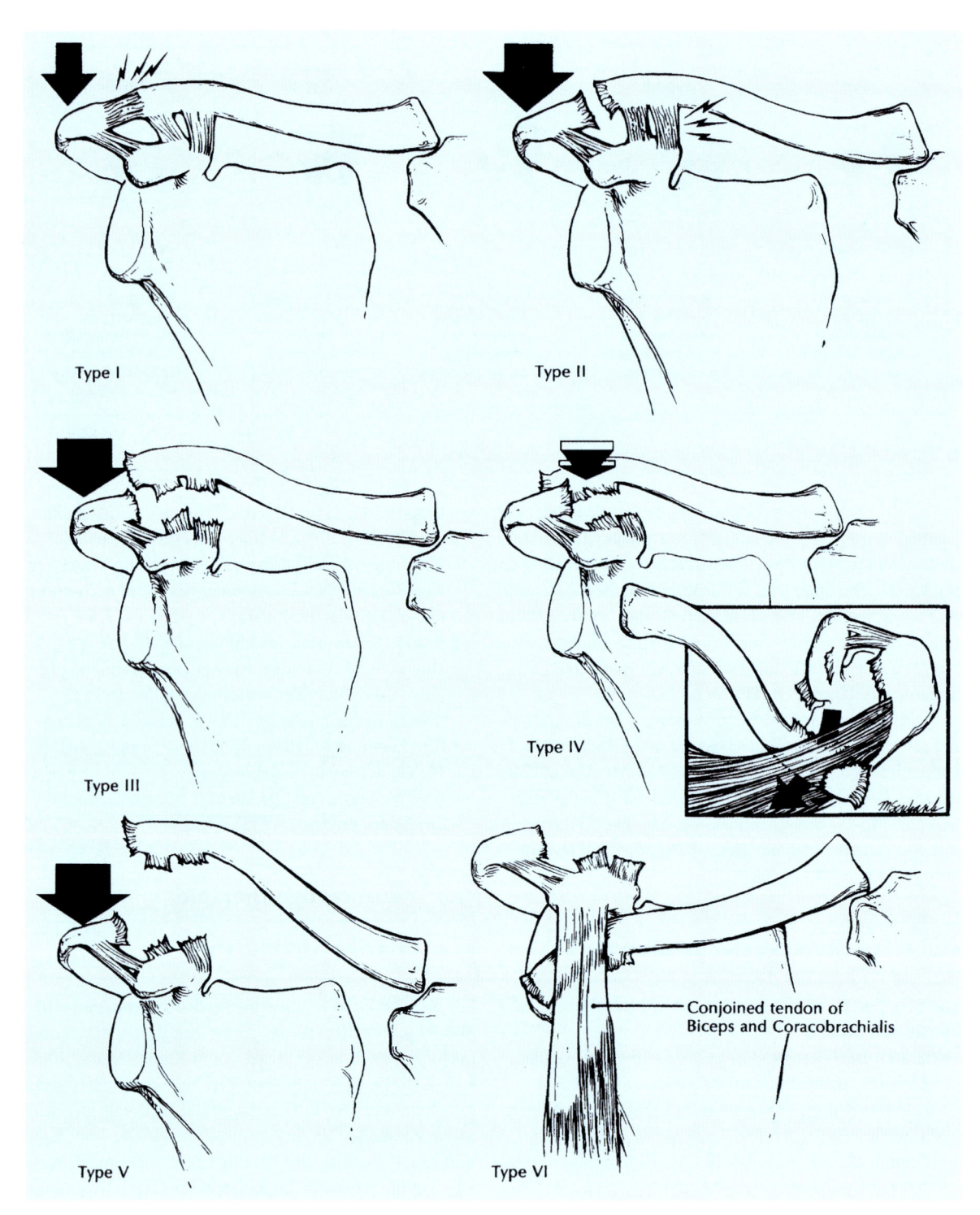

Abb. 65.3 Klassifikation der Schultereckgelenkssprengung nach Rockwood

beim Erwachsenen für mindestens 6 Wochen unterbleiben. In der Initialphase ist eine Limitierung der Flexion/Abduktion auf 60° sinnvoll, da bei einer Bewegung über dieses Grenzmaß hinaus eine Mitbewegung der Klavikula beginnt und damit eine Ruhigstellung der Frakturregion nicht mehr gewährleistet ist.

Innerhalb der ersten 2 Wochen sollte die Stellung bei konservativer Therapie durch Röntgenkontrolle dokumentiert werden. Schwere körperliche Belastungen und Kontaktsportarten sind für mindestens 3 Monate zu vermeiden.

65.4.2 Schultereckgelenkssprengung

Rockwood-Verletzung Grad I–II heilen in der Regel durch kurzfristige Ruhigstellung (ca. 1–2 Wochen) in der Armschlinge komplikationslos aus. Das Nachbehandlungskonzept entspricht in etwa dem der „stabilen" lateralem Klavikulafraktur (s. oben). In Abhängigkeit des Anforderungsprofils des Patienten (physisch wenig aktiv) werden auch **Grad-III-Verletzung** konservativ behandelt.

65.5 Operative Therapie

65.5.1 Indikationsstellung

Klavikulafrakturen

> Prinzipiell sollten alle Klavikulafrakturen operativ versorgt werden, bei denen relevante Zusatzverletzungen vorliegen: offene Fraktur, neurovaskuläre Störungen, Rippenfrakturen oder „floating shoulder" (zusätzliche Skapulablatt- oder -halsfraktur) und/oder ein hohes Dislokationsmaß vorliegt: Dislokation um mehr als Schaftbreite, Verkürzung um mehr als 2 cm oder Angulation der Fragmente von über 20°.

Andere Zusatzverletzungen wie z. B. eine synchrone Fraktur der unteren Extremität stellen eine relative Operationsindikation dar, da der Patient mit einer stabilisierten Klavikula funktionell besser mit einer Gehhilfe mobilisiert werden kann.

Die operative Versorgung der **medialen Klavikulafraktur** ist indiziert, wenn eine synchrone Sternoklavikulargelenksluxation oder eine relevante Dislokation insbesondere nach zentral/intrathorakal vorliegt.

Die **Klavikulafraktur im Schaftbereich** sollte bei Mehrfragmentfrakturen sowie bei persistierender Dislokation um über eine Schaftbreite, bei einer Verkürzung der Klavikula im Vergleich zur Gegenseite um über 2 cm oder einer Angulation der Fragmente von über 20° operativ stabilisiert werden.

Die **laterale Klavikulafraktur** sollte osteosynthetisch versorgt werden, wenn eine instabile Fraktur (Jäger/Breitner Typ IIa, ggf. auch Typ III) oder eine wesentliche Dislokation vorliegt. Falls synchron eine ACG-Sprengung oder eine Fraktur des Processus coracoideus vorliegt, sollte die laterale Klavikulafraktur ebenfalls operativ stabilisiert werden.

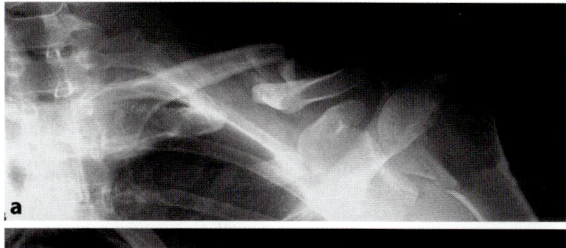

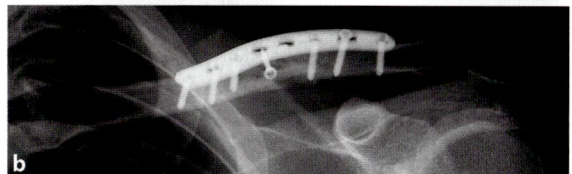

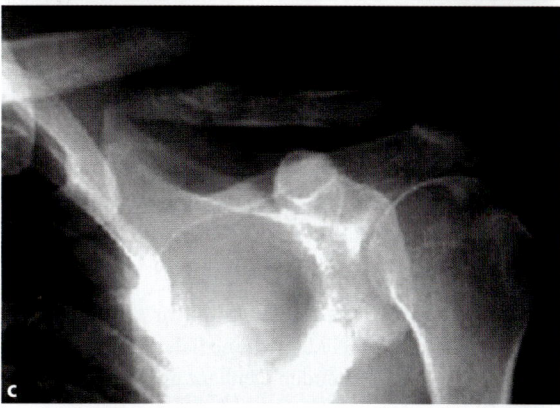

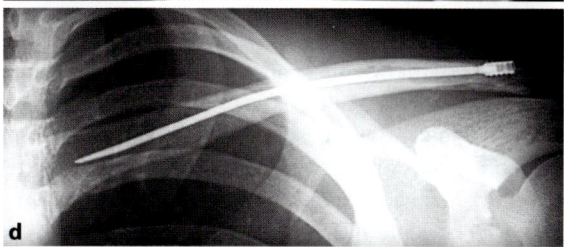

Abb. 65.4a–d Klavikulaschaftfraktur. **a** Dislozierte Mehrfragmentfraktur. **b** Plattenosteosynthese. **c** Querfraktur, präoperative Situation. **d** Intramedulläre Nagelosteosynthese

Bei symptomatischer „**non-union**" (Pseudarthrose) und „**mal-union**" (in Fehlstellung knöchern verheilt) mit Schmerzen, Funktionsstörung oder neurovaskulärem Defizit sollte eine operative Revision durchgeführt werden. In seltenen Fällen kann auch ein überschießender Kallus im Frakturbereich sowohl kosmetisch als auch funktionell störend sein, so dass er entfernt werden muss.

Schultereckgelenkssprengung

Rockwood-Verletzung Grad IV–VI sollten operativ reponiert und refixiert werden. Bei handwerklich Aktiven und Sportlern sollte die Indikation der operativen Versorgung von Grad-III-Verletzung individuell indiziert werden.

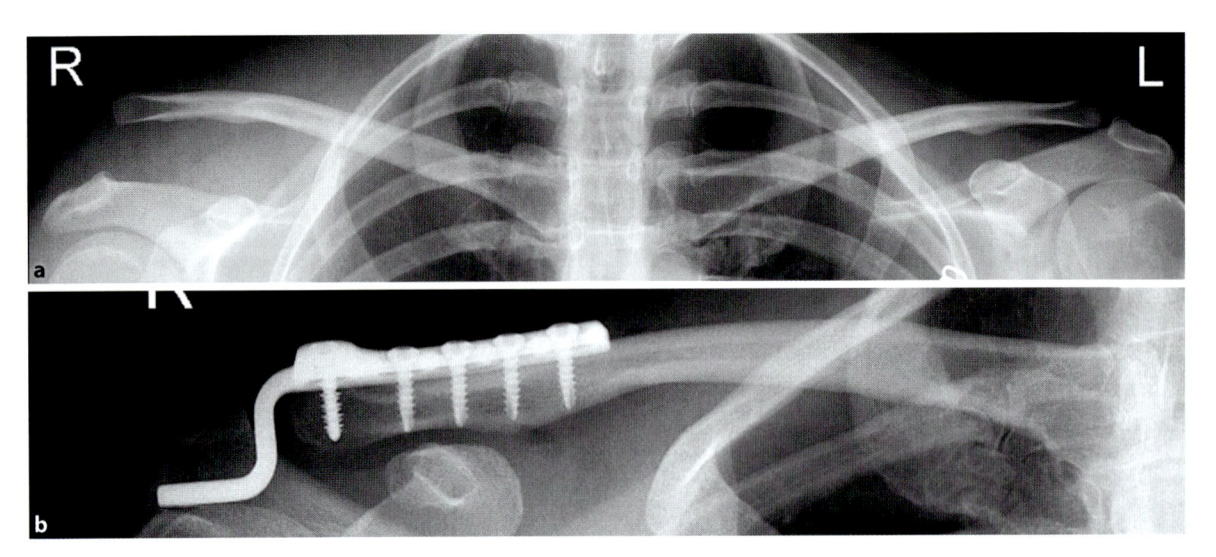

Abb. 65.5a,b Schultereckgelenkssprengung. **a** Rockwood-Grad-V-Verletzung rechts. **b** Hakenplattenosteosynthese

65.5.2 Operationstechnik

Klavikulafrakturen

Die **dislozierte mediale Klavikulafraktur** sollte operativ mit einer Platte oder bei kleinem medialem Fragment mit einer gelenküberschreitenden Cerclage ggf. aus resorbierbarem Fadenmaterial versorgt werden.

Die Versorgung der **dislozierten Klavikulaschaftfraktur** (Abb. 65.4a) ist abhängig vom Frakturverlauf und der Anzahl der Fragmente. Dislozierte Mehrfragmentfrakturen sind in der Regel durch eine Platte zu stabilisieren (Abb. 65.4b). Alternativ können insbesondere dislozierte Querfrakturen nach geschlossener oder minimalinvasiv-offener Reposition mittels eines intramedullären Nagels stabilisiert werden, der regelhaft von medial nach lateral eingebracht wird (Abb. 65.4c, d).

Die **instabilen lateralen Klavikulafrakturen** (Typ IIa und bei Dislokation auch die Typ III nach Jäger/Breitner) sollten operativ stabilisiert werden. Nach der offenen Reposition stehen in Abhängigkeit der Frakturlokalisation und Fragmentanzahl verschiedene Stabilisierungsverfahren zur Verfügung: gelenküberbrückende (ggf. resorbierbare) Cerclagen, Zuggurtung oder spezielle Platten wie die Hakenplatte.

Bei lateraler Klavikulafraktur mit transartikulärer Fixation darf der Patient das Schultergelenk 6 Wochen nicht über die 60°-Ebene abduzieren. Ansonsten kann die postoperative Nachbehandlung i. d. R. ohne Bandage erfolgen und entspricht weitgehend den Belastung- und Bewegungslimitierungen analog der konservativen Therapie.

Schultereckgelenkssprengung

Insbesondere bei höhergradigen Dislokationen muss eine offene Reposition sowie eine Rekonstruktion der Delto-Trapezoid-Faszie erfolgen. Bei den offenen Operationen stehen verschiedene Stabilisierungsverfahren zur Verfügung, wobei die Hakenplatte zumeist zum Einsatz kommt ggf. kombiniert mit der Bandrekonstruktion (AC oder CC) (Abb. 65.5b). Bei geschlossenen Repositionsmöglichkeiten kann neuerdings auch eine arthroskopische Refixationsmethode erwogen werden.

65.5.3 Metallentfernung

Klavikulafrakturen Bei lateraler Klavikulafraktur mit Zuggurtungsosteosynthese müssen die das ACG-überschreitende Kirschner-Drähte obligat vor der Bewegungssteigerung, d. h. nach 6 Wochen entfernt werden. Eine Hakenplattenosteosynthese muss nach ca. 12 Wochen entfernt werden, da der Haken ansonsten das Akromion schädigen und frakturieren kann. Bei Klavikulaschaftfrakturen, die mit einer Platte stabilisiert wurden, sollte aufgrund erhöhter Refrakturrate eine Metallentfernung frühestens nach 18 Monaten durchgeführt werden, wohingegen ein Nagel i. d. R. bereits nach ca. 6 Monaten wieder entfernt werden kann.

Schultereckgelenkssprengung Eine Hakenplattenosteosynthese muss nach 12 Wochen entfernt werden (s. oben). Bei den anderen Operationsmethoden entspricht das Vorgehen ebenfalls dem der lateralen Klavikulaosteosynthese.

65.6 Komplikationen und Aufklärung

65.6.1 Klavikulafrakturen

Konservative Therapie Neben der grundsätzlichen Gefahr einer „non-union" (Pseudarthrose) dominieren nach konservativer Therapie die schmerzhaften und funktionellen Probleme der „mal-union", die i. d. R. durch eine Verkürzung des gesamten Schultergürtels induziert sind. Eine überschießende Kallusformation wird insbesondere von jungen Frauen als kosmetisch störend empfunden und kann auch die Funktion beeinträchtigen (z. B. Rucksacktragen u. a.) oder in seltenen Fällen sekundäre neurovaskuläre Störungen hervorrufen.

Operative Therapie Prinzipiell besteht auch nach operativer Therapie das Risiko einer „non"- oder „mal-union". Neben Wundheilungsstörung und Infektion sowie Implantatfehllage (primär sowie sekundäre Dislokation) und Implantatversagen (z. B. Drahtbruch) sollten die Patienten über iatrogene Verletzungen von neurovaskulären und pulmonalen Strukturen aufgeklärt werden. Es kann zu bleibender Bewegungseinschränkung und Schmerzpersistenz kommen. Starke Narbenbildung wird beobachtet. Darüber hinaus sollte der Patienten unterrichtet werden, dass die Platte einer Klavikulaosteosynthese durch die Lage unmittelbar unter der Haut zu Druckempfindlichkeit führen kann.

65.6.2 Schultereckgelenkssprengung

Sowohl bei der konservativen als auch operativen Therapie kann eine schmerzhafte Bewegungseinschränkung im ACG zurückbleiben. Des Weiteren kann sich aus einer derartigen Verletzung eine sog. Präarthrose des Schultereckgelenks entwickeln. Von einer Präarthrose spricht man, wenn es zu einer frühzeitigen funktionellen Gelenkveränderung mit Knorpelschädigung kommt.

65.7 Prognose

Klavikulafrakturen Unabhängig von der Therapieart ist der Patient mit einer Klavikulafraktur für ca. 2 Wochen arbeitsunfähig. Bei körperlich anstrengenden Berufen insbesondere mit Überkopfarbeiten (z. B. Maler) kann die Arbeitsunfähigkeit auch 6 Wochen und mehr betragen. Prinzipiell ist die Prognose der adäquat versorgten Klavikulafraktur jedoch als sehr gut einzuschätzen, mehr als 90 % der Klavikulafraktur heilen folgenlos aus.

Schultereckgelenkssprengung Bei konservativer Therapie der Rockwood-I- und -II-Verletzungen kann eine kurzzeitig AU notwendig sein (ca. 1–2 Woche). Wie bei den Klavikulafrakturen kann bei körperlich anstrengenden Berufen die Arbeitsunfähigkeit auch 6 Wochen und mehr betragen. Prinzipiell ist die Prognose der adäquat versorgten ACG-Verletzung jedoch als gut einzuschätzen. Die Langzeitergebnisse werden maßgeblich von der Entstehung einer sekundären ACG-Arthrose bestimmt.

Literatur

Gaulke R (2010) Ergebnisse verschiedener Op-Techniken zur ACG-Stabilisierung im Vergleich. Unfallchirurg 113:612–613

Jubel A, Andermahr J, Schiffer G, Rehm KE (2002) Die Technik der intramedullären Osteosynthese der Klavikula mit elastischen Titannägeln. Unfallchirurg 105:511–516

Klonz A, Hockertz T, Reilmann H (2002) Klavikulafrakturen. Chirurg 73:90–100

Pieske O, Dang M, Zaspel J et al. (2008) Die Klavikulaschaftfraktur – Klassifikation und Therapie. Ergebnisse einer Umfrage an unfallchirurgischen/orthopädischen Kliniken in Deutschland. Unfallchirurg 111(6):387–94

Robinson CM, Court-Brown CM, McQueen MM, Wakefield AE (2004) Estimating the risk of nonunion following nonoperative treatment of a clavicular fracture. J Bone Joint Surg Am 86:1359–1365

Wick M, Müller EJ, Kollig E, Muhr G (2001) Midshaft fractures of the clavicle with a shortening of more than 2 cm predispose to nonunion. Arch Orthop Trauma Surg 121:207–211

Humerusfrakturen

R. Kirchner

66.1 Einführung

Etwa 3–5 % aller Extremitätenfrakturen betreffen den Humerus. Häufigster Unfallmechanismus ist dabei der Sturz auf die Schulter oder den Oberarm. Es entstehen unterschiedliche Verletzungsmuster des proximalen und distalen Humerus sowie des Humerusschaftes. Eine bestehende Osteoporose begünstigt in besonderer Weise die Frakturgefährdung des Oberarms.

Frakturart und -form der Humerusdiaphyse reichen von einfachen Quer- und Schrägbrüchen ohne offensichtlichen Weichteilschaden bis zu komplexen Bruchformen mit schwerwiegenden Begleitweichteilschäden

Die Behandlung des distalen Humerusfraktur ist in vielerlei Hinsicht anspruchsvoll: In beinahe der Hälfte handelt es sich um intraartikuläre Mehrfragmentfrakturen, der Anteil der Begleitverletzungen liegt bei ca. 40 %, davon bis zu 20 % Nervenläsionen (Bauer u. Hoellen 1997).

66.2 Gefäßanatomie

Von besonderer Bedeutung ist die Gefäßsituation des proximalen Humerus zu verstehen sehr wichtig, da unsachgemäße Repositionsmanöver und spezielle Denudierungen zu einer Kopfnekrose führen können.

Die vaskuläre Versorgung des Humeruskopfes erfolgt über die beiden Aa. circumflexa humeri anterior und posterior. Etwa 2 Drittel der Durchblutung erfolgt über die A. circumflexa anterior, von welcher der Ramus ascendens im Sulcus intertubercularis nach kranial verläuft und als A. arcuata in den Humeruskopf eintritt. Die Perfusion der Kalotte erfolgt des Weiteren periostal über Gefäßanastomosen der beiden Aa. circumflexae mediodorsal im Bereich des anatomischen Halses. Kommt es im Rahmen einer 4-Fragmentfraktur zu einer relevanten Desintegration von Kalotte und Humerusschaft (>5 mm) mit Zerreißung der periostalen Verbindung besteht eine hohe Gefahr der avaskulären Humeruskopfnekrose. Das Risiko einer avaskulären Nekrose steigt mit der Anzahl der dislozierten Fragmente, es wird für die 3-Fragmentfraktur mit 3–14 % und für die 4-Fragmentfraktur mit 26–75 % angeben (Kettler et al. 2007).

66.3 Diagnostik

Die klinische Untersuchung mit Dokumentation von Durchblutung, Motorik und Sensibilität ist obligat. Die angrenzenden Gelenke sollten immer mit untersucht werden. Die radiologische Diagnostik beinhaltet immer 2 Ebenen. Entsprechend der klinischen Untersuchung werden die angrenzenden Gelenke ebenfalls abgebildet. Die Frakturverläufe sind häufig multiplanar, so dass ein CT hilfreich sein kann, um sich das Ausmaß der Gelenkzerstörung besser darstellen zu können.

66.4 Klassifikation

66.4.1 Proximale Humerusfraktur

In der Frakturklassifikation haben sich in den letzten Jahren im Wesentlichen 2 Schemata bei der proximalen Humeruskopffraktur durchgesetzt. Dies ist erstens die **AO-Klassifikation**. Dieses Schema besteht aus 3 alphanumerischen Gruppen:

- **Typ-A-Frakturen**: Extraartikuläre Frakturen mit 2 Hauptfragmenten, bei denen das Risiko einer avaskulären Nekrose gering ist.
- **Typ-B-Frakturen**: teilweise extra- und teilweise intraartikulär; 2 oder 3 Segmente sind betroffen, wobei das Risiko einer avaskulären Nekrose naturgemäß höher ist.
- **Typ-C-Frakturen**: verlaufen intraartikulär mit 2, 3 und 4 Fragmenten. Hier besteht das höchste Risiko einer Durchblutungsstörung des Humeruskopfes.

Jeder Typ kann in 3 Gruppen mit steigendem Schweregrad unterteilt werden. In jeder Gruppe bestehen wieder Untergruppen, die das Ausmaß der Dislokation oder Varus bzw. Valgus bestimmen. Insgesamt ergeben sich nach dieser Klassifikation 27 Kombinationsformen unterschiedlicher Fraktursituationen. Die ausführliche Klassifikationsform berücksichtigt zwar die Komplexität der Frakturen, konnte sich jedoch im klinischen Alltag nicht ganz durchsetzen.

Die zweite Frakturnomenklatur, die **Neer-Klassifikation,** berücksichtigt 4 Hauptsegmente (Kalottenfragment

66.4 · Klassifikation

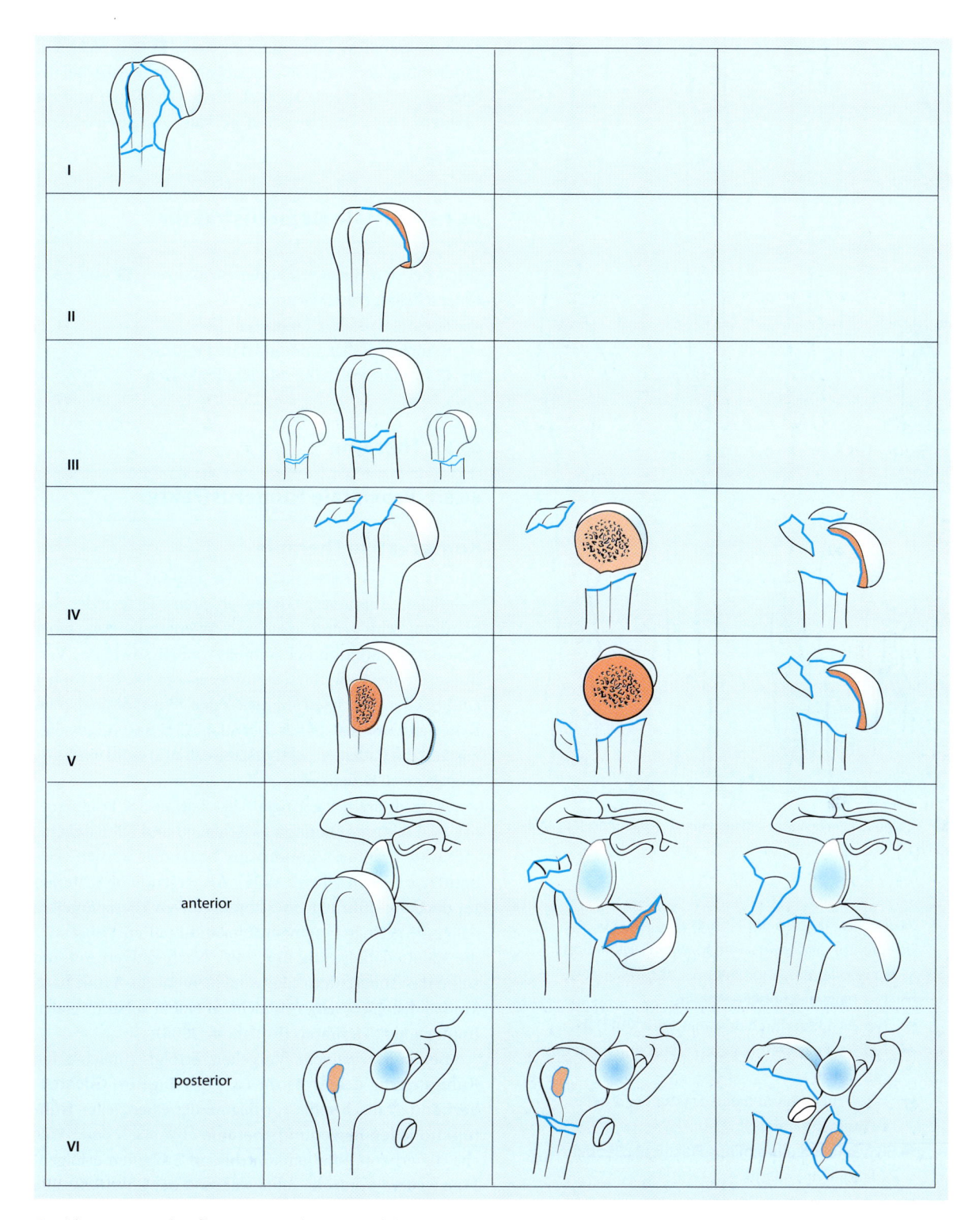

Abb. 66.1 Neer-Klassifikation proximaler Humerusfrakturen

mit Grenze anatomischer Hals, Tuberculum majus, Tuberculum minus und Schaftfragment) des Humeruskopfes, wobei die Fehlstellung der einzelnen Fragmente eine bedeutsame Rolle spielt, um in eine der Kategorien zu fallen. Eine Dislokation jedes einzelnen Fragmentes um mehr als 10 mm und eine Achsenfehlstellung um mehr als 40° ergibt automatisch eine höhere Frakturkategorie und damit eine schlechtere Prognose (Abb. 66.1).

ren und komplexe Frakturen eingeteilt (Abb. 66.2). Die Einordnung der Frakturen hat sowohl für die Auswahl des operativen Verfahrens als auch für die Prognose und die Inzidenz von vaskulären und nervalen Schäden Bedeutung.

66.4.3 Distale Humerusfraktur

Auch bei den distalen Humerusfrakturen (Abb. 66.3) unterscheidet man 3 Gruppen:
- **A**: extraartikuläre Frakturen
- **B**: intraartikulär-unikondyläre Frakturen
- **C**: Intraartikulär-bikondyläre Frakturen

66.5 Therapie

66.5.1 Proximale Humerusfraktur

Konservative Therapie

Bereits aus der Klassifikation der Fraktur lässt sich ein mögliches Therapiespektrum ableiten. Ziele jeder Behandlung sind grundsätzlich die Wiedererlangung einer adäquaten Funktion bei Schmerzfreiheit sowie das Verhindern einer gefürchteten Humeruskopfnekrose. Immer sind bei der Therapiewahl neben den rein radiologischen Kriterien einer Instabilität aber auch Alter und Allgemeinzustand des Patienten, Aktivitätsniveau und Grad einer Osteoporose zu bedenken.

Aufgrund einer geringen Dislokation der Fragmente (Typ-I-Frakturen) können zwischen 60 und 80 % der Humeruskopffrakturen konservativ behandelt werden (Habermeyer u. Schweiberer 1991). Als wesentliche Kriterien für die Durchführung einer konservativen Therapie gelten dabei die geringe Fragmentdislokation (<1 cm) und/oder die Kalottenabkippung unter 40°. Nach einigen Autoren sollte das Tuberculum majus nicht mehr als 5 mm nach kranial disloziert sein, um nicht zu einem subakromialen Impingement zu führen (Ruchholtz 2003).

Bei konservativem Vorgehen erfolgt zunächst die Ruhigstellung des Arms für ca. 7–10 Tage im **Gilchrist-Verband**. Danach sollte vor Beginn der essenziellen **frühfunktionellen Bewegungstherapie** etwa nach einer Woche die erneute Röntgenkontrolle in 2 Ebenen erfolgen. Eine weitere Kontrolle sollte während der Physiotherapie nach ca. 2 Wochen durchgeführt werden.

Operative Therapie

Der klassische, anatomische Zugang zur vorderen Schulter ist der **deltoideopektorale Zugang**. Häufig kann bei entsprechendem Frakturtyp auch ein **minimal-invasiver transdeltoidaler Zugang** gewählt werden. Die Lagerung

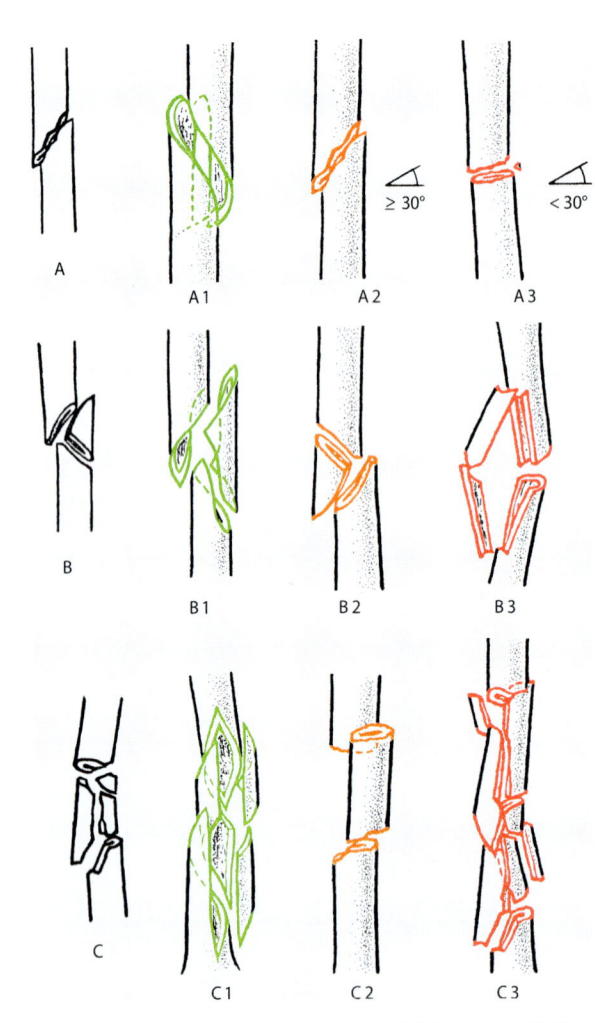

Abb. 66.2 AO-Klassifikation Humerusschaftfrakturen. (Aus Müller et al. 1992)

Neer-Klassifikation der Humeruskopffrakturen
Eine Fraktur gilt als verschoben, wenn Dislokation >1 cm ist oder das Fragment >45° abgewinkelt ist.
- Typ 1: unverschobene Fraktur
- Typ 2: Fraktur durch den anatomischen Hals
- Typ 3: 2-Fragment-Fraktur, Fraktur durch Collum chirurgicum
- Typ 4: Tuberculum-majus-Fraktur (2-, 3- oder 4-Fragment-Fraktur)
- Typ 5: Tuberculum-minus-Fraktur (2-, 3- oder 4-Fragment-Fraktur)
- Typ 6: Luxationsfrakturen

66.4.2 Humerusschaftfraktur

Frakturen des Humerusschaftes werden entsprechend der AO-Klassifikation in einfache Frakturen, Keilfraktu-

66.5 · Therapie

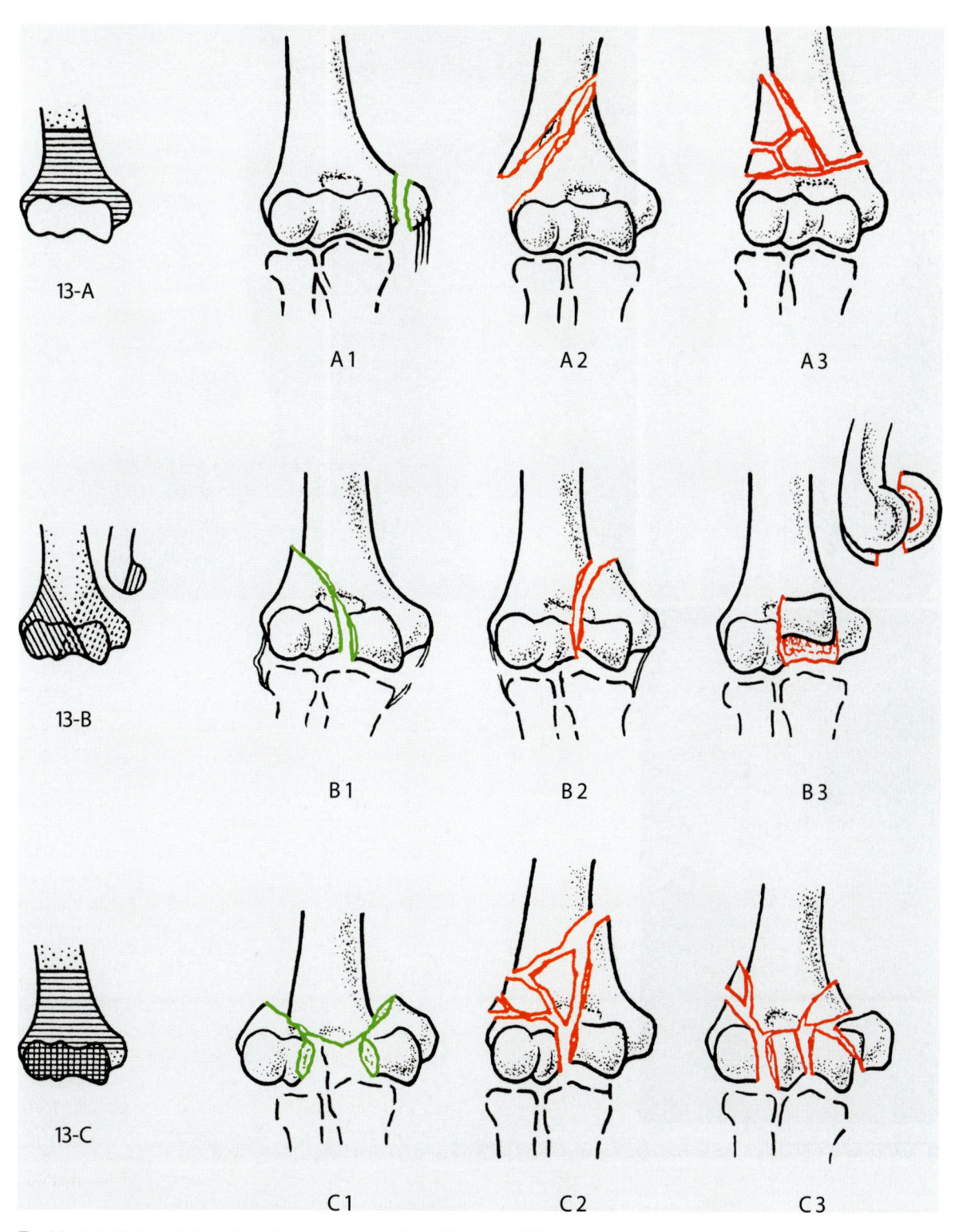

Abb. 66.3 AO-Klassifikation distaler Humerusfrakturen. (Aus Müller et al. 1992)

des Patienten zur operativen Versorgung der Humeruskopffraktur erfolgt idealerweise in „Beach-chair"-Position, wobei der Operationstisch im Bereich der Schulter strahlendurchlässig sein sollte.

Typ-II-Frakturen Bei diesem Frakturtyp handelt es sich um eine Fraktur des anatomischen Halses. Auch ohne Fraktur des Tuberculum majus besteht hier eine zumindest partielle Kopfnekroserate von mehr als 50 %. Die Frakturbe-

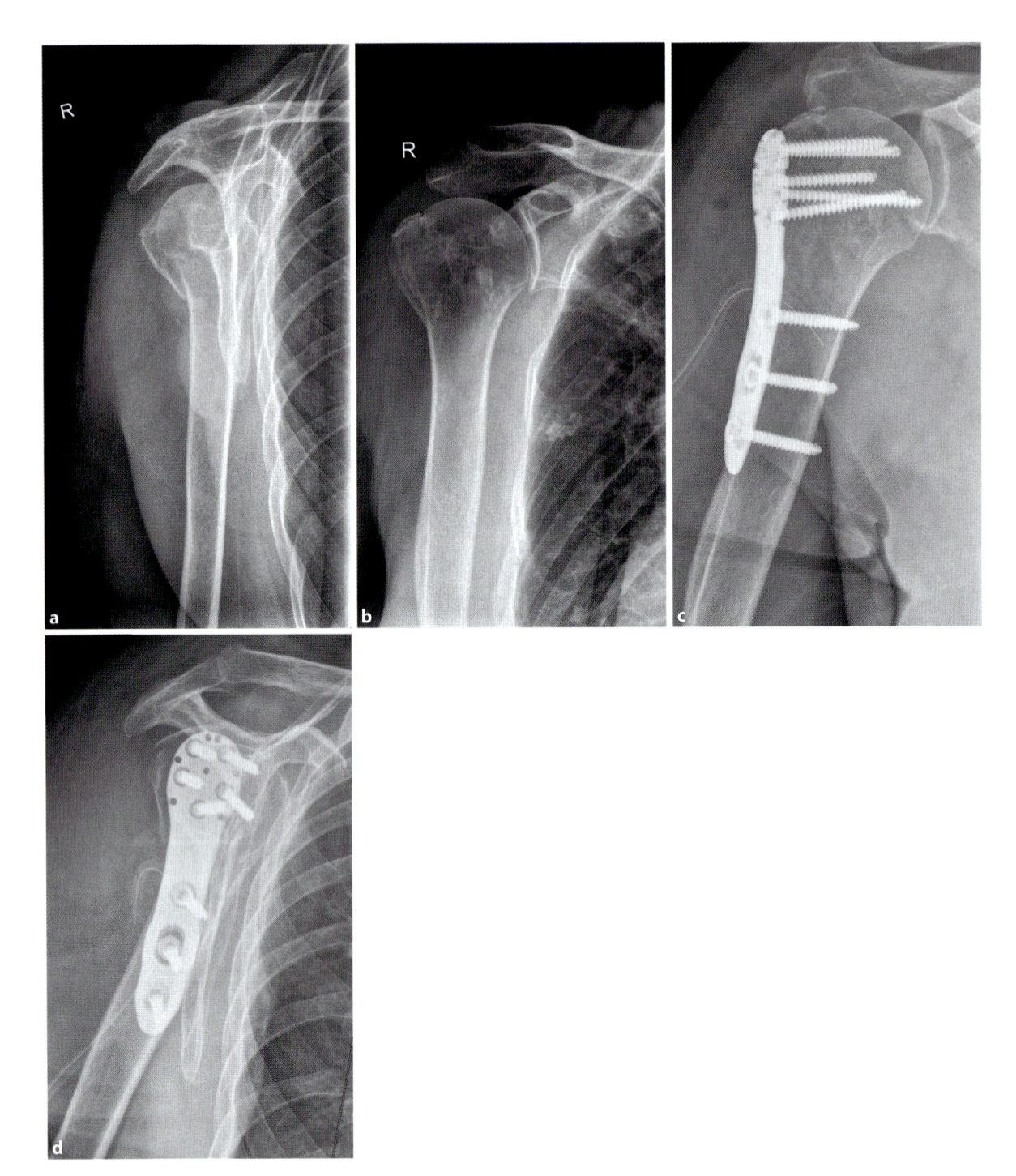

Abb. 66.4a–d Typ-II-Fraktur. **a,b** Präoperativer Röntgenbefund. **b,c** Versorgung mit einer Plattenosteosynthese

grenzung besonders medial und dorsal und damit eventuelle Weichteilverbindungen ist präoperativ schwierig zu beurteilen. Die Kapselzerreißung nimmt mit dem Grad der Dislokation zu. Die plattenosteosynthetische Versorgung als operatives Verfahren steht hier im Vordergrund (Abb. 66.4).

Typ-III-Frakturen Wenn möglich sollte eine geschlossene Reposition und anschließende Implantation eines unaufgebohrten Marknagels angestrebt werden, der von proximal eingebracht wird und sowohl proximal als auch distal verriegelt wird. Nicht in allen Fällen ist eine geschlossene Reposition möglich. Alternativ sollte dann eine plattenosteosynthetischen Versorgung mittels einer T-Platte oder

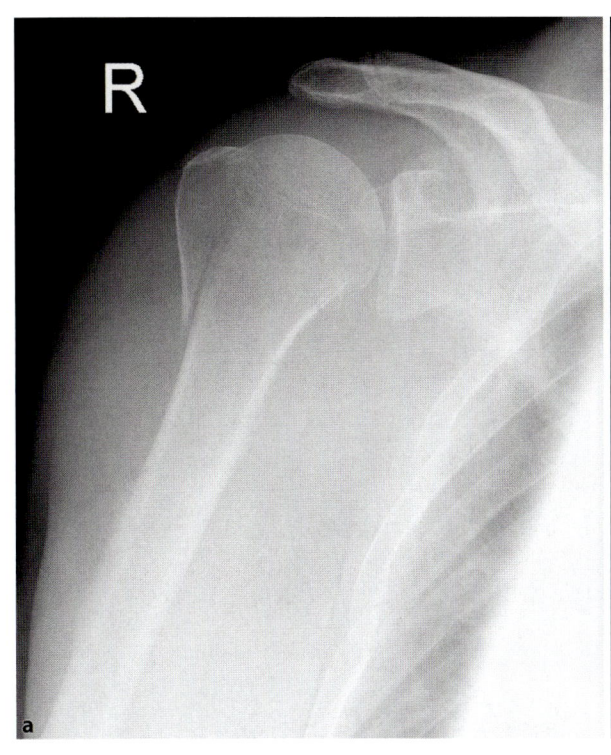

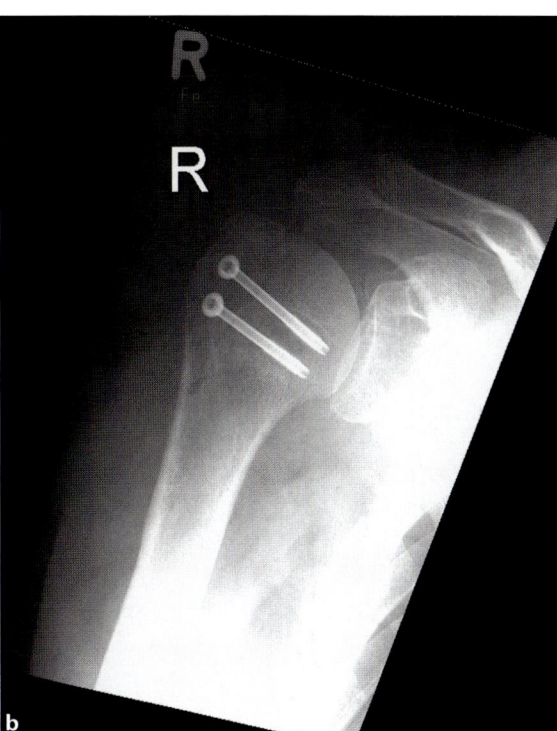

Abb. 66.5a,b Typ-IV-Fraktur (2 Fragmente). **a** Präoperatives Röntgenbefund. **b** Perkutane Versorgung mit Hohlschrauben

winkelstabilen proximalen Humeruskopfplatte durchgeführt werden.

Typ-IV-Frakturen (2 Fragmente) Durch den Zug des M. supraspinatus und infraspinatus kommt es meist zusätzlich zur proximalen Dislokation zu einer Verschiebung nach dorsal. Ein geeignetes Verfahren ist bei entsprechender Größe des Tuberkulumfragments die gedeckte Reposition mit Hilfe eines Repositionshäkchens, Kirschner-Drahts oder Raspatoriums und Fixation mit kanülierten 4,5-mm-Schrauben (Abb. 66.5). Ist eine geschlossene oder gedeckte Reposition nicht möglich bzw. liegt zusätzlich eine instabile Mehrfragmentfraktur vor, ist eine offene Reposition und Versorgung mittels resorbierbaren Zuggurtungsdrähten der Stärke 1 oder 2 angezeigt. Diese werden je nach Bedarf durch die Supraspinatus-, Infraspinatus- bzw. Subskapularissehne geführt und über eine Kortikalisschaftschraube oder durch einen Bohrkanal geknüpft. Besteht zusätzlich zur Tuberculum-majus-Fraktur eine Luxation, so wird vorerst eine geschlossene Reposition angestrebt. Gelingt diese, so bleibt das Tuberculum-majus-Fragment oft in akzeptabler Stellung und bedarf keiner chirurgischen Intervention. Sollte eine stärkere Fehlstellung des Fragmentes resultieren, wird wie oben beschrieben vorgegangen.

Typ-IV/V-Frakturen (3 Fragmente) Durch die Impaktion dieses Frakturtyps ist meist eine konservative Behandlung möglich. Bei Dislokation des Tuberculum-majus-Fragments wird eine zusätzliche Cerclage beim proximalen Humerusnagel empfohlen (Abb. 66.6). Alternativ kann auch hier die Plattenosteosynthese, wenn keine geschlossene Reposition erreicht werden kann, durchgeführt werden.

Hier handelt es sich um instabile Frakturen. Mit einer zusätzlichen Rotationskomponente handelt es sich dann um instabile Frakturen, bedingt durch den Muskelzug meist eines intakten Teils der Rotatorenmanschette. Auch hier versucht man die geschlossene Reposition. In der Regel ist hier aber eine klassische Plattenosteosynthese indiziert. Die Kopfendoprothese stellt bei diesen Frakturen eine Möglichkeit dar, falls die osteoporotische Knochenstruktur eine Stabilisierung nicht erlaubt (Hessler 2006; Esser 1994).

Typ-IV/V/VI-Frakturen (4 Fragmente) (Abb. 66.7) Oft handelt es sich um Frakturen, bei denen der Kopf in den Schaft eingetaucht ist und die Fraktur wie eine Eistüte aussieht („ice cone type"; Hessler 2006). Diese Frakturen weisen die schlechteste Prognose auf, da es sich einerseits um Luxationsfrakturen handelt und andererseits die Hauptfraktur durch den anatomischen Hals verläuft. Besonders bei Luxationsfrakturen jüngerer Patienten lohnt sich die Osteosynthese auch von Mehrfragmentluxationsfrakturen, wenn sich stabile Frakturverhältnisse erzielen lassen. Im Einzelfall ist insbesondere bei älteren Menschen mit Rotatorenmanschettendefekten eine inverse Schulterprothese indiziert (Abb. 66.7b).

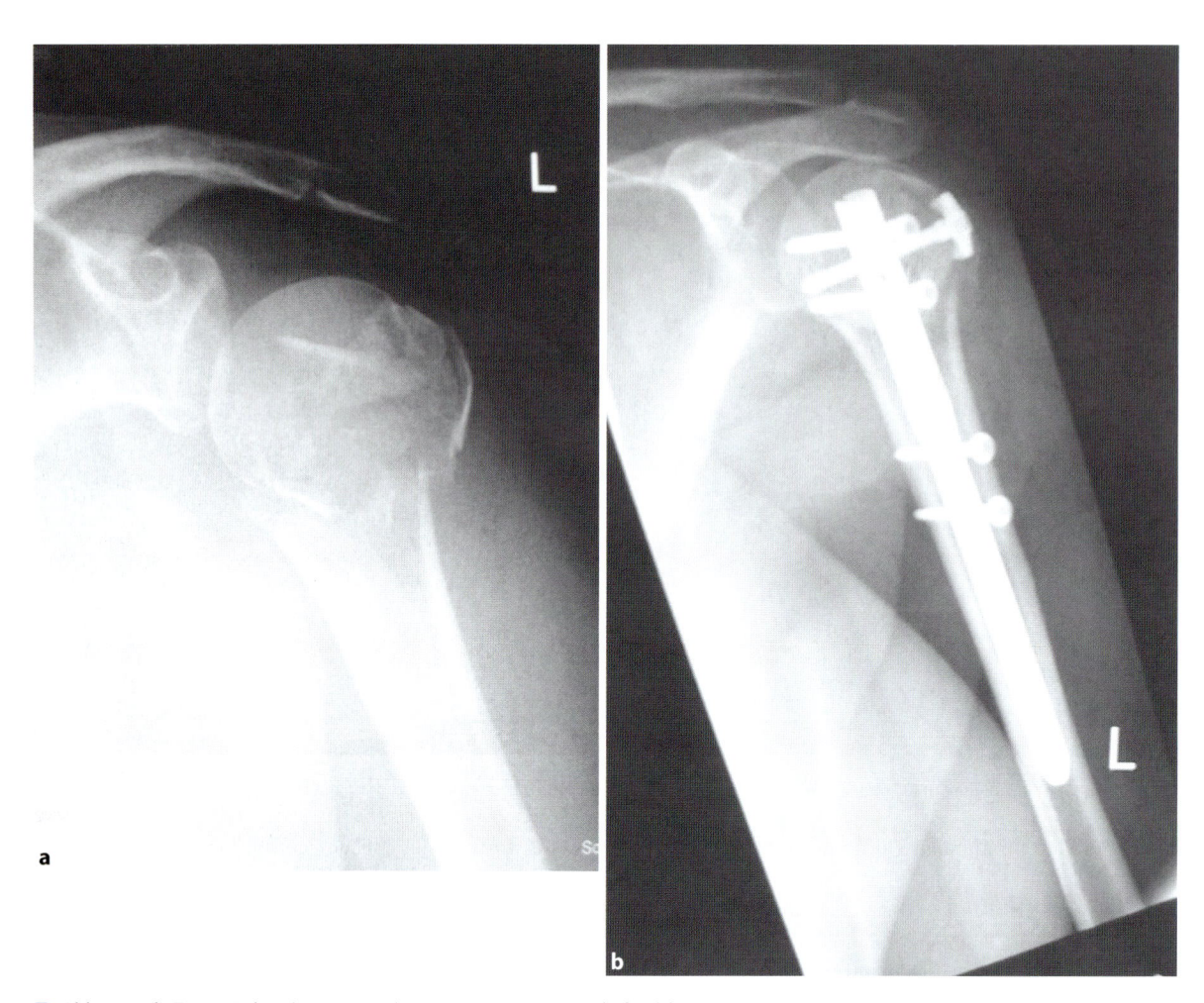

◘ Abb. 66.6a,b Typ-IV-Fraktur (3 Fragmente). a Präoperatives Röntgenbefund. b Versorgung mit einem proximalen Humerusnagel

Komplikationen

In seltenen Fällen kann es zur Läsionen des N. axiliaris kommen. Das Risiko einer avaskulären Nekrose steigt mit der Anzahl der dislozierten Fragmente, es wird für die 3-Fragmentfraktur mit 3–14 % und für die 4-Fragmentfraktur mit 26–75 % angeben (Kettler 2007).

66.5.2 Humerusschaftfraktur

Konservative Therapie

Gerade bei Frakturen des Oberarmschaftes wird die konservative, funktionelle Behandlung, in der Regel mit Brace, als gute und komplikationsarme Behandlungsmöglichkeit angegeben. Achs- und Rotationsfehler spielen keine bedeutende Rolle. Dennoch wird heute in den meisten Kliniken, auch bei isolierten Frakturen, der operativen Behandlung der Vorzug gegeben. Der Wunsch des Patienten nach mehr Lebensqualität durch kürzere Immobilisationszeiten mit schnellerer Wiederherstellung beeinflusst dabei die Entscheidung nicht unwesentlich.

Operative Therapie

Als zwingende Indikationen zur Operation werden pathologische Frakturen, offenen Frakturen, Frakturen bei Polytrauma, Kettenfrakturen, beidseitige Frakturen, Gefäß- und Plexusläsionen, nicht reponierbare Frakturen und Frakturen mit verzögerter knöcherner Heilungen angesehen (Schittko 2004; Vock et al. 2000). Mit der Plattenosteosynthese und den intramedullären Verfahren stehen adäquate Therapieverfahren zur Verfügung.

Operationstechnik/Operationszugang Je nach Frakturlokalisation werden in Rückenlage der anterolaterale oder in Bauchlage der dorsale Zugang gewählt. Der **anterolaterale Zugang** nach Henry eignet sich am besten für die proximal gelegenen Frakturen. Vom Sulcus deltoideopectoralis ausgehend kann der Schaft bis weit nach distal dargestellt werden. Hierbei muss besonders bei der distalen Darstellung des Schaftes auf den N. radialis geachtet werden..

Der **dorsale Zugang** nach Henry eignet sich für Frakturen im mittleren und distalen Schaftdrittel sowie für Frakturen mit Radialisschaden. Der Schaft wird zwischen

66.5 · Therapie

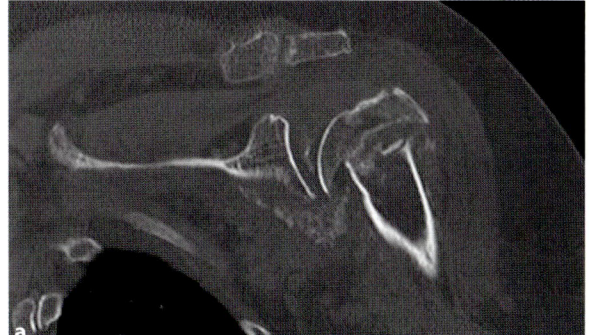

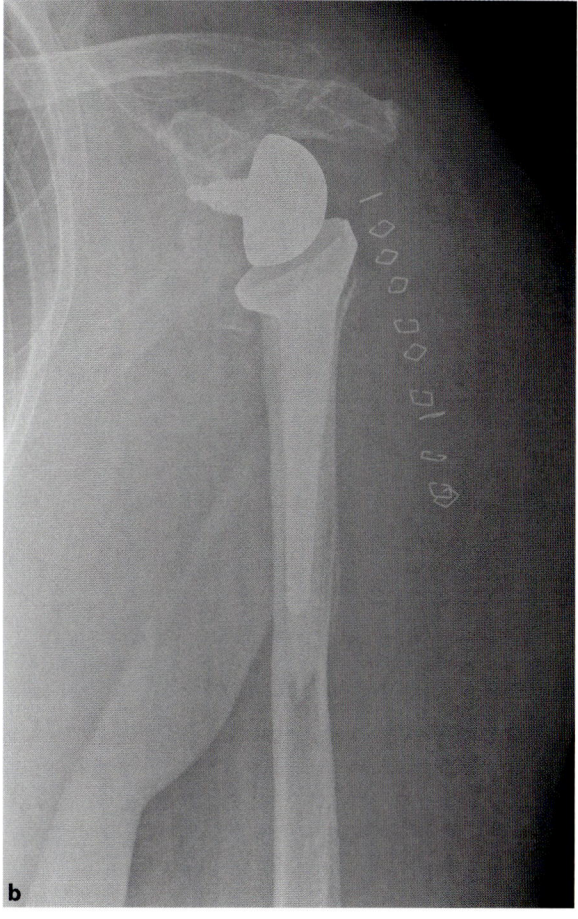

Abb. 66.7a,b Typ-V-Fraktur mit Kalottenbeteiligung nach Sturz. Eine Rekonstruktion ist nicht mehr möglich. Es wurden deshalb die Indikation zur prothetischen Versorgung mit einer inversen Prothese bei nicht mehr rekonstruierbarer Rotatorenmanschette gestellt. **a** Präoperatives CT/Röntgenbild. **b** Versorgung mit einer inversen Schulterprothese

den beiden oberflächlichen Trizepsköpfen proximal beginnend freigelegt. Nach Darstellung des Gefäß-Nerven-Bündels wird dieses ohne Dissektion angezügelt. Eine langstreckige Befreiung des Nervs aus seiner Umgebung ist zu unterlassen. Während des gesamten Eingriffs müssen ein Zug oder Hakendruck vermieden werden. Das Implantat wird unter das Gefäß-Nerven-Bündel geschoben. Je nach Frakturform können zunächst Zugschrauben eingebracht werden, eine vorgebogene breite LCDCP wird dann fixiert, wobei mindestens 3 Kortikales in jedem Hauptfragment sicher gefasst werden sollten.

Plattenosteosynthese Die Plattenosteosynthese wird den genannten Forderungen an ein operatives Verfahren gerecht. Eine ausreichende Stabilität mit frühfunktioneller Behandlungsmöglichkeit ist gegeben, eine knöcherne Ausheilung bei regelrechter Implantation kann erwartet werden und Infekte sind selten. Die Plattenosteosynthese stellt am Oberarmschaft auch das universell anwendbare Verfahren dar, v. a. in Hinblick auf gelenknahe Frakturen.

Als wesentliche Komplikationen des Eingriffs werden Radialisparesen gesehen, die sich in der Regel zurückbilden. Sie werden durch die zur Implantation notwendige Manipulation des eng am Schaft verlaufenden Speichennervs verursacht. Postoperativ aufgetretene Schäden des N. radialis wurden nach Plattenosteosynthesen in 4,1–29 % der Fälle beschrieben (Daecke et al. 2008). Neben Infekten stellten diese trotz günstiger Prognose für die betroffenen Patienten einen durch den operativen Eingriff entstandenen erheblichen Schaden dar.

Intramedulläre Verfahren (antegrade/retrograde Nagelung) Weniger invasiv einzubringende intramedulläre Implantate (Abb. 66.8 und Abb. 66.9) zeigen v. a. im Hinblick auf postoperative Radialisparesen eine geringere Komplikationsrate. Vergleichende Untersuchungen zeigen, dass für weite diaphysäre Bereiche Vorteile durch die Marknagelung zu erwarten waren. Infektionen und Lähmungen des N. radialis traten seltener auf (0–3,9 %; Vock et al. 2000). Die Vorteile des unaufgebohrten Hume-

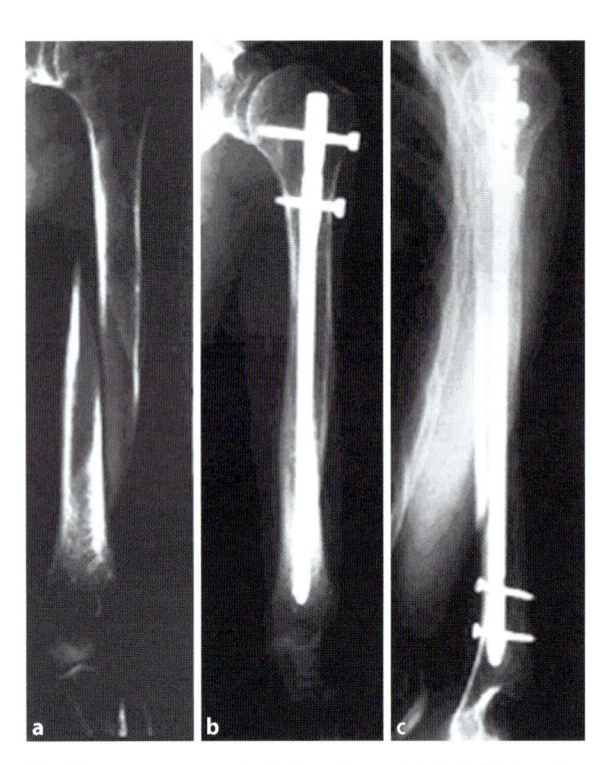

Abb. 66.8a–c Antegrade Marknagelung. **a** Spiralschaftfraktur des Humerus. **b,c** Versorgung mit einer antegraden Marknagelung

rusmarknagels – gering-invasive retrograde Implantation, Rotationssicherung – und die Möglichkeit der Kompression sprechen bei einer Reihe von Frakturen im rein diaphysären Bereich beim Fehlen eines neurovaskulären oder höhergradigen Weichteilschadens gegen eine aufwendige Plattenosteosynthese.

Komplikationen

Radialisschaden Primäre posttraumatische Radialislähmungen werden in 9–27 % gesehen (Daecke et al. 2008). Von primären Paresen sind v. a. Frakturen am Übergang vom mittleren zum distalen Drittel betroffen. Obwohl teilweise die Auffassung vertreten wird, dass wegen der hohen spontanen Remissionsrate bei posttraumatischer Nervusradialis-Lähmung ein primäres operatives Vorgehen nicht immer notwendig erscheint, ist aber dennoch die Überprüfung der morphologischen Intaktheit ein wesentlicher Teil des operativen Eingriffs, der die Möglichkeit der frühen Dekompression bietet (Daecke et al. 2008; Siebert et al. 1996).

66.5.3 Distale Humerusfraktur

Konservative Therapie

Die seltenen stabilen, unverschobenen oder gering dislozierten, distalen Humerusfrakturen können konservativ behandelt werden. Dislozierte Frakturen werden in Ausnahmefällen bei Kontraindikationen für eine Operation ebenfalls konservativ behandelt. Die Grundsätze der konservativen Frakturbehandlung Reposition, Retention und Rehabilitation haben auch am distalen Humerus uneingeschränkt Geltung. Nach geschlossener Frakturreposition wird eine Ruhigstellung im Oberarmgips (mit Schulterkappe) durchgeführt. Passive Bewegungsübungen aus der Gipsschiene sollten nach 2–3 Wochen mit zunehmender funktioneller Nachbehandlung durchgeführt werden. Die Mitbehandlung des Schulter- und Handgelenks sind wichtig, um Einsteifungen zu verhindern.

Operative Therapie

Extraartikuläre Frakturen der Gruppe A Die isolierten Abrissfrakturen (A1) sind beim alten Menschen extrem selten und werden in der Regel mit 1±2 Zugschrauben refixiert. Für die A2- und A3-Frakturen werden die Zugschrauben und Rekonstruktionsplatten empfohlen. Beim osteoporotischen Knochen können zur höheren Primärstabilität winkelstabile 4,5-mm-LCDC-Platten, auch als Verbundosteosynthese mit additiver Spongiosaplastik, erforderlich sein.

Intraartikulär-unikondyläre Frakturen der Gruppe B Obwohl beim alten Patientengut mit B-Frakturen in der Literatur die alleinige Osteosynthese mit Schrauben beschrieben wird, ist gerade beim osteoporotischen Knochen die unilaterale Plattenosteosynthese als das stabilere Verfahren anzusehen (Kinzl u. Fleischmann 1991). Reine Kirschner-Draht-Stabilisierungen, also nicht übungsstabile Osteosynthesen, sollten in absoluten Ausnahmeindikationen in Kombination mit einer Gipsruhigstellung angewandt werden. Die B3-Frakturen (isolierte Frakturen des Capitulum humeri), werden mit einer Zugschraubenosteosynthese von dorsal versorgt (Bonnaire et al. 2010).

Intraartikulär-bikondyläre Frakturen der Gruppe C Über die Versorgung der bikondylären C-Frakturen durch offene Reposition und interner Fixation (ORIF) mittels Doppelplattenosteosynthese besteht in der Literatur weitgehend Einigkeit (Abb. 66.10; Bonnaire et al. 2010; Bauer u. Hoellen 1997), wobei beim alten Menschen die gleichen Prinzipien gelten wie für den jüngeren Patienten. Bei einer Versorgung dieser Frakturen mit Minimalosteosynthese sind die Ergebnisse aufgrund der instabilen Situation überwiegend schlecht. In Ausnahmefällen bei der C3-Fraktur des betagten Menschen wird gelegentlich auch eine konservative Behandlung mit einer dann in der Regel erforderlichen 3-wöchigen Ruhigstellung durchgeführt.

Trümmerfrakturen des distalen Humerus bleiben also eine Herausforderung. Neue winkelstabile, anatomisch konfigurierte Platten zeigen erste erfreuliche Ergebnisse bei der Versorgung dieser schwierigen Frakturen (Bonnaire et al. 2010).

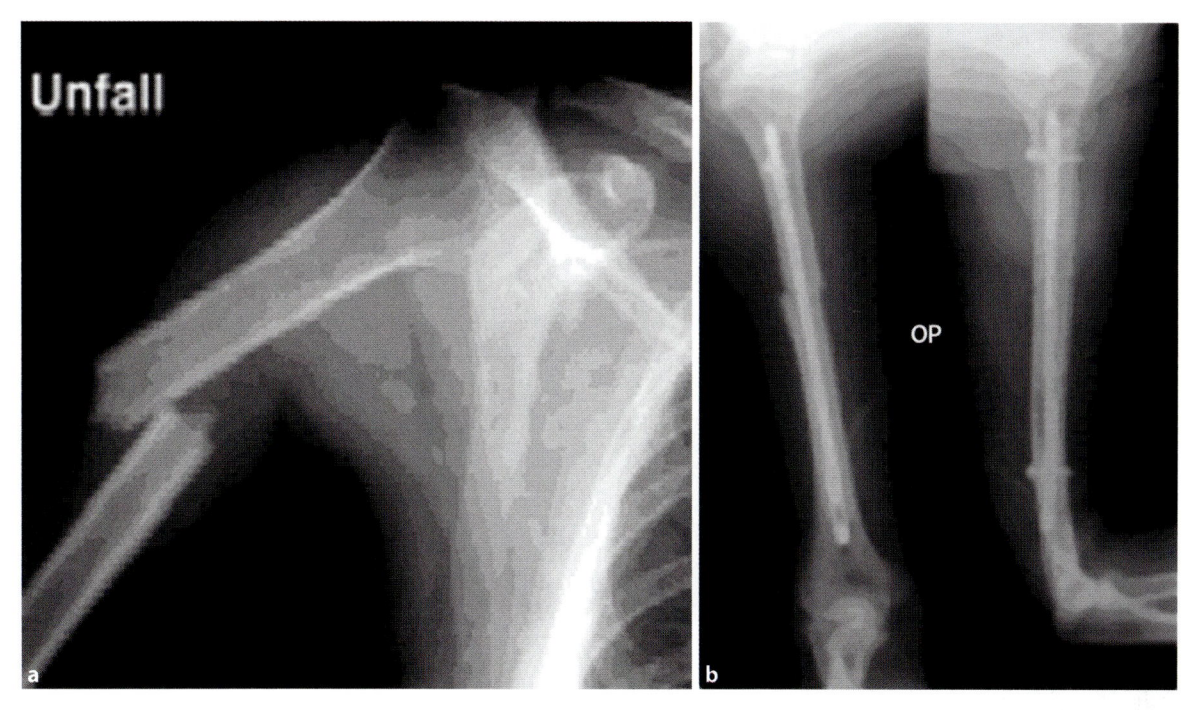

Abb. 66.9 Retrograde Nagelung einer Humerusschaftfraktur. **a** Präoperativer Röntgenbefund. **b** Versorgung mit einem unaufgebohrten retrograden Marknagel

Prothetischer Ersatz des Ellenbogengelenks Die primäre prothetische Ersatz des Ellenbogengelenks bei distalen Humerusfrakturen ist auch beim alten Patienten nur Ausnahmenindikationen vorbehalten.

Komplikationen

Bei distalen Humerusfrakturen muss bei jedem 4. Patienten mit Komplikationen gerechnet werden. Primäre **Nervenschädigungen** betreffen in 15,2 %, den N. ulnaris mit 10 % und N. medianus mit 3,9 %. Iatrogene Nervenverletzungen liegen mit bis zu 20 % höher und betreffen in erster Linie der N. ulnaris und entstehen häufig erst bei Folgeeingriffen wie Materialentfernungen und Arthrolysen (Lill u. Josten 2000). Begleitende **Gefäßverletzungen** sind extrem selten.

Die sog. Komplexverletzungen des Ellenbogengelenks sind in der Regel Folge hochenergetischer Gewalteinwirkung. Sie sind gekennzeichnet durch die Kombination von Fraktur oder Luxation mit peripherem Nerven- oder Gefäßschaden, ausgeprägten Weichteilverletzungen oder Serienverletzungen der gleichen Extremität. Sie sind mit schlechten Ergebnissen behaftet; **Implantatlockerungen** werden zwischen 2 und 12 % bei alten Patienten beobachtet. Pseudarthrosen werden in ca. 2–5 % angegeben, entstehen meist aufgrund insuffizienter Osteosynthesen und gehen mit Funktionsverlusten und Schmerzen einher (Ackermann u. Jupiter 1988). Heterotope **Ossifikationen** sind bei diesen Frakturen ebenso ein Problem und werden in bis zu 40 % der Fälle angegeben. An prophylaktischen Maßnahmen sollte neben der weichteilschonenden Operation die Gabe von nichtsteroidalen Antirheumatika empfohlen werden. Die Arthroserate ist teilweise hoch, wobei in erster Linie Trümmerfrakturen zugrunde liegen.

Postoperative **Infektionen** sind abhängig vom initialen Weichteilschaden und werden zwischen 3 % bei geschlossenen und 30 % bei offenen Frakturen angegeben (Bonnaire 2010).

Sekundäreingriffe

Reosteosynthesen und Korrektureingriffe sind anspruchsvoll. Arthrolysen sollten offen durchgeführt werden.

66.5.4 Begleitverletzungen

Offene Frakturen sind im Bereich des Oberarms seltener als in den übrigen Extremitätenbereichen. In der Literatur liegt die Häufigkeit bei 6,3 %. Der gute Weichteilmantel erlaubt auch bei solchen Frakturen häufiger ein internes Verfahren. Eine Vakuumversiegelung kann hilfreich sein. Ist der Weichteilschaden gravierend, besteht die Möglichkeit einer mehrzeitigen definitiven Versorgung nach primärer Anlage eines Fixateur externe.

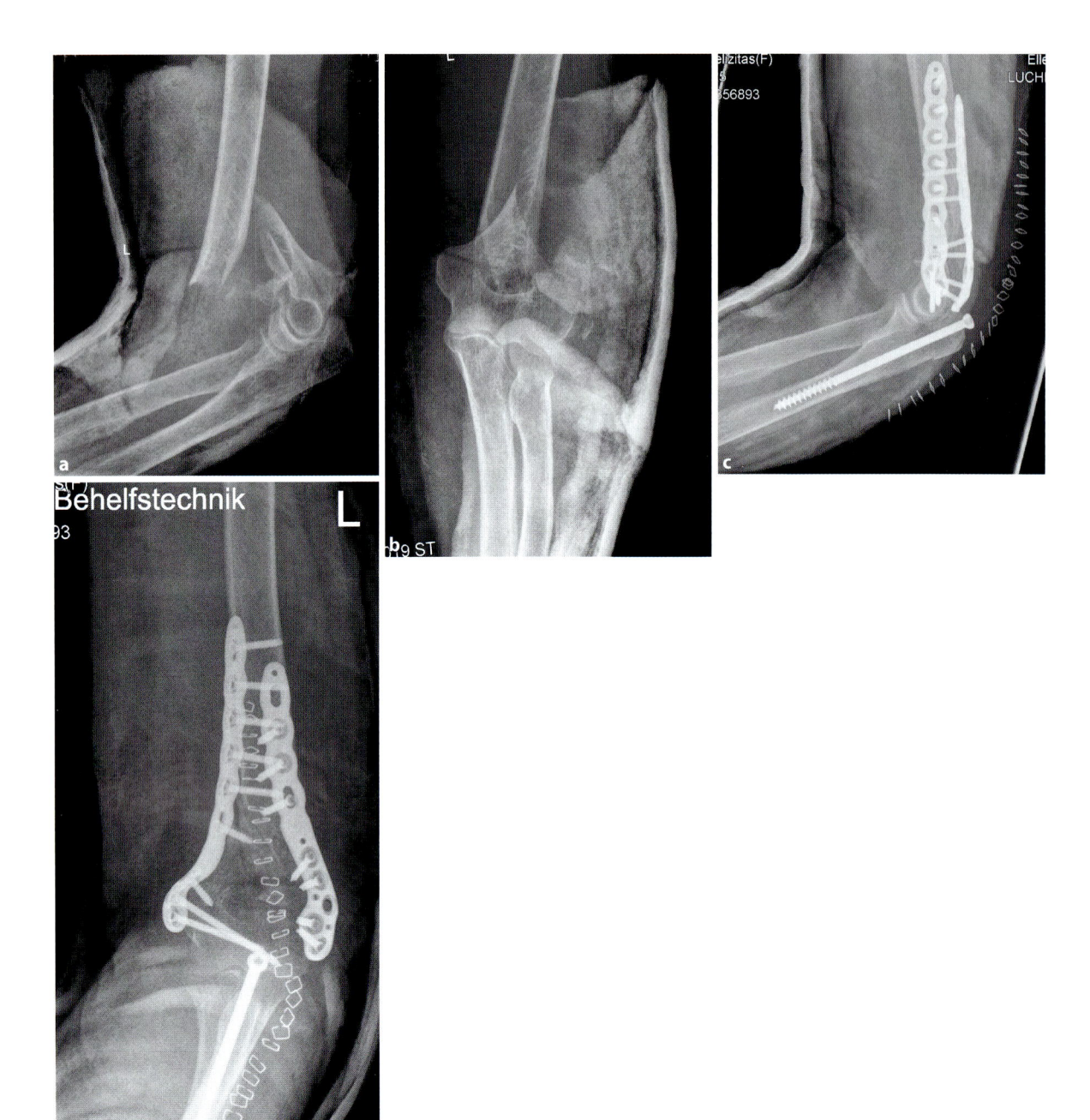

Abb. 66.10a–d Intraartikuläre distale Humerusfraktur. **a,b** Präoperativer Befund. **c,d** Versorgung mit Doppelplatten- und Olekranonschraubenosteosynthese nach Olekranonosteotomie

66.6 Nachbehandlung

66.6.1 Proximale Humerusfraktur

> **Richtlinien für die Nachbehandlung proximaler Humerusfrakturen**
> - Übungsstabile Fraktur
>   - Gilchrist-Verband für 1 Tag, dann aktive Bewegungsübungen
> - Zementierte Schulter-TEP/Hemiprothese
>   - Ruhigstellung im Gilchrist für 4 Tage dann Beübung aus Gilchrist fur 3 Wochen
>   - Passive Beugung bis 0–40–90° für Abduktion und Elevation, Innenrotation/Außenrotation 30-0-30
>   - Entfernung von Klammern und Fäden nach ca. 14 Tagen
>   - Ab 4 Wochen aktive und passive Beübung unter physiotherapeutischer Anleitung
> - Konservativ versorgte Fraktur (3-Fragment-Fraktur)
>   - 2 Wochen Gilchrist-Verband, 4 Wochen passive Beübung, dann aktive Bewegung
>   - Typ-IV-Frakturen: 4-Wochen passive Abduktion

66.6.2 Humerusschaftfraktur

Bei Humerusfrakturen mit entsprechend stabilen Verhältnissen wird in der Regel mit sofortiger krankengymnastischer Beübung ohne Limitierung begonnen.

66.6.3 Distale Humerusfraktur

Bei allen osteosynthetisch versorgten distalen Humerusfrakturen sollte sich eine postoperativ früh-funktionelle Behandlung anschließen. Diese beinhaltet aktive und passive Bewegungsübungen aus einem gespaltenen Oberarmgips heraus ab dem 2. postoperativen Tag ohne Einschränkung der Extension/Flexion und Rotation. Weiterhin kann die elektrische Ellenbogenschiene zum Einsatz kommen. Spätestens nach Abschluss der Wundheilung wird auf eine externe Ruhigstellung gänzlich verzichtet.

Bei der offenen Frakturen gelten die gleichen Versorgungsprinzipien wie bei den geschlossenen Frakturen mit dem Ziel der primären offenen Reposition und definitiven internen Fixation. Das weitere Management entspricht den Prinzipien der Versorgung von offenen Frakturen.

66.7 Prognose

Insgesamt muss vor allem bei den distalen und proximalen Humerusfrakturen durchaus mit Bewegungseinschränkungen gerechnet werden, hingegen zeigen die Schaftfrakturen in der Regel gute Ergebnisse.

Literatur

Bauer GJ, Hoellen I (1997) Die distale intraartikuläre Humerusfraktur, Diagnostik, Operationstechnik und Ergebnisse. Aktuelle Traumatol 27:125–131

Bonnaire F, Seif El Nasr M (1997) Indikation und Technik der Plattenosteosynthese am Oberarmschaft. Aktuelle Traumatol 27:36–42

Bonnaire F, Bula P (2010) Distale Humerusfrakturen. Diagnostik, Klassifikation und Behandlungsstrategie. Trauma Berufskrankh 12:96–103

Daecke D, Geiger F (2008) Radialisparese – gesicherte Literaturergebnisse. Trauma Berufskrankh 10 [Suppl 2]:267–271

Esser RD (1994) Open reduction and internal fixation of three- and four-part fractures of the proximal humerus. Clin Orthop 299:244–251

Habermeyer P, Schweiberer L (1991) Oberarmkopffrakturen. Konservative und operative Differentialtherapie. Unfallchirurg 94:438–446

Hessler C, Schmucker U, Matthes G, Ekkernkamp A, Gütschow R, Eggers C (2006) Ergebnisse nach Versorgung instabiler proximaler Humerusfrakturen mittels winkelstabiler Platte. Unfallchirurg 109:867–874

Kettler M, Braunstein V, Biberthaler P, Krammer M, Mutschler W (2007) Komplikationen winkelstabiler Plattenosteosynthesen am Humeruskopf. Darstellung und Management. Trauma Berufskrankh 9 [Suppl 1]:S48–S53

Lill H, Josten C (2000) Proximale und distale Humerusfrakturen im hohen Alter. Orthopäde 29:327–341

Mutschler W, Haas NP (2003) Neer-Klassifikation proximaler Humerusfrakturen. Praxis der Unfallchirurgie. 2. aktualisierte Auflage. Thieme, Stuttgart New York

Müller ME, Allgöwer M, Schneider R, Willenegger H (1992) Manual der Osteosynthese. Springer, Berlin Heidelberg New York Tokyo

Ruchholtz S, Nast-Kolb D (2003) Die Oberarmkopffraktur. Unfallchirurg 106:498–513

Schittko A (2004) Humerusschaftfrakturen. Chirurg 75:833–847

Siebert CH, Heinz BC, Hofler HR, Hansis M (1996) Plattenosteosynthetische Versorgung von Humerusschaftfrakturen. Unfallchirurg 99:106–111

Vock B, Matschke ST, Wentzensen A (2000) Konservative vs. operative Behandlung bei Oberarmschaftfrakturen. Trauma Berufskrankh 2 (Suppl 4):S473–S478

Distale Radiusfrakturen

E. Mayr

67.1 Einführung

Epidemiologie Die distale Radiusfraktur ist die häufigste Fraktur des Menschen. Sie betrifft etwa 10–25 % aller Frakturen und damit 1/6 aller Frakturen in einer chirurgischen Notaufnahme. Die Inzidenz liegt bei 2–3 Frakturen pro 1000 Einwohner und Jahr. Die Häufigkeitsverteilung zeigt einen zweigipfligen Verlauf mit einem ersten Gipfel in der Adoleszentenphase und einem zweiten Gipfel ab der 5. Lebensdekade. Als Jugendliche ist das männliche Geschlecht häufiger betroffen, dagegen im Alter eher das weibliche. Bei 75 % der Frakturen jenseits des 55. Lebensjahres ist eine Osteoporose, die möglicherweise der Fraktur auch zugrunde liegt, diagnostizierbar.

Anatomie Der distale Radius bildet zusammen mit der distalen Ulna sowie den Handwurzelknochen das Handgelenk. Der Radius selbst artikuliert zur Ulna hin im distalen Radioulnargelenk, zur Handwurzel hin steht der Radius in direktem Kontakt mit Skaphoid und Lunatum. Die radiokarpale Gelenkfläche des distalen Radius zeigt in der Koronarebene einen Winkel von 20–25° zur Horizontalen. Dieser Winkel wird als „**radial tilt**" bezeichnet. In der Sagittalebene ist die radiokarpale Gelenkfläche des Radius mit 10–15° nach volar gekippt („**palmar tilt**"). In der Koronarebene steht die Gelenkfläche des distalen Radius ca. 3 mm distal der Gelenkfläche der distalen Ulna. Die radiokarpale Gelenkfläche des Radius besitzt 2 Mulden, eine für die Artikulation mit dem Os lunatum, die andere für die Artikulation mit dem Os scaphoideum.

Biomechanik Biomechanisch besteht das Handgelenk aus 2 funktionellen Einheiten. Zum einen das distale Radioulnargelenk, in dem eine Pro- und Supination von 90/0/90° möglich ist. Die 2. funktionelle Einheit betrifft das Radiokarpal- sowie das Mediokarpalgelenk. Hier findet sowohl die Flexion und Extension wie die Radial- und Ulnarduktion der Hand statt. Flexion und Extension sind mit 85/0/85° und Radial- und Ulnarduktion mit 25/0/45° anzugeben. Die Kraftübertragung des gesunden Handgelenkes beträgt bei Faustschluss etwa 100 N, bei Flexion und Extension treten Kräfte bis 200 N zwischen Karpus und distalem Radius auf. 15–30 % dieser Kräfte werden dabei über das ulnare Kompartiment, 70–85 % über das radiale übertragen. Bei einer Verkürzung des Radius um 2 mm kommt es zu einer Verdoppelung der ulnaren Kraftübertragung. Bei einer Verkippung der Radiusgelenkfläche um 20° nach dorsal werden etwa 50 % der Kraft über die Ulna abgeleitet.

Pro- und Supination des Unterarmes finden im distalen Radioulnargelenk statt. Jegliche Verkippung des distalen Radius führt dabei zu einer Verminderung der Kontaktfläche zwischen Radius und Ulna in diesem Gelenk. Eine Dorsalabkippung von lediglich 5° führt zu einer Verminderung der Kontaktfläche um 55 %, die Palmarabkippung um 5° zu einer Verminderung um 29 %. Bei einer Verkürzung des Radius um 1 mm kommt es zu einer Verminderung der Kontaktfläche um 58 %, bei einer Verkürzung um 2 mm resultiert eine Verminderung der Kontaktfläche um 77 %. Diese enge Beziehung zwischen korrekter Anatomie des distalen Radius und Kontaktfläche zu distaler Ulna und Karpus unterstreicht die Bedeutung der anatomischen Rekonstruktion von distalen Radiusfrakturen.

> 90 % der Frakturen der körperfernen Speiche sind Extensionsfrakturen und resultieren aus einem Sturz auf das überstreckte Handgelenk. Diesen stehen 10 % Flexionsbrüche gegenüber.

67.2 Diagnostik

Klinische Untersuchung Am Beginn der Diagnostik steht die Anamnese des Unfallherganges. Das klinische Erscheinungsbild einer distalen Radiusfraktur zeigt die typische **Bajonett-Stellung** in der frontalen Ansicht des verletzten Unterarmes. Unablässlich ist die Überprüfung der Sensibilität, Motorik und Durchblutung mittels Palpation. Insbesondere begleitende Verletzungen des Nervus medianus sind keine Seltenheit und müssen unbedingt detektiert werden. Auch die Funktion der Extensor-pollicis-longus-Sehne ist zu überprüfen. Zwar sind primäre Verletzungen selten und treten meist intra- oder postoperativ auf. Aber gerade deshalb ist die Dokumentation der Prüfung nicht zuletzt aus medikolegalen Gründen notwendig.

Bildgebende Diagnostik Nach der klinischen Untersuchung schließt sich die radiologische Abklärung an. Hierzu wird in aller Regel eine konventionelle Röntgendiagnostik des Handgelenkes in 2 Ebenen ausreichend sein. Zur weiterführenden Diagnostik eignet sich die Computertomographie, die wir insbesondere bei intraartikulären Trümmerfrakturen und bei Verdacht auf Vorliegen einer assoziierten Skaphoidfraktur empfehlen. Weitere diagnostische Maßnahmen, wie die Durchführung einer Arthrocomputertomographie bzw. Arthro-Kernspintomographie sind der Detektion von ligamentären Begleitverletzungen am Karpus vorbehalten und werden in aller Regel weniger primär als sekundär eingesetzt. Die Arthrographie kann insbesondere intraoperativ zur Anwendung gelangen, um bei Verdacht auf Bandzerreißungen eine Klärung herbeizuführen.

Bei der Beurteilung der konventionellen Röntgenaufnahmen sind einige **Kennlinien** zu beachten (Abb. 67.1). So zeigt das Karpometakarpalgelenk in der a.p.-Ebene einen M-förmigen Verlauf. Zu achten ist auch auf den „radial tilt". Die Abstände zwischen Skaphoid und Lunatum sowie zwischen distalem Radius und distaler Ulna sollten 1 bis maximal 2 mm nicht überschreiten. Die Gelenkspalten zwischen Kapitatum und Hamatum sowie Lunatum und Triquetrum auf der einen Seite und zwischen Kapitatum und Lunatum sowie Hamatum und Triquetrum auf der anderen Seite sollten sich als 2 gebogene Linien in einem Punkt kreuzen. In der seitlichen Ebene ist insbesondere auf den „palmar tilt" zu achten. In dieser Ebene zeigen sich insbesondere Trümmerzonen im Bereich der dorsalen Kortikalis des distalen Radius.

Klassifikation Für die Klassifikation der distalen Radiusfrakturen wurden in der Vergangenheit mehrfache Vorschläge gemacht. Am häufigsten wird heute die **AO-Klassifikation** verwendet, die deskriptiv ist. Dabei handelt es sich bei den A1- bis A3-Frakturen um extraartikuläre Frakturen, bei denen die Gelenkfläche vollständig erhalten ist. B1- bis B3-Frakturen sind partielle Gelenkfrakturen. Hier werden die Chauffeur-Fraktur, die Barton-Frakturen sowie die Reversed-Barton-Fraktur subsumiert (Abb. 67.2). C1- bis C3-Frakturen sind vollständige Gelenkfrakturen, bei denen die gesamte Gelenkfläche vom Radiusschaft abgetrennt ist.

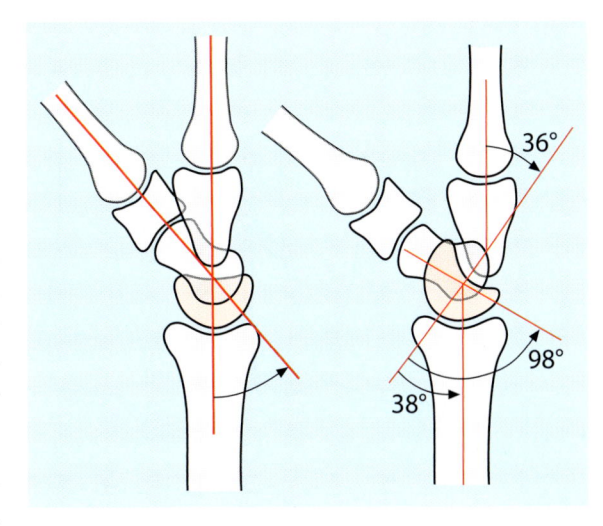

Abb. 67.1 Radiologische Kennlinien

Abstützung einhergehen. Aufgrund der oben genannten engen Beziehungen zwischen anatomischen Verhältnissen und Kraftfluss oder Gelenkflächenkontakt wird klar, dass je exakter die anatomische Reposition einer distalen Radiusfraktur vorgenommen wird, desto besser das Langzeitergebnis bzw. die Patientenzufriedenheit ist. Für jüngere Patienten muss deshalb unbedingt die exakte Reposition und Retention gefordert werden. Bei älteren Patienten muss allerdings auch deren funktioneller Anspruch an das Handgelenk Berücksichtigung finden, zumal die absolut korrekte anatomische Rekonstruktion, insbesondere bei diesem Patientengut aufgrund der häufig vorliegenden Osteoporose in einigen Fällen nur ausgesprochen schwierig zu erzielen ist.

> **Instabilitätskriterien der distalen Radiusfraktur**
> - Dorsalabkippung des distalen Fragmentes >20°
> - Palmarabkippung mit schrägem Frakturverlauf
> - Abbruch der palmaren Gelenkkante
> - Dorsale oder palmare Kantenfragmente
> - Dorsale Trümmerzone
> - Ulnavorschub ≥3 mm
> - Sprengung des DRUG
> - Fraktur des Processus styloideus ulnae

67.3 Therapie

Das Ziel der Behandlung distaler Radiusfrakturen muss immer die Wiederherstellung der originalen Anatomie sein. Insbesondere die Wiederherstellung von Radiuslänge, Wiederherstellung der Gelenkflächenwinkel und der Gelenkflächen stehen im Vordergrund. Das häufigste Problem dabei sind Trümmerzonen bzw. Einstauchungen von Fragmenten, die entsprechend mit einer fehlenden

Prinzipiell stehen zur Behandlung der distalen Radiusfrakturen neben der konservativen Therapie osteosynthetische Verfahren, wie die Kirschner-Drahtosteosynthese, die Schraubenosteosynthese, die Plattenosteosynthese oder aber die Verwendung eines Fixateur externe zur Verfügung. Auch Kombinationen zwischen den genannten operativen Verfahren sind denkbar und durchaus in manchen Situationen eine überlegenswerte Alternative.

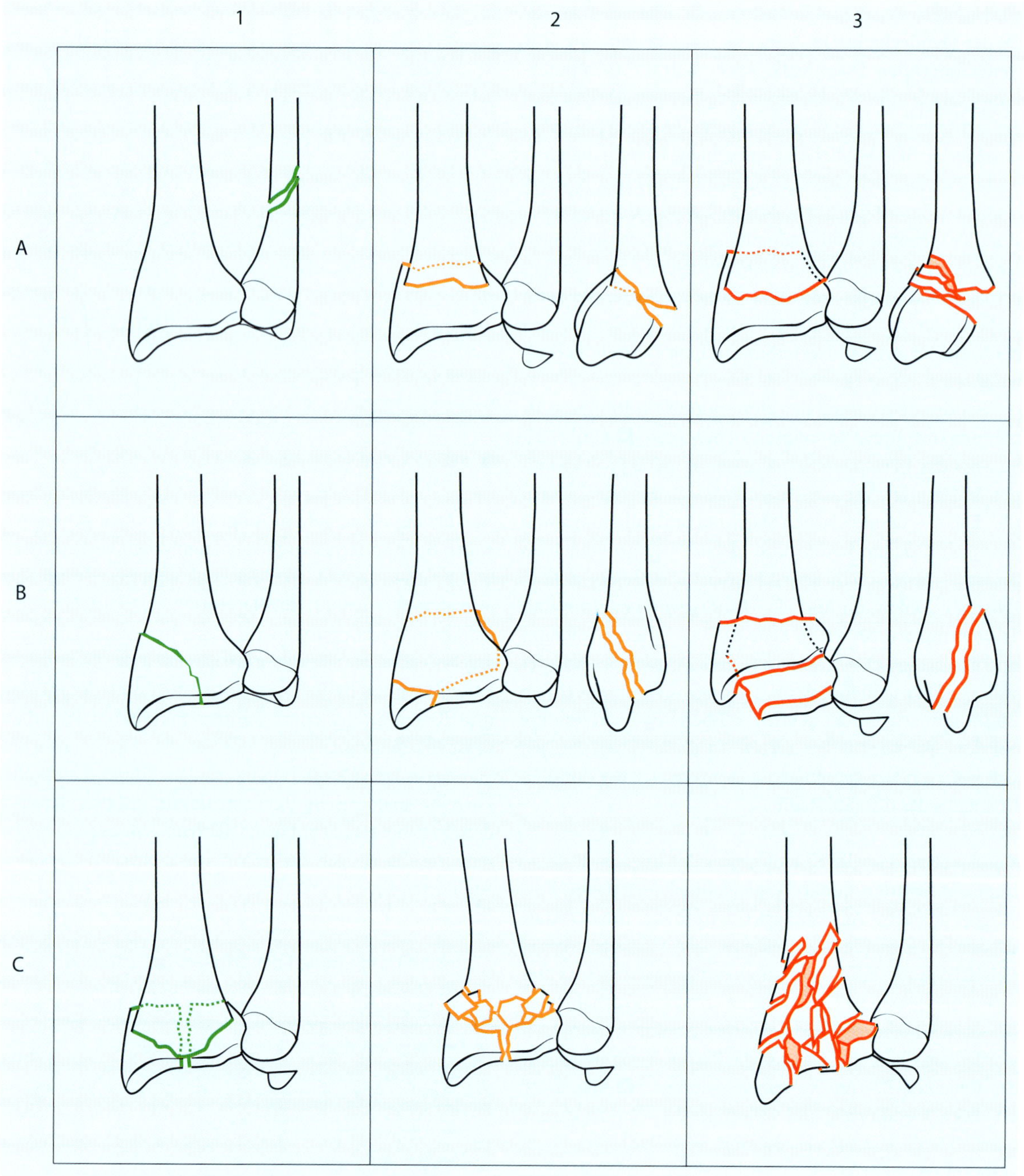

Abb. 67.2 AO-Klassifikation der distalen Radiusfrakturen. **A1** Frakturen der Ulna, der Radius ist intakt. **A2** Extraartikuläre Frakturen des Radius. **A3** Extraartikuläre multifragmentäre Fraktur. **B1** Partiell artikuläre Fraktur mit sagittalem Frakturverlauf (Chauffeur-Fraktur). **B2** Partiell artikuläre Fraktur mit dorsalem Kantenfragment (Barton-Fraktur). **B3** Partiell artikuläre Fraktur mit volarem Fragment (reversed Barton Fraktur). **C1** Artikuläre Fraktur mit einfachen metaphysären Frakturen. **C2** Komplette artikuläre Fraktur artikulär einfach, metaphysär, multifragmentär. **C3** Komplette artikuläre Fraktur, multifragmentär. (Aus Müller-Mai u. Frank 2010)

67.3.1 Konservative Therapie

Indikationen Insgesamt ist die konservative Therapie in den vergangenen Jahren erheblich zu Gunsten der Operation in den Hintergrund getreten. Als Indikation gilt heute nur noch die nicht oder nur wenig (kleiner 15°) nach dorsal dislozierte extraartikuläre Fraktur ohne dorsale metaphysäre Trümmerzone. Zu beachten ist, dass mit der Reposition einer dorsal eingestauchten Fraktur diese destabilisiert und möglicherweise eine Osteosynthese not-

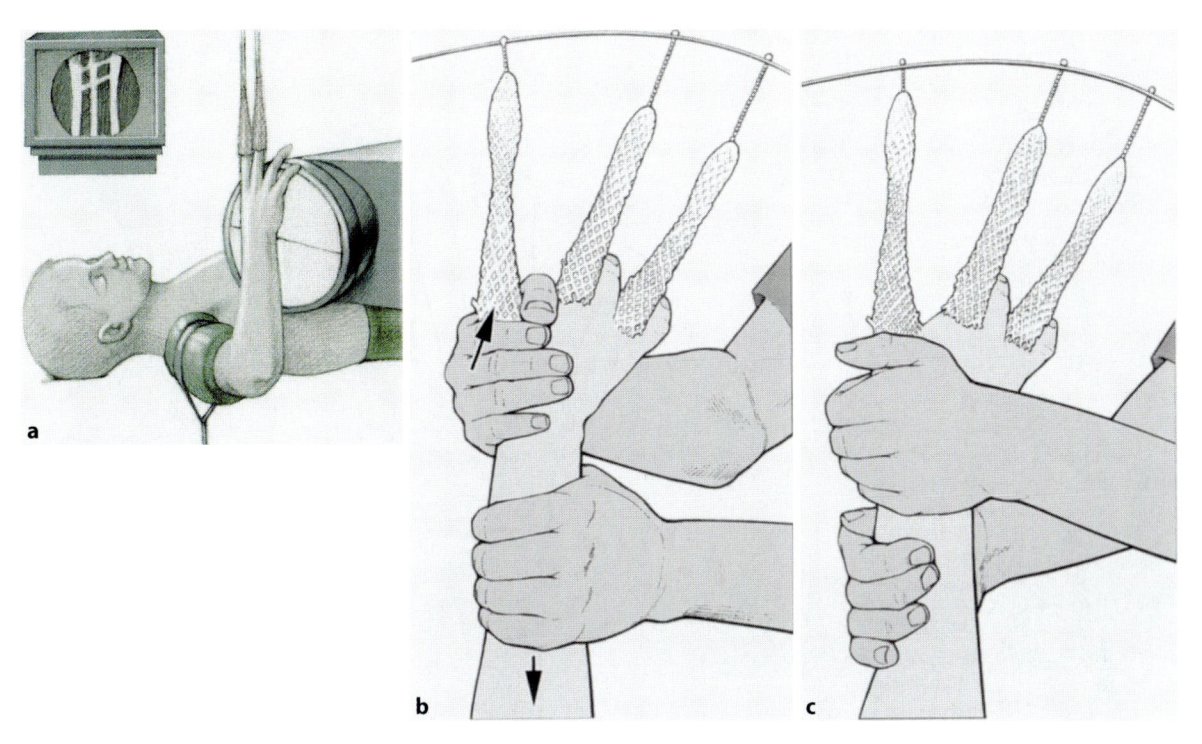

Abb. 67.3a,b Technik der Reposition der nach dorsal dislozierten distalen Radiusfraktur im Aushang. **a** Anlage des „Mädchenfängers" über dem Daumen, dem 2. und (3.)4. Finger, Rechtwinkelstellung des Ellbogens, Neutralstellung des Unterarm, Anhängen von 5–8 kg Gewicht, korrekte Bildwandlereinstellung. **b** Der Repositionsvorgang beginnt mit der Reposition der Radialverschiebung durch verstärkten Zug am 1. Mittelhandknochen und Kippung nach ulnar (*links*). Die Dorsalverschiebung wird durch Druck von dorsal auf das distale Fragment und die Handwurzel ausgeübt, wobei die eine Hand als Gegenhalt für das proximale Fragment dient (*rechts*)

wendig wird. Deshalb sollte man insbesondere bei älteren Patienten die Indikation zur Reposition zurückhaltend stellen, wenn die Dislokation nur bis 15° beträgt.

Vereinfacht kann man sagen, dass bei Patienten bis 70 Jahren immer eine anatomische Stellung anzustreben ist, was in aller Regel nur operativ zu bewerkstelligen sein wird. Auch bei über 70-Jährigen sollte man eine Dislokation >15° nicht tolerieren und eher operieren. Patienten dieser Altersgruppe und einer Dislokation <15° können ohne Reposition im Gips behandelt werden. Hierzu wird zunächst eine Unterarmgipsschiene in Funktionsstellung angelegt, welche nach 4–6 Tagen gegen einen zirkulären Cast gewechselt wird. Die Ruhigstellung sollte für insgesamt 6 Wochen erfolgen. Eine Röntgenkontrolle sollte um den 10. Tag herum erfolgen. Bei zunehmender Dislokation ergibt sich die Indikation zur Operation.

Das klassische Repositionsmanöver nach Böhler ist mit diesem Regime nur noch in Ausnahmefällen Bestandteil der konservativen Therapie. Es dient vielmehr einer vorübergehenden Stellungsverbesserung bei deutlich dislozierten Frakturen bis zur eigentlichen operativen Therapie. Dabei erfolgt nach Setzen einer Bruchspaltanästhesie die Anlage von **Mädchenfängern** an den ersten 3 radialen Fingern. Mit diesen Mädchenfängern wird der Unterarm des liegenden Patienten deckenwärts gezogen. Der Arm ist dabei im Ellenbogengelenk um 90° abgewinkelt. Am Oberarm wird ein Gegengewicht von 5 kg für die Dauer von 5–10 min angelegt. Oft bewirkt diese Extensionsbehandlung allein schon die Reposition der Fraktur durch sog. **Ligamentotaxis**. Eventuell müssen zusätzlich bimanuelle Feinkorrekturen durchgeführt werden.

Wertung Auch nach korrekt durchgeführter konservativer Behandlung inklusive Reposition einer distalen Radiusfraktur kam es vielen Fällen zum sekundären Repositionsverlust mit Dorsalabkippung des distalen Fragmentes und Radiusverkürzung. Dies mag der Grund dafür sein, dass ca. 30 % der Patienten nach konservativer Behandlung dauerhafte Beschwerden beklagten und die Indikation zur Operation heute sehr viel häufiger gestellt wird.

67.3.2 Kirschner-Drahtosteosynthese

Indikationen Als Indikationen für die Kirschner-Drahtosteosynthese werden dorsal dislozierte extraartikuläre Einfragmentfrakturen mit einer Abkippung von 15–20° ohne wesentliche dorsale Trümmerzone angesehen. Grundvoraussetzung sind eine gute Knochensubstanz sowie eine vorhandene palmare Abstützung. Neben diesen Indikati-

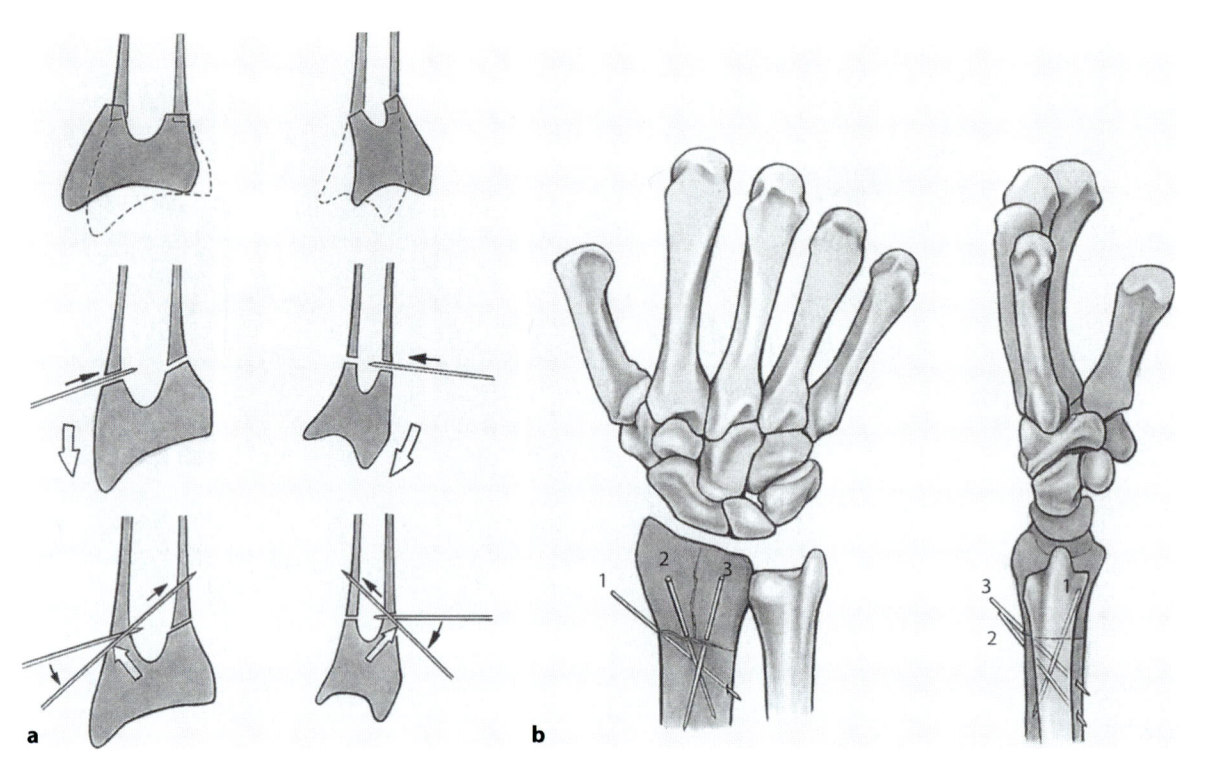

Abb. 67.4a,b Prinzip (a) und mögliche Insertionsstellen (b) der intrafragmentären Spickung distaler Radiusfrakturen, jeweils Ansicht von vorn und von seitlich. Mit Kirschner-Drähten, die in den Frakturspalt eingebracht werden, werden die Fehlstellungen in der Sagittal- und Koronarebene quasi aufgehebelt und in dieser Stellung dann „intraläsional" fixiert. *1* lateraler Draht, *2* dorsolateraler Draht, *3* dorsomedialer Draht. (Aus Brand u. Nonnenmacher 1994)

onen für eine alleinige Kirschner-Drahtosteosynthese stellt dieses Verfahren auch häufig ein Zusatzverfahren bei der Anlage eines Fixateur externe dar.

Therapieprinzip Verwendet werden Kirschner-Drähte der Stärke 1,6–1,8 mm. Es wird empfohlen, die Kirschner-Drähte nicht perkutan, sondern über Stichinzisionen einzubringen. Prinzipiell gibt es verschiedene Möglichkeiten die Kirschner-Drähte einzubringen. Auf der einen Seite steht hierbei die **extrafokale Methode**, bei der das distale Fragment mit 2, entweder gekreuzten oder aber von radial kommenden Kirschner-Drähten gefasst und an das proximale Hauptfragment fixiert wird. Eine Alternative hierzu stellt die intrafokale **Kirschner-Drahtspickung** nach Kapandji dar, bei der die Kirschner-Drähte das distale Fragment nicht fassen, sondern lediglich über den Bruchspalt in das proximale Hauptfragment verankert werden und das distale Fragment in die korrekte Position drängen (Abb. 67.4).

Wertung Die Kirschner-Drahtosteosynthese ist eine wenig invasive Methode mit geringer Morbidität, die schnell, günstig und auch ambulant durchzuführen ist. Generell ist aber eine zusätzliche Gipsruhigstellung für die Dauer von 6 Wochen notwendig. Heute gilt für die Kirschner-Drahtspickung ein enges Indikationsspektrum; dies besonders wegen der hohen Redislokationsgefahr. Vor allem bei osteoporotischem Knochen ist die Methode nicht geeignet, eine dauerhafte Retention in anatomischer Stellung zu gewährleisten.

67.3.3 Schraubenosteosynthese

Indikationen Für eine Schraubenosteosynthese eignen sich insbesondere partielle monofragmentäre Gelenkfrakturen, wie z. B. die Chauffeur-Fraktur oder die Barton-Fraktur. Auch als Zusatzverfahren, insbesondere bei Verwendung eines Fixateur externe, werden isolierte Schraubenosteosynthesen eingesetzt.

Therapieprinzip Das Prinzip richtet sich dabei nach dem Zugschraubenprinzip. Sie werden nach entsprechender anatomischer Reposition entweder über eine Stichinzison oder auch über einen offenen Zugang eingebracht.

Wertung Es handelt sich um ein kostengünstiges Verfahren, das allerdings bei schlechter Knochenqualität häufig nicht ausreichende Abstützung für die Fragmente bietet.

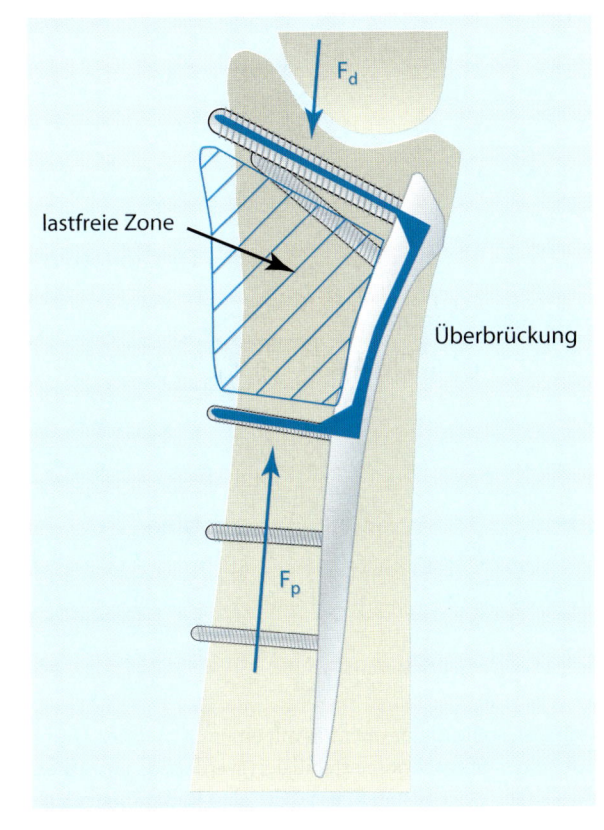

Abb. 67.5 Prinzip der Plattenosteosynthese

67.3.4 Plattenosteosynthese

Indikationen Unter der Vorstellung der prinzipiell möglichen frühfunktionellen Nachbehandlung stellt die Plattenosteosynthese heute die Standardindikation, insbesondere bei jüngeren Patienten mit entsprechendem Anspruch an ihr Handgelenk, dar. Moderne Plattensysteme ermöglichen allerdings auch den generellen Einsatz bei osteoporotischen Frakturen.

Therapieprinzip Winkelstabile Plattensysteme haben den Vorteil, dass die axialen Kräfte komplett über die Platte abgeleitet werden. Sie wirken als eine Art Fixateur interne. Auf eine knöcherne Abstützung auf der der Platte gegenüberliegenden Seite kann in aller Regel verzichtet werden. Somit können auch Defektzonen lastfrei zur Ausheilung gebracht werden. Sowohl ein primärer wie sekundärer Repositionsverlust kann dabei verhindert werden (Abb. 67.5).

Dorsale Plattenlage Die dorsale Plattenlage bietet den Vorteil, dass die Platte als Abstützung der eigentlichen Dislokationsrichtung der Extensionsfraktur entgegen wirkt. Größter Nachteil der dorsalen Plattenlage ist insbesondere das unebene Plattenlager, das häufig die Resektion des Tuberculum listeri notwendig macht. Auch ist die enge Beziehung zwischen Implantat und Strecksehnen nicht selten Grund für eine sekundäre Sehnenruptur des Extensor pollicis longus. Die Tatsache, dass der distale Radius dorsalseitig ein schlechtes Plattenlager bietet, hat zur Entwicklung unterschiedlichster anatomisch vorgeformter Plattensysteme geführt. Auch eine Doppelplattenosteosynthese mit 2 im 90°-Winkel zueinander eingebrachten Platten ist gut realisierbar. Das Prinzip der Stabilisierung folgt dabei der Säulentheorie nach Rikkli, indem sowohl der ulnare als auch der radiale Anteil der radialen Gelenkfläche eigens mit einer Platte adressiert wird. Dieses Verfahren bietet insbesondere bei höhergradigen intraartikulären Frakturen (C3 nach AO) eine gute Repositions- und Retentionsmöglichkeit.

Palmare Plattenlage Die palmare Plattenanlage zeigt deutliche Vorteile gegenüber der dorsalen. So findet sich hier eine gute Weichteildeckung. Das Plattenlager ist aufgrund der glatten Knochenoberfläche wesentlich besser geeignet. Auch besteht nicht die Gefahr des Durchscheuerns von Sehnen, so dass die Platte nicht entfernt werden muss. Bei Extensionsfrakturen findet sich palmarseitig meist nur eine Frakturlinie, so dass eine exakte Reposition deutlich einfacher zu bewerkstelligen ist als bei den häufig dorsal gelegenen Trümmerzonen.

Die Hautinzision wird über der Sehne des Flexor carpi radialis über eine Länge von 6–7 cm angelegt. Die Sehne nach ulnar haltend kann man stumpf auf den M. pronator quadratus gelangen, welcher von radial her von der distalen Radiusmetaphyse abgeschoben wird.

67.3.5 Fixateur externe

Indikationen Der Fixateur externe kommt entweder gelenkübergreifend bei intraartikulären Trümmerfrakturen oder interfragmentär bei einfachen Frakturformen als Alternative zur Plattenosteosynthese zum Einsatz. Bei erstgenannter Montageform kommt es über die Ligamentotaxis zur Ausrichtung der Fragmente, die in vielen Fällen auch die Möglichkeit zur Ausbehandlung im Fixateur externe ermöglicht.

Therapieprinzip Für die Anlage eines gelenkübergreifenden Fixateur externe werden 2 Pins in den distalen Radius am Übergang vom mittleren zum distalen Drittel dorsalseitig eingebracht. 2 weitere Pins werden in den Schaft des 2. Mittelhandknochens verankert. Unter axialem Zug werden die Längsstangen montiert. Bei interfragmentärer Montage werden die beiden Hauptfragmente direkt mit Pins versehen, welche dann mit einem Längsträger verbunden werden. Diese Montageform ermöglicht eine funktionelle Nachbehandlung des Handgelenkes.

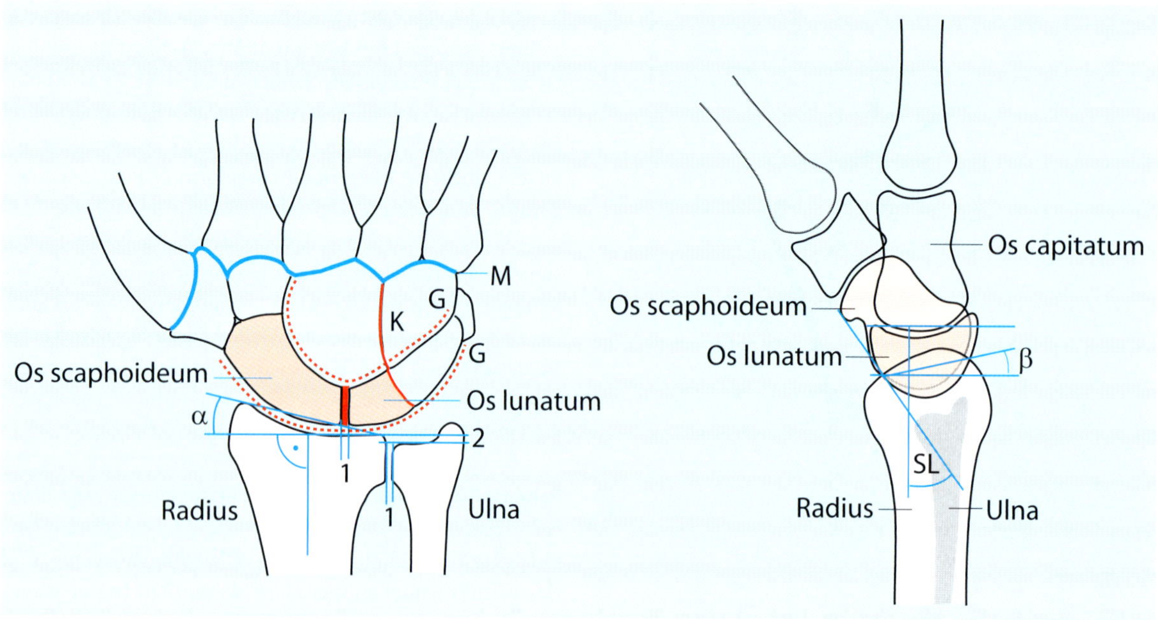

Abb. 67.6 Bei Instabilität des SL-Bandes kommt es zur Dorsalverkippung des Lunatums (DISI-Stellung)

Wertung Der größte Nachteil des Fixateur externe liegt darin, dass bei einem gelenkübergreifenden Fixateur eine funktionelle Nachbehandlung ausgeschlossen ist und dass bei interfragmentärer Montage eine sehr enge Beziehung zwischen distalen Pins und Sehnen besteht, die neben Sehnenverletzungen auch Infektionen verursachen kann.

67.4 Begleitverletzungen

> **Häufige Begleitverletzungen bei distalen Radiusfrakturen**
> - Abriss des Proc. styloideus ulnae mit oder ohne Ruptur des triangulären fibrokartilaginären Komplexes (TFCC)
> - Ruptur des skapholunären Bandes
> - Ruptur des lunatotriquetralen Bandes
> - Skaphoidfraktur
> - Ruptur der Extensor-pollicis-longus-Sehne (meist iatrogen oder sekundär)

Karpale Begleitverletzungen müssen detektiert werden und je nach Bedarf behandelt werden.

Abriss des Proc. styloideus ulnae Abrissfrakturen des Proc. styloideus ulnae heilen häufig in Form einer straffen Pseudarthrose aus und bedürfen in den meisten Fällen keiner gesonderten Therapie. Zeigt sich jedoch intraoperativ nach Fertigstellung der Radiusosteosynthese in der dynamischen Durchleuchtung, dass der Proc. styloideus ulnae instabil ist, sollte dieser operativ mit einem Kirschner-Draht oder einer Minischraube stabilisiert werden, da ansonsten die Gefahr einer Instabilität des distalen Radioulnargelenkes besteht.

Ein Abriss des TFCC wird nur in Ausnahmefällen primär zu diagnostizieren sein. Er führt unbehandelt ebenfalls zur Instabilität des distalen Radioulnargelenkes und wird häufig erst wegen anhaltender Schmerzen während der postoperativen Phase diagnostiziert.

Ruptur des skapholunären Bandes Bei einer Ruptur des skapholunären Bandes folgen Lunatum und Skaphoid ihrer natürlichen Bewegungstendenz und bilden im fortgeschrittenen Stadium eine sog. **Disi-Stellung** („dorsal intercalated segmental instability") (◻ Abb. 67.6) im seitlichen Strahlengang. Unbehandelt führt die skapholunäre Dissoziation zum karpalen Kollaps mit Ausbildung einer radioskaphoidalen Arthrose.

Ruptur des lunatotriquetralen Bandes Auch die Ruptur des lunatotriquetralen Bandes führt zur Verkippung des Os lunatum und in der Folge zur Ausbildung einer Handgelenksarthrose.

Skaphoidfraktur Skaphoidfrakturen entziehen sich häufig der primären Diagnostik. Nach ihnen sollte bei jeder distalen Radiusfraktur gefahndet werden. Unbehandelt führen Skaphoidfrakturen gehäuft zur Ausbildung einer Pseudarthrose, welche letztendlich, wie die übrigen karpalen Begleitverletzungen, in einer Handgelenksarthrose enden kann.

> **!** Bei der Versorgung von distalen Radiusfrakturen ist prinzipiell an die Möglichkeit von Begleitverletzungen zu denken. Nach ihnen muss aktiv gefahndet werden.

Hierzu eignet sich insbesondere die dynamische Untersuchung nach stattgehabter Osteosynthese noch intraoperativ unter dem Bildwandler. Auch die Möglichkeit zur intraoperativen Arthrographie sollte bei unklaren Fällen in Erwägung gezogen werden. Prinzipiell sollten karpale Begleitverletzungen primär mitversorgt werden.

67.5 Ergebnisse und Komplikationen

Auch wenn sich in der vergangenen Dekade ein deutlicher Shift vom konservativen zum operativen Behandlungsregime ergeben hat, so folgt dieser Trend mehr den aus den vertieften biomechanischen Kenntnissen abgeleiteten theoretischen Überlegungen wie evidenzbasierten Studienergebnissen. In den allermeisten Studien lässt sich zwar der Trend ablesen, dass die winkelstabile volare Plattenosteosynthese bessere frühfunktionelle Ergebnisse gegenüber dem konservativen Regime oder der Osteosynthese mittels Fixateur externe ergibt. Es gibt allerdings nur wenige Studien, die den Regeln der evidenzbasierten Medizin folgend einen signifikanten Vorteil für dieses Verfahren beweisen. Die Tatsache aber, dass die Plattenosteosynthese in den allermeisten Studien deutliche bessere Ergebnisse in der frühen Phase (3–6 Monate) ergibt, sprechen eindeutig für diese Osteosyntheseform. Der funktionelle Vorteil ist jedoch in aller Regel nach einem Jahr nicht mehr evident. Bei älteren Patienten lassen sich mit der Plattenosteosynthese signifikant bessere radiologische Ergebnisse erzielen. Diese korrelieren aber in vielen Studien nicht mit einem signifikant besseren funktionellen Outcome gegenüber der konservativen Behandlung, so dass in dieser Altersgruppe die konservative Behandlung sicherlich auch heute noch ihre Berechtigung hat.

Auch bezüglich der Häufigkeit von Komplikationen gibt es keine signifikanten Unterschiede zwischen den einzelnen Osteosyntheseverfahren, auch wenn die Komplikationsqualitäten verschieden sind. So stehen bei der externen Fixation Infektionen und Knochenheilungsstörungen im Vordergrund, während bei der Plattenosteosynthese Nervenläsionen und Sehnenrupturen häufiger sind.

Literatur

Arora R, et al. (2009) A comperative study of clinical and radiologic outcomes of unstable colles type distal radius fractures in patients older than 70 years: Nonoperativ treatment versus volar locking plating. Journal of orthopaedic trauma 23:237–242

Brand D, Nonnenmacher J (1994) Die interfragmentäre Spickung distaler Radiusfrakturen nach Kapandji. Operat Orthop Traumatol 6:248–259

Fernandez DL, Jupiter JB (1996) Fractures of the distal Radius. Springer, Berlin Heidelberg New York Tokyo

Müller-Mai CM, Frank M (2010) Distaler Unterarm. In: Müller-Mai CM, Ekkernkamp A (Hrsg) Frakturen. Springer, Berlin Heidelberg New York

Mutschler W, Haas N (2003) Praxis der Unfallchirurgie. Thieme, Stuttgart

Oestern H (2001) Distale Radiusfrakturen. In: Schmit-Neuenburg K-P, Towfigh H, Letzsch R (Hrsg) Tscherne Unfallchirurgie: Ellenbogen, Unterarm, Hand. Springer, Berlin Heidelberg New York Tokyo

Ritzo M., et al. (2008) Comparision of locked volar plating versus pinning and external fixation in the treatment of unstable intraarticular distal radius fractures. Hand (NY) 3(2):111–117

Rüter A, Trentz O, Wagner M (2003) Unfallchirurgie, 2. Aufl. Urban & Fischer, München Jena

Weigel B (2005) Arm. In: Weigel B, Nerlich M (Hrsg) Praxisbuch Unfallchirurgie. Springer, Berlin Heidelberg New York Tokyo

Wilcke MK, et al. (2011) Wrist function recovers more rapidly after volar locked plating than after external fixation but the outcomes are simular after 1 year. Acta Orthop 82(1):76–81

Kniegelenkstrauma

J. Zellner, M. Nerlich, P. Angele

68.1 Anatomie des Kniegelenks

Das Kniegelenk besitzt 3 knöcherne Gelenkpartner: die Femurkondylen, das Tibiaplateau und die Patella. Die Gelenkflächen sind mit hyalinem Knorpel überzogen, der einen Schutz vor hohen Belastungen bietet. Zwischen den Femurkondylen und dem Tibiaplateau liegen die Menisken (Abb. 68.1). Diese bikonkaven Scheiben bestehen aus rigidem Faserknorpel und tragen neben dem Abfangen von Scher- und Translationsbewegungen in vielfältiger Art und Weise zu einer normalen Kniefunktion bei. So haben sie Einfluss auf die Kraftverteilung, Stoßabsorption, Gelenkstabilität, Gleitfähigkeit, Knorpelernährung und Propriozeption des Knies.

Im Gegensatz zum Außenmeniskus, der nicht mit dem Ligamentum collaterale fibulare verbunden ist, bestehen ligamentäre Verbindungsfasern zwischen dem Innenmeniskus und dem Ligamentum collaterale mediale (tibiale). Die Kreuzbänder entspringen an der Kuppel der Notch und setzen im Zentrum der tibialen Gelenkfläche, der Eminentia intercondylaris an. Hierbei verläuft das vordere Kreuzband von der medialen Seite des lateralen Femurkondylus zum Innenrand des medialen Tibiaplateaus. Das hintere Kreuzband entspringt der Innenseite des medialen Femurkondylus und inseriert posterolateral am Tibiaplateau. Die Kreuzbänder sind die wichtigsten Stabilisatoren des Kniegelenks. Zum Streckapparat des Kniegelenks gehören die Sehne des M. quadriceps, die Patella, das mediale und laterale Retinakulum und die Patellarsehne. Die Patella ist als Sesambein in den Streckapparat eingeschlossen und bewirkt durch eine Verlagerung des Drehzentrums und konsekutiver Hebelwirkung eine Kraftverstärkung bei endgradiger Streckung. Hierbei ist für die Funktion des Streckapparats die Form der Patellarückfläche und des femoralen Gleitlagers sowie der Q-Winkel (zwischen Spina iliaca ant. sup., Patella und Tuberositas tibiae) entscheidend.

68.2 Diagnostik

Klinische Untersuchung Anamnese und klinische Untersuchung sind auch beim Kniegelenk mitunter das entscheidende Diagnostikum. So geben Dauer, Lokalisation, Charakter und Intensität der Beschwerden einen Hinweis für die Art der Verletzung. Weiterhin wegweisend sind Inspektion und Palpation. Hierbei ist vor allem auf das Vorhandensein eines **Kniegelenksergusses** zu achten. Als klinischer Test hierfür dient das Zeichen der „**tanzenden Patella**". Dabei werden der obere und untere Recessus ausgedrückt und die Gelenkflüssigkeit unter die Patella bewegt. Bei Druck auf die Kniescheibe entsteht nun ein federnder Widerstand, als ob die Patella „tanzen" würde. Die übrigen klinischen Tests werden beim jeweiligen Verletzungsmuster beschrieben.

Bildgebende Diagnostik Nach der klinischen Untersuchung sollte zum Ausschluss von knöchernen Verletzungen ein konventionelles **Röntgenbild** des Kniegelenks in 2 Ebenen mit Patella-Tangentialaufnahme durchgeführt werden. Bei Verletzungen der Weichteile kann die **Sonographie** des Knies weiterhelfen. Sie ist z. B. Diagnostikum der Wahl bei Verletzungen des Streckapparats wie einer Quadrizeps- oder Patellarsehnenruptur. Die Diagnostik von Verletzungen des Kniebinnenraums, z. B. der Kreuzbänder und Menisken, ist eine Domäne der **Magnetresonanztomographie**.

68.3 Verletzungsmuster

68.3.1 Menisken

Ätiologie

Unterschieden werden müssen frische Meniskuseinrisse, die bei großer Krafteinwirkung oder Bandrupturen im Rahmen eines Verdrehtraumas des Knies z. B. beim Sportler entstehen, und Meniskusläsionen degenerativer Natur. Letztere haben im Gegensatz zu akuten Verletzungen einen schleichenden Beginn und entstehen meist zunächst unbemerkt bei Bagatellanlässen.

Klinische Symptomatik

Pathognomonisch ist der isolierte, punktuelle Druckschmerz über dem medialen oder lateralen Gelenkspalt. Weiterhin typisch ist eine Bewegungseinschränkung, die bis zu einer Einklemmungs- und Blockierungserscheinung gehen kann. Die Streckhemmung ist einerseits durch ein Einschlagen des rupturierten Meniskusanteils in das Gelenk und andererseits mit einer entstehenden Synovialitis zu erklären. Letztere ist auch der Grund für einen sich

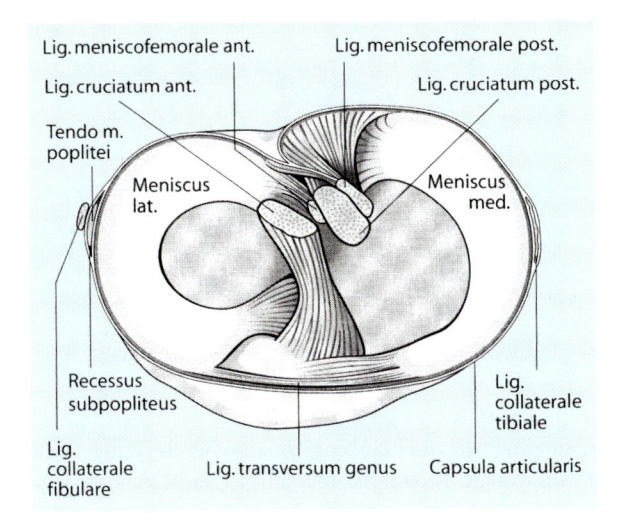

Abb. 68.1 Anatomie des Kniegelenks in der Aufsicht. (Aus Angele u. Weigel 2005)

langsam entwickelnden Gelenkerguss, der erst zeitversetzt zum Trauma entsteht. Bei degenerativen Läsionen kann in symptomfreien Intervallen der Schmerz durch Rotationsbewegungen (Aussteigen aus dem Auto, Sport) provoziert werden.

Diagnostik

Zur genaueren Evaluation der unspezifischen Symptome Erguss und Bewegungseinschränkung stehen dem Untersucher mehrere klinische Tests zur Verfügung.

- **Steinmann I**: Rotationsbewegungen im flektierten Kniegelenk provozieren einen Schmerz im medialen bzw. lateralen Gelenkspalt. Hierbei deutet ein Außenrotationsschmerz auf eine Innenmeniskusläsion, ein Innenrotationsschmerz hingegen auf eine Außenmeniskusläsion hin.
- **Steinmann II**: Wandernder Schmerz im medialen bzw. lateralen Gelenkspalt bei zunehmender Flexion.
- **Böhler-Zeichen**: Durch Kompression des jeweiligen Meniskus wird durch Varus- (= Innenmeniskusläsion) bzw. Valgusstress (Außenmeniskusläsion) ein Schmerz verursacht.
- **Apley-Grinding-Zeichen**: Beim auf dem Bauch liegenden Patienten werden bei 90° flektiertem Kniegelenk Rotationsbewegungen des Kniegelenks durchgeführt, die über dem jeweiligen Gelenkspalt Schmerzen verursachen.
- **Thessaly-Test**: Der Untersucher hält den Patienten an den Händen fest, während dieser auf dem zu untersuchenden Bein in leichter Flexion im Knie steht. Nun rotiert der Pat bei fixiertem Fuß im Knie und Rumpf dreimal nach innen und außen, was bei einem verletzten Meniskus einen Schmerz oder Schnappen provoziert. Dieser Test hat sich in Metaanalysen als sehr sensitiv und spezifisch erwiesen.
- **Ege-Test**: Schmerzen beim Aufstehen aus der Hocke in Innenrotation spricht für eine Außenmeniskusläsion und umgekehrt Schmerzen beim Aufstehen aus den Hocke bei einer außenrotierten Beinstellung spricht für eine Innenmeniskusläsion

Im konventionellen **Röntgenbild** sind nur indirekte Zeichen einer Meniskusverletzung, wie z. B. die Einengung des Gelenkspalts erkennbar. Daher ist das bildgebende Diagnostikum der Wahl die **Kernspintomographie**. Sie muss jedoch nicht in der Akutsituation angestrebt werden und ist nur indiziert bei unklarem oder widersprüchlichem Befund, da durch die alleinige klinische Untersuchung 60–90 % aller Meniskusverletzungen diagnostiziert werden können. In den meisten Fällen muss bei eindeutiger Symptomatik eine Arthroskopie des Kniegelenks durchgeführt werden.

> **Klassifikation der Meniskusrupturen**
> - Longitudinale Meniskusrupturen (Abb. 68.2a)
>   - Komplette Ruptur (obere und untere Meniskusfläche betroffen)
>   - Inkomplette Ruptur (Meniskusober- oder -unterseite)
>   - Eine Sonderform des kompletten Meniskuslongitudinalrisses ist der sog. Korbhenkelriss (Abb. 68.2b). Er verläuft parallel zu den Meniskusgrenzen und luxiert mit seinem instabilen zentralen Anteil korbhenkelartig in die Gelenklichtung.
> - Radiäre Meniskusrupturen (Abb. 68.2c)
> - Quere Meniskusrupturen (Abb. 68.2d)
> - Horizontale Rupturen (Abb. 68.2e) bilden sich nahe der Basis, verlaufen parallel zur Oberfläche des Meniskus und münden am freien Rand.

Therapie

Konservative Therapie Eine konservative Therapie mit Belastungsvermeidung und krankengymnastischem Aufbautraining ist bei moderater Schmerzsymptomatik indiziert. Bei eingeschlagenem Meniskus mit Blockierungserscheinung und federnder Streckhemmung ist ein **Repositionsmanöver** durchzuführen. Hierbei muss der Gelenkabschnitt mit dem luxierten Meniskusanteil aufgedehnt werden. Dies erfolgt bei Innenmeniskuseinklemmung in maximaler Beugung, Innenrotation und Valgusstress, bei Außenmeniskusverletzungen in Flexion, Außenrotation und Varusstress. Eine vorherige Infiltration des Kniegelenks mit 1 %-igem Lokalanästhetikum ist eventuell von Nöten. Nach der Reposition sollte eine Ruhigstellung des Gelenks erfolgen und der Patient einer weiterführenden

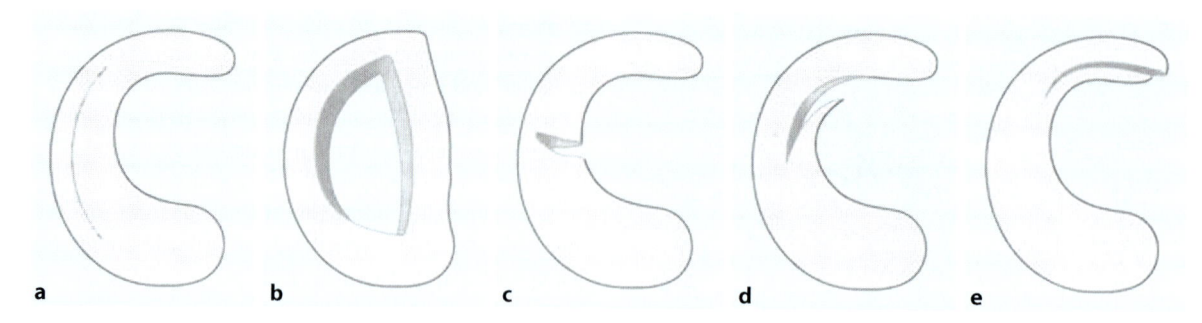

Abb. 68.2a Verschiedene Formen von Meniskusrupturen. **a** Longitudinale Ruptur, **b** Korbhenkelriss, **c** radiäre Ruptur, **d** quere Ruptur, **e** horizontale Ruptur. (Aus Angele u. Weigel 2005)

Diagnostik mittels Kernspintomographie zugeführt werden, um die operative Versorgung planen zu können und Begleitverletzungen auszuschließen.

Operative Therapie Die Indikation zur Operation ergibt sich aus Art und Lokalisation einer Ruptur, Begleitverletzungen (z. B. Bandrupturen), Alter und Aktivitätslevel. Die operative Versorgung einer Meniskusläsion ist eine Domäne der **Arthroskopie**. Hierbei ist die Art der Versorgung abhängig von der besonderen Durchblutungssituation des Meniskus. Während das äußere, basisnahe Drittel des Meniskus über Gefäße versorgt wird, sind die zentralen 2 Drittel avaskulär und die Ernährung erfolgt über Diffusion von Nährstoffen aus der Synovialflüssigkeit. Therapie der Wahl bei älteren Rupturen, ausgedehnten degenerativen Vorschäden und Verletzungen im avaskulären Bereich ist die partielle bis subtotale **Meniskektomie**, wobei immer so viel Meniskusgewebe wie nötig, jedoch nicht mehr als nötig reseziert werden sollte, um möglichst viel funktionelles Meniskusgewebe zu erhalten. Degenerative Ausfransungen, sowie Querrisse und horizontale Einrisse sollten schonend bis zu einer stabilen Restbasis reseziert werden, um ein Einschlagen des ruptierten Anteils in die Gelenklichtung zu verhindern. Bei Läsionen im vaskulären basisnahen Meniskusbereich sollte nach Reposition (z. B. eines in die Notch eingeschlagenen Korbhenkelanteils) und Anfrischen des bradytrophen Gewebes an den Rupturrändern eine Naht mit 2/0 PDS je nach Lokalisation in „Outside-in"-, „Inside-out"- oder „All-inside"-Technik durchgeführt werden, wobei sich gerade für den Hinterhornbereich vorgefertigte Fadensysteme von Vorteil gezeigt haben. Alternativ stehen biodegradable Implantate in Form von Dübeln, Schrauben oder Pfeilen zur Verfügung, die sich jedoch in Studien weniger stabil zeigten und die Gefahr einer Knorpelschädigung beinhalten.

Nachbehandlung Es empfiehlt sich eine Teilbelastung des betroffenen Beins für 2 Wochen (partielle Resektion) und 4–6 Wochen (Meniskusnaht) mit einem schrittweisen Belastungsaufbau und krankengymnastischer Beübung. Nach Meniskusnaht ist eine postoperative Limitierung des Bewegungsumfangs mit Hilfe einer Orthese nötig, um den rekonstruierten Bereich z. B. am Hinterhorn durch übermäßige Beugung nicht zu stark zu belasten. Der Grad der Limitierung in Streckung und Beugung ist intraoperativ durch den Operateur festzulegen. Als Schmerztherapie kann bei fehlenden Gegenanzeigen ein nicht-steroidales Antiphlogistikum verwendet werden.

68.3.2 Vorderes Kreuzband

Ätiologie
Eine vordere Kreuzbandruptur ist eine typische Sportverletzung wie sie vor allem beim Fußball, Tennis oder Skilaufen vorkommt. Der Verletzungsmechanismus dabei ist meist eine Flexion des Kniegelenks mit gleichzeitiger Valgisierung und Außenrotation bei fixiertem Fuß z. B. bedingt durch Stollenschuhe oder Skistiefel.

Klinische Symptomatik
In der Anamnese gibt der Patient meist an, ein „Schnalzen" im Kniegelenk wahrgenommen zu haben. Weiterhin empfindet der Patient ein Instabilitätsgefühl und bemerkt die Ausbildung eines Ergusses, meist verzögert nach 12–24 h bedingt durch die extraartikuläre Lage der Kreuzbänder.

> ❗ Das Vorhandensein eines Hämarthros des Kniegelenks ist hochgradig verdächtig für eine vordere Kreuzbandruptur.

Diagnostik
Die Untersuchung des Patienten mit frischer Kreuzbandruptur ist aufgrund der Schmerzsymptomatik meist schwierig. Sie sollte bei entspannter Muskulatur erfolgen.
- **Lachmann-Test**: Bei 20–30° flektiertem Kniegelenk umfasst der Untersucher mit der einen Hand den distalen Oberschenkel des Patienten und versucht mit der anderen Hand den Tibiakopf nach ventral

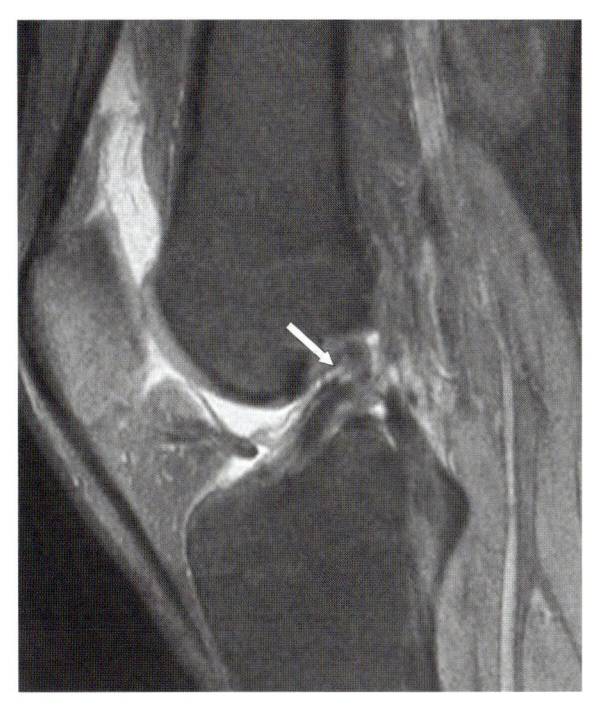

Abb. 68.3 Kernspintomogramm einer vorderen Kreuzbandruptur. Mit dem Pfeil ist die proximale femoralseitige Ruptur gekennzeichnet

und dorsal zu bewegen. Bei verletztem vorderen Kreuzband ist der Ausschlag im Vergleich zur gesunden Seite vermehrt und der Anschlag weich oder fehlend.
- **Schubladentest**: Analog zum Lachmann-Test wird auch hier eine ventrale und dorsale Translationsbewegung durchgeführt, jedoch erfolgt die Evaluation in 90°-iger Flexion des Kniegelenks.

Knöcherne Bandausrisse werden durch konventionelle **Röntgenbilder** des Knies in 2 Ebenen und Patella tangential diagnostiziert. Wie oben erwähnt ist das Diagnostikum der Wahl für Verletzungen der Weichteile und der Kapsel-Band-Strukturen die **Kernspintomographie**, die jedoch nicht routinemäßig erforderlich ist, sondern nur bei unklaren Befunden nach ausführlicher Knieuntersuchung durchgeführt werden sollte (Abb. 68.3).

Therapie

Akuttherapie Im Akutstadium stehen analgetische und abschwellende Maßnahmen im Vordergrund. Das Knie sollte gekühlt und leicht komprimiert werden. Bei starken Schmerzen aufgrund einer Kapselspannung bei vorliegendem Hämarthros kann dieser unter sterilen Kautelen abpunktiert werden. Der Patient sollte mit einer Orthese, am besten mit Gelenk, versorgt werden und bis zum Abklingen des posttraumatischen Reizzustandes das Bein nur teilbelasten (cave: Antithromboseprophylaxe).

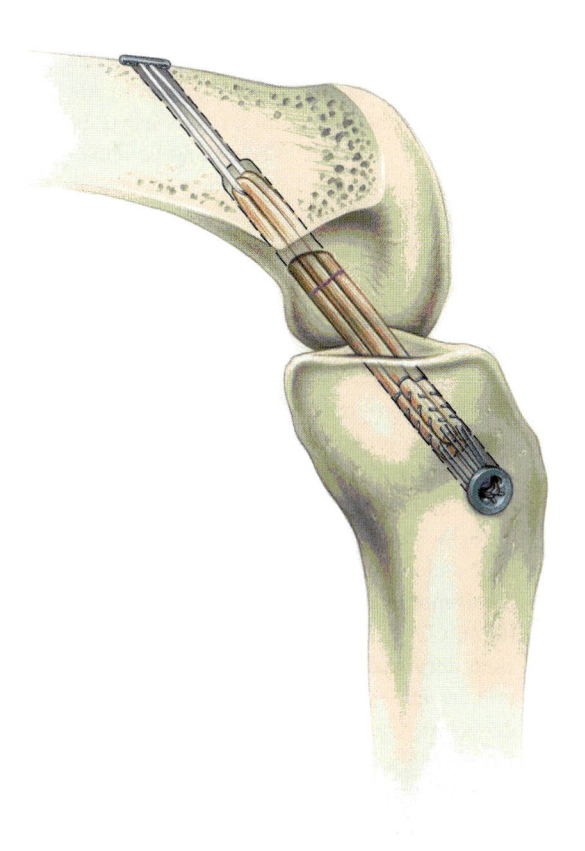

Abb. 68.4 Schematische Darstellung einer vorderen Kreuzbandersatzplastik mittels Semitendinosussehne. (Mit freundlicher Genehmigung der Firma Aesculap)

Differenzialtherapie Teilrupturen des vorderen Kreuzbandes sollten bei einem Rupturanteil bis 25 % konservativ und bei über 75 % operativ versorgt werden. Bei einem Rupturanteil von 26–74 % ist eine Einzelfallentscheidung notwendig. Teilweise werden durch Anbohren des femoralen Ansatzes Knochenmark-stimulierende Verfahren zur Narbeninduktion am vorderen Kreuzband angewandt, die jedoch über einen Zeitraum von mindestens einem Jahr eine engmaschige Nachuntersuchung erforderlich machen. Bei Auftreten von Instabilität ist ein Ersatz des vorderen Kreuzbandes anzustreben. Bei Komplettruptur führt ein rein konservatives Vorgehen meist zu unbefriedigenden Ergebnissen und zu Folgeschäden wie sekundären Meniskusläsionen. Deshalb sollte bei jüngeren Patienten mit normalem Aktivitätslevel die operative Versorgung angestrebt werden.

Operative Therapie Ein knöcherner Ausriss sollte zeitnah z. B. mittels Schraubenosteosynthese, Drahtschlinge oder nichtresorbierbaren Fäden refixiert werden. Intraligamentäre Rupturen sollten mittels **Sehnentransplantat** stabilisiert werden. Zur Prävention einer Arthrofibrose muss hier jedoch der optimale Operationszeitpunkt nach Abklingen der Schwellung und des synovialen Reizzustandes nach ca.

4–12 Wochen abgewartet werden. Eine Flexion des verletzten Kniegelenks über 90° sollte möglich sein. Als Versorgung mittels Sehnentransplantat haben sich 2 Techniken durchgesetzt. Die Art der Versorgung ist abhängig von den Ansprüchen an das Transplantat und der Präferenz des Operateurs.

- Zum einen ist eine Ersatzplastik des vorderen Kreuzbandes mittels **Patellarsehnendrittel** möglich. Hierbei wird das mittlere Drittel der Patellarsehne mit seinem knöchernen Ursprung an der Patellaspitze und der Tuberositas tibiae entnommen und dieses „Bone-tendon-bone"-Transplantat" im Verlauf des natürlichen vorderen Kreuzbandes durch Bohrkanäle an Femur und Tibia eingebracht und fixiert. Nachteil dieser Methode sind die Entnahmemorbidität und die Schwächung des Streckapparats.
- Zum anderen ist eine Rekonstruktion mittels **Semitendinosussehnenersatzplastik** möglich (◘ Abb. 68.4). Hierfür wird zunächst am Pes anserinus der Ansatz des M. semitendinosus freipräpariert und dessen Sehne entnommen. Nach 4-fach-Legen der Sehne (Quadrupel-Technik) wird diese in gesetzte Bohrkanäle an Femur und Tibia press-fit eingebracht. Bei entsprechender Länge und Durchmesser des Transplantats kann auch eine Doppelbündel-Technik zur Rekonstruktion des vorderen Kreuzbands durchgeführt werden. Hierbei wird durch zwei Transplantate die anatomische Situation des vorderen Kreuzbands, welches sich aus einem anteromedialen und einem posterolateralen Bündel zusammensetzt, imitiert. Zur Fixierung der Transplantate stehen gelenknahe (z. B. Interferenzschraube) und gelenkferne Systeme (z. B. Endo-Button, Suture-Disc) zur Verfügung.

Nachbehandlung Auf eine ausreichende Analgesie und Thromboseprophylaxe ist zu achten. Weiterhin sollten abschwellende Maßnahmen und krankengymnastische Beübung erfolgen. Der Bewegungsumfang ist in den ersten 6 Wochen mittels Orthese auf eine maximale Flexion von 90° zu limitieren. Eine Teilbelastung des Beins mit ½ Körpergewicht für 4 Wochen ist zu empfehlen. Auf die Ausübung von dynamischen Sportarten wie z. B. Fußball oder Skifahren sollte der Patient in den ersten 4 Monaten nach Versorgung verzichten.

68.3.3 Hinteres Kreuzband

Ätiologie

Hintere Kreuzbandrupturen entstehen meist bei hoher Krafteinwirkung von anterior auf den Schienbeinkopf wie z. B. beim Anprall an das Armaturenbrett oder an der Bordsteinkante.

Klinische Symptomatik

Die Klinik ist eher unspezifisch mit Schmerzen in der Kniekehle und Instabilitätsgefühl nach dorsal oder dorsolateral. Bei chronischer Insuffizienz des hinteren Kreuzbandes kann es aufgrund des erhöhten Patellaanpressdrucks auch zu einem anterioren Knieschmerz kommen. Häufig werden frische hintere Kreuzbandrupturen primär nicht erkannt und fallen erst sekundär bei anhaltender Schmerzsymptomatik auf.

Diagnostik

Neben der Anamnese zählen folgende klinische Tests zum diagnostischen Instrumentarium:
- Dorsaler **Lachmann-Test** (s. oben)
- Schubladentest (s. oben)
- Positives **Drop-sign**: Bei 90° gebeugtem Knie kann der Untersucher von lateral bei Insuffizienz des hinteren Kreuzbandes ein posteriores „Durchhängen" des Tibiaplateaus in Relation zur Femurkondyle erkennen.

Analog zur Diagnostik bei vorderer Kreuzbandinsuffizienz sind auch im Bereich des hinteren Kreuzbands knöcherne Ausrisse in der konventionellen **Röntgendiagnostik** und intraligamentäre Verletzungen in der **Kernspintomographie** erkennbar. Bei älteren Verletzungen des hinteren Kreuzbands sollten zur Abschätzung der Schwere der Verletzung und Therapieplanung Stressaufnahmen in hinterem und vorderem Schubladenstress durchgeführt werden. Eine fixierte hintere Schublade, also eine nicht reponierbare unphysiologische Subluxation des Tibiaplateaus nach dorsal, oder höhergradige Begleitverletzungen wie posteromediale oder posterolaterale Instabilitäten können so ausgeschlossen werden. Diese dynamische Untersuchung ist gerade im chronischen Stadium einer hinteren Kreuzbandverletzung der alleinigen Beurteilung durch die Kernspintomographie überlegen.

Therapie

Konservative Therapie Die Selbstheilungstendenz des hinteren Kreuzbands ist aufgrund der günstigeren Gefäßversorgung besser als beim vorderen Kreuzband. Isolierte Komplettrupturen des älteren Patienten und Teilrupturen können demnach erfolgreich mittels Orthese und krankengymnastischer Beübung behandelt werden. Entscheidet man sich zur konservativen Therapie so sollte initial eine gerade Spezialorthese mit dorsaler Unterfütterung des Unterschenkels angelegt werden, um ein Zurücksacken des Tibiaplateaus und somit eine Ausheilung des Bandes in Elongation zu verhindern. Nach 4–6 Wochen kann dann auf eine bewegliche hintere Kreuzbandorthese umgestiegen werden.

Operative Therapie Isolierte Komplettrupturen bei jungen Patienten mit hohem Aktivitätslevel und Komplexverletzungen sollten hingegen operativ angegangen werden. Hierbei kommen Sehnentransplantate wie die Sehne des M. semitendinosus zum Einsatz. Um auch höhergradige Komplexinstabilitäten zu adressieren und das Transplantat zu schützen sollte bei Vorliegen von posteromedialen oder posterolateralen Instabilitäten in gleicher Sitzung diese rekonstruiert bzw. stabilisiert werden.

Knöcherne Ausrisse die sich meistens tibialseitig zeigen werden frühzeitig osteosynthetisch (Zugschraube, Plattenosteosynthese) angegangen und versorgt.

Nachbehandlung Eine Kniegelenksorthese sollte für mehrere Monate getragen werden. Initial kommt auch postoperativ die oben genannte Spezialorthese mit Unterfütterung des Unterschenkels zur Verhinderung einer Dorsalisierung des Tibiaplateaus zum Einsatz. Nach 6 Wochen kann dann auf eine bewegliche Schiene initial im Bewegungsumfang 0–0–90 umgestiegen werden. Das Hauptaugenmerk im Rahmen der physiotherapeutischen Betreuung, welche in ersten 6 Wochen nur in Bauchlage erfolgt, sollte auf den Aufbau der antagonistischen Muskulatur, vor allem des M. quadriceps gelegt werden.

Prognose

Im Gegensatz zur Ersatzplastik des vorderen Kreuzbandes, die mit 90 % subjektiver Besserung, gutem Stabilitätsgefühl und Aufhalten der Gonarthroseentwicklung zufriedenstellende Ergebnisse liefert, sind die Ergebnisse im Bereich des hinteren Kreuzbandes deutlich reduziert. Nur in wenigen Fällen gelingt die Wiederherstellung des prätraumatischen Funktionslevels.

68.3.4 Kollateralbänder

Ätiologie

Verletzungen der Seitenbänder treten meistens bei vermehrtem Varus- oder Valgusstress auf. Diese sind meist vergesellschaftet mit starken Torsionsbewegungen im Kniegelenk, weswegen häufig Begleitverletzungen in Form von Kreuzbandrupturen oder/und Meniskusläsionen bestehen.

Klinische Symptomatik

Die Patienten geben häufig Schmerzen im Bereich der Rupturstelle an. Ein Kniegelenkserguss ist meist ein Hinweis für eine intraartikuläre Begleitverletzung.

Diagnostik

Zunächst erfolgt die genaue Palpation, um die Höhe der Ruptur einzugrenzen. Danach wird die Stabilität der Seitenbänder im Seitenvergleich getestet.
- **Varus- und Valgustest**: Der Untersucher umfasst mit beiden Händen den Tibiakopf des Patienten, legt die Zeigefinger im Verlauf der Seitenbänder auf und fixiert den Unterschenkel des Patienten mit seinem Unterarm auf Taillenhöhe. Nun übt der Untersucher Varus- und Valgusstress in Streckstellung wie auch in 20-30° Flexion aus, um im Vergleich zur Gegenseite Aufklappbarkeit und die Qualität des Anschlags zu prüfen.

> Zur Beurteilung des Bandapparats des Kniegelenks muss immer der Vergleich zur gesunden Seite erfolgen, um physiologische Schwankungen in der Interpretation auszuschließen.

Die **radiologische Diagnostik** umfasst konventionelle Aufnahmen und ggf. eine MRT.

Therapie

Konservative Therapie Die meisten Kollateralbandverletzungen sind einer konservativen Therapie zugänglich. Der Patient belastet dabei das betroffene Bein für ca. 4 Wochen mit 15 kg. Das Tragen einer Kniegelenksorthese im freien Bewegungsumfang für diesen Zeitraum wird auch aus analgetischen Gründen empfohlen.

Operative Therapie
Entscheidend für die Indikation zur operativen Therapie ist die klinische Untersuchung. Zeigt sich eine höhergradige Instabilität eines Seitenbands auch in 0° Streckstellung des Gelenks, so ist dies eine OP Indikation. Hierbei werden akut einerseits knöcherne Ausrisse mittels osteosynthetischer Fixation des Fragments angegangen oder Rupturen mittels Knochen-Fadenanker refixiert, andererseits chronische und komplexe Instabilitäten mittels Sehnenplastik versorgt.

68.3.5 Traumatische Bursaeröffnung und Bursitis

Ätiologie

Bursitiden müssen unterschieden werden in akut posttraumatische, entstanden z. B. durch Bursaeröffnung bei einem Sturz, und in chronisch aseptische, die bei rezidivierender chronischer Druckbelastung z. B. bei Fliesenlegern auftreten.

Klinische Symptomatik

Die Klinik besteht in einer schmerzhaften Schwellung mit Rötung anterior der Patella. Bei einer bestehenden Wunde ist meist ein seröser bis eitriger Ausfluss und eventuell beginnende phlegmonöse Zeichen erkennbar.

Diagnostik

Meist ist bei typischer Anamnese und Klinik die Inspektion und Palpation zur Diagnosestellung ausreichend. **Sonographisch** kann ein präpatellarer Verhalt evaluiert und anhand des Echomusters seröse Flüssigkeit von Eiter differenziert werden. Ein konventionelles **Röntgenbild** des Knies in 2 Ebenen und Patella-Tangentialaufnahmen können zum Ausschluss eines Fremdkörpers erfolgen. Ggf. ist auch eine diagnostische **Punktion** des Verhalts zur mikrobiologischen Auswertung hilfreich.

Therapie

Bei frischen traumatischen Bursaeröffnungen ist meist ein ausgiebiges Spülen mit primärer Naht und ggf. Drainageneinlage ausreichend. Bei alten Wunden mit beginnender Bursitis oder chronisch-fibrosierenden Bursitiden sollte die Indikation zur **Bursektomie** gestellt werden. Hierbei erfolgt nach Längsinzision und ausgiebigem Austasten oder Markieren der Bursa mit Methylenblau die komplette Exzision der Bursa an der Grenzschicht zwischen Bursa und Subkutis und das Einlegen einer Redondrainage. Bei hochakuten bakteriellen eitrigen Bursitiden sollte lediglich eine **Inzision** der Bursa mit konsekutiver offener Wundbehandlung erfolgen. Die Bursa sollte erst sekundär entfernt werden, da sie initial noch einen Schutz vor einer phlegmonösen Ausbreitung bietet. Postoperativ ist das Knie bis zur gesicherten Wundheilung ruhig zu stellen (**cave:** Thromboseprophylaxe) und bei Bedarf eine **antibiotische Therapie** am besten nach Erstellung eines Antibiogramms durchzuführen.

68.3.6 Quadrizepssehnenruptur

Ätiologie

Eine Ruptur der Sehne des M. quadriceps entsteht meistens bei dem Versuch, einen Sturz abzufangen. Sie tritt meist beim älteren Patienten auf, bei dem die Sehne häufig bereits degenerativ vorgeschädigt ist.

Klinische Symptomatik

In der Anamnese bemerkt der Patient einen heftigen Schlag im Kniegelenk mit anschließendem Sturz. Das Bein kann nicht gestreckt von der Unterlage gehoben werden. Ist dies möglich, kann eine Verletzung des Streckapparats nicht mit Sicherheit ausgeschlossen werden, da ein intakter Reservestreckapparat, die sog. Retinakula, die Funktion übernehmen können.

Diagnostik

Bei der Palpation fällt eine tastbare Delle oberhalb der Kniescheibe bei kaudaler Stellung der Patella auf. Dies ist auch im Röntgenbild erkennbar. Sonographisch kann die Ruptur direkt dargestellt werden.

Therapie

Eine Quadrizepssehnenruptur muss aufgrund der Retraktion nach proximal und der drohenden Verkürzung des Muskels frühelektiv versorgt werden. Hierbei werden die Sehnenenden nach Darstellung mit einem langsam resorbierbaren Faden der Stärke 1 oder 2 in U-Naht-Technik genäht. Ist die Sehne direkt am Patellaoberrand abgerissen, so empfiehlt sich die transossäre Readaptation der Sehne an die Patella über mehrere dünne Bohrlöcher. Anschließend wird eine fortlaufende Naht zur Feinadaptation angelegt. Es folgt ein 6-wöchiger schrittweiser Belastungsaufbau mit Steigerung der Beugung im Rahmen einer krankengymnastischen Beübung.

68.3.7 Patellafraktur

Ätiologie

Patellafrakturen entstehen meist durch ein direktes Anpralltrauma des gebeugten Knies.

Klinische Symptomatik

Die Funktion des Streckapparates ist eingeschränkt und ein Heben des gestreckten Beins nicht möglich, wobei eine Restfunktion durch intakte Retinakula erhalten bleiben kann. Meist ist bei Dislokation der Fraktur durch den Zug des M. quadriceps eine Delle tastbar.

Diagnostik

Die Frakturklassifikation und sich daraus ergebende Therapieoptionen kann anhand eines konventionellen Röntgenbildes des Knies in 2 Ebenen erhoben werden. In der Sonographie lassen sich Rupturen der Quadrizeps- oder der Patellarsehne abgrenzen.

Therapie

Das therapeutische Vorgehen ist abhängig vom Frakturtyp. So können einfache Längsfrakturen mit intaktem Streckapparat auch konservativ therapiert werden. In der Regel erfolgt die operative Versorgung mittels offener Reposition und Osteosynthese.

Operative Therapie Das Verfahren der Wahl zur Versorgung von Querfrakturen ist die sog. **Zuggurtungsosteosynthese**, deren Prinzip die Umwandlung von Zug- in Kompressionskräfte ist (◘ Abb. 68.5). Hierbei werden 2 parallel verlaufende Kirschner-Drähte durch die Fragmente

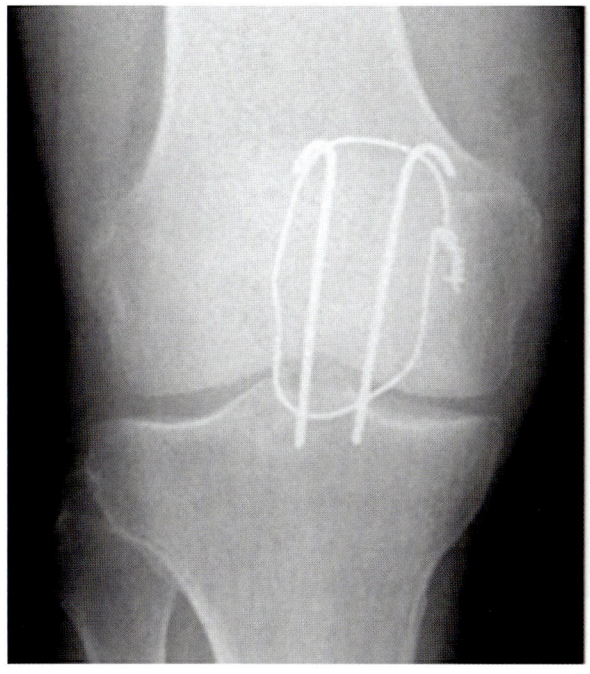

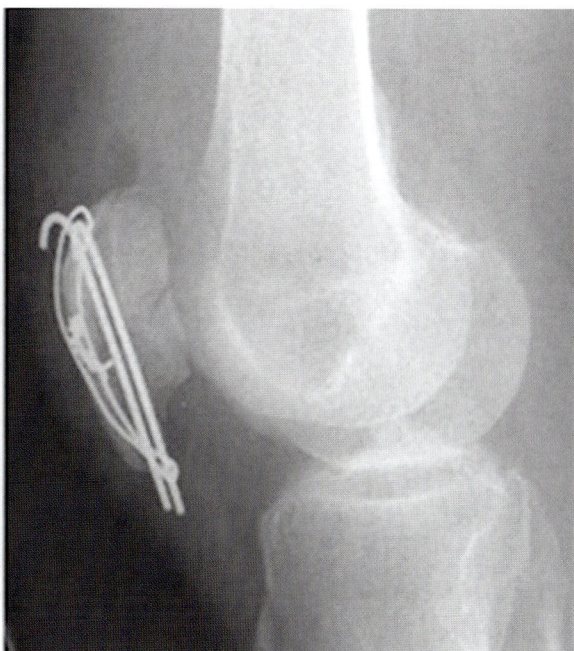

Abb. 68.5 Zuggurtungsosteosynthese Patella in a.p. und seitlicher Ansicht

in 90° zur Frakturlinie eingebracht und die Enden mit einer Drahtcerclage umlegt. Sicherungsdrähte, Zugschrauben oder peripatellare Cerclagen stehen als Optionen bei komplexeren Frakturen zur Verfügung.

Nachbehandlung Schmerz- und funktionsabhängig kann eine Teilbelastung mit Flexion des Kniegelenks bis 90° erfolgen. Die eingebrachte Zuggurtung kann meistens bereits nach einem halben Jahr entfernt werden.

68.3.8 Patellarsehnenruptur

Ätiologie
Im Gegensatz zur Quadrizepssehnenruptur sind bei der Patellarsehnenruptur auch vermehrt jüngere Patienten betroffen. Häufig findet sich in der Anamnese ein adäquates Trauma mit einem Anprall an einen scharfkantigen Gegenstand.

Klinische Symptomatik
Die Klinik ist ähnlich zu den anderen Verletzungen des Streckapparates eine Belastungsunfähigkeit des Beins und Unfähigkeit des Hebens des gestreckten Beins. Unterhalb der Kniescheibe ist eine Delle tastbar. Durch den Zug des M. quadriceps besteht eine Patella alta.

Diagnostik
Rupturen der Patellarsehne können sonographisch sicher diagnostiziert werden. Konventionelle Röntgenaufnahmen können helfen, intraligamentäre Rupturen von einem Abriss des distalen Patellapols zu differenzieren.

Therapie
Operative Therapie Es gibt keine Alternative zur operativen Versorgung. Sie sollte möglichst zeitnah erfolgen. Intraligamentäre Rupturen werden nach Adaptation der Sehnenenden genäht. Ausrisse am distalen Patellapol werden mittels transossären Nähten refixiert. Ist ein knöchernes Fragment am Patellapol oder der Tuberositas tibiae mit abgesprengt, so kann dieses mit einer Schraube osteosynthetisch versorgt werden. Zur Augmentation dieser Versorgungen empfiehlt sich die zusätzliche Anlage einer sog. **McLaughlin-Cerclage**, die um die Patella und durch einen kleinen Bohrkanal kurz distal der Tuberositas tibiae gelegt ist und nach einem halben Jahr entfernt werden kann (**Abb. 68.6**). Bei Anlage einer derartigen Sicherungs-Cerclage ist die intraoperative Testung zur richtigen Einstellung der Patellahöhe in Extension und Flexion bis 90° zur Vermeidung der Entwicklung einer Patella alta bzw. baja obligat.

Nachbehandlung Auch hier erfolgt analog zur Quadrizepssehnenruptur ein schmerz- und funktionsabhängiger Belastungsaufbau.

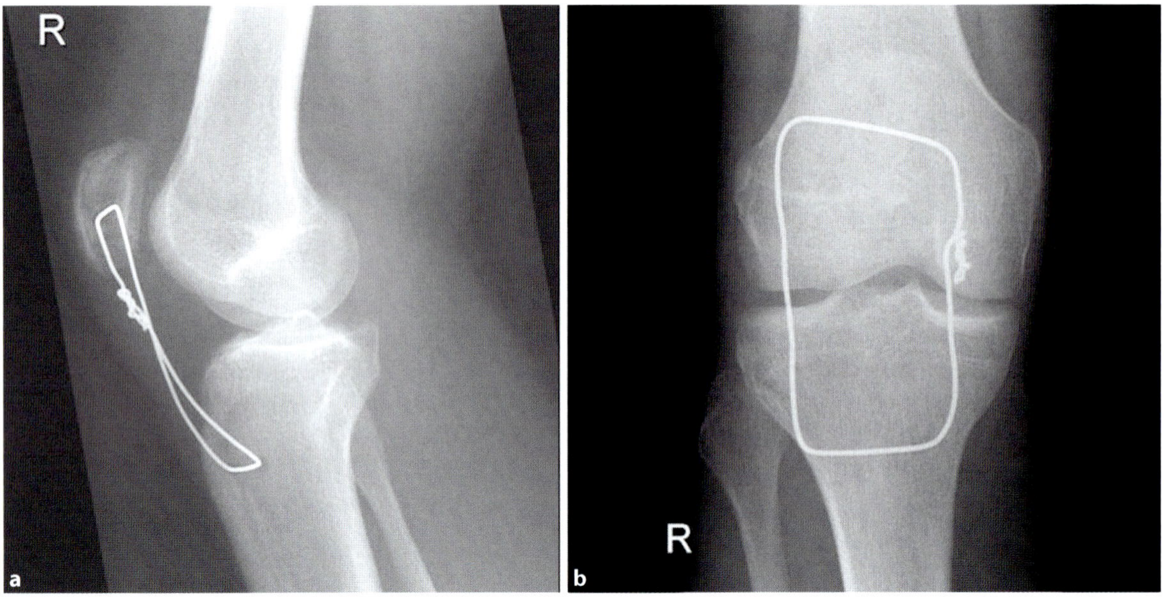

Abb. 68.6 McLaughlin-Cerclage an der Patella in a.p. (**a**) und seitlicher Ansicht (**b**)

68.3.9 Patellaluxation

Ätiologie

Es können 3 verschiedene Formen unterschieden werden: die habituelle, die traumatische und die posttraumatisch rezidivierende Patellaluxation. Bei der habituellen Luxation liegt meist als Ursache eine Pathologie des Streckapparats z. B. in Form von Abflachen des femoralen Gleitlagers oder eine veränderte Patellamorphologie vor. Diese ist abzugrenzen von traumatischen Veränderungen des Streckapparats, die zu einer rezidivierenden Luxationsneigung führen können, jedoch sind Übergangsformen möglich.

Klinische Symptomatik

Eine verhakte Luxation ist selten. Meist reponiert sich die Kniescheibe selbst spontan beim Anspannen der Muskulatur. Die Kniescheibe luxiert meist nach lateral aufgrund der oben beschriebenen biomechanischen Verhältnisse und muskulären Zugrichtungen.

Diagnostik

Im Rahmen der Palpation des geschwollenen Kniegelenks, Zeichen eines immer vorliegenden Hämarthros, fällt ein Druckschmerz über dem medialen Retinakulum oder proximal des Epikondylus femoris medialis am femoralen Ansatzpunkt des medialen patellofemoralen Ligaments, dem Hauptstabilisator der Patella, auf. Zusätzlich ist die Kniescheibe abnormal weit nach lateral beweglich.

> „Apprehension sign": Das Zeichen ist positiv, wenn der Patient die Lateralisation der Patella als sehr schmerzhaft und unangenehm empfindet.

Im Rahmen der Luxation aber vor allem bei der spontanen Reposition der Patella kommt es in vielen Fällen zu osteochondralen Läsionen typischerweise am lateralen Femurkondylus und an der medialen Patellafacette. Diese können in der konventionellen Aufnahme in 2 Ebenen sowie Patella-Tangentialaufnahmen gesehen werden. Bei unklaren Befunden empfiehlt sich zusätzlich die Durchführung einer Kernspintomographie, um rein chondrale Läsionen oder Zusatzverletzungen auszuschließen. Diese sollte dringlich durchgeführt werden, da eine Refixation eines osteochondralen Fragments so schnell wie möglich durchgeführt werden muss, um eine erfolgreiche Einheilung zu gewährleisten.

Therapie

Konservative Therapie Bei isolierter Verletzung kann genau wie bei der habituellen Luxation zunächst ein konservativer Therapieversuch gestartet werden. Hierbei steht das Auftrainieren des M. vastus medialis zur besseren Kniescheibenführung im Vordergrund. Sind Begleitverletzungen vorhanden, so sollte abhängig vom Verletzungsmuster frühelektiv arthroskopiert werden.

Operative Therapie Das operative Vorgehen bei einer akuten Luxation der Patella richtet sich nach dem Verletzungsmuster. Müssen osteochondrale Flakes offen refixiert werden, so kann gleichzeitig das mediale Retinakulum rekonstruiert werden. Ist kein offenes Vorgehen nötig, so kann das mediale Retinakulum auch arthroskopisch genäht werden, wenn dieses an der Patella ausgerissen ist. Bei habituellen oder rezidivierenden Luxationen muss präoperativ eine eingehende Analyse der prädisponierenden Faktoren erfolgen. Hierzu zählen unter anderem der Status des MPFL (mediales patellofemorales Ligament), der TTTG-Abstand (MR- oder CT-tomographisch gemessener Abstand zwischen der Tuberositas tibiae und dem tiefsten Punkts der Trochlea femoris), der Hauptpunkt der Instabilität im Rahmen der Flexion, das Vorliegen einer Trochleadysplasie, die Höhe der Patella und eine valgische Beinachse. In den meisten Fällen reicht ein Ersatz des MPFL z. B. mit der ipsilateralen Gracilissehne aus. Dieser Eingriff scheint einem proximalem Realignement des Streckapparats (z. B. Operation nach Insall) überlegen zu sein. Ein „lateral release" ist kritisch einzusetzen, da es zu einer zusätzlichen Destabilisierung des Streckapparats führt. Bei höhergradigen Instabilitäten sollte der MPFL-Ersatz mit einer Trochleaplastik, einem Versetzen der Tuberositas tibiae oder sogar einer Beinachskorrektur kombiniert werden.

> **Bei akuter Patellaluxation mit Riss des medialen Retinakulums ist aufgrund der möglichen Patellanekrose von einem „lateral release" abzusehen.**

Nachbehandlung Die Nachbehandlung ist abhängig vom operativen Verfahren. Eine längere Teilbelastung mit Einschränkung der Flexion ist jedoch allen gemein. Das Tragen einer Orthese mit Patellaführung bietet sich an.

Prognose Die Ergebnisse können, besonders bei der Behandlung habitueller Patellaluxationen und chronischer Patellaluxationen mit retropatellarer Arthrose, ernüchternd sein.

68.3.10 Gelenkknorpel

Ätiologie
Gelenkknorpelschäden können traumatischer Genese sein und werden nach Outerbridge bezüglich der Defekttiefe eingeteilt. Eine Sonderform stellt die sog. **Osteochondrosis dissecans** dar, bei der eine Demarkierung des Knorpels und des subchondralen Knochens auftritt. Die häufigste Form der Knorpelschädigung ist die degenerative Gonarthrose.

Klinische Symptomatik
Das führende Symptom ist in allen Fällen der Schmerz. Im fortgeschrittenen Stadium gibt der Patient einen typischen Anlaufschmerz mit eingeschränkter Gehstrecke an.

Diagnostik
Auf den konventionellen Aufnahmen sind lediglich die Spätstadien eines Knorpelschadens und diese nur indirekt erkennbar. Zu ihnen zählen die Minderung des Gelenkspalts, subchondrale Usuren, Achsabweichungen und osteophytäre Randanbauten. Sie reichen in der Regel zur Indikationsstellung bei degenerativen Schäden beim älteren Patienten aus.

> **Goldstandard der Diagnostik von traumatischen Knorpelläsionen ist die Kernspintomographie, in der Ausdehnung und Begleitverletzungen gesehen werden können.**

Therapie
Die Therapie ist abhängig vom Stadium und der Ausdehnung:
- Bei kleineren Knorpelläsionen wird durch Penetration der subchondralen Sklerosezone (z. B. durch „microfracturing") die **Bildung von Ersatzknorpel** induziert. Ggf. kann der entsprechend behandelte Defekt auch noch zusätzlich durch eine Membran z. B. aus Kollagen im Sinne einer AMIC-Technik (autologe matrixinduzierte Chondrogenese) abgedeckt werden.
- Bei größeren Defekten ist eine Behandlung durch Versetzen von **osteochondralen Zylindern** aus einer Nicht-Belastungszone (z. B. laterale Notch) oder Transplantation von zuvor entnommenen und kultivierten körpereigenen **Chondrozyten** möglich. Im letztgenannten Fall werden die Knorpelzellen nach ihrer Züchtung und Vermehrung unter einen Periostlappen oder eine Matrix über der Defektzone eingespritzt oder mit einer Matrix als Trägersubstanz direkt eingenäht.
- Ausgedehnte Schädigungen des Gelenkknorpels, die sich auf ein Kompartiment beziehen, können durch eine **Umstellungsosteotomie** und dem Verändern der Hauptbelastungszone auf ein nicht oder weniger geschädigtes Gebiet angegangen werden.
- Standard der Versorgung von fortgeschrittenen Gonarthrosen des älteren Patienten ist der teilweise oder komplette **Gelenkflächenersatz**.

Nachbehandlung Da Knorpel zwar eine kontinuierliche Bewegung zur Ernährung braucht, jedoch durch Druckbelastungen geschädigt werden kann, schließt sich an eine Knorpelrekonstruktionsmaßnahme eine lange postoperative Behandlung mit Bewegungstherapie und strikter Teilbelastung von 15 kg an. Teilbelastung nach Gelenkflächenersatz ist vom Verfahren und dem Patienten abhängig.

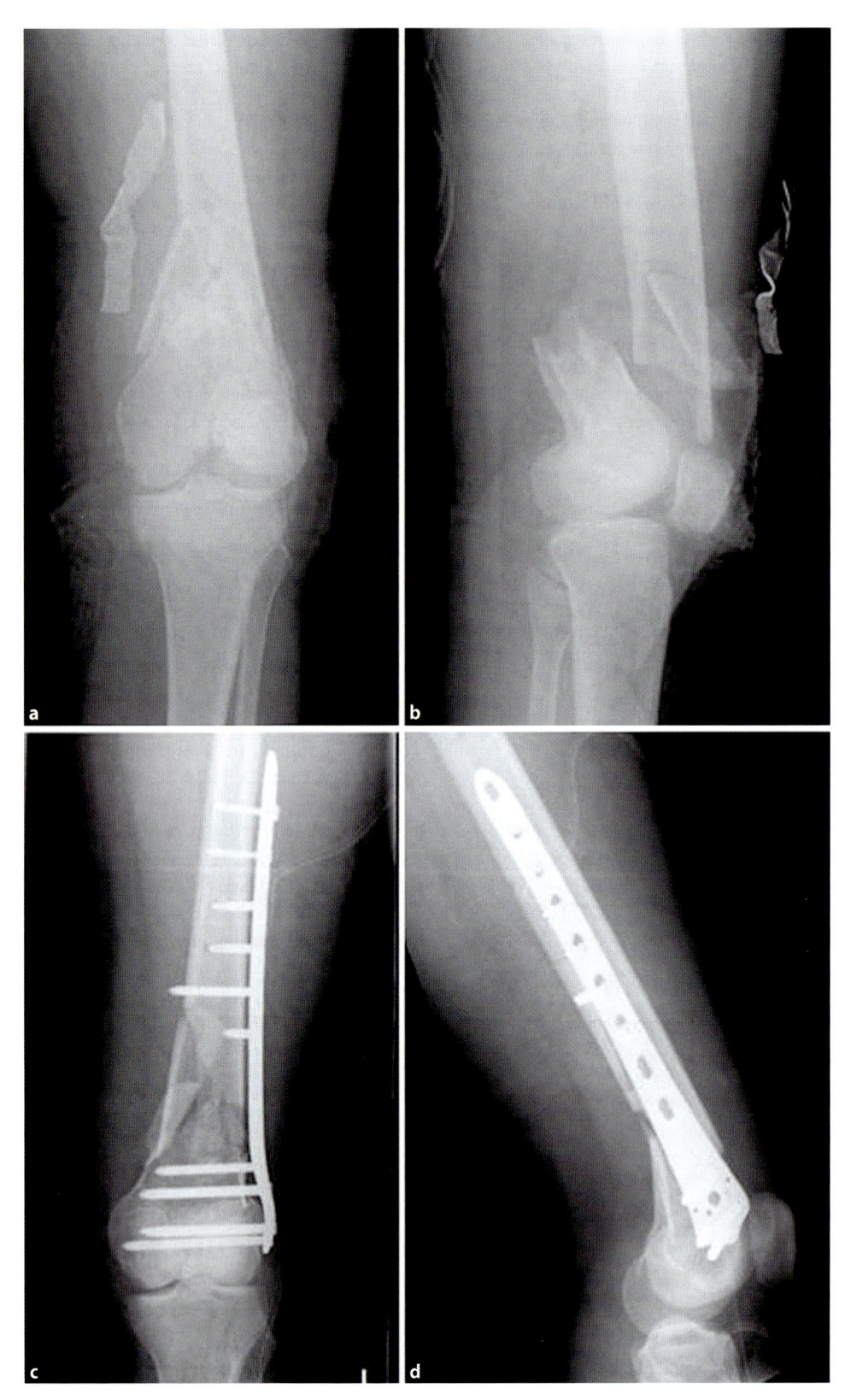

Abb. 68.7a–d Supradiakondyläre Femurfraktur. **a,b** Konventionell radiologisches Bild einer 2° offenen supradiakondylären Femurfraktur in a.p. (**a**) und seitlicher Ansicht (**b**). **c,d** Nach primärer Versorgung mittels Fixateur externe erfolgte die die winkelstabile Plattenosteosynthese mittels LISS

68.3.11 Distale Femurfrakturen

Ätiologie

Während beim osteoporotischen Knochen des älteren Menschen schon eine geringe Gewalteinwirkung ausreicht, um das distale Femur brechen zu lassen, so sind diese Verletzungen beim jungen Patienten häufig die Folge eines Hochrasanztraumas. Distale Femurfrakturen sind deshalb selten isolierte Verletzungen, sondern liegen zumeist beim polytraumatisierten Patienten vor.

Klinische Symptomatik

Neben den typischen sicheren und unsicheren Frakturzeichen wie Fehlstellung, Krepitation, Belastungsunfähigkeit, Schwellung, Schmerzen und Hämatom fällt ein intraartikulärer Kniegelenkserguss mit deutlicher Instabilität auf. Die Prüfung von Durchblutung, Motorik und Sensibilität distal der Fraktur ist zum Ausschluss von vaskulären oder nervalen Begleitverletzungen bzw. eines Kompartmentsyndroms obligat.

Diagnostik

Neben der klinischen Untersuchung wird ein konventionelles **Röntgenbild** in 2 Ebenen gefordert. In ausgewählten Fällen kann eine **Computertomographie** nötig sein. Auf eine präoperative Angiographie kann in den meisten Fällen einer Durchblutungsproblematik verzichtet werden, da diese häufig durch Frakturfragmente oder die Fehlstellung bedingt ist und nach der Reposition der Fraktur behoben ist. Des Weiteren sollten Begleitverletzungen wie Wirbelkörperbrüche, Beckenringfrakturen, Azetabulumfrakturen, Femurmehretagenfrakturen, hintere Kreuzbandrupturen, Patellafrakturen und Kalkaneusfrakturen nicht übersehen werden.

Klassifikation Wie alle Frakturen können auch die distalen Femurfrakturen nach der AO-Klassifikation in Typ A extraartikulär, Typ B partiell artikulär und Typ C vollständig artikulär eingeteilt werden.

Therapie

Konservative Therapie Ein konservatives Therapieregime mittels Gipstutor wird aufgrund des Thrombembolie und Dystrophierisikos nur selten angewandt. Der Großteil der Verletzungen wird einer operativen Therapie zugeführt. Folgende Verfahren stehen dabei zur Verfügung:

- **Fixateur externe**: Da bei distalen Femurfrakturen häufig Mehrfachverletzungen vorliegen und höhergradige Weichteilverletzungen vorhanden sind, kommt dieser initial häufig zum Einsatz. Dieser kann bei intraartikulären Frakturen auch gelenkübergreifend vom lateralen Oberschenkel durch den Tractus iliotibialis auf den medialen Aspekt der Tibia angelegt werden. Aufgrund der großen Hebelkräfte ist die Verwendung von 2 Querstangen zur Verbindung der Schanz-Schrauben zu empfehlen.
- **Schraubenosteosynthese**: Diese ist bei partiell artikulären Frakturen vom Typ B indiziert. Hier kommen häufig 6,5-er oder größere Spongiosaschrauben zum Einsatz, die bei Bedarf z. B. beim osteoporotischen Knochen mit einer Unterlegscheibe verstärkt werden. Die Reposition der Fraktur kann optional unter arthroskopischer Kontrolle erfolgen. Einzelne kleinere Abscherbrüche können auch mit Kleinfragmentschrauben versorgt werden.
- **Plattenosteosynthese** und **retrograde Marknagelung**: Diese Osteosyntheseverfahren kommen häufig bei Frakturen vom Typ A und C zum Einsatz. Hierbei kann es unter Umständen nötig sein bei intraartikulären Frakturen zunächst den Gelenkblock mittels Schraubenosteosynthese anatomisch zu stellen, um danach das weitere Osteosyntheseverfahren anlegen zu können. Plattenosteosynthese stehen in vielen Ausführungen zur Verfügung wobei als Besonderheiten der winkelstabile Fixateur interne LISS („less invasive stabilization system"), die Kondylenplatte und die dynamische Kondylenschraube DCS erwähnt werden sollten (Abb. 68.7). Vor allem das LISS hat sich in letzter Zeit als vorteilhaft beim osteoporotischen Knochen erwiesen und kann schonend perkutan eingebracht werden. Auch die retrograde Marknagelung, ggf. mit Spiralklinge stellt eine Therapieoption der Frakturen vom Typ A und C dar, jedoch muss auch hier zunächst der Gelenkblock reponiert und gestellt werden.

Nachbehandlung Eine Teilbelastung der versorgten Extremität mit 15 kg über 6 Wochen ist zu empfehlen. Für diesen Zeitraum sollte eine Thromboseprophylaxe mit niedermolekularem Heparin erfolgen. Postoperativ ist vor allem auf eine mögliche Rotationsabweichung zu achten, welche gegebenenfalls eine frühzeitige operative Revision nötig macht.

Literatur

Ockert B, Haasters F, Polzer H et al. (2010) Unfallchirurg 113:293–299
Strobel M, Stedtfeld HW, Eichhorn HJ (1995) Diagnostik des Kniegelenks. Springer, Berlin Heidelberg New York Tokyo
Weigel B, Zellner J, Angele P (2011) Knie und Unterschenkel. In: Weigel B, Nerlich M (Hrsg) Praxisbuch Unfallchirurgie. 2. Aufl., Springer, Berlin Heidelberg New York Tokyo

Tibiafrakturen

E. Euler, W. Mutschler

69.1 Tibiakopffrakturen

69.1.1 Klassifikation

Zu unterscheiden ist zwischen den Plateaufrakturen (ohne Bandläsionen des Kniegelenks) und den Luxationsfrakturen. Bezüglich der Behandlung der ligamentären Komponente sei auf das entsprechende Kapitel verwiesen. Die Plateaufrakturen werden meist nach der AO-Klassifikation eingeteilt (◘ Abb. 69.1 sowie ▶ Übersicht).

> **AO-Klassifikation der Tibiakopffrakturen**
> - **41-A: Extraartikuläre Fraktur**
>   1. Abrissfraktur
>   2. Metaphysär einfach
>   3. Metaphysär mehrfragmentär
> - **41-B: Partiell artikuläre Fraktur**
>   1. Spaltbruch
>   2. Partielle Depression
>   3. Spaltbruch/Depression
> - **41-C: Komplett artikuläre Fraktur**
>   1. Einfach
>   2. Artikulär einfach, metaphysär mehrfragmentär
>   3. Komplett artikulär mehrfragmentär

69.1.2 Diagnostik

Die klinische Untersuchung umfasst die Beurteilung der Weichteile, Durchblutung, Sensibilität und Motorik. An bildgebender Diagnostik sind neben konventionellen Röntgenbildern in 2 Ebenen, die bei einfachen Frakturen zur Therapieplanung ausreichen, bei komplexen Frakturen die CT-Untersuchung mit MPR (multiplanare Rekonstruktion) und ggf. zusätzliche dreidimensionale Oberflächen-Darstellungen indiziert. Zur Diagnostik zusätzlicher Weichteilverletzungen (Menisken, ligamentäre Strukturen) bietet sich die MNR-Untersuchung an.

69.1.3 Konservative Therapie

Die Therapie nicht dislozierter Frakturen und Gelenkfrakturen mit einer Stufe in der Gelenkfläche von <2 mm ist konservativ, d. h. früh-funktionell unter Teilbelastung von 6–8 Wochen, v. a. bei alten Patienten.

69.1.4 Operative Therapie

Größere Dislokationen mit Achsfehlstellung werden, um Weichteilschäden inkl. Knorpelschäden durch Fragmentdruck zu vermeiden, sofort durch manuelle Extension reponiert und die Extremität fixiert, vorzugsweise im komplett gespaltenen Oberschenkelgips. Eine Thromboseprophylaxe ist notwendig. Bei offener Fraktur und/oder bei ausgedehntem Weichteilschaden besteht die Indikation zur sofortigen Operation, wobei die Stabilisierung ggf. mit dem Fixateur externe erfolgt. Zur Behandlung des Weichteilschadens ▶ Kap. 62. Liegt kein Grund für eine sofortige operative Versorgung der Fraktur vor, wird der Rückgang der initialen Schwellung abgewartet.

Die operative Taktik hängt ab vom Ausmaß der Läsion und von den technischen Möglichkeiten. Ziel ist die anatomische Gelenkflächenrekonstruktion und die übungsstabile Fixation der Fragmente. In Abhängigkeit von diesen Faktoren wird der operative Zugang gewählt. Die Kontrolle der Gelenkflächenrekonstruktion durch Arthroskopie oder intraoperative dreidimensionale Bildgebungsverfahren ermöglicht minimalinvasive Operationstechniken. Vorteil der Arthroskopie ist hierbei die Beurteilbarkeit intraartikulärer Weichteile, d. h. Menisken und Kreuzbänder.

Einfache Spaltbrüche werden durch Schraubenosteosynthese ausreichend stabilisiert.

Liegt zusätzlich eine **Gelenkflächendepression** vor, kann diese durch ein Knochenfenster oder durch den Frakturspalt in reduziert-invasiver Technik mit Hilfe eines Stößels reponiert werden. In Abhängigkeit von der Größe des Defekts ist eine Spongiosaplastik zur Unterfütterung der Gelenkfläche notwendig (◘ Abb. 69.2).

Bei komplexen **Destruktionen der Gelenkfläche** empfiehlt sich die Arthrotomie und Rekonstruktion unter Sicht durch Ablösen des Meniskus von der vorderen Tibiakante (**submeniskeale Arthrotomie**). Nicht selten ist der Meniskus in die Frakturzone luxiert und wirkt hier als Repositionshindernis. Zur Fragmentfixierung und Stabilisierung werden L- oder T-förmige Platten verwendet, entsprechend der Lokalisation der führenden Gelenkflächenzerstörung meist lateral angebracht. Die Winkelstabilität moderner

69.1 · Tibiakopffrakturen

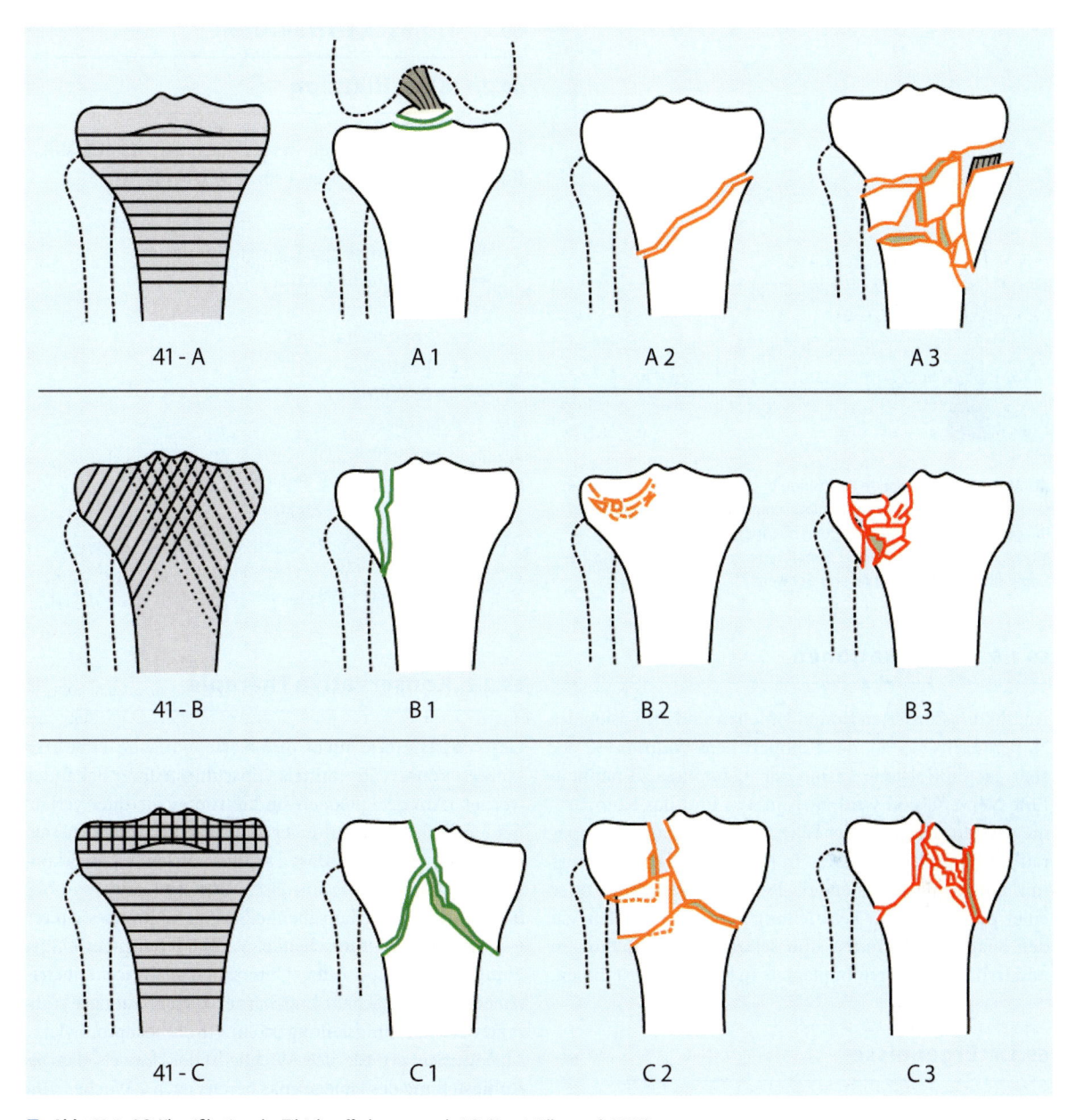

41-A	A 1	A 2	A 3
41-B	B 1	B 2	B 3
41-C	C 1	C 2	C 3

Abb. 69.1 AO-Klassifikation der Tibiakopffrakturen nach AO. (Aus Müller et al. 1990)

Osteosyntheseplatten macht oft eine zusätzliche medial angebrachte Platte bei komplexen Frakturformen unnötig. Liegt jedoch ein disloziertes dorsomediales Fragment vor, lässt sich dieses meist nur durch einen zusätzlichen dorsomedialen Zugang reponieren und mit einer „**Antigleitplatte**" fixieren (**Abb. 69.3**).

69.1.5 Nachbehandlung

Neben der Hochlagerung ist der frühzeitige Beginn mit der **CPM-Schienenbehandlung** („continuous passive motion") mit zunehmender Beugung bis 90° und vollständiger Streckung nach 2 Wochen notwendig. Weiterhin sieht die Nachbehandlung eine Mobilisation unter Teilbelastung mit Fußsohlenkontakt nach Gelenkflächenrekonstruktion mehrfragmentärer Brüche, ansonsten mit 10–15 kg Belastung für 6–8 Wochen vor. Danach erfolgt nach klinischer und radiologischer Befundkontrolle die kontinuierliche Belastungssteigerung bis zur Vollbelastung nach weiteren 6 Wochen.

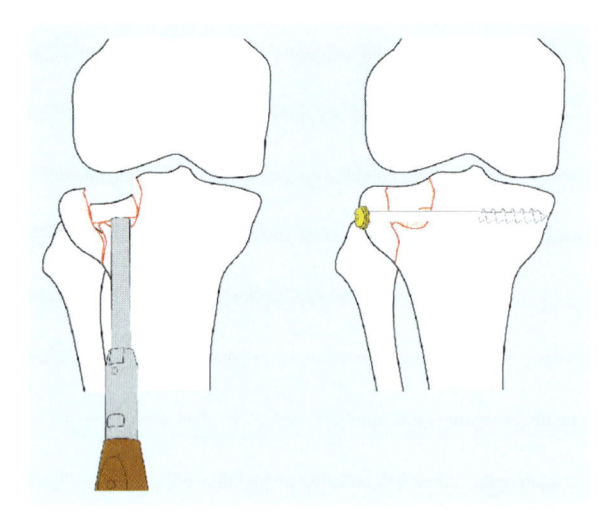

Abb. 69.2a,b Indirekte Reposition deprimierter Gelenkflächenanteile (a) und Fixierung mit Spongiosaschraube mit Unterlegscheibe (b), ggf. zusätzliche Unterfütterung mit Spongiosa. (Aus Rüedi u. Murphy 2000 mit freundlicher Genehmigung von AO Publishing, Copyright © 2000 AO Publishing, Schweiz)

69.1.6 Komplikationen

An frakturassoziierten Komplikationen sind die Läsion des N. peronaeus (15 %), das Kompartmentsyndrom (12 %), aber auch die seltene Läsion der A. poplitea zu nennen. Eine Nervenläsion wird auch in 4 % und das Kompartmentsyndrom in 10 % der Fälle als Komplikation des operativen Eingriffs angegeben. In jeweils 1/5 der Fälle muss mit einem unzureichenden Repositionsergebnis oder einer postoperativen Fehlstellung gerechnet werden. Zu den Spätkomplikationen sind sekundäre Fehlstellungen und Irritationen durch Implantate in jeweils 8 % zu zählen.

69.1.7 Ergebnisse

Abhängig vom Schweregrad der Fraktur muss in bis zu 40 % der Fälle mit unbefriedigenden Ergebnissen gerechnet werden, u. a. bedingt durch eine posttraumatische Arthrose in 1/3, eine Infektion in 1/5 und eine verzögerte Frakturheilung bzw. eine Pseudarthrose in 1/20 dieser Fälle. Eine Bewegungseinschränkung des Kniegelenks infolge Immobilisation und Kapselvernarbungen wird mit ca. 90 % sehr häufig vorgefunden. Ziel ist das Erreichen einer 90°-Beugung innerhalb der ersten 8–10 Wochen postoperativ, ansonsten ist eine intensivierte Physiotherapie oder sogar eine operative Arthrolyse indiziert.

69.2 Tibiaschaftfrakturen

69.2.1 Klassifikation

Die Tibiaschaftfrakturen werden nach der AO-Klassifikation eingeteilt (◘ Abb. 69.4 sowie ► Übersicht).

AO-Klassifikation der Tibiaschaftfrakturen
- **42-A: Einfache Fraktur**
    1. Spiralfraktur
    2. Schrägfraktur (>30°)
    3. Querfraktur
- **42-B: Keilfraktur**
    1. Spiralkeil
    2. Biegungskeil
    3. Fragmentierter Keil
- **42-C: Komplexe Fraktur**
    1. Spiralfraktur
    2. Etagenfraktur
    3. Irreguläre Fraktur

69.2.2 Konservative Therapie

Geschlossene und nicht dislozierte, einfache Frakturen können konservativ mittels Gipsruhigstellung behandelt werden. Am geeignetsten sind darunter die quer verlaufenden Frakturen, wohingegen schräg verlaufende Frakturformen eine sekundäre Dislokationstendenz bei konservativer Behandlung aufweisen. Die Gipsfixierung erfolgt 6–8 Wochen im Oberschenkelgips, gefolgt von weiteren 6–8 Wochen im Unterschenkel-Verband (Sarmiento-Gips, Unterschenkelgips oder Unterschenkel-Brace entsprechend dem Fortschritt knöcherner Durchbauung). Während der Gipsruhigstellung ist ein Thromboseprophylaxe-Management erforderlich. Wichtig ist der Hinweis, dass bei Ruhigstellung des Kniegelenks bereits nach 2 Wochen eine funktionell beeinträchtigende Bewegungseinschränkung resultieren kann.

69.2.3 Operative Therapie

Die Verfahrenswahl und der Zeitpunkt der operativen Versorgung hängen u. a. von der Art und Lokalisation der Fraktur und vom Ausmaß des Weichteilschadens ab. Die definitive Primärversorgung mit intramedullärem Kraftträger bei geschlossen und I°-ig offenen Frakturen oder die frühsekundäre interne Stabilisierung nach Rückgang der posttraumatischen Weichteilschwellung oder die primäre Fixateur-externe-Stabilisierung bei hochgradigem

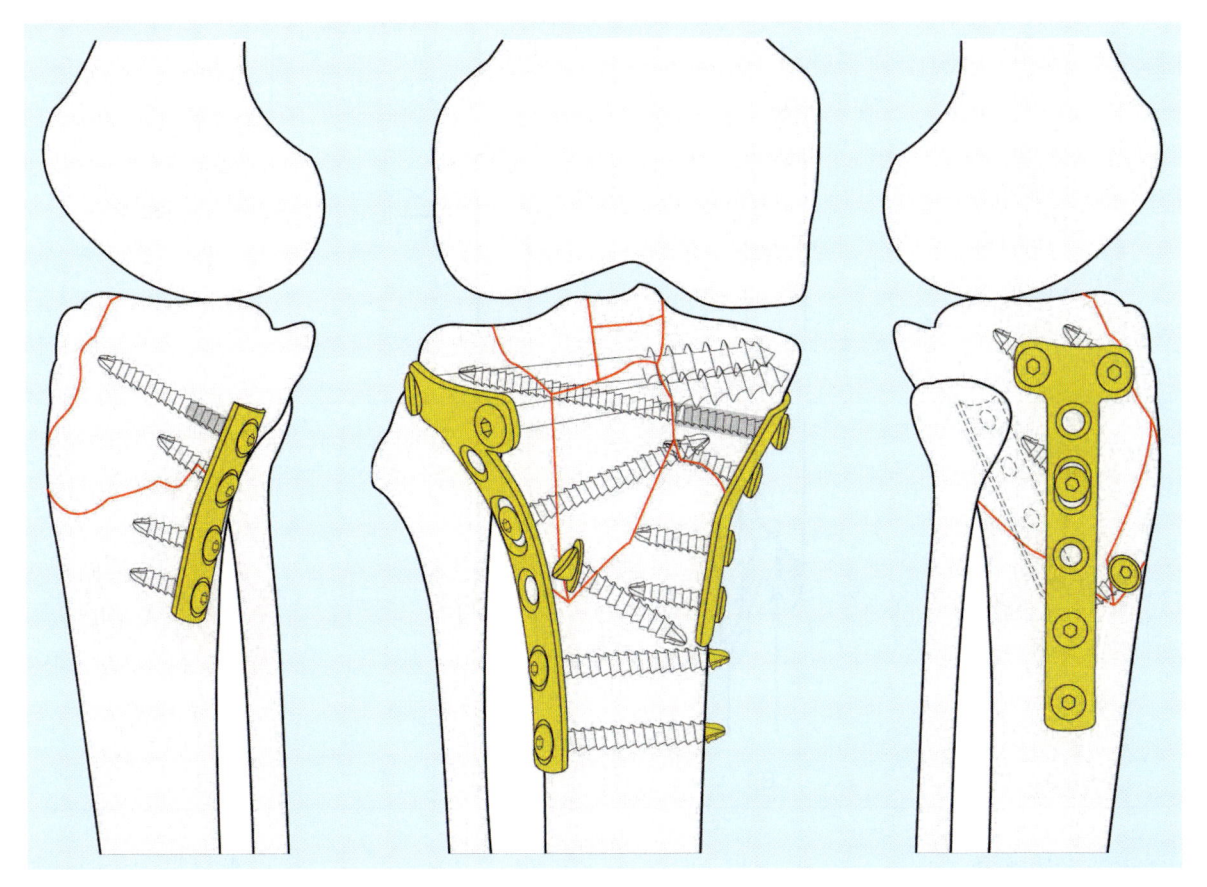

Abb. 69.3 Doppelplattenosteosynthese bei komplexen Tibikopffrakturen. Die lateral angebrachte, winkelstabile Platte hält den rekonstruierten Gelenkblock am Schaft, die dorsomedial fixierte Platte wirkt einem weiteren Abgleiten des häufig vorhandenen dorsomedialen Fragments entgegen. (Aus Rüedi u. Murphy 2000 mit freundlicher Genehmigung von AO Publishing, Copyright © 2000 AO Publishing, Schweiz)

Weichteilschaden mit spät-sekundärem Verfahrenswechsel stellen mögliche Therapieoptionen dar, die nach Weichteilbefund gewählt werden können. Zur Problematik der offenen Frakturen und der Frakturversorgung beim polytraumatisierten Patienten ▶ entsprechende Kapitel. Offene Frakturen liegen bei Frakturen im proximalen und mittleren Schaftabschnitt in jedem ca. 4. bis 5. Fall vor, im distalen Schaftbereich kehrt sich dieses Verhältnis zu Ungunsten der offenen Frakturen um. Bei einem Weichteilschaden bis Grad IIIA nach Gustilo kann die Marknagelung durchgeführt werden, ab Grad IIIC wird der Fixateur externe empfohlen. Die Empfehlungen für Grad IIIB sind uneinheitlich.

Allgemein kann zur Wahl des Implantats gelten: Je mehr die Fraktur die Meta- bzw. Epiphyse mit einbezieht, desto eher sind **Osteosyntheseplatten**, bevorzugt winkelstabile Implantate, indiziert (◐ Tab. 69.1). Der Übergang zu speziell für die Fixierung kurzer meta- und epiphysärer Fragmente konzipierten Marknägeln ist jedoch fließend. Bei Lokalisation im Schaftbereich, besonders in Schaftmitte, stellt der Marknagel bei einfachen Frakturformen das Implantat der Wahl dar (◐ Abb. 69.5). Bei den meist verwendeten sog. **ungebohrten Marknägeln** hat man mit deutlich weniger Komplikationen zu rechnen, als sie im Zusammenhang mit dem Bohrvorgang bei der „gebohrten Marknagelung" auftreten, dies jedoch zu Lasten der Stabilität. Ein sinnvoller Kompromiss scheint der in Vergleich zu dem ungebohrten Marknagel etwas querschnittsstärkere **Vollprofilnagel** zu sein, der ein geringes Aufbohren („slightly reaming") erfordert.

Bei kompletten Unterschenkelfrakturen wird häufig zur Erhöhung der Rotationsstabilität sowie zur Längen- und Achskontrolle des Unterschenkels die Fibulafraktur zusätzlich mit einer Osteosyntheseplatte stabilisiert, besonders bei peripherer Frakturlokalisation. Bei mehrfragmentärer Fraktur in Schaftmitte kann aber auch eine winkelstabile Platte als sog. **eingeschobene Platte** in wenig-invasiver Technik an der Frakturzone vorbeigeschoben und im proximalen und distalen Hauptfragment befestigt werden (◐ Abb. 69.6). Sie stabilisiert dann den Knochen als „Überbrückungsplatte" nach dem Prinzip eines implantierten Fixateurs.

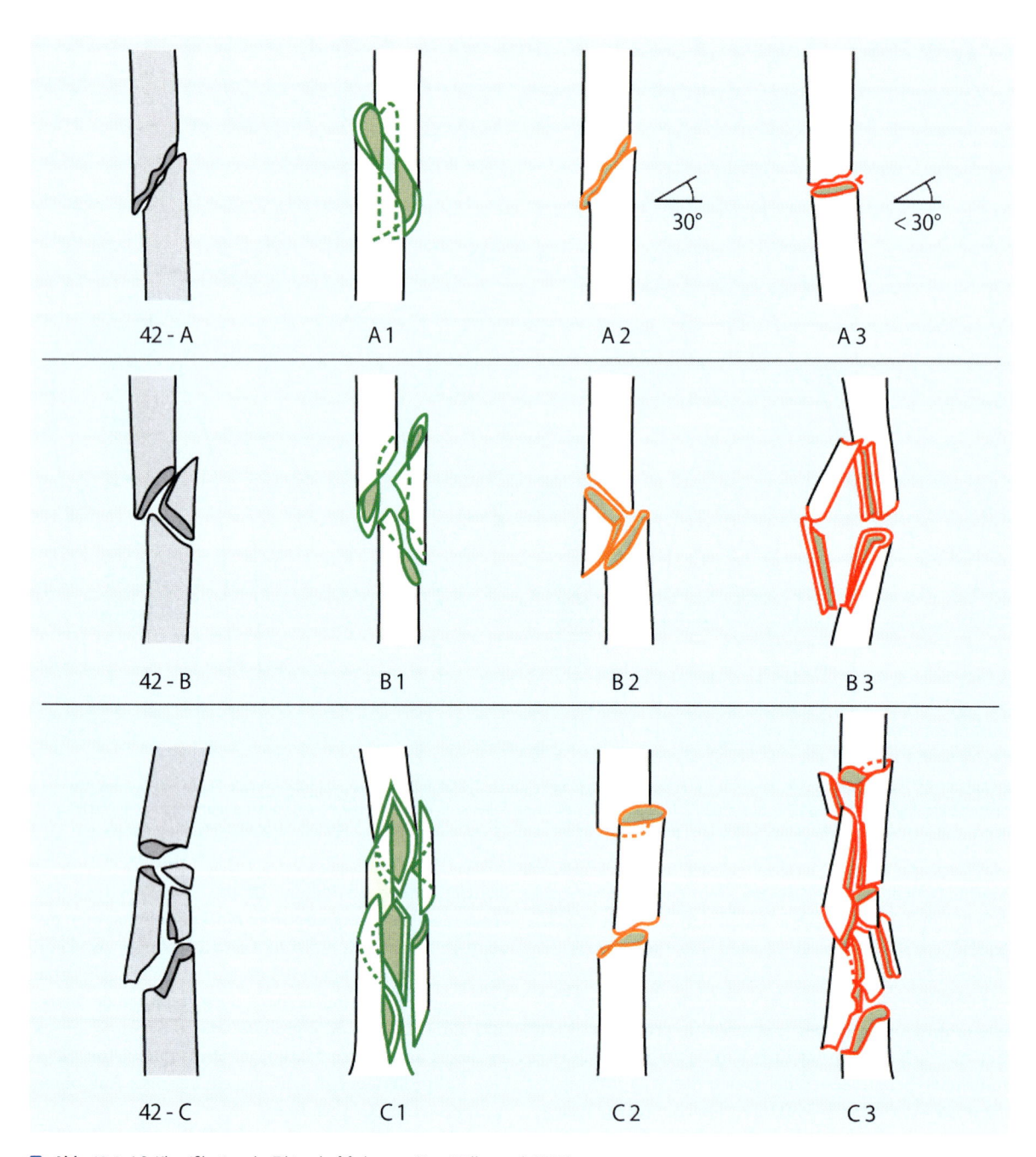

Abb. 69.4 AO-Klassifikation der Tibiaschaftfrakturen. (Aus Müller et al. 1990)

69.2.4 Nachbehandlung

Die Nachbehandlung nach Unterschenkelschaftfrakturen ist früh-funktionell mit Mobilisierung und Teilbelastung der verletzten unteren Extremität unter Zuhilfenahme von 2 Unterarmstockstützen. Die Höhe und die Dauer der Teilbelastung richten sich v. a. nach der Frakturform. So können einfache Querfrakturen primär mit halbem Körpergewicht und frühzeitiger vollbelastet werden als Schrägfrakturen oder Mehrfragmentfrakturen, bei denen anfänglich eine Belastung 10–15 kg nicht überschritten werden und eine Belastungssteigerung ab der 7. bis 9. Woche erfolgen sollte. Die Vollbelastung kann dann am Ende der 12. bis 16. Woche erreicht werden. Dies gilt für die Marknagel- wie für die winkelstabile Plattenversorgung gleichermaßen. Die Dynamisierung nach Marknagelung, etwa ab der 7. postoperativen Woche, wird unterschiedlich gehandhabt. Sie fördert zwar die Frakturheilung und soll dazu beitragen, knöcherne Heilungsstörungen zu vermeiden, sie kann aber Fragmentverschiebungen mit Fehl-

69.3 · Pilon-tibiale-Frakturen

Tab. 69.1 Implantatwahl bei geschlossenen Tibiaschaftfrakturen in Abhängigkeit von der Frakturlokalisation und der Frakturform

Lokalisation	Frakturform	Methode (Priorität)
Proximaler Tibiaschaft	Einfach	Marknagel > Platte
	Mehrfragmentär	Platte > Marknagel
Schaftmitte	Einfach	Marknagel
	Mehrfragmentär	Marknagel > „durchgeschobene Platte"
Distaler Tibiaschaft	Einfach	Marknagel > Platte
	Mehrfragmentär	Platte > Marknagel

stellungen nach sich ziehen, falls das Belastungs-Regime vernachlässigt wird. In der zurückhaltenden Taktik bezüglich der Dynamisierung sehen wir keine gravierenden Nachteile.

69.2.5 Komplikationen und Ergebnisse

Nach Tibiaschaftfrakturen muss in 12 % der Fälle mit dem Auftreten eines Kompartmentsyndroms gerechnet werden. Ein Weichteilschaden ist häufig Grundlage einer Infektion, und in 5 % dieser Fälle tritt eine Osteomyelitis auf. Im Zusammenhang mit mechanischen Problemen nach Osteosynthese betragen die Pseudarthroserate 6 % und die Rate verzögerter Frakturheilung fast 12 %. Nervenschäden sind mit 2 % relativ selten. Bei komplikationsfreiem Verlauf ist ein gutes funktionelles Resultat zu erwarten.

69.3 Pilon-tibiale-Frakturen

69.3.1 Klassifikation

An der distalen Meta- und Epiphyse unterscheiden sich die sog. Pilon-Frakturen von den Malleolen-Frakturen dadurch, dass die Verletzung im Wesentlichen die gewichttragende Gelenkfläche der Tibia betrifft, obwohl häufig Innen- oder Außenknöchel bzw. die distale Fibula mit betroffen sind. Wie bei anderen Gelenkfrakturen empfiehlt sich zur Diagnostik neben den konventionellen Röntgenbildern in 2 Ebenen die Anfertigung computertomographischer Schichtaufnahmen. Die Pilon-tibiale-Frakturen werden nach der AO-Klassifikation eingeteilt (Abb. 69.7 sowie ▶ Übersicht).

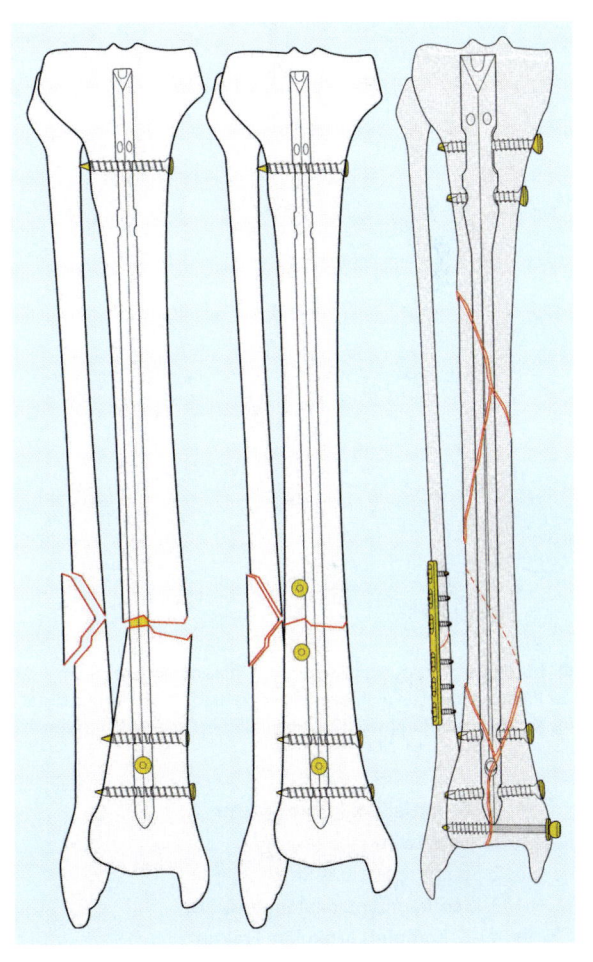

Abb. 69.5a–c Stabilisierung von Unterschenkelfrakturen mittels Marknagel (AO-Image-Collection). Zur Erhöhung der Stabilität sollte das kürzere Fragment 2- bis 3-fach verriegelt werden. Bei querem Frakturverlauf ist die dynamische Verriegelung proximal ausreichend (**a, b**). Als Repositionshilfen können sog. Pollerschrauben Anwendung finden (**b**). Zur Kontrolle der Länge und der Rotation ist die Osteosynthese der Fibula vor der Marknagelung hilfreich (**c**). Bei distalen Frakturen, die in die distale Gelenkfläche hineinreichen, verhindern solitäre Schrauben ein Auseinanderdrängen der Fragmente beim Einführen des Marknagels (**c**). (Aus Rüedi u. Murphy 2000 mit freundlicher Genehmigung von AO Publishing, Copyright © 2000 AO Publishing, Schweiz)

AO-Klassifikation der Pilon-tibiale-Frakturen
- **43-A: Extraartikuläre Fraktur**
  1. Metaphysär einfach
  2. Metaphysär keilförmig
  3. Metaphysär komplex

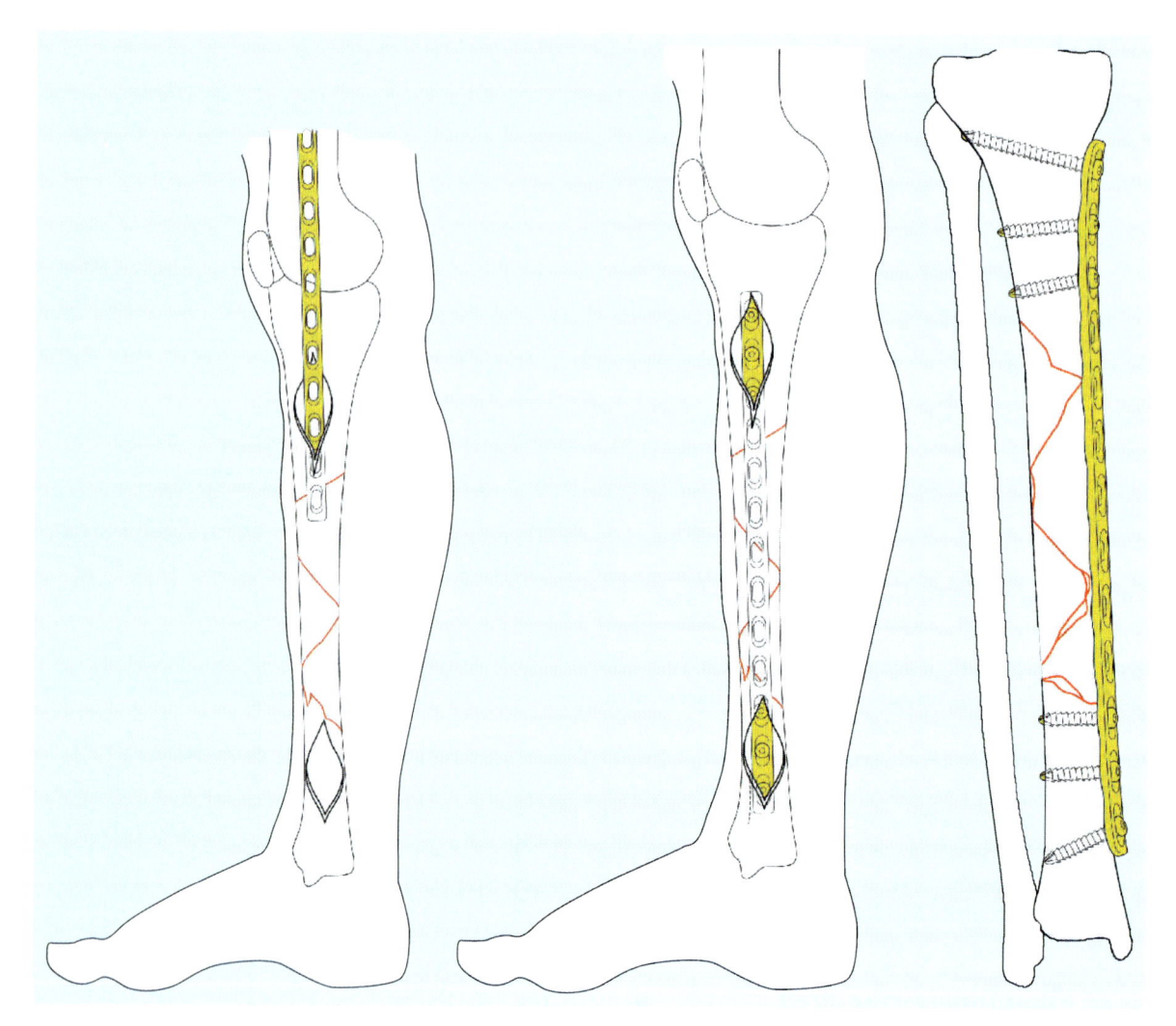

bb. 69.6a–c Frakturstabilisierung der Tibia durch eine minimalinvasiv eingeschobene winkelstabile Platte (AO-Image-Collection). Einführen der Platte proximal (**a**) und Fixierung winkelstabil proximal und distal über wenig-invasive Zugänge (**a, b**) im Sinne einer „Überbrückungsplatte" (**c**). (Aus Rüedi u. Murphy 2000 mit freundlicher Genehmigung von AO Publishing, Copyright © 2000 AO Publishing, Schweiz)

- **43-B: Partiell artikuläre Fraktur**
  1. Spaltbruch
  2. Spalt-Impressions-Bruch
  3. Mehrfragmentär mit Impression
- **43-C: Komplett artikuläre Fraktur**
  1. Artikulär einfach, metaphysär einfach
  2. Artikulär einfach, metaphysär mehrfragmentär
  3. Mehrfragmentär

69.3.2 Konservative Therapie

Lediglich unverschobene Frakturen mit stufen- und spaltfreier Gelenkfläche eigenen sich zur konservativen Therapie.

69.3.3 Operative Therapie

Bei dislozierten Gelenkfrakturen bestimmt die Weichteilsituation die operative Taktik. Posttraumatisch entwickelt sich bei ausgeprägter Zerstörung des Gelenks durch hohe Gewalteinwirkung regelmäßig eine ausgeprägte **Weichteilschwellung**, die auch durch die sofortige operative Definitivversorgung nicht sicher verhindert werden kann. Aus diesem Grund sollten – auch dies zum Unterschied zu den Malleolenfrakturen – Pilon-Frakturen auch bei mäßiger Schwellung nach Einlieferung des Patienten in das Krankenhaus nicht sofort definitiv osteosynthetisiert werden. Stattdessen empfiehlt es sich, das obere Sprunggelenk mit einem gelenküberbrückenden Fixateur externe ruhig zu stellen, der deltaförmig zwischen Tibia, Kalkaneus und Metatarsale I/Metatarsale V montiert wird.

69.3 · Pilon-tibiale-Frakturen

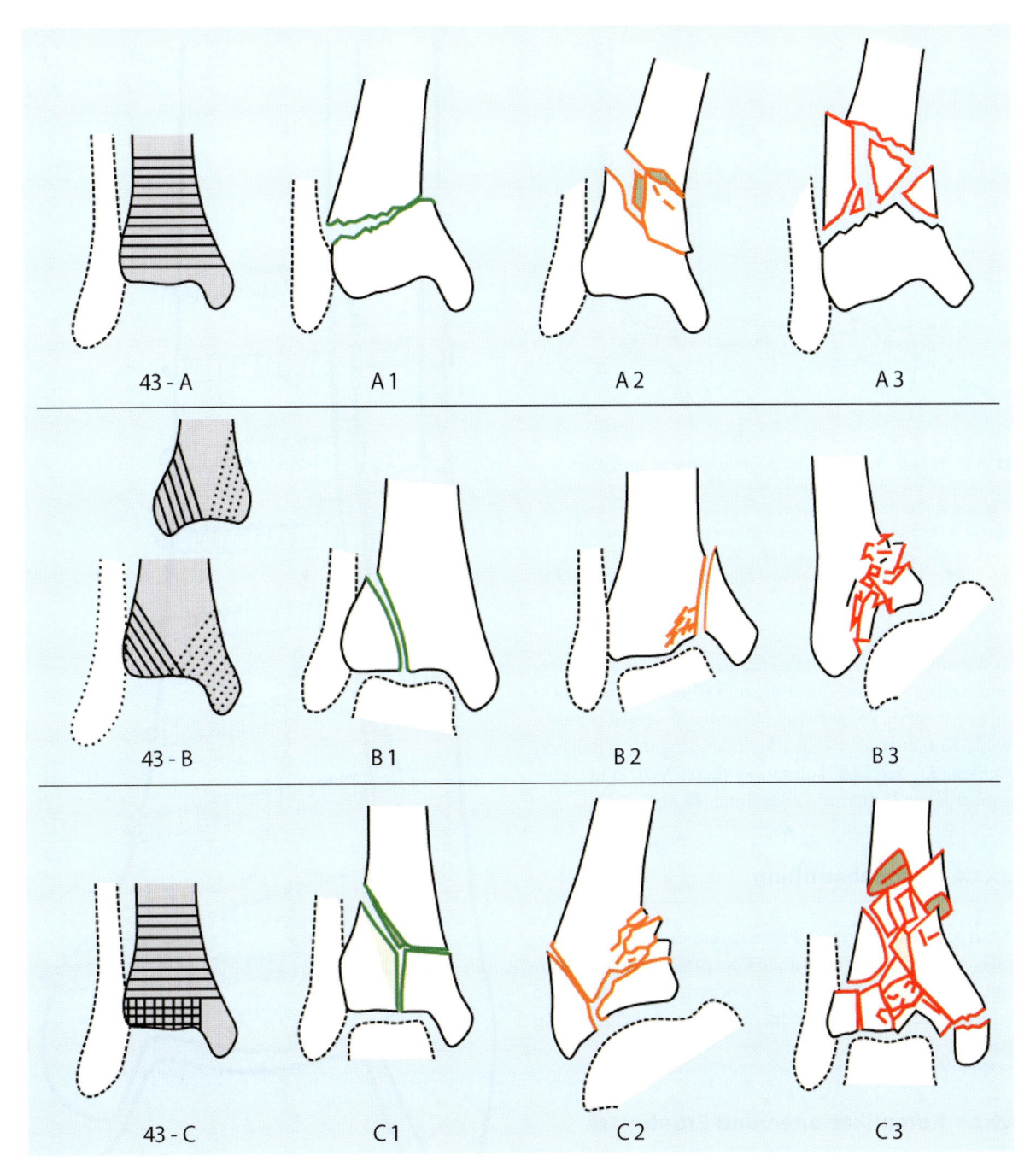

43 - A	A 1	A 2	A 3
43 - B	B 1	B 2	B 3
43 - C	C 1	C 2	C 3

Abb. 69.7 AO-Klassifikation der Pilon-tibiale-Frakturen. (Aus Müller et al. 1990)

Einzelne dislozierte größere Fragmente lassen sich, auch bei offenen Frakturen, die in ca. 25 % der Fälle vorliegen, über minimale Inzisionen mit **Kirschner-Drähten** reponieren und fixieren. Durch diese Primärversorgung sollen gröbere Fehlstellungen behoben und schädigender Druck durch dislozierte Fragmente auf den Gelenkknorpel verhindert werden. Die Fibulafraktur kann in vielen Fällen primär definitiv verplattet werden, wodurch sich die anatomische Länge der Tibia besser einstellen lässt.

Nach Erholung der Weichteile kann nach etwa 7–10 Tagen die **Definitivosteosynthese** erfolgen. Hierbei müssen meist am angehobenen ventralen Kantenfragment vorbei imprimierte Gelenkflächenanteile nach distal reponiert und „unter Sicht" die Gelenkfläche rekonstruiert werden. Zur Defektauffüllung ist bisweilen eine primäre **Spongiosaplastik** erforderlich. Die Fixierung der Fragmente erfolgt z. B. mit einer ventral und/oder medial angelagerten T-Platte (Abb. 69.8). Liegen jedoch nur wenige größere

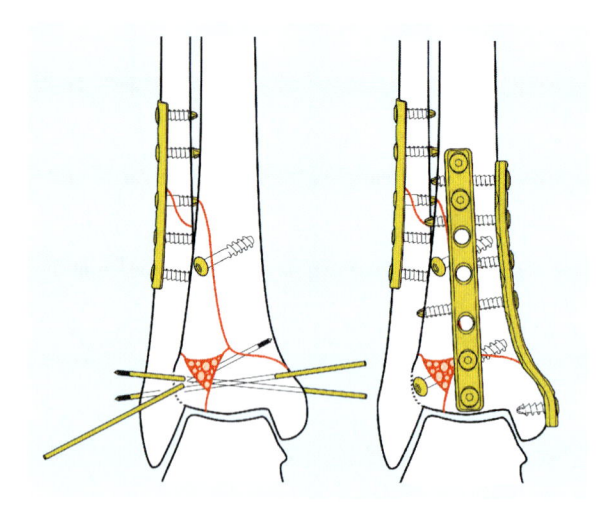

Abb. 69.8a,b Pilon-tibiale-Fraktur. **a** Primärversorgung durch Fixateur externe (nicht dargestellt), Fibula-Plattenosteosynthese und Minimalosteosynthese durch einzelne Schrauben bzw. Kirschner-Drähte. **b** Definitivosteosynthese durch ventral und/oder medial angebrachte Osteosyntheseplatte. (Aus Rüedi u. Murphy 2000 mit freundlicher Genehmigung von AO Publishing, Copyright © 2000 AO Publishing, Schweiz)

und wenig dislozierte tibiale Fragmente vor, die eine sofortige Fixateur-externe-Fixierung und Fibula-Osteosynthese nicht erfordern, können nach Weichteilabschwellung auch beide Knochen über einen lateralen Zugang stabilisiert werden. An der Tibia kommt bei dieser Versorgung eine winkelstabile Platte zur Anwendung (Abb. 69.9).

69.3.4 Nachbehandlung

Nach operativ versorgten Pilon-Frakturen erfolgt die Mobilisierung des Patienten ohne Gipsruhigstellung, jedoch mit Fußsohlenkontakt für 6–8 Wochen, anschließend die zunehmende Belastungssteigerung bis zur Vollbelastung nach 12–14 Wochen.

69.3.5 Komplikationen und Ergebnisse

Abhängig von der Frakturmorphologie muss in bis zu 1/3 der Fälle mit einer nicht-anatomischen Reposition oder Fehlstellung gerechnet werden. Malunion bzw. Pseudarthrose treten in ca. ¼ der Fälle auf, ebenso häufig ist eine spätere Arthrodese notwendig. Kompliziert wird der postoperative Verlauf in bis zu 38 % der Fälle, allein die Infektionsrate wird mit bis zu 25 % dieser Fälle angegeben. Schwere Komplikationen z. B. bei Weichteildefekt machen in diesen speziellen Fällen in fast 1/6 der Fälle eine Amputation erforderlich. Die funktionellen Resultate korrelieren, abgesehen von einem komplizierten Verlauf, mit dem Re-

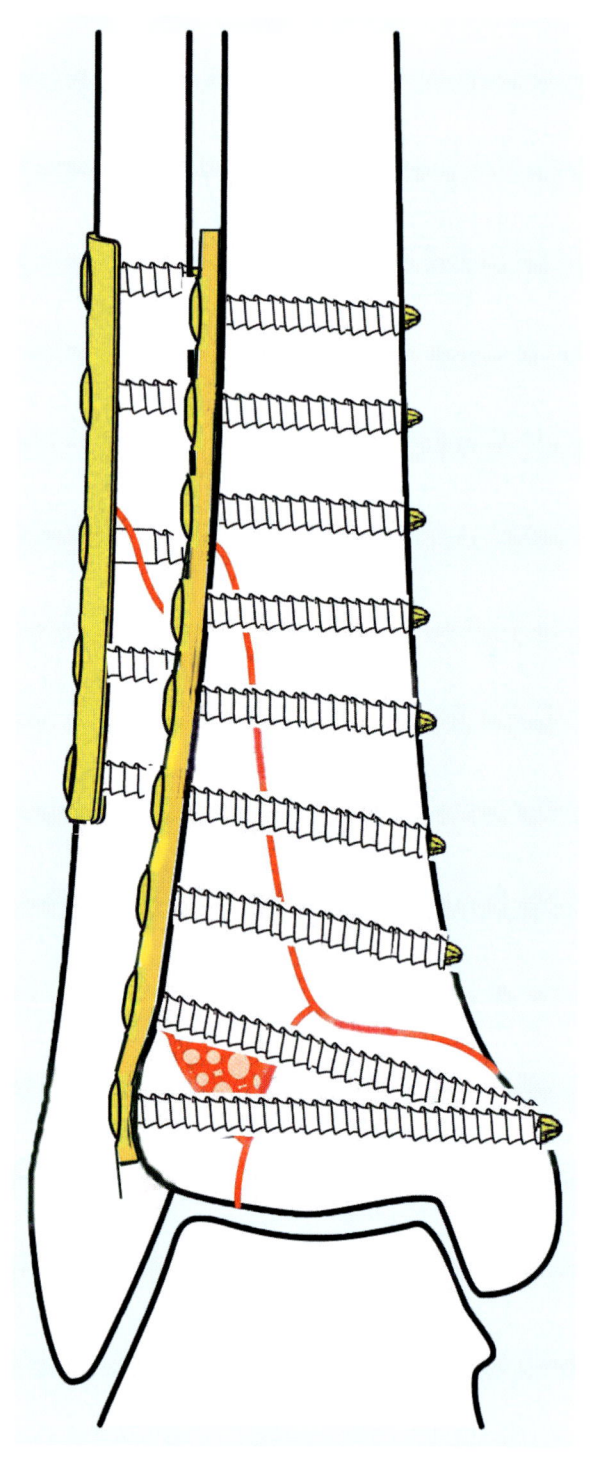

Abb. 69.9 Stabilisierung einer Pilon-Fraktur über einen lateralen Zugang mit Plattenosteosynthese der Fibula und lateral angebrachter winkelstabiler Platte an der Tibia. (Aus Rüedi u. Murphy 2000 mit freundlicher Genehmigung von AO Publishing, Copyright © 2000 AO Publishing, Schweiz)

positionsergebnis. Es können so in 15–40 % der Fälle gute Ergebnisse erzielt werden.

Literatur

Drosos G et al. (2006) Factors affecting fracture healing after intramedullary nailing of the tibial diaphysis for closed and grade I open fractures. JBJS 88-B(2):227–231

Hansen M et al. (1999) Osteosynthetische Versorgung proximaler extraartikulärer Tibiafrakturen. Unfallchirurgie 25:174–182

Meffert R, Lenschow S (2010) Proximale Tibia. In: Wirth CJ, Mutschler W, Bischoff H-P, Püschmann H, Neu J (Hrsg) Komplikationen in Orthopädie und Unfallchirurgie. Thieme, Stuttgart New York, S. 275–284

Meffert R, Zahn RK (2010) Distale Tibia. In: Wirth CJ, Mutschler W, Bischoff H-P, Püschmann H, Neu J (Hrsg) Komplikationen in Orthopädie und Unfallchirurgie. Thieme, Stuttgart New York, S. 285–298

Müller M, Narzarian S, Koch P, Schatzker J (1990) The comprehensive classification for fractures of long bones. Springer, Berlin Heidelberg New York Tokyo

Rüedi Th, Murphy WM (2000) AO Principles of Fracture Management. Thieme, Stuttgart – New York

Verheyden A (2010) Komplikationen bei der Behandlung von Schaftfrakturen. In: Wirth CJ, Mutschler W, Bischoff H-P, Püschmann H, Neu J (Hrsg) Komplikationen in Orthopädie und Unfallchirurgie. Thieme, Stuttgart New York, S. 190–213

Zwipp H et al. (2001) UTN Anwendung und Fehlermöglichkeiten. Trauma Berufskrankh 3 (Suppl 2):130–134

Sprunggelenksverletzungen

H. Polzer, W. Mutschler

70.1 Epidemiologie

Frakturen des oberen Sprunggelenkes (OSG) machen 10 % aller Frakturen aus und gehören damit zu den häufigsten von Chirurgen und Orthopäden versorgten Verletzungen. In Deutschland treten pro Jahr zwischen 5000 und 15.000 Frakturen des OSG auf. Die Häufigkeitsverteilung zwischen Männern und Frauen beträgt 2:1. Über 80 % aller Sprunggelenksverletzungen entstehen durch Stürze, über 50 % bei Freizeitaktivitäten.

70.2 Klassifikation

Die gebräuchlichste Klassifikation der Sprunggelenksfrakturen ist die der Arbeitsgemeinschaft für Osteosynthesefragen (AO). Sie basiert auf der Klassifikation nach Weber. In beiden Klassifikationen werden unterschieden (Abb. 70.1):
- **Typ A**: Infrasyndesmale Verletzungen
- **Typ B**: Transsyndesmale Verletzungen
- **Typ C**: Suprasyndesmale Verletzungen

- A: Die Syndesmose ist jeweils intakt
  - A1: Isolierte Außenknöchelfraktur
  - A2: Außenknöchelfraktur und einfache Innenknöchelfraktur
  - A3: Außenknöchelfraktur und Innenknöchelfraktur nach dorsomedial ziehend
- B: Die Syndesmose kann rupturiert sein
  - B1: Isolierte Außenknöchelfraktur
  - B2: Außenknöchelfraktur mit medialer Läsion (Lig. coll. med. oder Innenknöchel)
  - B3: Außenknöchelfraktur, mediale Läsion (Lig. coll. med. oder Innenknöchel) und Fraktur des Volkmann-Dreiecks
- C: Die Syndesmose und die Membrana interossea sind definitiv verletzt
  - C1: Einfache diaphysäre Fibulafraktur mit medialer Läsion (Lig. coll. med. oder Innenknöchel oder Volkmann-Fraktur)
  - C2: Mehrfragmentäre diaphysäre Fibulafraktur mit medialer Läsion (Lig. coll. med. oder Innenknöchel oder Volkmann Fraktur)
  - C3: Proximale Fibulafraktur, ohne Verkürzung, mit Verkürzung oder mit medialer Läsion und Volkmann-Fraktur (Maisonneuve-Fraktur)

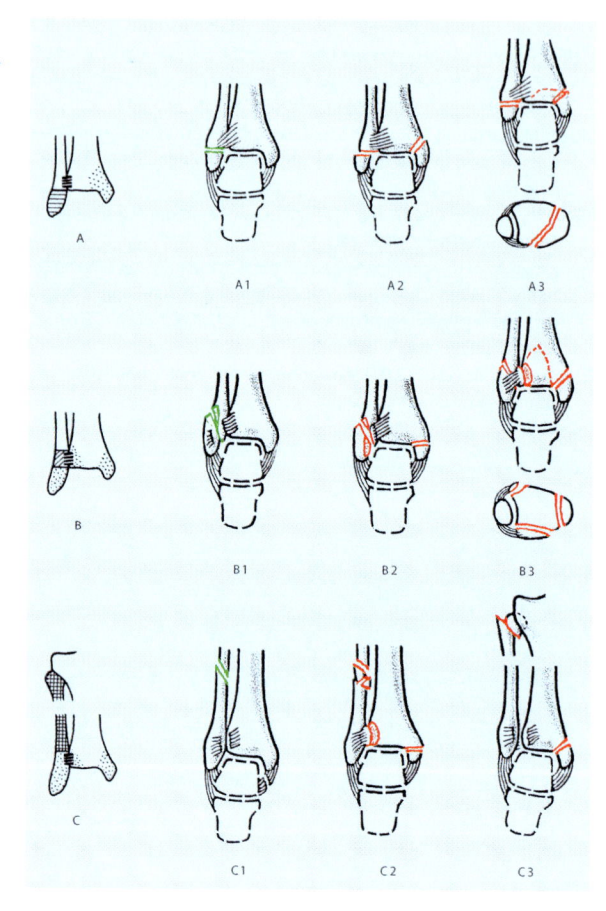

Abb. 70.1 Beispielhafte schematische Darstellung der Klassifikation der Sprunggelenksfrakturen gemäß der AO-Einteilung. (Aus Müller et al. 1990)

70.3 Klinische Symptomatik und Diagnostik

70.3.1 Klinische Untersuchung

Liegt eine Deformität vor? Geachtet werden muss vor allem auf eine Außenrotation des Fußes in Relation zum Bein. Bei Fraktur des Malleolus medialis kann das distale Tibi-

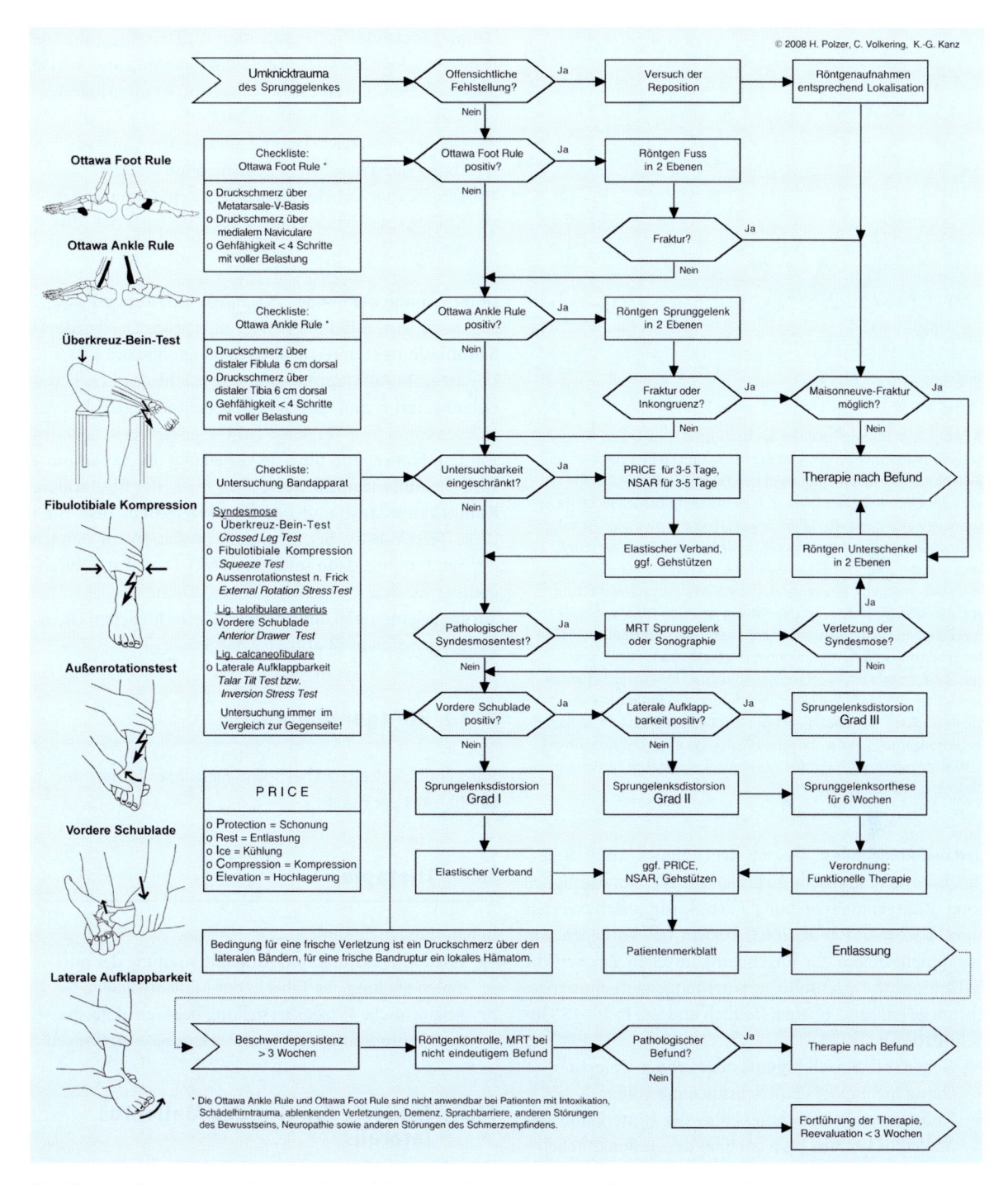

Abb. 70.2 Algorithmus zum diagnostischen und therapeutischen Vorgehen bei Umknickverletzungen des Sprunggelenkes

aende unter der Haut sehr prominent hervortreten. Zusätzlich kann sich eine Dorsalverschiebung des Fußes bei Malleolenfrakturen zeigen.

Zeigt sich eine Schwellung? Jede Form von Schwellung, deren Lage und Ausprägung sowie mögliche Hämatombildung sind zu beachten. Häufig kommt es zu diffuser Schwellung vor dem lateralen Malleolus. Eine umschriebene, „eiförmige" Schwellung zeigt sich häufig bei lateralen Bandverletzungen oder Frakturen des Außenknöchels, eine starke mediale und laterale Schwellung sowie Hämatombildung ist typisch für bi- oder trimalleoläre Verletzungen sowie Kompressionsfrakturen.

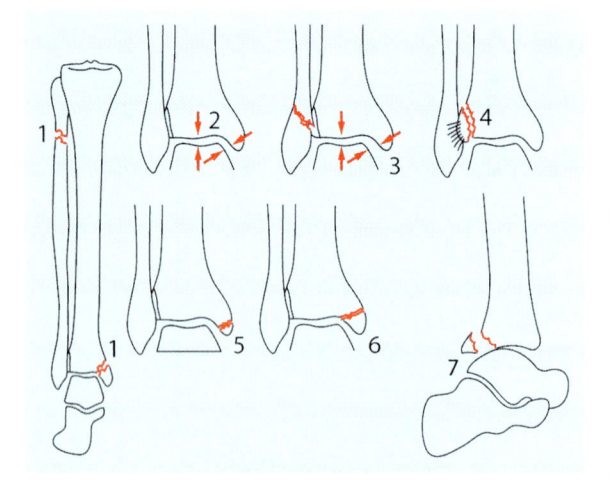

Abb. 70.3 Röntgenzeichen der häufigsten Sprunggelenksverletzungen. *1* Maisonneuve-Fraktur der Fibula und Fraktur des medialen Malleolus. *2* Der Gelenkspalt zwischen Talus und dem Malleolus medialis sowie zwischen Talus und der distalen Tibiagelenkfläche ist normalerweise identisch. *3* Eine Erweiterung des medialen Gelenkspaltes von mehr als 4 mm bei gleich bleibendem Spalt zwischen Talus und der distalen Tibiagelenkfläche wird als beweisend für einen Talusshift erachtet. *4* Hinweisend für eine Syndesmosenverletzung sind Avulsionsfragmente an der distalen lateralen Tibia, und/oder eine Erweiterung des Abstandes zwischen Tibia und Fibula auf Höhe der Syndesmose. *5* Ausrissfrakturen des Malleolus medialis sind gewöhnlich horizontal und liegen nahe an der Innenknöchelspitze. *6* Frakturen des Malleolus medialis aufgrund von Rotation oder Talusadduktion sind häufig auf Höhe der Gelenkfläche und verlaufen meist horizontal. *7* In der seitlichen Projektion muss das Augenmerk zusätzlich immer auf Frakturen des Malleolus posterior (Volkmann-Dreieck) gerichtet werden

„**Ottawa Ankle Rules**" Gemäß den „Ottawa Ankle Rules" (hochsensitive klinische Kriterien für die Notwendigkeit einer Röntgenuntersuchung nach Sprunggelenksverletzung; Bachmann et al. 2003) besteht bei Vorliegen von mindestens einem der folgenden klinischen Zeichen die Indikation zur Durchführung von Röntgenaufnahmen des Sprunggelenks in 2 Ebenen (seitlich und a.p. in 10–15°-Innenrotation):

- Gehen initial nach Trauma oder bei der Untersuchung nicht möglich (4 Schritte ohne Hilfe)
- Knöcherner Druckschmerz über der Hinterkante des Malleolus lateralis bis 6 cm über der Außenknöchelspitze
- Knöcherner Druckschmerz über der Hinterkante des Malleolus medialis bis 6 cm über der Innenknöchelspitze

Bei Druckschmerz im Längsverlauf der Fibula proximal des Sprunggelenkes, vor allem im Bereich des Fibulaköpfchens, muss die gesamte Fibula radiologisch dargestellt werden zum Ausschluss einer Maisonneuve-Fraktur (Abb. 70.1).

„**Ottawa Foot Rules**" Die Indikation zur Durchführung von Röntgenaufnahmen des **Fußes** dorsoplantar und schräg liegt nach den „Ottawa Foot Rules" vor, wenn mindestens einer der folgenden Punkte vorliegt:

- Gehen initial nach Trauma oder bei der Untersuchung nicht möglich (4 Schritte ohne Hilfe)
- Knöcherner Druckschmerz über dem Os naviculare
- Knöcherner Druckschmerz über der Basis des Metatarsale V

Untersuchung der Bänder Nachdem eine Fraktur ausgeschlossen ist werden die Bänder überprüft. Der **vorderer Schubladentest** untersucht das Lig. talofibulare anterius. Die **laterale Aufklappbarkeit** untersucht das Lig. talofibulare anterius und das Lig. calcaneofibulare. Beide Tests müssen immer im Vergleich zur Gegenseite durchgeführt werden. Hinweisend für eine Verletzung der Syndesmose sind der **Außenrotationstest** nach Frick, der **fibulotalare Kompressionstest** und der **Überkreuz-Bein-Test**. Sind diese Tests positiv, bei Schmerzprovokation im Bereich der Syndesmose, dann sollte eine MRT Diagnostik durchgeführt werden. Das genaue diagnostische Vorgehen bei Sprunggelenksverletzungen und die verschiedenen Untersuchungen sind in Abb. 70.2 dargestellt.

70.3.2 Röntgendiagnostik

Radiologische Zeichen bei Sprunggelenksfrakturen sind in Abb. 70.3 dargestellt.

70.4 Therapie

Behandlungsziele sind:
- Wiederherstellung und Aufrechterhaltung der normalen Stellung des Talus in der Malleolengabel
- Anatomische Wiederherstellung der Gelenkflächen zur Verhinderung der Gefahr sekundärer Arthrosen

70.4.1 Isolierte Fraktur des Malleolus lateralis

Nicht oder nur wenig dislozierte Sprunggelenksfrakturen Typ A können funktionell mittels Orthese behandelt werden. Typ-B-Frakturen können, sofern nur eine geringfügige Dislokation von <2 mm unter Belastung vorliegt und Kongruenz am medialen Gelenkspalt besteht, konservativ behandelt werden. Dabei sollte in der 1. Woche ein gespaltener, in den darauffolgenden 5 Wochen ein geschlossener Unterschenkelgips verwendet werden. Zusätzlich muss die Extremität bis zum Abklingen einer relevanten Schwellung

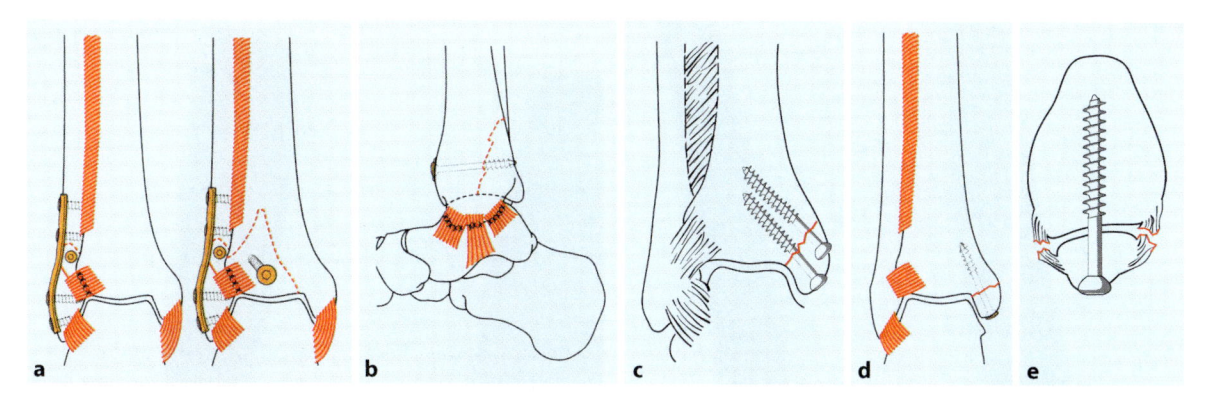

Abb. 70.4a–e Typische Fixierungsmethoden für Sprunggelenksfrakturen. **a** Zugschraube und Kleinfragment-Neutralisationsplatte bei isolierter Fraktur des Malleolus lateralis. **b** K-Drähte und Cerclage oder **c** Zugschraube bei isolierter Fraktur des Malleolus medialis. **d** Von ventral eingebrachte Zugschraube zur Fixierung eines Volkmann-Dreieck. **e** Stellschraube bei Syndesmosenverletzung mit Instabilität der Malleolengabel. Die exakte Reposition der Fibula in die Incisura fibularis tibiae muß mittels Schnittbildgebung überprüft werden. (Modifiziert nach Rüedi u. Murphy 2008)

hochgelagert werden und für diese Extremität Teilbelastung (20 kg) an Unterarmgehstützen erfolgen. Bei den meisten Frakturen des Typs B und C wird eine operative Reposition und Stabilisierung erfolgen. Abb. 70.4 fasst die operativen Behandlungsoptionen bei den häufigsten Sprunggelenksverletzungen zusammen.

70.4.2 Fraktur des Malleolus lateralis inkl. Innenbandruptur

Wenn zusätzlich zum Druckschmerz über den Ursprungs- und Ansatzpunkten des Ligamentum deltoideum ein positiver Talusvorschub vorliegt, empfiehlt sich hier die chirurgische Therapie durch eine interfragmentäre **Zugschraubenosteosynthese** sowie eine **Neutralisationsplatte** über der distalen Fibula (Abb. 70.4a). Die Nachbehandlung sieht dann Teilbelastung (20 kg) für 6 Wochen vor mit anschließender Röntgenkontrolle und Festlegung der Belastungssteigerung. Die Vollbelastung wird in der Regel nach 8 Wochen erreicht.

70.4.3 Fraktur des Malleolus medialis

Auch hier können nur Frakturen mit einer Dislokation <2 mm konservativ behandelt werden. Bei größerer Dislokation muss die **offene Reposition** und **Osteosynthese** vorgenommen werden. Häufig schlägt nämlich ein Periostlappen am Frakturrand in den Frakturspalt ein und verhindert die spontane Knochenbruchheilung. Behandlungsoptionen sind die Osteosynthese mittels Kirschner-Drähten und einer Drahtcerclage in 8er-Form (Abb. 70.4b) oder die Zugschraubenosteosynthese (Abb. 70.4c). Die Nachbehandlung sieht auch hier Teilbelastung (20 kg) für 6 Wochen vor mit anschließender Röntgenkontrolle und Festlegung der Belastungssteigerung. Die Vollbelastung wird in der Regel nach 8 Wochen erreicht.

70.4.4 Bimalleoläre Frakturen

Osteosynthese der Wahl ist die Zugschrauben- und Plattenosteosynthese am Malleolus lateralis sowie die Schrauben- oder K-Draht- und Cerclagenosteosynthese am Malleolus medialis (Abb. 70.4 und Abb. 70.5). Die Nachbehandlung sieht eine Teilbelastung mit 20 kg Teilbelastung für 6 Wochen vor.

70.4.5 Frakturen des hinteren Volkmann-Dreiecks

Diese kommen in der Regel zusammen mit bimalleolären Frakturen vor. In der Mehrzahl der Fälle führt die **Reposition** und **osteosynthetische Fixierung** der beiden Malleoli zu einer adäquaten Reposition des Volkmann-Dreiecks. Eine Osteosynthese des Volkmann-Dreiecks mittels einer von ventral eingebrachten Zugschraube (Abb. 70.4d) empfiehlt sich aber bei persistierender posteriorer Subluxation des Talus als auch bei einer verbleibenden Gelenkstufe von mehr als 2 mm oder wenn das Fragment mehr als 25 % der distalen tibialen Gelenkfläche einnimmt.

70.4.6 Syndesmosenverletzungen

Bei zusätzlichem Vorliegen einer Fraktur führt in der Mehrzahl der Fälle die Reposition und Stabilisierung des Malleolus medialis und lateralis zu einer ausreichenden Stabilität. Der Stabilitätstest der Syndesmose nach durchgeführter Osteosynthese mit dem Einzinkerhaken unter

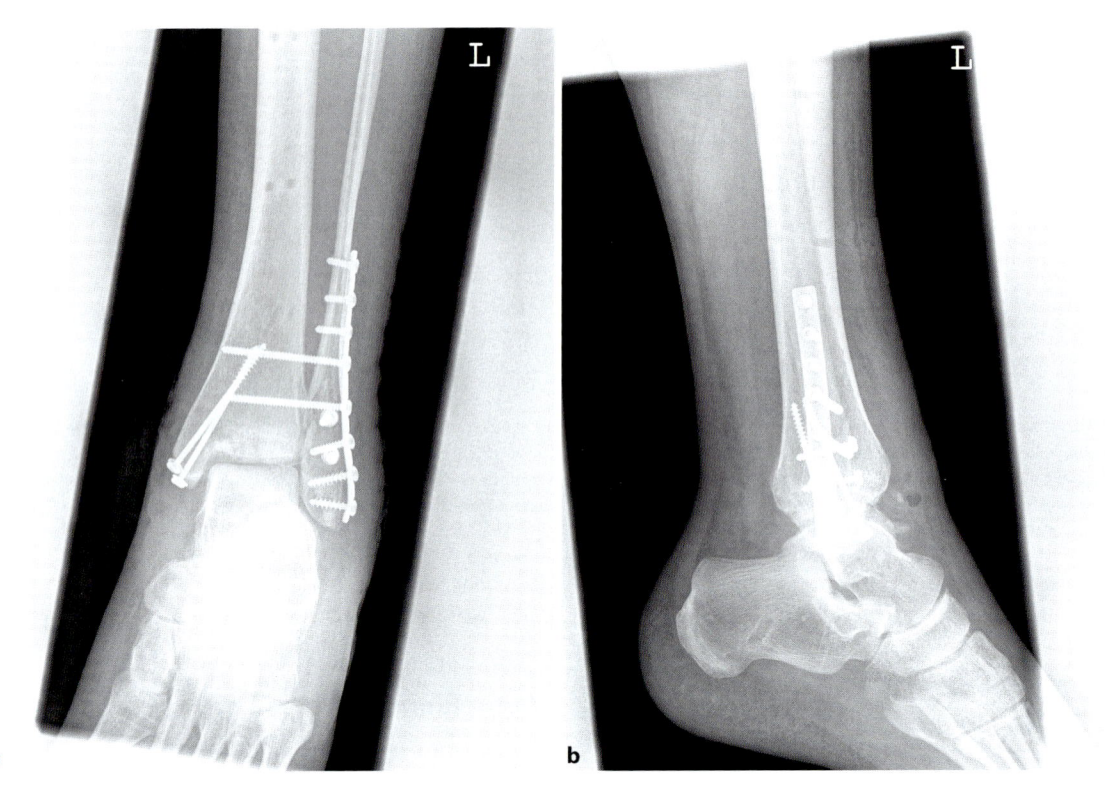

Abb. 70.5a,b Versorgung einer bimalleolaren Sprunggelenksfraktur mit Syndesmosenverletzung durch interfragmentärer Zugschraube und Neutralisationsplatte des lateralen Malleolus, Zugschraubenosteosynthese des medialen Malleolus und Stellschrauben zur Behandlung der Syndesmosenverletzung. **a** a.p., **b** seitlich

Bildwandlerkontrolle gibt Auskunft über die vorliegende Syndesmosenstabilität. Bei Instabilität werden 1 oder 2 fibulotibiale Stellschrauben für die Dauer von 6 Wochen eingebracht (Abb. 70.4e und Abb. 70.5). Die Schrauben müssen vor Wiederaufnahme der Vollbelastung entfernt werden, da sie ansonsten die Beweglichkeit der Malleolengabel einschränken oder brechen.

70.4.7 Außenbandrupturen

Einfache Distorsionen können mit Hochlagerung, elastischem Verband und schmerzabhängiger Vollbelastung behandelt werden. Akute 1- und 2-Bandrupturen werden heute ebenfalls konservativ durch funktionelle Therapie behandelt. Die funktionelle Therapie besteht in der Akutphase aus **PRICE** („protection, rest, ice, compression, elevation") und anschließend funktionellem, propriozeptivem Training und Orthesenbehandlung. Eine Ruhigstellung im Gips sollte nicht erfolgen (Kerkhoffs et al. 2009). Eine operative Bandrekonstruktion wird in der Regel bei chronischer Instabilität durchgeführt. Das therapeutische Vorgehen bei Außenbandrupturen ist in Abb. 70.2 dargestellt.

70.5 Weitere Sprunggelenksverletzungen

70.5.1 Wachstumsfugenverletzungen

Im Folgenden ist die Klassifikation nach Salter und Harris wiedergegeben:
- **Typ-1-Verletzungen**: Frakturen entlang des Verlaufs der Wachstumsfuge, die als Weitstellung der Wachstumsfuge imponieren. Typ-1-Verletzungen sind sehr selten.
- **Typ-2-Verletzungen**: Frakturen der Diaphyse proximal der Wachstumsfuge. Sie sind häufiger und resultieren gewöhnlich aus einer Supinations-Außenrotationsverletzung. In vielen Fällen ist die Dislokation so minimal, dass ein konservatives Vorgehen durch einen Unterschenkelgips für 4–6 Wochen ausreicht. Bei nennenswerter Fehlstellung bedarf es der Primärreposition und anschließenden Gipsruhigstellung.
- **Typ-3-Verletzungen**: Frakturen der Epiphyse distal der Wachstumsfuge. Sie können oftmals manuell reponiert werden. Bei erfolgloser Reposition besteht die Indikation zur Schraubenosteosynthese distal der Epiphysenfuge.

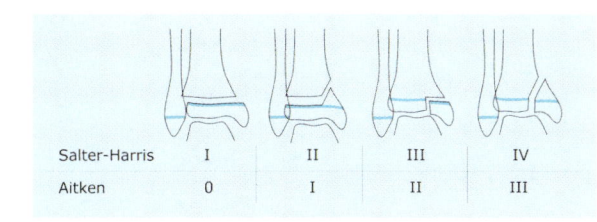

Abb. 70.6 Klassifikation der Epiphysenfugenverletzungen des Sprunggelenkes nach Salter und Harris bzw. Aitken

- **Typ-4-Verletzungen**: Durch die Wachstumsfuge kommunizierende Frakturen der Diaphyse und der Epiphyse. Sie sind durch offene Reposition und Osteosynthese zu versorgen.

In Abb. 70.6 ist die Einteilung nach Salter und Harris und nach Aitken dargestellt.

70.5.2 Osteochondrale Verletzungen des Talus

Dabei handelt es sich um seltene Verletzungen. Wenn sie entstehen ist meist eine Umknickverletzung des Sprunggelenkes die Ursache. Aus diesem Grund sollte in der ap Röntgenaufnahme immer auf die Talusschulter geachtet werden. Die Therapie erfolgt je nach Größe und Ausprägung der Verletzung. Bei nicht vollständig gelöstem Fragment erfolgt die Therapie konservativ. Bei vollständig gelöstem aber nicht disloziertem Fragment wird zunehmend die operative Therapie empfohlen, bei größeren Läsionen durch Refixation, bei kleineren Läsionen durch Entfernung und Kürettage. Bei dislozierten Fragmenten ist die operative Therapie indiziert. Ältere und/oder kleinere Fragmente sollten entfernt und die Läsion kürettiert werden. Akute, große Läsionen sollten refixiert werden, entweder mit bioresorbierbaren Implantation oder versenkbaren Schrauben (Coughlin et al. 2007).

70.5.3 Dislokation der Peronealsehnen

Dies ist eine seltene Verletzung, bei welcher es durch Eversion des Fußes zu schmerzhaften Klicklauten kommt. Dabei luxiert die Peronealsehne wiederholt über den Malleolus lateralis. Dies geht einher mit einem Defekt des Retinaculum peronealis superior und bedarf chirurgischer Rekonstruktion des Retinakulums.

70.5.4 Soccer's ankle

Tibiale oder talare Osteophyten treten v. a. bei Fußballspielern nach wiederholten anterioren Kapselverletzungen auf und gehen mit einer limitierten Dorsalflexion einher. Hier zeigt die arthroskopische Abtragung der Osteophyten gute Ergebnisse.

Literatur

Bachmann LM, Kolb E, Koller MT, Steurer J, ter Riet G (2003) Accuracy of Ottawa ankle rules to exclude fractures of the ankle and mid-foot: systematic review. BMJ 326: 417

Coughlin MJ, Mann RA, Saltzman CL (2007) Surgery of the foot and ankle, 8. Aufl. Elsevier, Philadelphia

Kerkhoffs GM, Rowe BH, Assendelft WJ, Kelly K, Struijs PA, van Dijk CN (2009) Immobilisation and functional treatment for acute lateral ankle ligament injuries in adults. Cochrane Database Syst Rev CD003762

Müller ME, Nazarin S, Koch P, Schatzker J (1990) The comprehensive classification of fractures of the long bones. Springer, Berlin Heidelberg New York Tokyo

Rüedi TP, Buckley RE, Moran CG (2008) AO principles of fracture management. Thieme, Stuttgart New York

Achillessehnenruptur

V. Quack, M. Tingart, J. Grifka, J. Götz

71.1 Anatomie und Biomechanik

Die Achillessehne setzt sich aus den Sehnen des Musculus gastrocnemius und des Musculus soleus zusammen. Die sehnigen Anteile dieser beiden Muskeln sind variabel. Die Sehne des Musculus gastrocnemius ist 11–26 cm lang, die Sehne des Musculus soleus weist eine durchschnittliche Länge von 7–8 cm auf. Beide Sehnen verschmelzen 5–6 cm proximal ihrer Insertionsstelle am Kalkaneus zur Achillessehne. Sie hat im Bereich ihrer Insertion am Kalkaneus eine Weite von 1,5–2 cm.

> Die Achillessehne ist mit einem Querschnitt von 6 mm die dickste und mit einer Zugfestigkeit von 100 N/mm² die stärkste Sehne im menschlichen Körper (Schepsis et al. 2002).

Die Achillessehne wird auf 3 Wegen durchblutet. Ein kleiner Teil stammt aus den Zentralblutgefäßen, die vom Muskelbauch entspringen. Ein weiterer Teil erfolgt über die Knochen bzw. das Periost nahe an der Insertionsstelle. Die Hauptdurchblutung der Achillessehne kommt aus den kleinen Gefäßen des Peritendineums.

Die Musculi gastrocnemius und soleus stellen die Hauptplantarflexoren im Sprunggelenk dar. Beim Gehen, Laufen und Springen liefern sie die primäre Kraft für die Vorwärtsbewegung am Ende der Standphase. Die Muskelspannung, die über die Achillessehne übertragen wird, wird beim normalen Gehen auf das 2,5-fache des Körpergewichts geschätzt, beim Laufen auf das 6- bis 8-fache.

71.2 Epidemiologie und Pathogenese

Die Inzidenz der akuten Achillessehnenruptur hat sich in den vergangenen beiden Jahrzehnten verdoppelt bis vervierfacht. Sie beträgt **10/100.000 Einwohner pro Jahr**. Typischerweise tritt sie bei Männern zwischen dem 30. und 50. Lebensjahr auf, mit einem Häufigkeitsgipfel bei den 40-Jährigen. Der Verhältnis Männer zu Frauen beträgt 5:1. In bis zu 80 % der Fälle ereignen sich Achillessehnenrupturen bei sportlichen Aktivitäten, bevorzugt bei Sprung-, Lauf- oder Ballsportarten.

Der Mechanismus, der zur Achillessehnenruptur führt, ist multifaktoriell. Es besteht ein Zusammenspiel aus intrinsischen und extrinsischen Faktoren. Als **intrinsische Faktoren** werden degenerative Veränderungen der Sehne angeführt. Typischerweise kommt es zur Ruptur auf Höhe der hypovaskulären Zone 4–6 cm proximal der Sehneninsertionsstelle am Kalkaneus. Wiederkehrende Mikrotraumata in dieser Region, verbunden mit der Unfähigkeit zur adäquaten Heilung, werden als Hauptursache diskutiert.

Als **extrinsischen Faktoren** gelten Beschleunigungs- und Dezellerationsmechanismen, wie sie typischerweise bei zahlreichen Ballsportarten (z. B. Tennis, Squash) auftreten. Als weitere pathogenetisch bedeutsame endogene Faktoren werden Infektions-, Stoffwechsel- und Autoimmunerkrankungen genannt. Als exogene Faktoren gelten Kälte, Feuchtigkeit, Bodenbeschaffenheit, schlechtes Schuhwerk und falsches Sportgerät. Darüber hinaus ist auch ein Fehlverhalten des Sportlers (Überlastung, übertriebener Ehrgeiz, mangelndes Aufwärmen) ätiologisch relevant.

Der Verletzungsmechanismus beinhaltet plötzlich erzwungene Plantarflexion des Fußes (Spitzfuß; z. B. sportliche Aktivität), plötzliche unerwartete Dorsiflexion (z. B. Abrutschen auf Treppenstufen) und die gewaltsame Dorsiflexion aus der Position des Spitzfußes (z. B. Sturz von einer Leiter) (Khan et al. 2010).

71.3 Klinische Symptomatik und Diagnostik

Klinische Untersuchung Bei der klinischen Untersuchung kann eine **tastbare Delle** im Verlauf der Achillessehne, typischerweise an der Rupturprädilektionsstelle 4–6 cm oberhalb der Sehneninsertion auffällig sein. Der Einbeinzehenstand des betroffenen Beins kann nicht ausgeführt werden. Als zuverlässiger klinischer Test gilt der **(Simmonds-)Thompson-Test**, hierbei erfolgt nach Kompression der Wade keine Plantarflektion des Fußes bei einer manifesten Achillessehnenruptur. Für den Thompson-Test wird eine Sensitivität von 93 % angegeben, das Vorliegen einer tastbaren Delle im Sehnenverlauf hat eine Sensitivität von 73 %. Die Kombination beider Tests verfügt über einen hohen positiven prädiktiven Wert für das Vorliegen einer Ruptur.

Als weiterer – wenn auch weniger sensiver Test – gilt der **Matles-Test**, bei dem ebenfalls in Bauchlage die Kniegelenke 90° gebeugt werden. Bei intakter Achillessehne stellt sich spontan eine symmetrische Plantarflexion beider

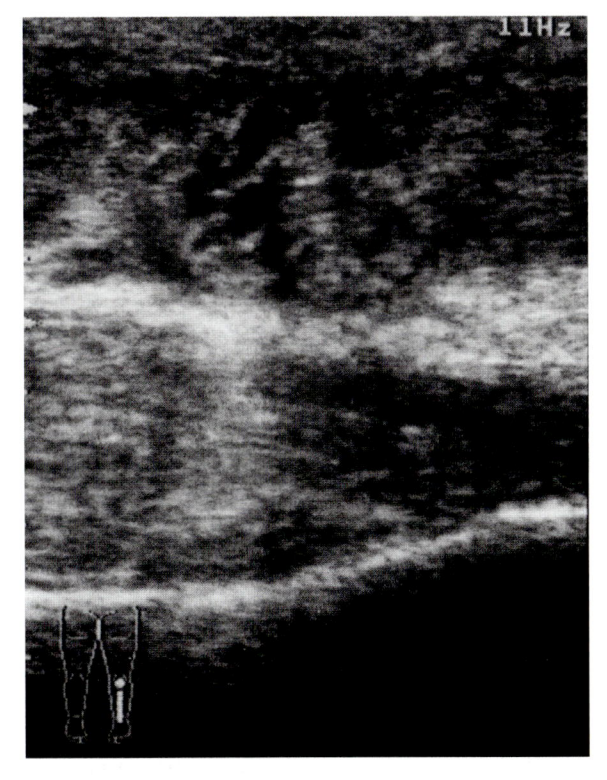

Abb. 71.1 Frische Achillessehnenruptur im Ultraschallbild, 43-jähriger männlicher Patient

Füße ein. Mit dem Matles-Test kann vor allem die Vorspannung der Achillessehne geprüft werden. Dies kann intraoperativ ausgenutzt werden, um eine seitengleiche Sehnenlänge bei der Rekonstruktion wiederherzustellen (Amlang u. Zwipp 2011).

Bildgebende Diagnostik Als Standardverfahren gilt die Ultraschalluntersuchung der Achillessehne mit sonographischem Nachweis der Ruptur (Abb. 71.1). Die leitliniengerechte Diagnostik der Deutschen Assoziation für Fuß und Sprunggelenk (D.A.F.) beinhaltet zusätzlich die Röntgenaufnahme des OSG und Rückfußes seitlich (Richter 2010). Als weiteres bildgebendes Verfahren, insbesondere für spezielle Fragestellungen, steht die Kernspintomographie zur Verfügung.

> Als Operationsindikation wird eine fehlende oder unzureichende Adaptation der Sehnenenden in 20°-Plantarflexion angesehen.

71.4 Therapie

Die adäquate Therapie der akuten Achillessehnenruptur wird nach wie vor kontrovers diskutiert. In den letzten Jahren wurden die in der Literatur vorliegenden Ergebnisse nach operativer und konservativer Therapie der Achillessehnenruptur in mehreren Metaanalysen und systematischen Übersichtsarbeiten analysiert (Bhandari et al. 2002; Khan et al 2010; Schepsis et al. 2002; Wong et al. 2002). Die Autoren kommen übereinstimmend zu dem Ergebnis, dass die operative Therapie der Achillessehnenruptur mit einer geringeren Rerupturrate (0,3–3,1 %) bei einer allerdings deutlich erhöhten Komplikationsrate (4,7–20,7 %) einhergeht. Als Hauptkomplikation treten dabei Wundheilungsstörungen und Wundinfektionen auf. Im Vergleich hierzu ist die konservative Therapie durch eine moderate Komplikationsrate von 1,8–9,6 % gekennzeichnet, allerdings ist die Rerupturrate mit 9,8–13,1 % im Vergleich zur operativen Therapie deutlich erhöht.

Aus diesem Grund wird heute **jungen sportlich aktiven Patienten** eine operative Therapie (offen oder perkutan) empfohlen, um die Sehnenenden zu adaptieren und ein möglichst normales Spannungsverhältnis der Sehne mit einer straffen Kontinuität wiederherzustellen (Bhandari et al. 2002; Khan et al. 2010; Schepsis et al. 2002). Hierbei ist der Vorteil der perkutanen operativen Therapie in einem besseren kosmetischen Ergebnis und einer im Vergleich zur offenen Operation geringeren Komplikationsrate zu sehen. Die konservative Therapie sollte eher **älteren Patienten** vorbehalten bleiben, die ein geringeres Anspruchsverhalten an ihre körperliche und sportliche Leistungsfähigkeit haben oder aber aufgrund ihres Allgemeinzustandes bzw. vorbestehender anderweitiger Grunderkrankungen ein erhöhtes Operationsrisiko aufweisen (Kahn et al. 2010; Wong et al. 2002). Ein weiteres Entscheidungskriterium für die Wahl des Therapieverfahrens ist das Alter der Ruptur. Bei älterer, unversorgter Achillessehnenruptur und fortgesetzter Belastung durch den Patienten muss davon ausgegangen werden, dass sich die rupturierten Sehnenenden bereits separiert haben (Amlang u. Zwipp 2011).

Kritisch muss an dieser Stelle angemerkt werden, dass in den meisten verfügbaren Studien kein Unterschied in dem Wiederaufnahmegrad der sportlichen Aktivitäten nach konservativer bzw. operativer Therapie der Achillessehnenruptur aufgezeigt werden konnte (Khan et al. 2010).

Einzelne neuere Studien weisen darauf hin, dass eine konservative Therapie mit einem akzelerierten frühfunktionellen Therapieschema eine Rerupturrate ermöglicht, die der Rerupturrate nach operativer Therapie entspricht, bei gleichzeitig niedrigerer Komplikationsrate (Wallace et al. 2011; Willits et al. 2010)

71.4.1 Konservative Therapie

Eine primär konservative Therapie mit immobilisierender Behandlung im Gips erscheint aus heutiger Sicht nicht

Abb. 71.2 Schemazeichnung zur perkutanen primären Achillessehnennaht über 5 Stichinzisionen

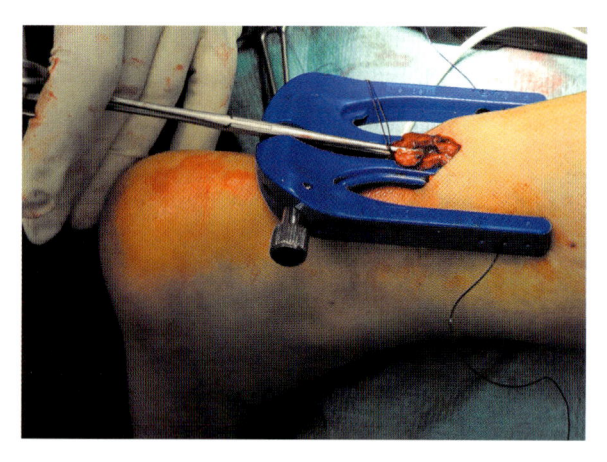

Abb. 71.3 Das Zielgerät mit den beiden inneren Branchen, die sich innerhalb des Paratendineums befinden und den beiden äußeren Branchen

mehr gerechtfertigt, da sie mit erheblichen Nachteilen im Bezug auf Muskelatrophie, Koordination und Propiozeption einher geht. Eine früh-funktionelle Nachbehandlung im Spezialschuh (Variostabil, VACOped) kann erfolgen, wenn die Sehnenenden in der Sonographie bei 20°-Plantarflektion gut adaptiert sind. In diesem Fall wird eine kurzfristige Gipsruhigstellung bis zu 3 Tagen durchgeführt. Hiernach kann der Patient im Schuh schmerzadaptiert sofort voll belasten.

71.4.2 Operative Therapie

Das Ziel der operativen Therapie ist es, die Spannungsverhältnisse in der Achillessehne wieder herzustellen und eine potenzielle Kraftminderung, wie sie zum Teil nach der früh-funktionellen konservativen Therapie beobachtet werden kann, zu vermeiden. Als operative Therapie steht sowohl die minimal-invasiven Verfahren als auch die primär offene Technik zur Verfügung. Gerade im Bereich der minimal-invasiven Verfahren haben sich in den letzten Jahren einige Veränderungen ergeben. Neben der ursprünglichen perkutanen Technik, die 1977 von Ma und Griffith erstbeschrieben wurden, gibt es neuere Verfahren, die teilweise mit instrumenteller Unterstützung eine minimalinvasive Versorgung ermöglichen. Neben der nachfolgend von uns gewählten Einteilung in perkutane und instrumentierte minimalinvasive Verfahren existiert auch eine Einteilung hinsichtlich Nahtmethoden mit oder ohne Eröffnung der Rupturregion (Amlang u. Zwipp 2011).

Perkutane Naht Im Prinzip werden bei der perkutanen Technik die Rupturenden in einer einfachen End-zu-End-Technik adaptiert. Hierzu wird über 5 Stichinzisionen mittels einer Ahle eine kräftige PDS-Kordel als sog. **Rahmennaht** eingebracht (◉ Abb. 71.2). Der Vorteil der perkutanen Naht ist ein deutlich vermindertes Risiko hinsichtlich der Ausbildung einer Wundheilungsstörung. Nachteilig hat sich bei der perkutanen Naht ein relativ erhöhtes Risiko für Verletzung des Nervus suralis erwiesen. Allerdings sind die Daten bei geringen Fallzahlen mit Vorsicht zu interpretieren (Khan et al. 2010).

Instrumentierte minimal-invasive Verfahren Neben der perkutanen Achillessehnennaht stehen dem Operateur inzwischen diverse andere minimal-invasive Verfahren zur Verfügung, so zum Beispiel das Dresdner Instrumentarium, das Arthrex-Instrumentarium oder das **Achillon-System**. Die Anwendung wird nachfolgend beispielhaft am Achillon-System dargestellt.

Der Vorteil besteht in der kleinen Schnittführung und der dadurch geringeren Gefahr der Wundheilungsstörung sowie der Schonung des N. suralis. Weiterhin besteht jederzeit die Möglichkeit, auf das konventionelle Verfahren zu wechseln. Der bei der perkutanen Technik beschriebene Nachteil, dass durch hauptsächliche Naht der oberflächlichen Sehnenanteile ein postoperativer Kraftverlust besteht,

71.4 · Therapie

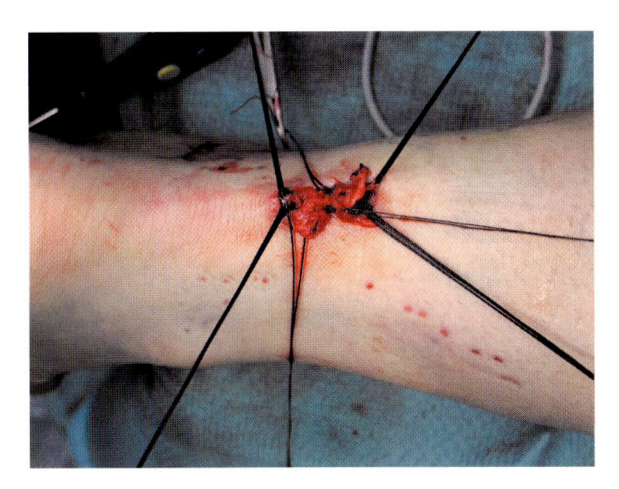

Abb. 71.4 Verknoten der jeweils korrespondierenden medialen und lateralen Fadenenden. Ein Kreuzen der Mittellinie muss vermieden werden

der sich auf die nicht ausreichende Readaptation des Soleusanteil zurückführen lässt, ist bei korrekter Anwendung dieser Technik nicht vorhanden.

Nach palpatorischem Aufsuchen der Rupturstelle erfolgt die Inzision auf dieser Höhe. Zwar wird oft ein querer Schnitt empfohlen, die Schnittführung in Längsrichtung ermöglicht jedoch durch Schnitterweiterung nach proximal und distal jederzeit einen Wechsel auf das herkömmliche Verfahren, sollten intraoperative Komplikationen auftreten.

Nach Spaltung des Paratendineums wird das Zielgerät mit seinen beiden inneren Branchen so eingeführt, dass sich die Branchen innerhalb des Paratendineums befinden und der proximale Anteil der Achillessehne ihrerseits sich zwischen den beiden Branchen befindet. Das proximale Sehnenende wird mit einer Sehnenfasszange gefasst und nach distal gezogen (◯ Abb. 71.3). Über ein integriertes Zielinstrumentarium werden nun drei Fäden durch die Sehne, die beiden inneren und die beiden äußeren Branchen gestochen, so dass die Fäden schließlich medial und lateral symmetrisch perkutan ausgeleitet sind. Anschließend wird das Zielgerät vorsichtig herausgezogen. Durch die beiden inneren Branchen werden die Fäden nun von ihrer „extrakutanen" Lage nach innen gezogen und schließlich nach vollständiger Entfernung des Zielgeräts durch den Operationszugang ausgeleitet. Die Fäden liegen somit direkt an der Sehne aber innerhalb des Paratendineums. Eine dauerhafte Suralisverletzung durch Einnähen ist somit nahezu ausgeschlossen. Die drei medialen und die drei lateralen Fäden werden mit einem Klemmchen fixiert, um ein versehentliches Kreuzen der Fäden in der Mittellinie zu vermeiden, da dies den Kontakt der beiden Sehnenenden einschränken kann. In identischer Weise wird mit dem distalen Sehnenstumpf verfahren. Anschließend werden die korrespondierenden Fäden miteinander unter Sicht verknotet (◯ Abb. 66.7). Die Naht des Paratendineums sowie der Haut erfolgt in üblicher Technik.

Offene Naht Die gegenläufige Durchflechtungsnaht war bislang die Methode der Wahl bei der offenen Naht. Hierdurch lassen sich die Sehnenenden üblicherweise gut adaptieren. Für diese Durchflechtungsnaht stehen unterschiedliche Techniken nach Bunnell, Kessler und Kleinert zur Verfügung. In den letzten Jahren wurde insbesondere in den USA zunehmend die sog. **Krackow-Technik** verwendet (◯ Abb. 71.5 und ◯ Abb. 71.6). Diese zeigt in biomechanischen Studien eine höhere Primärfestigkeit mit entsprechenden Vorteilen bei der Nachbehandlung.

Rekonstruktive Operationsverfahren Größere Defektsituationen im Bereich der Rupturzone stellen auch den erfahrenen Operateur immer wieder vor die schwierige Entscheidung bei der Auswahl der besten Rekonstruktionsmöglichkeit. Gründe für das Vorliegen von Defekten im Bereich der Ruptur können das notwendige Debridement im Rahmen von Infektsanierungen, alte Rupturen, Rerupturen oder stark degenerativ geschädigtes Sehnengewebe sein (z. B. infolge wiederholter Kortisoninjektionen). Können kleinere Defekte (bis 5 cm) mittels Umkippplastik (Silfverskjöld oder Lindholm), durch V-Y-Plastik oder Griffelschachtelplastik nach Lange therapiert werden, müssen bei größeren Defektzonen augmentative Techniken verwendet werden. Als Verfahren kommen hierbei die Peroneus-brevis-Plastik nach Blauth (Schwächung der Pronation und der aktiven lateralen Stabilisierung) sowie der Transfer des Flexor hallucis longus in Frage (Walther 2011).

71.4.3 Nachbehandlung

> Prinzipiell sollte sowohl nach konservativer als auch nach operativer Therapie eine früh-funktionelle Nachbehandlung mittels eines Spezialschuhs (z. B. VACOped) angestrebt werden.

Hierbei wird der Rückfuß initial um 3 cm angehoben, so dass sich eine **Spitzfußstellung** mit Entlastung der Achillessehne ergibt. Die Sehnenheilung wird bei den konservativ therapierten Patienten durch eine Annäherung der Sehnenstümpfe und bei den operativ versorgten Patienten durch eine Entlastung der operativen Naht begünstigt. Im 2- bis 3-Wochen-Abstand wird die Spitzfußstellung in diesem Spezialschuh schrittweise reduziert, sodass nach 6–8 Wochen der Fuß in der Neutral-Null-Stellung steht. In den ersten 3–4 Wochen sollte der Spezialschuh Tag und Nacht getragen werden, nachfolgend nur noch tagsüber.

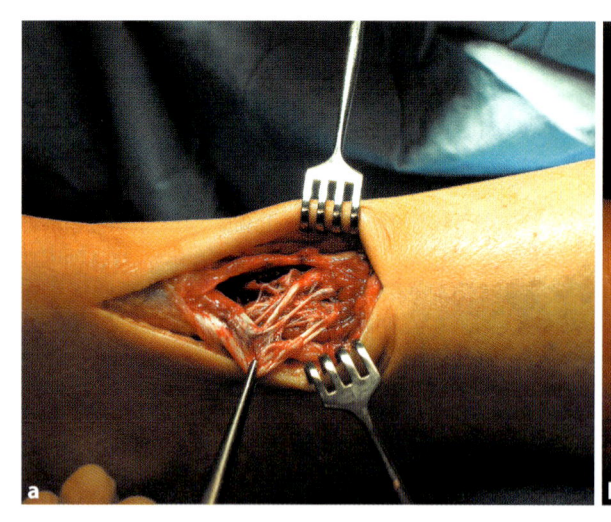

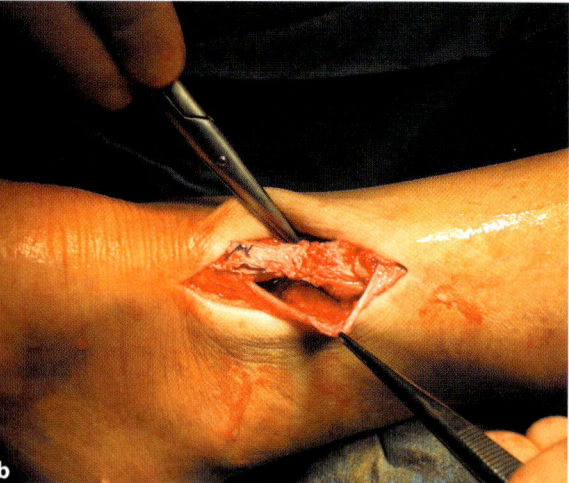

Abb. 71.5a,b Achillessehnenruptur bei einem 58-jährigen Patienten 5 cm proximal der Insertion am Kalkaneus. **a** intraoperativer Situs. **b** Zustand nach primärer Achillessehnennaht

Ab der 8. Woche sind neben isometrischen und isokinetischen Übungen Fahrradfahren und Schwimmen erlaubt. Ab der 10. bis 12. Woche kann mit einem Lauftraining auf ebenem Gelände begonnen werden. Die Sportfähigkeit ist in der Regel zwischen der 13. und 16. Woche wieder hergestellt. Im ersten halben Jahr nach dem Trauma wird das Tragen einer Ferseneinlage von 1 cm im Schuh empfohlen (Schepsis et al. 2002).

Eine früh-funktionelle Nachbehandlung erhöht subjektiv die Patientenzufriedenheit sowohl nach konservativer als auch operativer Therapie und ist assoziiert mit geringeren postoperativen Komplikationen und ohne erhöhte Rerupturrate (Suchak et al. 2006).

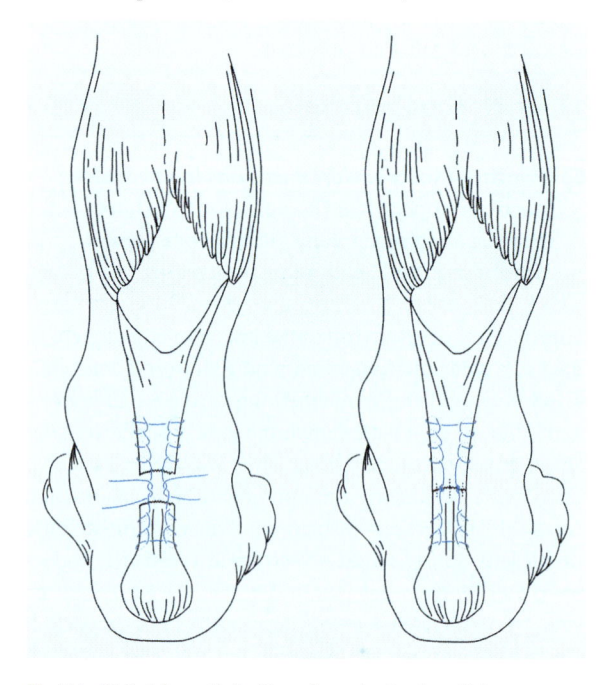

Abb. 71.6 Schematische Darstellung der Krackow-Naht

Literatur

Amlang MH, Zwipp H (2011) Tendinose und Ruptur der Achillessehne. Orthopädie und Unfallchirurgie up2date 6:259-282

Bhandari M, Guyatt GH, Siddiqui F, Morrow F, Busse J, Leighton RK, Sprague S, Schemitsch EH (2002) Treatment of acute Achilles tendon ruptures: a systematic overview and metaanalysis. Clin Orthop Relat Res 190–200

Khan RJ, Carey Smith RL (2010) Surgical interventions for treating acute Achillis tendon ruptures (Review)Cochrane Database Syst Rev:CD3674

Ma GW, Griffith TG (1977) Percutaneous repair of acute closed ruptured achilles tendon: a new technique. Clin Orthop Relat Res 128:247-55

Richter M (2010) Aktualisierte Leitlinien Fuß und Sprunggelenk. Fuß & Sprunggelenk 8:268–287

Suchak AA, Spooner C, Reid DC, Jomha NM (2006) Postoperativ Rehabilitation Protocols for Achillis Tendon Ruptures. A meta-analyse. Clin Orthop Relat Res 445:216–21

Schepsis AA, Jones H, Haas AL (2002) Achilles tendon disorders in athletes. Am J Sports Med 30:287–305

Wallace RG, Heyes GJ, Michael AL (2011) The non-operative functional management of patients with a rupture of the tendo Achillis leads to low rates of rerupture. J Bone Joint Surg Br 93: 1362–6

Walther M (2011) The flexor hallucis longus transfer for the revision of extended defects of the Achilles tendon. Fuß & Sprunggelenk 9:81–85

Willits K, Amendola A, Bryant D, Mohtadi NG, Grffin JR, Fowler P, Kean CO, Kirkley A (2010) Operative versus nonoperative treatment of acute Achilles tendon ruptures: a multicenter randomized trial using accelerated functional rehabilitation. J Bone Joint Surg Am 92:2767–75

Wong J, Barrass V, Maffulli N (2002) Quantitative review of operative and nonoperative management of achilles tendon ruptures. Am J Sports Med 30:565–575

Schädel-Hirn-Trauma

E. Uhl, J.-Chr. Tonn

72.1 Definition

Das Schädel-Hirn-Trauma (SHT) ist definiert als eine durch äußere Gewalteinwirkung entstandene strukturelle Schädigung des Schädels und/oder des Gehirns mit oder ohne nachweisbarer temporärer oder permanenter Störung kognitiver, neurologischer oder psychosozialer Funktionen. Dabei kann zwischen geschlossenem und offenem SHT unterschieden werden. Letzteres liegt vor, wenn es durch eine Verletzung der Hirnhäute zu einer Eröffnung der Liquorräume kommt. Darüber hinaus ist es sinnvoll, zwischen dem direkt auf das Trauma zurückzuführenden Primärschaden und dem sich im weiteren Verlauf entwickelnden Sekundärschaden zu unterscheiden.

72.2 Epidemiologie

Das schwere SHT gehört zu den wichtigsten Ursachen für Tod und Behinderung nicht nur in den westlichen Industrienationen, sondern auch in der Dritten Welt. Betroffen sind vor allem Kinder und jüngere Erwachsene. In Deutschland sind insbesondere Verkehrsunfälle von Bedeutung (Ursache für 50–60 % aller schweren SHT), wobei die Zahl aufgrund präventiver Maßnahmen (Gurtpflicht, Alkoholverbot, verbesserte Straßenführung, Geschwindigkeitsbegrenzungen) in den letzten Jahren zurückgegangen ist. Sport und Arbeitsunfälle tragen nur gering zur Zahl der SHT bei. In Deutschland ereignen sich jährlich ca. 250.000 Schädel-Hirn-Verletzungen, von denen etwa 90 % als leichte Verletzungen ohne intensivmedizinische Behandlungsnotwendigkeit eingestuft werden. Die Inzidenz von SHT aller Schweregrade liegt bei ca. 330 Patienten/100.000 Einwohner/Jahr.

72.3 Unfallmechanismen

Bei den meisten zivilen Schädel-Hirn-Traumen handelt es sich um **stumpfe Verletzungen**, bei denen der sich bewegende Kopf auf ein ruhendes Objekt trifft oder ein sich bewegendes Objekt Gewalt auf den ruhenden Kopf ausübt. Dabei kommt es zu einer raschen Dezeleration oder Akzeleration, mit oder ohne Rotation. Häufig ist dann eine diffuse Hirnverletzung die Folge, die nicht selten zur sofortigen Bewusstlosigkeit führt. Bei diesem Verletzungsmechanismus kommt es zu Scherverletzungen des in der festen Schädelkapsel eingebundenen verformbaren Gehirns. Am häufigsten ist dies an Übergangszonen von Strukturen unterschiedlicher Dichte, besonders aber an Stellen, an denen das Gehirn auf freie Enden der Falx cerebri, des Tentoriums, des Keilbeinflügels oder auf den intakten Schädel auf der der Gewalteinwirkung gegenüberliegenden Seite trifft (Contrecoup).

Penetrierende Verletzungen führen meist zu umschriebenen lokalen Schädigungen, das Bewusstsein kann erhalten bleiben. Dabei ist zu beachten, dass nicht nur alle Penetrationsverletzungen definitionsgemäß als offene SHT einzuordnen sind, sondern dass auch Akzelerations-/Dezelerationstraumen häufig zu Durazerreißungen an der Schädelbasis führen können. Das Fehlen äußerer Verletzungen sagt dabei nichts über die Schwere der intrazerebralen Schädigung aus. Liegt eine Verletzung der Kopfhaut oder eine Schädelfraktur vor, so können diese allenfalls als Hinweis auf eine mögliche weitere Verletzung, die Stelle der Gewalteinwirkung und eine mögliche tiefere Verletzung dienen. Etwa 5–15 % der SHT weisen ein epidurales Hämatom, 11–30 % ein subdurales Hämatom und ca. 20 % eine intrazerebrale Kontusion auf.

72.4 Einteilung des Schweregrades des Schädel-Hirn-Traumas

Die Beurteilung des Schweregrades eines SHT stützt sich auf die international anerkannte **Glasgow Coma Scale** (GCS), die auch in die Protokollbögen der Notärzte aufgenommen ist und sich aufgrund ihrer Zuverlässigkeit und geringen interindividuellen Abweichung bei unterschiedlichen Untersuchern etabliert hat (Abb. 72.1). Die Skala umfasst 3–15 Punkte und stützt sich auf die Untersuchung der 3 Qualitäten Augenöffnen (1–4 Punkte), verbale Äußerungen (1–5 Punkte) und motorische Reaktion (1–6 Punkte). Der Summenwert der 3 Qualitäten erlaubt eine rasche Beurteilung des Schweregrades des SHT:

- GCS >12: leichtes SHT
- GCS 9–12: mittelschweres SHT
- GCS 3–8: schweres SHT

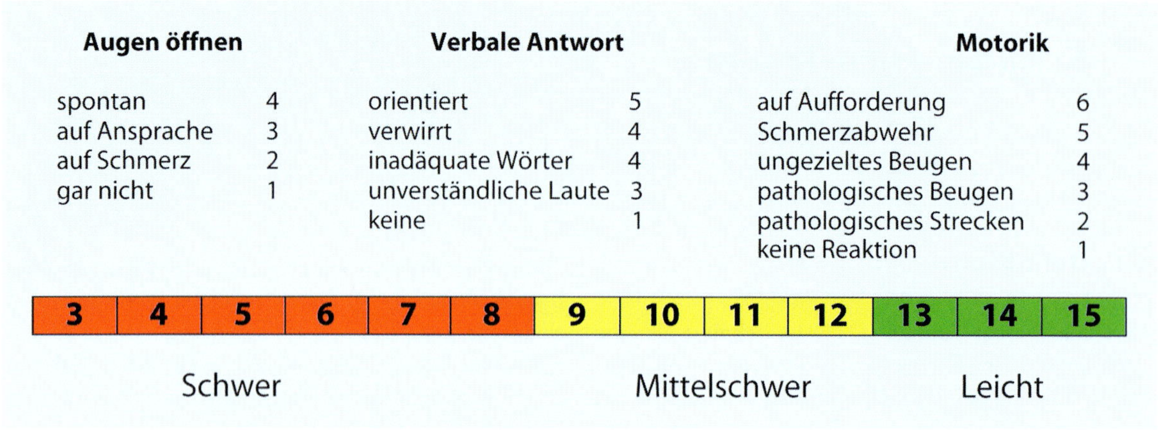

Augen öffnen		Verbale Antwort		Motorik	
spontan	4	orientiert	5	auf Aufforderung	6
auf Ansprache	3	verwirrt	4	Schmerzabwehr	5
auf Schmerz	2	inadäquate Wörter	4	ungezieltes Beugen	4
gar nicht	1	unverständliche Laute	3	pathologisches Beugen	3
		keine	1	pathologisches Strecken	2
				keine Reaktion	1

| 3 | 4 | 5 | 6 | 7 | 8 | 9 | 10 | 11 | 12 | 13 | 14 | 15 |

Schwer — Mittelschwer — Leicht

Abb. 72.1 Glasgow Coma Scale zur Beurteilung von Patienten mit Schädel-Hirn-Trauma. Minimum 3 Punkte, Maximum 15 Punkte, Summenwert aus „Motorik", „Augenöffnen" und „verbale Antwort". Schweres SHT 3–8, mittelschweres SHT 9–12 und leichtes SHT 13–15 Punkte

Neben der Einteilung anhand der Glasgow Coma Scale werden in Deutschland noch ältere Begriffe im klinischen Alltag verwendet, die sich neben dem neurologischen Defizit auf den zeitlichen Verlauf beziehen:
- **Commotio**: Gehirnerschütterung: kurze Bewusstlosigkeit, Dauer Sekunden bis wenige Minuten, eventuell retrograde oder anterograde Amnesie, Übelkeit, Schwindel, Kopfschmerzen, Erbrechen ohne morphologisch fassbares Substrat
- **Contusio**: Gehirnprellung: Bewusstseinsstörung bis zu 24 h, antero-retrograde Amnesie, neurologisches Defizit, nachweisbare intrazerebrale Gewebeläsion
- **Compressio**: Gehirnquetschung: Bewusstlosigkeit >24 h, eventuell Streckkrämpfe, schwere Hirnverletzung mit posttraumatischem Hirnödem

72.5 Klinische Untersuchung und Aufnahmebefund

Das klinische Ergebnis von Patienten mit einem SHT hängt wesentlich von der raschen und adäquaten Behandlung in den ersten Stunden nach dem Trauma ab. Die wichtigste primäre Aufgabe bei der Aufnahmeuntersuchung ist bei Verdacht auf SHT der unverzügliche Ausschluss von relevanten Verletzungen (Abb. 72.2). Die Intensität und das Ausmaß der klinischen Untersuchung bei Aufnahme richtet sich somit nach dem Zustand des Patienten.

An erster Stelle stehen zunächst die Beurteilung der **Vitalfunktionen** (Atmung, Puls, Blutdruck, Temperatur) sowie die Beurteilung des **Bewusstseinszustandes** und der Pupillen (Größe, Lichtreaktion direkt und konsensuell, Form). Viele Patienten werden für den Transport analgosediert und sind somit neurologisch nicht beurteilbar, so dass allein die Beurteilung der Pupillen entscheidend sein kann.

Alkohol und Drogen können den Bewusstseinszustand des Patienten ebenfalls beeinflussen.

Hauptursachen der sekundären Hirnschädigung sind arterielle Hypotonie und Hypoxämie. Am Unfallort bzw. bei Aufnahme in die Klinik sind daher die **ABC-Regeln** („airway with neck protection", „breathing", „circulation") unbedingt zu beachten und die Patienten entsprechend zu versorgen. Patienten mit einem GCS <9 sollten auf jeden Fall orotracheal intubiert werden, ebenso spontan atmende Patienten, bei denen aufgrund der Begleitverletzung eine rasche Verschlechterung des Gasaustausches zu erwarten ist (Mittelgesichtsfrakturen, hohe Querschnittslähmung, Thoraxtrauma).

Der Patient sollte mit dem Oberkörper bei **15–30°** gelagert werden, sofern der Kreislauf dies erlaubt. Kopf und Hals sollen soweit als möglich in Neutralstellung bleiben. Eine starre Halskrawatte ist anzulegen bis eine Halswirbelsäulenverletzung (ca. 10 % der Fälle) ausgeschlossen ist. Anzustreben ist eine periphere Sauerstoffsättigung von 95 % sowie ein pCO_2 von 35 mmHg. Der systolische Blutdruck sollte mindestens bei 90 mmHg (Zielwert 120 mmHg) liegen.

Bei Hypotonie und Kreislaufschock müssen **Begleitverletzungen** der Extremitäten (Prellmarken, Hämatome, Fehlstellungen etc.) oder Blutungen in große Körperhöhlen ausgeschlossen werden. Intrakranielle Blutungen führen nie zu einem Blutungsschock. Allerdings können Skalpverletzungen zu erheblichen Blutverlusten führen. Liquor- oder Blutverlust aus Nase oder Ohr sowie Ekchymosen periorbital oder retroaurikulär können auf eine Schädelbasisfraktur hinweisen.

Bei initialer **Bewusstlosigkeit** und Nachweis einer weiten, nicht auf Licht reagierenden Pupille als Hinweis auf eine beginnende Mittelhirneinklemmung darf keine Zeit verloren werden, sondern es muss sofort eine Computertomographie des Schädels veranlasst werden. Eine weite

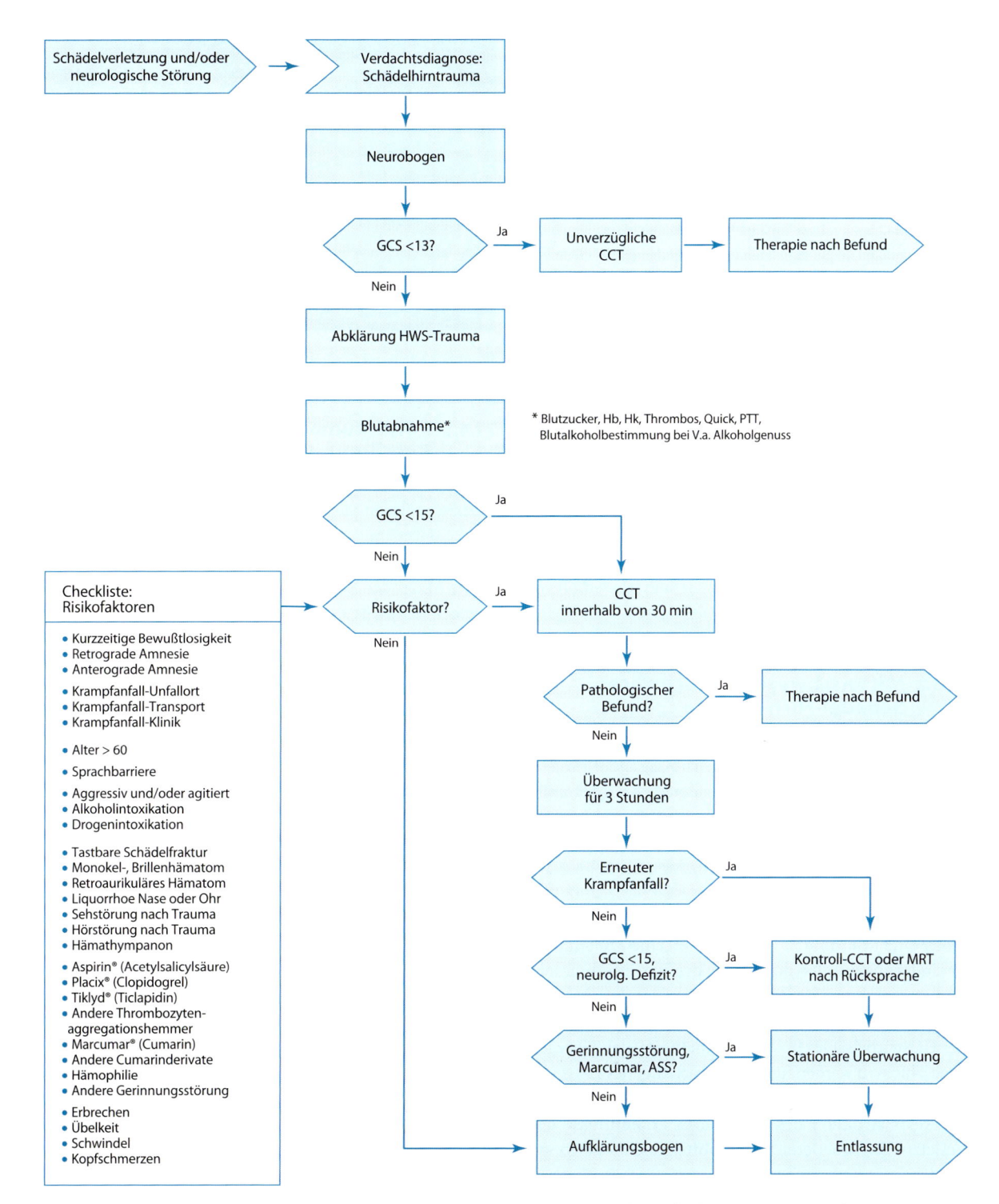

72.5 · Klinische Untersuchung und Aufnahmebefund

Abb. 72.2 Algorithmus zum Management bei Verdacht auf Schädel-Hirn-Traumas mit der Möglichkeit einer CT-Diagnostik

Pupille bei einem Patienten ohne Bewusstseinsstörung spricht für eine periphere Nervenverletzung oder ein direktes Bulbustrauma und gegen eine intrakranielle Blutung.

Wache, kontaktfähige Patienten können eingehender untersucht werden. Dies umfasst die Beurteilung der Hirnnerven sowie Kraft, Tonus, Sensibilität und Reflexe der Extremitäten. Im Gegensatz zum bewusstseinsgestörten Patienten weisen Lähmungen der Extremitäten beim wachen Patienten auf ein Rückenmarkstrauma oder eine Verletzung peripherer Nerven hin.

72.6 Diagnostik

72.6.1 Leichtes Schädel-Hirn-Trauma

Fast 90 % aller Patienten mit einem SHT weisen einen GCS von 14 oder 15 auf. Bei bewusstseinsklaren Patienten ohne vorangegangene Bewusstlosigkeit (GCS 15), ohne fokalneurologisches Defizit und ohne Risikofaktoren kann der Patient mit der Maßgabe, sich bei jedweder klinischer Verschlechterung wieder vorzustellen, in die Betreuung durch Angehörige entlassen werden. In Einrichtungen ohne Computertomographen (CT) sollte zumindest eine **Röntgenübersichtsaufnahme** angefertigt werden. Ist in dieser Aufnahme eine Fraktur zu erkennen, ist eine Weiterverlegung in eine Einheit mit CT anzustreben. Kann eine **kraniale Computertomographie** (CCT) durchgeführt werden, ist keine zusätzliche Röntgenaufnahme erforderlich. Für die Versorgung dieser Patienten in der Routine hat sich ein klinikspezifischer Algorithmus bewährt (◘ Abb. 72.2).

Weist die CCT eine pathologische Auffälligkeit auf, sollte die Untersuchung in Abhängigkeit vom Befund wiederholt werden, um Veränderungen frühzeitig zu erfassen.

72.6.2 Mittelschweres und schweres Schädel-Hirn-Trauma

Bei Vorliegen einer Bewusstseinstrübung, bei Koma, einem fokal-neurologischen Defizit oder bei Krampfanfällen muss eine kraniale **Computertomographie** durchgeführt werden, um eine operationspflichtige intrakranielle Traumafolge auszuschließen oder nachzuweisen. Beim Nachweis pathologischer Veränderungen oder bei unauffälliger CCT und weiterhin bewusstlosem Patienten muss 6–8 h später eine Kontroll-CCT erfolgen, um eine Zunahme der Veränderungen oder die Neuentstehung intrakranieller Hämatome auszuschließen. Im Rahmen der initialen CCT-Diagnostik sollte gleich eine **Spiralcomputertomographie** der Halswirbelsäule (HWS) bis zum thorakalen Übergang angeschlossen werden, um eine Verletzung des Dens und/oder der HWS auszuschließen. Gleichzeitig können durch die Rekonstruktion des Datensatzes Erkenntnisse über Verletzungen im Bereich des Mittelgesichts gewonnen werden.

Alternativ ist eine Röntgendiagnostik der HWS durchzuführen, wobei alle Abschnitte von HWK 1 bis zum Übergang HWK 7/BWK 1 ausreichend beurteilbar sein müssen. Polytrauma mit Schädel-Hirn-Beteiligung

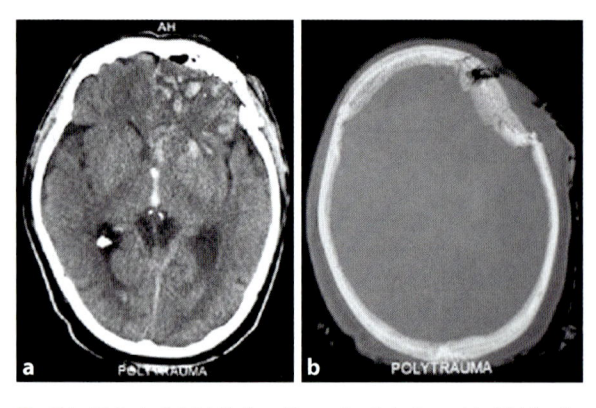

◘ **Abb. 72.3a,b** Schädelfraktur. Kontusion links frontal (**a**, Weichteilfenster), hervorgerufen durch Impressionsfraktur (**b**, Knochenfenster)

72.6.3 Polytrauma mit Schädel-Hirn-Beteiligung

Bei bewusstlosen Mehrfachverletzten ist die Durchführung einer kontrastmittelgestützten Mehrschicht-Computertomographie von Kopf, Thorax und Abdomen das diagnostische Mittel der Wahl. Steht eine solche Untersuchungsmöglichkeit nicht zur Verfügung, sind eine Sonographie des Stammes sowie ersatzweise mindestens Röntgenaufnahmen des Thorax und des Beckens anzufertigen. Die Reihenfolge der Behandlung richtet sich dann nach der vermuteten lebensbedrohlichen Verletzung. Bei stabilen Vitalfunktionen ist mit oberster Priorität die kraniale CT durchzuführen.

72.7 Therapie der Schädel-Hirn-Verletzungen

72.7.1 Operationsindikation

Die Indikation zur notfallmäßigen Versorgung von Schädel-Hirn-Verletzungen hängt vom klinischen Zustand des Patienten sowie den Befunden in der Bildgebung ab. Bei bewusstlosen Patienten mit raumfordernden intrazerebralen Blutungen oder Kontusionen >30 ml, Epiduralhämatomen und Subduralhämatomen über Kalottenbreite und Mittellinienverlagerung ist die notfallmäßige Indikation zur sofortigen Entlastung zu stellen. Die Prognose des Patienten hängt dabei ganz wesentlich vom Zeitintervall zwischen Beginn des Komas und der operativen Entlastung ab. Bei nachgewiesener Pupillenerweiterung sollte die Kraniotomie so rasch als möglich erfolgen, mit zunehmender Dauer steigt die Letalität drastisch an.

In den seltenen Fällen, bei denen gleichzeitig eine lebensbedrohliche Verletzung einer anderen Körperhöhle vorliegt, können die Eingriffe zeitgleich vorgenommen werden, ansonsten ist die kraniale Entlastung vordringlich.

Eine dringliche Operationsindikation besteht bei offenen und geschlossenen Impressionsfrakturen über Kalottenbreite sowie bei perforierenden Verletzungen oder Schussverletzungen wegen der Gefahr der sekundären Infektion.

Nicht vital bedrohliche Begleitverletzungen sollten erst operativ versorgt werden, wenn der Patient nicht mehr bewusstlos ist oder sich klinisch stabilisiert hat bzw. bei schwerem SHT ein normaler intrakranieller Druck messbar (<20 mmHg) ist. Hierunter fällt auch die Versorgung von frontobasalen Schädelbasisfrakturen mit Nachweis der Liquorrhö. In diesen Fällen ist ein engmaschiges infektiologisches Monitoring erforderlich. Eine prophylaktische Antibiose ist nicht zwingend erforderlich, wird aber in manchen Kliniken durchgeführt.

72.7.2 Schädelfrakturen

Schädelfrakturen können entsprechend ihrer Lokalisation in Kalottenfrakturen und Schädelbasisfrakturen unterteilt werden. Die Diagnose erfolgt zumeist in der Bildgebung (◘ Abb. 72.3). Die klinische Diagnose durch Ertasten des Frakturspaltes oder der Impression gelingt nur selten. Nicht dislozierte Frakturen oder Nahtsprengungen stellen keine Operationsindikation dar. Impressionsfrakturen über Kalottenbreite sollten operativ gehoben werden, da bei diesem Ausmaß der Verschiebung von Knochenfragmenten eine Verletzung der Dura wahrscheinlich ist.

Bei der frontobasalen **Schädelbasisfraktur** findet sich häufig eine Rhinoliquorrhö, ein Monokel- oder Brillenhämatom (frontobasale Schädelbasisfraktur) oder auch Blutaustritt aus Nase und Mund. Eine Otoliquorrhö, retroaurikuläre Ekchymosen („Battle's sign"), eine Zerreißung des Trommelfells oder ein Hämatotympanon weisen auf eine Felsenbeinfraktur hin. Diese können konservativ behandelt werden und bedürfen nur in Ausnahmefällen einer operativen Revision. Ist eine Felsenbeinfraktur nachgewiesen und der Patient weist eine traumatische Fazialisparese auf, muss die knöcherne Dekompression erwogen werden.

Offene **Schädel-Hirn-Verletzungen** im Bereich der Kalotte und der frontalen Schädelbasis stellen eine dringliche Operationsindikation dar, da hier eine erhöhte Gefahr für die Ausbreitung einer Infektion mit Meningitis, Enzephalitis oder Hirnabszess besteht. Während offene Verletzungen im Bereich der Kalotte gleich versorgt werden können, sollte die Deckung einer frontobasalen Liquorfistel nach ausreichender Stabilisierung des Patienten und nach Abklingen eines eventuell vorhandenen Hirnödems erfolgen, sofern die Verletzung nicht mit einer notfallmäßig zu operierenden intrakraniellen Blutung einhergeht. Abhängig vom Befund kann die Deckung auch endonasal erfolgen oder kombiniert endonasal-transkraniell durchgeführt werden.

72.7.3 Epiduralhämatom

Bei einem Epiduralhämatom handelt es sich um eine Blutung zwischen Kalotte und der Dura mater. In der CCT findet sich typischerweise eine bikonvexe hyperdense Läsion mit Kompression der normalen Hirnstrukturen und Mittellinienverlagerung (◘ Abb. 72.4a). Ursache ist eine Verletzung der A. meningea media oder einer ihrer Äste aufgrund einer Fraktur der Schädelkalotte in diesem Bereich oder eine Blutung aus dem Frakturspalt selbst. Besonders schwerwiegend ist eine Verletzung im Bereich der Sinus durae matris. 75 % der Hämatome finden sich temporal. Epiduralhämatome im Bereich der hinteren Schädelgrube und beidseits lokalisierte Hämatome sind selten.

Symptomatik Die klassische Symptomatik mit initialer Bewusstlosigkeit, luzidem Intervall und erneuter Bewusstlosigkeit ist nur bei einem Drittel der Patienten zu beobachten. Die Symptomatik hängt im Wesentlichen von der Art der Verletzung ab. Bei arterieller Verletzung oder dem Zerreißen großer venöser Sinus kommt es durch den raschen Blutaustritt innerhalb von Minuten zur Bewusstlosigkeit und beginnender Einklemmungssymptomatik mit Pupillenerweiterung. Bei kleineren Blutungen z. B. aus einem Frakturspalt ist der Verlauf weniger dramatisch. Diese Patienten können initial wach und orientiert sein und weisen kein neurologisches Defizit auf. Durch die langsam zunehmende Raumforderung kann es dann zu Kopfschmerzen, Übelkeit, Erbrechen, zunehmender Somnolenz und Halbseitensymptomatik kommen.

Therapie Raumfordernde Epiduralhämatome über Kalottenbreite müssen sofort operativ entfernt werden. Bei schmalen epiduralen Hämatomen, die kein neurologisches Defizit verursachen, ist eine abwartende Haltung unter engmaschiger Kontrolle der Bewusstseinslage sowie einer erneuten CCT-Kontrolle innerhalb von 6–8 h vertretbar. Bei Blutungen im Bereich der Zentralregion sollte auch bei kleineren Hämatomen die Indikation zur operativen Entfernung großzügiger gestellt werden, da sie gelegentlich zur Auslösung von Krampfanfällen führen können.

Prognose Die Letalität liegt bei 20 %. Bei frühzeitiger Entlastung und geringem neurologischem Defizit ist die Prognose gut.

72.7.4 Akutes Subduralhämatom

Akute Subduralhämatome sind häufiger als Epiduralhämatome. Ursache sind Verletzungen von kortikalen Arterien oder Brückenvenen im Bereich des kontusionierten Gehirnes. In 30–50 % der Fälle ist zusätzlich eine Schädelfraktur nachweisbar. Das zugrunde liegende Trauma ist meist schwerer als beim Epiduralhämatom und häufig vergesellschaftet mit einem Contrcoup-Herd. Der Verlauf ist oft dramatisch. Die häufigste Lokalisation findet sich frontotemporal.

Symptomatik Die Symptome sind ähnlich wie beim Epiduralhämatom mit Somnolenz, Bewusstlosigkeit, kontralateraler Halbseitensymptomatik und Pupillenerweiterung. Ein luzides Intervall findet sich fast nie. Aufgrund der schweren Hirnverletzung sind die Patienten meist primär bewusstlos. In der CCT Nachweis einer sichel- oder halbmondförmigen, hyperdensen Läsion über der betroffenen Hemisphäre (◘ Abb. 72.4b).

Therapie Das akute Subduralhämatom mit raumfordernder Wirkung, begleitender Mittellinienverlagerung und Zeichen der Einklemmung ist eine absolute Notfallindikation und muss so rasch als möglich operativ entfernt werden. Ist der Patient wach und ohne neurologisches Defizit und das Hämatom schmal, kann eventuell zugewartet werden, bis sich das Hämatom verflüssigt hat. Dieses kann dann nach 1–2 Wochen über 2 kleine Bohrlochkraniotomien entleert werden. Bei schmalen Hämatomen über eloquenten Arealen sollte wegen des Risikos von Krampfanfällen die Operationsindikation großzügig gestellt werden.

Prognose Da akute Subduralhämatome häufig mit weiteren schweren Hirnverletzungen assoziiert sind, ist die Prognose deutlich schlechter als beim Epiduralhämatom. Die Letalität liegt bei 30–50 %.

72.7.5 Chronisches Subduralhämatom

Das chronische Subduralhämatom findet sich vor allem bei älteren, männlichen Patienten. Ein Bagatelltrauma als Ursache in der Vorgeschichte ist bei ca. 50 % der Patienten zu eruieren. Weitere Risikofaktoren sind Alkohol, Krampfanfälle, Patienten mit Liquor-Shunts und Patienten mit Gerinnungsstörungen, medikamentöser Antikoagulation oder Thrombozytenhemmung. 20-25 % der Hämatome finden sich beidseits. Ursache ist wahrscheinlich initial eine Blutung aus einer Brückenvene, die zu einem schmalen, asymptomatischen akuten Subduralhämatom führt. Im weiteren Verlauf kommt es zur Ausbildung von Membranen, zur Hämolyse und chronischer Volumenzunahme aufgrund von osmotischem Wassereinstrom und lokalen Gerinnungsstörungen mit Nachblutungen aus neu kapillarisierten Membranen. Die Hämatome sind meist großflächig in der Ausdehnung und reichen von frontal bis nach parietal.

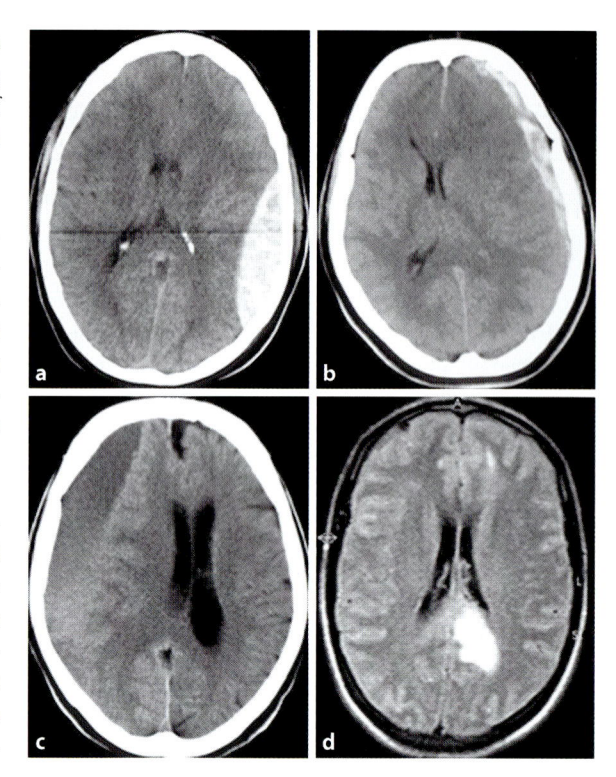

◘ **Abb. 72.4a–d** Bildgebung intrakranieller Verletzungen. **a** Epiduralhämatom (CCT). **b** Akutes Subduralhämatom (CCT). **c** Chronisches Subduralhämatom (CCT). **d** Diffuser Axonschaden im Bereich des hinteren Balkens links (Kernspintomographie, FLAIR-Wichtung)

Symptomatik Im Gegensatz zu den akuten traumatischen Raumforderungen können chronische subdurale Hämatome lange symptomlos bleiben, dann aber rasch zur Dekompensation führen. Meist klagen die Patienten über Kopfschmerzen, Schwindel und psychische Veränderungen. Neurologische Ausfälle können diskret sein, sich aber auch bis zu einer kompletten Halbseitensymptomatik entwickeln. Anfälle können ebenfalls auf ein chronisches Subduralhämatom zurückzuführen sein. Die Diagnose wird durch CCT oder MR gestellt. Im CCT findet sich eine halbmondförmige, hypodense Läsion (◘ Abb. 72.4c).

Therapie Schmale chronische Subduralhämatome ohne große raumfordernde Wirkung können beobachtet und mittels CCT kontrolliert werden. Hämatome, die zu neurologischen Ausfällen oder Krampfanfällen führen, sollten dringlich operativ entfernt werden. Hierzu ist meist die Anlage einer oder zweier kleiner Bohrlochkraniotomien über dem Hämatom ausreichend. Die Anlage eines geschlossenen subduralen Drainagesystems für 1–2 Tage postoperativ ist zu empfehlen. Die Wirksamkeit konservativer Therapiemaßnahmen mit Glyzerol, Mannit und Kortikosteroiden ist fraglich.

Prognose Die Prognose wird wesentlich bestimmt vom Alter und der Komorbidität der Patienten. Die Rezidivrate nach operativer Entfernung ist hoch und liegt zwischen 10 und 30 %.

72.7.6 Intrazerebrale Blutungen und Kontusionen

Der Übergang von traumatischen intrazerebralen Blutungen zu Kontusionen ist fließend. Die Blutungen sind meist die unmittelbare Folge einer direkten Schädigung des Gehirnparenchyms und Verletzung größerer Gefäße. Sie sind in der CCT als hyperdense Areale höherer Dichte zu erkennen. Kontusionsherde sind weniger gut abgegrenzt und weisen sowohl Areale höherer (hyperdens, Blut entsprechend) als auch geringerer (hypodens, Ödem) Dichte auf (Abb. 72.3). Die Ausprägungen der Kontusionsblutungen sind vielfältig und reichen von multiplen kleinen intrazerebralen Herden bis zu großen raumfordernden Hämatomen. Ist der Ablauf des Unfallhergangs unklar bzw. besteht der Verdacht auf eine spontane intrazerebrale Blutung, sollte wie auch bei der unklaren traumatischen Subarachnoidalblutung eine Angiographie der zerebralen Gefäße angestrebt werden, um eine vaskuläre Ursache (arteriovenöse Malformation, Aneurysma) auszuschließen. Hämatome oder Kontusionen über 30 ml sollten wegen der Raumforderung operativ entfernt werden.

72.7.7 Traumatische Subarachnoidalblutungen

Eine traumatische Subarachnoidalblutung (SAB) kann bei ca. 30–40 % der Patienten mit mittelschwerem und schwerem SHT nachgewiesen werden. Im Gegensatz zur aneurysmatischen SAB findet sich die traumatische SAB seltener und wenn, dann geringer ausgeprägt in den basalen Liquorzisternen als vielmehr in den oberflächlichen kortikalen Sulci häufig in der Nähe des Kontusionsherdes.

Therapie Eine operative Therapie ist nicht möglich.

Prognose Der Nachweis einer traumatischen SAB ist ein prognostisch ungünstiger Faktor, der mit einem schlechteren klinischen Verlauf korreliert. Durch Obstruktion der Liquorzirkulation kann ein sekundärer Hydrozephalus entstehen. Ist der Unfallhergang und somit die Ursache der SAB unklar, so sollte zum Ausschluss eines Aneurysmas eine digitale Subtraktionsangiographie der zerebralen Gefäße durchgeführt werden.

72.7.8 Diffuser Axonschaden

Der diffuse Axonschaden mit Schädigung im Bereich des Axolemms entsteht im Rahmen von Akzelerations- und Dezelerationstraumen, bei der das Gehirn starken Zug- und Scherkräften ausgeliefert ist. Eine völlige Zerreißung des Gewebes muss nicht unbedingt vorhanden sein. Diffuse axonale Schädigungen finden sich häufig im Bereich der Dorsalseite von Mittelhirn und Brücke, im Corpus callosum, im Bereich der Wand des dritten Ventrikels und im parasagittalen Marklager. Diese Veränderungen finden sich in ca. 50 % der Fälle mit schwerem SHT.

Symptomatik Die Veränderungen sind in der CCT-Bildgebung in der Frühphase oft nur schwer zu erkennen. Es finden sich hypodense oder kleinere hyperdense Läsionen als Hinweise auf Mikroblutungen, die jedoch Folge und nicht Ursache der Schädigung sind. Eine bessere Darstellung ist im Kernspintomogramm möglich (Abb. 72.4d). Damit können Veränderungen auch noch zu späteren Zeitpunkten in der chronischen Phase deutlich nachgewiesen werden. Patienten mit diffusem axonalem Schaden sind aber nicht zwingend bewusstlos. Bei tief komatösen Patienten und diskretem CCT-Befund ohne größeren intrazerebralen Verletzungen muss allerdings an einen diffusen Axonschaden gedacht werden.

Therapie Eine spezifische Therapie gibt es nicht. Die Behandlung erfolgt nach den üblichen Behandlungsstandards des SHT.

Prognose Die Prognose hängt u. a. von der Dauer der Bewusstlosigkeit ab. Patienten mit kurzer Bewusstlosigkeit zeigen in über 50 % der Fälle eine gute Erholung, nur 15 % versterben. Bei schwerer Schädigung mit tage- oder wochenlanger Bewusstlosigkeit liegt die Letalität bei über 50 %, nur 15 % der Patienten zeigen eine zufrieden stellende Erholung, die übrigen Patienten überleben mit schweren kognitiven Defiziten.

72.8 Therapie des erhöhten intrakraniellen Druckes

72.8.1 Intrakranielle Druckmessung

> Die Prognose von Patienten mit schwerem SHT wird entscheidend vom Verlauf des intrakraniellen Druckes beeinflusst.

Die Indikation zur Anlage einer Hirndrucksonde sollte gestellt werden bei Patienten mit einem GCS <9 und einem pathologischen initialen CCT sowie bei polytraumatisierten Patienten mit pathologischem CCT, dann auch vor einem längeren extrakraniellen Eingriff. Die Hirndrucksonde kann mit Handbohrern sofort im Schockraum, im CT oder nach Verbringung des Patienten auf die Intensivstation angelegt werden. Eine externe Ventrikeldrainage mit Druckaufnehmer ist dabei einer intraparenchymalen Sonde vorzuziehen, da sie neben der Druckmessung das Ablassen von Liquor und damit eine Senkung des intrakraniellen Druckes ermöglicht. Häufig ist jedoch aufgrund des engen Ventrikelsystems bei Hirnschwellung nur die Anlage einer Parenchymsonde möglich.

72.8.2 Spezielle Maßnahmen

Die Behandlung des erhöhten intrakraniellen Druckes kann nicht im Schockraum durchgeführt werden, sondern erfordert Maßnahmen, Interventionen und Monitoring auf der Intensivstation. Voraussetzung für die Einleitung adäquater Behandlungsmaßnahmen ist die kontinuierliche Überwachung des **intrakraniellen Druckes** (ICP) und des **zerebralen Perfusionsdruckes** (CPP = mittlerer arterieller Druck – intrakranieller Druck). Zu den Basismaßnahmen gehören die **30°-Oberkörperhochlagerung** mit Kopf in gerader Position, um eine venöse Abflussbehinderung zu vermeiden, sowie eine ausreichende **Analgosedierung**. Des Weiteren sind eine Normoglykämie (Blutglukose 80–120 mg%) bei ausreichender kalorischer Versorgung, eine Normovolämie, Normonatriämie, Normothermie und eine ausreichende Oxygenierung (Sauerstoffsättigung HbO_2 >90 %) bei mäßiger Hyperventilation (pCO_2 30–35 mmHg) anzustreben. Therapieziel ist ein intrakranieller Druck <20mmHg und ein CPP >60 mmHg. Bei steigenden Hirndrucken kann eine schrittweise Ausweitung der Therapie erfolgen (▶ Kap. 82).

> **Behandlungsziele bei erhöhtem intrakraniellem Druck**
> - Intrakranieller Druck <20 mmHg
> - Zerebraler Perfusionsdruck (CPP) >60 mmHg
> - Sauerstoffsättigung (HbO_2) >90 %
> - Normovolämie
> - Normoglykämie
> - Normonatriämie
> - Normothermie

Vertiefung der Analgosedierung Bei steigendem Hirndruck kann zunächst durch Vertiefung der Analgosedierung (z. B. Midazolam, Propofol, Fentanyl, Sufentanil) versucht werden, den intrakraniellen Druck zu senken. Zusätzlich kann der Patient relaxiert werden (z. B. Vecuronium).

Osmotische Substanzen Durch die Gabe osmotischer Substanzen wie Mannitol in 4-8 stündlichem Abstand (0,25–1,5 g/kg KG) kann der Hirndruck innerhalb weniger Minuten für einen Zeitraum von 1,5–6 h effektiv gesenkt werden. Zu beachten sind die Nephrotoxizität der Substanz und die Gefahr des ICP-Anstieges nach wiederholter Mannitolgabe bei defekter Blut-Hirn-Schranke, da unter dieser Konstellation Mannitol im Gehirn akkumuliert und es zu einer Umkehr des osmotischen Effektes kommt. Eine Serumosmolalität >320 mosmol/l sollte wegen der Gefahr des Nierenversagens vermieden werden.

Liquordrainage Durch die Drainage von Liquor über eine externe Ventrikeldrainage kann durch Reduktion des Ventrikelvolumens der Hirndruck rasch und effektiv gesenkt werden. Abhängig von der Dauer der Veränderung des Hirndrucks kann dies intermittierend oder kontinuierlich erfolgen. Die Wirksamkeit ist eingeschränkt, wenn aufgrund massiv erhöhten Druckes bereits Schlitzventrikel vorhanden sind bzw. aufgrund forcierter Liquordrainage nur noch wenig Liquor gewonnen werden kann.

TRIS-Puffer Die basische Substanz Tris-Hydroxymethyl-Amino-Methan (THAM) kann bei therapierefraktärem Hirnödem eingesetzt werden (0,25 mmol/kg/h per infusionem oder Einmalgabe von 1 mmol/kg über 10 min). Dabei sind Serum-pH, K^+ und Nierenfunktion zu überwachen. Ein pH von 7,60 sollte nicht überschritten werden.

Hyperventilation Durch eine forcierte Hyperventilation (pCO_2 25–30 mmHg) und dadurch induzierte Hypokapnie kann ein erhöhter ICP rasch und effektiv gesenkt werden. Durch die Hypokapnie kommt es zu einer Vasokonstriktion zerebraler Arterien und Arteriolen, was zu einer Verminderung des zerebralen Blutflusses und somit des zerebralen Blutvolumens führt. Aufgrund dieser Tatsache ist bei Verdacht auf ein ischämisches Geschehen die Hyperventilation nur mit äußerster Zurückhaltung einzusetzen. Aufgrund der raschen Adaptation des Gehirnes ist die Hyperventilation nur 24–48 h wirksam. Sie sollte daher nur kurzfristig angewandt werden.

Barbiturate Barbiturate sollten nur dann zum Einsatz kommen, wenn mit den oben beschriebenen Maßnahmen der Hirndruck nicht mehr kontrolliert werden kann. Der Einsatz dieser Substanzklasse kann mit schweren Nebenwirkungen einhergehen. Von besonderer Bedeutung ist die Induktion einer arteriellen Hypotonie. Des Weiteren müssen der negative Effekt auf die Infektsituation des Patienten, eine erhöhte Inzidenz intrahepatischer

Cholestasen und Refluxösophagitiden, Hypokaliämie und Hypothermie beachtet werden. Üblicherweise wird Thiopental als Bolus in einer Dosis von 30 mg/kg KG verabreicht, danach erfolgt die kontinuierliche Gabe in einer Dosis von 3–5 mg/kg KG/h. Die Therapie wird obligat über ein EEG-Monitoring gesteuert (Anstreben eines „Burst-suppression"-Musters). Entsprechend dem EEG kann die Infusionsrate korrigiert werden. Kann der ICP darunter nicht effektiv gesenkt werden bzw. der CPP nicht ausreichend aufrecht erhalten werden, sollte die Therapie abgebrochen werden.

Dekompressive Kraniektomie Sind alle konservativen Maßnahmen ausgeschöpft, kann eine dekompressive osteoklastische Kraniotomie durchgeführt werden. Um dem schwellenden Gehirn eine ausreichende Druckentlastung zu gewährleisten, muss eine frontotemporoparietale Kraniektomie mit einem Durchmesser von mindestens 12–14 cm durchgeführt werden. Die Dura sollte eröffnet und durch das Einnähen von autologem Material (z. B. einem Galeaperiostlappen) oder Duraersatzmaterialien erweitert werden. Die Reimplantation des Knochens erfolgt 3–4 Monate nach der Dekompression. Der optimale Zeitpunkt für die Durchführung der Operation ist umstritten. Im Zweifelsfalle sollte man sich eher frühzeitig für eine dekompressive Kraniektomie entscheiden.

Hypothermie Der protektive Effekt der Hypothermie ist nicht unumstritten, zumal die Therapie mit einer erhöhten Infektionsrate sowie Gerinnungs- und Herzrhythmusstörungen einhergehen kann. Die Einleitung einer milden oder moderaten Hypothermie (33–34 °C) >48 h ist bei ansonsten therapierefraktärem Hirndruck dennoch eine Therapieoption. Eine dauerhafte Absenkung der Körpertemperatur unter 33 °C sollte wegen der möglichen Komplikationen nur in Ausnahmefällen angestrebt werden.

Nicht indiziert ist die Gabe von Kortikosteroiden oder die prophylaktische Gabe von Antikonvulsiva.

Therapiemaßnahmen bei erhöhtem intrakraniellem Druck
- Oberkörperhochlagerung
- Vertiefte Analgosedierung, Relaxation
- Osmotische Therapie
- Liquordrainage
- TRIS-Puffer
- Hyperventilation
- Moderate Hypothermie
- Barbiturattherapie
- Dekompressive Kraniektomie

Literatur

Adams JH, Doyle D, Ford I, Gennarelli TA, Graham DI, McLellan DR (1989) Diffuse axonal injury in head injury: definition, diagnosis and grading. Histopathology 15:49–59

Bullock MR, Chesnut R, Ghajar J, Gordon D, Hartl R, Newell DW, Servadei F, Walters BC, Wilberger JE (2006) Surgical management of acute epidural hematomas. Neurosurgery 58(3 Suppl):S7–15

Bullock MR, Chesnut R, Ghajar J, Gordon D, Hartl R, Newell DW, Servadei F, Walters BC, Wilberger JE (2006) Surgical management of acute subdural hematomas. Neurosurgery 58(3 Suppl):S16–24

Brain Trauma Foundation (2007) Guidelines for the management of severe traumatic brain injury. 3rd Edition, New York

Chesnut RM, Marshall LF, Klauber MR, Blunt BA, Baldwin N, Eisenberg HM, Jane JA, Marmarou A, Foulkes MA (1993) The role of secondary brain injury in determining outcome from severe head injury. J Trauma 34:216–222

Firsching R, Woischneck D (2001) Present status of neurosurgical trauma in Germany. World J Surg 25:1221–1223

Moskopp D, Wassmann H (2005) Neurochirurgie. Schattauer, Stuttgart New York

Meyer MJ, Megyesi J, Meythaler J, Murie-Fernandez M, Aubut JA, Foley N, Salter K, Bayley M, Marshall S, Teasell R (2010) Acute management of acquired brain injury part II: an evidence-based review of pharmacological interventions. Brain Inj 24:706–721

Teasdale G, Jennett B (1974) Assessment of coma and impaired consciousness. A practical scale. Lancet 2(7872):81–84

Weigel R, Schmiedek P, Krauss JK (2003) Outcome of contemporary surgery for chronic subdural haematoma: evidence based review. J Neurol Neurosurg Psychiatry 74:937–943

Wirbelsäulenverletzungen

R. Beisse, B.A. Leidel, V. Bühren

73.1 Epidemiologie

Der vergleichsweise geringe Anteil von Wirbelsäulenverletzungen von 0,5–1 % am Gesamtaufkommen aller Frakturen steht in einem gewissen Gegensatz zur Bedeutung der Verletzung und deren Folgen für den Verletzten selbst. Von den 5000–6000 Verletzungen der Wirbelsäule in Deutschland führt jede fünfte zu bleibenden neurologischen Ausfällen bis hin zur Querschnittlähmung.

73.2 Lokalisation

Aufgrund einfach nachzuvollziehender anatomischer und biomechanischer Gegebenheiten verteilen sich die Verletzungen in unterschiedlicher Häufigkeit auf die einzelnen Abschnitte der Wirbelsäule. Übergänge von besonders beweglichen zu fest in die Körperstruktur eingebetteten Abschnitten wie die Übergangssegmente von der Hals- zur Brustwirbelsäule und der thorakolumbale Übergang sind mit über 50 % aller Wirbelsäulenverletzungen am häufigsten betroffen. Diese sind meist Folge abgelaufener Stauchungs- oder Flexionsmechanismen und als solche nicht selten mit typischen Begleitverletzungen wie Stirnplatzwunden, Schädel-Hirn-Trauma, Sternum- oder Kalkaneusfrakturen assoziiert. Diese typischen Begleitverletzungen mit dazu passendem Unfallmechanismus sollten immer an eine mögliche Wirbelsäulenverletzung und umgekehrt denken lassen.

> **Typische Begleitverletzungen bei Wirbelsäulenverletzungen**
> — Stirnplatzwunde, -hämatom → Densfraktur
> — Sternumfraktur → Brustwirbelsäulenverletzung
> — Querverlaufende Gurtverletzung (Beckengurt) → Verletzung des thorakolumbalen Übergangs
> — Kalkaneusfraktur → Fraktur der Lendenwirbelsäule
> — Abrissfraktur des Querfortsatzes LWK5 → instabile Beckenverletzung Typ C (Zerreißung Beckenring)

73.3 Ätiologie und Pathogenese

Zu den typischen Unfallmechanismen, die zu Wirbelsäulenverletzungen führen, zählen Hochrasanztraumen, Stürze aus einer Höhe von mehr als 3 Meter und der hinlänglich bekannte Kopfsprung in flaches Gewässer. Auch Motorrad-, Reitunfälle und Abstürze beim Flugsport legen immer den Verdacht auf eine Wirbelsäulenverletzung nahe. Bei den Wintersportverletzungen führen Ski- und Snowboardunfälle vor den Unfällen beim Rodeln. Beim älteren Menschen (>60 Jahre) können aufgrund von Vorerkrankungen, zum Beispiel Osteoporose oder Morbus Bechterew, Wirbelsäulenverletzungen auch schon bei geringer mechanischer Krafteinwirkung auftreten, zum Beispiel beim Sturz aus dem Stand oder Stuhl. Bei polytraumatisierten Patienten treten Verletzungen des Achsorgans mit einer Häufigkeit von 20-30 % auf (S3-Leitlinie Polytrauma der DGU 2011).

73.4 Symptomatik und klinische Diagnose

> Prinzipiell gilt jeder Verunfallte solange als wirbelsäulenverletzt, bis das Gegenteil bewiesen ist. Bis dahin sollte die Wirbelsäule auch entsprechend immobilisiert werden, um sekundäre neurologische Schäden zu verhindern.

Der Ausschluss therapierelevanter Verletzungen kann unter bestimmten Voraussetzungen klinisch erfolgen, in vielen Fällen ist jedoch eine apparative Diagnostik mittels Bildgebung notwendig.

Aus der Situation am Unfallort und dem **Unfallmechanismus** können bereits wertvolle Hinweise auf das Vorliegen einer möglichen Wirbelsäulenverletzung gewonnen werden. Ist der Verletzte bei Bewusstsein, können Angaben über Atemnot, Lähmungen, Gefühlsausfälle – „ich spüre meine Beine nicht" – oder Missempfindungen auf eine Schädigung der Wirbelsäule mit Rückenmarkbeteiligung hinweisen. Gibt der Verunfallte an, den Kopf nicht halten zu können oder befindet sich Kopf und Hals in einer fixierten Fehlhaltung, so kann dies für eine Verletzung der Halswirbelsäule sprechen.

Im Rahmen der initialen Inspektion und palpatorisch-orientierenden Untersuchung wird der Körper von Kopf bis Fuß einem Standard folgend untersucht. Dazu gehört die Betastung der Schädelkalotte und des Gesichtsschädels sowie im Halsbereich der Nacken und Kehlkopfbereich. Spätestens jetzt sollte die Halswirbelsäule mittels Stützkragen (z. B. Stifneck) ruhiggestellt und erst nach Ausschluss therapierelevanter Verletzungsfolgen wieder abgenommen werden. Bei der Inspektion des Rumpfes ist auf äußere Verletzungszeichen und hier insbesondere auf **Gurt- und Prellmarken** zu achten. So kann ein prästernales Hämatom auf eine Sternumfraktur hinweisen, die nicht selten mit einer Fraktur der Brustwirbelsäule assoziiert ist und damit als instabile Verletzung gilt. Quer über den Oberbauch verlaufende Gurtmarken oder Striemenbildung können Zeichen einer Beckengurtverletzung sein, die zu schweren intraabdominellen Verletzungen, wie Pankreas-, Duodenalrupturen oder Mesenterialgefäßläsionen, aber auch zu Scherverletzungen der Wirbelsäule führen können. Hämatome, Abschürfungen oder ein Décollement am Rücken oder der Flankenregion können auf ein Überrolltrauma mit Rotationsverletzung der Wirbelsäule hinweisen.

Selten ist eine Fehlstellung der Wirbelsäule mit Unterbrechung oder Versetzung der Verbindungslinie der Dornfortsätze bereits mit dem bloßen Auge erkennbar. Sie kann aber palpatorisch auffallen. Beim wachen, kommunikationsfähigen Patienten ist die Verletzungshöhe durch Druck- oder Klopfschmerz einzugrenzen. Brüske axiale Stauchungstests sollten nicht durchgeführt werden.

Bei den einzelnen Untersuchungsschritten ist darauf zu achten, dass aktive und passive Verdrehungen des Kopfes sowie des Rumpfes gegenüber dem Becken ebenso wie lordosierende oder kyphosierende Manipulationen – wie das Anheben des Kopfes oder Oberkörpers – vermieden werden.

> **Funktionsprüfungen sind obsolet, solange eine knöcherne und/oder diskoligamentäre Wirbelsäulenverletzung nicht sicher ausgeschlossen wurde.**

Jedes neurologische Defizit und jede Verschlechterung des neurologischen Ausgangsbefundes sollte zum Anlass einer raschen Abklärung und gegebenenfalls notfallmäßigen operativen Therapie genommen werden. Läsionen im Bereich der Wurzel C3 und höher führen zu einem Ausfall des N. phrenicus (Innervation Zwerchfell) und damit zu einer kompletten **Atemlähmung**, die die Einleitung von Reanimationsmaßnahmen erfordert. Unterhalb C5 bleibt eine Restatemfunktion durch die Atemhilfsmukulatur bestehen, die jedoch in Abhängigkeit ihrer Ausprägung ebenfalls rasch zu einer atemmechanischen Erschöpfung führen kann. Motorisch finden sich die typischen Zeichen einer Tetraplegie. Läsionen der absteigenden Sympathikusfasern des Rückenmarks können zum lebensbedrohlichen **neurogenen Schock** führen. Der Ausfall der Sympathikusinnervation führt dabei zum Tonusverlust der glatten Gefäßmuskulatur mit konsekutiver Vasoplegie und Hypotension. Zusammen mit dem Ausfall der Sympathikusinnervation des Herzens mit konsekutiver Bradykardie und negativer Inotropie kann dies zum kompletten Kreislaufversagen führen. Im Rahmen der Reanimationsmaßnahmen sind hier neben großzügiger Volumengabe zusätzlich Atropin- und Katecholamingaben (Adrenalin, Noradrenalin) notwendig. Vom hämodynmisch wirksamen neurogenen Schock ist der **spinale Schock** abzugrenzen, der nach spinaler Verletzung rein neurologisch durch den kompletten Verlust von Muskeltonus und Muskeleigenreflexen im Sinne einer schlaffen Plegie imponiert. Dabei müssen die betroffenen nervalen Strukturen nicht dauerhaft geschädigt sein. Bei variablem Verlauf können sich die neurologischen Ausfälle im Verlauf auch wieder zurückbilden.

Die vom Halsmark sensibel versorgten **Dermatome** greifen über den Halsbereich hinaus auf den oberen Thoraxbereich über. Das Dermatom C4 endet etwa auf Höhe des Schlüsselbeins und grenzt hier an das Dermatom Th2. Zur Differenzierung der Verletzungen des zervikothorakalen Übergangs zwischen C6 und Th1 müssen deshalb die Dermatome und Kennmuskeln der Unterarme und Hände herangezogen werden. So entspricht der Daumen und radiale Unterarmbereich dem Dermatom C6, die Finger 2 und 3 dem Dermatom C7 und die Finger 4 und 5 sowie das Hautareal über der ulnaren Handkante dem Dermatom C8. Der Bereich um die Ellbogenspitze ist dem Dermatom Th1 zugehörig. Diese dreieckförmige Anordnung der Dermatome wird als **neurologisches Kontrolldreieck** bezeichnet und stellt eine wertvolle Gedächtnisstütze für den nicht täglich mit diesen Verletzungen konfrontierten Arzt dar (Abb. 73.1).

Eine weitere einfache Differenzierung ermöglicht die Überprüfung einiger gut zu merkender **Handmuskelfunktionen**. Die Beugung und Streckung der Finger wird aus dem Halsmark C7/C8, während das Spreizen und Zusammenführen der Finger (M. lumbricales und interossei) bereits aus dem Übergang vom Hals- zum Brustmark C8/Th1 innerviert wird. Weitere wichtige Landmarken stellen die Höhe der Mamillen (Th4), die Nabelhöhe (Th10) und die Leistenregion (L1), der Innenknöchel (L4) und der Außenknöchel (S1) dar.

Für weiter kaudal gelegene Verletzungen des Rückenmarks, des Conus medullaris und der Cauda equina finden sich die Zeichen der Paraplegie, der Areflexie und des Sensibilitätsausfalls des Rumpfes und der unteren Extremitäten sowie auch eine Störung der Funktion von Blase und Mastdarm sowie der Sexualfunktionen Erektion und Ejakulation.

Neurologisches Kontrolldreieck	
C 6	Daumen
C 7	2. und 3. Finger
C 8	4. und 5. Finger
Th 1	Ellbogen - Innenseite

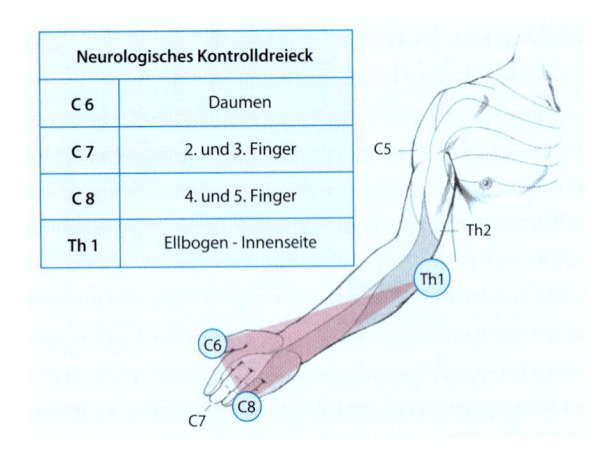

Abb. 73.1 Wichtige Dermatome des Arms: neurologisches Kontrolldreieck. (Aus Blauth 1998)

Die wichtigsten Kennmuskeln der oberen Extremitäten
- Zwerchfell (Atmung C3–5)
- Musculus flexor und extensor digiti (Fingerbeuger und -strecker C7/8)
- Musculi lumbricales und interossei (Fingerspreizer und -zusammenführer C8/Th1)

Die wichtigsten Kennmuskeln der unteren Extremitäten
- Musculus quadriceps (Kniestrecker L3/4)
- Musculus tibialis anterior (Fußheber L4/5)
- Musculi peronaei und Musculus gastrocnemius (Fußsenker L5/S1)

Die Untersuchung der **Sakralsegmente** auf Höhe S2 und darunter umfasst die Überprüfung der Großzehensenker (S2) und die sensible und motorische Testung der Anogenitalregion.

Zur Prüfung der motorischen Funktion ist die Kraft der Kennmuskeln im Seitenvergleich zu bestimmen. Für eine standardisierte Dokumentation hat sich die 6-teilige Graduierung international etabliert (Tab. 73.1).

Bei Patienten mit Vigilanzminderung (z. B. im Rahmen eines Schädel-Hirn-Traumas), Intoxikation, Demenz oder Sprachbarriere ist eine verlässliche Anamneseerhebung und klinische Evaluierung aber oftmals unmöglich. Hier hat die primäre apparative Diagnostik mittels Bildgebung einen besonderen Stellenwert.

Tab. 73.1 Überprüfung der Muskelkraft mithilfe der 6-teiligen Gradierung

0	Keine Muskelkontraktion
1	Sicht- oder tastbare Muskelkontraktion
2	Bewegung bei Ausschaltung der Schwerkraft
3	Bewegung gegen die Schwerkraft
4	Bewegung gegen Widerstand
5	Normale Kraft

73.5 Apparative Diagnostik, Bildgebung

Die bildgebende apparative Diagnostik bei akuten Wirbelsäulenverletzungen umfasst konventionelles Röntgen, Bildwandleruntersuchungen sowie Schnittbildgebung mittels Computertomographie (CT) oder Magnetresonanz- bzw. Kernspintomographie (MRT). Jedes Untersuchungsverfahren hat seine Stärken und Schwächen und ist in Abhängigkeit von Unfallmechanismus, Beschwerdebild, klinischem Untersuchungsbefund und eventuell vorliegenden Risikofaktoren auszuwählen. Konventionelle Röntgenaufnahmen sind im Vergleich zur CT beispielsweise mit einer für den Patienten geringeren Strahlenbelastung verbunden, weisen aber auch eine technisch bedingt deutlich geringere diagnostische Aussagekraft auf. Mittels MRT sind beispielsweise Rückenmarkverletzungen am sichersten zu erkennen, die Untersuchung erfordert im Vergleich aber erheblich mehr Zeit und ist beispielsweise bei Herzschrittmacherträgern nicht möglich (▶ Kap. 14).

73.5.1 Indikation zur Bildgebung

In Abhängigkeit von Unfallmechanismus, klinischem Untersuchungsbefund und Begleitfaktoren, zum Beispiel Vorerkrankungen wie Osteoporose, wird die Indikation zur Bildgebung gestellt. **Klinische Entscheidungsregeln** können dabei die Indikationsstellung zur Bildgebung erleichtern, um einerseits therapierelevante Verletzungen zu erkennen und andererseits unnötige Strahlenbelastungen des Verunfallten zu vermeiden. International haben sich zwei klinische Entscheidungsregeln für die Halswirbelsäule etabliert: Die **Canadian C-Spine Rule** (Stiell 2001) und die US-amerikanischen **NEXUS-Kriterien** (Hofmann 2000). Ausgeschlossen von beiden Regeln sind Polytraumata und penetrierende Verletzungen der Halswirbelsäule. Zu den validierten **Risikofaktoren** für die Indikation einer Bildgebung der Halswirbelsäule zählen:
- Sensorisches und/oder motorisches Defizit
- Druckschmerzen über den Dornfortsätzen
- Alter über 60 Jahre

- Klinisch nicht eindeutig beurteilbare Patienten, zum Beispiel infolge Vigilanzminderung bei Schädel-Hirn-Trauma (Glasgow Coma Scale <15 Punkte), Alkohol-, Drogenintoxikation, Sprachbarriere oder Demenz
- Ablenkender Schmerz einer weiteren Verletzung

Polytraumatisierte Patienten sollte vorzugsweise mittels CT – oder ersatzweise durch konventionelle Röntgendiagnostik – die gesamte Wirbelsäule abgeklärt werden. Zu den Kriterien einer primär umfassend anzustrebenden Diagnostik zählen auch Hochrisikofaktoren (S3-Leitlinie Polytrauma der DGU 2011):
- Bewusstlosigkeit
- Sturz aus über 3 Meter Höhe
- Verkehrsunfall bei Hochrasanztrauma
- Verkehrsunfall mit Fußgänger-/Zweiradkollision

73.5.2 Radiologische Diagnostik

Konventionelle Röntgenaufnahmen sollten stets in zwei Ebenen angefertigt werden, bei der Halswirbelsäule noch zusätzlich um die Dens-Zielaufnahme („3. Ebene") erweitert. Die Vorteile konventioneller Röntgenaufnahmen liegen in ihrer breiten Verfügbarkeit, geringen Strahlenbelastung und ihren geringen Primärkosten begründet. Nachteilig sind vor allem die im Vergleich zur Schnittbildgebung deutlich niedrigere diagnostische Aussagekraft und die oftmals inadäquaten Aufnahmen mit schlechter Bildqualität oder nicht vollständig abgebildeten Wirbelsäulenabschnitten. Bei Aufnahmen der Halswirbelsäule sollte beispielsweise immer auch der okzipitozervikale Übergang (C0/C1) sowie der zervikothorakale Übergang (C7/T1) vollständig mit abgebildet sein. In der Folge müssen wegen inadäquater Aufnahmen viele Untersuchungen wiederholt werden, die auch mit einer entsprechenden Belastung des Patienten einhergehen. Zu den **Spezialaufnahmen** der konventionellen Röntgendiagnostik der Halswirbelsäule zählen die Dens-Zielaufnahme durch den offnen Mund sowie Schräg- und Schwimmeraufnahmen.

Funktionsaufnahmen dienen dem Nachweis oder Ausschluss einer diskogenen und diskoligamentären Verletzung der Halswirbelsäule. Aktive Funktionsaufnahmen, bei denen der Patient aktiv die Halswirbelsäule bewegt, sind wegen des Risikos sekundärer neurologischer Schäden ohne Stellenwert in der Initialdiagnostik. Passive Aufnahmen werden durch den Untersucher am wachen Patienten unter seitlicher Bildwandlerkontrolle durchgeführt. Sie sollten – wenn überhaupt – nur durch den erfahrenen Untersucher erfolgen. Insgesamt sind Funktionsaufnahmen der Wirbelsäule in der Initialdiagnostik meist schmerzbedingt nicht aussagkräftig, weder in Durchführung, noch in Interpretation standardisiert und werden daher heute zunehmend durch CT und MRT ersetzt.

Eine erweiterte Diagnostik mittels **Computertomographie** ist bei folgenden Fragestellungen indiziert:
- Abklärung der Übergangsregionen (okzipitozervikal, zervikothorakal, thorakolumbal)
- Morphologische Diagnostik einer bereits konventionell festgestellten Fraktur zur Bestimmung des Verletzungstyps
- Feindiagnostik bei Luxationen zur Darstellung der Gelenkebene
- Abklärung von Ursache und Ausmaß einer Spinalkanaleinengung

In den letzten Jahren verdrängt die CT allerdings aufgrund ihrer deutlich umfassenderen diagnostischen Aussagekraft bei gleichzeitig sehr kurzen Untersuchungszeiten zunehmend das konventionelle Röntgen in der Initialdiagnostik bei Wirbelsäulenverletzungen. Die logistischen Voraussetzungen für einen breiteren Einsatz der CT werden dabei auch durch deren zunehmende Verfügbarkeit in Krankenhäusern der Grund- und Regelversorgung erfüllt. Nachteilig bleibt allerdings die Strahlenbelastung, die um ein vielfaches höher liegt, als bei konventionellen Röntgenaufnahmen. Jedoch erlauben neueste Entwicklungen mit sogenannten **Niedrigdosisprotokollen** eine gleichbleibend hohe diagnostische Aussagekraft bei nur einem Bruchteil der bisherigen Strahlendosis (▶ Kap. 14).

Der Einsatz der **Magnetresonanztomographie** ist in der akuten posttraumatischen Phase auf wenige Indikationen beschränkt. Hierzu zählen:
- Abklärung neurologischer Ausfälle, beispielsweise auf dem Boden einer spinalen Einblutung oder Kontusion bei unauffälligem knöchernen Befund
- Feindiagnostik diskoligamentärer Verletzungen
- Ausschluss weiterer Herde im Achsenskelett bei pathologischen Frakturen
- Befundverschlechterung bei neurologischen Ausfällen

> Bei schweren Kopf- und Gesichtsschädelverletzungen, bei denen in jedem Fall eine Computertomographie vorgenommen wird, sollte die Halswirbelsäule computertomographisch miterfasst werden.

73.5.3 Interpretation der Bildgebung

Die besondere Bedeutung der Bildgebung liegt im Erkennen von **instabilen Verletzungen** mit (potenzieller) Beteiligung des Rückenmarks und/oder der Nervenwurzeln, die schlimmstenfalls eine dauerhafte Querschnittslähmung nach sich ziehen können. Dabei sind die funktionellen Ein-

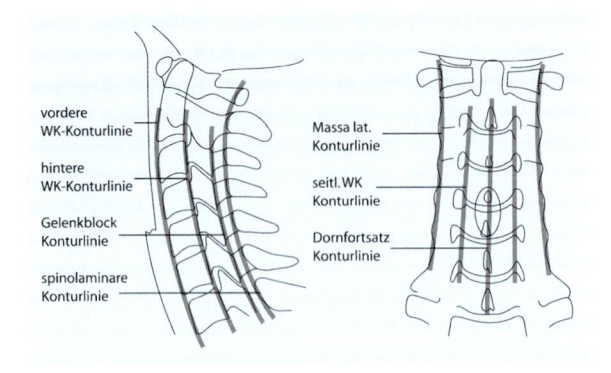

Abb. 73.2 Relevante Konturlinien für die Bildanalyse konventioneller Röntgenaufnahme der Halswirbelsäule

heiten der Wirbelsäule, die sogenannten Bewegungssegmente, zu berücksichtigen. Ein Bewegungssegment besteht aus zwei Wirbelkörpern, der dazwischen liegenden Bandscheibe, den dazugehörenden Wirbelbogengelenken sowie den umliegenden Kapseln, Bändern, Muskeln und Nerven. Zur Beurteilung der Stabilität hat sich das **3-Säulen-Modell der Wirbelsäule** durchgesetzt, die die Wirbelsäule in 3 funktionelle Säulen unterteilt:

- Die **vordere Säule** wird durch das über die Vorderseiten der Wirbelkörper ziehende vordere Längsband (Lig. longitudinale anterius), die vorderen 2/3-Drittel der Wirbelkörper und Bandscheibe gebildet.
- Die **mittlere Säule** wird durch das über die hinteren Flächen der Wirbelkörper ziehende hintere Längsband (Lig. longitudinale posterius) und das hintere 1/3-Drittel der Wirbelkörper und Bandscheibe gebildet.
- Die **hintere Säule** wird durch die knöchernen Strukturen der Pedikel, Querfortsätze, kleinen Wirbelgelenke, Wirbelbögen und Dornfortsätze und durch ein komplexes System aus Bändern zwischen den Wirbelbögen (Ligg. flava), Querfortsätzen (Ligg. intertransversaria), Dornfortsätzen (Ligg. interspinalia) sowie über den Dornfortsätzen (Lig. nuchae bzw. supraspinale) gebildet.

Sind in einem Bewegungssegment zwei der drei Säulen verletzt, ist von einer **Instabilität** in diesem Segment auszugehen.

Um keine therapierelevante Verletzungsfolge zu übersehen, sollten alle bildgebenden Untersuchungen strukturiert analysiert werden, beispielsweise nach der **ABCDEF-Regel** (Abb. 73.2 und Tab. 73.2).

> Eine Verletzung wird als stabil bezeichnet, wenn unter den Bedingungen und Belastungen des täglichen Lebens keine Zunahme der Verformung

Tab. 73.2 ABCDEF-Regel für eine strukturierte Befundung der Bildgebung

A	Alignment/Kontur (Versatz, Knickbildung) der Verbindungslinien vordere, hintere und seitliche Wirbelkörperflächen sowie der Quer- und Dornfortsätze jeweils in frontaler und sagittaler Ebene
B	Bone/Wirbelkörper Form, Kanten, Integrität, Vergleich mit angrenzenden Wirbelkörpern
C	Cartilage/Bandscheibe, Zwischenwirbelraum Form, Höhe, Vergleich mit angrenzenden Zwischenwirbelräumen
D	Dens (Zahnfortsatz 2. Halswirbel) Form, Integrität, Stellung
E	Extraaxiale/paravertebrale Weichteile, Verbreiterung als indirektes Verletzungszeichen infolge Einblutung, Ödem
F	Facetten- oder Wirbelbogengelenk Form, Integrität, Stellung

und/oder Verschiebung des verletzten Wirbelsäulenabschnitts oder eine Verstärkung der damit verbundenen Schmerzen und Entwicklung neurologischer Ausfälle zu erwarten ist.

73.5.4 Algorithmus bei Verdacht auf stumpfe Halswirbelsäulenverletzung

Exemplarisch für ein praktisches diagnostisches Vorgehen bei Verdacht auf stumpfe Halswirbelsäulenverletzung unter Berücksichtigung klinischer Entscheidungsregeln sei hier ein entsprechender Algorithmus genannt. Dabei können die komplexen Prozesse der Entscheidungsfindung eines evidenzbasierten diagnostischen Vorgehens mithilfe eines modifizierten Flussdiagramms mit klar definierten Eingangs- bzw. Ausgangskriterien und eingearbeiteten Checklisten im Sinne eines klinischen **Algorithmus** ausreichend übersichtlich dargestellt werden. Neben den diagnostischen Schritten werden auch evidenzbasierte Behandlungsempfehlungen berücksichtigt (Leidel 2005; Motor Accidents Authority 2007) (Abb. 73.3).

73.6 Klassifikation und Therapie von Halswirbelsäulenverletzungen

Die Halswirbelsäule besteht aus 7 Halswirbeln, die in den Abschnitt der oberen und unteren Halswirbelsäule unterteilt werden. Zur oberen Halswirbelsäule gehören die Hinterhauptkondylen, der 1. Halswirbel (Atlas) und der

73.5 · Apparative Diagnostik, Bildgebung

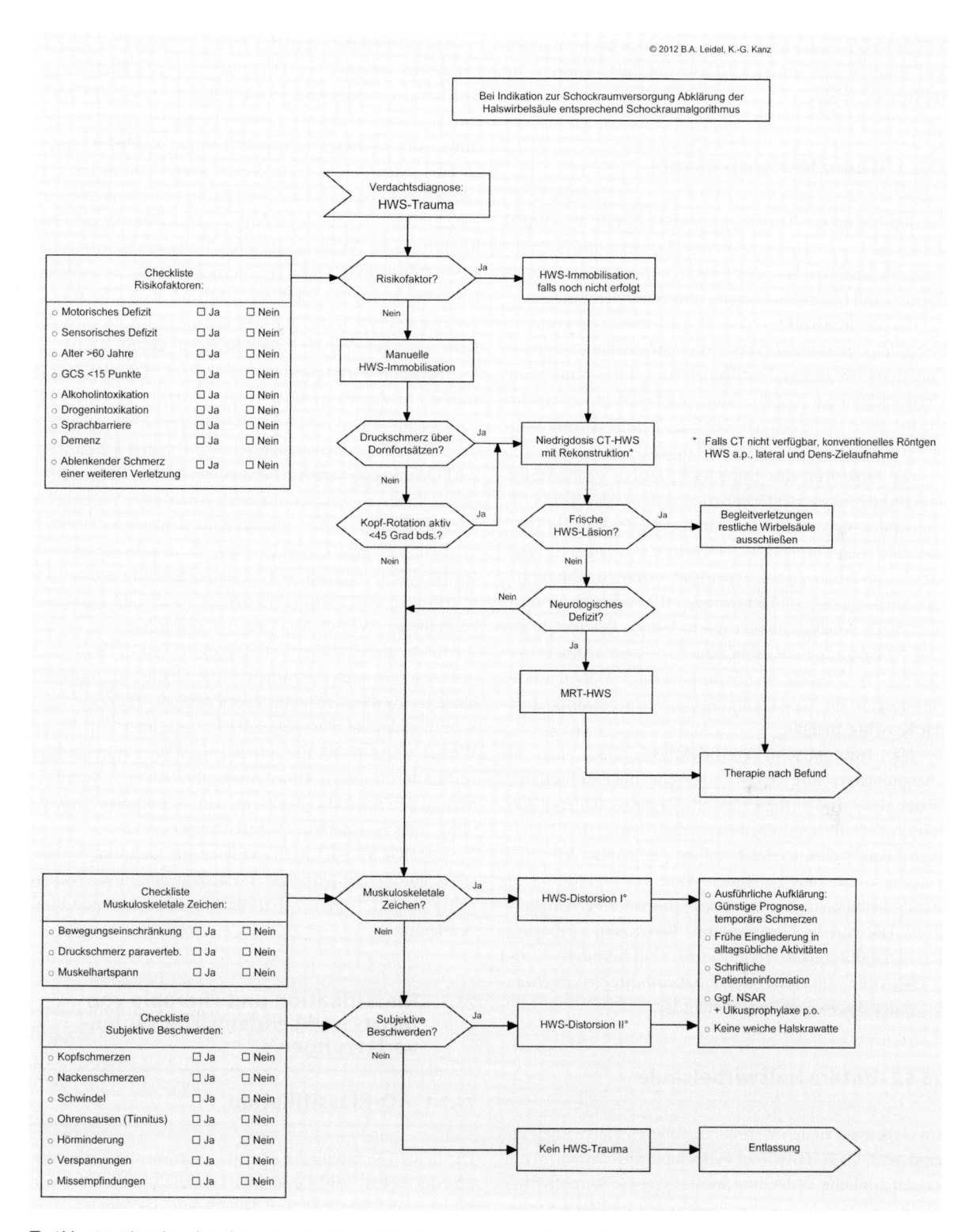

© 2012 B.A. Leidel, K.-G. Kanz

Bei Indikation zur Schockraumversorgung Abklärung der Halswirbelsäule entsprechend Schockraumalgorithmus

Checkliste Risikofaktoren:
- Motorisches Defizit ☐ Ja ☐ Nein
- Sensorisches Defizit ☐ Ja ☐ Nein
- Alter >60 Jahre ☐ Ja ☐ Nein
- GCS <15 Punkte ☐ Ja ☐ Nein
- Alkoholintoxikation ☐ Ja ☐ Nein
- Drogenintoxikation ☐ Ja ☐ Nein
- Sprachbarriere ☐ Ja ☐ Nein
- Demenz ☐ Ja ☐ Nein
- Ablenkender Schmerz einer weiteren Verletzung ☐ Ja ☐ Nein

Verdachtsdiagnose: HWS-Trauma
→ Risikofaktor?
- Ja → HWS-Immobilisation, falls noch nicht erfolgt
- Nein → Manuelle HWS-Immobilisation

→ Druckschmerz über Dornfortsätzen?
- Ja → Niedrigdosis CT-HWS mit Rekonstruktion*
- Nein → Kopf-Rotation aktiv <45 Grad bds.?
  - Ja → Niedrigdosis CT-HWS mit Rekonstruktion*
  - Nein →

* Falls CT nicht verfügbar, konventionelles Röntgen HWS a.p., lateral und Dens-Zielaufnahme

→ Frische HWS-Läsion?
- Ja → Begleitverletzungen restliche Wirbelsäule ausschließen
- Nein → Neurologisches Defizit?
  - Ja → MRT-HWS
  - Nein →

→ Therapie nach Befund

Checkliste Muskuloskeletale Zeichen:
- Bewegungseinschränkung ☐ Ja ☐ Nein
- Druckschmerz paraverteb. ☐ Ja ☐ Nein
- Muskelhartspann ☐ Ja ☐ Nein

→ Muskuloskeletale Zeichen?
- Ja → HWS-Distorsion I°
- Nein →

Checkliste Subjektive Beschwerden:
- Kopfschmerzen ☐ Ja ☐ Nein
- Nackenschmerzen ☐ Ja ☐ Nein
- Schwindel ☐ Ja ☐ Nein
- Ohrensausen (Tinnitus) ☐ Ja ☐ Nein
- Hörminderung ☐ Ja ☐ Nein
- Verspannungen ☐ Ja ☐ Nein
- Missempfindungen ☐ Ja ☐ Nein

→ Subjektive Beschwerden?
- Ja → HWS-Distorsion II°
- Nein → Kein HWS-Trauma → Entlassung

- Ausführliche Aufklärung: Günstige Prognose, temporäre Schmerzen
- Frühe Eingliederung in alltagsübliche Aktivitäten
- Schriftliche Patienteninformation
- Ggf. NSAR + Ulkusprophylaxe p.o.
- Keine weiche Halskrawatte

Abb. 73.3 Klinischer Algorithmus zum Vorgehen bei Verdacht auf stumpfe Halswirbelsäulenverletzung

2. Halswirbel (Axis) sowie deren gelenkige Verbindungen und Bänder. Zur unteren Halswirbelsäule gehören die Halswirbel 3 bis 7.

73.6.1 Obere Halswirbelsäule

Zu den häufigsten Verletzungen des oberen Abschnitts zählen die Frakturen des Atlas, des Dens axis und die traumatische Spondylolyse des Axis. Hierbei können stabile Formen von instabilen Formen unterschieden werden.

Bei den **Atlasfrakturen** wird von einer konservativ zu behandelnden stabilen Verletzung gesprochen, wenn die Fragmente weitgehend undisloziert und das hinter dem Dens verlaufende Ligamentum transversum unversehrt ist. Instabile Verletzungen werden als **Jefferson-Fraktur** bezeichnet (Jeanneret 1994) und operativ stabilisiert.

Die **Frakturen des Dens axis** werden nach Anderson und d'Alonzo in 3 Gruppen eingeteilt. Der Abriss der Densspitze wird als Typ 1, die basisnahe Fraktur als Typ 2 und die in den Körper des 2. Halswirbels auslaufende Fraktur als Typ 3 bezeichnet. Typ 1 und 3 werden konservativ mit einem gepolsterten Stützkragen (Philadelphia Kragen) über 8–12 Wochen ausbehandelt. Wegen der Instabilität und der Neigung zur Ausbildung einer Pseudarthrose werden die Typ-2-Frakturen operativ versorgt. Das Standardverfahren ist die Verschraubung von vorne bei ausreichender Knochenqualität.

Die **traumatische Spondylolyse** wird auch als „hangman's fracture" bezeichnet, wobei die Fraktur in den Bögen des 2. Halswirbels verläuft. Das entscheidende Kriterium stellt die Bandscheibe zwischen dem 2. und 3. Halswirbel dar. Ist sie unverletzt, so liegt eine stabile Verletzung vor, die konservativ behandelt wird. Bei Zerreißung der Bandscheibe kommt es zur Abkippung oder Verschiebung des 2. Halswirbels. Diese instabile Verletzung wird operativ, meist durch eine Verblockung zwischen dem 2. und 3. Halswirbel von vorne oder durch eine direkte Verschraubung der Bögen nach Judet behandelt.

73.6.2 Untere Halswirbelsäule

Im Gegensatz zu den Wirbeln der oberen Halswirbelsäule sind die 3. bis 7. Halswirbel weitgehend gleich geformt und zeigen ähnliche Verletzungsmuster wie die Rumpfwirbelsäule. Es hat sich deshalb eingebürgert die Verletzungen auch nach der AO-Klassifikation (s. unten) einzuteilen. Dementsprechend werden axiale Stauchungsverletzungen (Typ A) von Flexions-Distraktionsverletzungen (Typ B) und Verletzungen mit einer im Vordergrund stehenden Verdrehung von Wirbeln gegeneinander unterschieden (Typ C).

Stabile Verletzungen des Typs A1 (Impaktionsbruch), bei denen lediglich die Deckplatte eines Wirbels eingedrückt wird, werden ebenso wie einfache Abrisse der Dornfortsätze konservativ-funktionell behandelt. Bei letzteren muss jedoch durch geführte Aufnahmen unter Bildwandler eine Instabilität ausgeschlossen werden, die sich hinter „einfachen" knöchernen Absprengungen verbergen kann. Eine hierfür typische Verletzung stellt das **„Tear-drop"-Phänomen** an der Vorderkante eines Halswirbelkörpers dar, das in Wirklichkeit einen knöchernen Ausriss des vorderen Längsbandes repräsentiert und Ausdruck einer Überstreckverletzung (**Typ B**) der Halswirbelsäule mit Aufreißen des Bandapparates und der Bandscheibe ist (Abb. 73.4).

Instabile Verletzungen der unteren Halswirbelsäule werden in der Regel über einen vorderen Zugang zwischen dem lateral liegenden Gefäß-Nerven-Bündel und den medial liegenden Strukturen von Trachea, Schilddrüse und Ösophagus versorgt. Dabei werden die verletzte(n) Bandscheibe(n) und frakturierten Anteile der Wirbel entfernt und durch einen soliden Knochenspan oder einen Wirbelkörperersatzimplantat aus Titan oder Kunststoff ersetzt. Die Defektzone wird durch eine Platte von ventral überbrückt, deren Schrauben in dem darüber und darunter befindlichen Wirbelkörper verankert werden.

Bei **hochinstabilen Verletzungen (Typ C)**, bei denen insbesondere auch die hintere Säule zerstört ist, muss zusätzlich eine dorsale Stabilisierung erfolgen. Hierzu werden Schrauben in die Massa lateralis der einzelnen betroffenen Wirbel eingebracht, die durch Längsträger miteinander verbunden werden. Alternativ kann auch eine Verankerung in den Pedikeln (Bogenwurzeln) selbst unter Verwendung eines Navigationssystems erfolgen.

Instabile Verletzungen werden nach operativer Stabilisierung mit einer semirigiden Halskrawatte für 6 Wochen ruhig gestellt, begleitend erfolgt die stabilisierende Physiotherapie.

73.7 Klassifikation und Therapie von Brust- und Lendenwirbelsäulenverletzungen

73.7.1 AO-Klassifikation

Die heute gebräuchliche Klassifikation für die Verletzungen der Brust- und Lendenwirbelsäule wurde 1994 von Magerl veröffentlicht und beruht auf der Analyse von 1445 Verletzungen der Rumpfwirbelsäule. Die Klassifikation nach Magerl orientiert sich ganz wesentlich am Unfallmechanismus und den durch ihn verursachten typischen Verletzungsmustern an den Wirbeln, Bandscheiben und Ligamenten. Sie führt 3 Verletzungsmechanismen auf (Abb. 73.5):

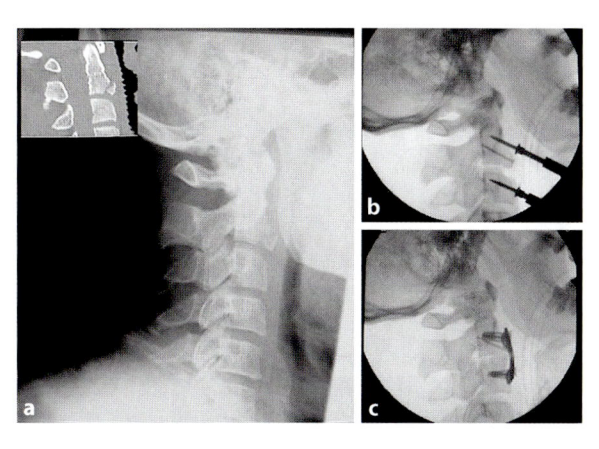

Abb. 73.4a–c a Instabilität HWK 2/3 mit knöchernem Ausriss des vorderen Längsbands („Tear-drop"-Phänomen). **b** Direkte Verschraubung der Fraktur. **c** Ventrale Fusion mit Beckenkammspan und Platte

> **Klassifikation der Brust- und Lendenwirbelsäulenverletzungen**
> – Kompression: Typ-A-Verletzung
> – Distraktion: Typ-B-Verletzung
> – Rotation: Typ-C-Verletzung

73.7.2 Typ-A-Verletzungen

Die als Typ A definierten Verletzungen sind auf eine axiale Stauchung zurückzuführen. Je nach Ausmaß der Gewalteinwirkung und Knochenstruktur entstehen dabei
– A1: Impaktionsbrüche
– A2: Spaltbrüche
– A3: Berstungsbrüche

Die **Impaktionsbrüche** gelten als stabil. Die Behandlung kann konservativ erfolgen.

Beim **Spaltbruch** verläuft die Frakturlinie in der Sagittal- oder Frontalebene. Wird ein Wirbel durch den darüber und darunter gelegenen Wirbel „in die Zange genommen", so entsteht neben einem Frakturverlauf in der Frontalebene eine größere zentrale Trümmerzone. Diese instabile Fraktur wird als Kneifzangenfraktur Typ A2.3 bezeichnet und neigt durch das eingesprengte Bandscheibengewebe zur Entwicklung einer Pseudarthrose.

Die **Berstungsfrakturen** A3 stellen den Hauptanteil der instabilen Verletzungen der Rumpfwirbelsäule. Das Ausmaß der Zerstörung des Wirbelkörpers und damit auch die Instabilität nehmen von A3.1 nach A3.3 kontinuierlich zu.

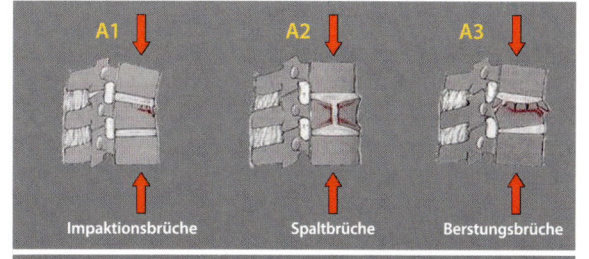

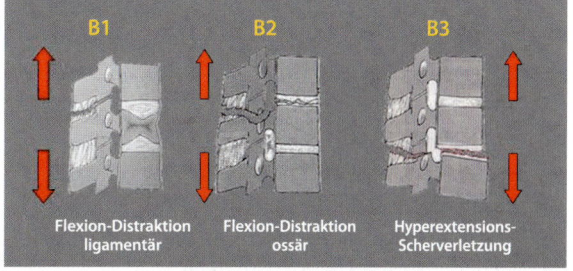

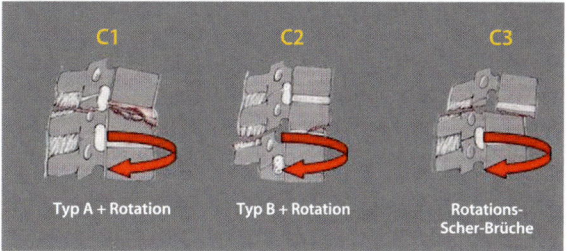

Abb. 73.5 AO-Klassifikation von Verletzungen der Brust- und Lendenwirbelsäule

73.7.3 Typ-B-Verletzungen

Die B-Verletzungen entstehen durch eine gewaltsame Überbeugung nach vorne oder eine Überstreckung nach hinten. Dies führt zum Zerreißen ligamentärer (**Typ B1**) bzw. knöcherner Strukturen (**Typ B2**) der Wirbelsäule dorsal oder ventral durch die Bandscheibe bzw. den Wirbelkörper (**Typ B3**). Bei den dorsalen Zerreißungen findet sich auf der seitlichen Röntgenaufnahme meist eine stärkere Knickbildung der Wirbelsäule mit Scheitelpunkt auf Höhe der Fraktur und eine Klaffen der Dornfortsätze und der Wirbelgelenke.

73.7.4 Typ-C-Verletzungen

In dieser Gruppe finden sich die unterschiedlichsten Verletzungen der Wirbelsäule, die alle die Rotation als wesentlichen Verletzungsmechanismus gemeinsam haben. Die radiologischen Kriterien der Rotationsverletzung sind:
– Abrisse der Querfortsätze und wirbelsäulennahe Rippenfrakturen
– Rotationsfehlstellung eines oder mehrerer Wirbelkörper, ersichtlich an einer Asymmetrie der Bogenwurzelabstände gegenüber dem Dornfortsatz

Die C-Verletzungen gliedern sich in die folgenden 3 Hauptgruppen: Der **Typ C1** definiert Kompressionsverletzungen vom Typ A mit einer zusätzlichen Rotationskomponente. Gleiches gilt für den **Typ C2**, der die Flexions-Distraktionsverletzungen vom Typ B mit Rotation umfasst. Als **Typ C3** werden alle Rotations-Scherbrüche bezeichnet, die hoch instabil sind und mit der höchsten Rate an neurologischen Ausfällen einhergehen.

73.7.5 Therapie

Zu den Therapiezielen gehören die:
- Wiederherstellung der Form des Wirbels und des betroffenen Abschnitts der Wirbelsäule
- Entfernung von Einengungen des Spinalkanals
- Wiederherstellung der Belastbarkeit

Diese Behandlungsziele können bei stabilen Verletzungen auf konservativem Weg erreicht werden. Instabile Verletzungen werden operativ in eine stabile Verletzungsform überführt und dann genauso früh-funktionell behandelt.

Konservative Therapie

Zu den typischen Verletzungen, die auch heute noch konservativ behandelt werden, zählen die Impaktionsbrüche vom Typ A1. Vor Einleitung einer konservativen Therapie sollte eine zusätzliche Verletzung der dorsalen Säule (Typ B) ausgeschlossen werden. Die Therapie vollzieht sich in den folgenden Schritten:
- Immobilisationsphase von 2–3 Tagen
- Frühmobilisation mit Drei-Punkt-Stützkorsett
- Erlernen „wirbelsäulengerechten" Verhaltens z. B. bei:
  - Aufstehen aus dem Bett
  - Einnahme der Mahlzeiten
  - Aufheben von Gegenständen usw.
- Phase der muskulären Stabilisierung innerhalb der ersten 6 Wochen
- Beginn der Trainingstherapie ab der 7. Woche mit Schulung der Koordination und weiterem Muskelaufbau

Operative Therapie

Entsprechend den anatomischen Gegebenheiten haben sich im Laufe der Zeit bestimmte Zugänge und Verfahren der Aufrichtung und Stabilisierung an der Rumpfwirbelsäule etabliert.

Prinzip der dorsalen Stabilisierung Zu den wichtigsten Verfahren zählt dabei die dorsale Stabilisierung mit einem Fixateur interne. Dabei werden nach Ablösung der Rückenstreckmuskulatur von hinten Gewindestäbe oder Schrauben in die Pedikel des unverletzten Wirbels ober-

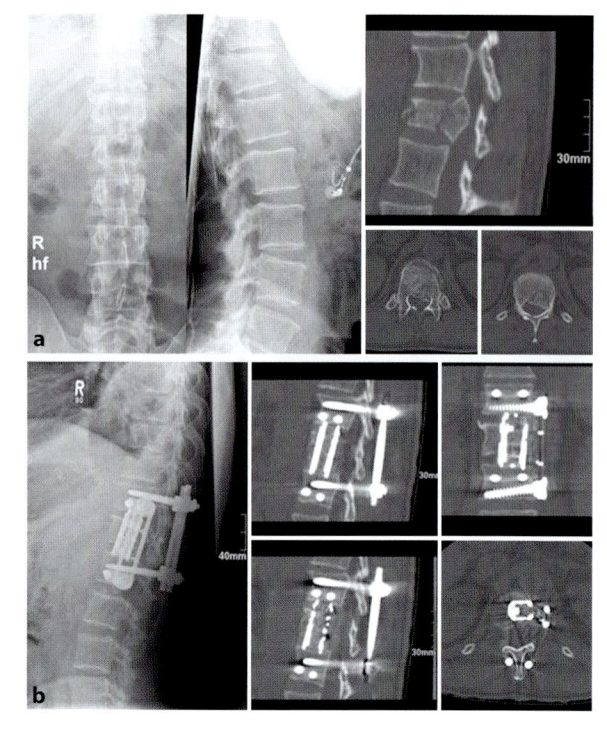

Abb. 73.6a,b Kneifzangen-Berstungsfraktur BWK 12 Typ A3.3 mit Einengung des Spinalkanals. **b** Dorsoventrale Aufrichtung und Stabilisierung mit Fixateur interne, Wirbelkörperersatz und ventraler Platte

halb und unterhalb der Läsion eingebracht. Je zwei Schrauben einer Seite werden mit einem Stab verbunden. Über die gelenkige Verbindung kann dann distrahiert und die Lordose oder Kyphose wiederhergestellt werden. Zu den Vorteilen des Verfahrens zählen die relativ kurze Operationszeit, die Eignung zur anatomischen Reposition mit der Option zur indirekten Dekompression des Spinalkanals und die effektive Stabilisierung. Bei massiven Einengungen des Spinalkanals kann auch in gleicher Sitzung direkt über eine Hemilaminektomie dekomprimiert werden. Zu den Nachteilen zählen das Risiko der Fehlplatzierung der Pedikelschrauben sowie narbige Veränderungen in der Rückenstreckmuskulatur mit entsprechenden Funktionsverlusten und Beschwerden. Mit dem Ziel der Verringerung dieser Zugangsmorbidität können sogenannte perkutane Implantate eingesetzt werden, bei denen die Pedikelschrauben über jeweils eine kleine Hautinzision unter Bildverstärkerkontrolle eingebracht werden. Die Stäbe werden ohne Ablösung der Muskulatur unter der Faszie hindurch geschoben und fest mit den Schrauben verbunden. Ein wesentlicher Nachteil nahezu aller Systeme besteht in der eingeschränkten Fähigkeit zur anatomischen Reposition der Verletzung.

Prinzip der ventralen Stabilisierung und Rekonstruktion (Abb. 73.6) Bei den ventralen Verfahren werden in Abhängigkeit vom Zugang unterschieden:

- Offene Verfahren mit herkömmlicher großer Inzision (großer Ein- oder Zwei-Höhlen-Eingriff; Anetzberger u. Friedl 1997)
- Sog. „reduziert invasiven" Verfahren mit Verkleinerung des herkömmlichen Zugangs und Einsatz eines optischen Hilfsmittels (Operationsmikroskop/Endoskop; Mayer 2005)
- Endoskopische Verfahren mit kleinsten Inzisionen und der Bildübertragung auf ein Monitorsystem (Regan u. Liebermann 2005; Beisse 2006)

Unabhängig von der Wahl des Zugangs zum vorderen Abschnitt der Wirbelsäule ist der Eingriff an den vorne gelegenen Wirbelkörpern und den Bandscheiben weitgehend standardisiert. Die frakturierten Anteile des Wirbelkörpers (Teilkorporektomie) und verletzte Bandscheiben (Diskektomie) werden entfernt und durch einen soliden Knochenspan oder einen mechanischen Wirbelkörperersatz aus Titan, Karbon oder Kunststoff ersetzt. Der Restdefekt wird mit Spongiosa aus Frakturspongiosa aufgefüllt. Die Notwendigkeit zur zusätzlichen ventralen Instrumentierung mit Platte und Schrauben wird unterschiedlich diskutiert.

Die **Kyphoplastie** (Boszczyk et al. 2003) hat sich in den vergangenen Jahren als ein minimalinvasives Verfahren zur Behandlung instabiler, osteoporoseassoziierter frischer Kompressionsfrakturen älterer Patienten etabliert, bei denen die neben der Verfestigung des Wirbelkörpers auch die Wiederherstellung der Wirbelkörperhöhe Ziel der operativen Maßnahme ist. Das Prinzip beruht auf der Einbringung eines Ballons über einen oder beide Pedikel, der im Wirbelkörper dilatiert wird. Hierdurch kommt es zur Aufrichtung der Wirbelkörperhöhe und gleichzeitig zur Verdichtung der Wirbelkörperspongiosa. Nach Entfernung des Ballons wird dann viskoser Knochenzement in den Wirbelkörperdefekt über eine großlumige Kanüle eingebracht und die rarefizierten Trabekelstruktur augmentiert. Entscheidend für das Ergebnis und zur Vermeidung von Komplikationen sind die genaue Platzierung des Ballons zentral im Wirbelkörper und die Viskosität des Zements. Ist dieser zu dünnflüssig steigt die Rate eines unerwünschten Zementaustritts beispielsweise in den Spinalkanal oder in die abführende Gefäße mit dem Risiko von Embolien. Bei korrekter Indikationsstellung und Durchführung berichten die Patienten über eine nahezu sofortige Schmerzlinderung und Wiedererlangung der Belastungsfähigkeit.

Eine Weiterentwicklung der Kyphoplastie stellt das „**vertebral body stenting**" dar. Hier wird wie bei der Kyphoplastie zunächst ein mit einem Drahtgeflecht (Stent) armierter Ballon über die Pedikel eingebracht, der mit Flüssigkeit dilatiert wird. Der dilatierte Stent stabilisiert temporär das Aufrichtungsergebnis nach Entfernung des Ballons. Wie bei der Kyphoplastie wird der entstandene Hohlraum dann mit Knochenzement aufgefüllt.

Bei der **Vertebroplastie** handelt es sich um ein rein augmentierendes Verfahren bei dem ohne vorherige Ballondilatation Knochenzement in die Spongiosa des Wirbelkörpers injiziert wird. Daraus resultiert eine Verfestigung der Trabekelstruktur mit entsprechend höherer Belastbarkeit. Die Rate embolischer Komplikation ist hier höher, da der Zement in die nicht komprimierte Spongiosa injiziert wird.

Literatur

Anderson L, D'Alonzo R (1974) Fractures of the odontoid process of the axis. J Bone Joint Surg 56:1663–1674

Anetzberger IL, Friedl HP (1997) Wirbelsäule. In: Schreiber HW (eds) Chirurgische Operationslehre. Thieme, Stuttgart New York

Beisse R (2006) Endoscopic surgery on the thoracolumbar junction of the spine. European Spine Journal 15: 687 –704

Blauth M (1998) Grundlagen der Wirbelsäulentraumatologie. In: Tscherne H, Blauth M (Hrsg) Tscherne Unfallchirurgie: Wirbelsäule. Springer, Berlin Heidelberg New York Tokyo

Blauth M, Knop C, Bastian L (1998) Brust-und Lendenwirbelsäule. In: Tscherne H, Blauth M (Hrsg) Tscherne Unfallchirurgie: Wirbelsäule. Springer, Berlin Heidelberg New York Tokyo

Boszczyk BM, Bierschneider M, Potulski M, Beisse R, Jaksche H (2003) Indications and performance of kyphoplasty for vertebral fractures. Osteosynthesis and Trauma Care 4:206–211

Deutsche Gesellschaft für Unfallchirurgie (2011) S3-Leitlinie Polytrauma/Schwerverletzten-Behandlung. http://www.dgu-online.de

Hoffman JR, Mower WR, Wolfson AB, Todd KH, Zucker MI for the NEXUS Group (2000) Validity of a set of clinical criteria to rule out injury to the cervical spine in patients with blunt trauma. NEJM 343:94–99

Jeanneret B (1994) Obere Halswirbelsäule. In: Schlegel KF (eds) Orthopädie in Praxis und Klinik, Spezielle Orthopädie. Thieme, Stuttgart New York, pp 3.1–3.37

Leidel BA, Mutschler W, Kanz KG (2005) Evidenzbasiertes Vorgehen bei Verdacht auf stumpfes HWS-Trauma. Unfallchirurg. 109: 1109–1116

Magerl F, Aebi S, Gertzbein SD, Harms J, Nazarian S (1994) A comprehensive classification of thoracic and lumbar injuries. Eur Spine J 3:184–201

Mayer HM (2005) Minimally invasive spine surgery. Springer, Berlin Heidelberg New York Tokyo

Motor Accidents Authority (2007) Guidelines for the management of acute whiplash-associated disorders for health professionals, 2nd edition. http://www.maa.nsw.gov.au

Regan JJ, Liebermann I (2005) Minimally access spine surgery. Quality Medical Publishing, St. Louis

Stiell IG, Wells GA, Vandem KL et al. (2001) The Canadian C-spine rule for radiography in alert and stable trauma patients. JAMA 286:1841–1848

Akuter Wirbelsäulenschmerz

C. Birkenmaier, C. Melcher

74.1 Einführung

Patienten, die mit der Diagnose „akute Lumbago" oder „akute Lumboischialgie" in eine Notaufnahme gebracht werden, sind meist extrem schmerzgeplagt, immobilisiert und daher schwer zu untersuchen. Chirurgen haben in der Regel Erfahrung mit der Versorgung von Wirbelsäulenverletzungen, jedoch eher wenig Routine in der Behandlung von Rückenschmerzpatienten und der operativen Versorgung von Bandscheibenvorfällen. Gleichzeitig hat jeder diensthabende Berufsanfänger im Zusammenhang mit Bandscheibenvorfällen das Alarmwort „Kaudasyndrom" parat. Diese Konstellation kann zu einer Unsicherheit im Umgang mit solchen Patienten führen. Der nachfolgende Text soll dabei helfen, die Diagnostik und Therapie von Patienten mit akuten Wirbelsäulenschmerzen systematisch und rationell ablaufen zu lassen. Folgende Kernpunkte sind dabei wichtig:

- Die Symptombeschreibung „Lumbago" kann nichtvertebragene Schmerzursachen (z. B. Bauchaortenaneurysma, Myokardinfarkt) beinhalten, die im Gegensatz zu Bandscheibenvorfällen akut vital bedrohlich sein können. Auf thorakaler Ebene kommen neben dem Myokardinfarkt auch eine Lungenembolie oder ein Spontanpneumothorax in Frage. Solche Differenzialdiagnosen gilt es früh zu erkennen.
- Bei Bandscheibenvorfällen und anderen, selteneren Wirbelsäulenerkrankungen (mit Ausnahme von spinalen Infekten) ergibt sich eine sofortige operative Konsequenz meist nur beim Vorliegen eines Konus- oder Kaudasyndroms bzw. bei frischen Paresen. Diese lassen sich klinisch meist eindeutig feststellen, wobei oft zunächst eine adäquate Schmerztherapie notwendig ist.
- In allen anderen Fällen ist im Sinne der Akutbehandlung zunächst eine ambulante oder stationäre Schmerztherapie völlig ausreichend.

74.2 Einteilung von Rückenschmerzen/vertebragene Schmerzursachen

Die häufigsten Ursachen eines **akuten Wirbelsäulenschmerzes** (reiner Rückenschmerz) sind degenerative Veränderungen und/oder Funktionsstörungen auf dem Niveau eines vertebralen Bewegungssegments (Bandscheibe, Facettengelenke, Kostotransversalgelenke, Bandstrukturen) und der regionalen Rückenmuskulatur. Diese sind oft durch chronische Fehlbelastungen oder aber durch akute Überlastung hervorgerufen. Meist entspricht diesem Schmerz kein spezifisches morphologisches Korrelat. Bei der hohen Prävalenz von degenerativen Bandscheibenveränderungen in der Bevölkerung sollte man sich daher mit kausalen Zuordnungen zurückhalten. Wesentlich ist, dass das Krankheitsbild eines unkomplizierten Wirbelsäulenschmerzes in aller Regel gutartig und selbstlimitierend ist und dass eine symptomatisch orientierte analgetische und muskelrelaxierende Therapie meist zu einer guten Beschwerdebesserung führt. Bei jüngeren Menschen ohne Traumaanamnese, Entzündungszeichen, spezifische Risikofaktoren und bei erst kurzer Verlaufsdauer ist daher auch nicht primär eine bildgebende Diagnostik notwendig.

Liegt zusätzlich eine **dermatomtypische Schmerzausstrahlung** vor, so spricht man von einer **Lumboischialgie** (an der Halswirbelsäule von einer Zervikobrachialgie) bzw. vom Vorhandensein einer radikulären Schmerzkomponente. Man kann dann davon ausgehen, dass eine Reizung einer spinalen Nervenwurzel vorliegt (genau genommen gilt der Begriff Lumboischialgie nur für Schmerzen im Verteilungsgebiet der lumbalen Wurzeln L5 und S1, da die darüber liegenden lumbalen Wurzeln im Verlauf des N. femoralis ausstrahlen – korrekterweise spricht man hier von einer „Femoralgie"). Diese Nervenwurzelreizung entsteht meist aufgrund einer Bandscheibenprotrusion oder -sequestrierung (häufigste Höhe an der Lendenwirbelsäule bei LWK 4/5, danach LWK 5/SWK 1; an der Halswirbelsäule sind am häufigsten die 3 Bandscheiben zwischen HWK 4 und HWK 7 betroffen), jedoch kann in selteneren Fällen auch eine Irritation auf dem Niveau der distaler gelegenen Nervenplexus oder des weiteren peripheren Nervenverlaufs vorliegen (z. B. durch Tumoren oder aber ein Spontanhämatom im M. psoas bei antikoagulierten Patienten, s. unten).

Bei Patienten mit radikulärer Symptomatik ist eine exakte neurologische Befunderhebung besonders wichtig. Liegt eine Kaudasymptomatik oder aber eine klinisch relevante Parese vor, so besteht in der Regel eine dringende Operationsindikation und daher ist ohne Verzug eine Röntgenuntersuchung der Lenden- bzw. Halswirbelsäule in 2 Ebenen zum Ausschluss einer strukturellen knöcher-

Tab. 74.1 Typische vertebragene Differenzialdiagnosen zum Bandscheibenvorfall als Ursache von akuten Wirbelsäulenschmerzen

Differenzialdiagnose	Zielführende Diagnostik
Akute Blockierung	Manualtherapeutische Untersuchung
Wirbelkörperfraktur	Röntgen, CT
Pathologische Wirbelkörperfraktur (osteoporotisch, metastatisch)	Röntgen, CT/MRT, Labor, Osteodensitometrie, Biopsie
Metastase/primärer spinaler Tumor	Röntgen, CT/MRT, Labor, Biopsie
Spondylodiszitis/Spondylitis	Röntgen, Labor, MRT (CT), Biopsie
Sakroiliakalgelenk	Anamnese, klinisch
Ermüdungsfraktur Sakrum	Klinisch, CT (MRT)
Spritzenabszess/epiduraler Abszess	Labor, Sonographie, MRT/CT

nen Veränderung und darauf aufbauend eine geeignete Schnittbildgebung erforderlich. Auch ohne das Vorliegen einer Parese oder einer Blasen-Mastdarm-Störung sollten Patienten bei Weiterbestehen der radikulären Symptomatik zeitnah weiter abgeklärt werden. Das Gleiche gilt für eine primär unkomplizierte Lumbago oder Zervikalgie, deren Dauer bei adäquater Therapie 6 Wochen überschreitet, auch wenn keine bekannten Risikofaktoren vorliegen.

Außer Bandscheibenvorfällen gibt es weitere Schmerzgeneratoren, die ein der Lumboischialgie sehr ähnliches Schmerzsyndrom verursachen können. Dieses Schmerzsyndrom unterscheidet sich dadurch von der „echten" Lumboischialgie (bzw. der Zervikobrachialgie), dass auf den ersten Blick eine radikulär erscheinende Schmerzausstrahlung vorliegt, diese bei genauer Prüfung jedoch keinem Dermatom entspricht und auch keine zu einer Nervenwurzel passenden Gefühlsstörungen und Paresen bestehen. Man spricht in diesen Fällen von einer **pseudoradikulären Schmerzausstrahlung**, die im Grunde einem projizierten Schmerz („referred pain") entspricht. Die Ursache ist häufig in einer Beteiligung der Facettengelenke oder in einer schmerzhaften Degeneration des Bandscheibenfachs („diskogener Schmerz") zu suchen.

Symptomatische Bandscheibenvorfälle im Thorakalbereich sind sehr selten, die meisten ausstrahlenden Schmerzsyndrome sind nicht radikulärer Natur und beruhen z. B. auf einer Kostotransversalgelenksblockade. Im Zervikal- und im Lumbalbereich stellen die akuten **Blockierungen eines Facettengelenks** oder eines **Iliosakralgelenks** häufige Ursachen einer pseudoradikulären Ausstrahlung dar. Bei diesen Störungen ist oft die Anamnese über das auslösende Moment und den plötzlichen Beginn, sowie bei der Iliosakralgelenksblockade über eine auffällige Belastungsschmerzhaftigkeit des betroffenen Beines wegweisend. Hier lässt sich mit entsprechender Erfahrung und durch eine gezielte manualtherapeutische Untersuchung oft eine spezifische Funktionsstörung des betroffenen Gelenks feststellen. Durch einen ausgebildeten Manualtherapeuten kann nach Ausschluss von Kontraindikationen dann eine gezielte Deblockierung versucht werden. Die häufigsten vertebragenen Schmerzursachen sind in Tab. 74.1 aufgelistet.

74.3 Nicht-vertebragene Schmerzursachen

Liegt ein klar radikuläres Schmerzsyndrom (s. oben) vor, so sind nicht-vertebragene Schmerzursachen unwahrscheinlich. Häufig sind die Hauptschmerzregion und die exakte Schmerzausstrahlung jedoch nicht klar umrissen und es kommen daher prinzipiell auch übertragene Schmerzen („Head-Zonen", „referred pain") von Organen im Thorakal-, Abdominal- oder Beckenbereich in Frage. In diesen Fällen sollte man daher an die in Tab. 74.2 angeführten alternativen Schmerzursachen denken, diese mit dem individuellen Risikoprofil des Patienten abgleichen und ggf. durch spezifische Diagnostik ausschließen.

Wenn eine radikulär erscheinende Schmerzausstrahlung im Thorakalbereich besteht, so sollte neben der Kostotransversalgelenksblockade auch an eine beginnende Zosterradikulitis gedacht werden, mitunter sind bei Vorstellung in der Notaufnahme bereits die ersten Hauteffloreszenzen sichtbar. Im Lumbalbereich können Schmerzen auch vom Becken oder dem Hüftgelenk ausgehen, im Zervikalbereich ist häufig das Schultergelenk ursächlich (akute Bursitis subacromialis, Tendinitis calcarea etc). Tumorerkrankungen und andere raumfordernde Prozesse im Becken können primär als Lumboischialgie vorstellig werden. In seltenen Fällen sind auch primär neurologische Erkrankungen wie eine neuralgische Schulteramyotrophie, eine beinbetonte Polyneuropathie bei Diabetes mellitus oder eine bakterielle Meningitis im Frühstadium Ursache des akuten Wirbelsäulenschmerzes, wobei letztere vital bedrohlich ist. Bei alleinigen Arm- oder Handschmerzen mit Parästhesien und/oder Paresen, aber ohne echte zervikale

Tab. 74.2 Potenzielle nicht-vertebragene Ursachen von akuten Wirbelsäulenschmerzen

Differenzialdiagnose	Zielführende Diagnostik
Zervikal	
Schultergelenk (Bursitis, Tendinitis calcarea, Infekt)	Klinisch, Röntgen, Labor
Neuralgische Schulteramyotrophie	Labor, EMG, Nervenleitgeschwindigkeit
Gefäßdissektion	Anamnese, Gefäß-Doppler, Angio-MRT oder Angio-CT
Meningitis	Klinisch, Labor, Lumbalpunktion
Karpaltunnelsyndrom etc.	EMG, Nervenleitgeschwindigkeit
Thorakal	
Spontanpneumothorax	Klinisch, Thoraxröntgen
Myokardinfarkt	EKG, Labor
Thorakale Aortendissektion	Thoraxröntgen, Angio-CT, Angiographie
Lungenembolie	Labor, volumetrisches Kontrastmittel-CT, Duplexsonographie Venen
Pleuritis	Klinisch, Labor, Thoraxröntgen
Gastroösophagealer Reflux	Anamnese, Antazidum-Lidocaingel-Schluck, Ösophagogastroduodenoskopie
Herpes zoster, virale Radikulitis	Expositionsanamnese, dermatomtypischer Schmerz, Hautefloreszenzen, Labor
Lumbal	
Bauchaortenaneurysma	Anamnese, Auskultation, Sonographie, CT
Iliakalarterienverschluss	Klinisch (keine Lumbago), Gefäß-Doppler, Angiographie
Pankreatitis	Anamnese, klinisch, Labor, CT
Urolithiasis	Anamnese, klinisch, Urinstatus, Sonographie, Urogramm
Pyelonephritis	Klinisch, Labor, Urinstatus, Sonographie
Psoasabszess	Klinisch, Labor, Sonographie, CT
Psoashämatom (spontan)	Anamnese (Marcumar, ASS), Labor, Sonographie, CT
Raumforderung im Becken Plexusschaden, z. B. nach Radiatio	Anamnese, weiterführende neurologische Untersuchung, MRT/CT
Schenkelhalsfraktur	Klinisch, Röntgen, CT
Koxitis	Klinisch, Labor, Sonographie (CT/MRT), Punktion
Bursitis trochanterica	Klinisch, (Sonographie)
M.-piriformis-Syndrom	Klinisch
Polyneuropathie	Klinisch, EMG/Nervenleitgeschwindigkeit, Labor

Kein Anspruch auf Vollständigkeit. Myokardinfarkt, Lungenembolie, Meningitis und Herpes zoster können auch primär lumbal symptomatisch werden, Spritzenabszesse oder hämatogene Infekte können ubiquitär auftreten.

Beteiligung, kommen auch das häufige Karpaltunnelsyndrom und andere seltenere periphere Nervenkompressionsyndrome in Frage.

74.4 Anamnese

Die Befragung von Patient und ggf. von Begleitpersonen zielt zunächst auf:
- Schmerzbeginn (plötzlich versus schleichend), Tendenz seit Beginn

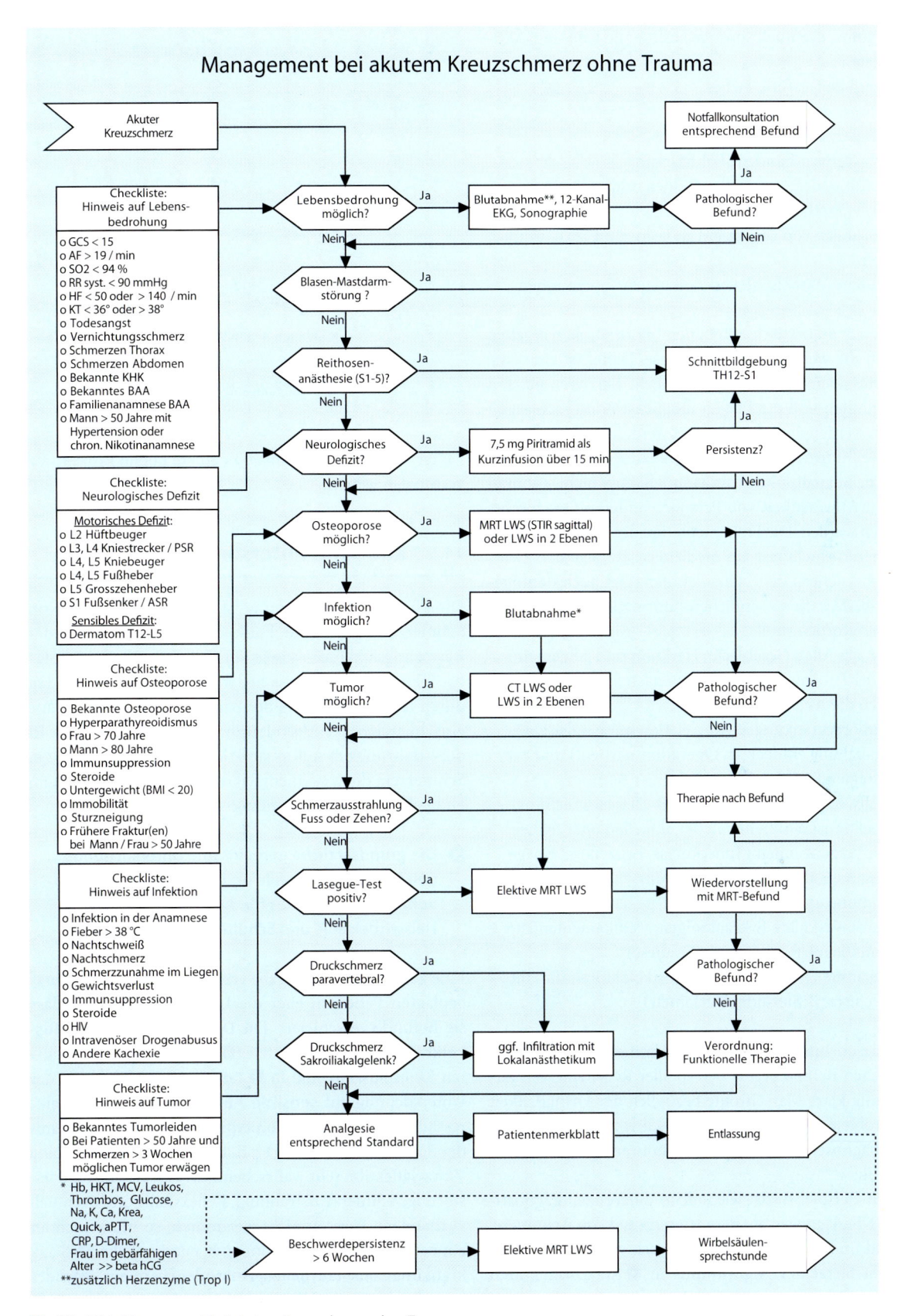

Management bei akutem Kreuzschmerz ohne Trauma

Checkliste: Hinweis auf Lebensbedrohung
- GCS < 15
- AF > 19 / min
- SO2 < 94 %
- RR syst. < 90 mmHg
- HF < 50 oder > 140 / min
- KT < 36° oder > 38°
- Todesangst
- Vernichtungsschmerz
- Schmerzen Thorax
- Schmerzen Abdomen
- Bekannte KHK
- Bekanntes BAA
- Familienanamnese BAA
- Mann > 50 Jahre mit Hypertension oder chron. Nikotinanamnese

Checkliste: Neurologisches Defizit

Motorisches Defizit:
- L2 Hüftbeuger
- L3, L4 Kniestrecker / PSR
- L4, L5 Kniebeuger
- L4, L5 Fußheber
- L5 Grosszehenheber
- S1 Fußsenker / ASR

Sensibles Defizit:
- Dermatom T12-L5

Checkliste: Hinweis auf Osteoporose
- Bekannte Osteoporose
- Hyperparathyreoidismus
- Frau > 70 Jahre
- Mann > 80 Jahre
- Immunsuppression
- Steroide
- Untergewicht (BMI < 20)
- Immobilität
- Sturzneigung
- Frühere Fraktur(en) bei Mann / Frau > 50 Jahre

Checkliste: Hinweis auf Infektion
- Infektion in der Anamnese
- Fieber > 38 °C
- Nachtschweiß
- Nachtschmerz
- Schmerzzunahme im Liegen
- Gewichtsverlust
- Immunsuppression
- Steroide
- HIV
- Intravenöser Drogenabusus
- Andere Kachexie

Checkliste: Hinweis auf Tumor
- Bekanntes Tumorleiden
- Bei Patienten > 50 Jahre und Schmerzen > 3 Wochen möglichen Tumor erwägen

* Hb, HKT, MCV, Leukos, Thrombos, Glucose, Na, K, Ca, Krea, Quick, aPTT, CRP, D-Dimer, Frau im gebärfähigen Alter >> beta hCG
**zusätzlich Herzenzyme (Trop I)

Flussdiagramm:
- Akuter Kreuzschmerz → Lebensbedrohung möglich? → Ja: Blutabnahme**, 12-Kanal-EKG, Sonographie → Pathologischer Befund? → Ja: Notfallkonsultation entsprechend Befund / Nein
- Blasen-Mastdarmstörung? → Ja: Schnittbildgebung TH12-S1
- Reithosenanästhesie (S1-5)? → Ja: Schnittbildgebung TH12-S1
- Neurologisches Defizit? → Ja: 7,5 mg Piritramid als Kurzinfusion über 15 min → Persistenz? → Ja: Schnittbildgebung TH12-S1 / Nein
- Osteoporose möglich? → Ja: MRT LWS (STIR sagittal) oder LWS in 2 Ebenen
- Infektion möglich? → Ja: Blutabnahme*
- Tumor möglich? → Ja: CT LWS oder LWS in 2 Ebenen → Pathologischer Befund? → Ja: Therapie nach Befund / Nein
- Schmerzausstrahlung Fuss oder Zehen? → Ja
- Lasegue-Test positiv? → Ja: Elektive MRT LWS → Wiedervorstellung mit MRT-Befund
- Druckschmerz paravertebral? → Ja: Pathologischer Befund? → Ja / Nein
- Druckschmerz Sakroiliakalgelenk? → Ja: ggf. Infiltration mit Lokalanästhetikum → Verordnung: Funktionelle Therapie
- Analgesie entsprechend Standard → Patientenmerkblatt → Entlassung
- Beschwerdepersistenz > 6 Wochen → Elektive MRT LWS → Wirbelsäulensprechstunde

Abb. 74.1 Management bei akutem Kreuzschmerz ohne Trauma

- Trauma, eventuell sonstige auslösende Faktoren/Aktivitäten
- Krankheitsgefühl, Fieber
- Schmerzlokalisation
- Schmerzausstrahlung
- Subjektiv vorhandene Lähmungen
- Gefühlsstörungen an den Beinen und im Intimbereich (Reithosenanästhesie)
- Störungen von Blasen-, Mastdarm- und Sexualfunktion
- Frühere Wirbelsäulenerkrankungen/-operationen

Aus den anamnestisch erhobenen Informationen ergeben sich oft die wesentlichsten Hinweise. Daher ist eine gute Kommunikation essenziell, sprachliche Barrieren müssen überwunden und die Fragen möglichst ohne Fachjargon gestellt werden. Es sollte beachtet werden, dass bestimmte sensible Informationen (z. B. Gefühlsstörungen im Intimbereich, Sexualfunktionsstörung) häufig nicht spontan oder in Anwesenheit von Personen anderen Geschlechts gegeben werden. Die Dokumentation der anamnestischen Angaben ist nicht nur aus medizinischen Gründen zwingend, sie sichert den behandelnden Arzt auch dahingehend ab, dass die wesentlichen Informationen tatsächlich erhoben worden sind!

Je nach Alter, Geschlecht, Herkunft und Allgemeinzustand der Patienten sollten Fragen nach folgenden Risikofaktoren die Anamnese ergänzen:

- Tumorerkrankungen (Korrelation mit bei der Untersuchung entdeckten Operationsnarben!) und evtl. erfolgten Strahlentherapien
- Stoffwechselerkrankungen (z. B. Diabetes mellitus)
- Infektionskrankheiten in der aktuellen oder früheren Vergangenheit (Tuberkulose, Bruzellose, eitrige Angina, Zahninfekte, Endokarditis)
- Immunsuppression
- Kardiovaskuläre Erkrankungen/Medikamentenliste
- Antikoagulation (Gründe für diese)
- Bekannte Osteoporose oder Risikofaktoren für eine solche (z. B. Steroide, Markumar)

Aus diesen Informationen in Zusammenschau mit dem klinischen Befund ergibt sich in aller Regel eine verhältnismäßig klare Marschroute bezüglich der Dringlichkeit der Problematik, bezüglich eventuell vorhandener Alternativdiagnosen (s. oben) und der notwendigen Primärdiagnostik.

Ein Beispiel dazu, wie solche differenzialdiagnostischen Überlegungen auf dem Hintergrund von Anamnese, Befund und Risikoprofil systematisch vollzogen werden können bietet der Algorithmus in ◘ Abb. 74.1. Durch solche standardisierte Abläufe kann das Übersehen relevanter Differenzialdiagnosen zu einem hohen Prozentsatz vermieden werden.

◘ Tab. 74.3 Kraftgradeinteilung bei der klinischen Untersuchung

Kraftgrad	Klinisch prüfbare Muskelfunktion
0	Keine sichtbare Muskelkontraktion
1	Sichtbare Muskelkontraktion, aber keine Bewegung
2	Bewegung unter Ausschaltung der Schwerkraft
3	Bewegung gegen die Schwerkraft (Gewicht der Gliedmaße)
4	Kraft auch gegen Widerstand, aber keine volle Kraft
5	Normale Kraftentwicklung

74.5 Klinische Untersuchung

Die klinische Untersuchung ist auf die Feststellung von Schmerzhaftigkeit und Funktionseinschränkungen des Bewegungsapparates sowie auf den neurologischen Status fokussiert. Dies muss bedarfsgerecht ergänzt werden durch die Untersuchung der Bauch- und Thorakalorgane einschließlich der Auskultation und des Gefäßstatus. In der Erfahrung des Autors sind tieflumbale Schmerzen von Schmerzen, die von einem Sakroiliakalgelenk oder einem Hüftgelenk ausgehen, mitunter schwer abzugrenzen.

> Die grundsätzliche gemeinsame Untersuchung von Lendenwirbelsäule und Becken ist daher sinnvoll. Parallel trifft dies für die Untersuchung von Halswirbelsäule und Schultergelenk zu.

Eine gezielte Analgetikagabe verbessert bei stark schmerzgeplagten Patienten eher die Untersuchbarkeit als dass sie Befunde verschleiert. Die **Dokumentation der Muskelkraft** erfolgt in 5 Stufen (◘ Tab. 74.3); die wichtigsten Kennmuskeln sind in ◘ Tab. 74.4 aufgeführt. Bei der Untersuchung auf **sensible Ausfälle** ist vor allem interessant, ob diese dermatomtypisch und in Deckung mit der Schmerzausstrahlung sind. Ist dies der Fall, so ist eine Wurzelaffektion sehr wahrscheinlich. Passen Sensibilitätsstörung, Schmerzausstrahlung, Reflexstatus und eventuell vorhandene Paresen nicht zusammen, so muss auch an ein polyradikuläres Syndrom (z. B. entzündliche ZNS-Erkrankung), eine Polyneuropathie oder ein höher liegendes zentralnervöses Problem gedacht werden.

Tab. 74.4 Kennmuskeln zu den wichtigsten Spinalnervenwurzeln

Wurzel	Kennmuskeln	Klinische Prüfung
C5	M. deltoideus Selten M. biceps brachii	Armabduktion, -hebung Ellenbogenflexion, Bizepssehnenreflex
C6	Mm. biceps brachii und brachioradialis	Ellenbogenflexion, Bizepssehnenreflex
C7	M. triceps brachii, M. pectoralis major, lange Fingerbeuger, M. pronator teres	Insbesondere Ellenbogenextension, Trizepssehnenreflex
C8	Hypothenar, Mm. interossei	Fingerspreizung, Trömner-Reflex
L3	M. quadriceps femoris (Teilparese) Hüftadduktoren (klinisch oft schwierig)	Kniebeugen, Treppe gehen, Patellarsehnenreflex Knie zusammenpressen
L4	M. quadriceps femoris (Teilparese, geringer als bei L3) (evtl. auch M. tibialis anterior)	Kniebeugen, Treppe gehen, Patellarsehnenreflex (Hackengang/Fußhebung)
L5	M. extensor hallucis longus M. tibialis anterior M. glutaeus medius	Großzehenhebung Hackengang/Fußhebung, Tibialis-posterior-Reflex Hüftabduktion/Trendelenburg
S1	M. triceps surae Mm. peronei M. glutaeus maximus	Zehenspitzengang, Achillessehnenreflex Hebung lateraler Fußrand Hüftabduktion/Trendelenburg

Diese Zuordnungen sind nicht in jedem Fall absolut gültig. In der Literatur herrscht vor allem keine Einigkeit bezüglich der ausschließlichen Zuordnung der Fußhebungsfunktion (vor allem M. tibialis anterior) zur Wurzel L5. Es gibt auch Autoren, die diese Funktion der Wurzel L4 bzw. einer Mischinnervation durch L4 und L5 zuordnen. Zudem kann es bei Übergangsstörungen und Wurzelanomalien zu Innervationsvarianten kommen

74.5.1 Untersuchung der Halswirbelsäule

An der Halswirbelsäule kann ein Kompressionsschmerz durch vorsichtiges Beklopfen einer flach auf den Scheitel gelegten Hand mit der zur Faust geballten anderen Hand geprüft werden. Gegensinnig kann geprüft werden, ob bei vorsichtiger Distraktion der Halswirbelsäule eine Schmerzentlastung oder eine Schmerzverstärkung auftritt. Die **Palpation** der Dornfortsätze, der Massae laterales, der Atlasquerfortsätze und der Mastoide erfolgt am Besten in Rückenlage. Durch gute Lagerung des Hinterkopfes entspannt sich die Nackenmuskulatur und erlaubt eine bessere Palpation der knöchernen Strukturen, außerdem kann in dieser Position der M. sternocleidomastoideus (z. B. beim muskulären Schiefhals) sehr gut untersucht werden.

Im Rahmen der **neurologischen Untersuchung** werden routinemäßig an der oberen Extremität der Bizepssehnenreflex (Wurzeln C5 und C6), der Trizepssehnenreflex (Wurzel C7) und der Trömner-Reflex (Wurzel C8) sowie Kraft und Sensibilität der Arme und Hände geprüft. Im Sitzen wird die Beweglichkeit der Halswirbelsäule im Sinne von Rotation, Flexion/Extension und Seitneigung untersucht; die Befunde sollten nach der Neutral-Null-Methode dokumentiert werden. Durch Extension kombiniert mit Rotation und Kopfneigung zur betroffenen Seite kann bei foraminalen Wurzelreizungen der sog. Foramenokklusionsschmerz provoziert werden, der im Positivfall eine klare radikuläre Ausstrahlung hat. Ebenfalls im Sitzen können die Nacken- und Schultermuskulatur sowie Klavikula und Schultergelenk untersucht werden.

74.5.2 Untersuchung von Brust- und Lendenwirbelsäule

Wirbelsäule Nach der Inspektion sollte eine Prüfung auf Schmerzen beim Husten oder beim festen Auftreten, gefolgt von einer systematischen Palpation und Perkussion der Wirbelsäule und der Nierenlager durchgeführt werden. Mit dem gedoppelten Mittelfinger oder dem Reflexhammer kann durch Beklopfen einzelner Dornfortsätze ein Klopfschmerz oft exakt einem Wirbel zugeordnet werden. Die Rotation der Brustwirbelsäule prüft man am besten am sitzenden Patienten, die Flexion in der Lendenwirbelsäule sowie die Seitneigung in der Brustwirbelsäule am besten am stehenden Patienten.

Becken und Hüftgelenk In Rückenlage können zunächst das Becken auf Kompressions- und Scherschmerzhaftigkeit sowie die typischen knöchernen **Landmarken** einschließlich Trochanter major auf Druckempfindlichkeit untersucht werden. In demselben Untersuchungsgang mit den Prüfungen auf einen **Ischiasdehnungsschmerz** nach Lasègue und Bragard kann das Hüftgelenk auf Bewegungsumfang und Schmerzhaftigkeit getestet werden. Die Prüfung nach Lasègue gilt dann als positiv, wenn bis maximal 60° Hüftbeugung eine typisch ischialgiforme Schmerzausstrahlung auf der Rückseite des Beins auftritt. Bei der Prüfung auftretende Kreuzschmerzen oder aber kurzstreckige Spannungsschmerzen in einer verkürzten ischiokruralen Muskulatur sind nicht als positiver Lasègue zu werten.

Patienten mit einem schmerzhaften Prozess im Hüftgelenk (z. B. Erguss, Koxitis) oder im Verlauf des M. iliopsoas (z. B. Senkungsabszess, Spontanhämatom) halten häufig das Bein spontan in der Hüfte leicht gebeugt oder bitten darum, das Knie zu unterpolstern. Dadurch reduziert sich zum einen die Kapselspannung etwas und das Gelenkbinnenvolumen nimmt zu, so dass weniger Druck im Gelenk herrscht, zum anderen entspannt sich der Verlauf des M. iliopsoas und des partiell in diesem verlaufenden N. femoralis, was in beiden Fällen die Schmerzreduktion erklärt. Als Provokationstest zur Bestätigung bietet sich das aktive Heben des gestreckten Beins oder aber das in der Schwebe Festhalten des passiv auf etwa 30° angehobenen Beines an, wodurch sowohl das Hüftgelenk selbst als auch der M. iliopsoas und dessen Sehne im Verlauf stark belastet werden.

Sakroiliakalgelenk Durch gezielte Palpation in Bauchlage kann ein schmerzhaftes Sakroiliakalgelenk oder eine Bursitis trochanterica von einer Schmerzursache im Lumbalbereich abgegrenzt werden. Das Sakroiliakalgelenk kann zusätzlich mit dem **3-Stufen-Hyperextensionstest** vom Hüftgelenk und dem lumbosakralen Übergang differenziert werden. Ebenfalls in Bauchlage durchgeführt, kann ein bei passiver Extension des Hüftgelenks mit gebeugtem Knie („umgekehrter Lasègue") auftretender Schmerz an der Vorderseite des Oberschenkels Hinweis auf eine Affektion der oberen Lumbalwurzeln oder aber auf ein Problem im Hüftgelenk bzw. im Verlauf des M. iliopsoas sein. Ein bei passiver Innenrotation des Hüftgelenks in Bauchlage auftretender, lokalisierter Schmerz im unteren Glutäalbereich mit zusätzlich direkter Druckempfindlichkeit ist hinweisend auf ein M.-piriformis-Syndrom. Auch wenn ein Patient schmerzbedingt nicht aufstehen kann, so ist doch meist durch gezielte Seit- und Bauchlagerung mit Hilfe und mit entsprechender Polsterung eine ausreichende Untersuchung möglich.

Beine An der unteren Extremität werden der Patellarsehnenreflex (Wurzeln L3 und L4), der Tibialis-posterior-Reflex (Wurzel L5), der Achillessehnenreflex (Wurzel S1) sowie Kraft und Sensibilität der Beine geprüft. Beim geringsten Hinweis auf eine Kaudasymptomatik muss dies durch eine Prüfung der Sensibilität von Perianalregion und Genitalregion, des Analsphinktertonus und eine Restharnbestimmung ergänzt werden. Bedarfsweise muss hierzu ein(e) gleichgeschlechtliche(r) Kollege(in) hinzugezogen werden. Ist die Funktion des Analsphinkter nicht sicher normal, sollte durch Zug an einem eventuell einliegenden Blasenkatheter oder aber bei Männern direkt durch leichten Zug und Kompression am Penis der Bulbokavernosusreflex überprüft werden (normale Reflexantwort: Sphinkterkontraktion).

Nachdem die häufigsten bandscheibenbedingten Lähmungen die Wurzeln L4 bis S1 betreffen, ist der exakte motorische Status hier von größter Bedeutung. Bei muskelkräftigen Menschen entwickeln der M. triceps surae und der M. quadriceps femoris leicht mehr Kraft als selbst der gut trainierte Arm eines Untersuchers, so dass sich zusammen mit der Inspektion des Gangbilds eine Kraftprüfung am stehenden Patienten dringend empfiehlt (Zehenspitzengang: S1, Hackengang: L5 und evtl. L4, Kniebeugen oder Steigen auf eine Stufe: L3 und L4). Ist dies schmerzbedingt zunächst nicht möglich, so sollte durch eine adäquate Analgesie eine Untersuchbarkeit im Stehen angestrebt werden.

74.6 Labordiagnostik

Labordiagnostik und Bildgebungsverfahren sollten rational und zielführend auf dem Hintergrund von anamnestisch und klinisch erhobenen Verdachtsdiagnosen oder spezifisch auszuschließenden Diagnosen eingesetzt werden. Bei Verdacht auf ein entzündliches Geschehen, z. B. eine Spondylodiszitis oder einen Psoasabszess sollte neben einer Blutbilduntersuchung auch das C-reaktive Protein und/oder die Blutsenkungsgeschwindigkeit bestimmt werden. Bei nicht kürzlich operierten Patienten kann bei Verdacht auf eine Lungenembolie ein erhöhtes D-Dimer richtungweisend sein. Zusammen mit einem EKG dienen Myokardmarker dem Ausschluss einer Myokardischämie. Die Gerinnungsparameter sollten bei antikoagulierten Patienten mit Verdacht auf spontane Einblutungen bestimmt werden. Bei intramuskulären Abszessen oder sonstigem Verdacht auf eine ausgedehnte Skelettmuskelschädigung kann eine Bestimmung der Kreatininkinase frühzeitig auf eine Rhabdomyolyse hinweisen, so dass Schutzmaßnahmen für die Nierenfunktion eingeleitet werden können. Ein Urinstatus ist hier sinnvoll wie auch zum Ausschluss einer klinisch aktiven Urolithiasis, eines symptomatischen Harnwegsinfektes oder zur differenzialdiagnostischen Abgrenzung eines unklar erhöhten CRP-Werts. Bei Frauen ist in der Akutsituation die Uringewinnung durch Einmalkatheterisierung der Mittelstrahltechnik vorzuziehen, um falsch-positive Befunde zu vermeiden.

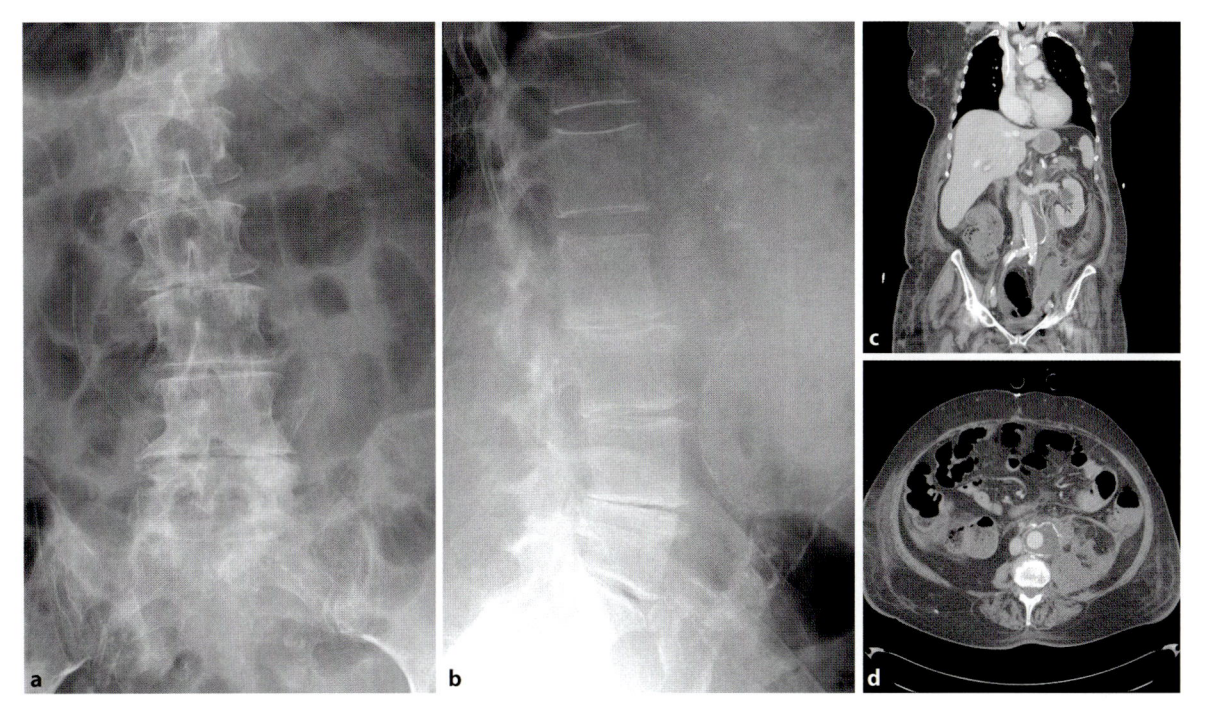

Abb. 74.2a–d 72-jährige Patientin mit akuter Lumbago. **a,b** Nativröntgenaufnahme der Lendenwirbelsäule in 2 Ebenen. Aufgrund der starken degenerativen Veränderungen, einer verminderten Mineralsalzdichte und starker Darmgasüberlagerung kann der kalzifizierte Umriss des Bauchaortenaneurysma übersehen werden. **c,d** In der Kontrastmittel-CT ist das dilatierte Aneurysma mit zentralem Fluss gut erkennbar

74.7 Bildgebende Diagnostik

> Eine bildgebende Diagnostik ist in der Akutsituation immer dann erforderlich, wenn Anamnese, Risikoprofil, Labor oder klinischer Befund eine Diagnose möglich erscheinen lassen, die direkte Konsequenzen hätte.

Dies sind also vor allem der Verdacht auf/der Ausschluss von: Bandscheibenprolaps oder andere intraspinale Raumforderung bei Paresen oder Kaudasyndrom, Frakturen bei Trauma und/oder Osteoporose, Spondylodiszitis bei Fieber oder Metastasen bei einer bekannten Tumorerkrankung sowie länger als 6 Wochen andauernde Rückenschmerzen.

Als grundlegende Bildgebungsmodalität ist nach wie vor ein **natives Röntgenbild** guter Qualität des betreffenden Wirbelsäulenabschnitts in 2 Ebenen und ggf. des Beckens zu fordern. Zum einen sind strukturelle Veränderungen hierin für Nicht-Radiologen meist leichter zu erfassen als in der Schnittbildgebung, gleichzeitig können das Alignement der Wirbelkörper und Asymmetrien besser beurteilt werden. Einem geübten Blick fällt in den Nativaufnahmen der Lendenwirbelsäule auch das Bauchaortenaneurysma auf, das in einer MRT der LWS oft weggefenstert wäre (Abb. 74.2).

Liegt eine klinisch relevante Parese, z. B. mit Verdacht auf Bandscheibenvorfall, also eine potenziell dringende Operationsindikation vor, so muss zusätzlich eine Schnittbildgebung, idealerweise eine **Kernspintomographie** erfolgen (Abb. 74.3). Bei Frakturen, die in der Nativbildgebung erkannt sind, aber deren Charakter nicht klar eingeschätzt werden kann, und ebenso beim dringenden Verdacht auf Frakturen trotz negativer konventioneller Bildgebung (z. B. bei Ermüdungsfrakturen des Schenkelhalses) sollte weiterführend eine **Computertomographie** (CT) durchgeführt werden. Eine kontrastmittelverstärkte CT ist auch adäquat beim Verdacht auf Abszesse oder eine Spondylodiszitis, obwohl hier die MRT sensibler ist. Die CT hat den Vorteil, dass bei Bedarf in selber Sitzung punktiert und drainiert werden kann, was mit der MRT nicht möglich ist. Nachteile sind außer den höheren Kosten die noch schlechtere Verfügbarkeit, die längere Untersuchungsdauer und die im Vergleich zur CT nicht gegebene Rekonstruierbarkeit alternativer Schichtführungen.

Prinzipiell ist eine MRT immer dann die Untersuchung der Wahl, wenn es um die Diagnostik von Weichteilprozessen (vor allem Bandscheibenerkrankungen und Tumoren), des Spinalkanals oder um entzündliche Veränderungen geht. Zusätzlich kann die MRT durch die sensible Darstellung von Knochenmarködemen osteoporotische Sinterungsfrakturen oder nicht-dislozierte Ermüdungsfrakturen aufzeigen, die in einer CT noch nicht oder aufgrund der mangelnden Trabekulierung bei Osteoporose

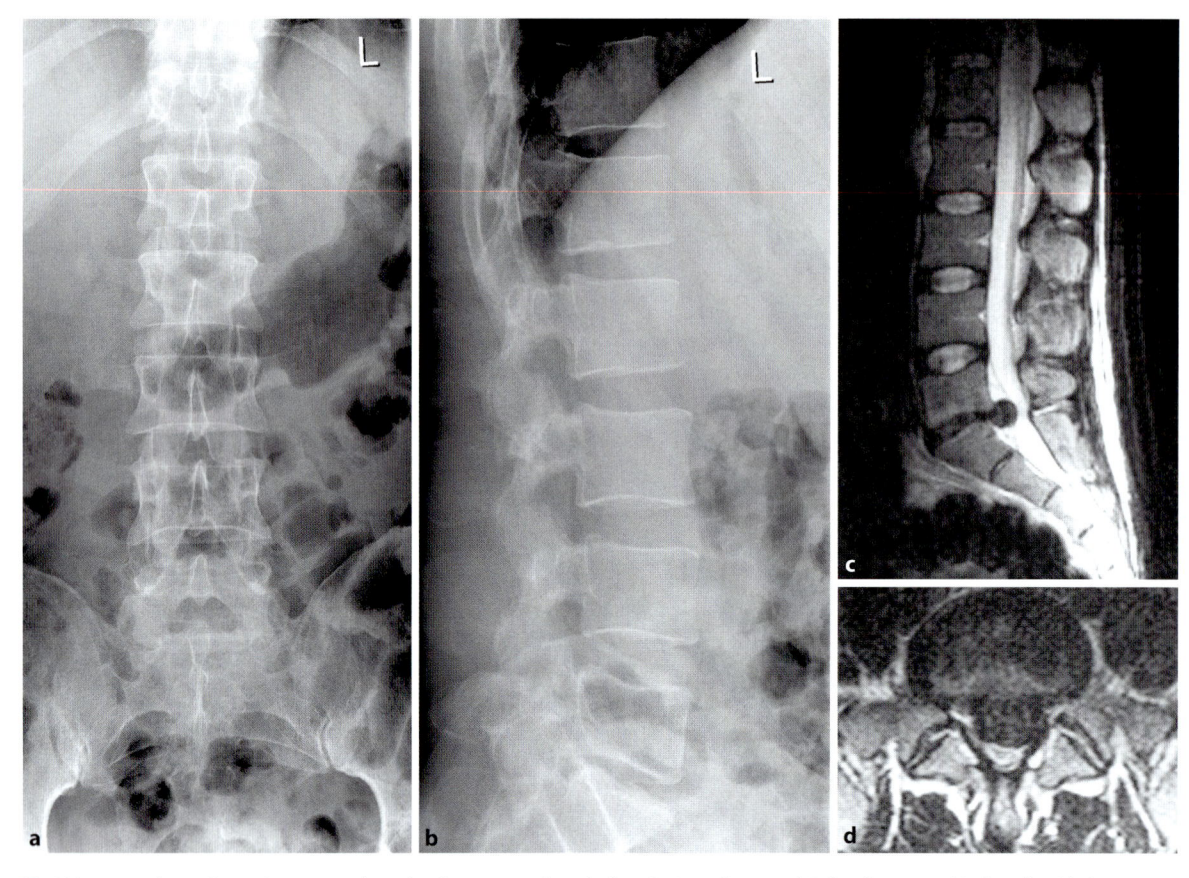

Abb. 74.3a–d 32-jähriger Patient mit akuter beidseitiger Lumboischialgie, S1-Parästhesie und Fußsenkerparese (Kraftgrad 4/5) links. **a,b** Nativröntgenaufnahme der Lendenwirbelsäule in 2 Ebenen eines. Offensichtlich ist zunächst lediglich eine Steilstellung in der Seitaufnahme als Ausdruck der muskulären Verspannung. Bei aufmerksamer Betrachtung kann die Höhenminderung des lumbosakralen Bandscheibenfachs, noch ohne wesentliche degenerative Veränderungen erkannt werden. Dies ist ein indirekter Hinweis auf einen Bandscheibenvorfall. **c** T2-gewichtete MRT derselben Lendenwirbelsäule sagittal. Man erkennt einen großen Bandscheibensequester, welcher die Duralmembran nach hinten abhebt und den Spinalkanal massiv einengt. Es ist kein Flüssigkeitssignal mehr im Bandscheibenfach vorhanden im Gegensatz zu den übrigen abgebildeten Bandscheiben, die gesund sind. **d** T2-gewichteter Axialschnitt auf Höhe des Bandscheibenfachs LWK 5/SWK 1. Der Sequester verlegt den Spinalkanal fast komplett, es ist lediglich noch ein minimales Liquorsignal um die komprimierten Kaudafasern erkennbar. Das für einen solchen Massenprolaps verhältnismäßig geringe neurologische Defizit verdeutlicht, dass Bildgebungsbefund und klinischer Befund häufig nicht proportional korrelieren

nur schwer erkennbar sind (Beispiel: Ermüdungsfrakturen des Sakrum bei osteoporotischen Patienten). Meist handelt es sich hierbei jedoch um Fragestellungen, die nicht in der Akutsituation abschließend geklärt werden müssen. Auch bei Bandscheibenvorfällen älterer Menschen liefert die CT aufgrund des reduzierten Wassergehalts im Bandscheibengewebe oft keine ausreichende Bildqualität. Wenn der klinische Befund dies rechtfertigt und wenn keine MRT verfügbar (oder durchführbar, z. B. bei liegendem Herzschrittmacher) ist, so sollte in solchen Fällen ohne Verzögerung eine Myelographie mit Myelo-CT durchgeführt werden.

74.8 Therapie

74.8.1 Konservative Akuttherapie

In allen nichtoperativen Fällen ist eine **adäquate Schmerztherapie** die wesentliche Sofortmaßnahme: Zum einen erlaubt oft erst ein reduziertes Schmerzniveau eine gute klinische Untersuchung und die Differenzierung zwischen schmerzbedingten Bewegungseinschränkungen und echten Paresen. Zum anderen nehmen viele Lumbagopatienten dann gerne den Vorschlag einer weiteren ambulanten Betreuung an, wenn sie spüren, dass sich ihre schlimmen Schmerzen mit den richtigen Medikamenten gut therapieren lassen. Da das Abwarten von Laborresultaten und die Anfertigung von Röntgenaufnahmen meist einen ausreichenden Zeitraum in Anspruch nehmen, um Medikamente auch bei oraler Einnahme zur Wirkung kommen zu lassen, sollte man die Analgesie frühzeitig einleiten.

Die Wahl der Medikamente orientiert sich am **WHO-Stufenschema**, den eventuell vorhandenen Kontraindikationen und der Frage, ob der Patient mit dem eigenen Fahrzeug unterwegs ist. Die Frage der Fahrtüchtigkeit und selbst der Fähigkeit evtl. selbstständig mit öffentlichen Verkehrsmitteln nach Hause zu fahren, sollte vor Gabe von Opiaten oder anderen Medikamenten mit entsprechenden Wirkungen besprochen werden. Das Schmerzniveau der Patienten ist oft so hoch, dass zusätzlich zu einem peripher wirksamen Analgetikum (z. B. Paracetamol, Metamizol) und/oder einem nichtsteroidalen Antiphlogistikum (z. B. Naproxen, Ibuprofen) direkt ein leicht wirksames Opiat (z. B. Tramadol-Tropfen) oral, bei schlecht beherrschbaren Schmerzsituationen durchaus auch ein stärker wirksames Opiat (z. B. Piritramid) parenteral gegeben werden sollte.

Ist eine relevante myofasziale Komponente oder ein starker schmerzreflektorischer Muskelhartspann vorhanden, so ist die Gabe eines **muskelrelaxierenden Medikaments** (z. B. Flupirtin, Tetrazepam) sinnvoll. In Fällen von klar neuropathischen Schmerzen ist der Einsatz von Gabapentin (z. B. Neurontin) oder Pregabalin (Lyrika) häufig sehr effektiv. Außerdem kann bei lokalisierten muskulären Verspannungen nach entsprechender Aufklärung und unter sterilen Kautelen eine intradermale Quaddelung (im Sinne einer Neuraltherapie) oder eine intramuskuläre Infiltration mit einem **Lokalanästhetikum** hilfreich sein. Hierbei sollten Kontraindikationen wie Antikoagulation, Höchstmengen und Nebenwirkungen der verwendeten Lokalanästhetika und das Risiko eines Pneumothorax bei thorakaler Infiltration an schlanken Patienten beachtet werden.

Liegt klinisch eindeutig eine schmerzhafte Affektion eines Iliosakralgelenks vor und kann eine infektiöse Genese, ein Trauma oder ein Tumor ausgeschlossen werden, so kann hier eine Infiltration in den ligamentoartikulären Komplex dieses Gelenks mit einem Gemisch aus einem Lokalanästhetikum und einem kristallinen Depotkortikoid sehr effektiv sein. Diese Diagnose ist oft auch einer chirotherapeutischen Mobilisierung durch einen ausgebildeten Chirotherapeuten gut zugänglich, ebenso wie intervertebrale und kostotransversale Blockierungen.

Tab. 74.5 gibt eine Übersicht über die medikamentöse Schmerztherapie.

Gelingt es, durch oben stehende Maßnahmen allein oder in Kombination das Schmerzproblem soweit zu bessern, dass eine ambulante Weiterbehandlung erfolgen kann, so sollten die Patienten mit entsprechenden Schmerzmittelrezepten versorgt und über den zu erwartenden Spontanverlauf informiert werden. Wichtig ist, bei erneuter Beschwerdezunahme oder aber bei nicht adäquater weiterer Besserung eine Wiedervorstellung beim Hausarzt oder in der Klinikambulanz zur Befundkontrolle und weiteren Abklärung zu vereinbaren.

74.8.2 Stationäre Therapie

Ist eine stationäre Aufnahme erforderlich, so ist in der Akutsituation normalerweise eine **Stufenbettlagerung** mit Entlordosierung, lokaler **Wärmeanwendung** und eine ausreichende medikamentöse Therapie (s. oben) effektiv. Die Patienten sollten jedoch möglichst rasch mobilisiert und bei Bedarf physiotherapeutisch und physikalisch-medizinisch mitbehandelt werden; es gibt keine Evidenz bezüglich der Wirksamkeit einer längeren Bettruhe. Eine engmaschige Verlaufskontrolle des neurologischen Befundes und eine Dokumentation der Schmerzen/des Therapieerfolges nach der visuellen Analogskala (VAS) sind bei stationärer Behandlung zwingend erforderlich. Nicht zuletzt zur Rechtfertigung gegenüber den Kostenträgern muss der Grund für eine stationäre Aufnahme sowie für eine andauernde stationäre Behandlung (immobilisierende Schmerzen) klar dokumentiert werden.

Unter stationären Bedingungen kann bei Vorliegen einer adäquaten Bildgebung und einer klaren Diagnose bei Nichtansprechen der bisher genannten Therapien eine periradikuläre oder eine peridurale **Infiltration mit Lokalanästhetikum und einem Kortikosteroid** sehr effektiv sein. Diese sollten von einem erfahrenen Behandler unter Röntgendurchleuchtungskontrolle durchgeführt werden. Die Verwendung von Röntgenkontrastmittel zur Vermeidung von versehentlich intrathekalen oder intravaskulären Injektionen ist anzuraten, da ein negativer Aspirationstest eine intravenöse Lage der Kanülenspitze nicht sicher ausschließen kann. Eine systemische Behandlung mit Kortikosteroiden kann auf dem Boden der aktuell verfügbaren Evidenz nicht empfohlen werden, allerdings besteht nach Meinung erfahrener Behandler im Einzelfall eine Wirksamkeit. Die Patienten müssen jedoch über potenzielle Nebenwirkung wie z. B. die Entgleisung eines Diabetes mellitus und aseptische Knochennekrosen aufgeklärt werden.

74.8.3 Operative Therapie

> **Patienten mit einer frischen Parese, einer Blasen-Mastdarm-Störung und passendem Befund in der Bildgebung, einem epiduralen Abszess oder einer anderen klaren Operationsindikation werden umgehend einer operativen Versorgung zugeführt.**

Handelt es sich hierbei z. B. um einen epiduralen Abszess oder um eine Kaudakompression durch eine Wirbelkör-

Tab. 74.5 Anhaltspunkte zur medikamentösen Schmerztherapie

Pharmakon	Applikationsweg	Dosierung	Typische Handelsnamen
Peripher wirksame Analgetika/nichtsteroidale Antirheumatika (NSAR)			
Paracetamol	p.o./p.r./i.v.	500–1000 mg, 1- bis 4-mal täglich	Paracetamol, Benuron, Perfalgan (i.v.)
Metamizol	p.o./i.v.	500–1000 mg, 1- bis 4-mal täglich	Metamizol, Novalgin, Novaminsulfon
Ibuprofen	p.o.	400–800 mg, 1- bis 3-mal täglich	Ibuprofen, Ibuflam, Ibuhexal
Naproxen	p.o.	220–500 mg pro Einzeldosis, 1- bis 3-mal täglich, maximale Tagesdosis 1250 mg	Naproxen, Proxen, Aleve
Opiate			
Tramadol	p.o./i.v.	Einzeldosis 50–100 mg, ggf. wiederholen, maximale Tagesdosis 400 mg	Tramadol, Tramadolor, Tramal
Piritramid	iv/im/sc	Einzeldosis 15–30 mg, ggf. 6- bis 8-stündlich	Dipidolor
Muskelrelaxanzien			
Flupirtin	p.o./p.r.	100 mg 3- bis 4-mal täglich	Katadolon, Trancopal Dolo
Tetrazepam	p.o.	Anfangsdosis 50 mg/Tag	Tetrazepam, Musaril
Antiepileptika mit spezifischer Wirksamkeit gegen neuropathische Schmerzen			
Gabapentin	p.o.	Beginn mit 300 mg 3-mal täglich; bei Bedarf schrittweise Aufdosierung bis 3600 mg/Tag	Gabapentin, Neurontin
Pregabalin	p.o.	Beginn mit 150 mg/Tag (in 2 oder 3 Einzeldosen), nach 3-7 Tagen Erhöhung auf 300 mg/Tag (in 2 oder 3 Einzeldosen) möglich	Lyrica

Diese Aufstellung ist weder komplett noch ausschließlich. Angegeben sind typische Erwachsenendosierungen. Vor einer Verordnung der hier angeführten Pharmaka sollte die jeweilige Fachinformation bzgl. angepasster Dosierungen, Kontraindikationen, Nebenwirkungen und Indikationseinschränkungen konsultiert werden.

permetastase, so ist als Notfalleingriff eine ausgedehnte interlaminäre Fensterung zur Abszessdrainage oder eine (Hemi-)Laminektomie adäquat. Bei Bandscheibenvorfällen ist der Standardeingriff die mikrochirurgische, mikroskopisch-assistierte Entfernung des raumfordernden Bandscheibenmaterials. Hierbei wird in Intubationsnarkose und in Bauchlagerung zunächst eine exakte Höhenlokalisation und Festlegung des Zugangswegs mittels Röntgendurchleuchtung durchgeführt. Hierdurch und durch die Verwendung spezieller Wundspreizer können sehr kleine Inzisionen verwendet werden, die leicht paramedian auf der betroffenen Seite liegen.

Nach Spaltung der Lumbal- und der Muskelfaszie wird die autochtone Rückenmuskulatur stumpf oder mittels Elektrodissektion von Dornfortsatz und Lamina abpräpariert, das interlaminäre Fenster dargestellt und der Caspar-Spreizer eingesetzt. Nach erneuter Höhenkontrolle und unter mikroskopischer Sicht wird das Ligamentum flavum teilweise oder komplett reseziert wonach epidurales Fett oder bereits die nach dorsal verlagerten neuralen Strukturen zur Darstellung kommen. Besonders bei kleinen interlaminären Fenstern kann eine Teilresektion der Laminae oder von hypertrophierten Facettengelenksanteilen notwendig sein, um eine adäquate Exposition zu erzielen. Nach vorsichtiger Mobilisierung der neuralen Strukturen werden freie Sequester entfernt, bei subligamentär gelegenen Sequestern muss das hintere Längsband inzidiert werden. Lose Nukleusfragmente sollten aus dem Bandscheibenfach entfernt werden, da ansonsten ein erhöhtes Risiko für einen Reprolaps besteht. Liegt eine spinale Enge vor oder bestehen Zweifel an einer adäquaten Dekompression, so kann eine intraoperative Myelographie vor Beendigung des Eingriffs sinnvoll sein. Die Verwendung kleiner tubulärer Retraktoren nach schrittweiser Aufdilatation eines transmuskulären Zugangs über Trokarhülsen zunehmenden Durchmessers reduziert das Zugangstrauma dieses Eingriffs bei prinzipiell gleicher Technik.

In den Händen erfahrener Operateure kommen in den letzten Jahren zunehmend auch vollendoskopische Verfahren zur operativen Behandlung von Bandscheibenvorfällen zum Einsatz.

Literatur

Hoppenfeld S, Hutton R, Thomas H (1992) Klinische Untersuchung der Wirbelsäule und der Extremitäten, 2. Aufl. Urban & Fischer, München Jena

Krämer R, Herdmann J, Krämer J (2004) Mikrochirurgie der Wirbelsäule. Thieme, Stuttgart

Krämer J, Hasenbring M, Theodoridis T (2006) Bandscheibenbedingte Erkrankungen, 5. Aufl. Thieme, Stuttgart

Renfrew D (2003) Atlas of spine injection. Saunders, Philadelphia

Arbeits- und Wegeunfälle

R. Beickert, V. Bühren

75.1 Historische Entwicklung

Im Zuge der Industrialisierung war es Ende des 19. Jahrhunderts erforderlich, die Haftung der Unternehmer für Unfälle der Arbeiter gesetzlich neu zu regeln. Das Reichshaftpflichtgesetz reichte dazu nicht aus, da es den Verletzten verpflichtete, ein schuldhaftes Verhalten des Unternehmers nachzuweisen. Mit dem „Unfallversicherungsgesetz" vom 6. Juli 1884 wurden die Unternehmer aus ihrer zivilrechtlichen Haftpflicht bei Arbeitsunfällen entlassen und an deren Stelle traten von den Unternehmen finanzierte Genossenschaften, die ohne Rücksicht auf das Verschuldensprinzip die Behandlungskosten und die Rente nach Eintritt der Erwerbsunfähigkeit übernahmen. Am 1. März 1890 wurde das erste berufsgenossenschaftliche Unfallkrankenhaus in Bochum eröffnet. Am 14. Dezember 1911 erließ das Reichsversicherungsamt in den „Leitsätzen für das Heilverfahren während der Wartezeit" die Grundzüge für das berufsgenossenschaftliche Heilverfahren, u. a. das Durchgangsarztverfahren. Damit wurde die Krankenkasse verpflichtet, sofort nach der Krankmeldung den Unfallverletzten einem von den Berufsgenossenschaften bevollmächtigten Facharzt vorzustellen. Dieser hatte dann zu entscheiden, ob die Behandlung durch einen Kassenarzt ausreiche oder ob besondere Heilmaßnahmen erforderlich waren.

75.2 Definitionen

Unfall Unfälle sind zeitlich begrenzte, von außen auf den Körper einwirkende Ereignisse, die zu einem Gesundheitsschaden oder zum Tod führen (§ 8 Abs. 1 SGB VII).

„Für das von außen einwirkende Ereignis ist kein besonderes, ungewöhnliches Geschehen erforderlich. Es dient der Abgrenzung zu Gesundheitsschäden aufgrund von inneren Ursachen, wie Herzinfarkt, Kreislaufkollaps usw., sowie zu vorsätzlichen Selbstschädigungen. **Ist eine innere Ursache nicht feststellbar, liegt ein Unfall vor.** Die Unfreiwilligkeit der Einwirkung (Anm.: gemeint ist der Eintritt einer Verletzung) ist dem Begriff des Unfalls immanent, weil ein geplantes, willentliches Herbeiführen einer Einwirkung dem Begriff des Unfalls widerspricht. Hiervon zu unterscheiden sind jedoch die Fälle eines gewollten Handelns mit einer ungewollten Einwirkung, bei dieser liegt eine äußere Einwirkung vor (z. B. Sägewerker, der nicht nur ein Stück Holz absägt, sondern auch unbeabsichtigt seinen Daumen). Für die äußere Einwirkung ist nicht ein äußerliches, mit den Augen zu sehendes Geschehen zu fordern (Störung eines Herzschrittmachers durch ein elektrisches Gerät, Sonnenstich). Die äußere Einwirkung liegt – z. B. im vorliegenden Fall – in der (unsichtbaren) Kraft, die der schwere und festgefrorene Stein dem Versicherten entgegensetzte (vgl. Drittes Newton'sches Gesetz über die gleiche Größe der Gegenwirkung)". (Urteil des Bundessozialgerichtes vom 12.04.2005 B 2 U 27/04R)

Gesundheitsschaden Ein Gesundheitsschaden ist jeder regelwidrige Körper- und/oder Geisteszustand bis hin zum Tod. Ursachen von Gesundheitsschäden können sein:
- Mechanisch-physikalische Einwirkung (Stoß, Schlag, Stich, Hitze, Kälte, Schall, Strom, Infektion)
- Psychische Einwirkung (besondere, über das Alltägliche hinausgehende stark erregende Vorfälle)
- Körpereigene Bewegungen, insbesondere unkontrollierte und nicht koordinierte Bewegungsabläufe

Arbeitsunfall Arbeitsunfälle sind Unfälle von Versicherten infolge einer den Versicherungsschutz begründenden Tätigkeit (versicherte Tätigkeit) (§ 8 Abs. 1 SGB VII). „Infolge" bedeutet: rechtlich wesentlich.

Wegeunfall Der Versicherungsschutz beginnt und endet mit dem Durchschreiten der Außenhaustür.

Berufskrankheiten Berufskrankheiten sind Krankheiten, die durch Rechtsverordnung (Berufskrankheitenverordnung vom 31.10.1997) als solche bezeichnet wurden, weil sie nach gesicherten medizinischen Erkenntnissen durch besondere Einwirkungen verursacht sind, denen bestimmte Personengruppen durch ihre Arbeit in erheblich höherem Grade als die übrige Bevölkerung ausgesetzt sind

Rechtlich wesentlich Von vielen möglichen Ursachen eines Ereignisses sind nur diejenigen von rechtlicher Bedeutung, denen nach der Anschauung des praktischen Lebens wesentliche Bedeutung für den Eintritt dieses Ereignisses zukommt.

Kausalität Haftungsbegründende Kausalität: Erst durch die kausale (rechtlich wesentliche) Verknüpfung aller seiner Tatbestandsmerkmale (der anspruchsbegründenden Tatsachen) wird der Unfall zum Arbeitsunfall. Versicherungsanspruch, versicherte Tätigkeit, äußere zeitlich begrenztes Ereignis und Gesundheitsschaden müssen mit an Sicherheit grenzender Wahrscheinlichkeit bewiesen sein. Haftungsausfüllende Kausalität besteht, wenn der Gesundheitsschaden mit hinreichender Wahrscheinlichkeit Unfallfolge ist.

75.3 Berufsgenossenschaftliches Heilverfahren

Die Heilverfahren der Unfallversicherungsträger sind niedergelegt im Vertrag Ärzte/Unfallversicherungsträger gemäß § 34 Abs. 3 SGB VII, zuletzt aktualisiert am 01.01.2011.

75.3.1 Durchgangsarztverfahren

(§ 34 SGB VII und §§ 23ff Vertrag Ärzte/Unfallversicherungsträger)

Durchgangsärzte sind von den Landesverbänden der gewerblichen Berufsgenossenschaften durch öffentlich rechtlichen Vertrag beteiligte Ärzte. Sie müssen die Anforderungen der Unfallversicherungsträger nach § 34 SGB VII zur Beteiligung am Durchgangsarztverfahren (in der Fassung vom 01.01.2011) erfüllen.

Der Durchgangsarzt muss zum Führen der deutschen Facharztbezeichnung „Orthopädie und Unfallchirurgie" berechtigt sein und als solcher fachlich und fachlich-organisatorisch weisungsfrei sein.

Der Durchgangsarzt muss zudem nach der Facharztanerkennung mindestens ein Jahr in einer Abteilung zur Behandlung Schwer-Unfallverletzter eines zum Verletzungsartenverfahren zugelassenen Krankenhauses vollschichtig unfallchirurgisch tätig gewesen sein.

Ist der Durchgangsarzt an einem Krankenhaus oder einer Klinik tätig, muss er darüber hinaus über die Zusatzbezeichnung „Spezielle Unfallchirurgie" verfügen.

Ärzte mit der Facharztbezeichnung „Chirurgie" und der deutschen Schwerpunktbezeichnung „Unfallchirurgie" werden dem Facharzt für Orthopädie und Unfallchirurgie mit der Zusatzbezeichnung „spezielle Unfallchirurgie" gleichgestellt.

Neben den persönlichen Voraussetzungen müssen zusätzliche personelle, apparative und einrichtungsmäßige Voraussetzungen erfüllt, und der D-Arzt muss zur Übernahme bestimmter Pflichten (insbesondere im Bereich der Berichterstattung und auf dem Gutachtensektor) bereit sein.

Laut § 27 Vertrag Ärzte/Unfallversicherungsträger sind dem Durchgangsarzt vorzustellen:
- Alle Arbeitsunfallverletzten, die über den Unfalltag hinaus arbeitsunfähig sind
- Bei Wiedererkrankung auch alle arbeitsfähigen Verletzten
- Verletzte, bei denen die Behandlung voraussichtlich länger als eine Woche dauert
- Wenn die Verordnung von Heilmitteln erforderlich ist

Von der Vorstellungspflicht sind befreit:
- Fälle des Verletzungsartenverfahrens
- Verletzte mit Augen- und HNO-Verletzungen
- Verletzte, die von einem H-Arzt behandelt werden (bis 31.12.2015)
- Versicherte mit Verdacht auf Vorliegen einer Berufskrankheit
- Unternehmer, es sei denn, sie sind kraft Gesetz, Satzung oder freiwillig versichert

75.3.2 Verletzungsartenverfahren

(§ 34 SGB VII und § 37 Vertrag Ärzte/Unfallversicherungsträger)

In Fällen, in denen eine Verletzung nach dem Verletzungsartenverzeichnis vorliegt, hat der behandelnde Arzt dafür zu sorgen, dass der Unfallverletzte unverzüglich in ein von den Landesverbänden der gewerblichen Berufsgenossenschaften am Verletzungsartenverfahren beteiligtes Krankenhaus überwiesen wird.

Der an diesem Krankenhaus tätige Durchgangsarzt entscheidet nach Art und Schwere der Verletzung, ob eine stationäre oder ambulante Behandlung erforderlich ist. Er kann die Behandlung ambulant durchführen oder einen anderen qualifizierten Arzt mit der ambulanten Behandlung beauftragen.

> **Verletzungsartenverzeichnis (Fassung vom 1.1.2005, mit Beispielen entsprechend ergänzt)**[1]
> - Offene oder gedeckte Schädel-Hirnverletzungen (GCS <13, intrakranielle Blutungen, Kalottenbrüche, Gesichtsschädelbrüche, notwendige stationäre Überwachung ...) = **Ziffer 4**

---

[1] Das Verletzungsartenverzeichnis ist nicht – wie hier wiedergegeben – logisch nach den Körperregionen geordnet, sondern nach den Ziffern (siehe: http://www.dguv.de/landesverbaende/de/med_reha/documents/verletz3.pdf)

- Brustkorbverletzungen mit überwachungspflichtiger Organbeteiligung (Störung der Atemmechanik und des Gasaustausches, Anlage einer Thoraxdrainage ...) = **Ziffer 5**
- Bauchverletzungen mit überwachungspflichtiger Organbeteiligung (Parenchym Leber, Pankreas, Milz, Nieren sowie Harnwege ...) = **Ziffer 6**
- Verletzungen der großen Arterien einschließlich Unterarm und Unterschenkel sowie der großen Venen proximal von Ellenbogen- und Kniegelenk = **Ziffer 2**
- Wirbelsäulenverletzungen mit neurologischer Symptomatik sowie Verletzungen der großen Nervenbahnen (einschließlich Unterarm: N. radialis, N. medianus, N. ulnaris, N. peroneus, N. tibialis) = **Ziffer 3**
- Komplexe Knochenbrüche, insbesondere mehrfache, offene und verschobene Brüche (Gesichtsschädel, Wirbel (AO A2.3, A3, B und C), Kettenverletzung einer Extremität, Ober- und Unterarm (offen, verschoben, gelenkbeteiligend), Beckenring (AO B2 und C), Hüftpfanne, Oberschenkel, Kniescheibe, Unterschenkel (offen, verschoben, gelenkbeteiligend), Knöchelgabel (außer Weber A und B ohne Volkmann oder Innenknöchel), Sprungbein, Fersenbein, Fußwurzel, Mittelfußknochen (ohne Mittelfußknochen-V-Basis), Verletzungen der Wachstumsfugen (Aitken II und III) = **Ziffer 9**
- Operativ rekonstruktionsbedürftige Verletzungen großer Gelenke (mit Ausnahme isolierter Bandverletzung des oberen Sprunggelenks sowie isoliertem Riss des vorderen Kreuzbandes und unkomplizierter vorderer Schulterinstabilität) = **Ziffer 7**
- Schwere Verletzungen der Hand ohne Endglied D2–D5 (Gefäßverletzungen mit akuten oder drohenden Ernährungsstörungen, Stammnerven N. medianus, N. ulnaris, R. superficialis n. radialis, Fingernerven D1, D2, D5, Frakturen Handwurzel z. B. Skaphoid, Bandverletzungen Handwurzel z. B. SL, D1 jede Fraktur, D2–D5 mehrfache, verschobene, gelenkbeteiligende Frakturen, Beugesehnenverletzungen, mehrere Strecksehnenverletzungen ...) = **Ziffer 8**
- Thermische und chemische Schädigungen einschließlich Stromverletzungen von >15 % 2-gradig, >10 % 3-gradig sowie an Gesicht, Genital, Hand sowie Inhalations- oder Rauchgastrauma. Ausgedehnte oder tiefgehende Verletzungen der Haut und des Weichteilmantels mit zu erwartenden Weichteilverlusten (Lappenplastik), Muskelkompressionssyndrome mit klinischer Symptomatik, ausgedehnte offene oder geschlossene Weichteilabhebungen (Décollement), Amputationsverletzungen (ohne Endglied D2–D5) = **Ziffer 1**
- Alle Verletzungen und Verletzungsfolgen mit Komplikationen, fehlendem Heilungsfortschritt und/oder Korrekturbedürftigkeit (Fehlstellungen, Pseudarthrosen, Infektionen, Weichteilschaden ...) = **Ziffer 10**

Das Verfahren soll sicherstellen, dass Unfallverletzte mit bestimmten schweren Verletzungen in dafür ausgewählte und von den LVBG zugelassene Krankenhäuser eingewiesen werden. Diese Krankenhäuser müssen besondere Anforderungen erfüllen und zur Übernahme bestimmter Pflichten bereit sein.

75.3.3 Besondere Heilbehandlung

(§ 11 SGB VII)

Ist die stationäre und ambulante fachärztliche Behandlung einer Unfallverletzung, die wegen Art oder Schwere besondere unfallmedizinische Qualifikation verlangt. Dazu gehören auch die Erfassung der Zusammenhänge zwischen Arbeitstätigkeit und Unfallereignis, die tätigkeitsbezogene Funktionsdiagnostik, ggf. unter Berücksichtigung von Vorschäden, sowie die prognostische Einschätzung der Unfallverletzung unter dem Gesichtspunkt typischer Komplikationen sowie frühzeitig einzuleitender medizinischer und schulisch/beruflicher Rehabilitationsmaßnahmen mit umfassender Dokumentation aller Daten, die zur Rekonstruktion von Ursache, Ausmaß und Verlauf der Heilbehandlung relevant sind.

75.3.4 H-Arztverfahren

§ 30 Abkommen Ärzte/Unfallversicherungsträger (in der bis zum 31.12.2015 geltenden Fassung) H-Ärzte sind Ärzte, die als solche von den Landesverbänden der DGUV bis zum 31.12.2010 beteiligt worden sind

§ 31 „Anforderungen der gesetzlichen Unfallversicherungsträger zur Beteiligung am H-Arztverfahren" in der Fassung vom 1.5.2001 Bei Vorliegen einer der folgenden Verletzungen kann – soweit Fälle des Verletzungsartenverfahrens nicht betroffen sind – eine besondere Heilbehandlung (ambulant oder ggf. stationär) und zwar grundsätzlich bis zum Ende der Behandlung durchgeführt werden.

Besondere Heilbehandlung
- Knochenbrüche mit Ausnahme von Gelenkfrakturen und gelenknahen Frakturen bei Kindern

- Verrenkungen mit Ausnahme von schweren Verrenkungen des Schulter- und Kniegelenkes
- Schwere Prellungen, Quetschungen, Stauchungen und Zerrungen von Gelenken mit intraartikulärer oder stark periartikulärer Blutung mit Ausnahme von Schulter- und Kniegelenk
- Ausgedehnte Verbrennungen <15 % 2. Grades oder Verbrennungen 3. Grades
- Offene, scharfrandige bis in die Muskulatur hineinreichende Weichteilverletzungen ohne Nerven- oder Sehnenbeteiligung
- Muskelrisse, die keine operative Behandlung erfordern
- Lokalisierte, oberflächennahe, einschmelzende Entzündungen nach Unfallverletzungen, ohne Gelenkbeteiligung
- Andere Verletzungen, die wegen Art oder Schwere besondere unfallmedizinische Qualifikation erfordern

Neben der unverzüglichen Erstattung des H-Arzt-Berichtes sind Besonderheiten des Heilverlaufes und Änderungen der Diagnose mitzuteilen, bei Arbeitsunfähigkeit über 14 Tage ist ein Verlaufsbericht F 2108 oder ein Bericht in freier Form erforderlich. In allen anderen Fällen leitet der H-Arzt die allgemeine Heilbehandlung ein.

75.3.5 § 10 Allgemeine Heilbehandlung

(§ 10 SGB VII)

Ist die ambulante ärztliche Versorgung einer Unfallverletzung, die nach Art oder Schwere weder eines besonderen personellen, apparativ-technischen Aufwandes noch einer spezifischen unfallmedizinischen Qualifikation des Arztes (z. B. Facharzt für Allgemeinmedizin) bedarf.

Sonstige Verfahren

Regelungen bei Augen- und Hals-Nasen-Ohren-Verletzungen Liegt durch einen Arbeitsunfall eine Augenverletzung oder eine HNO-Verletzung vor, sind Unternehmer und Ärzte verpflichtet, den Verletzten umgehend beim entsprechenden Facharzt vorzustellen. Dieser erstellt einen entsprechenden Bericht (Formtext F 1030 oder F 1040) und leitet allgemeine Heilbehandlung ein.

Verfahren der Übungsbehandlung Regelungen der Übungsbehandlung stellen die Weiterbehandlung der Verletzten nach der Akutbehandlung (ambulant oder stationär) sicher.

- **Berufsgenossenschaftlich stationäre Weiterbehandlung** (BGSW). Die Indikationen entsprechen im Wesentlichen denen der EAP, hinzu kommen besondere Umstände des Einzelfalls, die eine stationäre Behandlung erforderlich machen (Polytrauma, Schädel-Hirn-Trauma, Komplikationen und Verzögerungen im Heilverlauf, unzureichende häusliche Versorgung). BGSW kann nur vom D-Arzt mit Formblatt F 2150 verordnet werden.
- **Komplexe stationäre Rehabilitation** (KSR): Bei bestimmten Verletzungen sind wiederholt stationäre Behandlungen erforderlich: Polytrauma, Rückenmarksverletzungen, Gliedmaßenamputationen, schwere Handverletzungen, bei Heilentgleisung im Sinne einer Algodystrophie/CRPS, Schmerztherapie, oder Behandlungen bei ungewöhnlichen Verläufen mit drohenden beruflichen Wiedereingliederungsproblemen. Diese stationäre Maßnahme wird ausschließlich in den berufsgenossenschaftlichen Unfallkliniken durchgeführt. Eine Verordnung und Durchführung ist nur nach Genehmigung durch den Unfallversicherungsträger möglich.
- **Erweiterte ambulante Physiotherapie** (EAP) ist angezeigt, wenn Standardtherapie das mögliche Rehabilitationsergebnis nicht erreicht. Hierfür sind eindeutige Indikationen definiert (Gelenkersatz, verzögerte Mobilisierbarkeit nach Gelenkverletzungen, erhebliche Muskelschwächen, frühzeitiger Stillstand eines anfänglichen Funktionsgewinns und vieles, andere mehr). EAP kann nur von D-Ärzten und H-Ärzten mit Formblatt F 2410 verordnet werden. Sie ist auf 4 Wochen begrenzt.
- **Krankengymnastik** als Standard- oder Basistherapie, Indikation, Verordnung, Verordnungsdauer. Nach 4 Wochen ist über den Stand der Behandlung zu berichten und über die weiteren Maßnahmen zu entscheiden.

Literatur

Anforderungen zur Beteiligung am D-Arztverfahren www.dguv.de/landesverbaende/de/med_reha/d_arzt/index.jsp

Brackmann K, Krasney OE et al. (2006) Handbuch der Sozialversicherung, 11. Aufl. Asgard, St. Augustin

Richtlinien des Bundesausschusses der Ärzte und Krankenkassen: www.kbv.de/rechtsquellen

Richtlinien über den Inhalt der Weiterbildung: www.bundesaerztekammer.de

Schönberger A, Mehrtens G, Valentin H (2010) Arbeitsunfall und Berufskrankheit, 8. Aufl. Erich Schmidt, Berlin

Spier R, Leuftinok D, Japtok J (2005) Arzt und BG, 3. Aufl. Kepnerdruck, Eppingen

Versorgungsmedizinverordnung: www.gesetze-im-internet.de

Vertrag Ärzte/Unfallversicherungsträger: www.dguv.de/landesverbaende

Thermische Verletzungen

N. Pallua, E. Demir

76.1 Einführung

Thermische Schädigungen der Haut durch Hitzeeinwirkung zeigen eine Bandbreite, welche von Verbrennungen, Verbrühungen über chemische Verätzungen bis zu Stromverletzungen reicht. Verbrennungen entstehen durch Flammen oder durch Kontakt mit heißen Gegenständen, Verbrühungen dagegen werden durch heiße Flüssigkeiten oder heißen Dampf verursacht. Beachtenswert ist, dass nichtthermische Noxen wie z. B. elektrischer Strom oder ionisierende Strahlung analoge Hautschäden hervorrufen können. Thermische und chemische Verletzungen einschließlich der Stromunfälle gehören zu den häufigsten Unfallursachen in unseren Bandbreiten.

Der klinische Verlauf einer Verbrennung kann von leichten Bagatellverletzungen bis hin zu lebensbedrohlichen Traumen mit der Notwendigkeit einer Intensivtherapie in einem Verbrennungszentrum und operativen Maßnahmen reichen. Die adäquate Behandlung einer thermischen Verletzung erfordert eine genaue Beurteilung der Brandwunden und eventueller Begleitverletzungen.

Hautschädigungen durch chemische oder toxische Substanzen werden aufgrund ihrer pathophysiologischen Ähnlichkeit zu Verbrennungen als sog. Paraverbrennungen gruppiert.

76.2 Pathophysiologie

> Die Prognose einer Verbrennungsverletzung wird signifikant durch die Verbrennungstiefe, die Verbrennungsausdehnung und das Vorhandensein von Nebenerkrankungen beeinflusst.

76.2.1 Verbrennungswunde

Die Tiefenausdehnung der Hautschädigung ist bei Verbrennungen abhängig von der Höhe der einwirkenden Temperatur und der Zeitdauer der Hitzeeinwirkung:
- Ab 40 °C: kompensierbare Störungen von Enzymen und Strukturproteinen durch Denaturierung
- 50–53 °C: kritische Temperatur irreversibler Zellschädigung
- Über 65 °C: Expositionsdauer von weniger als einer Sekunde führt zu einer Koagulationsnekrose mit irreversibler Proteindenaturierung

Die thermischen Auswirkungen des hitzetransportierenden Mediums beeinflussen das Ausmaß der Verbrennung. Hierbei ist die Einwirkdauer der Wärme entscheidend. Luft beispielsweise speichert bei gleicher Temperatur weniger Wärme als Wasser. Im Vergleich hierzu ist heißes Fett ein sehr potenter Wärmespeicher. Im Alltag kann dies dazu führen, dass Fettverbrennungen (z. B. Friteusenfett) tiefere Verbrennungen verursachen als z. B. der Kontakt mit heißer Luft (z. B. Lüftungsanlagen in der Industrie). Es kann dabei bei heißem Öl oder Teer zum Phänomen des „Nachbrennens" kommen, dabei entsteht bei zunächst nur superfizieller Schädigung eine erhebliche tiefere Destruktion (Zone der Stase nach Jackson).

Eine **Einteilung** der Verbrennungswunde in drei konzentrische Zonen nach Jackson (1953) dienst als Grundlage einer stadiengerechten chirurgischen Therapieplanung (◯ Abb. 76.1 und ◯ Tab. 76.1).

76.2.2 Verbrennungstiefe

Die Einteilung der Verbrennungstiefe erfolgt in die Schweregrade I–III. Die European Burn Association (EBA) klassifiziert Verbrennungen nach dem anatomischen Aufbau der Hautstrukturen (◯ Tab. 76.2; ◯ Abb. 76.2 bis ◯ Abb. 76.5).

76.2.3 Ausdehnung der Verbrennung

Die Ausdehnung der betroffenen Wundfläche beeinflusst signifikant die Überlebensprognose. Das Flächenausmaß einer Brandverletzung wird angegeben als prozentualer Anteil der verbrannten Areale an der Gesamtkörperoberfläche (V_{KOF} in %). In der Praxis zeigt sich häufiger, das Phänomen einer signifikanten Überschätzung der betroffenen Körperoberfläche. Die in ◯ Tab. 76.3 aufgeführten Einschätzungshilfen helfen, die Verbrennungsfläche korrekt einzustufen, hierdurch kann eine lebensgefährliche Hypothermie durch ein zu langes Kühlen verhindert werden (sog. Overtreatment). Eine Schädigung von 20–25% V_{KOF} entspricht einer schweren Brandverletzung.

76.2 · Pathophysiologie

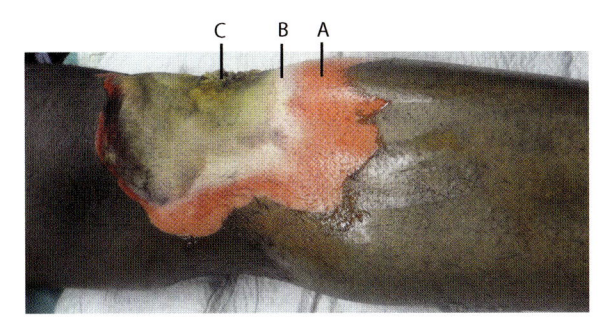

Abb. 76.1 Verbrennungszonen nach Jackson: Hyperämie (A), Zone der Stase (B), Koagulationszone (C)

> Die Diagnose der Verbrennungstiefe bestimmt Art und Umfang einer konservativen oder operativen Therapie. Die Ausdehnung des thermischen Schadens bezogen auf die gesamte Körperoberfläche und die Lokalisation der Verletzung sind ebenfalls wichtige Variablen der Behandlung.

76.2.4 Begleitverletzungen

> Bei Unfällen in geschlossenen Räumen, Explosionen und Expositionen gegenüber heißen und giftigen Gasen oder Aerosolen ist mit großer Wahrscheinlichkeit mit einem Inhalationstrauma zu rechnen.

Tab. 76.1 Verbrennungszonen nach Jackson

Koagulationszone	Zentrum der Brandwunde Maximale Gewebeschädigung Keine zelluläre Regeneration mehr möglich
Zone der Stase	Konzentrisch um die Koagulationszone herum gelegen Zellen sind nicht irreversibel geschädigt Durchblutungsverminderung in dieser Zone führt zu einem Fortschreiten der Nekrose – „Nachbrennen"
Zone der Hyperämie	Äußere Zone Nur eine minimale Zellschädigung Vasodilatation und Hyperämie aufgrund freigesetzter Entzündungsmediatoren Gute Prognose

Zeichen für ein Inhalationstrauma sind: versengte Kopfhaare, Augenbrauen, Wimpern und Nasenhaare, Schmauchspuren an Nase und Munde, Gesichtsverbrennungen.

Neben einem Inhalationstrauma und Brandgasvergiftungen muss auch an Verletzungen von inneren Organen (z. B. Milzrupturen, freie Flüssigkeit im Abdomen, Organhämatome), Wirbeltraumen und Frakturen, Sehnenausrisse sowie an die Beteiligung von Augen oder Ohren gedacht werden. Unter dem Eindruck der Brandverletzung werden zusätzlich Traumen bisweilen nicht erkannt und übersehen.

Tab. 76.2 Einteilung nach Verbrennungstiefe

Grade	Anatomische Schicht	Klinisches Bild	Ritz-Test	Operation
I	Nur Epidermis	Gerötete Haut durch Hyperämie ohne Blasenbildung, stechende Schmerzempfindung Beispiel: Sonnenbrand Abheilung ohne Narben	Positiv	Nein
IIa	Epidermis und papilläre Dermis	Erythematöse Veränderung mit Blasenbildung, schmerzhaft, gut perfundierter Wundgrund Abheilung ohne Narben	Positiv, kapilläre Blutung	Nein
IIb	Epidermis und retikuläre Dermis	Variables Bild mit dickwandigen Blasen und weißlichem Wundgrund, elfenbeinfarbene Wunde ohne Blasenbildung möglich, reduzierte Sensibilität Starke Narbenbildung	Negativ, ggf. verzögerte retikuläre Blutung	Ja
III	Epidermis und die gesamte Dermis, ggf. subkutanes Gewebe, Faszien, Muskeln und Knochen betroffen	Blasse, bräunliche oder dunkelrote Kolorierung, Haut erscheint trocken und lederartig; Verkohlungen von Muskeln oder Knochen möglich Zerstörung der Schmerzrezeptoren führt zu geringen Schmerzen, starke hypertrophe Narbenbildung	Negativ	Ja

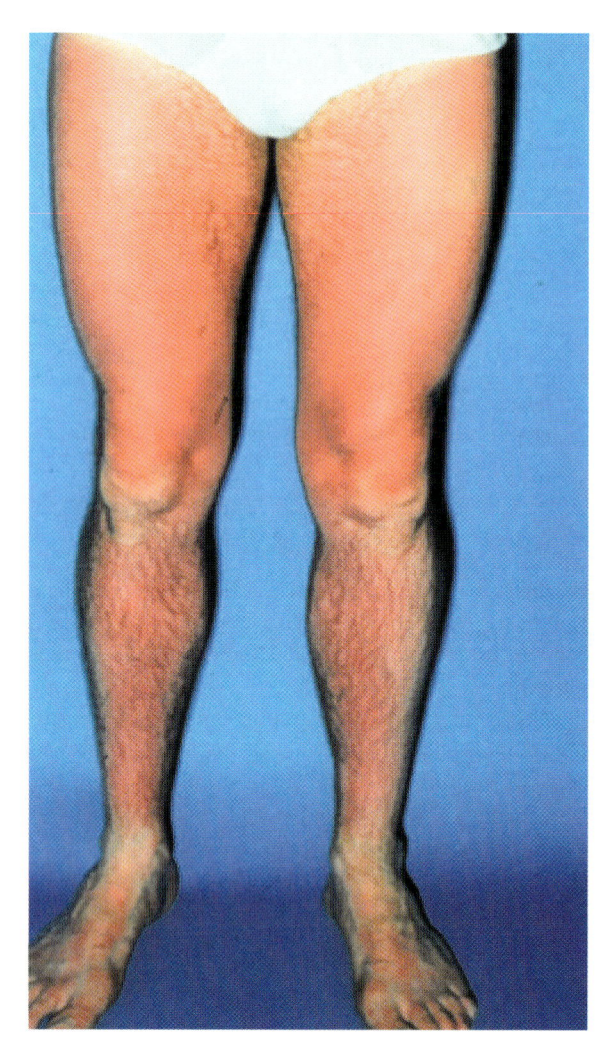

Abb. 76.2 Verbrennung Grad I durch einen Solariumbesuch

Alle Patienten mit Begleitverletzungen müssen in ein Schwerstverbrannten-Zentrum verlegt werden. Gemäß den aktuellen ATLS-Kriterien erfolgt nach einer standardisierten Untersuchung die jeweilige indizierte Therapie. Dabei haben folgende Begleiterkrankungen absolute Behandlungspriorität:
- Blutungen in Körperhöhlen
- Schädel-Hirn-Traumen
- Thorax- und Abdominalverletzungen
- Frakturen der großen Röhrenknochen
- Spinale Traumen

Eine ebenfalls dringliche operative Verbrennungstherapie z. B. eine Escharotomie erfolgt dabei parallel oder im Anschluss.

76.3 Chemische Verbrennungen und Stromverletzungen

76.3.1 Chemische Verbrennungen

Verbrennungen durch Chemikalien zeigen große Variationen in ihren pathologischen Auswirkungen. Pathophysiologisch führen nicht die thermische Energiefreisetzung der jeweiligen Substanz, sondern extreme pH-Werte, oxidative Potenziale oder Zellvergiftungen zur Hautschädigung. Eine systemische Auswirkung mit behandlungsbedürftigen Folgen ist dabei nicht selten. Die Gewebeerwärmung bei exothermer Reaktion der Substanz kann das Ausmaß der chemischen Verbrennung verstärken.

Alle Patienten mit chemischen Verbrennungen müssen sofort dekontaminiert werden. Nach Entfernen der Kleidung ist eine kurze Dusche oder das Spülen der betroffenen Areale für 5 Minuten zumeist ausreichend. Die Augen werden noch am Unfallort mit Augenspülungen behandelt. Ein sofortiger Transfer in ein Zentrum für Schwerstbrandverletzte unter Mitnahme aller Fach- und Gefahrenstoffinformationen bezüglich der beteiligten chemischen Substanzen ist sehr wichtig.

> **!** Die Neutralisation einer chemischen Substanz ist im präklinischen Setting zu unterlassen (Gefahr der exothermen Reaktionswärme).

76.3.2 Stromverletzungen

Stromverletzungen zeigen zumeist schwere klinische Verläufe und erfordern zahlreiche chirurgische Interventionen unter einer begleitenden stadiengerechten Intensivtherapie. Sie zeichnen sich durch eine teilweise erhebliche verlängerte Rehabilitationsperiode mit deutlich reduzierter Funktion im Outcome aus (◘ Abb. 76.6).

Die Stromstärke (Ohm'sches Gesetz: Stromstärke = Spannung/Widerstand), Beschaffenheit der Kontaktfläche (z. B. Hautdicke und Feuchtigkeit), Einwirkdauer, Stromart (Wechselstrom, Gleichstrom) sowie der Weg des Stroms durch den Körper sind die Determinanten der Schädigung. Die direkten Folgen entstehen durch die Interaktion des Stroms mit dem Körpergewebe oder nach dessen Umwandlung in thermische Energie. Indirekte Schäden werden als systemische Folge der Stromverletzung in Form von Nierenversagen oder Herzrhythmusstörungen beobachtet.

Schäden durch Wechselstrom im Niederspannungsbereich (<1000 V) sind aufgrund der ausgelösten tetanischen Muskelfibrillationen mit unwillkürlich verlängerter Stromkontaktdauer schwerwiegender als Gleichstromverletzungen. Der Stromfluss zwischen dem Eintrittspunkt und

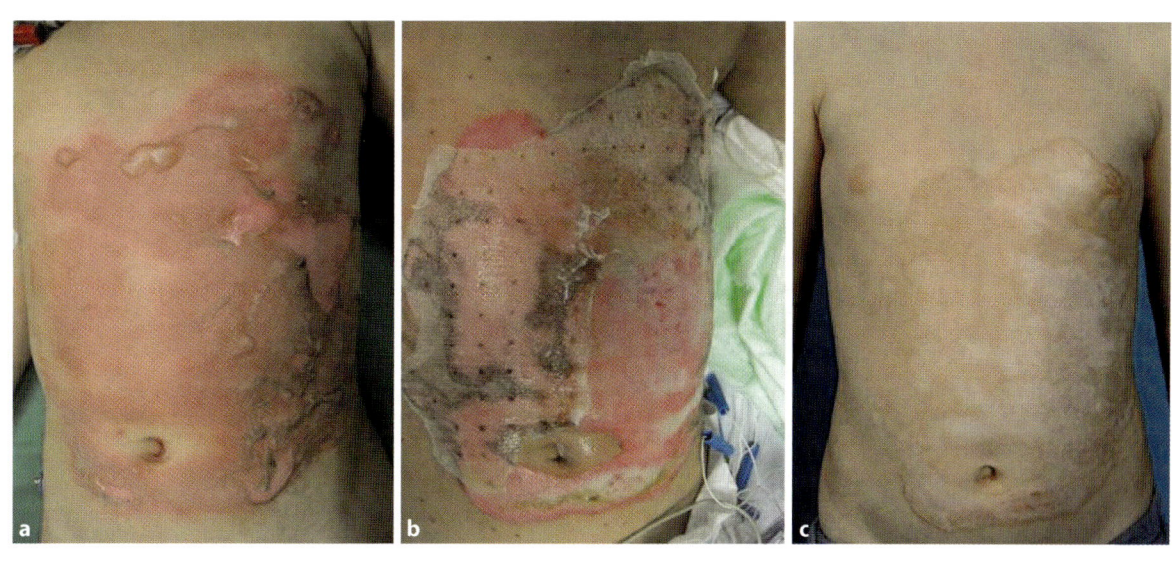

Abb. 76.3a–c Verbrühung Grad IIa. **a** Klinisches Bild, gute Indikation für den Einsatz biosynthetischer Foliensysteme. **b** Einsatz von Biobrane. **c** Outcome nach Biobrane-Therapie

dem Austrittspunkt durch den Körper mit Beteiligung der entsprechenden Organsysteme bestimmt Art und Umfang der Verletzung.

Bei Hochspannungsverletzungen ist ein direkter Stromkontakt, mit schweren tiefen Verbrennungen am Kontaktpunkt mit der Hochspannungsquelle, von einer Lichtbogenverletzung mit schwerer thermischer Schädigung ohne Stromfluss durch den Körper, zu unterscheiden.

Aufgrund der physikalischen Eigenschaft, dass Gefäße den elektrischen Strom sehr gut leiten, entstehen **Gefäßveränderungen**, welche die Perfusion der jeweiligen distalen Körperabschnitte beeinträchtigen. Im Bereich der Extremitäten werden Muskelausfälle mit ischämiebedingter Schwellung und Ausbildung eines **akuten Kompartmentsyndroms** beobachtet. Die sofortige Fasziotomie kann die Schädigung der Muskulatur begrenzen. Eine frühzeitige MRT-Diagnostik kann hierbei richtungsweisend sein. Dennoch verbleiben die Amputationsraten nach Starkstromverbrennungen aufgrund der Gefäß- und Nervenschädigung sowie der massiven Muskelnekrosen relativ hoch.

Eine **Myoglobinurie** nach Muskelzerfall, mit der Gefahr eines Nierenversagens, wird durch eine frühzeitige Alkalisierung des Harns unter einer ausreichenden Diurese therapiert.

> Zu beachten ist der grundsätzlich deutlich erhöhte Flüssigkeitsbedarf eines Verletzten nach einer Stromverbrennung.

76.4 Kurzübersicht der systemischen Auswirkungen einer Verbrennung

Bei ausgedehnten Verbrennungen über 20 % verbrannter Körperoberfläche (V_{KOF}) kommt es zu systemischen Auswirkungen. Die lokale Aktivierung der Gewebsmakrophagen führt zur gesteigerten Freisetzung von Entzündungsmediatoren und proinflammatorischen Zytokinen. Eine **systemische Entzündungsreaktion** („systemic inflammatory response syndrome", SIRS) und die Ausbildung eines sog. „**capillary leak**" sind die Folge:

Tab. 76.3 Hilfen zur Einschätzung der Verbrennungsausdehnung	
Handinnen-Flächen-Regel	Handinnenfläche des Patienten umfasst 1 % der Gesamtkörperoberfläche, ist besonders bei Kindern zu empfehlen
Neuner-Regel nach Wallace	Einteilung des Erwachsenenkörpers in 9 % KOF umfassende Regionen: Kopf (9 %), Thorax (9 %), Bauch (9 %), obere (9 %) und untere Rückenpartie (9 %), 9 % ein Arm, 2× 9 % ein Bein ventral und 2× 9 % ein Bein dorsal ergeben 99 %, das Genitale wird mit 1 % berücksichtigt
Lund and Browder Charts	Spezielle Dokumentationsbögen mit Oberflächennormogrammen der verbrannten V_{KOF} bieten die Möglichkeit einer sehr genauen altersabhängigen Berechnung der verbrannten Areale

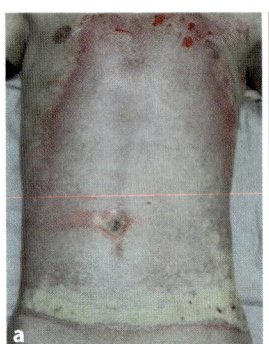

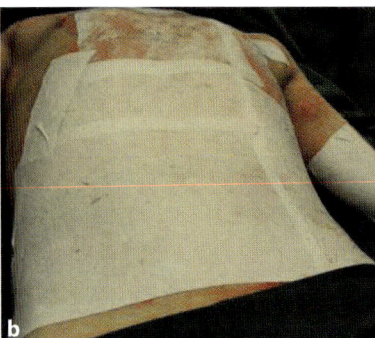

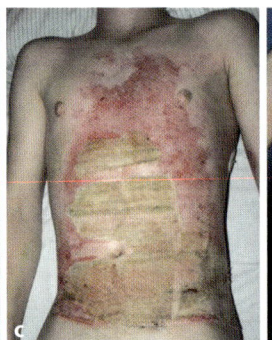

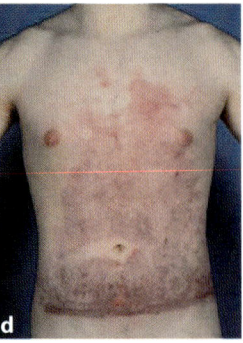

Abb. 76.4a–d Mischbild einer Verbrennung Grad IIa (Thorax) und IIb (Abdomen). **a** Klinisches Bild nach Aufnahmedébridement. **b** Einsatz von Suprathel als biosynthetisches Foliensystem nach Débridement und tangentialer Nekrektomie. **c** Verlauf mit teilweise abgelöster Folie. **d** Gutes Ergebnis ohne Spalthauttransplantation

- **Ödeme** durch Extravasation von Plasma in Verbrennungswunden und umliegendes Gewebe („capillary leak")
- Überschießende **Immunantwort auf eine Brandverletzung** als multifaktorielle Schädigung des Körpers ausgehend von hitzegeschädigten Hautarealen (zelluläre und humorale Mechanismen), Gefahr einer SIRS mit Übergang in eine Sepsis
- **Hypermetabolismus** durch Hormone wie z. B. Glukagon, Kortisol und Katecholamine
- **Akute hämodynamische Folgen** mit vermindertem Plasmavolumen, reduziertem Herzzeitvolumen, sinkender Harnproduktion, erhöhtem systemischen Widerstand und konsekutiv reduzierter peripherer Perfusion, Gefahr einer Vasokonstriktion im Magen-Darm-Trakt, Anstieg des Lungengefäßwiderstandes mit Ausbildung von Lungenödemen

76.5 Präklinische Erstversorgung

Am Unfallort wird der Patient zuerst abgelöscht und aus der Gefahrenzone des Brandherdes gerettet. Hierbei erfolgt jegliches Handeln im Rahmen der Maxime des Selbstschutzes.

Das Atemwegsmanagement analog zum Schockraum gemäß der ATLS-Kriterien wird durchgeführt. Dabei kann bei der Gefahr einer akuten Atemwegsgefährdung durch
- eine symptomatisches Inhalationstrauma mit Dyspnoe durch laryngeale Schwellung,
- zirkuläre Verbrennungen der Halsregion,
- großflächige Verbrennungen (>30 % V_{KOF}) mit Gesichtsbeteiligung,
- Glasgow Coma Scale >8 oder
- manifestes Schockgeschehen
- Polytraumapatienten,

die frühzeitige und großzügige Indikation zur Intubation lebensrettend sein. Die Entscheidung zur Intubation wird in der präklinischen Situation anhand des klinischen Gesamtbildes getroffen.

Brennende Kleidungsstücke werden nur vorsichtig entfernt. Eine im Sinne der Laienhilfe durchgeführte **Kaltwasserbehandlung** der Brandwunden (Leitungswasser, feuchte Handtücher, kein Eis!) vermindert die lokale Gewebsüberhitzung und erreicht eine zusätzliche Schmerztherapie. Eine Stabilisierung der Mastzellen verringert die Histaminausschüttung mit Einschränkung des Wundödems. Die zeitliche Begrenzung der Kühlung auf maximal 10 Minuten verhindert eine Hypothermie des Patienten. Bei Verbrennungen über V_{KOF} 30 % sollte daher das Kühlen der Patienten unterbleiben, die Aufrechterhaltung der Körperkerntemperatur steht im Vordergrund. Dies gilt insbesondere bei Kindern.

Das **Kreislaufmanagement** wirkt der Gefahr des Schockgeschehens durch Volumenmangel entgegen. In der Infusionstherapie werden ausschließlich kristalloide Lösungen wie Ringer-Lösung oder Ringer-Laktat über großlumige periphere oder zentrale Zugänge infundiert.

Der **Volumenbedarf** eines Schwerbrandverletzten wird mit Hilfe der **Parkland-Formel nach Baxter** berechnet:
- Für Erwachsene: (4 ml Ringer-Laktat × % V_{KOF} × kg KG) über 24 h
- Für Kinder: (4–6 ml Ringer-Laktat × % V_{KOF} × kg KG) über 24 h

Hierbei wird die Hälfte des errechneten Infusionsvolumens in den ersten 8 h verabreicht und die zweite Hälfte über die folgenden 16 h verteilt. Grundsätzlich handelt es sich hierbei um Richtwerte, eine entscheidende Richtgröße ist die ausreichende Diurese, die durch suffiziente Flüssigkeitszufuhr, ohne Gabe von Diuretika erreicht wird (ca. 0,5–1 ml/kg/h).

Praktisch bedeutet dies innerhalb des rettungsdienstlich relevanten Zeitraums von einer Stunde: Beim Erwach-

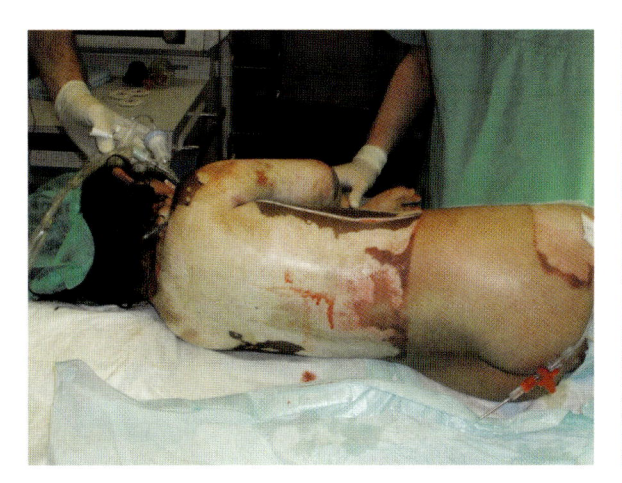

Abb. 76.5 Verbrennung Grad III, die gesamte Rückenpartie ist drittgradig verbrannt. Zunächst erfolgt eine epifasziale Nekrektomie, im Anschluss zweizeitig die autologe Deckung mit oberflächenexpandierter Spalthaut z. B. Mikrografts nach Meek

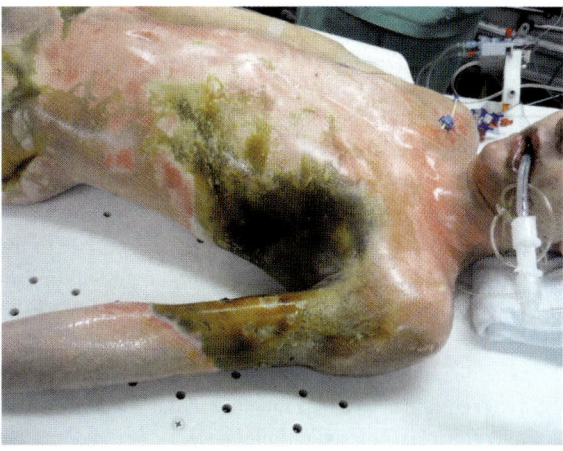

Abb. 76.6 Starkstromverletzung mit Verbrennungen Grad III

senen reichen 500–1000 ml und bei einem 20 kg schweren Kind mit 25% V_{KOF} Verbrennung 250–500 ml aus.

> Bei Stromverletzungen oder bei vorliegendem Inhalationstrauma kann der Flüssigkeitsbedarf um bis zu 50 % höher liegen.

Eine suffiziente **Analgesie** unter bevorzugter Gabe von Opiaten (z. B. Morphin 2,5 mg - 5 mg i.v.; Piritramid 7,5 mg i.v.; Ketamin S 25 mg i.v.) ist unerlässlich. Eine Anxiolyse und Sedierung kann durch z. B. 2,5–5 mg Midazolam i.v. erreicht werden.

Die Kriterien zur Verlegung und Zuweisung eines Brandverletzten in ein **Behandlungszentrum für Schwerbrandverletzte** sind wie folgt zusammengestellt:
- Tiefe Verbrennungen >IIb unabhängig von der V_{KOF}
- Oberflächliche Verbrennungen (I–IIa) >20 % V_{KOF}
- Oberflächliche Verbrennungen (I–IIa) >10 % bei Patienten >50 Jahre
- Alle Verbrennungen und Verätzungen bei Kindern <10 Jahren
- Alle Verbrennungen des Gesichts, der Hände, der Füße, der Genitalien, des Perineums, der Brüste oder über großen Gelenken
- Inhalationstraumen
- Verbrennungen bei Patienten mit signifikanten Nebendiagnosen
- Alle polytraumatisierten und verbrannten Patienten, deren Hauptverletzung in der Verbrennung besteht
- Alle Verbrennungen durch elektrischen Strom, chemische oder radioaktive Substanzen
- Fehlende Infrastruktur in der erstbehandelnden Klinik

> Die Verbrennungswunde wird bis zur Behandlung in einem Verbrennungszentrum steril abgedeckt. Hierbei kommen alleinig Metaline-Folien oder sonstige sterile Tücher zum Einsatz.

Verbrennungsverbände mit Flammazine oder Gele sind im präklinischen Einsatz kontraindiziert. Alle beschichteten Verbandsmaterialen z. B. mit unterschiedlichen Gelsubstanzen können bei großflächigen Verbrennungen zu einer gefährlichen Hypothermie mit Steigerung der Letalität führen. Des weiteren können sie für die anstehende Planung und operative Therapie eher von Nachteil sein. Zusammenfassend sind diese Materialien eher kontraproduktiv.

> Die Abtragung von Brandblasen im präklinischen Rahmen ist zu unterlassen.

Die präklinische Rettungszeit ist durch geeignete und zeitige Transportmaßnahmen (ggf. Einsatz der Luftrettung) möglichst kurz zu halten. Idealerweise sollte diese bei 30 Minuten liegen. Während des Transportes ist der Wärmeerhalt eine bedeutende Maßnahme. Ein ausreichender Tetanusschutz ist abzuklären. Eine prophylaktische Antibiose (Gefahr der Resistenzbildung) ist nicht indiziert.

76.6 Aufnahme und Primärversorgung im Verbrennungszentrum

76.6.1 Vorgehen bei der Aufnahme

Die Akutbehandlung und das Aufnahmebad von Brandverletzten erfolgen in einer speziell dafür eingerichteten beheizbaren Einheit:

- Verbrennungswunden werden gereinigt unter Entfernung von Rußauflagerungen und Brandblasen.
- Der Wundstatus wird ausführlich auf Photos und in Dokumentationstabellen festgehalten.
- Tetanusschutz und Wundabstriche erfolgen.
- Indikation zu sofortigen chirurgischen Maßnahmen (z. B. Escharotomie, Fasziotomie, CTS-Spaltung, plastische Tracheotomie) werden zu diesem Zeitpunkt durch den plastischen Chirurgen gestellt und eingeleitet.
- Verletzungsausmaß und Nebenerkrankungen entscheiden über eine Intubation, Anlage eines zentralvenösen und arteriellen Zugangs, einer Magensonde und eines Harnblasenkatheters.
- Routinelabor: arterielle Blutgase, Hämatokrit, CO-Hämoglobin, Elektrolyte, Kreatinin, Myoglobin, Eiweiß/Albumin, Glukose und Blutgruppe.
- Das Aufnahmegewicht wird bestimmt.
- Erneute Kalkulation des Flüssigkeitsbedarf an kristalloider Lösung in den ersten 24 h unter Berücksichtigung der bis zu diesem Zeitpunkt infundierten Mengen; eine suffiziente Infusionstherapie nach Diurese unter Vermeidung von Katecholaminen, insbesondere von α-Rezeptorenblockern, ist dabei ein wichtiges Gebot.
- Die präklinisch begonnene Analgesie und Sedierung wird fortgesetzt.

76.6.2 ABSI-Score

Mit Hilfe des „Abbreviated Burn Severity Index" (ABSI-Score) nach Tobiasen kann die Prognose eines Brandverletzten geschätzt werden (Tab. 76.4).

76.7 Synopsis der relevanten plastisch-chirurgischen Behandlungskonzepte

In Abhängigkeit vom Verbrennungsgrad und der Flächenausdehnung sind moderne Konzepte zur zügigen Weichteilsanierung durch Abtragung verbrannter Hautareale und Deckung mit Eigenhaut bei tiefen Verbrennungen bzw. durch Einleitung geeigneter Verbandsregime bei oberflächlichen Verbrennungen (Grad I und IIa) notwendig.

Eine absolute und sofortige Operationsindikation stellen tief dermale (Grad IIb) oder drittgradige zirkuläre Verbrennungen dar. Derartige Verbrennungen am Thorax oder an den Extremitäten können durch die entstehende Gewebeverhärtung und -kontraktur die Atmung bzw. die periphere Durchblutung behindern. Der starre Wundschorf muss sofort durch eine Inzision, die sog. **Escharo-tomie**, entlastet werden. Diese geschwungenen Inzisionen erfolgen in der Regel nur durch die verbrannte Haut.

Der Erfolg einer kompletten Escharotomie zeigt sich unmittelbar in verbesserter Atmung (bzw. Erniedrigung der Beatmungsdrücke) oder einem Wiederauftreten bzw. Erstarken peripherer Pulse an den betroffenen Gliedmaßen.

Ist eine Escharotomie jedoch nicht ausreichend, muss eine tiefere Inzision in Form einer **Fasziotomie** erfolgen. Hierbei wird die Muskelfaszie zur Druckentlastung in den Muskellogen gespalten. Bei zirkulärer Verbrennung der Hände ist neben einer Escharotomie über den Mittelhandmuskeln und der Finger sowie neben einer prophy-

Tab. 76.4 ABSI-Index

Variable		Punkte
Mann		0
Frau		1
Alter	0–20	1
	21–40	2
	41–60	3
	61–80	4
	>80	5
Inhalationstrauma		1
Drittgradige Verbrennung		1
V_{KOF}	1–10 %	1
	11–20 %	2
	21–30 %	3
	31–40 %	4
	41–50 %	5
	51–60 %	6
	61–70 %	7
	71–80 %	8
	81–90 %	9
	91–100 %	10
Gesamtpunktzahl		Sterbewahrscheinlichkeit
2–3		<1 %
4–5		2 %
6–7		10–20 %
8–9		30–50 %
10–11		60–80 %
>11		>90 %

76.7 · Synopsis der relevanten plastisch-chirurgischen Behandlungskonzepte

Tab. 76.5 Behandlung von Brandwunden

Grade	Therapieschritte	Bemerkungen
I	Nach einer Wundreinigung, Applikation von rückfettender Salbe z. B. Dexapanthenol, ggf. Schmerztherapie, Kreislaufmonitoring und Flüssigkeitstherapie	Großflächige Grad-I-Verbrennungen (z. B. Ganzkörperexposition in Solarien) können zu erheblichen Schmerzen, Kreislaufinstabilität und einem erhöhten Flüssigkeitsbedarf in den ersten Tagen führen
IIa	Aufnahmedébridement	Bei Kindern ist der Einsatz von biosynthetischen Foliensystemen aufgrund der guten Schmerzreduktion, niedrigen Verbandswechselfrequenz und damit hohen Compliance empfehlenswert
	Täglich topische Applikation von Silbersulfadiazine oder Polyhexanid-Lösungen oder Einleitung einer operativen Therapie mit Applikation biosynthetischer Folien (z. B. Biobrane oder Suprathel)	
IIb	Aufnahmedébridement	Großflächige tangentiale Nekrektomien können zu starken Blutverlusten mit Kreislaufinstabilität führen Mesh-Grafts erlauben eine geringere Flächenvergrößerung (1:1,5–1:6) bieten aber eine bessere kosmetisches Outcome als Meek-Grafts (Hautinseln auf Seide aufgebracht), eine Oberflächenvergrößerung bis zu 1:12 ist bei Meek-Grafts möglich und eignet sich daher trotz kosmetischer Nachteile für großflächige Verbrennungen
	Tangentiale Nekrektomie	
	Falls Fläche <15 % V_{KOF}: autologe Deckung mit oberflächenvergrößerter Spalthaut (z. B. Mesh- oder Meek-Grafts)	
	Falls Fläche >15 % V_{KOF} zweizeitig durch temporäre Deckung mit allogener oder xenogener Haut (z. B. Spenderhaut oder biosynthetischen Systemen wie z. B. Polymem) und nach Wundkonditionierung und Stabilisierung des Patienten mit oberflächenvergrößerter Spalthaut (z. B. Mesh- oder Meek-Grafts)	
III	Aufnahmedébridement	Tangentiale Nekrektomien sind je nach betroffener Körperregion im Vergleich zu epifaszialen Nekrektomien ästhetisch weniger entstellend, ein gut perfundierter Wundgrund ist allerdings unabdingbar für eine autologe Deckung mit Eigenhaut Bei V_{KOF} >70 % ist an den Einsatz von in spezialisierten Labors aus Patientenhaut gezüchtete Keratinozytenkulturen zu denken
	Epifasziale und je nach Körperregion tangentiale Nekrektomie	
	Falls <15 % V_{KOF}: autologe Deckung mit oberflächenvergrößerter Spalthaut (z. B. Mesh- oder Meek-Grafts)	
	Falls >15–20 % V_{KOF}: zweizeitig durch temporäre Deckung mit allogener oder xenogener Haut (z. B. Spenderhaut oder Hautersatzmaterial z. B. Polymem) und nach Wundkonditionierung und Stabilisierung des Patienten mit oberflächenvergrößerter Spalthaut (z. B. Mesh- oder Meek-Grafts) oder mit kultivierten Keratinozyten-Suspensionen oder Sheets	

laktischen Karpaltunnelspaltung eine Schienenbehandlung indiziert.

Nach Abklärung und Durchführung der notfallmäßigen Operationen im Einklang mit den evtl. operationspflichtigen Begleiterkrankungen erfolgt im zweiten Schritt eine Planung der elektiven Operationsschritte zur **Abtragung des verbrannten Gewebes**.

> Eine frühzeitige Abtragung der Verbrennungswunden bei großflächigen Verletzungen bietet gegenüber einer zuwartenden konservativen Haltung einen erhöhten Überlebensvorteil.

◘ Tab. 76.5 gibt eine Übersicht über die Behandlungskonzepte in Abhängigkeit vom Verbrennungsgrad.

76.8 Nachsorgetherapie und sekundäre rekonstruktive Eingriffe

Eine spezialisierte Nachsorgetherapie bei Brandverletzten ermöglicht die erfolgreiche private und berufliche Reintegration der Betroffenen durch die Wiederherstellung von Funktionsfähigkeit und Lebensqualität. Eine Begleittherapie durch Psychologen und Psychotherapeuten kann dabei lebenslang erforderlich sein.

Neben der Therapie funktioneller Einschränkungen und ästhetischer Folgeschäden werden vegetative Funktionen stabilisiert, Kraftaufbau und Ausdauer trainiert und die Körperaktivitäten des täglichen Lebens verbessert.

Mit zunehmender Narbenreifung sowie im Rahmen des Wachstums bei Kindern sind zahlreiche **Korrektureingriffe** zur funktionellen und kosmetischen Wiederherstellung nach Abschluss der Primärtherapie notwendig.

Funktionelle Beeinträchtigungen wie z. B. Narbenkontrakturen an den Extremitäten oder mentosternale Kontrakturen der Halsregion sollten frühzeitig erkannt und korrigiert werden. **Ästhetische Defizite** in sozial exponierten Körperregionen wie z. B. dem Gesicht können zu schweren psychischen Belastungen führen und sollten ebenfalls zeitnah therapiert werden. Gemeinsam mit dem Patienten wird ein Behandlungsplan der notwendigen sekundären rekonstruktiven Eingriffe zusammengestellt und dem jeweiligen Heilungsverlauf angepasst.

> Grundsätzlich wird jedoch stets die Funktion vor der Ästhetik korrigiert.

Literatur

Gauglitz GG, Herndon DN, Kamolz LP, Jeschke MG (2008) Die Pathophysiologie von Verbrennungswunden. In: Kamolz L-P, Herndon DN, Jeschke MG (Hrsg) Verbrennungen. Springer, Berlin Heidelberg New York

Heimbach D, Mann R, Engrav L (2007) Evaluation of the burn wound. Management decisions. In: Herndon DN (ed) Total Burn Care. Saunders Elsevier

Pallua N, Demir E (2009) Chirurgische Behandlung von Gesichtsverbrennungen. In: Kamolz L-P, Herndon DN, Jeschke MG (Hrsg) Verbrennungen. Springer, Berlin Heidelberg New York

Pallua N, Demir E (2011) Brandverletzungen. In: Burchardi H, Larsen B, Marx G, Muhl E, Schölmerich J (eds) Die Intensivmedizin, 11. Auflage. Springer, Berlin Heidelberg New York

Pallua N, Low JFA (2003) Thermische, elektrische und chemische Verletzungen. In: Berger A, Hierner R (Hrsg) Plastische Chirurgie. Grundlagen, Prinzipien, Techniken (Band Plastische Chirurgie), Springer, Berlin Heidelberg New York

Pallua N, von Bülow S (2006) Behandlungskonzepte bei Verbrennungen. Teil I: Allgemeine Aspekte. Chirurg 77(1):81–94

Pallua N, von Bülow S (2006) Behandlungskonzepte bei Verbrennungen. Teil II: Technische Aspekte. Chirurg 77(2):179–186

Tobiasen J, Hiebert JM, Edlich RF (1982) The abbreviated burn severity index. Ann Emerg Med 11:260–262

Wölfl CG, Wölfl A, Wentzensen A, von Gregory H (2007) Notfallmanagement von Schwerbrandverletzten. Notfall Rettungsmedizin 10: 375–387

Chirurgische Intensivmedizin

Kapitel 77 Analgosedierung – 628
Chr. Waydhas

Kapitel 78 Monitoring und Zugänge – 639
W. Hartl

Kapitel 79 Infusionstherapie – 648
W. Hartl

Kapitel 80 Blutersatz und Transfusionsmedizin – 653
K. Pfister, N. Ahrens

Kapitel 81 Ernährungstherapie des chirurgischen Patienten – 665
P. Rittler, W. Hartl, K.-W. Jauch

Kapitel 82 Neurotrauma – 677
Th. Bein

Kapitel 83 Respiratorische Insuffizienz und Beatmung – 682
D. Schreiter, A. Reske

Kapitel 84 Herz-Kreislauf-Insuffizienz – 698
Th. Bein

Kapitel 85 Niereninsuffizienz und Nierenersatztherapie – 703
J. Hoffmann

Kapitel 86 Abdominelles Kompartmentsyndrom – 709
J. Hoffmann, W. Ertel

Kapitel 87 Peritonitis – 717
H. Lippert

Kapitel 88 Sepsistherapie – 727
J. Hoffmann

Analgosedierung

Chr. Waydhas

77.1 Einführung

Die Linderung von Leid ist, neben dem Versuch Krankheiten zu heilen oder deren Verlauf zu verzögern, die vornehmste ärztliche Aufgabe. Es gibt nur wenige Bereiche in der Medizin, in denen Patienten und Angehörige so viel Leid erfahren wie auf Intensivstationen. Trotz einer hohen Anwendungsrate von Schmerz- und Beruhigungsmedikamenten erfahren nach wie vor über 70 % der Intensivpatienten mittelstarke bis stärkste Schmerzen (z. B. beim endotrachealen Absaugen, Lagerungsmaßnahmen, Betten und Waschen, interventionellen Manipulationen), bis zu 90 % erleiden ausgeprägte Angst- und Unruhezustände und ein hoher Anteil von kritisch Kranken durchläuft, zumindest kurzfristig, delirante Phasen. Diese wenigen Zahlen zeigen die dringende Notwendigkeit, neben einer adäquaten kausalen Therapie ein zentrales Augenmerk auf die Palliation von Leid und die Linderung von Angst und Schmerz zu legen. Eine gute Analgosedierung erfordert eine entsprechende ethische Grundeinstellung beim ärztlichen und Pflegepersonal, konzeptionelle Überlegungen, wie das Management der Analgosedierung am besten durchgeführt werden soll sowie eine gute Kenntnis der zur Verfügung stehenden Medikamente, deren Indikationsfelder, Stärken, Schwächen, unerwünschten Wirkungen und Interaktionen mit anderen Substanzen.

77.2 Grundprinzipien und Konzepte

> Grundsätzlich ist zwischen Schmerzen, Angst und Delirium sowie Entzugssyndromen zu unterscheiden.

Auch wenn es zwischen diesen Entitäten enge Wechselbeziehungen und Überschneidungen geben kann, so ist eine möglichst genaue Differenzierung Voraussetzung für eine rationale Therapie, da die zur Verfügung stehenden Medikamente in der Regel vorwiegend nur auf den einen oder anderen Symptomenkomplex wirken. Dies bedingt auch, dass keine fixen Arzneimittelkombinationen oder -mischungen verabreicht werden sollten, sondern jedes eingesetzte Medikament **individuell** und **bedarfsadaptiert** eingesetzt und dosiert wird.

Vor einer Verabreichung oder Dosissteigerung von analgetisch oder sedierend wirkenden Medikamente sollten jedoch andere Ursachen für die Beschwerden bedacht und ggf. behandelt werden. Häufige Ursachen für **Agitation** auf der Intensivstation sind u. a. Fieber, Dyspnoe, Hypoxie, Hypotension, Sepsis, Probleme mit der Beatmung (gestörte Compliance zwischen Patient und Beatmungsmaschine, unkorrekte Einstellungen, Funktionsdefekte), Obstruktionen in den Atemwegen und Atemschläuchen. Schmerzen können durch Druckstellen bei der Lagerung oder bei immobilisierenden Verbänden oder akute Komplikationen oder Verschlechterungen der Grunderkrankung bedingt sein.

Ebenso sind allgemeine schmerzlindernde und beruhigende Maßnahmen zu erwägen. Ein häufig unterschätztes Problem ist der **Schlafentzug** und die **Reizüberflutung**, bedingt durch Unterbrechung des Tag-Nacht-Rhythmus durch künstliche Beleuchtung, Störgeräusche wie Alarmtöne, Telefonläuten und laute Gespräche, Behandlungsmaßnahmen bei benachbarten Patienten, Maschinengeräusche oder Pflegemaßnahmen zu nächtlicher Zeit. Bevor also Analgetika oder Sedativa verabreicht oder gesteigert werden, sollte geklärt werden, ob derartige Störungen vorliegen, die dann u. U. grundsätzlich andere Maßnahmen verlangen und durch Analgosedierung lediglich überdeckt werden, ohne das eigentliche Problem zu lösen.

Die Minimierung von Reizen im Umfeld des Patienten kann z. B. durch die Unterbringung in Einzelzimmern, das Geschlossenhalten von Türen, individualisierte Einstellung von Alarmgrenzen und Alarmtönen sowie die Berücksichtigung des Tag-Nacht-Rhythmus in Bezug auf Licht und Tätigkeiten am Patienten erreicht werden. Ebenso gehört hierzu ein **empathischer Umgang** mit dem Patienten, auch wenn er sediert ist und seine Umwelt wenig wahrzunehmen scheint. So sollten Patienten vor Berührungen, Untersuchungen und pflegerischen oder ärztlichen Maßnahmen angesprochen und informiert, laute Gespräche sowie für den Patienten belastende oder nicht der Behandlung und Pflege dienenden Themen vermieden und die Würde des Patienten gewahrt werden. Auch die Schaffung einer **vertrauten Umgebung** durch Bilder, Photos oder Musik kann beruhigend wirken. Angesichts des stark subjektiven Charakters der Schmerz- und Angstwahrnehmung können diese allgemeinen Maßnahmen zur Schmerzlinderung und

Beruhigung von Intensivpatienten beitragen und den Analgetika- und Sedativabedarf senken.

Um eine möglichst adäquate Analgosedierung zu erreichen (unter Vermeidung von ungenügender aber auch überschießender Dosierung und der damit verbundenen unerwünschten Folgen) sind eine Reihe grundsätzlicher Regelungen erforderlich:

> **Grundsätzliche Konzepte in der Planung und Organisation der Analgosedierung**
> - Systematische Evaluation von Schmerz, Sedierungstiefe und Delir mit Hilfe von validierten Skalen mindestens alle 8 h
> - Individuelle patientenspezifische Festlegung der anzustrebenden Sedierungstiefe
> - Zielgerichtete Protokoll-basierte Anpassung des Sedierungs-, Analgesie und Delirgrades für die verwendeten Substanzen und deren Dosierung

Die **Erfassung** bzw. das **Monitoring der Beschwerden und Symptome** gestaltet sich bei wachen und ansprechbaren Patienten meist einfacher, da diese direkt befragt werden und Auskunft geben können. Ein großer Teil der Intensivpatienten ist jedoch aufgrund mechanischer Beatmung, Medikamentenwirkungen und primärer oder sekundärer krankheitsbedingter Hirnfunktionsstörungen nicht ausreichend kommunikationsfähig. Hier ist eine Fremdbeurteilung notwendig. Diese ist einerseits erschwert durch die oft starke Subjektivität in der Beurteilung und der großen Untersucherabhängigkeit (persönlichkeits-, stimmungs-, berufsgruppenabhängig). Zahlreiche Untersuchungen haben gezeigt, dass medizinisches Personal Schmerzen und Angst in mehr als der Hälfte der Fälle unterschätzt, regelmäßig aber auch überschätzt. Außerdem sind viele Kriterien für Schmerz und Unruhe unspezifisch oder mehrdeutig (z. B. Tachykardie, Tachypnoe, Unruhe und Agitation, Hypertension, Schwitzen).

Um die Bewertung von Schmerz, Angst und Unruhe und deliranten Symptomen besser objektivieren zu können stehen eine Reihe von **validierten Skalen** und **Scores** zur Verfügung, die weiter unten genauer dargestellt werden. Es konnte nachgewiesen werden, dass die routinemäßige Anwendung solcher Messskalen die Therapie verbessert und die Behandlungsdauer verkürzen kann. Diese sollten zur Symptomobjektivierung und verbesserten Therapiesteuerung als Monitoring bei nicht kommunikationsfähigen Patienten routinemäßig eingesetzt und zumindest alle 8 h evaluiert und dokumentiert werden.

> Ziel der Analgosedierung ist ein Patient, der keine wesentlichen Schmerzen hat und die Behandlung, **insbesondere die maschinelle Beatmung, die endotracheale Absaugung und andere Manipulationen sowie die eingeschränkten Kommunikations- und Selbstbestimmungsmöglichkeiten toleriert.**

Anzustreben ist ein Patient, der im ungestörten Zustand schläft, aber auf Ansprache erweckbar und kooperativ ist. Nur in bestimmten Situationen, wie beispielsweise einer akuten kardialen oder kardiozirkulatorischen Insuffizienz, im akuten ARDS oder bei schwerem Schädel-Hirn-Trauma kann es erforderlich sein einen tiefen Sedierungsgrad anzustreben, um eine adäquate Ventilation und Oxygenierung sowie eine komplette Abschirmung von unangenehmen Reizen erreichen zu können. Es gibt allerdings keine validierten Parameter, die anzeigen, ab wann ein geringerer Sedierungsgrad möglich oder angezeigt ist. Das Risiko der tiefen Sedierung ist die überschießende oder unnötig lange Sedierung, die zu einer Verlängerung der Beatmungs- und Intensivstationsliegezeit führt, wie in einer richtungweisenden Studie von Kress et al. (2000) gezeigt wurde, in der ein täglicher **Sedierungs-Auslassversuch** die Behandlungsdauer deutlich verringerte. Dadurch wurde ein Paradigmenwechsel von der These „der Patient wird sediert, weil er beatmet werden muss" hin zur These „der Patient muss beatmet werden, weil er sediert wird" eingeleitet. Eine geringere Sedierungstiefe führt zu einer kürzeren Beatmungsdauer und einem geringeren Bedarf an Vasopressoren und positiv-inotropen Substanzen.

Die Wahl der Medikamente, Dosierungen und Leitfäden für die Dosisanpassung sollten in Form von Algorithmen, SOP („**standard operation procedures**") oder ähnlich gearteten Protokollen, abgestimmt auf die Bedürfnisse der jeweiligen Station, **schriftlich fixiert** werden. Damit können die Beatmungs- und Intensivstationsliegezeit, die Zahl unerwünschter Nebenwirkungen und die Kosten reduziert werden.

Bei der **Auswahl der Medikamente** ist grundsätzlich anzumerken, dass es innerhalb der üblicherweise eingesetzten Substanzen aufgrund von Studien und Outcome-Daten keine grundsätzlich zu bevorzugende gibt. Somit kann auch im Folgenden keine bestimmte Substanz generell hervorgehoben werden. Vielmehr hängt die Wahl der Medikamente von Zulassungsstatus, der Dauer der erwarteten Analgosedierung, möglichen Arzneimittelinteraktionen, begleitenden Erkrankungen oder Organfunktionsstörungen, den Kosten und anderen Faktoren ab. Besonders Augenmerk erfordern dabei Einschränkungen der renalen und hepatischen Funktion, da die meisten Substanzen über diese Organe abgebaut oder eliminiert werden. Weiterhin bestehen in verschiedenen Ländern und Kontinenten unterschiedliche Meinungen über die einzusetzenden Substanzen, die auch vom Zulassungsstatus einzelner Medikamente abhängen, so dass nicht alle Publikationen aus dem amerikanischen Schrifttum für die Anwendung bei uns übertragen werden können. Ein wichtiger Faktor bei der Auswahl der Medikamente sind die Kosten, zumal die Analgosedativa zu den 5 teuersten Medikamentenposten auf Intensivstationen zählen. Da die Preise für einzelne Substanzen zwischen verschiedenen Krankenhäusern stark variieren können und auch deutlichen Preisschwankungen über die Zeit unterliegen, können hier und im Folgenden keine allgemein gültigen Angaben gemacht werden. Eine Kostenanalyse vor Ort ist hierfür erforderlich.

Ein gemeinsames Problem praktisch aller in der Analgosedierung eingesetzter Medikamente ist das **Abhängigkeitspotenzial**. Bereits nach wenigen Tagen einer hochdosierten Applikation kann eine körperliche Abhängigkeit entstehen. Bei einem abrupten Absetzen ist dann das Risiko einer **Entzugssymptomatik** relevant. Deshalb wird meist empfohlen nach einer Sedierung von mehr als einer Woche die Dosis schrittweise zu reduzieren. Eine typische Möglichkeit ist eine initiale Dosisreduktion um 25 % und dann täglich um ca. 10 %. Aufgrund der möglichen Entzugsproblematik ist von einer Antagonisierung, auch wenn sie grundsätzlich möglich wäre, insbesondere nach längerer Applikation (über 2–3 Tage) abzuraten.

77.3 Schmerzen

Die **Indikation** zur Behandlung vom Schmerzen ist grundsätzlich aus humanitären Gründen gegeben. Kontraindikationen gegen eine suffiziente Analgesie gibt es praktisch keine, insbesondere zählen die Befürchtung, Krankheitssymptome zu verdecken, die Angst vor einer Atemsuppression oder gar „erzieherische" Überlegungen keinesfalls dazu. Vielmehr muss bei den ersteren beiden Gründen eine entsprechende Auswahl des Medikaments und des Applikationswegs erfolgen.

Die **Dosierung von Analgetika** erfolgt nach Wirkung. Insofern sind Dosierungsangaben, insbesondere bei Opiaten, nur als Orientierungsgrößen anzusehen. Individuell können auch geringere Mengen ausreichend sein (z. B. ältere Menschen) oder wesentlich höhere Dosierungen erforderlich werden (Enzyminduktion, Substanzenabhängige).

77.3.1 Monitoring

Grundsätzlich ist das Schmerzempfinden stark subjektiv geprägt und wird neben objektiven und nachvollziehbaren Auslösern von der Persönlichkeit des Patienten, Angst und Unsicherheit und zahlreichen weiteren Faktoren maßgeblich beeinflusst. Somit kann nur der Patient selbst beurteilen, ob er Schmerzen hat und wie stark diese sind. Die Schmerzfeststellung bereitet beim wachen und orientierten Patienten in der Regel keine größeren Probleme. Allerdings ist es nicht selten, dass die Schmerzintensität nicht adäquat kommuniziert werden kann. Grundlage sind deshalb standardisierte Schmerzskalen (▶ Kap. 3), die besser geeignet sind als die einfache Frage nach Schmerz und Schmerzintensität. Am bekanntesten sind die **visuelle Analogskala** (VAS) und die **Numerische Rating Scale** (NRS). Eine Schmerzintensität von 3 oder weniger gilt dabei als Indikator einer ausreichenden Analgesie.

Wesentlich schwieriger ist die Schmerzfeststellung bei Patienten, die nicht kommunikationsfähig sind. Als Kriterien für Schmerzen können folgende Befunde herangezogen werden: Tachykardie, Hypertension, Tachypnoe, Tränenfluss, Schwitzen, Grimassieren, Unruhe und Agitation oder Abwehr. Da die meisten dieser Symptome unspezifisch sind und durch zahlreiche andere Zustände ausgelöst werden können, bleibt hier ein größerer Unsicherheitsfaktor bestehen. Eine **probatorische Analgetikagabe** ist hier oft hilfreich. In wie weit ein kürzlich entwickelter Score zur Schmerzfeststellung, die **Behavioral Pain Scale** (BPS), bei der Grimassieren, Bewegung der oberen Extremität und die Adaptierung an das Beatmungsgerät semiquantitativ erfasst werden, zu einer Verbesserung der Schmerztherapie führt, muss abgewartet werden.

> Eine Überwachung der Schmerzsituation sowie deren Dokumentation ist mindestens einmal pro Schicht zu empfehlen.

77.3.2 Medikamente

Applikationsmöglichkeiten

Die **orale Applikation** von Analgetika ist bei allen Patienten, bei denen eine enterale Resorption sicher gestellt ist, möglich. Sie ist ungeeignet um akute Schmerzen (Verbandswechsel, Lagerungsmaßnahmen, Interventionen etc.) zu kupieren, da Wirkungseintritt und Stärke nicht ausreichend sind. Für die meisten Intensivpatienten kommt deshalb nur die **intravenöse** oder die **regionale/lokale Applikation** in Betracht.

Postoperative Patienten haben häufig **regionale Schmerzkatheter** in situ. Ihre Verwendung ist in diesem Fall angezeigt und führt zu erheblichen Einsparungen an systemischen Analgetika. Bezüglich allgemeiner Überlegungen zu Medikamentenwahl, Dosierung, Risiken und Vorsichtsmaßnahmen beim Entfernen sei auf ▶ Kap. 3 verwiesen. Für das Einlegen von regionalen Kathetern auf der Intensivstation gelten grundsätzlich ähnliche Regeln wie im präoperativen Setting. Allerdings stellen die häufig vorliegenden Gerinnungsstörungen, Applikation von gerinnungshemmenden Medikamenten und die eingeschränkte Vigilanz sowie das Vorliegen einer Sepsis bei vielen Patienten auf der Intensivstation eine Kontraindikationen dar. Gute Indikationen sind Schmerzen an den unteren Extremitäten, dem Abdomen und – für thorakale Periduralkatheter – Rippenserienfrakturen.

Für wache und kooperative Patienten stellt die **Patienten-kontrollierte Analgesie** (PCA) auch auf der Intensivstation eine ausgezeichnete Alternative dar.

Grundsätzlich ist eine **festgelegte Basismedikation** zu bevorzugen, die vor schmerzhaften Interventionen durch Bolusgaben ergänzt wird. Die Adjustierung erfolgt auf Basis des Schmerzmonitorings. Die Basistherapie kann entweder nach festem Schema intermittierend erfolgen oder über eine kontinuierliche Gabe mittels Perfusorpumpe. Ersteres wird meist bei extubierten Patienten angewendet, letzteres bei Beatmeten. Klare Vorteile für das eine oder andere Regime gibt es nicht und das Vorgehen muss an die lokalen Gegebenheiten (Personal, Perfusorpumpen etc.) angepasst werden.

Fentanyl

Zu den am häufigsten eingesetzten Analgetika zählt das Fentanyl. Wie alle Opiate wirkt es über verschiedene Opiatrezeptoren. Die Stimulation der μ-Rezeptoren bewirkt dabei Analgesie, Euphorie, Bradykardie, Obstipation und Atemdepression, der κ-Rezeptoren Sedierung und Miosis und der σ-Rezeptoren Dysphorie, Delirium und Halluzinationen. Aufgrund der hohen Lipidlöslichkeit ist Fentanyl schneller wirksam, besser titrierbar und stärker wirksam als Morphin (ca. 100-fach). Die Wirkung tritt typischerweise nach 1–2 min ein, bei einer Wirkungsdauer von ca. 1 h.

Typische **Dosierungen** liegen im Bereich zwischen 0,05 mg/h bis 2 mg/h per Perfusor und 0,05–0,2 mg bei Bolusgaben. Die Schmerztherapie wird üblicherweise mit einer Bolusgabe eingeleitet. Aufgrund der relativ kurzen Halbwertszeit ist eine kontinuierliche Applikation per Perfusorpumpe erforderlich. Für eine kurzfristige Analgesie im Rahmen von Interventionen sind Bolusgaben sinnvoll. Für die PCA gelten eigene Dosierungen.

Aufgrund der o. g. Wirkung auf die Rezeptoren ergeben sich neben der erwünschten Analgesie und Sedierung eine Reihe wichtiger typischer **Nebenwirkungen**:

- **Atemdepression.** Da der analgetische und atemdepressive Effekt über den gleichen Rezeptor vermittelt wird, sind diese beiden Effekte zu einem gewissen Grad miteinander gekoppelt. Besonders empfindlich können ältere Menschen und Patienten mit Schlaf-Apnoe-Syndrom reagieren; eine Wirkungsverstärkung wird bei gleichzeitiger Gabe von Benzodiazepinen beobachtet. In diesen Situationen sollte mit geringeren Dosen titriert werden. Umgekehrt ist aber bei fortbestehenden Schmerzen eine atemdepressive Wirkung meist nicht relevant und die Furcht davor sollte nicht zu einer ungenügenden Analgesierung führen.
- **Darmatonie und Ileus.** Die Darmatonie kann bei einer Reihe von Intensivpatienten zu einer hartnäckigen Obstipation bis zum Ileus führen, die auf übliche Behandlungsmaßnahmen schlecht anspricht. Hier wird von einigen Autoren die Gabe von Naloxon (4×1 mg p.o.) oder von Methylnaltrexon (8 bzw. 12 mg (bei Körpergewicht unter oder über 60 kg) s.c.) empfohlen, ohne dadurch die analgetischen Effekte abzuschwächen.
- **Hypotension.** Insbesondere bei zu schneller Applikation, Volumenmangel und Zuständen mit Vasodilatation kann es nach der Applikation zu einer Hypotension (und Bradykardie) kommen, die bei ausgeprägter Wirkung durch Volumengabe oder Vasopressoren behandelt werden muss.
- **Entzugssyndrom.** Es ist durch Gähnen, Rhinorrhö, Piloerektion, Schwitzen, Tränen, Mydriasis, Unruhe, Angst, Erbrechen, Tremor, abdominelle Krämpfe u. a. gekennzeichnet
- Weitere unerwünschte Wirkungen umfassen u. a. Pruritus und Halluzinationen bis hin zu deliranten Zuständen.

Fentanyl wird, wie die meisten anderen Opiate in der Leber metabolisiert, die Metabolite werden dann überwiegend renal eliminiert. Es gibt jedoch keine einheitlichen Empfehlungen zur Dosisreduktion bei Niereninsuffizienz.

Sufentanil

Sufentanil wird bei deutschen Intensivpatienten inzwischen fast gleich häufig eingesetzt wie Fentanyl. Es unterscheidet sich neben einer etwas stärkeren Wirkung vor allem durch eine kürzere Wirkungsdauer, die es etwas **besser steuerbar** macht und durch eine stärkere sedierende Komponente, die zur Einsparung von Sedativa beitragen kann. Eine Akkumulierung tritt auch bei Langzeitgabe kaum auf.

Dosierungen für die kontinuierliche Applikation liegen üblicherweise zwischen 25 und 100 μg/h (0,15–1,0 μg/kg/h). Im niedrigen Dosisbereich ist Sufentanil auch im Weaning und bei spontan atmenden Patienten meist ohne relevante atemdepressive Wirkung anwendbar. Das Nebenwirkungsprofil ist dem des Fentanyl vergleichbar.

Weitere Opiate

Piritramid ist das in Deutschland am häufigsten angewandte Opiat zur diskontinuierlichen Applikation. Es wird in einer Dosis von 3,75–15 mg intravenös als Bolus oder Kurzinfusion verabreicht. Eine Wiederholung ist in Abhängigkeit von der individuellen Wirkungsdauer alle

4–6 h erforderlich. Eine vorsichtige Dosierung ist u. a. bei älteren Patienten angezeigt.

Morphin hat einen langsameren Wirkungseintritt (10–20 min) und eine längere Wirkungszeit (ca. 4 h) als Fentanyl. Bolusgaben von 2–10 mg und Erhaltungsgaben von 1–5 mg/h geben den üblichen Rahmen. Vorsicht ist wegen der Akkumulierungsgefahr eines aktiven Metaboliten bei niereninsuffizienten Patienten (Kreatinin-Clearance <10 ml/min) geboten. Hier sollte eine Dosisreduktion auf 50 % oder ein Wechsel auf Hydromorphon erfolgen.

Remifentanil unterscheidet sich von den übrigen Opiaten durch seinen Abbauweg. Es wird durch unspezifische Esterasen in überwiegend unwirksame Metabolite gespalten. Damit ist seine Elimination weitgehend unabhängig von der Nieren- und Leberfunktion und wird deshalb von einigen Experten bei multimorbiden Patienten als mögliche Alternative empfohlen. Seine kurze Halbwertszeit erlaubt außerdem nach Absetzen eine schnelle neurologische Beurteilung des Patienten und wird deshalb bei **Neurointensivpatienten** vorrangig zu anderen Opiaten zur Analgosedierung empfohlen, sofern die Analgosedierung als nur kurzfristig (maximal 72 h) eingeschätzt wird. Für kurz andauernde Schmerzspitzen (z. B. bei Verbandswechseln) kann Remifentanil sinnvoll sein.

Die Anwendung von **Pethidin** bei Intensivpatienten ist kritisch zu sehen, da sein Metabolisierungsprodukt stark neurotoxisch ist (Delirium, Halluzinationen, Psychose, generalisierte Krampfanfälle) und nur langsam renal eliminiert wird. Bei wiederholter Gabe, insbesondere bei gleichzeitiger Niereninsuffizienz kann es akkumulieren.

Ketamin

Ketamin wird in ca. 20 % der deutschen Intensivstationen als Adjuvans bei längerer Analgosedierung eingesetzt. Die Auslösung von Halluzinationen und Angstträumen macht eine Kombination mit Benzodiazepinen erforderlich, die erhöhte Salivation kann die Gabe von Vagolytika notwendig machen. Aufgrund der Bronchospasmolyse kann Ketamin bei Asthmatikern oder Patienten mit akuter Bronchospastik hilfreich sein. Da es, im Gegensatz zu den anderen Analgetika, keine hypotensive Nebenwirkung aufweist ist es in Situationen mit niedrigem Blutdruck nicht kardiogener Ursache gut geeignet. Kontraindikationen bestehen bei kardiogenem Schock oder Herzinfarkt; bei erhöhtem intrakraniellem Druck ist eine vorsichtige Applikation unter Messung des Hirndrucks anzuraten. Typischerweise wird eine Dosierung von <5 µg/kg/min empfohlen. Bei schwer **Brandverletzten** und **Mehrfachverletzten** hat der Einsatz von Ketamin Opiat-sparende Wirkung und ist sollte bei Kindern den Opiaten vorgezogen werden. Ketamin-Razemat kann bei kontrollierter Beatmung und additiver Sedierung mit GABA-Rezeptor-Antagonisten auch bei Schädel-Hirn-Trauma eingesetzt werden.

Periduralanästhesie

Es gibt eine Reihe von Hinweisen, dass eine peridurale Analgesie bei postoperativen Patienten in Vergleich zur intravenösen Opiatgabe zu einer verbesserten Schmerzkontrolle sowie zu einer Reduktion pulmonaler Komplikationen wie Atelektasen und Pneumonien führt. Für regionale Schmerzkatheter wird üblicherweise Bupivacain 0,125–0,25 % mit einer Infusionsrate von 6–10 ml/h verabreicht. Für lumbale und thorakale Periduralkatheter wird Bupivacain in gleicher Konzentration mit 6–10 bzw. 4–6 ml/h appliziert. Initial bzw. bei ungenügender Wirksamkeit ist eine Bolusgabe von 5 ml unter entsprechendem Monitoring möglich. Bei Periduralkathetern (nicht aber bei regionalen Schmerzkathetern) kann zusätzlich Morphin 2 mg alle 8 h oder Fentanyl zugespritzt werden. Eine wichtige Komplikation bei lumbalen Kathetern ist der Harnverhalt, der in 15–90 % der Fälle auftritt und eine kontinuierliche Urinableitung erforderlich macht. Großes Augenmerk ist auf die Lagerung von Extremitäten zu richten, da die Patienten bei fehlender Sensibilität Druckbeschwerden oft nicht bemerken und das Dekubitus-Risiko erhöht ist.

Nichtsteroidale Analgetika

Grundsätzlich sind auch die nichtsteroidalen Analgetika allein oder als adjuvante Therapie bei Intensivpatienten einsetzbar. Eine Einsparung an Opiaten und die Reduktion deren Nebenwirkungen sind möglich. Dies gilt insbesondere in der Phase vor dem Übergang auf die Normalstation, wenn die Körperhomöostase wieder hergestellt ist. Allerdings sind die Auswirkungen dieser Substanzen bei kritisch kranken Patienten schlecht untersucht; es bestehen einige Bedenken, die eher einen zurückhaltenden Einsatz angeraten erscheinen lassen.

Verwendet werden können **nicht-saure Antipyretika** (Metamizol [Novaminsulfon], Paracetamol, jeweils oral oder intravenös) oder **Cyclooxygenase-Inhibitoren** (z. B. Diclofenac, Ibuprofen, Parecoxib i.v.). Problematisch ist einerseits die fiebersenkende Wirkung der Substanzen, die die Wertigkeit dieses wichtigen Entzündungsparameters stark einschränken sowie die nicht gut definierten Auswirkungen auf den Verlauf inflammatorischer und septischer Reaktionen, andererseits eine Reihe von Nebenwirkungen oder Kontraindikationen, die besonders für Intensivpatienten oft relevant sind: kardiale und renale Toxizität, Ulzerogenität (Cycloxygenase-Inhibitoren), Hypotension (Metamizol), Lebertoxizität (Paracetamol) sowie Thrombozytenfunktionsstörungen mit erhöhtem Blutungsrisiko. Insbesondere ältere Patienten und solche mit Hypovolämie, Hypotension und vorbestehender Nierenschädigung sind bezüglich eines akuten Nierenversagens besonders gefährdet.

Für die **länger dauernde Analgesie** oder bei **hämdynamisch kritischen Patienten** wird Fentanyl oder Sufen-

Tab. 77.1 Richmond Agitation Sedation Scale

Scorewert	Beschreibung	Definition
+4	Sehr streitlustig	Offene Streitlust, gewalttätig, unmittelbare Gefahr für das Personal
+3	Sehr agitiert	Zieht oder entfernt Schläuche oder Katheter, aggressiv
+2	Agitiert	Häufige ungezielte Bewegung, atmet gegen das Beatmungsgerät
+1	Unruhig/ängstlich	Ängstlich, aber Bewegungen nicht aggressiv oder lebhaft
0	Aufmerksam, ruhig	
−1	schläfrig	Nicht ganz aufmerksam, aber erwacht anhaltende (>10 s) durch Stimme
−2	Leichte Sedierung	Erwacht kurz mit Augenkontakt durch Stimme (<10 s)
−3	Mäßige Sedierung	Bewegung oder Augenöffnen durch Stimme (aber kein Augenkontakt)
−4	Tiefe Sedierung	Keine Reaktion auf Stimme, aber Bewegung oder Augenöffnung durch körperlichen Reiz
−5	Nicht erweckbar	Keine Reaktion auf Stimme oder körperlichen Reiz

tanil bevorzugt, da sie schneller und besser titrierbar sind und es nicht in dem Maße zur Histaminfreisetzung mit Vasodilatation und Hypotension kommt wie nach Morphin. Morphin ist deshalb als Analgesie bei vielen kritisch Kranken, insbesondere beatmeten Patienten in Deutschland stark in den Hintergrund getreten. Auch das stärkere Risiko einer Akkumulierung bei Niereninsuffizienz trägt dazu bei. Remifentanil kann bei Krankheitszuständen, in denen eine kurze Halbwertszeit besonders wichtig (bestimmte neurologische, neurochirurgische, neurotraumatologische Zustände) von Vorteil sein.

Für **weniger schwer kranke Patienten** und solche, die nur eine **kürzer dauernde Analgesie** im Intensivbereich benötigen oder kurz vor der Verlegung auf eine Normalpflegestation stehen, ist eine diskontinuierliche Gabe von Piritramid empfehlenswert. Hier können auch nichtsteroidale Analgetika unter Beachtung der Kontraindikationen eingesetzt werden.

77.4 Angst und Agitation

Angstzustände bei Intensivpatienten sind ein universelles Problem. Tritt Angst in Kombination mit gesteigerter motorischer Aktivität auf, so spricht man von Agitation. Von dieser ist ein Delirium (s. unten) abzugrenzen. Die Gabe von Sedativa hat zum Ziel den Patienten in einen Zustand zu versetzen, in dem er seinen Zustand und die erforderlichen Behandlungsmaßnahmen ruhig toleriert und nicht leidet. Idealerweise soll der Patient dabei erweckbar, kontaktfähig und kooperativ sein. Eine Übersedierung ist mit einer längeren Beatmungsdauer, höherer Pneumonieinzidenz, Hypotension, Gastroparese, höherer Delirinzidenz, längerem Intensivaufenthalt, höheren Kosten und höherer Mortalität assoziiert. Der Sedierung muss einer **adäquate Schmerzkontrolle** vorausgehen.

77.4.1 Monitoring

Dazu ist es notwendig, den Patienten adäquat zu überwachen und seinen Zustand objektiv zu beschreiben. Schwierig sind insbesondere beim nicht kommunikationsfähigen Patienten die Abgrenzung von schmerzbedingten Symptomen und der subjektive Charakter der Einschätzung durch ärztliches und Pflegepersonal. Hierfür haben sich verschieden Scores bewährt, die sich zur Dokumentation und Steuerung der sedierenden Medikation als hilfreich erwiesen haben und deren Anwendung zu einer Reduktion an Sedativa sowie der Beatmungs- und Intensivstationsliegezeit führen kann. Der bekannteste Score ist die **RAMSEY Sedation Scale**, die allerdings für Intensivpatienten nicht validiert wurde. Validierte Scores sind die **Motor Activity Assessment Scale** (MAAS), die **Sedation Agitation Scale** (SAS), die **Vancouver Interaction and Calmness Scale** (VICS) und die **Richmond Agitation Sedation Scale** (RASS; Tab. 77.1). Die Anwendung eines dieser Scoring-Verfahren ist dringend zu empfehlen. In Abhängigkeit von der Behandlungsinvasivität und der Krankheitsphase kann ein bestimmter Scorebereich als Sedierungsziel vorgegeben werden. Für die meisten Situationen wird eine möglichst geringe Sedierungstiefe (z. B. ruhig und kooperativ oder Reaktion auf Ansprache oder Berührung) empfohlen.

Bei tief sedierten oder muskelrelaxierten Patienten, bei denen die Beurteilung durch Scoring-Systeme oder durch klinische Beurteilung nicht mehr differenziert genug ist, kommt prinzipiell ein neurophysiologisches Monitoring mittels EEG, akustisch evozierten Potenzialen, bispektralen

Index (BIS) oder anderen in Frage. Diese Methoden haben in der Intensivmedizin jedoch keine weite Verbreitung gefunden, nicht zuletzt deshalb, weil bisher, mit Ausnahme von Spezialindikationen, keine Ergebnisrelevanz aufgezeigt werden konnte.

77.4.2 Medikamente

Midazolam (und andere Benzodiazepine)

Zu den am häufigsten angewendeten Sedativa bei Intensivpatienten gehört das Midazolam. Es zeichnet sich durch eine hohe Lipidlöslichkeit und damit durch einen schnellen Wirkungseintritt innerhalb von 1–5 min aus. Midazolam wird, wie alle Benzodiazepine, in der Leber metabolisiert und über den Urin ausgeschieden. Die Eliminationshalbwertszeit ist im Vergleich zu anderen Benzodiazepinen sehr kurz (ca. 2 h). Allerdings ist die Dauer zwischen Beendigung der Therapie bis zum Aufwachen sehr variabel und nicht kürzer als mit anderen Benzodiazepinen (Diazepam, Lorazepam). Besonders empfindlich reagieren ältere Menschen und Patienten mit Herz- und Leberinsuffizienz. Zu einer Atemdepression kann es bei älteren Patienten und Patienten mit chronischer Hyperkapnie kommen, ebenso wie bei gleichzeitiger intravenöser (Bolus-)Gabe von Opiaten.

Die **Dosierung** bei Bolusgaben liegt bei 2,5–5 mg (0,025–0,1 mg/kg), bei der kontinuierlichen Applikation (je nach gewünschter Sedierungstiefe) zwischen 2 und 10 mg/h (0,01–0,18 mg/kg/h). Trotz der kurzen Eliminationshalbwertszeit akkumuliert Midazolam bei prolongierter Gabe (über 48 h) und kann zu verlängerten Aufwachzeiten von bis zu mehreren Tagen führen. Eine prolongierte Wirkung tritt häufig bei adipösen Patienten aufgrund der hohen Lipophilie der Substanz auf. Das Konzept der täglichen Pausierung der Sedierung reduziert dieses Risiko.

Zur wichtigsten **Nebenwirkung** gehört, neben der genannten prolongierten Aufwachreaktion, das Entzugssyndrom. Sein Auftreten ist mehr von der Gesamtdosis (ab 60 mg/kg) als von der Applikationsdauer abhängig. Es erscheint bei einem abrupten Absetzen gehäuft, so dass, insbesondere nach einer längeren Applikationsdauer, eine schrittweise Reduzierung (s. oben) empfohlen wird. Bei Bolusgabe kann es zu Blutdruckabfällen kommen. Eine Gegenregulation durch Applikation eines Volumenersatzmittels ggf. schon vor der Bolusgabe kann hier sinnvoll sein, ebenso wie die Bereithaltung eines Vasokonstriktors (z. B. Akrinor oder Phenylephrin).

> ❗ Bei Midazolam ist eine Reihe von Medikamenteninteraktionen zu beachten, die zu gegenseitigen Wirkungsverstärkungen bzw. -abschwächungen führen können. Insbesondere sollte Erythromycin und Theophyllin während einer Midazolambehandlung nicht verabreicht werden.

Diazepam wird aufgrund einer Akkumulierung bei wiederholter Gabe, seiner schlechten Löslichkeit und der daraus resultierenden Inkompatibilität mit Infusionslösungen und der starken Venenreizung zur Sedierung von Intensivpatienten nur selten verwendet. In Nordamerika findet **Lorazepam** eine breitere Anwendung. Es hat einen verzögerten Wirkungseintritt (5–15 min) und eine lange Wirkungshalbwertszeit von 10–20 h. Es wird deshalb für eine Langzeitsedierung bei stabilen Patienten empfohlen. Aufgrund der Lösungsmittel Polyethylglykol und Propylglykol besteht bei hoher oder langfristiger Dosierung ein erhöhtes Risiko einer Laktazidose und akuten tubulären Nekrose. **Flunitrazepam** kommt grundsätzlich aufgrund seiner langen Halbwertszeit ebenfalls für eine Langzeitsedierung in Frage, es gibt aber kaum publizierte Erfahrungen hierzu. Das Nebenwirkungsprofil dieser Substanzen entspricht im Wesentlichen dem des Midazolam.

Propofol

Propofol ist ein lipophiles schnell wirkendes Sedativum (Wirkungseintritt innerhalb von 1–2 min) mit einer sehr kurzen Halbwertszeit. Ein Erwachen ist innerhalb von weniger als 10–15 min zu erwarten und das Risiko einer Akkumulierung mit verzögerter Aufwachreaktion ist gering. Die Substanz lässt sich ausgezeichnet steuern und sehr fein titrieren. Eine genaue Justierung auf den gewünschten Sedierungsgrad ist auch bei spontan atmenden Patienten möglich. Es eignet sich neben der kontinuierlichen Sedierung auch sehr gut als Narkotikum bei Interventionen jeder Art. Der Abbau erfolgt über eine rasche Metabolisierung in der Leber. Propofol hat, ebenso wie die Benzodiazepine, keinen analgetischen Effekt.

Typische **Bolusdosierungen** zur Einleitung liegen im Bereich zwischen 25 und 100 mg (0,25–1 mg/kg), die Erhaltungsdosis mittels kontinuierlicher Applikation bei 50–300 mg/h. Eine Dosis von 4 mg/kg/h darf nur kurzfristig überschritten werden (s. unten). Die kontinuierliche Gabe von Propofol ist nur für eine Dauer von maximal 7 Tagen zugelassen.

Eine der relevantesten **Nebenwirkungen** ist die Vasodilatation mit konsekutiver Hypotension, die vor allem, aber nicht nur, bei Patienten mit Hypovolämie oder instabilem Kreislauf auftritt und die kompensatorische Gabe von Vasopressoren erforderlich machen kann. In solchen Situationen ist eine vorsichtige Dosierung oder die Wahl einer anderen Substanz angezeigt. Weiterhin kann es zu einer atemdepressiven Wirkung kommen. Eine seltene, aber schwerwiegende Komplikation ist das **Propofolsyndrom**, das durch eine schwere metabolische Azidose, Rhabdomyolyse, akutes Nierenversagen, Herzversagen bis hin zum

Herzstillstand gekennzeichnet ist. Es scheint von der Applikationsdauer und der Dosis abhängig zu sein. Propofol ist für Kinder unter 16 Jahre zur Sedierung in der Intensivmedizin nicht zugelassen.

Wesentlichstes Problem bei der Applikation ist die **Inkompatibilität** des Präparats mit praktisch allen anderen Substanzen, so dass die Gabe über ein einzelnes Katheterlumen ausschließlich für Propofol erforderlich ist. Wegen der starken Venenreizung kann es bei peripher-venöser Verabreichung zu Schmerzen am Injektionsort führen und dann eine zentralvenöse Applizierung erfordern.

Zu beachten ist außerdem, dass durch die galenische Aufbereitung von Propofol in einer Fettemulsion eine **erhöhte Zufuhr von Triglyzeriden** stattfindet (1,1 kcal/ml). Der Fettgehalt der Ernährung ist hier entsprechend zu reduzieren und eine regelmäßige Bestimmung der Serumtriglyzeride ist sinnvoll. Lipase- und Amylaseanstiege sind bei Langzeitanwendung beschrieben. Auch nach Propofol kann es zu Entzugserscheinungen kommen.

> **Bei Propofol speziell zu beachten**
> - Höchstdosis 4 mg/kg/h
> - Applikation für eine Dauer von maximal 7 Tagen
> - Überwachung des Säure-Basen-Haushalts einschließlich Laktat (**cave:** Propofolsyndrom)
> - Keine kontinuierliche Applikation bei Kindern unter 16 Jahre
> - Inkompatibilität mit anderen Medikamenten (Applikation über eigenes Lumen)
> - Kontrolle der Triglyzeride, Anpassung der parenteralen Fettapplikation

$α_2$-Adrenozeptoragonisten

Clonidin, ein zentraler $α_2$-Adrenozeptoragonist, der aufgrund seiner Lipophilie rasch in das ZNS eindringt und dort durch Erregung der $α_2$-Adrenozeptoren zu einer Dämpfung des Sympatikotonus führt, wird in vielen Intensivstationen als Adjuvans eingesetzt. Clonidin wird bei hypertensiven oder tachykarden Intensivpatienten, zur Therapie oder Prophylaxe von Entzugssyndromen nach Langzeitanalgosedierung oder bei Alkoholabusus oder bei paradoxer Aufwachreaktion eingesetzt. Ein Medikamenten-sparender Effekt ist bei Kombination mit Opiaten und Benzodiazepinen beschrieben.

Typischerweise wird die Therapie mit einer Bolusgabe von 0,075 mg eingeleitet, gefolgt von einer kontinuierlichen Applikation von 0,03–0,15 mg/h. Eine orale Verabreichung (3×150–300 µg) ist ebenfalls möglich.

Typische Komplikationen sind Hypotension und Bradykardie, die die Anwendung bei hypovolämen oder anderen Schockzuständen, gleichzeitiger Gabe von Vasopressoren und bradykarden Rhythmusstörungen stark einschränken. Vorsicht ist auch bei akutem Koronarsyndrom geboten. Eine ernst zu nehmende Komplikation ist auch eine Obstipation bis zum Ileus, die bei einer gleichzeitigen Gabe von Opiaten noch verstärkt sein und eine Dosisreduzierung oder das Absetzen erfordern kann.

Dexmedetomidin, ein neuerer $α_2$-Adrenozeptoragonist, der ein günstigeres Wirkungs- und Nebenwirkungsprofil aufweisen soll, wurde Ende 2011 in Deutschland zugelassen und könnte eine Alternative zum Clonidin darstellen.

Sonstige Sedativa

Neben seinem Einsatz als Analgetikum (s. oben) kann **Ketamin** auch als Sedativum verwendet werden.

Barbiturate werden vorrangig bei speziellen neurologischen und neurochirurgischen Indikationen zur Reduktion des Hirnstoffwechsels eingesetzt. Generell werden sie zur Sedierung von Intensivpatienten nur selten verwendet.

Etomidate soll aufgrund seiner Nebennierenrindensuppressiven Wirkung für die Langzeitsedierung nicht eingesetzt werden. Inwieweit auch eine einmalige Gabe (Einleitung bei Intubation) mit Ergebnis-relevanten Folgen für den Patienten behaftet ist, ist Gegenstand aktueller Untersuchungen.

Inhalative Sedativa erweitern bei beatmeten Patienten das Spektrum der Möglichkeiten

> Für eine kurzzeitige Sedierung (absehbare Sedierungszeit von unter 7 Tagen) wird Propofol bevorzugt. Ein Einsatz dieser Substanz im Weaningprozess erscheint ebenfalls sinnvoll.

Ein Unterschied in der Beatmungs- und Intensivstationsliegezeit konnte jedoch in mehreren randomisierten Studien zwischen Propofol und Midazolam nicht beobachtet werden. Da Propfol für die Langzeitsedierung nicht zugelassen ist und das Risiko für das Auftreten eines Propofolsyndroms von der Propofolmenge abzuhängen scheint, wird für längere Sedierungszeiten Midazolam empfohlen.

77.5 Delirium

Unter einem Delirium versteht man eine Form der akuten, reversiblen organischen Psychose, die mit Bewusstseins-, Aufmerksamkeits- und Orientierungsstörungen, (v. a. optischen) Halluzinationen, affektiven Störungen (Angst, Reizbarkeit, Rastlosigkeit) und vegetativen Symptomen (Tachykardie, Schwitzen), Störungen des Schlaf-Wach-Rhythmus sowie Tremor und motorischer Unruhe einhergeht. 30–80 % der intensivmedizinischen Patienten erleiden ein Delir, welches ein Pädiktor für eine höhere Sterblichkeit ist und mit höheren Kosten einhergeht. Abzugrenzen sind Entzugssyndrome ebenso wie schmerzbedingte Symptomkomplexe und solche, die durch ungenügende Einstellungen des Beatmungsgeräts bedingt sind. Weiterhin sind Sepsis, Fieber, Hypoxie und metabolische Entgleisungen als ursächlich behandelbare Entitäten in die Differenzialdiagnose einzubeziehen. Die am weitesten verbreiteten Hilfsmittel um das Vorhandensein und das Ausmaß deliranter Zustände zu objektivieren sind die **Intensive Care Delirium Screening Checklist** (ICDSC) und die **Confusion Assessment Method for Intensive Care Units** (CAM-ICU), die auch vom Pflegepersonal durchgeführt werden kann.

Haloperidol ist das am weitesten verbreitete Medikament zur Behandlung eines Deliriums und von Halluzinationen. Dieses stark wirksame Neuroleptikum hat außerdem einen leicht sedierenden und antiemetischen Effekt. Die Verträglichkeit ist gut. Nachteil ist ein verzögerter Wirkungseintritt (ca. 20 min) und die schlechte Steuerbarkeit.

Haloperidol wird üblicherweise als intravenöser Bolus verabreicht. In der Regel wird eine Dosis von 2,5–5 mg benötigt. Sollte die initiale Gabe keine Wirkung zeigen, so kann alle 20 min die Gabe in doppelter Dosis (bis zu einer Einzeldosis von maximal 20 mg) wiederholt werden. Bei weiterhin fehlender Wirksamkeit sollte auf eine andere Substanz gewechselt werden. In der Initialphase kann die zusätzlich Gabe eines Benzodiazepins sinnvoll sein, um eine schnellere initiale Wirkung zu erzielen. Die typische Erhaltungsdosis liegt bei 5 mg alle 4–6 h. Im weiteren Verlauf wird das Haloperidol schrittweise ausgeschlichen.

Die atemdepressorische und hypotensive Wirkung ist eher gering ausgeprägt. Extrapyramidale Symptome sind bei intravenöser Gabe selten (ca. 5 %), allerdings kommt es häufiger zu einer **Dysphorie**. Eine schwerwiegende, aber seltene Komplikation (unabhängig von der Dosis und Applikationsdauer) ist die **Neuroleptika-induzierte maligne Hyperthermi**e mit perakut ansteigender Körpertemperatur (bis über 41 °C), Muskelrigidität, Rhabdomyolyse und akutem Nierenversagen. Eine frühzeitige Erkennung und Therapie mit Dantrolene ist neben der symptomatischen Therapie entscheidend. Eine weiteres potenzielles Problem stellt die **Verlängerung der QT-Zeit** dar mit dem bedrohlichen aber seltenen Risiko (<0,4 %) einer Torsade-de-pointes.

> ❗ Eine gleichzeitige Gabe von anderen QT-Zeit-verlängernden Substanzen wie beispielsweise Gyrasehemmer, Amiodaron, Sotalol oder Erythromycin sollte nur mit Vorsicht erfolgen.

Alternativen sind **Olanzapin** und **Risperidon**. Levomepromazin und Promethazin sind schwach wirksame Neuroleptika mit stärker sedierender Wirkung. Insbesondere bei intravenöser Bolusgabe führen sie nicht selten zu Hypotensionen und sollten deshalb bei älteren und hypovolämischen Patienten nur mit Vorsicht eingesetzt werden. Aufgrund dieser Nebenwirkung und der schlechten Steuerbarkeit haben sie bei Intensivpatienten keine Rolle als Reservesubstanzen gefunden.

77.6 Entzugssyndrome

Entzugssyndrome sind ein häufiges Phänomen nach hochdosierter oder Langzeitanalgosedierung; die Symptome und Differenzialdiagnosen sind weiter oben bereits dargestellt. Zur Behandlung können bei Agitation die Gabe von lang wirksamen Benzodiazepinen (z. B. Lorazepam) und nachts zusätzlich Propofol, bei sympathischer Hyperaktivität Clonidin oder β-Blocker und bei produktiv-psychotischen Symptomen Haloperidol empfohlen werden.

77.7 Muskelrelaxanzien

Eine Muskelrelaxierung sollte nur akuten Interventionen, bei denen eine motorische Reaktion des Patienten vermieden werden soll (z. B. Tracheotomie, Umintubation, Bronchoskopie) oder akuten Beatmungsproblemen mit einer muskulären Komponente vorbehalten sein. Eine mehr als einmalige bzw. kurzfristige Gabe ist nur selten und in Ausnahmefällen erforderlich. Voraussetzung ist die adäquate Analgesie und Sedierung; eine Überdeckung schmerzbedingter motorischer Reaktionen muss vermieden werden. Ein günstiger Effekt einer Muskelrelaxierung bei erhöhtem Hirndruck konnte bisher nicht aufgezeigt werden. Mögliche Nebenwirkungen sind u. a. die Unterdrückung des Hustenreizes mit Sekretretention, Druckschäden, prolongierte Muskelschwäche oder „Critical-illness"-Polyneuro- und -myopathie sowie erschwerte Entwöhnung vom Respirator sein. Letztere werden insbesondere bei der gleichzeitigen Gabe von Kortikoiden angenommen. Bei mehr als kurzzeitiger Anwendung wird ein Monitoring mittels peripherer Nervenstimulation (TOF, „train of four") empfohlen. Eine klare Empfehlung für ein bestimmtes Präparat (Pancuronium, Vecuronium, Atracurium, Rocuronium) lässt sich nicht aussprechen. Succinylcholin ist kontraindiziert.

> **Zusammenfassung**
> - Entwicklung eines schriftlich niedergelegten und gelebten Konzepts der Analgosedierung.
> - Ein Monitoring der Sedierungstiefe und der Schmerzintensität mittels validierter Scoringsysteme

77.7 · Muskelrelaxanzien

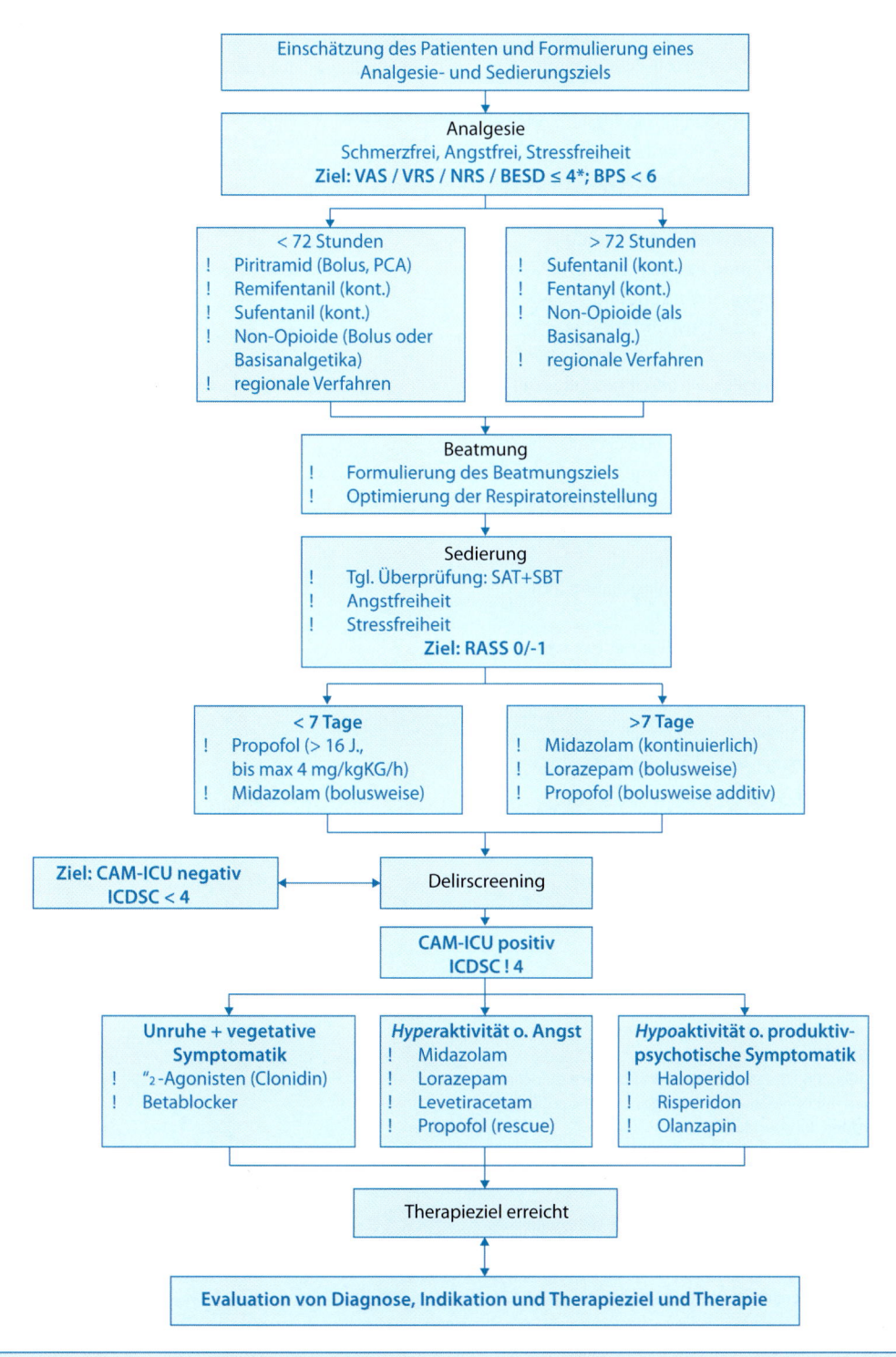

```
┌─────────────────────────────────────────────────┐
│ Einschätzung des Patienten und Formulierung eines │
│        Analgesie- und Sedierungsziels             │
└─────────────────────────────────────────────────┘
                        ↓
┌─────────────────────────────────────────────────┐
│                    Analgesie                      │
│        Schmerzfrei, Angstfrei, Stressfreiheit     │
│       Ziel: VAS / VRS / NRS / BESD ≤ 4*; BPS < 6  │
└─────────────────────────────────────────────────┘
```

< 72 Stunden
- Piritramid (Bolus, PCA)
- Remifentanil (kont.)
- Sufentanil (kont.)
- Non-Opioide (Bolus oder Basisanalgetika)
- regionale Verfahren

> 72 Stunden
- Sufentanil (kont.)
- Fentanyl (kont.)
- Non-Opioide (als Basisanalg.)
- regionale Verfahren

Beatmung
- Formulierung des Beatmungsziels
- Optimierung der Respiratoreinstellung

Sedierung
- Tgl. Überprüfung: SAT+SBT
- Angstfreiheit
- Stressfreiheit

Ziel: RASS 0/-1

< 7 Tage
- Propofol (> 16 J., bis max 4 mg/kgKG/h)
- Midazolam (bolusweise)

>7 Tage
- Midazolam (kontinuierlich)
- Lorazepam (bolusweise)
- Propofol (bolusweise additiv)

Ziel: CAM-ICU negativ ICDSC < 4 ↔ **Delirscreening**

CAM-ICU positiv ICDSC ! 4

Unruhe + vegetative Symptomatik
- α₂-Agonisten (Clonidin)
- Betablocker

Hyperaktivität o. Angst
- Midazolam
- Lorazepam
- Levetiracetam
- Propofol (rescue)

Hypoaktivität o. produktiv-psychotische Symptomatik
- Haloperidol
- Risperidon
- Olanzapin

Therapieziel erreicht

Evaluation von Diagnose, Indikation und Therapieziel und Therapie

* in Abhängikeit von der individuellen Schmerzakzeptanz/toleranz des Patienten, Festlegung eines NRS/VAS/VRS-Ziels nach Patientenwunsch

RASS:	Richmond Agitation Sedation Scale (-5 bis +4)
VAS:	Visuelle Analog Skala, VRS: Verbale Rating Skala, NRS: Numerische Rating Skala (0-10)
BPS:	Behavioral Pain Scale (3-12), BESD: Beurteilung v. Schmerzen beui Demenz (0-10)
CAM-ICU:	Confusion Assessment Method for the ICU (positiv/negativ)
ICDSC:	Intensive Care Delirium Screening Checklist (0-8)

Abb. 77.1 S3-Leitlinie zur Analgosedierung beim Erwachsenen

- Festlegung und situationsgerechte Adaptierung eines Sedierungsziels (Scorewertbereich), in der Regel eine flache Sedierung mit erweckbarem oder wachem und kooperativem Patienten.
- Regelmäßige Dosisanpassung und eventuell tägliche Auslassversuche (Sedativa)
- Keine eindeutige Empfehlung für bestimmte Substanzen. Zur Sedierung kommen am häufigsten Propofol und Midazolam zur Anwendung, zur Analgesie Fentanyl und Sufentanyl und zur Therapie des Deliriums Haloperidol. Eine weitere Reihe von Medikamenten ist möglich. Ein wichtiges Kriterium ist die Medikamentenwahl ist die Sedierungsdauer.
- Regionale Anästhesieverfahren und PCA sollen in die Überlegungen einbezogen werden.
- Kontinuierliche intravenöse Gabe ist zu bevorzugen, getrennte Applikation der verschiedenen Substanzen (keine Mischspritzen).
- Muskelrelaxierung sollte seltenen Ausnahmeindikationen vorbehalten sein.
- Kein abruptes Absetzen der Medikamente nach Langzeitanalgosedierung zur Vermeidung von Entzugssymptomen.
- Weiterführende Empfehlungen finden sich in der S3-Leitlinie zu Analgesie, Sedierung und Delirmanagement in der Intensivmedizin
- Ein Gesamtschema der S3-Leitlinie zur Therapie der Analgesie, Sedierung und Delir beim Erwachsenen ist in ◘ Abb. 77.1 dargestellt.

Literatur

Hayden WR (1994) Life and near-death in the intensive care unit. Crit Care Clin 10:651–657

Jacobi J, Fraser GL, Coursin DB et al (2002) Clinical practice guidelines for the sustained use of sedatives and analgesics in the critically ill adult. Crit Care Med 30:119–141

Kress JP, Pohlman AS, O´Connor MF, Hall JB (2000) Daily interruption of sedative infusions in critically ill patients undergoing mechanical intervention. N Engl J Med 342:1471–1477

Martin J et al. (2010) Evidence and consensus-based German guidelines in the management of analgesia, sedation and delirium in intensive care – short version/S3-Leitlinie zurAnalgesie, Sedierung und Delirmanagement in der Intensivmedizin – Kurzversion. GMS Ger Med Sci 8:Doc02

Martin J et al. (2010) S3-Leitlinie zur Analgesie, Sedierung und Delirmanagement in der Intensivmedizin – Langfassung. http://leitlinien.net/001-012.htm

Payen JF, Bru O, Bosson JL, Lagrasta A, Novel E, Deschaux I, Lavagne P, Jaquot C (2001) Assessing pain in critically ill sedated patients by using a behavioural pain scale. Crit Care Med 29:2258–2263

Schiffter R (2005) Der Arzt im Krankenbette – ein Erfahrungsbericht. Dtsch Ärztebl 102:2735–2740

Sessler CN et al (2002) The Richmond Agitation-Sedation Scale: validity and reliability in adult intensive care unit patients. Am J Respir Crit Care Med 166:1338–1344

Vender JS, Szokol JW, Murphy GS, Nitsun M (2004) Sedation, analgesia, and neuromuscular blockade in sepsis: an evidence-based review. Crit Care Med 32 (Suppl):S554–S561

Monitoring und Zugänge

W. Hartl

78.1 Allgemeine Prinzipien der perioperativen Kreislaufüberwachung

Die Überwachung der postoperativen Herz-Kreislauf-Funktion bzw. des Volumenhaushaltes stützt sich im Wesentlichen auf eine nichtinvasive Funktionsdiagnostik, ferner auf die Bestimmung der Hämoglobinkonzentration im Plasma und auf die Inspektion von Wundgebiet und Drainageflüssigkeit. Nach größeren Eingriffen bzw. schweren chirurgischen Traumata wird eine zunehmende Invasivität der postoperativen Überwachungsmaßnahmen erforderlich, die mit dem zusätzlichen Einsatz eines zentralen Venenkatheters (ZVK) beginnt, in der nächsten Stufe die zusätzliche kontinuierliche Überwachung der Urinausscheidung und zuletzt die kontinuierliche invasive Überwachung des arteriellen Blutdrucks umfasst. Das Ausmaß der Laborüberwachung bzw. der klinischen Kontrollen wird ganz wesentlich durch den intraoperativen Verlauf (Blutungskomplikationen, Gerinnungsversagen, diffuse Diathese) vorgegeben. ◘ Tab. 78.1 fasst die allgemeinen Zielwerte der postoperativen Überwachung zusammen.

Die Differenzialdiagnostik der **postoperativen Kreislaufinsuffizienz** orientiert sich an der Pathophysiologie, die im Wesentlichen Störungen des Volumenhaushaltes, des peripheren Widerstandes und der myokardialen Pumpfunktion beinhaltet.

Zur Erkennung einer möglichen **Pumpfunktionsstörung** sollte in einem ersten Schritt die Anamnese des Patienten herangezogen werden. Eine bereits präoperativ vorbestehende Herzinsuffizienz-Symptomatik macht eine postoperative Aggravierung dieses Krankheitsbildes sehr wahrscheinlich. Zur Abschätzung einer vorbestehenden Herzinsuffizienz werden üblicherweise die Stadien nach der New York Heart Association (NYHA) verwendet, bei denen Beschwerden bzw. Beschwerdefreiheit in Abhängigkeit von der körperlichen Belastung eingeteilt werden. Wichtig ist es ferner, die Symptome bei akuter Links- bzw. Rechtsherzinsuffizienz zu kennen. Bei akuter **Rechtsherzinsuffizienz** finden sich eine Halsvenenstauung in Verbindung mit einer Hepatomegalie (erhöhte Transaminasenkonzentrationen), gastrointestinale Störungen, Aszites und Nykturie, ferner Ödeme und eine zentrale Zyanose. Die **Linksherzinsuffizienz** ist bei überwiegendem Rückwärtsversagen durch Dyspnoe, Stauungsbronchitis und stauungsbedingte Obstruktion, ferner durch feuchte Rasselgeräusche mit Pleuraerguss bis hin zum Lungenödem mit Tachypnoe bzw. Tachykardie gekennzeichnet. Das Vorwärtsversagen führt zum Abfall des systemischen Blutdrucks. Praktisch alle diese Symptome sind durch die gründliche körperliche Untersuchung des Patienten mit einfachsten Methoden (Inspektion, Auskultation, Perkussion) zu erkennen.

Eine zusätzliche Möglichkeit zur klinischen Erfassung eines akuten Kreislaufversagens besteht in der Prüfung der peripheren Körpertemperatur und der kapillären Wiederauffüllungszeit. Die **Körpertemperatur** an den Extremitäten wird mit der plantaren Handfläche des Untersuchers überprüft, da an dieser Stelle die Temperaturempfindlichkeit am höchsten ist. Die Extremitäten eines Patienten gelten dann als kalt, wenn an allen 4 Extremitäten die Körpertemperatur als zu niedrig empfunden wird, oder wenn sich nur die unteren Extremitäten bei fehlender pAVK kalt anfühlen. Die **kapilläre Wiederauffüllungszeit** gilt dann als verlängert, wenn sie insbesondere bei jungen Patienten einen Wert von 2 s deutlich übersteigt.

Voraussetzung für eine präzisere Erkennung von Volumenmangelzuständen und Veränderungen im peripheren Widerstand bzw. Grundlage der routinemäßigen postoperativen hämodynamischen Überwachung ist jedoch die **nichtinvasive Blutdruck- und Pulsfrequenzerfassung**. Die Erfassung der Herzfrequenz erfolgt üblicherweise peripher mittels Palpation, wobei auf ein Pulsdefizit und auf Rhythmizität des Herzschlages geachtet werden muss. Die nichtinvasive Blutdruckmessung beruht heute auf okklusiven Manschettenverfahren, in Verbindung entweder mit Auskultation, Palpation oder Dopplertechnik.

Die Intensität nichtinvasiver Überwachungsmaßnahmen richtet sich nach dem individuellen Risikoprofil des Patienten. Für die postoperative Routine ist üblicherweise eine dreimal tägliche Messung von Puls und Blutdruck ausreichend. Abhängig von Ausmaß einer vorhandenen oder möglicherweise drohender Kreislaufinstabilität muss die Überwachungsfrequenz jedoch deutlich gesteigert werden (zweistündlich, stündlich). Ist diese Überwachungsintensität nicht mehr ausreichend, so muss mit einer intensiven kontinuierlichen Überwachung hämodynamischer Parameter begonnen werden und die Verlegung des Patienten auf eine Überwachungs- oder Intensivstation erwogen werden.

Tab. 78.1 Zielvorgaben für die postoperative Kreislaufüberwachung

Parameter	Zielwert
Hämoglobinkonzentration	>8 g/dl
Zentralvenöse Sauerstoffsättigung (ScVO$_2$)	>70 %
Laktatkonzentration	<2 mmol/l
Mittlerer arterieller Blutdruck (kontinuierlich)	>70 mmHg
Herzfrequenz	<110
ZVD (cave: hoher PEEP, abdominelle Hypertension)	<15 mmHg (↑)
Diurese	>0,5 ml/kg/h

78.2 Manschettenverfahren

Die Manschettenverfahren zur nichtinvasiven Blutdruckmessung beruhen alle auf der Erkennung und Registrierung strömungsabhängiger Phänomene und nicht auf der intravasalen Druckmessung. Als indirekte Druckparameter werden entweder die durch Turbulenzen entstehenden **Korotkov-Geräusche** (Auskultation) oder die **pulssynchrone Gefäßdilatation** (Palpation) genutzt, ferner die **Blutströmungsgeschwindigkeit** (Dopplertechnik).

Bei allen okklusiven Verfahren werden Manschetten verwendet, die bei entsprechender Füllung mit Luft die darunter liegende Arterie komprimieren (okkludieren) und bei ihrer Entlastung den Arterienpuls freigeben. Die Messgenauigkeit dieser Verfahren ist in hohem Masse an Voraussetzungen gebunden, die die Manschette betreffen.

> Entsprechend den Empfehlungen der American Heart Association sollten die Manschetten eine Breite von 40 % des Extremitätenumfangs besitzen bzw. um 20 % größer sein als der Durchmesser der Extremität, an der gemessen wird.

Zu schmale Manschetten führen nämlich zu falsch-hohen, zu breite zu falsch-niedrigen Blutdruckmessungen. Die Manschette muss ferner straff und völlig entleert angelegt werden. Dabei hat der innere Gummihohlkörper mindestens 50 % der Extremitätenzirkumferenz zu bedecken und soll mit seiner Mitte über der pulsieren Arterie liegen. Zusätzliche Voraussetzungen für eine exakte Messung sind geeichte Manometer und eine Entlastung der Manschette um nicht mehr als 2–3 mmHg pro Herzschlag, da sonst der systolische Blutdruck unterschätzt wird. Ferner müssen die Korotkov-Geräusche klar identifizierbar sein. Unter Berücksichtigung dieser Voraussetzungen kann die nichtinvasive Blutdruckmessung einfach und mit geringem Material- und Zeitaufwand durchgeführt werden, wobei relativ wenige Artefakte auftreten und die Messgenauigkeit relativ hoch ist. Ein Nachteil besteht darin, dass keine Angaben über den arteriellen Mitteldruck möglich sind und ferner falsch-niedrige Messwerte bei Hypotension auftreten können.

78.3 Oszillometrische Blutdruck- und Frequenzüberwachung

Für die Praxis (insbesondere bei intensiverer Kreislaufüberwachung) existieren heute automatische oszillometrische Blutdruckmessvorrichtungen, die die mit der Pulswelle einhergehenden Volumenänderungen erfassen. Vorteil dieser Methode ist, dass eine exakte Positionierung eines Aufnehmers über der Arterie nicht erforderlich ist, da diese Verfahren die pulssynchronen Schwankungen im Manschettendruck als Messindikatoren nutzen. Zu berücksichtigen ist jedoch, dass bei der Oszillometrie im Vergleich zur direkten intravasalen Druckmessung niedrige Blutdrucke tendenziell zu hoch und hohe zu niedrig gemessen werden. Die Grenze der Messgenauigkeit liegt dabei bei systolischen Werten zwischen 70–60 mmHg. Ferner können ebenfalls falsche Blutdruckwerte bei schwerer Hypotension gemessen werden. Ein Vorteil der Methodik besteht daran, dass nichtinvasiv zusätzlich der arterielle Mitteldruck und die Pulsfrequenz überwacht werden können.

> Ist eine genauere Überwachung der Pulsfrequenz erforderlich oder besteht ein hohes Risiko für Herzrhythmusstörungen, so muss jedoch eine Monitorüberwachung mittels kontinuierlichen Elektrokardiogramms erfolgen.

78.4 Röntgenaufnahmen des Thorax

Eine weitere, nichtinvasive Beurteilung der Herz-Kreislauf-Funktion kann durch Thorax-Röntgenaufnahmen erfolgen. Hier sind jedoch Besonderheiten zwischen der

Rücklage und dem aufrechten Stand des Patienten zu berücksichtigen. Diese betreffen speziell die Breite des Mediastinums, die Höhe des Zwerchfells und die Darstellung von Pleuraergüssen. Ferner spielen Belichtung des Films und Position des Patienten eine wesentliche Rolle bei der Beurteilung der Befunde. Bei der Interpretation ist auf die Zeichnung der Pulmonalgefäße, die Breite des Mediastinums, die Herzsilhouette und schließlich nicht zuletzt auf die Lage von Kathetern und Elektroden zu achten. Kardiogene Lungenödeme können so z. B. durch eine Blutumverteilung nach kranial, eine Ödemlokalisation in den basalen, zentralen und peripheren Abschnitten in der Lunge (also homogen) und in dem verdickten Pulmonalis-Gefäßstiel erkannt werden.

78.5 Katheterisierung zentraler Venen

Zur präziseren Beurteilung des Volumenstatus und der peripheren Sauerstoffversorgung hat sich die zentrale Venenkatheterisierung als einfachste aller invasiven Maßnahmen durchgesetzt. Der Einsatz dieses Verfahrens bietet jedoch eine ganze Reihe von Risiken und Komplikationen, die bei der Indikationsstellung sorgfältig beachten werden müssen. Am häufigsten werden die V. subclavia, die V. anonyma und die V. jugularis interna als zentrale Zugänge verwendet.

Indikationen für die zentrale Venenkatheterisierung
- Fehlen von geeigneten peripheren Venen
- Langzeitinfusionstherapie (>10 Tage)
- Parenterale Ernährung mit hyperosmolaren Lösungen
- Intravenöse Gabe irritativer Medikamente (Chemotherapeutika, Inotropika)
- Hämodynamische Überwachung (zentraler Venendruck, zentralvenöse Sauerstoffsättigung)

Absolute Kontraindikationen für die zentrale Venenkatheterisierung
- Fehlende Indikation
- Unerfahrenheit des Punktators (ohne Überwachung und Anleitung durch einen Geübten)
- Ablehnung durch den Patienten
- Koagulopathie schwereren Grades mit Blutungstendenz
- Obstruktion oder Trauma von Vena cava superior, Vena anonyma oder Vena subclavia.

Relative Kontraindikationen für die zentrale Venenkatheterisierung
- **Vena subclavia und Vena jugularis interna**
  - Arterieller Blutdruck >200 mmHg
  - Hochgradige respiratorische Insuffizienz (cave Kopftieflage, Pneumothorax)
  - Katheterisierungsversuch während Reanimationsmaßnahmen
  - Unruhiger, unkooperativer Patient
  - Punktion auf der kontralateralen Seite eines Hämatopneumothorax, einer Pneumonektomie oder einer einseitig funktionell schwer geschädigten Lunge
  - Infektionen, Verbrennung oder Krebsmetastasen in oder im unmittelbarer Umgebung des Punktionsgebietes
  - Tracheostoma mit viel Sekret
  - Hämatom in Punktionsbereich (Infektionsgefahr)
  - Venöser Druck niedriger als der atmosphärische bei Flachlagerung (Luftembolie-Gefahr)
  - Bilaterale, apikale Emphysemblasen (Vena subclavia)
  - Wenn der Punktionsversuch auf einer Seite bereits zu einer schweren Komplikation geführt hatte
- **Vena femoralis**
  - Keine Femoralispulse
  - Obstruktion oder Verletzung der Vena cava inferior
  - Peritonitis und Infektionen in der Leistungsregion
  - Hyperkoagulabilität
  - Lungenembolie in der Anamnese
  - Bettlägrigkeit, insbesondere adipösen Patienten

Komplikationen der zentralen Venenkatheterisierung
- **Vena subclavia und Vena jugularis interna**
  - Punktion der Pleurakuppe
  - Punktion der Lunge
  - Pneumothorax
  - Hämatothorax und Hämatomediastinum
  - Punktion von Lymphgängen
  - Katheter im Pleuraraum mit Infusion von Flüssigkeit intrapleural
  - Luftembolie
  - Verletzung von Vertebralgefäßen mit Hirnstammschädigung

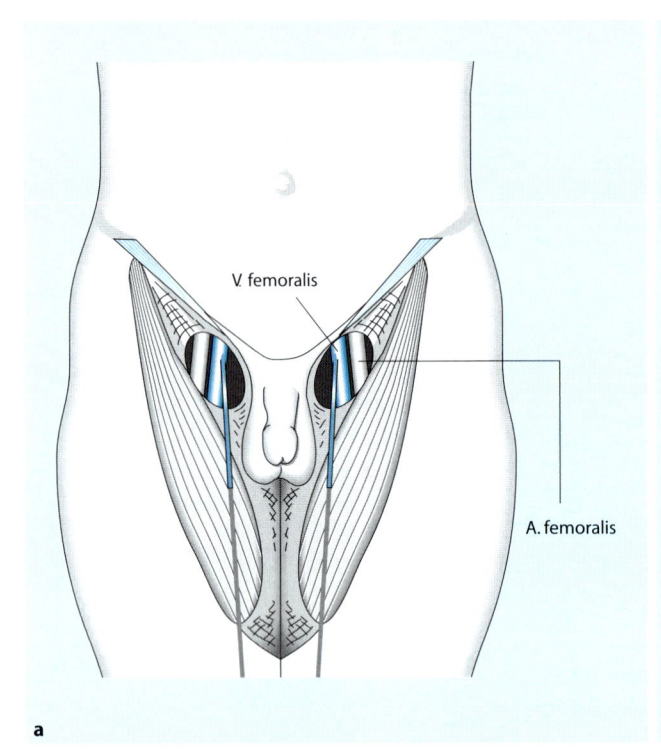

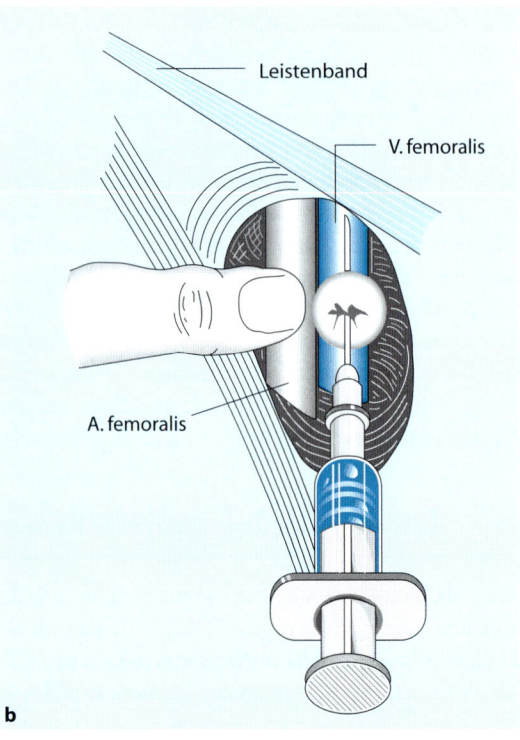

Abb. 78.1a,b Punktion der V. femoralis. **a** Lokalisation von A. und V. femoralis in der Leiste (merke IVAN – innen Vene, Arterie, Nerv). **b** Punktionstechnik rechts V. femoralis in der Leiste. Die Vene verläuft unter dem Leistenband hindurch. (Aus Wilhelm et al. 2004)

- **Vena subclavia**
  - Verletzung des Plexus brachialis
  - Periostverletzung von Klavikula und erster Rippe
- **Vena jugularis interna**
  - Verletzung des Nervus vagus, des Nervus phrenicus und des Ganglium stellatum und des Plexus cervicalis
  - Hirninfarkt durch Verletzung der Arteria carotis
  - Verletzung von Trachea und Ösophagus
  - Verletzung der Querfortsätze der Halswirbelsäule
- Komplikationen, die bei allen Techniken unter Langzeitanwendung von zentralen Venenkathetern vorkommen können
  - Arterienpunktion mit Weichteilhämatom und Ausbildung von falschen Aneurysmen bzw. arteriovenösen Fisteln
  - Abweichen des Katheters in ein kleines peripheres Gefäß
  - Lage der Katheterspitze an der Gefäßwand, Gefäßperforation
  - Katheterspitzenlage zu weit distal/proximal
  - Katheterspitze umgeschlagen
  - Gerinnselbildung um den Katheter (Manschettenthrombus)
  - Venenthrombose und Embolie
  - Katheterbedingte Infektionen
  - Katheterabscherung bei Zurückziehen durch die Punktionsnadel, Katheterembolie
  - Vorhofperforation
  - Unbeabsichtigtes Entfernen des Katheters oder Zurücklassen des Seldinger-Drahtes bei der Katheteranlage

Die Schwierigkeiten und Komplikationshäufigkeiten variieren mit dem Ort der Venenpunktion. So ist die Punktion der **V. femoralis** (Abb. 78.1) relativ leicht auch für den Ungeübten durchführbar, birgt jedoch ein signifikantes Risiko einer tiefen Venenthrombose, das mit zunehmender Katheterliegedauer weiter zunimmt. Der Nachteil dieses Punktionsortes ist ferner auch darin zu sehen, dass die Punktionsstelle schwierig steril zu halten ist und die Mobilisation des Patienten beeinträchtigt.

Die Punktion der **V. jugularis** (Abb. 78.2) interna erfordert bereits ein höheres Maß an Geübtheit. Das wesentliche Risiko (Größenordnung 3 %) besteht hierbei in einer versehentlichen Punktion der A. carotis. Bei Hypovolämie (Venenkollaps) kann eine Punktion an dieser Stelle schwierig sein. Bei erhöhtem intrakraniellen Druck besteht ferner eine selektive Kontraindikation für diesen Punktionsort. Durch Einsatz sonographischer Verfahren

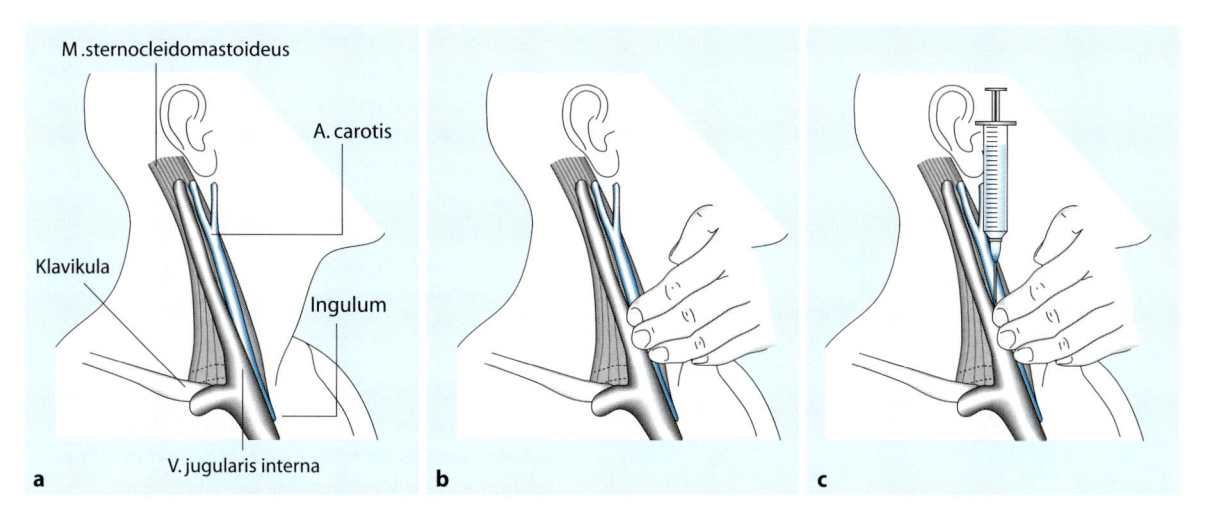

Abb. 78.2a–c Punktion und Katheterisierung der V. jugularis interna. **a** Anatomische Landmarken. **b** Palpation der A. carotis. **c** Punktion der V. jugularis interna. (Aus Wilhelm et al. 2004)

kann jedoch die Komplikationsrate deutlich verringert werden.

Die größte Erfahrung des behandelnden Arztes wird schließlich bei der Punktion der **V. subclavia** (Abb. 78.3 und Abb. 78.4) gefordert. Hier ist der Pneumothorax mit 2 % die häufigste Komplikation. Ansonsten ist aus Sicht der Pflege und des Patientenkomforts diese Punktionsstelle zusammen mit der an der V. anonyma eindeutig zu bevorzugen.

Die Interpretation des zentralen Venendruckes (Normalwert 1–8 mmHg) muss jeweils in Abhängigkeit von der klinischen Situation zahlreiche Differenzialdiagnosen berücksichtigen. Folgende Ursachen sind neben einer Hypervolämie für eine **ZVD-Erhöhung** bzw. für fälschlicherweise normale ZVD-Drücke (bei tatsächlicher Hypovolämie) denkbar:

- Mechanische Einflussbehinderung (raumfordernder Prozess im Halsbereich und Mediastinum)
- Kardiale Einflussbehinderung (akute und chronische Rechtsherzinsuffizienz)
- Intrathorakale Druckänderungen (abdominelle Hypertension postoperativ durch Volumenverschiebung in das Splanchnikusgebiet bei abdominellen Eingriffen, Husten, Pressen, maschinelle Ventilation)
- Einengung der Lungenstrombahn (akutes Cor pulmonale)
- Bestimmte Medikamente (Katecholamine)

Auch für eine **ZVD-Erniedrigung** sind verschiedene Gründe möglich:

- Blutverlust (akut oder chronisch nach Trauma oder interstinalen/urogenitalen Blutungen)
- Flüssigkeitsverlust bei Exsikkose (unzureichende Flüssigkeitszufuhr bei gesteigertem Flüssigkeitsverlust), aber auch bei kapillärem Leck (SIRS, Sepsis)
- Möglicherweise Kachexie

Die zentrale Venendruckmessung erlaubt in erster Linie Aussagen über die Rechtsherzfunktion bzw. den Zustand der Gefäßfüllung (unter Berücksichtigung obiger einschränkender Faktoren). Eine allerdings nur grobe Einschätzung der Linksherzfunktion ermöglicht der ZVD erst dann, wenn eine biventrikuläre Herzinsuffizienz vorliegt. Durch schnelle Infusion definierter Flüssigkeitsmengen („fluid challenged test") bzw. Lagerungstherapie (Trendelenburg-Lagerung) lässt sich jedoch die Aussagekraft der ZVD-Messung hinsichtlich linksventrikulärer Funktionen erhöhen.

> Trotz aller Einschränkungen, die bei der Beurteilung des zentralen Venendruck stets im Auge zu behalten sind, ist die Besserung des zentralvenösen Druckes nach wie vor ein wichtiger Parameter zur Volumenbilanzierung, insbesondere bei nicht schwer respiratorisch insuffizienten oder kardial insuffizienten Patienten. Dabei kommen gerade in der postoperativen Situation falsch-niedrige Werte praktisch nie, fälschlich zu hohe Messergebnisse jedoch sehr viel öfter vor.

Außerhalb von Intensivstationen wird der zentrale Venendruck üblicherweise durch ein **Venotonometer** gemessen. Dabei sind 2 besondere Punkte zu beachten:

- Das spezifische Gewicht des Quecksilbers liegt bei 14, bei der Umrechnung von cm Wassersäule in mmHg ist der als cmH_2O ermittelte Wert durch den Divisor 1,4 zu teilen.
- Es sollte auf jeden Fall vermieden werden, hochwirksame Medikamente mit kurzer Wirkhalbwertszeit (z. B. Katecholamine oder Antihypertensiva) über den gleichen Schenkel des zentralvenösen Katheters zu applizieren, mit dem auch mit Hilfe der Wasser-

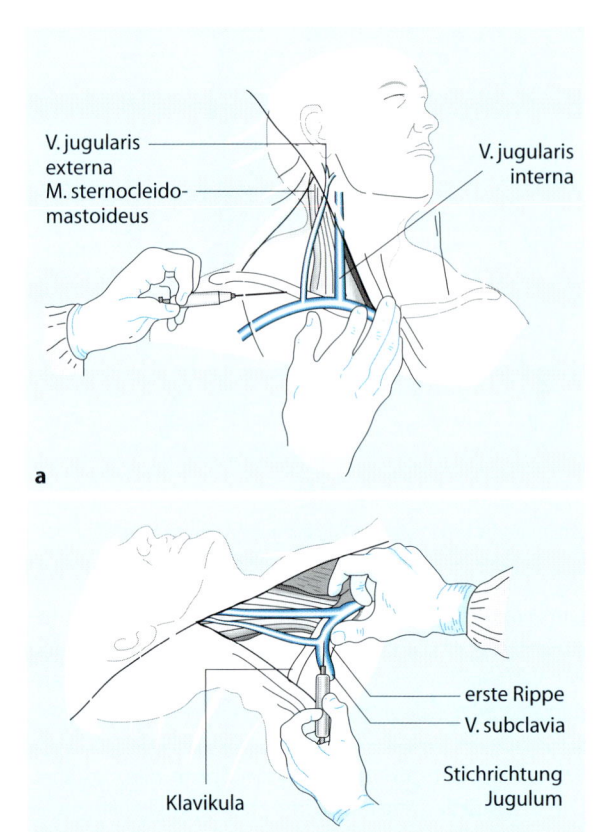

Abb. 78.3a,b Infraklavikuläre Punktion der V. subclavia. **a** Anteriorer Blickwinkel: Mit der Nadel sucht und hält man Knochenkontakt zur Klavikula. **b** Anterolateraler Blickwinkel: Die Nadel wird unter ständigem Sog zwischen erster Rippe und Klavikula in Richtung Jugulum vorgeschoben. (Aus Wilhelm et al. 2004)

- Vermindertes peripheres Sauerstoffangebot mit kompensatorisch erhöhter, peripherer Sauerstoffausschöpfung (ausgelöst durch zentrale Zyanose, zu niedriges Herzzeitvolumen bei Pumpversagen oder Hypovolämie, Anämie, Hypotonie). Diese Ursache ist dann als sehr wahrscheinlich anzusehen, wenn gleichzeitig die Serum-Laktat-Konzentration erhöht ist.
- Primär vermehrte periphere Sauerstoffausschöpfung (Hypermetabolismus bei Verbrennungsverletzungen, Polytrauma)

> Die Beurteilung des aktuellen hämodynamischen Zustandes eines Patienten sollte sich keinesfalls auf ein einziges Verfahren und damit auf die Interpretation einer einzelnen Messgröße stützen.

Grundlage und wichtigstes Kriterium bleiben selbstverständlich weiterhin die aktuelle Anamnese und die körperliche Untersuchung des Patienten (Zyanose, Marmorierung, kalte Extremitäten). Zusätzlich miteinbezogen werden müssen Herzfrequenz, systolischer Blutdruck, die Menge der stündlichen Urinausscheidung und die Laktatkonzentration im Plasma. Die klinische Beurteilung des Patienten und die Anwendung invasiver oder nichtinvasiver hämodynamischer Überwachungsverfahren stehen gleichwertig nebeneinander und erlauben nur so eine korrekte Beurteilung der Herz-Kreislauf-Funktion und des Volumenstatus.

78.6 Strategien zur Komplikationsvermeidung bei zentralvenöser Katheterisierung

78.6.1 Risikofaktoren

Besondere Patientenkollektive, die mit einem erhöhten Risiko bei Katheteranlage behaftet sind, sind unter anderen Säuglinge und Kleinkinder, Patienten mit Gerinnungsstörungen und onkologische bzw. transplantierte Patienten mit rezidivierend erforderlicher ZVK-Anlage sowie ältere Patienten und Patienten mit kurzem Hals und Adipositas.

Aufgrund des hohen Komplikationsrisikos bei zentralen Venenkathetern muss jede Indikationsstellung sorgfältig überprüft werden. Dazu gehört auch die künstliche **parenterale Ernährung**, die in vielen Fällen auch periphervenös (d. h. ohne Verwendung eines zentralen Venenzugangs) erfolgen kann. So kann eine effektive peripher-venöse parenterale Ernährung bei ca. 50 % aller stationären Patienten gelingen. Gerade unter parenteraler Ernährung ist mit einem signifikant erhöhten Infektrisiko des zentralen Venenkatheters zu rechnen. Die zur Ernährung verabreichten Lösungen stellen ein ideales Nährmedium für

säule der zentrale Venendruck gemessen wird. Zur Messung läuft nämlich ein Überschuss an physiologischer Kochsalzlösung aus dem Steigrohr des Messsystems in kurzer Zeit in den zentralvenösen Katheter ein, um ein Gleichgewicht herzustellen. Dies ist zur Äquilibrierung des Systems erforderlich, führt jedoch einerseits auch zur Bolusinfusion aller sich im Infusionssystem bzw. im Katheterlumen befindlichen hochwirksamen Substanzen mit entsprechender Kreislaufreaktion. Andererseits wird die Zufuhr dieser Substanzen dann in den Minuten während und nach der Messung unterbrochen, mit möglicherweise ebenfalls erheblichen Folgen für den Kreislauf.

Ein weiterer Parameter, der mittels zentralvenöser Katheterisierung erfasst werden kann, ist die **zentralvenöse Sauerstoffsättigung**, die beim Gesunden nicht unter 70 % fallen sollte und die sehr gut mit der gemischt-venösen Sauerstoffsättigung (gemessen in der Pulmonalarterie) korreliert. Ein Abfall der zentralvenösen Sauerstoffsättigung kann im Prinzip 2 Ursachen haben:

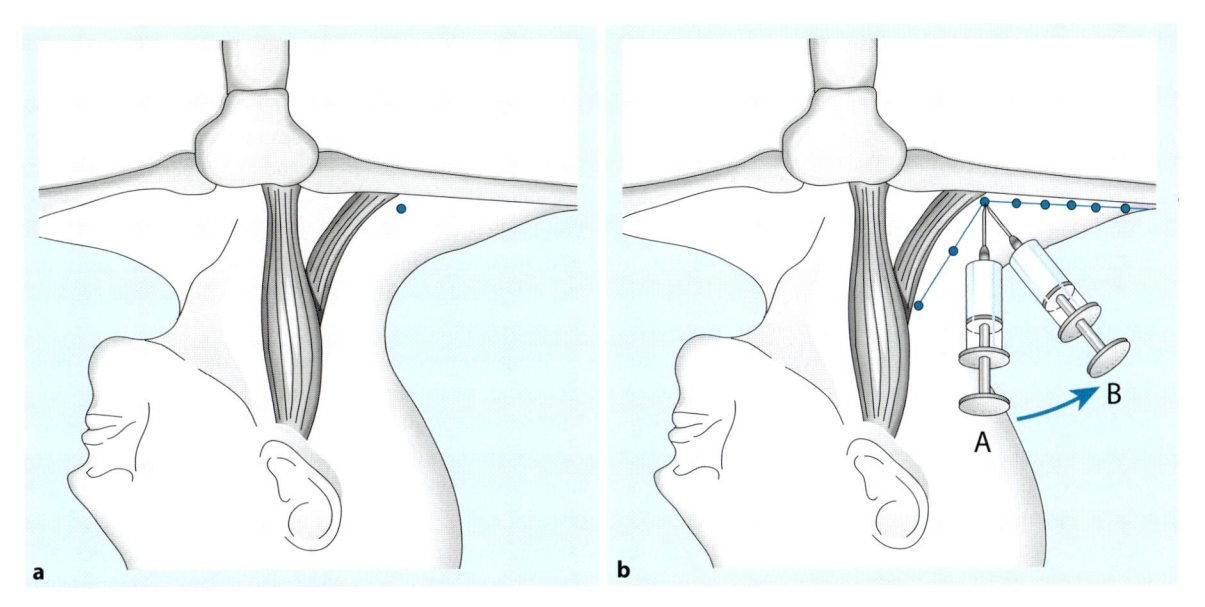

Abb. 78.4a,b Supraklavikuläre Punktion der V. subclavia. **a** Die entscheidende Landmarke für diesen Zugang ist der klavikuläre Ansatz des M. sternocleidomastoideus. **b** Die Nadel dringt oberhalb der Klavikula durch die Haut, unmittelbar lateral vom Muskelansatz, in einem Winkel von 10–15° zur Frontalebene und mit Stichrichtung auf die kontralaterale Brustwarze bzw. in der Winkelhalbierenden zwischen dem Muskelbauch und der Klavikula. Die Vene liegt meist in 0,5–1 cm Tiefe, selten tiefer. (Aus Wilhelm et al. 2004)

Keime dar. Deswegen sind besonders strikte und standardisierte Vorsichtsmaßnahmen bei parenteraler Ernährung über einen zentralen Venenkatheter obligat (Anlage des Katheters unter Operationsbedingungen, keine Routine-Blutentnahmen, keine Routine-Injektionen, keine 3-Wege-Hähne im Infusionsschenkel, Verwendung spezieller Filtersysteme).

78.6.2 Thromboserisiko

Das Auftreten von thrombotischen Komplikationen ist durch eine Reihe von Risikofaktoren gekennzeichnet. Es bestehen Abhängigkeiten zum ZVK-Design, zum Punktionsort, zur Liegedauer, zum Punktionstrauma sowie zu individuellen Risikofaktoren des Patienten. So haben zentrale Venenkatheter aus Silikon und Polyurethan eine deutlich geringere Thromboseinzidenz als solche aus anderen Materialien. Heparinbeschichtung hat in mehreren Studien zu deutlich geringeren Thromboseraten geführt. Der ZVK sollte dabei so dünn wie möglich und die entsprechende Vene möglichst großlumig sein. Anzustreben ist ein möglichst kurzstreckiger intravasaler Verlauf und ein möglichst geringer Wandkontakt des ZVK.

Das Thromboserisiko ist bei in die V. femoralis eingebrachtem ZVK am höchsten, gefolgt von den Armvenen, der V. jugularis externa und interna, wohingegen die V. subclavia und die V. anonyma die niedrigsten Thromboseraten aufweisen. Ferner steigt das Thromboserisiko mit der Liegedauer signifikant an. Eine schwierige Punktion mit wiederholten traumatischen Versuchen steigert das Risiko ebenso wie eine Thrombophilie und eine heparininduzierte Thrombopenie.

78.6.3 Katheterinfektionen

Als klinisch äußerst relevant sind infektiöse Komplikationen bei der Verwendung von zentralen Venenkathetern einzustufen. Derartige entzündliche Ereignisse hängen ebenfalls vom ZVK-Design, vom Punktionsort und von der Liegedauer ab, und werden zusätzlich durch ärztliche und pflegerische Strategien sowie individuelle Risikofaktoren der Patienten beeinflusst. Speziell bei Intensivpatienten besteht unter parenteraler Ernährung und bei Benutzung zentralvenöser Katheter ein erhöhtes Risiko hinsichtlich der Entwicklung von Katheterinfekten. Dieses Risiko kann durch enterale enterale Ernährung signifikant gesenkt, jedoch nicht komplett eliminiert werden. In unselektierten Kollektiven muss im Rahmen einer kompletten parenteralen Ernährung mit einer Rate von 10–13 Infekten/1000 Kathetertage oder 1,3–26,2 % pro Patient gerechnet werden. Somit ist speziell im Rahmen einer künstlichen Ernährung auf Infekte derartiger Katheter zu achten. Die exakten Kriterien der infektiologischen Überwachung sind jedoch nicht einheitlich. Als (ex-post) beweisend für eine Katheterinfektion gilt bis heute nur der Keimnachweis an der Spitze eines entfernten zentralen Venenkatheters. Aus klinischer Sicht verdächtig sind ein perakuter Anstieg von Infektmarkern (speziell Körpertemperatur) und positive Blutkulturen bei ansonsten fehlenden Infektherden.

Zur Infektprophylaxe scheinen die zentralen Venenkatheter aus Silikon und Polyurethan auch aus infektiologischer Sicht vorteilhaft zu sein. Die Imprägnierung der Katheteraußenseite mit Chlorhexidin-Silbersulfadiazin senkt das Infektionsrisiko zusätzlich. Als noch besser erwiesen sich Katheter, die innen und außen mit Minocyclin/Rifampicin beschichtet waren. Die Verwendung beschichteter Katheter wird derzeit dann empfohlen, wenn zu erwarten ist, dass der ZVK länger als 5 Tage benötigt wird und weiterhin eine hohe Infektionsrate besteht. Aus infektiologischer Sicht ist dabei der Zugang über die V. subclavia dem über die V. jugularis interna und anderen Zugangswegen vorzuziehen. Auch bei den infektiösen Katheterkomplikationen besteht eine signifikante, direkte Korrelation zwischen Liegedauer und Infektrisiko. Zusätzlich können eine schwierige Punktion, Punktionen unter Notfallbedingungen, ein unerfahrener Anwender, schwere infektiöse Grunderkrankungen oder Immunschwäche und eine parenterale Ernährung für infektiöse ZVK-Komplikationen prädisponieren.

Eine wesentliche Maßnahme zur Vorbeugung von Katheterinfektionen besteht in standardisierten ärztlichen und pflegerischen Strategien. Nach Empfehlungen entsprechender Fachgesellschaften (Center of Disease Control, Paul-Ehrlich-Gesellschaft) sollte eine Katheteranlage nach Händedesinfektion und ausreichend langer Hautdesinfektion (insbesondere mit 2 %-igem Chlorhexidin) erfolgen. Die Verwendung einer Kopfbedeckung, einer Gesichtsmaske, eines sterilen Kittels und steriler Handschuhe ist dabei obligat. Ferner sollte die Umgebung der Punktionsstelle steril abgedeckt werden. Eine besondere Schulung des Teams beim Umgang mit zentralen Venenkathetern ist dabei hocheffizient.

> Unter Notfallbedingungen gelegte ZVK sollten nach Stabilisierung des Patienten neu gelegt werden, um so dem deutlich erhöhten Infektionsrisiko vorzubeugen. Bei lokalem Infekt der Insertionsstelle und bei Verdacht auf katheterinduzierte Blutstrominfektion muss eine ZVK-Neuanlage und nicht etwa ein Wechsel über Führungsdraht erfolgen.

78.7 Invasive Überwachung der Herz-Kreislauf-Funktion

Invasivere Methoden zur hämodynamischen Überwachung (Pulmonaliskatheter, PiCCO-System,) spielen bei der routinemäßigen postoperativen Betreuung des Patienten auf Normalstation keine Rolle. Auch unter intensivmedizinischen Bedingungen ist der Einsatz dieser Verfahren bis heute höchst umstritten.

Hauptziel dieser deutlich intensiveren Überwachungsmethoden ist es, den intravasalen Volumengehalt eines individuellen Patienten genauer als über die Messung des zentralen Venendruckes bestimmen zu können. Im Vergleich zur Bestimmung der gemischt-venösen Sauerstoffsättigung erlaubt die zusätzlich mögliche Messung des Herz-Zeit-Volumens zusätzlich eine präzisere Abschätzung des peripheren Sauerstoffangebots.

Beim **Pulmonaliskatheter** wird der intravasale Volumengehalt nach Einschwemmen der Katheterspitze über Ballon in die A. pulmonalis über ein passageres, weiteres Einschwemmen des Katheterendes in die sog. Wedge-Position gemessen. Die Katheterspitze liegt dann sehr weit distal in einem Endast der Pulmonalarterie. Der an dieser Stelle gemessenen Druck (Wedge-Druck) korreliert mit dem linksventrikulären enddiastolischen Füllungsdruck, der wiederum ein Maß für den intravasalen Volumengehalt darstellt. Zusätzlich erlaubt der Pulmonaliskatheter über Kälte-Thermodilution die Bestimmung des Herzzeitvolumens und die Messung der rechtskardialen Drücke. Allerdings besteht zusätzlich zu den Risiken bei der Einführung eines zentralen Venekatheters (siehe oben) noch ein gesteigertes Risiko für kardiale Komplikationen. In großen kontrollierten Studien konnte allerdings gezeigt werden, dass die Verwendung des Pulmonaliskatheters weder die Überlebensrate noch die Organfunktion signifikant verbesserte, jedoch gleichzeitig mit mehr Komplikationen assoziiert war. Aufgrund dieser Beobachtungen ist in den letzten Jahren die Häufigkeit, mit der pulmonalarterielle Katheter verwendet worden waren, um mehr als die Hälfte zurückgegangen.

Zur Risikosenkung wurde in den letzten Jahren ein alternatives Messkonzept entwickelt. Durch Einbringen eines Verweilkatheters von peripher in die distale Aorta und unter Verwendung der Thermodilutionstechnik (zentralvenös) kann mittels Puls-Contour-Analyse das intrathorakale Blutvolumen als Surrogat-Parameter für das intravasale Füllungsvolumen bestimmt werden (**PiCCO-System**). Zusätzlich lassen sich mit dieser Technik das extravasale Lungenwasser, das Herzzeitvolumen und die Schlagvolumenvariation messen. Allerdings ist die PiCCO-Technik in einigen Ländern wie den USA nicht zugelassen.

Die Relevanz der Bestimmung des intravasalen Füllungsvolumens für die Prognose des Intensivpatienten ist bisher jedoch unklar. Ein zentraler Grund dafür ist, dass ein Monitoring allein noch zu keiner Prognoseverbesserung führt. Dies wurde in zahlreichen Studien gezeigt. Der Einsatz invasiver Verfahren zur Volumenbestimmung kann nur erfolgversprechend sein, wenn therapeutische Konsequenzen daraus resultieren. Letztere wiederum sind bis heute nicht definiert.

78.8 Allgemeine Prinzipien der perioperativen Lungenfunktionsüberwachung

Wichtigste Größe bei der klinischen Überwachung der Lungenfunktion ist die Kontrolle der **Atemtätigkeit** und der **Hautfarbe**. Allein durch Inspektion des Patienten lassen sich spontane Sitzposition, Atemfrequenz und Benutzung der Atemhilfsmuskulatur leicht analysieren. Die Effizienz der Hustenfunktion kann mit hoher Sicherheit akustisch eingeschätzt werden. Die Beurteilung des Sauerstoffgehalts im Blut kann ebenfalls optisch erfolgen. Dabei ist jedoch zu berücksichtigen, dass Hypoxie durch Zyanose klinisch erst bei einem Gehalt an reduziertem Hb >5 g/% mit dem Auge erkannt werden kann. Das menschliche Auge kann einen Sättigungsabfall des Blutes erst bei einer SaO_2 <80 % sicher erkennen. Bei 25 % der Bevölkerung liegt dieser Wert nur bei <75 %.

Weitere nichtinvasive pulmonale Überwachungsmethoden beruhen auf Auskultation, Perkussion und radiologischer bzw. sonographischer Untersuchung des Patienten. Allein durch gezielte **Auskultation/Perkussion** lassen sich mit hoher Spezifität bronchiale Obstruktionen, Belüftungsstörungen und entzündliche pulmonale Prozesse diagnostizieren. Bei unklaren Befunden bzw. klinisch akut, aber auch chronisch schlechter postoperativer Lungenfunktion sind jedoch u. U. tägliche **Röntgenaufnahmen** indiziert. Dabei lassen sich Ergüsse von Atelektasen mittels einer sonographischen Untersuchung mit hoher Sicherheit unterscheiden. Nach größeren Eingriffen sollte auch bei unkomplizierten Verläufen mindestens einmal täglich eine klinische Untersuchung der Lungenfunktion stattfinden.

Eine deutlich genauere, nichtinvasive Methode zur Überwachung der SaO_2 stellt die **Pulsoximetrie** dar. Sie beruht auf dem Messprinzip der Spektrophotometrie. Vorteile sind die kurze Ansprechzeit (10–20 s), eine hohe Genauigkeit, falls die SaO_2 >70 % und der Patient hämodynamisch stabil ist, und schließlich die Tatsache, dass nur eine klinisch relevante Hypoxämie (PaO_2 <100 mmHg) erfasst wird. Die Limitationen dieser Methode beruhen ganz wesentlich auf Bewegungsartefakten, und falsch niedrigen Messungen bei hochgradiger Anämie bzw. zu kleiner Pulswelle (zentralisierter Patient). Die Präzision pulsoximetrischer Messungen konnte in jüngerer Zeit zumindest teilweise dadurch verbessert werden, dass Algorithmen in die Signalauswertung miteingebaut wurden, die Bewegungsartefakte herausfiltern können.

Routinemäßig wird die Pulsoximetrie nur unmittelbar postoperativ (Aufwachraum) und bei Intensiv-/„Intermediate-care"-Patienten eingesetzt. Obwohl damit Hypoxiephasen mit hoher Sicherheit erkannt werden können, gelang es bisher nicht zu zeigen, dass der breite, routinemäßige Einsatz der Pulsoximetrie auch die Prognose der Patienten verbessert.

Die präziseste Überwachung der Lungenfunktion besteht in der **arteriellen Blutgasanalyse**, die am besten über Blutentnahmen aus arteriellen Dauerverweilkathetern erfolgt. Hierbei können zusätzlich zur Sauerstoffsättigung der Sauerstoffpartialdruck, der Kohlendioxidpartialdruck und der Säure-Basen-Status bestimmt werden. Der routinemäßige Einsatz dieses Überwachungsverfahren beschränkt sich jedoch auf Intensiv-/„Intermediate-care"-Stationen.

Literatur

Breen PH (2001) Arterial blood gas and pH analysis. Clinical approach and interpretation. Anesthesiol Clin North America 19(4):885–906

Cangelosi MJ, Auerbach HR, Cohen JT (2011) A clinical and economic evaluation of enteral nutrition. Curr Med Res Opin 27(2):413–22

De Waal EE, de Rossi L, Buhre W (2006) Pulmonary artery catheter in anaesthesiology and intensive care medicine. Anaesthesist. 55(6):713–730

Giuliano KK, Higgins TL (2005) New-generation pulse oximetry in the care of critically ill patients. Am J Crit Care 14(1):26–37

Lima A, Bakker J (2005) Noninvasive monitoring of peripheral perfusion. Intensive Care Med 31(10):1316–1326

McWhirter D (2010) Parenteral nutrition line sepsis: the difficulty in diagnosis. Proc Nutr Soc 69(4):508–10

National Heart, Lung, and Blood Institute Acute Respiratory Distress Syndrome (ARDS) Clinical Trials Network; Wheeler AP, Bernard GR, Thompson BT, Schoenfeld D, Wiedemann HP, deBoisblanc B, Connors AF Jr, Hite RD, Harabin AL (2006) Pulmonary-artery versus central venous catheter to guide treatment of acute lung injury. N Engl J Med 354:2213–24

Niemer M (1992) Herz und Kreislauf – Methoden der Diagnostik und Überwachung. In: Niemer M (Hrsg) Datenbuch Intensivmedizin, 3. Aufl. Gustav Fischer, Stuttgart Jena New York, pp 377–474

Opilla M (2008) Epidemiology of bloodstream infection associated with parenteral nutrition. Am J Infect Control 36(10):S173.e5–8

Paoletti F, Ripani U, Antonelli M, Nicoletta G (2005) Central venous catheters. Observations on the implantation technique and its complications. Minerva Anestesiol 71(9):555–560

Reinhart K, Bloos F (2005) The value of venous oximetry. Curr Opin Crit Care 11(3):259–263

Rhodes A, Bennett ED (2004) Early goal-directed therapy: an evidence-based review. Crit Care Med 32(11 Suppl):S448–450

Shah MR, Hasselblad V, Stevenson LW, Binanay C, O'Connor CM, Sopko G, Califf RM (2005) Impact of the pulmonary artery catheter in critically Ill patients: meta-analysis of randomized clinical trials. JAMA 294:1664–1670

Sherertz RJ (2004) Update on vascular catheter infections. Curr Opin Infect Dis 17(4):303–307

Walshe CM, Boner KS, Bourke J, Hone R, Phelan D (2010) Diagnosis of catheter-related bloodstream infection in a total parenteral nutrition population: inclusion of sepsis defervescence after removal of culture-positive central venous catheter. J Hosp Infect 76(2):119–23

Wiener RS, Welch HG (2007)Trends in the use of the pulmonary artery catheter in the United States, 1993-2004. JAMA 298:423–9

Wilhelm W, Kleinschmidt S, Pargger H (2004) Vorbereitung des Patienten. In: Rossaint R, Werner C, Zwißler B (Hrsg) Die Anästhesiologie. Springer, Berlin Heidelberg New York Tokyo

Infusionstherapie

W. Hartl

79.1 Überwachung und Therapie postoperativer Flüssigkeits- und Elektrolytstörungen

Aufgrund von pathophysiologischen Veränderungen in der Mikrozirkulation besteht – in Abhängigkeit von der intraoperativen Volumentherapie – postoperativ ein hohes Risiko für einen Volumenmangel bzw. für eine Volumenpflichtigkeit. Da ein postoperativer Volumenmangel ganz überwiegend durch Umverteilungsvorgänge (kapilläres Leck durch SIRS oder Sepsis) zustande kommt, sind die üblichen klinischen Zeichen eines **Volumenmangels**, wie z. B. bei Dehydratation, nur bedingt aussagekräftig. Im Vordergrund der Volumenüberwachung des operierten Patienten steht die regelmäßige engmaschige Kontrolle des arteriellen Blutdrucks, der Herzfrequenz und der Urinausscheidung.

> Bei herzgesunden Patienten sind die wichtigsten Zeichen einer postoperativen intravasalen Hypovolämie das Auftreten einer Tachykardie bei gleichzeitig sinkenden arteriellen Blutdruckwerten und rückläufigen Diuresemengen (<1 ml/kg KG/h).

Die Messung des zentralen Venendrucks (ZVD) ist nur bedingt aussagekräftig. Gerade bei abdominalchirurgischen Patienten kann durch die postoperativ zu beobachtende Erhöhung des intraabdominellen Drucks ein falsch hoher ZVD vorgetäuscht werden, der damit einen Volumenmangel verdeckt. Nur ein sehr niedriger zentraler Venendruck in Verbindung mit einer Oligurie kann als relativ sicheres Zeichen eines Volumenmangels gewertet werden. Ein ebenfalls sicheres Zeichen für einen bestehenden Volumenmangel ist die Beobachtung des Kreislaufverhaltens bei kurzfristiger Einstellung in eine Kopftieflagerung, wobei dann beim Vorliegen eines Volumendefizites ein Anstieg der Blutdruckwerte (besserer Rückstrom und Herzfüllung) in der Regel zu beobachten ist.

Die pathophysiologischen Veränderungen bei größeren chirurgischen Eingriffen führen in der akuten postoperativen Phase, d. h. in den ersten 3–4 Tagen, auch bei unkompliziertem Verlauf in der Regel zu einem erhöhten Wasser-, Kalium- und erniedrigten Natriumbedarf. Dabei ist der Volumenbedarf in den ersten 12–16 h zeitgleich mit der Entwicklung des SIRS am höchsten.

Die Menge zuzuführender Flüssigkeit wird durch das Zusammenspiel komplexer Variablen bestimmt wie Dauer der Operation, Art des operativen Eingriffs, Ausmaß der intraoperativen Flüssigkeitssubstitution und komplizierende perioperative Ereignisse wie hämorrhagischer Schock, Ischämie-Reperfusionszustände, oder die massive Freisetzung von entzündlichen Mediatoren bei septischen Krankheitsbildern. Somit muss sich in der unmittelbaren postoperativen Phase die Flüssigkeits- und Elektrolytsubstitution an den vorliegenden hämodynamischen Parametern und gemessenen Laborwerten orientieren. In der Praxis hat es sich bewährt, bei akutem Auftreten der klinischen Zeichen eines Volumenmangels (Sinustachykardie bei gleichzeitig positivem Schockindex) einen Therapieversuche mittels Trendelenburg-Lagerung (Kopf tief/Beine hoch) und rascher Zufuhr von 500–1000 ml Vollelektrolytlösung i.v. durchzuführen. Kommt es daraufhin zu einer raschen Verbesserung der hämodynamischen Parameter, so gilt ein Volumenmangel als gesichert, und die Volumenzufuhr wird solange fortgesetzt, bis eine Normalisierung der Zielgrößen eingetreten ist. Die Geschwindigkeit der Zufuhr richtet sich dabei nach dem Schweregrad der klinischen Zeichen. Bei ausgeprägtem Volumenmangel können bis zu 1000 ml/15 min appliziert werden.

> Bei akutem Auftreten der klinischen Zeichen eines Volumenmangels ist eine Lagerungstherapie in Verbindung mit der raschen Gabe eines Flüssigkeitsbolus i.v. zur Sicherung der Diagnose angezeigt. Eine spezifische Anamnese des Patienten (frühe postoperative Phase, hoher Blutverlust, schweres SIRS, Sepsis) erhöht das Risiko eines Volumendefizites beträchtlich.

Verändern sich die überwachten Parameter trotzdem in dieser Phase im Sinne eines Volumenmangels, so sollte die Menge der zusätzlich zu substituierenden Flüssigkeit so gewählt werden, dass sich die Indikatoren des Volumenmangels wieder normalisieren. Normalwerte für diese Indikatoren sind in Tab. 79.1 zusammengefasst.

Der erhöhte Flüssigkeits- und Kaliumbedarf kann insbesondere nach großen Eingriffen mit Komplikationen bis zum 3.postoperativen Tag bestehen bleiben. Ein eventueller Flüssigkeitsbedarf in dieser Phase wird üblicherweise parenteral gedeckt, bei funktionierendem Gast-

79.1 · Überwachung und Therapie postoperativer Flüssigkeits- und Elektrolytstörungen

Tab. 79.1 Zielvorgaben für die postoperative Kreislauftherapie

Parameter	Endpunkte
Gemischt-venöse Sauerstoffsättigung (SVO$_2$)	>65 %
Zentralvenöse Sauerstoffsättigung (ScVO$_2$)	>70 %
Laktatkonzentration	<2 mmol/l
Mittlerer arterieller Blutdruck (kontinuierlich)	>70 mmHg
Herzfrequenz	<110 (negativer Schockindex)
ZVD (cave: falsch-hohe Werte bei hohem PEEP, abdomineller Hypertension)	<15 mmHg (↑)
Diurese	>0,5 ml/kg/h

rointestinaltrakt ist jedoch auch eine orale/enterale Zufuhr möglich. Der zu erwartende **Kaliumbedarf** liegt dabei in der Größenordnung von etwa 1–1,2 mval/kg KG/Tag, der Natriumbedarf bei etwa 2 mval/kg KG/Tag. Treten trotz Zufuhr entsprechender Flüssigkeitsmengen in diesem Zeitraum persistierend oder erneut Zeichen einer Kreislaufinsuffizienz auf, die einen noch höheren Volumenbedarf suggerieren, so muss insbesondere in Verbindung mit ansteigenden Entzündungsparametern an eine entzündliche Komplikation gedacht werden. In Abwesenheit entsprechender Infektionszeichen sind primär kardiale Ursachen der Kreislaufinsuffizienz abzuklären.

Modifikationen der postoperativen Flüssigkeits- und Elektrolytsubstitution sind bei zahlreichen vorbestehenden Begleiterkrankungen wie **Herzinsuffizienz** oder **Nierenversagen** angezeigt. Bei entsprechenden Konstellationen kann es auch bei scheinbar adäquater Flüssigkeitstherapie postoperativ leicht zu einer Überwässerung der Patienten kommen. Derartige Zustände sind am präzisesten durch die genaue körperliche Untersuchung des Patienten zu erkennen (sichtbare und tastbare Hautödeme an Händen, Beinen und abhängigen Körperpartien wie den Flanken, feuchte Atemgeräusche). Bei klinisch relevanten Organfunktionsstörungen (in der Regel Einschränkungen des pulmonalen Gasaustausches, Pleuraerguss) entspricht das Vorgehen den therapeutischen Prinzipien, wie sie für die Verdünnungshyponatriämie gelten (also Wasserrestriktion und forcierte Diurese). In solchen Situationen muss eine sorgfältige Bilanzierung der Flüssigkeitszufuhr und -ausscheidung und Körpergewichtskontrolle erfolgen, um die Effizienz therapeutischer Maßnahmen präzise einschätzen zu können.

> In diesem Zusammenhang ist eine Oligurie auf der Basis eines Volumenmangels oder einer Herzinsuffizienz von einer Oligurie auf der Basis einer postoperativen Nierenfunktionsverschlechterung zu unterscheiden (prä- bzw. intrarenales Nierenversagen).

Zentraler Aspekt bei der Differenzialdiagnose sind die individuelle Patientenanamnese (Komorbidität) und der zeitliche Abstand zum chirurgischen Trauma. Die Unterscheidung in hat auch therapeutische Konsequenzen. Für die Differenzialdiagnostik der postoperativen Oligurie ist die Bestimmung der plasmatischen Retentionsparameter (Harnstoff- und Kreatininkonzentration) in der Regel nicht weiterführend, da diese sowohl bei Volumendefiziten wie auch bei intrarenalen Pathologien erhöht sein können. Das entscheidende Augenmerk ist auf den Ausschluss eines Volumenmangels anhand der definierten Zielgrößen (Tab. 79.1) zu legen. Ist ein Volumenmangel ausgeschlossen und bestehen ggf. zusätzlich noch die Zeichen einer Überwässerung (s. oben), so ist die Oligurie mit höchster Wahrscheinlichkeit durch eine Herzinsuffizienz oder ein intrarenales (SIRS- oder sepsisbedingtes) Nierenversagen zu erklären.

Die therapeutischen Maßnahmen sind dementsprechend. Bei der **primär renal bedingten Oligurie** müssen zur Normalisierung der Diurese Diuretika zum Einsatz kommen (in der Regel Schleifendiuretika wie Furosemid in einer maximalen Dosierung von 10 mg/h). Bei der **sekundären Oligurie** muss bei Volumenmangel über die Flüssigkeitszufuhr eine Normalisierung des Volumenhaushaltes angestrebt werden. Da ein prärenales Nierenversagen jedoch nach einer gewissen Zeit auch zu einem intrarenalen Nierenversagen führen kann, ist die gleichzeitige prophylaktische Gabe von geringen Mengen an Schleifendiuretika (bei gleichzeitig positiver Bilanzierung) zu erwägen. Zusätzlich muss – speziell bei Hypertonikern – auf einen ausreichenden renalen Perfusionsdruck geachtet werden (mittlerer arterieller Druck 70–80 mmHg), was im Einzelfall eine Katcholamintherapie und Intensivüberwachung erfordert.

Das mit jedem Eingriff assoziierte **SIRS** verursacht auch bei sonst völlig gesunden Patienten postoperativ regelhaft eine gewisse Verschlechterung der Nierenfunktion. Deswegen besteht bei unkontrollierter Flüssigkeitszufuhr immer auch die Gefahr einer Überwässerung. Letztere kann bei kardiopulmonal gesunden Patienten hinsichtlich der Herz-Kreislauf-Funktion folgenlos bleiben, das gleichzeitig entstehende Darmwandödem steigert jedoch das Risiko von postoperativen intestinalen Komplikationen, die von der Atonie über den Ileus bis hin zur Anastomoseninsuffizienz bei bestimmten Eingriffen reichen. Deswegen ist eine Überwässerung des Patienten postoperativ auf jeden Fall zu vermeiden.

Diese Forderung hat vor allem Eingang in die Behandlungsprinzipien gefunden, die mit dem sog. **Fast-track-Konzept** verbunden sind. Bis heute ist allerdings das präzise Optimum bei der Steuerung der postoperativen Flüssigkeitszufuhr nicht definiert. Diese Unsicherheit beruht zum einen darauf, dass die Studienlage äußerst widersprüchlich ist und eindeutige Aussagen zur Art und Menge der postoperativ zuzuführenden Flüssigkeit fehlen. Des Weiteren ist klar, dass die intestinalen Auswirkungen bestimmter Flüssigkeitsmengen mit dem Schweregrad des Eingriffes und des damit ausgelösten SIRS bzw. der assoziierten Flüssigkeitsverschiebungen in den dritten Raum variieren. Eine Flüssigkeitszufuhr, die sich an den oben genannten Zielgrößen orientiert, ist jedoch – unabhängig von ihrer tatsächlichen Dimension – nicht mit einer erhöhten Komplikationsrate verbunden.

79.2 Flüssigkeiten für die perioperative Therapie

79.2.1 Kristalloide Lösungen

Als **Kristalloide** werden Elektrolytlösungen oder niedermolekulare Kohlenhydratlösungen bezeichnet. Sie unterscheiden sich in ihrer Osmolarität (plasmaisoton, -hyperton oder -hypoton) und in ihrem Elektrolytgehalt (Voll-, Ein-Drittel- und Zwei-Drittel-Elektrolytlösungen). Sie können frei durch Kapillarmembranen diffundieren. Kristalloide Infusionslösungen sind zentraler Bestandteil der unmittelbaren postoperativen Flüssigkeitstherapie zur Deckung des Erhaltungsbedarfs. Das postoperativ bestehende Volumendefizit (intravasal, ggf. auch interstitiell) sollte mit kristalloiden Vollelektrolytlösungen ausgeglichen werden. Ein derartiges Vorgehen ist für die Mehrzahl aller Operationen ohne größere Blutverluste ausreichend. Zu berücksichtigen ist, dass sich kristalloide Lösungen gleichmäßig auf das Plasmavolumen (4 % des Körpergewichts) und das Interstitium (16 % des Körpergewichts) verteilen.

> Somit benötigt man für den gleichen intravasalen Volumeneffekt die vierfache Menge an kristalloiden Infusionslösungen im Vergleich zu kolloidalen Plasmaersatzmitteln (s. unten).

Vollelektrolytlösungen

Vollelektrolytlösungen enthalten die wichtigsten Elektrolyte, wobei die Gesamtkonzentration annähernd der Osmolarität des Plasmas entspricht. Diese plasmaisotonen Lösungen stehen mit unterschiedlichem Elektrolytgehalt kommerziell zur Verfügung, um den speziellen Anforderungen der postoperativen Phase Rechnung zu tragen. Die Elektrolytzusammensetzung entsprechender Präparate (z. B. Tutofusion OP) für die unmittelbare postoperative Phase orientiert sich somit am erhöhten Kalium- und erniedrigten Natriumbedarf (s. oben). So enthält Tutofusion OP 100 mval/l Natrium und 18 mval/l Kalium. Mit derartigen Flüssigkeiten kann in den ersten Stunden nach Operation der basale Flüssigkeitsbedarf gedeckt werden. Zur Korrektur zusätzlicher Volumendefizite stehen die klassischen Vollelektrolytlösungen (z. B. Tutofusin) zur Verfügung mit höherem Natrium- (140 mval/l) und niedrigerem Kaliumgehalt (5 mval/l). Derartige Vollelektrolytlösungen sind auch für den kurzfristigen Ersatz mittlerer Blut- oder Plasmaverluste geeignet.

Isotone Kochsalzlösung

Isotone Kochsalzlösungen sind **plasmaisoton**, entsprechen in ihrer Elektrolytzusammensetzung jedoch nicht der des Plasmas, da die Konzentration von Natrium mit 154 mval/l und Chlorid mit ebenfalls 154 mmol/l höher bzw. deutlich höher als die entsprechenden Konzentrationen im Plasma sind. Isotone Kochsalzlösungen werden vor allem bei extrazellulären Flüssigkeitsdefiziten in Verbindung mit Hyponatriämie, Hypochlorämie, aber auch mit Hyperkaliämie zugeführt. In Verbindung mit einer **Hyperkaliämie** ist zusätzlich zu beachten, dass die Zufuhr großer Mengen an isotoner Kochsalzlösung zu einer Hypernatriämie bzw. Hyperchlorämie führen kann. Somit sollten Flüssigkeitsdefizite unter solchen besonderen Umständen nur zur Hälfte mit isotoner Kochsalzlösung 0,9 %, zur anderen Hälfte jedoch mit Glukose 5 % korrigiert werden. 5 %-ige Glukose enthält 50 g Glukose in 1 l Wasser. Mit einer Konzentration von 253 mol/l handelt es sich hierbei um eine hypotone und azidotische Lösung (pH-Wert 4,5). Die in 1 l derartig zugeführte Glukosemenge entspricht einem Brennwert von etwa 200 kcal. Nach Verstoffwechselung der Glukose enthält die Lösung keine osmotisch aktiven Substanzen mehr, sondern liegt als freies Wasser vor. Somit ist diese Lösung ganz überwiegend zur Therapie von Volumenmangelzuständen in Verbindung mit einer Hypernatriämie(Hyperkaliämie geeignet.

Ein Ersatz isotoner Flüssigkeitsverluste ausschließlich durch 5 %-ige Glukoselösung ist jedoch nicht anzustreben. Kann wegen hoher Natriumkonzentrationen im Plasma nicht ausschließlich Vollelektrolytlösung appliziert werden, so ist zur Korrektur von Volumendefiziten die kombinierte Infusionstherapie von Vollelektrolytlösung und Glukose

Tab. 79.2 Klinische Effizienz des Volumenersatzes. Einfluss verschiedener, nicht-kristalloider Lösungen auf die Patientenprognose im Vergleich zu rein kristalloiden Lösungen. (Nach Roberts et al. 2004)

Einfluss auf die Letalität	Risikoreduktion im Vergleich zu Kristalloiden	95 %-Konfidenzintervall
Albumin 5 %	1,01	0,92–1,10
Hydroxyäthylstärke	1,16	0,68–1,96
Modifzierte Gelatine	0,94	0,16–1,85
Dextran	1,24	0,94–1,65
Kolloide in hypertonen Kristalloiden	0,88	0,74–1,05

5 % anzustreben. Aufgrund des geringen Kaloriengehalts ist Glukose 5 % nicht zur parenteralen Ernährungstherapie geeignet. Die für solche Zwecke zuzuführenden Flüssigkeitsmengen würden zu einer Verdünnungshyponatriämie mit Anstieg des intra- und extrazellulären Flüssigkeitsgehalts führen.

Unabhängig von der Form der Elektrolytstörung sind unter Zufuhr von 5 %-iger Glukoselösung bzw. 0,9 %-iger NaCl-Lösung engmaschig laborchemische Kontrollen der Serum-Elektrolytkonzentrationen durchzuführen. Entsprechende Konzentrationsveränderungen im Serum sollte nicht mehr als 10–12 mmol/24 h betragen

79.2.2 Kolloidale Plasmaersatzlösungen

Kolloidale Plasmaersatzlösungen sind durch ein **hohes Molekulargewicht** charakterisiert und verlassen deswegen den Intravasalraum durch die Kapillarwände nur sehr langsam. Diese Eigenschaft der Kolloide bewirkt bei entsprechender Zufuhr eine Erhöhung des kolloid-osmotischen Drucks und damit einen verminderten Abstrom von Flüssigkeit aus dem Intravasalraum ins interstitielle Kompartiment.

Die Volumenwirksamkeit und Verweildauer der Kolloide wird bestimmt durch die Molekülgröße, die Dispersion der Lösung, die Eigenviskosität und, nicht zuletzt, durch die Abbau- und Ausscheidungsgeschwindigkeit. Allerdings sind alle bis zum heutigen Zeitpunkt kommerziell zur Verfügung stehenden kolloidalen Lösungen durch gewisse Nachteile behaftet (Beeinträchtigung der Blutgerinnung, kutane Nebenwirkungen (Juckreiz), Kumulation im Plasma oder zu kurzer Volumeneffekt). Zu den Kolloiden, die als Plasmaexpander derzeit zur Verfügung stehen, gehören:
- Gelatinepräparate
- Dextrane
- Hydroxyäthylstärke

Das körpereigene **Kolloidalbumin**, das in vieler Hinsicht ideale Eigenschaften zum Plasmaersatz besitzt, kann nur aus Blutspenden gewonnen werden und steht aus Kostengründen zur Volumentherapie nicht zur Verfügung. Ausnahmen stellen in diesem Zusammenhang Patienten mit großflächigen, massiv sezernierenden Verbrennungen und assoziiertem exzessiven Albuminmangel dar.

Künstliche Kolloide sind durch ihre Konzentration, ihr mittleres Molekulargewicht und ihrem Vernetzungs- und Substitutionsgrad (bei Hydroxyäthylstärke) charakterisiert. Derartige Kolloide stehen im Gegensatz zu Albumin unbegrenzt zur Verfügung, sind lange haltbar und lagerungsfähig, außerdem neben geringeren Kosten auch infektionssicher. Allerdings konnte bis heute für keine der zur postoperativen Flüssigkeitstherapie zur Verfügung stehenden, nicht-kristalloiden Lösungen gezeigt werden, dass sie im Vergleich zu reinen kristalloiden Lösungen die Prognose des Patienten relevant verbessern würde (Tab. 79.2).

In der aktuellen Praxis der postoperativen Volumentherapie spielen Gelatinepräparate und Dextrane keine Rolle mehr. **Hydroxyäthylstärke** (HAES) besteht aus Mylopektin (Mais, Kartoffeln), an dessen Glukosegruppen Hydroxyäthylgruppen angefügt werden. HAES wird enzymatisch gespalten und entweder metabolisiert oder durch das retikuloendotheliale System aus dem intravasalen Raum entfernt. Hydroxyäthylstärkelösungen sind durch drei verschiedene Kriterien charakterisiert:
- **Molekulargewicht**: Es stehen Lösungen zwischen 70 und 200 kDalton zur Verfügung.
- **Substitutionsgrad**: Er zeigt das Verhältnis von mit Hydroxyäthylgruppen substituierten Glukoseeinheiten zur Gesamtzahl der Glukoseeinheiten an (z. B. 0,5 oder 0,7).
- **C2/C6-Hydroxyäthylierungsverhältnis**: Die Stelle im Glukosemolekül, an der eine Hydroxyäthylgruppe angelagert wurde (C2 oder C6), woraus sich der Substitutionstyp ergibt. Je höher dieses Verhältnis ist, umso mehr Glukosemoleküle sind in Position C2 im Vergleich zu C6 hydroxyäthyliert.

Grundsätzlich gilt, dass mit steigendem Molekulargewicht, höherem C2/C6-Verhältnis und zunehmendem Substitutionsgrad die Plasmaverweildauer und damit die **Halbwerts-**

zeit zunimmt. Die **Volumenwirksamkeit** der Lösung wird durch das gemittelte Molekulargewicht und die Konzentration der Lösung (3 %, 6 % oder 10 %) bestimmt.

Elimination von HAES Die Elimination der HAES-Fragmente mit einem Molekulargewicht von weniger als etwa 60 kDalton erfolgt über die glomeruläre Filtration. Größere Moleküle werden durch Serumamylase gespalten und teilweise durch das RES aufgenommen und über Tage bis Wochen gespeichert. Über die exakte Dauer der Speicherung und deren Auswirkung auf den Organismus sind derzeit keine Einzelheiten bekannt.

Nebenwirkungen von HAES Die Häufigkeit **anaphylaktoider Reaktionen** durch HAES ist geringer als bei Gelatinepräparaten und wird derzeit mit 0,1 % angegeben. Nach einigen Tagen kann die Infusion von Hydroxyäthylstärke einen lang währenden Juckreiz hervorrufen, für den die Schwellendosis bei einer kumulativen Menge von 200 g HAES liegen soll.

Zu den wichtigsten Nebenwirkungen gehören jedoch, wie bei Dextran, ein **Coating-Effekt** mit Abnahme der Thrombozytenadhäsivität und Veränderungen der plasmatischen und zellulären Blutgerinnung. Die **Beeinträchtigung des Gerinnungssystems** und der Thrombozytenfunktion ist möglicherweise umso geringer, je kleiner das Molekulargewicht, der Substitutionsgrad und das C2/C6-Verhältnis sind. Am wenigsten ausgeprägt bzw. völlig zu fehlen sollen derartige Nebenwirkungen bei niedermolekularem HAES mit niedrigem Substitutionsgrad (z. B. HAES 130/0,4 oder HAES 70/0,5). Derartig niedrigmolekulare Präparate werden zum größten Teil renal eliminiert und nur zu einem sehr kleinen Teil im RES eingelagert. Als ein gewisser Nachteil dieser Präparate im Vergleich zu mittelmolekularen oder hochmolekularen Hydroxyäthylstärken ist die kürzere intravasale Volumenwirkung in der Größenordnung von 2–3 h anzusehen.

Wertung Die klinische Nützlichkeit von Hydroxyäthylstärke ist hochgradig umstritten. Nach der derzeitigen Datenlage kann – im Vergleich zu Vollelektrolytlösungen – die Patientenprognose durch die Verwendung von Hydroxyäthylstärke nicht verbessert werden. So führen Kolloide nur kurzfristig zu einer stärkeren Expansion des Plasmavolumens als Kristalloide, die nicht von klinischer Bedeutung ist. Ferner wird die Volumenbelastung weit weniger verringert als bisher angenommen wurde. Das tradierte 4:1-Kristalloid-Kolloid-Verhältnis muss revidiert werden, wobei die klinische Evidenz auf Werte unter 2:1 hinweist. Es gibt auch keine klinischen Daten für die Annahme, dass Kolloide die pulmonale Ödembildung verringern oder über einen längeren Zeitraum zu einer weniger positiven Flüssigkeitsbilanz führen. Hydroxyäthylstärken sind auch kein gleichwertiger Ersatz für Albumin 5 %, sondern besitzen ein höheres Risikoprofil. Die angeblich verbesserte Sicherheit der Drittgenerationsprodukte Hydroxyäthylstärke 130/0,4 ist derzeit klinisch nicht belegt. Andereseits wurde in Abhängigkeit von der kumulativ verabreichten Hydroxyäthylstärke-Dosis über klinisch relevante Störungen der Blutgerinnung und der Nierenfunktion, und in höheren Dosen bei Schwerkranken über eine erhöhte Letalität berichtet. Dabei unterscheidet sich das Risikoprofil der unterschiedlichen Hydroxyäthylstärken nicht voneinander (Hartog et al. 2011).

> Aufgrund der Nebenwirkungen auf das Blutgerinnungssystem, die Organfunktion und das RES, und nicht zuletzt wegen der Kosten werden zurzeit Kristalloide favorisiert und sind somit das Präparat der Wahl bei der Behandlung akut aufgetretener Flüssigkeitsdefizite.

Literatur

Adams HA, Piepenbrock S, Hempelmann G (1998) Volumenersatzmittel – Pharmakologie und klinischer Einsatz. Anästhesiol Intensivmed Notfallmed Schmerzther 33:2–17

Hartl WH, Inthorn D (2000) Postoperative Systemkomplikationen. In: Bruch HP, Trentz O (Hrsg) Chirurgie. Urban & Fischer, München Jena, S 223–242

Holte K, Kehlet H (2006) Fluid therapy and surgical outcomes in elective surgery: a need for reassessment in fast-track surgery. J Am Coll Surg 202(6):971–989

Larsen R, Feifel G (2000) Perioperative Infusionstherapie. In: Bruch HP, Trentz O (Hrsg) Chirurgie. Urban & Fischer, München Jena, S 137–144

Roberts I, Alderson P, Bunn F, Chinnock P, Ker K, Schierhout G (2004) Colloids versus crystalloids for fluid resuscitation in critically ill patients. Cochrane Database Syst Rev 18(4):CD000567

Schumacher J, Klotz KF (2001) Perioperative Infusionstherapie. Anästhesiol Intensivmed Notfallmed Schmerzther 36:225–242

Hartl WH (2010) Perioperatives Flüssigkeitsmanagement und Prognose nach elektiven kolorektalen Eingriffen. DIVI Journal 1:18–22

Hartog CS, Bauer M, Reinhart K (2011) Was gibt es Neues in der Volumenersatztherapie? In: Meßmer K, Jähne J, Neuhaus J (Hrsg) Was gibt es Neues in der Chirurgie? ecomed, Landsberg/Lech, p 431–438

Blutersatz und Transfusionsmedizin

K. Pfister, N. Ahrens

80.1 Einführung

Transfusionsmedizin bezeichnet den Umgang mit Blutprodukten und stellt ein wesentliches Element der chirurgischen Therapie dar. Pro Jahr werden in Deutschland etwa 6 000 000 Blutprodukte verbraucht. Dies beinhaltet etwa $4{,}5 \times 10^6$ Erythrozytenkonzentrate, $1{,}1 \times 10^6$ Plasmen und $0{,}4 \times 10^6$ Thrombozytenkonzentrate (Funk, Hämovigilanzbericht des Paul-Ehrlich-Institutes 2009). Die besondere Bedeutung der Transfusion erklärt sich zum einen durch das historische Infektionsrisiko (früher bis zu 1 %, heute unter 0,0001 %), zum anderen durch die Blutgruppen, welche eine unveränderte Aufmerksamkeit erfordern.

1901 entdeckte Karl Landsteiner die antigenen Blutgruppeneigenschaften A, B, AB und 0. Für seine Bahn brechenden Erkenntnisse, die die Bluttransfusion beim Menschen ermöglichten, wurde er 1930 mit dem Nobelpreis bedacht. 1940 beschrieb er zusammen mit Wiener das Rhesussystem, das aufgrund seiner hohen Immunogenität von erheblicher klinischer Bedeutung ist. Nach Jahren der Euphorie und des großzügigen Umgangs mit Blutprodukten folgte die Ernüchterung, als das gesamte Spektrum der unerwünschten Wirkungen von Transfusionen offensichtlich wurde. Stand primär die Übertragung von Treponema pallidum (Syphilis) und der Hepatitiden im Vordergrund, begann 1983 mit der Entdeckung des HI-Virus (AIDS) und später mit der potenziellen Übertragung von Prionen (neue Variante der Jacob-Creutzfeld-Krankheit [cVJD]) eine neue Betrachtungsweise im Umgang mit Blutprodukten. Neben den nicht immunologischen Transfusionsreaktionen, besonders der bakteriellen und viralen Infektion wurde zunehmend den immunologisch bedingten unerwünschten Nebenwirkungen Beachtung geschenkt. In der Folge entstanden rechtliche und gesetzliche Grundlagen, um den allgemein anerkannten Stand der medizinischen Wissenschaft und Technik festzulegen.

80.2 Rechtliche Grundlagen

„Jeder hämotherapeutische Maßnahmen durchführende Arzt muss die dafür erforderlichen Kenntnisse und ausreichende Erfahrung besitzen. Die Indikationsstellung ist integraler Bestandteil des jeweiligen ärztlichen Behandlungsplanes. Die Querschnitts-Leitlinien der Bundesärztekammer zur Therapie mit Blutkomponenten und Plasmaderivaten in der jeweils gültigen Fassung sind zu beachten." (hämotherapeutische Richtlinien [RL] 1.4.3.6)

Das bedeutet: Der Arzt ist vertraut mit den gesetzlichen Regelungen, verantwortlich für hämotherapeutische Tätigkeiten, besitzt die erforderlichen Kenntnisse und Erfahrungen, stellt die Indikation für Blut- und Plasmaprodukte korrekt, setzt die Aufklärungs- und Einwilligungspflicht um, überwacht das von ihm hinzugezogene Personal, beachtet die Technik bei der Verabreichung, erfasst und meldet unerwünschte Transfusionsreaktionen.

> **Rechtliche Grundlage der Transfusionsmedizin**
> - Transfusionsgesetz – TFG
> - Richtlinien zur Gewinnung von Blut und Blutbestandteilen und zur Anwendung von Blutprodukten (Hämotherapie) – RL
> - Querschnitts-Leitlinien zur Therapie mit Blutkomponenten und Plasmaderivaten – QL
> - Vereinbarung des Berufsverbandes Deutscher Anästhesisten und Chirurgen über die Zusammenarbeit bei der Bluttransfusion (VZB 1989)

80.3 Anwendung von Blutprodukten

Blutkomponenten und Plasmaderivate sind **verschreibungspflichtige** Arzneimittel und dürfen nur auf ärztliche Anordnung abgegeben werden.

> **Die Indikation ist streng zu stellen.**

Die **Aufklärung** des Patienten durch den Arzt muss zum frühestmöglichen Zeitpunkt erfolgen (RL 4.3). Vor allen Eingriffen, bei denen eine Transfusion ernsthaft in Betracht kommt (z. B. definiert durch hauseigene Daten), muss im Regelfall ein gültiger Befund der Blutgruppenbestimmung und ein Ergebnis des Antikörpersuchtests des zuständigen Laboratoriums vorliegen (RL 4.2.2).

Das Ziel bei der Anwendung von Blutprodukten ist nicht, einen eingetretenen Mangel durch Transfusion zu beheben, sondern durch vorausschauendes patientenorientiertes Blutmanagement eine optimale Behandlung des Patienten durchführen zu können. Dafür ist die individu-

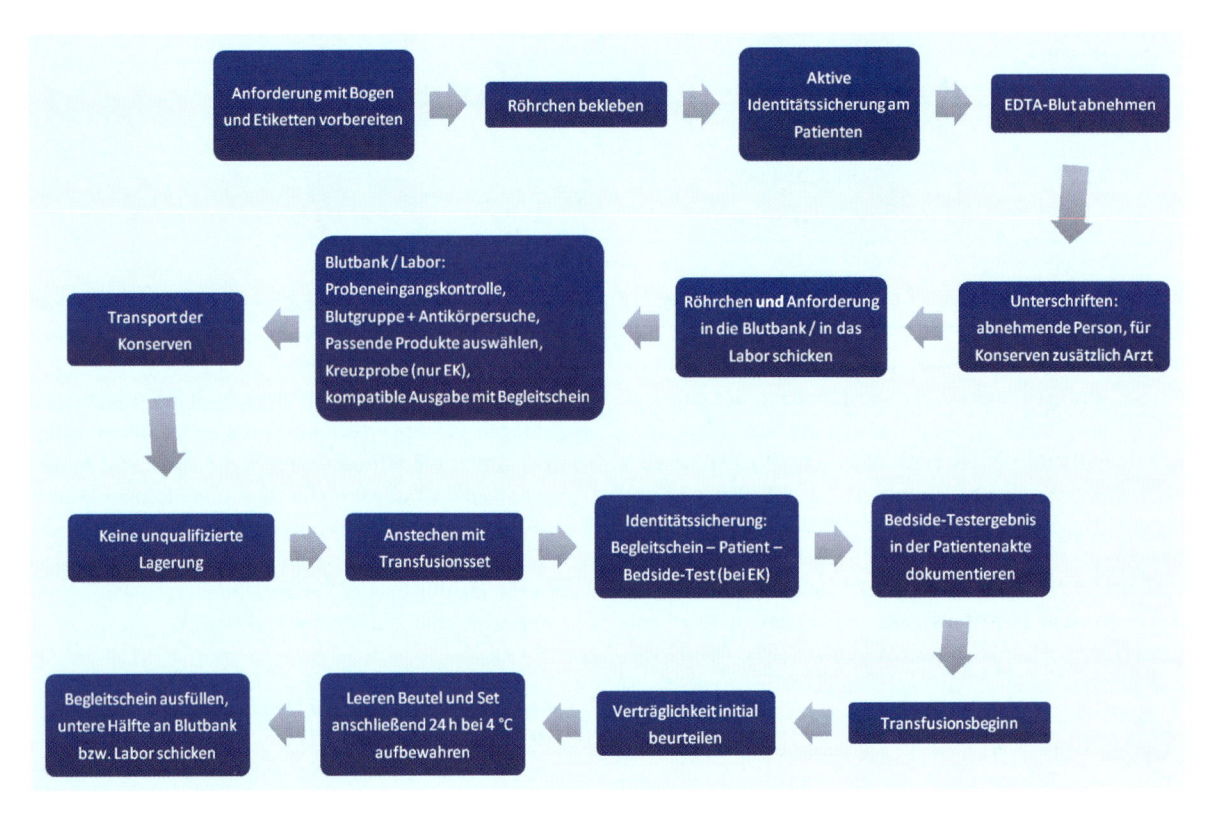

Abb. 80.1 Ablaufschema der Transfusion

elle Situation des Patienten mit Risikoprofil, Diagnosen, Kompensationsmöglichkeiten und der geplante Eingriff zu beurteilen. Für das Blutmanagement ist die gesamte Breite der verfügbaren Maßnahmen zu nutzen, d. h. die rationale Anwendung von Erythrozytenkonzentraten, Plasmen, Thrombozytenkonzentraten und Gerinnungsfaktorenkonzentraten unter Beachtung von Risiken, die eine Koagulopathie verursachen können (u. a. Azidose, Körperkerntemperatur).

80.4 Einleitung und Durchführung der Transfusion in der Praxis

Abb. 80.1 zeigt das Ablaufschema der Transfusion.

80.4.1 Identitätssicherung

Verwechslungen kommen häufiger vor als Fehlbestimmungen. Es ist daher unerlässlich, Verwechslungen auszuschließen. Für die Identität der Blutprobe ist der anfordernde Arzt verantwortlich (RL 4.2.3).

> Bekleben – Vergleichen – Entnehmen!

Jedes Probengefäß ist vor Entnahme eindeutig zu kennzeichnen (Name, Vorname, Geburtsdatum oder Kodierung). Der Untersuchungsauftrag muss vollständig einschließlich Entnahmedatum ausgefüllt und von der abnehmenden Person unterschrieben sein. Der Einsender muss auf dem Untersuchungsantrag eindeutig ausgewiesen sein.

80.4.2 Antikörpersuche

Die Antikörpersuche (AKS) ist Bestandteil der Blutgruppenbestimmung. Der Befund ist ebenso wie die Kreuzprobe nur begrenzt gültig (Tag der Blutentnahme plus **drei Tage**). Dieser Zeitraum kann bei der medizinisch indizierten, insbesondere präoperativen Bereitstellung von Erythrozytenkonzentraten auf **sieben Tage** ausgedehnt werden, wenn durch den transfundierenden Arzt nach Rücksprache mit dem zuständigen immunhämatologischen Laboratorium sichergestellt wird, dass zwischenzeitlich keine Transfusionen durchgeführt worden sind, wenn innerhalb von 3 Monaten vor dem Antikörper-Suchtest keine Transfusion zellulärer Bestandteile stattgefunden hat und wenn bei einer Empfängerin innerhalb von 3 Monaten keine Schwangerschaft vorlag. Die Verantwortung hierfür trägt der transfundierende Arzt, der auch für die Rücksprache mit dem zuständigen immunhämatologischen Laboratorium und die Dokumentation in der Krankenakte zuständig ist (RL 4.2.5.7).

80.4 · Einleitung und Durchführung der Transfusion in der Praxis

Tab. 80.1 Typischer Konservenbedarf bei verschiedenen Operationen*

Operative Eingriffe	Blutgruppe + AKS	EK in Bereitschaft	Cellsaver
Schilddrüsenresektion, Thyreoidektomie, Parathyroidektomie	J	0	N
Leistenhernie, Appendektomie, Cholezytektomie	N	0	N
Subtotale Magenresektion, Splenektomie	J	0	N
Gastrektomie, Ösophagusresektion	J	2	J
Hemihepatektomie, zentrale Segmentresektion, partielle Pankreatektomie, Whipple-Operation	J	2	J
Nephrektomie	J	2	J
Hemikolektomie links, Sigma-, Rektumresektion	J	2	J
Amputation großer Extremitäten	J	0	N
Aortenersatz (Rohrprothese/Bifurkation)	J	4	J
Femoropopliteaer, femorokruraler-, iliakofemoraler Bypass	J	2	J
Embolektomie, TEA/EEA	J	2	J
Krossektomie, Stripping, Cimino-Shunt	N	0	N
Wirbelsäulenstabilisierung	J	2–4	(J)
Hüft-, Knie-TEP	J	2	(J)
Osteosynthese bei Frakturen	J	(2)	N

* Hauseigene Daten des Universitätsklinikums Regensburg

80.4.3 Blutanforderung

Die Blutanforderung erfolgt schriftlich unter Angabe von
– Diagnose
– Anamnestischen Angaben zu Transfusionen, Schwangerschaften, allogenen Stammzelltransplantationen, Medikamenten
– Zeitlicher Dringlichkeit und vorgesehenem Transfusionstermin

Bei der Bereitstellung von Blut zur Operation ist gemäß der Vereinbarung der Fachgesellschaften VZB die Indikation sowohl aus chirurgischer als auch aus anästhesiologischer Sicht zu berücksichtigen. Die präoperative Aufklärung gehört zu den Aufgaben des Chirurgen. Intraoperativ entscheidet der Anästhesist über die Transfusion und führt sie durch.

Indikationslisten für Erythrozytenkonzentrate ◻ Tab. 80.1 enthält Richtgrößen für den zu erwartenden Konservenbedarf bei den verschiedenen operativen Eingriffen. Hausinterne Daten sind zu erheben und zu verwenden:

80.4.4 Transfusion

Der transfundierende Arzt überprüft vor der Transfusion persönlich:
– Indikationsstellung
– Korrekte Zuordnung der Präparate (Name, Vorname, Geburtsdatum, Verträglichkeitsprobe)
– Kompatibilität der Blutgruppe
– Übereinstimmung der Konservennummer mit der Nummer auf dem Begleitschein
– Verfallsdatum
– Unversehrtheit der Konserve
– Bereitstellung von Eigenblutpräparaten, falls vorhanden

Der transfundierende Arzt hat sich zudem von der Aufklärung und Einwilligung des Patienten vor Einleitung der Transfusion zu versichern.

Unmittelbar vor der Transfusion von Erythrozytenkonzentraten ist vom transfundierenden Arzt oder unter seiner direkten Aufsicht der **AB0-Identitätstest** (Bedside-Test) am Empfänger vorzunehmen (◻ Abb. 80.2; RL 4.3.2). Er dient der Bestätigung der zuvor bestimmten AB0-Blutgruppenmerkmale des Empfängers.

Abb. 80.2 Medtrokarte. Die Hämagglutination mit Anti-A bzw. Anti-B weist das Antigen A bzw. Antigen B auf dem Erythrozyt nach (Blutgruppe A bzw. B oder AB). Fehlende Agglutination bedeutet Blutgruppe 0. (Aus Thews u. Vaupel 2005)

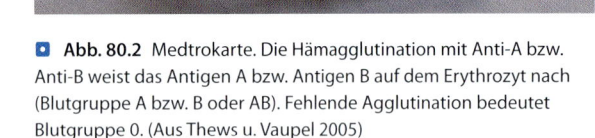

Die Einleitung der Transfusion erfolgt durch den Arzt, bei mehreren zeitlich unmittelbar nacheinander transfundierten Blutkomponenten werden die Einzelheiten im Qualitätssicherungssystem (s. unten) festgelegt.

Während und nach der Transfusion ist für eine geeignete Überwachung des Patienten zu sorgen (RL 4.3.4).

Bedside-Test/AB0-Identitätstest (RL 4.3.2.1)
- Testung des Patientenbluts
- Nur bei Eigenblut: Testung auch der Eigenblutkonserve
- Vom Arzt oder unter direkter Aufsicht
- Direkte Durchführung am Ort der Transfusion
- Auch im Notfall
- Ergebnis dokumentieren

Hinweise für die Transfusion
- Die Transfusion eröffneter Blutkomponenten sollte innerhalb von 6 h über einen eigenen peripher-venösen Zugang oder einen separaten Schenkel eines ZVK erfolgen (Vorspülung mit physiologischer Kochsalzlösung).
- Die Transfusionsdauer sollte 20–25 min/Erythrozytenkonzentrat, bei herz- und niereninsuffizienten Patienten zwischen 1–2 h betragen.
- Rückgabe nicht transfundierter Blutprodukte ins Blutdepot, wenn die Kühlkette und Lagerungsvorschriften eingehalten worden sind (Lagerung nur in speziell dafür vorgesehenen Kühlschränken)
- Im Regelfall werden Erythrozytenkonzentrate nicht angewärmt (Ausnahmen: Patienten mit relevanten Kälteautoantikörpern, Neonaten, Massivtransfusionen).

Praktisches Vorgehen bei der Transfusion von zwei Erythrozytenkonzentraten
- Zügige Transfusion von 10–20 ml des ersten Erythrozytenkonzentrates
- Spülung mit NaCl, 10 min Beobachtung
- Wechsel auf den Transfusionsbeginn des zweiten Erythrozytenkonzentrates
- Enge Überwachung in den ersten 10–15 min
- Arzt in unverzüglicher Erreichbarkeit
- Kontrolle von RR, HF, Temperatur z. B. halbstündlich bis zum Abschluss

Wegen des Mangels an Rhesus-negativem (D-negativem) Blut lässt sich die Übertragung von Rhesus-positiven (D-positiven) Erythrozytenkonzentraten an Rhesus-negative, nicht immunisierte Patienten nicht immer vermeiden. Mit Ausnahme von lebensbedrohlichen Situationen ist dies bei Rhesus-negativen Kindern sowie Rhesus-negativen Frauen im gebärfähigen Alter zu vermeiden. Bei einer Transfusion von Rhesus-positiven Präparaten auf Rhesus-negative Patienten ist dem weiterbehandelndem Arzt eine serologische Untersuchung 2–4 Monate nach Transfusion zur Feststellung eventuell gebildeter Antikörper zu empfehlen (RL 4.3.5).

80.4.5 Dokumentation

Die Dokumentation erfolgt lückenlos, patienten- und produktbezogen und wird 30 Jahre aufbewahrt (RL 4.3.10). Sie umfasst:
- Aufklärung des Patienten/Einwilligungserklärung
- Blutgruppenbestimmung, Antikörpersuche
- Anforderungsformular
- Hersteller
- Produktbezeichnung
- Chargennummer bzw. Präparatenummer
- Bei zellulären Blutprodukten die Blutgruppenzugehörigkeit und bei Erythrozytenpräparaten das Ergebnis

80.5 Erythrozytenkonzentrate

Tab. 80.2 Lager- und Transportbedingungen von Blutprodukten

Produkt	Lagerung	Transport
Erythrozyten	+4 °C ± 2 °C	+1 °C bis +10 °C
Thrombozyten	+22 °C ±2 °C unter ständiger Agitation	Raumtemperatur
Gefrorenes Frischplasma	Unter –30 °C (Abweichungen von +3 °C sind zulässig)	Tiefgefroren

der serologischen Verträglichkeitsprobe (Kreuzprobe) sowie das Ergebnis des AB0-Identitätstests
- Bei Plasma zur Transfusion die notwendigen Angaben über Blutgruppenzugehörigkeit, die Packungsgröße und Anzahl der verwendeten Packungen
- Bei Plasmaderivaten und bei gentechnisch hergestellten Plasmaproteinen zur Behandlung von Hämostasestörungen die Packungsgröße und Anzahl der verwendeten Packungen
- Datum und Uhrzeit der Verabreichung der Blutprodukte
- Anwendungsbezogene Wirkung
- Unerwünschte Wirkungen

Die Lagerung von Erythrozyten außerhalb des Organismus führt zu komplexen Veränderungen (morphologischer Formwandel, funktionelle Veränderungen, Freisetzung von Inhaltsstoffen), welche die **Haltbarkeit** begrenzen. Erythrozytenkonzentrate sind 35–49 Tage haltbar (abhängig von Hersteller und Produkt), Thrombozytenkonzentrate 4 Tage zuzüglich des Herstellungstages und Plasmen maximal 2 Jahre. Die Haltbarkeit wird nur optimalen Bedingungen erreicht (Tab. 80.2), daher wird die Lagerung lückenlos protokolliert, z. B. mit Temperaturscheibe und Alarmfunktion. Abweichungen sind zu kommentieren.

80.5 Erythrozytenkonzentrate

Erythrozytenkonzentrate werden leukozytendepletiert aus Apherese oder von Vollblutspenden hergestellt, die vor oder nach Abtrennung des Plasmas gefiltert werden. Sie enthalten weniger als 1×10^6 Leukozyten pro Konserve, nur wenige Milliliter Spenderplasma und etwa 35 % Stabilisatorlösung.

Erythrozytenkonzentrate werden zur Vermeidung einer manifesten **anämischen Hypoxie** transfundiert, welche auf folgende Weise symptomatisch sein kann (QL 1.5.1.1):
- Tachykardie
- Hypotension/Blutdruckabfall
- Dyspnoe
- Ischämietypische EKG-Veränderungen, echokardiographische Kontraktilitätsstörungen
- Herzrhythmusstörungen
- Anstieg der globalen O_2-Extraktion, Abfall der O_2-Aufnahme, Abfall der O_2-Sättigung, Abfall des gemischtvenösen pO_2, Laktatazidose

Da die eindeutige Identifikation der Indikation – vor allem bei komplexen Krankheitsbildern – häufig schwierig ist, gilt für eine rationale Indikationsstellung zur Transfusion die Abwägung der Gefahr einer anämischen Hypoxie gegenüber den Risiken der Exposition mit Fremdblut (Verwechslungsgefahr, Immunmodulation, Infektionsübertragung).

Für die Indikation zur Transfusion muss zwischen akuter und chronischer Anämie unterschieden werden. Während bei der akuten Anämie Indikationsgrenzen beachtet werden können (s. Abbildung), muss die Indikation bei chronischer Anämie unter Berücksichtigung des klinischen Gesamtbildes gestellt werden. Sie liegt im allgemeinen bei Hämoglobinwerten unterhalb von 7–8 g/dl (4,3–5,0 mmol/l) vor. Bei kardiovaskulärer Erkrankung oder anämischer Hypoxie kann die Indikation auch bei höheren Werten gegeben sein.

Generell ist eine zurückhaltende Indikationsstellung ratsam. Drei große randomisierte Studien zeigten einen Überlebensvorteil für Patienten auf der Intensivstation bei Anwendung einer restriktiven Transfusionspraxis: Hiervon profitierten insbesondere jüngere (<55 Jahre) und weniger kranke (APACHE II <20) Patienten (Hebert et al. 1999). Transfusionen waren mit einem längeren ICU-Aufenthalt und höherer Mortalität verbunden sowie verantwortlich für eine längere Einschränkung von Organfunktionen (Vincent et al. 2002). 90 % der Patienten wurden allein wegen ihres niedrigen Hämoglobinwertes transfundiert (Corwin et al. 2004).

> „Die Indikation zur Bluttransfusion ist streng zu stellen" (Abb. 80.3; RL 4.3).

Indikationen bei akuter Anämie
- Hb ≤6 g/dl (3,7 mmol/l)
- Hb 6–8 g/dl (3,7–5,0 mmol/l) bei anämischer Hypoxie (s. oben), KHK, kardialer oder zerebrovaskulärer Insuffizienz
- Hb 8–10 g/dl (5,0–6,2 mmol/l) bei anämischer Hypoxie (s. oben)
- Nicht bei Hb >10 g/dl (≥6,2 mmol/l)

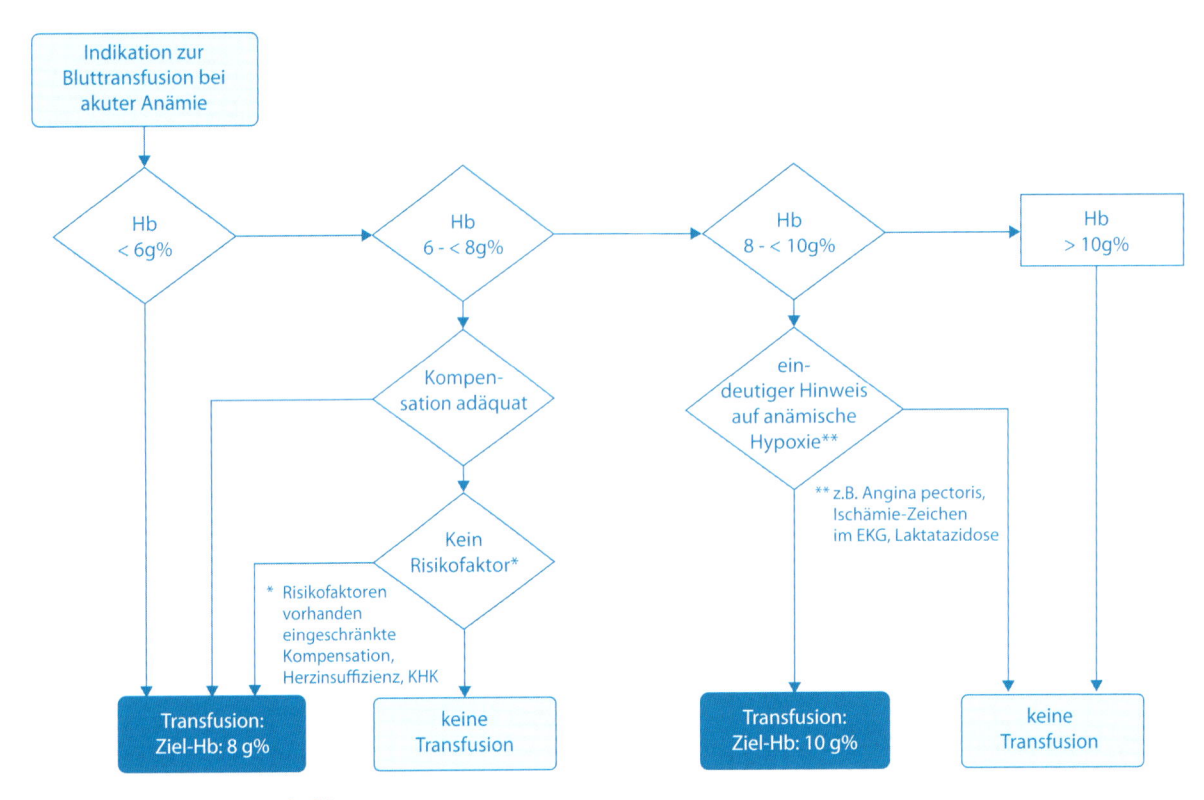

Abb. 80.3 Algorithmus zur Bluttransfusion bei akuter Anämie

Bei den gleichen Operationen erhalten in einigen Kliniken die meisten Patienten (bis zu 90 %) eine Bluttransfusion, in anderen nur manche (teils 20 %). Regelmäßige Schulungen der transfundierenden Kollegen und die Auswertung hauseigener Daten sind daher erforderlich.

80.6 Besonderheiten

80.6.1 Autologe Bluttransfusion (Eigenblut)

Folgende autologe Hämotherapieverfahren werden in den RL geregelt:
– Präoperative Entnahme von Eigenblut als Vollblut oder Erythrozytenkonzentrat und gefrorenes Frischplasma (Eigenblutspende)
– Präoperative normovolämische Hämodilution
– Intra- und postoperative maschinelle Autotransfusion

Eigenblut erlangte Anfang der 90-er Jahre an Bedeutung, als die heutigen infektiologischen Testmöglichkeiten noch nicht zur Verfügung standen. Mit steigender Infektionssicherheit ist Eigenblut zunehmend in den Hintergrund getreten. Heute schreiben die hämotherapeutischen Richtlinien vor, dass bei einer Transfusionswahrscheinlichkeit von mindestens 10 % der Patient rechtzeitig auf die Möglichkeit der Anwendung autologer Hämotherapieverfahren hingewiesen werden soll (RL 4.3). Die Eigenblutspende ist insbesondere für Patienten vor elektiven Eingriffen bedeutsam, für die aufgrund von besonderen Antikörpern keine anderen Erythrozytenkonzentrate verfügbar sind.

Bei der **maschinellen Autotransfusion** (MAT, Cellsaver) wird intra- und/oder postoperativ gesammeltes Wundblut als gewaschene Erythrozytensuspension innerhalb von 6 h retransfundiert. Die Indikation zur Bestrahlung von MAT-Blut von Patienten mit Neoplasien ist zu beachten.

Nebenwirkungen, die durch die Anwendung von Eigenblut nicht vermieden werden können, sind nichthämolytische Transfusionsreaktionen und insbesondere logistische Fehler.

Während präoperativen Eigenblutspenden treten vasovagale Reaktionen, kardiale und andere Nebenwirkungen häufiger auf als bei Gesunden und können zu einer 12-fach höheren Hospitalisierungsrate führen. Als **Kontraindikationen** der präoperativen Eigenblutspende gelten fokale Infektionen, akute Infektionen mit der Möglichkeit einer hämatogenen Streuung, Verdacht auf infektiöse Magen-/Darmerkrankungen, akute Erkrankungen ungeklärter

Genese, frischer Herzinfarkt (≤3 Monate), instabile Angina pectoris, Hauptstammstenose der Koronararterien, klinisch wirksame Aortenstenose, dekompensierte Herzinsuffizienz sowie Synkopen unklarer Genese (RL 2.8.1.2).

Autologe Hämotherapieverfahren fallen unter den Geltungsbereich des Arzneimittelgesetzes. Für Eigenblutspenden ist eine Herstellungserlaubnis nach § 13 AMG erforderlich (nur Spende, nicht Anwendung). Maschinelle Autotransfusionen sind nach § 67 (2) AMG anzuzeigen.

80.6.2 Notfalltransfusion

Erforderlich sind eine sofortige Abnahme von Blutproben für die Blutgruppenbestimmung und die Kreuzprobe sowie der Bedside-Test. Transfusionen aus vitaler Indikation ohne regelhaft abgeschlossene Voruntersuchungen sind durch den transfundierenden Arzt als solche zu dokumentieren. Das Transfusionsrisiko ist erhöht. Die Risikoabwägung trifft der transfundierende Arzt (RL 4.2.5.10).

80.6.3 CMV-positive Blutpräparate

Die inzwischen bei der Spende praktizierte Filtration aller Blutpräparate wird als ausreichend sicher zur Prävention einer CMV-Infektion auch für gefährdete Patienten angesehen. Durch diese sog. „Inline"-Filtration werden leukozytenständige Krankheitserreger, wie z. B. das Zytomegalievirus (CMV), deutlich reduziert. Somit wird eine annähernd gleiche Sicherheit bezüglich des CMV-Übertragungsrisikos gewährleistet wie bei der Transfusion von CMV-negativen Spendern. Auszunehmen sind Transfusionen von Granulozytenkonzentraten (vgl. RL 4.5.6).

80.6.4 Bestrahlte Blutpräparate

Bestrahlte Blutzellpräparate sind indiziert, wenn die Gefahr besteht, durch Transfusion immunkompetenter Lymphozyten eine Graft-versus-host-Reaktion (GvHD) auszulösen. Außerdem besteht eine Indikation bei Knochenmark- und Stammzelltransplantation, schweren Immundefektsyndromen, Leukämien während Hochdosischemotherapie, malignen Lymphomen, soliden Tumoren, Morbus Hodgkin und T-Zell-Lymphomen und ggf. myelodysplastischen Syndromen.

80.6.5 Zeugen Jehovas: Wille gilt vor Wohl

Eine Transfusion setzt unbestritten eine wirksame Einwilligung des Patienten voraus, um nicht als vorsätzliche Körperverletzung (§ 223 ff Strafgesetzbuch) zu gelten. Somit ist die ausdrückliche Weigerung des willensfähigen, umfassend persönlich informierten Patienten letztlich zu respektieren. Beim Elektiveingriff kann ein Arzt oder Anästhesist die Durchführung der Operation oder Narkose ablehnen. Bei Kindern ist die Anrufung des Vormundschaftsgerichtes bei entsprechender Konfliktsituation zu erwägen.

80.7 Thrombozytenkonzentrate

Thrombozyten sind die zellulären Elemente des Gerinnungssystems. Thrombozytenkonzentrate sind als Produkte von Einzelspenderapheresen und als gepoolte Produkte von Vollblutspenden verfügbar und enthalten mindestens 2×10^{11} Thrombozyten pro Beutel. Die Gabe sollte in der Regel AB0-verträglich sein. Der Anstieg beträgt dann pro Gabe etwa 20.000–30.000/µl. Thrombozytenkonzentrate sind ebenso wie Erythrozytenkonzentrate leukozytendepletiert und enthalten weniger als 1×10^{6} Leukozyten pro Konserve.

Indikationen Bei der Indikationsstellung sind grundsätzlich die Klinik sowie geplante invasive Eingriffe zu berücksichtigen (Abb. 80.4). Bei neurochirurgischen Eingriffen oder bei Anwendung des extrakorporalen Herz-Lungen-Ersatzes wird ein Thrombozytenwert von mehr als 80.000–100.000/µl angestrebt. Ansonsten ist ein Thrombozytenwert von 50.000/µl ausreichend. Erst bei Thrombozytenzahlen <10.000/µl steigt das Risiko relevanter Blutungskomplikationen an.

Bei Patienten mit Aggregationshemmung (z. B. ASS- oder Clopidogrel-Medikation) ist die Thrombozytenfunktion mehr oder minder stark eingeschränkt. In Abhängigkeit vom zeitlichen Abstand zur letzten Medikamenteneinnahme (tägliche Regeneration von etwa 10 % der zirkulierenden Thrombozyten), Wirkstärke und Dosierung der Medikation sowie Art des Eingriffs kann die vorherige Gabe von 1–2 Thrombozytenkonzentraten indiziert sein.

Kontraindikationen Relative Kontraindikationen sind mikroangiopathische Anämien (thrombotisch thrombozytopenische Purpura, das hämolytisch urämische Syndrom, Heparin induzierte Thrombozytopenie Typ II, posttransfusionelle Purpura).

80.8 Plasmen

Plasma enthält Gerinnungsfaktoren. Es ist als gefrorenes Frischplasma (GFP, FFP) von Einzelspendern, als gepooltes virusinaktiviertes Solvent-Detergent-Plasma, als virusinaktiviertes Methylenblau-Plasma sowie als lyophylisiertes Plasma verfügbar.

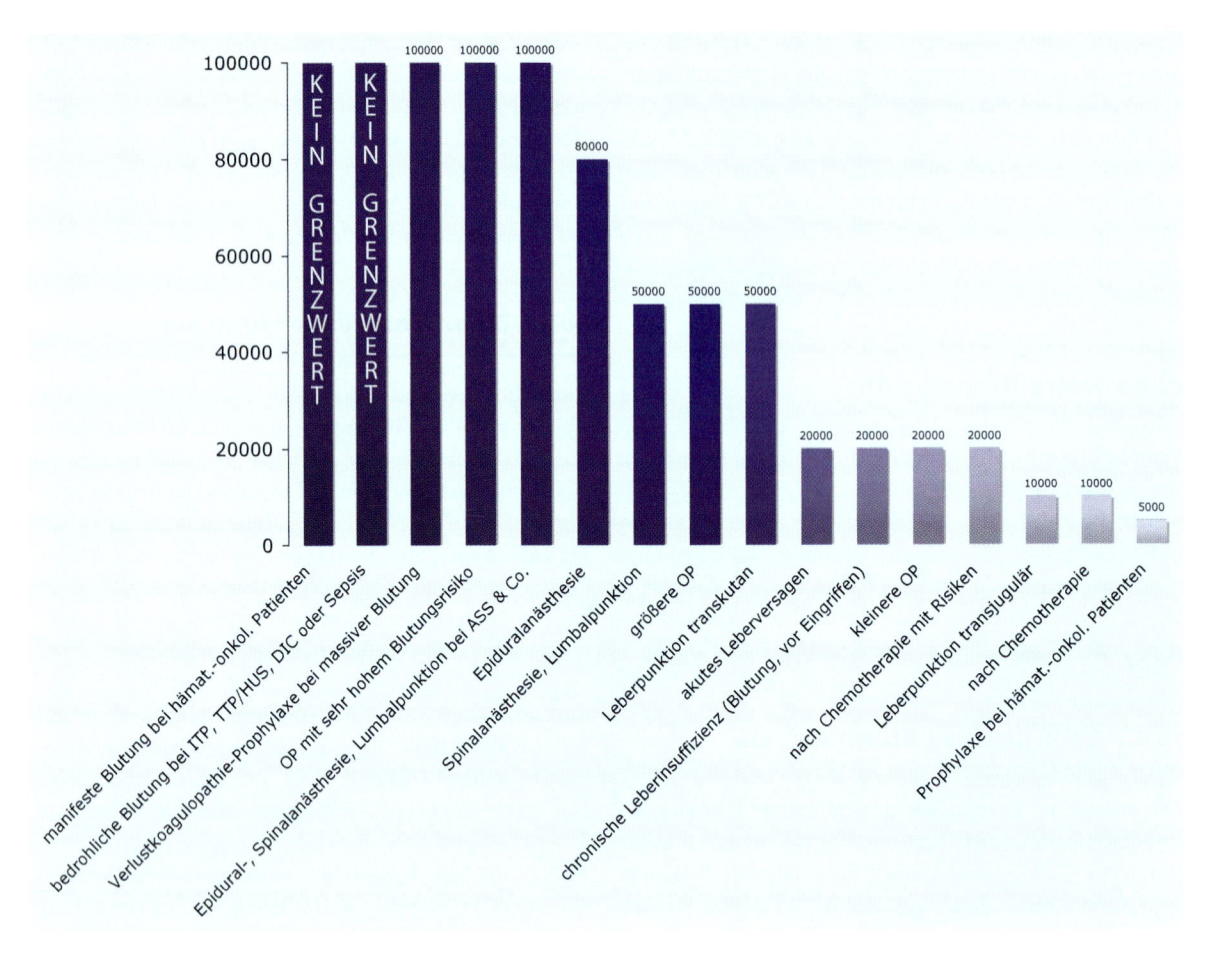

Abb. 80.4 Die Indikationen zur Thrombozytentransfusion stellen die Querschnitts-Leitlinien zusammen

Indikationen (Abb. 80.5) Prinzipiell ist eine Therapie mit Plasma indiziert, wenn
- Gerinnungsfaktoren und Inhibitoren bei komplexen Koagulopathien wegen manifester Blutungen oder drohender schwerer Blutungen vor invasiven Eingriffen angehoben werden müssen und/oder
- Gerinnungsfaktoren V und XI oder der vWF:CP (Synonym: ADAMTS13) angehoben werden müssen, für deren Substitution noch keine zugelassenen Konzentrate zur Verfügung stehen, oder
- Plasmaaustausch bei thrombotisch thrombozytopenischer Purpura sowie bei Guillain-Barré-Syndrom

Bei Massivtransfusionen mit Verlust- und Verdünnungskoagulopathie ist Transfusion in einem Verhältnis von 1:1 mit Erythrozytenkonzentraten empfehlenswert.

Frischplasmen für therapeutische Zwecke werden in der Regel **AB0-gleich** transfundiert (RL 4.3.8).

Die Behandlung anderer angeborener Koagulopathien erfolgt grundsätzlich mit Gerinnungsfaktorenkonzentraten (QL).

Transfusionen von weniger als 4 Plasmaeinheiten sind beim Erwachsenen wenig erfolgreich. Wenn Plasmen indiziert sind, dann sollten 15–20 ml/kg KG und bei Massivtransfusionen 35–70 ml/kg KG gegeben werden. In einem Milliliter Frischplasma ist die Aktivität von einer Einheit Gerinnungsfaktoren enthalten, die im Durchschnitt den Faktorengehalt von 1–2 % pro kg KG erhöht.

> **1 ml Plasma/kg KG = 1–2 % Faktorerhöhung**

Keine Indikation besteht prophylaktisch ohne Zeichen einer Blutung, als primärer Volumenersatz, als Albumin- und Eiweißersatz zur Beeinflussung des kolloidosmotischen Druckes, zur Substitution von Immunglobulinen oder zur parenteralen Ernährung.

80.9 Plasmaderivate

Plasmaderivate sind Albumin, Faktorenkonzentrate einschließlich aktivierter Prothrombin-Komplexpräparate

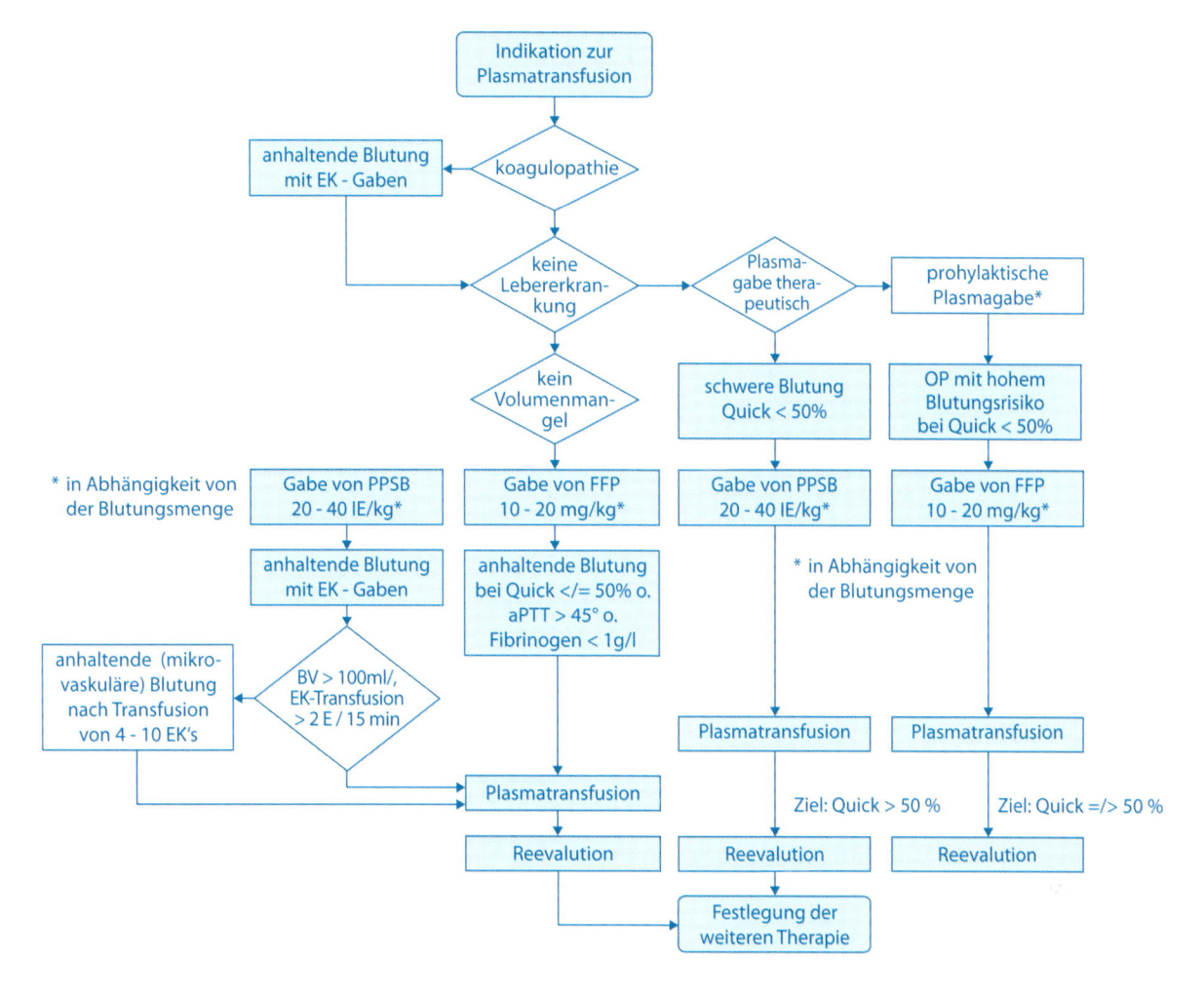

Abb. 80.5 Indikationen zur Plasmatransfusion

(z. B. PPSB), Fibrinogen und Fibrinkleber, Antithrombin, Protein C und C1-Esterase-Inhibitor sowie Immunglobuline.

Prothrombin-Komplexpräparate enthalten die Faktoren II, VII, X und IX sowie Protein C, S und Z. Sie enthalten damit die Faktoren, welche bei Therapie mit oralen Vitamin K-Antagonisten (z. B. Marcumar) erniedrigt sind. In früheren Präparaten waren diese Faktoren teils aktiviert, so dass diese Präparate regelhaft zusammen mit Antithrombin gegeben wurde. Dieses ist heute nicht mehr grundsätzlich erforderlich.

> **1 IE PPSB/kg KG = 1 % Quickwerterhöhung**

Bei der Therapie mit Plasmaderivaten sind die Querschnitts-Leitlinien der Bundesärztekammer in Zusammenschau mit der Anamnese (angeborene und erworbene Gerinnungsstörungen, Medikation) und Klinik zu berücksichtigen. Eine Zusammenarbeit mit den Transfusionsbeauftragten, Transfusionsverantwortlichen und dem lokalen Hämostaseologen kann empfehlenswert sein, um unter Anwendung einer differenzierten hämostaseologischen Diagnostik zielgerichtet therapieren zu können.

80.10 Qualitätssicherung

Qualitätssicherung (QS) und -management (QM) sind für die Sicherheit und Effizienz von Transfusionen essentiell. Sie bedeuten, dass Zufall durch Sicherheit ersetzt wird. Ein zentrales Element nimmt dabei der Zyklus von Prozessdefinition, Überprüfung von Ergebnissen, Erfassung von Abweichungen und Implementierung von Korrekturen ein. Typische Elemente erfolgreicher QM-Systeme beinhalten:
- Grundsätzliche Prozessdokumentationen
- Organigramm und Stellenbeschreibungen für die Arbeit mit definierten Ressourcen
- Risikobewertungen

Tab. 80.3 Risikoeinschätzung nach der American Heart Association für den zu erwartenden Blutbedarf

Risiko	Chirurgischer Eingriff	Kardiales Risiko
Hoch	Große Notfallchirurgie Thoraxchirurgie Gefäßchirurgie	Instabile Angina pectoris Dekompensierte Herzinsuffizienz Schwere Klappenfehler Arrhythmie
Mittel	Abdominalchirurgie Thoraxchirurgie Karotischirurgie Kopf-Hals-Chirurgie Orthopädische Chirurgie Prostatachirurgie	Angina pectoris Zustand nach Myokardinfarkt Kompensierte Herzinsuffizienz Diabetes Dialyse
Gering	Endoskopie Mammachirurgie Oberflächliche Weichteilchirurgie	Hohes Alter Linksherzhypertrophie ST-Streckenveränderung Apoplex, pulmonale Restriktion

- Schulung **aller** beteiligten Mitarbeiter
- Erfassung von Abweichungen und Korrekturmaßnahmen
- Selbstinspektionen und Audits

Ein modernes Blutmanagement erfordert die qualifizierte Ausbildung der transfundierenden Ärzte und Ärztinnen, am Transfusionsbedarf orientierte krankenhauseigene Indikationslisten sowie klare Therapiealgorithmen und Absprachen der beteiligten Fachgebiete. Als solches sind erforderlich:
- Ausführliche Anamnese (Medikamenteneinnahme, hämorrhagische Diathese, Nieren-, Leberinsuffizienz, bekannte Antikörper)
- Risikoeinschätzung der Patienten in der Chirurgie (z. B. modifiziert nach der American Heart Association, Tab. 80.3)
- Blutsparende Operationstechnik (Normothermie, Normovolämie, Hypotonie, Antifibrinolytika) mit klarer Regelung der Kompetenzen
- Restriktive Indikationsstellung bei Transfusion und Blutentnahmen und eine klare Ablaufplanung
- Intensivmedizinische Überwachung

80.11 Unerwünschte Wirkungen der Transfusion von Blut und Blutprodukten

Transfusionsreaktionen können infektiologisch, immunologisch oder nicht-immunologisch sein. Die Zeichen unerwünschter Ereignisse/Nebenwirkungen nach Anwendung von Blutprodukten sind vielgestaltig und oft uncharakteristisch. Die Symptome können in variierender Ausprägung einzeln oder kombiniert auftreten. Während einer Narkose ist das klinische Bild insgesamt deutlich abgeschwächt.

Unerwünschte Ereignisse/Nebenwirkungen nach Anwendung von Blutprodukten
- Unruhe
- Tachykardie
- Blässe
- Flush
- Hypotonie
- Hitzegefühl
- Schwindel
- Rückenschmerzen, retrosternale Schmerzen, Bauchschmerzen
- Dyspnoe, Erstickungsgefühl, Bronchospasmus
- Angst
- Schüttelfrost
- Übelkeit, Erbrechen
- Diarrhö
- Schweißausbruch
- Hämoglobinurie
- Oligurie
- Blutungen

Häufigste Ursache schwerwiegender unerwünschter Ereignisse sind akute bzw. allergische Transfusionsreaktionen gefolgt von der transfusionsassoziierten akuten Lungeninsuffizienz (TRALI) und hämolytischen Transfusionsreaktionen. Häufigste Ursache letaler Transfusionsreaktionen sind TRALI und akute bzw. allergische Transfusionsreaktionen (Funk et al. 2011; Taylor et al. 2010). Tab. 80.4 listet die Risiken einer Fremdbluttransfusion auf.

80.11 · Unerwünschte Wirkungen der Transfusion von Blut und Blutprodukten

Tab. 80.4 Risiken der Fremdbluttransfusion

Infektiologische unerwünschte Ereignisse	Häufigkeit
Bakterielle Kontamination	$1:10^5 - 1:10^6$
Hepatitis B	$<1:10^6$
Hepatitis C	$<1:10^8$
HIV	$<1:10^7$
cVJD	Einzelfälle in GB
Parasitosen	Einzelfälle
CMV	Nur theoretisch abschätzbar
Immunologische unerwünschte Ereignisse	**Häufigkeit**
Akute hämolytische Transfusionsreaktion	1:6000–1:80000
Verzögerte hämolytische Transfusionsreaktion	1:1000–1:4000
Febrile nicht-hämolytische Transfusionsreaktion	<1:1000
Allergische Transfusionsreaktionen (Urtikaria bis Anaphylaxie)	1:200 (schwer 1:150.000)
Transfusions-assoziierte Lungeninsuffizienz (TRALI)	<1:1.000.000
Posttransfusionspurpura	Einzelfälle
Transfusionsassoziierte Graft-versus-host-Krankheit	1:400000–1200000
Immunmodulation	Ohne Evidenz
Nicht-immunologische unerwünschte Ereignisse	**Häufigkeit**
Transfusionsassoziierte Kreislaufüberlastung (TACO)	Abhängig vom Patientenkollektiv, bis zu 8 %
Hämochromatose	Risiko ab 100 Erythrozytenkonzentraten
Hypothermie	Abhängig vom Patientenkollektiv
Hypo- oder Hyperkaliämie	Abhängig vom Patientenkollektiv
Immunmodulation	Ohne Evidenz

Tab. 80.5 Symptomatische Therapie der häufigsten unerwünschten Transfusionsreaktionen

Hämolytisch	Überwachung ggf. auf der Intensivstation, Schockbehandlung, Kontrolle der Gerinnung und Nierenfunktion
Anaphylaktisch	Schocktherapie (Volumen), Adrenalin, Kortikoide
Allergisch	H1-/H2-Antagonisten, Kortikoide
Febril	Antipyretika

Maßnahmen bei Transfusionsreaktion
- Sofortiger Abbruch der Transfusion
- Venösen Zugang offen halten
- Symptomatische Therapie
- Probeabnahme für Laboruntersuchungen (z. B. LDH, Bilirubin, Haptoglobin, freies Hämoglobin in Plasma und Urin, Blutbild; 10 ml Serum/4 ml EDTA-Röhrchen)
- Konserve mit Besteck ins Labor
- Urinprobe (bei Verdacht auf hämolytische Transfusionsreaktion)
- Blutkultur vom Patienten (außer bei allergischen Transfusionsreaktionen)
- Dokumentation

Die symptomatische Therapie der häufigsten Transfusionsreaktionen ist in ◘ Tab. 80.5 dargestellt.

Unterrichtungspflichten Transfusionsreaktionen werden vom transfundierenden Arzt an den Transfusionsbeauftragten, den Transfusionsverantwortlichen, den Stufenplanbeauftragten sowie im Falle schwerwiegender Reaktionen unverzüglich an die Bundesoberbehörde (Paul-Ehrlich-Institut) gemeldet. Der Ablauf der Meldung kann durch das hausinterne QM-System geregelt werden, so dass der transfundierende Arzt z. B. lediglich die Transfusionsmedizin zu informieren hat.

80.12 Immunmodulation

Die Transfusion von nicht-leukozytendepletierten Erythrozytenkonzentraten schien vor Einführung der generellen Leukozytendepletion einen günstigen Effekt auf das Überleben transplantierter Nieren zu haben.

Immunmodulation kann auch die fehlende Immunisierung gegen die Vielzahl der fremden Antigene genommen werden, mit denen transfundierte Patienten konfrontiert werden. Mehrere ältere Studien konnten ein gehäuftes Auftreten postoperativer Infektionskrankheiten in Abhängigkeit von Bluttransfusionen belegen.

Mit den aktuell verwendeten Herstellungstechniken scheint hingegen keine klinisch nachteilige Immunsuppression vorzuliegen. Der Zusammenhang zwischen perioperativen Transfusionen und dem Wiederauftreten verschiedener Karzinome ist nach Berücksichtigung von Risikofaktoren wie Alter, perioperativem Blutverlust, Dauer der Operation bzw. Lage des Tumors nicht belegt (Vamvakas 2007).

Literatur

Corwin HL et al. (2004) The CRIT Study: Anemia and blood transfusion in the critically ill – current clinical practice in the United States. Crit Care Med 32:39–52

Funk M (2011) Hämovigilanzbericht des Paul-Ehrlich-Instituts 2009

Gesetz zur Regelung des Transfusionswesens (Transfusionsgesetz, Bundesgesetzblatt 1998, Teil I, Nr. 42 (1752–1760)

Hebert PC et al. (1999) A multicenter, randomized, controlled clinical trial of transfusion requirements in critical care. NEJM 340:409–417

Querschnitts-Leitlinien zur Therapie mit Blutkomponenten und Plasmaderivaten (2009) Hrsg: Vorstand und wissenschaftlicher Beirat der Bundesärztekammer

Richtlinien zur Gewinnung von Blut und Blutbestandteilen und zur Anwendung von Blutprodukten (Hämotherapie) – Stand 2010, Hrsg: Wissenschaftlicher Beirat der Bundesärztekammer und Paul-Ehrlich-Institut

Taylor C (ed), Cohen H, Mold D, Jones H, et al, on behalf of the Serious Hazards of Transfusion (SHOT) Steering Group (2010) The 2009 Annual SHOT Report

Vereinbarung über die Zusammenarbeit bei der Bluttransfusion (1989) Anaesth Intensivmed 30:375

Vamvakas EC (2007) Transfusion-related immune modulation (TRIM). An update. Blood Reviews 21:327–348

Vincent JL et al. (2002) Anemia and blood transfusion in critically ill patients. JAMA 288:1499–1507

Voten des AK Blut: www.rki.de

Ernährungstherapie des chirurgischen Patienten

P. Rittler, W. Hartl, K.-W. Jauch

81.1 Einführung

Die Ernährungstherapie des chirurgischen Patienten ist wichtiger Bestandteil der perioperativen Therapie. Nach heutigem Kenntnisstand erstreckt sich diese nicht nur auf die post-, sondern auch auf die präoperative Phase, wobei neben der kalorischen Wirkung der einzelnen Substrate bestimmte spezifische, z. B. immunmodulatorische Wirkungen zum Tragen kommen und inzwischen klinische Bedeutung erlangt haben. Aus Kostengründen und aufgrund potenzieller Nebenwirkungen muss auf eine richtige Indikationsstellung und Anwendung geachtet werden. Grundvoraussetzung dafür ist das Verständnis der posttraumatischen Reaktion des Organismus mit stoffwechselspezifischen Veränderungen des Metabolismus.

81.2 Veränderungen des Substratstoffwechsels nach chirurgischer Homöostasestörung

81.2.1 Grundprinzipien

Die umschriebenen hormonellen Veränderungen (▶ Kap. 1) stellen die wesentliche Basis für die Umstellung des Substratstoffwechsels nach chirurgischem Trauma dar (◘ Abb. 81.1). Hierbei steht die **Katabolie**, d. h. der Abbau aller im Körper vorhandener Substratedepots im Mittelpunkt. Dies stellt zunächst eine sinnvolle physiologische Reaktion dar, um dem Organismus Bausteine zur Energiegewinnung und zum Aufbau wichtiger Funktionsproteine zur Verfügung zu stellen. So kommt es im **Fettgewebe** zu einer gesteigerten Lipolyse mit vermehrter Freisetzung von freien Fettsäuren, welche einerseits als alternative Substrate in den nicht obligat Kohlenhydratabhängigen Geweben (Skelettmuskulatur) dienen können und welche andererseits in der Leber Energieträger für die dort ebenfalls schneller laufenden Stoffwechselprozesse darstellen.

Parallel zur eingeschränkten Kohlenhydratverwertung im **Skelettmuskel** kommt es dort auch zu einem ausgeprägten Eiweißabbau. Die so freigesetzten Aminosäuren dienen im wesentlichen zwei Zwecken: Zum einen können die glukoneogenetischen Aminosäuren in der Leber zur beschleunigten Neuproduktion von Glukose herangezogen werden, zum anderen sind die aus dem Skelettmuskel freigesetzten Stickstoffträger essenziell für die Wundheilung. In diesem Zusammenhang ist auch die Versorgung des Gastrointestinaltrakts mit bestimmten Aminosäuren (Glutamin) zu nennen. Glutaminabhängige Reparaturmechanismen sollen helfen, das Ausmaß der Integritätsstörung im Gastrointestinaltrakt zu begrenzen.

Zentraler Ort des veränderten Stoffwechselgeschehens nach Trauma oder Operation ist die **Leber.** Hier werden aus Glukoneogenese und Glykogenolyse vermehrt Kohlenhydrate ins Blut abgegeben. Die beschleunigte hepatische Glukoseproduktion erzeugt zusammen mit der peripheren Insulinresistenz eine **Hyperglykämie**, die dazu dient, in den obligat Glukose-abhängigen Geweben (immunkompetente Zellen, Fibroblasten) das Glukoseangebot und damit die Glukoseaufnahme und den Energiestoffwechsel zu optimieren (◘ Abb. 81.2).

Die Verwendung von endogen freigesetzten Aminosäuren zum Zweck der Glukoneogenese führt zum unwiderruflichen Verlust von Stickstoff in Form von Harnstoff aus dem Körper. Dieser **Stickstoffverlust** entspricht einem irreversiblen Verlust von körpereigener Eiweißsubstanz und ist das biochemische Korrelat für die Abnahme von Muskelmasse.

Nach elektiven chirurgischen Eingriffen und bei unkomplizierten postoperativen Verlauf ist das Maximum der metabolischen Veränderungen, die im Rahmen des Postaggressionssyndroms auftreten, in den ersten zwei Wochen nach der chirurgischen Homöostasestörung zu beobachten. Hierbei ist die Insulinresistenz mit begleitender Hyperglykämie bereits in den ersten 48 h maximal ausgeprägt, wohingegen die Abnahme des Körpereiweißbestandes erst nach 2 Wochen ihr Maximum erreicht. Dementsprechend rekompensiert sich auch der Eiweißstoffwechsel nur sehr langsam.

> Erst 3–6 Monate nach komplikationslosem großem operativen Eingriff oder Trauma kann mit einer Wiederauffüllung des Körpereiweißbestandes gerechnet werden. Auch das Körpergewicht erreicht erst nach einer derartigen Zeit wieder den präoperativen Ausgangswert.

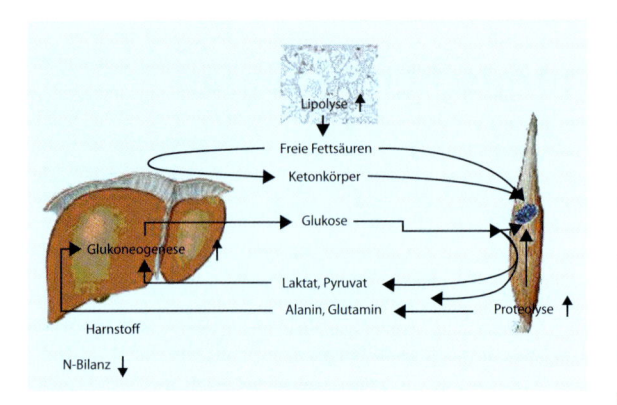

Abb. 81.1 Substratfluss im Postaggressionsstoffwechsel

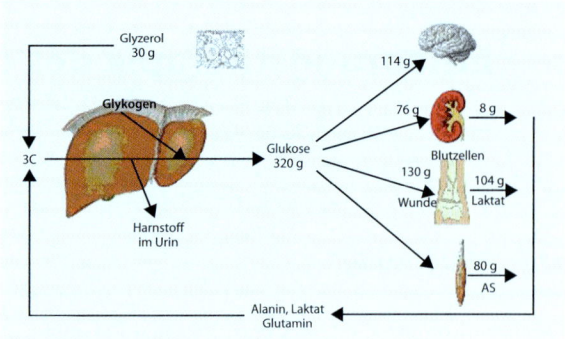

Abb. 81.2 Glukoseneubildung im Stress

81.2.2 Metabolische Besonderheiten des Intensivpatienten

Bei persistierend schwerem SIRS bzw. schwerer Sepsis bleibt aufgrund der anhaltenden hormonellen Aktivierung auch die schwere Störung des Kohlenhydratstoffwechsels mit **Hyperglykämie** und **Insulinresistenz** erhalten. Zum Teil sind unter solchen Umständen extrem hohe Kohlenhydratkonzentrationen zu beobachten, die, falls unbehandelt, über entsprechende immunsuppressive Effekte die Prognose des Patienten negativ beeinflussen können.

Des weiteren imponiert eine markante **Eiweißkatabolie**. Im Wesentlichen scheinen initial vier verschiedene Mechanismen für diesen protrahierten massiven Eiweißverlust verantwortlich zu sein:
- Immobilisierung des Patienten
- Ausschüttung von katabolen Hormonen
- Regelhaft zu beobachtender Hyperkatabolismus mit Erhöhung des Energieumsatzes
- Aktivierung bestimmter Zytokine

Bei Langzeitverläufen besteht ein weiterer wichtiger Mechanismus zur Auslösung und Persistenz der protrahierten Eiweißkatabolie durch pathologische Veränderungen des peripheren und des zentralen Nervensystems. Diese sog. **septische Neuropathie** (bei 70–90 % aller Intensivpatienten) ist mit einer peripheren Polyneuropathie und den Zeichen einer axonalen Degeneration verbunden. In der Folge kommt es so zu einer funktionellen Denervierung, woraus eine drastischen Erhöhung der Proteinabbaurate resultiert. Über 90 % der kritisch kranken Patienten zeigen eine **Atrophie des Skelettmuskels** (Muskelnekrosen, intrazelluläre Fettablagerungen).

Ein weiterer zentraler Befund bei fast allen Intensivpatienten ist die zunehmende **Leberverfettung**, die aus einer Imbalanz zwischen Fettsäureaufnahme, Fettsäureoxidation und Fettsäuregabe über die VLDL-Triglyzeride resultiert. Aufgrund der Eiweißkatabolie beobachtet man eine gestörte hepatische VLDL-Triglyzeridsynthese bzw.–Sekretion (▶ Kap. 1).

81.3 Ernährungszustand und Kalorienbedarf

Ernährungstherapeutische Maßnahmen sind präoperativ, intraoperativ und postoperativ einschließlich der Rehabilitationsphase erforderlich, um Komplikationen zu minimieren und die Wiedererlangung der bestmöglichen Lebensqualität zügig zu erreichen. Bei allen Maßnahmen ist die adäquate Beachtung der Nahrungszufuhr und des Ernährungszustandes Voraussetzung.

81.3.1 Einschätzung des Ernährungszustandes

> Die zuverlässige Einschätzung des Ernährungszustandes muss heute als fester Bestandteil und als Voraussetzung für eine effiziente perioperative Ernährungstherapie gelten. Es sind insbesondere die schwer mangelernährten Patienten, die von einer erhöhten perioperativen Morbidität betroffen sind und die somit am meisten von einer adäquaten Ernährungstherapie profitieren.

Die einfachen basalen Angaben zum Ernährungszustand sind **Körpergröße** und **Gewicht**, um den BMI (Body-Mass-Index) zu errechnen, und die Frage nach einer **Gewichtsabnahme**. Der BMI ist vor allem zur Klassifikation der Überernährung (mäßig >25, deutlich >30 und extrem >40) etabliert. Für die Beurteilung einer Mangelernährung ist er nur bei chronischer schwerer Mangelernährung (BMI <18,5) valide, nicht aber zur Erfassung einer kurzfristigen Mangel-/Fehlernährung bei akuten Erkrankungen wie Malignomen etc. und zuvor bestehender Überernährung.

Aus klinischer Sicht hat sich die Einteilung in normal ernährt, mäßig mangelernährt oder schwer mangelernährt bewährt:
- Als mäßig mangelernährt gelten Patienten mit einem präoperativen Körpergewichtsverlust von 10–15 % und einer gleichzeitigen Hypalbuminämie bzw. Störung in anderen Organsystemen.
- Eine schwere Mangelernährung besteht bei einem Gewichtsverlust von 15 % oder mehr.

Für die Praxis hat sich die Einschätzung des Ernährungszustandes anhand des sog. „**Subjective Global Assessment** (SGA)" oder des „**Nutritional Risk Score" 2002** nach Kondrup (NRS 2002) durchgesetzt. Diese Methode beruht im Wesentlichen auf einer sorgfältigen Anamneseerhebung, der körperlichen Untersuchung und der Abschätzung des aktuellen Energiebedarfes eines individuellen Patienten. SGA erlaubt es, einen individuellen Patienten ernährungsmedizinisch grob zu klassifizieren mit den Unterscheidungen
- Gut ernährt
- Mäßig mangelernährt
- Schwer mangelernährt

Die Variablen für das SGA sind in ◘ Abb. 81.3 aufgeführt. Im Besonderen wird dabei auf Gewichtsveränderungen, Veränderungen der Nahrungszufuhr, gastrointestinale Beschwerden, körperliche Aktivität und auf die Grunderkrankung mit ihrem Verhältnis zum Ernährungsbedarf geachtet. Des weiteren wird bei der körperlichen Untersuchung der Verlust von subkutanem Fett und klinisch eindeutig erkennbarer Muskelschwund registriert. Zusätzlich festzuhalten sind Knöchel- oder Flankenödeme bzw. Aszites.

Der Ablauf des NRS 2002 ist in ◘ Tab. 81.1 dargestellt. Dieser gliedert sich in ein initiales Screening und ein finales Screening. Werden beim initialen Screening keine pathologischen Parameter erhoben wird das Screening mit der Wertung „guter Ernährungszustand" abgeschlossen. Sollte sich jedoch hierbei ein pathologischer Parameter ergeben schließt sich das finale Screening mit entsprechender Punktevergabe und Eingruppierung des Patienten an.

Um zu einer entsprechenden SGA-Klassifizierung zu gelangen, wird kein im Detail festgelegter numerischer Algorithmus benutzt. Es erfolgt vielmehr eine Einstufung auf der Basis einer subjektiven Gewichtung. Trotz dieser Subjektivität findet sich eine eindeutige Korrelation des SGA mit der Prognose des chirurgischen Patienten. Dies gilt jedoch nur für die **präoperative Einschätzung**, zur Verlaufsbeobachtung postoperativ oder bei Intensivpatienten steht bis heute keine präzise Methode zur Verfügung.

Neben dieser allgemeinen Diagnostik, die immer erfolgen sollte, kann in spezifischen Situationen wie bei

A Anamnese

1. Gewichtsveränderung
   - Gesamtverlust in den letzten 6 Monaten
     - Menge = #_____ kg
     - prozentualer Verlust = #
   - Veränderungen in den letzten 2 Wochen
     - _____ Zunahme
     - _____ unverändert
     - _____ Abnahme

2. Veränderungen in der Nahrungszufuhr (bezogen auf den Normalzustand)
   - _____ unverändert
   - _____ verändert   Dauer = # _____ Wochen
   - Art der Veränderung
     - _____ hypokalorische feste Nahrung
     - _____ komplette flüssige Diät
     - _____ hypokalorische flüssige Diät
     - _____ Fasten

3. Gastrointestinale Beschwerden (länger als zwei Wochen anhaltend)
   - _____ keine
   - _____ Übelkeit
   - _____ Erbrechen
   - _____ Durchfall
   - _____ Anorexie

4. Körperliche Aktivität
   - _____ keine Einschränkungen (z.B. voll arbeitsfähig)
   - _____ eingeschränkt _____ Dauer = # ____ Wochen
   - Art der Einschränkung:
     - _____ leicht reduzierte Belastbarkeit
     - _____ geringe Belastbarkeit
     - _____ nicht belastbar (bettlägerig)

5. Grunderkrankung und ihr Verhältnis zum Ernährungsbedarf
   - Hauptdiagnose_____
   - Energiebedarf (Stress)
     - _____ kein Stress
     - _____ geringer Stress
     - _____ mäßiger Stress
     - _____ starker Stress

B Körperlicher Untersuchungsbefund
(für jede Variable ist zu spezifizieren in
0 = normal, 1+= gering, 2+= mäßig, 3+= stark)
   - # _____ Verlust von subkutanem Fett (über M. triceps, Brustkorb)
   - # _____ Muskelschwund (M.-quadriceps, deltoideus)
   - # _____ Knöchelödeme
   - # _____ Flankenödeme
   - # _____ Aszites

C SGA Klassifizierung
   - _____ A = gut ernährt
   - _____ B = mäßige Mangelernährung (auch fraglich)
   - _____ C = schwere Mangelernährung

Die gefundenen Kriterien sind anzukreuzen, bei # sind die entsprechenden numerischen Werte einzugeben.

◘ **Abb. 81.3** Variable für das „Subjective Global Assessment" (SGA)

Tab. 81.1 Ablauf des Nutritional Risk Score 2002 nach Kondrup (NRS 2002)

Initiales Screening (qualitativ)	BMI <20,5 kg/m²	
	Gewichtsverlust innerhalb der letzten drei Monaten	
	Verringerte Nahrungsaufnahme in der letzten Woche	
	Vorliegen einer schweren Erkrankung	
Finales Screening (quantitativ)	BMI	
	Gewichtsverlust	
	Nahrungsaufnahme	
	Alter	
	Stressstoffwechsel	
Graduierung und Gewichtung		
Graduierung des Gewichtsverlustes	<5 %	0 Punkte
	>5 % in 3 Monaten	1 Punkt
	>5 % in 2 Monaten	2 Punkte
	>5 % in 1 Monat	3 Punkte
Graduierung der täglichen Nahrungsaufnahme	75–100 %	0 Punkte
	50–75 %	1 Punkt
	25–50 %	2 Punkte
	0–25 %	3 Punkte
Graduierung des Alters	<70 Jahre	0 Punkte
	>70 Jahre	1 Punkt
Graduierung der Schwere der Erkrankung/Größe der geplanten Operation	Keine Stoffwechselerkrankung	0 Punkte
	Chronische Erkrankungen (z. B. Diabetes, Leberzirrhose, COPD)/Femurfrakturen/Cholezystektomie	1 Punkt
	Große abdominelle Operationen (z. B. Kolektomie, Gastrektomie, Hemihepatektomie)/Chemotherapie/Revisionseingriffe	2 Punkte
	Pankreasresektionen/Intensivmedizinische Therapie	3 Punkte
Ergebnis	Gut ernährt	0 Punkte
	Mäßig mangelernährt	1–2 Punkte
	Schwer mangelernährt	(≥3 Punkte

Vorliegen chronischer Erkrankungen (z. B. Leberzirrhose, chronische Pankreatitis, Immunsuppression), bei schwerer Mangelernährung (Tumoren, Morbus Crohn) eine **problemorientierte Diagnostik** (Serumalbuminspiegel, kurzlebige Funktionsproteine, 24-h-Urin-Kreatininausscheidung, bioelektrische Impedanzanalyse [BIA]) erfolgen, um einen Eiweißmangel oder spezifischen Nährstoffmangel zu erfassen und zu differenzieren.

81.3.2 Abschätzung des perioperativen Kalorienbedarfs

Postoperativ muss die Flüssigkeits- und Elektrolytzufuhr mit einer entsprechenden Zufuhr von Kalorien bzw. Substraten in Einklang gebracht werden. Zu diesem Zweck ist es notwendig, zuerst einmal den zu erwartenden **Energiebedarf** des Patienten festzulegen. Ausgangspunkt ist dabei der basale Energieumsatz, der beim Gesunden anhand von Körpergewicht, Alter, Geschlecht und Körpergröße nach Harris und Benedikt näherungsweise berechnet werden kann.

> Für den klinischen Alltag lässt sich der basale Umsatz einfach nach der Faustregel von Stein und Levine (basaler Energieumsatz [kcal]/Tag = 24 × kg KG) berechnen.

In der Regel ist davon auszugehen, dass unmittelbar postoperativ nach elektiven Eingriffen der Kalorienbedarf des Patienten seinem Ruheumsatz entspricht. Wird der Patient mobilisiert, so erhöht sich diese Rate um etwa 10 %.

Perioperativer Kalorienbedarf abhängig vom zeitlichen Abstand zum chirurgischen Trauma
- Unmittelbar postoperativ werden aufgrund der Substratverwertungsstörungen im Rahmen des Postaggressionssyndroms (s. oben) zunächst keine Substrate zugeführt.
- Ab dem ersten postoperativen Tag erfolgt die Energiezufuhr dann entsprechend dem 0,6-fachen, ab dem 4. Tag entsprechend dem 0,75-fachen des vorher berechneten Ruheenergieumsatzes.
- Erst ab dem 7. postoperativen Tag wird der volle Ruheenergieumsatz durch die entsprechende Kalorienzufuhr gedeckt.

Somit werden am Operationstag selbst nur Flüssigkeit und Elektrolyte zugeführt. Eine Zufuhr von Vitaminen und Spurenelementen in dieser Phase ist nicht erforderlich. Ab dem ersten Tag sollte eine Kalorienzufuhr erfolgen, möglichst auf oralen Wege oder enteral über Sonde. Ist dies nicht möglich, kann über wenige Tage eine parenterale Glukose- und Aminosäurezufuhr erfolgen. Eine parenterale Ernährungszufuhr ist nur dann erforderlich, wenn der Patient auch nach einer Woche noch nicht oral oder enteral ernährt werden kann.

> ❗ Ein Kaloriendefizit mündet mittelfristig immer in eine Mangelernährung und erhöhte Komplikationsrate bzw. verzögerte Rehabilitation, weshalb besonders nach Überwinden der Akutphase auf eine ausreichende Ernährung und ggf. auf die Zufuhr zusätzlicher energie- und eiweißreicher Trinksupplemente zu achten ist.

81.4 Substrate für die perioperative Ernährung

Die perioperative Ernährung kann entweder oral, enteral oder parenteral erfolgen. Dementsprechend existieren für alle drei Modalitäten kommerziell verfügbare Produkte.

81.4.1 Orale Ernährung

In der Regel werden die Produkte zur oralen Ernährung über die Krankenhausküche geliefert. Neben überwiegend flüssiger Kost (Tee, Suppe, Zwieback, orale Trinknahrung mit hoher Kalorien- und Eiweißdichte) stehen weitere Zubereitungsformen in Abhängigkeit von der Konsistenz und vom Ballaststoffgehalt zur Verfügung (passierte Kost, leichte Kost, Vollkost).

Die orale Nahrungszufuhr sollte den Regelfall darstellen. Dabei können Trinknahrung und Supplemente als **additive Maßnahmen** bei unzureichender Nahrungsaufnahme gerade bei schwerer Mangelernährung und postoperativ eingesetzt werden. So wurde bei alten Patienten mit Hüftfraktur oder nach Gastrektomie der Wert einer solchen Maßnahme in Studien einwandfrei belegt.

81.4.2 Enterale Ernährung

Bei behindertem Schluckakt oder funktionsuntüchtigem oberen Gastrointestinaltrakt (Magen/Ösophagus) werden Substrate enteral zugeführt. Bei der enteralen Ernährung kommen industriell hergestellte bilanzierte Diäten zur Anwendung, welche bedarfsdeckend für den Nährstoff-, Spurenelement-, Elektrolyt- und Vitaminbedarf des Patienten sind. Die meisten eignen sich zur vollständigen Ernährung, sind jedoch kostenintensiver als die normale orale Krankenhauskost.

Tab. 81.2 Nährstoffdefinierte und chemisch definierte Diäten

	Nährstoffdefinierte Diäten (NDD)	Chemisch definierte Diäten (CDD)
Zusammensetzung	Kohlenhydrate als Oligo- und Polysaccharide (50–60 %)	Aminosäuren, Tripeptide oder Oligopeptide
	Intaktes Eiweiß aus Milch, Soja, Eiklar und Fleischprotein (15–20 %)	
	Fette aus Pflanzenölen (25–30 %)	Fettarm
	Essenzielle Fettsäuren	
	Gesättigte Fettsäuren (kurzkettige, mittelkettige und langkettige Fettsäuren)	
	Ballaststoffarm	Ballaststofffrei
Eigenschaften	Hochmolekular	Niedermolekular
		Gering hyperosmolar wegen der osmotisch wirksamen Proteinhydrolysate
Resorptionsort	Gesamter Gastrointestinaltrakt	Jejunum und Ileum
Anwendung	Bei normaler Digestions- und Resorptionsleistung	Bei globalen Störungen der intraluminalen Hydrolysekapazität und Resorption (z. B. ausschließlich jejunale Ernährung)

Unterschieden werden **nährstoffdefinierte Diäten** (NDD) von **chemisch definierten Diäten** (CDD) (Tab. 81.2).

Für katabole Patienten sind **NDD mit höherer Kaloriendichte** und **erhöhtem Eiweißgehalt** zur eiweißreichen Ernährung (1,3–1,5 g/kg KG/Tag) verfügbar. Für eine unkomplizierte Langzeiternährung bei uneingeschränktem, funktionstüchtigen Gastrointestinaltrakt existierten auch **ballaststoffhaltige NDD**. Zu unterscheiden sind hierbei Diäten mit unlöslichen Ballaststoffen (Zellulose) und löslichen Ballaststoffen (Präbiotika: Pektine, Agar, Pflanzenschleim, Oligofruktosen).

Stoffwechseladaptierte Diäten

Sog. stoffwechseladaptierte Diäten sind für Patienten mit spezifischen Organerkrankungen und Insuffizienzen sowie für Situationen mit metabolischen Besonderheiten entwickelt worden.
- Diabetesdiäten
- Diäten mit immunmodulatorischer Wirkung
- Leberadaptierte Sondendiäten
- Nierenadaptierte Diäten

Die **Diabetesdiäten** enthalten ein reduziertes Kohlenhydratangebot und einen erhöhten Anteil an einfach ungesättigten Fettsäuren und führen damit zu einer besseren Kontrolle der Glykämie und zu einem verminderten Insulinbedarf.

Immunmodulierende Diäten enthalten Substrate wie Glutamin, Arginin, Omega-3-Fettsäuren und Nukleotide, welche alle spezifische immunologische Wirkungen entfalten können. Im Prinzip ist es dabei das Ziel, die im Rahmen des SIRS und der Sepsis gesteigerten hyperinflammatorischen Vorgänge zu dämpfen u. andererseits das spezifische Immunsystem zu stärken. Von Glutamin werden noch zusätzlich positive Auswirkungen am Gastrointestinaltrakt vermutet. Wie in zwei Metaanalysen aus den Jahren 2010 und 2011 (s. unten) gezeigt werden konnte, vermag eine immunmodulierende Ernährung auch wenn sie erst postoperativ begonnen wird vor allem bei großen abdominalchirurgischen Eingriffen die Morbidität und Krankenhausverweildauer zu reduzieren. Idealerweise sollte aber eine derartige Ernährung insbesondere bei mangelernährten Patienten präoperativ begonnen werden.

Leberadaptierte Sondendiäten beinhalten spezielle Aminosäuremuster. Ziel dieser Modifikation ist es, bei Patienten im Leberversagen ein normales Plasmaaminogramm wieder herzustellen. Besonders bei hepatischer Enzephalopathie sind in der Regel die aromatischen Aminosäuren und Methionin im Plasma erhöht, die verzweigtkettigen Aminosäuren dagegen vermindert. Somit sollen Diäten, die mit verzweigtkettigen Aminosäuren angereichert sind, diese Aminosäure-Imbalance verbessern.

Bei Patienten mit grenzwertig eingeschränkter Nierenfunktion können **nierenadaptierte Diäten** mit reduziertem Stickstoffanteil und einem hohen Anteil an essenziellen Aminosäuren bzw. einer angepassten Elektrolytzusammensetzung eingesetzt werden.

81.4.3 Parenterale Ernährung

Bei funktionsuntüchtigem unterem Gastrointestinaltrakt (Dünndarm/Dickdarm) muss die Ernährung parenteral

Tab. 81.3 Infusionslösungen für die einzelnen Phasen der parenteralen postoperativen Ernährung

	Hypokalorische Ernährung in der frühen postoperativen Phase	Hypokalorische Ernährung in der späten postoperativen Phase	Komplette isokalorische parenterale Ernährung
Zeitliche Zuordnung	Tag 1–3 nach Operation	Tag 4–6 nach Operation	Ab Tag 7 nach Operation
Zusammensetzung und Eigenschaften	Leicht hyperton (700–800 mosm/l) Geringe kalorische Dichte (0,3–0,4 kcal/ml) 5 % Zucker, 3,5 % Aminosäuren und Elektrolyte entsprechend den Erhaltungsdosen	Hohe Osmolarität (1300 mosm/l) Hohe kalorische Dichte (0,6–0,7 kcal/ml) Kohlehydrate, Aminosäuren, Spurenelemente, Elektrolyte, entsprechend dem gesteigerten Eiweiß- (1,0–1,2 g/kg KG/Tag) und Kohlehydratbedarf (4 g/kg KG/Tag)	Hohe Osmolarität (>1300 mosm/l) Hohe kalorische Dichte (1,0–1,2 kcal/ml) Aminosäure-Kohlehydrat-Fett-Kombinationslösungen oder Aminosäure-Kohlehydrat-Lösungen mit separater Fettzufuhr
Infusionsmenge	40 ml/kg KG/Tag	25–30 ml/kg KG/Tag	
Applikationsform	Periphervenöser Zugang	Zentralvenöser Katheter	Zentralvenöser Katheter

erfolgen. Sie ist in der ersten Woche nach chirurgischem Trauma hypokalorisch, ab der zweiten Woche normo(iso-)kalorisch. Sowohl für die frühe (Tag 1–3), als auch die späte (Tag 4–6) postoperative Phase stehen kommerziell erhältliche Infusionslösungen zur Verfügung, die dem jeweiligen Flüssigkeitsbedarf in diesem Zeitraum Rechnung tragen (Tab. 81.3).

Bei **Elektrolyt-** oder **Wasserimbalancen** ist es notwendig, in der späten postoperativen Phase anstelle der Aminosäure-Kohlehydratmischlösungen Einzellösungen von Aminosäuren und Zucker nach den obigen Prinzipien miteinander zu kombinieren. Die Konzentrationen für Zuckerlösungen bewegen sich zwischen 10 und 40 % und erlauben eine isokalorische Ernährung bei Patienten, die eine derartige Störung aufweisen (▶ Kap. 2). Die derartig applizierten Kohlehydratmengen müssen natürlich dem Schweregrad des Postaggressionsstoffwechsels angepasst und dosiert werden. Zusätzlich ist eine Kombination mit separaten Aminosäurelösungen erforderlich, die üblicherweise 10 % synthetische kristalline Aminosäuren enthalten. Diese Lösungen bestehen in der Regel zu 40–50 % aus essenziellen Aminosäuren, der Rest sind nicht-essenzielle Aminosäuren.

Parenterale Applikation von Fett

Zur kompletten isokalorischen parenteralen Ernährung existieren hyperosmolare Aminosäure/Kohlenhydrat/Fettkombinationslösungen. Fett kann jedoch auch als Einzelbestandteil der parenteralen Ernährung getrennt zugeführt werden. Bei gleichzeitig sehr hoher Kaloriendichte (2 kcal/ml) genügend geringe Mengen an Fett, um entsprechende Kalorien in Form von Fett zuzuführen.

Zur parenteralen Applikation von Fett stehen derzeit insgesamt 5 Infusionslösungen in unterschiedlicher Zusammensetzung zur Verfügung. Diese Lösungen beinhalten in der Regel 20 % Fett in 250 ml:

- Fettemulsionen auf der Basis von Sojabohnenöl (20 g Fett/100 ml mit 52 % Linolsäure)
- MCT/LCT-Lösungen: Sojabohnen- und Kokusnussöl (sog. mittelkettige Triglyzeride); 10 g Sojabohnenöl/100 ml mit 10 g Kokusnussöl/100 ml in physikalischer Mischung
- Gleiche Zusammensetzung wie MCT/LCT-Lösungen, aber nicht physikalisch, sondern biochemisch gemischt (sog. strukturierte Lipide)
- Fettemulsionen auf der Basis von Sojabohnen und Olivenöl mit 4 g Sojabohnenöl/100 ml (entsprechend 18 % Linolsäure) und 16 g Olivenöl/100 ml
- Präparate mit einem höheren Anteil an Omega-3-Fettsäuren (Fischöl)

Wichtig ist der Anteil der **Linolsäure** als Vorgängersubstanz von Arachnidonsäure, aus der zahlreiche Entzündungsmediatoren (Prostanglandine, Leukotriene) mit immunsuppressiver Wirkung synthetisiert werden können. Um derartige Effekte zu verringern, enthalten modernere Lösungen deutlich weniger Linolsäure (höherer Anteil an MCT oder Olivenöl). Darüberhinaus sollen Infusionslösungen mit einem hohem Anteil an Omega-3-Fettsäuren, über die verringerte Synthese von immunsuppressiven Prostanoiden immunologisch günstige Effekte besitzen.

Spezifische Präparate für Patienten mit Organfunktionsstörungen

Vergleichbar mit der enteralen Ernährung existieren auch für die parenterale Ernährung spezifische Präparate zur Kompensation evtl. Organfunktionsstörungen.

Die sog. **Nierenlösungen** enthalten ausschließlich essenzielle und wenige semiessenzielle Aminosäuren. Da bei Harnstoffkonzentrationen über 100 mg/dl mit steigender Tendenz schädliche Nebenwirkungen zu befürchten sind, wird, wenn eine Hämofiltration/Dialyse hinausgezögert werden soll, eine Reduktion der täglichen Eiweißzufuhr bis auf 1/3 des errechneten Tagesbedarfs durchgeführt. Unter diesem Ernährungsregime ist die Harnstoffproduktion niedriger als unter alleiniger Kohlenhydratzufuhr. Bei länger anhaltendem Nierenversagen ist jedoch die Wiederaufnahme einer isokalorischen Ernährungstherapie mit vollem Aminosäureangebot zu bevorzugen.

Bei Patienten mit hepatischer Enzephalopathie und einer Ammoniakkonzentration von mehr als 100 mg/dl existieren ebenfalls parenteral einsetzbare **Leberlösungen** mit erhöhtem Anteil an verzweigtkettigen Aminosäuren (s. oben).

Zufuhr von Glutamin, Vitaminen und Spurenelementen

Kommerziell erhältlich sind inzwischen spezielle Aminosäurelösungen, die **Glutamin** in Form von Dipeptiden (Kombinationslösung oder Einzellösung) enthalten. Bisher verfügbare Aminosäurelösungen enthielten kein Glutamin, da Glutamin in Lösungen zu instabil ist. Durch die Kopplung von Glutamin an Alanin oder Glycin wird auch die parenterale Zufuhr ermöglicht. Insbesondere Intensivpatienten (s. unten) weisen sowohl im Plasma- wie auch im Muskelgewebe eine ausgeprägte Glutaminverarmung auf.

Eine Applikation von **Vitaminen** und **Spurenelementen** ist postoperativ nur bei länger dauernder parenteraler Ernährung erforderlich. Es existieren Präparate, die die wichtigsten Spurenelemente (Chrom, Kupfer, Eisen, Mangan, Fluor, Molybdän, Selen und Zink) enthalten und die in der Regel täglich zugeführt werden. Wasserlösliche Vitamine können ebenfalls als Zusatz zugeführt werden (Thiamin, Riboflavin, Pyridoxin, Pantothensäure, Ascorbinsäure, Biotin, Folsäure und Cyanocobalamin). Auch die Substitution fettlöslicher Vitamine (Vitamine A, D_2, K und E) kann parenteral erfolgen, wenn der Patient im Rahmen seiner Ernährungstherapie Fett intravenös zugeführt bekommt. Erhält der Patient kein Fett intravenös, so besteht alternativ die Möglichkeit, die gleichen Vitamine in spezieller Aufbereitung auch in physiologischer Kochsalzlösung zuzuführen.

81.5 Präoperative Ernährungstherapie

81.5.1 Indikation

Die Indikation für eine präoperative Ernährungstherapie besteht bei allen Patienten vor elektiven Eingriffen mit mäßiger bis schwerer **Mangelernährung**. Es gilt heute als gesichert, dass eine vorbestehende, relevante Mangelernährung zu perioperativen Flüssigkeitsverschiebungen in den dritten Raum führt, mit einer Muskelschwäche verbunden ist, die Wundheilung signifikant behindert und ausgeprägte Immundefizite zur Folge hat. All diese Phänomene erhöhen die postoperative Morbidität und Letalität signifikant. Durch eine aggressive, mindestens über einen Zeitraum von einer Woche durchgeführte präoperative Ernährungstherapie ist es möglich, die postoperative Komplikationsrate um 20–35 % zu senken.

Eine weitere Indikation zur präoperativen Ernährung besteht bei **Tumorpatienten** vor großen viszeralchirurgischen Operationen, auch ohne das Vorliegen einer relevanten Mangelernährung. Eingesetzt werden Trinknahrungen mit immunmodulierenden Substraten, für 5–7 Tage präoperativ. Diese Art der Ernährungstherapie wird üblicherweise bis zum Abend vor der Operation durchgeführt und vermindert die operative Morbidität durch Reduktion infektiöser Komplikationen.

81.5.2 Kalorienzufuhr

Nicht mangelernährte Tumorpatienten erhalten präoperativ eine additive immunmodulierende Trinknahrung mit 500–1000 Kalorien.

Bei mangelernährten Patienten richtet sich die zuzuführende Kalorienmenge nicht nach dem zu erwartenden aktuellen Energieumsatz, sondern sollte in hyperkalorischer Form erfolgen. Dabei sollten an Nichteiweißkalorien zwischen 30–40 kcal/kg KG/Tag zugeführt und 1/3 dieser Menge in Form von Fett appliziert werden. An Eiweiß werden zwischen 1–1,5 g/kg KG/Tag appliziert. Idealerweise kann eine derartige Kalorienzufuhr durch orale Nahrungssupplemente mit erhöhtem Eiweißgehalt erzielt werden. Nur bei insuffizientem Schluckakt bzw. hoher Aspirationsgefahr kommen enterale Nahrungsprodukte (nährstoffdefinierte Diät) zur Anwendung.

Nur wenn eine orale/enterale Ernährung nicht oder nur unzureichend erfolgen kann, ist in Ausnahmefällen eine komplette parenterale Ernährung mit Ausgleich von Vitamin- und Spurenelementmangel über eine Woche sinnvoll. Die Effizienz zeigt sich unter anderem in einem Anstieg der kurzlebigen Funktionsproteine (Präalbumin, retinolbindendes Protein).

81.6 Postoperative Ernährungstherapie

81.6.1 Indikation

Postoperativ sollte die orale Nahrungszufuhr so zügig wie möglich begonnen und entsprechend den Gegebenheiten des Postaggressionsstoffwechsels sukzessive gesteigert werden. Bei funktionsuntüchtigem Schluckakt und/oder Gastrointestinaltrakt muss an eine künstliche Ernährung gedacht werden.

Die Indikation zur künstlichen Ernährung (enteral/parenteral) besteht somit
- bei allen bereits präoperativ mangelernährten Patienten,
- bei Patienten ohne die Zeichen der Mangelernährung, die postoperativ voraussichtlich mehr als 7 Tage keine orale Nahrungszufuhr oder mehr als 14 Tage oral eine nicht bedarfsdeckende Kost erhalten.

Ohne Verzögerung sollte dann postoperativ mit einer künstlichen Ernährung begonnen werden.

Eine **parenterale Ernährung** ist nur bei absoluten Kontraindikationen zur enteralen Ernährung indiziert; mögliche Indikationen sind:
- Darmobstruktion mit relevanter Passagestörung
- Persistierendes intestinales Leck
- Paralytischer Ileus
- Schwerer Schockzustand mit Kreislaufinstabilität

In allen anderen Fällen wird zumindest der Versuch einer enteralen Ernährung (gastral/jejunal) empfohlen. Bei nur eingeschränkter intestinaler Passage sollte zur Deckung des Kalorienbedarfs die künstliche Ernährung **kombiniert enteral und parenteral** erfolgen.

Auch bei Patienten, die im Rahmen ihres chirurgischen Eingriffes **Anastomosen am Gastrointestinaltrakt** erhalten haben, ist generell postoperativ eine Unterbrechung der oralen/enteralen Nahrungszufuhr nicht erforderlich. Der orale/enterale Kostaufbau sollte sich vor allem nach der Toleranz des Patienten richten. Nach Anastomosen am Dünndarm, Kolon und Rektum kann ab dem 1. postoperativen Tag mit der oralen/enteralen Nahrungszufuhr begonnen werden. Bei Anastomosen am oberen Gastrointestinaltrakt (Ösophagusresektion, Gastrektomie) ist für die ersten Tage die enterale Nahrungszufuhr über eine distal der Anastomose liegende Sonde oder Feinnadelkatheterjejunostomie zu empfehlen.

> Ein frühzeitiger enteraler Kostaufbau vermindert das Infektrisiko und verkürzt gleichzeitig die Krankenhausverweildauer.

81.6.2 Orale/enterale Kalorienzufuhr

Grundvoraussetzung für jegliche Form der oralen/enteralen Therapie ist die suffiziente Passage und Resorption der zugeführten Substrate. Zusätzlich müssen berücksichtigt werden:

- Passagekapazität im Magen-Darm-Trakt
- Art des chirurgischen Eingriffes

Bei allen **thorax- und unfallchirurgischen Eingriffen** kann bei kompletter Unversehrtheit des Gastrointestinaltrakts unmittelbar postoperativ mit der Zufuhr von leichter Kost begonnen werden.

Bei **abdominalchirurgischen Eingriffen ohne Verletzungen der Integrität des Intestinaltraktes** kann ebenfalls in Abhängigkeit vom Ausmaß des Traumas bereits am 1. postoperativen Tag mit dem oralen Kostaufbau begonnen werden. Nach kurzfristiger Verabreichung von überwiegend flüssiger Kost kann bereits am 2. postoperativen Tag auf die Verabreichung von ballaststoffarmer leichter Kost übergegangen werden. Dabei werden die zuzuführenden Kalorienmengen – wie bei der parenteralen Ernährung – dem Verlauf des Postaggressionssyndroms angepasst.

Bei **Eingriffen am unteren Gastrointestinaltrakt** erfolgt der orale Kostaufbau leicht verzögert, zunächst mit Zufuhr flüssiger Nahrung in den ersten 2 Tagen und dann mit sukzessivem Kostaufbau.

> Zu achten ist darauf, dass der Patient die im angebotenen Kalorienmengen tatsächlich auch verzehrt und sich nicht unerwartet ein Kaloriendefizit entwickelt.

Bei **Eingriffen am oberen Gastrointestinaltrakt**, insbesondere bei Resektionen am Magen und Ösophagus erfolgt die Nahrungszufuhr über eine intraoperativ eingebrachte spezielle Ernährungssonde, eine sog. **Katheterjejunostomie**. Verabreicht werden spezielle enterale Ernährungslösungen (s. oben), wobei am 1. postoperativen Tag mit einer kontinuierlichen Gabe von etwa 250 ml über 24 h begonnen wird. Die tägliche Infusionsmenge wird dann in den nächsten Tagen, sofern keine ausreichende orale Nahrungszufuhr erfolgen kann, vorsichtig um 250 ml/24 h alle 1–2 Tage gesteigert, bis das kalorische Maximum von 24 kcal/kg KG erreicht ist.

Sind Patienten nach thorakalen, gefäßchirurgischen, unfallchirurgischen oder extraintestinalen abdominellen Eingriffen nicht in der Lage, oral Nahrung aufzunehmen, so wird frühzeitig mit einer enteralen Ernährung über **nasogastrale Verweilsonde** begonnen. Auch hier erfolgt der Kostaufbau schrittweise, wobei am 1. postoperativen Tag mit 500 ml enteraler Ernährung begonnen wird. Die Nahrungszufuhr wird dann täglich um 500 ml gesteigert, bis erneut das gewünschte Kalorienoptimum erreicht ist.

Es gilt heute als gesichert, dass von einer postoperativen enteralen Sondenernährung vor allem Patienten nach großen viszeralchirurgischen Tumoroperationen oder schwerem Polytrauma profitieren. Sollte eine enterale Ernährung längerfristig (>4 Wochen) erforderlich sein, so empfiehlt sich der Umstieg auf eine **transkutane Sonde**, z. B. als PEG.

Bei **onkologischen Patienten** tritt eine Besonderheit hinzu. Hier ist die postoperative Fortführung der präoperativen immunmodulierenden Sondenernährung empfohlen. Bei unkompliziertem Verlauf ist dabei ein Zeitraum von 5–7 Tagen postoperativ ausreichend.

81.6.3 Parenterale Kalorienzufuhr

Im Anschluss an die unmittelbare postoperative Phase ist es nach Abschätzung des Kalorien- und Wasserbedarfs zusätzlich erforderlich, den **Anteil der Eiweiß- und Nichteiweißkalorien an der Gesamtkalorienzufuhr** festzulegen. Beim gesunden Erwachsenen liegt die notwendige Eiweißmenge bei etwa 0,8 g/kg KG/Tag. Patienten nach größeren chirurgischen Eingriffen benötigen je nach Ausmaß ihrer Erkrankung zwischen 1 und 1,2 g Eiweiß/kg KG/Tag.

> Bei der postoperativen parenteralen Ernährungstherapie ist der Schwerpunkt auf eine ausreichende Zufuhr von Eiweiß zu legen. Geht man von einem Bedarf von 1,0 g/kg KG/Tag aus, so sollte während des gesamten postoperativen Zeitraumes die entsprechende Menge von etwa 4 kcal/kg KG/Tag in Form von Aminosäuren zugeführt werden.

Die zusätzlich zu applizierenden Kohlenhydrat- und Fettmengen richten sich dann nach dem zuvor berechnenden Energiebedarf, bzw. den zu erwartenden auftretenden Substratverwertungsstörungen. So werden zwischen dem 1. und 3. postoperativen Tag nur etwa 50–60 % der vorher abgeschätzten Kalorienmenge appliziert, also etwa **12 kcal/kg KG/Tag** (nach Stein und Levine). Subtrahiert man von dieser Menge die bereits in diesem Zeitraum zuzuführende Zahl der Eiweißkalorien (4 kcal/kg KG/Tag), so erhält man eine täglich zuzuführende **Kohlenhydratmenge von etwa 8 kcal/kg KG/Tag** (entsprechend 2 g Kohlenhydrat/kg KG/Tag).

Zwischen dem 4. und 6. postoperativen Tag kann mit einem Abklingen des Postaggressionssyndroms und mit einer Zunahme der Substratverwertung gerechnet werden, sofern keine Komplikationen auftreten. In diesem Zeitraum werden etwa ¾ der als basaler Energieumsatz berechneten Kalorienmenge zugeführt, also etwa **18 kcal/kg KG/Tag**. Nach analoger Subtraktion der Eiweißkalorien ergibt sich daraus eine **Kohlenhydratmenge von etwa 13 kcal/kg KG/Tag**.

Ab dem 7. postoperativen Tag ist dann eine isokalorische komplette Ernährung mit Aminosäuren/ Protein (1,5 g /kg KG/Tag) , Kohlenhydraten (4 g/kg KG/Tag) und Fetten möglich, wobei in der Regel die Fettkalorienzahl von 0,5 auf 1,0 g Fett (= 5 bzw.10 kal/kg/Tag) gesteigert werden. Die Dosierung wird unter Beachtung des Blutzucker- und Triglyzeridspiegels dem errechneten Kalorienbedarf angenähert.

Bei abzusehender länger andauernder parenteraler Ernährung sollte bereits ab dem 1. postoperativen Tag der tägliche Erhaltungsbedarf an Vitaminen und Spurenelementen zugeführt werden.

81.6.4 Komplikationen der frühzeitigen oralen/enteralen Ernährung

Die frühzeitige orale/enterale Ernährung ist nicht grundsätzlich risikofrei, bei Komplikationen ist die Morbidität deutlich erhöht (◘ Tab. 81.4). Trotzdem resultiert unter Berücksichtigung aller günstigen und ungünstigen Wirkungen insgesamt ein Vorteil für den Patienten, wenn frühzeitig oral/enteral ernährt wird.

In bestimmten klinischen Situationen sind jedoch deutliche Abweichungen von der regulären gastrointestinalen Motilität (vor allem Magenentleerung) zu beobachten. Wiederholtes Auftreten von großem Magenresidualvolumina bei Aspiration über Sonde sind die besten Indikatoren einer **funktionellen Magenentleerungsstörung**. Ursächlich hierfür sind multiple Faktoren wie Sepsis, akute Hyperglykämie, autonome Neuropathien, Katecholamine, β_2-Mimetika, Analgosedativa. In diesem Fall können motilitätssteigernde Pharmaka (Metoclopramid, Erythromycin) eingesetzt werden.

Ein weiterer ungewollter Nebeneffekt besteht in einer **Anhebung des gastralen pH**. Dabei kommt es zu einer Verringerung der gastralen Säurebarriere (vor allem unter Antazida-Therapie) und in der Folge zur Keimaszension und pathologischen Keimbesiedlung im Ösophagus und Pharynx. Hierbei treten oft unbemerkte Mikroaspirationen auf, die das Risiko einer nosokomialen Pneumonie deutlich erhöhen. Dies kann durch eine nächtliche Ernährungspause, die ein Absinken des gastralen pH's und damit eine zumindest temporäre Restitution der Säurebarriere erlaubt, abgeschwächt werden.

Die häufigste Komplikation der enteralen Ernährung ist die **Diarrhö**. Die Ursachen der Diarrhö sind multifaktoriell, die Zusammensetzung der gewählten Nährlösung ist in der Regel jedoch nur selten Ursache des Problems. Entscheidende Pathomechanismen sind dabei infektiöse Erkrankungen des Intestinaltrakts, oder Motilitäts-, Resorptions- und Durchblutungsstörungen, wobei die **antibiotikainduzierte pseudomembranöse Kolitis** als Differenzialdiagnose ausgeschloosen werden muss. Die Behandlung kann durch Reduktion der Volumenflussrate, durch den Wechsel des Ernährungsregimes bzw. der Ernäh-

Tab. 81.4 Komplikationen und Begleiterscheinungen der frühzeitigen postoperativen oralen/enteralen Ernährung

Komplikation	Mögliche Ursachen und Risikofaktoren
Funktionelle Magenentleerungsstörung	Meist extragastrale Grund- oder Begleiterkrankung: – Schwere Allgemeinerkrankung – Akute Hyperglykämie – Autonome Neuropathien – Medikamentöse Wirkungen
Nosokomiale Pneumonie	Keimaszension als Folge der Anhebung des gastralen pH
Diarrhö	Intestinale Grund- oder Begleiterkrankung, häufig multifaktoriell: – Infektionen des Magen-Darm-Traktes – Motilitäts-, Resorptions- und Durchblutungsstörungen
Passagestörungen im Dünn- oder Dickdarm	Intestinale oder extraintestinale Grund- oder Begleiterkrankung: – Durchblutungsminderung im Abdomen – Infektionen des Magen-Darm-Traktes – Medikamentöse Wirkungen

rungsmodalität bzw. durch Umsetzen einer Antibiotikatherapie erfolgen. In schweren Fällen (hämorrhagische Kolitis) kann sogar eine komplette Ernährungspause angezeigt sein.

Neben Motilitätsstörungen im Oberbauch spielen auch **Passagestörungen im Dünn- und Dickdarm** eine Rolle. Dabei ist der kombinierte Dünn/Dickdarmileus vom isolierten paralytischen Dickdarmileus (Ogilvie-Syndrom/Pseudoobstruktion des Kolons) zu unterscheiden. Kann diese Störung nicht durch mechanische Maßnahmen (Hebe-Senk-Einlauf, endoskopische Absaugung) oder durch Prokinetika behoben werden, muss die orale/enterale Therapie auf ein komplett parenterales Regime umgesetzt werden.

81.7 Praxis der enteralen Ernährung

Zur enteralen Ernährung wird ein Zugang zum Gastrointestinaltrakt benötigt, dabei sind transnasale Sonden am einfachsten zu platzieren. Zur **nasogastralen Ernährung** können großlumige Sonden (12–14 Charrière) verwendet werden, die gleichzeitig eine Dekompression des Magens erlauben.

Ist über einen absehbaren Zeitraum der obere Gastrointestinaltrakt nicht benutzbar, so sollte bereits intraoperativ eine **Feinnadelkatheterjejunostomie** angelegt werden. Alternativ kommen endoskopisch platzierte **nasojejunale Sonden** in Frage. Diese ermöglichen einen sicheren und raschen Zugang zum oberen Dünndarm. Mit dieser Technik lassen sich auch Anastomoseninsuffizienzen nach Gastro/Ösophagektomie überbrücken.

Zwei verschiedene Applikationsmethoden – **kontinuierliche Zufuhr** oder **Bolusgabe** mit 50–300 ml Portionen – sind grundsätzlich möglich. Allgemein zeigt die kontinuierliche Applikation eine bessere Toleranz mit höherer Energie- und Substratzufuhr, da hierunter die Raten an therapielimitierender Diarrhö und Aspirationsereignissen geringer sind. Andererseits können plötzlich auftretende Passagestörungen leicht übersehen werden, woraus sich in der Folge lebensbedrohlich Aspirationsereignisse entwickeln können.

> Bei unklarer Funktionslage sollte die Bolusapplikation zur Anwendung kommen, da vor jeder erneuten Instillation das Pflegepersonal das im Magen vorhandene Residualvolumen überprüfen und ggf. die zu applizierende Nahrungsmenge daraufhin reduzieren kann.

81.8 Besonderheiten in der Ernährung bei kritisch kranken Patienten

81.8.1 Substrate

Eine immunmodulierende Sondennahrung ist bei Patienten mit chirurgischer Sepsis ohne Rücksicht auf den Schweregrad der Erkrankung zum gegenwärtigen Zeitpunkt nicht angezeigt. Hier spielen insbesondere die bisher in ihrer Bedeutung nicht geklärten Auswirkungen auf pro- und antiinflammatorische Reaktionswege eine Rolle.

Bei ausschließlich parenteral ernährten Patienten sollte **Glutamin** in Form von Dipeptiden (20 g/Tag) zugesetzt werden. Dadurch wird der unter diesen Umständen ausgeprägten Glutaminverarmung und dem Glutaminmangel-assoziierten Immundefizit vorgebeugt. Im Langzeitverlauf ist so eine Senkung der Letalität möglich.

Im Mittelpunkt der ernährungsmedizinischen Anstrengungen beim Intensivpatienten steht die **Bekämpfung der Eiweißkatabolie**. So verlieren Patienten mit schwerem SIRS oder Sepsis im Zeitraum von etwa 3 Wochen zwischen 1,2 und 1,4 kg reines Eiweiß (vor allem Skelettmuskulatur), das entspricht etwa 13 % des Ausgangswertes. Die Höhe der Kalorienzufuhr in Relation zum Gesamtenergieumsatz hat dabei keinen wesentlichen Einfluss auf die Eiweißkatabolie. Auch bei hoher Eiweißzufuhr wird die Eiweißkatabolie zwar reduziert, jedoch nicht gänzlich aufgehoben.

Es besteht ein Optimum für die tägliche Eiweißzufuhr, das etwa 1,5 g Eiweiß/kg KG/Tag beträgt. Darüber hinaus sind keine günstigen Effekte auf den Eiweißstoffwechsel zu erwarten. Allerdings spielen die verschiedenen Ernährungsmodalitäten bei der Reduktion des Eiweißverlustes eine Rolle. So kann die enterale Ernährung im Vergleich zu einer isokalorischen parenteralen Ernährung den Eiweißverlust des Intensivpatienten über einen Zeitraum von 10 Tagen fast halbieren.

81.8.2 Kalorienbedarf

> Für die überwiegende Mehrheit der Intensivpatienten gilt, dass eine konservative Kalorienzufuhr zwischen 21–25 kcal/kg KG/Tag ausreicht (je nach Ausmaß der körperlichen Aktivität und Analgosedierung). Eine Kalorienzufuhr in derartiger Höhe stellt einen Kompromiss dar zwischen dem Versuch, körpereigene Verluste soweit wie möglich zu kompensieren, und dem Ziel, toxische Nebeneffekte zu vermeiden.

81.8.3 Additive Pharmakotherapie

Aufgrund der bekannt schädlichen Nebenwirkungen der Hyperglykämie auf das Immunsystem ist eine sorgfältige **Einstellung der Blutzuckerspiegel** angezeigt. Bei Intensivpatienten sollten die Zuckerkonzentrationen im Plasma 150 mg/dl nicht überschreiten. Bei entsprechenden Hyperglykämien ist eine additive Insulintherapie mit engmaschigen Blutzuckerkontrollen anzustreben.

81.9 Metabolisches Monitoring

Zum gegenwärtigen Zeitpunkt existiert kein zuverlässiges und einfach handhabbares Verfahren für die Klinik, das eine Abschätzung des **Eiweißbedarfs** bei chirurgischen Patienten individuell ermöglicht. Für die Masse der elektiv operierten Patienten gilt, dass eine Minimierung des täglichen Eiweißverlustes unter Zufuhr von 1,0–1,2 g Eiweiß/kg Körpergewicht und Tag zu erzielen ist. Für Intensivpatienten kann die Menge bis auf 1,5 g/kg KG/Tag gesteigert werden. Die tägliche Bestimmung der **Kreatinin**- bzw. **Harnstoffkonzentrationen** kann nur sehr eingeschränkt als Hinweis für eine zunehmende Eiweißkatabolie herangezogen werden. Die Bestimmung dieser Serumkonzentrationen ist jedoch notwendig, um in Verbindung mit einem akuten Nierenversagen den Anstieg dieser harnpflichtigen Substanzen in den toxischen Bereich hinein frühzeitig erkennen und gegebenenfalls entsprechende therapeutische Maßnahmen einleiten zu können. Nach Überwinden einer Sepsis kann jedoch die Eiweißzufuhr soweit erhöht werden, bis die Harnstoffwerte im obersten Normbereich liegen.

Zum Monitoring der Fettutilisation ist es notwendig, in regelmäßigen Abständen die **Plasmatriglyzeridkonzentrationen** zu bestimmen. So lassen sich frühzeitig Fettverwertungsstörungen erkennen.

Die mehrfach täglich durchgeführte Blutzuckerbestimmung (**Blutzuckertagesprofil**) erlaubt den Nachweis von Kohlenhydratverwertungsstörungen.

Der **Elektrolytbedarf** des Patienten wird üblicherweise durch Bestimmung entsprechender Serumkonzentrationen abgeschätzt (▶ Kap. 2).

Zum Nachweis echter Defizite der sog. **Mikronutrients** (Spurenelemente, Vitamine) wären indirekte Funktionstests erforderlich, die jedoch kompliziert und in der Praxis nicht durchführbar sind. So wird man sich üblicherweise damit behelfen, entsprechende Vitamine und Spurenelemente prophylaktisch in regelmäßigen Abständen routinemäßig bei Risikopatienten zuzuführen.

Literatur

Cerantola Y, Hübner M, Grass F et al. (2011) Immunonutrition in gastrointestinal surgery. Br J Surg. 98:37–48

Hartl WH, Inthorn D (2000) Postoperative Systemkomplikationen In: Bruch HP, Trentz O (Hrsg) Chirurgie. Urban & Fischer München, Jena

Hartl WH, Rittler P (1997) Veränderungen des Substratstoffwechsels bei chirurgischen Erkrankungen unter besonderer Berücksichtigung des Eiweißhaushalts. Akt ErnährMed 22:154–163

Hartl WH, Rittler P (2001) Ernährung nach Polytrauma – was ist gesichert. Intensiv- und Notfallbehandlung 26:100–112

Hartl WH, Rittler P (2002) Metabolisches Monitoring des Intensivpatienten. Akt Ernährumgsmedizin 27:408–415

Hartl WH, Rittler P (2002) Perioperative Infusionstherapie – Prinzipien. Chirurg 73:1067–1086

Hartl WH, Rittler P, Jauch KW (2003) Metabolische und endokrine Besonderheiten beim operativen Intensivpatienten – Konsequenzen für die Therapie. In: Eckart J, Forst H, Burchardi H (Hrsg) Intensivmedizin. Ecomed, Landsberg

Kreymann C, Ebener C, Hartl WH, von Heymann C, Spiess C (2003) Leitlinien enterale Ernährung – Intensivmedizin. Akt Ernährungsmedizin 28:42–50

Lübke HJ (2003) Enterale Ernährung. In: Eckart J, Forst H, Burchardi H (Hrsg) Intensivmedizin. Ecomed, Landsberg

Marik PE, Zaloga GP (2010) Immunonutrition in high-risk surgical patients: a systematic review and analysis of the literature. JPEN J Parenter Enteral Nutr 34:378–86

Weimann A, Jauch KW, Kemen M et al. (2003) Leitlinien enterale Ernährung – Chirurgie und Transplantation. Akt Ernährungsmedizin 28:51–61

Neurotrauma

Th. Bein

82.1 Pathophysiologie von Schädel-Hirn-Trauma und spinaler Verletzung

Entsprechend epidemiologischer Daten aus den Jahren 2001–2005 erleiden in Deutschland etwa 250.000 Menschen ein Schädel-Hirn-Trauma (SHT), wobei die Inzidenz schwerwiegender traumatischer Läsionen mit konsekutiver Intensivbehandlung mit 29/100.000 Einwohner/Jahr (ca. 23.000) angegeben wird. Die Hospitalletalität nach schwerem SHT liegt bei etwa 30 %, somit ist in den letzten 20 Jahren nur eine mäßige Steigerung der Überlebensrate erreicht worden.

Im Gefolge einer Gewalteinwirkung auf das Gehirn kommt es – in Abhängigkeit von Art und Ausmaß – zu typischen pathophysiologischen Veränderungen, deren Kenntnis von großer Bedeutung für die zielgerichtete intensivmedizinische Behandlung ist. Ein SHT ist gekennzeichnet durch die Gefahr der akuten zerebralen Minderperfusion mit konsekutiver Hypoxämie, durch die „Triggerung" einer Kaskade zytotoxischer Mediatoren mit folgender generalisierter Zellschwellung sowie durch die Auslösung einer metabolischen Krise (Abb. 82.1). Von der **primären Schädigung** (direkte mechanische Verletzung oder Zerstörung von Neuronen und Axonen, Gefäßzerreißung) ist daher pathophysiologisch die **sekundäre Schädigung** (Zytokinkaskade, Ischämie, Zellschwellung, intrakranielle Druckerhöhung) abzugrenzen. Etwa die Hälfte der Patienten mit akutem SHT weist keinen unmittelbar darstellbaren pathologischen Befund im initialen zerebralen Computertomogramm (CCT) auf. Bei einigen dieser Patienten liegt dennoch ein schweres, diffuses „axonales" Trauma vor, das sich häufig erst nach 6–12 h bildgebend darstellen lässt. Daher ist die Kontrolle eines CCT im Zeitraum von 6–12 h nach SHT dringend geboten. Insgesamt kommt der Bildgebung in der Frühphase eine erhebliche Bedeutung zu, und entsprechend einer Kategorisierung nach Marshall et al. lassen sich – neben der präklinisch erhobenen Glasgow-Coma-Scale – aus dem initialen CT ein Hinweis auf den Schweregrad und die Prognose erheben (Tab. 82.1).

Der entscheidende Parameter für das Überleben und für die Wiederherstellung eines guten Neurostatus ist die Vermeidung einer globalen zerebralen Hypoxämie durch Aufrechterhaltung eines ausreichenden zerebralen Perfusionsdruckes (CPP). Die Vermeidung oder Reduktion sekundärer Schäden steht im Fokus intensivmedizinischer Therapiestrategien. Der Verlauf schwerer Schädel-Hirn-Traumen ist immer noch durch eine hohe Mortalitätsrate und einen eingeschränkten funktionellen neurologischen Outcome charakterisiert.

> **Entscheidend für das Überleben mit guter neurologischer Qualität ist die konsequente Aufrechterhaltung einer ausreichenden Hirnperfusion in den ersten Tagen nach Trauma zur Vermeidung einer generalisierten zerebralen Ischämie.**

Zur Steuerung dieser Strategie eignet sich die Erfassung des zerebralen Perfusionsdruckes (CPP = mittlerer arterieller Druck – intrakranieller Druck).

82.2 Akute spinale Läsionen

Etwa 3000 Menschen erleiden jährlich in Deutschland eine traumatische Rückenmarkläsion mit neurologischem Defizit, das durchschnittliche Lebensalter liegt zum Unfallzeitpunkt bei 40 Jahren. Bei ca. 50 % der Unfallopfer entwickelt sich – in Abhängigkeit von der Höhe – ein kompletter Ausfall der motorischen Funktionen (Tetraplegie). Die Einteilung der klinischen Rückenmarksyndrome lässt sich anhand der Art der neurologischen Ausfälle vornehmen. Sie ist von funktioneller und prognostischer Bedeutung:

- Anterior-Cord-Syndrom (traumatische Verletzung der vorderen 2/3 des Rückenmarkes)
- Brown-Sequard-Syndrom (spinale Halbseitenlähmung)
- Central-Cord-Syndrom (Verletzung zentraler Rückenmarkanteile)

Die Frühphase nach akuter spinaler Läsion ist von zahlreichen pathophysiologischen Veränderungen geprägt, wobei den Folgen des Ausfalles der sympathischen Innervation mit generalisierter Vasodilatation und konsekutiver Kreislaufinstabilität (**spinaler Schock**) die größte klinische Bedeutung zukommt. In diesem Zusammenhang entwickelt sich häufig eine Bradykardie durch Ausfall der sympathischen Innervation des Herzens. Eine solche Phase des spinalen Schocks kann bis zu Monaten dauern und prägt besonders die Notwendigkeit intensivmedizinischer Über-

Tab. 82.1 CT-Grading-System nach Marshall zur Einschätzung des Schweregrades und der Prognose eines SHT. (Nach Marshall 1992)

Kategorie	Definition	Letalität (%)
I	Keine darstellbare Läsion	10
II	Auf Ebene der basalen Zisternen schmaler Mittellinien-Shift (<5 mm) sowie kleine Parenchymläsionen <25 cm²	14
III	Zisternen komprimiert oder nicht darstellbar + I oder II	34
IV	Mittellinienverlagerung >5 mm + I, II oder III	56

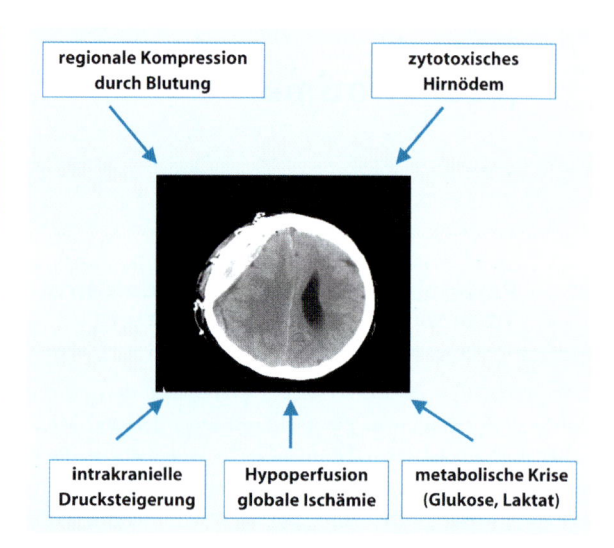

Abb. 82.1 Pathophysiologie des akuten SHT. Das Computertomogramm stellt ein ausgeprägtes Epiduralhämatom rechts frontal mit Mittellinienverdrängung dar, die basalen Zisternen sind vollständig komprimiert. (Institut für Röntgendiagnostik, Universitätsklinikum Regensburg)

wachung und Behandlung. Weitere akute Komplikationen und Organstörungen sind die akute respiratorische Insuffizienz (Störungen der muskulären Atempumpe, pulmonale Aspiration, „neurogenes" Lungenödem) und die Darmatonie bis hin zur Ausbildung eines akuten Abdomens.

> Die akute spinale Läsion ist gekennzeichnet durch eine ausgeprägte hämodynamische Instabilität mit Bradykardie (spinaler Schock).

Dieser Zustand kann mehrere Wochen andauern und erfordert ein angemessenes hämodynamisches Monitoring (kontinuierliche invasive Blutdruckmessung, zentralvenöser Druck) und eine entsprechend ausgedehnte Volumentherapie.

82.3 Intensivtherapie nach Schädel-Hirn-Trauma

Die Vermeidung oder Reduktion von Sekundärschäden nach SHT ist das oberste Ziel der Intensivbehandlung. Folgende Strategien sind zur Erreichung dieses Zieles etabliert:
- Kontinuierliche Aufrechterhaltung eines ausreichenden CPP (>60 mmHg) durch
  - Hämodynamische Stabilisierung
  - Vermeidung der intrakraniellen Hypertension
- Ausreichend tiefe Analgosedierung zur Reduktion des zerebralen O_2-Metabolismus
- Vermeidung von Fieber oder vegetativer Entgleisung
- Kontrollierte (Normo-)Ventilation
- Optimale supportive Intensivtherapie:
  - Infektionskontrolle
  - Balanciertes Volumenmanagement
- Ernährung
- Frühe intestinale Motilität
- Blutzuckereinstellung
- Elektrolythomöostase

Ausreichende zerebrale Perfusion Eine ausreichende zerebrale Perfusion in der posttraumatischen Phase wird gewährleistet zum einen durch eine frühzeitige und ausreichende Volumentherapie (präklinisch beginnen!) und/oder durch die unterstützende kontinuierliche Zufuhr von Vasopressoren (Noradrenalin). Darüber hinaus ist die effektive Kontrolle des Hirndruckes eine Basis des adäquaten CPP-Managements. Hierfür ist allerdings ein entsprechend ausgeweitetes Monitoring der zerebralen und hämodynamischen Parameter unabdingbar (s. unten).

> Zur Aufrechterhaltung einer ausreichenden zerebralen Perfusion nach SHT ist ein CPP >60 mmHg notwendig.

Dieses Ziel wird durch eine angemessene und frühzeitige Volumensubstitution in Verbindung mit Katecholamintherapie (Noradrenalin) erreicht. Die früher empfohlene Volumenrestriktion nach SHT ist obsolet.

Analgosedierung Eine tiefe Analgosedierung ist – zumindest in den ersten Tagen nach schwerem SHT – eine entscheidende Maßnahme zur Reduktion des zerebralen Sauerstoffverbrauches. Diese Maßnahme ist geeignet, zerebrale Sekundärschäden zu reduzieren. Um eine adäquate

Sedierungstiefe zu erreichen und zugleich unerwünschte Nebenwirkungen einzelner Substanzen zu vermeiden (Kreislaufdepression, Ileus-Symptomatik) empfiehlt es sich, mehrere sedierende und analgetische Substanzen gleichzeitig und additiv in jeweils moderater Dosierung zuzuführen. Besonders geeignet ist die Kombination eines Benzodiazepins (z. B. Midazolam) mit einem Opioid (z. B. Fentanyl, Sufentanil) und/oder Ketamin. Sofern diese Substanzkombination nicht ausreicht, um die Vigilanz und die vegetative Reaktion auszuschalten, kann Propofol in niedriger Dosierung (Achtung: Kreislauf, Lipidzufuhr) hinzugenommen werden.

Vermeidung von Fieber und vegetativem Stress Dies dient ebenfalls der Reduktion des zerebralen O_2-Metabolismus. Mittels konsequenter Kühlung und/oder medikamentöser Senkung der erhöhten Temperatur sollte eine normotherme Homöostase (ca. 36°) angestrebt werden. Obwohl in einigen Studien durch die Induktion einer milden Hypothermie (33–34°) nach SHT ein Vorteil im neurologischen Outcome aufgezeigt wurde, ist dieses Verfahren derzeit noch nicht generell empfohlen, da zum einen in Metaanalysen noch kein ausreichender Grad einer Evidenzbasierung hergestellt wurde und zum anderen noch mehrere ungeklärte methodische Fragestellungen klinisch-wissenschaftlich abgeklärt werden müssen (Hypothermie: wie lange, wie tief, welche Nebenwirkungen, Steuerung der Aufwachphase etc.). Dennoch ist in schweren Fällen eines SHT mit initialer zerebraler Hypertension die Möglichkeit der Behandlung mittels Hypothermie zu erwägen.

Beatmung Bei der Wahl einer geeigneten Beatmungsstrategie wird aktuell im Gegensatz zu früheren Empfehlungen die generelle Einhaltung einer konsequenten **Normoventilation** gefordert. Die früher häufig favorisierte Hyperventilation mit induzierter Hypokapnie ($PaCO_2$ <32 mmHg) ist zwar geeignet, durch Drosselung der Hirnperfusion den Hirndruck zu senken. Neuere Studien unter Verwendung eines erweiterten Monitorings des Sauerstoffmetabolismus konnten aber zweifelsfrei zeigen, dass unter Hyperventilation die Gefahr einer zerebralen Ischämie erheblich ansteigt. In einer prospektiven klinischen Studie hatten Patienten, welche in den ersten Tagen nach SHT überwiegend hyperventiliert wurden und hypokapnische Blutgaswerte aufwiesen, einen deutlich schlechteren funktionell-neurologischen Status im Vergleich zu normoventilierten Patienten.

Auch die Höhe des **adäquaten endexspiratorischen Druckes (PEEP),** der zur Prävention von Lungenkollaps und Atelektasen geeignet ist, war Gegenstand kontroverser Diskussionen. Mittlerweile ist akzeptiert, dass die Anwendung eines erhöhten PEEP (8–14 cmH$_2$O) keine Schädigung für das erkrankte Hirnparenchym darstellt und daher – insbesondere bei gleichzeitig bestehendem Lungenversagen – zur Sicherung eines ausreichenden Gasaustausches vorteilhaft ist. Voraussetzung ist allerdings auch in dieser Situation die Vermeidung der Hypovolämie, da hierunter ein erhöhter PEEP die Entwicklung einer hämodynamischen Instabilität fördert.

> ❗ Die unkontrollierte Hyperventilation ist in der Frühphase nach SHT unbedingt zu vermeiden, da die Gefahr einer zerebralen Ischämie durch kritische Drosselung der Hirnperfusion besteht. In Ausnahmefällen kann bei schweren, sonst nicht beherrschbaren Hirndruckkrisen die kurzfristige, durch erweitertes (Sauerstoff-)Monitoring überwachte Hyperventilation sinnvoll sein.

82.3.1 Überwachung während Neurointensivtherapie

Die Intensivbehandlung von Patienten mit akuten zerebralen Läsionen erfordert ein spezielles, erweitertes Monitoring, das neben der Überwachung hämodynamischer und metabolischer Parameter ein spezielles „Neuromonitoring" einschließt. Neben den bekannten Verfahren zur Erfassung des Hirndrucks mittels Hirnparenchymsonde oder Ventrikelsonde wird von manchen Zentren die Erfassung der Bulbus-jugulären Sauerstoffsättigung (SjO_2) propagiert als Methode zur bettseitigen, globalen Abschätzung des Sauerstoffmetabolismus des Gehirns. Diese „Bulbusoxymetrie", welche die Sauerstoffsättigung des aus dem Gehirn strömenden Blutes mittels eines im Bulbus venae jugularis platzierten Katheters analysiert, soll Hinweise auf eine drohende globale Ischämie (SjO_2-Sättigung <55 %) oder eine „Hyperperfusion" (SjO_2-Sättigung >75 %) des Gehirns geben, allerdings liegen bisher keine großen, prospektiven Studien zur Rechtfertigung eines routinemäßigen Einsatzes dieser Methode vor.

Überwachungsmaßnahmen bei Patienten mit akuten zerebralen Läsionen
- Kontinuierliche, „invasive" Blutdruckmessung
- Zentralvenöser Druck
- Hirndruck
  - Parenchymsonde
  - Ventrikelsonde
- Blutgasanalysen (vor allem: PaO_2, $PaCO_2$, Glukose)
- Körperkerntemperatur
- Bulbusoxymetrie

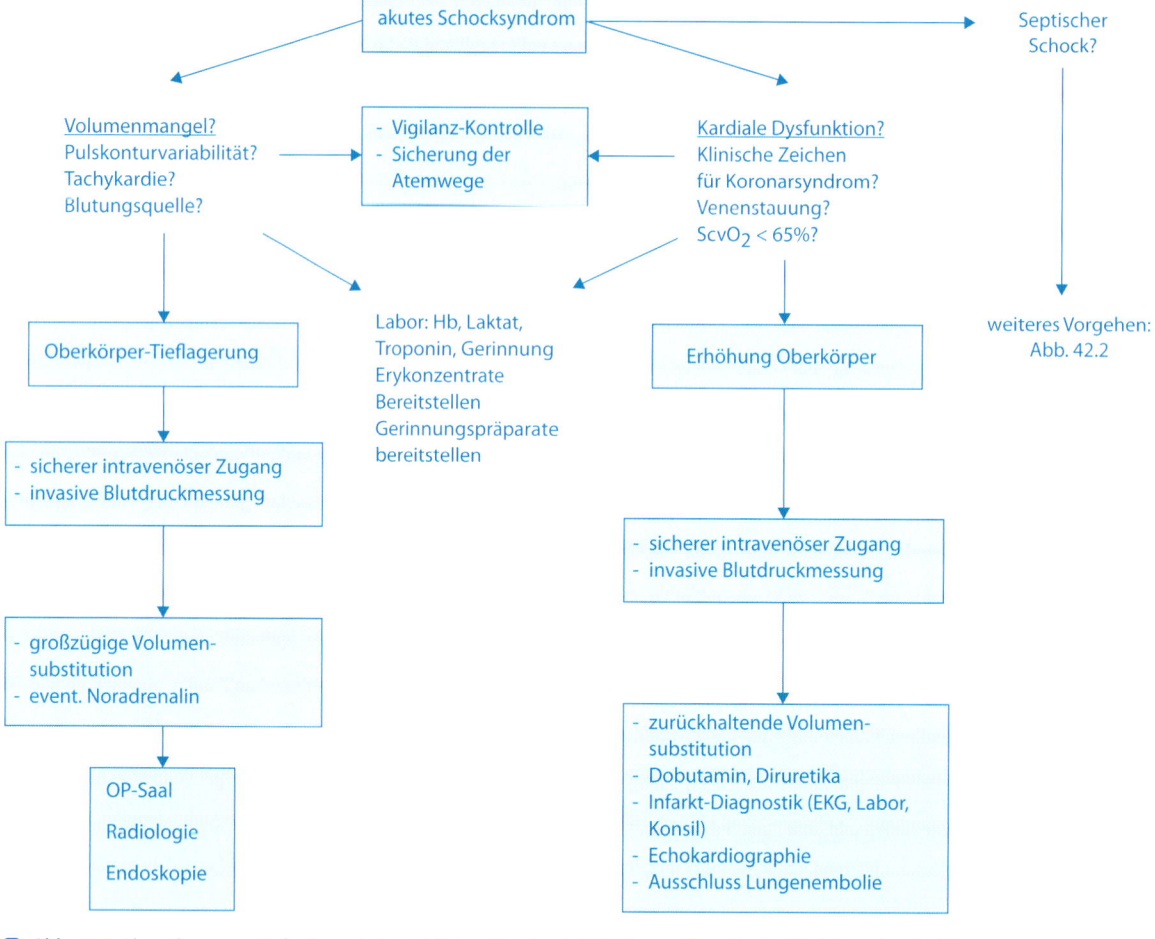

```
                                akutes Schocksyndrom ─────────────────────→  Septischer
                                                                              Schock?
           ↙                              ↓                    ↘
  Volumenmangel?              - Vigilanz-Kontrolle        Kardiale Dysfunktion?
  Pulskonturvariabilität? ──→ - Sicherung der      ←──    Klinische Zeichen
  Tachykardie?                  Atemwege                  für Koronarsyndrom?
  Blutungsquelle?                                         Venenstauung?
                                                          ScvO₂ < 65%?
                                                                                ↓
                                                                          weiteres Vorgehen:
                               Labor: Hb, Laktat,                              Abb. 42.2
  Oberkörper-Tieflagerung      Troponin, Gerinnung        Erhöhung Oberkörper
                               Erykonzentrate
                               Bereitstellen
                               Gerinnungspräparate
                               bereitstellen
  - sicherer intravenöser Zugang
  - invasive Blutdruckmessung

                                                         - sicherer intravenöser Zugang
                                                         - invasive Blutdruckmessung

  - großzügige Volumen-
    substitution
  - event. Noradrenalin
                                                         - zurückhaltende Volumen-
                                                           substitution
    OP-Saal                                               - Dobutamin, Diruretika
                                                         - Infarkt-Diagnostik (EKG, Labor,
    Radiologie                                             Konsil)
                                                         - Echokardiographie
    Endoskopie                                           - Ausschluss Lungenembolie
```

Abb. 82.2 Algorithmus zur Stufentherapie bei erhöhtem Hirndruck. *GCS* Glagow Coma Scale, *SAB* Subarachnoidalblutung

82.3.2 Therapiemaßnahmen bei erhöhtem Hirndruck

Bei einem Neurotrauma mittleren Schweregrades (Glagow Coma Scale <9 und pathologischer Befund im CCT) ist die Indikation zur Anlage einer Hirndrucksonde gegeben. Die Wahl der Sonde ist abhängig von der Art des SHT (◘ Abb. 82.2). Sofern trotz Ausschöpfung der protektiven Maßnahmen eine intrakranielle Hypertension persistiert, muss zunächst eine medikamentöse Hirndrucksenkung versucht werden (Mannitol, Barbiturate). Bei Scheitern dieser Maßnahmen verbleiben noch die Möglichkeiten der kontrollierten, zeitlich limitierten Hyperventilation oder der medikamentösen Pufferung. Darüber hinaus sind frühzeitig eine Wiederholung des CCT sowie die Ultima Ratio der chirurgischen Dekompression zu erwägen (► Kap. 72). Zusätzlich wird derzeit der frühzeitige Beginn einer kontinuierlichen antikonvulsiven Therapie empfohlen, da beim schweren SHT häufig die Entwicklung einer posttraumatischen Epilepsie beobachtet wird, die im intensivmedizinischen Setting durch Analgosedierung „verdeckt" sein kann.

82.4 Intensivtherapie nach spinaler Läsion

Der Effekt einer frühen (≤8 h) posttraumatisch verabreichten hochdosierten Gabe von Kortikosteroiden (Methylprednisolon) wurde in zwei großen prospektiven Studien untersucht (NASCIS-Studien), wobei im Ergebnis die neurologische Verbesserung durch diese Maßnahme im Vergleich zur Kontrollgruppe minimal war. Derzeit wird diese Option nicht mehr empfohlen, lediglich kann in Einzelfällen diese Maßnahme der Versuch einer Ultima Ratio sein. Diese kann allerdings beträchtliche Nebenwirkungen hervorrufen im Sinne einer höheren Inzidenz von schweren Infektionskomplikationen (Sepsis, Pneumonie), wenn Methylprednisolon hochdosiert länger als 24 h verabreicht wird.

Die wesentlichen therapeutischen Maßnahmen nach spinaler Läsion sind:
- Kardiovaskuläres Management
  - Volumentherapie
  - Katecholamintherapie
- Respiratorisches Management
  - Kontrollierte Beatmung
  - Weaning-Versuch
  - Tracheotomie
- Management der intestinalen Motilität und der Nierenfunktion
- Thromboembolieprophylaxe
- Dekubitusprophylaxe/Pflege

Die ausgiebige Volumengabe zur Kreislaufstabilisierung hat höchste Bedeutung. Katecholamine sollten zur Unterstützung, aber nicht anstelle der Volumentherapie eingesetzt werden, um die spinale Perfusion nicht zu beeinträchtigen.

> Die Aufrechterhaltung einer ausreichenden Perfusion von Rückenmark und Splanchnikusregion (mittlerer arterieller Druck >80 mmHg) ist die wichtigste Maßnahme nach Rückenmarkläsion. Hierzu eignet sich am besten die ausgiebige Volumengabe. Katecholamine (Dobutamin) können die Wirkung der Volumensubstitution unterstützen.

Spinale Läsionen oberhalb der Segmente C3/C4 führen zum Ausfall der Spontanatmung und bedürfen der langfristigen kontrollierten Beatmung. Auch bei Läsionen unterhalb dieser Segmente ist – in Abhängigkeit von Zusatzverletzungen (Lungenkontusion) oder der Anamnese (Alter, chronische Lungenerkrankung) – häufig mit prolongierter respiratorischer Insuffizienz zu rechnen, so dass sich die frühzeitige Tracheotomie empfiehlt. Die Entwöhnung solcher Patienten von der Beatmung ist häufig schwierig, denn eine Läsion der muskulären Atempumpe führt zur respiratorischen Erschöpfung oder zu sekundären pulmonalen Komplikationen (flache Atmung, fehlender Hustenstoß: Atelektasen, Pneumonien).

In der Frühphase nach spinaler Verletzung entwickelt sich häufig eine ausgeprägte Magen-Darm-Atonie, die den frühzeitigen, prophylaktischen Einsatz von motilitätsfördernden Substanzen (Erythromycin, Prostigmin) sowie die Durchführung manueller Maßnahmen (Hebe-Senk-Einlauf, Darmrohr) erforderlich macht. Trotz dieser Maßnahmen weist der Patient mit spinaler Läsion ein hohes Risiko der Entwicklung einer Gastroparese oder eines Ileus auf.

> Bei akuten klinischen oder laborchemischen Zeichen einer Entzündung ist beim Patienten mit spinaler Läsion an die Entwicklung eines akuten Abdomens zu denken, bei dem die „klassische" Symptomatik (Schmerz, Abwehrspannung) gänzlich fehlen kann.

Bei Patienten mit Rückenmarkläsion besteht ein erhöhtes Risiko einer thromboembolischen Komplikation. Von Beginn der Intensivtherapie ist daher konsequent eine entsprechende, gewichtsadaptierte Prophylaxe mit niedermolekularen Heparinpräparaten durchzuführen.

Literatur

Bein Th (2005) Intensivmedizinische Versorgung nach schwerem Lungen- und Schädel-Hirntrauma. In: Eckart J, Forst H, Burchardi H (Hrsg) Intensivmedizin. ecomed, Landsberg

Büttner J (2005) Management der Querschnittlähmung. In: Eckart J, Forst H, Burchardi H (Hrsg) Intensivmedizin. ecomed, Landsberg

Helmy A, Vizcaychipi M, Gupta AK (2007) Traumatic brain injury: intensive care management. Brit J Anaesth 99:32–42

Respiratorische Insuffizienz und Beatmung

D. Schreiter, A. Reske

83.1 Respiratorische Insuffizienz

83.1.1 Definition

Der Gasaustausch setzt sich aus der äußeren Atmung, dem pulmonalen Gasaustausch, und der inneren Atmung, der Sauerstoffabgabe und Kohlendioxidaufnahme im Gewebe zur Nahrungsstoffoxidation, zusammen.

> Als respiratorische Insuffizienz wird eine Störung der äußeren Atmung, also ein unzureichender Gasaustausch in der Lunge bezeichnet.

Eine Störung des respiratorischen Systems kann durch eine Störung in zwei Kompartimenten verursacht werden (Abb. 83.1): zum einen im Parenchym des Gasaustauschorgans Lunge (Typ I) und zum anderen in der das Lungenparenchym ventilierenden Atempumpe (Typ II). Bei progredienten Krankheitsverläufen oder komplexen Krankheitsbildern sind auch kombinierte Störungen möglich (Typ III).

Insuffizienz des Lungenparenchyms Die Funktion des Lungenparenchyms, der Alveolen, wird bestimmt durch die alveoläre Ventilation und Perfusion sowie deren regionales Verhältnis zueinander (Distribution) und durch die Diffusion durch die alveolokapilläre Membran. Eine Störung im funktionellen Lungengewebe führt zuerst zu **Oxygenierungsstörungen** mit dem Leitsymptom der **Hypoxie** (Partialinsuffizienz). Erst später kommt es zur Hyperkapnie und dem relativen Versagen der Atempumpe (**Globalinsuffizienz**).

Insuffizienz der Atempumpe Die Atempumpe schließt das Atemzentrum im Hirnstamm, die nervalen Leitungsbahnen, die muskuläre und knöcherne Thoraxwand sowie die mechanischen Eigenschaften des Lungenparenchyms und der Atemwege ein. Eine unzureichende Ventilation wird als **Hypoventilation** mit dem Leitsymptom der **Hyperkapnie** bezeichnet.

Einige Erkrankungen und komplexe Verletzungen von Lunge und Thoraxwand können auch zu Störungen beider Kompartimente und damit zur Oxygenierungs- als auch zur Decarboxylierungsstörung führen.

83.1.2 Physiologische Grundlagen

Der atmosphärische Druck (1 atm = 760 mmHg) setzt sich aus mehreren Gasen zusammen, die je nach ihrem Volumenanteil einen Teildruck bzw. Partialdruck einnehmen. Der **Partialdruck** eines Gases ist dabei das Produkt aus dem Gesamtgasdruck und dem Volumenanteil des Gases (Dalton-Gesetz). Daraus ergibt sich beispielsweise für den Volumenanteil Sauerstoff in der Einatemluft (F_IO_2: „fraction of inspired oxygen") aus der Erdatmosphäre auf Meereshöhe folgender Partialdruck:

$$pO_2 = 0{,}21\ (21\,\%) \times 760\ \text{mmHg} = 160\ \text{mmHg}$$

Die trockene, kalte Einatemluft muss für eine normale Clearancefunktion der Flimmerepithelien angefeuchtet und zur Aufrechterhaltung der Bluttemperatur erwärmt werden. Bei normaler Ventilation benötigt der menschliche Organismus dafür täglich ca. 250 ml Wasser und 350 kcal. Bei einer Körpertemperatur von 37 °C beträgt der Wasserdampfdruck 47 mmHg, so dass der Sauerstoffpartialdruck in den Alveolen um diese Differenz sinkt. Für die Berechnung des Sauerstoffpartialdrucks in den Alveolen (p_AO_2) wird weiterhin die Vermischung mit dem Gasvolumen, das nach der letzten Exspiration noch in der Lunge verblieben ist, der funktionellen Residualkapazität, und das Verhältnis von O_2-Aufnahme und CO_2-Abgabe, dem respiratorischen Quotienten (RQ), berücksichtigt.

$$p_AO_2 = F_IO_2 \times (760\ \text{mmHg} - pH_2O) - p_aCO_2/RQ$$

$$p_AO_2 = 0{,}21 \times (760\ \text{mmHg} - 47\ \text{mmHg}) - 40\ \text{mmHg}/0{,}8$$
$$\approx 100\ \text{mmHg}$$

Für einen optimalen Gasaustausch müssen die Lungen ausreichend durchblutet werden. Dabei nimmt die **Lungenperfusion** Q physiologischer Weise von den Lungenspitzen zur Lungenbasis zu, da auch der Ventilationsanteil von apikal nach basal wenn auch in geringerem Maße zunimmt. Dieses Verhältnis von Belüftung und Durchblutung wird als **Ventilations-Perfusions-Verhältnis** V_A/Q oder **Distribution** bezeichnet und wäre im Idealfall 1,0. In der gesunden Lunge in Ruheatmung liegt ein physiologischer V_A/Q-Quotient von 0,8 vor.

83.1 · Respiratorische Insuffizienz

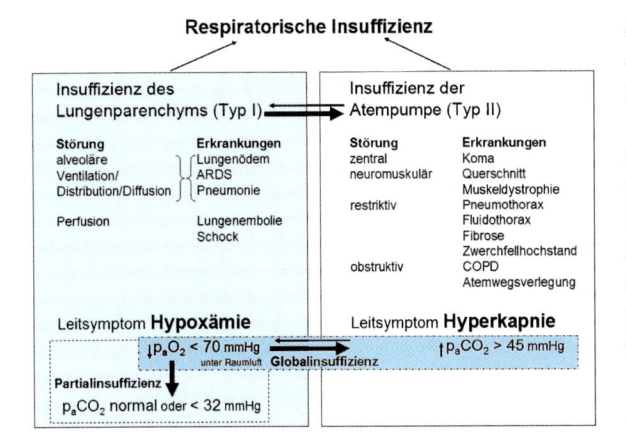

Abb. 83.1 Einteilung der respiratorischen Insuffizienz

Der Gasaustausch zwischen den Alveolen und den Lungenkapillaren erfolgt über die alveolokapilläre Membran durch Diffusion in Abhängigkeit vom Ausmaß der Partialdruckdifferenz, der Austauschfläche und der Diffusionsstrecke (Fick-Gesetz).

Den weiteren An- und Abtransport realisiert das Blutgefäßsystem. Während Kohlendioxid überwiegend physikalisch gelöst im Blut transportiert wird, sind 98 % des transportierten Sauerstoffs chemisch an Hämoglobin gebunden. Die Oxygenierung des Hämoglobins erfolgt in Abhängigkeit vom Sauerstoffpartialdruck und unterliegt verschiedenen Einflüssen (Abb. 83.2). Das chemische Gleichgewicht zwischen der Oxygenierung des Hämoglobins und dem Sauerstoffpartialdruck ist in der Sauerstoffbindungskurve beschrieben.

Durch die Ventilation, dem periodischen Wechsel von Inspiration und Exspiration, erfolgen durch den entstehenden Druckgradienten wiederum ein Atemgastransport und eine Vermischung der Alveolarluft mit der Atmosphäre. Dieser Vorgang wird als **äußere Atmung** bezeichnet.

> Die äußere Atmung wird durch vier Grundfunktionen bestimmt: Ventilation, Perfusion, Ventilations-Perfusions-Verhältnis (Distribution) und Diffusion.

Die **Ventilation** (V) beschreibt den Atemgasstrom von einem höheren in einen niedrigeren Umgebungsdruck, unter Spontanatmung von der Atmosphäre in die Lungenalveolen. Dies ist in der Inspiration ein aktiver Vorgang. Durch Kontraktion der Inspirationsmuskulatur, insbesondere durch Abflachung der Zwerchfellkuppel (Bauchatmung) und Anheben der Rippen durch die externe Interkostalmuskulatur (Brustatmung) werden durch eine intrathorakale Volumenzunahme und Erzeugung eines subatmosphärischen Drucks, der über die Pleurablätter auf die Lunge übertragen wird, die Alveolen belüftet. Die Exspiration ist ein passiver Vorgang, der nach Relaxation der Atemmuskulatur durch die Retraktionskraft der Lunge erfolgt. Nur unter pathologischen Bedingungen muss die Exspiration muskulär forciert werden.

Das in Ruheatmung ventilierte Volumen pro Minute (Atemminutenvolumen: AMV) ist das Produkt aus Atemfrequenz und Atemzug- oder Tidalvolumen (V_T oder TV). Das V_T setzt sich aus dem am Gasaustausch teilnehmenden alveolären Volumen (V_A) und dem Totraumvolumen (V_D) zusammen. Das eingeatmete Volumen, das am intrapulmonalen Gasaustausch teilnimmt wird als **alveoläre Ventilation** (V_A) bezeichnet.

$$AMV = AF \times V_T$$

$$V_T = V_A + V_D$$

Neben dem in Ruheatmung ventilierten Tidalvolumen sind die maximal möglichen Luftmengen von Bedeutung, die nach Ende einer normalen Inspiration oder Exspiration noch ein- oder ausgeatmet werden können. Diese werden als inspiratorisches (IRV) bzw. exspiratorisches Reservevolumen (ERV) bezeichnet. Das Residualvolumen (RV) ist die Luftmenge, die nach einer maximalen Exspiration noch in der Lunge verbleibt. Die **funktionelle Residualkapazität** (FRC) ist die Summe aus ERV und RV und verhindert einen exspiratorischen Alveolarkollaps. Sie ist ein Maß für die Gasaustauschfläche. In Intubationsnarkose oder unter Beatmungstherapie nimmt diese und ihre Funktion um ca. 20–30 % ab.

Während diese statischen Lungenvolumina vor allem bei restriktiven Ventilationsstörungen reduziert sind, dienen die Messung von dynamischen Volumina zur Diagnosestellung und Schweregradeinstufung von obstruktiven Ventilationsstörungen. Das nach maximaler Inspiration so schnell und maximal wie möglich ausgeatmete Volumen wird als **forcierte Vitalkapazität** (FVC) und der Anteil davon, der in der ersten Sekunde ausgeatmet wurde, als **Einsekundenkapazität** (FEV1) sowie das Verhältnis FEV1/FVC als **Tiffeneau-Wert** bezeichnet (Abb. 83.3).

> Eine Spirometrie sollte in der präoperativen elektiven Vorbereitung bei Patienten mit großen Oberbaucheingriffen, kardio- sowie lungenchirurgischen Operationen, schweren pulmonalen Vorerkrankungen, Deformation der Wirbelsäule oder des Thorax, Adipositas sowie starkem Nikotinabusus durchgeführt werden.

Die notwendige Atemarbeit beruht auf der Überwindung von elastischen und viskösen Widerständen. Die elastischen Widerstände beschreiben die **Dehnbarkeit (Compliance)** des thorakalen Atemapparates als Verhältnis von resultierender Volumenänderung bei einer entsprechenden

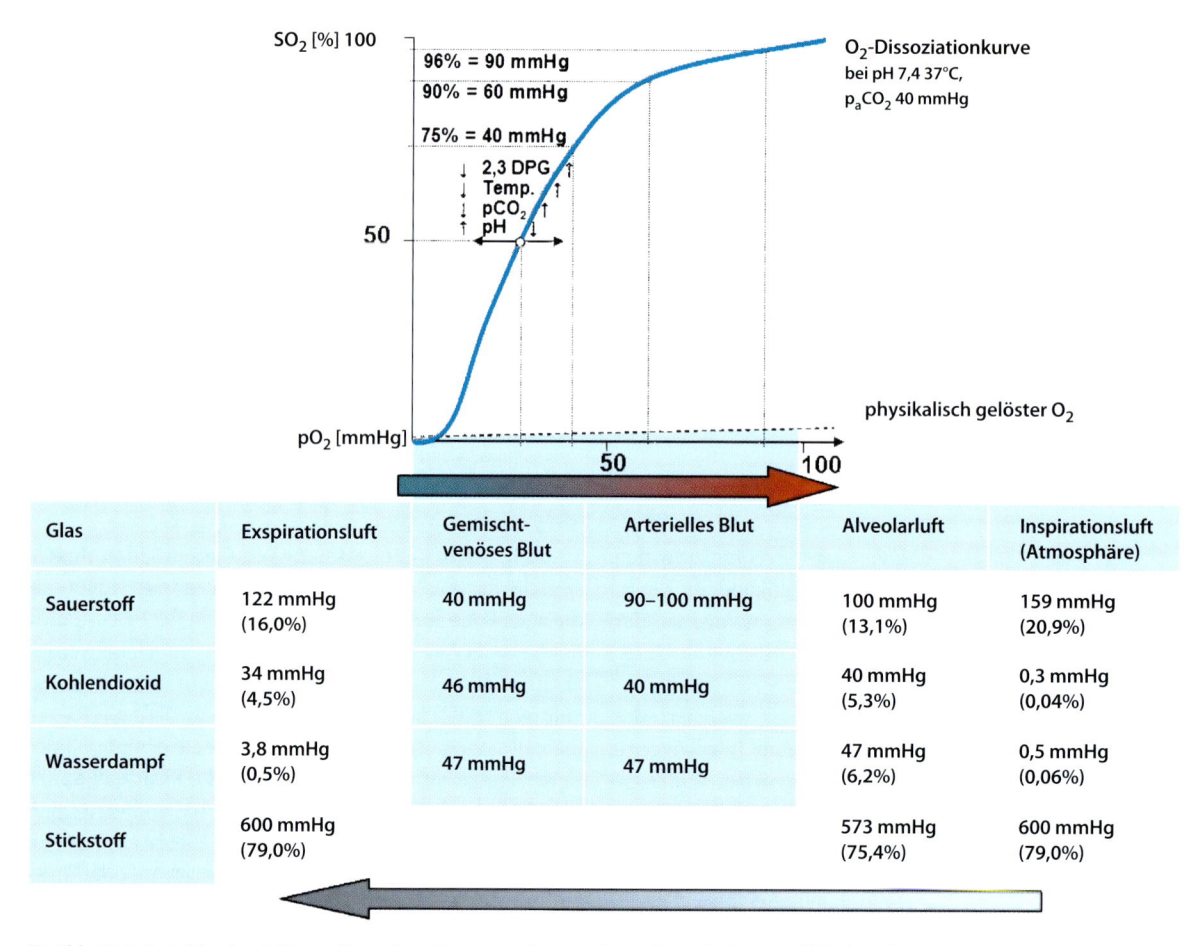

Abb. 83.2 Partialdruckverteilung während des Gasaustausches und Darstellung der Sauerstoffbindungskurve

Glas	Exspirationsluft	Gemischt-venöses Blut	Arterielles Blut	Alveolarluft	Inspirationsluft (Atmosphäre)
Sauerstoff	122 mmHg (16,0%)	40 mmHg	90–100 mmHg	100 mmHg (13,1%)	159 mmHg (20,9%)
Kohlendioxid	34 mmHg (4,5%)	46 mmHg	40 mmHg	40 mmHg (5,3%)	0,3 mmHg (0,04%)
Wasserdampf	3,8 mmHg (0,5%)	47 mmHg	47 mmHg	47 mmHg (6,2%)	0,5 mmHg (0,06%)
Stickstoff	600 mmHg (79,0%)			573 mmHg (75,4%)	600 mmHg (79,0%)

Druckänderung und setzen sich aus der Thoraxwandcompliance und der Lungencompliance zusammen. Dabei ist die Gesamtcompliance von Thorax und Lunge etwa halb so groß wie die Einzelcompliance von Thorax bzw. Lunge allein. Daher muss die Summierung der beiden viskösen Teilwiderstände als Reziprokwert erfolgen. Der Reziprokwert der Compliance wird auch als **Steifigkeit (Elastance)** bezeichnet.

Compliance $C = \Delta V/\Delta p$ [ml/cm H_2O] = 80–100 ml/cm H_2O (Normwert beatmeter Erwachsener)

1/Gesamt-Compliance = Gesamt-Elastance = Thorax-Elastance + Lungen-Elastance

$$1/C_{TH+L} = 1/C_{TH} + 1/C_L$$

Beeinträchtigung der Thoraxwand-Compliance treten in der Chirurgie meist durch Volumenzunahmen im Pleuraspalt, durch einen Zwerchfellhochstand sowie in der Traumatologie durch Hämatome oder Verbrennungen auf. Compliance-Einschränkungen der Lunge beruhen auf Parenchymveränderungen, wie Lungengerüsterkrankungen, Infiltrationen, Flüssigkeitseinlagerungen und Störungen im Surfactant-System wie beim ARDS (s. unten).

Der **Surfactant** ist ein Phospholipid, das in den Pneumozyten Typ II synthetisiert wird und als Film das Alveolarepithel auskleidet und somit die Oberflächenspannung der Alveolen reduziert. Die Oberflächenkräfte entstehen an der Grenzfläche der intraalveolären Gasphase zur Flüssigkeitsphase des Plasmas der Pneumozyten und sind durch die Krümmung der Oberfläche der Dehnung der Alveole entgegengerichtet. Dabei entsteht insbesondere bei Surfactant-Verlust eine reziproke Beziehung zwischen dem notwendigen Druck zum Offenhalten bzw. Dehnen der Alveolen und deren Radius, der im **Laplace-Gesetz** beschrieben wird.

$$P = 2\,T/r$$

p = transmuraler Druck, T = Oberflächenspannung, r = Alveolarradius

Je höher die Oberflächenspannung und je kleiner der Alveolarradius, umso höher muss der transmurale, d. h. muss auch der Beatmungsdruck unter maschineller Beat-

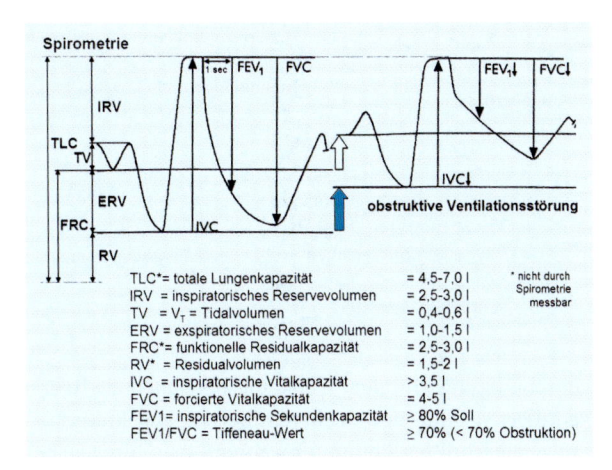

Abb. 83.3 Statische und dynamische Lungenvolumina in der Spirometrie

mung sein, um die Alveolen zu belüften. Eine Zerstörung des Surfactant-Films und Störung der Neusynthese, wie bei einer Pneumonie, Lungenkontusion oder Inflammation im Rahmen eines Sepsissyndroms, führt zu Alveolarkollaps und erhöhter Retraktionskraft der Lunge. Die Folge ist eine reduzierte alveoläre Belüftung und Ventilation mit Compliance-Verlust und respiratorischem Versagen Typ I (hypoxämisches Versagen).

Der Strömungs- oder Atemwegswiderstand des respiratorischen Systems wird als **Resistance** R bezeichnet und muss sowohl inspiratorisch als auch exspiratorisch überwunden werden. Die Resistance beschreibt das Verhältnis der Druckänderung und des resultierenden Atemgasvolumens pro Zeiteinheit.

R = $\Delta p/f$ [cm H_2O/l/s] = 4–6 cm H_2O/l/s (Normwert beatmeter Erwachsener)

83.1.3 ALI und ARDS

Die häufigste Ursache einer akuten respiratorische Insuffizienz bei zuvor lungengesunden Patienten in der Chirurgie bzw. operativen Intensivtherapie ist die Entstehung eines akuten Atemnotsyndroms, eines „acute respiratory distress syndroms" (ARDS) oder einer akuten Lungenschädigung „acute lung injury" (ALI). Dieser Symptomkomplex wird durch einen akuten Beginn, dem Nachweis bilateraler Infiltrationen im Röntgenbild, dem Ausschluss eines kardialen Lungenödems (keine klinische Zeichen einer Linksherzinsuffizienz oder PCWP≤18 mmHg) und einer Oxygenierungsstörung in zwei Schweregrade definiert:
- $p_aO_2/F_IO_2 \leq 300$ mmHg = ALI
- $p_aO_2/F_IO_2 \leq 200$ mmHg = ARDS

Die **Inzidenz** kann aufgrund uneinheitlicher Angaben nur geschätzt werden und wird mit 550 Fälle/100.000/ Jahr angegeben. Ursächlich können direkte Lungenschädigungen wie Pneumonie, Aspiration, Inhalationstrauma oder Lungenverletzungen oder indirekte Schädigungen als Folge von Polytrauma mit Schock und Massentransfusion oder schweren Infektionen mit Sepsis sein. Die Letalität ist abhängig vom Behandlungserfolg der ursächlichen Grunderkrankung und konnte in den letzten Jahren deutlich gesenkt werden. In aktuellen Studien lag die Mortalität von Patienten mit ALI oder ARDS im Bereich von 30 %.

Pathophysiologisch führt die lokale oder systemische Inflammation zum pulmonalen „capillary leak" mit interstitiellem und alveolärem Ödem. Die Folgen sind neben einer Verlängerung der Diffusionsstrecke für den Gasaustausch vor allem eine Zerstörung des Surfactant-Films in den Alveolen mit Reduktion der Neusynthese. Dieser Surfactantmangel führt wiederum zum Kollaps der betroffenen Alveolarabschnitte und zur Ausbildung von vorwiegend dorsalen Atelektasen durch die Zunahme des Lungeneigengewichtes („superimposed pressure"). Diese nicht oder eingeschränkt belüfteten Alveolen können das vorbeiströmende Blut nicht oxygenieren. Letzteres wird dann, ohne am Gasaustausch teilgenommen zu haben, dem oxygenierten Blut aus den intakten Alveolarabschnitten beigemischt und führt zur hypoxämischen respiratorischen Insuffizienz (Typ I). Dieser pathophysiologische Zustand wird als Ventilations-Perfusions-Missverhältnis oder intrapulmonaler Rechts-Links-Shunt bezeichnet (**Abb. 83.4**). Durch eine physiologische hypoxische pulmonale Vasokonstriktion (HPV) kann dieser Shunt in der Frühphase minimiert werden. Die schlecht ventilierten Bereiche werden reflektorisch eingeschränkt perfundiert und die Perfusion wird in gut ventilierte Bereiche umgeleitet. Mit zunehmender Inflammation wird die HPV aber minimiert oder außer Kraft setzt.

83.2 Beatmung

83.2.1 Definition

Unter Beatmung versteht man die teilweise oder vollständige maschinelle Übernahme der Atemarbeit durch ein Beatmungsgerät. Dies geschieht in der heutigen Zeit durch Anwendung von Überdruck in den Atemwegen, der durch den höheren Alveolardruck gegenüber dem Umgebungsdruck zu einem Lufteinstrom in die Lunge führt.

83.2.2 Indikation

Die Notwendigkeit einer künstlichen Beatmung ergibt sich aus der Diagnosestellung einer respiratorischen Insuffizienz (**Tab. 83.1**).

Tab. 83.1 Indikationen zur künstlichen Beatmung

Klinische Diagnose	Blutgase
Atemfrequenz >35/min (Tachypnoe) oder <8/min (Bradypnoe) Dyspnoe Zyanose Kompensatorische Tachykardie und Hypertonie unter respiratorischen Stress (drohende respiratorische Insuffizienz) Vegetative Symptome (Kaltschweißigkeit, Unruhe, Angst) Somnolenz/Koma (GCS <8)	p_aO_2<50 mmHg unter Raumluft p_aO_2<60 mmHg unter O_2-Insufflation S_aO_2<90 % unter O_2-Insufflation p_aCO_2<30 mmHg bei Hypoxie → Oxygenierungsversagen p_aCO_2>55 mmHg (außer COPD) → Ventilationsversagen

Die künstliche Beatmung ist eine symptomatische Therapie. Es muss aber auch die Ursache der respiratorischen Insuffizienz erkannt und gezielt therapiert werden. Die Indikationsstellung zur Beatmung sollte daher immer in Abhängigkeit der ursächlichen Grunderkrankung, aber auch der Begleiterkrankungen gestellt und nicht nur von einzelnen Parametern abhängig gemacht werden. Mit der Aufrechterhaltung der respiratorischen Funktion ist die Beatmung eine lebensrettende oder -erhaltende Therapie, so dass keine Kontraindikationen relevant sind.

83.2.3 Nebenwirkungen und Komplikationen

Die künstliche Beatmung mit Überdruck stellt gegenüber der Spontanatmung mit Unterdruck eine unphysiologische Druckumkehr dar. Während unter Spontanatmung durch den intrathorakalen Unterdruck eine Zunahme der Blutfüllung der Vena cava und des rechten Herzens mit einem wiederum gesteigerten kardialen Schlagvolumen zu verzeichnen ist, führt die Überdruckbeatmung über den gegenläufigen Effekt zum Rückgang der Auswurfleistung und zum Blutdruckabfall. Die Hypotonie wird durch die meist notwendige Analgosedierung über eine damit verbundene Sympathikolyse mit Senkung des Gefäßtonus verstärkt.

In den meisten Fällen der respiratorischen Insuffizienz, insbesondere bei schwerwiegenden Formen, ist ein invasiver endotrachealer Atemwegszugang in Form einer orotrachealen, seltener einer nasotrachealen Intubation oder eines Tracheostomas notwendig. Neben lokalen Risiken und Komplikationsmöglichkeiten führt der endotracheale Zugang zu Miniaspirationen von pathogenen Erregern aus dem kolonisierten Oropharynx am Cuff vorbei. Das Risiko einer **Ventilator-assoziierten Pneumonie** (VAP) steigt mit zunehmender Beatmungsdauer und wird bei langzeitbeatmeten Patienten nach 10 Tagen Beatmungsdauer mit einer Inzidenz von über 75 % angegeben.

Insbesondere in einer inhomogen belüfteten Lunge (z. B. bei ALI/ARDS) führt die Überdruckbeatmung zur Überblähung der meist gesunden ventralen Lungenabschnitte (**Volutrauma**) mit Gefahr der direkten Lungenschädigung. In den Übergangsbereichen zwischen ventilierten und den nichtventilierten atelektatischen Lungenabschnitten kommt es während maschineller Beatmung zum Auftreten von Scherkräften. Diese mit jedem Atemhub auftretende mechanische Belastung führt zur Mediatoraktivierung und weiteren Inflammationsinduktion und somit zur fortschreitenden Alveolarschädigung (**Atelekttrauma und Biotrauma**). Atelektasen an sich wiederum potenzieren das Pneumonierisiko. Diese Schädigungsmechanismen werden unter dem Begriff des **Ventilator-induzierten Lungenschadens** („ventilator induced lung injury", VILI) zusammengefasst. Eine angepasste lungenprotektive Beatmungsstrategie kann diesen Sekundärschaden minimieren. (s. unten; Abb. 83.4).

83.2.4 Einteilung der Beatmungsformen

Einteilung nach der Verteilung der anteiligen Arbeit zwischen Patient und Respirator Die mandatorische maschinelle Beatmung ohne spontane Atembemühungen des Patienten stellt das eine, die vollständige spontane Patientenatmung das andere Extrem dar. Dank der Entwicklung moderner Beatmungsgeräte kann zwischen den genannten Extremzuständen der Atmung praktisch jeder erforderliche Grad der Atemunterstützung realisiert werden. Bei der Notwendigkeit der Initiierung einer Respiratortherapie sollte so viel Spontanatmung des Patienten erhalten und genutzt werden wie möglich. Nur unter Relaxation und Narkosebeatmung sowie bei schweren Oxygenierungsstörungen muss eine vollständige mandatorische Beatmung erfolgen. Unter schrittweiser Förderung und Wiederherstellung der Spontanatmung wiederum wird der Patient vom Respirator abtrainiert (Weaning), wenn eine maschinelle Beatmung nicht mehr notwendig ist (Abb. 83.5).

Einteilung nach dem Atemwegszugang („interface") Man unterscheidet hierbei invasive und nichtinvasive Beatmung. Aufgrund der oben beschriebenen Komplikationsmöglichkeiten wird der endotracheale Atemwegszugang als **invasiv** angesehen. Als **nicht-invasive Beatmung** („non-invasiv ventilation", NIV; „non-invasive positive pressure

83.2 · Beatmung

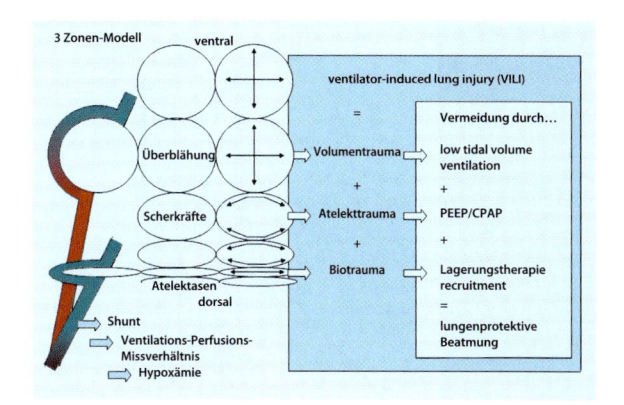

Abb. 83.4 Pathophysiologie des primären und sekundären Lungenschadens beim ALI/ARDS unter Beatmung

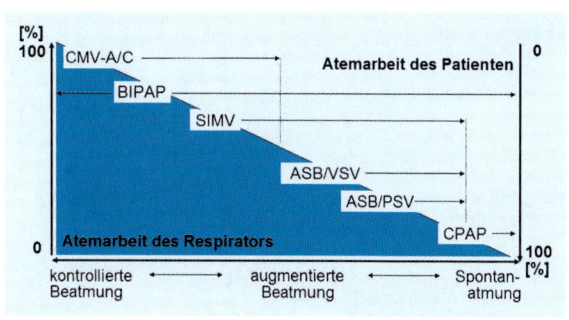

Abb. 83.5 Einteilung der Beatmungsformen nach anteiliger Atemarbeit

ventilation", NIPPV) wird die Druckapplikation über eine Gesichts- oder Nasenmaske bezeichnet. Prinzipiell sollte die Möglichkeit einer NIV-Anwendung bei notwendiger Respiratortherapie geprüft werden. Gesicherte Indikationen für eine NIV sind kardiogenes Lungenödem, Exazerbation obstruktiver Lungenerkrankungen und Weaning-Unterstützung nach invasiver Beatmung. Kontraindiziert ist die Anwendung bei Patienten mit Beeinträchtigung der Atemwege und Schluckreflexe, Störung der Vigilanz (GCS <8) und fehlender Kooperation sowie bei schweren oder progredienten Formen der respiratorischen Insuffizienz. Bei Verschlechterung oder ausbleibender Besserung innerhalb einer Stunde unter NIV muss auf eine invasive Beatmung umgestiegen werden.

83.2.5 Die orotracheale Notfallintubation

Die orotracheale Intubation gilt als Standard für die invasive Sicherung des Atemweges. Sie ist auch Mittel der ersten Wahl im Atemwegsmanagement bei Notfällen. Für eine umfangreiche Beschreibung der Methode, ihrer potenziellen Probleme, möglicher Komplikationen sowie Alternativmethoden verweisen wir auf die anästhesiologische Fachliteratur. Für den chirurgischen Weiterbildungsassistenten soll hier eine grundsätzliche Abfolge von Maßnahmen und eine Vorgehensweise beschrieben werden, die sich nach Erfahrung der Autoren bewährt hat.

Indikationen Die Indikation zur orotrachealen Notfallintubation ergibt sich bei Feststellung von Symptomen der respiratorischen Insuffizienz (Tab. 83.1) und/oder bei Bewusstseinsstörung mit Aspirationsgefahr. Die notwendigen Hilfsmittel sind im Folgenden aufgelistet. Die Funktionsfähigkeit aller Hilfsmittel zur Intubation ist regelmäßig und zwingend vor jeder Benutzung zu prüfen:

- Beatmungsbeutel mit passender Maske und Sauerstoffreservoir und O_2-Anschluss
- Passende Guedel- und Wendl-Tuben
- Laryngoskop mit Macintosh-Spatel
- Passender Tubus (♀ ID 7–8 mm; ♂ ID 8–9 mm; kleinere und größere Tuben in Reserve) mit Führungsstab (Gleitmittel im Tubus, Führungsstab maximal bis zur Tubusspitze einführen, nicht überstehen lassen!)
- Spritze zum Blocken des Tubus-Cuffs
- Magill-Zange, zur Entfernung möglicher Fremdkörper (Zähne, Speisereste etc.)
- Absaugvorrichtung mit passendem Katheter
- Kapnometrie-Gerät
- Sicherer venöser Zugang, Infusion und vorbereitete Medikamente (s. unten)
- Tubusfixierung
- Alternative Mittel zur Atemwegssicherung bei schwieriger oder unmöglicher Intubation (Larynxmaske oder Larynxtubus)

> Der zur Verfügung stehende Notfallkoffer bzw. Reanimationswagen muss entsprechend gefüllt und in regelmäßigen Abständen sowie unmittelbar vor jeder Benutzung überprüft worden sein.

Präoxygenierung Damit eine möglicherweise verlängerte Apnoezeit bis zur erfolgreichen Intubation ohne Hypoxie toleriert werden kann, wird eine Präoxygenierung mit 100 % Sauerstoff, so lang wie möglich auch bei Notfallpatienten, empfohlen. Ziel ist das Ersetzen des Stickstoffs in der funktionellen Residualkapazität durch Sauerstoff (Denitrogenisierung). Die Präoxygenierung erfolgt in aller Regel während erhaltener Spontanatmung, kann aber auch unter assistierter, nicht-invasiver Beatmung erfolgen. Wenn möglich (abhängig von der jeweiligen Notfallsituation), sollte die Präoxygenierung über 3–5 Minuten durchgeführt werden. Um die Zeiten während der oft hektischen Notfallsituationen realistisch einzuschätzen, wird die Aktivierung der an vielen Monitoren vorhandenen Timer-Funktion empfohlen. Zum Erreichen der angestrebten hohen inspiratorischen Sauerstoffkonzentration ist der Einsatz einer Atemmaske mit O_2-Reservoir und

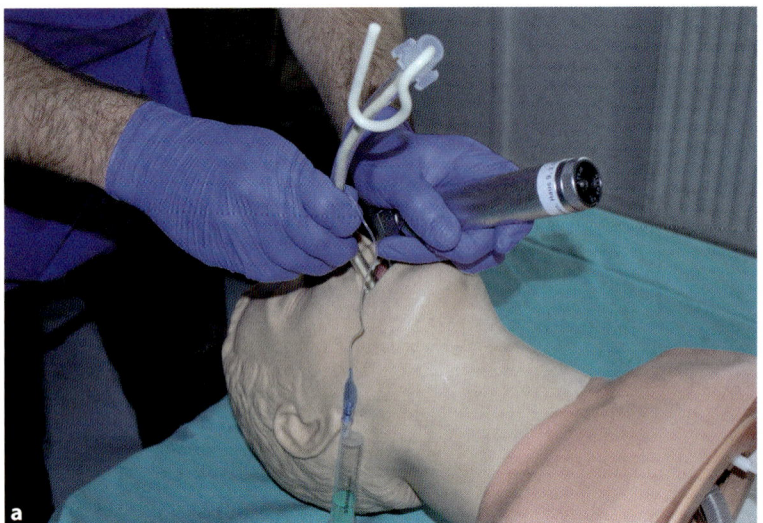

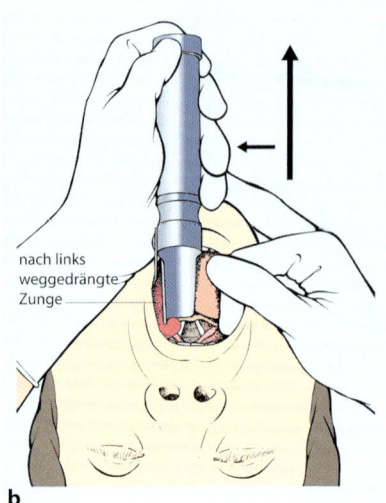

Abb. 83.6a,b Endotracheale Intubation

maximalem Sauerstofffluss (>10 l/min), die Verwendung von Masken-/Beatmungsbeutelsystemen, welche an die Hochdruck-Sauerstoffversorgung angeschlossen werden können oder aber die Verwendung der nicht-invasiven Beatmung (F_1O_2 auf 1 einstellen) erforderlich.

> Bei nicht mehr vorhandener oder insuffizienter Spontanatmung und vorliegenden Hypoxie-Hinweisen sollte auch trotz des Risikos einer Aspiration vor der Intubation die Oxygenierung durch eine Maskenbeatmung oder nicht-invasive Beatmung erfolgen (Abb. 83.7)

Narkoseeinleitung Als **Medikamente** zur Narkoseeinleitung vor Intubation empfehlen wir vorzubereiten:
- Anxiolytikum: z. B. Midazolam 2,5–5 mg i.v. bei sehr agitierten Patienten
- Opioid: Fentanyl 0,1–0,2 mg i.v. oder Sufentanyl 10–20 µg i.v.
- Hypnotikum:
  - Ketamin (S) 1–5 mg/kg (0,5 mg/kg) i.v. (große therapeutische Breite, bevorzugt bei Sepsis, obstruktiven Lungenerkrankungen und Hypotonie bzw. Schock) oder
  - Propofol 1–2 mg/kg i.v. (senkt Blutdruck, daher vasokonstriktorisches Katecholamin in Bereitschaft [z. B. Akrinor]; Standard bei kreislaufstabilen oder hypertonen Patienten) oder
  - Etomidate 10–20 mg i.v. (Cave 24- bis 48-stündige signifikante Suppression der Cortisolproduktion, daher strenge Indikationsstellung und Verwendung beschränkt auf kreislaufinstabile und/oder kardial insuffiziente Patienten, wiederholte Gaben vermeiden)
- Relaxans: Rocuronium 0,6 mg/kg (Wirkung nach 90 s für 45 min)
  - Zur Inaktivierung von Rocuronium bei unmöglicher Intubation: Sugammadex (Bridion 16 mg/kg i.v. (ca. 1 g)

Von den oben aufgeführten Medikamenten wird zur Routineintubation bei nüchternen Patienten ohne Aspirationsrisiko (und damit auch bei Notfallpatienten mit kompensierten Vitalfunktionen) nach Prämedikation (bei agitierten Patienten mit 1 mg Dosen Midazolam) und Präoxygenierung das **Opioid** injiziert. Nach Injektion des Opioids sollte unter Fortführung der Präoxygenierung ca. 2 min auf den Wirkeintritt des Opioids gewartet werden; häufig ist während dieser Zeit eine Aufforderung des Patienten zum Luftholen („Kommando-Atmung") notwendig. Nun werden **Hypnotikum** und nach Überprüfung der Möglichkeit der Maskenbeatmung das **Relaxans** injiziert und ca. 90 s nach Injektion des Relaxans die Intubation durchgeführt. Bei Verwendung von Ketamin zur Intubation ist eine vorhergehende Injektion eines Opioids nicht notwendig, da Ketamin selbst ein sehr starkes Analgetikum ist.

Bei aspirationsgefährdeten Patienten (z. B. fehlende Nüchternheit, Ileus, abdominelle Hypertonie, Bewusstlosigkeit) muss die Auswahl der verwendeten Medikamente und die zeitliche Abfolge der Injektionen angepasst werden. Ein Beispiel hierfür ist die sog. „Ileus-Einleitung" oder auch „rapid sequence induction". Hierbei werden unter Verzicht auf das Opioid das Hypnotikum und das Relaxans rasch hintereinander injiziert, keine Maskenbeatmung durchgeführt und die Intubation so rasch wie möglich durchgeführt.

Die **Dosierungen** der Medikamente zur Narkoseeinleitung müssen individuell an den Patienten und dessen

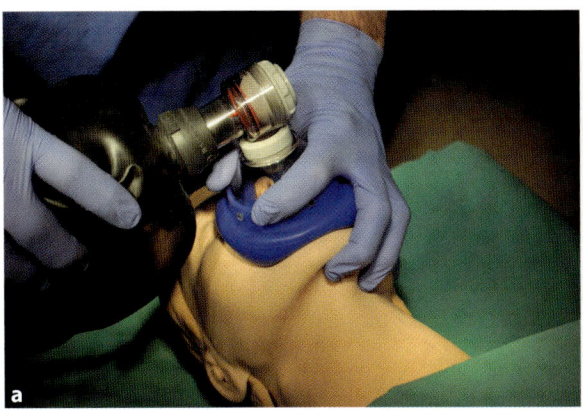

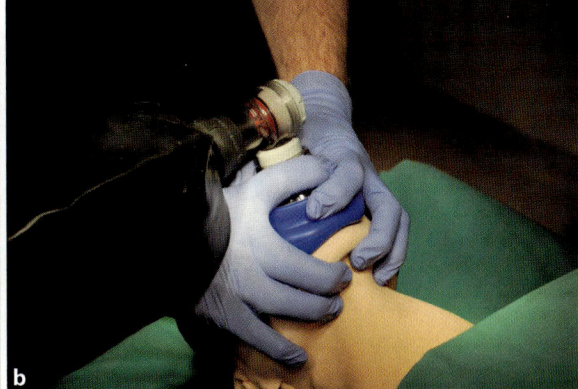

Abb. 83.7a,b Maskenbeatmung mit dem C-Griff (Daumen und Zeigefinger halten Maskenansatz) und E-Griff (3.–5. Finger heben Unterkiefer an). **a** Einhelfermethode. **b** Zweihelfermethode

Erkrankung oder Verletzung und deren Effekt auf die Vitalfunktionen angepasst werden. Da bei der Notfallintubation häufig aber die Sicherung des Atemweges Priorität hat, sollten Dosierungen verwendet werden, die eine zügige und sichere Intubation ermöglichen. Wenn nötig müssen Nebeneffekte der Hypnotika (meist Hypotonie oder Bradykardie) durch geeignete Medikamente therapiert werden. Typischerweise werden hierfür Vasopressoren (Noradrenalin in 5–10 µg Boli), Betamimetika (Akrinor: 2 ml: Theodralin 10 mg + Cafedrin 200 mg) und/oder Parasympatholytika (Atropin 10 µg/kg) eingesetzt. Bei Patienten mit Volumenbedarf sollte nach Injektion der zur Narkose verwendeten Medikamente auch eine rasche Infusion zur Blutdruckstabilisierung erfolgen.

Kopflagerung Für die Durchführung der endotrachealen Intubation soll die Lagerung des Kopfes in einer „Schnüffelposition" (sog. verbesserte Jackson-Position) die direkte Laryngoskopie der Stimmlippen erleichtern. Dafür wird vor der Narkoseeinleitung der Hinterkopf leicht erhöht gelagert. Bei der Notfallintubation im Patientenbett empfehlen wir, das Kopfteil hochzustellen und den Kopf ebenfalls zu unterpolstern (Kissen). Das bietet eine adäquate Lagerung des Kopfes, einen gewissen Aspirationsschutz sowie dem Intubierenden wesentlich bessere Arbeitsbedingungen und verhindert außerdem die oft hektische und zeitverzögernde Demontage des Bettgiebels.

Durchführung der Intubation Nach Prüfung aller zur Intubation notwendigen Instrumente und Geräte positioniert sich der Intubierende am Kopfende des Patientenbettes. Nach Präoxygenierung und Injektion der in Abhängigkeit von der Notfallsituation erforderlichen Medikamente wird nach Eintreten der Bewusstlosigkeit mit der rechten Hand (Handschuhe!) der Mund des Patienten geöffnet und mit dem Laryngoskop in der linken Hand von rechts kommend die Zunge aufgeladen und nach links gedrängt. Das Laryngoskop wird nun schrittweise bis zur **Epiglottis** vorgeführt. Ein typischer Fehler ist das primär zu tiefe Einsetzen des Spatels und Aufladen des gesamten Kehlkopfes, der dann auch nicht mehr sichtbar ist. Daher sollte das Laryngoskop unter Visualisierung und Identifizierung anatomischer Landmarken (Zunge, Epiglottis, Aryknorpel, Kehlkopf) schrittweise vorgeschoben werden (Abb. 83.6).

Die korrekte Lage der Spatelspitze liegt auf dem Zungengrund unter der Epiglottis, die sich durch Zug in Richtung Mundboden aufrichtet und unter gleichzeitiger Reklination des Kopfes den Blick auf die Stimmlippen freigibt. Eine vorzeitige und zu starke Reklination lassen den Kehlkopf oft zu sehr nach ventral und somit aus der Sichtachse wandern. Diese Situation kann auch bei ungünstigen anatomischen Verhältnissen vorliegen. Mit einem sog. **BURP-Manöver** („backwards-upwards-rightwards-pressure" auf den Kehlkopf) wird der Kehlkopf durch einen Helfer nach hinten, unten sowie nach rechts (Zunge links, Einführungsareal für Tubus rechts) gedrückt, um die Sicht des Intubierenden auf den Kehlkopf zu verbessern. Nicht zu verwechseln ist das bei schlechter Sicht auf den Kehlkopf angewendete BURP-Manöver mit dem früher routinemäßig angewendeten „Sellick"-Handgriff (Druck auf Ringknorpel zum Aspirationsschutz), der wegen nachgewiesener Unwirksamkeit aufgegeben wurde.

Nachdem der Kehlkopf eindeutig visualisiert und identifiziert wurde, erfolgt von rechts kommend das Einführen des Tubus durch die **Stimmlippen**. Bei der Laryngoskopie eventuell sichtbare **Fremdkörper** oder Erbrochenes sollten vor Intubation durch Absaugen oder mithilfe der Magill-Zange entfernt werden. Nach Passage des Tubus durch die Stimmritze (1–2 cm) muss vor dem weiteren Vorschieben des Tubus in die Trachea der Führungsstab entfernt werden. Nach Blockung des Cuffs möglichst unter Manometer-Kontrolle (Druck ≤30 cmH$_2$O, Blockung mit der Spritze initial mit nicht mehr als 7 ml Luft) muss eine **Lagekontrolle des Tubus** durch Auskultation erfolgen. Dazu

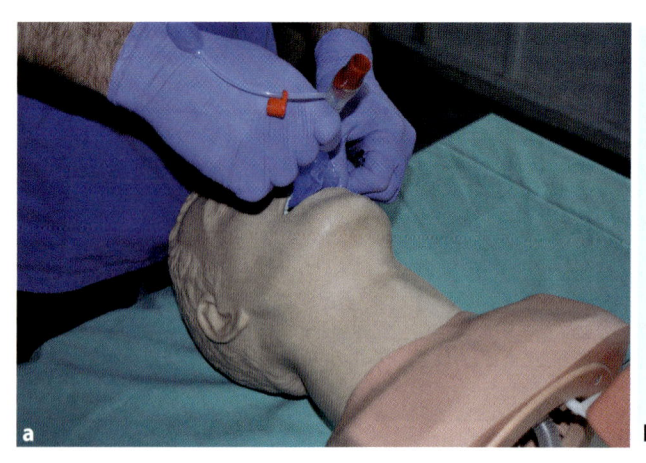

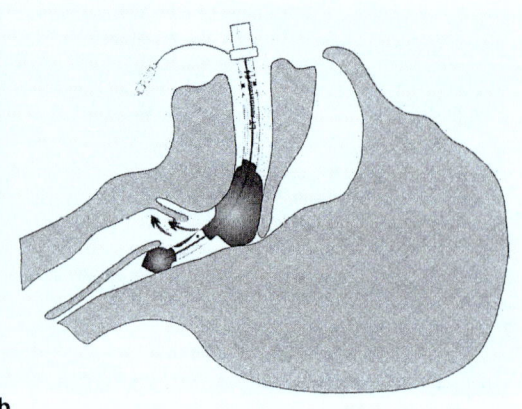

Abb. 83.8a,b Platzierung Larynxtubus

wird unter langsamer Beatmung mit dem Beatmungsbeutel zuerst über dem Epigastrium und danach über beiden Lungen auskultiert. Nach den ersten Beatmungshüben sollte über das Vorhandensein von Kohlendioxid in der Ausatemluft (Kapnometrie) die tracheale Tubuspositionierung verifiziert werden (neben direkter laryngoskopischer oder bronchoskopischer Sicht einziges sicheres Zeichen). Ist ein Atemgeräusch über beiden Lungen feststellbar (bei respiratorisch insuffizienten Patienten ist dieses häufig nicht seitengleich!), so wird die Einführtiefe des Tubus am Mundwinkel oder der Zahnreihe des Patienten festgestellt und der Tubus durch eine Hilfsperson sicher fixiert.

Fehlintubation Kann nach Intubation kein oder nur sehr wenig (Partialdruck wenige mmHg) Kohlendioxid in der Ausatemluft festgestellt werden und kann kein Atemgeräusch über den Lungen auskultiert werden, besteht der hochgradige Verdacht auf eine ösophageale Fehlintubation. Die Autoren empfehlen in diesem Falle, den fehlplatzierten Tubus zu belassen, erneut zu laryngoskopieren und unter Orientierung am ösophageal liegenden Tubus den Kehlkopfeingang erneut darzustellen und die Trachea zu intubieren. Durch den noch ösophageal liegenden Tubus sollte nach Sicherung des Atemweges durch korrekte orotracheale Intubation eine Magensonde zum Absaugen des zuvor in den Magen „beatmeten" Gases vorgeschoben werden. Wichtig ist, dass bei Feststellung von Intubationsschwierigkeiten unmittelbar Hilfe hinzugezogen wird. Gelingt die Intubation nicht, sollte zur Vermeidung einer Hypoxie ein supraglottisches Atemwegshilfsmittel (Guedel- oder Wendl-Tubus) eingelegt werden und die Beatmung mit der Maske erfolgen. Die Suffizienz der Maskenbeatmung sollte durch Kontrolle der Thoraxexkursion und den Nachweis exspiratorischen Kohlendioxides (Kapnometrie oder Kapnographie) erfolgen.

Im Falle einer Fehlintubation oder vermeintliche **Nichtintubierbarkeit** bedarf es in jeder Abteilung oder Klinik eines festgelegten Managementplanes für den schwierigen Atemweg, der die entsprechenden Besonderheiten berücksichtigt. Zahlreiche technische Hilfsmittel wie Videolaryngoskopie oder Bronchoskopie stehen zur Verfügung, bedürfen aber ebenfalls eines entsprechenden Ausbildung und Übung. Dem chirurgischen Weiterbildungsassistenten empfehlen wir die Übung in der sicheren Handhabung der Maskenbeatmung (Abb. 83.7) und alternativ die Anwendung eines Larynxtubus (Abb. 83.8).

Larynxtubus Der Larynxtubus ist als Weiterentwicklung des Combi-Tubus anzusehen und in seiner Anwendung sehr einfach. Die Tubusgrößeneinteilung erfolgt mit einer Farbkodierung nach Körpergröße (Standard ist Größe 4: Erwachsene 155–180 cm = roter Konnektor). Mit Laryngoskop oder nur mit Griff des linken Daumens in den Mund des Patienten wird der Unterkiefer vorgezogen. Der Larynxtubus wird dann, mit entlüfteten Cuffs und mit Gleitmittel versehen, mit der rechten Hand in den geöffneten Mund sanft am harten Gaumen entlang mittig in den Hypopharynx geschoben bis eine entsprechende Markierung an der oberen Zahnreihe zu liegen kommt. Beide Cuffs des Larynxtubus kommunizieren und werden gemeinsam über eine spezielle Blockerspritze mit einem ebenfalls farbkodierten Volumen gefüllt. Der distale Cuff liegt geblockt im Ösophagus und reduziert die Mageninsufflation und möglicherweise auch eine Aspiration. Der größere proximale Cuff blockt Naso- und Oropharynx. Die Ventilation kann somit über die dazwischen auf Höhe des Kehlkopfeinganges liegende Tubusöffnung erfolgen. Auch hier muss die korrekte Lage durch Auskultation und Kapnometrie überprüft werden (Abb. 83.8).

In dem von den Autoren empfohlenen vereinfachten Atemwegsmanagement zur orotrachealen Intubation für chirurgische Weiterbildungsassistenten stellen die suffiziente Maskenbeatmung und die sichere Anwendung des Larynxtubus als Alternative im Falle von Intubationsschwierigkeiten die entscheidenden Fertigkeiten dar. Selbstverständlich muss in Abhängigkeit vom Ausbildungsstand zur Intubation an sich oder aber spätestens beim Auftreten von Problemen unverzüglich ein im Atemwegsmanagement geübter Kollege (Anästhesist oder Intensivmediziner) hinzugezogen werden, der dann die endotracheale Intubation ggf. mit technischen Hilfsmitteln vornehmen sollte (◘ Abb. 83.9).

83.2.6 Beschreibung der Beatmungsformen

Jede Beatmungsform wird durch den zeitlichen Verlauf von **Druck**, **Volumen** und **Fluss** innerhalb eines Atemzyklus charakterisiert. Neben der Einstellung der zeitlichen Abfolge kann entweder ein TV definiert werden, welches bei der Applikation je nach Eigenschaften der Lunge (C und R) zu einem Anstieg des Beatmungsdruckes führt, oder aber es kann der angewendete Beatmungsdruck festgelegt werden aus dem das TV resultiert. Die nicht direkt eingestellten, sondern konsekutiven Beatmungsparameter werden als **Freiheitsgrade** bezeichnet. Durch Festlegung von Alarmgrenzen muss aber ein Unter- oder Überschreiten kritischer Grenzwerte dieser Parameter verhindert werden (◘ Abb. 83.10).

Übernimmt der Respirator die gesamte Atemarbeit spricht man von einer **kontrollierten oder mandatorischen Beatmung** („controlled/continuous mechanical/mandatory ventilation", CMV). Die enge Indikation ergibt sich aus dem Ziel den O_2-Verbrauch des Patienten zu senken und eine Erholung der Atemmuskulatur zu ermöglichen. Historisch wird durch den intermittierenden Druckanstieg während des Beatmungszyklus auch von **IPPV** („intermittent positive pressure ventilation") gesprochen. Geht in der Exspiration der Beatmungsdruck nicht auf Null („zero end-expiratory pressure", ZEEP) zurück, sondern wird ein positives Druckniveau („positive end-expiratory pressure", PEEP) eingestellt, wird der Terminus **CPPV** („continuous positive pressure ventilation") benutzt. Heute ist die Einstellung eines PEEP (5–10 cm H_2O) zur Verhinderung eines Alveolarkollapses bzw. zur Sicherstellung einer ausreichenden FRC obligat.

Der geringsten Unterstützung der Atemarbeit des Patienten, dem **CPAP** („continuous positive pressure ventilation"), liegt die gleiche Rationale zugrunde. Der Patient atmet auf einem kontinuierlichen positiven Druckniveau spontan und verfügt damit über eine höhere FRC.

Die einfachste Form, eine kontrollierte Ventilation sicherzustellen, ist die **volumenkontrollierte Beatmung** (VCV). Ein definiertes Atemzugvolumen wird in einer Zeiteinheit ähnlich dem Modell einer Kolbenpumpe appliziert. In Abhängigkeit von Resistance und Compliance der Lunge entwickelt sich der inspiratorische Beatmungsdruck als Freiheitsgrad während Tidalvolumen und Flow definiert und konstant sind. Bevor bei der VCV der Flow sein konstantes Flussniveau erreicht hat, steigt er sprunghaft an (Rechteck-Flow). Dieser konstant hohe Flow kann insbesondere bei einer inhomogenen Lunge das V_T initial ungleich in den Alveolen verteilen. Gesunde Alveolarkompartimente werden überbläht, weil geschädigte Kompartimente mit höherer Resistance oder niedrigerer Compliance eine längere Zeit zur Belüftung benötigen. Wenn sich diese oder ein Teil dieser geschädigten Kompartimente entfalten, werden sie durch Umverteilung aus den überblähten Alveolen belüftet (Pendelluft). Die Folge sind höhere Spitzendrücke und eine Verschlechterung des Ventilations-Perfusions-Verhältnisses.

Physiologischer ist die **druckkontrollierte Beatmung** (PCV). Durch die Applikation eines definierten konstanten Drucks während der eingestellten Inspirationszeit strömt in Abhängigkeit der Druckdifferenz sowie der Resistenz und Compliance die Inspirationsluft in die Lunge. Nach schnellem Anstieg fällt der Flow unter dem konstanten Druck bei abnehmender Druckdifferenz durch zunehmende Lungenfüllung wieder ab (dezelerierender Flow). Die gleiche Druckverteilung in allen Lungenkompartimenten und der Druckdifferenz-angepasste Flow minimiert eine regionale Volumen- oder Druckbelastung. Flow und V_T sind bei der PCV Freiheitsgrade, so dass Resistance- und Compliance-Veränderungen zur Inkonstanz des Beatmungsvolumens führen. Moderne Respiratoren ermöglichen eine computergesteuerte Inspirationsdruckanpassung um ein konstantes V_T zu garantieren (druckregulierte volumenkonstante Beatmung, „pressure regulated volume controlled ventilation", PRVC; Fa. Maquet; Autoflow Fa. Dräger).

Eine Förderung der Spontanatmung unter Respiratortherapie dient der Ventilationsverbesserung besonders der basalen Alveolarkompartimente sowie der Verhinderung einer Atemmuskelatropie. Auch unter einer mandatorischen Ventilation kann durch eine **assistiert-kontrollierte Beatmung** („assist-control ventilation", A/C) Spontanatmung zugelassen werden. Der Patient muss mit seinen Inspirationsbemühungen einen **Trigger** (Druck- oder Flow-Trigger) auslösen, dann wird die nächste mandatorische Inspiration ausgelöst und zeitlich vorgezogen. Die Auslösung der Inspiration ist dann nicht mehr zeit-, sondern patientengesteuert. Die A/C-Ventilation kann unter VCV oder PCV genutzt werden. Da durch den Patienten die eingestellte Atemfrequenz erhöht wird, besteht die Gefahr der Hyperventilation und respiratorischen Alkalose.

Die Beatmungsform **BIPAP** („biphasic positive airway pressure") ist eine druckkontrollierte Beatmungsform, die zeitgesteuert bleibt aber trotzdem eine Spontanatmung des Patienten zulässt. Bei Atembemühungen in der Exspiration wird der nächste Beatmungszug nicht vorgezogen,

Abb. 83.9 Schema zum Atemwegsmanagement

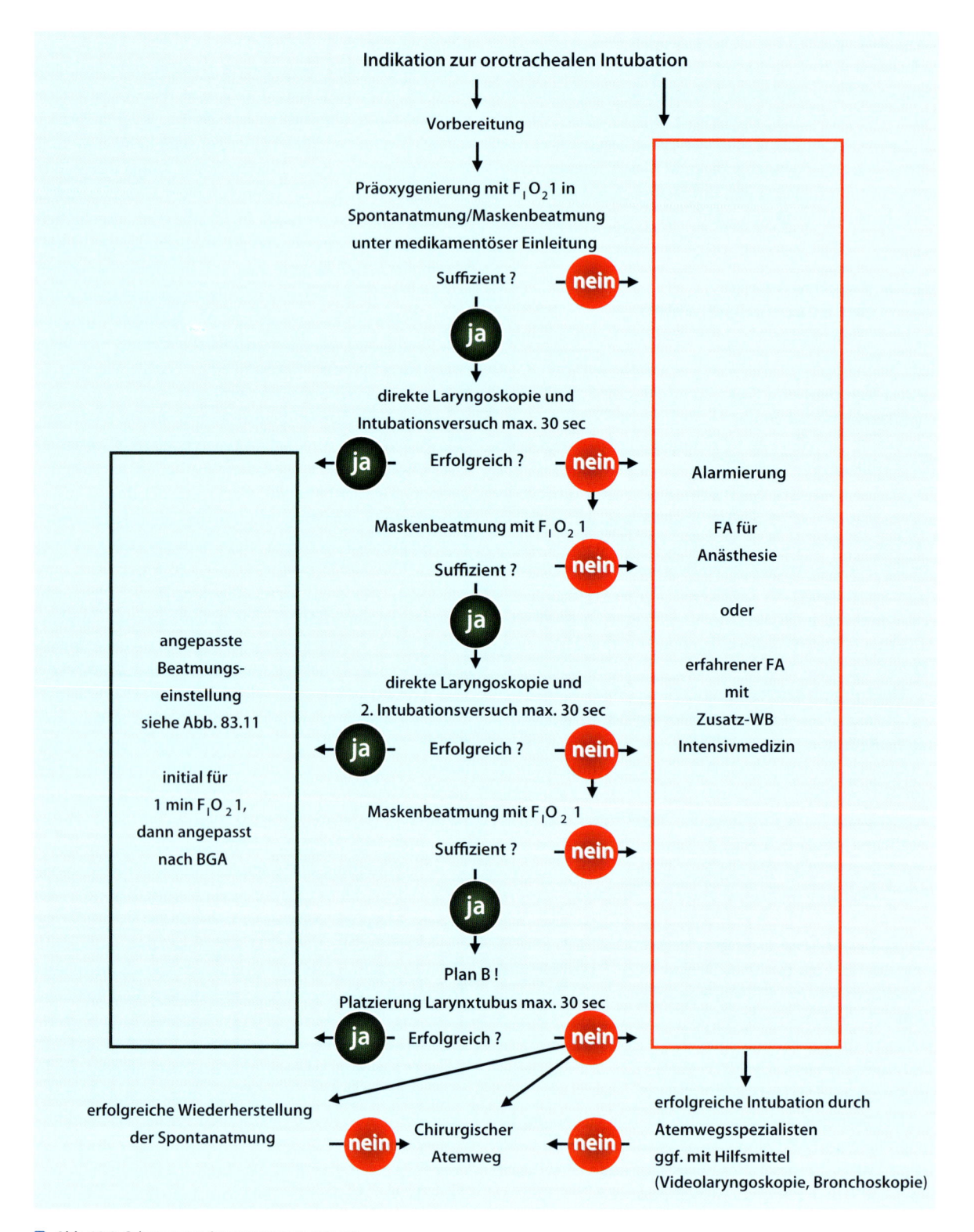

83.2 · Beatmung

Beatmungsmuster (internationale Abkürzungen)	Druck-Zeit-Kurven (Flow-Zeit-Kurven)

Volumenkontrollierte Beatmung – volume controlled ventilation (VCV, CMV-VC, CPPV-VC)

- **Einstellung:** V_T 6-8 ml/kg, AF 16-20/min, I/E: 1:2-3, PEEP 5-10 mbar, F_iO_2 so niedrig wie möglich
- **Freiheitsgrad:** PIP ≤ 35 mbar
- **Indikationen:** Narkosebeatmung, Reanimation & Bronchoskopie (F_iO_2 1).

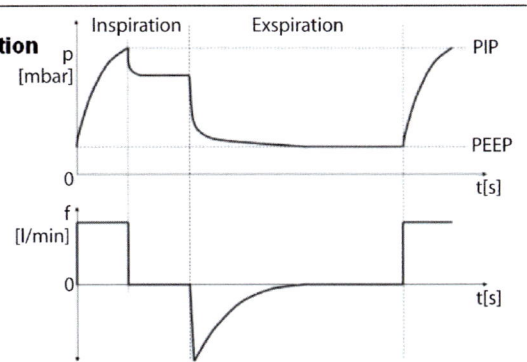

Druckkontrollierte Beatmung – pressure controlled ventilation (PCV, CMV-PC, CPPV-CV)

- **Einstellungen:** PIP ≤ 35 mbar, AF 16-20/min, I/E: 1:1-3, PEEP 5-10 mbar
- **Freiheitsgrad:** V_T 6-8 ml/kg.
- **Indikationen:** Langzeitbeatmung, kranke Lunge
- **ARDS: PCV:** PIP ≤ 35 mbar, AF 20-35/min, I/E: 2-1:1, PEEP 15-20 mbar, V_T ≤ 6 ml/kg.

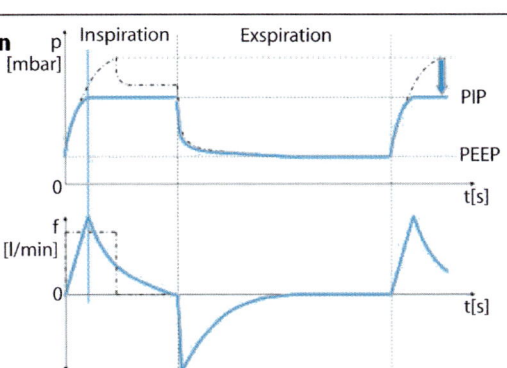

Assistierte kontrollierte Beatmung – assist-control ventilation (A/C-VCV, A/C-PCV)

- **Einstellungen:** siehe VCV bzw. PCV
- **Triggerschwelle:** Druck-Trigger 1-2 mbar unter PEEP
- Flow-Trigger 2-5 l/min

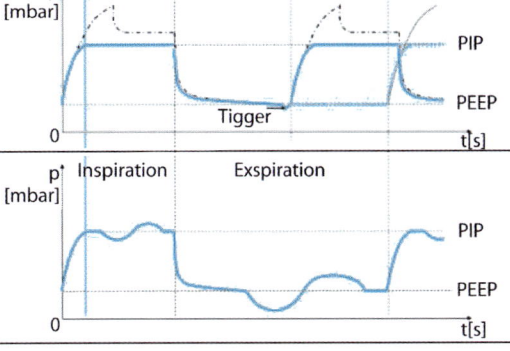

biphasic positive airway pressure (BIPAP)

- **Einstellungen:** PIP(Pinsp) 10-15 über PEEP, Tinsp 1,5-2 sec
- PEEP (Pexp) 8-10, Texp 1,5-4 sec
- **Triggerschwelle:** siehe A/C

synchronized intermittent mandatory ventilation (SIMV)

- **Einstellungen:** „back up ventilation" siehe VCV bzw. PCV
- SIMV-Frequenz 8-12/min
- **Triggerschwelle:** siehe A/C

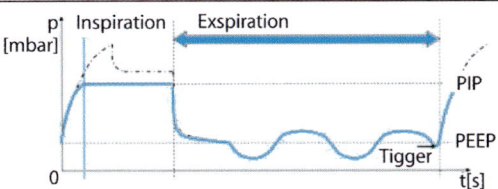

continuous positive airway pressure (CPAP)
Druckunterstützte Beatmung – Pressure support ventilation (PSV)

- **Einstellungen:** CPAP 6-10 mbar
- PSV 10-15 mbar über PEEP/CPAP
- **Triggerschwelle:** siehe A/C

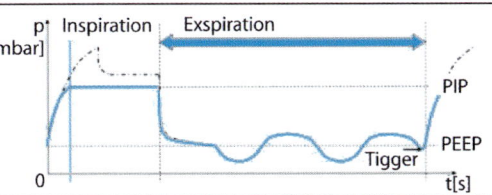

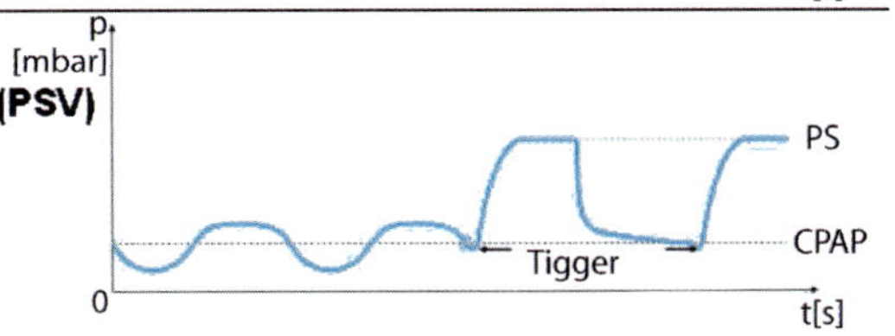

Abb. 83.10 Übersicht der Beatmungsformen

Übernahme eines beatmeten Patienten

↓

Spontanatmung?
$S_aO_2 \geq 90\%/p_aO_2 \geq 60$ mmHg (8 kPa) bei $F_IO_2 \leq 30\%$?

ja / **nein**

ja:

CPAP/PEEP	+	DU/PSV/ASB*
10 cm H_2O	+	10 cm H_2O
↓		↓
8 cm H_2O	+	8 cm H_2O
↓		↓
6 cm H_2O	+	6 cm H_2O

↓

Voraussetzungen für Entwöhnung?
siehe Abb. 83.12

nein:

VCV/Autoflow/PRVC   oder   PCV/BIPAP*

V_T 6–8 ml/k   oder   PIP auf 8–14 cm H_2O bis V_T 6–8 ml/kg

+

PEEP 8–10 cm H_2O

+

AF 16–20/min bis AMV 100 ml/kg
und bis p_aCO_2 35–50 mmHg

+

Inspirationszeit / I/E-Verhältnis anpassen

+

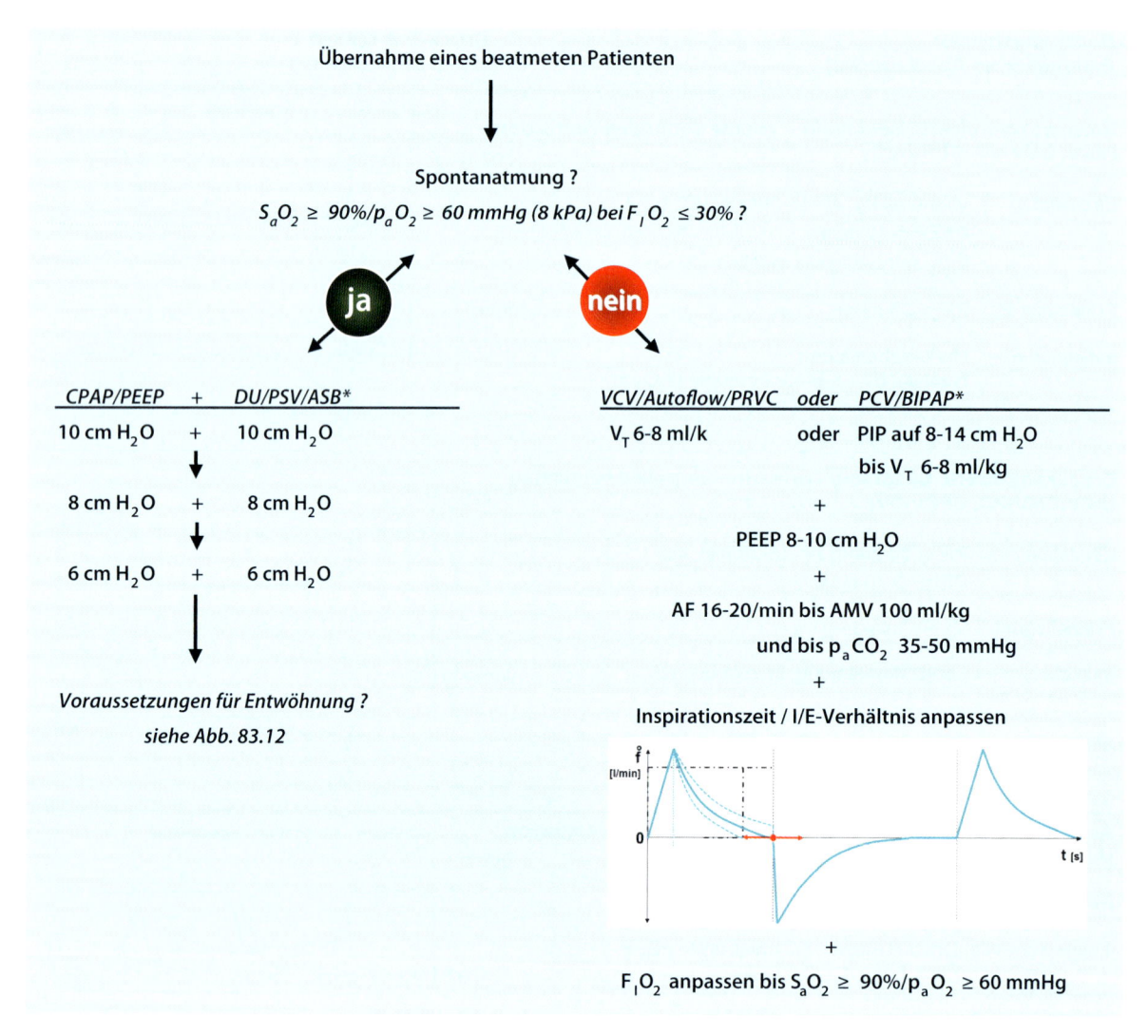

F_IO_2 anpassen bis $S_aO_2 \geq 90\%/p_aO_2 \geq 60$ mmHg

Abb. 83.11 Schema zur Respiratoreinstellung bei Übernahme eines Beatmungspatienten

---

sondern der Patient atmet wie bei CPAP auf dem PEEP-Niveau spontan. Ebenso ist eine Spontanatmung während der Inspiration (Spontanatmung auf hohem CPAP-Niveau) möglich. BIPAP kann somit auf der fast gesamten Bandbreite des anteiligen Verhältnisses an Atemarbeit eingesetzt werden. Ohne Spontanatmung wird eine druckkontrollierte Beatmung sichergestellt, mit Spontanatmung atmet der Patient unterstützt auf zwei unterschiedlich hohen CPAP-Niveaus.

Bei der **SIMV** („synchronized intermittent mandatory ventilation") wird die Spontanatmung dadurch realisiert, das auf der Basis einer eingestellten mandatorischen Ventilation (VCV oder PVC) ein Zeitfenster definiert wird, in dem kein maschineller Inspirationszug erfolgt, sondern der Patient auf dem PEEP-Niveau wie im CPAP spontanatmen kann. Nach Ende dieses Zeitfensters wird der nächste kontrollierte Inspirationszug getriggert oder bei fehlender Spontanatmung zeitgesteuert ausgelöst, so dass eine Mindestventilation gewährleistet wird.

Ausschließlich patientengetriggert ist die **druckunterstützte Beatmung** (DU, „pressure support ventilation", PSV, Fa. Maquet; „assisted spontaneous breathing", ASB, Fa. Dräger; „inspiratory flow assistance", IFA, Fa. Engström), so dass ein intakter Atemantrieb vorhanden sein muss. Jede spontane Atembemühung löst einen Gasflow bis zum Erreichen eines eingestellten Druckniveaus aus. Sonderformen sind PPS („proportional pressure support"), bei der die Druckunterstützung des Respirators proportional zur Atemarbeit des Patienten (geringe Inspirationsbemühung niedrige Druckunterstützung und umgekehrt) sowie VSV („volume support ventilation"), bei der durch eine Anpassung der Druckunterstützung eine Mindestventilation garantiert wird. Der klinische Stellenwert dieser Sonderformen ist noch unklar, das klassische PSV/ASB gilt neben dem täglichen Spontanatmungsversuch als effektivstes Verfahren, Patienten vom Respirator abzutrainieren.

Das den Beatmungsformen zugrunde liegende **Beatmungsmuster** wird durch zahlreiche Einstellgrößen definiert, um einen optimalen Gasaustausch zu gewährleisten. Analog der Kausaleinteilung der respiratorischen Insuffizienz steuern die Parameter V_T, PIP und AF das Ventilationsvolumen und damit den p_aCO_2 sowie die F_IO_2, das Verhältnis von Inspiration und Exspiration (I/E-Verhältnis) und der PEEP als Oxygenierungsparameter den p_aO_2. Dabei beeinflusst die F_IO_2 die Partialdruckdifferenz und das I/E-Verhältnis die Inspirationsdauer und somit die Kontaktzeit bei der Diffusion an der alveolokapilläre Membran sowie der PEEP die FRC und damit die Gasaustauschfläche. Die Verlängerung der Inspirationszeit über 50 % des Atemzyklus wird als umgekehrtem Atemzeitverhältnis („inverse ratio ventilation", IRV) bezeichnet. Ein physiologischer Gasaustausch darf aber nicht mit dem Risiko eines beatmungsinduzierten Lungenschadens erzwungen werden. Eine lungenprotektive Beatmung und eine schnellstmögliche Entwöhnung vom Respirator müssen immer angestrebt werden.

Für die differenzialtherapeutischen Anwendungen der dargestellten verschiedenen Beatmungsformen verweisen wir auf intensivmedizinische Lehrbücher. In der Praxis kommen der Unterstützung der Spontanatmung mit CPAP mit Druckunterstützung (PSV/ASB) sowie einer kontrollierten Beatmungsform die größte Bedeutung (CMV/CPPV) zu. In ◘ Abb. 83.11 ist ein von den Autoren empfohlenes Vorgehen zur **Respiratoreinstellung** bei Übernahme eines beatmeten Patienten dargestellt. Bei vorliegenden spontanen Atembemühungen und nach Ausschluss einer Oxygenierungsstörung ist eine assistierte Atemunterstützung mit CPAP und Druckunterstützung angezeigt. Für die im Verlauf schrittweise zu senkenden Höhne der beiden Druckniveaus können als Faustregel 10 + 10, 8 + 8 und 6 + 6 cmH$_2$O empfohlen werden (◘ Abb. 83.11). Bei noch unzureichender Kraft der Atemmuskulatur und konsekutivem CO$_2$-Anstieg kann die Druckunterstützung gesteigert werden. Liegen keine Kontraindikationen für eine Hyperkapnie vor, sollte ein p_aCO_2 bis 60 mmHg toleriert werden, um den Atemantrieb zu steigern. Hat der Patient dennoch eine zu geringe eigene Atemfrequenz, kann vorübergehend eine SIMV-Frequenz zur Sicherheit eingestellt werden. Ein möglicher ursächlicher Opiatüberhang muss ausgeschlossen werden.

Bei fehlender Spontanatmung oder bei Vorliegen einer Oxygenierungsstörung ist bis zur Beseitigung der Ursachen der Patient kontrolliert zu beatmen. Dabei sollte das V_T nicht über 6–8 ml/kg Idealgewicht eingestellt werden. Um das notwendige AMV für eine Normokapnie zu erreichen, ist besser eine über dem physiologischen Bereich liegende Atemfrequenz zu wählen. Bei den druckkontrollierten Beatmungsformen muss des V_T indirekt durch die inspiratorische Druckamplitude eingestellt werden. Eine Verbesserung der Atemmechanik kann neben der Wahl einer Beatmungsform mit dezeleriertem Flow (s. oben) und der optimalen inspiratorischen Applikationszeit erreicht werden. Dafür ist die Inspirationszeit bzw. das I/E-Verhältnis so zu wählen, dass am Ende der Inspiration der Flow den Nullpunkt durchläuft. Der PEEP und der F_IO_2 sind dem Oxygenierungserfolg anzupassen (◘ Abb. 83.11). Wir empfehlen initial immer einen PEEP von mindestens 10 cmH$_2$O und bei Verdacht auf ein akutes Lungenversagen einen F_IO_2 von 1. Unter diesen standardisierten Bedingungen kann mit einer Blutgasanalyse (BGA) entsprechend der gültigen Definition der Schweregrad des Lungenversagens erfasst werden.

> Jeder beatmete Patient bedarf einer kontinuierlichen Überwachung der Lungen- und Herzkreislauffunktion. Das anästhesiologische und intensivmedizinische Basismonitoring sind neben der selbstverständlich klinischen Untersuchung EKG, Pulsoxymetrie, exspiratorische Kapnometrie, Blutgasanalysen, manuelle oder invasive Blutdruckmessung sowie die Beatmungsparameter, wobei besonders die oben beschriebenen Freiheitsgrade durch Alarmgrenzen limitiert werden müssen.

83.2.7 Beatmung bei ALI und ARDS

Das klinische Bild eines Patienten im ALI/ARDS wird entsprechend der Definition durch eine Hypoxie infolge des intrapulmonalen Shunts bestimmt. Weiterhin liegt eine zunehmende Verringerung der Compliance vor, so dass sich ohne Überschreitung der Druckgrenzen (≤35 mbar) nur kleine Tidalvolumina („baby lung") ventilieren lassen. Die Problematik der Beatmung eines ALI/ARDS-Patienten ergibt sich aus dem oben dargestellten inhomogenen Schädigungsmuster des Lungenparenchyms. Die druckkontrollierten Beatmungsformen sind die Methoden der Wahl (PCV, BIPAP), dabei kann durch eine Verlängerung der Inspirationszeit (IRV, APRV; s. unten) der Spitzendruck gesenkt werden. Eine signifikante Senkung der Sterblichkeit wurde mit der Reduktion der Tidalvolumina auf ≤6 ml/kg KG („low tidal volume ventilation", LTV) erreicht (Empfehlungsgrad A). Die Ursache liegt in der Reduktion der ventralen Überblähung mit Baro- und Volutrauma sowie weiterer Mediatoraktivierung. Der infolge der resultierenden Hypoventilation ansteigende pCO$_2$ (**permissive Hyperkapnie**) kann bis zu einem pH-Wert von ≥7,2 toleriert werden (Kontraindikation: Hirndruckerhöhung).

Zur Verhinderung des zunehmenden Alveolarkollapses mit weiterem FRC-Verlust sowie zur Minimierung

83.2.8 Weaning

Obwohl die maschinelle Beatmung bei respiratorischer Insuffizienz das Überleben sichert, kann sie selbst zu negativen Auswirkungen und Komplikationen führen (▶ Abschn. 83.1.3), so dass sie so früh wie möglich beendet werden sollte. Während nach einer invasiven Beatmung für eine Intubationsnarkose oder einer kurzzeitigen postoperativen Nachbeatmung die Extubation in der Regel problemlos gelingt, bedarf es bei Intensivpatienten mit Langzeitbeatmung (oft schon nach 24 h maschineller Beatmung) einer strukturierten Entwöhnungsphase von der künstlichen Beatmung (Weaning).

> Dabei beginnt die Planung des Weanings bereits nach der Intubation und während der Behandlung und Beseitigung der Ursachen der Beatmungspflicht durch eine entsprechende Präparatewahl und -dosisanpassung der Analgosedierung (▶ Kap. 77) sowie durch Beatmungsmodi mit einer schrittweisen Reduktion der Übernahme der Atemarbeit bis hin zur vollständigen Spontanatmung des Patienten (◘ Abb. 83.5).

Diese Entwöhnungsphase kann bis zu 40 % der gesamten Beatmungsdauer beanspruchen. Sobald die Gründe und Indikationen für die invasiven maschinelle Beatmung beseitigt sind und stabile hämodynamische und metabolische Verhältnisse vorliegen, sollten mindestens einmal pro Tag anhand definierter Kriterien die Voraussetzungen für ein erfolgreiches Weaning und damit für einen Spontanatmungsversuch („spontaneous breathing trial"/SBT) geprüft werden. Die Weaningphase kann und sollte bei der absoluten Mehrzahl der Patienten standardisiert anhand von **Weaningprotokollen** erfolgen (◘ Abb. 83.12). Die zu prüfenden Kriterien dienen der Einschätzung ausreichender Schutzreflexe und der Fähigkeit die notwendige Atemarbeit wieder selbst leisten zu können. Ist der Patient nicht in der Lage, die Atemarbeit selbst aufzubringen, entwickeln sich oft die Kombination aus Tachypnoe und zu geringen Atemzugvolumina. Besonders bei schwierig zu entwöhnenden Patienten wird das Vorgehen aber auch vom individuellen Verlauf sowie der Beurteilung der Koordination der Atemmuskulatur (keine „Schaukelatmung") und vegetativer Reaktionen (keine Stressreaktion mit Blutdruck- und Herzfrequenzanstieg) bestimmt werden.

Hinsichtlich der Erfolgsraten, ob der SBT über ein traditionelles T-Stück oder mit einer geringen Druckunterstützung (6–7 cm H_2O zur Tubuskompensation) oder nur mit einer „feuchten Nase" erfolgen sollte, gibt es bisher noch keine eindeutigen Präferenzen. Entscheidend ist die rechtzeitige Erkennung der **Extubationsfähigkeit**. Das Weaning und die Extubation sollten dabei unter optimalen

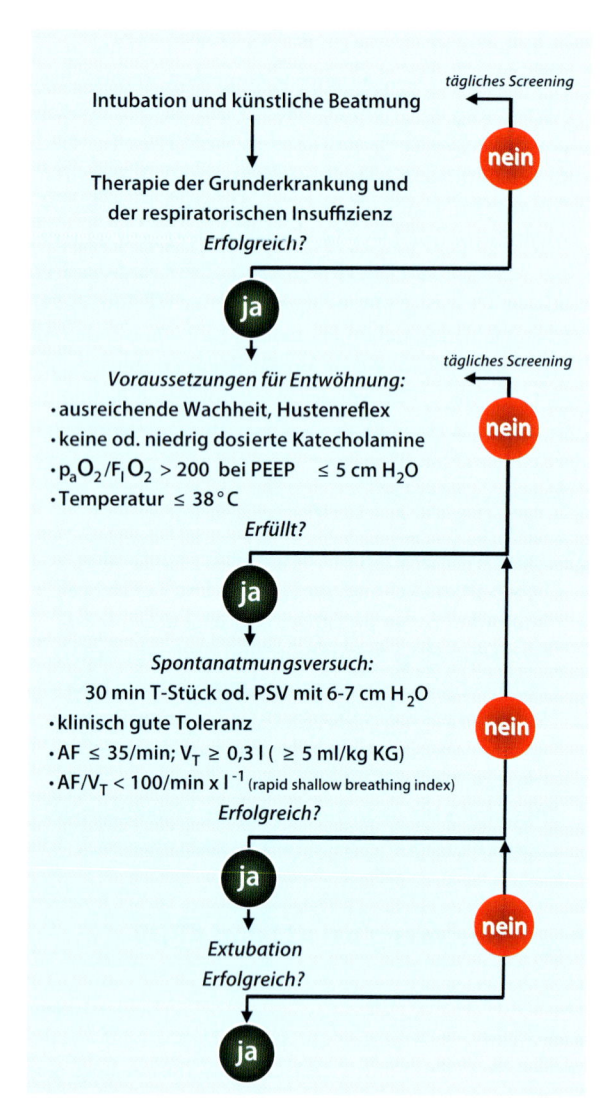

◘ Abb. 83.12 Ablauf des Weanings

der Scherkräfte sind höhere PEEP-Level (15–20 mbar) notwendig. Diese hohen PEEP-Level müssen titriert werden. Eine Wiederbelüftung („recruitment") der dorsalen kollabierten Alveolarkompartimente kann schrittweise durch intermittierende Bauchlage (Schwerkraftumkehr) oder spontane Atembemühungen auf einem hohen CPAP-Niveau (BIPAP mit verlängertem hohem CPAP-Niveau; „airway pressure release ventilation", APRV) oder bei ausgewählten Patienten schnell durch ein Rekrutierungsmanöver erfolgen. Auf der Grundlage des Gesetzes von Laplace (s. oben) kann durch eine entsprechend überwachte kurzfristige Anhebung des Spitzendrucks mit gleichzeitiger PEEP-Erhöhung schlagartig eine Verbesserung der Oxygenierung und Compliance als Zeichen einer alveolären Rekrutierung erreicht werden (Open Lung Konzept: „open up the lung and keep the lung open").

Bedingungen erfolgen, die jede Erhöhung der Atemarbeit zu vermeiden. Eine Unterstützung der Spontanatmung nach Extubation durch NIV kann in der initial kritischen Phase die Atemarbeit für den Patienten reduzieren. Ein gescheiterter Weaningversuch mit notwendiger Reintubation kann mit einem deutlichen Letalitätsrisiko belastet sein. Daher hat sich bei Vorliegen entsprechender Prädiktoren die Durchführung einer frühen Tracheotomie (bis zum 7. Beatmungstag) auf vielen Intensivstationen etabliert. Bisher konnte dadurch nur eine Verkürzung der Beatmungs- und Behandlungsdauer, aber keine Senkung der Pneumonierate oder Mortalität nachgewiesen werden. Ca. 20 % aller langzeitbeatmeten Patienten lassen sich nur schwierig vom Respirator entwöhnen. In einigen Fällen gelingt das Weaning nur in einem spezialisierten Entwöhnungszentrum und ein Teil der maschinell beatmeten Patienten bleibt auf eine dauerhafte außerklinische Beatmung in häuslicher Umgebung angewiesen.

Literatur

Hintzenstern U von, Bein T (2007) Praxisbuch Beatmung, 4. Aufl. Urban & Fischer, München Jena

Larsen R, Ziegenfuß T (2009) Beatmung – Grundlagen und Praxis, 4. Aufl. Springer, Berlin Heidelberg New York Tokyo

Oczenski W (2008) Atmen – Atemhilfen, 8. Aufl. Thieme, Stuttgart New York

Reske A, Schreiter D (2007) Special situations for ventilatory support in blunt thoracic trauma. In: Papadakos PJ, Lachmann B (eds) Mechanical Ventilation: Clinical Applications and Pathophysiology. Sanders Elsevier, pp 376–386

Herz-Kreislauf-Insuffizienz

Th. Bein

84.1 Ätiologie und Pathophysiologie des Schocksyndroms

Die initiale Stabilisierung eines Patienten nach Aufnahme auf die Intensivstation im Gefolge eines Trauma, einer intestinalen Blutung oder einer akuten myokardialen Schädigung ist eine häufige, zumeist angekündigte Maßnahme und darf als „Routine" gelten, während sich ein akutes Schocksyndrom bei einem Patienten im intensivmedizinischen „steady state" zwar selten ereignet, aber durch Heftigkeit und plötzliches Auftreten bedrohlich werden kann. Das Schocksyndrom ist charakterisiert als globales komplexes Kreislaufversagen mit einem gravierenden Missverhältnis zwischen aktuellem Herzzeitvolumen und dem Durchströmungsbedarf der Organe.

Als Ursachen für eine akute Schocksymptomatik eines kritisch kranken Patienten müssen erwogen werden:
- (Gefäß-)Blutung nach operativem Eingriff
- Anaphylaktisch/immunologische Reaktion (z. B. neues Antibiotikum, Bluttransfusion)
- Akutes septisches/inflammatorisches Syndrom
- Myokardiale Dekompensation
- Akute Herzrhythmusstörung (z. B. Kammertachykardie, Vorhofflimmern)
- Akute Lungenembolie

Die Manifestation eines Schocksyndroms ist daher abhängig von der verursachenden Ätiologie; hieraus ergeben sich auch unterschiedliche Therapiestrategien. Dennoch besteht bei akuter Kreislaufinstabilität ungeachtet der Genese die Notwendigkeit eines „gemeinsamen", zügig durchzuführenden Basismanagements.

> Das Schocksyndrom beim Intensivpatienten ist charakterisiert als akutes gravierendes Missverhältnis zwischen Herzzeitvolumen und Perfusionsbedarf der Organe, ausgelöst durch unterschiedliche Mechanismen. Entscheidend für die erfolgreiche Behandlung ist die rasche Durchführung einer überlegten Strategie, wobei unter Anwendung geeigneter Monitoringverfahren zügig und adäquat gehandelt werden muss.

84.2 Basismaßnahmen

Jeder Intensivpatient benötigt mindestens einen sicheren, gut fixierten intravenösen Zugang mit ausreichendem Lumen (18 G oder größer). Bei kritischer Erkrankung oder akuter Kreislaufinstabilität ist zusätzlich ein zentralvenöser Katheter mit mehreren Lumen erforderlich. Hierdurch ist neben der simultanen Applikation mehrerer Volumenersatzmittel (z. B. Bluttransfusion und kristalloide Lösung) die kontinuierliche Zufuhr von vasoaktiven Substanzen (Katecholaminen) mittels Medikamentpumpe gewährleistet. Darüber hinaus stellt die „invasive" kontinuierliche Blutdruckmessung via Kanülierung der A. radialis oder A. femoralis ein unverzichtbares Basismonitoring dar, welches zudem die Entnahme wiederholter Blutgasanalysen zur Therapiekontrolle erlaubt. Die unverzügliche Flach- oder Tieflagerung des Oberkörpers (Ausnahme: Hinweis auf kardiogenen Schock) gehört ebenfalls zu den frühen Basismaßnahmen.

> Neben der Sicherstellung großlumiger Gefäßzugange und der Kontrolle des Gasaustausches gehört die Oberkörperflach- oder -tieflagerung zu den Basismaßnahmen beim Schock (Abb. 84.1). Bei Verdacht auf kardiogenen Schock ist diese Lagerungsmaßnahme allerdings kontraindiziert. Bei den klinischen Zeichen für ein myokardiales Pumpversagen (Venenstauung, Fehlen der „klassischen" Hypovolämiezeichen) sollte eine leichte Oberkörperhochlagerung durchgeführt werden.

84.3 Erweitertes Monitoring zur speziellen Schocktherapie

Sowohl im Rahmen der speziellen Diagnostik als auch zur gezielten Therapie können die dargestellten orientierenden Diagnostikverfahren nicht ausreichend sein. Für ein gezieltes Management des Schocksyndroms sind in den letzten Jahren zahlreiche invasive und „semi-invasive" Monitoringverfahren entwickelt worden, welche zur Übersicht mit kritischer Bewertung in Tab. 84.1 dargestellt werden.

Die Auswahl und der Einsatz der erwähnten Verfahren obliegen dem Kenntnisstand und der klinischen Routine des Anwenders. Die **ScvO2** hat sich als einfach erhebbares

84.3 · Erweitertes Monitoring zur speziellen Schocktherapie

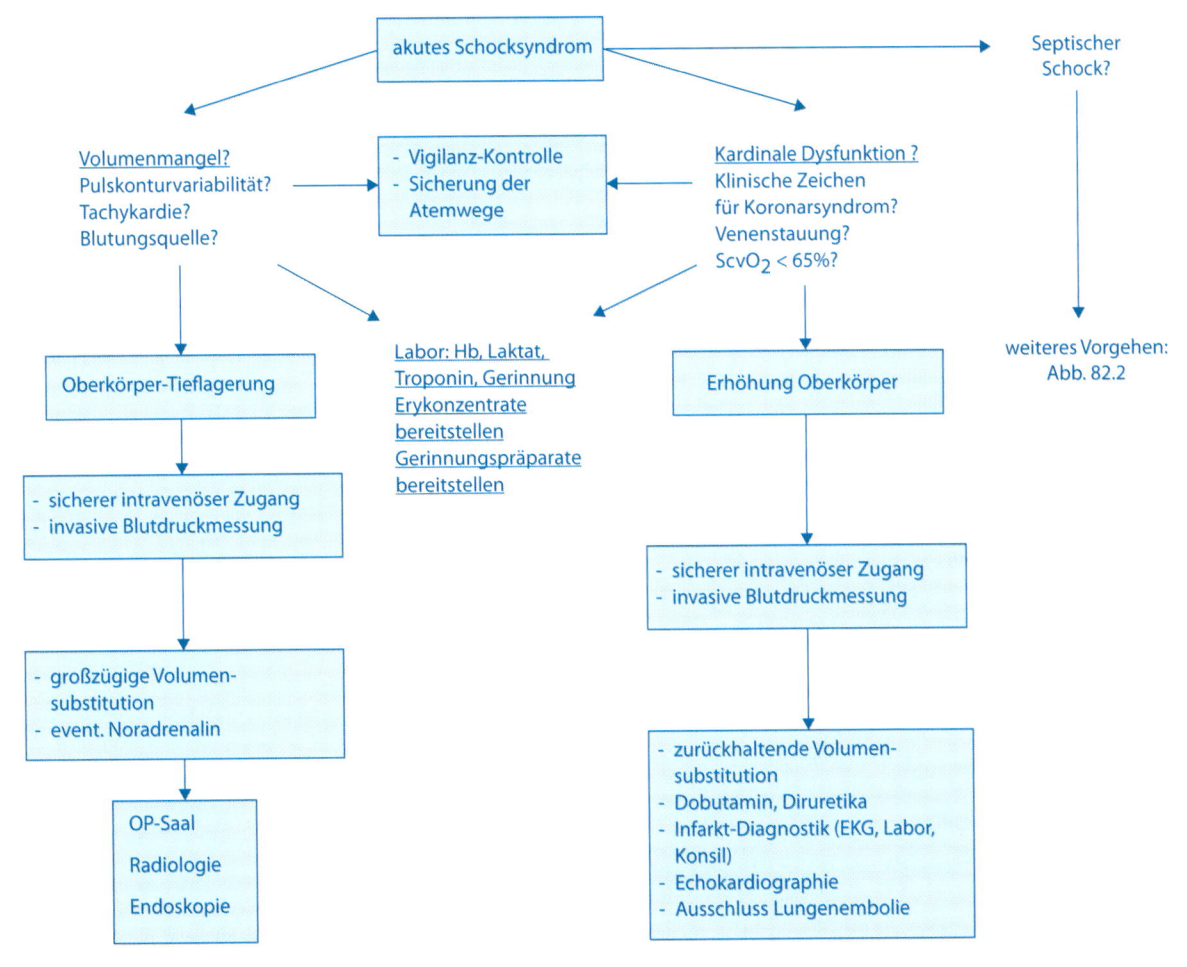

Abb. 84.1 Algorithmus: akutes Schocksyndrom auf der Intensivstation

Tab. 84.1 Etablierte Verfahren zur Erfassung hämodynamischer Parameter bei kardiovaskulärer Instabilität

Verfahren	Erfasste Zielgrößen	Kommentar
Zentralvenöser Druck (ZVD)	ZVD	Korrelation mit Volumenstatus umstritten, nur sehr niedrige Werte zur Hypovolämie-Diagnostik geeignet
Pulmonaliskatheter	CI, PAP, SVI, PAOP	Historischer „golden standard" einer invasiven Messmethode, hohe Komplikationsrate. Wird derzeit nur noch bei pulmonaler Hypertonie empfohlen
Pulskontur-Herzzeitvolumen (PiCCO)	CI, SVI, ITBV, EVLW	Etabliertes „semi-invasives Verfahren zur Therapiesteuerung
Zentralvenöse O_2-Sättigung (ScvO$_2$)	ScvO$_2$	Orientierend geeignet zur Einschätzung der kardialen Leistung
Schlagvolumen-Variabilität	Zyklische Veränderung der Pulskontur während mechanischer Beatmung (Inspiration)	Setzt intrathorakale Druckschwankungen (positive Druckbeatmung) mit Pulskontur in Verbindung: Hinweis auf Hypovolämie

ZVD zentraler Venedruck, *CI* Herzzeitvolumen, *PAP* pulmonalarterieller Druck, *SVI* Schlagvolumenindex, *PAOP* pulmonalkapillärer Verschlussdruck, *ITBV* intrathorakales Blutvolumen, *EVLW* extravasales Lungenwasser

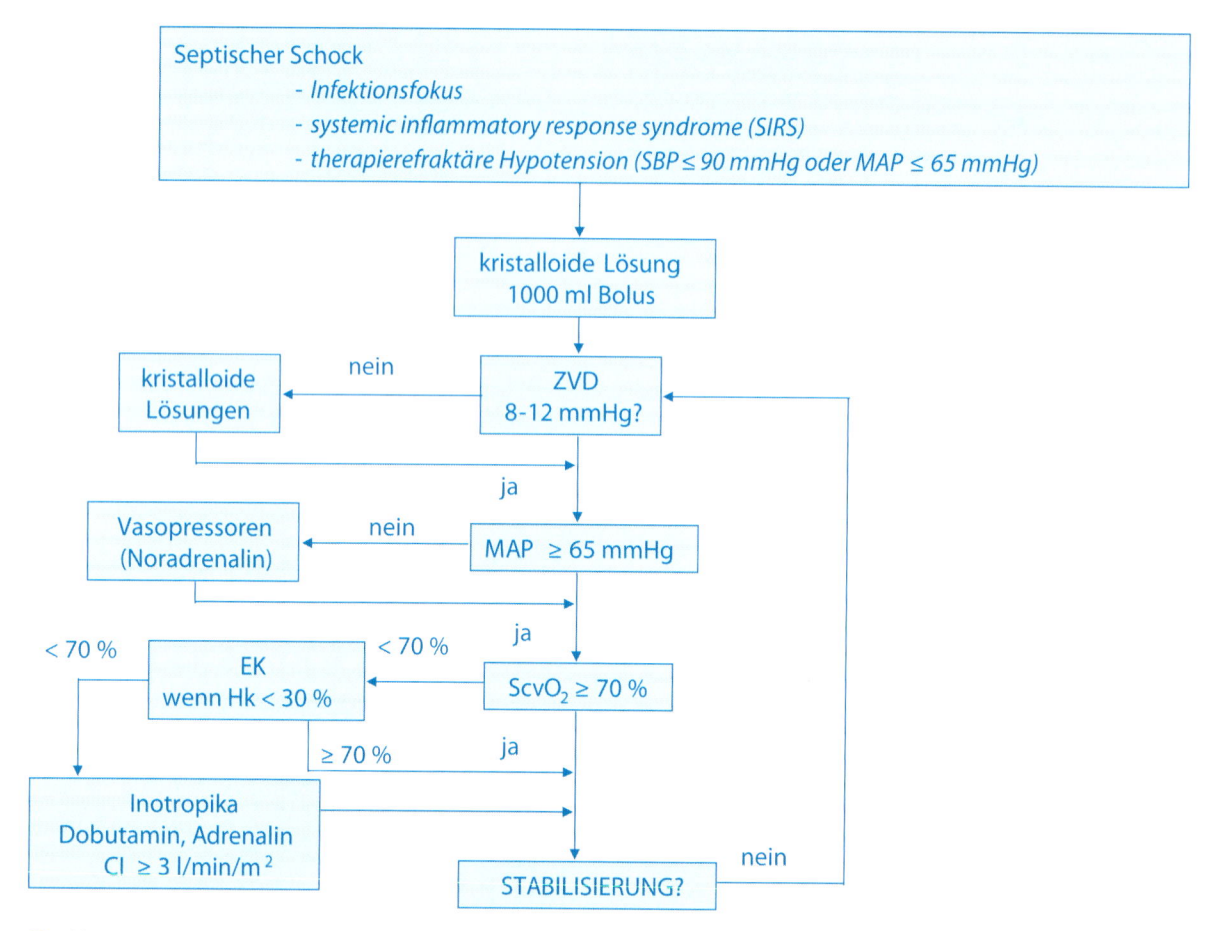

```
┌─────────────────────────────────────────────┐
│ Septischer Schock                           │
│    - Infektionsfokus                        │
│    - systemic inflammatory response syndrome (SIRS) │
│    - therapierefraktäre Hypotension (SBP ≤ 90 mmHg oder MAP ≤ 65 mmHg) │
└─────────────────────────────────────────────┘
                      ↓
           ┌──────────────────────┐
           │ kristalloide Lösung  │
           │     1000 ml Bolus    │
           └──────────────────────┘
                      ↓
  ┌──────────────┐  nein  ┌──────────────┐
  │ kristalloide │ ←───── │   ZVD        │
  │ Lösungen     │        │ 8-12 mmHg?   │
  └──────────────┘        └──────────────┘
                              ↓ ja
  ┌──────────────┐  nein  ┌──────────────┐
  │ Vasopressoren│ ←───── │ MAP ≥ 65 mmHg│
  │ (Noradrenalin)│       └──────────────┘
  └──────────────┘             ↓ ja
   <70%         <70%  ┌──────────────┐
  ┌──────────┐ ←───── │ ScvO₂ ≥ 70 % │
  │    EK    │        └──────────────┘
  │wenn Hk<30%│            ↓ ja
  └──────────┘         ≥70%
  ┌──────────────┐    ┌──────────────┐  nein
  │ Inotropika   │    │STABILISIERUNG?│ ────→
  │Dobutamin,    │    └──────────────┘
  │Adrenalin     │
  │CI ≥ 3 l/min/m²│
  └──────────────┘
```

○ **Abb. 84.2** Therapiealgorithmus zur Behandlung des septischen Schocks. *SBP* systolischer Blutdruck, *MAP* mittlerer arterieller Blutdruck, *ZVD* zentraler Venendruck, *ScvO₂* zentralvenöse Sauerstoffsättigung, *EK* Erythrozytenkonzentrat, *Hk* Hämatokrit, *CI* Herzzeitvolumen. (Mod. nach Zanotti Cavazzoni)

Kriterium zur Beurteilung der kardialen Leistung bewährt (Zielwert ≥70 %) und spielt auch in „goal directed algorithms" eine Rolle (○ Abb. 84.2). Die **Schlagvolumen-Variabilität** kann sowohl im Operationssaal als auch auf der Intensivstation einen ersten orientierenden Hinweis auf eine gravierende Hypovolämie anhand sichtbarer Schwankungen der arteriellen Druckkurve geben, welche im Beatmungsrhythmus ausgelöst werden („swinging artery"). Die **PiCCO-Methode** dürfte wegen ihres „semi-invasiven" Vorgehens und wegen des Spektrums an erhebbaren Parametern zu dem am häufigsten verwendeten Monitoringverfahren zählen.

84.4 Spezielle Schocktherapie

Ein **Schock durch Volumenmangel** oder durch akuten Blutverlust (hämorrhagischer Schock) tritt beim Intensivpatienten typischerweise entweder durch eine intraluminale Blutung (z. B. Ulkusblutung) oder durch eine akute Gefäßläsion (z. B. „Arrosionsblutung", Insuffizienz einer Gefäßanastomose) auf. Hier haben die zügige Volumensubstitution und die rasche Identifikation und (operative) Revision der Blutungsquelle höchste Priorität. Zusätzlich kann zur Aufrechterhaltung der Organperfusion die kontinuierliche Vasopressorenapplikation sinnvoll sein, allerdings dürfen Katecholamine nicht die Volumengabe ersetzen, sondern allenfalls die Zeit bis zum Eintreten einer stabilisierenden Wirkung überbrücken. Zu diesem Zweck ist eine vorbereitete Noradrenalin-Infusion über Perfusorpumpe „getriggert" zu infundieren (Ziel: mittlerer arterieller Druck ≥70 mmHg). Zeitgleich müssen rasch Erythrozytenkonzentrate und Fresh-frozen-Plasma bereitgestellt und bei Persistieren der Blutung oder bei Anämie (Hb<7 g/dl) infundiert werden.

> Beim Schocksyndrom durch akute Blutung hat die großzügige Volumengabe und Erythrozytentransfusion absoluten Vorrang. Die Katecholamintherapie mit Noradrenalin kann ergänzend sinnvoll sein, sie darf aber keinesfalls die Volumengabe ersetzen.

Tab. 84.2 Profil der klinisch bedeutenden Katecholamine

Substanz	Dosis	Effekt	Kommentar
Noradrenalin	0,1–0,3 µg/kg/min	α-$β_1$-Stimulation	Effektive Vasokonstriktion Herzminutenvolumen ≈ Herzfrequenz ≈
Dobutamin	5–15 µg/kg/min (niedrige Dosis)	$β_1$-$β_2$-α-Stimulation	Herzminutenvolumen ↑
	>15 µg/kg/min (hohe Dosis)	$β_1$-$β_2$-Stimulation	Herzfrequenz ↑ Systemischer Widerstand ↑
Adrenalin	0,01–0,03 µg/kg/min	$β_1$-$β_2$-α-Stimulation	Herzminutenvolumen ↑↑ Herzfrequenz ↑

Sofern als Auslöser eines **Schocksyndroms eine allergisch/anaphylaktische Ursache** anzunehmen ist, muss ebenfalls umgehend eine ausgiebige Volumentherapie erfolgen. Häufigste Auslöser sind Antibiotika, eiweißhaltige Lösungen (z. B. Albumin, Antithrombin III, Gerinnungsfaktoren) und bestimmte Medikamente (z. B. Aprotinin, derzeit in Deutschland nicht zugelassen). Bei dieser Schockform allerdings ist der gleichzeitige Einsatz von Katecholaminen sinnvoll, da eine mediatorenvermittelte, generalisierte Vasodilatation vorliegt. In diesem Falle kommen daher Katecholamine (Noradrenalin) mit überwiegender α-Rezeptoren-Wirkung (Vasokonstriktion) in Betracht (◘ Tab. 84.2). In besonders schweren Fällen eines anaphylaktischen Schocks ist die Kombination von Noradrenalin mit Adrenalin ($β_1$-Stimulation = positive Inotropie) sinnvoll. Die Bedeutung von Dopamin hat in den letzten Jahren erheblich abgenommen, es wird derzeit zum Routineeinsatz nicht mehr empfohlen.

Beim **septischen Schock** liegt eine ausgeprägte, generelle, toxinvermittelte „Lähmung" des Tonus des Gefäßsystems mit Kreislaufversagen vor. Patienten im septischen Schock benötigen eine erhebliche Volumenzufuhr. Da gleichzeitig aber ein schweres kapilläres Leck („Capillary-leak"-Syndrom) mit Neigung zum Flüssigkeitsaustritt und massiver Gewebeeinlagerung (Lunge, Weichteile) besteht, ist die adäquate „balancierte" Volumentherapie schwierig. Ein aktuell empfohlenes zielgerichtetes Vorgehen ist in ◘ Abb. 84.2 dargestellt. In der Regel benötigen solche Patienten ein invasives hämodynamisches Monitoring (z. B. Rechtsherz-, „Pulmonaliskatheter" oder PiCCO) zur Steuerung der Flüssigkeits- und Katecholamintherapie. Letztere sollte in einer Kombination aus Noradrenalin und Dobutamin durchgeführt werden. Darüber hinaus wird im septischen Schock die „suprapyhsiologische" Substitution von Kortisol (Hydrokortison: Bolus 100 mg, dann 10 mg/h) empfohlen. In mehreren Studien konnte durch Infusion von Hydrokortison eine rasche hämodynamische Stabilisierung im initial therapierefraktären septischen Schock beobachtet werden. In neueren Studien wurde der Einsatz von Vasopressin beim septischen Schock untersucht und kritisch diskutiert. Als Resultat wurde ein positiver Effekt nur bei solchen Patienten gesehen, welche bereits unter Noradrenalin einen persistierenden Schock aufwiesen und durch die zusätzliche Kombination einer niedrig-dosierten kontinuierlichen Vasopression-Infusion (5 µg/min) verbessert werden konnten.

Ein **akutes Schocksyndrom**, ausgelöst durch myokardiales Versagen oder durch Herzrhythmusstörungen, bedarf einer anderen Herangehensweise als der für die anderen Schockformen beschriebenen Strategie: Beim kardiogenen Schock würde eine großzügige Volumengabe zur weiteren Verschlechterung führen, da die eingeschränkte Pumpleistung des Herzens durch Volumenüberladung und „diastolisches Versagen" kritisch herabgesetzt wird. Der Einsatz von Katecholaminen mit positiv-inotroper Wirkung hat hier oberste Priorität. In diesen Fällen ist Dobutamin in moderater Dosierung besonders geeignet, da die überwiegende Wirkung auf einer Steigerung der myokardialen Pumpleistung beruht ohne wesentliche, unerwünschte Auswirkungen auf den Herzrhythmus oder den peripheren Widerstand. In den letzten Jahren wurden positive Studienergebnisse durch Verwendung des Kalzium-Sensitizers Levosimendan (12,5 mg als kontinuierliche Infusion über 24 h) publiziert, der routinemäßige Einsatz wird aber derzeit noch nicht empfohlen. Der Verdacht auf eine Lungenembolie erfordert rasches Handeln: bei typischer EKG- und Laborkonstellation sowie Hinweisen auf eine akute Rechtsherzbelastung muss unter erweiterter Diagnostik (Bildgebung!) die zügige Lysetherapie erfolgen.

◘ Tab. 84.3 fasst noch einmal die speziellen Maßnahmen beim Schocksyndrom zusammen.

> **Bei schwerer Anaphylaxie und beim septischen Schock ist die simultane Therapie mittels Volumengabe und Katecholamininfusion notwendig. In schweren Fällen muss diese Therapiestrategie mit Hilfe eines „invasiven" hämodynamischen Monitorings gesteuert werden, da auch eine**

Tab. 84.3 Spezielle Therapiemaßnahmen beim Schocksyndrom

Schockform	Großzügige Volumengabe	Katecholamintherapie	Diuretika	Spezielle Pharmaka
Hämorrhagisch	++	+	–	–
Anaphylaktisch	++	++	–	++ Kortison
Septisch	++	++	+	+ Hydrokortison
Kardiogen	–	++	+	Levosimendan?
Verdacht auf Lungenembolie	–	+	–	++ Lyse

„Überinfusion" wegen des Kapillarlecks potenziell bedrohlich ist (Lungenödem, Darmschwellung).

84.5 Volumenersatztherapie

Zur Volumenersatztherapie eignen sich kristalloide Lösungen, kolloidale Lösungen oder Humanalbumin. Erythrozytenkonzentrate oder Fresh-frozen-Plasma stellen keine Volumenersatzmittel dar, sondern sind „Gewebebestandteile", die besondere (potenziell lebensbedrohliche!) Komplikationen hervorrufen können und einer strengen Indikationsstellung unterliegen. Kristalloide Lösungen weisen nahezu keine Nebenwirkungen auf und haben nur einen kurzfristigen Volumeneffekt. Künstliche Kolloide (Hydroxyäthylstärke, Gelatine) weisen einen guten und lange anhaltenden Volumeneffekt mit Steigerung des kolloidosmotischen Drucks auf. Allerdings kann die Applikation von Kolloiden in hoher Dosierung zur Interferenz mit dem plasmatischen Gerinnungssystem und zu weiteren Einschränkungen der Leber- sowie Nierenfunktion führen. Neuere Daten weisen darauf hin, dass die Verwendung von Hydroxyäthylstärke (HES) in der Sepsis gegenüber Kristalloiden zu einer erhöhten Inzidenz von Nierenversagen und Gerinnungsstörungen führt und somit zur Letalität beiträgt. Die aktuellen Sepsis-Leitlinien empfehlen daher, auf HES im Rahmen einer Sepsis zu verzichten. Im Schocksyndrom hingegen wird eine kombinierte Zufuhr von kristalloiden und kolloidalen Lösungen empfohlen. Allerdings begünstigte in mehreren Studien die früher häufig geübte Praxis einer massiven, bereits präklinisch begonnenen Zufuhr von kristalloiden und/oder kolloiden Lösungen im hämorrhagischen Schock vermehrt massive Gerinnungsstörungen und beeinflusste das Überleben in negativer Weise.

> Beim akuten Schocksyndrom (Ausnahme: kardiogener Schock) ist die ausreichende Volumenzufuhr sinnvoll, wobei kristalloiden Lösungen gegenüber kolloidalen Lösungen der Vorzug gegeben werden sollte.

Erythrozytenkonzentrate oder Fresh-frozen-Plasma stellen keine Volumenersatzmittel dar, sondern bedürfen einer strengen Indikationsstellung (Anämie, Gerinnungsversagen). Allerdings ist beim Trauma-assoziierten hämorrhagischen Schock die frühzeitige Substitution von Erythrozytenkonzentraten und Gerinnungspräparaten sinnvoll (▶ Kap. 80), wohingegen vor einer unkontrollierten Verabreichung von kristalloiden oder kolloiden Lösungen zu warnen ist.

Literatur

Ertmeier C, Kampmeier T, Rehberg S, Lange M (2011) Fluid resuscitation in multiple trauma patients. Curr Opin Anesth 24:202–208

Zanotti Cavazzoni SL, Dellinger RP (2006) Hemodynamic optimization of sepsis-induced tissue hypoperfusion. Crit Care 10 (Suppl 3): S2

Niereninsuffizienz und Nierenersatztherapie

J. Hoffmann

85.1 Akutes Nierenversagen

85.1.1 Definition

Das akute Nierenversagen (ANV) ist definiert als die rasche, akut einsetzende Verschlechterung der Nierenfunktion (bis zum Ausfall der Organfunktion) mit in der Folge eines Anstiegs der harnpflichtigen Substanzen. Man unterscheidet zwischen **polyurischem Nierenversagen** (1/3 der Fälle), bei dem die Ausscheidung bis zu 20 l betragen kann und trotzdem die Ausscheidung harnpflichtiger Substanzen insuffizient ist, und der **oligurischen Form** (rund 2/3 der Fälle).

Die Ausscheidungsmenge über 24 h definiert die Form des akuten Nierenversagens:
- Eine **Oligurie** ist definiert als Ausscheidungsmenge von weniger als **500 ml/24 h.**
- Eine **Anurie** liegt bei einer Ausscheidung von **<100 ml/24 h** vor.

Bemerkenswert und extrem wichtig für die Klinik ist, dass trotz nur gering erhöhter Kreatininkonzentrationen bzw. Harnstoffkonzentrationen eine erhebliche Einschränkung der Nierenfunktion möglich ist, insbesondere, wenn beim kritisch kranken Intensivpatienten eine massive Abnahme der Muskelmasse vorliegt.

> ❗ Bei einer Kreatininkonzentration von 2 mg/dl ist das Glomerulusfiltrat bereits um ca. 50 % reduziert.

Ein Anstieg des Serumharnstoffs ist ein Maß für den Proteinabbau und ist somit bei Katabolie oft erhöht und nicht spezifisch für ein akutes Nierenversagen.

Etwa 5–10 % aller Intensivpatienten erleiden im Verlauf ihrer schweren Grunderkrankung ein akutes Nierenversagen. Die Prognose vom Patienten mit einem akuten Nierenversagen ist ernst; die Gesamtletalität liegt zwischen 50 und 70 %.

85.1.2 Einteilung und Ätiologie

An Ursachen des akuten Nierenversagens unterscheidet man das **prärenale** Nierenversagen, das **intrarenale** Nierenversagen (in der englischen Literatur akute Tubulusnekrose, ATN oder tubuloobstruktives Nierenversagen) und das **postrenale** Nierenversagen, wobei Übergänge insbesondere zwischen prärenalem und intrarenalem Nierenversagen zu beachten sind (◘ Tab. 85.1).

Das eigentliche parenchymatöse Nierenversagen geht mit fassbaren strukturellen Veränderungen überwiegend am Tubulusepithel einher und führt schließlich zu einem Untergang von Tubulusepithelien mit Obstruktion des Tubulus durch sich von der Basalmembran ablösende Epithelien. In 80 % der Fälle handelt es sich um eine ischämische Tubulusnekrose in der Folge einer gestörten Perfusion.

Eine anatomische Abflussbehinderung kann auf verschiedensten Ebenen vorliegen und sehr unterschiedliche Ursachen haben.

85.1.3 Klinische Symptomatik

Bei Patienten mit akutem Nierenversagen fällt zunächst eine Oligo-Anurie oder Polyurie auf. Bei der klinischen Untersuchung finden sich Zeichen der pulmonalen Überwässerung und periphere Ödeme. Es kann eine urämische Perikarditis (häufiger bei chronischer Niereninsuffizienz) auftreten, wobei hier ein Perikardreiben auskultierbar ist, das lauter imponiert als andere Formen der Perikarditis. In der Blutgasanalyse zeigt sich eine metabolische Azidose. Die Lungenstauung sowie Pleuraergüsse können in der Thorax-Röntgenaufnahme verifiziert werden. Teilweise fallen ZNS-Symptome auf (urämische Enzephalopathie), die im Falle von Bewusstseinsänderungen den Ausschluss eines intrazerebralen Hämatoms durch Computertomographie verlangen.

85.1.4 Prophylaxe

Verbesserung der renalen Perfusion

Da es sich beim überwiegenden Teil von ANV um renale Minderperfusionszustände handelt (prärenale Ursache oder intrarenale Ursache), ist das vorrangige Ziel die Stabilisierung der systemischen Hämodynamik. Weitere Maßnahmen sind in ◘ Tab. 85.2 aufgeführt.

Tab. 85.1 Einteilung des Nierenversagens

	Prärenales Nierenversagen	Intrarenales Nierenversagen	Postrenales Nierenversagen
Histopathologie	Renale, tubuläre und glomeruläre Struktur intakt, Funktionsverlust durch verminderte Perfusion bedingt	Obstruktion des Tubulus durch sich von der Basalmembran ablösende Epithelien	Obstruktive Nierenabflussbehinderung mit Dilatation des Nierenbeckenkelchsystems
Ursachen	Abnahme des zirkulierenden Blutvolumens Abnahme der Herzauswurfleistung (MAP↓, systemische Vasodilatation z. B. Sepsis, anaphylaktischer Schock) Renale Vasokonstriktion (zytokinvermittelt) Hepatorenales Syndrom	ATN (ischämisch, toxisch, nach Ischämie-Reperfusion) Makrovaskulär (Vaskulitis, Fettembolien) Mikrovaskulär (rapid progressive Glomerulonephritis, hämolytisch-urämisches Syndrom) Interstitielle Nephritis (allergisch, NSAR, parainfektiös)	Missbildungen, Niere, Harnleiter, Blase Erworbene Abflusshindernisse (z. B. Ureterligatur, Ureterläsion, maligne Tumoren im kleinen Becken) Verstopfte Harnblasenkatheter
Prognose	Reversibel, solange keine strukturellen Schäden am Nierenparenchym entstehen	Die Perfusionsstörung führt zu einem raschen Funktionsverlust der Niere (Hibernation?), die evtl. als eine Art Schutzmechanismus gegen Folgen der Sauerstoffminderversorgung aufzufassen ist. Da Strukturschäden bestehen, ist die Rückkehr zur normalen Nierenfunktion erst nach einem längerem Zeitintervall möglich (Regeneration der Tubulusepithelien nach 3–4 Wochen)	Die akute Störung ist leicht diagnostizierbar und gut reversibel
Häufigkeit	10–50 %	10–50 % z. B. Röntgenkontrastmittel, Rhabdomyolyse, toxisch (Antibiotika, Immunsuppressiva)	<10 % der Fälle

Es muss an dieser Stelle darauf hingewiesen werden, dass das septische akute Nierenversagen nur durch die Beseitigung des septischen Fokus kausal behandelbar ist.

> Bei Auftreten eines perioperativen akuten Nierenversagens im Rahmen einer Infektion muss primär eine Sanierung des Sepsisherds, der für die Toxinämie ursächlich ist, angestrebt werden.

Insbesondere ist zusätzlich eine Dosisanpassung oder Vermeidung von nephrotoxischen Medikamenten vorzunehmen (Antibiotika und Antimykotika: Vancomycin, Aminoglykoside, Amphotericin; Dosisanpassung von Digoxin oder ggf. Umstellung auf Digitoxin; Vermeidung von niedermolekularem Heparin oder Monitoring durch Messung der Anti-Xa-Aktivität). Bei geplanten Kontrastmittelgaben ist zwischen Nutzen und Risiko sorgfältig abzuwägen und ggf. auf nierenschonende Kontrastmittel auszuweichen.

Antiinflammatorische Therapie

Für Glutamin und Selen konnte eine Verbesserung der Nierenfunktion gezeigt werden. So führte Selen bei Gabe über 6 Tage zur Reduktion der Notwendigkeit einer Nierenersatztherapie. Glutamin über 5 Tage reduzierte die Mortalität um 40 % bei septischen Patienten mit ANV. Die strenge Blutzuckerkontrolle mit Insulin beim septischen Krankheitsbild reduzierte bei postoperativen kardiochirurgischen Patienten ebenfalls die Inzidenz des akuten Nierenversagens. Mannit (Radikalenfänger und osmotisches Diuretikum) wird von einigen Autoren zur Prophylaxe bei Rhabdomyolyse sehr stark favorisiert.

85.1.5 Nierenersatztherapie

Indikationen

Die Indikation für den Beginn einer extrakorporalen Therapie bei akutem Nierenversagen ist individuell zu stellen. Oft wird bei kritisch kranken Patienten mit einem Kreatinin >4 mg/dl bzw. einem Serum Harnstoff >200 mg/dl die Indikation gestellt. Bei oligurischem akutem Nierenversagen zwingt oft die Notwendigkeit der Flüssigkeitsbilanzkorrektur (Überwässerung) zum Therapiebeginn. Einige Studien zeigen beim Polytrauma einen Vorteil für eine frühe Durchführung einer Nierenersatztherapie. Auch beim akuten Nierenversagen im Rahmen einer Sepsis ist die frühzeitige Therapie mit einer verbesserten Prognose verbunden, insbesondere wenn hohe Filtratvolumina erzielt werden können.

Tab. 85.2 Medikamentöse Prophylaxe des akuten Nierenversagens

Mechanismus	Medikament, Dosierung
Optimierung der Hämodynamik und des Volumenstatus	Flüssigkeitsgabe (NaCl 0,9 % [cave: hyperchlorämische Azidose] oder Ringer-Laktatlösung 1–2 l) bei Hypovolämie (cave: Hyperkaliämie) ggf. nach ZVD Steigerung des Herzzeitvolumens bei Herzinsuffizienz (Dobutamin, Hochdosis-Dopamin) Einsatz von Vasopressoren, Alphamimetika (Noradrenalin): Noradrenalin führt im septischen Schock zu einer Umverteilung des Blutflusses zu Gunsten der Niere; auch Vasopressinanaloga können den renalen Blutfluss und die glomeruläre Filtrationsrate verbessern
Renale Vasodilatation	Dopamin in Nierendosis ist nicht mehr indiziert; ANP ist ebenfalls nicht indiziert
Verhinderung der Kontrastmittelnephropathie	Die hochdosierte Gabe von ACC (3×600 mg/Tag) verhindert die Kontrastmittelnephropathie bei Kombination mit Flüssigkeitsdurchsatz (umstritten) Theophyllin i.v. verbessert die renale Perfusion und reduziert die Schwere der Nephropathie nach Kontrastmittelgabe (umstritten) Hypotone Kochsalzlösung (0,5 %) wird zur Prophylaxe gegen Kontrastmittelnephropathie empfohlen (2000 ml in Kombination mit ACC)
Aufrechterhaltung der Diurese (Verhinderung des oligurischen akuten Nierenversagens)	Schleifendiuretika: Die Wertigkeit von Schleifendiuretika ist nicht geklärt. Es kann mit Furosemid meist eine Aufrechterhaltung der Diurese erzielt werden (maximal 10 mg/h). In Kombination mit Hydrochlorothiazid (sequenzielle Nephronblockade) ist eine weitere Steigerung der Diurese möglich
Verringerung oder Vermeidung von toxischen Medikamenten	Verringerung der Dosis von nierentoxischen Medikamenten, Reduktion von Hypertensiva bei Hypotonie, Reduktion der Spiegel von Immunsuppressiva (Ciclosporin-A- oder Tacrolimus-Nephropathie)

Ziele der extrakorporalen Nierenersatztherapie bei akutem Nierenversagen
– Elimination von harnpflichtigen Substanzen
– Korrektur des Elektrolythaushalts
– Korrektur der Flüssigkeitsbilanz

Nierenersatzverfahren

Die heute gebräuchlichen Nierenersatzverfahren im Intensivbereich sind vor allem die Hämofiltration und die Hämodialyse bzw. Kombinationen dieser Verfahren.

Hämofiltration Bei der Hämofiltration wird entlang eines hydrostatischen Druckgradienten ähnlich der Primärharngewinnung der menschlichen Niere Plasmawasser durch Filterkapillaren hindurch abgepresst. Konvektiv werden dabei (also im Nebenstrom) im Plasma gelöste Stoffe entfernt. Die Permeabilität der Membran ist unterhalb einer bestimmten Grenze („cut off") weitgehend vom Molekulargewicht unabhängig. Dadurch wird eine plasmaisotone Clearance von Molekülen niedrigen Molekulargewichts erzielt.

Durch die Hämofiltration kann maximal eine plasmaisotone Clearance erreicht werden, die sich bei kleinen Molekülen (<10.000 Da) aus der Filtrationsrate berechnen lässt. Bei einer Filtration von 24 l über 24 h (Filtratvolumen = 1 l/h) lassen sich durch Hämofiltration bei einem Kaliumwert von 6 mmol/l somit maximal 6×24 mmol (= 144 mmol) bei kaliumfreier Substitutionslösung entfernen und pro Stunde nur 6 mmol. Da die Filtrationsrate nicht beliebig steigerbar ist, muss bei schwerer Hyperkaliämie zusätzlich zur Hämofiltration eine Hämodialyse (Mechanismus: Diffusion) erfolgen.

Hämodialyse Bei der Hämodialyse findet der Stofftransport entsprechend des Konzentrationsgradienten zwischen Dialysatkompartiment und Blutkompartiment mittels Diffusion statt, zu kleinen Teilen auch durch Filtration bzw. Osmose. Niedermolekulare Substanzen (Elektrolyte, Harnstoff, Aminosäuren) werden durch Hämodialyse effektiver eliminiert, wohingegen die Entfernung von Mittelmolekülen durch deren schlechtere Diffusion limitiert ist.

> Grundsätzlich stehen kontinuierliche Verfahren den intermittierenden Verfahren gegenüber, wobei beide Verfahren, Hämodialyse und Hämofiltration, kontinuierlich und intermittierend durchgeführt werden können. Routinemäßig wird die Hämodialyse allerdings alle 48 h für 4–6 h, also diskontinuierlich durchgeführt. Die Hämofiltration oder Hämodiafiltration wird meist kontinuierlich durchgeführt.

Bisher ist unklar, ob kontinuierliche Verfahren (CVVH [kontinuierliche venovenöse Hämofiltration] oder CVVHD [kontinuierliche venovenöse Hämodialyse]) den diskontinuierlichen Verfahren (intermittierende Hämodi-

Tab. 85.3 Nierenersatzverfahren beim Intensivpatienten

	Hämofiltration oder Hämodiafiltration*	Hämodialyse
Trenngrenze der Membran („cut off")	Etwa 15–20 kD	Etwa 1 kD
Hämodynamische Stabilität	+	–
Kaliumkorrektur	–	+
ANV mit Leberversagen	+	–
ANV und Hirndruckerhöhung	+	–
Verfahren	Kontinuierliche, venovenöse Hämofiltration Kontinuierliche, venovenöse Hämodialyse Kontinuierliche, venovenöse Hämodiafiltration	Hämodialyse Bikarbonat-Hämodialyse

*Kombination aus Hämodialyse und Hämofiltration

alyse) beim Intensivpatienten überlegen sind. Es gibt allerdings Intensivpatienten bei denen eine intermittierende HD aufgrund von Kreislaufproblemen nicht möglich ist.

☐ Tab. 85.3 gibt einen Überblick über die Vor- und Nachteile und mögliche Einsatzgebiete von kontinuierlichen und intermittierenden Nierenersatzverfahren beim chirurgischen Intensivpatienten.

Das Prinzip der Hämofiltration besteht darin, dass das Blut durch den Filter in das Ultrafiltrat Kompartiment gepresst wird. Die Filtrationsfraktion ist abhängig vom hydrostatischen Druckgradienten. Bei der Dialyse wird im Gegenstrom zur Blutflussrichtung das Dialysat gepumpt und es findet über die Membran eine Diffusion statt (☐ Abb. 85.1).

Die Vorteile der kontinuierlichen Verfahren ergeben sich daraus, dass für den gewünschten Entzug von Wasser und die Elimination von harnpflichtigen Substanzen mehr Zeit zur Verfügung steht und damit weniger hohe Blutflüsse anzustreben sind. Bei den intermittierenden Verfahren führt der hohe Blutfluss oft zu Blutdruckabfällen und zur Kreislaufinstabilität, wodurch eine Verstärkung der renalen Schädigung möglich erscheint.

Vorteile kontinuierlicher Nierenersatzverfahren
- Möglichkeit der kontinuierlichen parenteralen Ernährung
- Weniger akute Volumenverschiebung und Elektrolytverschiebung
- Geringerer Hirndruckanstieg
- Geringere Membranaktivierung bei Verwendung biokompatibler Membranen
- Verbesserte Elimination von Mittelmolekülen (höhere Trenngrenze der Membran)
- Weniger Antikoagulation notwendig

Mediatorelimination bei Sepsis durch Hämofiltration

Mitte der 1990er-Jahre wurde mit der breiten Einführung der kontinuierlichen maschinengetriebenen Hämofiltration die Frage untersucht, ob durch Hämofiltration die Elimination von Mediatoren der Sepsis möglich ist. Prinzipiell ist aufgrund der Membranbeschaffenheit eine Elimination von Substanzen mit einem Molekulargewicht <30 kD möglich. Unter dieser Molekülgröße liegen u. a. die sog. Mittelmoleküle sowie einige inflammatorische Mediatoren. Das Konzept der Mediatorelinination durch Hämofiltration wird nach wie vor kontrovers diskutiert. Vorteil der frühen Hämofiltration könnte eine unspezifische Modulation von multiplen inflammatorischen Parametern sein, die zu einer Glättung des Mediatorprofils beiträgt. Hierdurch soll eine Zurückführung zur Homöostase erreicht werden.

85.2 Chronische Niereninsuffizienz

Die häufigste renale Risikoerkrankung stellt die chronische Niereninsuffizienz dar. Bei chronischer Niereninsuffizienz kommt es einerseits zur mangelhaften Ausscheidung von Wasser, Natrium, Kalium, Wasserstoffionen sowie von urämischen Substanzen (Harnstoff), andererseits durch die mangelhafte Bildung von Vitamin D und Erythropoetin zu Vitamin-D-Mangelerscheinungen und Anämie.

> Dialysepatienten sollten am Tag vor der Operation dialysiert werden, um eine unmittelbare postoperative Dialyse mit entsprechendem Blutungsrisiko zu vermeiden. Präoperativ sollte sicher gestellt sein, dass keine Hyperkaliämie vorliegt.

Bei kompensierter Niereninsuffizienz müssen nephrotoxische Substanzen möglichst vermieden werden und die

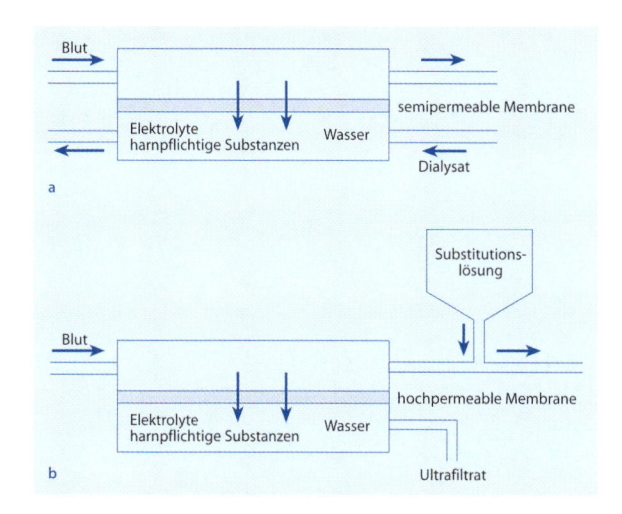

Abb. 85.1a,b Hämodialyse und Hämofiltration. **a** Prinzip der Hämodialyse: Blut fließt auf einer Seite einer semipermeablen Membran, während auf der anderen Dialysat im Gegenstrom fließt. Dieses ist eine wässrige Lösung von etwa der gleichen Osmolalität wie Plasmawasser. Sie enthält Elektrolyte, Puffer und meist auch Glukose. Die Poren der semipermeablen Membran sind für Wasser und kleinere Moleküle durchlässig während Blutzellen und größere Moleküle wie Proteine nicht passieren können. Der Transport von gelösten Substanzen durch die Membran (angezeigt durch die Pfeile von der Blutseite in die Dialysatseite) erfolgt überwiegend durch Diffusion. **b** Prinzip der Hämofiltration: Über die hochpermeable Membran des Hämofilters (*grün schraffiert*) werden Plasmawasser und die darin gelösten niedermolekularen Substanzen filtriert entsprechend der Pfeilrichtung. Das Volumen wird durch Substitutionslösung, die frei von harnpflichtigen Substanzen ist, nach dem Hämofilter ersetzt. (Aus Steinbeck u. Paumgartner 2005)

Medikamentendosierung an die Kreatininclearance angepasst werden. Hierbei ist insbesondere die Gabe von NSAR (Voltaren) und Ibuprofen zu vermeiden, wohin gehend Metamizol (Novalgin) und Opiate bzw. Opioide eingesetzt werden können.

85.2.1 Komplikationen

Bei fortgeschrittener chronischer Niereninsuffizienz ist mit einer erhöhten allgemeinen Komplikationsrate zu rechnen. Häufig sind perioperative kardiovaskuläre und gastrointestinale Komplikationen.

Kardiovaskuläre Komplikationen

> Bei Dialysepatienten findet man in bis zu 40 % der Fälle eine koronare Herzerkrankung und bei 75 % eine Vergrößerung des linken Ventrikels. Zusätzlich tritt eine Herzinsuffizienz bei bis zu 40 % der Patienten auf.

Die Behandlung einer koronaren Herzerkrankung bei Dialysepatienten stellt insbesondere perioperativ eine Herausforderung dar. Wichtig ist, dass Kreatininkinase und Troponin unter chronischer Dialysetherapie wesentlich erhöht sind, so dass sie manchmal zum Nachweis einer Myokardischämie nicht genutzt werden können.

Zu Beginn der Dialysebehandlung hat ein hoher Prozentsatz der Patienten eine arterielle Hypertonie, die medikamentös behandelt werden muss. Hier soll eine Blutdrucksenkung mit langwirksamen Kalziumantagonisten oder Clonidin durchgeführt werden. Neben β-Blockern und Vasodilatanzien kommt in der Hochdruckkrise die Gabe von selteneren Antihypertensiva wie Dihydralazin (Nepresol 4–8 mg/h) oder Urapidil (Ebrantil 25 mg i.v., ggf. 10–25 mg/h als Perfusor) infrage.

Die Therapie des Lungenödems entspricht im Prinzip derjenigen beim nicht dialysepflichtigen Patienten. Allerdings kann aufgrund einer fehlenden Restdiurese oft durch Furosemidgabe keine Besserung erzielt werden, weshalb dann die Durchführung einer Notfall-Hämodialysetherapie mit rascher Ultrafiltration notfallmäßig erforderlich wird.

Gastrointestinale Komplikationen

Im Rahmen einer Urämie tritt häufig Brechreiz, Appetitlosigkeit und Übelkeit auf. Zusätzlich treten gehäuft obere gastrointestinale Blutungen auf, die zum einen durch eine gestörte Blutgerinnung (in der Regel thrombozytäre Störung bei Dialysepatienten) und durch Antikoagulation während der Dialysebehandlung zustande kommen, zum anderen aufgrund einer allgemein erhöhten Inzidenz gastroduodenaler Ulzera.

Blutungsneigung

Die Blutungsneigung bei Niereninsuffizienz spiegelt sich nicht in den sog. Routinegerinnungsparametern Quick, PTT, Thrombozyten wieder. Diese können völlig normal sein trotz einer hämorrhagischen Diathese, da diese durch eine gestörte Thrombozytenfunktion und eine geänderte Von-Willebrand-Faktorkonzentration zustande kommt. Klinisch macht sich die Blutungsneigung durch häufige gastrointestinale Blutungen und periphere Hämatombildung sowie selten durch subdurale Hämatombildung (klinisch oft oligosymptomatisch) bemerkbar.

Shuntverschluss

Dialysepatienten haben meist am Unterarm, in der Ellenbeuge, oder am Oberarm arteriovenöse Fisteln (sog. Shunts), die für den Patienten einen lebenswichtigen Zugang zur Dialysebehandlung darstellen. Insbesondere muss bei Notfallsituationen daran gedacht werden, dass dieser Zugang besteht und entsprechend in der Notfallsituation genutzt werden kann (über den Shunt sind selbstverständlich im Notfall Transfusionen und hochvolumige Flüssigkeitsgabe möglich).

> Perioperativ sollte der Shunt durch Palpation und Auskultation kontrolliert werden, da häufig Shuntverschlüsse perioperativ (Blutdruckabfall, vorbestehende Gefäßverengung, Absetzen der Antikoagulationstherapie) zustande kommen.

Beim akuten Shuntverschluss fehlt das typische arteriovenöse Strömungsgeräusch, das als gleichmäßiges Geräusch meist am lautesten über der Anastomosenregion auskultierbar ist. Mit Hilfe einer Duplex-Untersuchung oder aber einer Angiographie kann der Shuntverschluss verifiziert werden. Es sollte hier binnen 24 h eine Revision (Intervention oder Operation) erfolgen.

Akute Shuntblutung

Insbesondere nach der Dialyse kommt es bei Patienten manchmal zu Blutungen aus der AV-Fistel. Liegt eine Heparinüberdosis zu Grunde, sollte an eine systemische Protamingabe gedacht werden. Zusätzlich kann eine lokale Blutstillung durch z. B. Tabotamp erfolgreich sein, oder aber bei fehlendem Sistieren der Blutung eine chirurgische Umstechung der Punktionsstelle.

CAPD-Peritonitis

Zur Peritonealdialyse werden durch einen operativen Eingriff Dialyse Katheter aus Silikon durch die Bauchdecke (M. rectus) implantiert. Das Ende des Katheters kommt im kleinen Becken zu liegen. Der mittlere Teil mit entsprechenden Muffen wird in der Bauchdecke, aber auch subkutan verlagert, so dass dann ein kleiner Anteil des Katheters für den Anschluss an die Dialyse (CAPD) zur Verfügung steht.

Trotz aller Hygienemaßnahmen kommt es manchmal zur CAPD-Peritonitis. Diese wird symptomatisch durch abdominelle Schmerzen, Fieber und ein trübes zellreiches Peritonealdialysat. Bei Verdacht auf CAPD-Peritonitis empfehlen sich die Anlage von Bakterienkulturen aus dem Dialysat und die Durchführung eines Grampräparats. Die Therapie sollte zunächst antibiotisch so früh wie möglich begonnen werden. Manchmal sind die Entfernung des Katheters und die chirurgische Exploration des Abdomens nicht zu vermeiden.

Literatur

Abassi ZA et al. (1998) Acute renal failure complicating muscle crush injury. Semin Nephrol 18:558–565

Barckow D (2003) Ursachen und Prognose des akuten Nierenversagen. Intensivmed 40:343–349

Merkel F, Weber M (2005) Der Dialysepatient. In: Madler C et al. (Hrsg) Das NAW Buch. Akutmedizin der ersten Stunden. Urban & Fischer, München Jena, S 671–689

Ronco C (2003) The role of extracorporeal therapies in sepsis. J Nephrol 16:S34–S41

Abdominelles Kompartmentsyndrom

J. Hoffmann, W. Ertel

86.1 Einführung

Bei einer intraabdominellen Volumenzunahme steigt der intraabdominelle Druck, zuerst aufgrund elastischer Begrenzungsstrukturen (Zwerchfell, Bauchwand) langsam, bei fortschreitender Volumenzunahme aber exponentiell. Das hieraus resultierende akute abdominelle Kompartmentsyndrom (AKS) kann bei übersehener Diagnose und fehlender Entlastung zur Organdysfunktion bis zum Multiorganversagen führen.

Das abdominelle Kompartmentsyndrom (AKS) ist definiert als eine Kombination einer pathologischen intraabdominelle Druckerhöhung (IAD) von >20 mmHg und dem gleichzeitigem Vorliegen progressiver Organdysfunktionen.

Die Inzidenz des AKS liegt nach großen chirurgischen Eingriffen bei ca. 10 %. Auch kritisch kranke internistische Patienten können ein AKS entwickeln, welches in der Regel einen langsameren Verlauf nimmt und zunächst medikamentös (Volumenmanagement, diuretische Therapie) behandelt wird. Die Mortalität bei internistischen Patienten ist vergleichbar zum AKS des chirurgischen Patienten.

86.2 Klinik und Diagnostik

Die frühzeitige Diagnose des AKS beruht zunächst auf der Anamnese und der Erhebung von Risikofaktoren und der klinischen Symptomatik. Die Früherkennung ist kritisch, da nur durch die frühzeitige Diagnose und Therapie die Abwärtsspirale bis zum Multiorganversagen verhindert werden kann.

> **Risikofaktoren für ein AKS**
> - Notfallaparotomie
> - Intraabdominelle oder retroperitoneale Blutung
> - Abdominaltrauma und Beckenfraktur
> - Offener und interventioneller Aorteneingriff insbesondere bei Ruptur
> - Post-Schockzustand
> - Eingriffe bei Darmischämie
> - Intensivmedizinische Interventionen: Bauchlage, PEEP-Beatmung, aggressive Volumentherapie
> - Schwere Akuterkrankungen: Sepsis, Pankreatitis, Verbrennungen, Ileus

Wichtig ist zunächst das „Darandenken" in der entsprechenden klinischen Situation. Häufig manifestiert sich das AKS primär durch einen Rückgang der Urinausscheidung und eine schleichende Erhöhung des Beatmungsdrucks.

Klinisch imponiert das AKS zusätzlich durch eine Zunahme des Bauchumfangs, eine prall gespannte Bauchwand und eine reaktive Darmatonie. Bei der entsprechenden klinischen Befundkonstellation sollte die Indikation zur Messung des intraabdominellen Drucks durch Blasendruckmessung großzügig gestellt werden.

86.3 Messung des intraabdominellen Drucks

Der goldene Standard zur Quantifizierung des intraabdominellen Drucks ist die Messung des Blasendrucks. Diese hat sich bedingt durch ihre geringe Invasivität, die einfache Handhabung und die gute Standardisierung mit hoher Reproduzierbarkeit durchgesetzt. Direkte Methoden (intraabdominell oder retroperitoneal implantierte Druckabnehmer) und andere indirekte Methoden (Messung des Drucks in Magen oder Rektum, Messung des zentralen Venendrucks [ZVD], Messung des Drucks in der V. femoralis) zur Messung des intraabdominellen Drucks zeigten keine Vorteile gegenüber der Blasendruckmessung. Der femoralvenöse Druck war erst ab einem intraabdominellen Druck von 20 mmHg und mehr prädiktiv für den intraabdominellen Druck und ist somit als Surrogat-Parameter nicht geeignet.

Die Messung erfolgt beim liegenden Patienten über einen transurethral eingelegten Blasenkatheter, der über mehrere Dreiwegehähne mit einem Infusionsbeutel (isotone Kochsalzlösung), einer 50-ml-Spritze, einem Druckabnehmer und einem Urinbeutel verbunden ist (Abb. 86.1). Das Symphysenniveau dient bei der Eichung des Druckabnehmers auf den atmosphärischen Druck (0 mmHg) als Referenzpunkt. Nach vollständiger Entleerung der Blase und distalem Abklemmen des Katheters erfolgt die Füllung der Blase mit einem Messvolumen von 50 ml steriler isotoner Kochsalzlösung.

> Die Blasenfüllung mit 50 ml NaCl-Lösung hat gegenüber anderen Volumina die beste Korrelation zwischen dem gemessenen Blasendruck und dem tatsächlichen intraabdominellen Druck ergeben.

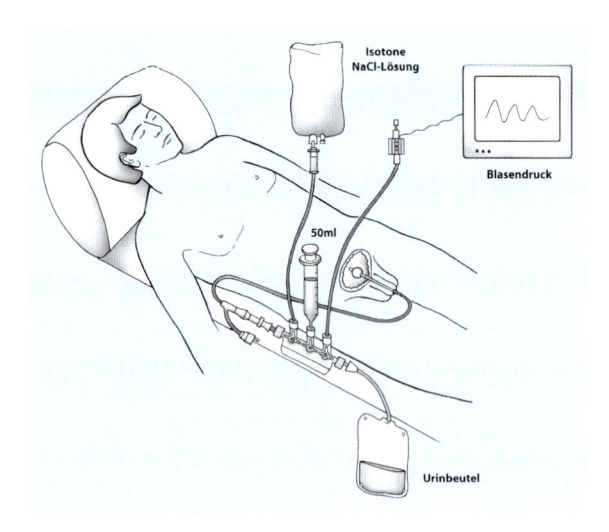

Abb. 86.1 Blasendruckmessung

Tab. 86.1 Klassifikation der intraabdominellen Hypertension	
Schweregrad	**Blasendruck (mm Hg)**
Grad I	12–15 mmHg
Grad II	16–20 mmHg
Grad III	21–25 mm Hg
Grad IV	>25 mmHg

86.4 Intraabdominelle Hypertension

Klassifikation Von einer pathologischen intraabdominellen Hypertension spricht man bei einem Blasendruck von mehr als 12–15 mmHg. Der Schweregrad der intraabdominellen Hypertension wird anhand der Größe des intraabdominellen Blasendrucks (Tab. 86.1) ermittelt.

Die **hyperakute intraabdominelle Hypertension** dauert nur Sekunden bis Minuten und kann durch gewöhnliche Zwerchfellkontraktionen wie Lachen, Husten, körperliche Anstrengungen im Rahmen von Sport oder der Bauchpresse ausgelöst werden. Die **akute intraabdominelle Druckerhöhung** entsteht innerhalb von Minuten bis Stunden und ist meist durch eine intraabdominelle Massenblutung bei Milz-/Leberruptur oder durch die Ruptur eines abdominellen Aortenaneurysmas bedingt. Von einer **subakuten intraabdominellen Druckerhöhung** spricht man, wenn diese innerhalb weniger Tage auftritt. Die häufigste Ursache einer subakuten Druckerhöhung ist das Darmwandödem. Eine **chronische intraabdominelle Druckerhöhung** kann im Verlauf von Monaten durch Adipositas, intra-/retroabdominelle Tumoren, chronischen Aszites und im Rahmen einer Schwangerschaft entstehen. Der Übergang einer chronischen intraabdominellen Druckerhöhung in eine AKS ist selten, da sich die Bauchwand und die intraabdominellen Organe an den langsam progredienten Anstieg des intraabdominellen Drucks adaptieren.

Bei korrekter Anordnung des Systems schwankt der Blasendruck atemsynchron. Bei der Exspiration nehmen der Blasendruck und damit der intraabdominelle Druck durch die Relaxation des Zwerchfells ab, um bei der Inspiration durch Ausdehnung des Zwerchfells zuzunehmen. Der Blasendruck wird in mmHg am Ende der Exspiration angegeben und entspricht beim gesunden Menschen dem atmosphärischen Druck von ca. 5 mmHg.

Bei adipösen Patienten und bei Schwangeren ist der intraabdominelle Druck bereits physiologisch erhöht. Der intraabdominelle Druck entspricht bei beatmeten Patienten dem endexspiratorischen Druck. Falsche Messwerte des Blasendrucks können bei einer neurogenen Blasenstörung, z. B. im Rahmen eines Querschnittsyndroms oder einer Bauchtuchtamponade im Becken, die Diagnose des AKS erschweren und sollten dementsprechend vorsichtig interpretiert werden.

> Die Blasendruckmessung gilt heute als goldener Standard zur kontinuierlichen Messung des intraabdominellen Drucks.

Aus dem gemessenen intraabdominellen Druck (IAD) lassen sich zusätzlich weitere Parameter wie der **abdominelle Perfusionsdruck** (APD) und der **abdominorenale Filtrationsgradient** (FG) ableiten. Diese können zusätzliche Informationen über die intraabdominelle Hypertension und dadurch bedingte Organdysfunktionen liefern. Der APD ergibt sich aus der Differenz zwischen dem mittleren arteriellen Druck (MAD) und dem intraabdominellen Druck. Die Differenz des mittleren arteriellen Drucks zum zweifachen intraabdominellen Druck ergibt den abdominorenalen Filtrationsgradienten

- APD = MAD − IAD
- FG = MAD − 2×IAD

Ätiologie Der intraabdominelle Druck kann durch extraabdominelle und/oder intraabdominelle Veränderungen erhöht werden (Tab. 86.2). Ursachen für die **extraabdominell** bedingte intraabdominelle Druckerhöhung können physiologisch (Kontraktion der Bauchmuskulatur bei Sport, Bauchpresse), konstitutionell (Adipositas), krankheitsbedingt (retroperitoneale Tumoren), traumatisch (retroperitoneale Massenblutungen, verminderte Bauchwandcompliance nach Verbrennung) oder operativ/interventionell (Bauchdeckenverschluss unter massiver Spannung, Bauchlage, PEEP-Beatmung) sein. Eine **intraabdominell** bedingte intraabdominelle Hypertension kann durch krankheitsbedingte (abdomineller Tumor, Aszites,

Tab. 86.2 Ätiologie der intraabdominellen Hypertension

Einteilung	Ursachen	Beispiele
Intraabdominell	Physiologisch	Schwangerschaft
	Krankheit	Tumor, Aszites, Ileus, Pankreatitis, Darmwandödem
	Trauma	Massenblutung
	Intervention	Tamponade, Laparoskopie, Dialyse
Extraabdominell	Physiologisch	Sport, Bauchpresse
	Konstitutionell	Adipositas
	Krankheit	Retroperitonealer Tumor
	Trauma	Retroperitoneale Blutung, Verbrennung
	Intervention	Bachdeckenverschluss, Bauchlage, PEEP-Beatmung

Ileus, Darmwandödem, Pankreatitis), traumabedingte (intraabdominelle Massenblutung) und interventionelle (Bauch/Beckentamponade, Laparoskopie, Peritonealdialyse) Ursachen ausgelöst werden.

86.5 Klassifikation

Das AKS wird in ein primäres, sekundäres, und tertiäres AKS eingeteilt.

Primäres AKS Das primäre AKS entsteht durch Krankheiten oder Verletzungen, die die abdominopelvine Region direkt betreffen. So führen beim primären AKS akute oder chronische Erkrankungen im Abdomen zu einer intraabdominellen Volumenzunahme mit daraus resultierendem Anstieg des intraabdominellen Drucks. Eine akute Zunahme des intraabdominellen Drucks kann entweder durch eine intraperitoneale Blutung, die Peritonitis, eine nekrotisierende Pankreatitis sowie bei einem Ileus entstehen. Chronische Erkrankungen wie die dekompensierte Leberzirrhose mit Aszites oder ausgedehnte intraabdominelle Tumore können ebenfalls ein primäres AKS auslösen, wobei das primär chronische AKS durch die Anpassungsfähigkeit der Organe an einen langsamen und stetigen Druckanstieg eher selten ist.

Sekundäres AKS Das sekundäre AKS entsteht durch Krankheiten und Verletzungen, deren Ursache nicht das Abdomen betreffen. Da hierbei oft keine direkten intraabdominellen Verletzungen oder Erkrankungen vorliegen, wird das sekundäre AKS nicht selten mit einer gewissen Latenz erkannt. So können Patienten mit einem schweren septischen Schock oder einer Verbrennung und einer daraus resultierenden massiven Flüssigkeitssubstitution durch die Ausbildung eines Darmwandödems bzw. Aszites ein sekundäres AKS entwickeln. Weiterhin kann die retroperitoneale Massenblutung durch die Vorwölbung des hinteren Peritonealblattes die Abdominalhöhle massiv einengen und ebenfalls ein akutes sekundäres AKS verursachen.

Tertiäres AKS Das tertiäre AKS entsteht als Folge chirurgisch- oder medizinisch-therapeutischen Handelns zur Prophylaxe oder Therapie eines primären oder sekundären AKS. Häufige Ursachen sind der forcierte Bauchdeckenverschluss nach Notfalllaparotomie bei der traumabedingten Blutung, bei Ileus oder Peritonitis sowie die postoperative Nachblutung, die Bauch- und/oder Beckentamponade und das Darmwandödem nach Ischämie-Reperfusionsschaden (Schockfolge!) in Betracht.

Das AKS des schwerverletzten Patienten ist häufig multifaktoriell bedingt und tritt fast immer akut innerhalb der ersten 24 h nach initialer Versorgung auf. Bei schwerverletzten Patienten kommen entweder traumabedingte Ursachen (Massenblutung, Darmwandödem, verminderte Bauchwandcompliance) oder operativ-intensivmedizinische Maßnahmen (Bauch- und/oder Beckentamponade, forcierter Bauchdeckenverschluss, Bauchlagerung, PEEP-Beatmung) für die akute intraabdominelle Druckerhöhung in Frage.

> Die intra- und/oder retroperitoneale Massenblutung sowie der forcierte Bauchdeckenverschluss unter Spannung nach Notfalllaparotomie sind die häufigsten Ursachen für das akute, traumatisch bedingte AKS.

Der traumainduzierte hämorrhagische Schock führt oft durch einen generalisierten Ischämie-Reperfusionsschaden zu einem **"Capillary-leak"-Syndrom**. Dieses kann einerseits ein generalisiertes Weichteilödem mit Reduktion der Bauchwandcompliance und andererseits ein Darmwandödem induzieren, das bei Übertritt der Flüssigkeit in das Darmlumen eine deutliche Zunahme des Darmvolumens zur Folge hat. Beide Veränderungen führen zu einem signifikanten Anstieg des intraabdominellen Drucks.

Als zweite Ursache einer traumabedingten intraabdominellen Druckerhöhung kommt eine persistierende **intra-** und/oder **retroperitoneale Massenblutung** im Rahmen von Organverletzungen des Abdomens oder einer Beckenringzerreißung in Frage. Zusätzlich können iatrogen induzierte Ursachen, bedingt durch blutstillende Maßnahmen (Bauch-/Beckentamponade des Abdomens und/oder des kleinen Beckens) mit daraus resultierender Verkleinerung des intraabdominellen Volumens und der primäre Bachwandverschluss unter Spannung das Auftreten des AKS beschleunigen. Weiterhin können die intensivmedizinischen Behandlungen wie Bauchlagerung und die PEEP-Beatmung die Abdominalhöhle verkleinern und dadurch den intraabdominellen Druck erhöhen und so ein AKS induzieren.

> Die Anlage einer Bauch-/Beckentamponade bei einem polytraumatisierten Patienten wegen Massenblutung bedeutet eine Gradwanderung zwischen der Effizienz der lebensrettenden blutstillenden Maßnahme und dem Risiko eines AKS.

86.6 Effekt des intraabdominellen Drucks auf die einzelnen Organsysteme

Das AKS beeinflusst in unterschiedlicher Schwere und zeitlicher Abfolge nicht nur die intraabdominellen Organe, sondern in der Spätphase auch alle extraabdominellen Organsysteme (Abb. 86.2). Das Ausmaß der pathophysiologischen Veränderungen korreliert direkt mit der Höhe des intraabdominellen Drucks. Es kommt zu venösen und in der Spätphase zu arteriellen Perfusionsstörungen sowie zur direkten Kompression von Organsystemen. Durch den erhöhten intraabdominellen Druck treten folgende Organfunktionsstörungen in zeitlicher Abfolge auf:

- Niere: Oligurie, Anurie
- Lunge: Anstieg des Beatmungsdrucks mit respiratorischer Insuffizienz
- Herz: Linksherzinsuffizienz mit Abnahme des Herzzeitvolumens
- Darm: Minderperfusion der Mukosa mit bakterieller Translokation und Ileus
- Leber und Pankreas: Funktionsstörungen
- ZNS: Anstieg des Hirndrucks

86.6.1 Niere

Die Niere reagiert auf die intraabdominelle Hypertonie von allen Organsystemen am empfindlichsten. Eine eingeschränkte Nierenfunktion ist meist das erste klinische Zeichen des AKS und erklärt sich pathophysiologisch durch den druckbedingt reduzierten venösen Abstrom der Niere mit nachfolgender Verminderung der arteriellen renalen Perfusion. In der Folge kommt es zu einer Abnahme der renalen Filtrationsleistung mit verminderter Urinproduktion. Die durch das AKS bedingte Niereninsuffizienz ist nicht mit Volumentherapie, Dopamin und Schleifendiuretika zu kompensieren. Postrenale Ursachen wie die Kompression der Ureteren spielen bei der AKS bedingten Niereninsuffizienz keine Rolle. Dies belegen Tierversuche, bei denen die AKS bedingte Abnahme der Urinproduktion durch Einlage von Ureter-Stents nicht verbessert werden konnte. Im Hundemodell führte bereits ein intraabdomineller Druck von 15 mmHg zur Oligurie. Eine weitere Studie machte deutlich, dass bei einem intraabdominellen Druck von 30 mmHg die Urinproduktion nach 4 h auf 25 % sinkt und eine Anurie nach 20 h auftritt. Zusätzlich sind die Plasmaspiegel von Renin und Aldosteron während der AKS bedingten Niereninsuffizienz signifikant erhöht.

Nur die abdominelle Dekompression mit daraus folgender sofortigen Reduktion des intraabdominellen Drucks ermöglicht eine rasche Wiederherstellung der Nierenfunktion und Urinausscheidung.

> Die AKS-induzierte Oligurie spricht auf die Volumentherapie und Schleifendiuretika kaum an.

86.6.2 Lunge

Ergänzend zur progredienten Oligurie stellt der akute Anstieg der Beatmungsdrucke ein weiteres frühes klinisches Zeichen des AKS dar. Die Lungenfunktionsstörung entsteht beim AKS durch die mechanische Einschränkung der Atemexkursionen. Der ansteigende intraabdominelle Druck bedingt einen Zwerchfellhochstand mit daraus resultierender Lungenkompression. Des Weiteren führt die basale Atelektasenbildung zur konsekutiven Abnahme der

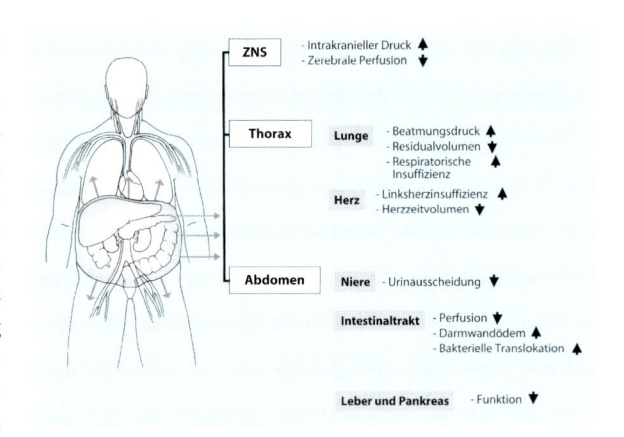

Abb. 86.2 Effekte des AKS auf die Organe

funktionellen Residualkapazität sowie zur Reduktion der Lungencompliance. Der erhöhte intrathorakale Druck verursacht vor allem in der Frühphase des AKS die Erhöhung des Beatmungsdrucks bei konsekutiver respiratorischer Insuffizienz (Hypoxämie und Hyperkapnie). Bereits ein intraabdomineller Druck von 15 mmHg verursacht einen Anstieg des Beatmungsdrucks um 50 % und eine Verminderung der Lungencompliance um 25–50 %. Gleichzeitig kommt es durch die Erhöhung des intrathorakalen Drucks zu einem Anstieg des pulmonal-kapillären Widerstandes mit Rechtsherzbelastung. Die chirurgische Dekompression des Abdomens führt zur sofortigen Abnahme des Beatmungsdrucks sowie zur Verbesserung des Gasaustausches.

> Die durch das AKS bedingte respiratorische Insuffizienz kann bei gleichzeitigem Vorliegen von Lungenkontusion, Pneumonie oder ARDS falsch interpretiert werden.

86.6.3 Herz-Kreislauf-System

Das AKS führt im Spätstadium zu einer signifikanten Reduktion des Herzzeitvolumens sowie zu einer Linksherzinsuffizienz, die eine vitale Bedrohung für den Patienten darstellt. Das Herzzeitvolumen kann beim AKS bis zu 80 % reduziert sein. Das Herz-Kreislauf-Versagen entsteht einerseits durch eine direkte Organkompression mit reduzierter Myokardkontraktilität sowie durch die Kompression der V. cava mit daraus resultierender Minderung des venösen Rückflusses (Senkung der kardialen Vorlast, „preload"). Die AKS bedingte Reduktion der kardialen Vorlast verursacht eine Reduktion des Herzzeitvolumens. Zusätzlich führt der erhöhte intrathorakale und intraabdominelle Druck zur Kompression der abdominellen Gefäße und somit zu einem Anstieg der kardialen Nachlast („afterload"). Hierdurch entsteht über die Reduktion des Herzzeitvolumens ein **„Low-cardiac-output"-Syndrom**, ein lebensbedrohliches Spätsymptom des AKS. Bedingt durch den erhöhten intrathorakalen Druck zeigen Messmethoden zur Beurteilung der kardialen Füllung wie der zentralvenöse Druck (ZVD, Messung für „preload") und der pulmonal-kapilläre Verschlussdruck („wedge pressure") falsch erhöhte Werte an.

> Beim AKS kann die Volumentherapie weder durch den pulmonal-kapillären Verschlussdruck („wedge pressure"), noch durch den zentralvenösen Druck (ZVD) gesteuert werden, da die Werte falsch-positiv erhöht sind.

86.6.4 Intestinaltrakt

Durch die massive Verminderung des abdominellen Perfusionsdrucks im Rahmen der intraabdominellen Druckerhöhung werden die Organe des Intestinaltraktes in ihrer Funktion und Vitalität stark beeinträchtigt. So bewirkt ein geringer Anstieg des intraabdominellen Drucks auf 16–20 mmHg über die Dauer von 3 h eine signifikante Verminderung des mesenterialen und des intramuralen Blutflusses. Der Blutfluss in der V. portae und der A. hepatica communis wird bereits bei einem intraabdominellen Druck von >10 mmHg reduziert. Bei einer Druckerhöhung bis 40 mmHg findet sich in wenigen Stunden eine verminderte Durchblutung in allen intra- und retroperitonealen Organen wie Magen, Duodenum, Jejunum, Ileum, Kolon und Niere mit Ausnahme der Nebenniere. Die Durchblutung der Darmmukosa wird bei einem intraabdominellen Druck von >20 mmHg signifikant eingeschränkt und führt zu einem anaeroben Stoffwechsel mit konsekutiver Azidose, Freisetzung von toxischen Metaboliten und zu einer sekundären Erhöhung der Darmwandpermeabilität mit Übertritt von Mikroorganismen in den Pfortaderkreislauf („bakterielle Translokation").

Im Tierexperiment wurde nachgewiesen, dass bei einem intraabdominellen Druck >25 mmHg die verminderte Mukosaperfusion mit Schleimhautschädigung zu einer bakteriellen Translokation in mesenteriale Lymphknoten sowie in Leber und Milz führen kann. Die Darmwandnekrose im Rahmen eines AKS ist selten und tritt erst in einem sehr späten Stadium auf. Zusätzlich führt die pathologische intraabdominelle Druckerhöhung zu einer Kompression der Vena mesenterica superior. Dies wiederum induziert eine venöse Hypertonie, Darmwandvarizen, Darmwandödeme und eine Schwellung der viszeralen Organe. Als Folge können vermehrt Magen- und Darmblutungen, Magen-/Duodenalulzera und peritoneale Verwachsungen auftreten.

> Die AKS-bedingte bakterielle Translokation kann eine Sepsis hervorrufen, die die Mortalität dieser Patienten erheblich erhöht.

86.6.5 Leber und Pankreas

Wie sich in verschiedenen Tiermodellen des AKS nachweisen lässt, verursacht der Anstieg des intrabdominellen Drucks eine Reduktion der Leberperfusion mit Anstieg der leberspezifischen Serumwerte (GOT, GPT, Bilirubin, alkalische Phosphatase). Gleichzeitig führte das experimentell induzierte AKS zu einer Abnahme der exkretorischen Leberfunktionen. In diesen Tierversuchen konnte weiter gezeigt werden, dass ein intraabdomineller Druck von 30 mmHg über 24 h Leberzellnekrosen verursacht. Zusätzlich wurde ein Anstieg der Serumlipase als Hinweis auf eine Funktionseinschränkung des Pankreas beobachtet. Diese tierexperimentellen Erkenntnisse sind jedoch in der Klinik schwer nachzuprüfen, da bei polytraumatisierten Patienten häufig ein begleitendes Lebertrauma oder ein Hypoxie bedingter Leberzellschaden vorliegt, die eine eindeutige Ursachentrennung der veränderten Laborwerte nicht erlauben.

86.6.6 Zentrales Nervensystem

Das AKS führt zu einer Erhöhung des intrakraniellen Drucks und zu einer Verminderung des zerebralen Perfusionsdrucks. Die AKS bedingte Erhöhung des intrathorakalen Drucks verursacht eine Abstrombehinderung der hirnabführenden Gefäße, die wiederum zu einer Erhöhung des intrakraniellen Blutvolumens führt. Die Folge ist ein Anstieg des intrakraniellen Drucks mit konsekutiver Reduktion des zerebralen Perfusionsdrucks.

> **❗ Im AKS kann die zerebrale Minderperfusion mit nachfolgender Hypoxie des Gehirns eine traumabedingte Hirnschädigung vergrößern („Second-hit"-Phänomen) und die Mortalität bei Patienten mit schwerem Schädel-Hirn-Trauma erhöhen.**

Bei Patienten mit einem schweren Schädel-Hirn-Trauma muss dementsprechend bei steigendem intrakraniellem Druck und sinkendem zerebralem Perfusionsdruck die Indikation zur dekompressiven Laparotomie bereits bei einem niedrigeren Blasendruck (<20 mmHg) gestellt werden.

86.7 Therapie

Definition des akuten AKS nach Meldrum 1997
- Intraabdominelle Druckerhöhung (IAH) = UBP > 20 mmHg +
- Beatmungsdruck >40 cmH$_2$O
- Horowitz-Quotient <150
- Katecholaminpflichtigkeit
- Urinausscheidung <0,5 ml/kg/h

Die initiale Therapie des Kompartmentsyndroms ist zunächst immer nicht-operativ, da die Entlastungslaparotomie eine signifikante Morbidität mit sich bringt.

Die World Society fort he Abdominal Compartment Syndrome empfiehlt in ihrer Leitlinie folgendes Vorgehen:

1. Verbesserung der Bauchwandcompliance durch Sedierung, Analgesie, neuromuskuläre Blockade und Oberkörper-Hochlagerung
2. Verringerung von „intraabdominellen Inhalten" durch Magensondenanlage oder endoskopische Dekompression durch Koloskopie und Gabe von Prokinetika wie Erythromycin, Metoclopramid, Neostigmin
3. Punktion von peritonealer Flüssigkeit oder Blutsammlung durch perkutane Entlastung mit Kathetern
4. Korrektur einer zu großen Positivbilanzierung durch Gabe von Diuretika oder extrakorporale Verfahren (Hämofiltration/Dialyse) oder hypertone bzw. Kolloidbasiertes Volumenmanagement.
5. Bei Versagen der Therapiemaßnahmen 1 bis 4 Dekompressionslaparotomie und Anwendung von Vakuumverbänden

Die Indikation zur **Dekompressionslaparotomie** wird nicht mehr streng an einem Blasendruckwert fest gemacht, sondern ergibt sich aus dem klinischen Gesamtbild. Während in früheren Publikationen der Schwellenwert zur Entlastung bei >20 mmHg gesehen wurde, wird aktuell die Entlastung bei kontinuierlich über 30 mmHg erhöhten Blasendruckwerten oder einem abdominellen Perfusionsdruck von weniger als 50 mmHg in Kombination mit der Verschlechterung der Organfunktion gesehen.

Bei Transportunfähigkeit des Patienten erfolgt die dekompressive Laparotomie auf der Intensivstation. Nach dekompressiver Laparotomie kommt es innerhalb von Minuten zu einer Verbesserung der eingeschränkten Organfunktionen.

Da das Ausmaß der pathophysiologischen Veränderungen direkt mit der Höhe des **intraabdominellen Drucks** korreliert, hat sich das in ◘ Tab. 86.3 beschriebene Therapiekonzept als Entscheidungshilfe bewährt. So führt die akute Dekompression des Abdomens durch Laparotomie und die Anlage eines spannungsfreien Laparostomas bei akutem AKS mit einem Blasendruck >20 mmHg und progressiver Zunahme von Organdysfunktionen zu einer adäquaten Entlastung und schnellen Wiederherstellung der Vitalparameter. Dieses konnten einerseits die verschiedenen tierexperimentellen Untersuchungen bestätigen, welche bereits bei einem intraabdominellen Druck >15 mmHg signifikante Organdysfunktionen beschrieben.

Die Reservekapazität der Organfunktionen bei polytraumatisierten oder multimorbiden Patienten (Tumorpatient etc.) ist signifikant reduziert. Bei diesen Patienten wie auch bei Patienten mit einem schweren Schädel-Hirn-Trauma und steigendem intrakraniellen Druck sollte bereits bei einem intraabdominellen Druck von 15 mmHg eine dekompressive Laparotomie in Erwägung gezogen werden.

Tab. 86.3 Bedeutung und Therapie der Blasendruckwerte

Blasendruck (mm Hg)	Bedeutung	Therapie
0–5	Normale Werte bei gesunden Personen	Keine
5–11	Normale Werte bei Laparoskopie	Keine
12–20	Intraabdominelle Hypertonie + milde Organdysfunktionen	Volumentherapie und abführende Maßnahmen
>20	Intraabdominelle Hypertonie + progressives Organversagen = beginnendes AKS	Konservative Maßnahmen zur Dekompression intensivieren. Dekompression mit Anlage eines Laparostoma diskutieren
>30, abdomineller Perfusionsdruck (MAP-Blasendruck) <50 mmHg	Manifestes AKS	Dekompressionslaparotomie

> Die Therapie der Wahl des akuten abdominellen Kompartmentsyndrom ist die Anlage eines spannungsfreien, druckentlastenden Laparostomas mit einem resorbierbaren Netz oder aber die Anlage eines intraabdominellen Vakuumverbands.

Alternativ kommt als Notfallmaßnahme beim instabilen Patienten insbesondere auf der Intensivstation die Laparotomie mit Versorgung durch feuchte Bauchtücher und Operationsfolie zum Einsatz (Abb. 86.3). Wenn möglich sollte eine Deckung der Darmschlingen mit Omentum majus angestrebt werden.

Es gibt keinen Grund (z. B. fehlende Transportfähigkeit), diesen Eingriff nicht durchzuführen. Bei zutreffender Diagnose AKS ist mit einer Stabilisierung innerhalb von Stunden zu rechnen, so dass dann eine definitive Versorgung (Vicryl-Netz, Bogota Bag, Ethizip) erfolgen kann.

Bei der schwerer akuter Pankreatitis wird derzeit im Rahmen der prospektiven, randomisierten DECOMPRESS-Studie untersucht, ob die interventionelle Versorgung mit perkutaner Punktion und Einlage von Kathetern der Dekompressionslaparotomie ebenbürtig ist.

Nach Entlastung der Abdominalhöhle durch die dekompressive Laparotomie sind die Stabilisierung der Vitalfunktionen, die Verbesserung der Mikrozirkulation, die Beseitigung von Hypothermie und die Normalisierung des Gerinnungssystems des Patienten die primären Therapieziele.

! Trotz Anlage eines temporären Laparostomas kann sich bei einer persistierenden Blutung und/oder fortschreitender Schwellung der Darmwand ein erneutes AKS entwickeln. Dementsprechend müssen bei diesen Risikopatienten die Blasendruckwerte engmaschig kontrolliert werden.

Das druckentlastende **Laparostoma** ist solange zu belassen, bis die Blasendruckwerte <10 mmHg erreichen und eine Stabilisierung der Vitalfunktionen unter einem engmaschigen intensivmedizinischen Monitoring gesichert ist. Bei Abnahme des intraabdominellen Drucks sollte bei „Second-look"-Eingriffen das Netz gerafft werden. Dadurch lassen sich die Wundflächen verkleinern und die Volumen- und Elektrolytverluste über das Laparostoma reduzieren. In den meisten Fällen wird innerhalb von 6–8 Tagen ein sekundärer Bauchdeckenverschluss angestrebt. Falls ein sekundärer Bauchwandverschluss in einem vertretbaren Zeitraum nicht durchgeführt werden kann, muss das Laparostoma bestehen bleiben. Bei diesen Patienten werden die Granulationsflächen des Laparostomas durch Spalthauttransplantate gedeckt. Nach kompletter Ausheilung der Verletzungen kann im Intervall von 6–8 Monaten eine plastische Deckung bzw. Rekonstruktion der Bauchwand vorgenommen werden.

Ziel bei der Behandlung des offenen Abdomens ist der Schutz des Darms vor Fistelbildung und das Erzielen eines **sekundären Faszienverschlusses**. Es kamen hier in der Vergangenheit insbesondere Kunststoffbeutel wie z. B. die Bogota-Bag, welche aus einem 3-Liter Zystoskopie-Beutel zurecht geschnitten wurde, zur Anwendung. Auch Reißverschluss-Kunststoff-Devices kamen zum Einsatz.

! Bei der Verwendung von Kunststoffnetzen muss insbesondere bei gleichzeitiger Verwendung einer s.c. Vakuumbehandlung vor der Bildung von Darmfisteln gewarnt werden.

Die **intraabdominelle Vakuumtherapie** ist hocheffektiv, wobei hier negative Drucke zwischen 75–100 mmHg angewandt werden.

Bei einer intraabdominellen Druckerhöhung ohne eine vorangegangene Notfalllaparotomie (z. B. konservative Behandlung einer parenchymatösen Organläsion) sollten primär alle Maßnahmen zur Darmstimulation sowie abführende und entblähende Maßnahmen durchgeführt werden. Dementsprechend wird bei der konservativen Behandlung

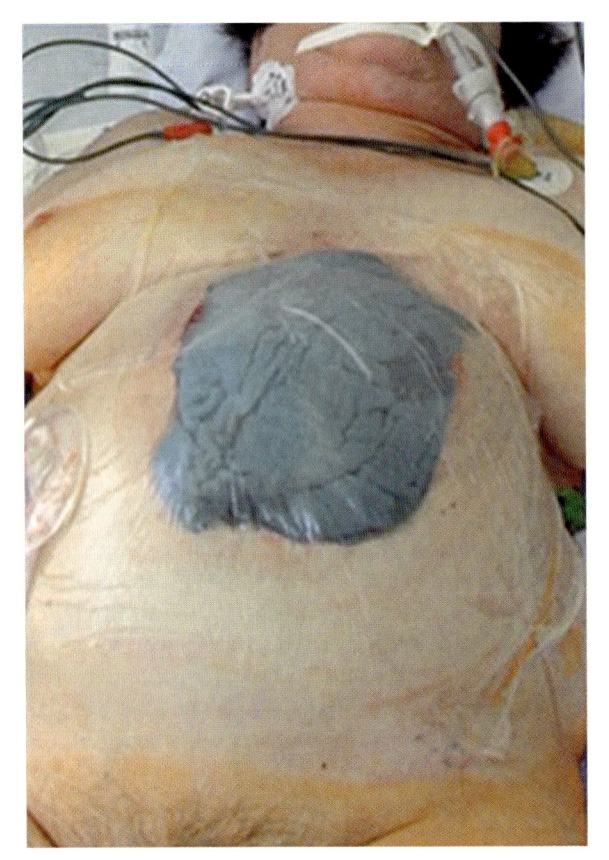

Abb. 86.3 Entlastung des AKS auf der Intensivstation: Dieser operative Eingriff kann immer auch direkt im Krankenbett auf der Intensivstation beim instabilen Patienten durchgeführt werden

von Organ- und Beckenringverletzungen ohne Zeichen einer persistierenden Blutung eine zurückhaltende Indikationsstellung für die dekompressive Laparotomie empfohlen.

86.8 Prävention des AKS und Langzeitfolgen

Bei Patienten mit einem erhöhten Risiko für ein AKS empfiehlt sich, das Abdomen nicht primär zu verschließen, sondern mit einem temporären, druckentlastenden Laparostoma mit Einnaht eines Vicryl-Netzes zu versorgen. Diese Maßnahme ist besonders empfehlenswert, wenn sich bei der primären Laparotomie entweder eine massive Darmschwellung, eine ausgeprägte abdominelle und/oder retroperitoneale Blutung oder eine massive intraabdominelle Kontamination gezeigt hat. Falls bei der primären Laparotomie das Abdomen sich nur unter massiver Spannung verschließen lässt, sollte die Einnaht eines Vicrylnetzes erfolgen.

Durch das aggressive Management des AKS hat sich die Sterblichkeitsrate, die bei diesem Krankheitsbild primär bei nahezu 100 % lag, auf 20–50 % senken lassen. Es ist bei frühzeitiger Entlastung des AKS in 90 % ein definitiver Verschluss der Bauchdecke im gleichen Aufenthalt möglich. Auch der Ressourcenverbrauch war bei aggressivem Management dieses Krankheitsbilds reduziert. Ob hier wirklich in jedem Krankenhaus ein multidisziplinäres Management Protokoll wie von amerikanischen Arbeitsgruppen gefordert notwendig ist, wird sich zeigen.

Literatur

Balogh Z, McKinley BA, Cox CS, Allen SJ, Cocanour CHS, Kozar RA, Moore EE, Miller CC, Weisbrodt NW, Moore FA (2003) Abdominal compartment syndrome: The cause or effect of postinjury multiple organ failure. SHOCK 20:483–492

Cheatham ML et al. (2007) Results from the international conference of experts on intra-abdominal hypertension and abdominal compartment syndrome. II: Recommendations. Intensive Care Med 33:951–962

Cheatham ML, Safcsak K, Sugrue M (2011): Long-term implications of intraabdominal hypertension and abdominal compartment syndrome: physical, mental, and financial. Am Surg 77:S78–S82

Chiara O, Cimbanassi S, Boati S, Bassi G (2011) Surgical management of abdominal compartment syndrome. Minerva Anestesiol 77:457–462

De Waele JJ, Hoste E, Blot StI, Decruyenaere J, Colardy F (2005) Intra-abdominal hypertension in patients with severe acute pancreatitis. Critical Care 9:R452-R457

De Keulenaer BL et al. (2011) Does femoral venous pressure measurement correlate well with intrabladder measurement? A multicenter observational trial. Intensive Care Med 37:1620–7

Ertel W, Trentz O (2001) Das abdominelle Kompartmentsyndrom. Unfallchirurgie 104:560–568

Ertel W, Oberholzer A, Platz A, Stocker R, Trentz O (2000) Incidence and clinical pattern of the abdominal compartment syndrome after „damage-control" laparotomy in 311 patients with severe abdominal and/or pelvic trauma. Crit Care Med 28:1747–1753

Fusco MA, Martins RS, Chang MC (2001) Estimation of intra-abdominal pressure by bladder pressure measurement: validity and methodology. J Trauma 50:297–302

Hunter JD, Damani Z (2004) Intra-abdominal hypertension and the abdominal compartment syndrome. Anaesthesia 59:899–907

Malbrain MLNG, Deeren D, De Potter TJR (2005) Intra-abdominal hypertension in the critically ill: it is time to pay attention. Curr Opin Crit Care 11:156–171

McNelis J, Marini CP, Simms HH (2003) Abdominal compartment syndrome: clinical manifestations and predictive factors. Curr Opin Crit Care 9:133–136

Moore AFK, Hargest R, Martin M, Delicata RJ (2004) Intra-abdominal hypertension and the abdominal compartment syndrome. Br J Surg 91:1102–1110

Radenkovic DV et al. (2010) Decompressive laparotomy with temporary. BMC Surgery 10:22

Scollay JM, de Beaux I, Parks RW (2009) Prospective study of intraabdominal pressure following major elective abdominal surgery. Worl J Surg 33(11):2372–7

Surge M (2005) Abdominal compartment syndrome. Curr Opin Crit Care 11:333–338

Töns Ch, Schachtrupp A, Rau M, Mumme Th, Schumpelick V (2000) Abdominelles Kompartmentsyndrom: Vermeidung und Behandlung. Chirurgie 71:918–926

Peritonitis

H. Lippert

87.1 Definition

Die Peritonitis ist eine Entzündung des Peritoneums, die diffus oder lokalisiert oder nach zeitlichem Verlauf akut oder chronisch auftreten kann. Gekennzeichnet ist die Peritonitis durch eine Hyperämie, Ausbildung eines interstitiellen Ödems sowie Infiltration von relevanten antinflammatorischen Zellverbänden. Für den größten Teil von Peritonitiden sind bakterielle oder andere Mikroorganismen, wie z. B. Pilze, der auslösende Fakt. Selten kann es im Rahmen von immunparalytischen Geschehen oder fortgeschrittenen malignen Erkrankungen (Peritonealkarzinose) zu einer Peritonitis ohne Keimnachweis kommen. Eine Peritonitis nach radiogener Exposition ist ebenfalls möglich.

> Allen Peritonitisformen gemein ist die schnelle systemische Ausbreitung und die damit verbundene Entwicklung von lebensbedrohlichen Zuständen bei fehlender oder zu spät eingeleiteter therapeutischer Behandlung.

87.2 Anatomie und Pathophysiologie

Die Bauchhöhle ist durch das Peritoneum ausgekleidet. Es erfolgt eine Unterteilung in ein parietales Blatt, der Bauchwand und der Peritonealhöhle anliegend, und ein viszerales Blatt, das die intraperitonealen Anteile der inneren Organe überzieht. Die Gesamtoberfläche des Peritoneums beträgt etwa 2–2,5 m². Histologisch besteht das Peritoneum aus einer Mesothelzellschicht, die durch eine Basalmembran von einer submesothelialen Schicht getrennt wird. Diese ist reich an Lymph- und Blutgefäßen. Die Mesothelschicht weist kleine Öffnungen von 8–12 μm im Durchmesser auf; diese dienen im Sinne einer semipermeablen Membran zur Resorption von Peritonealflüssigkeit. Durch diese Öffnungen können aber auch Bakterien (0,5–2 μm) oder sepsisrelevante Bakterienspaltprodukte, wie Endotoxine, permiieren. Die weitere Drainage der Peritonealflüssigkeit erfolgt über Lymphstrombahnen in den Ductus thoracicus, was mit zu der schnellen generalisierten Entzündungsausbreitung einer intraabdominellen Infektion führt. Im Normalfall beträgt das Volumen der Peritonealflüssigkeit 50–75 ml, mit einem Proteingehalt von 3 g/dl und einer Zellzahl von <3000/ml.

Die Verbindungsstellen des Peritoneums mit den Mesenterien und die sekundär retroperitonealen Verwachsungen bieten eine räumliche Abgrenzung. Somit kann unter Nutzung solcher Drainageräume die Ausbreitung einer intraabdominellen Infektion kontrolliert werden. Hierzu gehört auch die Abgrenzung einer Infektion durch Fibrin- oder Abszessbildung. Das im Normalzustand bestehende Gleichgewicht von Fibrinbildung und Fibrinauflösung ist bei infektiösem Geschehen massiv gestört. Durch eine Schädigung des Peritoneums und den damit aktivierten Substanzen aus den Mesothelzellen wird Plasminogen nicht zu Plasmin aktiviert. Daraus resultieren eine Aufhebung der fibrinolytischen Aktivität und eine vermehrte **Bildung von Fibrin** (◘ Abb. 87.1). Eine Ausbreitung im gesamten Bauchraum ist möglich. Gleichzeitig werden die Bakterien durch das Fibrin eingekapselt und sind dadurch einerseits den im Peritoneum reich vorhandenen phagozytierenden Zellen wie Monozyten, Makrophagen, Granulozyten und Mastzellen sowie andererseits einer antibiotischen Therapie nicht zugänglich.

Erregerspektrum Die häufigsten Erreger der Peritonitis stammen hauptsächlich aus den intestinalen Hohlorganen bzw. aus dem Darm. Daher ist ein breites Spektrum an vorhandenen Erregern charakteristisch für eine intraabdominelle Infektion. Bei diesen Mischinfektionen findet man aus dem grampositiven Bereich vorwiegend: Staphylokokken, Streptokokken und Enterokokken, aus dem gramnegativen Bereich: Escherichia coli, Enterobacter, Pseudomonaden, Proteus und Klebsiellen und als wichtige Anaerobier Bacteroides und Clostridien. Eine andere Situation liegt bei der sog. primären Peritonitis (s. unten) sowie bei Sonderformen der Peritonitis (z. B. Peritonealdialyse-assoziierte Peritonitis) vor, bei denen es sich in der Regel um monomikrobielle Infektionen handelt. Der Pathogenitätsgrad der Bakterien kann auch bei der gleichen Art von Stamm zu Stamm variieren. Kenntnisse über die Pathogenität der einzelnen Keime sind bei Mischinfektionen zur Einleitung adäquater Therapiemaßnahmen sehr wichtig.

Pathogenese Die Mediatoren und Sauerstoffradikale erhöhen die Permeabilität der Kapillaren. Die daraus folgende Transudation führt zu einem subserösen Ödem. Der intravasale Wasserverlust kann mehrere Liter betragen. Ein

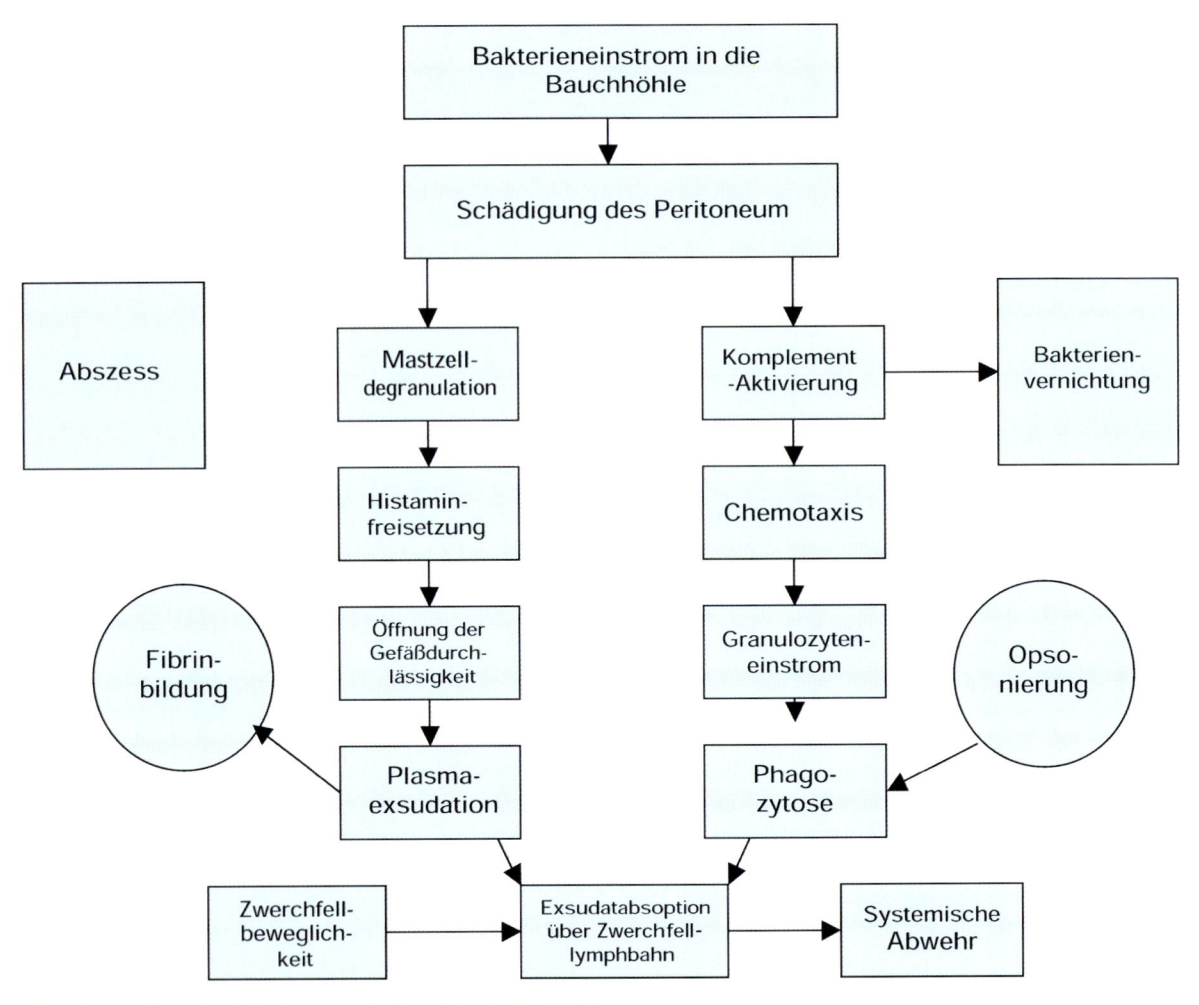

Abb. 87.1 Übersicht der Pathogenese der intraabdominellen Infektion

Ödem von 2 mm Dicke entspricht bei der Fläche des Peritoneums einem Wasserverlust von etwa 4 l.

Als eigentlicher Auslöser der bakteriellen Peritonitis zeichnen – neben von den Erregern produzierten **Exotoxinen** – insbesondere bei gramnegativen Bakterien Bestandteile der Bakterien-Zellmembran (**Endotoxin**) verantwortlich. Es kommt schließlich zur Freisetzung von proinflammatorischen Mediatoren, die das Komplement-, Gerinnungs- sowie Kallikrein-Kinin-System aktivieren; es kommt zur Freisetzung von Arachidonsäurederivaten (Prostaglandine, Thromboxane, plättchenaktivierender Faktor, Leukotriene) sowie von Sauerstoffradikalen mit zytotoxischen Effekten. Zentrale Folge der Mediatorenwirkung ist eine endotheliale Dysfunktion und durch gleichzeitige Gerinnungsaktivierung eine Gewebshypoxie.

Nach dem Einstrom von Bakterien in die freie Bauchhöhle beginnt entsprechend der Adaptationsfähigkeit der Mikroorganismen eine Vermehrungsphase. Es werden gleichzeitig verschiedene **Abwehrmechanismen** in Gang gesetzt (Abb. 87.2):

- Phagozytose von Bakterien
- Vermehrte Freisetzung von Histamin und anderen vasoaktiven Substanzen durch induzierte Mastzelldegranulation
- Induktion der Chemotaxis durch Komplementaktivierung
- Abgrenzung der bakteriellen Bezirke
- Direkte Absorption der Bakterien über Lymphabstromgebiete

87.3 Historische Entwicklung

Bereits seit mehr als 2000 Jahren ist das Krankheitsbild der Peritonitis bekannt. Erst zum Ende des 19. Jahrhunderts kamen erste chirurgische Therapieansätze zum Einsatz. Lange Zeit galt das Peritoneum als „unantastbar". Die chirurgische Herdsanierung wurde schließlich 1889 von Mikulicz als wichtigstes, bis heute gültiges Prinzip erkannt. Durch eine allgemeine Akzeptanz konnte eine Verringerung der Letalität von 90 % auf 40 % erreicht werden. Additive operative

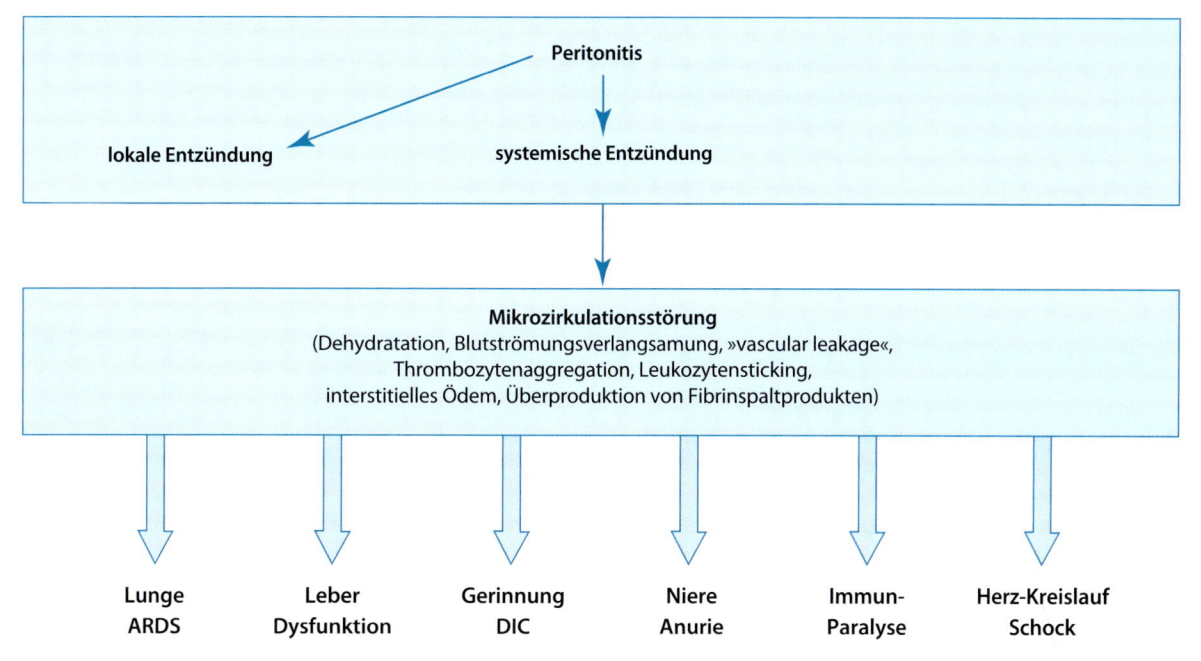

Abb. 87.2 Systemische Entzündungsreaktion der Peritonitis

Verfahren und Konzepte, wie kontinuierliche postoperative Lavage, die Etappenlavage und das „open packing" wurden erst zwischen 1970 und 1980 etabliert. Dabei war das Ziel die konsequente Elimination in erster Linie bakterieller Toxine und die Vermeidung einer persistierenden Peritonitis. Mit Entwicklung von hochwirksamen Antibiotika und raschem Fortschritt der Intensivmedizin liegt die Kliniksterblichkeit bei diffuser Peritonitis heute unter 40 %, in Zentren unter 20 %. Allerdings ist im Laufe der letzten 2 Jahrzehnte die Mortalität nahezu unverändert geblieben.

87.4 Einteilung und Ätiologie

87.4.1 Primäre Peritonitis

Dies ist eine sehr seltene Form der Peritonitis und tritt gehäuft bei Kindern oder bei Patienten mit konsumierenden Allgemeinerkrankungen, wie z. B. alkoholische Hepatopathie und Leberzirrhose auf. Eine Keiminvasion durch ein perforiertes Hohlorgan ist hier nicht der Ausgangspunkt, sondern erfolgt über folgende Wege (Tab. 87.1):
- Hämatogen
- Lymphogen
- Aszendierend
- Kontagiös
- Transmural

Eine weitere Bezeichnungsmöglichkeit ist **spontan bakterielle Peritonitis** (SBP). Sonderformen existieren im Rahmen eines Lupus erythematodes oder diabetogener Stoffwechselstörungen, wo kein Keimnachweis geführt werden kann (**Pseudoperitonitis**).

87.4.2 Sekundäre Peritonitis

Die sekundäre Peritonitis wird definiert als intraabdominelle Infektion der Peritonealhöhle auf dem Boden unterschiedlicher Ursachen und ist charakterisiert als eine Verletzung des Gastrointestinaltraktes, die schließlich zu einer Beeinträchtigung aller viszeralen Organe führen kann (Tab. 87.2). Mit einem Anteil von 80 % ist die sekundäre Peritonitis die häufigste Form aller Peritonitiden.

87.4.3 Tertiäre Peritonitis

Ist trotz einer erfolgten Fokussanierung und adäquater Therapie weiterhin eine Peritonitis oder peritonitisartiges Syndrom vorhanden, definiert man diese Sepsis im Rahmen einer generalisierten Immunparalyse als tertiäre Peritonitis. Im Gegensatz zur primären und sekundären Peritonitis, die gut abgrenzbar und definierbar sind, ist der Begriff der tertiären Peritonitis weit weniger geläufig. Zusammenfassend spricht man von einer tertiären Peritonitis bei:
- Vorliegen klinischer Zeichen einer Sepsis
- Isolierung von Keimen geringer oder fehlender Pathogenität
- Auftreten nach optimaler Peritonitistherapie
- Fehlendem sepsisrelevantem Fokus

Tab. 87.1 Übersicht primäre Peritonitis

Ursache	Krankheitsbild
Hämatogen	Pneumokokken- oder Streptokokkenperitonitis beim Kind
Lymphogen	Spontan bakterielle Peritonitis bei Zirrhose der Leber
Aszension	Pelveoperitonitis der Frau, Tuberkulose, Gonorrhö, Chlamydien
Ohne Keimnachweis	Lupus erythematodes, Peritonealkarzinose, Diabetes mellitus, Urämie, nephrotisches Syndrom

Tab. 87.2 Übersicht sekundäre Peritonitis

Ursache	Krankheitsbild
Perforation eines Hohlorgans	Ulkus, Tumor, Divertikulitis, Appendizitis, Cholezystitis, Morbus Crohn, Colitis ulcerosa, Dünndarmperforation (Abb. 87.3)
Durchwanderung	Ileus, mesenteriale Ischämie (Abb. 87.4), entzündliche Erkrankung des Darms oder innerer Organe
Postoperativ	Anastomoseninsuffizienz, intraoperative Kontamination
Postinterventionell	Nach Endoskopie, nach interventioneller Drainageanlage, Peritonealdialyse
Posttraumatisch	Nach perforierendem oder stumpfen Bauchtrauma (z. B. Stich- und Schussverletzungen)
Retroperitonitis	Nekrotisierende Pankreatitis, Retroperitonealphlegmone

Neben der ätiologischen Einteilung sind weitere spezifische Klassifikationen vorhanden, die prognosebestimmende Kriterien darstellen (Tab. 87.3).

> **Prognostische Parameter der Peritonitis**
> - Alter und Abwehrlage des Patienten
> - Umfang und Krankheitswert der freigesetzten Keime
> - Lokalisation und Flächengrad der Kontamination
> Zeit bis zum therapeutischen Handeln

Tab. 87.3 Klassifikation der Peritonitis

Ätiologie	Primäre Peritonitis Sekundäre Peritonitis Tertiäre Peritonitis
Phänomenologie (Exsudat); Zunahme des Kontaminationsgrades und der extraperitonealen Begleitreaktion	Serös Fibrinös Eitrig Gallig Kotig
Lokalisation	Lokal Intraabdomineller Quadrant Ober- oder Unterbauch Diffus Frisch (<24 h) Älter (>24 h)
Verlauf	Akut Chronisch
Lebensalter	Erwachsene Kinder

87.5 Risikobewertung

Zur Risikoabschätzung und Objektivierung der Entwicklung einer abdominellen Sepsis kam es zur Einführung verschiedener Sepsis-Scores. Diese sind jedoch außerhalb von Studienprotokollen kaum gebräuchlich. In der Praxis erfolgt die Prognoseabschätzung anhand der Phänomenologie und der klinischen Ausgangssituation. Ausgewählte und vermehrt verwendete Scores sind:

- **APACHE II** („Acute Physiology and Chronic Health Evaluation"): Dient zur allgemeinen Risikoabschätzung bei Intensivpatienten ohne Spezifität für die Entwicklung einer abdominellen Sepsis.
- **MPI** (Mannheimer Peritonitis-Index): Wird zur Stratifikation abdomineller Infektionen verwendet. Bei einfacher Erhebung sind valide prognostische Aussagen möglich.
- **MODS** („Multi Organ Dysfunction Score") und **SOFA** („Sepsis-related Organ Functional Assessment"): Sind allgemeine Bewertungssysteme mit einer Reflexion der Schwere einer Erkrankung und Korrelation zur Mortalität. Sie sind nicht individuell auf den Patienten übertragbar.

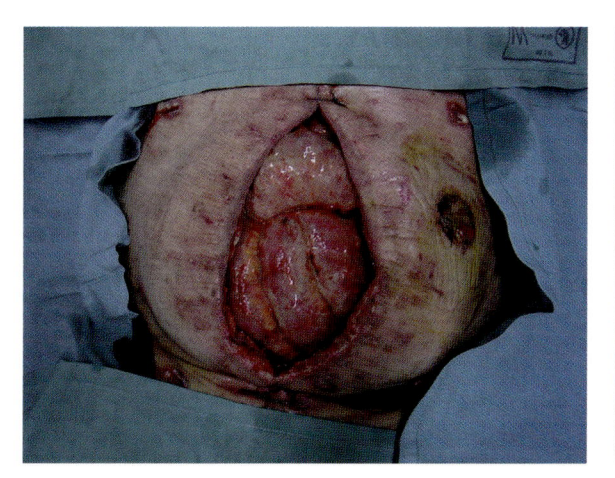

Abb. 87.3 Diffuse Peritonitis nach Darmperforation

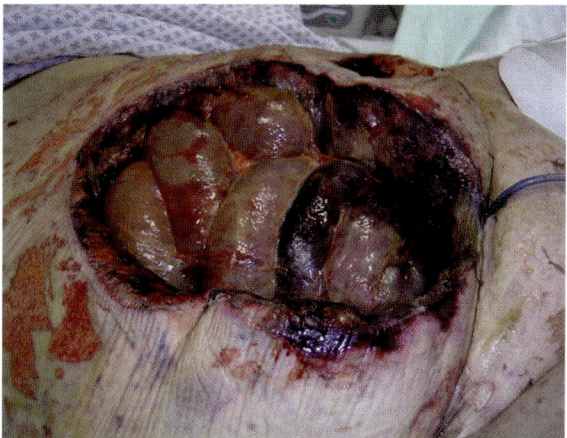

Abb. 87.4 Peritonitis bei Mesenterialischämie

87.6 Klinische Symptomatik und Diagnostik

Als Leitsymptom der Peritonitis gilt der **abdominelle Schmerz**, der in akuter Form oder schleichend auftritt. Zur Linderung der Schmerzsymptomatik befinden sich die Patienten oft in einer gekrümmten Schonhaltung. Bei diffuser Ausbreitung zeigt sich eine allgemeine Abwehrspannung – Peritonismus –, während bei der lokalen Peritonitis die maximale Abwehrspannung über dem betroffenen Organ bzw. einer Region liegt.

Insgesamt sind die Symptome jedoch unspezifisch und lassen klinisch oft keine Differenzierung des Infektfokus zu. Die Symptomatik kann bei alten Patienten, unter Immunsuppression und bei Kleinkindern vermindert sein.

> Eine genaue Schmerzanamnese und eine ausführliche Palpation und Auskultation des Abdomens sind essenzielle Bestandteile der diagnostischen Maßnahmen und können eine aufwändige und zeitraubende Diagnostik ersparen. Die klinische Manifestation der Peritonitis entspricht weitgehend dem Bild eines akuten Abdomens.

Labordiagnostik Im Rahmen der Laboruntersuchungen zeigen sich Auffälligkeiten bei relevanten Entzündungsmarkern wie Leukozytose oder CrP-Erhöhung. Es kann jedoch im Initialstadium oder bei immunsupprimierten Patienten ein fehlender Anstieg dieser Marker unter Umständen beobachtet werden. Weiterhin wichtig ist die Bestimmung von Gerinnung, Elektrolyten, Pankreas- und Leberenzymen sowie Nierenretentionswerten, die Hinweise auf eine septische Multiorgandysfunktion liefern können. Zur Komplettierung der labordiagnostischen Maßnahmen gehören eine Blutgasanalyse und eine Urinprobe.

Bildgebende Diagnostik Die apparative Diagnostik erfolgt unter Zeitdruck und sollte gezielt eingesetzt werden. Leicht und ohne Aufwand durchzuführen ist eine **Sonographie**. In Abhängigkeit der Erfahrung des Untersuchers können hier schon richtungsweisende Befunde erhoben werden. Der Nachweis freier Flüssigkeit, die Einschätzung der Darmbeweglichkeit und die Beurteilung weiterer intraabdomineller Organe sind prinzipiell möglich und können die Ursache des akuten Abdomens weiter eingrenzen.

Röntgenuntersuchungen dienen in erster Linie dem Nachweis freier Luft und damit der Perforation eines Hohlorgans. Bei Verwendung von Kontrastmittel müssen wasserlösliche Substanzen eingesetzt werden. In zunehmendem Maße wird die **CT-Diagnostik** als Initialdiagnostik beim akuten Abdomen eingesetzt. Die CT bietet alle o. g. Nachweismöglichkeiten einer eventuellen Peritonitisursache. Zusätzlich kann aber im Rahmen von lokalisierten Prozessen, wie Abszessen, eine therapeutische Drainageeinlage erfolgen.

Eine **Angiographie** kann im Rahmen von intraabdominellen ischämischen Geschehen durchgeführt werden, wird allerdings auch in dieser Indikation mehr und mehr durch die digitale Gefäßrekonstruktion im Rahmen der kontrastmittelverstärkten Computertomographie ersetzt. Eine wichtige Indikation zur Angiographie besteht jedoch bei Verdacht auf eine nichtokklusive mesenteriale Ischämie (NOMI), da hier über den liegenden Angiographiekatheter direkt eine therapeutische Intervention zur Durchbrechung des ursächlichen Vasospasmus angeschlossen werden kann. Die **Endoskopie** ist bei der Peritonitis selten indiziert. In Zusammenhang mit perforierten Ulzera oder der Einlage von Dekompressionssonden in den Dickdarm bei Pseudoobstruktion kann über den Einsatz diskutiert werden.

Intraoperative Diagnostik Laparoskopie und Laparotomie bieten letztlich die besten diagnostischen Möglichkeiten bzw. die unmittelbar ableitbare therapeutische Konsequenz. Auf die Folgen einer verspäteten Therapie bei Peritonitis wurde hingewiesen.

87.7 Therapeutische Strategie

Die Therapie der Peritonitis bzw. intraabdomineller Infektionen ist dringlich und besteht aus 3 wesentlichen Prinzipien (Abb. 87.5):
- Ausschaltung der Infektionsquelle durch operative Herdsanierung
- Beseitigung der durch die Operation nicht erreichten Keime durch eine kalkulierte antibakterielle Chemotherapie
- Abwendung der durch die Peritonitis vermittelten Systemschäden durch eine unmittelbar nach Fokussanierung eingeleiteten Intensivtherapie

87.8 Chirurgische Therapie

Die Prognose der diffusen Peritonitis verschlechtert sich, je später die Therapie beginnt. Bei klinischem Verdacht auf eine diffuse Peritonitis besteht eine absolute Operationsindikation. Die chirurgische Therapie bildet die Grundlage der Therapie der sekundären Peritonitis und besteht aus der Sanierung des infektiösen Herdes und der Säuberung der Bauchhöhle von bakterienhaltigem Material (Peritoneallavage).

87.8.1 Herdsanierung

Die Eliminierung des Fokus sollte während der initialen Operation erreicht werden, da jede weitere Verzögerung entscheidend die Prognose beeinträchtigt. Das Ziel ist, dass die Abdominalhöhle schädigende Substanzen, wie z. B. Galle oder Fäzes, an ihrer Freisetzung gehindert werden. Als Zugangsweg wird die mediane Laparotomie empfohlen, mit der man eine gute Übersicht in der Abdominalhöhle erhält. Das chirurgische Vorgehen richtet sich nach der intraoperativen Befundlage und kann in Form einer Übernähung, Resektion oder Schutzstomavorschaltung mit Drainageeinlage erfolgen.

> Ziel eines operativen Eingriffes ist die Verhinderung einer rezidivierenden oder persistierenden intraabdominellen Sepsis.

Danach richtet sich schließlich die Wahl des chirurgischen Managements. Primäre Anastomosierungen von Dünndarm oder Dickdarm sind in Abhängigkeit der vorherrschenden Peritonitis vorzunehmen. Mit ansteigendem Kontaminationsgrad sind dann, wenn möglich, Diskontinuitätsresektionen durchzuführen. Bei Vorliegen einer älteren diffusen Peritonitis wird in aller Regel die einzeitige Herdsanierung nicht ausreichend sein, da der infektiöse Fokus auf das gesamte Peritoneum übergegangen ist. Das Anschließen einer Spülbehandlung (s. unten) ist in diesem Falle notwendig. Bei mehrzeitiger Behandlung stellt die nekrotisierende Pankreatitis eine eigene Entität dar. Bei chirurgischem Vorgehen sind mehrere Laparotomien zur Infektsanierung notwendig.

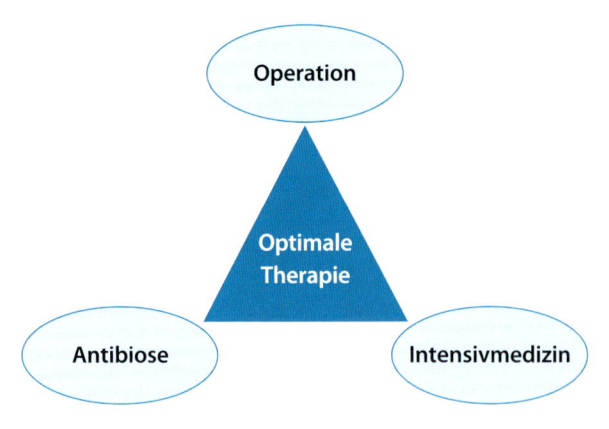

Abb. 87.5 Therapieprinzipien bei Peritonitis

87.8.2 Peritoneallavage

Das Ziel der Peritoneallavage ist die Verringerung der Bakterienmenge zur Unterstützung von Abwehrmechanismen. Eine vollständige Säuberung der Bauchhöhle soll somit erreicht werden. Letztlich bleibt der Nutzen einer Peritoneallavage hinsichtlich peritonealer Abwehrmechanismen fraglich.

In der Praxis werden oft temperierte Kochsalzlösungen verwendet. Es existieren jedoch keine wissenschaftlichen Nachweise über einen Vorteil dieser Therapie. Die Zugabe von Taurolidin soll neben dem antiseptischen und antibiotischen, auch einen antiendotoxinen Effekt bewirken.

Da eine absolute Keimfreiheit nicht während der ersten Operation zu erzielen ist, haben sich im Laufe der chirurgischen Peritonitisbehandlung 2 Konzepte anderen Optionen als überlegen gezeigt.

Geplante Relaparotomie bzw. „Etappenlavage"

Es werden programmierte Spülungen im 24- bis 48-stündigen Rhythmus vorgenommen. Die früher durchgeführte Spülung am offenen Abdomen wird zunehmend durch temporäre Bauchdeckenverschlüsse, wie den Vakuum-

Saugverband („vacuum-assisted closure", VAC), ersetzt (Abb. 87.6).

Vorteile Sie liegen in der frühen Erkennung von etwaigen Komplikationen und in einem leichten abdominellen Zugang aufgrund geringerer Adhäsionen.

Nachteile Nachteile sind die Entwicklung von Fisteln und Hämorrhagien, der Keimwechsel nach 4–5 Tagen (Hospitalkeime) und per Definition ist die letzte Laparotomie unnötig.

Komplikationen Die Anzahl der Komplikationen steht in enger Korrelation mit der Anzahl von notwendigen Laparotomien. Eine Kombination der Etappenlavage mit einer dorsoventralen Spülbehandlung kann vorgenommen werden. Der negative Fakt einer Spülstraßenbildung soll in diesem Konzept nicht vorkommen.

Relaparotomie „on demand"

Sie ist weniger genau definiert als die programmierte Lavage. Es ist solange keine Laparotomie notwendig, bis sich der Zustand des Patienten nicht verbessert oder gar verschlechtert hat. Genaue und einheitliche Kriterien zur Einschätzung der jeweiligen Situation sind derzeit nicht vorhanden.

Vorteile Sie liegen in der Durchführung nur bei bestimmten Patienten, die aufgrund des klinischen Bildes auch einer Relaparotomie bedürfen.

Nachteile Nachteilig sind eine evtl. verspätete Durchführung und die damit verbundenen fatalen Konsequenzen.

Die Ergebnisse einer in den Niederlanden durchgeführten großen prospektiv-randomisierten Studie haben für keines der beiden Konzepte einen eindeutigen Vorteil im Hinblick auf die Mortalität und die Langzeitmorbidität gezeigt. Allerdings konnte für die „On-demand"-Strategie ein gesundheitsökonomischer Vorteil mit etwa 20 % geringeren Kosten gegenüber dem Konzept der programmierten Lavage demonstriert werden.

> Solange im „On-demand"-Konzept keine wissenschaftlich fundierten und validen Kriterien zur Durchführung einer Relaparotonie vorhanden sind, obliegt dem Chirurgen die Bereitschaft häufige interventionelle Maßnahmen (z. B. CT-gestützte Einlage von Drainagen) durchführen zu lassen, da diese bei nichtoperativen Strategien sehr wichtig sind.

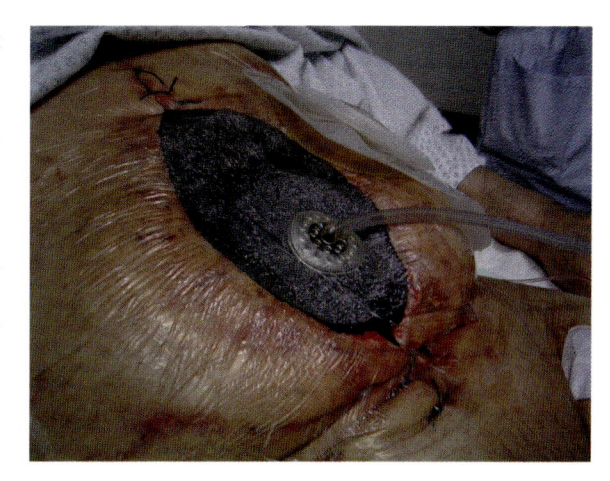

Abb. 87.6 Einsatz der VAC-Therapie

Weitere Therapiealternativen

Verlassene chirurgische Behandlungsstrategien der Peritoneallavage bei diffuser Peritonitis:
- Komplette Entfernung von Fibrin und avitalem Gewebe im Rahmen der Operation. Bei massiven Blutungskomplikationen bzw. Verursachung von zusätzlichen iatrogenen Schäden ist dieses Konzept insgesamt fragwürdig.
- **Kontinuierliche postoperative Peritoneallavage**: Es kommt hier zur Ausbildung von Spülstraßen. Eine suffiziente Spülung des Bauchraumes ist nicht gewährleistet. Sie findet jedoch noch eingeschränkte Verwendung im Rahmen der nekrotisierenden Pankreatitis.
- **Laparostomie**: Die Peritonitis und die einhergehende operative Behandlung gehen oft mit einer Erhöhung des intraabdominellen Drucks (IAD) einher. Durch die Vermeidung eines intraabdominellen Kompartments kann die Mortalität gesenkt werden. Der Ansatz des primär offenen Abdomens, auch bei möglicher Verschließbarkeit, ist allerdings verlassen, da eine hohe Korrelation mit Fistelbildung und Entwicklung eines multiplen Organversagens zu beobachten war. Es existieren allerdings verschiedene Gründe für eine Laparostomie: die Schwellung innerer Organe, Faszienverhältnisse, Aufrechterhaltung der viszeralen Zirkulation, Senkung des IAD.

Die Verwendung von **temporären Bauchdeckenverschlüssen** beim offenen Abdomen ist daher höchst empfehlenswert. In der Praxis haben verschieden Systeme Einzug gehalten. In zunehmendem Maße wird die **VAC-Therapie** in Kombination mit einer Lavage eingesetzt (Abb. 87.6).

87.9 Antibiotische Therapie

Die Wahl der zu verwendenden antibakteriellen Chemotherapeutika richtet sich vor allem nach dem zu erwartenden Keimspektrum und der Kenntnis über die Ursache der Peritonitis (Tab. 87.4). Bei nicht bekanntem Erregerspektrum muss initial eine breite, kalkulierte Antibiose durchgeführt werden.

> Die breite antibakterielle Therapie ist nicht blind, sondern kalkuliert. Dies bedeutet den Einsatz von Therapeutika, die gegen die wahrscheinlichsten Erreger intraabdomineller Infektionen gerichtet ist.

Um später eine zielgerichtete Therapie zu verabreichen, ist es notwendig, die Blutkulturen vor Gabe der Antibiotika zu entnehmen. Des Weiteren ist der unverzügliche Einsatz der Therapeutika von zwingender diagnostischer Relevanz.

Die Empfehlungen beziehen sich auf die initiale Therapie. Eine Anpassung der Therapie sollte nach mikrobiologisch bestimmtem Erregerstatus erfolgen.

Neben der Erregerart spielt auch das **lokale Resistenzspektrum** bei der Antibiotikatherapie eine entscheidende Rolle. Es finden sich oft Erreger, die ein großes mikrobiologisch-therapeutisches Problem darstellen und erhebliche Resistenzen gegenüber den eingesetzten Antibiotika zeigen. Es empfiehlt sich daher der Einsatz eines mikrobiologischen Monitorings. Hier können auch weitere relevante Infektionsquellen, wie z. B. das Tracheobronchialsystem, eingeschlossen und in die antiinfektive Therapie mit einbezogen werden.

Oft sind Patienten mit einer Peritonitis oder abdominellen Sepsis einer langwierigen Behandlung unterzogen. Ein weiteres Risiko für eine inadäquate Antibiotikatherapie stellen dabei die **nosokomialen Infektionen** dar. Eine lange stationäre Aufenthaltsdauer, die mit einer nosokomialen Keimatmosphäre verbunden ist, führt zu einem hohen Risiko für das Übertragen jeweiliger hauseigener resistenter Erreger. In den aktuellen Empfehlungen der Fachgesellschaften wird die sekundäre Peritonitis daher zusätzlich in eine ambulant erworbene Form (z. B. Ulkusperforation) und eine nosokomiale Form (z. B. Anastomoseninsuffizienz nach Darmresektion) unterteilt. Aufgrund des veränderten Keimspektrums bei der nosokomial erworbenen sekundären Peritonitis orientiert sich die Therapie hier bereits an den Empfehlungen zur tertiären Peritonitis.

Antibiotische Therapie bei sekundärer Peritonitis
- **Richtlinien**
  - Entnahme von Kulturen vor antibiotischer Therapie
  - Unverzüglicher Beginn mit einer Antibiose bei wiederhergestellter viszeraler Perfusion
  - Inadäquat kalkulierte Antibiose ebenso wie ein verzögerter Beginn korrelieren mit höherer Mortalität
- **Wahl der entsprechenden Therapie**
  - Bei nosokomialen Infektionen besteht die Notwendigkeit einer komplexen Mehrfachantibiose mit lokaler Resistenztestung als Grundlage einer empirischen Behandlung
  - Bei allgemein erworbenen Infektionen ist Medikation mit engerem Wirkspektrum möglich. In Abstimmung an die intraoperativ erhaltenen kulturellen Ergebnisse Durchführung einer Breitspektrumantibiose
  - Zurückstellung der antifungalen Therapie bis zum Nachweis einer invasiven Pilzinfektion oder Fungiämie, bei Hochrisikopatienten kalkulierte antifungale Therapie gerechtfertigt
- **Dauer der Therapie**
  - Die Dauer der antibiotischen Therapie bei sekundärer Peritonitis ist Gegenstand der aktuellen Diskussion. Es sind keine Daten vom Evidenzgrad I vorhanden. Es besteht die Tendenz zu einer kurzen i.v. antibiotischen Therapie
  - Bei persistierenden bzw. wiederkehrenden klinischen Zeichen einer intraabdominellen Infektion sind zusätzliche diagnostische Untersuchungen unter Fortführung der antibiotischen Therapie notwendig.

87.10 Intensivmedizinische Therapie

Die Peritonitis hat per se eine hohe Mortalität und bedarf deshalb einer aufwändigen intensivmedizinischen Behandlung. Grundsätzlich können 2 Phasen der intensivmedizinischen Betreuung unterschieden werden. Neben der Akutphase, die unter Umständen mit einem Schockgeschehen einhergeht, ist nach erfolgter Operation eine längere Phase intensivtherapeutischer Maßnahmen notwendig. Dies kann sich auch über mehrere Tage bis Wochen hinweg ziehen.

Beim septischen Schock besteht eine schwere Beeinträchtigung der Mikrozirkulation, dadurch kommt es zu einer Dysregulation der Vasoregulation und Endothelfunktion mit konsekutiver Distributionsstörung in der Makro- und Mikrozirkulation. Schließlich mündet die Störung des mikrozirkulatorischen Systems in einem Multiorganversagen. Die einleitenden Ziele der Intensivtherapie sind somit eine Vermeidung von Mikrozirkulationsstörungen und die Aufrechterhaltung der Hämodynamik durch Volumensub-

Tab. 87.4 Antimikrobielle Therapie nach Einteilung der Peritonitis. (Nach Bodman et al. 2010)

Diagnose		Häufigste Erreger	Initialtherapie	Therapiedauer
Primäre Peritonitis (meist Monoinfektion)	Juvenile Peritonitis	A-Streptokokken, Pneumokokken, seltener H. influencae	Aminopenicillin/BLI Acylaminopenicillin/BLI ephalosporin Gr. 2	7–10 Tage
	Peritonitis bei Leberzirrhose (Monoinfektion)	Escherichia coli, Enterokokken, Klebsiellen	Acylaminopenicillin/BLI Cephalosporin Gr. 3a	10–14 Tage
	Peritonitis bei Tuberkulose	Mykobakterien	Kombinationstherapie nach Testung	>6 Monate
Sekundäre Peritonitis (fast immer Mischinfektion)	Lokal abgegrenzt (z. B. frische Magenperforation <6 h, akute Cholezystitis, frisch perforierte Appendizitis) – Lokal begrenzt und chirurgisch sanierbar – Steril oder mit geringer Erregerzahl <10^3/ml – Klares bis leicht trübes Sekret	Enterobacteriaceae, Enterokokken, Anaerobier, seltener Staphylokokken	Acylaminopenicillin/BLI Aminopenicillin/BLI Alternativ: Cephalosporin Gr. 2 + Metronidazol Alternativ: Cephalosporin Gr. 3a + Metronidazol Alternativ: Carbapenem Gr. 2	Kurzzeittherapie (Fokussierung) 1–2 Tage, 1–2 Antibiotikagaben oft ausreichend
	Diffus (potenzielle Risikofaktoren: Karzinom, drohendes/manifestes Organversagen, Enterokokken im Exsudat) – Peritonitisdauer >2–4 h – Nicht vollständig chirurgisch sanierbar – Mittlere Erregerzahl 10^3–10^5/ml – Trübes, fäkuläres Exsudat	Enterobacteriaceae, Enterokokken, Anaerobier, seltener Staphylokokken	Acylaminopenicillin/BLI Carbapenem Gr. 1/2 Cephalosporin Gr. 3/4 oder Fluorchinolon Gr. 2 jeweils + Metronidazol Fluorchinolon Gr. 4 Tigecyclin	5–7 Tage, je nach klinisch-bakteriologischem Befund und Organfunktion
	Postoperativ	Enterokokken, gramnegative Problemkeime, Anaerobier, Staphylokokken/MRSA	Carbapenem Gr. 1/2 Acylaminopenicillin/BLI Cephalosporin Gr. 4 + Metronidazol Tigecyclin*	10–14 Tage
Tertiäre Peritonitis	Trotz adäquater chirurgischer und antimikrobieller Therapie persistierende Peritonitis, mit Selektion von Enterokokken oder weiteren multiresistenten Erregern und Überwucherung von Candida	Enterobacteriaceae, Enterokokken, Candida spp., Anaerobier	Wahl der antimikrobiellen Therapie nach mikrobiologischer Diagnose Antifungale Therapie bei Hochrisikopatienten	10–14 Tage
Sonderformen	Peritonitis bei CAPD	Staphylokokken, Escherichia coli, Enterokokken, andere Staphylokokken, Enterobacteriaceae, Pseudomonas aeruginosa, Acinetobacter spp.	Seltene schwere Verlaufsform, Wahl der parenteralen Antimikrobiellen Therapie nach mikrobiologischer Diagnose	
	Pilzperitonitis	Candida albicans, non albicans spp.	Fluconazol Caspofungin Anidulafungin Voriconazol	

*Tigecyclin wird nur noch als Reserveantibiotikum bei fehlender Eignung anderer Medikamente empfohlen.

stitution mittels Kristalloiden, Blutkomponententherapie (bei Anämie oder Koagulopathie), Vasopressoren (Noradrenalin) und positiv inotropen Substanzen (Dobutamin). HAES-Lösungen und andere künstliche kolloidale Lösungen zur Volumensubstitution werden bei Patienten mit schwerer Sepsis und septischem Schock nicht mehr empfohlen, der Einsatz von Humanalbumin hierzu kann erwogen werden.

Zusätzlich zur supportiv-intensivmedizinischen Therapie stehen weitere sog. **adjunktive Behandlungsformen** zur Verfügung, die einleitend guten Ergebnisse zeigten im Hinblick auf eine weitere Senkung der Letalitätszahlen. Sie bedürfen jedoch noch einer weiteren wissenschaftlichen Überprüfung. Dazu gehören der Einsatz von Hydrokortison, IgM-angereicherten Immunglobulinen und Selen. Der Einsatz von aktiviertem Protein C (Xigris) bei schwerer Sepsis wird seit Ende 2011 nicht mehr empfohlen, nachdem eine große prospektiv-randomisierte Studie (PROWESS-II-Studie) die ursprünglich für Xigris nachgewiesene Mortalitätsreduktion nicht nachvollziehen konnte.

> **Übersicht der Intensivtherapie bei sekundärer Peritonitis**
> - **Supportive Therapie**
>   - Hämodynamische Stabilisierung: Zielwerte innerhalb der ersten 6 h nach Erkennen einer schweren Sepsis: zentralvenöser Druck 8–12 mmHg, mittlerer arterieller Druck >65 mmHg, Urinausscheidung 0,5 ml/kg/h, SvO_2 >70 %, Laktat <1,5 mmol/l bzw. Abfall des Laktats
>   - Volumensubstitution bevorzugt mit kristalloiden Lösungen
>   - Bei fehlender Wiederherstellung eines normalen Blutdrucks bzw. einer normalen Organperfusion trotz adäquater Flüssigkeitssubstitution: Vasopressoren (bevorzugt Noradrenalin)
>   - Bei geringer kardialer Auswurfleistung trotz adäquater Flüssigkeitssubstitution Kombination der Vasopressoren mit positiv-inotropen Substanzen (bevorzugt Dobutamin)
>   - Nierenersatzverfahren bei akutem Nierenversagen und Gefahr einer urämischen Stoffwechsellage
>   - Bei respiratorischer Insuffizienz lungenprotektive Beatmung mit niedrigen Atemzugvolumina
>   - Erythrozytenkonzentrate (Ziel-Hb 4,4–5,6 mmol/l bei normaler Perfusion in Abwesenheit einer klinisch relevanten koronaren Herzerkrankung)
>   - Thromboseprophylaxe
>   - Stressulkusprophylaxe
>   - Vorzugsweise enterale Ernährung
>   - Blutzuckerkontrollen, intravenöse moderate Insulintherapie zur Senkung erhöhter Glukosespiegel (>8,3 mmol/l)
> - **Adjunktive Therapie**
>   - IgM-angereichte Immunglobuline
>   - Selen

Literatur

Bodman KF, et al. (2010) Komplizierte intraabdominelle Infektionen: Erreger, Resistenzen, Empfehlungen der Infektliga zur Antibiotikatherapie. Chirurg 81:38–49

Bruch H-P, Woltmann A, Lippert H (1998) Peritoneum. In: Lippert H (Hrsg) Praxis der Chirurgie, Allgemein- und Viszeralchirurgie. Thieme, Stuttgart New York

Büchler MW, et al. (1997) Chirurgische Therapie der diffusen Peritonitis. Chirurg 68:811–815

Garlipp B, Lippert H (2012) Was gibt es Neues zur Peritonitis? In: Meßmer K, Jähne J, Königsrainer A, Südkamp N, Schröder W (Hrsg) Was gibt es Neues in der Chirurgie? Jahresband 2012. ecomed Medizin

Köckerling F, Gastinger I, Lippert H (2004) Komplikationen in der kolorektalen Chirurgie. Science Med

Lamme B, et al. (2005) Relaparotomie bei sekundärer Peritonitis. Chirurg 76:856–867

Maier S, et al. (2005) Besonderheiten der abdominellen Sepsis. Chirurg 76:829–836

Reinhart K, Brunkhorst FM, Bone HG, et al. (2010) Prävention, Diagnose, Therapie und Nachsorge der Sepsis. 1. Revision der S-2k Leitlinien der Deutschen Sepsis-Gesellschaft e. V. (DSG) und der Deutschen Interdisziplinären Vereinigung für Intensiv- und Notfallmedizin (DIVI). Anaesthesist 59:347–370

van Ruler O, Mahler CW, Boer KR et al. (2007) Comparison of on-demand vs planned relaparotomy strategy in patients with severe peritonitis: a randomized trial. JAMA 298:865–872

Sepsistherapie

J. Hoffmann

88.1 Definition

Traditionell gibt es deutliche Unterschiede im Verständnis des Krankheitsbilds „Sepsis" und der Bezeichnung „septic" oder „sepsis" zwischen den angloamerikanischen Ländern und Europa. Patienten mit Sepsis auf der Intensivstation haben in der Regel keine einfache Sepsis, sondern eine schwere Sepsis oder einen septischen Schock. Mit der Initiierung der ersten großen Studien zur Sepsistherapie wurde in den frühen 1990er-Jahren die Notwendigkeit einer allgemein gültigen Definition der Sepsis erkannt: Im Gegensatz zu historischen Definitionen, welche die Bakteriämie implizierten (u. a. von Schottmüller 1914), wurde erstmalig die systemische Reaktion des Organismus auf eine Infektion („sepsis syndrome" nach Bone) anhand klinischer Kriterien als Sepsis definiert. Diese Änderung erfolgte aufgrund der Tatsache, dass bei etwa 40–50 % der Patienten mit Sepsis keine Bakteriämie besteht.

> Die Diagnose Sepsis beinhaltet nicht notwendigerweise die Diagnose der Bakteriämie. Bei 40–50 % der Patienten mit Sepsis sind mikrobiologische Befunde trotz eindeutiger klinischer Zeichen einer Infektion negativ.

1992 wurde eine Konsensusdefinition der Sepsis publiziert (u. a. American College of Chest Physicians [ACCP], Society of Critical Care Medicine ([SCCM]), die aktuell international auch im Rahmen von Studien Anwendung findet:

Systemisches inflammatorisches Response-Syndrom Unter SIRS („systemic inflammatory response syndrome") versteht man die inflammatorische Reaktion des Organismus im Rahmen einer Entzündung. Es wurden klinische Kriterien definiert, die die Diagnose eines SIRS ergeben, wenn 2 oder mehr der folgenden Punkte erfüllt werden:

SIRS-Kriterien
- Temperatur >38 °C oder <36 °C
- Herzfrequenz >90/min
- Atemfrequenz >20 Atemzüge/min oder $PaCO_2$ <32 mm Hg
- Leukozytenzahl >12 G/l oder <4 G/l, oder mehr als 10 % unreife Zellen

Sepsis Die Sepsis ist definiert als systemische Entzündungsreaktion des Organismus auf eine Infektion hin.

> Die Diagnose Sepsis impliziert das Vorhandensein von mindestens 2 SIRS-Kriterien also die Diagnose eines SIRS in Kombination mit dem Verdacht oder der Diagnose einer Infektion.

Eine Infektion wird angenommen, wenn Mikroorganismen in normalerweise sterilem Gewebe oder Körperhöhlen nachgewiesen werden oder der klinische Verdacht auf eine Infektion besteht. Es muss also nicht notwendigerweise ein Erregernachweis zum Zeitpunkt der Diagnosestellung erfolgt sein.

Schwere Sepsis Die schwere Sepsis ist definiert als Sepsis assoziiert mit Organdysfunktion, Hypoperfusion oder Hypotension. Die Hypoperfusion oder Perfusionsanomalitäten können als Laktatazidose, Oligurie oder Änderungen des mentalen Status in Erscheinung treten.

Septischer Schock Der septische Schock ist definiert als Hypotension trotz adäquater Volumengabe mit Notwendigkeit einer Katecholamintherapie und gleichzeitigen Hinweisen auf eine gestörte Perfusion, die als Laktatazidose, Oligurie oder als akute zentralnervöse Störung manifestiert sein können.

Multiorgandysfunktionssyndrom (MODS) Akute Organfunktionsstörung bei kritisch kranken Patienten, die eine Intervention zum Erhalt der Homöostase erfordert.

> Aus den genannten Definitionen ist ein direkter Hinweis auf die Sterblichkeit abzuleiten: Die Mortalität bei SIRS beträgt ca. 10 %, bei Sepsis ca. 20 %, bei schwerer Sepsis bis ca. 40 % und bei septischem Schock ca. 80 %.

88.2 Epidemiologie

Die schwere Sepsis (Sepsis mit akuter Organdysfunktion) und das Multiorganversagen sind die Haupttodesursachen von kritisch kranken Patienten auf nicht-kardiologischen Intensivstationen. In Deutschland sterben etwa 60.000 Patienten pro Jahr an einer schweren Sepsis oder einem septischen Schock. Somit stellt die Sepsis die dritthäufigste Todesursache in Deutschland dar. Die direkten anteiligen Kosten für die Behandlung der Sepsis in Deutschland liegen bei ca. 1,77 Mrd. €. Über die Hälfte der Patienten mit Sepsis und schwerer Sepsis entwickeln einen septischen Schock mit einer Sterblichkeit von 60–80 %. Es ist eine Zunahme der Sepsis in den USA und in Europa zu verzeichnen, da immer mehr Patienten mit zunehmendem Alter, kompliziertem Krankheitsverlauf oder anderen schweren Erkrankungen, die für eine Sepsis prädisponieren, behandelt werden (müssen).

Wesentliche Risiken für die Entwicklung einer Sepsis
- Immunsuppression (z. B. bei Diabetes mellitus, Alkoholismus, chronische Niereninsuffizienz)
- Tumorleiden
- Hohes Alter
- Invasive Gefäßzugänge
- Adipositas

88.3 Pathophysiologie

Man geht davon aus, dass sich beim Patienten mit Sepsis primär protektive Prozesse der lokalen Entzündungsabwehr unvermittelt gegen den Patienten selbst richten und so zur Ganzkörperentzündung führen. Zunächst wird die Entzündung von Zellwandbestandteilen oder **Toxinen** verschiedener Mikroorganismen in Gang gesetzt (z. B. Endotoxin gramnegativer Bakterien oder Exotoxin [Superantigene] bei grampositiven Bakterien). Auch Pilze und Viren können durch die zerstörte Haut oder Schleimhautbarriere in die Zirkulation gelangen. Durch Toxine dieser Erreger werden unzählige pro- und antiinflammatorische Mediatorsysteme aktiviert. Entzündungsmediatoren aktivieren zusätzlich verschiedene humorale Kaskadensysteme, wie z. B. Gerinnungssystem, Fibrinolysesystem und Kallikrein-Kinin-System.

Der Pathomechanismus ist bei der gramnegativen Sepsis am besten charakterisiert. Endotoxin gramnegativer Bakterien (Lipopolysaccharid, LPS) bindet sich an das LPS-bindende Protein (LBP), ein Akutphaseprotein der Leber. Der Komplex aus LPS und LBP verbindet sich mit einem Monozyten/Makrophagen-Rezeptor (CD 14), der Endotoxin dem TLR-4-Rezeptor präsentiert. Über

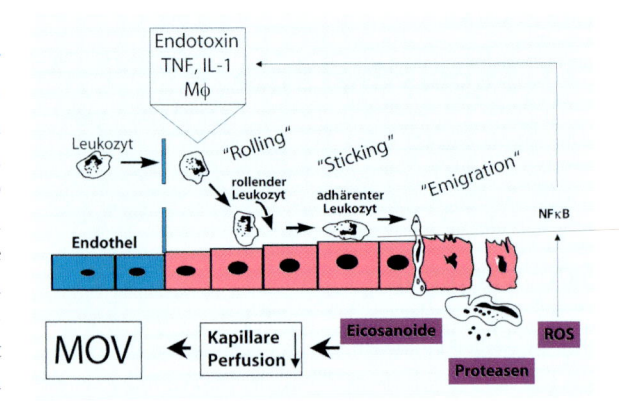

Abb. 88.1 Hypothese zur Genese des septischen Organversagens

eine komplexe Signaltransduktionskaskade kommt es im Zellkern zu einer Aktivierung von Transkriptionsfaktoren (z. B. „nuclear factor kappa beta", NFκB). Dieser zentrale Transkriptionsfaktor initiiert die Genexpression von vielen proinflammatorischen Botenstoffen wie z. B. Interleukin (IL)-1, IL-6, Tumornekrosefaktor-α (TNFα). Der Organismus wird so zum aktiven Teilnehmer am Entzündungsgeschehen, welches die Schädigung der Regulations- und Kaskadensysteme bedingt.

In den letzten Jahren hat man die wesentliche Rolle des **Gerinnungssystems** bei der Sepsis erkannt. Es kommt zum Verbrauch von endogenen Gerinnungsinhibitoren (Antithrombin, Protein C, Gewebsfaktor-Inhibitor). Der Grad des Inhibitorverbrauchs korreliert mit einer schlechten Prognose bei der Sepsis. So ist z. B. ein Abfall der Antithrombinaktivität unter 40 % mit einer 50 %-igen Mortalität bei der Sepsis verknüpft.

Durch die Aktivierung von Monozyten und Makrophagen und anderen Entzündungszellen kommt es zu einer Schädigung des Endothels mit einer zusätzlichen Freisetzung von Gewebsfaktor. Die normalerweise antikoagulatorisch wirkende endotheliale Oberfläche wird in ein System mit prokoagulatorischen Eigenschaften umgewandelt. Es wird die Interaktion von Leukozyten mit dem Endothel verstärkt, wobei hierdurch ein „akutes mikrozirkulatorisches Versagen" in lebenswichtigen Organen induziert wird, das sich als **sekundäres multiples Organdysfunktionssyndrom** (MODS) manifestieren kann (Abb. 88.1).

Die Zerstörung der endothelialen Integrität bewirkt eine vermehrte Durchlässigkeit für Bakterientoxine. So ist nachgewiesen, dass Endotoxin von Darmbakterien über die Pfortader in die Leber eingeschwemmt werden kann (Translokation) und so zur systemischen Entzündung führt.

Für die Entwicklung von Therapiestrategien spielt die Phase der Immunantwort eine Schlüsselrolle. Ist der Patient aktuell in einem hyperinflammatorischen Status oder aber vielmehr in einer Immunparalyse/Immunsuppression? Diese klinisch wichtige Entscheidung kann heute

88.4 Diagnostik

Tab. 88.1 Häufige Sepsisherde (bezogen auf die Gesamtheit aller Patienten)

Sepsisherd	Häufigkeit
Lunge	50 %
Abdomen/Becken	20 %
Urosepsis und Weichgewebsinfektion	10–15 %
Katheterinfektion	Bis 10 %
Unklarer Sepsisherd	Etwa 10 %

unter Zuhilfenahme einer erweiterten Sepsisdiagnostik (u. a. Interleukin-6 Messung, HLA-DR-Expression auf Monozyten, Prokalzitoninbestimmung) meistens beantwortet werden.

88.4 Diagnostik

Verschiedene Untersuchungen belegen, dass das frühzeitige Erarbeiten der Verdachtsdiagnose Sepsis und die Einleitung einer entsprechenden kausalen oder supportiven Therapie mit einer niedrigeren Sterblichkeit verknüpft ist. Zusätzlich sind das Abschätzen des Krankheitsschweregrades (SIRS, Sepsis, schwere Sepsis, MODS) und das unverzügliche Einleiten einer Therapie (z. B. Kreislauftherapie mit Flüssigkeit in den ersten Stunden nach Aufnahme in das Krankenhaus) und die adäquate Verlegung von kritisch kranken Patienten auf die Intensivstation wesentlich.

Um eine entsprechende Verdachtsdiagnose stellen zu können, muss man die Häufigkeit der Ursachen einer Sepsis kennen. Tab. 88.1 zeigt die Verteilung verschiedener Sepsisherde bei der Gesamtheit der Patienten.

Beim chirurgischen Patienten ist die Verteilung zugunsten der abdominopelvinen Region verändert. Patienten, bei denen der Sepsisherd nicht erkannt wird, haben eine extrem schlechte Prognose (keine kausale Therapie möglich).

> Bei der Verdachtsdiagnose Sepsis muss unbedingt nach dem Sepsisherd und nach potenziellen Erregern gesucht werden.

88.4.1 Anamnese

Bei der Anamneseerhebung sind zunächst wesentliche Risiken für die Entwicklung einer Sepsis zu erfragen (s. oben). Es ist nach kürzlich durchgeführten Operationen (Wundinfekt, Anastomoseninsuffizienz) oder Interventionen (Punktionen, Katheteranlagen, Radiofrequenzablation, Endoskopie) zu explorieren.

88.4.2 Klinische Symptomatik

Das klinische Bild bei Patienten mit Sepsis ist sehr variabel. Allerdings gibt es einige typische Symptome, die auf eine Sepsis hinweisen.

Typische Symptome bei Patienten mit Sepsis
- Unklarer Verwirrungszustand bis zur Somnolenz als Zeichen der septischen Enzephalopathie
- Fieber oder Hypothermie, eventuell Schüttelfrost (Schüttelfrost insbesondere typisch bei Katheterinfektion und Urosepsis)
- Exsikkose
- Hypotension, Tachykardie

Selbstverständlich sind die genannten Symptome nicht spezifisch für ein septisches Krankheitsbild, sondern erfordern die weitere Abklärung bzw. Therapie.

> Insbesondere beim postoperativen Patienten (mit und ohne Fieber) muss bei einem Verwirrungszustand unklarer Genese immer ein septisches Krankheitsbild in die Differenzialdiagnostik mit einbezogen werden und man darf sich nicht vorschnell mit der Diagnose „hirnorganisches Psychosyndrom" oder „perioperatives Durchgangssyndrom" zufrieden geben.

88.4.3 Diagnostik bei Verdacht auf Sepsis

Nach Erhebung einer Anamnese und der klinischen Untersuchung bei Verdacht auf Sepsis wird folgendes Vorgehen nahe gelegt.
- Entfernen von zentralvenösen Kathetern und anderen Verweilkathetern, wenn diese als Sepsisquelle in Frage kommen, und Einsendung zur mikrobiologischen Diagnostik
- Vor Beginn der Antibiotikatherapie: Abnahme von geeigneten Kulturen von der potenziellen Sepsisquelle (Urin, Sputum, Wundabstrich, Körperflüssigkeit (ggf. Punktion), Drainageabstrich etc.) und Durchführung eines Gram-Präparats
- Entnahme von mindestens 2 Blutkulturen (aerob und anaerob) aus getrennten Punktionsstellen bzw. aus zentralen Kathetern und peripher
- Labordiagnostik (Tab. 88.2)
- Bildgebende Diagnostik (Tab. 88.3)

Bei Verdacht auf **katheterassoziierte Infektion** eines zentralvenösen Katheters muss der Katheter entfernt werden. Es sollte dann kein Katheterwechsel über Draht erfolgen.

Tab. 88.2 Labordiagnostik bei Verdacht auf Sepsis

Laborparameter	Fragestellung, Nutzen
Blutbild, Differenzialblutbild	Leukozytose/Leukopenie?, Linksverschiebung
C-reaktives Protein (CRP)	Nicht spezifisch für bakterielle Infektionen, ca. 24 h nach Beginn der Infektion nachweisbar
Prokalzitonin (PCT)	Hinweis auf bakterielle Infektion Verlauf posttherapeutisch ermöglicht Deeskalation der antibiotischen Therapie Bei PCT <0,5 ist ein septischer Schock oder eine schwere Sepsis unwahrscheinlich (Ausschluss)
Interleukin (IL) 6	Anstieg im Verlauf postoperativ: Hinweis auf zunehmende Infektion IL-6 >1000 pg: schlechte Prognose
Quick-Wert, PTT, Thrombozytenzahl, Antithrombin	Hinweis auf Gerinnungsbeteiligung (DIC) Prognose, cave: Organdysfunktion
Blutgasanalyse	Respiratorische Alkalose, Hypoxämie (ARDS, Pneumonie), Laktat (anaerobe Glykolyse)

Routinemäßige Wechsel von Kathetern können das Risiko von Katheterinfektionen nicht minimieren.

Die **Blutkulturentnahme** muss nach adäquater Hautdesinfektion über eine periphere Venenpunktion erfolgen. Die Kulturflaschen sollten mit mindestens 10 ml befüllt werden und es sollten 2–3 Kulturen (aerobe und anaerobe Flasche) entnommen werden.

Bei Verdacht auf **beatmungsassoziierte septische Pneumonie** (VAP) können endotracheale Aspirate, blinde und bronchoskopisch entnommene Bürstenlavage („protected specimen brush") zum Einsatz kommen. Quantitative oder semiquantitative Methoden scheinen hier von Vorteil zu sein. Routinemäßige serologische Tests (z. B. Candida-Serologie) sind zur Diagnose einer VAP nicht zielführend.

Bei Verdacht auf eine **Wundinfektion** als Sepsisquelle sollten Abstriche entnommen werden. Bei Entnahme aus Drainagen ist auf Kontaminationen zu achten (typische Plastikkeime wie z. B. Staph. epid.).

Die **Labordiagnostik** sollte zum einen Infektionsparameter erfassen, zum anderen sekundäre Störungen (z. B. Gerinnungsbeteiligung; Tab. 88.2). Das Vorhandensein einer disseminierten intravasalen Gerinnung (DIC) impliziert bei Patienten mit schwerer Sepsis eine Verdoppelung der Mortalität.

Zusätzlich sind symptomabhängig unter Berücksichtigung der Schwere des septischen Krankheitsbildes entsprechende **bildgebende Untersuchungsverfahren** gemäß der vorliegenden Verdachtsdiagnose durchzuführen (Tab. 88.3). Eine reflexartige Ganzkörper-CT-Untersuchung bei Fieber und Verdacht auf Infektion sollte unterbleiben.

Beim postoperativen Patienten ist nach der klinischen Untersuchung und der Generierung einer Verdachtsdiagnose in einigen Fällen (Tab. 88.3) eine Schnittbildgebung (Computertomographie mit Kontrastmittel in arterieller und venöser Phase) notwendig. Dabei gilt die Grundregel, dass im späteren Verlauf (>1 Woche nach der Operation) eher eine Schnittbildgebung zur Anwendung kommt als im frühen Verlauf, wo großzügiger revidiert wird.

> **Vor Durchführung einer Mehrphasencomputertomographie muss durch eine Bestimmung des Serumkreatinins eine schwere Nierenfunktionsstörung ausgeschlossen werden.**

Bei einer relevanten Erhöhung des Serumkreatinins (>1,5 mg/dl) sollte zum einen auf ein Kontrastmittelsparendes Protokoll ausgewichen werden, zum anderen ist bei relevanter Serumkreatininerhöhung eine Vorbehandlung mit halbisotoner Kochsalzlösung (1000 ml NaCl 0,45 %) ggf. in Kombination mit Glukoselösung (2,5 %) oder altivernativ Ringer-Laktatlösung vor und nach Kontrastmittelgabe (je nach dem hausinternen Protokoll) sowie die Gabe von ACC (2×600 mg i.v.) zur Prophylaxe eines Kontrastmittel-induzierten Nierenversagens durchzuführen.

Im Zweifelsfall muss die Indikation zur CT interdisziplinär abgewägt werden und ggf. auch auf Alternativverfahren (Sonographie mit Interventionsbereitschaft, Kontrastmittelsonographie) ausgewichen werden.

88.4.4 Postoperatives Vorgehen

Es empfiehlt sich insbesondere beim postoperativen Patienten mit Verdacht auf Sepsis ein gut standardisiertes Vorgehen, damit keine wesentlichen Differenzialdiagnosen übersehen werden. Insbesondere ist an zentrale Venenkatheterinfektionen als Differenzialdiagnose bei postoperativem Verdacht auf Sepsis zu denken, bevor weitere Diagnostik und Therapie eingeleitet werden, um dem

Tab. 88.3 Untersuchungsverfahren bei Verdacht auf Sepsis

Klinischer Befund	Verdachtsdiagnose	Diagnostik, Bildgebung
Rötung und Fluktuation der Wunde	Verdacht auf Wundabszess	Abstrich, Sonographie, ggf. CT
Pulmonale Rasselgeräusche	Pneumonie, Bronchitis	Sputum/ENTA, Röntgen-Thorax
Druckschmerz Abdomen, abdominelle Abwehrspannung	Appendizitis, Cholezystitis, Pankreatitis, Peritonitis	Sonographie Abdomen, sonographisch gesteuerte Punktion, CT Abdomen
Klopfschmerz Flanke, Dysurie	Harnwegsinfekt, Pyelonephritis	Urinstix, Sonographie der Nieren
Rhythmusstörung, Vitien-typisches Geräusch	Verdacht auf Endokarditis	Transthorakales bzw. transösophageales Herzecho
Klopfschmerz Wirbelsäule	Spondylodiszitis	CT Wirbelsäule, MRT
Nackensteife	Meningitis	Lumbalpunktion, CT Schädel

Patienten unnötige Untersuchungen und therapeutische Maßnahmen zu ersparen.

> **Vorgehen beim postoperativen chirurgischen Patienten auf der Normalstation (▶ Kap. 93)**
> - Anamneseerhebung: Wann war welche Operation? Besonderheiten Situs? Fremdmaterialimplantation? Transfusionen? Septische Operation?
> - Klinische Untersuchung des Patienten (Sepsisherd?)
> - Herd Wunde? Entfernen aller Verbände: sorgfältige Inspektion und Palpation (Verhalt? Fluktuation?), Hinweis auf Weichgewebsinfektion (Knistern? phlegmonöse Rötung?), Geruch: Proteus? Grünliche Verfärbung: Pseudomonas-Infektion?
> - Herd Lunge? Auskultation, ggf. Sputumgewinnung, Inspektion Sputum und mikrobiologische Untersuchung
> - Herd Abdomen? Protrahierte Paralyse? Abwehrspannung? Untersuchung Drainagesekret: Geruch? Qualität und Quantität, ggf. Bilirubinbestimmung (Galleleckage?) oder Kreatininbestimmung (Ureterleckage nach Nierentransplantation?)
> - Keine klinische Ursache bisher: Entfernung aller invasiven Katheter und Einschicken zur mikrobiologischen Untersuchung, Entnahme von mindestens 2 Blutkulturen an unterschiedlichen Punktionsstellen
> - Punktion von Pleuraverhalt, Aszites, Liquor, Flüssigkeitsverhalten im Operationsgebiet, Einsendung zur Anlage einer Kultur (ggf. Blutkulturflaschen mit Sekret beimpfen), Abstrichröhrchen mit Nährmedium, Anfertigung eines Grampräparats in der Mikrobiologie zur mikroskopischen Beurteilung

> **❯** Im Zweifelsfall gilt beim chirurgischen Patienten mit Sepsis immer der Satz: „Gehe dahin, wo du warst" (operative Revision), insbesondere bei immunkompromittierten Patienten.

88.5 Therapie

Grundsätzlich gliedert sich die Therapie der Sepsis in 3 wesentliche Bereiche:
- Herdsanierung (z. B. Operation, Intervention, Drainage, Amputation, Antibiotikatherapie)
- Substitution von Organdysfunktionen (Beatmung, Hämofiltration, Kreislauftherapie, Leberersatz)
- Adjunktive Therapie zur Verbesserung der Organperfusion

88.5.1 Herdsanierung

Chirurgisch sanierbare Sepsisquellen müssen rasch und komplett beseitigt und drainiert werden. Dies ist eine Grundvoraussetzung für die erfolgreiche Behandlung der schweren Sepsis und des septischen Schocks. Die Zusammenarbeit zwischen Intensivmediziner und Chirurg ist hier unabdinglich.

Verständlicherweise gibt es bezüglich der Fokussanierung bei Sepsis aufgrund der Schwierigkeit einer Studiendurchführung keine kontrollierten Studien. Empfehlungen zur Fokussanierung können somit nur auf Expertenmeinung beruhen. Andererseits gibt es Untersuchungen aus den 90er-Jahren, dass das Misslingen der chirurgischen Herdsanierung mit einer massiven Erhöhung der Sterblichkeit auf bis zu 100 % einhergeht. ◘ Tab. 88.4 führt einige Maßnahmen der kausalen Therapie des Sepsisherdes auf.

Tab. 88.4 Herdsanierung bei Sepsis

Herd	Maßnahme (Beispiele)
Kutaner Abszess	Inzision und Entlastung
Nekrotisierende Fasziitis	Resektion und Débridement
Subphrenischer Abszess	Sonographisch oder CT-gesteuerte Abszessdrainage, Operation
Vorfußgangrän	Amputation
Peritonitis	Revision Spülung und Lavage
Nahtinsuffizienz	Übernähung, Resektion, Stomaanlage
Abdominelles Kompartment	Entlastungslaparotomie
Duodenalstumpfinsuffizienz, Pankreatitis	Operative Drainageeinlage, ggf. Dauerspülung

> Bei manifester Peritonitis ist bei Zeitverzögerung von wenigen Stunden bis zur Revision mit einer Verdoppelung der Sterblichkeit zu rechnen.

Nekrotisierende Weichgewebsinfektionen

Hierunter versteht man lebensbedrohliche und rasch progrediente Infektionen mit dem gemeinsamen Kriterium Myonekrose oder Faszennekrose. Sie breiten sich entlang der Muskellogen und der Faszienstrukturen aus. Als Erreger kommen Streptokokken, Staphylokokken, Clostridien und eine Mischflora in Betracht:
- Subkutis und Faszie
  - Streptokokkengangrän (Streptokokken)
  - Clostridienzellulitis (Clostridien)
  - Nekrotisierende Fasziitis (Streptococcus pyogenes)
  - Synergistische Zellulitis (Mischflora)
- Muskulatur
  - Streptokokkenmyositis
  - Clostridienmyonekrose

Insbesondere bei aggressiv verlaufenden, nekrotisierenden Weichgewebsinfektionen muss radikal und kompromisslos debridiert werden bis eine makroskopisch gesunde Ebene erreicht wird. Die Erfahrung zeigt, dass die Radikalität des Vorgehens von der chirurgischen Erfahrung des Operateurs bestimmt ist. Die Versorgung erfolgt bei generalisierter Blutungsneigung zunächst mit Octenisept-getränkten Bauchtüchern. Sekundär hat sich die Anlage einer Vacuseal-Therapie bewährt.

Intraoperativ wird ausreichend Material zur mikrobiologischen Untersuchung eingeschickt. Im Grampräparat kann eine erster Hinweis (Gram-positive oder Gram-negative Infektion) gewonnen werden. In der Histologie (Schnellschnitt) wird ggf. die Diagnose einer Fasziitis (Beteiligung der Faszie) bestätigt oder aber eine nekrotisierende Weichgewebsinfektion diagnostiziert. Ein „second look" wird nach spätestens 24 h durchgeführt, ansonsten bei Verschlechterung der Organfunktion auch früher. Adjunktiv wird hochdosiert Penicillin G (4×10 Mega) kombiniert mit Carbapenemen empfohlen.

„Damage control" Die Infektprogression kann nur durch ausgedehnte Entfernung von Nekrosen und schlecht durchblutetem Gewebe primär oder auch sekundär im Rahmen von „Second-look"- oder „Third-look"-Operationen erreicht werden.

Peritonitis

Im Abdomen muss eine Exploration sämtlicher Quadranten mit Sanierung der Sepsisquelle angestrebt werden (ggf. Ausleitung des Darms, Anus-praeter-Anlage). Die chirurgische Herdsanierung kann durch die antimikrobielle Therapie unterstützt werden. Eine alleinige antibiotische Therapie ist meist unzureichend. Primär wird empirisch (ungezielt, nach Erfahrung) aufgrund des wahrscheinlichsten Erregerspektrums therapiert (▶ Empfehlungen der Paul-Ehrlich-Gesellschaft). Nach Erhalt von mikrobiologischen Ergebnissen wird eine kalkulierte, resistenzgerechte Antibiose durchgeführt.

Antibiotische Therapie bei Sepsis (▶ Kap. 7)

Bei fehlender Möglichkeit der interventionellen oder operativen Sanierung einer Sepsisquelle oder auch adjunktiv kann die antiinfektiöse Therapie mit Antibiotika oder Antimykotika oder Virustatika eingesetzt werden.

Leitlinien empfehlen bei schwerer Sepsis den Einsatz von Antibiotika innerhalb der ersten Stunden nach Diagnosestellung nachdem bakterielle Kulturen entnommen sind. Da zu diesem Zeitpunkt die Erreger noch nicht bekannt sind, muss eine sog **empirische (kalkulierte) Antibiotikatherapie** durchgeführt werden. Hierbei sind die wahrscheinlichsten Erreger entsprechend dem regionalen Krankenhausspektrum und der Lokalisation der vermuteten Sepsisquelle zu berücksichtigen.

Bei einer Sepsis mit unbekannter Ursache wird eine Therapie mit Cephalosporinen (Ceph) Gruppe 3 (z. B. Cef-

Tab. 88.5 Organunterstützende Maßnahmen bei schwerer Sepsis

Organ	Maßnahmen	Anmerkungen
Lunge	Kontrollierte Beatmung mit Reduktion der Beatmungsvolumina (von bisher 10 ml/kg KG auf 4–6 ml) kombiniert mit PEEP beim ARDS (abhängig von der FiO_2)	Empfohlen nach Durchführung mehrerer prospektiv randomisierter Studien
Herz-Kreislauf (initiale Stabilisierung)	Volumensubstitution (300–500 ml/30 min) = erste Maßnahme zur hämodynamischen Stabilisierung Ziel: zentralvenöse Sättigung ($ScvO_2$) >70 %: Volumentherapie, Erythrozytenkonzentrate, Dobutamin)	Empfohlen gemäß einer Arbeit zur initialen hämodynamischen Stabilisierung bei Patienten mit schwerer Sepsis in einer Notaufnahmestation
Leber	Keine kausale Therapie bekannt, evtl. MARS-System: temporärer Leberersatz	Aktuell in der Diskussion bei septischen Leberversagen, aber noch nicht ausreichend etabliert
Niere	Hämofiltrations- oder Hämodialysetherapie	Bei Auftreten eines akuten Nierenversagens ist die frühzeitige hochvolumige Hämofiltration gerechtfertigt. Die Höhe der täglichen Filtratmenge korreliert mit der Überlebensrate
Gerinnung	Therapie der disseminierten intravasalen Gerinnung (DIC)	Aktuell ist hier nur Antithrombin bei der Indikation DIC etabliert (multiple Phase-II-Studien, keine Phase-III-Studie)

triaxon), Acylaminopenicillin (Acyl-Pen) plus Betalactamaseinhibitor (BLI) oder Carbapenemen (z. B. Imipenem) empfohlen. Bei Verdacht auf pulmonale Infektion ist die Gabe von Ceph 3, Acyl-Pen plus BLI oder Carbapenem indiziert. Für abdominelle Infektionen (Dickdarm, Gallenwege) verwenden wir Acyl-Pen, alternativ Ceph 3 plus Metronidazol oder Carbapenem. Das Antibiotikaregime muss spätestens alle 72 h bezüglich der klinischen Effektivität, der Möglichkeit einer Deeskalation (Verschmälerung des Antibiotikaspektrums nach Antibiogramm) oder der Umsetzung (im Antibiogramm auffällige Resistenzen) überprüft werden. Die Dauer der Antibiotikatherapie sollte 5–7 Tage nicht überschreiten und nur 3–5 Tage nach Entfieberung weitergeführt werden (siehe ▶ Kap. 87).

Bei Pseudomonasinfektionen sollte ein Pseudomonas-wirksames Antibiotikum zur Anwendung kommen (Leitlinie der DSG): Ureidopenicillin oder Dritt- bzw. Viertgenerationscephalosporin oder Carbapenem). Bei MRSA-Infektionen sollten Glykopeptide (z. B. Vancomycin) oder insbesondere bei pulmonalen Infektionen eine Therapie mit Oxazolidinon (Zyvoxid) erfolgen.

Eine blinde **antimykotische Therapie** ist bei nicht neutropenen und nicht immunsupprimierten Patienten mit schwerer Sepsis nicht indiziert. Bei Transplantationspatienten und neutropenen Patienten sollte eine kalkulierte Antimykotikatherapie erst nach fehlendem Ansprechen auf eine antibakterielle Therapie erfolgen.

88.5.2 Substitution der Organfunktion bei Sepsis

Die Maßnahmen zur Verbesserung der Organfunktion müssen beim kritisch-kranken Patienten mit Sepsis optimiert werden, da sie der Verhinderung bzw. Therapie von Organdysfunktion und der Antagonisierung des Verlaufs von Sepsis zu schwerer Sepsis und MODS dienen können (◘ Tab. 88.5).

88.5.3 Adjunktive Therapie zur Verbesserung der Organperfusion

Die adjunktive Therapie der Sepsis erfolgt gemeinsam mit und zusätzlich zur Standardtherapie (Fokussanierung). Im Gegensatz dazu ist der Begriff adjuvante Therapie für die Behandlung nach Durchführung einer Standardtherapie definiert (z. B. Chemotherapie oder Bestrahlung nach Operation eines Rektumkarzinoms).

In den letzten 10 Jahren wurden Therapiekonzepte mit u. a. **Antikörpern gegen Endotoxin** (z. B. HA-1 A) oder **Sepsismediatoren** (z. B. TNF, IL-1, PAF) untersucht. Hier zeigte sich kein Einfluss auf die Mortalität. Im Gegensatz dazu konnte durch **Gerinnungsinhibitoren** eine Senkung der Letalität bei der schweren Sepsis erzielt werden. Eine erste Phase-III-Studie mit rekombinantem humanem aktiviertem Protein C (PROWESS) zeigte eine signifikante Senkung der Sterblichkeit bei Patienten mit schwerer Sepsis. Die Studie wurde aufgrund der Letalitätssenkung nach Aufnahme von 1690 Patienten abgebrochen. Die Substanz wurde durch die Leitlinien der DSG und international

Tab. 88.6 Adjunktive Therapie der Sepsis

Medikament	Durchführung/Indikation/Dosierung	Anmerkungen
Niedrigdosiertes Hydrokortison	200–300 mg/Tag kontinuierlich innerhalb von 24 h bei Patienten mit septischem Schock, die trotz Volumentherapie Vasopressoren erhalten, Ausschleichung über Halbierung der Dosierung	Ergebnis der Corticus Studie negativ, „Hydrocortison kann nicht mehr empfohlen werden", bei therapierefraktärem septischen Schock kann Hydrocortison als ultima ratio erwogen werden.
Rekombinantes aktiviertes Protein C	24 μg/kg KG/h über 96 h innerhalb von 24 h nach Diagnosestellung bei Patienten mit APACHE II ≥25 oder ≥2 Organversagen unter Beachtung der Kontraindikationen. Keine Indikation bei Kindern. Keine Indikation beim Ein-Organversagen, insbesondere nach chirurgischen Eingriffen	Positive Wirkung in einer Phase-III-Studie (PROWESS) mit Reduktion der Mortalität; nicht reproduzierbar in der PROWESS-Shock-Studie, daher vom Markt genommen, nicht mehr zur Verfügung
Antithrombin	Dosierung 6000 IE/24 h über 4 Tage. In einer Phase-III-Studie war bei gleichzeitiger Heparingabe keine Senkung der 28-Tage-Mortalität erzielbar, allerdings gibt es einen klaren Hinweis auf die Effektivität bei fehlender gleichzeitiger Heparingabe insbesondere bei Patienten mit DIC	Nicht empfohlen bei Patienten mit schwerer Sepsis laut Leitlinie der DSG, Therapie der DIC bei Organdysfunktion und Nachweis eines Antithrombin Mangels empfohlen durch Leitlinie der Bundesärztekammer zur Hämotherapie, Vermeidung von gleichzeitigem Heparin
Immunglobuline	Die intravenöse IgGMA-Gabe konnte bei Patienten mit schwerer Sepsis in Phase-II-Studien die Sterblichkeit senken. Es liegen hier mehrere Metaanalysen vor. Die Expertenempfehlungen zur Indikation sind kontrovers	Laut Leitlinie der DSG kann der Einsatz von IgMA bei schwerer Sepsis erwogen werden. Es liegen vielversprechende Ergebnisse in Phase-II-Studien und Metaanalysen vor

innerhalb sog. Sepsis-Bundles beworben. Leider konnten die positiven Ergebnisse in einer Folgestudie (PROWESS-Shock-Studie) nicht bestätigt werden, so dass die Firma Lilly die Substanz vom Markt genommen hat, und diese nicht mehr zur Verfügung steht.

Eine im gleichen Zeitraum durchgeführte Phase-III-Studie mit dem in Europa vielfach bei DIC und Sepsis eingesetzten Gerinnungsinhibitor **Antithrombin** zeigte bei Patienten mit schwerer Sepsis keine Senkung der 28-Tage-Sterblichkeit. In den Leitlinien wird die Applikation von Antithrombin demgemäß auch bei schwerer Sepsis nicht empfohlen. Aufgrund von experimentellen und klinischen Daten muss man allerdings von einer Interaktion des bei 2/3 der Patienten zur Thromboseprophylaxe verabreichten Heparins mit dem Antithrombin ausgehen. So bewirkte Antithrombin nur bei Patienten ohne gleichzeitige Heparingabe eine Senkung der Mortalität. In einer Post-hoc-Analyse konnte eine Senkung der 28-Tage-Sterblichkeit (ca. 15 %) bei Patienten mit Sepsis und DIC gezeigt werden. Bei Patienten mit Sepsis und DIC wird dementsprechend Antithrombin u. a. auch in einer Leitlinie der Bundesärztekammer empfohlen. Eine Studie zur Wirkung von Antithrombin bei Patienten mit DIC und Sepsis ist in Planung.

In einer multizentrischen Phase-III-Studie wurde aufgrund vielversprechender Ergebnisse in Vorstudien das Konzept der niedrigdosierten (physiologischen) **Kortisongabe** untersucht. Leider ergab sich unter diesen Regime keine Verbesserung der Sterblichkeit (Corticus Trial), so dass Hydrokortison bei der Sepsis nicht generell empfohlen werden kann.

Die in Tab. 88.6 aufgeführten Therapiemaßnahmen werden aktuell bei der Sepsis empfohlen oder diskutiert.

Literatur

ACCP/SCCM Consensus Conference Committee (1992) Definition for sepsis and organ failure. Crit Care Med 20:864–874

Hoffmann JN et al. (2006) Benefit/risk profile of high-dose antithrombin in patients with severe sepsis treated with and without concomitant heparin. Thromb Hemost 95:850-856

Hoffmann JN et al. (2003): Perspektiven der adjuvanten Sepsistherapie – hat das Konzept der spezifischen Immunmodulation versagt? Visceralchirurgie 41:34-40

Hotchkiss RS, Karl IE (2003) The pathophysiology and treatment of sepsis. N Engl J Med 348:138–150

Matthay MA (2001) Severe sepsis – a new treatment with both anticoagulant and antiinflammatory properties. N Engl J Med 344:759–762

Reinhart K et al. (2010) Prävention, Diagnose, Therapie und Nachsorge der Sepsis: S-2 K Leitlinien der Deutschen Sepsis Gesellschaft.

Reith S, Werdan K (2005) Sepsis. In: Madler C, et al. (Hrsg) Das NAW-Buch. Akutmedizin der ersten Stunden. Urban & Fischer, München Jena, S 671–689

Schottmüller H (1918) Ueber die Pathogenität anaerober Bazillen. Dtsch Med Wochenschr 44:1440

Weigand MA, Bardenheuer HJ, Bottiger BW (2003) Klinisches Management bei Patienten mit Sepsis. Anaesthesist 52:3–22

Wenzel RP (2002) Treating sepsis. N Engl J Med 347:966–967

Stationäre Patientenversorgung

Kapitel 89 Angehörigengespräch und Patientenverfügung – 736
L. Ney

Kapitel 90 Fallpauschalensystem und Behandlungspfade – 742
A. Billing, M. Thalhammer

Kapitel 91 Fast-Track-Chirurgie – 748
M. Wichmann, K.-W. Jauch

Kapitel 92 Ärztliche Stationsführung – 753
S. Eisenmenger, K.-W. Jauch

Kapitel 93 Operationsindikation und Operationsvorbereitung – 763
M. Rentsch, K.W. Jauch

Kapitel 94 Postoperatives Fieber – 771
H. Trentzsch, E. Faist

Kapitel 95 Komplikationen – Erkennung und Management – 779
K.-W. Jauch, T. Strauss, W. Mutschler

Kapitel 96 Dokumentation, Arztbrief und Operationsbericht – 787
K.-W. Jauch

Kapitel 97 Kolorektales Karzinom – 793
M.S. Kasparek, K.-W. Jauch

Kapitel 98 Schilddrüsenoperationen – 807
H. Winter, K.-W. Jauch

Kapitel 99 Osteoporose in der stationären Versorgung chirurgischer Patienten – 817
M. Schieker, W. Mutschler

Kapitel 100 Klinische Studien in der Chirurgie – 822
M.K. Diener, P. Knebel, H.-P. Knaebel

Angehörigengespräch und Patientenverfügung

L. Ney

89.1 Grundlagen

Eine der Besonderheiten der Intensivtherapie ist, dass wir mit vielen unserer Patienten nicht oder nur sehr eingeschränkt kommunizieren können. Primäre Hirnschäden (z. B. Schädel-Hirn-Trauma), typische intensivmedizinische Therapiekomponenten (z. B. Analgosedierung) oder sekundäre Störungen (z. B. postoperatives oder posttraumatisches Delir) verhindern aus Sicht des Patienten eine tragfähige und inhaltlich tiefergehende Willens- oder Befindlichkeitsaussage nach außen und eine verlässliche aktuelle Willensbildung.

Das stellt uns als behandelnde Ärzte vor ein zentrales Problem: Neben der vorliegenden Indikation ist die wesentliche Voraussetzung für jeden einzelnen Diagnose- oder Therapieschritt die **Einwilligung des Patienten** – im Regelfall nach entsprechender Aufklärung. In § 7 der Musterberufsordnung der Bundesärztekammer ist festgelegt, dass „jede medizinische Behandlung [...] unter Wahrung [...] des Selbstbestimmungsrechts, zu erfolgen [hat]. Das Recht der Patientinnen und Patienten, empfohlene Untersuchungs- und Behandlungsmaßnahmen abzulehnen, ist zu respektieren." (Bundesärztekammer 2011a). Der „**informed consent**" – also die Einwilligung nach vorangegangener Aufklärung – ist eine Voraussetzung, damit der medizinische Eingriff, der ja juristisch als Körperverletzung gelten kann, straffrei bleibt.

Voraussetzungen für die Durchführung eines medizinischen Eingriffes
- Vorhandene Indikation
- Einwilligung nach Aufklärung („informed consent"). Ausnahme: Fehlende Einwilligungsfähigkeit und akute, unaufschiebbare Notfallindikation
- Kunstgerechte Durchführung
- Kein Verstoß gegen die guten Sitten

> Jeder einwilligungsfähige Patient kann – nach entsprechender, ggf. auch drastischer Aufklärung – einen Eingriff ablehnen, egal wie fest die Indikation steht und wie gut die Erfolgsaussichten sein mögen (erster Entscheidungspunkt des Algorithmus in ◘ Abb. 89.1). Dies gilt auch in einer akuten Notfallsituation!

89.2 Notfallbehandlung nicht-einwilligungsfähiger Patienten

Die einzige Ausnahme des Einwilligungsgebotes ist die nicht aufschiebbare Notfallbehandlung nicht-einwilligungsfähiger Patienten. Für ein derartiges Handeln im **mutmaßlichen Auftrag** müssen mehrere Bedingungen eindeutig erfüllt sein, wobei hier in der Praxis die unaufschiebbare Behandlung Vorrang vor evtl. erforderlichen Recherchen hat, um einen gesetzlichen Vertreter ausfindig zu machen oder eine Patientenverfügung zu finden. Dies entspricht dem Prinzip, dass in Zweifelsfällen der Lebensschutz Vorrang genießt. Wenn allerdings ein gesetzlicher Vertreter anwesend ist, eine Patientenverfügung vorliegt oder der vorausgeäußerte Patientenwille anderweitig bekannt ist, müssen diese Aspekte auch in Akutentscheidungen miteinbezogen werden (◘ Abb. 89.2).

Voraussetzung für ein Handeln im mutmaßlichen Auftrag
- Zeitliche Dringlichkeit
- Fehlende Einwilligungsfähigkeit
- Fehlen bzw. Nicht-Erreichbarkeit eines gesetzlichen Vertreters
- Fehlen bzw. Nicht-Vorliegen einer Patientenverfügung

89.3 Zeitlich aufschiebbare Therapie nicht-einwilligungsfähiger Patienten

Bei aufschiebbaren Eingriffen an einem nicht-einwilligungsfähigen Patienten können wir keinesfalls von einer generellen subsidiären Einwilligung ausgehen, sondern müssen unter Einbeziehung eines Stellvertreters des Patienten versuchen, den mutmaßlichen Willen des Patienten in Bezug auf die konkrete Situation zu eruieren.

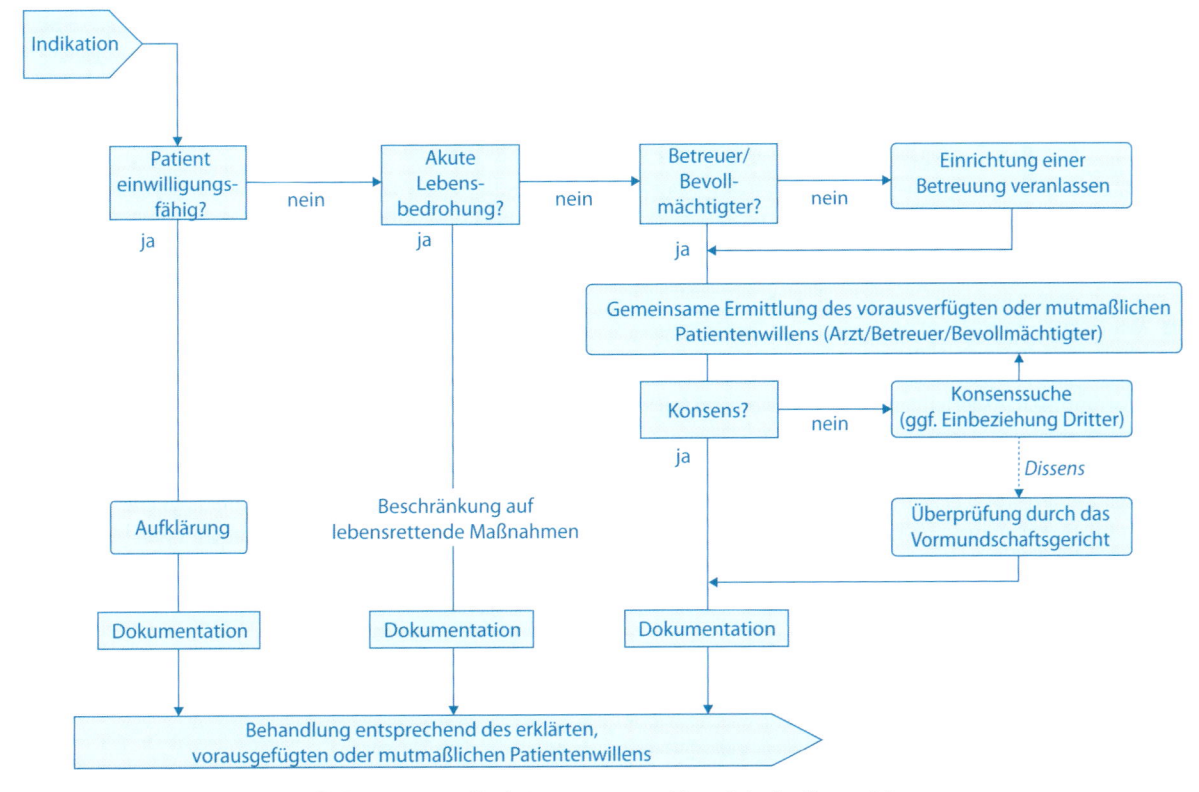

Abb. 89.1 Erklärter oder mutmaßlicher Patientenwille als Voraussetzung zur Therapie in der Akutmedizin

Die Behandlung nicht einwilligungsfähiger Patienten umfasst daher juristische, kommunikative und ethische Aspekte, die wir im Folgenden kurz skizzieren wollen.

89.3.1 Juristische Begriffe und Gesetzesgrundlagen

Die wichtigsten Rechtsnormen im Zusammenhang mit der Behandlung nicht einwilligungsfähiger Patienten finden sich im Betreuungsrecht des Bürgerlichen Gesetzbuches (§§ 1896ff BGB). Wie wir eingangs schon erwähnt haben, müssen wir versuchen, den mutmaßlichen Willen unseres Patienten zu ermitteln. Die eigentliche Einwilligung gibt dann ein gesetzlicher Vertreter des Patienten.

Auf die Wahl des gesetzlichen Vertreters und die inhaltliche Entscheidung kann der Patient einwirken, in dem er vorausschauend Vorgaben macht, ehe er in eine Situation der fehlenden oder eingeschränkten Geschäftsfähigkeit gerät. Die Instrumente dieses fortwirkenden Selbstbestimmungsrechtes sind in ◘ Tab. 89.1 zusammengefasst.

89.3.2 Gesetzliche Vertreter

Bei minderjährigen Patienten sind in der Regel die erziehungsberechtigten Eltern die gesetzlichen Vertreter. In der Erwachsenen-Intensivmedizin dagegen muss häufig erst in der Akutsituation ein gesetzlicher Vertreter für den nicht-einwilligungsfähigen Patienten gesucht und gerichtlich eingesetzt werden. Seltener werden wir Intensivpatienten behandeln, bei denen aufgrund einer geistigen Behinderung oder psychischen Erkrankung (einschließlich einer Demenz) bereits vor der Intensivtherapie eine Betreuung im juristischen Sinne eingesetzt worden ist. Unser Rechtssystem kennt für erwachsene Personen keinen natürlichen Vertreter: Ehepartner oder erwachsene Kinder können nicht automatisch für den Betroffenen entscheiden (Bundesärztekammer 2011b).

Als gesetzliche Vertreter können die zusammenfassen in der ▶ Übersicht genannten Personen fungieren. Sie sind umfassend auskunftsberechtigt. Ihre Aufklärung sollte im Inhalt und Umfang der Aufklärung eines einwilligungsfähigen Patienten in derselben Situation entsprechen. Allerdings sind sie in ihrer Entscheidung nicht so frei wie ein einwilligungsfähiger Patient:

- Der gesetzliche Vertreter ist an vorausgefügte Willensäußerungen des Patienten gebunden, insbesondere an eine ggf. vorliegende Patientenverfügung (§ 1901 BGB, § 1901 a BGB).
- Verweigert der gesetzliche Vertreter eine aus ärztlicher Sicht indizierte medizinische Maßnahme von der der Arzt annimmt, dass sie dem mutmaßlichen Willen des Patienten entsprochen hätte, muss das

```
┌─────────────────────────────────────────────┐
│ Aktuell erklärter Wille des aufgeklärten,   │
│ einwilligungsfähigen Patienten              │
│ (immer vorrangig, wenn vorhanden)           │
└─────────────────────────────────────────────┘
         │ wenn nicht
         ▼ gegeben
┌─────────────────────────────────────────────┐
│ Vorausgefügter Wille, durch PV erklärt      │
│ (fortwirkend und verbindlich, sofern die PV │
│ auf Situation anwendbar ist)                │
└─────────────────────────────────────────────┘
         │ wenn nicht
         ▼ gegeben
┌─────────────────────────────────────────────┐
│ Mutmaßlicher Wille (aus früheren            │
│ Äußerungen, Wertvorstellungen zu ermitteln) │
└─────────────────────────────────────────────┘
         │ wenn nicht
         ▼ gegeben
┌─────────────────────────────────────────────┐
│ Entscheidung zum Wohl des Patienten         │
│ (Lebensschutz hat Vorrang)                  │
└─────────────────────────────────────────────┘
```

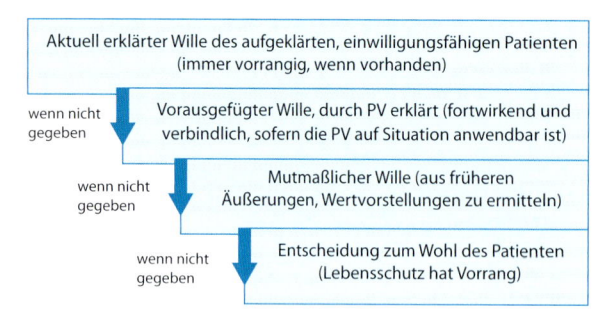

Abb. 89.2 Ermittlung des erklärten oder mutmaßlichen Patientenwillens. (Nach Borasio et al. 2011)

Vormundschaftsgericht eingeschaltet werden (§ 1904 BGB). In einem derartigen Fall eines Dissenses zwischen Indikation und Einwilligung durch den Betreuer überprüft das Gericht dann nicht die ärztliche Indikationsstellung, sondern gezielt den mutmaßlichen Willen des Patienten. Ärztlicherseits sollten wir viel daransetzen, es gar nicht erst zu einem derartigen Dissens kommt.

Mögliche gesetzliche Vertreter
- Erziehungsberechtigte Eltern minderjähriger Kinder
- Gerichtlich eingesetzte Betreuer
- In einer Vorsorgevollmacht vorbestimmte Personen
- Angehörige sind per se keine gesetzlichen Vertreter!

89.3.3 Patientenverfügung

Wie gerade schon angeklungen ist, sind Willensäußerungen eines Patienten, ehe er die Möglichkeit verloren hat, sich zu erklären, juristisch bindend. Auch ethisch haben sie im Sinne eines Fortwirkens des Rechtes auf Selbstbestimmung höchsten Stellenwert. Rechtlich sind sie seit 2009 in § 1901 a des BGB geregelt. Hier wird insbesondere folgendes festgelegt:
- Patientenverfügungen im Sinne des BGB können nur persönlich von einwilligungsfähigen, volljährigen Personen schriftlich erstellt werden. Eine ärztliche oder juristische Beratung ist keine Voraussetzung. Die Erstellung einer Patientenverfügung ist freiwillig.
- Die Festlegungen in einer Patientenverfügung sind bindend.
- Es gibt keine Reichweitenbegrenzung einer Patientenverfügung, d. h. eine Patientenverfügung ist auch bindend, wenn die Erkrankung oder Verletzung nicht infaust bzw. noch nicht im Terminalstadium ist. Jeder hat damit das Recht, sich im Falle einer Bewusstseinsstörung durch eine Patientenverfügung einer Behandlung zu verweigern und sich dadurch ggf. selbst zu schädigen – genauso, wie jeder bewusstseinsklare Mensch das Recht hat, nicht zum Arzt zu gehen oder sich einer medizinisch sinnvoll erscheinenden Behandlung zu verweigern.
- Eine Patientenverfügung jederzeit vom Betroffenen formlos und ohne Begründung widerrufen werden.

Wenn keine schriftliche Patientenverfügung vorliegt, soll der **mutmaßliche Wille** aufgrund anderer konkreter Anhaltspunkte ermittelt werden. Dazu können und müssen „frühere mündliche oder schriftliche Äußerungen, ethische oder religiöse Überzeugungen und sonstige persönliche Wertvorstellungen" berücksichtigt werden. Besondere Bedeutung kommt Arzt-Patienten-Gesprächen (und der Qualität ihrer Dokumentation) zu, die möglicherweise vor Eintritt der Bewusstseinsstörung stattgefunden haben: Das oben bereits erwähnte Recht des Patienten, empfohlene Untersuchungs- und Behandlungsmaßnahmen abzulehnen (Bundesärztekammer 2011a), gilt fort und muss auch nach Verlust der Einwilligungsfähigkeit respektiert werden.

89.3.4 Entscheidungsfindung

Der erste Absatz von § 1901 b des BGB lässt an Klarheit nichts zu wünschen übrig: „Der behandelnde Arzt prüft, welche ärztliche Maßnahme im Hinblick auf den Gesamtzustand und die Prognose des Patienten indiziert ist. Er und der Betreuer erörtern diese Maßnahme unter Berücksichtigung des Patientenwillens als Grundlage für die […] zu treffende Entscheidung." Im deutschen Recht ist also die Entscheidungsfindung gemeinsam mit dem gesetzlichen Vertreter als eindeutige und nicht delegierbare Aufgabe des behandelnden Arztes definiert. Damit ist jeder möglichen Verantwortungsdilution ein Riegel vorgeschoben. Pflegekräfte, Seelsorger, Medizinethiker, Juristen und andere können uns in dieser Situation beraten – aber der jeweilige behandelnde Arzt trägt und behält die Verantwortung für seinen Patienten.

Allerdings unterliegt auch der behandelnde Arzt hier klaren Vorgaben:
- Die Entscheidung muss mit gesetzlichen Vertreter (Betreuer oder Bevollmächtigter, siehe oben) gemeinsam getroffen werden. Eine Entscheidung allein aufgrund einer möglicherweise vorliegenden Patientenverfügung ist nur im unaufschiebbaren Notfall möglich.
- Nicht der Wille des Arztes oder des gesetzlichen Vertreters stehen im Mittelpunkt, sondern der mutmaßliche Patientenwille – der wiederum aus einer möglicherweise vorliegenden Patientenverfügung oder

Tab. 89.1 Instrumente des fortwirkenden Selbstbestimmungsrechts

	Vorsorgevollmacht	Betreuungsverfügung	Patientenverfügung
Rechtsgrundlage	§ 1901 c BGB	§ 1901 c BGB	§ 1901 a BGB
Prinzip	Patient setzt einen Bevollmächtigten ein.	Vorschlag bzw. Ablehnung von Personen als Betreuer. Der Betreuer wird im Bedarfsfall vom Gericht eingesetzt	Vorausgefügte Willenserklärung, bindend für Arzt und Betreuer
Voraussetzung	Geschäftsfähigkeit	Geschäftsfähigkeit	Einwilligungsfähigkeit
Form	Schriftform	Schriftform	Schriftform, ggf. müssen auch andere Äußerungen und bekannte Überzeugungen des Patienten berücksichtigt werden

den genannten anderen „konkreten Anhaltspunkten" hervorgeht. Die Grundlagen, aus denen heraus der mutmaßliche Patientenwille entwickelt wird, sind in ihrer Wertigkeit in ◘ Abb. 89.2 zusammengefasst.
- Bei dieser Ermittlung des mutmaßlichen Patientenwillens können und sollen auch andere nahe Angehörige und Vertrauenspersonen des Patienten einbezogen werden.
- Das Vormundschaftsgericht muss einbezogen werden, wenn zwischen gesetzlichem Vertreter und behandelndem Arzt kein Konsens über das Vorgehen erreicht werden kann.

89.3.5 Praktischer Algorithmus

Einen zusammenfassenden Überblick über die juristischen Voraussetzungen bzw. Schritte zur Entscheidungsfindung vor der Behandlung eines Patienten gibt ◘ Abb. 89.1. Hier wird deutlich, dass nacheinander vier Fragen gestellt werden müssen:
1. Ist der Patient einwilligungsfähig?
2. Liegt ein lebensbedrohlicher Notfall vor?
3. Gibt es einen Betreuer oder einen Bevollmächtigten?
4. Besteht mit dem Betreuer bzw. Bevollmächtigten Konsens über den anstehenden Behandlungsschritt?

Das Vormundschaftsgericht muss in zwei Situationen eingeschaltet werden:
1. Zur Einrichtung einer Betreuung, wenn kein Bevollmächtigter benannt ist.
2. Zur Überprüfung der Entscheidung, wenn bei vorliegender medizinischer Indikation zwischen Arzt und Betreuer bzw. Bevollmächtigtem unter Berücksichtigung des mutmaßlichen Patientenwillens kein Konsens herstellbar ist.

In jedem Fall muss die medizinische Entscheidungsfindung und ihr Ergebnis nachvollziehbar und umfassend dokumentiert werden.

89.4 Kommunikation mit den Angehörigen

Unsere primären Gesprächspartner bei bewusstseinsgestörten Intensivpatienten sind die Angehörigen. Angehörige können hierbei auch der jeweilige Lebensgefährte oder andere, nachvollziehbar nahe stehende Vertrauens- und Bezugspersonen sein. Das Verwandtschaftsverhältnis an sich spielt keine Rolle.

Prinzipiell stellt sich die Frage: Dürfen wir der Familie und ggf. ersatzweise anderen nahestehenden Personen angesichts des hohen Wertes der ärztlichen Schweigepflicht überhaupt Auskunft geben, insbesondere wenn weder eine Vorsorgevollmacht vorliegt noch eine Betreuung eingerichtet wurde? Die Antwort lautet nicht nur aus rein menschlicher Sicht, sondern auch nach den juristischen Gegebenheiten „ja", da man im Falle eines bewusstseinsgestörten Patienten von einer **Offenbarungsbefugnis** des Arztes den nächsten Angehörigen gegenüber im mutmaßlichen Interesse des Patienten ausgehen kann (Parzeller et al. 2005).

Eine im Rahmen einer möglicherweise länger dauernden Intensivtherapie frühzeitig etablierte, stabile und vertrauensvolle Kommunikationsbeziehung mit den Angehörigen ist unschätzbar wertvoll: Sie erleichtert den Angehörigen die Sorgen und die Ungewissheit, sie vermittelt das Gefühl, dass der Patient optimal versorgt wird und sie begrenzt die Beeinflussbarkeit und die damit verbundene Belastung der Angehörigen durch mehr oder weniger unbeteiligte, aber „bestens informierte" Dritte. Zudem können die Angehörigen rechtzeitig Vorbereitungen für eine geänderte familiäre Situation treffen, etwa in Hinblick auf eine längerfristig erforderliche Pflege. Bei ungünstigen Behandlungsergebnissen oder dem Tod des Patienten kann

Tab. 89.2 Arten der Sterbehilfe und ihre juristische Bewertung in Deutschland

Bezeichnung	Definition	Straf- und standesrechtliche Bewertung
Aktive Sterbehilfe	Gezielte Maßnahme, die zum Tod führt (z. B. Gabe eines tödlichen Medikaments)	Verboten, auch bei Tötung auf Verlangen.
Assistierter Suizid	Unterstützung beim Suizid (z. B. Bereitstellung eines tödlichen Medikamentes)	Strafrechtlich nicht geahndet, aber „keine ärztliche Aufgabe" (Bundesärztekammer 2011b)
Indirekte Sterbehilfe	Inkaufnahme eines beschleunigten Todes durch (palliative) Maßnahmen	Erlaubt, ggf. sogar geboten.
Passive Sterbehilfe	Unterlassen lebensverlängernder Maßnahmen	

ein tragfähiges Vertrauensverhältnis den Angehörigen den Umgang mit dieser Situation entscheidend erleichtern – und uns als behandelnden Ärzten persönliche Anschuldigungen oder juristische Auseinandersetzungen ersparen.

Neben größtmöglicher inhaltlicher Offenheit ist eine möglichst explizite Terminologie und Erklärung der Sachverhalte die wichtigste Grundlage der Kommunikation mit Angehörigen schwerkranker Patienten. Implizite Kommunikation, also vor allem die Umschreibung unangenehmer Sachverhalte durch Metaphern und Euphemismen, von denen man glaubt (oder auch nur hofft), der Adressat würde sie schon verstehen, ist für 80 % der Missverständnisse und Dissenssituationen in ethischen Zweifels- und Konfliktfällen ursächlich (Forde u. Vandvik 2005). Dennoch ist es häufig unnötig, unvorbereitete Angehörige bereits in den ersten Minuten eines ersten Gespräches mit ungünstigen Prognosen vollumfänglich zu konfrontieren. Es ist eine anspruchsvolle Aufgabe, in einem oder ggf. auch mehreren Gesprächen die Angehörigen zu einer Konfrontation mit der „ganzen Wahrheit" zu führen. In jedem Fall sollte man bereits im ersten Gespräch mit Angehörigen eines nicht-einwilligungsfähigen erwachsenen Patienten nach dem Vorliegen einer Vorsorgevollmacht und vor allem einer Patientenverfügung fragen.

Im Falle **schwieriger Kommunikationssituationen** oder gar eines sich anbahnenden Dissens (siehe Frage 4 im oben dargestellten Algorithmus) sollte man nicht zögern, die Einbeziehung von Vertrauenspersonen der Angehörigen (Hausarzt, Seelsorger in der Heimatgemeinde) oder eines „neutralen" Dritten anzubieten. Letztere können z. B. Klinikseelsorger, Palliativmediziner oder Psychologen sein. Wie wir oben gesehen haben, bleibt aber auch in diesen Situationen die letztendliche Verantwortung ausschließlich beim behandelnden Arzt.

89.5 Ethische Aspekte

Nicht selten wird man bei der Behandlung schwerkranker Patienten mit folgender Fragen konfrontiert: „Was würden Sie vorschlagen, wenn es Ihr Vater wäre?". Nicht alles medizinisch Mögliche („Was kann man tun?") wird dem Patienten in seiner aktuellen Situation auch gerecht („Was soll man tun?"). Gerade, wenn man nicht-einwilligungsfähige und schwerkranke Patienten behandelt, spielen neben den medizinischen Kenntnissen auch andere, häufig schwerer fassbare Aspekte in der Therapieplanung eine Rolle. Diese Aspekte reichen von der generellen Einschätzung der Prognose des Patienten über gesellschaftliche und persönliche Wertevorstellungen bis hin zur vornehmlich subjektiven Einschätzung des Begriffes „Lebensqualität" – und teilweise über all dies hinaus. Gut ist es, wenn man sich in diesem möglichen Spannungsfeld nicht allein vom Eindruck der akuten Situation beeindrucken und leiten lässt, sondern versucht, diese Situation in Bezug zu grundsätzlichen Prinzipien zu setzen. Dies ist die Aufgabe der **klinischen Ethik**.

Die klinische Ethik beschreibt die Anwendung grundlegender moralischer Prinzipien auf die konkrete medizinische Situation. Echte ethische Konflikte (die nicht allein auf Missverständnissen oder unzureichender Kommunikation beruhen) sind schwer zu lösen, da sie eben auf divergierende philosophische und weltanschauliche Grundüberzeugungen zurückzuführen sind. Daher kann und soll hier kein Überblick über die Probleme der klinischen Ethik gegeben werden.

Ein Aspekt soll aber kurz beleuchtet werden, da er in verschiedenen Stadien der Kommunikation mit Patienten und Angehörigen einen scheinbaren ethischen Konflikt ausräumen bzw. gar nicht erst entstehen lässt: Häufig betreffen Überlegungen der klinischen Ethik vor allem einen Verzicht auf zusätzliche Therapieschritte, und häufig folgt auf diesen Verzicht in mehr oder weniger engem zeitlichem Zusammenhang der Tod des Patienten. In solchen Situationen erscheint oft der Begriff einer möglichen **Sterbehilfe** in der Diskussion (zur Begriffsklärung ◘ Tab. 89.2).

Aktive Sterbehilfe ist in Deutschland strafrechtlich untersagt und die ärztliche Beteiligung am assistierten Suizid wird von der Bundesärztekammer abgelehnt. Hingegen spielt ein medizinisches Vorgehen, das häufig als indirekte oder passive Sterbehilfe bezeichnet wird, in der Betreuung schwerstkranker Patienten eine wesentliche Rolle. Hierbei muss allerdings der Begriff Sterbehilfe aus medizinischer Sicht hinterfragt werden:

- Leiden zu lindern und Sterbenden beizustehen sind ärztliche Kernaufgaben (Bundesärztekammer 2011a). Analgesie, Anxiolyse und Linderung von Dyspnoe haben daher eine klare Indikation. Die Nicht-Anwendung derartiger gebotener Maßnahmen kann aus Sicht des Bundesgerichtshofs selbst eine Körperverletzung oder unterlassene Hilfeleistung darstellen. Konsequent und richtig angewandte Palliation (d. h. Linderung) führt wohlgemerkt nicht zu einer Verkürzung der Lebenszeit (Sykes u. Thoms 2003).
- Der Verzicht auf weitere (nur scheinbar kurative) Therapieschritte bei schlechter oder gar infauster Prognose stellt medizinisch ebenfalls keine Sterbehilfe dar. Nutzlose Diagnostik und Therapie, die absehbar weder Zustand noch Prognose verbessern, haben keine Indikation und belasten schlimmstenfalls den Patienten zusätzlich. Wie eingangs dargestellt, darf aber eine medizinische Behandlung ohne Indikation ebenso wenig durchgeführt werden wie ohne Einwilligung des Patienten. Diese Überlegungen zur Indikationsstellung sind per se unabhängig vom Vorliegen einer Patientenverfügung.

> Palliativmaßnahmen und der Verzicht auf nicht indizierte Therapie sind also ärztliche Grundaufgaben bzw. -pflichten und sollten nicht der gesellschaftlich umstrittenen Entität Sterbehilfe zugeschrieben werden.

In der Intensivmedizin kommt es immer wieder zur typischen Situation, dass aufgrund einer mangelnden Prognose oder entsprechend des Patientenwillens die Anwendung bestimmter lebenserhaltende Therapiekomponenten (z. B. Katecholamintherapie oder Beatmung) beendet werden muss, was dann unmittelbar den Tod des Patienten nach sich zieht. Dies stellt aber keineswegs eine „aktive Sterbehilfe" dar, selbst wenn das „Abschalten der Maschinen" vordergründig eine aktive Handlung erfordert: Auch hier sind wir wieder auf das Prinzip von Indikation und Einwilligung als gemeinsame Voraussetzung einer Behandlung verwiesen. Wenn mindestens eines davon nicht mehr gegeben ist, gibt es kein therapeutisches „weiter so", sondern nur die unmittelbare oder zumindest zeitnahe Beendigung der nicht mehr gedeckten Maßnahmen.

Literatur

Bundesärztekammer (2011) (Muster-)Berufsordnung für die in Deutschland tätigen Ärztinnen und Ärzte – MBO-Ä 1997 – in der Fassung der Beschlüsse des 114. Deutschen Ärztetages 2011 in Kiel. Dtsch Arztebl 108

Bundesärztekammer (2011) Grundsätze der Bundesärztekammer zur ärztlichen Sterbebegleitung. Dtsch Arztebl 108:A 346–348

Forde R, Vandvik IH (2005) Clinical ethics, information, and communication: review of 31 cases from a clinical ethics committee. J Med Ethics 31:73–77

Parzeller M, Wenk M, Rothschild MA (2005) Die ärztliche Schweigepflicht. Dtsch Arztebl 102:A 289–296

Strätling M, Scharf VE, Wulf H, Eisenbart B, Simon A (2000) Stellvertreterentscheidungen in Gesundheitsfragen und Vorausverfügungen von Patienten. Anaesthesist 49:657–668

Sykes N, Thorns A (2003) The use of opioids and sedatives at the end of life. The lancet oncology 4:312–318

Fallpauschalensystem und Behandlungspfade

A. Billing, M. Thalhammer

90.1 Einführung

Die Verschiebung der Alterspyramide, die Entwicklung immer aufwändigerer Behandlungsformen sowie das wirtschaftliche Umfeld in Deutschland führen zu einer Mittelverknappung in der stationären Patientenversorgung. Zur möglichst gerechten Verteilung der knappen Ressourcen wurde das Fallpauschalensystem eingeführt. Zur Entwicklung möglichst effizienter und qualitätsgesicherter Behandlungsabläufe soll die Entwicklung und Anwendung von Behandlungspfaden dienen.

90.2 Fallpauschalensystem

Im Rahmen der Gesundheitsreform 2000 hat der Gesetzgeber eine Abkehr von der bisherigen Krankenhausfinanzierung über Tagessätze hin zu einem durchgängigen Fallpauschalensystem für die gesamte stationäre Vergütung verfügt. Als Grundlage wurde das australische DRG-System (DRG: „Diagnosis Related Groups") gewählt, das schrittweise auf deutsche Verhältnisse angepasst wurde.

Das Prinzip dieser Patientenklassifikation ist es, Patienten anhand von Diagnosen, Prozeduren und weiteren Parametern in medizinisch ähnliche Gruppen einzuteilen, die einen vergleichbaren Ressourcenverbrauch aufweisen. Jeder Patient wird in diesem System anhand der Hauptdiagnose („die Diagnose, die retrospektiv betrachtet zur Aufnahme des Patienten geführt hat") sowie von Nebendiagnosen und Prozeduren in eine Fallgruppe eingeteilt. Eine weitere Unterteilung einer derartigen Fallgruppe kann dann anhand von Zusatzparametern (z. B. Alter, Komorbidität und Komplikationen, unterschiedliche Operationsverfahren und Komplexbehandlungen) erfolgen.

Die Eingabe von Diagnosen und Nebendiagnosen erfolgt anhand entsprechender **Schlüsselkataloge** (ICD-10), die Eingabe von Prozeduren mittels **OPS-Kodes**. Die zugehörigen Kataloge werden vom DIMDI (Deutsches Institut für medizinische Datenverarbeitung und Information) jährlich überarbeitet. Nach Kodierung dieser Daten wird der Patient durch ein elektronisches Zuordnungssystem, den sog. **Grouper**, einer bestimmten DRG zugeordnet. Für jede DRG ist aus einem jährlich neu erstellten Fallpauschalenkatalog eine Punktzahl, die sog. **Bewertungsrelation** ablesbar. Diese wird mit dem Fallwert, dem sog. **Basisfallwert**, multipliziert, woraus der Erlös resultiert. Wird der Patient vor einer sog. **unteren Grenzverweildauer** entlassen oder vor der mittleren Verweildauer verlegt, so resultieren tagesgleiche Abschläge von dieser Vergütung. Ein Überschreiten der oberen Grenzverweildauer führt zu geringen Zuschlägen (○ Abb. 90.1).

DRG-Erlös = Bewertungsrelation × Basisfallwert
(+ Zusatzentgelt, ± Zu- und Abschläge)

> Abhängigkeit der DRG-Pauschalvergütung von der Verweildauer: Abschläge bei Entlassung unterhalb der unteren Grenzverweildauer oder Verlegung vor der mittleren Verweildauer, Zuschläge bei Überschreiten der oberen Grenzverweildauer.

Der Übergang von den früheren Krankenhausbudgets und den daraus resultierenden krankenhausindividuellen Basisfallwerten hin zu einem landeseinheitlichen Basisfallwert erfolgte im Rahmen einer sog. **Konvergenzphase** bis zum Ende des Jahres 2009. Im Weiteren ist eine gewisse bundesweite Vereinheitlichung geplant. Hierfür wurde ein Bundesbasisfallwertkorridor gebildet.

90.2.1 Konsequenzen der pauschalierten Vergütung

Das Fallpauschalensystem bedeutete eine Abkehr von der früheren Umlage von Kosten auf die Kostenträger hin zu einer leistungsbezogenen Vergütung.. Ein derartiges Pauschalsystem entspricht stets einer Mischkalkulation. Erlöse aus preiswerten Eingriffen müssen die Verluste aus teuren Eingriffen ausgleichen. Insbesondere, wenn die Pauschalen das reale Leistungsgeschehen wenig differenziert abbilden, führt ein derartiges System zwangsläufig zur Benachteiligung von Kliniken der Maximalversorgung. In solchen Kliniken sind Fälle höheren Schweregrades oder mit besonderem Behandlungsaufwand verbundene Fälle naturgemäß überdurchschnittlich häufig vertreten.

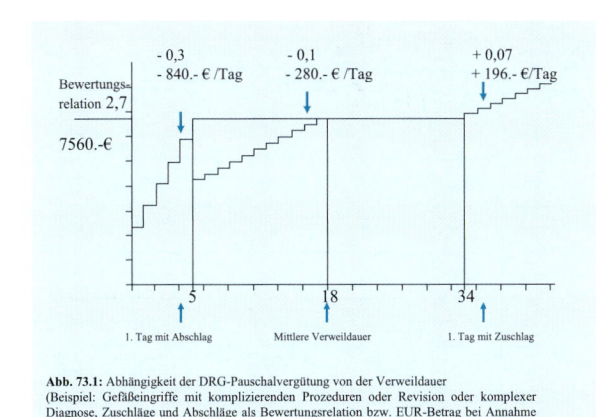

Abb. 90.1 Abhängigkeit der DRG-Pauschalvergütung von der Verweildauer am Beispiel von Gefäßeingriffen mit komplizierenden Prozeduren oder Revision oder komplexer Diagnose, Zuschlägen und Abschlägen als Bewertungsrelation bzw. €-Betrag bei Annahme eines Basisfallwertes von 2800,– €)

90.2.2 Weiterentwicklung des Fallpauschalensystems

Primär wurden die Selbstverwaltungspartner, das sind die Deutsche Krankenhausgesellschaft, die Spitzenverbände der gesetzlichen Krankenkassen sowie der Verband der privaten Krankenversicherung, mit der Pflege und Weiterentwicklung des DRG-Systems beauftragt. Diese Entwicklung erfolgt unter Supervision des Bundesministeriums für Gesundheit und Soziales, das ggf. durch Verordnungen und Gesetze regulierend eingreift. Mit der technischen Weiterentwicklung des Systems haben die Selbstverwaltungspartner das InEK (Institut für das Entgeltsystem im Krankenhaus) beauftragt. Durch dieses werden auf der Basis eines jährlichen Vorschlagverfahrens systemimmanente Weiterentwicklungsansätze für das DRG-System erarbeitet.

Im Laufe der Jahre wurde aus dem zunächst sehr einfachen und wenig differenzierten System ein sehr komplexes und stark differenziertes Pauschalensystem. Insbesondere die Problematik der sehr teuren und aufwändigen Patienten wurde mit Nachdruck bearbeitet. Durch die Entwicklung sog. **Zusatzentgelte** wird darüber hinaus versucht, besonders aufwändige Behandlungen, die in mehreren DRG vorkommen können, angemessen abzubilden. Es handelt sich hierbei überwiegend um teure Medikamente, Blutprodukte sowie Implantate. Für einen Teil dieser Zusatzentgelte sind feste Preise hinterlegt, andere Zusatzentgelte müssen von jedem Krankenhaus individuell mit den Kostenträgern verhandelt werden.

Für **neue Untersuchungs- und Behandlungsverfahren (NUB)** wurde ein eigenes Antragsverfahren entwickelt, um medizinischen Fortschritt zeitnah in das System einfließen zu lassen.

Die Einführung des DRG-Systems sowie seine Komplexität haben zu einer erheblichen finanziellen Belastung sowie Verschiebung von Personalressourcen aus der Patientenversorgung in die Systemverwaltung geführt. DRG-Beauftragte, Controller und Beratungsfirmen erwiesen sich als erforderlich, um mit dem System zurechtzukommen. Die Rechnungsprüfung der Krankenhäuser durch den medizinischen Dienst der Krankenkassen (**MDK**) nahm ungeahnte Ausmaße an und erweist sich zunehmend als Problem für die Krankenhäuser.

Das DRG-System führt zu einer Abwärtsspirale bei der Krankenhausvergütung: kostengünstigere Leistungserbringung führt zu niedrigeren Preisen. Tariferhöhungen führen erst nach zwei Jahren zu höherer Vergütung.

90.2.3 Deutsche Kostenkalkulation

In jährlichem Abstand erfolgt eine bundesweite DRG-Kostenkalkulation, aus der die Bewertungen des Folgejahres und ggf. Weiterentwicklungen des DRG-Systems resultieren. An dieser Kostenkalkulation kann sich jede Klinik beteiligen. Es erfolgt eine geringe Honorierung, das Verfahren ist sehr aufwändig. Im Prinzip beruht es darauf, dass für jede einzelne DRG und für jeden Patienten die angefallenen Kosten mitgeteilt werden. Hierbei erfolgt eine Differenzierung nach 12 Kostenstellen und 8 Kostenarten. Die Qualität der gelieferten Daten war anfangs schlecht, da die Kliniken kaum über eine patientenindividuelle Zuordnung der Kosten, insbesondere derer für teure Medikamente und Implantate verfügten. Selbst die Kostenstellenzuordnung des Personals war anfänglich stark fehlerbehaftet. In dem Maß, in dem die Datenqualität in diesem System steigt, werden die daraus resultierenden Auswertungen immer wertvoller und können bei entsprechender Sachkenntnis für Benchmarking- und Controlling-Zwecke verwendet werden Abb. 90.2).

Für jeden einzelnen Patienten und jede DRG werden Kostendaten für die unten aufgeführten Kostenstellen und Kostenarten geliefert:
- Untergruppe a: pauschalierte Kostenzuordnung
- Untergruppe b: patientenindividuelle Kostenzuordnung

90.2.4 Transparenz durch DRG

Krankenhausleistungen, differenziert nach ICD-Diagnose- und OPS-Prozeduren-Kodes sind im DRG-System in hohem Maße erlösrelevant. Das führt dazu, dass die Aufmerksamkeit der Klinikmanager, aber auch der Ärzte sich auf diese Daten fokussiert. Die Einführung des Fallpauschalensystems hat in der Folge dazu geführt, dass in

	Personalkosten ärztlicher Dienst	Personalkosten Pflegedienst	Personalkosten med.-techn. Dienst/ Funktionsdienst	Sachkosten Arzneimittel		Sachkosten Implantate/ Transplantate	Sachkosten übriger medizinischer Bedarf		Personal- und Sachkosten med. Infrastruktur	Personal- und Sachkosten nicht med. Infrastruktur	Summe:
	1	2	3	4a	4b	5	6a	6b	7	8	
Normalstation	163,19 €	451,24 €	34,42 €	61,57 €	10,23 €	1,18 €	54,61 €	10,01 €	71,27 €	207,31 €	1.065,03 €
Intensivstation	24,30 €	61,89 €	1,39 €	12,57 €	2,83 €	0,05 €	10,26 €	0,13 €	6,84 €	14,20 €	134,46 €
Dialyseabteilung	1,91 €	5,61 €	0,01 €	0,00 €	0,58 €	0,00 €	3,07 €	0,00 €	0,47 €	0,81 €	12,46 €
OP-Bereich	92,89 €	0,03 €	104,61 €	4,38 €	1,09 €	82,12 €	80,80 €	4,44 €	31,60 €	35,47 €	437,43 €
Anästhesie	58,53 €	0,12 €	41,83 €	6,23 €	0,24 €	0,00 €	17,11 €	0,36 €	5,29 €	5,33 €	135,04 €
Kreißsaal	0,00 €	0,00 €	0,00 €	0,00 €	0,00 €	0,00 €	0,00 €	0,00 €	0,00 €	0,00 €	0,00 €
Kardiologische Diagnostik/ Therapie	17,90 €	0,00 €	23,43 €	3,69 €	0,06 €	10,47 €	35,96 €	16,70 €	7,66 €	12,79 €	128,66 €
Endoskopische Diagnostik/ Therapie	2,02 €	0,00 €	2,13 €	0,12 €	0,00 €	0,42 €	0,77 €	0,00 €	0,70 €	0,87 €	7,03 €
Radiologie	137,85 €	0,01 €	199,43 €	5,32 €	1,22 €	62,34 €	137,07 €	44,83 €	57,39 €	71,85 €	717,31 €
Laboratorien	4,84 €	0,00 €	30,63 €	0,53 €	1,06 €	0,00 €	38,93 €	1,02 €	2,03 €	6,44 €	85,48 €
Übrige diagnostische und therapeutische Bereiche	18,52 €	0,75 €	29,00 €	0,52 €	0,05 €	0,23 €	3,22 €	0,76 €	2,60 €	8,00 €	63,65 €
Basiskostenstelle	0,10 €	0,01 €	0,73 €	0,03 €	0,00 €	0,00 €	0,08 €	0,00 €	0,05 €	412,54 €	413,54 €
Summe:	522,05 €	519,66 €	467,61 €	94,96 €	17,36 €	156,81 €	381,88 €	78,25 €	185,90 €	775,61 €	3.200,09 €

Abb. 90.2 Kostenkalkulationssystematik des Instituts für das Entgeltsystem im Krankenhaus (InEK) am Beispiel mittelgroßer Gefäßeingriffe

den Kliniken eine Vielzahl von Leistungs- und Kostendaten systematisch generiert und ausgewertet werden und in einer bundesweit einheitlichen Form vergleichbar zur Verfügung stehen. Dies führt in weiterer Konsequenz dazu, dass Leistungs-, Erlös- und Kostenparameter für jeden einzelnen klinischen Bereich und letztlich für jeden Patienten kurzfristig verfügbar sind und auf diese Weise eine gnadenlose Transparenz entsteht. Dem seriösen Umgang mit den verfügbaren Daten kommt eine besondere Bedeutung zu, die im Alltag nicht immer respektiert wird. Dieser Umstand sowie die Finanzierungsengpässe in deutschen Krankenhäusern haben die Umgangsformen im Krankenhaus und die Therapiefreiheit der Ärzte nachhaltig beeinträchtigt.

90.3 Behandlungspfade

Die durch das Fallpauschalensystem entstandene Transparenz sowie die finanziellen Engpässe im deutschen Gesundheitswesen haben der geplanten Steuerung von klinischen Diagnose- und Therapieprozessen zu erheblicher Bedeutung und zu nicht zu übersehender Aktualität verholfen. Der Wert eines Behandlungspfades („Pathway") soll darin bestehen, möglichst rationelle und ressourcensparende Abläufe unter Sicherstellung einer definierten Mindestqualität zu gewährleisten.

90.3.1 Definition

Eine der klassischen Definitionen lautet: „Ein klinischer Ablaufpfad ist eine optimale Sequenz- und Zeitvorgabe von Interventionen durch Ärzte, Pflegepersonal und andere Mitarbeiter für ein bestimmtes Diagnose- oder Therapieverfahren." Zunehmende Bedeutung bekommt dabei das im 5. Sozialgesetzbuch (SGB V) formulierte Wirtschaftlichkeitsgebot: „Die Leistungen müssen ausreichend, zweckmäßig und wirtschaftlich sein; sie dürfen das Maß des Notwendigen nicht überschreiten." Dies bedeutet auch, dass ein Behandlungspfad dazu führen soll, dass in möglichst kurzer Zeit und mit möglichst geringem Aufwand alles an Behandlung erfolgt, was der Patient braucht, aber auch nur das. Es resultiert also eine erhebliche Ökonomisierung bzw. Minimalisierung der stationären Behandlung.

90.3.2 Behandlungsqualität

Es besteht die berechtigte Sorge, dass die oben skizzierte Umfeldsituation zu einer Rationierung, insbesondere teurer Behandlungsformen sowie zu einem Verfall der Behandlungsqualität führt. Der finanzielle Druck behindert die Entwicklung innovativer Therapieverfahren, die fast regelhaft teurer sind als die bisherigen. Es besteht die Gefahr, dass ökonomische Entscheidungskriterien die Überhand über klinische Kriterien gewinnen und eine deutliche

Rationierung von Krankenhausleistungen resultiert. Mit einer Vielzahl von Maßnahmen wird versucht, dieser gefährlichen Entwicklung entgegen zu wirken.

> Die klinischen Behandlungspfade sollen daher auch das Ziel verfolgen, jede Prozessoptimierung an der medizinischen Qualität des Ergebnisses (Outcome) zu messen, d. h. die Prozessoptimierung muss ergebnis- und qualitätsorientiert sein.

90.3.3 Bestandteile eines Behandlungspfades

Hier ist zu differenzieren zwischen der Standardisierung einzelner Behandlungsschritte sowie der Erstellung eines kompletten durchgängigen Behandlungspfades für ein einzelnes Krankheitsbild von der prästationären Sichtung bis hin zur poststationären Nachsorge eines Patienten. Die Idee der Behandlungspfade führte zur Gründung einer Vielzahl von Arbeitsgruppen mit unterschiedlichen Resultaten und beschäftigte eine Großzahl von internen und externen Beratern.

Es ist dabei unschwer zu erkennen, dass die Standardisierung von Abläufen, die fast jeden Patienten betreffen (z. B. Aufnahme- und Entlassungsmanagement, Thromboseprophylaxe) in ihrer Auswirkung ungleich relevanter sind als die detaillierte Strukturierung von Behandlungspfaden für seltene Erkrankungen.

Im Folgenden werden die wesentlichen Aspekte chirurgischer Behandlungspfade kurz skizziert:

Präoperative Diagnostik Von Seiten der Anästhesiologie müssen klare altersabhängige Kriterien vorgelegt werden, welche Minimalvoraussetzungen für die Narkose gegeben sein müssen (Labor, Röntgen-Thorax, EKG). Darüber hinaus sollte auf Basis anerkannter Guidelines festgelegt werden, welche Ausweitung dieser Diagnostik bei typischen Risikokonstellationen erfolgen soll (z. B. koronare Herzerkrankung, COPD, Rhythmusstörungen). Für die häufigen chirurgischen Krankheitsbilder sollte darüber hinaus ein Standard für die präoperative Diagnostik festgelegt werden (Endoskopie, Schnittbilddiagnostik, Angiographie usw.). Ein hochqualifiziertes Patientenmanagement („Facharztstandard") muss schon in der Ambulanz gewährleisten, dass die Patienten nach ambulanter Sichtung oder telefonischer Voranmeldung und Überprüfung der Indikation zum richtigen Zeitpunkt auf die richtige Station aufgenommen werden.

Präoperative Prozeduren Insbesondere für den Aufnahmetag sind eine klare Standardisierung der Aufnahmeprozeduren sowie ein Standardpfad zur Komplettierung der präoperativen Diagnostik anzustreben. Dabei ist insbesondere auf eine sinnvolle Reduktion der Anforderung von Laborwerten und Blutkonserven zu achten. Es sollte eine Strukturierung von Aufnahme- und Anamnesegesprächen sowie der anästhesiologischen Sichtung und Operationsaufklärung erfolgen. Anzustreben ist dabei, dass einerseits redundante Datenerhebungen vermieden werden, andererseits alle relevanten Daten gut erkennbar für jeden Anwender, aber auch für die Leistungserfassung und -abrechnung zur Verfügung stehen.

Präoperative Prozeduren Klare Regelungen bezüglich der präoperativen Rasur, Prämedikation, Thromboseprophylaxe und Information des Patienten erweisen sich als nützlich.

Operationsmanagement Es erweist sich als potenziell stark ressourcensparend, wenn Operationsabläufe in klarer und jedem bekannter Weise definiert sind. Die Behandlungspfade können hierbei eine Angabe über Anästhesieverfahren, standardmäßig vorzuhaltende Blutkonserven, voraussichtliche Operationzeiten sowie mögliche Operationsausweitungen bei verschiedenen Voraussetzungen beitragen. Auch die Wahrscheinlichkeit einer postoperativen Überwachungspflicht oder Intensivtherapiebedürftigkeit ist zu bedenken, um eine sinnvolle Operationsplanung zu ermöglichen. Für häufige Eingriffe erscheint es auch durchaus lohnend, den operativen Standardablauf differenziert festzulegen, so dass das benötigte Material wie auch das Instrumentarium (Selbsthalter!) einheitlich bereitgestellt werden können und nicht intraoperativ gesucht werden müssen.

Antibiose Bekanntermaßen stellt die Antibiotikabehandlung einen erheblichen Kostenfaktor dar. Es bestehen gravierende Kostenunterschiede zwischen verschiedenen therapeutischen Ansätzen. Es empfiehlt sich daher dringend, sowohl die perioperative Antibiotikaprophylaxe („single shot"!) wie auch eine ggf. durchzuführende antibiotische Therapie bezüglich Art und Dauer standardisiert festzulegen.

Schmerztherapie Klar festgelegte Prinzipien der Schmerzbehandlung vermögen einerseits, die Patientenzufriedenheit zu erhöhen und verringern andererseits die Notwendigkeit einer Vielzahl postoperativer Rückfragen und Abstimmungen und verringern damit nicht zuletzt die Belastung des ärztlichen Bereitschaftsdienstes.

Thromboseprophylaxe Eine klare Standardisierung für die Durchführung der Thromboseprophylaxe schafft Klarheit und Sicherheit. Hier können bestehende Preisunterschiede beim Einkauf berücksichtigt werden. Eine Vereinheitlichung führt ggf. zu größeren Bestellmengen und daraus resultierend günstigeren Konditionen.

Peri- und postoperatives Infusions- und Ernährungsregime Auch in diesem Bereich ergeben sich Möglichkeiten, durch klare Vorgaben sinnvolle, schlanke und einheitliche Wege zu schaffen. In diesem Rahmen sollten auch Aspekte der präoperativen Abführmaßnahmen und ggf. der präoperativen Ernährung (vorbestehende Malnutrition? Fast-Track-Konzepte?) festgelegt werden. Im weiteren ist dann zu differenzieren zwischen nur kurzfristig notwendigem perioperativem Flüssigkeits- und Elektrolytersatz, kurzfristiger (hypokalorischer) parenteraler Ernährung, längerfristiger vollständiger parenteraler Ernährung sowie den Modalitäten des postoperativen Kostaufbaus.

Sonstiges Sinnvoll erscheint es, die Anwendung von Drainagen, Harnableitung sowie arteriellen und zentralvenösen Zugängen für häufige Krankheitsbilder festzulegen.

90.3.4 Behandlungspfade für einzelne Krankheitsbilder

Nach Festlegen der o. g. allgemeinen Standards kann die Erstellung kompletter Behandlungspfade für einzelne häufige Krankheitsbilder sinnvoll sein. Hier ist zu unterscheiden zwischen klinischen und ökonomischen Behandlungspfaden. **Ökonomische Behandlungspfade** hinterlegen für einzelne Behandlungsschritte die zugehörigen Kosten. Insbesondere Abweichungen vom unkomplizierten Verlauf können dabei für häufig vorkommende Probleme, z. B. typische Komplikationen oder Begleiterkrankungen mit den daraus durchschnittlich resultierenden Zusatzkosten verknüpft werden.

Medizinische Behandlungspfade versuchen dagegen, den klinischen Ablauf zu standardisieren und festzustellen. Es hat sich dabei erwiesen, dass die Neuerstellung einzelner Behandlungspfade zeit- und personalaufwändig ist und eine Verästelung solcher Pfade für einzelne seltenere Komplikationen oder Problemstellungen wenig nützlich ist. Günstig erscheint es dagegen, Behandlungspfade für häufige Krankheitsbilder (z. B. Cholezystektomie, Herniotomie) festzulegen. Dabei können bestehende und auch z. B. im Internet verfügbare Behandlungspfade als Grundlage genommen und eine bedarfsgerechte Adaptation an die Verhältnisse Vorort durchgeführt werden.

Systematische Pfaderstellung

In der Literatur sind eine Vielzahl möglicher Ansätze zur Pfaderstellung beschrieben („make, exchange, buy"), die sich an theoretischen Grundlagen eines Projektmanagements orientieren. Wichtig für die spätere Akzeptanz erstellter Behandlungspfade sind die Einbeziehung aller betroffenen Berufsgruppen sowie die Unterstützung der zugehörigen Leitungspersonen. Die weitere Pfaderstellung sollte sich tunlichst an einem **PDCA-Zyklus** (Abb. 90.3) orientieren („plan, do, check, act"). Die alleinige Pfadstellung ist nicht ausreichend. Als Folgeschritt müssen erstellte Behandlungspfade allen Beteiligten bekannt gemacht werden. Eine erfolgreiche Anwendung setzt Akzeptanz, energische Durchsetzung und Kontrolle der Umsetzung voraus. Eine regelmäßige Überprüfung und Bewertung der Behandlungspfade ist Voraussetzung für eine permanente Weiterverbesserung und damit für die Akzeptanz. Notwendige Pfadüberprüfungen müssen festgelegt und in den Arbeitsaufwand einkalkuliert werden. Aus den Behandlungspfaden ergeben sich neben der Standardisierung Möglichkeiten eines Prozessmanagements mit den Messparametern Qualität, Zeit und Kosten.

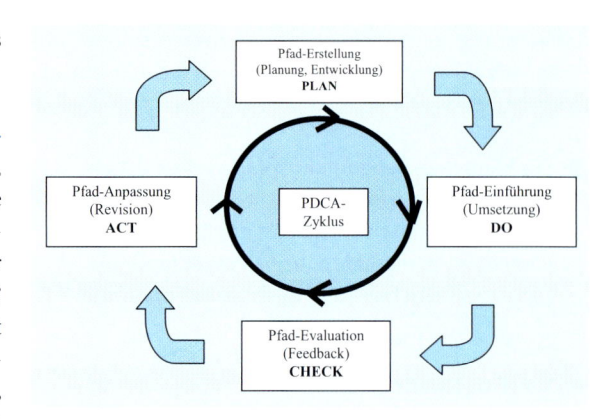

Abb. 90.3 PDCA-Zyklus

Prozessmanagement

Eine Prüfung von Qualitätskriterien muss vordefinierte Kategorien des Behandlungserfolges, der Patientenzufriedenheit, der Arzt- und Pflegetätigkeit sowie der Befolgung der Pfadvorgaben abfragen. Das Ausmaß der Abweichungen von den Pfaden ist zu analysieren und zu hinterfragen. Rationalisierungserfolge können durch Zeitparameter (Verweildauer, Operationszeit) sowie Aufwandsparameter (Zahl verworfener Blutkonserven, Laborparameter, Kosten für Medikamente) definiert werden.

> Behandlungspfade können sich als nützliches Qualitätswerkzeug erweisen, wenn sie zu einer sinnvollen Optimierung von Prozessabläufen verhelfen. Es gilt dabei, die Verhältnismäßigkeit von Aufwand und Nutzen derartiger Pfade im Auge zu behalten. Wesentlicher als die Strukturierung von Detailabläufen erscheint die Festlegung von Standards für häufig vorkommende Situationen.

Literatur

Aktuelle DRG-Informationen: www.mydrg.de

Bartkowski R, Bauer H, Witte J (jährlich neu) Das deutsche Fallpauschalensystem G-DRG. Ecomed, Landsberg

Billing A, Jauch K-W (2005) Verweildauer optimieren – Schlüsselrolle des Aufnahme- und Entlassungsmanagements. Viszeralchirurgie 40:86–91

Engemann R, Strobel U (2005) Behandlungspfade zur Unterstützung der ambulanten und kurzstationären sowie Fast-Track-Chirurgie. Viszeralchirurgie 40:95–103

Homepage der Selbstverwaltung:www.g-drg.de

Fast-Track-Chirurgie

M. Wichmann, K.-W. Jauch

91.1 Einführung

Die perioperative Versorgung von Patienten in der Chirurgie ist durch eine Vielzahl von Traditionen gekennzeichnet, die in der Regel nicht durch Studien abgesichert sind und zunehmend in Frage gestellt werden. Zu diesen chirurgischen Traditionen zählen u. a. die präoperative Nüchternheit, der operative Zugang, Drainagen und der postoperative Kostaufbau. Diese Aspekte werden im Rahmen der multimodalen Rehabilitation und der Fast-Track-Chirurgie überdacht und kritisch überprüft. Es gilt dabei als sicher, dass zahlreiche der chirurgischen Traditionen selbst einen erheblichen Einfluss auf das operative Trauma haben (Abb. 91.1).

Die Modifikation und Optimierung des perioperativen Managements ist seit einigen Jahren in Dänemark, Schweden, Norwegen, den Vereinigten Staaten, Kanada und Großbritannien etabliert worden (Kehlet u. Wilmore 2002; Wilmore u. Kehlet 2001). Erfolgreich wurde die multimodale Rehabilitation bislang für die chirurgische Therapie von Leistenhernien, Cholezystolithiasis, Refluxerkrankung, Lungenerkrankungen, Karotisstenosen, Bauchaortenaneurysmen, peripherer arterieller Verschlusskrankheit, Prostatakarzinom, Mammakarzinom, Uteruserkrankungen, Nebennierenerkrankungen und bei der Nierenlebendspende eingesetzt. Des Weiteren belegen aktuelle Arbeiten positive Effekte der multimodalen Rehabilitation im Rahmen der kolorektalen Chirurgie (Gouvas et al. 2009). So konnten eine deutliche Verkürzung der postoperativen Liegezeit auf 2–3 Tage nach konventionellen und laparoskopischen Operationen sowie eine Verbesserung der kardiopulmonalen Morbidität beobachtet werden (Basse et al. 2000).

Multimodale Rehabilitation und Fast-Track-Chirurgie zielen auf die Beeinflussung zahlreicher pathophysiologischer Veränderungen im Rahmen des operativen Traumas ab. Hierzu zählen die postoperative Insulinresistenz, die körperliche Abgeschlagenheit und Müdigkeit sowie die Darmatonie. Grundsätzlich geht man im Rahmen der Fast-Track-Chirurgie davon aus, dass diese Veränderungen iatrogen bedingt und nicht physiologisch sind und daher auch positiv beeinflusst werden können. Dies ist möglich durch Veränderungen im Bereich der perioperativen Nüchternheit, der prä- und postoperativen Mobilisierung, der suffizienten Schmerztherapie unter Vermeidung sedierender Opiate (provozieren Darmparalyse) und der Auswahl des operativen Zugangs (Kehlet u. Wilmore 2002; Wilmore u. Kehlet 2001).

91.2 Präoperative Maßnahmen

Präoperative Aufklärung Die präoperative Aufklärung und Information des Patienten spielt im Rahmen der Fast-Track-Chirurgie eine wichtige Rolle und soll nicht nur den geplanten Eingriff umfassend erläutern, sondern dem Patienten eine aktive Rolle im Rahmen des „sportlichen Wettkampfes" Operation zukommen lassen. So konnte gezeigt werden, dass gut aufgeklärte und am perioperativen Prozess aktiv beteiligte Patienten postoperativ weniger Schmerzen empfinden und sich schneller von der Operation erholen (Carr u. Goudas 1999).

Perioperative Nüchternheit Bezüglich der perioperativen Nüchternheit belegen zahlreiche Untersuchungen, dass durch die oft beobachteten langfristigen präoperativen Nüchternheitsphasen die Glykogenreserven des Körpers entleert werden und die postoperative Insulinresistenz – eine dem unbehandelten Typ-II-Diabetes vergleichbare Stoffwechsellage – verursacht wird (Thorell et al. 1994). Aufgrund der strikten Bestimmungen zur präoperativen Nüchternheit werden durchschnittliche Karenzperioden im klinischen Alltag von 12,5 h für Flüssigkeiten und 15,4 h für feste Nahrung berichtet (Pearse u. Rajakulendran 1999). Im Rahmen der multimodalen Rehabilitation erhalten die Patienten am Abend vor der Operation sowie 2 h präoperativ eine Glukoselösung (800 ml bzw. 400 ml), um so die negativen metabolischen Effekte der präoperativen Nüchternheit zu verhindern (Thorell et al. 1994). Die notwendigen Modifikationen der Empfehlungen zur präoperativen Nüchternheit beruhen im wesentlichen auf der Erkenntnis, dass die Zufuhr klarer Flüssigkeit bis 2 h vor der Narkose kein erhöhtes Aspirationsrisiko darstellt, da die Magenentleerungszeit für klare Flüssigkeiten bei etwa 90 min liegt (Ljungqvist u. Søreide 2003).

Nikotinkarenz Ein weiterer relevanter Aspekt der präoperativen Vorbereitung im Rahmen der multimodalen Rehabilitation ist die Nikotinkarenz. So konnte gezeigt werden, dass Raucher eine signifikant höhere Wundinfektionsrate haben, als Probanden, die niemals geraucht haben (12 %

91.3 · Perioperative Maßnahmen

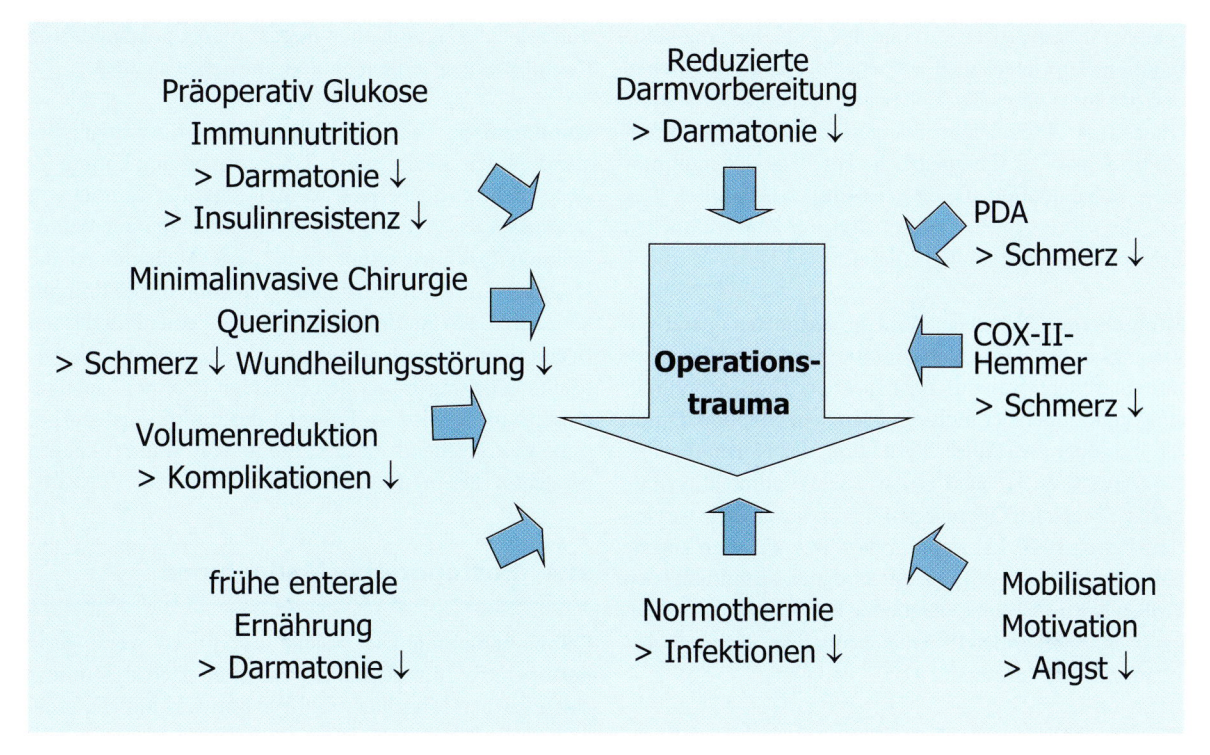

Abb. 91.1 Multimodale Interventionen auf die Einflussgrößen des operativen Traumas

versus 2 %; Sorensen et al. 2003). Bei Probanden, die 4, 8 und 12 Wochen abstinent waren, konnte ebenfalls eine Reduktion der Wundinfektionsrate (1 %) belegt werden (Sorensen et al. 2003). Diese Ergebnisse deuten darauf hin, dass durch die Nikotinabstinenz eine Reduktion der perioperativen Morbidität möglich ist.

Immunmodulatoren Weitere Ansätze für eine präoperative Optimierung der individuellen Ausgangssituation umfassen die enterale (ggf. auch parenterale) Gabe von immunmodulierenden Nahrungsmitteln (z. B. Omega-3-Fettsäuren), β-Blockern und Statine. Der Einsatz dieser Substanzen kann die peri- und postoperative Stressreaktion und Inflammation positiv beeinflussen (Kehlet u. Wilmore 2002; Wilmore 2002). Bislang hat sich die routinemäßige Gabe dieser Substanzen jedoch noch nicht durchgesetzt und bleibt einzelnen Patientengruppen (vor allem mit Mangelernährung) vorbehalten.

91.3 Perioperative Maßnahmen

Thorakale Epiduralanästhesie Die thorakale epidurale Schmerztherapie ist eine wesentliche Säule der multimodalen Rehabilitation. Die Bedeutung der thorakalen Epiduralanästhesie konnte eindrucksvoll durch eine Metaanalyse belegt werden (Rodgers et al. 2000). So kann durch epidurale oder spinale Anästhesieverfahren eine signifikante Reduktion der postoperativen Letalität erreicht werden. Weiterhin wird die Rate von tiefen Beinvenenthrombosen, pulmonalen Embolien, Bluttransfusionen und respiratorischer Insuffizienz signifikant reduziert (Rodgers et al. 2000). Die epidurale Analgesie wird postoperativ für etwa 3 Tage fortgesetzt und kann mit peripher wirksamen Substanzen kombiniert werden, um die systemische Administration von Opioiden zu verhindern oder zumindest drastisch zu reduzieren.

Operativer Zugang Der klassische Zugang für große abdominalchirurgische Operationen – mit Ausnahme der Operation nach Whipple bei Pankreaserkrankungen – ist die mediane Längslaparotomie. Aktuelle Studien zeigen jedoch eine höhere Inzidenz von postoperativen Schmerzen, Wundheilungsstörungen und pulmonalen Komplikationen nach Längs- im Vergleich zur Querlaparotomie (Grantcharov u. Rosenberg 2001). Weiterhin werden im Langzeitverlauf nach Querlaparotomie weniger Narbenhernien beobachtet (Grantcharov u. Rosenberg 2001). Im Rahmen der multimodalen Rehabilitation wird daher für Kolonresektionen in der Regel die quere Laparotomie als Standardzugang gewählt, während sich beim Rektumkarzinom entweder der sog. Hockeyschläger-Zugang im linken Unter- bzw. Mittelbauch anbietet, oder aber auch die minimal invasive Chirurgie eingesetzt wird. In diesem Zusammenhang ist jedoch auf eine aktuelle Arbeit hinzuweisen, die bei konsequenter Umsetzung des Fast-Track-Konzeptes in einer prospektiv randomisierten verblindeten Untersuchung keine funktionellen Unterschiede zwischen der laparoskopischen und der konventionellen Kolonchirurgie feststellen konnte (Basse et al. 2005). Diese außergewöhnliche Arbeit belegt eindrucksvoll das therapeutische Potenzial der multimodalen Rehabilitation, die die vermeintlich bekannten Vorteile der minimalinvasiven Chirurgie im konventionellen Behandlungsarm komplett ausgleicht.

Normothermie Neben der Wahl des geeigneten operativen Zugangs ist das Vermeiden der intraoperativen Hypothermie ein weiterer wesentlicher Aspekt der Therapieoptimierung im Rahmen der multimodalen Rehabilitation. Durch die intraoperative Aufrechterhaltung der Normothermie (36,6±0,5°C vs. 34,7±0,6°C) kann die Wundinfektionsrate nach kolorektalen Operationen signifikant gesenkt werden (6 % versus 19 %; Kurz et al. 1996). Des Weiteren konnte eine signifikante Reduktion der kardialen Morbidität nach großen chirurgischen Operationen bei normothermen gegenüber hypothermen Patienten beobachtet werden (1,4 % versus 6,3 %; Frank et al. 1997).

Blutverlust Der intraoperative Blutverlust und die notwendige Substitution von Blut oder Blutbestandteilen haben signifikante immunologische Effekte und gelten weiterhin als wichtige Einflussfaktoren auf die postoperative Rekonvaleszenz. Im Rahmen der multimodalen Rehabilitation werden daher bevorzugt Operationstechniken und Instrumente eingesetzt, die ein möglichst effektives blutsparendes Operieren ermöglichen.

Sauerstofftherapie Die Wundheilung und die Wundinfektionsrate werden positiv durch die postoperative Gabe von Sauerstoff beeinflusst (Whitney et al. 2001). Des Weiteren ist bekannt, dass durch die postoperative Sauerstofftherapie die Inzidenz kardialer Komplikationen reduziert werden kann (Rosenberg-Adamsen et al. 1999). Im Rahmen der multimodalen Rehabilitation erhalten die Patienten daher im postoperativen Verlauf kontinuierlich Sauerstoff, um die positiven Effekte auf Wundheilung und kardiale Rekonvaleszenz auszunutzen.

Volumentherapie Die intraoperative Volumentherapie ist ein wichtiger Aspekt der anästhesiologischen Einflussnahme auf den postoperativen Verlauf. Die großzügige intravenöse Gabe von Flüssigkeiten ist in einer Reihe von Studien untersucht worden und bislang konnte nahezu jede dieser Arbeiten signifikante Vorteile für Patienten nachweisen, bei denen eine restriktive Volumentherapie durchgeführt wurde (Kehlet u. Dahl 2003). Eine aktuelle Studie zu diesem Thema belegt erneut, dass die intraoperative Reduktion der intravenösen Volumenzufuhr auf unter 1,5 l bei viszeralchirurgischen Eingriffen möglich ist und mit einer signifikanten Reduktion der postoperativen Komplikationen einhergeht (Nisanevich et al. 2005).

Wunddrainage Die Wunddrainage ist ein wichtiger Bestandteil der chirurgischen Tradition, bislang konnte jedoch nicht nachgewiesen werden, dass der Einsatz von Drainagen das Auftreten von Wundinfekten oder Wundheilungsstörungen sicher verhindert. Auch dienen die Drainagen nicht einer früheren Detektion dieser Komplikationen. Da Wunddrainagen jedoch zu einer erheblichen Beeinträchtigung der Patienten führen, vermehrt zu Adhäsionen beitragen und den Patienten in seiner Mobilität einschränken, wird im Rahmen der multimodalen Therapie weitestgehend auf den Einsatz von Wunddrainagen verzichtet (Petrowsky et al. 2004).

91.4 Postoperative Maßnahmen

Frühmobilisierung Die bislang akzeptierte verlängerte postoperative Immobilität der Patienten nach abdominalchirurgischen Eingriffen trägt zur Entwicklung von postoperativen Komplikationen (z. B. Pneumonien) und auch zur Darmatonie bei. Im Rahmen der multimodalen Rehabilitation werden die Patienten am Operationstag für bis zu 2 h aus dem Bett mobilisiert, am ersten postoperativen Tag für insgesamt 8 h und am 2. postoperativen Tag sollen die Patienten voll mobilisiert sein. So soll der Entstehung einer prolongierten Darmatonie, pulmonalen, thrombembolischen und infektiösen Komplikationen vorgebeugt werden.

Vermeidung der Darmatonie Die postoperative Darmparalyse tritt durch den Einsatz der beschriebenen Maßnahmen im Rahmen der multimodalen Rehabilitation, insbesondere aufgrund der peridualen Schmerztherapie nur in einem geringeren Prozentsatz der Patienten auf. Dies erlaubt die früh-postoperative enterale Ernährung der Patienten, die ebenfalls zu einer rascheren Erholung der Darmfunktion beiträgt. Unterstützend auf die Erholung der Darmfunktion kann sich der frühzeitige Einsatz von Peristaltik-fördernden Medikamenten (u. a. Neostigmin, Magnesium, Erythromycin) auswirken (Basse et al. 2001). Diese Substanzen kommen daher im Rahmen der peri- und postoperativen medikamentösen Therapie bei Fast-Track-Patienten zum Einsatz.

Die Risiken der chirurgischen Therapie konnten durch Maßnahmen wie die perioperative Antibiotikaprophylaxe und die Thromboseprophylaxe erheblich reduziert werden, weitere Verbesserungen der postoperativen Morbidität sind durch einzelne Interventionen jedoch nicht zu erwarten. Verbesserungen sind nur noch durch gemeinsame multimodale Anstrengungen von Chirurgen, Anästhesisten und Intensivmedizinern in der peri- und

Tab. 91.1 Chronologischer Ablauf der multimodalen Rehabilitatio (Klinikum Großhadern)

Präoperativ	Aufklärung über die geplante Operation und die multimodale Therapie (u. a. Erläuterung der geplanten Entlassung am 5. postoperativen Tag) Nikotin- und Alkoholkarenz (möglichst >14 Tage präoperativ) Ausgleich/Therapie von Begleiterkrankungen, Immunmodulation Reduzierte Nahrungskarenz, Kohlenhydratgetränk (400 ml) bis 2 h präoperativ
Intraoperativ	Schmerztherapie mit kombinierter thorakaler Periduralanästhesie Blutsparende Chirurgie Restriktive Volumentherapie Großzügige Wärmeapplikation Quere Laparotomie/minimalinvasive Chirurgie
Postoperativ	Verlegung aus dem Aufwachraum auf die Normalstation Kontinuierliche Sauerstoffgabe Fortsetzen der Schmerztherapie mit thorakaler Periduralanästhesie bis zum 2. postoperativen Tag Neostigmin (1×1 A s.c.) Mobilisation im Stuhl für 2 h Ernährung: Tee, 2 Becher Joghurt
1. Tag postoperativ	Entfernen von Blasendauerkatheter und Abdominaldrainage Neostigmin (3×1 A s.c.) bis zum 1. Stuhlgang Mobilisation aus dem Bett für 8 h Ernährung: Tee, leichte Vollkost, alternativ: 4–6 Becher Joghurt Kaugummi
2.–4. Tag postoperativ	Entfernen des thorakalen Periduralkatheters, Schmerztherapie mit NSAID, Morphin s.c. (bei Bedarf) Vollständige Mobilisation Ernährung: Tee, leichte Vollkost Vorbereitung der Entlassung: Gespräch mit dem Patienten, Aushändigen der Patientenbegleitschreiben, Terminplanung Wiedervorstellung
5./6. Tag postoperativ	Entlassung nach Abschlussuntersuchung
8. Tag postoperativ	Ambulante Wiedervorstellung, Entfernung des Nahtmaterials, Erläuterung der histologischen Befunde, Planung der adjuvanten Therapie (wenn indiziert)

frühpostoperativen Phase zu erreichen. Diese Phase steht im Zentrum der multimodalen Rehabilitation und der Fast-Track-Chirurgie. Die bislang publizierten Ergebnisse der multimodalen Rehabilitation belegen eine deutliche Reduzierung des postoperativen Krankenhausaufenthaltes bei signifikant geringeren Morbiditätsraten (Kehlet u. Wilmore 2002). Der chronologische Ablauf im Rahmen der multimodalen Rehabilitation ist in ◘ Tab. 91.1 abgebildet.

91.5 Zusammenfassung

Die Fast-Track-Chirurgie nutzt wesentliche Interventionsmöglichkeiten im Rahmen der präoperativen Vorbereitung der Patienten (Nüchternheit) sowie des peri- und postoperativen Managements (operativer Zugang, Schmerztherapie, Mobilisierung). Die verkürzte präoperative Nüchternheit kann die Entwicklung der postoperative Insulinresistenz verhindern. Der vermehrte Einsatz der minimalinvasiven Chirurgie bzw. von Querlaparotomien kann ebenfalls das operative Trauma reduzieren. Die positiven Effekte einer optimierten Schmerztherapie auf die postoperative Morbidität mit einer Reduktion von infektiösen Komplikationen sind ebenfalls bekannt. Des Weiteren kann mit Hilfe von verkürzten perioperativen Nüchternheitsphasen, rascher postoperativer Mobilisierung und differenzierten schmerztherapeutischen Methoden die postoperative Darmatonie schneller durchbrochen werden. Durch die multimodale Rehabilitation im Rahmen der Fast-Track-Chirurgie können die Patienten daher unabhängig vom Alter rascher in ihre gewohnte Umgebung zurückkehren.

> Eine Cochrane-Review konnte die Sicherheit der Fast-Track-Chirurgie belegen und hat auch die signifikante Reduktion des postoperativen Komplikationsrisikos und des Krankenhausaufenthaltes bestätigt (Spanjersberg et al. 2011).

Die multimodale Rehabilitation im Rahmen der Fast-Track-Chirurgie muss interdisziplinär als ein klinikinterner Behandlungspfad mit Standardvorgaben erarbeitet werden und benötigt kontinuierliche Weiterbildung, Überprüfung und optimale Anpassung an aktuelle Entwicklungen.

> **Eckpunkte der multimodalen Rehabilitation in der Viszeralchirurgie**
> — Möglichst kurze präoperative Nüchternheit mit Gabe von Glukoselösungen bis 2 h vor der Operation
> — Präoperativ beginnende Schmerztherapie mit thorakaler Epiduralanästhesie
> — Intraoperative Wärmeapplikation
> — Querlaparotomie bzw. minimalinvasive Chirurgie und weitgehender Verzicht auf Wunddrainagen
> — Blutsparende Chirurgie/Transfusionsvermeidung
> — Postoperative Sauerstoffgabe
> — Frühe Mobilisierung noch am Tag der Operation
> — Frühzeitiger postoperativer Kostaufbau mit fettarmer und proteinreicher Ernährung

Mit Hilfe dieser multimodalen Ansätze zur raschen Rehabilitation von operierten Patienten sind wesentliche Verbesserungen der Patientenversorgung zu erwarten, die eine raschere Mobilität und Selbstständigkeit der Patienten erwarten lassen und so auch zu einer Reduktion der postoperativen Komplikationen sowie der Behandlungskosten beitragen können.

Literatur

Basse L, Hjort Jakobsen D, Billesbølle P, Werner M, Kehlet H (2000) A clinical pathway to accelerate recovery after colonic resection. Ann Surg 232:51–57

Basse L, Madsen JL, Kehlet H (2001) Normal gastrointestinal transit after colonic resection using epidural analgesia, enforced oral nutrition and laxative. Br J Surg 88:1498–1500

Basse L, Jakobsen DH, Bardram L, Billesbølle P, Lund C, Mogensen T, Rosenberg J, Kehlet H (2005) Functional recovery after open versus laparoscopic colonic resection. A randomized, blinded study. Ann Surg 241:416–423

Carr DB, Goudas LC (1999) Acute pain. Lance 353:2051–2058

Frank SM, Fleisher LA, Breslow MJ, Higgins MS, Olson KF, Kelly S, Beattie C (1997) Perioperative maintenance of normothermia reduces the incidence of morbid cardiac events. A randomized clinical trial. JAMA 277:1127–1134

Grantcharov TP, Rosenberg J (2001) Vertical compared with transverse incisions in abdominal surgery. Eur J Surg 167:260–267

Gouvas N, Tan E, Windsor A, Xynos E, Tekkis PP (2009) Fast-track vs standard care in colorectal surgery: a meta-analysis. Int J Colorectal Dis 24:1119–1131

Kehlet H, Dahl JB (2003) Anaesthesia, surgery, and challenges in postoperative recovery. Lancet 362:1921–1928

Kehlet H, Wilmore DW (2002) Multimodal strategies to improve surgical outcome. Am J Surg 183:630–641

Kurz A, Sessler DI, Lenhardt R (1996) Perioperative normothermia to reduce the incidence of surgical-wound infection and shorten hospitalization. N Engl J Med 334:1209–1215

Ljungqvist O, Søreide E (2003) Preoperative fasting. Br J Surg 90:400–406

Nisanevich V, Felsenstein I, Almogy G, Weissman C, Einav S, Matot I (2005) Effect of intraoperative fluid management on outcome after intraabdominal surgery. Anesthesiology 103:25–32

Pearse R, Rajakulendran Y (1999) Preoperative fasting and administration of regular medication in adult patients presenting for elective surgery. Has the new evidence changed practice? Eur J Anaesthesiol 16:565–568

Petrowsky H, Demartines N, Roussou V, Clavien PA (2004) Evidence-based value of prophylactic drainage in gastrointestinal surgery: a systematic review and meta-analyses. Ann Surg 240:1074–1084

Rodgers A, Walker N, Schug S, McKee A, Kehlet H, van Zundert A, Sage D, Futter M, Saville G, Clark T, MacMahon S (2000) Reduction of postoperative mortality and morbidity with epidural or spinal anaesthesia: results from overview of randomised trials. BMJ 321:1493–1497

Rosenberg-Adamsen S, Lie C, Bernhard A, Kehlet H, Rosenberg J (1999) Effect of oxygen treatment on heart rate after abdominal surgery. Anesthesiology 90:380–384

Sorensen LT, Karlsmark T, Gottrup F (2003) Abstinence from smoking reduces incisional wound infection: A randomized controlled trial. Ann Surg 238:1–5

Spanjersberg WR, Reurings J, Keus F, van Laarhoven CJHM (2011) Fast track surgery versus conventional recovery strategies for colorectal surgery (Review). Cochrane Database of Systematic Reviews 2011, Issue 2. Art No: CD007635

Thorell A, Guntiak M, Efendic S, Häggmark T, Ljungqvist O (1994) Insulin resistance after abdominal surgery. Br J Surg 81:59–63

Whitney JD, Heiner S, Mygrant BI, Wood C (2001) Tissue and wound healing effects of short duration postoperative oxygen therapy. Biol Res Nurs 2:206–215

Wilmore DW (2002) From Cuthbertson to fast-track surgery: 70 years of progress in reducing stress in surgical patients. Ann Surg 236:643–648

Wilmore DW, Kehlet H (2001) Management of patients in fast track surgery. BMJ 322:473–476

Ärztliche Stationsführung

S. Eisenmenger, K.-W. Jauch

92.1 Stationsorganisation

Die kontinuierliche prä- und postoperative Betreuung der Patienten durch das Ärzte- und Pflegeteam stellt einen der wichtigsten Eckpfeiler zu einer erfolgreichen Behandlung dar. So können z. B. im Rahmen der **präoperativen Betreuung** zu Komplikationen disponierende Nebendiagnosen abgeklärt und Patienten ggf. durch entsprechende Maßnahmen optimal vorbereitet oder durch ein auf den Patienten individuell zugeschnittenes intraoperatives Monitoring besser überwacht werden.

Durch eine sachgerechte standardisierte **postoperative Betreuung** können zusammen mit dem „Gespür für den Patienten" Komplikationen frühzeitig erkannt und effizient therapiert und damit eine schnellere Genesung des Patienten erreicht werden. Die unten aufgeführten Maßnahmen einschließlich der Dokumentation stellen sicherlich idealtypische Situationen und Forderungen dar, die jedoch helfen sollten, Probleme zu meistern und Prozessklagen zu vermeiden.

Dabei steht vor allem die durch eine gute Betreuung bedingte schnelle Rekonvaleszenz des Patienten im Vordergrund. Jedoch spielen im Zeitalter der Kostenoptimierung auch betriebswirtschaftliche Aspekte eine Rolle. Insofern kann ein optimierter und ggf. durch Behandlungspfade standardisierte „Work-Flow" zielführend für eine optimierte Verweildauer des Patienten sein

Um einen reibungslosen stationären Ablauf zu erreichen, ist die Organisation der Arbeit unerlässlich. Hierbei hat es sich in operativen Fächern zwei Visiten bewährt. Die **erste Visite** morgens sollte vor dem Beginn der Operationen erfolgen. Diese kurz gehaltene Visite dient zum Erkennen von Problemen und zur Erstellung eines Arbeitsplans für den Tag. Danach sollten die operative Versorgung sowie die Organisation der stationären Abläufe parallel und unabhängig voneinander erfolgen. Dabei sollten auf der Station gleich zu Beginn des Vormittags die verschiedenen Untersuchungen und Konsile für die auf der Station befindlichen Patienten angemeldet werden. Danach erfolgen die Aufnahme neuer Patienten sowie die Anmeldung noch erforderlicher Untersuchungen der neuen Patienten.

Einen wichtigen Stellenwert hat in chirurgischen Abteilungen die Beurteilung von postoperativen Wunden. Empfehlenswert ist eine tägliche Kontrolle der postoperativen Wunden. Bei unauffälligen und unkomplizierten Verläufen kann dies auch ggf. primär durch die Pflege erfolgen. Diese sollten entsprechend geschult sein und bei Besonderheiten diese sofort mit dem Stationsarzt besprechen bzw. die Wunde demonstrieren.

Nach Erhalten der Laborwerte und der Untersuchungsergebnisse am Nachmittag bietet sich eine **zweite ausführliche Visite** an, bei der die Patienten auch Zeit zur Besprechung ihrer persönlichen Fragen haben, ausführliche Gespräche mit den am Folgetag zu entlassenden Patienten stattfinden und genug Zeit zur Optimierung des Patientenmanagement, wie z. B. Überprüfung der medikamentösen Therapie, vorhanden ist. Vor Beendigung der Arbeit, die u. a. auch das Schreiben von Arztbriefen sowie administrative Aufgaben wie DRG-Eingaben umfasst, sollte noch einmal die frisch operierten Patienten begutachtet werden.

Stationstagesablauf
- Information über die Ereignisse in der Nacht und neu aufgenommene Patienten
- Morgenvisite
- Anmeldung der angeordneten Untersuchungen (evtl. Stationsassistenz, Case Manager), Konsilen
- Fertigstellen der möglichst am Vortag zusammengestellten Unterlagen für die zu entlassenden Patienten (evtl. Stationsassistenz, Case Manager)
- Patientenneuaufnahme ggf. mit Anmeldung weiter Untersuchungen und Medikationsplan
- Operationsplanung für den nächsten Tag
- Planung von Verlegungen
- Verbandwechsel, Tätigkeiten am Patienten
- Aufklärung der Patienten für Operationen am nächsten Tag
- Sichtung der Untersuchungsergebnisse
- Nachmittagsvisite
- Angehörigengespräche
- Überprüfen der Operationsunterlagen (Akte mit Befunden, Einverständnis, Blutanforderung) der Patienten für den nächsten Tag (ev. Checkliste)
- Fertigstellung der Entlassungsbriefe für den nächsten Tag, Entlassungsgespräche
- Visitieren der frisch operierten, auf die Station zurückgekehrten Patienten
- DRG-Eingabe

Tab. 92.1 Spezielle präoperative Diagnostik

Standard	Labor: Elektrolyte, Blutbild, Gerinnung
	EKG (keine gesicherten Erkenntnisse, ab welchem Alter. Bei gesunden Patienten wahrscheinlich >40 Jahren ausreichend. Bei Verdacht auf kardiale Problematik zwingend vor jeder Operation, unabhängig vom Alter)
	Röntgen-Thorax (wirklicher Nutzen nur bei Lungengerüsterkrankungen, Tumoren, Struma und Herzveränderungen erwiesen)
Herzrhythmusstörung	EKG, Langzeit-EKG, Herzecho, kardiologisches Konsil
Herzklappenfehler	EKG, Herzecho, entsprechende Antibiose
Herzinsuffizienz	EKG, Herzecho, kardiologisches Konsil
Koronare Herzerkrankung	Wenn Belastung möglich → Ergometrie
	Wenn keine Belastung möglich → Herzszintigraphie
	Bei entsprechender Klinik und/oder EKG-Veränderungen → Herzkatheter
	Kardiologisches Konsil
Karotisstenose	Halsgefäßsonographie/Duplex
Lungeneingriffen, große thorakale Eingriffe oder Lungengerüsterkrankungen	Röntgen-Thorax, ggf. Thorax-CT, Lungenfunktion, Blutgasanalyse
Schilddrüsendysfunktion	Schilddrüsenwerte, Schilddrüsensonographie, ggf. Szintigraphie
Niereninsuffizienz	Labor: zusätzlich Harnstoff, Kreatinin
	Wenn erforderlich: am Tag vor Operation Dialyse
Lebererkrankung	Labor: zusätzlich Transaminasen, Cholestaseparameter, Albumin, Quick, Pseudocholinesterase
	Lebersonographie
	Bei unzureichender Gerinnung → präoperative Substitution von Gerinnungsfaktoren

Generell ist für einen optimalen Ablauf der Prozesse eine gute Zusammenarbeit und Arbeitsteilung sowohl unter den Ärzten wie auch zwischen Ärzten und Pflegepersonal sowie Schreibbüro/Sekretariat Bedingung. Bewährt hat sich vielerorts auch die Stelle eines **Stationsmanagementassistenten** für die Organisationsaufgaben.

Entscheiden dürfte sein, dass der Berufsanfänger oder auch der Fortgeschritten als Neuassistent auf einer Station eine Einweisung in die Stationsabläufe erhält. Optimalerweise gibt es hierzu heute auch schriftliche Absprachen und Zielvorgaben zum Stationsmanagement, die dies erleichtern und optimieren sowie spezifisch auf die lokalen Bedingungen zugeschnitten sind.

Im Folgenden soll kurz auf spezielle Aspekte der Patientenbetreuung eingegangen werden.

92.2 Patientenaufnahme

Da dies das erste Zusammentreffen von Arzt und Patient darstellt, ist hier entsprechende Sorgfalt notwendig, um durch gutes Auftreten und den ersten Eindruck eine solide Grundlage für eine vertrauensvolle Arzt-Patienten-Beziehung zu schaffen. Prinzipiell sollten nachfolgende Schritte beachtet werden:

- Als vertrauensbildende Maßnahme spielt der **erste Kontakt** – die Begrüßung – eine wichtige Rolle. Der Patient sollte mit einem Händedruck begrüßt werden und mit seinem Namen (ggf. Titel) angesprochen werden. Danach stellt sich der Untersucher mit Namen und seiner Funktion vor. Auf korrekte Kleidung und Umgangsformen ist ebenso zu achten wie auf deutliche Aussprache. Viele Patienten sind aufgeregt, so dass es empfehlenswert ist, sich in ruhiger Umgebung zusammenzusetzen. Als nächstes sollte eine kurze Skizzierung des weiteren Ablaufs des Gesprächs erfolgen.
- **Anamnese** (s. unten; Tab. 92.1 und Tab. 92.2) und körperliche Untersuchung mit ausführlicher Dokumentation. Allergien erfragen.
- **Durchsicht der mitgebrachten Unterlagen**, insbesondere der auswärtig durchgeführten Untersuchungen. Gegebenenfalls ist ein Telefonat mit der verlegenden Klinik oder dem Hausarzt notwendig. Wenn bereits Behandlungen in der Ambulanz oder auf einer Station des eigenen Krankenhauses vorangegangen waren, sollten die Akten schon am Vortag aus dem Archiv bestellt werden.
- **Überprüfen der Medikamente** (cave: Marcumar, Thrombozytenaggregationshemmer, Metformin, Digitalisspiegel bestimmen). Sehr ineffizient ist für

◻ Tab. 92.2 Medizinische Anamnese

Präsentationsgrund bei elektiven Eingriffen	Zum Beispiel Bronchialkarzinom, Kolonkarzinom, Hernie	Beginn der Beschwerden, Verlauf → geplante Operation nach ausführlicher präoperativen Diagnostik und Vorbereitung
Präsentationsgrund Notfall	Akutes Abdomen mit Abwehrspannung	Röntgen → freie Luft Operation
	Freie abdominelle Flüssigkeit nach Trauma	Operation
	Verdacht auf Sigmadivertikulitis	CT, Labor → Entscheidung des weiteren Vorgehens (konservativ versus Operation)
Medizinische Vorgeschichte	Schrittmacher	Schrittmacherkontrolle
	Koronare Herzerkrankung	Kardiologische Abklärung
	Infektionen (Hepatitis C, HIV, MRSA)	Operationsplanung
Medikamente	Art, Dosierung	Absetzen von Marcumar, Thrombozytenaggregationshemmern, Metformin vor Operation
Allergien	Antibiotika, Medikament	Alternatives Medikament
	Kontrastmittel	Alternative Diagnostik (MRT, Sonographie)
	Latex	Spezielles Management auf Station und im Operationssaal (1. Stelle des Operationsplans)
Familienanamnese	Genetisch bedingte Erkrankungen (Polyposis coli, zystische Fibrose)	Familienstammbaum, genetische Diagnostik, genetische Beratung
	Infektiös bedingte Erkrankungen (Tbc, Diphtherie)	Mikrobiologische Abklärung, Isolierung
	Maligne Erkrankungen (Kolon-, Pankreas-, Mammakarzinom)	B-Symptomatik, Tumormarker, radiologische Diagnostik, genetische Diagnostik
	Todesursachen von Angehörigen (Herzinsuffizienz, Tumor)	Kardiologische Abklärung, Screening-Untersuchung
Sozialanamnese	Familiäres Umfeld, Beruf (Asbest)	Berufserkrankung (z. B. Mesotheliom)
	Kulturelle Herkunft/Religion	Cave Bluttransfusion bei Zeugen Jehovas
	Sozialer Status	Einleitung von Drogen/Alkohol-Entzug
	Haustiere	Abklärung Toxoplasmose, „farmer's lung"

alle Beteiligten, wenn diese Angaben erst durch den Anästhesisten, bei dessen Aufklärung erfragt werden und deswegen die bereits geplante Operation verschoben werden muss.
- Anordnung noch erforderlicher **Untersuchungen**:
  - Routinelabor (Elektrolyte, Gerinnung, Blutbild, Blutgruppenbestimmung/ggf. Blutkonservenbestellung für Operation)
  - Röntgen-Thorax
  - EKG
  - Sonderuntersuchungen (◻ Tab. 92.1)
- **Kontraindikationen** für eine Operation ausschließen: Medikamente, die mit einem erhöhten Blutungsrisiko einhergehen (Marcumar, Thrombozytenaggregationshemmer, wobei ASS hier nicht mehr eine absolute Kontraindikation darstellt. Das Absetzen von ASS wird von der Art des Eingriffs und der Indikation für die Einnahme von ASS abhängig gemacht). Metformin muss mindestens 24 h vor geplanter Operation abgesetzt sein. Frischer Herzinfarkt, Herzinsuffizienz mit geringer Auswurfleistung, frische Infektion z. B. Grippe oder Halsentzündung, frischer Schlaganfall. Bei dialysepflichtigen Patient Kreatinin, Harnsäure und Kalium bestimmen; am Tag vor der Operation Dialyse
- Dem Patienten den **voraussichtlichen Ablauf** seines Klinikaufenthaltes skizzieren, inklusive ggf. Anschlussheilbehandlung etc.

Dieser Ablauf gilt für elektive Operationen. Im Rahmen von **Notfalloperationen** (z. B. akutes Abdomen mit freier Luft, Trauma) sollte aufgrund einer sich dadurch verkürz-

Tab. 92.3 Systemorientierte Anamnese	
Allgemein	B-Symptomatik, Leistungsfähigkeit, Appetit, Durst, Hautveränderungen, Nägel, Ernährungszustand, Hämatome/Blutungsneigung
Kopf-/Halsbereich	Lymphknotenschwellung, Kopfschmerzen, Visus, Hörvermögen, Tinnitus, Nasennebenhöhlen, Zahnstatus, Hirnnerven
Kardiovaskuläres System	Angina pectoris, Herzinsuffizienz, Hypertonus, Klappenfehler, Rhythmusstörung, Nykturie, Ödeme, Claudicatio intermittens, obere Einflussstauung, Ulcus cruris, Schrittmacher
Respiratorisches System	Husten, Auswurf, Hämoptysen, Dyspnoe, Stridor, Giemen, Asthma, Heiserkeit, Uhrglasnägel, Fassthorax, „blue bloater", pink puffer"
Gastrointestinales System	Übelkeit, Erbrechen, Hämatemesis, Kaffeesatzerbrechen, Reflux/Sodbrennen, Diarrhö, Obstipation, Farbe und Frequenz des Stuhlgangs, rektale Blutung, Hämorrhoiden, Ikterus, „Bauchglatze" bei Leberzirrhose
Endokrinologisches System	Gewichtsänderung, Kälte/Hitze, Exophthalmus, Hirsutismus, Gynäkomastie, Polyurie, Polydipsie
Urogenitales System	Frequenz, Oligurie, Dysurie, Hämaturie, Harnwegsinfekt, Inkontinenz Bei Männern: erektile Dysfunktion, Impotenz, Skrotumschwellung Bei Frauen: letzte Periode, Menstruationsbeschwerden, Schwangerschaften, Fehlgeburten, Abort, Kontrazeptiva, Ausfluss, Brustuntersuchung, Vorsorge, Mammographie
Muskuloskelettales System	Schmerzen, Gicht, Rheuma, Muskelschwäche, Arthrose, Trauma, Frakturen
Neurologisches System/Psychiatrie	Schwindel, Synkope, Kopfschmerz, Apoplex, Epilepsie, Parese, sensible/motorische Ausfälle, Cauda-Syndrom, Parästhesien, Tremor, Gedächtnisstörung, Depressionen, Angst, Neurosen, Suizidgedanken, Halluzinationen, Durchgang, Alkohol/Medikamentenabhängigkeit

ten präoperativen Vorbereitungszeit ggf. auf die Routineuntersuchungen verzichtet werden, wenn dadurch eine Verbesserung der Situation für den Patienten erreicht werden kann. Auch Kontraindikationen (Azetylsalizylsäure, Plavix, frischer Herzinfarkt) relativieren sich, wenn ein Patient aufgrund einer operativ zu behebenden Ursache unmittelbar gefährdet ist. Dies muss jedoch individuell, von der Situation abhängig, abgewägt werden.

92.3 Anamnese

Die Anamnese dient der **Informationsgewinnung** sowie dem Aufbau und der **Vertiefung einer persönlichen Beziehung** zwischen Patient und Arzt. Geben Sie dem Patienten mindestens 5 Minuten Zeit, seine Erkrankung aus seiner Sicht darzustellen.

In Abhängigkeit von Patient und Beschwerdebild können Zeit und Umfang der Anamnese deutlich variieren. Die **Qualität** einer Anamnese spiegelt sich hierbei nicht in der Erheben möglichst zahlreicher Daten wieder, sondern wird durch kritische Wahrnehmung, Denken in pathophysiologischen Zusammenhängen, gezieltes Fragen und aufmerksames Zuhören definiert, um die für die nachfolgende Diagnostik und Therapie wichtigen Informationen aus der Erzählung filtern zu können.

Erleichtert wird die Erhebung, wenn sich der Arzt ein **strukturiertes Vorgehen** angewöhnt, um so ein möglichst umfassendes Bild des Patienten und seiner Krankheit zu erlangen. So wurden an unserer Klinik Anamnesestandards für die Unterrichtung von Studenten erarbeitet, die sich in der klinischen Praxis bewährt haben und im nachfolgenden als Vorlage dienen. Die Anamnese gliedert sich hierbei in eine medizinische und eine nach Organsystemen bezogene Anamnese.

– In der **medizinischen Anamnese** sollte die Hauptsymptome für den Grund der Präsentation, die medizinische Vorgeschichte, die Medikamentenanamnese, Allergien, Sozialanamnese sowie Familienanamnese abgefragt werden (Tab. 92.2).

– Bei der **speziellen Anamnese** sollte nach Organsystemen vorgegangen werden. Neben Fragen zum Allgemeinbefinden (B-Symptomatik, Leistungsfähigkeit etc.) sollten Fragen zum Kopf/Hals-Bereich, zum kardiovaskulären, respiratorischen, gastrointestinalen, endokrinologischen, urogenitalen und muskuloskelettalen System sowie zum neurologischen System/Psychiatrie gestellt werden (Tab. 92.3).

Dem ausführlichen Gespräch sollte sich selbstverständlich eine **körperliche Untersuchung** anschließen.

92.4 Operationsvorbereitung

Nachdem die Indikation für einen bestimmten Eingriff gestellt wurde und alle hierfür erforderliche Diagnostik erfolgt ist, muss der Patient auf die geplante Operation vorbereitet werden.

92.4.1 Aufklärung

Eine der wichtigsten und verantwortungsvollsten Aufgaben des Arztes ist die präoperative Aufklärung des Patienten (▶ Kap. 14). Das Aufklärungsgespräch sollte nicht nur der rechtlichen Absicherung des Arztes gelten, sondern auch eine Vertrauensbasis zwischen dem verunsicherten Patienten und dem behandelnden Arzt herstellen. Die Anforderungen an die Aufklärung können aufgrund unterschiedlicher Situationen differieren.

> Je dringlicher der Eingriff, desto entbehrlicher ist die Aufklärung, je elektiver, umso ausführlicher muss die Ausführung erfolgen.

- Die Aufklärung sollte möglichst in **schriftlicher Form** erfolgen. Kleine Zeichnungen, z. B. auf der Rückseite des Aufklärungsbogens, sind hierbei von Vorteil. Bei Perimed-Bögen müssen die besprochenen Punkte gekennzeichnet (z. B. Umkreisen oder Unterstreichen) oder, am besten nochmals schriftlich, in dem dafür vorgesehenen Schriftfeld festgehalten werden. Mündlichen Einwilligungen müssen ebenfalls dokumentiert werden, mit Angabe von Zeugen.
- Auf **Verständlichkeit** ist zu achten. So sollte aus der Aufklärung erkennbar sein, dass das Gespräch dem Bildungsstand des Patienten angepasst war (nicht nur medizinisch lateinische Begriffe).
- Auch muss dem Patienten ein **angemessener Zeitraum zwischen Aufklärung und Eingriff** zur Verfügung stehen, wobei dieser Sachverhalt auch wieder sehr unterschiedlich im Bezug zur Dringlichkeit der Operation zu sehen ist (bei akuter Lebensgefahr Sekunden, bei elektiven Eingriffen mindestens ein ganzer Tag).
- **Gesprächsumfang**: Das Gespräch sollte den zu erwartenden Nutzen, die spezifischen Risiken, eventuelle Erweiterungen, eine Skizzierung des postoperativen Verlaufes (Drainagen, Intensivstation) sowie mögliche Alternativen umfassen.

Über diese ganzen rechtlichen Aspekte hinaus darf allerdings der Patient mit seinen Ängsten nicht vergessen werden; er sollte in diesem Gespräch auch Unterstützung und Zuspruch erfahren.

92.4.2 Praktische Vorbereitung (Tab. 92.4)

- Atraumatische **Rasur** des Operationsgebietes. Aufgrund der Gefahr einer Kontamination erst direkt vor der Operation.
- **Kennzeichnung der Extremitäten** bei peripheren Eingriffen, um eine Verwechslung der Seiten zu vermeiden.
- Bei der Möglichkeit einer **Stomaanlage** vorheriges Bestimmen der optimalen Lokalisation für die Ausleitung des künstlichen Ausgangs (mit Kennzeichnung für die Operation).
- **Nahrungskarenz**: Der Patient sollte mindestens 6 h vor dem Eingriff kein festes Essen mehr zu sich nehmen, um die Aspirationsgefahr bei Einleitung der Narkose zu minimieren. Diese bislang strengen zeitlichen Vorgaben werden aber im Rahmen der Fast-Track-Chirurgie flexibler gestaltet (▶ Kap. 91).
- Am Morgen der Operation dürfen wichtige **Medikamente** mit einem Schluck Wasser eingenommen werden.
- Anforderung von **Blutkonserven**: Bei Wunsch des Patienten ist auch Eigenblutspende möglich. Dabei werden 4 Wochen, 3 Wochen, 2 Wochen sowie 1 Woche vor dem geplanten Eingriff jeweils 500 ml Blut entnommen. Die Konserven sind maximal 7 Wochen lagerungsfähig. Vor der ersten Spende sollte die Substitution mit Eisen oder rekombinanten humanen Erythropoetin erfolgen. Über die Möglichkeit einer **Eigenblutspende muss** bei elektiven Operationen aufgeklärt werden.
- Festlegung der perioperativen **Antibiotikaprophylaxe**. Der ideale Zeitpunkt für die i.v. Applikation ist ½–2 h präoperativ. Bei einer Operationsdauer von mehr als 3 h sowie größerem Blutverlust sollte eine zweite Gabe erfolgen.
- **Anästhesiologische Betreuung**: Präoperativ erfolgt die Begutachtung des Patienten durch die Kollegen der Anästhesie. Als Orientierungshilfe für eine Risikoeinstufung dient die **ASA-Klassifikation** (▶ Kap. 93). Es konnte gezeigt werden, dass die ASA-Einstufung der Patienten entsprechend ihrem körperlichen Zustand gut mit der perioperativen Letalität korreliert. Je nach körperlichem Allgemeinzustand sowie in Abhängigkeit eingriffsspezifischer Faktoren wie Art, Lokalisation und Dauer der Operation wird das für den Patienten am geeignetsten erscheinende **Anästhesieverfahren** ausgewählt. Hierbei spielen die größtmögliche Sicherheit, Wünsche des Patienten, Grund- und Begleiterkrankungen eine Rolle. Außer bei Notfallindikationen ist auch für die Narkose ein ausführliches Aufklärungsgespräch am Tag vor der Operation erforderlich. Ein weiter wichtiger Punkt

Tab. 92.4 Präoperative Vorbereitung für elektive Operationen

Allgemeine Untersuchungen	Labor mit Elektrolyten, Blutbild und Gerinnung Röntgen-Thorax (alters- und erkrankungsabhängig) EKG (alters- und erkrankungsabhängig)
Spezielle Untersuchungen (die Operation sowie die Nebendiagnosen betreffend)	Radiologische, laborchemische Diagnostik etc.
Anästhesie	Aufklärung Planung des peri-, intra- und postoperativen Managements
Aufklärung	24 h vor dem Eingriff Vormund bei betreuten Patienten Eingriffsspezifische, chirurgische und anästhesiologische Aufklärung
Blutkonserven	Bestimmung der Blutgruppe Anforderung
Antibiose	Festlegung der perioperativen Antibiose
Spezielle Vorbereitung	Rasur Kennzeichnung der Extremität Einzeichnen eines Stomausganges Ggf. abführende Maßnahmen

in der präoperativen Betreuung durch die Anästhesie ist die Festlegung der **Prämedikation**. Hierfür stehen eine Reihe von Medikamentengruppen zur Verfügung: Benzodiazepine, Barbiturate, Neuroleptika, Opioide, Parasympatholytika, Antihistaminika. Vorrangiges Ziel sollte ein Anxiolyse des Patienten sein.

92.5 Visite (Tab. 92.5 und Tab. 92.6)

- Auf chirurgischen Stationen hat sich ein **zweimaliges Visitieren** der Patienten bewährt. So erfolgt in der Früh vor Beginn der Operationen eine kurz gehaltene Visite, bei der die Patienten begutachtet und je nach Beschwerden unterschiedliche Diagnostik oder Interventionen beschlossen werden können. Am Nachmittag kann in einer ausführlichen Visite auf die individuellen Probleme und Bedürfnisse der Patienten eingegangen werden.
- Während der Visite sollte der Patient innerhalb eines kurzen Zeitintervalls (meist reichen dem Erfahrenen 1-2 Minuten) **körperlich beurteilt** werden. Dabei ist auf den Wasserhaushalt und Kreislauf (Ödeme, stehende Falten, konzentrierter Urin, ausgetrocknete Zunge), die Wunde, die respiratorische Situation (Atmung, Auskultation) und Operationsgebiet-spezifische Probleme (Subileus, Ileus bei Eingriffen am Darm, Pneumonie oder Probleme mit den Thoraxdrainagen nach Lungeneingriffen) zu achten. Der klinische Befund des Patienten und das Drainagesekret (Qualität und Menge) sind zu dokumentieren.
- Die **Vitalparameter** sind in der Kurve zu kontrollieren (cave bei Schockindex! Suche nach Ursache wie Sepsis, Blutverlust, kardiale Probleme).
- Bei plötzlich auftretendem **Fieber** ist der Zentralvenenkatheter zu entfernen (und ggf. eine Venenverweilkanüle zu legen) sowie eine Urinuntersuchung (Ausschluss Harnweginfekt) und eine Thorax-Röntgenuntersuchung (Ausschluss Pneumonie) anzuordnen. Bei >39 °C sollten Blutkulturen angelegt werden. Auch sollte bei abdominellen Operationen an Nahtinsuffizienzen gedacht werden.
- Erforderliche **Diagnostik** (Labor, Röntgen des Thorax oder Abdomens, Sonographie) sollte angeordnet werden. Auf neue Ergebnisse aus der Diagnostik muss reagiert und neu aufgetretenen Probleme ggf. therapiert werden (umsetzen der Antibiotikatherapie nach Erhalten des Antibiogramms, Elektrolytsubstitution).
- Auf der Visite müssen täglich die **Medikamente** neu überprüft und modifiziert werden.
  - Als Standard müssen die Patienten eine Antikoagulation aufgrund des erhöhten Thromboserisikos erhalten. Je nach Vorerkrankungen muss ggf. auch bei einem erhöhten Thromboserisiko die Therapie mit niedermolekularem Heparin individuell angepasst werden.
  - Ein Magenschutz, sowie ein Schleimlöser haben sich als zusätzliche Medikation in der Praxis bei Risikopatienten bewährt.
  - Auf ausreichende Analgesie ist zu achten (Stufenschema).

Tab. 92.5 Visite

Verlauf	Klinische Beurteilung	Tab. 92.6
	Diagnostik	Labordiagnostik, radiologische Diagnostik, Konsile
Planung	Präoperative Diagnostik	EKG, Labor, Röntgen-Thorax, Erythrozytenkonzentrate, individuelle Untersuchungen (Tab. 92.2 und Tab. 92.3), Aufklärung
	Operation	Operationsplanung, Kooperation/Koordination unterschiedlicher Fachrichtung, postoperative Betreuung (Intensiv- versus Normalstation)
	Postoperativ	Verlauf Konsile Verlegung, Reha, Anschlussheilbehandlung, Entlassung, Nachsorge
Anordnung	Medikamente, Pflege, Physiotherapie, Konsile, Diagnostik, Sozialdienst	
Dokumentation		
Arzt-Patienten-Beziehung		Zuhören, Gespräch mit und nicht über Patient

- Bei postoperativ notwendiger **Nahrungskarenz** ist täglich neu die parenterale Ernährung zu überprüfen. Elektrolyte, Lipidstatus, Nierenfunktion und das Vorhandensein eines zentralen Venenkatheters müssen dabei berücksichtigt werden.
- Während der Visite erfolgt mit den Pflegekräften der Station ein **Informationsaustausch** in beide Richtungen.
- Postoperativ muss ein vollständiger **Therapieplan** für den Patienten erarbeitet werden. So sollten z. B. nach Diagnose eines Malignoms das vollständige Staging sowie die Vorstellung des Patienten im interdisziplinären Tumorkonsil, wenn erforderlich, die Planung einer adjuvanten Therapie erfolgen. Vor Entlassung wird dem Patienten ein Tumorpass ausgestellt.
- Mit dem Patienten ist das **weitere Vorgehen** auf Station sowie nach seiner Entlassung oder Verlegung zu besprechen. Dafür müssen auf den Patienten individuell zugeschnittene Anschlussheilbehandlungs-, Reha- oder Betreuungskonzepte entwickelt werde (s. unten).
- **Frisch operierte Patienten** müssen noch am Abend der Operation visitiert werden. Hierbei ist auf Narkoseüberhang, die Drainagen, die Wunden (durchgebluteter Verband?) sowie Vitalparameter zu achten, ggf. sind postoperativ Hämoglobin-, Elektrolyt- oder Gerinnungskontrollen abzunehmen. Sollte der Patient nicht stabil erscheinen, muss eine engmaschige Überwachung gewährleistet sein (Sitzwache, Monitor, Intensivstation).
- **Kritische Patienten** müssen ggf. mehr als zweimal pro Tag visitiert werden.
- Alle Anordnungen müssen mit Datum und Unterschrift schriftlich **dokumentiert** werden. Auch sollten klinische Auffälligkeiten oder am Patienten durchgeführte Untersuchungen oder Tätigkeiten (Auskultation, aufwendiger Verbandswechsel, Drainagenzug) dokumentiert werden.

92.6 Verbandswechsel

- Das erste Mal sollte der Verband am Tag der Operation kontrolliert werden, damit eine Nachblutung frühzeitig erkannt wird. Ist der Verband zu diesem Zeitpunkt sowie am nächsten Tag bei der Kontrolle unauffällig, kann er bis zum 2. postoperativen Tag belassen werden, da diese Wundauflage unter den sterilen Bedingungen des Operationssaals aufgebracht wurde.
- Die Operationswunde muss ab dem 2. postoperativen Tag bei trockenen Wundverhältnissen täglich inspiziert werden. Bei **reizloser Wunde** ist ein trockener Wundverband ausreichend.
- Besteht der Verdacht auf eine **Wundinfektion**, sollte die Wunde eröffnet, Abstriche entnommen und **danach** die Wunde ausgiebig gespült und einige Tage mit antiseptischen Substanzen behandelt werden. Abhängig vom Eingriff (z. B. Fremdmaterialimplantation etc.) ist bei Verdacht auf Infektion auch eine sofortige operative Revision indiziert. Eine Antibiose sollte angesetzt und nach Erhalt des Abstrichergebnisses ggf. testgerecht umgesetzt werden.
- Das Belassen von **Drainagen** sollte täglich neu geprüft werden. Dabei sollten Drainagen so schnell wie möglich postoperativ entfernt werden.
- Sollte **kontinuierliches Spülen** von Abdomen oder Thorax über intraoperativ eingebrachte Drainagen

Tab. 92.6 Postoperative klinische Beurteilung

Organsystem	Blickdiagnose, klinischer Verlauf	Weiterführende Maßnahmen
ZNS	Wachheitszustand; zeitliche, örtliche Orientierung sowie Orientierung zur Person	Überprüfung der Elektrolyte, Entzündungs-, Nieren- und Leberwerte, ggf. CCT, Ausschluss einer operativen Komplikation (Sepsis)
	Sensible oder motorische Ausfälle	Ausschluss eines Apoplex mittels CCT; bei operativ verursachten neurologischen Ausfällen oder Lagerungsschäden neurologisches Konsil zur Dokumentation und Therapieoptimierung
Atmung	Dyspnoe	Auskultation, Röntgen-Thorax, ggf. O_2 bei Sättigungsabfall, ggf. Blutgas
	Auskultation: Obstruktion, feuchte Rasselgeräusche	Broncholytische Sprays, Inhalation Bei Pneumonie → Antibiose, Atemgymnastik Bei Lungenödem → Diuretika, Nitropräparate (cave: Hypotonie), Sedierung, ggf. Intubation, Ursachenbehandlung
	Atemabhängige thorakale Schmerzen	Labor mit Herzenzymen (Troponin, CK-MB), D-Dimer, EKG, CT-Thorax zum Ausschluss einer Lungenembolie → entsprechende Therapie nach Diagnose, ggf. internistisches Konsil
Kreislauf	Herz: Frequenz, Rhythmus, Blutdruck	EKG, Herzenzyme, kardiologisches Konsil Zeichen des Schocks: Ausschluss Blutung und Sepsis (Schockindex: Puls/systolischer Blutdruck >1 = Schock)
Haut	Postoperative Blässe	Blutbild, Gerinnung, ggf. Erythrozytenkonzentrat-Substitution (bei kardialen Hochrisikopatienten frühzeitig), bei Verdacht auf operative Nachblutung → Operation
	Stehende Hautfalten, trockene Zunge, Durst, konzentrierter Urin	Volumensubstitution
	Periphere Ödeme	Bei stabilen Vitalparametern medizinische Diurese
	Allergie	Absetzen von neu angesetzten Medikamenten (Magenschutz, Antibiose etc.)
Operationsgebiet, Wunde	Rötung, Schmerz, Induration/Schwellung, Pus	Bei Verdacht auf Verhalt/Infekt: Eröffnen der Wunde, Abstrich, Spülen, antiseptische Behandlung, Labor, ggf. Antibiose
	Nach abdominellen Eingriffen starke Flüssigkeitssekretion	Bei Verdacht auf Platzbauch: klinische Untersuchung des Patienten, ggf. Sonographie oder CT; bei Bestätigung → Operation
Drainagen	Fördermenge, Farbe	Dokumentation des Sekrets: Volumen, Farbe, Veränderung; bei klarem Sekret und geringer Förderungsmenge Entfernung der Drainage Kontrastmitteldarstellung, CT Operation bei Farbumschlag und Verdacht auf Insuffizienz Diagnostik (Amylase, Lipase, Kreatinin aus Sondermaterial) bei Verdacht auf Fistel
Abdomen (insbesondere nach abdominellen Eingriffen)	Auskultation, Untersuchung (Abwehrspannung, Meteorismus, Schmerzpunktmaximum)	Labor CT oder Sonographie, bei Verdacht auf Ileus Röntgen; direkt nach einer abdominellen Operation und einige Tage postoperativ darf freie Luft in der Röntgenübersichtsaufnahme sichtbar sein
	Bei Verdacht auf Ileus: Auskultation, klinische Untersuchung, Röntgen	Bei paralytischem Ileus: Magensonde, prokinetische Medikamente, Mobilisation, parenterale Ernährung Bei mechanischem Ileus: Operation

notwendig sein (z. B. Thoraxempyem), so muss 3-mal täglich eine Bilanzierung des zu spülenden Kompartiments erfolgen.
- Bei Austritt großer Mengen von seröser Flüssigkeit aus abdominellen Wunden ist ein **Platzbauch** auszuschließen. Neben der klinischen Untersuchung kann ggf. eine Sonographie oder CT zur weiteren Diagnostik durchgeführt werden Bei Dehiszenz muss die Indikation für einen Reoperation gestellt werden (Letalität 25–35 %). Des Weiteren ist im Rahmen der

Diagnose auch an einen septischen Platzbauch zu denken. Hierbei kommt es aufgrund der Peritonitis erst sekundär zu einem Platzbauch. Wichtig ist bei dieser Art, die Ursache (z. B. Anastomoseninsuffizienz) während der Revisionsoperation zu erkennen und zu beheben.

- Die **Entfernung des Hautmaterials** ist von der Lokalisation der Wunde abhängig:
- Im Gesicht so frühzeitig wie möglich (z. B. 4/5. Tag), um eine Keloidbildung zu vermeiden
- Am Kopf, Hals und Handrücken nach 7 Tagen
- An Extremitäten und über Gelenken nach 12–14 Tagen
- An Thorax und Abdomen nach 10–14 Tagen

> Vorsicht bei der Entfernung von Hautmaterial ist geboten bei Immunsuppression, Chemotherapie sowie Kachexie. Hier kann es zu einer deutlich prolongierten Wundheilung kommen.

92.7 Entlassungen, Verlegungen, Anschlussheilbehandlung

Frühzeitig postoperativ oder ggf. schon präoperativ wird man sich mit dem Patienten bei einer komplikationslos verlaufenden Operation Gedanken über dessen weiteren Verlauf nach der Beendigung der Behandlung im eigenen Krankenhaus machen müssen. Hier sind die Wünsche des Patienten von außerordentlicher Bedeutung, da z. B. eine Reha nur bei einem motivierten Patienten Sinn macht.

Die medizinischen Reha-Maßnahmen müssen vom Krankenhaus aus während des stationären Aufenthaltes des Patienten eingeleitet werden. Sehr wichtig ist hierbei, die sich einander unterstützende Zusammenarbeit mit dem Sozialdienst. Um einen reibungslosen Ablauf zu gewährleisten, sind einige Punkte zu beachten:

- Bereits bei der Kontaktaufnahme sollte den Sozialarbeitern alle wichtige krankheits- und patientenrelevante Daten sowie einen möglichen Entlassungstermin mitgeteilt werden.
- Der ärztliche Bericht muss alle wichtigen Informationen enthalten und schnellstmöglich bearbeitet werden, um unnötige Verzögerungen zu vermeiden. Auch mangelhaft ausgefüllte Anträge können aufgrund einer Ablehnung und einer eventuell damit verbundenen erneuten Antragsstellung zu unangenehmen zeitlichen Verzögerungen führen.

Prinzipiell gibt es verschiedene Rehabilitationsziele und -möglichkeiten:

92.7.1 Ambulante Rehabilitation

- Verschreibung von Krankengymnastik und Ergotherapie per Rezept (für BG-liche Patienten müssen spezielle Rezepte ausgefüllt werden).
- Ambulante Reha in zugelassenen Einrichtungen (intensive Betreuung 4–6 h/Tag über 3 Wochen).

92.7.2 Stationäre Rehabilitation

- **Weiterverlegung** an ein anderes Krankenhaus: Wenn nach einer Operation Komplikationen aus dem internistischen oder neurologischen Behandlungsbereich auftreten (Herzrhythmusstörungen, neu aufgetretener oder schwer einstellbarer Diabetes) kann es sinnvoll sein, den Patienten an eine internistische oder neurologische Klinik weiterzuverlegen. Von chirurgischer Seite sollte die Behandlung des Operationsgebietes abgeschlossen und komplikationsfrei sein (z. B. keine intraabdominellen Drainagen).
- **Anschlussheilbehandlung** (AHB): Hierfür sind nur definierte Indikationen zugelassen. Wichtig ist, dass die entsprechende Einrichtung auch auf andere Nebendiagnosen abgestimmt ist. Die AHB muss sich unmittelbar oder im engen zeitlichen Zusammenhang (2–5 Wochen) an den stationären Aufenthalt anschließen. Ein ausreichendes Reha-Potenzial sollte vorhanden sein (Barthels-Index 65–70).
- **Geriatrische Rehabilitation**: Diese speziell für ältere, multimorbide und z. T. pflegebedürftige, aber Rehafähigen Patienten kann an eigens dafür zugelassenen Einrichtungen durchgeführt werden (Barthels-Index <60).
- Bei Weiterverlegungen in Krankenhäuser, Reha- oder AHB-Einrichtungen sollten diagnose- und therapierelevante **Röntgenaufnahmen** mitgegeben werden.

92.7.3 Entlassung nach Hause

Bei eine komplikationslosen Verlauf und entsprechender Erkrankung kann der Patienten zumeist direkt von der Klinik nach Hause entlassen werden.

- **Weitere Versorgung**: Es sollte sichergestellt sein, dass sich der Patienten entweder selbstständig versorgen kann oder, wenn notwendig, ausreichende Hilfe zur Verfügung steht (Angehörige, Pflegedienst). Manchmal kann es auch notwendig sein, für einen bis zur Einweisung alleinlebenden älteren Menschen einen Pflegeplatz zu organisieren. Des Weiteren ist eine Betreuung durch einen Hausarzt essenziell.

- Bei der Entlassung sollte dem Patienten am besten der fertige **Arztbrief**, mindestens jedoch ein handgeschriebener Kurzarztbrief mitgegeben werde. Der Brief sollt die Erkrankung, die Operation, den Verlauf, Komplikationen, aktuelle Medikation und notwendige Kontrolluntersuchungen beinhalten.
- Ein Patientenbrief für den Patienten mit verständlicher deutschsprachiger Diagnose und Operationsbezeichnung sowie den wichtigsten Verhaltensregeln und einem Medikamentenplan sowie Terminvorgaben hat sich bewährt. Für neuangesetzte Medikamente, Schmerzmittel oder niedermolekulare Heparine benötigen die Patienten in der Regel ein **Rezept**.
- Ist der Patienten wegen einer traumatologischen Ursache in Behandlung, sollte ihm ein **Krankengymnastik**-Rezept mit den genauen Bewegungseinschränkungen mitgegeben werden. Wichtig ist, dass bei einem BG-lich versicherten Arbeitsunfall ein spezielles Krankengymnastik-Rezept ausgefüllt werden muss.
- Nach Hause entlassene Patienten sollten sich noch einmal kurzfristig zur **Kontrolle** vorstellen. Ansonsten hat es sich bewährt, die Patienten nach abgeschlossenen Reha etc. noch einmal zu sehen.

Literatur

Billing A, Jauch K-W (2005) Verweildauer optimieren – Schlüsselrolle des Aufnahme- und Entlassungsmanagements. Viszeralchirurgie 40:86–91

Müller M (2005) Chirurgie für Studium und Praxis 2006/2007, 8. Aufl. Medizinische Verlags- und Informationsdienste, Breisach

Schwemmle K (1998) Ärztliche Stationsführung. Zentralbl Chir 123:257–266

Seiderer J, Schlamp A, Christ F (2003) Anamnese und körperliche Untersuchung. Lehmanns, München

Operationsindikation und Operationsvorbereitung

M. Rentsch, K.W. Jauch

93.1 Einführung

Jeder operative Eingriff ist mit Risiken verbunden. Daher muss die Indikation zur Operation sehr sorgfältig gestellt werden. Das operative Risiko umfasst alle möglichen intra- und postoperativen Komplikationen und ist abhängig von einer Vielzahl von Faktoren, wie dem Gesundheitszustand und dem Alter des Patienten, Begleiterkrankungen, sowie der Größe und Art des geplanten Eingriffs. Die Qualität der chirurgischen, anästhesiologischen und pflegerischen Versorgung als auch die apparative und personelle Ausstattung des Krankenhauses ist hierbei entscheidend.

> Die Indikationsstellung zur Operation stellt eine der wichtigsten Aufgaben des Chirurgen dar. Sie setzt Wissen und Erfahrung voraus und entscheidet nicht selten über Leben und Gesundheit des Kranken.

93.2 Indikation als Rechtfertigungsgrund

Eine Operation erfüllt nach der geltenden Rechtslage in Deutschland den Straftatbestand der Körperverletzung (vgl. §§ 223 ff. StGB). Sie ist nur rechtmäßig, wenn zugleich ein Rechtfertigungsgrund, eine Indikation vorliegt und wenn der Patient dem Vorgehen zustimmt. Im Normalfall bestätigt der Patient mit seiner schriftlichen Einwilligung, nachdem er über den geplanten Eingriff, die Vorgehensweise, die Dringlichkeit, die damit verbundenen Risiken und Folgen, sowie die Behandlungsalternativen aufgeklärt worden ist. Um das Risiko einer Strafbarkeit zu vermeiden, werden die erfolgte Aufklärung und die Einwilligung des Patienten üblicherweise mit einer **Einverständniserklärung** dokumentiert (s. unten).

Im Allgemeinen stellt die Darstellung der geplanten Operation für den Spezialisten seiner Disziplin kein relevantes Problem dar – nicht immer jedoch können **Therapiealternativen** in ihrem vollen Umfang, gerade wenn es sich um völlig fachfremde Therapien handelt, in ihrem vollen Umfang abgeschätzt werden. Hierzu dienen bei komplexen Krankheitsgeschehen interdisziplinäre Boards, in denen die Vor- und Nachteile verschiedener Therapieansätze vor elektiven Eingriffen diskutiert und nach Risiken eingestuft werden, um die individuell bestmögliche Behandlung für den Patienten zu ermitteln.

Schwieriger gestaltet sich die **Quantifizierung von Risiken**, die mit einzelnen Eingriffen assoziiert sind. Einerseits fehlen nicht selten verlässliche Zahlen, die Angaben in der wissenschaftlichen Literatur schwanken teilweise erheblich (Beispiel der Komplikationsrate Cholezystektomie 3–6 % oder Appendektomie 1–4 %). Allerdings muss, obwohl eine Vorhersage für einen individuellen Patienten aus den Statistiken nur bedingt ableitbar ist, klargestellt werden, dass jeder operative Eingriff mit Risiken verbunden ist.

Eine US-Studie, die für die WHO durchgeführt wurde, hat erstmals die Gesamtzahl aller operativen Eingriffe weltweit (bei allerdings nur 29 % „response rate" der 192 befragten Nationen) ermittelt. Der Studie zufolge gibt es weltweit pro Jahr 234,2 Millionen Operationen mit rund 7 Millionen Komplikationsfolgen die in schätzungsweise 30 % vermeidbar sind.

Während es in den Industrieländern bei 0,4–0,8 % der Patienten im Rahmen von operativen Eingriffen zum Tod kommen, liege die **Sterberate** in Entwicklungsländern bei 5–10 %. Die Zahl der Major-Komplikationen, also jene mit vitaler Bedrohung für den Patienten, wird auf 3–17 % in industrialisierten Ländern geschätzt. Bei jeder Indikationsstellung muss die Spontanprognose einer Erkrankung in Relation zum Ergebnis und zum Risiko einer Behandlung gestellt werden. Entsprechend ergeben sich verschiedene Indikationsformen in Abhängigkeit möglicher therapeutischer Alternativen oder der Dringlichkeit des Operationszeitpunktes (sofortige, dringliche, nicht dringliche Operation).

93.3 Dringlichkeitseinstufung

Wichtig ist es in diesem Zusammenhang die Dringlichkeit einer Operation festzulegen. Dies erlaubt die Priorisierung von einzelnen Eingriffen und die Gestaltung ökonomischer Operationsabläufe. Dies ist von ausgesprochener Bedeutung für eine reibungslose Funktionsfähigkeit der Abläufe einer operativ tätigen Klinik, da Operationssäle, Personal und Instrumentarium an den Kliniken (auch an maximal versorgenden (Universitäts-)Kliniken nur begrenzt verfügbar sind.

> **Prinzipiell ist eine Unterteilung in Notfalltherapie, dringliche Eingriffe und in elektive Operationen sinnvoll, wenn gleich diese weiter unterteilt werden können.**

Notfälle können so vital lebensbedrohlich sein, dass alle anderen Tätigkeiten eines gesamten Teams aus Ärzten und Pflege- und Assistenzpersonal zurückstehen müssen, um an dem einen Notfall mitarbeiten zu können. Als Beispiel seien an dieser Stelle schwer verletzte Unfallopfer zu nennen, v. a. mit Verletzungen innerer Organe (Leber, Milz, Lunge), oder auch Blutungen bei geplatzten Aneurysmen (Aussackungen) von Schlagadern.

Andere Notfälle erfordern diese Rochadetaktik nicht, oder können sogar in der Priorität terminlich versetzt werden (Operation innerhalb 1–2, 2–6 oder 6–12 h) oder auf den Folgetag verschoben werden. Häufig erfordert ein Operationsprogramm nicht nur an Wochenenden mit ohnehin begrenzten Personalressourcen ein derartiges Vorgehen.

Selbst für Erkrankungen, die landläufig als absolute Notfälle (Klassiker ist hier die unkomplizierte Blinddarmentzündung) angesehen werden, ist in bisher verfügbaren Untersuchungen der Nachweis ausgeblieben, dass ein umgehende Operation gegenüber der, die innerhalb der ersten 24 h nach Symptombeginn durchgeführt wird, ein Unterschied bezüglich Risiko und postoperativem Ergebnis bestünde. Diese Eingriffe stellen daher **dringliche Indikationen** dar, die innerhalb eines definierten kurzen Zeitraumes (24 h) durchgeführt werden sollten. Die Attitüde, dass derartige Notfälle unbedingt und möglichst sofort operiert werden müssen, entstammt der durch Gewohnheit eingeschliffenen Anspruchshaltung einzelner Patienten und teilweise auch dem ökonomischen Druck, der in Kliniken aufgebaut wird (so ist ein nachts arbeitender Chirurg und Auslastung des Operationssaals nachts deutlich kostengünstiger, als ein Ausfall einer elektiven Operation am Folgetag wegen eines verschobenen Notfalls).

Elektive Operationen besitzen in aller Regel gewöhnlichen Dringlichkeitsstatus (z. B. Krebsoperationen, Leistenbruchoperationen). Gelegentlich kann jedoch ein Terminzwang für einzelne Eingriffe bestehen, da ein spezielles Instrumentarium oder Know-how lediglich zu einem bestimmten Termin vorliegt.

Spezielle Indikationsstellungen (z. B. Schönheitsoperationen) besitzen eine hoch-elektive Dringlichkeit: Hierbei steht die exakte zeitliche Planung und akribische Abwägung von Nutzen und Risiko absolut im Vordergrund. So ist eine **Schönheitsoperation** in den seltensten Fällen medizinisch im engeren Sinne indiziert, es kann jedoch eine soziale Indikation zugrunde liegen. Allerdings werden Fehler, Komplikationen oder Todesfälle, obwohl selbstverständlich nicht auszuschließen und vor der Operation gegenüber dem Patienten verbalisiert, gesellschaftlich keinesfalls toleriert. Hier wird der Operateur über seine Aufgabe als medizinischer Berater und Behandler auch in seiner sozialen Kompetenz gefordert: So sollte von einer Operation, die zwar unbedingt erwünscht ist, ein hohes Risiko birgt, aber nicht zwingend erforderlich ist, eher abgeraten werden.

93.4 Indikationsstellung nach therapeutischem Nutzen

Unabhängig von der zeitlichen Priorisierung können operative Eingriffe nach ihrem potenziellen Nutzen für den Patienten kategorisiert werden.

Absolute Indikationen Bei einer absoluten Indikation besteht die Situation, dass keine alternative konservative Behandlungsmöglichkeiten zur Operationen existiert, die eine vitale Gefährdung und irreversible Organschäden verhindern kann. Hierzu gehören z. B. auch alle Notfalleingriffe.

Relative Indikationen Hier bestehen eine oder mehrere alternative Behandlungsmöglichkeiten. In diesen Fällen ist es ausgesprochen wichtig, die verschiedenen Vorgehensweisen ausführlich und in objektiver Weise unter Abwägung aller existierenden Vor- und Nachteile mit dem Patienten zu besprechen. Ein gutes Beispiel stellt hier die Konstellation von Lebertumoren bei Leberzirrhose dar: die operative Behandlung birgt ein enorm hohes Risiko, ist aber allen anderen Therapieverfahren in der Langzeitprognose statistisch überlegen. Eine Kontrolle oder auch Beseitigung solcher Tumoren kann jedoch auch in einem gewissen Prozentsatz durch alternative, radiologisch interventionelle Behandlungsmöglichkeiten (RFA, Bestrahlung) erzielt werden, bei deutlich geringerem Risiko und Belastung. Es ist daher wichtig alle Aspekte mit dem Patienten zu diskutieren und ihn zu einer Entscheidung in Abhängigkeit von seinen persönlichen Prioritäten (Risikobereitschaft, Lebensqualität, Therapiewunsch) zu „leiten". Dies kann im Einzelfall auch dazu führen, dass ein Patient eine Operation schließlich nicht wünscht oder trotz Operationswunsches des Patienten das Risiko aus Operateurssicht zu hoch erscheint.

Prophylaktische Indikationen Bei einer prophylaktischen Indikation wird eine Operation als vorbeugende Maßnahme zur Vermeidung zu erwartender Komplikationen oder Problemen durchgeführt. Hierbei muss abermals eine sehr sorgfältigen Abwägung zwischen therapeutischem Ziel und individuellen Risiken einer Operation vorausgehen, in die die Art der Grunderkrankung, die Veränderung der Lebensqualität, die Lebenserwartung und die Belastbarkeit des Patienten einfließen sollten. Die Entscheidung für oder gegen eine Operation liegt in diesen Fällen nach sorgfältiger Aufklärung stets beim Patienten.

Soziale Indikationen Auch aus sozialer Indikation können Operationen gerechtfertigt sein. Beispielhaft seien Interruptio (Abtreibung) und plastisch-kosmetische Eingriffe nach entstellenden Verletzungen oder bei Fehlanlagen von Körperpartien (Ohren, Extremitäten) genannt. Dies kann auch extreme Risiken beinhalten, beispielsweise bei der sehr selten durchzuführenden Trennung siamesischer Zwillinge.

93.5 Sonderfall Operationsindikation in der Schwangerschaft

> In der Schwangerschaft gilt der unumstößliche Grundsatz, nicht dringliche Operationen auf einen Zeitpunkt nach der Entbindung zu verschieben.

Die häufigsten relevanten Ursachen für Erkrankungen, die während der Schwangerschaft von Relevanz sein können, liegen in der Bauchhöhle. Die Untersuchung der Patientin sollte mit größter Sorgfalt und Geduld erfolgen, im Zweifelsfall sollte eine stationäre Überwachung erfolgen. In der **Bildgebung** sind ionisierende Strahlen (Röntgenstrahlen) nur in äußersten Notfällen statthaft, generell ist der Sonographie und der MRT, sollte unbedingt eine Schichtbildgebung erforderlich sein, der Vorzug zu geben. Die gesamte Vorgehensweise muss interdisziplinär zwischen Anästhesisten, Gynäkologen und Chirurgen abgestimmt sein. Kontrovers diskutiert wird die Frage, ob während der Schwangerschaft auch **laparoskopische Eingriffe** durchgeführt werden dürfen. Kritiker der laparoskopischen Vorgehensweise befürchten die für Mutter und Fötus schädliche Hyperkapnie (Kohlendioxidvergiftung) und Azidose (Übersäuerung) während der Operation.

93.6 Kontraindikation zur operativen Therapie

Zu einer sorgfältigen Indikationsstellung gehört selbstredend die Kenntnis von Kontraindikationen zum operativen Vorgehen. Dies schützt nicht nur Patienten vor vermeidbaren Risiken, sondern auch operativ tätige Ärzte vor Fehlindikationen oder zu weit gestellten Indikationen.

Es existieren absolute und **relative Kontraindikationen**, die in der ▶ Übersicht aufgeführt sind und im Einzelfall an die individuelle Patientensituation angepasst werden müssen. Hierbei sollte berücksichtigt werden, dass mehrere Kontraindikationen in Kombination vorliegen können

und damit die Entscheidung gegen ein operatives Vorgehen durch mehrerer Faktoren beeinflusst werden kann.

Absolute Kontraindikationen schließen eine Operation grundsätzlich aus. Relative Kontraindikationen beziehen sich auf bestimmte Eingriffe oder einen bestimmten Zeitpunkt. Sie gelten aber keineswegs für alle Operationen und jeden Zeitpunkt.

Bei absoluten Kontraindikationen wird dem Patienten oft die Hoffnung auf Heilung genommen. In derartigen Situationen ist menschliche Zuwendung, psychologische Betreuung und die Verbesserung der Lebensqualität, z. B. durch die adäquate Behandlung von Schmerzen ausschlaggebend. Es sollte über palliative Behandlungsmöglichkeiten gesprochen werden, jedoch muss das medizinisch-technisch Machbare einem würdevollen Sterben untergeordnet werden.

Mögliche relative Kontraindikationen zur operativen Therapie
- Technische Inoperabilität
- Deutlich überhöhtes Operationsrisiko
- Besserung durch Operation nicht zu erwarten
- Nachteile der Operation sind größer als die durch die Erkrankung selbst
- Vorteilhafte alternative Therapiekonzepte
- Soziale Konstellation
- Gutartige Erkrankung ohne objektive oder subjektive Symptomatik
- Operativ nicht zu korrigierende Erkrankung
- Durch eine andere Erkrankung bestimmter Krankheitsverlauf/Prognose
- Fehlen der technischen oder personellen Voraussetzungen

93.7 Planung und Durchführung eines chirurgischen Eingriffs

93.7.1 Planung des chirurgischen Vorgehens

Sofern eine Indikation für einen operativen Eingriff unter Berücksichtigung der o. g. Aspekte besteht, muss die Operation sorgfältig geplant werden. Die **technische Operabilität** wird in der Tumorchirurgie oft anhand spezieller Bildgebungen und Diagnostik (z. B. durch endoskopische Verfahren, Schnittbildverfahren (CT/MRT) evaluiert. Dies bedeutet, dass präoperativ eine klare Vorstellung über das Ausmaß der Operation, der Bezug des zu operierenden Areals zur Umgebung (Weichgewebe, funktionelles Gewebe, Blutgefäße, Nerven), vorliegen muss, bzw. möglichst präzise vorhergesagt werden muss.

Liegt technische Operabilität vor, müssen im nächsten Schritt die Belastbarkeit des Patienten und die **allgemeine Operabilität** hinsichtlich seiner kardiovaskulären Situation evaluiert werden. Basis bildet immer die körperliche Untersuchung, wie sie auch in anderen Fachbereichen üblich ist. Zur Evaluation der respiratorischen Reserve ist die Prüfung der Lungenfunktion sinnvoll, ferner wird die Belastung im Rahmen des operativen Eingriffs mittels EKG und Ergometrie (Belastungs-EKG) nachgestellt. Im Einzelfall kann die Durchführung eines Herzechos (Ultraschall des Herzens) sinnvoll sein, um eventuelle strukturelle Probleme des Herzmuskels oder der Herzklappen aufzudecken.

Bei der **Lungenfunktionsprüfung** dienen v. a. die Werte des Sauerstoffpartialdruckes, des Kohlendioxidpartialdruckes, des pH-Wertes sowie der Vitalkapazität und 1-Sekunden-Kapazität zur Einschätzung der Belastbarkeit und Kompensationsfähigkeit der Belastung durch Narkose und Operation selbst. Bei den **EKG-Messungen** interessieren v. a. die Veränderung des Kurvenverlaufs gegenüber der Norm in Ruhe, bzw. unter Belastung gegenüber der des Ruhezustands. Ferner wird die Herzfrequenz und die Belastbarkeit (in Watt) quantifiziert.

Diese Basisdiagnostik wird dann in Abhängigkeit von den Ergebnissen um ergänzende **Spezialdiagnostik** in Absprachen mit den durchführenden Fachdisziplinen erweitert. Beispiele hierfür wären eine Herzkatheteruntersuchung bei entsprechender Auffälligkeit (Ischämiezeichen) des Belastungs-EKG oder nuklearmedizinische Untersuchung zur hochselektiven Fokussuche bei v. a. Dissemination von Tumorerkrankungen.

Wichtig erscheint in diesem Zusammenhang die Erkenntnis, dass eine Operationsindikation, sofern sie einmal gestellt ist, keine unumstößliche Entscheidung darstellt, sondern auf jeder Stufe durch das Einfließen neuer Informationen durch die Diagnostik, oder durch den Patienten selbst, in einen neuen Kontext gestellt wird, und daher gerade bei Verfügbarkeit multimodaler Therapiekonzepte ein Abwandlung der ursprünglichen Strategie sinnvoll sein kann.

> **Eine stetige Neubewertung von (optimalem) Nutzen und Risiko ist die Pflicht jedes für die Behandlung verantwortlichen Arztes.**

Im Einzelfall kann dies beispielsweise eine Vorbehandlung (bei Tumorerkrankungen mittels Chemotherapie oder Bestrahlung) oder sogar ein Verzicht auf eine operative Therapie bedeuten.

93.7.2 Planung des anästhesiologischen Vorgehens

Nicht nur die operativen Therapieverfahren selbst variieren durch die Ergebnisse der vorbereitenden Diagnostik, auch die Planung und Durchführung der Narkose hängt maßgeblich von den Ergebnissen der operativen Diagnostik ab. Patienten mit hohem kardialen Risiko beispielsweise erfahren eine andere prinzipielle Durchführung der Anästhesie, die eventuell eine verlängerte Aufwachphase, möglicherweise auf einer Intensivstation, beinhaltet, als junge belastbare Patienten, die möglichst rasch nach einem operativen Eingriff wieder in Vollbesitz der geistigen und physischen Kapazitäten sein sollen.

In Abhängigkeit vom Ausmaß und dem Zugangsweg des geplanten operativen Therapie kann zwischen folgenden Prinzipien Anästhesieverfahren unterschieden werden:

Lokale Infiltrationsanästhesie Für oberflächliche Eingriffe kleineren Ausmaßes und bis zu einer Gewebetiefe von 3 cm kann die Durchführung des Eingriffs in lokaler Infiltrationsanästhesie konzipiert werden.

Oberflächenanästhesie Auch die Oberflächenanästhesie durch sprühen oder bepinseln von Haut oder Schleimhautarealen stellt eine Variante der lokalen Anästhesie dar.

Intubationsnarkose Die einfachste Narkoseart aus Sicht der Anästhesie stellt die Intubationsnarkose (Allgemein-, Vollnarkose) dar, da hier der größte Erfahrungsschatz (die meisten Patienten erhalten diese Narkose) vorliegt. Diese kann durch Verwendung beispielsweise einer Larynxmaske (Maskennarkose), die eine Intubation über den Kehlkopf mit einem Tubus vermeidet, variiert werden.

Weitere Anästhesieverfahren Ferner existieren regionale Anästhesieverfahren wie die Spinalanästhesie, peridurale Anästhesie, intravenöse Regionalanästhesie und periphere Nervenblockade (Plexusanästhesie). Bei der **Spinalanästhesie** wird das Lokalanästhetikum in den subarachnoidalen Raum, der um das Rückenmark gelagert ist, injiziert und damit die Erregungsleitung distal der Injektionsstelle blockiert. Die **peridurale Anästhesie** beinhaltet die Injektion des Lokalanästhetikums in den periduralen Raum und erlaubt über die Spinalanästhesie hinaus auch kontinuierliche oder länger andauernde Katheteranästhesie postoperativ. Bei der **intravenös regionalen Anästhesie** wird in Blutsperre/-leere ein Lokalanästhetikum in eine in der Region der Operation gelegene Vene injiziert und damit das Schmerzempfinden ausgeschaltet. Die periphere Regionalanästhesie und Leitungsanästhesie, auch Plexusanästhesie beinhaltet die direkte Injektion des Lokalanästhetikums in die entsprechenden Nervenleitungen.

Die prinzipiellen Details zur Anästhesie bzw. der verwendeten Substanzen, ihrer Wirkungsweise und Indikationsgebiet werden im ▶ Kap. 30 behandelt.

93.7.3 Aufklärung des Patienten über diagnostische Ergebnisse und Therapiekonzept

Kein Patient mit normalem Wissensstand legt Wert auf eine operative Behandlung um jeden Preis. Eine entsprechende Aufklärung und Beratung über ein geplantes operatives Vorgehen dessen Indikation in der vorausgegangen Diagnostik begründet liegt, ist daher Grundvoraussetzung eines normalen, vertrauensvollen Arzt-Patienten-Verhältnis. Wie bereits zuvor erwähnt, ist die Aufklärung nicht nur über die Therapie sondern auch über die Alternativen mit den jeweiligen Vor- und Nachteilen Grundbestandteil der Beratung des Patienten durch den behandelnden Arzt. Da hier nicht nur Probleme auf menschlicher Ebene, sondern auch juristische Konsequenzen aus den Risiken einer entsprechenden Therapie entstehen können, muss eine entsprechende sorgfältige Dokumentation der Aufklärung und Gespräche sowie der zu Grunde liegenden Befunde erfolgen. Erfahrungsgemäß empfiehlt es sich auch, die Patienten nicht nur über die Ergebnisse der Untersuchungen und durchzuführenden Therapie aufzuklären, sondern insbesondere auf den Therapieentscheidungsprozess einzugehen. Hierdurch werden entsprechende Therapieschritte und Folgerungen aus der Diagnostik für den Patienten transparent und nachvollziehbar sowie einem Misstrauen gegenüber einer geplanten Therapie vorgebeugt. Eine tatsächliche Einwilligung zu einem operativen Eingriff muss in entsprechend standardisierter Form vorliegen ebenso wie die Einwilligung zur Anästhesie. Hierzu existieren mittlerweile standardisierte Bögen für viele Fachbereiche, die nach der selben Struktur angefertigt sind.

93.8 Risikoeinschätzung und Risikoreduktion

93.8.1 Möglichkeiten der Risikostratifizierung präoperativ

Jede Operation bedeutet ein entsprechende Belastung für den Patienten. Die Belastbarkeit wird durch die individuelle Fähigkeit, die Operation mit allen körperlichen und psychischen Folgen überstehen zu können, determiniert. In der Erfassung des Risikos besitzt die präoperative Analyse der wichtigsten Organfunktionen (Herz, Lunge, Leber, Niere) die größte Bedeutung. Das Alter per se stellt in der Regel keinen isolierten Risikofaktor dar, jedoch muss an-

Tab. 93.1 ASA (American Society of Anesthesiology) zur Beurteilung des Narkoserisikos

Gruppe	Kriterium
ASA I	Normaler, sonst gesunder Patient
ASA II	Leichte Allgemeinerkrankung ohne Leistungseinschränkung
ASA III	Leichte Allgemeinerkrankung ohne Leistungseinschränkung
ASA IV	Schwere Allgemeinerkrankung, die mit oder ohne Operation das Leben des Patienten bedroht
ASA V	Moribund, Tod innerhalb von 24 h mit oder ohne Operation zu erwarten

dererseits berücksichtigt werden, dass mit zunehmendem Alter die Leistungsreserven deutlich zurückgehen. Aber auch Säuglinge und Kinder sind in ihren Leistungsreserven eingeschränkt. Der Umfang der präoperativen Untersuchungen muss sich sowohl am Schweregrad des geplanten Eingriffs als auch an der Komorbidität des Patienten orientieren. Hier ist eine gute interdisziplinäre Zusammenarbeit zwischen Internisten, Anästhesisten und Chirurgen gefordert.

Für eine orientierende Risikoanalyse stehen u. a. verschiedene Scoring-Systeme (ASA, APACHE 2, Karnofsky-Index) zur Verfügung (◘ Tab. 93.1 und ◘ Tab. 93.2).

93.8.2 Perioperative Checklisten zur Risikoreduktion

Wie bereits diskutiert, haben sich mehrere Arbeitsgruppen mit der Problematik des präoperativen Risikos und Strategien zur Vermeidung und Reduktion von Risiken befasst. Eine sicherlich als bahnbrechend zu bezeichnende Studie wurde von Haynes und Mitarbeitern sowie der Arbeitsgruppe des „World Health Organization's Safe Surgery Saves Lives Program" durchgeführt. Hierbei wurden zwischen 2007 und 2008 in acht Städten in USA., Indien, Neuseeland, Philippinen, Tansania und Großbritannien sog. perioperative Checklisten eingeführt. Die Checklisten beinhalteten Elemente zur Identifikation des Patienten, der Markierungsfestlegung der Seite des Eingriffs, sowie der geplanten operativen Maßnahmen mit erwartetem Blutverlust, sowie allgemeiner anamnestischer Daten. Ferner wurde ein sog. „Time-out" eingeführt, bei dem alle an der Operation beteiligten Personen gegeneinander vorgestellt wurden, sowie präoperativ artikulierten Risiken und geplanten operative Maßnahmen nochmals gegengecheckt wurden. Dies beinhaltete auch die Rückbestätigung der Konservenbereitstellung, Antibiotikabereitstellung sowie Vollständigkeit der

LMU KLINIKUM DER UNIVERSITÄT MÜNCHEN — CAMPUS GROSSHADERN / CAMPUS INNENSTADT

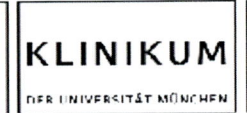

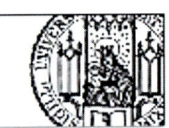

Checkliste Präoperative Vorbereitung
(zum Verbleib in der Patientenakte)
Stabsstelle QM Inkraftsetzung: 01.01.2011 Revision 2
Checkliste wg. lebensbedrohl. Notfall nicht ausgefüllt ☐

Patientenetikett

Eingriff:
OP-Datum:

	Erforderlich nach Angabe Facharzt		Erledigt
	Ja	Nein	
OP-Indikat. durch FA/OA überprüft (Name/persönl. Unterschrift)			
Zuständigkeit Stationsarzt			**Erledigt**
Chirurgische OP-Einwilligung			☐
Wahlleistungsvereinb./Arztzusatzvertrag			☐
Präoperatives Labor			☐
EKG			☐
Röntgen-Thorax			☐
Konsil:			☐
Konsil:			☐
Konsil:			☐
Antibiotikum anordnen:			☐
Kreuzblut schicken			☐
Blutkonserven bestellen, Anzahl:			☐
OP-Gebiet/Seite markieren			☐
Bei Re-OP: alter OP-Bericht			☐
Röntgen-/CT-Bilder für OP vorbereiten			☐
Fachspezifische Unterlagen (z.B. Herzkatheterfilm):			☐
Aufklärung Studie/Gewebebank			☐
Überprüfen, ob bekannte Allergie vorliegt Falls ja:	x		☐
Name/persönl. Unterschrift Stationsarzt			
Zuständigkeit Anästhesist			**Erledigt**
Anästhesie-Einwilligung			☐
Privatvereinbarung			☐
Präoperativer Befundbogen			☐
Befunde von angeforderten Konsilen			☐
Name/persönl. Unterschrift Anästhesiearzt			
Zuständigkeit operative Fachabteilung			Name/persönl. Unterschrift:
OP-Indik. am Vor-OP/OP-Tag vom FA überprüft			
Zuständigkeit Stationspflege			**Erledigt**
Vorbereitung OP-Gebiet (Rasur, Reinigung)			☐
Hilfsmittel entfernen (Zahnersatz, Hörgeräte, Kontaktlinsen etc.)			☐
Schmuck/Piercing entfernen			☐
Identifikationsarmband angelegt	x		☐
Patientenakte mitgeben	x		☐
Patientenetiketten (2 Bögen)			☐
Röntgen-/CT-Bilder mit in OP geben			☐
Antibiotikum/.......................... mit in OP geben			☐
Name/persönl. Unterschrift Stationspflege			

Bei fehlender Unterschrift beim Abruf des Pat. bitte Verantwortlichen + OP-Koordinator informieren!

LAQM_CL02_Checkliste Präoperative Vorbereitung_CHG_Rev2

Abb. 93.1 Präoperative Checkliste der Kliniken Ludwig-Maximilians-Universität, München

Tab. 93.2 Karnofski-Index als international standardisierte Skala zur Beschreibung des Allgemeinbefindens und der Leistungsfähigkeit

Karnofski Indexwert	Kriterium
100 %	Normal, keine Beschwerden oder Krankheitszeichen
90 %	Geringfügige Symptome, normale Lebensführung möglich
80 %	Symptome, die normales Leben mit Anstrengung zulassen
70 %	Selbstversorgung noch möglich
60 %	Selbstversorgung mit gelegentlicher Hilfe noch möglich
50 %	Auf häufige Hilfe angewiesen
40 %	Behindert und pflegebedürftig, noch nicht hospitalisiert
30 %	Schwer behindert, hospitalisiert
20 %	Schwer krank, stationäre Behandlung
10 %	Moribund, sterbend
0 %	verstorben

patientenbezogenen Bildunterlagen. Postoperativ erfolgte eine akribische Dokumentation des Instrumente und Verbrauchsmaterials (Komplettheit), ferner wurden die zu erwartenden Probleme im Rahmen des Erholungsprozesses des Patienten dokumentiert. Diese Maßnahmen führten zu einer Reduktion der inhäusigen, perioperativen Sterblichkeitsrate von 1,5 auf 0,8 % sowie eine Reduktion der Komplikationsrate im gleichen Beobachtungsfenster von 11 auf 7 %. Beide Parameter waren hoch signifikant beeinflusst durch die Einführung der Checkliste.

Nach Veröffentlichung dieser Daten im Jahr 2009 entstand in vielen Krankenhäusern auch in Deutschland nicht nur eine ethische, sondern auch eine juristisch motivierte Verpflichtung, Checklisten und Dokumentationsverfahren analog zum von der WHO propagierten Vorgehen einzuführen. Abb. 93.1 zeigt die an der LMU München eingeführte präoperative Checkliste, die für alle Fachbereiche und Kliniken verpflichtend für jeden Patienten vor einer Operation vorliegen muss. Eine intra- und postoperative Dokumentation lag analog zur propagierten Checkliste bereits viele Jahre vor Veröffentlichung des Artikels von Haynes und Mitarbeitern an der LMU bereits vor. Inwieweit die Einführung der Checkliste tatsächlich ein signifikanten Effekt auf die Reduktion der Komplikations- und Sterblichkeitsrate an einzelnen Kliniken bewirkt, sollte durch eine lokale Datenanalyse im Sinne eines kontinuierlichen Qualitätsmanagements überprüft werden.

93.8.3 Klinikpfade als Mittel zur Ökonomisierung operativer Therapie

In der Vergangenheit konnte durch verschiedene große Institutionen gezeigt werden, dass durch die Entwicklung sog. Klinikpfade für ausgewählte Diagnosen sowohl eine Steigerung der Patientensicherheit als auch eine deutliche Kostensenkung der Behandlung erzielt werden kann, also zwei zentrale Ziele, die den Kostendruck im Gesundheitswesen möglicherweise zu dämpfen vermögen. So liegt das Einsparungspotenzial beispielsweise zwischen 100 und 800 U$ in der Schilddrüsenchirurgie, 2300–6000 U$ in der Kolonchirurgie und zwischen 4000 und 11.000 U$ bei der Pankreas- und hepatobiliären Chirurgie. Die Arbeitsgruppe um Prof. Schwarzbach in Mannheim geht der Problemstellung der Etablierung von Klinikpfaden in der Chirurgie seit längerem in wissenschaftlicher Arbeitsweise nach.

> Die bisherigen Erkenntnisse zeigen zusammengefasst, dass Klinikpfade für operative Therapieverfahren, die sehr standardisiert, d. h. ohne große interindividuelle Schwankungen der Therapieplanung und Risiko des Eingriffs, planbar sind, sehr effektiv sein können.

Die Umsetzung wird jedoch umso problematischer, wenn auch nicht unmöglich, je komplexer die Planung des Eingriffs ausfällt. Gelingt hier die Umsetzung, ist das Einsparpotenzial um so höher. In Ländern mit historisch niedriger Organisationsstruktur des Gesundheitssystems (z. B. Spanien) erscheint der Gewinn durch Klinikpfade besonders hoch. Durch die Standardisierung der medizinischen Prozesse während des stationären Aufenthaltes verkürzt sich zusätzlich die Liegezeit, was theoretisch eine Fallzahlsteigerung durch freiwerdende Kapazitäten in den einzelnen Versorgungseinheiten ermöglicht.

Literatur

Berchtold R, Hamelmann H, Peiper HJ (1990) Chirurgie. Urban und Schwarzenberg, München Wien Baltimore

Gawande AA, Thomas EJ, Zinner MJ, Brennan TA (1999) The incidence and nature of surgical adverse events in Colorado and Utah in 1992. Surgery 126:66–75

Haynes AB, Weiser TG, Berry WR, et al., for the Safe Surgery Saves Lives Study Group (2009) A Surgical Safety Checklist to Reduce Morbidity and Mortality in a Global Population. N Engl J Med 360:491–499

Heberer G, Köle W, Tscherne H (1993) Chirurgie und angrenzende Gebiete. Springer, Berlin Heidelberg New York

Heberer G, Schweiberer L (1981) Indikation zur Operation, 2. Aufl. Springer, Berlin Heidelberg New York Tokyo

Kable AK, Gibberd RW, Spigelman AD (2002) Adverse events in surgical patients in Australia. Int J Qual Health Care 14:269–76

Ronellenfitsch U, Rössner E, Jakob J, Post S, Hohenberger P, Schwarzbach M (2008) Clinical pathways in surgery: should we introduce them into clinical routine? A review article. Langenbecks Arch Surg 393:449–457

Weiser TG, Regenbogen SE, Thompson KD, Haynes AB, Lipsitz SR, Berry WR, Gawande AA (2008) An estimation of the global volume of surgery: a modelling strategy based on available data. Lancet 372(9633):139–44

Postoperatives Fieber

H. Trentzsch, E. Faist

94.1 Einführung

Fieber ist eines der ältesten und am meisten Beachteten klinischen Vitalzeichen und grenzt sich von der Hyperthermie, bei der eine Überwärmung des Körpers über die normale Temperatur vorliegt (z. B. Hitzschlag) als eine biologisch gesteuerte Erhöhung der Kerntemperatur aufgrund einer zentralen Sollwerterhöhung ab.

Unter physiologischen Bedingungen ist die Körpertemperatur des Menschen mit einem **Normalwert** von ca. 37,0 °C relativ konstant. Individuelle Schwankungen zwischen 35,6 °C und 38,2 °C in Abhängigkeit von Alter, Geschlecht, Messmethode und Tageszeit sind normal, genauso wie zirkadianen Schwankungen mit Tiefstwerten in den frühen Morgenstunden und Maximalwerten am frühen Abend (Barone 2009). Ab einer Körpertemperatur von 38,3 °C spricht man von Fieber. Präoperativ infektfreie Patienten zeigen innerhalb der ersten 24 h nach der Operation einen Anstieg der Körperkerntemperatur auf ≥38 °C in 50 % und ≥38,5 °C in 25 % der Fälle (Frank et al. 2000).

Voraussetzung zur Diagnose ist die **korrekte Temperaturmessung**. Beste Präzision kann über Termistorsonden an pulmonalarteriellen Kathetern, Blasendauerkathedern oder Ösophagussonden erreicht werden, die allerdings wegen Invasivität dem Operationssaal oder der Intensivstation vorbehalten sind. Häufig ist die rektale Messung mittels Thermometer (Cave: kontraindiziert nach Eingriffen am Rektum!). Gut anwendbar beim wachen Patienten und mit ausreichend guter Präzision ist die orale Messung, die bei korrekter Lage des Thermometers in der hinteren sublingualen Tasche eine gute Näherung an die Körperkerntemperatur hat. Ebenfalls akzeptabel, jedoch weniger genau, sind die sehr verbreiteten Messungen der Temperatur an der tympanischen Membran mittels Infrarot-Ohrthermometern. Als ungeeignet gelten Messungen in Axilla, Leiste oder an der Hautoberfläche. Die Art der Messung sollte in der Fieberkurve dokumentiert werden.

Die **Inzidenz** des postoperativen Fiebers schwankt abhängig von Art und Dauer des Eingriffes zwischen 13 und 73 % (Barone 2009). Geht man davon aus, dass im Mittel etwa 40 % der Patienten ein postoperatives Fieber entwickeln, so stellt sich zwangsläufig die Frage nach der Signifikanz hinsichtlich perioperativer Morbidität und Mortalität. Barie et al. (2004) zeigten an chirurgischen Intensivpatienten eine Korrelation zwischen Temperaturmaximum und Überleben, wonach Temperaturen zwischen 39,0 °C und 39,9 °C mit einer fast 40 %-igen Letalitätsrate verbunden waren.

> Damit hätte die Temperaturspitze einen ähnlich guten Vorhersagewert wie der APACHE-III-Score.. Somit muss postoperatives Fieber als Warnzeichen verstanden werden.

Umgekehrt ist postoperatives Fieber aber nicht immer Hinweis auf lebensbedrohliche Komplikationen. Damit ist impliziert, dass das Überleben von der Ursache des Fiebers bestimmt sein dürfte, die u. U. einer kausalen Therapie zugänglich ist, weshalb eine sorgfältige differenzialdiagnostische Abklärung erfolgen muss (Abb. 94.1), zeigt begleitend zum Text einen klinischen Algorithmus, der beispielhaft für das pragmatische Management im Umgang mit postoperativem Fieber zu verstehen ist.

94.2 Physiologie

Fieber wird generell als natürliche und wichtige Strategie des Organismus gegen Infektionen dargestellt. Es handelt sich aber um ein multifaktorielles Geschehen, dass je nach Art der zugrunde liegenden Pathologie variabel ist. **Pyrogene** sind fieberinduzierende Mediatoren, die eine Erhöhung des Temperatursollwertes im **Temperaturregulationszentrum**, dem „organum vasculosum laminae terminalis" (OVLT) des vorderen Hypothalamus bewirken und durch zahlreiche Stimuli freigesetzt werden. **Endogene Pyrogene** sind pyrogene Zytokine wie Interleukin-1α und -1β (IL-1α und IL-1β) und Interleukin-6 (IL-6), die aus aktivierten Immun- und Endothelzellen freigesetzt werden. Ferner sind Interferone, hämatopoetische Wachstumsfaktoren wie IL-2 und Granulozyten-Makrophagen-Kolonie-simulierender Faktor (GM-CSF) Induktoren von Fieber. Die Aktivierung der Cyclooxygenasen COX1 bis COX3 bewirkt eine Freisetzung von Prostaglandinen, vor allem Prostaglandin E2. Sie spielen in der Pathogenese des Fiebers eine wichtige Rolle, auch für die Signaltransduktion über die Blut-Hirn-Schranke nach zentral.

Auch **exogene Pyrogene** wie Toxine und sonstige bakterielle Produkte, virale Doppelstrang-RNA oder die Mannan- und Glukan-Komponenten von pathogenen Pilzen lö-

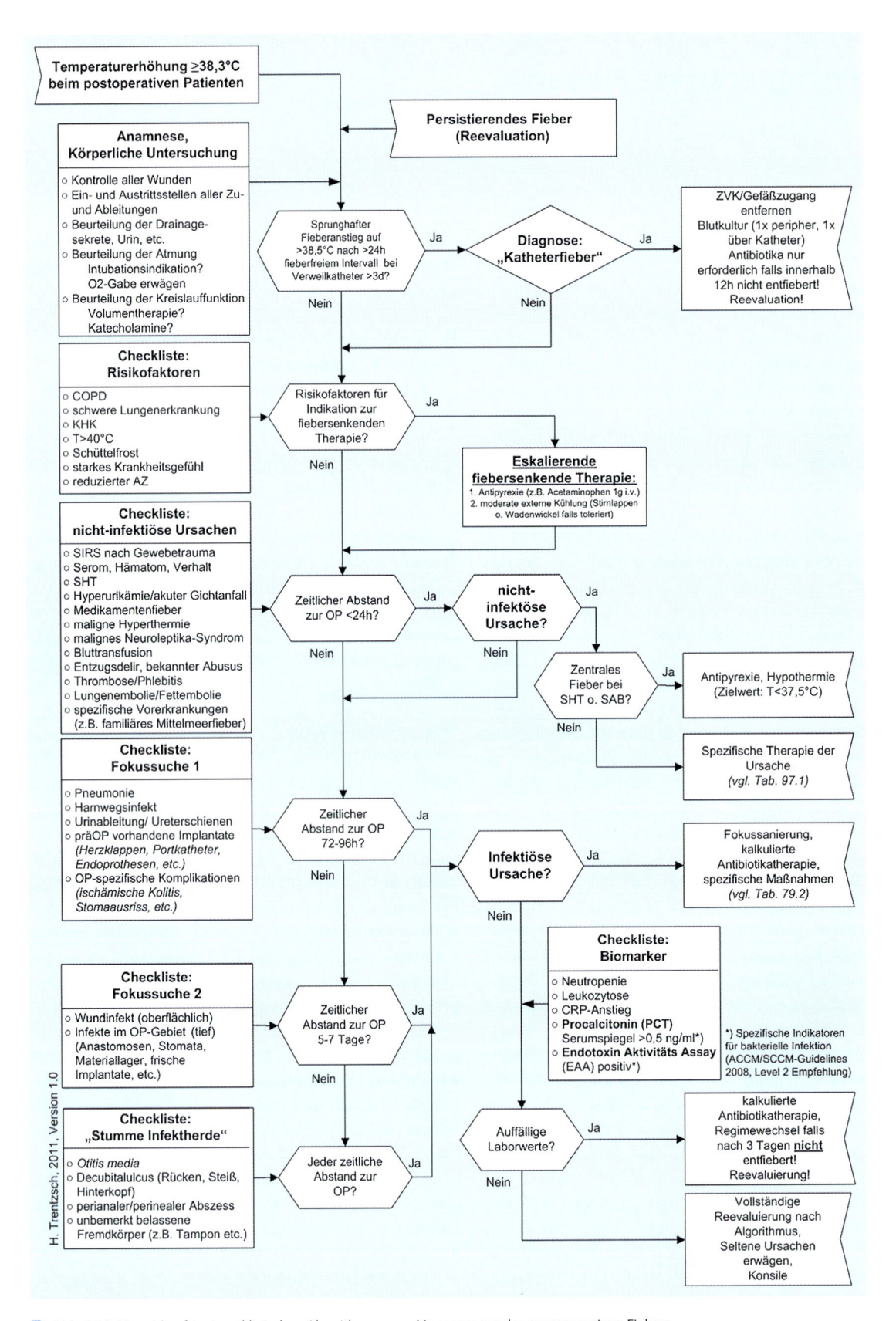

Abb. 94.1 Vorschlag für einen klinischen Algorithmus zum Management des postoperativen Fiebers

sen Fieber aus. Sie können offenbar über Toll-like-Rezeptor 2 und 4 Signale an das OVLT senden (Netea et al. 2000). Auch spielen **vagale Afferenzen** eine wichtige Rolle bei der Induktion von Fieber. Die Durchtrennung selektiver Vagus-Äste kann die Induktion von Fieber verhindern. Allerdings fiebern Patienten nach Vagotomie bei Infektionen genauso wie Patienten mit intaktem Vagus (Dinarello 2004).

Durch pyrogene Stimulation kommt es durch Wärmekonservierung (periphere Vasokonstriktion) und einer gesteigerten Wärmeproduktion (Kältezittern und Steigerung des Metabolismus) zu einer Erhöhung der Körperkerntemperatur, um die neue, höhere Solltemperatur zu erreichen.

Fieber besitzt **positive Effekte**. Ein essenzieller Effekt ist die „**heat shock response**". Durch die Induktion von Hitzeschockproteinen kann Fieber Reparaturmechanismen anstoßen, die Zellen für erneuten Stress tolerant machen. Hitzeschockproteine sind dabei wie molekularbiologische Anstandsdamen („chaperone"), die die zur Translokation vorgesehenen Proteine durch die Zellorganellen begleiten. In Faltungsprozessen stellen sie die, durch Zellstress denaturierten Raumstruktur von Proteinen wieder her.

Auch weiß man von günstigen Auswirkungen auf die **Immunfunktion**. Erhöhte Temperaturen verbessern u. a. die zelluläre Immunfunktion, und beschleunigen die Antikörperproduktion und die mitogen-induzierte Proliferation von T-Lymphozyten. Ferner wirken Temperaturen über 37 °C bakteriostatisch durch Hemmung der bakteriellen Zellwandsynthese. Interessanterweise bewirkt eine experimentelle Temperaturerhöhung über 38,5 °C eine Senkung der minimalen inhibitorischen Hemmkonzentration von Antibiotika.

Bei allem Nutzen bringt Fieber aber auch **Belastungen** mit sich, etwas durch den Anstieg des Herzzeitvolumens mit Zunahme des myokardialen Sauerstoffverbrauchs und einer Zunahme der Atemarbeit zur Steigerung der O_2-Aufnahme und CO_2-Abgabe bei gesteigerter Glykolyse und erhöhtem Fettstoffwechsel. Der O_2-Bedarf steigt ca. 13 % pro °C, was vor allem kardial und respiratorisch vorgeschädigte Patienten zusätzlich belastet.

Über die **deletären Wirkung von Fieber** auf den Menschen gibt es kaum Erkenntnisse, nicht zuletzt deshalb, weil Temperaturen >41,1 °C nur selten und >42 °C praktisch nie beobachtet werden. An Fallserien von Patienten mit Hyperthermie wurden Störungen des Säure-Basen-Haushalts (respiratorische Alkalose bei Hyperventilation, Laktatazidose bei Kreislaufversagen), Elektrolytverschiebungen sowie eine disseminierte, intravasale Gerinnung mit Thrombozytopenie, Erhöhung von Fibrinogen-Spaltprodukten (D-Dimere) und Blutungskomplikationen beobachtet. Oberhalb von 42 °C kommt es zu schwerwiegenden Veränderungen der Zellstruktur (Änderung der Zellmembran-Fluidität, Denaturierung von Protein, vermehrte lysosomale Aktivität). Die resultierende Zellschwellung beeinträchtigt vor allem die Funktion von Gehirn, Niere und Leber. Das Gehirn ist wegen der besonderen Empfindlichkeit der zerebalen Polyribosomen, die oberhalb von 41 °C irreversibel geschädigt werden, besonders anfällig (Mackowiak et al. 1996). Klinisch resultieren Agitation und Delir. Außerdem kommt es bei Temperaturen >40 °C zu einer transienten Vasoparalyse mit Entkopplung des zerebralen Metabolismus und Verlust der zerebralen Autoregulation, wodurch ein vasogenes Hirnödem mit der Gefahr intrazerebraler Blutungen und intrakranieller Hypertension resultieren kann.

94.3 Ätiologie

Als **Risikofaktoren** für postoperatives Fieber gelten Operationszeit >2 h, intraoperative Transfusion, vorbestehende Infektion und präoperative Antibiotikaprophylaxe. Tatsächlich sind aber eine Vielzahl sehr heterogener Gründe bekannt, die in nicht-infektiöse (Tab. 94.1) und infektiöse (Tab. 94.2) Ursachen zu unterscheiden sind. Fiebrige Episoden treten hauptsächlich am 1. postoperativen Tag auf. Dabei dominieren die nicht-infektiösen Ursachen. Erst nach dem 2. postoperativen Tag treten vermehrt infektiös bedingte Fieberepisoden hinzu. In den ersten 72 h nach Operation fanden sich lediglich 7 % infektiöse Ursachen (Barie et al. 2004). Insgesamt ist nur etwa ein Drittel der Fälle von postoperativem Fieber auf Infektionen zurück zu führen. Gleichzeitig können (vor allem alte) Patienten trotz Infektion tatsächlich aber fieberfrei sein! Als Prädiktor für postoperative Infektionen ist Fieber nicht gut geeignet! Für eine Temperatur ≥38,5 °C liegt der positive Vorhersagewert für einen Infekt lediglich bei 5 % (Sensitivität 5 %, Spezifität 93 %, positive Likelihood Ratio 0,7) (Vermeulen et al. 2005).

> **Eine gute Anamnese und eine sorgfältige körperliche Untersuchung können früh die entscheidenden Hinweise auf die Ursache liefern und sollten deshalb jeder weiteren diagnostischen Maßnahme stets vorausgehen! Unnötige und kostenintensive Untersuchungen können so vermieden werden.**

Oft erlauben Zeitpunkt und Verlauf des Fieberanstiegs im Bezug zu Operation oder Medikamentengabe Rückschlüsse auf mögliche Ursachen.

94.3.1 Nicht-infektiöse Ursachen

Postoperative Fieberepisoden innerhalb der ersten 2 Tage sind mit hoher Wahrscheinlichkeit auf **operatives Gewebetrauma** und der damit verbundenen Freisetzung pyrogener Zytokine im Rahmen einer systemischen Ent-

Tab. 94.1 Nicht-infektiöse Ursachen des postoperativen Fiebers

Diagnose	Diagnostik	Spezifische Therapie
Gewebetrauma	Anamnese, Operationsbericht	Keine
Schädel-Hirn-Trauma	cCT	Antipyretika, Hypothermie
Hämatom, Serom	Klinik, Exploration, Punktion, CT, MRT, Sonographie	Ausräumung, Spülung, Drainage
Akuter Gichtanfall	Serumharnsäure, typische Klinik	Indomethazin, Allopurinol
Medikamente (z. B. β-Laktam-Antibiotika, Phenytoin, Sulfonamide)	Anamnese, Besserung unter Therapiepause, selten: Eosinophilie, Hautausschlag	Absetzen, Regimewechsel
Maligne Hyperthermie	Klinik, Labor, K^+, Myoglobin, CK, GOT, GPT, LDH, arterielle Blutgasanalyse	Muskelrelaxierung mit Dantrolen, physikalische Kühlung, Puffer bei Azidose
Malignes neuroleptisches Syndrom	Anamnese, extreme Hyperthermie, Rigor, CK-Anstieg, Akinesie, Herzrhythmusstörung	Absetzen, physikalische Kühlung, Dopaminagonisten (Bromocriptin), Muskelrelaxierung mit Dantrolen
Bluttransfusion	Aktuelle Anamnese, Urin-Hb, Coombs-Test, Antikörpersuchtest, intravasale Hämolyse	Transfusion stoppen, Schocktherapie
Entzugsdelir	Alkoholanamnese (Abusus von Alkohol, Opiate, Barbiturate, Benzodiazepine), Klinik	Sedierung, Intensivtherapie, Substitution (?), Alkohol i.v. (?)
Thrombose/Phlebitis	Klinik, Duplexsonographie, Phlebographie	Physiotherapie, Kompressionsverbände, Heparin
Lungenembolie	Spiral-CT	Heparin, Intensivtherapie, ggf. Beatmung, ggf. Embolektomie
„Exotische Diagnosen" (z. B. familiäres Mittelmeerfieber)	Symptomkombination, Familienanamnese	Spezifische Therapie

zündungsreaktion (SIRS) zurückzuführen. Anhand der Entzündungsantwort nach laparoskopisch bzw. offen durchgeführter Cholezystektomie lässt sich gut veranschaulichen, wie als Ausdruck eines geringeren Zugangstraumas nach laparoskopischer Operation niedrigere IL-6-Spiegel und auch weniger fieberhaften Episoden als bei offener Operation beobachtet werden können. Ähnlich erklärt man sich wieso sterile **Hämatome** und **seröse Verhalte** Fieber herbeiführen können.

Eine besondere Form des Gewebetraumas stellen **Schädel-Hirn-Verletzungen** dar. Aktivierte Mikroglia im verletzten Gehirn ist eine reichhaltige IL-1β-Quelle. Subarachnoidalblutung, Hirnkontusion, aber auch neurochirurgisches Operationstrauma können daher Fieber auslösen. Eine aggressive Temperaturkontrolle wird bei zentralem Fieber aus prognostischen Gründen empfohlen (Barone 2009).

Medikamentöse Behandlungen aller Art können **Medikamentenfieber** auslösen und so auch postoperativ zu fieberhaften Verläufen führen. Exantheme und eine Eosinophilie sind dabei eher selten. Es sei auch auf die zwar sehr seltene, unbehandelt jedoch aber auch lebensbedrohliche **maligne Hyperthermie** hingewiesen. Diese hypermetabole Stoffwechselentgleisung tritt im zeitlichen Zusammenhang zur Narkose mit volatilen Anästhetika und depolarisierende Muskelrelaxanzien auf. Fieber, das unter antibiotischer Behandlung (vor allem mit β-Laktamen oder Sulfonamiden) beobachtet wird, birgt die Gefahr, dass der Fieberprogress als Medikamentennebenwirkung fehlinterpretiert wird und dabei die unzureichende Kontrolle eines Infektfokus übersehen wird! Eine andere häufige Komplikation im Zusammenhang mit Antibiotikagabe als Ursache von Fieber kann ein Clostridium-difficile-assoziierte **pseudomenbranöse Kolitis** sein. Auch kann eine Antibiotikatherapie zum schlagartigen Absterben von Bakterien und damit zu einer massiven Freisetzung von Endotoxin mit Fieber und im Extremfall einem septischen Schock führen (**Jarisch-Herxheimer-Reaktion**).

Fieber im zeitlichen Zusammenhang mit Bluttransfusionen kann Ausdruck einer **Transfusionsreaktion** sein. Laborchemisch zeigen sich Hämolysezeichen wie freies Hämoglobin, Hämopexin oder Haptoglobin A2.

Gichtanfälle als Ursache postoperativen Fiebers werden in einer Studie mit einer Inzidenz von 15 % angegeben. Sie treten im frühen postoperativen Verlauf bei Patienten mit einer Gichtanamnese auf (Craig et al. 1995). Dies sollte daran erinnern, dass eine vorbestehende Grunderkrankung für postoperativ beobachtete Fieberschübe sein kann, ohne dass dies im Zusammenhang mit der Operation selbst steht.

Tab. 94.2 Infektiöse Ursachen des postoperativen Fiebers

Diagnose	Diagnostik	Spezifische Therapie
Wund-, Weichteilinfektion	Wundexploration, CT, Sonographie, Punktion, Abstrich	Chirurgische Herdsanierung, Antibiotika, Spülung und Drainage
Abdominale Sepsis	Klinik, Labor, Röntgen, CT	Chirurgische Herdsanierung, Sepsistherapie, Antibiotika
Zystitis/Urethritis („Harnwegsinfekt")	Urinstatus, Urinkultur	Antibiotika, forcierte Diurese
Akute Pyelonephritis	Urinstatus, Urinkultur, Sonographie	Antibiotika, forcierte Diurese, Beseitigung von Obstruktionen
Pneumonie	Klinisches Bild, Auskultation, Röntgen-Thorax, CT, Bronchoskopie, bronchoalveoläre Lavage	Antibiotika, Sekretolyse, Physiotherapie, Sauerstoff, ggf. maschinelle Beatmung
Empyem	CT, Röntgen, Exploration	Chirurgische Herdsanierung, Antibiotika
Osteomyelitis, Osteitis	CT, MRT, Röntgen, Szintigraphie, Abstrich	Chirurgische Herdsanierung, Antibiotika (lokal und systemisch)
Kathetersepsis	typische Klinik, liegender Katheter	Katheter ziehen
Klappenendokarditis	Auskultation, Herzecho, Blutkulturen	Operative Fokuskontrolle
Unfallchirurgische Implantate	CT, MRT, PET-CT, Fisteldarstellungen, Punktion, Abstrich	Revision mit Metallentfernung, Verfahrenswechsel (Fixateur externe), Spülprogramm, lokale Antibiotika (z. B. PMMA-Ketten)
Posttransfusions-Mononukleose-Syndrom	CMV-Nachweis, Differenzialblutbild, Leberenzyme	Antivirale Therapie
Exotische Diagnosen wie z. B. Malaria	Erregernachweis, Anamnese	Spezifische Therapie

Mit thromboembolischen Ereignissen und **tiefen Beinvenenthrombosen** ist im Rahmen von Operationen immer zu rechnen. Der Zusammenhang zwischen Thrombose und Fieber ist nicht völlig geklärt. Im Rahmen von Lungenembolien werden oft moderate Temperaturanstiege beobachtet. Die sonst typische Erhöhung von D-Dimeren ist postoperativ diagnostisch nicht verwertbar, da auch im Rahmen der Operation D-Dimere im Blut messbar sind. Die Indikation zur Duplexsonographie bzw. Spiral-CT ist entsprechend großzügiger zu stellen. Auch Myokardinfarkte können niedriges Fieber produzieren.

Perioperative **Entzugssymptome** gehen mit eher niedrigem Fieber einher. Patienten mit Alkoholabhängigkeit haben aber auch ein erhöhtes Risiko für Infektionen, insbesondere Pneumonien. Bei fehlendem Fokus sollte Fieber unbekannter Ursache als klinischer Ausdruck des Entzuges in Erwägung gezogen werden. Wegen der hohen perioperativen Mortalität und Morbidität ist die frühzeitige Diagnose und Therapie wichtig.

Atelektasen werden unter Allgemeinnarkose bei allen Patienten beobachtet. Immerhin haben 50 % der Patienten 24 h nach Narkoseende noch Atelektasen. Als nicht-infektiöse Fieberursache werden sie kontrovers diskutiert. Tierexperimentell führt der Verschluss von Segmentbronchien zu Fieber. Kritisch betrachtet entstehen in diesen Modellen aber keine „echten" Atelektasen, sondern eher Retentionspneumonien. Klinische Beobachtungen lassen einen Zusammenhang zwischen Atelektase und Fieber nicht nachvollziehen. Am ehesten sind Atelektasen als Risikofaktor für eine Pneumonie anzusehen und daher aggressiv zu behandeln. Atelektasen als klassische Fieberursachen anzuführen kann wahrscheinlich nicht aufrechterhalten werden.

94.3.2 Infektiöse Ursachen

Sie sind insgesamt seltener und haben laut Literatur am postoperativen Fieber einen Anteil von 7 %–29 % aus (Barone 2009). Die drei häufigsten infektiösen Ursachen sind:
- Infektionen von Inzisionen bzw. Operationsgebieten
- Harnwegsinfekte
- Pneumonien

Die **Pneumonie** ist eine infektiöse Komplikation mit hoher Letalität. Risikofaktoren sind vorbestehende Lungenerkrankungen, eingeschränkte Atemmechanik, Aspiration, Ausschaltung des physiologischen Luftweges und maschinelle Beatmung. Auch kann die Infektion schon vor der

Krankenhausaufnahme (im Sinne einer ambulant erworbenen Pneumonie) erfolgt sein. Die körperliche Untersuchung, erweitert um ein Röntgenbild des Thorax reichen meist zur Diagnose aus. Atypische Pneumonien sind in der Regel schwieriger zu erkennen.

Harnwegsinfekte werden durch externe Harnableitung begünstigt Da das Risiko mit der Liegedauer steigt, sollten sie nach Möglichkeit frühzeitig entfernt werden. Leider sind die klinischen Symptome, insbesondere bei noch liegendem Katheter oft unspezifisch. Patienten klagen oft über Beschwerden im Unterbauch, den Flanken oder dem Rücken. Eine signifikante Bakteriurie mit >10^5 koloniebildenden Einheiten/ml Urin erhärtet den Verdacht. Kulturen werden aber erst ab einer Katheterliegedauer >72 h empfohlen.

Wundinfektionen entwickeln sich langsam über einen Zeitraum von 5–7 Tagen. Ausnahme bilden Infekte mit Streptokokken der Gruppe A oder Clostridien, die schon nach 1–3 Tagen manifest werden. Die Symptomatik variiert entsprechend dem Operationsgebiet. Unverhältnismäßig starke Schmerzen oder Rötung der darüber liegenden Haut sollten immer an die Infektion aus „chirurgischer Ursache" denken lassen. Wunden sollen daher täglich auf Rötung, Sekretion oder abnorme Schmerzhaftigkeit überprüft werden. Bei Verdacht müssen Wunden eröffnet und Abstriche genommen werden. Fieber mit lokalisierter Abdominalsymptomatik 5–7 Tage nach Darmresektion ist immer verdächtig für eine **Anastomoseninsuffizienz**, die in der Regel eine operative Fokuskontrolle verlangt. Bei Abszessen kann alternativ die CT-gesteuerte Drainagenanlage Anwendung finden.

Weitere Ursachen, die meist eine operative Intervention erfordern sind infizierte **Implantate** wie z. B. Netze, Gefäßprothesen, künstlichen Herzklappen oder orthopädisch-unfallchirurgischen Implantate. Hierzu kann auch die **Kathetersepsis** gezählt werden, bei der Patienten mit zentralem Venenkatheter schlagartig hohe Fieberzacken entwickeln, oft mit ausgeprägtem Schüttelfrost. Das Risiko für diese Infekte liegt bei ca. 2–5 der Fälle pro 1000 Kathetertage in Abhängigkeit von Art, Durchmesser und anatomischer Lage des Katheters. In der Regel reicht es aus, den Katheter zu entfernen. Eine Antibiose ist bei Patienten ohne Risikofaktoren bei prompter Symptomrückbildung nicht erforderlich. Es wird aber empfohlen, sowohl die Katheterspitze als auch 2 Blutkulturen (1× peripher, 1× über den Katheter vor Entfernung entnommen) mikrobiologisch untersuchen zu lassen. Eine weitere durch Fremdmaterial begünstigte infektiöse Ursache ist die **Sinusitis** nach nasal eingebrachten Drainagen oder Tuben. So werden nach 7 Tagen in 33 % der Fälle Infekte beobachtet.

> **!** Ein infektiöser Fokus kann den Nidus für eine schwere Sepsis mit Intensivpflichtigkeit und hoher Morbidität bzw. Mortalität darstellen. Aus diesem Grund muss mit entsprechendem zeitlichem Abstand zur Operation der Ausschluss eines solchen Fokus aggressiv erzwungen werden.

Exotische Konstellationen mit Infektionen unabhängig von der Operation sind vorstellbar, z. B. eine Malaria nach Repatriierung von Unfallpatienten aus tropischen Reiseländern.

94.3.3 Therapiestrategie

Obwohl Fieber ein uraltes klinisches Symptom ist, scheint keine ausreichende Evidenz über Vor- und Nachteile der medikamentösen Fiebersenkung vorzuliegen (Theilen et al. 2007). Angesichts der Vor- und Nachteile dieser Reaktion besteht ein Dilemma hinsichtlich der Therapie, da die aggressive Temperatursenkung u. U. genauso deletär ist, wie ein hohes, völlig ungebremstes Fieber. Die routinemäßige Behandlung von Fieber scheint nicht indiziert, da es alleine kein Prädiktor für eine erhöhte Sterblichkeit ist. Die absolute Höhe der Spitzentemperatur allerdings sehr wohl (Kiekkas et al. 2010).

> **»** Ab Temperaturen >40 °C wird bei chirurgischen Patienten eine überproportionale Zunahme der Mortalität beobachtet (Barie et al. 2004). Da zu Art und Zeitpunkt von fiebersenkenden Maßnahmen keine klaren Empfehlungen existieren, scheint es bei Körpertemperaturen >40 °C sinnvoll, die Indikation zur fiebersenkenden Therapie zu stellen (Schulman et al. 2005; Kiekkas et al. 2010).

Im Zentrum der Therapie steht das Wohlbefinden des Patienten. Neben dem subjektiven Krankheitsgefühl müssen individuell metabolische Belastung und kardialer Stress genommen werden, da nicht jeder Patient in der Lage ist, den hohen metabolischen Preis für das im Grunde nützliche Fieber zu zahlen. Der erhöhte Sauerstoffbedarf an Myokard (gesteigertem Herzzeitvolumen) und Skelettmuskulatur (Kältezittern) kann schnell die Grenzen der Belastbarkeit des Patienten aufzeigen. Wenn die Eigenatmung ausreichend effizient ist und keine Intubationsindikation besteht, sollte eine **supportive Sauerstoffinhalation** begonnen werden. Aufgrund der gesteigerten „Perspiratio insensibilis" ist ein erhöhter **Flüssigkeitsbedarf** geschuldet, der ab Temperaturen >38 °C mit ca. 1000 ml/°C veranschlagt wird. Auch der **Energiebedarf** steigt um ca. 900–1800 kcal/Tag an.

Fiebersenkender Maßnahmen sollte nicht reflexartig und unkritisch begonnen werden. Schulmann et al. (2005)

zeigten; dass der verzögerte Therapiebeginn (ab T >40 °C) mit einem Trend zu besserem Überleben einher geht, der allerdings ohne statistische Signifikanz blieb, nachdem die Studie aus Sicherheitsüberlegungen vorzeitig abgebrochen wurde.

Fiebersenkende Maßnahmen können physikalisch oder medikamentöse erfolgen. Die Behandlung mit **fiebersenkenden Medikamenten (Antipyretika)** wie Paracetamol, Metamizol und nicht-steroidale Antiphlogisitka (NSAID) senkt das zentral erhöhte Temperatursoll, wodurch Symptome wie Kältezittern beseitigt werden, weil die Notwendigkeit zur gesteigerten Wärmeproduktion entfällt. Andererseits muss die Indikation zur medikamentösen Antipyrexie angesichts potenziell lebensbedrohlicher Nebenwirkungen, wie Lebertoxizität (Paracetamol), Thrombozytenaggregationsstörungen, Ulzera an Magen- und Duodenalschleimhaut sowie schwerste Hautschäden bis hin zum potenziell tödlichen Lyell-Syndrom (NSAID), Agranulozytose und Kreislaufdepression (Metamizol) streng gestellt werden (Theilen et al. 2007).

> ❗ Metamizol soll ausdrücklich nur dann verabreicht werden, wenn andere Antipyretika nicht ausreichend wirksam waren.

Der Einsatz einer medikamentösen Antipyrexie birgt außerdem das Problem der eingeschränkten Verlaufsbeurteilbarkeit. Je nach Substanz kann die Temperatur bis zu mehreren Tagen nicht mehr zur Beurteilung herangezogen werden. Metamizol hat eine sehr starke und lang anhaltende antipyretische Wirkung. Weniger nachhaltig wirkt Paracetamol. Die im konservativen Bereich bewährte Azetylsalizylsäure ist wegen der thrombozytenaggregationshemmenden Wirkung für den Einsatz im perioperativen Bereich weniger geeignet. Die selektiven COX-2-Inhibitoren konnten sich im perioperativen Bereich wegen dem Risiko kardialer Nebenwirkungen nicht durchsetzen.

Maßnahmen zur **physikalischen Kühlung** wie Eisbeutel, feuchte Tücher, Waschungen oder Thermomatten werden vom wachen Patienten oft als unangenehm empfunden und bei Schüttelfrost kaum toleriert. Hinzu kommt, dass sich dadurch das Kältezittern verstärkt, die Katecholaminausschüttung steigert und es zu gravierenden Verengung der Koronargefäßen mit nachweisbarer Myokardischämie kommen kann. Andererseits kann durch externe Kühlung der O_2-Bedarf um bis zu 20 % gesenkt werden, wenn durch tiefe Analgosedierung mit Muskelrelaxierung das Kältezittern unterbunden wird (Mackowiak 2000).

Unter Intensivbedingungen kann somit die physikalische Kühlung wahrscheinlich noch am leichtesten durchgeführt werden. Die alleinige, ungezielte Fiebersenkung durch physikalische Maßnahmen ist beim Intensivpatienten jedoch zu vermeiden. Invasive Maßnahmen sollten **kritischen Fieberzuständen** mit therapierefraktären Temperaturen >41 °C vorbehalten bleiben. Als Ultima Ratio kann mittels Eiswasserspülung über die Magensonde eine Temperatursenkung um 0,15 °C/min herbeigeführt werden. Um Entgleisungen des Elektrolythaushaltes zu vermeiden, sollte Trinkwasser verwendet werden, das nach einem kurzen Intervall wieder abgezogen wird. Unter sterilen Bedingungen lässt sich mit einer Peritoneallavage eine Temperatursenkung von 0,5 °C/min bewirkt.

Unter Abwägung der potenziellen Risiken scheint es, dass die medikamentöse Antipyrexie als initiale Maßnahme der externen Kühlung vorzuziehen ist. Der Einsatz einer physikalischen Kühlung sollte bei unzureichender Antipyrexie und unter Berücksichtigung der individuellen Begleitumstände erwogen werden. Patienten mit Schüttelfrost werden die inguinale Applikation von Eis nicht gut tolerieren. Alternativ können Stirnlappen oder Wadenwickel eine Temperatursenkung durch Verdunstungskälte herbeiführen. Dabei muss der Wickel nicht eiskalt sein, solange gewährleistet ist, dass ausreichen Verdunstung stattfinden kann. Entscheidend dafür ist, dass die Wadenwickel nicht von der Bettdecke bedeckt sind.

Von dem reflexartigen Start einer **Antibiotikatherapie** wird grundsätzlich eher abgeraten. Insbesondere aber bei instabilen Patienten, solchen mit Neutropenie oder Hochrisikopatienten (z. B. Leberzirrhose) sollte eine Antibiose dennoch frühzeitig in Erwägung gezogen werden, während die Ursachenforschung parallel weiterläuft.

Leitliniengemäß soll bei Anhaltspunkten für eine Infektion umgehend eine kalkulierte Antibiotikatherapie eingeleitet werden. Jede Verzögerung resultiert in einer Erhöhung der Mortalität durch die Infektion und der konsekutiven Sepsis. Die Substanzwahl ist von der Verdachtsdiagnose und dem damit verbundenen Keimspektrum, dem Zielorgan (unterschiedliche Gewebepenetration der Substanzen), klinikspezifischer Resistenzen und den individuellen Kontraindikationen (Penicillinallergie, Nieren- oder Leberfunktionsstörungen etc.) abhängig (O'Grady et al. 2008). Eine Anpassung an das Keimspektrum und dessen Resistenztestung erfolgt sobald entsprechende Ergebnisse vorliegen.

> ❱ Bei Progress des Fiebers >3 Tage sollte ein Regimewechsel erfolgen!

94.4 Zusammenfassung

Fieber gilt trotz seiner geringen Spezifität als der wahrscheinlich einfachste klinische Hinweis auf das Vorhandensein einer Infektion. Postoperatives Fieber ist jedoch auch Teil der physiologischen Reparatur- und Erholungsmechanismen bzw. Ausdruck von Gewebetrauma. Tatsächlich ist die Ursache für postoperatives Fieber nur selten eine Infektion. Im Verständnis für den typischen Temperaturverlauf nach einem spezifischen Eingriff liegt der Schlüssel zur frühzeitigen Unterscheidung von physiologischer Antwort und pathologischem Befund.

> ❗ Postoperatives Fieber muss als Warnzeichen verstanden werden. Fieber, das auftritt, nachdem die normale postoperative Temperaturerhöhung abgeklungen ist, darf unter keinen Umständen ignoriert werden. Darauf zu warten, dass sich eine solche Fieberepisode zerstreut, kann in einem totalen Desaster enden.

Die meisten Fieberepisoden nach Operationen sind selbstlimitierend, können jedoch zur kritischen Bedrohung des Patienten führen, wenn ernstzunehmende Ätiologien übersehen werden. Eine sorgfältige Anamnese und körperliche Untersuchung des Patienten gefolgt von zielgerichteten diagnostischen Verfahren sollten zur richtigen Diagnose führen um eine kausale Therapie einzuleiten. Symptomatische Therapiemaßnahmen sollten unter Abwägung von Vor- und Nachteilen individuell abgestimmt werden.

Literatur

Barie PS, Hydo LJ, et al. (2004) Causes and consequences of fever complicating critical surgical illness. Surg Infect (Larchmt) 5(2): 145–159

Barone JE (2009) Fever: Fact and fiction. J Trauma 67(2): 406–409

Craig MH, Poole GV, et al. (1995) Postsurgical gout. Am Surg 61(1): 56–59

Dinarello CA (2004) Infection, fever, and exogenous and endogenous pyrogens: some concepts have changed. J Endotoxin Res 10(4): 201–222

Frank SM, Kluger MJ, et al. (2000) Elevated thermostatic setpoint in postoperative patients. Anesthesiology 93(6): 1426–1431

Kiekkas P, Velissaris D, et al. (2010) Peak body temperature predicts mortality in critically ill patients without cerebral damage. Heart Lung 39(3): 208–216

Mackowiak PA (2000) Diagnostic implications and clinical consequences of antipyretic therapy. Clin Infect Dis 31 Suppl 5: S230–233

Mackowiak PA, Boulant JA (1996) Fever's glass ceiling. Clin Infect Dis 22(3): 525–536

Netea MG, Kullberg BJ, et al. (2000) Circulating cytokines as mediators of fever. Clin Infect Dis 31 Suppl 5: S178–184

O'Grady NP, Barie PS, et al. (2008) Guidelines for evaluation of new fever in critically ill adult patients: 2008 update from the American College of Critical Care Medicine and the Infectious Diseases Society of America. Crit Care Med 36(4): 1330–1349

Schulman CI, Namias N, et al. (2005) The effect of antipyretic therapy upon outcomes in critically ill patients: a randomized, prospective study. Surg Infect (Larchmt) 6(4): 369–375

Theilen H, Ragaller M (2007) [Therapy of hyperthermia in sepsis and septic shock. Necessary or injurious?]. Anaesthesist 56(9): 949–952, 954–946

Vermeulen H, Storm-Versloot MN, et al. (2005) Diagnostic accuracy of routine postoperative body temperature measurements. Clin Infect Dis 40(10): 1404–1410

Komplikationen – Erkennung und Management

K.-W. Jauch, T. Strauss, W. Mutschler

95.1 Einführung

Die Medizin und damit auch die Chirurgie waren für den Patienten noch nie so sicher und nachvollziehbar wie heute. Trotzdem gewinnt man aus der öffentlichen Diskussion den Eindruck, dass Komplikations- und Fehlerhäufigkeit zunehmen und dass dabei die chirurgischen Fächer mit ca. drei Viertel aller Vorwürfe über Behandlungsfehler ganz im Vordergrund stehen. Dies hat wesentlich mit der leichtfertigen Verknüpfung der Begriffe Komplikation und Fehler, aber auch mit unterschiedlichen Betrachtungsweisen von Patienten, Ärzten und Juristen zu tun.

Mit unserer ärztlichen Tätigkeit sind obligat auch Komplikationen verbunden. Sie dürfen weder beschönigt noch negiert werden. Die Minimierung des Komplikationsrisikos einerseits, die rasche Erkennung und der sorgfältige Umgang mit der eingetretenen Komplikation andererseits machen (auch) eine gute Chirurgie aus. Davon handelt dieses Kapitel, denn oft ist nicht die Komplikation das Problem, sondern der Umgang mit ihr.

Zunächst muss aber erläutert werden, wie eine Komplikation definiert ist, wie Komplikation und Fehler zusammenhängen, was unter unvermeidbar bzw. schicksalshaft und was unter vermeidbare Fehlerfolge zu verstehen ist.

Nach J. Neu et al. (in Wirth et al. 2010) sind Komplikationen aus juristischer Sicht Verläufe nach ärztlicher Behandlung, bei denen entweder

- die angestrebten positiven gesundheitlichen Veränderungen objektiv ganz oder teilweise nicht erreicht werden, ohne dass zusätzlich dauerhafte negative Folgen aufgetreten sind (z. B. geringgradige Bewegungseinschränkung nach Hüft-TEP trotz besserer Beweglichkeit als präoperativ) oder
- die angestrebten positiven gesundheitlichen Veränderungen objektiv erreicht werden, aber zusätzlich negative Folgen aufgetreten sind (z. B. Zahnschaden bei Intubation) oder
- keine der angestrebten gesundheitlichen Veränderungen, sondern nur negative Folgen aufgetreten sind (z. B. Bypassverschluss postoperativ mit Amputationsfolge).

Für den Arzt sind vor allem die beiden erstgenannten Definitionen „gewöhnungsbedürftig" und lösen evtl. Unverständnis aus, aber dies ist der juristische Sprachgebrauch. Entscheidend ist, dass bei dieser Definition zunächst nicht die Ursache der Komplikation und die Frage der Vermeidbarkeit betrachtet wird.

> Eine Komplikation ist nicht zwangsläufig das Ergebnis eines Behandlungsfehlers (z. B. postoperative Pneumonie) und nicht jeder Behandlungsfehler führt zu einer Komplikation (z. B. unterlassene Thromboembolieprophylaxe bei Hüft-TEP muss nicht zu einer Thrombose führen).

Komplikationen beruhen auf drei möglichen Quellen:
- Patientendisposition
- Gefahrenpotenzial des Eingriffs
- Behandlungsfehlern

Alle Kombinationen dieser drei Faktoren können zur Komplikation führen, die dann als unvermeidbar erkrankungsbedingt, unerwünscht behandlungsbedingt, zwangsläufig erkrankungsbedingt oder vermeidbar eingestuft werden kann (Abb. 95.1).

Ein **Behandlungsfehler** ist dabei definiert als Verstoß gegen die anerkannten Regeln der Heilkunst (Tab. 95.1). Diese Regeln bestehen in
- der Beachtung der allgemein anerkannten Grundsätze in Diagnostik und Therapie,
- der Beachtung des in der medizinischen Praxis und Erfahrung Bewährten und
- der Beachtung des nach naturwissenschaftlicher Erkenntnis Gesicherten.

Komplikationen als Folge von Behandlungsfehlern entstehen auf ganz verschiedenen Ebenen und zu vielen Zeitpunkten der Arzt-Patienten-Beziehung, vom Erstkontakt bis hin zum Zeitpunkt nach Abschluss der Behandlung und Berichterstellung.

95.2 Einteilung und Schweregrad der Komplikationen

Eingetretene Komplikationen lassen sich nach verschiedenen Kriterien unterscheiden: nach akut oder subakut, nach behandlungsbedürftig oder nicht behandlungsbedürftig, nach diagnostisch oder therapeutisch und anderen mehr.

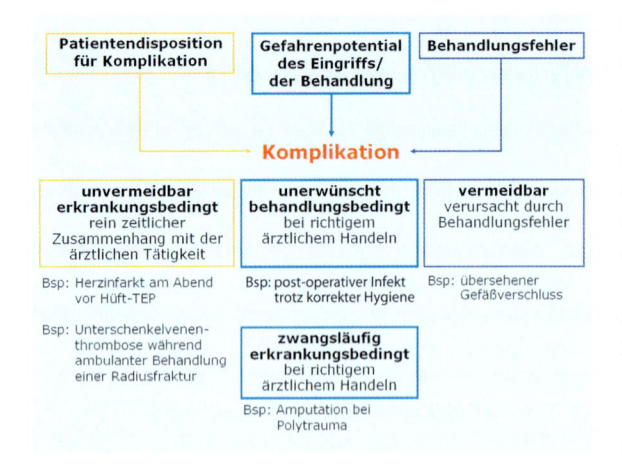

Abb. 95.1 Mögliche Quellen einer Komplikation

Für den Arzt entscheidend für das Procedere sind zwei Punkte:
- Erkennung der ersten Anzeichen einer Komplikation
- Einschätzung der Relevanz für den Patienten mit sich ggf. daraus ergebendem Handlungsbedarf und frühestmöglicher Therapie oder gar Prävention der vollen Komplikationsausprägung

Dazu muss der Arzt die Komplikationen kennen. Die Unterscheidung in allgemeine und spezifische Komplikationen ist sinnvoll. **Allgemeine Komplikationen** können jederzeit bei jedem Patienten auftreten und sind bei jeder Erkrankung mit in Betracht zu ziehen. Hierzu zählen Pneumonie, Harnwegsinfekt, koronare oder zerebrale Ischämie, Darmatonie, Thrombosen, Lungenembolie, Blutung. Diese können auch gehäuft bei bestimmten Erkrankungen auftreten und zählen dann zusätzlich zu den **speziellen Risiken** bei diesen Erkrankungen, z. B. zerebrale Ischämie nach Karotisoperation.

Darüber hinaus ist es für den Verlauf entscheidend, möglichst frühzeitig den **Schweregrad** der Komplikation richtig einzuschätzen. Daraus ergeben sich Konsequenzen für das Ausmaß und die Akuität weiterer diagnostischer und therapeutischer Maßnahmen. Dies ist ein lebenslanger Lernprozess für den Arzt und kennzeichnet die klinische Medizin als stark erfahrungsabhängige Tätigkeit, deren Grundlage ein fundiertes theoretisches Wissen ist. Das Komplikationsmanagement des gesamten Behandlungsteams ist auch wesentlicher Faktor bei den Ergebnissen von „High-volume"-Zentren im Umgang mit komplexen, komplikationsträchtigen chirurgischen Eingriffen (Dimick et al. 2003; Nguyen et al. 2004).

Technische Untersuchungen sind in angemessenem Ausmaß einzusetzen und in ihrer Invasivität abzuwägen. Um den Nutzen der Untersuchungen einzuschätzen, muss man über die Art und Häufigkeit ihrer Komplikationen wissen. Der Patient muss darüber aufgeklärt werden. Das kann nur kompetent erfolgen, wenn der Arzt diese Fakten kennt und einzuschätzen weiß.

Die Erkennung eines normalen Diagnostik- und Behandlungsablaufs ist an der raschen Rekonvaleszenz des Patienten üblicherweise recht gut ablesbar. Es gibt jedoch Abweichungen vom unauffälligen Verlauf, die einer besonderen Aufmerksamkeit bedürfen und täglich im Rahmen der Visiten ausgeschlossen werden sollten (▶ Kap. 91).

Hierzu können die Komplikationen in unterschiedliche Schweregrade eingeteilt werden, wobei sich eine klinisch relevante Graduierung empfiehlt (Clavien et al. 1992).

Schweregrade von Komplikationen
- Grad I – nicht behandlungsbedürftig, keine Verlängerung des Aufenthalts
- Grad II – medikamentös behandlungsbedürftig und/oder Verlängerung des Aufenthalts
- Grad III – interventionell oder operativ behandlungsbedürftig
- Grad IV – intensivmedizinisch behandlungsbedürftig
- Grad V – tödlich

Diese Schweregrade können auf alle Komplikationen angewandt werden. Ob die Komplikation allgemein oder behandlungsspezifisch ist, ist für den einzelnen Patienten irrelevant. Für ihn kommt es im Wesentlichen auf den Schweregrad und ggf. die bleibenden Folgen an. Der Schweregrad ist nicht immer bei Auftreten der Komplikation abschätzbar, da auch die Entwicklung einer Komplikation einer gewissen Dynamik unterliegt. Es sind jedoch mit zunehmender Erfahrung in Abhängigkeit von der Komorbidität des Patienten und der aktuellen Erkrankung bestimmte Schweregrade anzunehmen.

Im eigenen Patientengut des Jahres 2006 fanden wir prospektiv bei 921 dokumentierten Darmeingriffen eine Komplikationshäufigkeit (Schweregrade II–V nach Clavien) von 17,3 % (unveröffentlichte Daten). Hierbei fanden sich 4 % tödliche Komplikationen (Schweregrad V) und jeweils etwa 10 % Komplikationen der Grade II, III und IV. Dabei war bei Auftreten einer Komplikation in 70 % eine zweite, dritte und vierte Komplikation zu verzeichnen. So fand sich gleichzeitig bzw. in der Abfolge z. B. ein Wundinfekt verbunden mit einer Darmparalyse und Abszess oder eine Anastomoseninsuffizienz verbunden mit Pneumonie, Niereninsuffizienz und Vorhofflimmern. Bei den Todesfällen standen kardiopulmonale Ereignisse weit vor gastrointestinalen Problemen (Anastomoseninsuffizienz, Ileus). Bei Schweregrad IV standen gastrointestinale und pulmonale Probleme im Vordergrund. Bei Grad III und II kamen Wundheilungsstörungen und Harnwegsinfekte hinzu.

Tab. 95.1 Differenzierung von Behandlungsfehlern nach Fehlerquellen. (Nach Püschmann in Wirth/Mutschler 2010)

Übernahme der Behandlung	Durch Anfänger ohne genügende Erfahrung oder Anleitung Trotz mangelhafter Weiterbildung hinsichtlich der Behandlung bestimmter Erkrankungen Bei fachfremder Erkrankung ohne Gewährleistung des dort erforderlichen Standards Trotz unzureichender apparativer Ausstattung
Organisation	Mängel im Hygieneregime Mängel von Geräten, falsche Gerätebedienung Mängel von Medizinprodukten Unzureichende Arzneimittelvorhaltung, Implantatvorhaltung Unzureichende personelle Ausstattung, personelle Organisation
Diagnostik	Unterlassen von gebotenen Maßnahmen Fehlerhafte Durchführung von gebotenen Maßnahmen Durchführung nicht indizierter diagnostischer Maßnahmen
Therapie	Nichtbeachtung von Therapieprinzipien (Reihenfolge: Standardverfahren, neue Verfahren, Heilversuch) Fehlerhafte Interessenabwägung bei der Indikationsstellung Fehler bei der Verfahrenswahl Fehler bei der Planung des gewählten (operativen) Verfahrens Fehler bei der technischen Durchführung des gewählten (operativen) Verfahrens Fehler im postoperativen Verlauf durch Verkennung/ Vernachlässigung von Symptomen
Koordination/Kommunikation	Mängel im Zusammenhang mit der horizontalen Arbeitsteilung Mängel im Zusammenhang mit der vertikalen Arbeitsteilung Kommunikationsmängel
Beratung	Mängel in der therapeutischen Beratung (unzureichende Verhaltensempfehlungen) Mängel in der Beratung über Gefahren aus Krankheit/Behandlung Mängel in der Beratung über Notwendigkeit weiterer Diagnostik/Behandlung Mängel in der Verlaufsberatung (voraussichtlicher Krankheitsverlauf) Mängel in der wirtschaftlichen Beratung
Risikoaufklärung	Zu geringer Umfang des geschilderten Risikospektrums Zu später Zeitpunkt bei Elektiveingriff Aufklärung ausschließlich durch Übergabe von Aufklärungsformularen Ungeeignete Aufklärungsperson (Berufsanfänger, der die Operation nicht kennt) Falscher Aufklärungsadressat (bei Minderjährigen) Falsche Sprache bei des Deutschen sprachunkundigen Patienten
Dokumentation	Mängel bei zu geringem Umfang, Ungenauigkeiten

> Bei Erkennung einer Komplikation ist stets das Worst-Case-Szenario der weiteren Entwicklung dieser Komplikation anzunehmen, damit rechtzeitig ausreichend umfangreiche Maßnahmen zur Vermeidung einer weiteren Verschlechterung und Behandlung der eingetretenen Komplikation getroffen werden können. Hierzu sind intensivmedizinische Kenntnisse sehr hilfreich.

95.3 Allgemeine Komplikationen

Die Erkennung von Unregelmäßigkeiten im Behandlungsverlauf beruht meist auf einfachen klinischen Parametern, die ohne großen technischen Aufwand im Rahmen von klinischen Verlaufsuntersuchungen (z. B. Visiten) erkennbar sind. Darüber hinaus sollten auch organisatorische Schwächen im Prozessablauf erfasst werden.

Übliche Parameter zur Erkennung allgemeiner Komplikationen sind die **Vitalparameter**:
- Blutdruck
- Puls
- Temperatur
- Schmerz
- Atmung (Dyspnoe, Rasselgeräusche, Giemen, Stridor etc.)
- Neurologische Auffälligkeiten (Verwirrtheit, Paresen, Dysästhesie, fokal-neurologische Symptome etc.)

Darüber hinaus sollten beurteilt werden:
- Stuhl- und Harnauffälligkeiten
- Hautveränderungen (Farbe, Temperatur, Turgor)
- Krankheitsgefühl des Patienten

Diese Parameter sind schnell klinisch und anamnestisch erfassbar und können auf verschiedene Komplikationen hindeuten, die in die folgenden differenzialdiagnostischen Überlegungen aufgenommen werden müssen. Wie bei der Erstuntersuchung des Patienten ist auch bei der Diagnostik der Komplikationen ein Mosaik der Symptome richtungsweisend.

Das Spektrum der Komplikationsmöglichkeiten ist abhängig von Alter und Geschlecht, aktueller Erkrankung und Komorbiditäten des Patienten sowie entsprechender medikamentöser Therapie. So muss beispielsweise bei Patienten mit Gerinnungshemmung (unabhängig vom gehemmten System) eher mit Blutungen gerechnet werden als bei Patienten ohne gerinnungshemmende Therapie.

Grundsätzlich ist immer auch eine Nebenwirkung oder unerwartete Interaktion von Medikamenten in Betracht zu ziehen wie z. B. die Einschränkung der Nierenfunktion durch nichtsteroidale Analgetika.

> **Typische Allgemeinkomplikationen**
> - Infektiös: Harnwegsinfekt, Pneumonie, Kathetersepsis, Endokarditis
> - Kardiozirkulatorisch: Myokardischämie, Rhythmusstörungen, Pumpfunktionsstörungen, Hyper- oder Hypotonie, Lungenembolie
> - Pulmonal: Pneumonie, exazerbierte COPD, Lungenödem, Lungenembolie
> - Neurologisch: Verwirrtheit, Entzugssymptome, Somnolenz, zerebrale Ischämie, Paresen, Dysästhesie
> - Gastrointestinal: Ileus, Stressulkus mit/ohne Blutung, Diarrhö

Die ▶ Übersicht erhebt keinen Anspruch auf Vollständigkeit. Je nach Ursache können sich verschiedene Symptome gleichzeitig darstellen oder überlagern.

Besondere Aufmerksamkeit ist den **nosokomialen Infektionen** zu schenken (Burke et al. 2003). Da für den einzelnen Arzt nicht zu entscheiden ist, ob die aufgetretene Infektion endogen bedingt ist oder durch einen nosokomialen Keim verursacht wird, sind kontinuierliche Überwachungsuntersuchungen mit dem betreuenden mikrobiologischen Institut erforderlich. Hierzu muss in regelmäßigen gemeinsamen Konferenzen die aktuelle Keim- und Infektionsbelastung der jeweiligen Klinik besprochen werden, um Problemkeime erkennen und bekämpfen zu können. Häufig auftretende Infektionen (z. B. Wundinfekte) sollten hierzu ebenso als Tracer-Diagnose verwendet werden wie typische Infektionen in besonders kritischen Bereichen wie Intensivstationen (z. B. Pneumonie). Allerdings sind auch hier verschiedene Definitionen und andere Fußangeln zu berücksichtigen, die zu irreführenden Interpretationen führen können (Wilson et al. 2004). Aktuelle Informationen sind erhältlich unter der Homepage des Nationalen Referenz Zentrums Hygiene: www.nrz-hygiene.de.

95.4 Spezielle Komplikationen

Diagnostik Jede Art der Diagnostik hat spezifische Komplikationsmöglichkeiten (z. B. Kontrastmittelreaktionen). Diese muss der anordnende Arzt kennen, da er nur dann in der Lage ist, Nutzen und Risiko für den Patienten realistisch einschätzen zu können. Zudem muss er den Patienten über die geplanten Untersuchungen aufklären.

Therapie Bei der Therapie gibt es ebenfalls je nach Art der Behandlung typische Komplikationsmöglichkeiten, über die der Patient aufgeklärt werden muss.

Aufgegliedert nach den chirurgischen Hauptgebieten ergeben sich beispielhaft spezielle Komplikationen in folgenden Bereichen:

- **Allgemeinchirurgie**
  - Antibiotikatherapie (Unverträglichkeit bis hin zum allergischen Schock, renale oder hepatische Organdysfunktion, Ausbildung einer pseudomembranösen Kolitis)
  - Schilddrüsenchirurgie (akute Nachblutung mit Dyspnoe, Kalziumstoffwechselstörung mit Tetanie, Rekurrensparese mit Heiserkeit, Schluckstörungen)
  - Hernienchirurgie (Wundheilungsstörung mit ggf. Infekt des eingebrachten Fremdmaterials, Rezidiv, Nachblutung, Schmerzen, Dysästhesie)
- **Gefäßchirurgie**
  - Periphere Gefäßchirurgie (akute Blutung, Durchblutungsstörung mit Ischämie, Schmerz, Kälte und Blässe der betroffenen Region, Kompartmentsyndrom, Bypass-Infekt)
  - Supraaortale Gefäßchirurgie (Hyper-/Hypotonie, zerebrale Ischämie, Nachblutung, Nervenläsion)
  - Aortale Gefäßchirurgie (Nachblutung, viszerale Durchblutungsstörungen mit Organdysfunktion (Niere, Leber, Darm), spinale Durchblutungsstörungen mit neurologischen Ausfällen bis hin zum Querschnitt)
- **Thoraxchirurgie**
  - Persistierende Parenchymfistel mit/ohne Pneumothorax
  - Dys-/Atelektase (durch Schleim)
  - Pneumonie, Pleuraerguss, Pleuraempyem
  - Zwerchfellhochstand, Heiserkeit, Schluckstörungen
- **Unfallchirurgie**
  - Fehlstellung bei konservativer Therapie („Abrutschen im Gips")
  - Thrombose
  - CRPS = chronisches regionales Schmerzsyndrom (sympathische Reflexdystrophie, Sudeck-Syndrom)

- Weichteilinfekt, Wundheilungsstörung
- Kompartmentsyndrom
- Materialbruch bei Osteosynthese
- Osteosyntheseinfekt, Gelenkempyem (Rötung, Schwellung, Schmerz)
- **Viszeralchirurgie**
  - Anatomoseninsuffizienz (Bauchschmerzen, Fieber, Stuhlverhalt, Peritonitis, Fistel)
  - Parenchymfistel (Galle, Pankreassekret, Urin)
  - Darmatonie/Ileus (paralytisch, mechanisch)
  - Stomakomplikation (Nekrose, Prolaps, Stenose, Retraktion)
  - Organdysfunktion/-versagen (Leber, Pankreas, Niere)
  - Infekt (Peritonitis, Kolitis, Cholangitis, Pankreatitis)

Komplikationen treten meist in der Frühphase der Behandlung auf, können jedoch auch erst im Verlauf nach Entlassung evident werden (z. B. sympathische Reflexdystrophie, Wundheilungsstörung, „Afferent"- oder „Efferentloop"-Syndrom o. ä.). Dies erfordert dann differenzierte Diagnostik- und Therapieverfahren, die im Einzelfall mit einem Oberarzt abgestimmt werden sollten. Auch sollten klinikintern für häufige spezifische Komplikationen diagnostische und therapeutische Standards ausgearbeitet und jederzeit abrufbar sein.

95.5 Management der Komplikationen

95.5.1 Fallbeispiel

Ein 67-jähriger Patient mit einem BMI von 29 kg/m² liegt nach tiefer anteriorer Rektumresektion bei Rektumkarzinom nach neoadjuvanter Therapie auf der Normalstation. Es ist der 5. postoperative Tag und die Pflegekraft berichtet, dass der Patient erst Schüttelfrost und jetzt Fieber bis 38,3 °C entwickelt hat. Um das Ausmaß der Störung bei diesem Patienten abschätzen zu können, gehen Sie hin und untersuchen ihn.

Bei der **körperlichen Untersuchung** fallen folgende Befunde auf: Der Patient ist orientiert, erschöpft, blass, tachypnoisch, Blutdruck 90/60 mmHg. Er klagt über einen diffusen abdominellen Druck und Atemnot. Das Abdomen ist leicht gespannt, keine Darmgeräusche auskultierbar, verschärftes Atemgeräusch über beiden Lungen basal.

Welche 3 **Differenzialdiagnosen** sind am wahrscheinlichsten?
- Anatomoseninsuffizienz mit beginnender Sepsis
- Paralytischer Ileus mit Aspiration und Pneumonie
- Katheterinfekt mit Sepsis

Daneben sollten noch weitere Differenzialdiagnosen (z. B. postoperativer Infarkt, Lungenembolie, Urosepsis, Blutung usw.) betrachtet werden, die nach Ausschluss der drei wahrscheinlichsten mit abgeklärt werden müssen.

Welche **Maßnahmen** sind zu ergreifen? Unverzüglich sollte der Patient ca. 4 l/min Sauerstoff über eine Nasenbrille erhalten. Dann sollte ihm Blut abgenommen werden für die Labordiagnostik (Entzündungszeichen, Myokardmarker, D-Dimer) sowie ein EKG geschrieben werden. Eine zielgerichtete Antibiose sollte bei klarer Verdachtsdiagnose frühestmöglich eingeleitet werden, ggf. ist bei Verdacht auf Katheterinfekt derselbe zu ziehen (Mikrobiologie) und ein periphere Kanüle anzulegen. Danach ist zumindest ein Röntgenbild von Thorax und Abdomen angebracht. Sollte sich der Zustand des Patienten in kurzer Zeit nicht bessern, so ist zum Ausschluss einer Anastomoseninsuffizienz und einer Lungenembolie eine Spiral-CT-Untersuchung des Rumpfes anzustreben, bevor der Patient intensivmedizinisch überwacht bzw. einer Intervention (perkutane Drainage, endoskopische Drainage und Spülung bis hin zu rascher Reoperation bei Peritonitis) zugeführt wird.

95.5.2 Therapiezeitpunkt

Die Erkennung einer Komplikation erfordert immer im selben Moment eine Einschätzung zur Therapieerfordernis. Sollte diese nicht gegeben sein, so muss bei jedem neuen Aspekt im Verlauf diese Frage immer wieder gestellt werden, um nicht den Zeitpunkt zum Handeln zu verpassen.

Tritt eine Komplikation ein, muss neben der jeweils notwendigen spezifischen Diagnostik und deren Ergebnissen die therapeutische Konsequenz bedacht werden: Was muss wann, womit und mit welcher zeitlichen Priorität behandelt werden? Wie invasiv sind Diagnostik und Therapie durchzuführen, um die Komplikation sicher zu beherrschen?

> **Grundsätzlich gilt, dass bei einem Patienten eher eine großzügige Indikation zur Revision gestellt werden sollte als dass eine Therapie unterlassen wird (frühzeitige operative Revision versus Abwarten).**

Je lebensbedrohlicher die Komplikation und je schwerwiegender die Folgen, desto invasiver und zügiger muss die erforderliche symptomatische und kausale Therapie eingeleitet werden. Da im **akuten Notfall** eine kausale Therapie mangels rascher zielführender Diagnostik oft erst verzögert einsetzen kann, muss sich jeder Arzt mit der Notfallsituation (Hilfe holen, grundlegende Techniken der Reani-

Tab. 95.2 Komplikationen, die ein sofortiges Eingreifen notwendig machen

Operation	Symptome	Ursache/Folge	Therapeutische Maßnahmen
Jede Operation	Dyspnoe, Thoraxschmerz	Embolie, Infarkt, Blutungsschock, Pneumonie	Sofortige Diagnostik (Labor, Bildgebung) und Therapie (medikamentös, operativ oder intensivmedizinisch)
Strumaoperation	Dyspnoe, Halsschwellung	Plötzliche Hypoxie durch Ödem	Sofortige Eröffnung der Wunde, erfahrenen Anästhesisten für Intubation verständigen
Darmoperation	Bauchschmerz, Fieber	Peritonitis bei Anastomoseninsuffizienz	Zügige Diagnostik (Labor, Bildgebung) und ggf. Intervention
Abdominelle Operation	Erbrechen, Völlegefühl	Darmatonie, -obstruktion, Abszess, Adhäsionen	Magensonde zur Entlastung, dann bildgebende Diagnostik, konservative Therapie oder Intervention
Leistenbruchoperation	Skrotalschmerz	Hodentorsion, -ischämie	Diagnostische operative Hodenfreilegung
Extremitäten-, Gefäßoperation	Schmerzen	Kompartmentsyndrom, Nervenläsion	Sofortige Diagnostik, Druckmessung, Entlastung

mation und Intensivmedizin) und den dann verfügbaren Strukturen (Notfallteam, Herzalarm, Telefonnummern Operationspersonal, Anästhesie, Intensivstation) vertraut machen und diese Situationen üben. Die Dringlichkeit einer Behandlung sollte in diesem Szenario erkannt und nicht unterschätzt werden.

Beispiele für Komplikationen, die unverzüglich erkannt und behandelt werden müssen, stellt ◘ Tab. 95.2 dar.

Die Behandlung von Komplikationen gehört grundsätzlich in die Hand des Erfahrensten. Je mehr Zeit man für die Behandlung der Komplikation hat, umso mehr Zeit muss man investieren, damit der Erfahrenste in die Behandlung einbezogen werden kann. Bei Lebensgefahr ist damit keine Zeit zu verschwenden, sondern Hilfe zu holen und mit lebenserhaltenden Maßnahmen zu beginnen.

Bei Patienten mit **eingeschränkter Lebenserwartung**, zweifelhaften Therapieaussichten bei hohem Mortalitätsrisiko oder vorliegender Patientenverfügung sollte im Vorfeld der Behandlung das Ausmaß der zu ergreifenden Maßnahmen bei Komplikationen mit den Patienten selbst, den Angehörigen und gesetzlichen Betreuern vereinbart und schriftlich fixiert werden.

95.5.3 Qualitätssicherung

Komplikationen zu vermeiden ist die vornehmste Aufgabe der Qualitätssicherung. Doch auch die beste medizinische Qualität wird Komplikationen nie beseitigen können. Damit es im Zweifelsfall nicht zur Beweislastumkehr vor Gericht kommt, ist eine penible **Dokumentation** der Ereignisse mit Datums- und Zeitangaben unabdingbar. Auch für die Rechtfertigung von Verweildauern gegenüber dem MDK (Medizinischer Dienst der Kassen) ist die suffiziente Dokumentation unverzichtbar.

Zur Dokumentation empfiehlt sich ein standardisierter Bogen bzw. ein web-basiertes System zur schnellen Erfassung von Komplikationen sowie die Einrichtung eines Beauftragten, bei dem alle diesbezüglichen Daten zusammenlaufen (◘ Abb. 95.2). Die Erfassung von Beinahe-Ereignissen über ein anonymes Meldesystem sollte ebenfalls im Repertoire des Qualitätsmanagements vorhanden sein. So lassen sich Systemfehler, die im Einzelfall als zufällig betrachtet werden, in der Übersicht über verschiedene Bereiche jedoch als systematisch erkannt werden, aufdecken und beheben (https://www.cirsmedical.ch/Deutschland/cirs bzw. http://www.medana.unibas.ch/cirs). Es muss sichergestellt sein, dass alle diese Daten aufgearbeitet werden. In regelmäßigen Mortalitäts-/Morbiditäts- sowie Komplikationskonferenzen müssen die aufgearbeiteten Ergebnisse klinikintern diskutiert werden und ggf. Maßnahmen zur Verbesserung eingeleitet werden. Damit ist eine Qualitätssteigerung der Behandlung verbunden, die durch eine verminderte Zahl an Komplikationen auch weniger Ressourcen der Klinik bindet.

Hingegen sind externe und veröffentlichte Qualitätsberichte mit sehr großer Vorsicht zu interpretieren, da diese unter verschiedenen Kliniken nicht vergleichbar sind und häufig das Ziel der tatsächlichen Qualitätsdarstellung eher nachrangige Bedeutung hat.

Das Erkennen und Behandeln von Komplikationen setzt ein fundiertes medizinisches Wissen und viel Erfahrung voraus. Für ersteres legt das Studium die Grundlage, zweiteres erfordert viel Engagement und Zeit im Umgang mit Patienten.

95.5 · Management der Komplikationen

Dokumentation unerwünschte Ereignisse

Bitte kurz das unerwünschte Ereignis mit Datum des Auftretens/Feststellens frei oder codiert (s.u.) auf diesem Bogen dokumentieren und mit Patientenetikett versehen in ein Fach der Chirurgischen Dokumentation legen.

Vielen Dank

Datum: ____ . ____ . _____

Großes Patientenetikett

Unerwünschtes Ereignis (z.B. Wundabszess, postop. Fistel, Nahtdehiszenz o.ä.):

_____

_____

_____

CODE: (1) _____ (2) _____ (3) _____

Organ	Schweregrad	Erkrankung
Hirn – **Z** (NS)	1 – keine spezifische Therapie, Liegedauer normal	Blutung/Nachblutung/Hb-Verlust – **B** (lutung)
Herz – **C** (or)	2 – med. Therapie oder/und Liegedauer verlängert	Venöse Thrombose – **T** (hrombose)
Lunge – **P** (ulmo)	3 – operat. Therapie, Normalstation	Embolie – **E** (mbolie)
Leber – **H** (epar)	4 – Intensivtherapie und/oder OP	Perfusionsstörung/Infarkt – **P** (erfusionsstörung)
Gefäße – **V** (asa)	5 – zum Tode führend	Nekrose – **N** (ekrose)
Gastrointestinal – **G** (astrointest)	Nach Elektiv-OP >72h Intensivst. = Komplikation	Anastomoseninsuffizienz, Fistelbildung – **L** (eckage)
Urogenital – **U** (rogenital)	Nach Notfall-OP >72h beatmet = Komplikation	Infekt – **I** (nfekt)
Pankreas – **B** (auchspeicheldrüse)		Abstoßung – **A** (bstößung)
Muskulatur – **M** (usculi)		Neurolog. Funktion – **F** (unctio)
Knochen – **O** (ssa)		allerg. Reaktion, asept. Entzündung +/- Erguss – **R** (eactio)
Gesicht/HNO/Augen – **Q**		Organdysfunktion/-versagen – **O**
Haut – **D** (ermis)		Kompartmentsyndrom – **K**
Milz – **L** (ien)		Verwachsung, Bride, Stenose, Hernie, Ileus, Inkarzeration – **V** (erwachsung)
Periphere Nerven – **N** (ervi)		Sonstige – **S** (onstige)
Gelenk – **X**		Iatrogene Verletzung – **X**
Wunde – **W** (unde)		
Fremdmaterial – **F**		
Sonstige – **S** (onstige)		
Extremität – **E**		
Gerinnung – **K**		
Peritoneum/Pleura – **Y**		

Beispiel: P.5.E   An Lungenembolie verstorben
Beispiel: W.3.I   Operative Revision eines Wundinfekts

Abb. 95.2 Dokumentationsbogen für unerwünschte Ereignisse

Darüber hinaus ist für den Umgang mit Komplikationen eine umfassende „Fehlerkultur" zu fordern, die klinikweit alle Bereiche erfassen sollte. Im medizinischen Bereich ist diese Kultur erst in den letzten Jahren erkannt worden. Durch Erkenntnisse aus anderen komplexen und fehleranfälligen Bereichen des modernen Lebens wie der Luftfahrt ist ein Umdenken dahingehend erforderlich, dass ein abweichender Verlauf nicht zwangsläufig zu einer Komplikation führt. Eine Komplikation entsteht nicht durch den Fehler eines Einzelnen mit dem dahinter stehenden persönlichen Versagen. Auch löst ein einzelner Fehler keine Komplikation aus. Nur eine Verkettung verschiedener abweichender Faktoren führt zur Komplikation. Somit ist von allen Beteiligten der Dienstleistung Medizin die nötige Aufmerksamkeit gefordert, damit abweichende Faktoren rechtzeitig erkannt und entschärft werden können. Die bisher sehr verbreitete persönliche Schuldzuweisung ist für den Behandlungserfolg kontraproduktiv und für den Patienten gefährlich, da Fehler negiert oder vertuscht werden und somit nicht einer möglichst objektiven Aufarbeitung zur Verfügung stehen. Damit alle Beteiligten einen offenen Umgang mit Fehlern pflegen können und aus Fehlern lernen können, ist ein transparentes System zur Erfassung und Aufarbeitung von kritischen Vorfällen und Komplikationen erforderlich.

Letztendlich sind Fehler und auch Komplikationen in komplexen Systemen, in denen Menschen mit menschlichen Schwächen arbeiten, unvermeidlich. Aber mit der nötigen Erfahrung und Aufarbeitung kann man die vermeidbaren Fehler soweit reduzieren, dass möglichst nur noch der statistische Anteil verbleibt.

Da dieses Ziel im biologischen System „Mensch" im Einzelfall nicht erreicht werden kann, ist die Unterscheidung zwischen abweichendem Verlauf und Komplikation weiterhin entscheidend für den Behandlungserfolg und benötigt die gesamte Aufmerksamkeit und Erfahrung des Arztes.

Literatur

Burke J (2003) Infection control – a problem for patient safety. N Engl J Med 348:651–656

Clavien PA, Sanabria JR, Strasberg SM (1992) Proposed classification of complications of surgery with examples of utility in cholecystectomy. Surgery 111(5):518–526

Dimick JB, Pronovost PJ, Cowan JA Jr, Lipsett PA, Stanley JC, Upchurch GR Jr (2003) Variation in postoperative complication rates after high-risk surgery in the United States. Surgery 134(4):534–541

Dindo D, Demartines N, Clavien PA (2004) Classification of surgical complications: a new proposal with evaluation in a cohort of 6336 patients and results of a survey. Ann Surg 240(2):205–215

Nguyen NT, Paya M, Stevens CM, Mavandadi S, Zainabadi K, Wilson SE (2004) The relationship between hospital volume and outcome in bariatric surgery at academic medical centers. Ann Surg 240(4):586–594

Veen EJ, Janssen-Heijnen MLG, Leenen LPH, Roukema JA (2005) The registration of complications in surgery: a learning curve. World J Surg 29:402–409

Wilson AP, Gibbons C, Reeves BC, Hodgson B, Liu M, Plummer D, Krukowski ZH, Bruce J, Wilson J, Pearson A (2004) Surgical wound infection as a performance indicator: agreement of common definitions of wound infection in 4773 patients. BMJ 329(7468):720

Wirth CJ, Mutschler W, Bischoff HP, Püschmann H, Neu J (2010) Komplikationen in Orthopädie und Unfallchirurgie. Thieme, Stuttgart

Dokumentation, Arztbrief und Operationsbericht

K.-W. Jauch

96.1 Einführung

Die Dokumentation ärztlichen Handelns ist eine grundlegende Pflicht im Behandlungsprozess und ist rechtlich zur Sicherheit des Patienten unverzichtbar. Die Dokumentation von Anamnese, Befunderhebung und Diagnostik, Gesprächen und Interventionen bis hin zur Operation dient der sachgerechten Behandlung/Weiterbehandlung des Patienten, aber genauso der Rechenschaftslegung gegenüber dem Patienten und Kostenträgern, als auch der Beweissicherung für Arzt und Patient sowie letztlich der ordnungsgemäßen Abrechnung von Leistungen.

Der Arztbrief ist zweifellos bei der Behandlung eines Patienten die wichtigste Informationshilfe für den weiterbehandelnden Arzt. Nach einer Analyse der Arztbriefe im Rahmen einer Feldstudie Rektumkarzinom konnten wir sogar nachweisen, dass die Qualität eines Arztbriefes mit der Versorgungsqualität eines Hauses korreliert und unzureichende Informationsweitergabe in Arztbriefen zu schlechteren Behandlungsstrategien führen (Spatz et al. 2001). Andererseits wird kaum systematisch gelehrt, wie ein Arztbrief aufgebaut sein sollte, und immer wieder kommen Arztbriefe erst nach Wochen oder Monaten zum Hausarzt oder Einweiser, zu einem Zeitpunkt, zu dem bereits im Brief Kontrollen empfohlen wurden.

Ein schwer verständliches Versäumnis stellt auch eine späte Information des Hausarztes bei Todesfällen oder schweren Komplikationen dar. Gerade hier ist die Information und Interaktion im Dreieck von Patient und Angehörigen, Krankenhausarzt und Hausarzt eminent wichtig, um Vorwürfen, die oft auf Fehl- und Desinformation beruhen, vorzubeugen.

Die Liste der vermeidbaren Fehler bei der Erstellung von Arztbriefen ist ebenso lang wie die Sammlung von sprachlichen und medizinischen Stilblüten. Während manche Arztbriefe eher einer belletristischen Etüde nahe kommen, zeichnen sich „chirurgische" Briefe oft durch spartanische Züge mit fragmentarischen Angaben aus. Auch mit der Möglichkeit elektronisch zusammengestellter Arztbriefe im Rahmen von Informationssystemen und elektronischer Krankenakten sind die Beschwerden über Arztbriefe noch nicht vermindert.

Gerade Chirurgen sind nicht unbedingt diktier- und schreibfreudig, weshalb die Bearbeitung und das Diktieren der Arztbriefe für den jungen Kollegen und Anfänger eine der ersten Pflichten darstellt. Dies mag fördernd sein, wenn eine systematische Anleitung und Korrektur erfolgt, da der klinische Verlauf eines Patienten und die Systematik eines Behandlungsprozesses durch das Erarbeiten eines guten Arztbriefes gelernt wird.

In diesem Kapitel soll daher eine Anleitung für den Anfänger zum praktischen Erstellen eines Arztbriefes gegeben werden.

96.2 Funktionen des Arztbriefes

Ein Arztbrief kann ganz verschiedene Funktionen erfüllen, auch wenn primär die **Information des oder der weiterbehandelnden Ärzte** über den Krankenhausaufenthalt Anlass für den Arztbrief an sich darstellt. Weitere sinnvolle Funktionen eines Arztbriefes können sein:

- Dokument entsprechend der **Aufzeichnungspflicht** für Rückfragen aller Art, z. B. des Medizinischen Dienstes der Kassen, Versicherungsträger, Rechtsanwälte.
- Dokument für die **DRG-Dokumentation** anhand der Diagnosen und Prozeduren. Ein DRG-Dokumentar kann dann anhand der Arztbriefe die DRG-Dokumentation vornehmen und so die Ärzte von Dokumentationsaufgaben entlasten.
- Dokument für ein **Register** oder eine **Qualitätssicherung**. Auch diese Dokumentationspflichten können aus dem Operationsbericht und dem Arztbrief abgeleitet bzw. elektronisch übertragen werden, was die Ärzte wiederum entlastet.
- **Interne Qualitätskontrolle** über Komplikationsstatistik, Infektionsstatistik und wissenschaftliche Dokumentation für Datenbanken, die über entsprechende Schnittstellen erstellt werden.
- Arztbrief als **interne Gedächtnisstütze**, auf welche bei Ereignissen im Verlauf oder Notaufnahme über eine Datenbank jederzeit zurückgegriffen werden kann (z. B. wichtige anatomische Variationen, therapierelevante Besonderheiten).
- Nicht nur Inhalt, sondern auch Aufmachung des Briefkopfes und des Briefes stellen einen wichtigen Teil der **Außendarstellung** einer Klinik dar. Dies im

- Sinne eines „Corporate Design" oder auch der Auflistung der Spezialgebiete, spezieller Sprechstunden oder wichtiger Kontaktmöglichkeiten.
- Bei einem guten Arztbrief erhält der Empfänger neben der Information über den speziellen Patienten auch ein Spiegelbild des **aktuellen Wissenstand und Versorgungsstandards**, z. B. bei Tumorpatienten. Ohne lehrerhaft zu wirken kann der Arztbrief eine exzellente Möglichkeit der Fortbildung für den Empfänger darstellen und wirkt auch so als „Werbeprospekt" der Klinik und ihrer Versorgungsqualität.

Um all diesen Möglichkeiten und Funktionen gerecht zu werden bedarf es zweier Voraussetzungen: Zum einen eine standardisierte Vorlage und Konzeption des Arztbriefes mit Festlegung, Erfassung und Kontrolle der relevanten Daten. Zum anderen sind EDV-technische Hard- und Softwarelösungen notwendig, um die Informationen im Arztbrief vielfältig zu nutzen und Doppeldokumentation zu vermeiden. Genauso hilfreich kann es sein, wenn in standardisierten Arztbriefen die Patientendaten, Operationsdaten und vielerlei Befunde automatisch übertragen werden, wodurch auch Übertragungsfehler reduziert und Schreibkräfte entlastet werden.

96.3 Minimalstandard eines Arztbriefes

Seit 20 Jahren wurde in München von der Ärztekammer und den Krankenhäusern der Versuch unternommen, einen Standard für Arztbriefe festzulegen. 1997 wurde dann ein einheitlicher Entlassungsbrief formuliert, der allerdings nie Anwendung fand. Es wurden jedoch 1997 Minimalstandards für die Entlassung vom Arbeitskreis Versorgungskette festgelegt. Auch in den heutigen Zertifizierungsanforderungen (Onkozert, Krebszentren) ist die zeitnahe Erstellung und Versendung des Arztbriefes eine Grundvoraussetzung für ausreichende Behandlungsqualität.

> **Die Informationen sollten spätestens am Entlassungstag an den Hausarzt schriftlich oder ggf. telefonisch übermittelt werden. Bei Problempatienten und akutem Weiterversorgungsbedarf sollte der Hausarzt 1–2 Tage vor Entlassung kontaktiert und informiert werden.**

Das direkte Telefongespräch mit dem niedergelassenen Kollegen stellt die beste Ausgangsbasis für eine fruchtbare Kooperation dar und sollte nicht vernachlässigt werden. Vielfach werden die einweisenden Kollegen auch nach der Operation oder bei Auftreten von Problemen kontaktiert werden, da sie oft für die Angehörigen die Ansprechpartner oder Vertrauenspersonen darstellen und hier eine zeitnahe Information viele Probleme im Ansatz verhindern kann.

Folgende Informationen sollten **schriftlich** (nicht handschriftlich!) in einem Kurzbrief weitergegeben werden:
- Name, Telefon- und Faxnummer des zuständigen Krankenhausarztes für Rückfragen
- Diagnose und neu hinzugekommene Diagnosen
- Noch ausstehende Diagnostik und offene Fragen
- Vorgeschlagene Kontrolluntersuchungen
- Therapievorschlag mit Wirkstoffbezeichnung und Dosierung
- Weitere wichtige Aspekte für die Weiterbehandlung
- Eventuelle Compliance-Probleme während des Krankenhausaufenthaltes
- Aufklärung und Informationstand des Patienten

In der Regel werden diese Kurzarztbriefe heute mit Hilfe einer Druckvorlage am Computer innerhalb weniger Minuten druckfertig erstellt. Vorzuziehen ist jedoch, den Entlassungsbrief gleich als Endversion des Arztbriefes oder als vorläufige Version des endgültigen Arztbriefes zu erstellen.

96.4 Der Standardarztbrief

Im Rahmen einer Feldstudie des BMBF wurden in München Standardarztbriefe entwickelt, die inzwischen in verschiedenen veränderten Versionen angewendet wurden. Über mehrere Jahre konnte im Tumorzentrum Regensburg durch flächendeckende Etablierung von Standardarztbriefvorlagen in unterschiedlichen Software-Programmen eine Optimierung der Inhalte und höhere Leitlinienadhärenz in der adjuvanten Therapie des Kolonkarzinoms belegt werden.

Es kann daher jedem Kollegen nur empfohlen werden, vor Diktat eines Arztbriefes sich eine Vorlage zur Gliederung zu erstellen, falls dies im Haus nicht etabliert ist. Daneben ist die Überprüfung der Akte auf Vollständigkeit und die Kenntnis der Befunde und Besonderheiten vor Diktat eine Voraussetzung, um im Diktat auch sprachliche Aspekte zu berücksichtigen.

Genauso unverzichtbar ist vor Diktat des Arztbriefes auch das entsprechende Vorbereitungs-/Entlassungsgespräch mit dem Patienten, um z. B. noch die fehlende Adresse des Hausarztes/Gastroenterologen oder weiterer Ärzte zu erfahren. In der Regel ist daher am Tage vor Entlassung nach dem Gespräch mit dem Patienten der Arztbrief zu diktieren. So kann er noch vor Entlassung geschrieben und korrigiert werden, um ihn dann dem Patienten gleich mitzugeben.

96.4 · Der Standardarztbrief

> Ziel ist trotz der Vielfalt der Informationspunkte der „schlanke" Arztbrief mit präzisen Angaben und in gutem Deutsch.

96.4.1 Adressaten

Der Arztbrief sollte zunächst an den weiterbehandelnden Arzt gerichtet sein. Selbstverständlich müssen auch der einweisende Kollege (ggf. Notfalldienst), vorbehandelnde Ärzte und mitbehandelnde Kollegen den Brief nachrichtlich erhalten. Der niedergelassene Nuklearmediziner möchte über „seinen Strumapatienten" genauso informiert sein wie der niedergelassene Radiologe oder Endoskopiker über den Tumorbefund eines Patienten, bei dessen präoperativer Abklärung er mitgewirkt hat. Bei multimodalen Therapiekonzepten benötigt der Strahlentherapeut den Brief ebenso wie der Onkologe und der Hausarzt. Unverzeihlich sind im Sinne der kollegialen Wertschätzung Briefe, die nur an den Patienten gerichtet sind mit der Maßgabe „zur Weiterleitung an den Hausarzt".

> Patientenname, Geburtsdatum, Adresse und Zeitraum des betreffenden Aufenthaltes sind Grunddaten, die für eine eindeutige Zuordnung des Patienten benötigt werden.

96.4.2 Diagnose

An vorderster Stelle sollte immer die medizinisch entscheidende **Entlassungsdiagnose** genannt werden, ggf. mit ICD-Schlüssel. Einweisungsdiagnose, Nebendiagnosen und Vordiagnosen sowie pflegerelevanten Diagnosen sind zu nennen, wenn sie für die weitere Betreuung des Patienten wichtig sind. Es sollten jedoch nicht, wie mancherorts üblich, Arztbriefe mit einer Unzahl von medizinisch nicht relevanten Diagnosen erstellt werden, nur um ja nichts für die DRG-Gruppierung zu vergessen. Komplikationen im Behandlungsverlauf sind ebenfalls zu nennen.

> **Beispiel**
> - Rektumkarzinom 4–7 cm ab ano
> - Zustand nach neoadjuvanter Radiochemotherapie 2/06–4/06
> - Postoperatives Tumorstadium: ypT2, ypN1(3/12), cM0,R0,L0,V0
> - Metabolisches Syndrom mit insulinpflichtigem Diabetes und Hypertonie
> - Postoperatives Durchgangssyndrom
> - Postoperative Pneumonie mit E.-coli-Nachweis

96.4.3 Operation/Therapiemaßnahmen

Hier sollten die Operationsverfahren mit Datum sowie weitere DRG-relevante Prozeduren und medizinisch sowie pflegerische Behandlungsverfahren angegeben werden.

> **Beispiel**
> - Tiefe anteriore Rektumresektion mit TME und protektiver Ileostomaanlage am 15.5.06
> - Postoperative Intensivtherapie vom 15.5. bis 19.5.06 (s. gesonderten Brief)
> - Stomaversorgung und Anleitung zur Selbstversorgung

96.4.4 Histologie

Bei allen Patienten, insbesondere bei Tumorpatienten, sind die therapie- und prognoserelevanten Histologiebefunde und die Archivnummer des Histologiebefundes zu nennen. Hierzu gehören auch Rezeptorstatus und ggf. immunhistochemische Untersuchungen auf Rezeptoren und Antikörper. Es sollten jedoch nicht die kompletten Befunde abdiktiert werden. Ggf. kann auch eine Kopie der Originalhistologie als Anlage beigelegt werden.

96.4.5 Anamnese und Symptomatik

Es sollten die führende Symptomatik bzw. der Anlass für die diagnostische Abklärung genannt werden. Ebenso aktuell noch wichtige Vorerkrankungen (nicht die Kinderkrankheiten!) und ggf. die Familienanamnese (familiäre Belastung als Hinweis für hereditäre Komponente).

96.4.6 Präoperative Diagnostik und Abklärung

Im Arztbrief sollten nicht die gesamten Befunde beschrieben werden. Es genügt, die vorgenommenen Untersuchungen und die relevanten Befunde zu nennen. Wichtig ist jedoch immer die klare Beschreibung des Tumorbefundes.

> **Beispiel**
> - Der Patient war bei Aufnahme in gutem Allgemeinzustand mit einem Gewicht von 103 kg bei 186 cm Körpergröße. Der allgemeine klinische Untersuchungsbefund war bis auf die Adipositas normal.

- Bei der präoperativen Rektoskopie mit Endosonographie bestätigte sich der Befund eines Rektumkarzinoms 4–7 cm ab ano von 5–9 Uhr in Steinschnitt. Das klinische Staging nach Mason entsprach CS III, endosonographisch fand sich ein Stadium uT2,uN+. Im präoperativen Staging mit Röntgen-Thorax, CT-Abdomen und Becken fand sich kein Hinweis auf weitere Tumorstreuung bei cT3,cN+,cM0-Rektumkarzinom. Tumormarker CEA und Ca19-9 waren im Normbereich, eine Koloskopie zeigte keine weiteren Polypen.
- EKG, Lungenfunktion und Belastungs-EKG waren normal. Im Labor waren bis auf eine Erhöhung der γ-GT auf 73 U/ml und der Triglyzeridspiegel auf 325 mg% alle Werte im Normbereich.
- Oder: Die präoperative Abklärung war durch Sie schon erfolgt und wir dürfen auf Ihren Arztbrief vom 13.3.06 verweisen. Direkt präoperativ erfolgte lediglich nochmals eine Rektoskopie die den Tumorbefund 4–7 cm ab ano mit CS III nach Mason bestätigte.

96.4.7 Operative Therapie und Verlauf

Immer wieder ist in Arztbriefen von chirurgischen Kliniken zu lesen „… am 15.5.06 führten wir die o. g. Operation durch." Dies kann nicht dem Selbstverständnis eines Chirurgen entsprechen und zeugt eher von Informationslücken des Briefschreibers. Zu nennen sind hier der intraoperative Befund und Besonderheiten der Operation, wie sie für die weitere Behandlung wichtig sein können. Ggf. können auch die wichtigsten Sätze zu Befund und Vorgehen aus dem Operationsbericht übernommen werden.

Beispiel: Am 15.5.06 erfolgte die tiefe anteriore Rektumresektion mit zentraler Gefäßdissektion und totaler Mesorektum Entfernung unter Erhalt der autonomen Beckennerven. Bei tiefer Stapler-Anastomose in 2 cm ab ano erfolgte die Anlage eines J-Pouches.

Besonderheiten im postoperativen Verlauf sollten nur angegeben werden, wenn sie in irgendeiner Weise für Dokumentation oder Weiterbehandlung relevant sind. Eine Temperaturerhöhung am ersten postoperativen Tag auf 38,2 °C muss nicht erwähnt werden, wenn es sich nicht um einen Infektionsverdacht handelte.

Beispiel: Im postoperativen Verlauf trat ein Durchgangssyndrom unklarer Genese auf, das eine intensivtherapeutische Überwachung bis zum 5. postoperativen Tag erforderte. Wegen Infiltraten in beiden Lungenunterlappen erfolgte eine antibiotische Therapie mit Ciprobay vom 18.5. bis 25.5.06. In einer Trachealabsaugung konnten E. coli ohne Resistenzen nachgewiesen werden. Der weitere Verlauf war bei primärer Wundheilung und etwas erschwerter Mobilisation unkompliziert. Der Kostaufbau war am 7. postoperativen Tag abgeschlossen, der Patient wurde in die Stomaversorgung eingewiesen.

96.4.8 Nachbehandlung

Die vorgeschlagene Nachbehandlung, zusätzliche oder abweichende therapeutische Maßnahmen sollten begründet und beschrieben werden, ggf. mit Terminabsprachen. Abweichungen vom Standardvorgehen müssen genannt und begründet werden.

Beispiel: Eine weitere Chemotherapie mit 4 Zyklen 5-FU/Folinsäure, wie sie im Standardprotokoll nach Radiochemotherapie vorgesehen ist, wird derzeit vom Patienten noch nicht akzeptiert. Wir bitten um Wiedervorstellung zu einer ambulanten Rektoskopiekontrolle und Stomaberatung am 15.07.06 um 10.30 Uhr in der Chirurgischen Poliklinik, um dann die Frage der Ileostomarückverlagerung und der Chemotherapie zu klären.

96.4.9 Situation des Patienten bei Entlassung

Im letzten Abschnitt des Briefes sollten folgende Punkte dargestellt werden.
- Körperlicher Zustand und psychisches Befinden bei Entlassung
- Aufklärung des Patienten, ggf. Studienteilnahme
- Medikation bei Entlassung (Generikaname)
- Arbeitsunfähigkeit, Verhaltensregeln, Rehabilitationsmaßnahmen

Beispiel: Bei Entlassung war Herr M. noch in reduziertem Allgemein-/Ernährungszustand bei einem Körpergewicht von 95 kg. Über die Bösartigkeit der Erkrankung und die Empfehlung einer adjuvanten Chemotherapie ist Herr M. aufgeklärt und hat die Situation bei guter Unterstützung der gesamten Familie gefasst aufgenommen. Er ist zuversichtlich, dass die weitere Nachsorge beste Aussichten im Langzeitverlauf bestätigt. Eine AHB wurde von ihm abgelehnt und eine AU-Bescheinigung wurde bis 30.07.06 ausgestellt. Nachdrücklich haben wir Herrn M. auf die Bedeutung der Gewichtsreduktion und die weitere hausärztliche Betreuung bei Diabetes mellitus und Hypertonie hingewiesen.

Der vorgestellte Aufbau und Inhalt eines Arztbriefes muss je nach Erkrankung natürlich variiert werden. Bei einer einfachen Strumaresektion ist sicherlich kein so aufwändiger Arztbrief erforderlich wie bei einer Gastrektomie wegen Magenkarzinom. Dennoch gelten die Grundregeln für alle Patientenbriefe.

96.5 Der schwierige Arztbrief

Hat sich der Arzt erst einmal systematisch eingearbeitet, wird die Brieferstellung leichter und schneller erfolgen und er versteht es auch, die medizinischen Problemfälle in ihrer Komplexität darzustellen. Oft sind die Briefe bei den komplexen Patienten mit langem Intensivaufenthalt zeitlich gegliedert wie ein Tagebuch und inhaltlich inkohärent.

Hier hat es sich bewährt, einen langwierigen Verlauf nach den vitalen Organsystemen zu gliedern. So werden zunächst Diagnosen, Therapien und Situation der einzelnen Systeme dargestellt: Operativer Lokalbefund – Kreislauf/Lunge – Nierenfunktion – Leber/Gastrointestinaltrakt – Nervensystem – infektiologische Situation. Danach erfolgt eine epikritische Zusammenfassung und die Darstellung der Entlassungs-/Verlegungssituation mit den aktuellen Therapiemaßnahmen und weiteren Empfehlungen.

96.6 Patientenbrief

Im Rahmen einer Dissertation überprüften wir die zusätzliche Anwendung eines Patientenbriefes. Inhalt diese Briefes waren die Themen, die den Patienten oft beschäftigen und im Entlassungsgespräch am Tage vor Entlassung dem Patienten mitgeteilt werden. Aufgrund der Informationsfülle und der „Stresssituation" ist eine schriftliche Information für den Patienten sehr viel sinnvoller als ein alleiniges Gespräch. In unserer Praxis sind verständliche Diagnose und Operation (in deutscher Sprache), Fragen der Körperhygiene (Duschen, Baden, Wundpflege), körperlichen Belastbarkeit (Sport, Sauna, Autofahren, Arbeitsunfähigkeit), Ernährung und ggf. Warnsymptome mit ärztlicher Rücksprache sowie Vorstellungstermin bei Hausarzt, Wiedervorstellung in der Klinik oder beim Weiterbehandler Bestandteile des Patientenbriefes. Daneben ist die Frage und Terminvorgabe der Nachsorge und Nachbehandlung sowie die Medikation mit Angabe von Wirkstoff, Dosis, Wirkung in deutscher Sprache und Einnahmezeitpunkt auf der Rückseite als Übersicht eingetragen.

Patienten und Hausärzte beurteilten den Patientenbrief als sehr hilfreich in der Weiterbehandlung und bezüglich Compliance. Von Seiten der Klinikärzte wurde der zusätzliche Zeitaufwand von ca. 5 Minuten bemängelt, wobei allerdings die Erstellung des zeitnahen Arztbriefes dadurch erleichtert wurde. Im Rahmen der Gesetzgebung zum Patientenrechtegesetz wurde 2012 zunächst die Verpflichtung zu einem Patientenbrief diskutiert, aber letztlich abgelehnt und nicht als Pflichtstandard aufgenommen

96.7 Operationsbericht und Dokumentation

Die Dokumentation der Operation und die Erstellung eines Operationsberichtes ist Teil der Kompetenz eines Chirurgen, die schon im Studium heute gelehrt und geübt wird. Die Dokumentation ist Grundlage der Abrechnung für das Krankenhaus und den Arzt, der Operationsbericht ist eine der Anforderungen neben Aufklärung und sachgerechter Operation, die aus der „Körperverletzung eines Eingriffs" eine ärztliche Behandlung werden lässt und somit absolute Bedingung um Behandlungsfehlervorwürfen zu begegnen.

Von der rechtlichen Seite sind folgende **Inhalte** gefordert (Heberer 2011):
- Angabe der gewählten Operationsmethode
- Befunde während des Operationserlaufs
- Sämtliche Operationsschritte (v. a. beim selbständigen Operieren während der Facharztausbildung auch routinemäßige Schritte)
- Gründe für das Abweichen von einer herkömmlichen Operationsmethode
- Status beim Wechsel des Operateurs

Wie in der gesamten Dokumentation gilt, dass nur dies als durchgeführt und überprüft wurde, was auch dokumentiert und beschrieben, z. B. Darstellen des N. recurrens, der Epithelkörperchen bei der Strumaoperation, Prüfen der Leistenkanalweite bei der Leistenbruchoperation, Schonung des N. radialis bei Oberarmbruch, Metallentfernung Oberarm etc.).

Ganz entscheiden ist auch hier die **zeitnahe Erstellung** des Operationsberichts am Operationstag. Wird der Operationsbericht erst Wochen später erstellt oder geschrieben und kontrolliert, läuft der Arzt Gefahr, dass der Bericht bei Klagen nicht als Nachweis der regelhaften Durchführung der Operation anerkannt wird.

Im Rahmen der Klinikzertifizierung haben wir eine Checkliste für den Operationsbericht erstellt, die nachfolgend wiedergegeben wird. Einen Operationsbericht mit Textbausteinen lehnen wir derzeit im Gegensatz zu vielen Kliniken ab, da man Gefahr läuft, die Eingriffsspezifika zu vernachlässigen. Demgegenüber ist die Vorgabe von Berichtsbeispielen für häufige Eingriffe unseres Erachtens hilfreich.

> **Operationsbericht – Inhalte und Gliederung**
> - Patientendaten, Operationsdatum und Uhrzeit, Operationsteam
> - Diagnose
> - Operation mit Operationsteilschritten
> - Indikation, Operationsziel, ggf. Aufklärung, Studienteilnahme

- Lagerung (Nervenschäden!), Abdeckung, Desinfektion und Antibiose
- Zugangsweg, Exposition und Exploration
- Befundbeschreibung
- Darstellung der Präparationsschritte, Abweichungen vom Standard (Beispiel: warum Verzicht auf Nervdarstellung)
- Beschreibung der Osteosynthese, Gefäß oder Darmrekonstruktion, Bruchlückenversorgung
- Situs nach Rekonstruktion, Operationsergebnis und Qualitätskontrolle(Flussmessung, Ultraschall oder Röntgen etc.)
- Rückzug, Drainage, Instrumentenwechsel, Wundverschluss, Verband
- Postoperative Anordnungen

Der erstellte Operationsbericht ist zeitnah zu schreiben und zu korrigieren sowie durch Unterschrift und ggf. Kontrolle eines Facharztes bei Weiterbildungseingriff abzuschließen. Ggf. kann ein Operationsbericht nach Korrektur auch dem weiterbehandelnden Arzt oder dem Patienten zur Verfügung gestellt werden, dies wird je nach Klinikstandard unterschiedlich gehandhabt und sollte schriftlich festgelegt sein. Selbstverständlich sollte im Rahmen der Weiterbildung der Operationsbericht im Rahmen eines Debriefing nach der Operation und -Berichterstellung besprochen werden.

Literatur

Engel J, Reimer B, Anker G, Hölzel D, Staimmer D, Roder J, Jauch KW (1998) Der Arztbrief: Empfehlungen zu Inhalten ärztlicher Berichte beim Rektumkarzinom. Zentralbl Chir 123:1322–1324

Heberer J, Bauch J (2011) Rechtliche Anforderungen an die ärztliche Dokumentation. In: Bruch H-P, Heberer J, Jähne J (Hrsg.) Behandlungsfehler und Haftpflicht in der Viszeralchirurgie. Springer, Berlin Heidelberg New York

Kirsten Ch (2012) Patientenbrief. Dissertationsarbeit LMU München

Scholze P (1993) Vorschlag für Minimalstandards bei der Entlassung. M Ärztl Anzeigen 15:10

Spatz H, Jauch KW (2001) The surgical discharge summary: a lack of substantial informaton may affect the postoperative treatment of rectal cancer patients. Langenbeck's Arch Surg 386:350–356

Kolorektales Karzinom

M.S. Kasparek, K.-W. Jauch

97.1 Einführung

97.1.1 Epidemiologie

Nach Mamma- bzw. Prostatakarzinom rangiert das kolorektale Karzinom auf Platz zwei hinsichtlich der Krebsneuerkrankungen in Deutschland, wobei Männer etwa 1,5-mal so häufig betroffen sind wie Frauen. Während sich die Sterblichkeit der Darmkrebserkrankten bei den Frauen nach Brust- und Lungenkrebs den dritten Platz zusammen mit dem Krebs der weiblichen Geschlechtsorgane teilt (14,7 Gestorbene/100.000 Einwohner und Jahr), belegt der Darmkrebs bei den Männern mit 23,9 Gestorbene/100.000 Einwohner und Jahr Platz zwei nach den an Lungenkrebs Verstorbenen. Interessanterweise konnte von 1998 bis 2008 die Sterblichkeit von 20,8 bei den Frauen und 31,4 bei den Männern auf die oben genannten Werte reduziert werden, was vermutlich auf eine zunehmend flächendeckende Früherkennung sowie eine Optimierung der multimodalen Therapie der kolorektalen Karzinome zurückzuführen ist.

97.1.2 Pathophysiologie

Als **primäre Prävention** gegen das kolorektale Karzinom sollte auf eine ballaststoffreiche Kost geachtet, der Konsum von rotem Fleisch, Nikotin und Übergewicht vermieden und regelmäßig körperliche Aktivität betrieben werden. Kolorektale Karzinome entwickeln sich aus Adenomen im Rahmen der sog. **Adenom-Karzinom-Sequenz** und man geht davon aus, dass die Wahrscheinlichkeit, dass sich aus einem Adenom mit einem Durchmesser >1 cm innerhalb der nächsten 10 Jahre ein Karzinom entwickelt, um die 15 % liegt. Im Rahmen der Entstehung dieser Karzinome kommt es zu Mutationen des „Adenomatous-polyposis-coli" (APC)-Gens, gefolgt von weiteren möglichen Mutationen des K-ras-Gens, des „deleted-in-colorectal-cancer" (DCC)-Gens und des p53-Gens, was sich schließlich in der immunologischen Untersuchung des Tumors nachweisen lässt und wie bei der K-ras-Mutation auch Implikationen hinsichtlich des weiteren therapeutischen Vorgehens haben kann.

97.1.3 Ätiologie und Risikofaktoren

Ca. 10 % der kolorektalen Karzinome sind auf hereditäre Formen zurückzuführen, wobei vor allem das **hereditäre nonpolypöse kolorektale Krebssyndrom** (HNPCC, Synonym: Lynch-Syndrom) und die **familiäre adenomatöse Polyposis coli** (FAP) eine wichtige Rolle spielen, da diese in 80–100 % der Fälle mit der Entstehung eines kolorektalen Karzinoms einher gehen. Andere Syndrome wie das Gardner-, Turcot-, Peutz-Jeghers-Syndrom und die familiäre juvenile Polyposis sind deutlich seltener. Verwandte ersten Grades von Patienten mit einem kolorektalen Karzinom oder einem Adenomnachweis vor dem 50. Lebensjahr sowie Anlageträger für hereditäre Formen des kolorektalen Karzinoms und Patienten mit chronisch entzündlichen Darmerkrankungen gehören zu den Risikogruppen für die Entwicklung eines kolorektalen Karzinoms.

Hinsichtlich der **sekundären Prävention** des kolorektalen Karzinoms ist die komplette Koloskopie ab dem 50. Lebensjahr von entscheidender Bedeutung, welche bei unauffälligem Befund alle 10 Jahre wiederholt werden sollte. Wird diese vom Patienten abgelehnt, ist ein Test auf okkultes, fäkales Blut (FOBT bzw. Gujak-Test) indiziert, der jedoch wegen seiner niedrigeren Sensitivität für frühe und mittlere Karzinome der Koloskopie nachsteht. Ist dieser positive muss dringend eine komplette Koloskopie erfolgen. Bei Risikopatienten (s. oben) ist eine Vorsorgekoloskopie schon deutlich früher indiziert. Verwandte ersten Grades von Patienten mit Adenomnachweis oder kolorektalem Karzinom vor dem 50. Lebensjahr sollten 10 Jahre vor dem Auftreten des Adenoms oder Karzinoms bei dem Verwandten koloskopiert werden. Bei FAP- und HNPCC-Patienten wird eine jährliche Vorsorgekoloskopie ab dem 10. bzw. 25. Lebensjahr empfohlen. Da FAP-Patienten in nahezu 100 % der Fälle ein kolorektales Karzinom entwickeln, wird heute frühzeitig die kontinenzerhaltende Proktokolektomie empfohlen. Colitis-ulcerosa-Patienten mit einer Pankolitis sollte eine jährliche Vorsorgekoloskopie mit Stufenbiopsien ab dem achten Erkrankungsjahr, bei linksseitiger Kolitis ab dem 15. Erkrankungsjahr empfohlen werden.

> Aufgrund des hohen Risikos eines bereits bestehenden invasiven Karzinoms wird bei dem Nachweis vor allem hochgradiger intraepithelialer

Tab. 97.1 TNM-Einteilung kolorektaler Karzinome (UICC 2010, 7. Auflage)

T – Primärtumor	
TX	Primärtumor kann nicht beurteilt werden
T0	Kein Anhalt für Primärtumor
Tis	Carcinoma in situ[1]
T1	Tumor infiltriert Submukosa
T2	Tumor infiltriert Muscularis propria
T3	Tumor infiltriert durch die Muscularis propria in die Subserosa oder in nicht peritonealisiertes perikolisches oder perirektales Gewebe
T4a	Tumor perforiert das viszerale Peritoneum
T4b	Tumor infiltriert direkt in andere Organe
N – Regionäre Lymphknoten	
NX	Regionäre Lymphknoten können nicht beurteilt werden
N0	Keine regionären Lymphknotenmetastasen
N1a	Metastasen in 1 regionären Lymphknoten
N1b	Metastasen in 2–3 regionären Lymphknoten
N1c	Tumorknötchen (Satelliten) im Fettgewebe der Subserosa ohne Lymphknotenmetastasen
N2a	Metastasen in 4–6 regionären Lymphknoten
N2b	Metastasen in 7 oder mehr regionären Lymphknoten
M – Fernmetastasen	
MX	Fernmetastasen können nicht beurteilt werden
M0	Keine Fernmetastasen
M1a	Fernmetastasen in einem Organ
M1b	Fernmetastasen in mehreren Organen

Dysplasien heute die Indikation zur Proktokolektomie gesehen.

97.1.4 Lokalisation und Staging

Der größte Anteil der kolorektalen Karzinome (29 %) findet sich im Rektum, wovon wiederum die Hälfte hiervon bei der digital rektalen Untersuchung erreichbar ist. Eine weitere Häufung findet sich im Sigma (18 %), Zökum (13 %) und am rektosigmoidalen Übergang (7 %), während Karzinome an den verbleibenden Teilen des Kolonrahmens eher selten sind. In fast 90 % der Fälle handelt es sich um **Adenokarzinome**. 5–10 % machen muzinöse Adenokarzinome aus, während andere Tumorentitäten deutlich seltener sind.

Tab. 97.2 Grading kolorektaler Karzinome

GX	Differenzierungsgrad kann nicht bestimmt werden
G1	Gut differenziert
G2	Mäßig differenziert
G3	Schlecht differenziert
G4	Undifferenziert

Das **TNM-Staging** richtet sich wie bei vielen anderen Tumoren nach der Infiltrationstiefe der Darmwand, sowie nach dem Befall lokoregionärer Lymphknoten und anderer Organsysteme (Tab. 97.1 bis Tab. 97.3). Während die T- und N-Klassifikation beim Kolonkarzinom meist erst postoperativ durch den Pathologen festgestellt wird, spielt eine adäquate präoperative Feststellung der Tiefeninfiltration und des Lymphknotenstatus beim Rektumkarzinom eine entscheidende Rolle, da hierauf die Entscheidung für oder gegen eine neoadjuvante Therapie (s. unten) basiert. Hierzu werden häufig kernspin- und/oder endosonographische Untersuchungen von Becken und Rektum herangezogen. Aus dem TNM-Stadium leitet sich schließlich die heute gebräuchliche, zusammenfassende Stadieneinteilung der „Union Internationale Contre Le Cancer" (UICC) ab.

97.2 Klinische Symptomatik

Die Klinik des kolorektalen Karzinoms wird im Wesentlichen durch den **stenosierenden Charakter** und die **Blutungstendenz** und des Tumors bestimmt. Da der Stuhlgang auf der rechten Seite des Kolons noch recht flüssig ist, fällt eine tumorbedingte Stenose im rechten Hemikolon häufig erst in einem fortgeschrittenen Tumorstadium auf, in dem nicht selten bereits Lebermetastasen vorliegen, während stenosierende Tumoren des Rektums häufig zu einer Veränderung des Stuhlverhaltens (z. B. Bleistiftstühle, Schleimauflagerungen, paradoxe Durchfälle) bis hin zum mechanischen Ileus führen. Blutende Tumoren des rechten Hemikolons werden häufig erst im Rahmen der Anämieabklärung diagnostiziert, da das Blut mit dem flüssigen Stuhlgang vermischt wird und unentdeckt bleibt. Anders fallen Karzinome des Sigmas und Rektums bei Blutungsneigung häufig durch Blut auf dem Stuhlgang auf und werden so früher entdeckt. In seltenen Fällen werden kolorektale Karzinome erst im Rahmen der Abklärung von B-Symptomatik und hepatischer oder pulmonaler Raumforderungen diagnostiziert. Pulmonale aber auch hepatische Metastasierung bleibt häufig lange asymptomatisch. Mesenteriale Lymphknotenmetastasen und vor allem eine peritoneale Aussaat können im Verlauf zu Passagestörungen führen und eine operative Therapie auch in der Palliativsituation notwendig machen.

Tab. 97.3 TNM-Stadiengruppierung kolorektaler Karzinome (UICC 2010, 7. Auflage)

Stadium	T	N	M	Stadium	T	N	M
Stadium 0	Tis	N0	M0	Stadium 0	Tis	N0	M0
Stadium I	T1, T2	N0	M0	Stadium I	T1, T2	N0	M0
Stadium II	T3, T4	N0	M0	Stadium IIA	T3	N0	M0
Stadium IIA	T3	N0	M0	Stadium IIB	T4	N0	M0
Stadium IIB	T4a	N0	M0	Stadium IIIA	T1, T2	N1	M0
Stadium IIC	T4b	N0	M0	Stadium IIIB	T3, T4	N1	M0
Stadium III	Jedes T	N1–2	M0	Stadium IIIC	Jedes T	N2	M0
Stadium IIIA	T1, T2	N1	M0	Stadium IV	Jedes T	Jedes N	M1
	T1	N2a	M0				
Stadium IIIB	T3, T4a	N1	M0				
	T2–T3	N2a	M0				
	T1–T2	N2b	M0				
Stadium IIIC	T4a	N2a	M0				
	T3–T4a	N2b	M0				
	T4b	N1–2	M0				
Stadium IV	Jedes T	Jedes N	M1				
Stadium IVA	Jedes T	Jedes N	M1a				
Stadium IVB	Jedes T	Jedes N	M1b				

Im Rahmen der heute immer flächendeckender eingesetzten Vorsorgekoloskopien werden jedoch auch immer häufiger noch asymptomatische kolorektale Karzinome in frühen Tumorstadien diagnostiziert, die entsprechend mit einer besseren Prognose vergesellschaftet sind.

97.3 Diagnostik

Zur Diagnosesicherung eines Kolon- oder Rektumkarzinoms sollte eine **Koloskopie** mit Biopsie des Tumors erfolgen bei der Lage, Stenosegrad und Blutungsneigung genau dokumentiert werden. Zum Ausschluss von Zweitkarzinomen, welche in bis zu 5 % der Fälle vorliegen, sollte immer eine komplette Koloskopie erfolgen, die bei endoskopisch nicht passierbaren Tumoren drei bis sechs Monate postoperativ nachgeholt werden sollte. Beim Rektumkarzinoms sollte – am besten durch den Operateur selbst – präoperativ zusätzlich eines starre Rektoskopie erfolgen, um Lage und Beziehung zur Anokutangrenze präoperativ genau zu dokumentieren, da dies für die Operationsplanung von entscheidender Wichtigkeit ist.

Entsprechend der aktuellen Leitlinien sollten zur präoperativen Bildgebung zumindest eine **Abdomensonographie** und ein **Röntgenbild des Thorax** erfolgen, um Fernmetastasen in Leber und Lunge zu detektieren. Vielerorts haben sich allerdings heute die **Computertomographie** des Abdomens und vor allem beim Rektumkarzinom auch des Thorax als Standard in der Bildgebung durchgesetzt. Sollten hierbei unklare Leberläsionen entdeckt werden, kann deren Dignität mittels Kontrastmittelsonographie oder MRT der Leber weiter abgeklärt werden. Beim Rektumkarzinom stellt sich zusätzlich die Frage nach einer neoadjuvanten Therapie oder der Möglichkeit einer lokalen Exzision bei kleinen Tumoren per transanaler endoskopischer Mikrochirurgie (TEM). Deshalb wird beim Rektumkarzinom heute die Durchführung eines **Becken-MRT** empfohlen, um die Tiefeninfiltration des Tumors, den Bezug zu Grenzlamelle und Nachbarorganen (Prostata, Samenbläschen, Schiede, Blase, Os sacrum) und etwaige Lymphknotenmetastasen im Mesorektum genauer beurteilen zu können. Alternativ kann eine **Endosonographie** erfolgen, die gerade bei der Identifizierung früher Tumorstadien (Tis- und T1-Karzinome), die auch einer lokalen Abtragung mittels TEM zugeführt werden können, hilfreich ist. Bei Verdacht auf Infiltration von Nachbarorganen kann eine weitere urologische oder gynäkologische Abklärung sinnvoll sein.

Im Rahmen der präoperativen Diagnostik sollten ferner die **Tumormarker** CEA, CA 19-9 und CA 125 bestimmt werden. Erhöhte Leukozyten, LDH und AP zum Zeitpunkt der Diagnosestellung sind mit einer schlechten Prognose vergesellschaftet und sollten zur Prognosebestimmung mit erhoben werden.

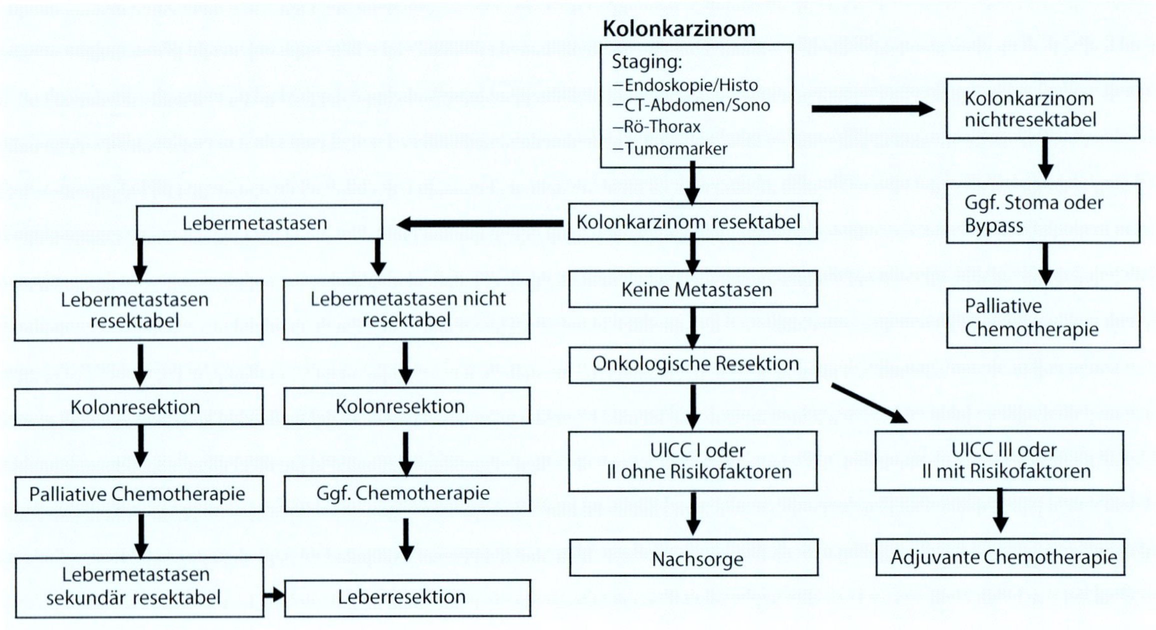

Abb. 97.1 Entscheidungsbaum Kolonkarzinom

97.4 Therapiestrategie

An der Festlegung des häufig multimodalen Therapiekonzeptes beim kolorektalen Karzinom spielen neben Chirurgen vor allem Onkologen und Strahlentherapeuten eine wichtige Rolle, weshalb heutzutage die therapeutische Strategie bei Patienten mit kolorektalen Karzinomen im Rahmen von interdisziplinären Tumorkonferenzen (Tumorboards) festgelegt werden sollte.

Grundlegendes Ziel der chirurgischen Therapie ist die komplette Entfernung des gesamten Tumorgewebes unter Mitnahme infiltrierter Strukturen (z. B. Dünndarmschlingen, Magenwand, Pankreas, Blase etc.) en bloc, um ein Verbleiben oder die Aussaat von Tumorzellen zu vermeiden. Bei metastasierten Tumoren sind unter Umständen Folgeoperation notwendig, um Leber- oder Lungenmetastasen in einer zweiten Operation anzugehen. Mit der neoadjuvanten und adjuvanten Behandlung soll das Auftreten von Fernmetastasen und Lokalrezidiven verhindert werden.

97.4.1 Kolonkarzinom

Anders als beim Rektumkarzinom wird beim Kolonkarzinom, auch bei lokal fortgeschrittenen Tumoren, in der Regel keine neoadjuvante Therapie vorgeschaltet. Je nach Lage des Karzinoms wird der tumortragende Teil des Dickdarms (rechtes oder linkes Hemikolon oder Sigma) mit dem dazugehörigen Mesenterium und der darin verlaufenden Gefäßversorgung und den Lymphknotenstationen entfernt. Im Falle eines **nodal positiven Kolonkarzinoms** vom Stadium UICC III wird heutzutage eine adjuvante Chemotherapie empfohlen, welche 4–6 Wochen postoperativ begonnen werden sollte und dazu dient, das Risiko des Auftretens metachroner Fernmetastasen zu senken. Beim Vorliegen von Risikofaktoren wie T4-Stadium, Notfalloperation, intraoperative Tumorverletzung oder eine zu niedrige Anzahl an untersuchbaren Lymphknoten (<12), sollte auch im UICC-Stadium II eine adjuvante Therapie erwogen werden. Zum Einsatz kommen hier in der Regel Oxaliplatin-haltige Regime in Kombination mit 5-FU oder bei Kontraindikationen gegen Oxaliplatin die 5-FU-Prodrug Capecitabin.

Bestehen zum Zeitpunkt der Diagnosestellung bereits **Lebermetastasen** im Sinne einer synchronen Metastasierung, muss beurteilt werden, ob diese resektabel sind oder der Patient nur mit einer palliativen Chemotherapie behandelt werden kann. Bei resektablen Lebermetastasen werden diese in der Regel nicht im Rahmen der Kolonresektion entfernt, sondern zweizeitig angegangen, da die gleichzeitige Leberresektion mit einer Zunahme von Morbidität und Mortalität verbunden ist. Beim zweizeitigen Vorgehen besteht die Möglichkeit, zwischen Kolon- und Leberresektion eine Chemotherapie durchzuführen, um ggf. die Lebermetastasen zu verkleinern und gleichzeitig Patienten zu identifizieren, die nach der Leberresektion in der verbleibenden Leber weitere Metastasen entwickeln und somit prognostisch nicht von einer Leberresektion profitieren würden. Gegen dieses Vorgehen spricht, dass es durch die Chemotherapie zu einer Leberzellschädigung mit einer möglichen Zunahme der Komplikationen bei der nachfolgenden Leberresektion kommen kann. Auch bei nicht-resektablen Lebermetastasen wird heute die Resektion des Primärtumors empfohlen, um einen mechanischen Ileus, eine Blutung und Komplikationen durch das lokale Tumorwachstum zu vermeiden. Sollte der Primärtumor selbst, z. B. aufgrund der Infiltration anderer Strukturen, nicht-resektabel oder der Patient in sehr schlechtem Zustand sein, kann die Anlage einer Umgehungsanastomose oder eines Stomas sinnvoll sein.

◘ Abb. 97.1 zeigt einen Algorithmus für das therapeutische Vorgehen beim Kolonkarzinom.

97.4.2 Rektumkarzinom

In Abhängigkeit vom klinischen Tumorstadium in der präoperativen Bildgebung mittels CT, MRT und Endosonographie sollte zur **Senkung der Lokalrezidvrate** beim lokal fortgeschrittenen (T3, T4) oder nodal positiven Rektumkarzinom, also in den UICC-Stadien II und III, eine **neoadjuvante Vorbehandlung** durchgeführt werden. Diese erfolgt in der Regel als kombinierte Radiochemotherapie oder alternativ als alleinige Kurzzeitbestrahlung. Dies gilt im Wesentlichen für Karzinome der unteren beiden Rektumdrittel (bis 12 cm ab der anokutanen Grenze), während Karzinome des oberen Drittels diesbezüglich wie Kolonkarzinome behandelt und ggf. adjuvant chemotherapiert werden. Bei stenosierenden Rektumkarzinomen sollte vor Beginn der neoadjuvanten Therapie ein doppelläufiges Ileostoma angelegt werden, um zu verhindern, dass es durch ein Anschwellen oder Wachstum des Tumors zu einem mechanischen Ileus kommt und eine notfallmäßige Operation notwendig wird. Sollte bereits vor Beginn der Therapie klar sein, dass bei der Resektion des Rektumkarzinoms das Kontinenzorgan nicht erhalten werden kann, ist die Anlage eines doppelläufigen Deszendostomas zu erwägen, das im Rahmen der abdominoperinealen Rektumexstirpation in ein endständiges Deszendostoma umgewandelt wird.

Wie beim Kolonkarzinom beinhaltet die onkologische Resektion auch hier die Entfernung des dazugehörigen Mesenteriums mit den darin enthaltenen Blutgefäßen und Lymphknotenstationen als sog. **partielle** oder **totale mesorektale Exzision** (s. unten). Da nach aboral ein Sicherheitsabstand von mindestens 2 cm zum Tumor gefordert wird, können Tumoren jenseits dieser Grenze und Karzinome die den Schließmuskelapparat infiltrieren nicht kontinenzerhaltend operiert werden, so dass in diesem Fall eine **abdominoperineale Rektumexstirpation** durchgeführt werden muss.

Da es sich bei den neoadjuvant vorbehandelten Rektumkarzinomen entsprechend dem präoperativen Staging um lokal fortgeschrittene Karzinome handelt, sollte in Anlehnung an die Behandlung der Kolonkarzinome, bei diesen Patienten immer auch eine **adjuvante Chemotherapie** durchgeführt werden, um das Auftreten von Fernmetastasen zu verhindern. Die Indikation hierfür ist unabhängig vom histologischen Ergebnis, da dieses meist erwartungsgemäß vom präoperativen abweicht und das präoperative Tumorstaging maßgeblich für die Prognose der Patienten und damit auch für die adjuvante Therapieplanung verantwortlich ist.

Anders ist für die adjuvante Therapieplanung bei Rektumkarzinompatienten **ohne neoadjuvante Vorbehandlung** das postoperative, histologische Tumorstadium entscheidend. Bestätigt sich hier die präoperative Diagnose eines T1- oder T2-Karzinoms ohne Lymphknotenmetastasen, ist in der Regel keine weitere Therapie angezeigt. Sollte sich jedoch zeigen, dass der Tumor präoperativ „understaged" wurde und histologisch doch ein UICC-Stadium II oder III vorliegt, sollte eine **adjuvante Radiochemotherapie** empfohlen werden, um Lokalrezidv- und systemische Rezidivraten zu verringern.

Beim primär, synchron **metastasierten Rektumkarzinom** wird das Langzeitüberleben im Wesentlichen von der systemischen Tumorerkrankung bestimmt, wobei Lungenmetastasen meist wesentlich länger asymptomatisch bleiben als Lebermetastasen. Aus diesem Grund wird auch bei resektablen synchronen Metastasen auf eine neoadjuvante Therapie verzichtet, da die Lokalrezidivraten, die durch die Vorbehandlung verringert werden soll, prognostisch für diese Patienten eine untergeordnete Rolle spielt. In diesem Fall wird, wie beim Kolonkarzinom auch, bei resektablen Metastasen in zweizeitigem Vorgehen die Metastasenresektion ohne oder mit Chemotherapie zwischen beiden Eingriffen durchgeführt. Bei primär nicht-resektablen Metastasen wird heute die Indikation zur Resektion des Rektumkarzinoms großzügig gestellt, da es durch das progrediente Wachstum nicht nur zum mechanischen Ileus, sondern auch zur Kloakenbildung durch Tumorinfiltration der Blase, Scheide und des Perineums kommen kann, was die Lebensqualität der Patienten massiv verschlechtert.

◘ Abb. 97.2 zeigt einen Algorithmus für das therapeutische Vorgehen beim Rektumkarzinom. ◘ Abb. 97.3 und ◘ Abb. 97.4 zeigen Beispiele eines Rektumkarzinoms.

97.5 Spezifische Aufklärung und typische Komplikationen

Patienten müssen über die allgemeinen Operationsrisiken (z. B. Thrombose, Lungenembolie, Pneumonie, Harnwegsinfekt, Lagerungsschaden etc.) aufgeklärt werden. Bluttransfusionen sind bei Kolon- und Rektumresektionen nur selten notwendig, wenngleich das Risiko bei fortgeschrittenen Tumoren mit Infiltration anderer Organe

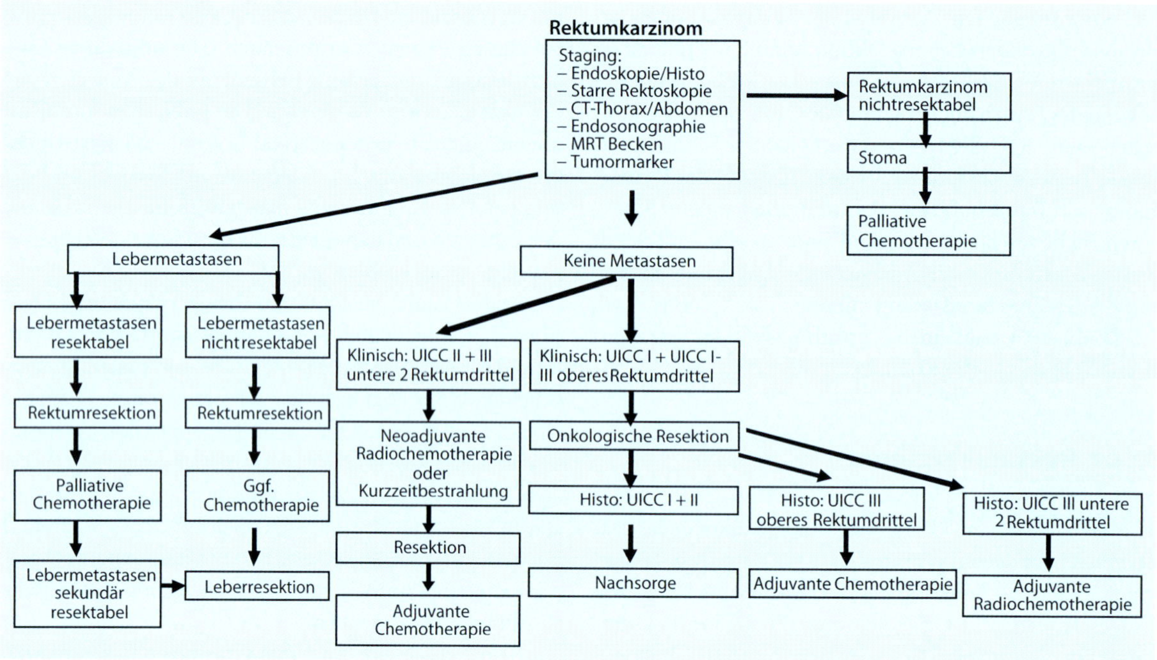

Abb. 97.2 Entscheidungsbaum Rektumkarzinom

deutlich erhöht ist. Trotzdem muss über Blutung, Nachblutung, ggf. notwendige Revisionsoperation, Transfusion und mögliche Infektion durch verabreichte Blutprodukte aufgeklärt werden. Wundinfektionen sind bei Eingriffen an Kolon und Rektum nicht selten (5–10 %) und können die Rekonvaleszenz deutlich verzögern. Es sollte auch auf die mögliche Mitresektion bzw. Schädigung und die dann notwendige Versorgung von Nachbarorganen hingewiesen werden. Hinter dem Mesenterium des rechten Kolons und des Sigmas und im Beckeneingang liegen die Ureteren, die hier potenziell gefährdet sind. Ferner können Dünndarm, Duodenum, Milz, Harnblase, Prostata, Samenbläschen und Scheide verletzt werden.

Wie immer, wenn eine Darmanastomose angelegt wird, müssen Patienten über die Gefahr einer **Anastomoseninsuffizienz** aufgeklärt werden, bei der es sich um eine potenziell lebensgefährliche Komplikation handelt, die beim Auftreten einer Peritonitis in der Regel eine Reoperation und ggf. die Anlage eines künstlichen Darmausgangs notwendig macht. Bei der Rektumresektion ist auf eine mögliche Schädigung des Plexus hypogastricus, der dem Os sacrum ventral aufliegt, hinzuweisen, da eine Schädigung des Plexus zu temporären, aber auch bleibenden **Störungen der Blasenentleerung** mit Restharnbildung bis hin zur permanenten Harnableitung z. B. über einen suprapubischen Blasenkatheter führen kann. Ferner könne Verletzungen des präsakralen Nervengeflechts wie auch Schädigungen der beidseits lateral im kleinen Becken verlaufenden Nervi erigentes zu **Störungen der Sexualfunktion** führen, die sich beim Mann durch retrograde Ejakulation und Erektionsstörungen und bei der Frau durch Störungen der Lubrikation und Orgasmusfähigkeit bemerkbar machen, was für die Patienten mit deutlichen Einschränkungen der Lebensqualität einhergehen kann.

Da bei der Rektumresektion das Stuhlreservoir entfernt wird, kann es postoperativ zu **Störungen** sowohl der **Stuhlentleerung** (z. B. inkomplette Entleerung) aber auch der **Stuhlkontinenz** kommen. Das Risiko für eine Kontinenzstörung ist v. a. bei älteren Patienten mit präoperativ bereits eingeschränkter Sphinkterfunktion und bei Patienten mit tiefer, koloanaler Anastomose besonders hoch. Patienten, bei denen im Rahmen einer Rektumresektion ein temporäres Stoma angelegt wird, und Patienten, die eine Rektumexstirpation erhalten, müssen zusätzlich über etwaige **Stomakomplikationen** (z. B. Stomarektraktion, Stomaprolaps, Stomastenose, parastomale Hernie etc.) aufgeklärt werden, die sich ebenfalls negativ auf die Lebensqualität auswirken können und ggf. auch einer operativen Versorgung bedürfen.

97.6 Operationsdurchführung

97.6.1 Präoperative Vorbereitung

Im Vordergrund der präoperativen Abklärung steht neben dem Tumorstaging (s. unten) die allgemeine Operationsvorbereitung und Abklärung der Operationsfähigkeit mit ggf. Röntgen-Thorax, EKG, Lungenfunktion, Ergometrie, Echokardiographie bis hin zum Herzkatheter, die sich an

97.6 · Operationsdurchführung

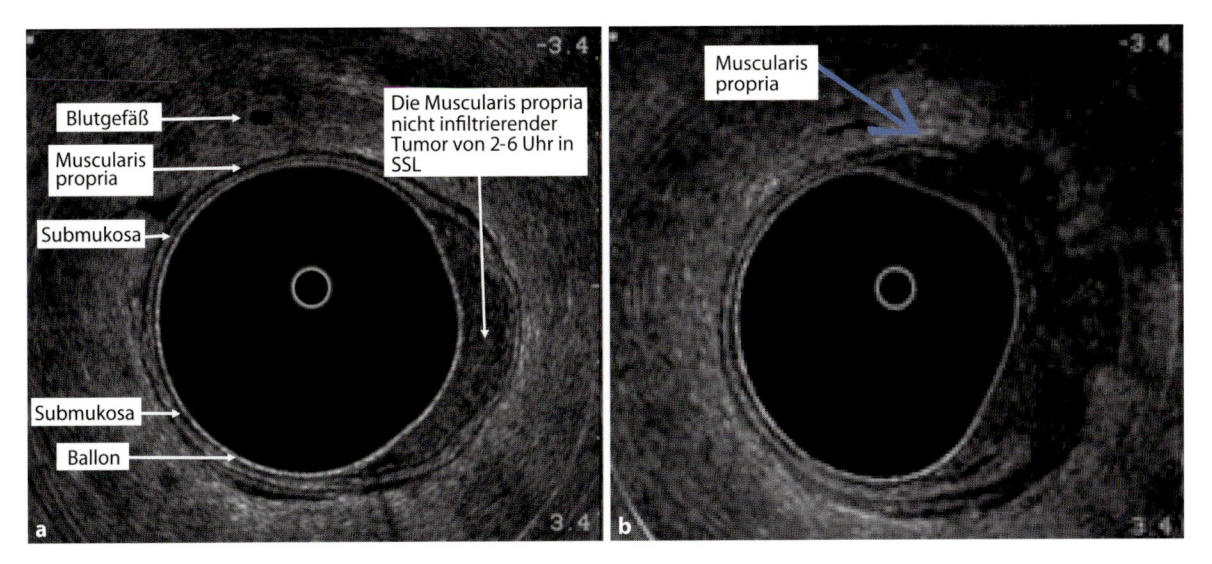

◘ **Abb. 97.3a,b** Rektumkarzinom. **a** uT1-Rektumkarzinom. Die Muscularis propria ist vom Tumor durchbrochen. **b** uT3/T4-Rektumkarzinom. (Mit freundlicher Genehmigung von Dr. R. Weidenhagen)

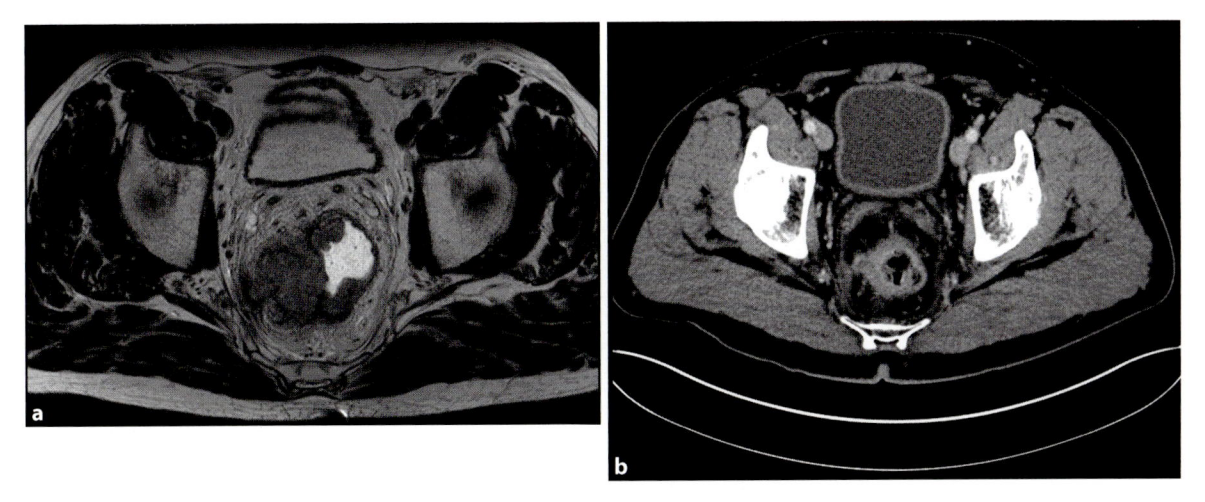

◘ **Abb. 97.4a,b** Rektumkarzinom. **a** Lokal fortgeschrittenes Rektumkarzinom (MRT) vor neoadjuvanter Therapie (cT3–4, N+). **b** Dasselbe Rektumkarzinom nach neoadjuvanter Radiochemotherapie (CT). Abschließende Histologie: ypT1,N0

Alter, Allgemeinzustand und Nebenerkrankungsprofil des Patienten orientiert. Da Patienten mit onkologischen Erkrankungen ein erhöhtes perioperatives Risiko für thrombembolische Ereignisse haben, sollte bereits präoperativ mit einer **Thromboseprophylaxe** in der Regel mit niedermolekularem Heparin begonnen werden. Für Patienten mit deutlichem Gewichtsverlust, die sich in einer katabolen Stoffwechselsituation befinden, kann es günstig sein, über hochkalorische Trinknahrung und ggf. parenterale Substitution zunächst eine **anabole Situation** herzustellen, da hierdurch die perioperative Morbidität und Mortalität gesenkt werden kann. Ein guter Parameter zur Beurteilung der Stoffwechselaktivität stellt das Serumalbumin dar, welches sich zum Zeitpunkt der Operation möglichst im Normalbereich befinden sollte.

Hinsichtlich der **Darmvorbereitung** ist man in den letzten Jahren zu der Erkenntnis gekommen, dass trotz der möglichen Freisetzung von Bakterien aus dem Darm bei Kolon- und Rektumresektionen eine komplette Darmreinigung wie beispielswies für eine Koloskopie nicht nötig ist. Der Verzicht auf eine derartige Vorbereitung führt nicht zur Zunahme infektiöser Komplikationen (z. B. Wundinfekt, intraabdomineller Abszess) und gleichzeitig können Elektrolytverschiebungen, Flüssigkeitsverluste und Katabolismus, die durch die Nahrungskarenz und Darmspülung verursacht werden, verhindert werden.

Wenn bei Patienten mit Rektumresektion z. B. nach neoadjuvanter Radiochemotherapie oder bei der Rektumexstirpation ein **Stoma** angelegt wird, sollten die Patienten präoperativ möglichst von einer spezialisierten

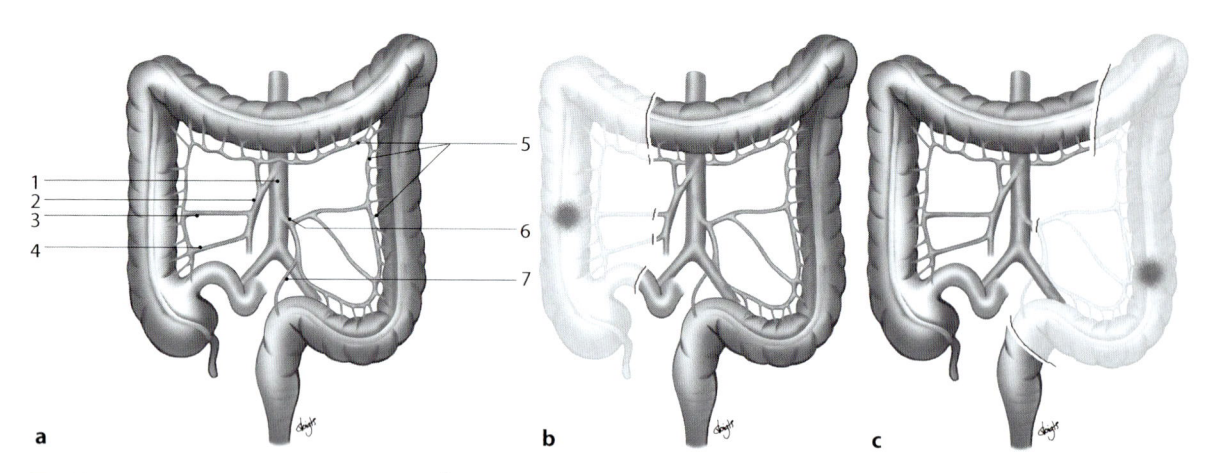

Abb. 97.5a–c Hemikolektomie. **a** Anatomische Übersicht über die die Gefäßversorgung der Kolonabschnitte. **b** Hemikolektomie rechts: Resektionsausmaß bei einem Tumor des Zökums oder Colon ascendens mit radikulärer Ligatur der A. ileocolica und A. colica dextra. **c** Hemikolektomie links: Resektionsausmaß bei einem Tumor des linksseitigen Kolons (Sigma, Descendens) mit radikulärer Ligatur der A. mesenterica inferior. (Aus Siewert et al. 2010)

Stomafachkraft beraten werden, da die Patienten dann postoperativ besser mit der Situation und dem Stoma zurechtkommen. In diesem Zusammenhang ist eine präoperative Markierung der optimalen Stomastelle unerlässlich, da hierdurch anschließenden Versorgungsproblemen, die die Lebensqualität der Patienten deutlich einschränken können, vorgebeugt werden kann. Dabei ist darauf zu achten, dass das Stoma im Bereich des Musculus rectus abdominis angelegt wird, um das Risiko einer parastomalen Hernie zu minimieren. Ferner sollten im Bereich des Stomas keine Hautfalte verlaufen und das Stoma nicht im Bereich des Hosenbundes zu liegen kommt. Um die Versorgung zu erleichtern, sollte die Stomastelle für die Patienten auch im Stehen sichtbar sein, worauf vor allem bei adipösen Patienten zu achten ist.

Besonders offen operierte Patienten profitieren von einer perioperativen periduralen **Schmerztherapie**, da auf diese Weise Opiate eingespart werden können, welche die Darmmotilität hemmen und gleichzeitig spinale Reflexbögen unterbrochen werden können, die den postoperativen Ileus ebenfalls aggravieren. In der Regel erhalten die Patienten perioperativ ferner einen Blasenkatheter. Ein zentraler Venenkatheter ist beim sonst gesunden Patienten und unkompliziertem Operationsverlauf in der Regel nicht notwendig.

97.6.2 Zugangswege und Lagerung

Bei der Hemikolektomie rechts befindet sich der Patienten in Rückenlage. Sobald ggf. ein transanaler Zugang oder eine Operation im kleinen Becken nicht auszuschließen ist, sollte der Patient in flacher Steinschnittlage gelagert werden, was zumindest beim Sigma aber in jedem Fall bei der Rektumresektion und -exstirpation zwingend notwendig ist. Der sakrale Akt der Rektumexstirpation kann auch nach Hochklappen der Beine in steiler Steinschnittlagerung durchgeführt werden. Wegen der besseren Exposition setzt sich heute immer mehr die Durchführung des sakralen Aktes in Bauchlage mit angezogenen Beinen (sog. Mason-Lagerung) durch. Hierbei wird der Patienten nach Abschluss der abdominellen Operation mit Anlage des endständigen Kolostomas und Verschluss des Abdomens umgelagert. Zur lokalen Abtragung von frühen Karzinomen mittels transanaler endoskopischer Mikrochirurgie (TEM) werden die Patienten so gelagert, dass der Tumorbefund möglichst unten (bodenwärts) zu liegen kommt.

Der klassische Zugangsweg für das Kolon- und Rektumkarzinoms ist die **mediane Mittelbauchlaparotomie**, die beim Rektumkarzinom bis zur Symphyse verlängert wird, wobei nach dem Eröffnen der Faszie im kaudalen Bereich die Blase unbedingt geschont werden muss. Heute werden Kolon- und Rektumresektionen aber auch in zunehmender Häufigkeit in **laparoskopischer Operationstechnik** über 3–5 Trokare durchgeführt. Häufig handelt es sich hierbei um „laparoskopisch-assistierte" Verfahren, da Teile der Operation (z. B. Ileo-Transversostomie bei der Hemikolektomie rechts oder Absetzen des Darmes und Einnähen der Gegendruckplatte des Klammernahtgeräts bei der Sigma- oder Rektumresektion) extrakorporal stattfinden oder die Hand als zusätzliches Instrument über einen sog. „Handport" eingebracht werden kann. Der Vorteil dieser Methode im Vergleich zur offenen Operation liegt in einem besseren kosmetischen Ergebnis und einer etwas schnelleren Rekonvaleszenz der Patienten. Bei der laparoskopischen Operation dürfen jedoch keine Kompromisse in der Radikalität gemacht werden, da sonst das onkologische Ergebnis gefährdet ist.

> Patienten mit organübergreifend wachsende Tumoren und Patienten, bei denen eine Konversion zur offenen Operation wahrscheinlich ist, sollten primär offen operiert werden, da sonst von einem schlechteren onkologischen Ergebnis auszugehen ist.

Ferner sind Patienten, die aufgrund ihrer Begleiterkrankungen (z. B. Herzinsuffizienz, COPD) kein Pneumoperitoneum oder notwendige Lagerungsmanöver (z. B. längere Zeit Kopf tief beim Rektumkarzinom) tolerieren können oder ausgeprägt abdominell voroperiert sind, nicht für eine laparoskopische Operation geeignet.

97.6.3 Operatives Vorgehen beim Kolonkarzinom

Nach der medianen Laparotomie wird zunächst das gesamte Abdomen und v. a. die Leber exploriert und palpiert, um eine etwaige Peritonealkarzinose oder Lebermetastasierung auszuschließen. Die nach Rupert Turnball von der Cleveland Clinic benannte frühe zentrale Ligatur der Gefäße des betroffenen Darmabschnitts, ggf. in Kombination mit der Ligatur des Darmlumens (sog. „no-touch isolation" oder „Turnball-Ligatur"), um eine hämatogene und intraluminale Aussaat von Tumorzellen zu vermeiden, wird mancherorts noch durchgeführt, bringt aber onkologisch keinen sicheren Vorteil. Trotzdem sollte eine unnötige Manipulation des Tumors vermieden werden.

Hemikolektomie rechts (◘ Abb. 97.5b**)** Zunächst wird das Kolon von lateral und vom Zökalpol her aus den peritonealen Verklebungen gelöst und nach medial geklappt. Hierbei ist darauf zu achten, dass in der richtigen, gefäßfreien Schicht präpariert wird und nicht etwa die Niere mit nach ventral luxiert wird. Strukturen, die hierbei dringend zu schonen sind, sind der rechte Ureter, das Duodenum und schließlich der Pankreaskopf. Hierbei wird auch die rechte Flexur mobilisiert und das große Netz zwischen Magen und Ansatz am Colon transversum bis zum Absetzungspunkt am Colon transversum durchtrennt und so die Bursa omentalis von rechts her eröffnet. Die Magenarkade sollte hierbei geschont werden. Anschließend werden die Resektionsgrenzen an Dünn- und Dickdarm festgelegt, z. B. mit einem Zügel markiert oder gleich z. B. mit einem Klammernahtgerät durchtrennt. Dann wird die nach zentral verlaufende Resektionsgrenze markiert, so dass die Arteria ileocolica und colica dextra zentral an deren Abgang aus der Arteria mesenterica superior abgesetzt werden. Nun wird das Mesenterium nach zentral hin unter Klemmen durchtrennt und größere Gefäße umstochen, was v. a. bei den zentral abgehenden Arterien unbedingt erfolgen sollte.

Auch hier ist wieder unbedingt darauf zu achten, dass das dorsal liegende Duodenum nicht durch die Klemmen mit erfasst wird.

Nachdem das Präparat entfernt wurde und blutrockene Verhältnisse vorliegen, erfolgt die **Ileo-Transversostomie**. Für die **Darmanastomosen** an Kolon und Rektum gibt es verschiedenste Techniken, die sich vorwiegend am hausüblichen Standard orientieren und sich in ihrer Sicherheit in der Regel nicht signifikant unterscheiden. Am schnellsten, aber zumindest vom Materialaufwand auch am teuersten, ist die Klammernahtanastomose, bei der beide Darmenden antimesenterial Seit-zu-Seit anastomosiert werden und das noch offene Ende schließlich mit einem weiteren Klammernahtmagazin verschlossen wird. Günstiger, jedoch zeitaufwändiger, sind handgenäht Anastomosen, die ein- oder zweireihig, in Einzelknopf- oder fortlaufender Nahttechnik durchgeführt werden können. Nach der Anastomosierung muss der verbliebene Mesenterialschlitz verschlossen werden, um eine innere Hernie zu vermeiden. Auf den routinemäßigen Einsatz von Drainagen in der Kolonchirurgie sollte verzichtet werden, da diese keinen Vorteil bringen und die Rekonvaleszenz der Patienten eher behindern.

Hemikolektomie links (◘ Abb. 97.5c**)** Zunächst wird das linke Hemikolon und das Colon sigmoideum aus den lateralen Verwachsungen gelöst und nach medial mobilisiert, wobei der linke Ureter geschont wird. In diesem Zusammenhang muss auch die linke Flexur aus den Verwachsungen zur Milz gelöst und ggf. das Ligamentum gastrocolicum durchtrennt werden.

> ❗ Eine Verletzung der Milz muss hierbei unbedingt vermieden werden, da dies zu schwer stillbaren Blutungen führen kann, welche unter Umständen eine Splenektomie notwendig machen, die mit einer Zunahme der perioperativen Morbidität verbunden ist.

Nun werden die Resektionsgrenzen am linken Colon transversum und am rektosigmoidalen Übergang festgelegt. Das Sigma muss mit entfernt werden, da seine Durchblutung nach der onkologisch notwendigen, zentralen Durchtrennung der Arteria mesenterica inferior nicht mehr sicher gestellt ist. Nun wird das Mesenterium vom Darm kommend, radikulär bis hin zum Abgang der Arteria mesenterica inferior aus der Aorta abdominalis unter Klemmen durchtrennt. Bevor das Colon transversum bis zum rektosigmoidalen Übergang hinunter gezogen werden kann, ist in der Regel noch eine Mobilisation desselben durch ein Ablösen des großen Netzes vom Kolon notwendig. Anschließend wird eine Anastomose zwischen Kolon und oberem Rektum hergestellt, welche

1 V. mesenterica inferior
2 A. mesenterica superior
3 A. mesenterica inferior
4 A. rectalis superior
5 A. iliaca interna

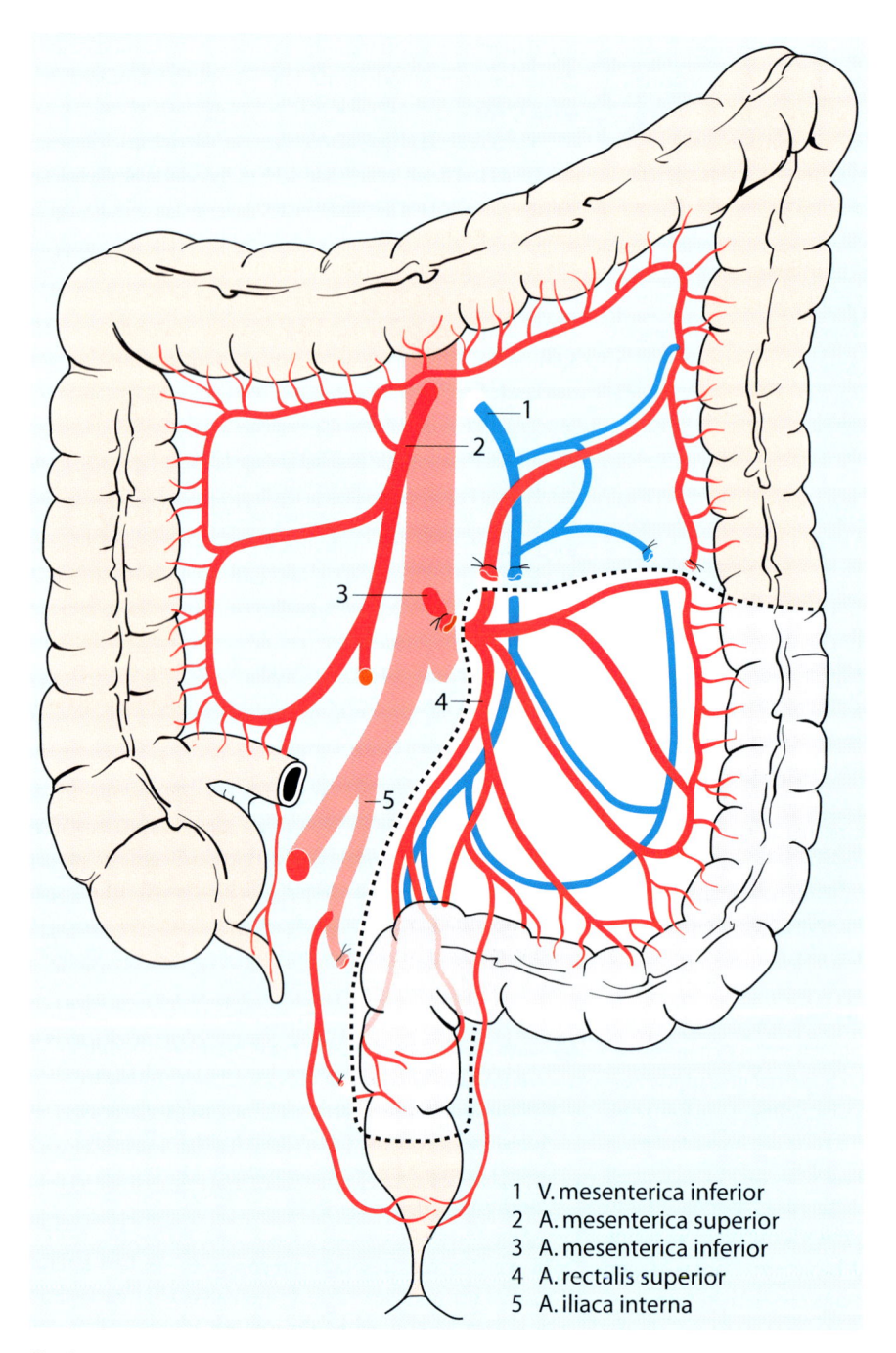

Abb. 97.6 Tiefe vordere Rektumresektion (Anastomose auf Höhe des M. puborectalis oder der Linea dentata). (Nach Siewert 2006)

entweder per Handnaht oder mit einem zirkulären Klammernahtgerät, welches von transanal her eingebracht wird, hergestellt wird.

Erweiterte Hemikolektomie Bei den seltenen Flexurenkarzinomen muss das Colon transversum ggf. mit reseziert werden, um das Lymphabstromgebiet zur Arteria colica media, welche zentral an ihrem Abgang aus der Arteria mesenterica superior durchtrennt wird, mit zu entfernen. Dies führt bei einem Flexurenkarzinom rechts zu einer Ileodeszendostomie und bei einem Flexurenkarzinom links zu einer Aszendorektostomie. Da die Blutversorgung über die Arteria colica media und sinistra anlagebedingt deutlich variieren kann, muss auf eine gute Durchblutung der anastomosierten Darmabschnitte geachtet werden und ggf. eine Nachresektion erfolgen. Nicht selten führen diese Operationen zu einer subtotalen Kolektomie mit Ileosigmoidostomie oder Ileorektostomie.

Sigmaresektion Die Sigmaresektion ähnelt der Hemikolektomie links, wobei aufgrund der Tumorlage im distal gelegenen Sigma das Colon descendens weitestgehend erhalten werden kann, so dass dieses zur Rekonstruktion im Sinne einer Deszendorektostomie verwendet werden kann, die in der Regel mit einem zirkulären Klammernahtgerät erfolgt. Um eine spannungsfreie Anastomose zu ermöglichen, ist eine Mobilisation der linken Flexur in der Regel unumgänglich. Bei der laparoskopischen Operationstechnik wird heutzutage vielerorts ein Durchtrennen der Gefäße vor der Mobilisation des Sigmas von lateral her favorisiert.

Wandüberschreitende Karzinome Ist das Karzinom zu anderen Strukturen z. B. Dünndarm oder Blase adhärent oder besteht eine Infiltration derselben (T4-Karzinome), sollten diese en bloc mit reseziert werden, um einen Verbleib oder eine Aussaat von Tumorzellen zu verhindert und eine R0-Resektion sicher zu stellen.

97.6.4 Operatives Vorgehen beim Rektumkarzinom

Das operative Vorgehen bei der Rektumresektion ist unabhängig davon, ob die Patienten eine neoadjuvante Vorbehandlung bekommen haben oder nicht. Allerdings sollte bei Vorbestrahlten Patienten ein protektives Stoma vorgeschaltet werden (s. unten). Wie beim Kolonkarzinom beinhaltet die onkologische Resektion des Rektumkarzinoms auch die Entfernung des dazugehörigen Mesenteriums mit den darin enthaltenen Blutgefäßen und Lymphknotenstationen.

Rektumresektion (Abb. 97.6) Nach Eröffnen und Exploration des Abdomens wird zunächst das Sigma aus den lateralen Verklebungen gelöst und unter Schonung des linken Ureters nach medial mobilisiert. Zieht man anschließend das Sigma nach ventral spannt sich die Arteria mesenterica inferior meist bogenförmig auf, was von rechts gut zu sehen ist. Knapp dorsal hiervon wird das Peritoneum inzidiert und in einer gefäßfreien Schicht dorsal der Gefäße nach links lateral hinüber präpariert, wobei der linke Ureter geschont werden muss. Die Arteria mesenterica inferior lässt sich dann nach kranial bis zu ihrem Abgang aus der Aorta abdominalis verfolgen, wo sie unter einer Umstechung abgesetzt wird. Anschließend wird die Vena mesenterica inferior bis an den Pankreasunterrand dargestellt wo sie ebenfalls durchtrennt wird. Entsprechend der Blutversorgung des Colon descendens wird das Kolon dann in der Regel im Bereich des Übergangs von Colon descendens zum Sigma mit einem Klammernahtgerät durchtrennt und das Mesenterium unter Klemmen abgesetzt, so dass ein gut durchblutetes Colon descendens für die spätere Anlage der Anastomose oder des endständigen Stomas bei der Rektumexstirpation verbleibt. Um später eine spannungsfreie Descendorektostomie zu erreichen, muss in der Regel die linke Flexur mobilisiert werden.

Durch die enge Nachbarschaft zu anderen Organen (Ureter, Harnblase, Nervengeflechte) und den unmittelbar angrenzenden Sphinkterapparat müssen bei der Rektumresektion spezifische Faktoren berücksichtigt werden. Das Mesenterium des Rektums ist von den umgebenden Strukturen des kleinen Beckens durch die mesenteriale Faszie getrennt. Diese embryonale Schicht spielt onkologisch eine wichtige Rolle, da deren Verletzung zu einer Aussaat von Tumorzellen im Operationssitus führen kann und eine erhöhte Lokalrezidivrate zur Folge hat, die direkten Einfluss auf das Langzeitüberleben der Patienten hat. Ein wichtiges Gütemerkmal eines Rektumresektionspräparates ist somit die **Intaktheit der mesorektalen Faszie**, welche nach der M.E.R.C.U.R.Y.-Studie in die Grade 1–3 eingeteilt wird (1: gute; 3: schlechte mesorektale Exzision). Wird bei Rektumkarzinomen des mittleren und unteren Drittels das gesamte Mesorektum bis auf den Beckenboden entfernt, spricht man von einer **totalen mesorektalen Exzision** (TME; Abb. 97.7).

Da beim Rektumkarzinom ein aboraler Sicherheitsabstand von 2 cm als ausreichend erachtet wird, muss bei Rektumkarzinomen des oberen Drittels nicht das gesamte Mesorektum mit entfernt werden, zumal dieses die Blutversorgung für das aboral gelegene Rektum enthält. In diesem Falle spricht man von einer **partiellen mesorektalen Exzision** (PME). Je nach Höhe des Tumors wird das Rektum mindestens 2 cm aboral des Tumors in der Regel mit einem Klammernahtgerät abgetrennt. In diesem Fall wird die Anastomose meinst mit einem zirkulären Klammernahtgerät fertiggestellt. Hierzu wird die Gegendruckplatte mit einer Tabaksbeutelnaht entweder am Ende des Colon descendens oder seitlich im Bereich einer Tänie fixiert und anschließend die Anastomose als End-zu-End- oder Seit-zu-Seit-Anastomose hergestellt. Bei Anastomosen, die unterhalb 4 cm ab der Linea dentata zu liegen kommen, spricht man von einer sog. **koloanalen Anastomose**. Bei sehr tiefen Karzinomen kann die Präparation nach Erreichten des Beckenbodens (Musculus levator ani) und TME intersphinktär, also zwischen dem Sphincter ani externus und internus, nach distal fortgesetzt und ggf. von anal her komplettiert werden. Die Herstellung der anschließenden sehr tiefen koloanalen Anastomose erfolgt in der Regel per Handnaht mit Einzelknopfnähten von anal.

Eine große Gefahr für den Patienten stellt das Auftreten einer **Anastomoseninsuffizienz** nach Rektumresektion dar, welche in 5–10 % der Fälle auftreten. Da es durch den Übertritt von Stuhlgang in die Bauchhöhle zur Peritonitis kommt, ist häufig eine Re-Operation mit Aufhebung

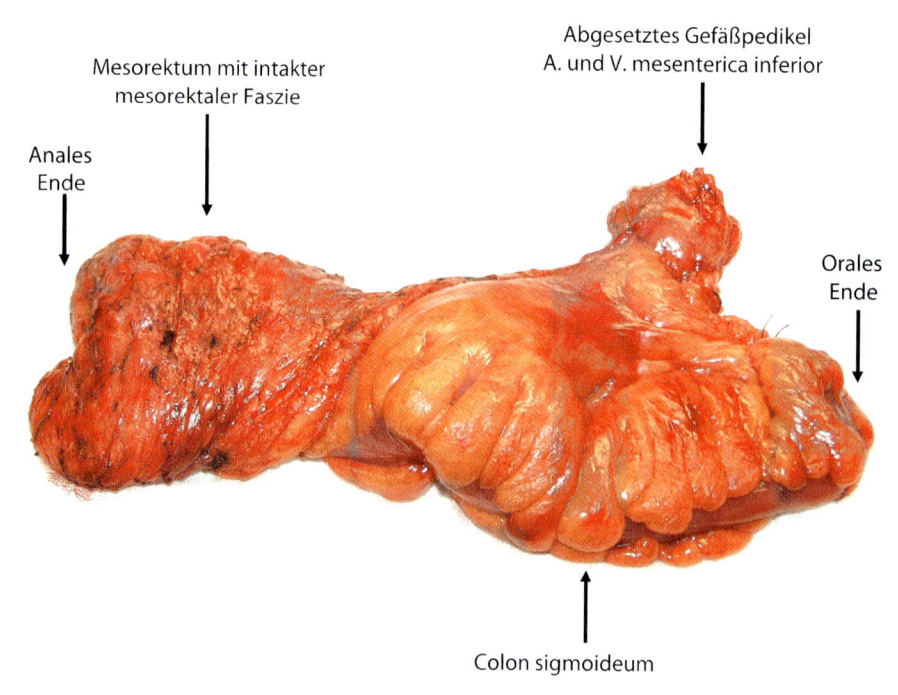

Abb. 97.7 TME-Präparat bei Rektumkarzinom

der Anastomose nötig. Dem kann durch das Vorschalten eines doppelläufigen Stomas, welches meist im Bereich des terminalen Ileums angelegt wird, vorgebeugt werden, da Anastomoseninsuffizienzen bei vorgeschaltetem Stoma häufig asymptomatisch bleiben oder konservativ mittels Antibiotikagabe, Spülung und ggf. Einlage eines Vakuumschwamms in die Insuffizienzhöhle (sog. **Endo-Vac-Therapie**) behandelt werden können. Deshalb wird Patienten mit gewissen Risikofaktoren für das Auftreten einer Anastomoseninsuffizienz wie beispielsweise erfolgte neoadjuvante Therapie, tiefe Anastomose, Mangelernährung und technische Probleme bei der Operation häufig prophylaktisch ein temporäres, doppelläufiges Stoma angelegt wird.

Rektumexstirpation Ist nach aboral kein Sicherheitsabstand von mindestens 2 cm zu erreichen oder ist der Sphinkterapparat durch den Tumor infiltriert, muss in der Regel eine abdomino-perineale Rektumexstirpation mit Anlage eines endständigen Deszendostomas erfolgen. Ist die TME bis zum Beckenboden komplettiert wird die Operation von anal her fortgeführt. Sollte der Patient hierfür in Mason-Lagerung (s. oben) gebracht werden, sollte die abdominelle Operation vor dem Umlagern abgeschlossen, das Deszendostoma angelegt und der Bauch verschlossen werden. Das im Situs verbleibende Präparat wird ins kleine Becken platziert und der Patient anschließend umgelagert. Dann wird der Anus spindelförmig umschnitten und bis auf den Beckenboden präpariert und der abdominelle Präparationsweg mit dem perianalen verbunden, wobei streng darauf zu achten ist, dass der Tumor nicht tangiert wird und Strukturen wie Scheide, Prostata oder Harnröhre nicht verletzt werden. Anschließend wird der Beckenboden verschlossen, gefolgt von Subkutan- und Hautnaht. Da es im Bereich des Durchtritts des Rektums durch den Beckenboden zu einer Taillierung kommt und das Rektum hier häufig randbildend wird, hat sich in letzter Zeit eine zylindrische Präparation auf den Beckenboden zu und durch den selben hindurch durchgesetzt (sog. Operation nach Holm). Auf diese Art soll die Häufigkeit von Lokalrezidiven im Bereich des Beckenbodens verringert werden. Der entstehende Defekt wird allerdings größer und benötigt gelegentlich einen plastischen Verschluss mit entsprechenden Schwenklappen.

Transanale endoskopische Mikrochirurgie Einen Sonderfall des Rektumkarzinoms stellen die endosonographisch als T1-Karzinom identifizierten Karzinome ohne Anhalt für Lymphknoten- oder Fernmetastasen dar, da bei diesen eine lokale Vollwandexzision mittels transanaler, endoskopischer Mikrochirurgie (TEM) erwogen werden kann. Da Karzinome mit Lymphgefäßinfiltration (L1), schlechter Differenzierung (G3) oder tiefer Infiltration der Submukosa (sm3) mit einem Risiko von Lymphknotenmetastasen von bis zu 20 % einher gehen, sind derartige Tumoren jedoch in der Regel nicht für die lokale Exzision geeignet und bedürfen nach Vorliegen der endgültigen Histologie einer radikalen onkologischen Nachresektion. Dies trifft auch für Patienten zu, bei denen sich in der endgültigen Histologie ein T2-Karziom oder höher nachweisen lassen. Bei Patienten,

97.8 · Prognose

Tab. 97.4 Untersuchungen im Rahmen der Nachsorge bei kolorektalem Karzinom UICC II oder III (nach Konsensus 2004; Schmiegel et al. 2008)

Untersuchung	Monate							
	3	6	12	18	24	36	48	60
Anamnese, körperliche Untersuchung, CEA		X	X	X	X	X	X	X
Koloskopie		X[1]				X[2]		
Abdomensonographie[3]		X	X	X	X	X	X	X
Sigmoidoskopie (Rektoskopie)[4]		X	X	X	X			
Spiralcomputertomographie[5], Röntgen-Thorax (kein Konsens)								

[1] wenn keine vollständige Koloskopie präoperativ erfolgt ist
[2] bei unauffälligem Befund (kein Adenom, kein Karzinom), nächste Koloskopie nach 5 Jahren
[3] Eine Metaanalyse ergab einen Vorteil für ein bildgebendes Verfahren zum Nachweis von Lebermetastasen in der Nachsorge. Aus diesem Grund entschied sich die Expertenkommission, das einfachste und kostengünstigste Verfahren anzuwenden
[4] nur beim Rektumkarzinom ohne neoadjuvante oder adjuvante Radiochemotherapie
[5] nur beim Rektumkarzinom 3 Monate nach Abschluss der tumorspezifischen Therapie (Operation bzw. adjuvante Strahlen-/Chemotherapie) als Ausgangsbefund

die aufgrund bestehender Komorbidität oder sehr hohem Alter hierfür nicht in Frage kommen, kann im Einzelfall das Risiko einer onkologische nicht korrekten TEM-Resektion den Operationsrisiken gegenüber gestellt werden.

97.7 Spezifisches postoperatives Vorgehen

97.7.1 Direkte postoperative Phase

Zum Ausschluss einer Nachblutung sollte ca. 6 h postoperativ und am Folgetag eine Laborkontrolle erfolgen und die Patienten dürfen ab 6 h postoperativ trinken.

Die perioperative Therapie lehnt sich heute in der Regel an sog. „**Fast-track**"-Protokollen" an, die v. a. in den skandinavischen und angloamerikanischen Ländern sehr strikt verfolgt werden und die Rekonvaleszenz und Entlassung der Patienten beschleunigen sollen. Mit Minimierung präoperativer Abführmaßnahmen und der Verwendung perioperativer Periduralanästhesie werden hierbei schon prä- und intraoperativ Maßnahmen getroffen. Postoperativ sollten die Patienten möglichst noch am Operationstag mobilisiert werden, was am Folgetag deutlich ausgebaut werden sollte. Ferner sollte der Kostaufbau möglichst schnell erfolgen, in Abhängigkeit davon, wie gut die Patienten dies tolerieren. Hierzu können unterstützend Antiemetika, wie Metoclopramid eingesetzt werden und frühzeitig sanfte Abführmittel wie z. B. Magnesium oder Natriumpicosulfat verabreicht werden. Blasenkatheter, Drainagen und zentrale Venenkatheter sollten baldmöglichst entfernt werden, bevor etwaige assoziierte Komplikationen (z. B. Harnwegsinfekt, Kathetersepsis) den Verlauf komplizieren.

97.7.2 Weitere Therapie und Nachsorge

Je nach Allgemeinzustand und Alter der Patienten kann ihnen ggf. eine Anschlussheilbehandlung empfohlen werden. In Abhängigkeit vom Tumorstadium (s. oben) sollte eine adjuvante Therapie erfolgen. Beim Rektumkarzinom ist darauf zu achten, dass die neoadjuvante Therapie lediglich Einfluss auf die Lokalrezidivrate und nicht das Auftreten von Fernmetastasen und das Langzeitüberleben nimmt. Da neoadjuvant vorbehandelte Patienten immer ein klinisch lokal fortgeschrittenes Karzinom haben, ist bei diesen auch stets eine adjuvante Therapie indiziert, die vom histologischen Tumorstadium nach Vorbehandlung unabhängig ist. Bei Patienten, die ein protektives Stoma erhalten haben, kann dieses in der Regel nach 6–8 Wochen rückverlegt werden. Zuvor sollte die Anastomose nochmals rektoskopisch beurteilt werden und ggf. eine Kontrastmitteldarstellung des abführenden Stomaschenkels durchgeführt werden, um eine Stenose hinter der frischen Darmnaht auszuschließen. Bei Patienten mit adjuvanter Therapie sollte die Rückverlegung entweder nach Abschluss derselben oder in einer Therapiepause erfolgen. Im weiteren Verlauf sollte eine entsprechende Tumornachsorge stehen, die sich an den S3-Leitlinien orientiert (Tab. 97.4).

97.8 Prognose

Die Prognose des kolorektalen Karzinoms ist global als gut einzustufen, ist jedoch maßgeblich vom Tumorstadium, der Metastasierung und der Radikalität der Operation abhängig, bei der eine R0-Situation erzielt werden sollte. Die

5-Jahres-Überlebensrate liegt im UICC-Stadium I und II um 80 bzw. 67 % und fällt im Stadium II und IV auf ca. 43 und 14 % ab. Liegt eine R1- oder R2-Resektion vor, sind die Ergebnisse deutlich schlechter.

Literatur

http://www.gekid.de/
http://www.awmf.org/
http://www.onkodin.de/e2/e22972/e47994/e47995/index_ger.html
http://www.rki.de/cln_151/nn_205770/DE/Content/GBE/Gesundheitsberichterstattung/GBEDownloadsT/sterblichkeit,templateId=raw,property=publicationFile.pdf/sterblichkeit.pdf
Schmiegel W et al. (2008) S3-Leitlinie „Kolorektales Karzinom". Z Gastroenterol 46: 1–73
Siewert JR (2006) Chirurgie. 8. Aufl., Springer Berlin Heidelberg New York
Siewert JR, Rothmund M, Schumpelick V (2010) Praxis der Viszeralchirurgie – Onkologische Chirurgie. 3. Aufl., Springer Berlin Heidelberg New York

Schilddrüsenoperationen

H. Winter, K.-W. Jauch

98.1 Einführung

Operationen an der Schilddrüse gehören zu den am häufigsten durchgeführten in Deutschland, wobei Eingriffe wegen einer Struma nodosa den Hauptanteil einnehmen. Schilddrüsenknoten finden sich bei ca. 15.000.000 Menschen in Deutschland. Außer einer persönlichen und familiären Disposition ist vor allem Jodmangel die Ursache der Kropfentstehung, in Deutschland besonders im Süden weit verbreitet. Die Prävalenz der Struma, die mit dem Alter deutlich zunimmt, ist bei Frauen doppelt so häufig wie bei Männern. Bei 4–7 % der Patienten mit einer Knotenstruma findet sich histologisch ein Schilddrüsenkarzinom, wobei das Risiko, ein Schilddrüsenkarzinom zu entwickeln, nicht von der Anzahl der Knoten abhängig zu sein scheint.

98.2 Anatomie

98.2.1 Gefäßversorgung

Arterien (Abb. 98.1) Die Schilddrüse wird arteriell durch die
- Aa. thyreoideae superiores aus der A. carotis externa, und die
- Aa. thyroideae inferiores aus dem Truncus thyreocervicalis, die aus der A. subclavia mit Blut versorgt.
- Bei 10 % der Bevölkerung findet sich eine unpaare A. thyreoidea ima direkt aus dem Aortenbogen. Durch die gute Kollateralisierung der Arterien mit extraglandulären Gefäßen führt die Ligatur aller 4 Schilddrüsenarterien nicht zu einer Ernährungsstörung des Schilddrüsengewebes.

Venen Der venöse Abstrom erfolgt über den
- Plexus thyroideus impar zu den Venae thyroidea inferior in die Vena brachiocephalica.
- Venae thyroidea media und die
- Venae thyroidea superior in die Venae jugulares interna.

98.2.2 Lymphknoten

Der Lymphabfluss aus der Schilddrüse (Abb. 98.2) erfolgt zunächst über die prä- und paratrachealen Lymphknoten nach kranial und kaudal über das
- **zerviko-zentrale Kompartiment** (LK 1, 2, 8), welches von der Trachea (medial) bis zur Vena jugularis (lateral), mandibula (kranial) und Vena anonyma (kaudal) reicht (rechts Ia, links Ib), über das
- **zerviko laterale Kompartiment** (LK 3–7), welches von den Venae jugulares bis lateral reicht (rechts II, links III) und das
- **mediastinale Kompartiment** (obere tracheo-ösophageale LK), welches unterhalb der V. anonyma bis kaudal reicht.

98.2.3 Nerven

Von besonderer Bedeutung bei Operationen an der Schilddrüse ist die Schonung der schilddrüsennah verlaufenden Nerven. Am oberen Schilddrüsenpol verläuft aus dem Ganglion inferius des Nervus vagus ziehend der **N. laryngeus superior** (Abb. 98.1), der sich in zwei Äste aufteilt:
- Ramus externus, der den M. cricothyroideus innerviert
- Ramus internus, der hauptsächlich sensibel die Schleimhaut der Epiglottis und des Kehlkopfes bis unterhalb der Stimmbänder versorgt.

Der Ramus externus des N. laryngeus superior überkreuzt, hinterkreuzt oder durchkreuzt die oberen Polgefäße in unmittelbarer Nähe zum oberen Schilddrüsenpol.

Der **N. laryngeus recurrens** (Abb. 98.1) aus dem N. vagus zieht rechts ventral um die A. subclavia und verläuft dorsal zwischen der Speiseröhre und der Trachea nach kranial hinter der Schilddrüse in den Kehlkopf. Der linke N. laryngeus recurrens entspringt auf Höhe des Aortenbogens und zieht ventral um diesen nach dorsal zwischen Ösophagus und Trachea nach kranial in den Kehlkopf. Auf beiden Seiten kreuzt der Nerv die Äste der A. thyroidea inferior schilddrüsennah und innerviert die Kehlkopfmuskulatur mit Ausnahme des M. cricothyreoideus.

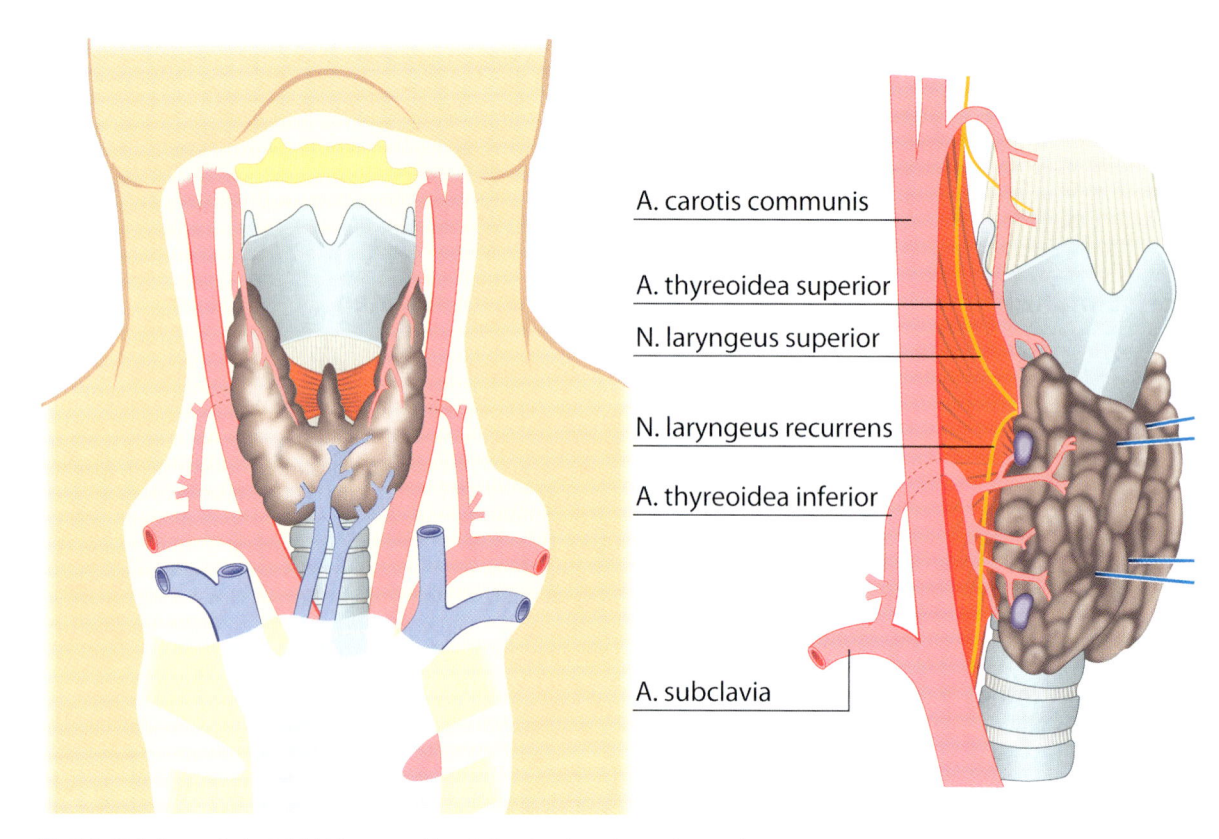

Abb. 98.1 Anatomie der Schilddrüse unter chirurgischen Aspekten. (Aus Röher u. Schulte 2006)

98.2.4 Nebenschilddrüsen

In der Regel finden sich 4 Nebenschilddrüsen, die in 80 % der Fälle aus der A. thyreoidea inferior versorgt werden. Sie liegen dorsal der Schilddrüsenkapsel 1–2 cm ober- und unterhalb der Einmündung der A. thyreoidea inferior. Häufig liegen die oberen Nebenschilddrüsen unterhalb des N. laryngeus recurrens, die unteren oberhalb des Nerven. Die Lage der Nebenschilddrüsen, insbesondere der unteren, kann jedoch sehr stark variieren und von kranial bis weit ins untere Mediastinum reichen.

98.3 Physiologie

Die Schilddrüse bildet die Hormone **Thyroxin** (T4), **Trijodthyronin** (T3) und **Kalzitonin**, das als Gegenspieler des Parathormons, das in der Nebenschilddrüse gebildet wird, den Kalziumspiegel senken kann. Der Hauptanteil des in der Schilddrüse gebildeten Hormons ist das T4, welches im Blut in das wirksamere T3 mit kurzer Halbwertszeit dejodiert wird. Das Thyroxin ist physiologisch bei Schwangerschaften, bei Einnahme von östrogenhaltigen Medikamenten, Hepatitis und bei hohen Konzentrationen des Thyroxin-bindenden Globulins (TBG) erhöht. Das Verhältnis von T4/T3 im Blut beträgt 9:1. Der Tagesbedarf an T4 beträgt 100–150 µg. Sowohl T4 als auch T3 sind im Blut fast vollständig an das Thyroxin-bindende Globulin (TBG) und in geringerem Maße auch an Präalbumin und Albumin gebunden.

Biologisch aktiv sind nur die freien, ungebundenen Hormone. Die Regulation der Schilddrüsenhormone erfolgt durch einen negativen Feed-back-Regelkreis (Abb. 98.3). Das im Hypothalamus freigesetzte **Thyroliberin** (TRH) fördert die Freisetzung des **Thyreotropin** (TSH) aus dem Hypophysenvorderlappen, was die Freisetzung von T3 und T4 regelt. Hohe Konzentrationen von T3 und T4 hemmen die Ausschüttung von TSH und TRH. Im Gegensatz dazu führt ein Mangel an Schilddrüsenhormon (T3, T4) zur Freisetzung von TRH und TSH.

Das Wachstum der Schilddrüse wird durch die Jodidkonzentration im Blut gesteuert. Dies erklärt die hohe Prävalenz von Strumen in Jodmangelgebieten. T3 und T4 fördern das Körperwachstum und die geistige Entwicklung. Sie führen zu einer Steigerung des Energieverbrauchs und des Grundumsatzes sowie zu einer Steigerung des Herz-Minuten-Volumens durch Sensibilisierung des Körpers für die Wirkung von Katecholaminen.

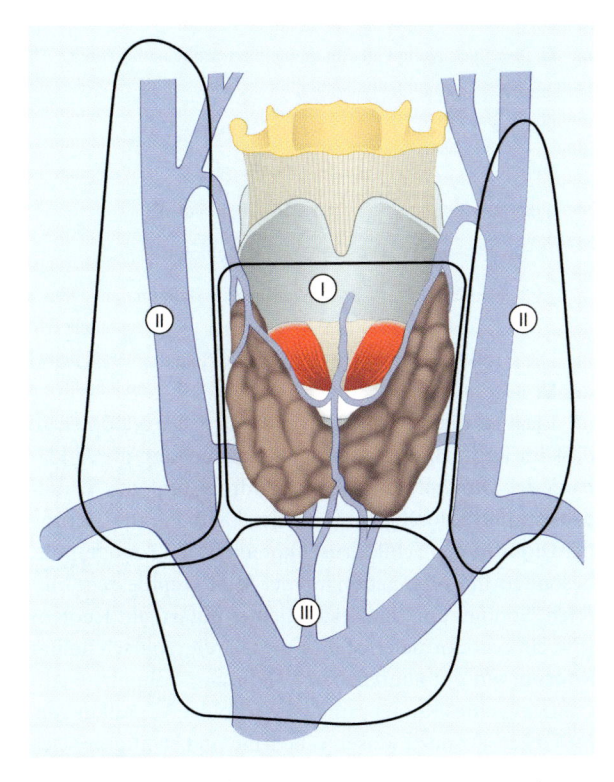

◘ **Abb. 98.2** Lymphabflussstationen der Schilddrüse (I zentral, II lateral, III mediastinal). (Aus Röher u. Schulte 2006)

98.4 Diagnostische Abklärung der Schilddrüse vor operativen Eingriffen

Für die Diagnostik der Schilddrüse vor chirurgischen Eingriffen sind eine umfassende Anamnese, eine körperliche Untersuchung, eine Labordiagnostik, eine Ultraschalldiagnostik und eine Szintigraphie erforderlich.

Die Anamnese sollte folgende Fragen klären, die indirekt Aufschluss über die Schilddrüsenfunktion geben können:
- **Hyperthyreose**: Schwitzen, Unruhe, Nervosität, Gewichtsverlust bei gutem Appetit, Tachykardie, Wärmeempfindlichkeit, Schlafstörung
- **Euthyreose**: Keine Beschwerden
- **Hypothyreose**: Kälteintoleranz, Antriebslosigkeit, Müdigkeit, Gewichtszunahme, Hautveränderungen

Die Größe der Schilddrüse und Verschieblichkeit beim Schlucken sollte palpatorisch abgeklärt werden. Eine **Struma** ist definiert als tastbare, sichtbare oder mit dem Ultraschall messbare Vergrößerung der Schilddrüse. Diese Vergrößerung ist unabhängig von der Produktion von Schilddrüsenhormonen und unabhängig von der Gewebebeschaffenheit und wird klinisch nach WHO in 4 Stadien eingeteilt.

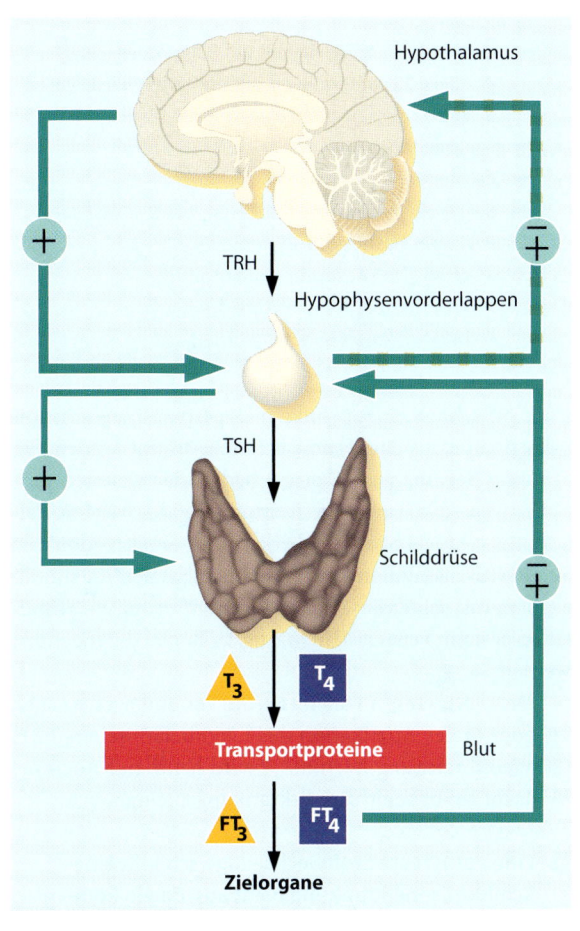

◘ **Abb. 98.3** Regelkreis der Schilddrüsenfunktion. (Aus Röher u. Schulte 2006)

Einteilung der Strumen nach WHO
- Stadium 0: keine oder nur angedeutete Vergrößerung
- Stadium 1: tastbare, bei rekliniertem Kopf sichtbar vergrößerte Schilddrüse
- Stadium 2: deutlich sichtbar vergrößerte Schilddrüse
- Stadium 3: sehr große, deutlich sichtbare Schilddrüse (ggf. mit mechanischen Beschwerden)

98.4.1 Labordiagnostik

Labordiagnostik vor Schilddrüsenoperationen
- T3/T4 (freiesT3, freiesT4)
- Thyroxin-bindendes Globulin (TBG)
- Basale TSH-Sekretion
  - TSH >4,0 mE/l Hinweis auf primäre Hypothyreose

- TSH 0,2–4 mE/l Hinweis auf Euthyreose
- TSH <0,2 mE/l Hinweis auf primäre Hyperthyreose
- Serumkalzium
- Kalzitonin
- Nachweis spezifischer Antikörper bei u. a. M. Basedow oder Hashimoto-Thyreoiditis
  - TRAK (TSH-Rezeptor-Antikörper)
  - TAK (Thyreoglobulin-Antikörper)
  - MAK (mikrosomale Antikörper)

Zum Ausschluss eines primären Hyperparathyreoidismus sollte präoperativ das Serumkalzium bestimmt werden. Ein erhöhter Serumkalziumspiegel bedarf der weiteren präoperativen Abklärung. Die Bestimmung des basalen Kalzitonins ermöglicht die Früherkennung eines medullären Schilddrüsenkarzinoms. Bei erhöhtem basalen Kalzitonin (>10 pg/ml) sollte zur weiteren Differenzierung ein Stimulationstest mit Pentagastrin (0,5 µg/kg Bolus) durchgeführt werden.

Der „TRH-Test" (TSH im Serum vor und nach nasaler, i.v. oder oraler Applikation des hypothalamischen TRH („thyreoid releasing hormon")) wird heute nur noch bei Verdacht auf hypophysäre Erkrankungen eingesetzt.

> Eine euthyreote Stoffwechsellage schließt eine Schilddrüsenerkrankung nicht aus, da ein kompensiertes Adenom oder ein Schilddrüsenkarzinom vorliegen können.

98.4.2 Sonographie

Die Ultraschalluntersuchung des Halsbereiches gehört standardmäßig zu der präoperativen Basisdiagnostik. Sie gibt Auskunft über Ausdehnung und Struktur des Organs, indirekte malignitätshinweise, insbesondere bei knotigen Veränderungen und extrathyreoidalen pathologischen Veränderungen, z. B. Lymphknotenvergrößerungen. Sie wird in der Regel mit einem Linearschallkopf mit einer Frequenz von 7,5–12 MHz durchgeführt. Die Organstruktur, Knoten, Zysten, Lymphknoten und andere Veränderungen können sehr gut differenziert werden. Mit Hilfe der Sonografie können Lage, Form und Größe sowie die Struktur der Schilddrüse bestimmt werden. Mit dem Ultraschall kann das Volumen der Schilddrüse durch Bestimmung der Organlänge, -breite und -tiefe errechnet werden. Unter der Annahme, dass es sich bei einem Schilddrüsenlappen um ein Rotationsellipsoid handelt, errechnet sich das Volumen vereinfacht nach der Formel:

Volumen (ml) = Breite (cm) × Länge (cm) × Tiefe (cm) × 0,5.

Tab. 98.1 Normwerte für das Schilddrüsenvolumen nach WHO

Männer	>12 ml <25 ml
Frauen	>10 ml <18 ml
6- bis 10-Jährige	<8 ml Gesamtvolumen
11- bis 14-Jährige	<10 ml Gesamtvolumen
15- bis 18-Jährige	<15 ml Gesamtvolumen

Die **Größennormwerte** der Schilddrüse der WHO sind der Tab. 98.1 zu entnehmen.

Ideal ist die Kombination mit einem Farbdoppler, so dass im Rahmen der Ultraschalluntersuchung die Abklärung der Durchblutung der Schilddrüse und von Schilddrüsenknoten durchgeführt werden kann. Für die Klärung der **Dignität** von Schilddrüsenknoten ist die Sonographie, besonders in Kombination mit der Szintigraphie, sehr hilfreich. Sonographische Zeichen eines gutartigen Knotens sind ein echonormaler/echoreicher szintigraphisch **heißer Knoten**, ein gut abgrenzbarer Halosaum, die glatte Abgrenzung eines Knotens und grobschollige Verkalkungen. Im Gegensatz dazu weisen echoarme und szintigraphisch **kalte Knoten**, ein unregelmäßiger/fehlender Halosaum, eine erhöhte Binnenvaskularisation, Mikrokalzifikationen, ein invasives, organüberschreitendes Wachstum und eine regionale Lymphknotenschwellung auf das Vorliegen eines Schilddrüsenkarzinoms hin. Jedoch nur der Nachweis von mehreren sonographischen Malignitätskriterien macht das Vorliegen eines Tumors wahrscheinlich.

> Eine sichere Beurteilung der Dignität eines Schilddrüsenknotens kann durch den Ultraschall nicht erbracht werden. Finden sich sonographische Hinweise auf das Vorliegen eines Schilddrüsentumors, sollte eine diagnostische Feinnadelpunktion zur histologischen Sicherung angestrebt werden.

Sonographische und szintigraphische Zeichen für gutartige oder bösartige Knoten sind in Tab. 98.2 aufgeführt.

98.4.3 Szintigraphie

Die Schilddrüsenszintigraphie dient der funktionellen Abklärung der Schilddrüse und wird mit ^{99m}Tc-Pertechnetat oder ^{123}J durchgeführt. Radionuklide reichern sich nur in stimuliertem Schilddrüsengewebe an. Die **Indikation** zur Szintigraphie besteht zur funktionstopographischen Untersuchung bei Knoten, einer hyperthyreoten Stoffwechsellage und ggf. zur Abklärung fraglicher, mediastinaler, intrathorakaler bzw. dystoper Strumen und vor Rezidiveingriffen,

98.4 · Diagnostische Abklärung der Schilddrüse vor operativen Eingriffen

Tab. 98.2 Sonographische und szintigraphische Zeichen für gutartige oder bösartige Knoten

Gutartige Knoten	Bösartige Knoten
Heißer Knoten	Kalter Knoten
Abgrenzbarer Haolosaum	Inkompletter/fehlender Halosaum
Echonormaler/echoreicher Knoten	Echoarm
Grobschollige Verkalkungen	Mikrokalzifikationen
Peripher Vaskularisiert	Unregelmäßige Randbegrenzung
Glatte Knotenbegrenzung	Binnenvaskularisierung erhöht
	Regionale Lymphknotenschwellung

nicht aber für die Abklärung der diffusen Struma. Die Untersuchung ermöglicht die Differenzierung von:
- kalten Knoten (Abb. 98.4; Differenzialdiagnose Schilddrüsenzysten, -abszesse, -adenome, -karzinome),
- warmen Knoten (meist Schilddrüsenadenomen),
- heißen Knoten (meist Schilddrüsenadenomen).

> Bei szintigraphisch kalten Knoten muss ein Schilddrüsenmalignom mit Hilfe einer sonographisch kontrollierten Punktionszytologie ausgeschlossen werden.

98.4.4 CT/MRT

Bei Schluckbeschwerden, Atemnot oder sonographisch unklaren Befunden, insbesondere großen Rezidivstrumen und unklaren Mediastinalverbreiterungen, kann eine CT- oder MRT-Diagnostik hilfreich sein. Die Gabe von Kontrastmittel sollte jedoch unbedingt vermieden werden, da bei malignen differenzierten Schilddrüsentumoren nach der Operation eine Radiojodtherapie nötig ist. Jodhaltige Kontrastmittel würden diese Therapieoption deutlich verzögern.

98.4.5 Spezifische Untersuchungen

Auf Grund der möglichen Komplikationen bei Schilddrüseneingriffen, besonders der Verletzung des Nervus recurrens oder des postoperativen Hypoparathyreoidismus sollten vor jedem Schilddrüseneingriff unbedingt eine Untersuchung der **Stimmlippenbeweglichkeit** und die Be-

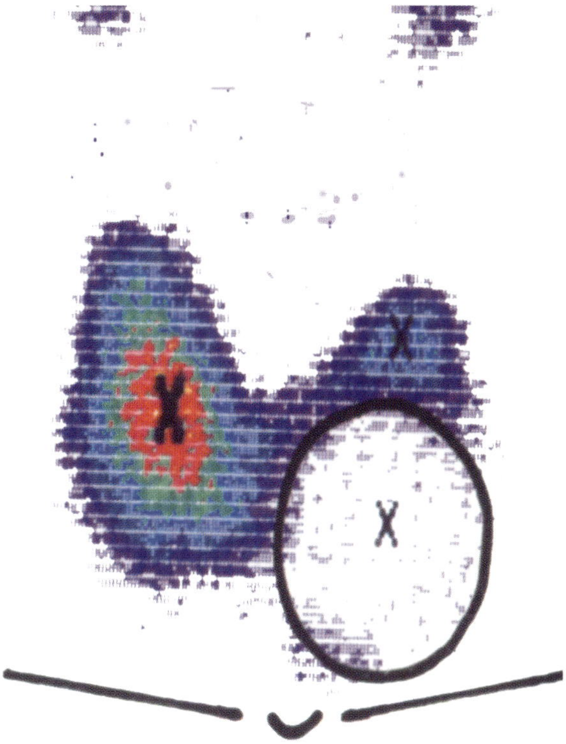

Abb. 98.4 Struma nodosa mit kaltem Knoten. (Mit freundlicher Genehmigung der Klinik für Nuklearmedizin, Klinikum Großhadern, LMU München)

stimmung des **Serumkalziums** erfolgen und dokumentiert werden. Besonders nach vorausgegangenen Operationen an der Schilddrüse oder am Hals und bei bestehender Heiserkeit sollte durch eine **Laryngoskopie** die Funktion der Stimmbänder vor der Operation abgeklärt werden.

98.4.6 Feinnadelaspirationszytologie

Die Feinnadelpunktion (FNP) dient der histologischen Abklärung eines suspekten Schilddrüsenknotens. Eine FNP sollte erwogen werden, wenn ein nicht-operatives Vorgehen geplant wird oder verdächtige Knoten, vergrößerte Halslymphknoten oder ein lokal invasives Wachstum vorliegen. In diesen Fällen liefert die zytologische Abklärung wichtige Hinweise für die Operationsplanung. Die präoperative histologische Abklärung von kalten und echoarmen Knoten wurde durch die Feinnadelpunktion deutlich verbessert. Die Punktion wird unter sonographischer Kontrolle mit einer 25-G-Nadel (0,5 mm) durchgeführt, wobei mindestens 3 Proben aus dem Knoten gewonnen werden sollten. Die Proben werden anschließend direkt auf einen Objektträger ausgestrichen und luftgetrocknet oder Ethanol fixiert. Die Ergebnisqualität der Untersuchung ist erheblich abhängig von der Erfahrung des Untersuchenden und des Pathologen. Es stellt die spezifischste und direk-

Tab. 98.3 Malignitätsverdächtige klinische Untersuchungsbefunde

Hochgradig verdächtig	Mittelgradig verdächtig
Positive Familienanamnese	Alter <20 Jahre oder >60 Jahre
Schnelles Wachstum	Männliches Geschlecht
Harte Konsistenz	Bestrahlung im Kopf-/Halsbereich
Knotenfixation	Kompressionssymptome (Dysphagie, Heiserkeit, Husten)
Rekurrensparese	
Pathologische Lymphknoten	
Fernmetastasen	

teste Methode zur Abklärung der Dignität eines Schilddrüsenknotens dar.

Zur Operationsplanung und -durchführung ist die FNP empfehlenswert bei:
- Klinisch und/oder bildgebend suspekten Knoten (Empfehlungsgrad A)
- Tumorverdächtigen Halslymphknoten (Empfehlungsgrad A)
- Echoarmer Knoten (Empfehlungsgrad B)
- Mikrokalzifikationen (Empfehlungsgrad B)
- Lokal invasivem Wachstum (Empfehlungsgrad B)

Spezielle Diagnostik vor Schilddrüsenoperationen
- Ultraschall mit Gefäßdoppler
- HNO-Untersuchung der Stimmlippenbeweglichkeit
- Szintigraphie
- Punktionszytologie
- Röntgenthorax
- (CT ohne Kontrastmittel)
- (MRT)

98.5 Indikationen zur Operation

> Die Indikationen zur Operation bei Schilddrüsenveränderungen sind ein Malignitätsverdacht, lokale Beschwerden, eine dystope Lage oder eine konservativ nicht beherrschbare Überfunktion der Schilddrüse.

Da die Operation einer Rezidivstruma mit einem erhöhten Komplikationsrisiko behaftet ist, sollten alternative Therapieverfahren wie die Radiojodtherapie bei der Indikationsstellung besonders berücksichtigt werden.

98.5.1 Solitäre Schilddrüsenknoten/-zysten

Eine Indikation zur Operation besteht bei Solitärknoten mit Malignitätsverdacht. Bei Knoten ohne Malignitätsverdacht und autonomen Knoten kann je nach Größe und klinischer Symptomatik eine medikamentöse Behandlung unter Verlaufsbeobachtung erfolgen oder die Indikation zur Operation gestellt werden, die mit einem niedrigem Risiko behaftet ist. Bei Zysten ohne Malignitätsverdacht kann beobachtend gewartet werden. Bei Verdacht auf Malignität sollte unbedingt eine operative Abklärung erfolgen. Da im Schnellschnitt eine definitive histologische Klärung von differenzierten Tumoren nicht möglich ist, empfiehlt sich eine Hemithyreoidektomie.

98.5.2 Knotenstruma

Die Knotenstruma kann je nach Größe, klinischer Symptomatik und Labor (TSH) operativ, radiojodtherapeutisch oder medikamentös behandelt oder beobachtet werden. Indikationen zur Operation bestehen bei Malignitätsverdacht oder zum Ausschluss von Malignität, bei lokalen Beschwerden oder bei einer subklinischen bzw. manifesten Hyperthyreose. Bei ausgedehnter retrosternaler Struma oder dystoper Lage kann eine Operationsindikation auch bei fehlender Symptomatik oder fehlenden Malignitätshinweisen bestehen. Bei ausgeprägter knotiger Umwandlung des Schilddrüsenparenchyms sollte eine Thyreoidektomie oder eine fast komplette Thyreoidektomie durchgeführt werden.

98.5.3 Immunogene Hyperthyreose vom Typ Basedow

Da sich die Symptome bei Morbus Basedow spontan zurückbilden können, sollte zunächst unbedingt die **medikamentöse Therapie** im Vordergrund stehen. Ergibt sich im Verlauf der konservativen Primärtherapie die Indikation zur definitiven Therapie, stehen Operation und Radiojodtherapie zur Verfügung. Ein **operatives Vorgehen** wird mit jeweils unterschiedlicher Dringlichkeit bevorzugt bei Schilddrüsenwachstum, endokriner Orbitopathie, Malignitätsverdacht, schwerwiegenden Nebenwirkungen und Unverträglichkeit der thyreostatischen Therapie, therapierefraktärer oder schwerer Hyperthyreose oder Ablehnung der **Radiojodtherapie** durch den Patienten. Bei Kindern und Jugendlichen ist zur definitiven Versorgung die Operation die optimale Therapie. Besteht eine Operationsindikation, so sollte eine Thyreoidektomie erfolgen.

98.5.4 Hyperthyreose/jodinduzierte Hyperthyreose

Bei Vorliegen einer Hyperthyreose sollte präoperativ eine klinische Euthyreose angestrebt werden. Eine hypothyreote Stoffwechsellage durch antithyreoidale Medikamente sollte vermieden werden. Bei unifokaler Autonomie kann eine Knotenexzision unter Mitnahme eines Randsaumes erfolgen. Bei multifokaler Autonomie sollte eine Thyreoidektomie oder fast-totale Thyreoidektomie durchgeführt werden. Jodinduzierte Thyreotoxikosen und thyreotoxische Krisen, die trotz konservativer Therapie nicht beherrschbar sind oder bei denen sich schwerwiegende Nebenwirkungen entwickeln, können eine operative Behandlung auch im klinisch hyperthyreoten Zustand erfordern, aber auch in diesem Fall nicht ohne eine Thyreoidektomie.

98.5.5 Thyreoiditis

Die **Immunthyreoiditis Hashimoto** stellt für sich genommen keine Operationsindikation dar. Diese ergibt sich bei Malignitätsverdacht oder bei therapierefraktären lokalen Beschwerden. Bei einer **subakuten Thyreoiditis de Quervain** ist in Anbetracht ihrer meist spontanen Ausheilung nur selten eine Operation erforderlich. Diese kann bei Malignitätshinweisen oder bei rezidivierenden Schmerzen mit der Notwendigkeit der wiederholten Therapie mit Glukokortikoiden notwendig sein.

Bei der seltenen **chronisch fibrosierenden Thyreoiditis** (Riedel) können Malignitätshinweise oder mechanische Symptome wie eine Trachealobstruktion eine Operation erforderlich machen.

98.6 Resektionsausmaß

Bei einzelnen Knoten ohne Malignitätsverdacht kann eine Knotenexzision mit einem kleinen Sicherheitssaum im Gesunden erfolgen. Bei einseitigen Schilddrüsenknoten mit hochgradigem Verdacht auf Malignität sollte primär eine Hemithyreoidektomie durchgeführt werden. Besteht in beiden Schilddrüsenlappen eine diffuse noduläre Struma, sollte eine Thyreoidektomie oder fast-totale Thyreoidektomie unter Belassen eines kleinen dorsalen Schilddrüsenrestes von maximal 2 ml erfolgen. Bei einer Basedow-Struma sollte eine komplette Thyreoidektomie angestrebt werden. Bei Rezidivstrumen sollte die Operation wegen der deutlich erhöhten Komplikationsgefahr zunächst auf der Seite mit der ausgedehntesten Veränderung durchgeführt werden. Eine Operation der Gegenseite sollte nur nach Sicherstellen der Nervenintegrität mit Hilfe des Neuromonitorings erfolgen.

98.7 Operationstechnik

Der Zugang zur Schilddrüse erfolgt über einen Kocher-Kragenschnitt ca. 2 Querfinger oberhalb des Jugulums mit einer Länge von 3–4 cm bei rekliniertem Kopf. Nach Durchtrennen der Subkutis und des Platysmas wird die oberflächliche Halsfaszie gespalten. Die Venae jugulares externae können in der Regel zur Seite geschoben werden. Anschließend wird die gerade Halsmuskulatur entlang der Mittellinie gespalten und die äußere Schilddrüsenkapsel stumpf abgeschoben. Nach Darstellen des Spatium chirurgicum zwischen der Fascia cervicalis medialis und der Capsula propria der Schilddrüse werden zuerst die oberen Polgefäße dargestellt und nach Ligieren durchtrennt. Der Ramus externus des N. laryngeus superior überkreuzt, hinterkreuzt oder durchkreuzt die oberen Polgefäße in unmittelbarer Nähe zum oberen Schilddrüsenpol und mündet medial des oberen Schilddrüsenpols in den M. cricopharyngeus. Es muss darauf geachtet werden, dass dieser bei der Ligatur der oberen Polgefäße nicht verletzt wird.

Anschließend werden die unteren Polvenen unter Ligaturen durchtrennt. Nach Präparation des Isthmus wird dieser auf der Trachea mit einem Overholt unterfahren und zu beiden Seiten ausgeklemmt. Dabei muss darauf geachtet werden, dass ein evtl. vorhandener Lobus pyramidalis mit erfasst und entfernt wird.

Nun wird lateral der Schilddrüse die Einmündung der Arteria thyreoidea inferior präpariert und der Verlauf des **Nervus laryngeus recurrens** dargestellt. Die Darstellung des Nervs und sein Verlauf sollten unbedingt im Operationsprotokoll vermerkt werden. Eine Skelettierung des Nervs sollte zum Schutz desselben unbedingt vermieden und die in die Schilddrüse einmündenden Arterienäste schilddrüsennah unterbunden werden, um den Nerv nicht zu gefährden und die Durchblutung der Nebenschilddrüse zu erhalten. Kranial und kaudal der Einmündung der A. thyreoidea inferior liegen in der Regel die **Nebenschilddrüsen**. Diese sollten intakt bleiben und die Durchblutung sicher erhalten werden.

Für die Identifizierung und Klärung des Nervenverlaufes kann das **Neuromonitoring** sehr hilfreich sein. Die Ableitungselektroden für das Neuromonitoring können entweder direkt am Tubus aufgeklebt oder intraoperativ durch Nadelelektroden in das zu untersuchende Stimmband po-

Tab. 98.4 Die häufigsten Komplikationen bei Schilddrüsenoperationen

Komplikationen	Häufigkeit	Anmerkungen
Rekurrensparese	Bis 5 %	Eine Rückbildung der Parese ist bei bis zu 50 % der Patienten zu erwarten
Rezidiv	Bis 3 %	Die Häufigkeit des Rezidivs ist abhängig vom Alter und in besonderem Maße von der Rezidivprophylaxe (ohne 13 %)
Wundinfektion	1–2 %	
Hypoparathyreoidismus	1–2 %	
Nachblutungen	Bis 1 %	Können durch Druck auf die Trachea und Vagusdruck lebensbedrohlich sein
Letalität	<1 %	

sitioniert werden. Eine signifikante Senkung des Rekurrenspareserisikos durch Einsatz des Neuromonitoring ist bislang nur bei Rezidiveingriffen gesichert. Auch bei der Entfernung der Lymphknoten im zentralen Kompartiment ist der Einsatz des Neuromonitorings zum sicheren Schutz des Nervs zu empfehlen. Ist nach der Entfernung eines Schilddrüsenlappens die Unversehrtheit des Nervus laryngeus recurrens nicht sicher mit Hilfe des Neuromonitorings nachzuweisen, so sollte die Operation der Gegenseite vertagt werden, um die Funktion des Stimmbandes im wachen Zustand des Patienten zu kontrollieren. Ist das Stimmband intakt, kann ggf. zeitnah, soweit notwendig, die Gegenseite operiert werden.

Während der Operation sollte eine **Schnellschnittuntersuchung** des resezierten Präparates möglich sein, um die Dignität des Gewebes intraoperativ zu sichern. Ist die Durchblutung der Nebenschilddrüsen nicht sicher erhalten oder wurden sie entfernt, so können diese nach histologischer Abklärung in kleine Gewebestückchen geschnitten in eine präparierte Muskeltasche des Musculus sternocleidomastoideus eingepflanzt werden. Die Autotransplantation einer einzelnen Nebenschilddrüse reicht in der Regel aus. Die Implantationsstelle sollte mit einem Metallclip markiert werden. Es ist angebracht vorm Verschließen des Operationssitus vom Anästhesisten ein Blähmanöver durchführen zu lassen (Valsalva-Pressversuch), um venöse Blutungen im Operationsgebiet frühzeitig zu entdecken. Die Einlage von Drainagen ist nicht zwingend notwendig, da eine Senkung der postoperativen Komplikationsrate hierdurch nicht erreicht werden konnte.

Minimal-invasive Operationsverfahren Ziel der minimal invasiven Operationstechniken ist die Optimierung des kosmetischen Resultats im Halsbereich. Die Indikationsstellung ist für alle minimal-invasiven Techniken die gleiche wie bei den konventionellen Operationsverfahren. Soweit eine entsprechend große Erfahrung in der konventionellen offenen Schilddrüsenchirurgie vorliegt, ist das Komplikationsrisiko dieser Operationsverfahren nicht erhöht. Voraussetzung für eine niedrige Komplikationsrate ist eine geeignete Patientenselektion unter Beachtung des Schilddrüsenvolumens und der Knotengröße. Die Ein- und Ausschlusskriterien zur Entscheidung für und zwischen den minimal-invasiven Verfahren sind bislang jedoch noch nicht eindeutig definiert.

98.7.1 Postoperative Überwachung und Kontrolle

Die postoperative Überwachung dient der zeitnahen Erkennung akuter Komplikationen. Die im Rahmen von Schilddrüsenoperationen häufigsten Komplikationen sind in Tab. 98.4 aufgeführt.

Insbesondere wegen des Risikos der Nachblutungen, die überwiegend innerhalb der ersten 8 h nach der Operation auftreten, ist eine postoperative Kontrolle der Vitalparameter erforderlich. Die postoperative laryngoskopische Kontrolle der Kehlkopffunktion dient der Erfassung von Funktionsstörungen und ermöglicht eine frühzeitige Einleitung therapeutischer Maßnahmen. Bei Patienten mit beidseitiger Rekurrensparese besteht ein hohes Risiko für die Notwendigkeit einer Tracheotomie. Diese Patienten müssen stationär überwacht und behandelt werden, bis eine ungestörte Atmung mit oder ohne Tracheotomie gesichert ist.

98.8 Postoperative Rezidivprophylaxe

Um nach der Operation eine euthyreote Stoffwechsellage zu sichern und das erneute Strumawachstum zu verhindern, sollte nach histologischem Ausschluss eines Schilddrüsenkarzinoms unmittelbar postoperativ mit der Substitution von Schilddrüsenhormon begonnen werden. Die Prophylaxe kann mit Thyroxin (100 mg/Tag) ggf. in Kombination mit Jod (100 mg/Tag) verabreicht werden. Anzustreben ist ein TSH-Zielwert im mittleren Normbereich. Die erste TSH-Kontrolle sollte 4–6 Wochen nach der Operation erfolgen.

Literatur

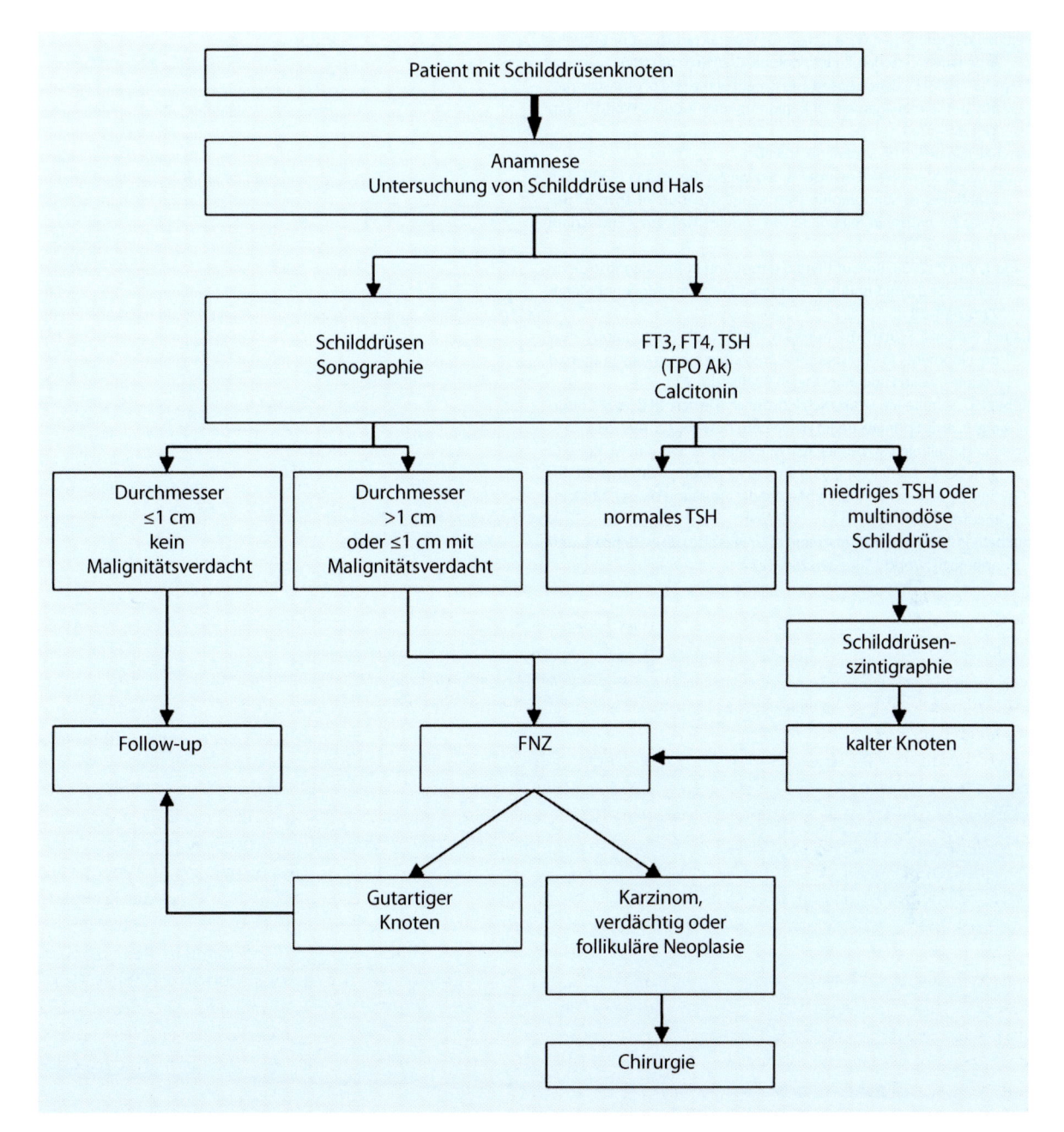

Abb. 98.5 Diagnostischer und therapeutischer Algorithmus bei Schilddrüsenknoten. (Nach Gharib et al. 2010)

○ Abb. 98.5 zeigt einen Algorithmus zum diagnostischen und therapeutischen Vorgehen bei Schilddrüsenknoten.

Literatur

Dralle H (2004) Morbiditat nach subtotaler und totaler Thyreoidektomie beim Morbus Basedow: Entscheidungsgrundlage fur Operationsindikation und Resektionsausmass. Z Arztl Fortbild Qualitatssich 98 Suppl 5:45–53

Gharib H, Papini E, Paschke R, Duick DS, Valcavi R, Hegedüs L, Vitti P; American Association of Clinical Endocrinologists, Associazione Medici Endocrinologi, and European Thyroid Association Medical Guidelines for Clinical Practice for the Diagnosis and Management of Thyroid Nodules (2010) AACE/AME/ETA Task Force on Thyroid Nodules. Endocr Pract 16 (Suppl 1):1–43

Kwak JY, Kim EK, Kim MJ, Son EJ (2009) Significance of sonographic characterization for managing subcentimeter thyroid nodules. Acta Radiol 50(8):917–23

Leitlinie der deutschen Gesellschaft für Viszeralchirurgie, Chirurgische Arbeitsgemeinschaft Endokrinologie 6/2010 Nr. 003/002

Morris LF (2008) Evidence-based assessment of the role of ultrasonography in the management of benign thyroid nodules. World J Surg 32:1253–1263

Paschke R et al. (2010) Med Klinik 105:80–87

Popowicz B, Klencki M, Lewiński A, Słowińska-Klencka D (2009) The usefulness of sonographic features in selection of thyroid nodules for biopsy in relation to the nodule's size. Eur J Endocrinol 161(1):103–11

Rago T, Vitti P (2008) Role of thyroid ultrasound in the diagnostic evaluation of thyroid nodules. Best Pract Res Clin Endocrinol Metab 22(6):913–28

Rago T, Santini F, Scutari M, Pinchera A, Vitti P (2007) Elastography: new developments in ultrasound for predicting malignancy in thyroid nodules. J Clin Endocrinol Metab 92(8):2917–22

Röher HD, Schulte KM (2006) Schilddrüse. In: Siewert JR (Hrsg.) Chirurgie. 8. Aufl. Springer, Berlin Heidelberg New York, S. 499–514

Schicha H, Hellmich M, Lehmacher W, Eschner W, Schmidt M, Kobe C, Schober O, Dietlein M (2009) Should all patients with thyroid nodules > or = 1 cm undergo fine-needle aspiration biopsy. Nuklearmedizin 48(3):79–83

Stalberg P(2008) Surgical treatment of Graves'disease: evidence-based approach. World J Surg 32:1269–1277

Osteoporose in der stationären Versorgung chirurgischer Patienten

M. Schieker, W. Mutschler

99.1 Einführung

Osteoporose ist eine bedeutende Volkskrankheit von der in Deutschland fast 8 Millionen Menschen betroffen sind. Häufig wird die Erkrankung erst durch eine Fraktur bei inadäquatem Trauma (sog: „Low-energy"-Fraktur) festgestellt. Als systemische Erkrankung des Knochens zeichnet sich die Osteoporose durch eine unzureichende Knochenfestigkeit aus, was die Patienten zu einem höheren Frakturrisiko prädisponiert. In Deutschland treten mehr als 300.000 Frakturen jährlich bei Osteoporosepatienten auf. Das Risiko eine Fraktur zu erleiden steigt mit zunehmendem Alter erheblich an. Deshalb wird aufgrund der demographischen Entwicklung in unserer Gesellschaft die Inzidenz von osteoporotischen Frakturen mit daraus resultierenden akuten und chronischen Schmerzen, funktionellen Alltagsdefiziten, Hospitalisation, Pflegebedürftigkeit und Bettlägerigkeit in den nächsten Jahren deutlich ansteigen.

99.2 Klinik

Ursachen der Osteoporose können ein verminderter osteoblastärer Knochenaufbau, vor allem aber ein postmenopausal verstärkter osteoklastärer Knochenabbau oder kombinierte Formen mit erhöhtem Abbau und erniedrigtem Anbau sein.

Man unterscheidet entsprechend der Kausalität die primäre Osteoporose von sekundären Formen der Osteoporose. Die **primäre Osteoporose** wird durch die genetische Konstellation, hormonelle Umstellungen sowie durch die Einflüsse von Lebensweise und Begleiterkrankungen verursacht. **Sekundäre Osteoporosen** können durch definierte Krankheitsbilder wie z. B. das Cushing-Syndrom hervorgerufen oder durch Medikamente induziert werden. Beispiele sind die Glukokortikoid-induzierte Osteoporose, aber auch hormonablative Verfahren bei Mamma- oder Prostatakarzinom oder antiretrovirale Therapien bei AIDS. Die primäre, postmenopausale Osteoporose ist dabei die weitaus häufigste Form. Risikofaktoren für Osteoporose und osteoporotische Frakturen sind in Tab. 99.1 dargestellt.

Die häufigste, oft unerkannte oder verzögert entdeckte Fraktur bei Osteoporose stellt der spontan auftretende **Wirbelkörperbruch**, in der Regel als Deckplatteneinbruch, dar. Die nicht-vertebralen Frakturen bei Osteoporose betreffen überwiegend metaphysäre Knochenbereiche. Eine Untersuchung an unserer unfallchirurgischen Klinik zeigte, dass 96 % der über 50-jährigen Patienten mit operationspflichtigen, nicht-vertebralen Frakturen eine reduzierte Knochenmineraldichte hatten. Im untersuchten Patientenkollektiv ergaben sich in absteigender Häufigkeit folgende häufige Frakturlokalisationen:

- Proximaler Femur (38 %)
- Humerus (26 %)
- Distaler Radius (15 %)
- Sprunggelenk (8 %)
- Ellenbogen (4 %)
- Unterarm und Unterschenkel (je 3 %)
- Tibiakopf (2 %)
- Klavikula und Kalkaneus (je 0,6 %)

99.3 Diagnostik

Der Dachverband der osteologischen Fachgesellschaften (DVO) gibt in der evidenzbasierten „S3-Leitlinie zur Prophylaxe, Diagnostik und Therapie der Osteoporose" klar strukturierte Empfehlungen zur Diagnostik und Therapie.

Liegt das individuelle Frakturrisiko, basierend auf dem Alter und der Anamnese, für eine Patientin/einen Patienten in den nächsten 10 Jahren über 20 %, wird eine Osteoporose-Basisdiagnostik empfohlen. Diese umfasst eine ausführliche Anamnese des Sturzrisikos und der Risikofaktoren für Osteoporose, eine körperliche Untersuchung und eine Basislabordiagnostik zur differenzialdiagnostischen Abklärung bzw. zum Ausschluss einer sekundären Osteoporose (Tab. 99.2). Ergänzend wird eine Röntgenaufnahme der Wirbelsäule empfohlen, um möglicherweise bisher nicht erkannte Deckplatteneinbrüche oder Wirbelkörperbrüche fest zu stellen.

Eine Knochendichtemessung durch die „Dual-X-ray-Absorptiometrie (DXA)" schließt sich an, mit deren Hilfe und unter Berücksichtigung des Alters das 10-Jahres-Risiko für eine morphometrische Wirbel- und/oder pro-

Tab. 99.1 Risikofaktoren für Osteoporose und osteoporotische Frakturen

Allgemeine Risiken	Lebensalter
	Periphere Fraktur (>50. Lebensjahr)
	Wirbelkörperfraktur(en)
	Proximale Femurfraktur des Vaters oder der Mutter
	Immobilität
	Multiple Stürze
	Nikotinkonsum
	Untergewicht
	Kalzium-/Vitamin-D-Mangel
Krankheiten	Primärer Hyperparathyreoidismus
	Cushing-Syndrom, subklinischer Hyperkortisolismus
	Hypophyseninsuffizienz mit Wachstumshormonmangel
	Hyperthyreose
	Diabetes mellitus
	Rheumatoide Arthritis
	Gastrektomie/Billroth-II-Operation
	Epilepsie
	Hypogonadismus
Medikamente	Glukokortikoide
	Aromatasehemmer-Therapie
	Antiandrogene Therapie, männlicher Hypogonadismus
	Chemotherapie
	Antiretrovirale Therapie
	Antiepileptika
	Medikamente, die Stürze begünstigen (z. B. Sedativa)
	Protonenpumpeninhibitoren

ximale Femurfraktur genauer eingeschätzt wird. Ist das individuelle Risiko größer als 30 %, wird in den Leitlinien eine spezifische medikamentöse Therapie (**Tab. 99.3**) empfohlen. Darüber hinaus umfasst die leitliniengerechte Therapie eine ausreichende Substitution mit Kalzium und Vitamin D als Basismedikation, zusätzlich die physikalische Therapie mit körperlichem Training und Therapie einer Fallneigung sowie eine allgemeine Sturzprävention.

99.3.1 Frakturversorgung bei Osteoporose

Bei der unfallchirurgischen Behandlung von osteoporotischen Frakturen ist mit einer doppelt so hohen Komplikationsrate wie bei Knochengesunden zu rechnen. Die Versagensrate von Implantaten bei osteoporotischen Frakturen wird auf 10–25 % geschätzt. Zu dieser erhöhten Komplikationsrate kommt es aufgrund der für die Verankerung der Implantate unzureichenden Knochenfestigkeit, der bestehenden Begleiterkrankungen und einer eingeschränkten Compliance. Das bedeutet, dass eine spezielle Vorgehensweise bei der operativen Behandlung von Knochenbrüchen bei alten Patienten mit reduzierter Knochendichte notwendig ist. Durch die Verwendung von winkelstabilen Implantaten, die Augmentation von Schrauben, die Impaktation der Frakturenden und den ggf. frühzeitigen, primären Einsatz von Endoprothesen kann die Implantatversagensrate deutlich reduziert werden.

Übergeordnetes Behandlungsziel aller Frakturen bei Osteoporose ist die möglichst frühzeitige Wiederherstellung der Funktion und die schnellstmögliche Rückkehr in das soziale Umfeld.

Tab. 99.2 Basislabordiagnostik

Laborparameter	Fragestellung
Serum-Kalzium	Hyperparathyreoidismus (primär oder sekundär)
Serum-Phosphat	Niereninsuffizienz, Malabsorption
Alkalische Phosphatase (AP)	Osteomalazie, M. Paget
Gamma-GT	Differenzialdiagnose hepatisch bedingte AP-Erhöhung
Kreatinin-Clearance	Renale Osteopathie, Abklärung der Nierenfunktion vor Bisphosphonat-Behandlung
BSG/CRP	Entzündliche Erkrankungen als Differentialdiagnose
Blutbild	Entzündliche/maligne Erkrankungen
Serum-Eiweißelektrophorese	Multiples Myelom
TSH	Hyperthyreose
Ggf. Testosteron bei Männern	Testosteronmangel
Ggf. 25-OH-Vitamin D	Osteomalazie, Vitamin-D-Mangel
Ggf. Knochenresorptionsmarker	Erhöhter Knochenumbau

Der alte Patient mit Osteoporose befindet sich wegen bestehender Komorbiditäten oft in einem labilen somatischen Gleichgewicht und benötigt deshalb spezielle interdisziplinäre Behandlungskonzepte für die Operationsvorbereitung, das perioperative Management und die Nachsorge. Darüber hinaus zeigen die Patienten häufig eine erniedrigte Compliance. Eine Entlastung der eingebrachten Osteosynthese ist deshalb in der Regel nicht konsequent durchführbar und Fehlbelastungen führen zum „Implantatversagen", das jedoch eigentlich als „Knochenversagen" aufgrund der verminderten Knochenmasse und -qualität zu werten ist. Folgeeingriffe sind beim älteren Menschen wiederum mit einer erhöhten Morbidität und Mortalität verbunden.

Deshalb ist es unabdingbar, dass ältere Patienten mit Frakturen speziell entsprechend ihres Knochenstatus, Ihrer Komorbiditäten und der erwarteten postoperativen Compliance abgeklärt und behandelt werden. Die definitive Stabilisierung der Fraktur für eine frühzeitige Wiederherstellung der Form und Funktion und eine schnellstmögliche Beübung der frakturnahen Gelenke ist dabei das Ziel einer jeden operativen Frakturversorgung des älteren Patienten.

Wesentlichen Einfluss auf die Behandlung beim hochbetagten Patienten haben neben der Verringerung der Knochenstabilität die bestehenden zusätzlichen internistischen Erkrankungen und die altersbedingten Organdegenerationen. Vor allem bei bestehender Sturz- und Fallneigung ist der Einsatz stabiler Osteosyntheseverfahren oder der primär endoprothetische Gelenkersatz zu empfehlen. Insbesondere kommt die primäre endoprothetische Versorgung bei dislozierten Schenkelhalsfrakturen, aber in den letzten Jahren auch zunehmend bei komplexen Humeruskopffrakturen bei alten Patienten mit Osteoporose zum Einsatz. Eine Ausdehnung der Indikation zur primären Prothetik auf Ellenbogengelenk und Kniegelenk ist Gegenstand aktueller Diskussionen. Gerade der ältere und kranke Patient profitiert von einer primären Versorgung mittels Prothese, da eine sekundäre Arthroplastie mit einer erhöhten Morbidität und Mortalität verbunden ist.

99.3.2 Osteoporotische Wirbelkörperfrakturen

Die osteoporotische Wirbelkörperfraktur, häufig im Sinne eines Deckplatteneinbruches ohne Trauma, muss von der traumatischen Wirbelkörperfraktur des alten Patienten abgegrenzt werden. Letztere bedarf einer schnellen unfallchirurgischen Diagnostik und ggf. einer aufwändigen operativen Therapie.

Bei Sinterungsfrakturen ist ein Sturzereignis oft nicht erinnerlich und die osteoporosebedingten Wirbelkörperfrakturen fallen erst durch persistierende, z. T. immobilisierende Rückenschmerzen auf. Die Art der Fraktur bestimmt dabei das weitere therapeutische Vorgehen. Isolierte Deckplatteneinbrüche werden zunächst durch konservative Schmerz- und Physiotherapie behandelt. Erst bei fortbestehenden Schmerzen die länger als 3 Wochen dauern wird entsprechend der DVO-Leitlinie eine **Vertebroplastie** oder **Kyphoplastie** als therapeutische Option empfohlen. Dabei sollte die Indikation zu diesem operativen Verfahren streng und interdisziplinär gestellt werden. Wesentlicher Vorteil dieser minimal-invasiven operativen Verfahren ist die sofortige postoperative Schmerzreduk-

Tab. 99.3 Medikamentöse Therapieoptionen bei Osteoporose

Präparat	Unerwünschte Arzneimittelwirkungen (u. a.)	Kontraindikationen (u. a.)
Bisphosphonate: – Alendronat (oral) – Risedronat (oral) – Ibandronat (i.v., oral) – Zoledronat (i.v.)	Ösophagitis, Hypokalzämie, Vorhofflimmern, Kiefernekrosen, Glieder-, Knochen-, Gelenkschmerzen, Diarrhö, Obstipation, Bauchschmerzen, Akut-Phase-Reaktion, Vorhofflimmern	Erkrankungen des Ösophagus, gastrointestinale Erkrankungen (Ulzera), Hypokalzämie, Schwangerschaft, Stillzeit, Niereninsuffizienz
Denosumab-Antikörper (s.c.)	Hypokalzämie, Kiefernekrose, Hautinfektionen	Hypokalzämie, Schwangerschaft, Stillzeit
Parathyroidhormon (PTH 1-84) Parathormonfragment (PTH 1-34)	Hyperkalzämie, Hyperkalzurie, Übelkeit, Erbrechen, Kopfschmerzen, Schwindel, Gliederschmerzen	Hyperkalzämie, Schwangerschaft, Stillzeit, Niereninsuffizienz, metabolische Knochenerkrankungen, AP-Erhöhung, eingeschränkte Leberfunktion, Strahlentherapie des Skeletts in Anamnese, Urolithiasis
Strontiumranelat	Kopfschmerzen, Diarrhö, Übelkeit, DRESS-Syndrom, Hautveränderungen	Schwangerschaft, Stillzeit, Niereninsuffizienz, erhöhtes Risiko für venöse Thromboembolien
Raloxifen	Vasodilatation (Hitzewallungen), venöse Thromboembolien, erhöhtes Schlaganfallrisiko, grippeähnliche Symptome, Wadenkrämpfe, periphere Ödeme	Gebärfähige Frauen, thromboembolische Ereignisse, eingeschränkte Leberfunktion, Niereninsuffizienz, ungeklärte Uterusblutungen
Östrogene	Zwischenblutungen, Gewichtsveränderungen, Brustspannen, Beinkrämpfe, Gelenkschmerzen, Ödeme, Übelkeit, ErbrechenKopfschmerzen, Thrombosen/Thromboembolien, Mammakarzinom	Verdacht auf Uterus-/Mammakarzinom, Lebererkrankungen, Ikterus, Thrombose/thromboembolische Prozesse, ungeklärte Vaginalblutungen, Sichelzellenanämie, Otosklerose, Angina pectoris, Myokardinfarkt, Schwangerschaft

Entsprechend der Zulassungsstudien sind die Medikamente für Männer oder Frauen für verschiedene Indikationen zugelassen (▶ DVO-Leitlinie, www.dv-osteologie.de). Im Wesentlichen werden in der unfallchirurgischen/orthopädischen Praxis antiresorptive Therapieprinzipien (Bisphoshonate, Denosumab) für die Therapie der Osteoporose eingesetzt. Strontiumranelat dient als Therapieoption bei Vorliegen von Unverträglichkeit von Bisphosphonaten. Osteoanabole Therapien (Parathormon/-fragment) werden bei schwerer Osteoporose, z. B. bei neu aufgetretenen Frakturen unter antiresorptiver Therapie, verordnet. Raloxifen und Östrogene werden als „Second-line"-Medikamente von Endokrinologen und Gynäkologen bei Vorliegen von Wechseljahrbeschwerden oder Unverträglichkeit anderer Osteoporosemedikamente zur Prophylaxe der Osteoporose eingesetzt.

tion. Als Limitationen werden vor allem der bisher eingesetzte Polymethylmetacrylat(PMMA)-Zement und die Gefahr der Anschlussfrakturen an benachbarten Wirbelkörpern gesehen. Letztere sind ein häufiges Problem und können durch eine adäquate medikamentöse Therapie der Osteoporose reduziert werden.

99.4 Medikamentöses Therapiekonzept

In Deutschland werden schätzungsweise nur etwa 10–20 % der Patientinnen und Patienten mit manifester Osteoporose leitliniengerecht behandelt. Da noch immer die Fraktur ohne relevantes Trauma zumeist die Erstmanifestation einer Osteoporose darstellt, sollte die leitliniengerechte Nachbehandlung zur Vermeidung von Folgefrakturen unbedingt bereits vom behandelnden Unfallchirurgen/Orthopäden initiiert werden. Idealerweise wird bereits von chirurgischer Seite die Basisdiagnostik und leitliniengerechte Therapie nach der Frakturversorgung eingeleitet. Zumindest sollte aber im Anschluss an die stationäre Behandlung die Osteoporosediagnostik und -therapie entsprechend der DVO-Leitlinien durchgeführt werden.

Als medikamentöse Therapieoptionen stehen aktuell antiresorptive und osteoanabol wirkende Präparate zur Verfügung (◘ Tab. 99.2). Bei der Erstdiagnostik einer Osteoporose nach einer Fraktur wird man nach differenzialdiagnostischer Abklärung bei primärer Osteoporose in der Regel zunächst eine **antiresorptive Therapie** empfehlen bzw. direkt einleiten, um einen weiteren Knochensubstanzverlust zu verhindern und das noch vorhandene Knochengewebe zu stabilisieren. Im Wesentlichen kommen hier oral (wöchentlich bzw. 4-wöchentlich) oder intravenös (alle 3 Monate bzw. 1-mal/Jahr) zu applizierende **Bisphosphonate** oder der Antikörper **Denosumab** (s.c. Applikation 2-mal/Jahr) zum Einsatz.

Bei bereits eingetretenem großem Strukturverlust des Knochengewebes, Vorliegen multipler osteoporotischer

Frakturen oder bereits bekannter Osteoporose bei vorbehandelten Patienten mit Folgefrakturen unter der Therapie wird es erforderlich sein, ein **osteoanaboles Therapieprinzip** anzuwenden. Dadurch kann das Knochenvolumen erhöht, die Mikroarchitektur des Knochens wieder aufgebaut und die Knochenfestigkeit nachhaltig verbessert werden. Als osteoanabole Therapien stehen **Parathormon** oder ein **Parathormonfragment** zur Verfügung. Beide Medikamente müssen täglich s.c. appliziert werden und die zugelassene Therapiedauer ist auf maximal 24 Monate beschränkt. Im Anschluss an die Therapie erfolgt eine antiresorptive Nachbehandlung, um einen Abbau des neu gewonnenen Knochens zu verhindern.

99.5 Poststationäre Nachsorge, Rehabilitation und Sturzprophylaxe

Ein Jahr nach Hüftfraktur im Alter können 40 % der Patienten nicht selbstständig laufen, 60 % haben Schwierigkeiten mindestens eine wichtige Aktivität des täglichen Lebens zu verrichten und 80 % sind bei anderen Aktivitäten, wie z. B. Einkaufen oder Autofahren, eingeschränkt. Deshalb kommt der Frührehabilitation eine ganz entscheidende Rolle zu, wobei der Wert der rehabilitativen Maßnahmen mit hoher Evidenz belegt ist. Bei der Rehabilitation soll neben der Beübung der verletzten Extremität auch insgesamt die neuromuskuläre Funktion mit Muskelkraft und Koordination beim Gang verbessert werden. Ebenso sind Maßnahmen zur Abklärung und Vermeidung von Sturzursachen einzuleiten.

Literatur

Böcker W, Schieker M, Stengel D, Birkenmaier C, Huber-Wagner S, Rueger J et al. (2010) Kann die Vertebroplastie zur Behandlung osteoporotischer Wirbelkörperfrakturen noch verantwortet werden? Unfallchirurg 113(1):65–68

Dachverband Osteologie (2009) DVO Leitlinie zur Prophylaxe Diagnostik und Therapie der Osteoporose bei Erwachsenen. Osteologie 18:304–328

Grote S, Stegmeyer F, Bogner V, Biberthaler P, Mutschler W (2012) Behandlungsergebnisse nach zementierter Hemiprothese zur Versorgung instabiler pertrochantärer Femurfrakturen alter Patienten. Unfallchirurg 115(3):234–42

Günther KP, Hofbauer L, Defer A, Dreinhöfer K, Duda G, Goldhahn J, Jakob F, Kurth A, Linde I, Raschke MJ, Rueger JM, Steinbronn R, Stroszczynski C, Unger L, Zwipp H (2009) Umsetzung der Osteoporoseleitlinien in Orthopädie und Unfallchirurgie – Ergebnisse eines Expertenworkshops der DGOU. Z Orthop Unfall 147(5):542–6

Jakob F, Seefried L, Ebert R, Eulert J, Wolf E, Schieker M et al. (2007) Fracture healing in osteoporosis. Osteologie 16(2):71–84

Schieker M, Jakob F, Amling M, Mutschler W, Böcker W (2011) Versorgung osteoporotischer Frakturen aus traumatologischer Sicht. Osteologie 20(1):5–10

Vogel T, Dobler T, Bitterling H, Biberthaler P, Kanz KG, Pfeifer KJ et al. (2005) Osteoporose in der Unfallchirurgie. Prävalenz und Management. Unfallchirurg 108(5):356–364

Klinische Studien in der Chirurgie

M.K. Diener, P. Knebel, H.-P. Knaebel

100.1 Einführung

Effektivität und Sicherheit operativer Innovationen müssen im Gegensatz zu Arzneimitteln (Arzneimittelgesetz, Phasenmodell) häufig nicht in klinischen Studien vor deren Einführung geprüft werden. Als Folge daraus haben sich für zahlreiche chirurgische Krankheitsbilder unterschiedliche Therapiekonzepte oder Operationsverfahren (z. B. beim Verschluss der Bauchdecke) etabliert. In der Vergangenheit beruhen viele chirurgische Innovationen auf dem „Trial-and-error-Prinzip" und folgten oft klaren anatomischen oder pathophysiologischen Konzepten. Um fundierte und nachprüfbare Aussagen über den Erfolg eines neuen Verfahrens machen zu können, müssen vermehrt klinische Studien entsprechend international anerkannter Standards durchgeführt werden. Hierzu sind in der Chirurgie, wie auch in anderen medizinischen Fachbereichen, spezielle methodische Kenntnisse zur Planung, Durchführung und Auswertung zwingende Voraussetzung. Gerade in der Chirurgie hat sich der Sektor der klinischen „patientenorientierten" Forschung in den letzten Jahrzehnten nur unzureichend entwickelt. Mangelnde Institutionalisierung von klinischen Forschungseinheiten an den Kliniken, übergeordneten koordinierenden Zentren, Überbelastung von Wissenschaftlern mit gleichzeitiger Aktivität in der Patientenversorgung und eine unzureichende finanzielle Förderung bereiten eine schwierige Ausgangssituation. Darüber hinaus belastet die fehlende prä- und postgraduelle Ausbildung in klinischer Epidemiologie die Personalentwicklung in diesem Bereich.

Die patientenorientierte Forschung in der Chirurgie stellt besondere Herausforderungen. Hier stehen im Gegensatz zu den pharmakologischen Therapien der Chirurg und sein Können im Mittelpunkt. Daraus ergeben sich bei der Bewertung von chirurgischen Therapieverfahren spezielle Ansätze und Herausforderungen auf die im Folgenden noch detailliert eingegangen wird.

Dieser Beitrag soll in die Rationale und Methodik der klinischen Forschung einführen und den aktuellen Stand der evidenzbasierten Medizin (EBM) in der Deutschen Chirurgie darstellen. Besonderes Augenmerk wird hierbei auf die spezifischen Anforderungen der patientenorientierten Forschung in der Chirurgie gelegt werden.

100.2 Evidenzbasierte Chirurgie

Chirurgische Therapiekonzepte sollten auf objektiver und systematisch bewerteter wissenschaftlicher Erkenntnis (Evidenz) beruhen. Um diese grundlegende Forderung der EBM auch in der Chirurgie umzusetzen, wird Evidenz aus Studienergebnissen benötigt. Jedoch wird der Prozess der evidenzbasierten chirurgischen Entscheidungsfindung aktuell noch durch eine geringe Quantität und eine, zumindest teilweise, fragwürdige Qualität chirurgischer Studien behindert.

Zurzeit basieren 5–20 % aller Therapien in der Chirurgie auf keiner gesicherten externen Evidenz und 60–70 % auf überzeugender, aber nicht experimenteller klinischer Forschung in Form von randomisiert kontrollierten Studien (RCT). Nur 10–20 % aller Maßnahmen basieren auf Ergebnissen aus RCT. Die Situation wird noch schwieriger, wenn es um die Bewertung der operativen Verfahren geht. Nur 15 % aller veröffentlichten klinischen Studien beschäftigen sich im weiteren Sinne mit Chirurgie und von den 650 zwischen 1991–2000 in den führenden chirurgischen Journals veröffentlichten RCT vergleichen nur 44 % chirurgische Verfahren.

> Die evidenzbasierte Chirurgie (EBC) kann analog zur EBM wie folgt definiert werden: Integration der besten verfügbaren externen Evidenz mit der persönlichen chirurgischen Erfahrung unter Berücksichtigung des Patientenwunsches bei der Entscheidung über die Versorgung einzelner Patienten.

100.2.1 Die 5 Teilschritte der evidenzbasierten Chirurgie

Die praktische Anwendung der EBC sieht 5 Teilschritte vor:

- Die **präzise Formulierung einer beantwortbaren Frage** zur Lösung eines medizinischen bzw. chirurgischen Problems ist Kernbestandteil der EBC. Für den Aufbau einer adäquaten Fragestellung ist die Anwendung der „**PIKOT**"-**Regel** sinnvoll, d. h., das medizinische Problem des **P**atienten, die in Frage kommende **I**ntervention, die zu vergleichende **K**ontrollgruppe,

Tab. 100.1 PIKOT-Regel am Beispiel der gastroösophagealen Refluxerkranung

Patient	Gastroösophageale Refluxerkrankung
Intervention	Laparoskopische Fundoplikatio
Kontrollgruppe	Protonenpumpeninhibitoren
Outcome	Beschwerdefreiheit
Time	5 Jahre

der passende Endpunkt („**o**utcome") und Zeitpunkt („**t**ime") sollte in der Fragestellung definiert werden. **Tab. 100.1** zeigt die 5 Teilschritte der EBC am Beispiel der gastroösophagealen Refluxerkrankung.

— Im zweiten Schritt erfolgt eine **systematische Literatursuche**, um zu gegebener Fragestellung die verfügbare Evidenz aufzufinden. Grundlage hierzu ist die Zugangsmöglichkeit zu elektronischen Suchmaschinen medizinischer Datenbanken wie Medline der National Library of Medicine (kostenlose Suchplattform auf http://www.pubmed.org). Eine Literatursuche, die mit dem Anspruch auf Vollständigkeit durchgeführt wird, z. B. als Grundlage für eine systematische Übersichtsarbeit, sollte zusätzlich Datenbanken wie Embase (http://embase.com) und die Cochrane Library beinhalten. Die derzeit umfassendsten Datenbanken stellt die „Cochrane Library" der Cochrane Collaboration (CC) zur Verfügung. Dieses internationale Netzwerk hat es sich zur Aufgabe gemacht, systematische Übersichtsarbeiten zu erstellen, regelmäßig zu aktualisieren und in einer eigenen Datenbank, der „Cochrane Database of Systematic Reviews" (http://www.thecochranelibrary.com), zu veröffentlichen. Der stetig steigende Umfang dieser Datenbanken und wenig standardisierte Suchoperatoren erfordern extensive methodische und technische Grundfertigkeiten, um eine solche umfassende Literatursuche durchzuführen. Empfehlenswert erscheint, soweit verfügbar, die Unterstützung durch medizinische Bibliothekare, bzw. die Teilnahme an Fortbildungen zur Literatursuche an Universitätsbibliotheken und am Deutschen Cochrane Zentrum (http://www.cochrane.de). Weitere nützliche Links zur EBM und zum Auffinden von Evidenz sind **Tab. 100.2** zu entnehmen.

— **Kritische Beurteilung der aufgefunden Studien (Evidenz)**: nach epidemiologischen Prinzipien wird die methodologische Qualität (**interne Validität**) und die resultierende Aussagekraft der Ergebnisse und deren Anwendbarkeit (**externe Validität**) überprüft. Von entscheidender Bedeutung ist hierbei, ob eine relevante klinische Fragestellung mit dem geeigneten Studiendesign methodisch korrekt untersucht wurde. Die hierarchische Anordnung der Studiendesigns („levels of evidence") beruht auf deren jeweiliger Robustheit gegenüber zufälliger und systematischer Verzerrungen und dient zur Einschätzung deren potenzieller Validität (**Tab. 100.3**).

— **Anwendung der Evidenz**: Im vierten Schritt der EBC sollte die aufgefundene Evidenz und deren kritische Beurteilung mit der bestehenden klinischen Expertise verknüpft werden. Bei der Anwendung des Fachwissens ist auf die individuelle Patientensituation und dessen Meinung zu achten. Die aktive Einbindung des mündigen Patienten in den Prozess der chirurgischen Entscheidungsfindung kann hier sinnvoll sein.

— **Reflektion und Beurteilung des eigenen Handelns**: Die abschließende Beurteilung der Wirksamkeit der Schritte 1–4 sollte sowohl aus der Sicht des Patienten als auch aus der Sicht des Chirurgen erfolgen, um eventuell eine weitere Prozessoptimierung anzustreben.

100.2.2 Themenfelder der evidenzbasierten Chirurgie

Die Themenfelder, zu denen die Chirurgie hierbei Fragen stellt, umfassen im wesentlichen Kausalität, Diagnosestellung und Prognose einer Erkrankung, deren (alternative) Therapieoptionen, Kosten des Heilverfahrens sowie methodische Fragestellungen:

— Krankheitsursachen
— Risikoabschätzung
— Diagnostik
— Prognose
— Klinische Entscheidungsfindung
— Operationsmethoden
— Perioperative Behandlung
— Krankheitsverlauf
— Kostenmanagement
— Methodenforschung: Studiendesign, „Messparameter", Lebensqualität u. a.
— Systematische Erfassung und Beurteilung der aktuellen, relevanten Evidenz und Wissenstransfer in die klinische Praxis

Jedes dieser Themenfelder beinhaltet eine Vielzahl an Untergruppen und weiterführenden Fragestellungen. So schließt eine Studie zu einer chirurgischen Intervention die Beurteilung der **Wirksamkeit** unter idealen Bedingungen („efficacy: can it work") und realen Umständen („effectiveness: does it work"?) ein. Darüber hinaus wird es zunehmend wichtiger, den **gesundheitsökonomischen Stellenwert** („cost effectiveness: is it worth it"?) einer chirurgischen Prozedur bzw. ihrer Vergleichstherapie zu evaluieren.

Tab. 100.2 Wichtige Datenbanken und Informationsquellen zur EBC

Quelle	URL	Inhalt
ACP Journal Club	www.acpjc.org	Präsentation, Zusammenfassung und Kommentare zu aktueller, relevanter Evidenz
CEBM Oxford Centre for Evidence based Medicine	www.cebm.net	Aktuelle Informationen, Internationale Konferenztermine, „levels of evidence", EBM-Glossar, Tools und Download-Möglichkeiten
Deutsches Netzwerk Evidenzbasierte Medizin e. V.	www.ebm-netzwerk.de	Informations- und Kommunikationsplattform, Termine zu Aus- und Weiterbildung, umfassende EBM-Grundlagen, Literatur, Downloads
Embase	www.embase.com	Kostenpflichtige Datenbank biomedizinischer Zeitschriften/Artikel mit großer internationaler Abdeckung
Medline/PubMed	www.pubmed.gov	Kostenlose Suchplattform biomedizinischer Zeitschriften/Artikel ab 1966
The Cochrane Collaboration (CC)	www.cochrane.de	Deutsche Seite der CC mit aktuellen Information zur EBM in Deutschland, Termine, Workshop-Angebote und Grundlagen zur Arbeit der CC
The Cochrane Library	www.thecochranelibrary.com	Kostenpflichtige Datenbank systematischer Übersichtsarbeiten der CC; randomisierter und kontrollierter klinischer Studien, „health technology assessment reviews" usw.

Analog soll bei Fragestellungen zur Diagnostik einer Erkrankung beurteilt werden, wie viele Personen insgesamt korrekt getestet („**accuracy**") werden, welcher Anteil an Probanden als krank erkannt wird und auch tatsächlich krank ist („**sensitivity**") und wie viele Gesunde als gesund getestet werden („**specificity**").

Die methodische Forschung ist motiviert von der Umsetzung der Grundlagen und Prinzipien der klinischen Epidemiologie und der EBC. Spezielle Anforderungen klinischer Studien in der Chirurgie bedürfen einer kontinuierlichen Weiterentwicklung der Methodik chirurgischer Studien (s. unten).

Ein eigenes, noch junges Themenfeld der klinischen Forschung stellen systematische **Übersichtsarbeiten** dar. Die vollständige Erfassung der bereits existierenden Evidenz, deren kritische Beurteilung und Zusammenfassung ist hierbei ein wichtiges Instrument zur Identifikation von Wissenslücken und stellen ein wichtiges Stellglied im Prozess des Wissenstransfers von Studienergebnissen in die klinische Praxis dar (s. unten).

100.2.3 Levels of evidence

Die zur Beantwortung der offenen Fragen zur Verfügung stehende Literatur wird in der EBC nach einem Graduierungsschema eingeteilt (Tab. 100.3) und berücksichtigt verschiedene Qualitätskriterien, die über die Glaubwürdigkeit von Ergebnissen und damit deren Anwendbarkeit für die Klinik entscheiden. Aus Tab. 100.3 wird ersichtlich, welche Formen der klinischen Forschung eine herausragende Rolle für die EBC spielen: Randomisiert kontrollierte Studien (RCT) und systematische Übersichtsarbeiten stellen bei der Beurteilung der Wirksamkeit zweier Therapieverfahren, bzw. chirurgischer Interventionen, anerkanntermaßen die zuverlässigsten Studiendesigns dar, sind derzeit aber nur in seltenen Fällen verfügbar.

100.3 Studiendesigns

100.3.1 Formen der klinisch-chirurgischen Forschung

Patientenorientierte Studien in der Medizin lassen sich nach den folgenden 5 Kategorien unterscheiden (Abb. 100.1):
- Beobachtende oder experimentelle Studien
- Prospektive oder retrospektive Studien
- Längsschnitt- oder Querschnittstudien
- Kontrollierte oder unkontrollierte Studien
- Systematische Übersichtsarbeiten und Metaanalysen

> Hierbei kommt es in der praktischen Anwendung grundsätzlich zu Überschneidungen. So kann z. B. eine beobachtende Studie sowohl prospektiv als auch retrospektiv durchgeführt werden; eine systematische Übersichtsarbeit kann eine retrospektive erfasste Kohorte analysieren und dennoch ein prospektiv angelegtes Design (Studienprotokoll) aufweisen.

Tab. 100.3 Tab. 100.3. Hierarchie der Evidenz bei Therapiestudien. (Modifiziert nach http://www.cebm.net/levels_of_evidence.asp)

Level	Studiendesigns zur Therapie
1a	Systematische Übersichtsarbeit randomisiert kontrollierter Studien
1b	Randomisiert kontrollierte Studie
2a	Systematische Übersichtsarbeit von Kohortenstudien
2b	Kohortenstudie
3a	Systematische Übersichtsarbeit von Fall-Kontroll-Studien
3b	Fall-Kontroll-Studie
4	Fallserie
5	Expertenmeinung

Bei **Beobachtungsstudien** werden Merkmale von Patienten erhoben, die ein bestimmtes Charakteristikum aufweisen (z. B. ob sie eine positive Anamnese für ein hereditäres nicht polypöses Kolonkarzinom haben). **Experimentelle Studien** hingegen weisen den Patienten einer Intervention zu (z. B. laparoskopische versus offene Therapie). Bei den Beobachtungsstudien nimmt der Chirurg eine passive Rolle ein, während er bei experimentellen Studien in den natürlichen Verlauf aktiv eingreift.

Bei **retrospektiven Studien** wird auf Daten zurückgegriffen, die bei Studienbeginn schon vorliegen, bei **prospektiven Studien** entstehen diese Daten erst nach Studienbeginn. Nahezu alle prospektiven Studien haben einen gewissen retrospektiven Anteil, in dem beispielsweise anamnestische Daten erhoben und später für die Auswertung verwendet werden; streng genommen müsste von „vorwiegend prospektiven" Studien gesprochen werden. Beobachtungsstudien können retro- oder prospektiv sein, experimentelle Studien sind dagegen immer (vorwiegend) prospektiv.

In **Querschnittstudien** werden die Merkmale der Patienten zu einem bestimmten Zeitpunkt erhoben, während in Längsschnittstudien dies mehrfach über die Zeit hinweg erfolgt. In **Längsschnittstudien** können somit zeitliche Veränderungen erfasst werden, wohingegen in Querschnittsstudien ein Zustand beschrieben werden soll. Experimentelle Untersuchungen sind immer Längsschnittstudien.

Bei **kontrollierten Studien** werden Beobachtungen über Zustände oder Veränderungen einer Gruppe von Personen gemacht, die ein interessierendes Charakteristikum aufweisen, denen einer Kontrollgruppe gegenübergestellt wird, die diese Eigenschaft nicht aufweisen. In **unkontrollierten Studien** werden Unterschiede oder Veränderungen ohne Kontrollgruppe intraindividuell erfasst, beispielsweise vor und nach einer Intervention als „Vorher-nachher-Vergleich".

In den folgenden Abschnitten soll kurz auf wichtige Designs in der patientenorientierten Forschung eingegangen werden. Diese Ausführungen dienen nur als grobe Orientierung, es können die methodischen Anforderungen der jeweiligen Designs nicht umfassend dargestellt werden. Zur weiterführenden Lektüre sei hier auf das Lehrbuch von Hulley et al. (2001) verwiesen.

100.3.2 Randomisiert kontrollierte Studie

Eine experimentelle Studie ist im eigentlichen Sinne eine Interventionsstudie mit Randomisierung; sie wird auch als randomisiert kontrollierte Studie (RCT) bezeichnet (Abb. 83.1). Die zufällige Zuteilung der Studienpatienten zu den Behandlungsgruppen (Randomisierung) soll im Idealfall eine Gleichverteilung aller bekannten und unbekannten Störeinflüsse gewährleisten (**Strukturgleichheit**). Um zu aussagefähigen Ergebnissen aus solchen Studien zu gelangen, muss neben der Strukturgleichheit auch die **Beobachtungsgleichheit** gewährleistet sein, d. h., auch nach der Zuteilung der Personen zu den Behandlungsgruppen sollten die weiteren Bedingungen der Studie für alle gleich sein. Bei Arzneimittelprüfungen kann Beobachtungsgleichheit durch die sog. **Doppelblindheit** erzielt werden; das bedeutet, dass weder Patient noch Arzt wissen dürfen, mit welcher von zwei oder mehr zu vergleichenden Therapien behandelt wird.

Beim Vergleich von Medikamenten mit unterschiedlichen Applikationsarten kann Doppelblindheit durch die **„Double-dummy"-Technik** erreicht werden. Diese besteht darin, dass alle Patienten der Studie beide Applikationsarten entsprechend ihrer Gruppenzugehörigkeit erhalten, die eine als aktive Substanz (Verum), die andere als Plazebo.

Studien, bei denen nur die Patienten nicht wissen, welcher Therapiegruppe sie angehören, werden als **einfach blind** bezeichnet, und Studien, in denen die Zuordnung sowohl Ärzten als auch Patienten bekannt ist, nennt man **offen**. In solchen Studien ist die Auswahl der Zielkriterien insofern beschränkt, als dass nur solche verwendet werden können, die nicht oder höchstens eingeschränkt von einer unterschiedlichen Beobachtungsweise beeinflusst werden können. Als alternative Möglichkeit bietet sich in geeigneten Fällen an, die Bewertung des Zielkriteriums von Ärzten vornehmen zu lassen, denen die Behandlungsgruppe der Patienten unbekannt ist („blinde" Beurteilung).

Um die Vergleichbarkeit der Gruppen auch bei der statistischen Auswertung aufrecht zu erhalten, ist es notwendig, alle eingeschlossenen, d. h. randomisierten Patienten entsprechend ihrer Gruppenzugehörigkeit in die statistische Analyse einzubeziehen. Dies bedeutet, es müssen auch solche Patienten in die Auswertung eingehen, bei denen das Prüfprotokoll (also insbesondere Vorschriften zur Einnahme der zu prüfenden Präparate oder Einnahme von nicht erlaubten Begleittherapien) nicht eingehalten wurde, die vorzeitig aus der Studie ausgeschieden oder die nicht zu allen vorgesehenen Kontrolluntersuchungen erschienen sind. Eine solche Analyse bezeichnet man „**Intention-to-treat**"-**Analyse** (ITT). Der Begriff rührt daher, dass sich die Randomisierung eigentlich nur auf die Absicht („intention") etwas zu tun („treat") beziehen kann, aber nicht auf das Tun selbst. Eine Auswertung nach dem ITT-Prinzip führt also direkt zur Beantwortung einer relevanten Fragestellung: ob es nämlich in einer praktischen Entscheidungssituation sinnvoll ist, sich für die eine oder andere Behandlung zu entscheiden. Es werden damit Strategien (Absichten) und nicht isolierte Handlungen geprüft.

Die Erstellung von RCT erfolgt im Rahmen wissenschaftlicher Vorgaben, wie z. B. dem CONSORT-Statement. Chirurgische RCT weisen einige Besonderheiten gegenüber den Arzneimittelstudien auf. Eine Randomisierung in der Chirurgie ist in der Regel kurz vor der eigentlichen Intervention vorzunehmen und orientiert sich an der Grundbedingung von RCT, der „clinical equipoise". Nur wenn bei einer spezifischen Situation zwei gleichwertige Verfahren zur Verfügung stehen, z. B. beim abdominellen Zugangsweg bei Pankreaseingriffen, sollte randomisiert werden. Der Behandlungsgleichheit kommt eine besondere Bedeutung zu, insbesondere zur Vermeidung von zufälligen und systematischen Fehlern, denn sie stellt die eigentliche Hauptaufgabe für die Chirurgie dar. Neben der klassischen Randomisierung auf Patientenbasis können weitere Verfahren herangezogen werden, wie faktorielle Designs oder „expertise based" Studien, bei denen der Spezialisierung (z. B. Laparoskopie) von Chirurgen Rechnung getragen wird.

Das oft gebrauchte Argument, in der Chirurgie sei keine Randomisierung möglich bzw. sogar unethisch, ist aufgrund einer Reihe von wichtigen Studien in der Viszeral- und der orthopädischen Chirurgie eindrucksvoll widerlegt worden (Beispiel Kniegelenkarthroskopie) Bei subjektiven Endpunkten wie Lebensqualität und Schmerz ist sogar der Einsatz von „Scheinoperationen" im Sinne einer Plazebochirurgie gerechtfertigt, wenn auf eine Minimierung der möglichen Nebenwirkungen für den Patienten geachtet wird, eine ausführliche Aufklärung erfolgt und schriftliches Einverständnis vorliegt.

> **Bei der Einführung von neuen Verfahren oder neuen Materialien in der Chirurgie sollte in der Regel stets ein RCT zur Evaluation des tatsächlichen Nutzens erfolgen. Auch die Berücksichtigung der Lernerfahrung des Chirurgen ist heute, wenn auch methodisch durchaus anspruchsvoll, in RCT quantitativ darzustellen und kann bei der Interpretation der Ergebnisse berücksichtigt werden.**

Die rasante Entwicklung neuer biometrischer Methoden wird in Zukunft die Bedeutung des RCT für die Chirurgie weiter hervorheben. Dabei ist insbesondere an adaptive Designs mit Anpassung der Fallzahl im Rahmen einer laufenden Studie zu denken. Damit wird deutlich, dass der Chirurg alleine kaum in der Lage sein wird, die komplexe biometrische und epidemiologische Materie zu bewältigen und deshalb stets interdisziplinär vorgehen sollte, um erfolgreich zu sein.

100.3.3 Kohortenstudie

Der wesentliche Unterschied zur randomisierten Studie ist das nicht experimentelle Vorgehen. In Kohortenstudien stellt das interessierende Merkmal, nach dem die zu vergleichenden Gruppen unterschieden werden, einen (vermutlich) krankheits- oder ereignisauslösenden oder -beeinflussenden Faktor (**Expositionsfaktor**) dar. Die Blickrichtung erfolgt von der Exposition zur Krankheit oder zum Ereignis (z. B. chirurgische Komplikation) hin, d. h., es wird beobachtet, ob diejenigen Personen, die den Expositionsfaktor aufweisen, seltener (**protektiver Faktor**) oder häufiger (**Risikofaktor**) eine bestimmte Erkrankung erleiden bzw. kein Unterschied in der Krankheitshäufigkeit besteht. Kohortenstudien können prospektiv oder retrospektiv durchgeführt werden.

Dieser Studientyp ist Grundlage für alle Qualitätssicherungsstudien. Seine wesentliche Limitation liegt in der Einschränkung der Aussagekraft durch sog. „**confounder**". Das sind Störgrößen, die nur bedingt kontrolliert werden können. Darüber hinaus sind oft komplexe und bei unsachgemäßer Anwendung anfällige statistische Verfahren notwendig, um Struktur- und Messunterschiede zwischen den Gruppen zu kontrollieren. Die multivariaten Verfahren von der logistischen Regression bei dichotomisierten Endpunkten über die lineare Regression bei kontinuierlichen Variablen bis hin zu Verfahren, die auch die Zeitachse mit berücksichtigen, werden heute fast regelhaft bei Kohortenstudien eingesetzt.

100.3.4 Systematische Übersichtsarbeiten

Systematische Übersichtsarbeiten (SR) mit oder ohne quantitative Zusammenfassung in Form von Meta-Analysen (MA) gehören zu den jüngsten und derzeit sehr populären Studienformen in der Chirurgie, um einen umfassenden Überblick zu einem Forschungsthema zu gewinnen. Leider ist die methodische Qualität sehr unterschiedlich und die hohen Anforderungen der Cochrane-Collaboration (CC) oder des PRISMA-Statements werden nur von wenigen chirurgischen Arbeiten erfüllt. Die Erstellung der Übersichten folgt einer einheitlichen Struktur und muss hohen formalen Kriterien gerecht werden. Die Abfassung eines SR entspricht somit einer eigenständigen Forschungsleistung (Originalarbeit) mit den Punkten: Fragestellung, Literatursuche, Studienauswahl und Qualitätsbeurteilung nach Protokoll, Ergebnisteil und praktischer Schlussfolgerung. Für die Klinik sind diese Arbeiten im Rahmen der EBM und für die Erstellung von Leitlinien von besonderer Bedeutung. Ein SR von RCT hoher Homogenität stellt die derzeit höchste Evidenzstufe im Bereich der Therapiestudien dar.

> Die Abfassung eines SR entspricht einer eigenständigen Forschungsleistung mit den Punkten: Fragestellung, Literatursuche, Studienauswahl und Qualitätsbeurteilung nach Protokoll, Ergebnisteil und praktischer Schlussfolgerung.

Für die klinische Forschung sind diese Arbeiten im Rahmen der EBM von zentraler Bedeutung: Am Anfang jeder klinischen Studie sollte zunächst eine systematische Literatursuche und die Beurteilung der verfügbaren Studien stehen. Der Nachweis dessen, „was wir wissen" und „was wir nicht wissen", ist eine wesentliche Grundlage für die Planung weiterer Forschungsprojekte. Gerade die Darstellung der Wissenslücken durch statistische Methoden (Metaanalyse) und Visualisierung der Behandlungseffekte („forrest plot") kann eindrucksvoll den notwendigen Forschungsbedarf legitimieren.

> Systematische Übersichtsarbeiten stellen eine exzellente Grundlage für eine valide Fallzahlplanung einer klinischen Studie und zur Erstellung von Leitlinien dar und sind vor Beginn eines RCT fast zwingend zu fordern. Darüber hinaus können SR und MA entscheidend zu Wissenstransfer von Studienergebnissen in die klinische Praxis beitragen, indem die unübersichtliche Flut an medizinischer Fachliteratur wissenschaftlich fundiert zusammengefasst wird.

Der entscheidende Vorteil eines SR ist der **transparente und reproduzierbare Reviewprozess**. Dagegen legen traditionelle narrative Reviews selten die Methoden der Datengewinnung, deren Beurteilung und die daraus abgeleiteten Schlussfolgerungen offen. Die Berechnung und Darstellung eines präzisen Schätzers des Therapieeffektes und die sorgfältige Deutung der Heterogenität einzelner Studienergebnisse führt im optimalen Falle zu einer rationalen (und evtl. kosteneffektiven) Therapieempfehlung.

100.3.5 Fall-Kontroll-Studie

In Fall-Kontroll-Studien wird, im Gegensatz zur Kohortenstudie, von der Erkrankung oder dem Ereignis (z. B. Spätkomplikation) auf die Exposition (z. B. Operation) geschaut, d. h., es werden Personen mit einer bestimmten Komplikation (Fälle) mit Personen ohne dieses Ereignis (Kontrollen) dahingehend verglichen, ob sie seltener oder häufiger einem Expositionsfaktor (z. B. bestimmten Operationstechnik) ausgesetzt waren (Abb. 100.1). Fall-Kontroll-Studien sind immer retrospektiv. Kohortenstudien benötigen zumeist sehr intensive zeitliche und finanzielle Ressourcen, Fall-Kontroll-Studien können dagegen häufig mit einem wesentlich geringeren Aufwand durchgeführt werden. Sie haben allerdings den Nachteil, dass sie besonders für Verzerrungen (bias) anfällig sind, d. h., dass die beobachtete Beziehung zwischen Expositionsfaktor und Erkrankung durch weitere Störgrößen, die „confounder", beeinflusst wird.

Fall-Kontroll-Studien werden in der Chirurgie sehr selten eingesetzt. Häufiger ist die falsche Bezeichnung von anderen Studienformen mit diesem Designtyp. In einer Untersuchung über 10 Jahre von 1992–2001 fanden sich in 229 Artikeln 28 „echte" Fall-Kontroll-Studien mit chirurgischem Inhalt, von denen 21 korrekt bezeichnet waren.

Fall-Kontroll-Studien sind für **Fragestellungen mit seltenen Ereignissen** geeignet und verlangen eine sehr exakte Planung und Erhebung. Aufgrund des retrospektiven Charakters ist insbesondere das Problem von fehlenden Daten („missing data") groß.

100.3.6 Fehlermöglichkeiten (Bias)

Fehler in der patientenorientierten Forschung und hieraus resultierende Fehlinterpretationen des Therapieeffektes sind aufgrund ihrer Relevanz für die Krankenversorgung soweit wie möglich zu vermeiden. Ein strukturiertes Vorgehen bei der Planung von Studien kann helfen, die verschiedenen Fehlermöglichkeiten von Beginn an zu reduzieren.

Ergebnisse können durch zwei Arten von Fehlern beeinflusst werden: systematische und zufällige Fehler. Insbesondere bei Interventionsstudien sind diese beiden Fehlertypen bei der Struktur-, Behandlungs- und Beobachtungsgleichheit von besonderer Bedeutung.

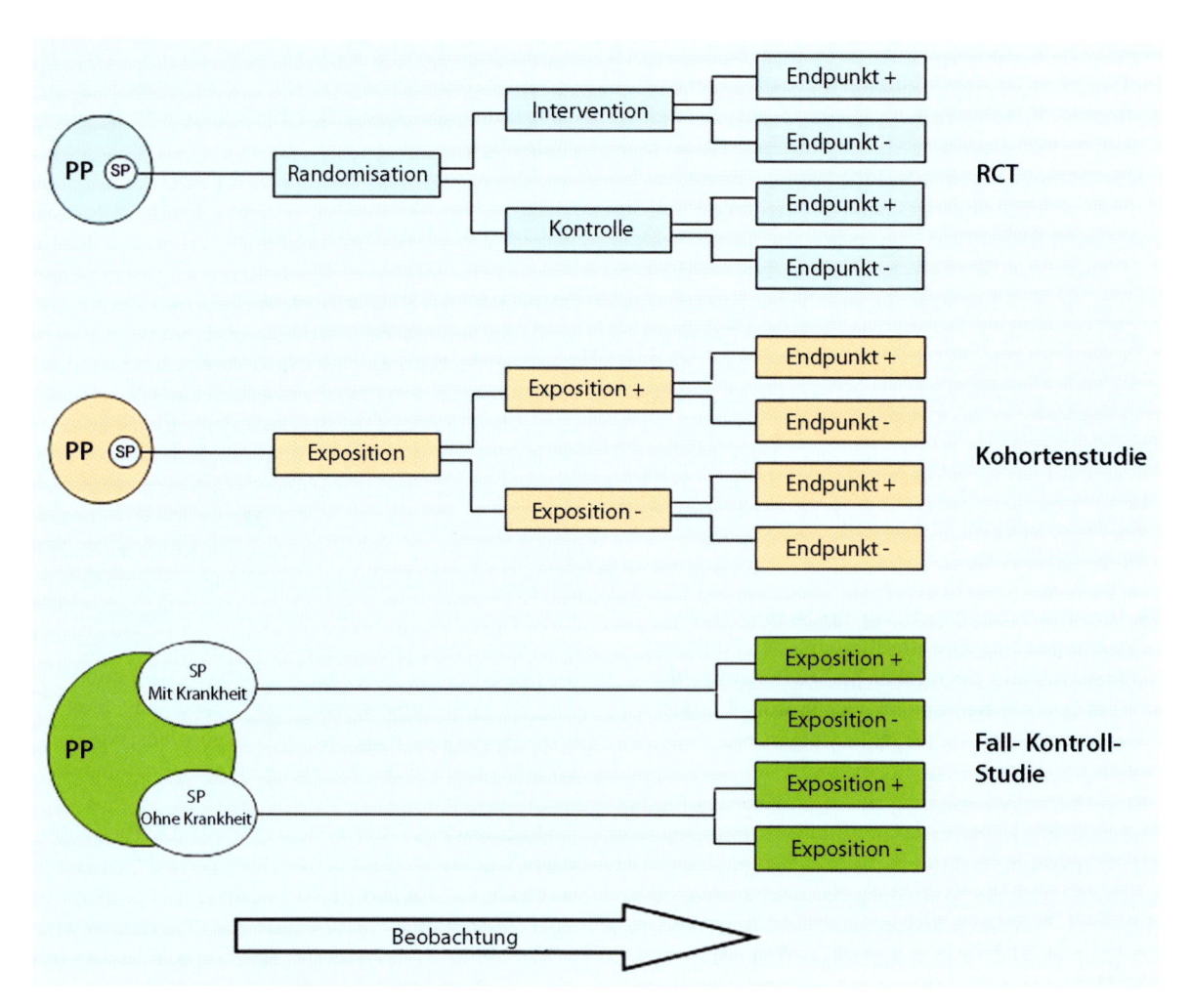

Abb. 100.1 Studiendesigns chirurgischer Studien. *PP* Patientenpopulation; *SP* Stichprobe

Systematische Fehler

Fehler dieser Art verzerren das Ergebnis nur in eine Richtung (Über- oder Unterschätzung des „wahren" Behandlungseffektes. Im englischen Sprachgebrauch wird dafür der Begriff „bias" verwendet. Der Fehler ist verantwortlich für eine Abweichung des beobachteten vom „wahren" Wert eines Ergebnisses und schränkt damit dessen interne Validität ein. Die interne Validität einer Studie ist entscheidend für die spätere Generalisierbarkeit und Übertragbarkeit der Ergebnisse.

In der Planung kann die **Strukturgleichheit** in Vergleichsstudien mit Hilfe der Randomisierung gewährleistet werden. Die **Behandlungsgleichheit** wird durch ein möglichst standardisiertes Management (Behandlungsmanuale notwendig) bei therapeutischen und diagnostischen Verfahren sowie Verblindung von behandelnden Ärzten und Krankenschwestern sichergestellt (soweit möglich). Beobachtungsgleichheit kann dagegen durch die objektive Nachuntersuchung und Beurteilung des klinischen Verlaufs durch verblindetes Studienpersonal erreicht werden.

Zufällige Fehler

Der Zufall kann Ergebnisse sowohl in die eine als auch in die andere Richtung mit gleicher Wahrscheinlichkeit verzerren. Gerade in Studien mit geringer Fallzahl können sich zufällige Fehler stark auswirken und die Genauigkeit der Ergebnisse („precision") beeinflussen. Nur durch eine ausreichende Fallzahl kann diesem Problem entgegengewirkt werden. Der Begriff „power" hängt mit dem zufälligen Fehler zusammen und beschreibt, mit welcher Aussage-„Kraft" eine Studie einen wirklichen Zusammenhang zwischen Intervention und Endpunkt nachweisen kann.

100.4 Spezielle Anforderungen chirurgischer Studien

Die Anforderungen und Schwierigkeiten bei der Durchführung chirurgischer Therapiestudien sind vielseitig. Wie bereits erläutert stellen bestimmte methodische und situative Anforderungen, wie z. B. die Verblindung, in den operativen Fächern spezielle Hürden dar.

100.4.1 Standardisierung

Fehlende Standardisierung wird von vielen Gegnern der EBC als limitierender Faktor chirurgischer Studien betrachtet. Was in einer Klinik als experimentelle Vergleichsgruppe (neues chirurgisches Therapieverfahren) gilt, stellt in einem anderen Zentrum schon lange den Standard dar. Neben unterschiedlicher Expertise der Chirurgen gefährden auch variierende prä- und postoperative Therapieprotokolle die Standardisierung der chirurgischen Therapie und müssen somit als mögliche Quelle der Verzerrung in Betracht gezogen werden. Des Weiteren steigt die Gefahr unterschiedlicher Ausprägung der chirurgischen Technik mit der Anzahl der Chirurgen, die Patienten im Rahmen einer Studie behandeln. Auf der anderen Seite erhöht jedoch eine ausreichende Anzahl an Chirurgen die Generalisierbarkeit des Ergebnisses und damit dessen Anwendbarkeit (**externe Validität**).

Dennoch ist eine Standardisierung in chirurgischen Therapiestudien durchaus möglich: Im multizentrischen Ansatz sollten Anzahl teilnehmender Zentren und Chirurgen a priori je nach Studienrationale festgelegt werden. Während bei allgemeineren Fragestellungen (z. B. Appendektomie) eine höhere Anzahl von Zentren aus verschiedenen Versorgungsstufen eine bessere Generalisierbarkeit des Studienergebnis erwarten lässt, empfiehlt es sich bei komplexen Fragestellungen (z. B. onkologische Pankreaschirurgie) spezialisierte Zentren mit entsprechender Fallzahl (Expertise) zu rekrutieren, um ein Mindestmaß an chirurgischer Standardisierung zu gewährleisten. Darüber hinaus helfen Studientreffen und explizite Operations- und Behandlungsmanuale diese Standardisierung zu optimieren. Monitoring der chirurgischen Therapie und der Datenerfassung während der Studie sind Vorraussetzung für die Beibehaltung der Behandlungsgleichheit, erfordern jedoch speziell geschultes Personal im ärztlichen und pflegerischen Bereich.

100.4.2 Lernkurve des Chirurgen

Die Frage nach dem optimalen Timing einer chirurgischen Studie ist nicht leicht zu beantworten und hängt maßgeblich davon ab, wie viel wissenschaftliche Vorleistung in diesem Themenfeld bereits erbracht wurde. Idealerweise sollte die Wirksamkeit jeder neuen chirurgischen Therapie bzw. Technik durch eine (randomisiert kontrollierte) Studie beurteilt werden. Findet diese Überprüfung zeitgleich mit der Einführung einer neuen Technik statt, so ist eine gewisse Lernkurve der Chirurgen im Verlauf der Studie zu erwarten, die die Ergebnisse eventuell verzerrt. Dagegen ist auch zu einem späteren Zeitpunkt ein Lerneffekt unter den Chirurgen nicht auszuschließen (Selektion von Studienpatienten und -ärzten).

4 Punkte sollten in diesem Kontext bei der Studienplanung bedacht werden:
- „Clinical equipoise" (augenscheinliche, jedoch nicht bewiesene Gleichwertigkeit zweier Therapieverfahren) prädisponiert zur Überprüfung der Wirksamkeit in einer randomisiert kontrollierten Studie. Dies sollte aus ethischen und wissenschaftlichen Gründen eher früher als später geschehen.
- Eine mögliche Verzerrung durch die Lernkurve der Chirurgen sollte bei Studienplanung und Präsentation der Ergebnisse diskutiert werden.
- Stratifikation der Ergebnisse nach der chirurgischen Expertise (z. B. <50; >50 durchgeführte Pankreaslinksresektionen) kann die Lernkurve relativieren.
- Da chirurgische Techniken einer ständigen Weiterentwicklung unterworfen sind, kann eine weitere Evaluation nach dem originären Wirksamkeitsnachweis durchaus gerechtfertigt sein („evaluate early and evaluate often").

100.4.3 Definition des Studienendpunktes

Für die Definition der Zielparameter sollten patientenrelevante Endpunkte ausgewählt sowie anerkannte und standardisierte Definitionen verwendet werden, da letztere die Vergleichbarkeit der Ergebnisse mit anderen Studien ermöglicht. Je nach Studienfragestellung kann bei der Bewertung chirurgischer Methoden jedoch häufig nicht auf bereits etablierte Zielparameter wie Gesamtüberleben oder validierte Patientenfragebögen zurückgegriffen werden. In diesen Fällen ist die Erarbeitung von Konsensusdefinitionen durch nationale oder internationale Expertengruppen hilfreich. Mindestvoraussetzung ist die exakte Definition der verwendeten objektivierbarer Zielparameter im jeweiligen Studienprotokoll.

100.4.4 Präferenz des Patienten

Gut informierte Patienten haben oft eine genaue Vorstellung ihrer chirurgischen Behandlung. Insbesondere, wenn z. B. ein minimalinvasives chirurgisches Verfahren mit einer offen-chirurgischen Technik verglichen werden soll, sind Patienten oft schwer vom Status der „clinical equipoise" zu überzeugen. Auch Behandlungsgruppen, die eine postoperative adjuvante Therapie einschließen, werden dem Patienten im ersten Augenblick wenig attraktiv im Vergleich zur Kontrollgruppe erscheinen.

Eine detaillierte Aufklärung des Patienten durch einen geschulten Studienarzt ist in solchen Situationen entscheidend: die Rekapitulation des medizinischen Problems, der Therapiealternativen und der jeweiligen Vor- und Nachteile zusammen mit dem Patienten sind grundlegende Voraussetzung einer jeden präoperativen (Studien-)Aufklärung.

100.4.5 Präferenz des Chirurgen

Individuelle Erfahrung und Schule eines Chirurgen können zu einer starken Favorisierung einer Therapiealternative führen. Nur eine rigorose Integration von klinischer Epidemiologie und Prinzipien der EBC in Aus- und Weiterbildung junger Chirurgen kann eine voreingenommene Haltung gegenüber „Beweisen" abbauen. Die Fähigkeit, bestehende Evidenz auf Ihre Qualität und Wertigkeit zu beurteilen, ist grundlegende Voraussetzung für akademische und nicht-akademische Chirurgen.

100.4.6 Multizentrische Studien

Einige chirurgische Erkrankungen treten relativ selten auf, so dass die Rekrutierung einer adäquaten Zahl an Studienpatienten an einem Zentrum langwierig bzw. unmöglich ist. In solchen Situation können oft nur multizentrische Studienprojekte eine ausreichende Fallzahl generieren. Jedoch ist hierbei, wie bereits angesprochen, die Gefahr einer schlechteren Standardisierung der zu vergleichenden Therapie größer als in Single-Center-Studien. Auch der Planungs-, Monitor- und Managementaufwand darf in diesem Bereich nicht unterschätzt werden. Trotz allem versprechen multizentrische Ansätze bei idealer Planung und Durchführung eine höhere externe Validität (Generalisierbarkeit) als monozentrische Studien (Zentrumseffekt).

100.5 Studienregistrierung und Protokollveröffentlichung

Die Publikation von Protokollen und die Registrierung der Studien sollten heute selbstverständlich sein. Zur Erhöhung der Transparenz in der klinischen Forschung, sollten Studienprotokolle noch vor Beginn national und international registriert werden (z. B. International Standard Randomised Controlled Trial Number – ISRCTN; http://www.controlled-trials.com). Es ist unethisch, die wissenschaftliche Öffentlichkeit nicht über eine gegenwärtig laufende Untersuchung zu informieren. In der Chirurgie gibt es in der Zwischenzeit eine Vielzahl derartiger Arbeiten, die bei späterer Publikation der Ergebnisse die Hypothesen und Studienplanung transparent machen.

100.6 Das Studienzentrum der Deutschen Gesellschaft für Chirurgie im ChirNet

Das Präsidium der Fachgesellschaft hat sich zur Gründung eines eigenen Zentrums für die patientenorientierte Forschung entschlossen. Aufgabe dieser Einrichtung ist die Planung, Durchführung und Auswertung von mono- und multizentrischen chirurgischen Therapiestudien in der Chirurgie unter Verantwortung der Fachgesellschaft nach den Kriterien der „guten klinischen Praxis" („good clinical practice").

Das Studienzentrum der Deutschen Gesellschaft für Chirurgie (SDGC; www.sdgc.de) wurde zum 01.01.2004 gegründet hat noch im selben Jahr seine aktive Arbeit begonnen. Nach einer internationalen Begutachtung begann ab dem 01.01.2005 eine Förderung durch das Bundesministerium für Bildung und Forschung. In gemeinsamen Modulen mit dem Koordinierungszentrum Klinische Studien (KKS) und dem Institut für Medizinische Biometrie und Informatik (IMBI) in Heidelberg, dem Deutschen Cochrane Zentrum (DCZ) in Freiburg und weiteren internationalen Kooperationspartnern werden gemeinsam Studienprojekte erarbeitet und betreut.

Das SDGC erfüllt eine wichtige Aufgabe im Bereich der Aus- und Weiterbildung:
- **Prüfarzt- und Studienleiterkurse** vermitteln relevante Grundlagen der klinischen Epidemiologie zur Durchführung von Studien mit und an Patienten. Darüber hinaus soll ein Basisverständnis für die Planung und Auswertung von klinischen Studien erworben werden, um eine Optimierung der Umsetzung von Studienergebnissen in die klinische Praxis zu unterstützen.
- **Studienassistenz** („study nurse"): Personen mit abgeschlossener Berufsausbildung in einem medizinischen Beruf (z. B. Krankenschwester/-pfleger, medizinisch-technische Assistenten) werden zur Unterstützung der Durchführung, Administration, Datenpflege und Patientenbetreuung im Rahmen von klinischen Studien geschult.

Alle Mitglieder der Deutschen Gesellschaft für Chirurgie können Studienideen über die Homepage des SDGC (www.sdgc.de) zur Evaluation oder Beratung einreichen.

100.7 Zusammenfassung

Die Chirurgie ist auf den Einsatz von wissenschaftlich geprüften Therapieverfahren angewiesen. Sie legitimiert Ihren Anspruch in der Krankenversorgung durch Operationen, die einen nachgewiesenen Nutzen in Form von Heilung oder Linderung von Beschwerden haben. Die

Methode der Wahl für Einführung und Überprüfung von chirurgischen Maßnahmen sind intern und extern valide Studien, wann immer möglich, randomisiert kontrolliert. Des Weiteren helfen systematische Übersichtsarbeiten und Metaanalysen den aktuellen Stand des Wissens zu beurteilen und den Transfer von Studienergebnissen in die klinische Praxis zu erleichtern und beschleunigen. Die Integration der Ergebnisse aus diesen Studien erfolgt in der täglichen Praxis mit Hilfe der Techniken der evidenzbasierten Medizin unter Berücksichtigung der individuellen Patientenpräferenzen und der Erfahrung des Chirurgen sowie der lokalen Gegebenheiten.

Das Studienzentrum der Deutschen Gesellschaft für Chirurgie (SDGC) im ChirNet entwickelt und führt klinisch-chirurgische Therapiestudien zusammen mit seinen Kooperationspartnern durch. In diesem Netzwerk entsteht derzeit eine ambitionierte Studiengruppe von aktiv rekrutierenden Kliniken. Nur durch diese gemeinsamen multizentrischen Studienprojekte kann die Studienlandschaft in der deutschen Chirurgie optimiert werden und zu einer nachhaltigen Verbesserung der Evidenzlage führen.

Literatur

Altman DG, Burton MJ (1999) The Cochrane Collaboration. Langenbecks Arch Surg 384:432–436

Antes G, Sauerland S, Seiler CM (2006) Evidence-based medicine-from best research evidence to a better surgical practice and health care. Langenbecks Arch Surg 391:61–67

De Angelis C, Drazen JM, Frizelle FA, Haug C, Hoey J, Horton R, Kotzin S, Laine C, Marusic A, Overbeke AJ, Schroeder TV, Sox HC, Van der Weyden, MB (2004) Clinical trial registration: a statement from the International Committee of Medical Journal Editors. Lancet 364:911–912

Diener MK, Seiler CM, Antes G (2007). Systematische Übersichtsarbeiten und Meta-Analysen in der Chirurgie. Chirurg 78:938–44

Fink C, Keck T, Rossion I, Weitz J, Diener MK, Büchler MW, Knebel P (2011). Beitrag des Studienzentrums der Deutschen Gesellschaft für Chirurgie zur evidenzbasierten Chirurgie. Chirurg 82:1109–15

Haynes RB, Sackett DL, Guyatt GH, Tugwell P (2005) Clinical epidemiology: how to do clinical practice research. Lippincott Williams & Wilkins, Philadelphia

Hulley SB, Cummings SR, Browner SR, Grady D, Hearst N, Newman TB (2001) Designing Clinical Research. Lippincott Williams & Wilkins, Philadelphia

Knaebel HP, Diener MK, Wente MN, Bauer H, Buchler MW, Rothmund M, Seiler CM (2005) The Study Centre of the German Surgical Society-rationale and current status. Langenbecks Arch Surg 390:171–177

Krukemeyer MG, Spiegel HU (2006) Chirurgische Forschung. Thieme, Stuttgart New York

Moher D, Liberati A, Tetzlaff J, Altman DG (2009) PRISMA Group. Preferred reporting items for systematic reviews and meta-analyses: the PRISMA statement. BMJ 339:b2535

Moher D, Schulz KF, Altman DG (2001) The CONSORT statement: revised recommendations for improving the quality of reports of parallel-group randomised trials. Lancet 357:1191–1194

Moseley JB, O'Malley K, Petersen NJ, Menke TJ, Brody BA, Kuykendall DH, Hollingsworth JC, Ashton CM, Wray NP (2002) A controlled trial of arthroscopic surgery for osteoarthritis of the knee. N Engl J Med 347:81–88

Seiler CM, Diener MK, Knaebel HP, Kienle P, Büchler MW (2005) Das Studienzentrum der Deutschen Gesellschaft für Chirurgie (SDGC) – ein großer Fortschritt in der chirurgischen Forschung. In: Klinische Studien: eine Schlüsselaufgabe in der modernen Medizin. Auswirkungen in Praxis, Akutklinik und Rehabilitation.: Schriftenreihe der Hans-Ruland-Stiftung für Präventions- und Rehabilitationsforschung, Ettlingen, S 94–109

Swank DJ, Swank-Bordewijk SC, Hop WC, Van Erp WF, Janssen IM, Bonjer HJ, Jeekel J (2003) Laparoscopic adhesiolysis in patients with chronic abdominal pain: a blinded randomised controlled multi-centre trial. Lancet 361:1247–1251

Serviceteil

Stichwortverzeichnis – 834

Stichwortverzeichnis

6 P nach Pratt 461
α2-Adrenozeptoragonisten 635

A

AB0-Identitätstest 655
Abbreviated Burn Severity Index 624
ABCDEF-Regel 596
ABCDE-Regel 63, 383
ABC-Regeln 584
Abdeckung
– Operationsfeld 154
Abdomen
– akutes, Siehe akutes Abdomen
– Nachweis freier Flüssigkeit 106, 109
Abdominaltrauma 447
– Bildgebung 448
– Diagnostik 106, 447
– Notfalloperation 109
– Schweregrad 448, 449
– stumpfes 106
– Symptomatik 447
– Therpaie 450
Ablederung 237
Abreviated Injury Scale 381
ABSI-Score 624
Abstoßungsreaktion 86
– akute 86
– chronische 86
– hyperakute 86
– Symptomatik 86
– Therapie 87
Abszess 35
– anorektaler 279
– perityphlitischer 423
Abwehrspannung 393, 418
Achillessehne 578
Achillessehnenruptur 578
– Epidemiologie 578
– Nachsorge 581
– Pathogenese 578
– Rekonstruktion 581
– Ruhigstellung 340
– Symptomatik 578
– Therapie 579
 – konservative 579
 – operative 580
Acinetobacter baumannii 42
acute lung injury 685
– Beatmung 695
acute respiratory distress syndrom 685
– Baatmung 695
Acylaminopenicilline 49
Adenomkarzinomsequenz 66

Adenom-Karzinom-Sequenz 793
Aderhautmelanom 136
Adhäsiolyse 403
Adipositas
– chirurgische Eingriffe 180
Adrenalin 11, 244, 701
Advanced Trauma Life Support 382
Agitation 633
– Monitoring 633
AIS 381
Akromioklavikulargelenk 524
Akupunktur 19
akutes Abdomen 391
– Ätiologie 391
– bildgebende Diagnostik 394
– Erstmaßnahmen 396
– Körperliche Untersuchung 393
– Labordiagnostik 394
– Leitsymptome 391
– Operationsstrategie 396
– Schwangerschaft 396
– Sonographie 113, 394
– Symptomatik 392
Akut-Phase-Proteine 13
Aldosteron
– Freisetzung 8
Alignment-Index nach Garden 519
Allis-Manöver 514
Allylamine 58
Amikacin 53
Aminoglykoside 53
Aminopenicilline 49
Amphotericin B 56
– liposomales 56
Amputat
– Asservierung 349
– Replantation 349
Amputation 222
– Definition 222
– Indikationen 222, 468
– Mittelfuß 224
– nach Syme 225
– Oberschenkel 227
– operatives Vorgehen 223
– postoperatives Management 228
– präoperative Diagnostik 222
– Unterschenkel 225
– Vorfuß 224
– Zehe 224
Analekzem 278
Analfissur 278
Analfistel 280

– Therapie 280
Analgesie
– patientenkontrollierte 20
– präemptive 176
Analgetika 15
– Applikationsformen 630
– Dosierung 630
– nichtsteroidale 632
– peripher wirksame 612
– probatorische Gabe 630
Analgosedierung 628
– Medikamente 629
Analogskala
– visuelle 630
Anämie
– akute 657
– schwangerschaftsbedingte 60
Anamnese 754, 756
– soziale 755
– spezielle 756
– systemorientierte 756
Anästhesie
– in der Schwangerschaft 64
– minimalinvasive Chirurgie 176
– Planung 766
– rückenmarksnahe 30
Anästhesieverfahren
– Auswahl 757
Anastomose
– koloanale 804
Anastomoseninsuffizienz 775
– nach Rektumresektion 804
– Therapie 146, 150
Anastomosenstenose
– Therapie 150
Anastomosentechnik 178
Aneurysma, Siehe Aortenaneurysma
– Aorta, Siehe Aortenaneurysma
– echtes 479
– falsches 479
– posttraumatisches 478
– wahres 479
Aneurysmaausschaltung
– offene 482
Angehörigengespräch 739
Angiektasie
– gastroantrale 146
Angina pectoris 486
Angiodysplasieblutung 413
angiogenic switch 68
Angiographie 127
– abdominelle 130
– ambulante 131
– diagnostische 129
– Indikationen 129

– Komplikationen 129
– therapeutische 130
– transfemorale 462
Angiostatin 67
Angst 633
Anidulafungin 58
Ankle-brachial-Index 222
Ankle-Brachial-Index 462, 472
Anorektalabszess 279
Anschlussheilbehandlung 761
Anterior-Cord-Syndrom 677
Antibiose
– Behandlungspfad 745
– systemische 34
Antibiotika
– Auswahl 46
– Indikationen 43
– Kontraindikationen 43
– Übersicht 47
Antibiotikaprophylaxe 43
– Durchführung 46
– perioperative 45, 757
– single shot 421
Antibiotikaresistenz 45
Antibiotikatherapie
– Behandlungsgrundsätze 43
– kalkulierte 732
– Peritonitis 724
– Versagen 45
Antidepressiva 17
Antiemetika 17
Antiepileptika 612
Antikoagulation 454
– Bridging 30
– Dauer 456
Antikonvulsiva 17
Antikörper
– Leukozyten-depletierende 85
– mikrosomale 810
Antikörpersuche 654
Antimykotika 55
– Indikationen 56
– Wirkspektrum 56
Antiphlogisitka
– nicht-steroidale 776
Antipyretika 776
– nicht-saure 632
Antirheumatika
– nichtsteroidale 20, 612
Antisepsis 34
Antithrombin 734
Anurie 703
Anus praeter 196
– diagnostischer 413
Anxiolytika 634
AO-Klassifikation 598
Aortenaneurysma 479
– abdominelles 482

Stichwortverzeichnis

- akutes 480
- Ätiopathogenese 479
- Definition 479
- Diagnostik 481
- Differenzialdiagnostik 480
- Klassifikation 479
- offene Ausschaltungsoperation 482
- Operationsindikation 481
- rupturiertes 479, 480
- Stentprothese 482
- Symptomatik 480
- symptomatisches 480

Aortenchirurgie
- endovaskuläre 482
- Komplikationen 484
- Nachsorge 484

Aortendissektion 479
- akute 467
- obstruierende Dissektionsmembran 436

Aortenruptur 479, 482
- thorakale 482

Aortenverschluss
- akuter distaler 466

Aortotomie 436
APACHE II 720
APC-Gen 66
Apley-Grinding-Zeichen 551
Appendektomie
- laparoskopische 181, 421, 422
- negative 421
- offene 421
- Zugang 193

Appendix
- unschuldige 421

Appendixkarzinom 423
Appendixstumpfinsuffizienz 423
Appendizitis 417
- abszedierte 424
- Ätiopathogenese 417
- Diagnostik 417
- Epidemiologie 417
- gangränöse 424
- in der Schwangerschaft 61
- komplizierte 423
- phlegmonöse 424
- Symptomatik 417
- Therapie 420
- ulzerophlegmonöse 424

Appendizitiszeichen 417
Appenektomie
- Komplikationen 423

Äquivalenzdosis
- effektive 119

Äquivalenztheorie 359
Arbeitsunfähigkeit
- gesetzliche Sozialversicherung 357

Arbeitsunfall
- Definition 614

Arbeitsunfähigkeit
- private Unfallversicherung 357

ARDS 685
- Beatmung 695

Armphlebographie 130
Armschlinge 340
Arteria axillaris
- Verletzung 476

Arteria basilica
- Shunt 313

Arteria brachialis
- Embolektomie 463
- Verletzung 476

Arteria carotis
- Verletzung 475

Arteria femoralis
- Verletzung 476

Arteria femoralis communis
- Embolektomie 463

Arteria iliaca externa
- Verletzung 476

Arteria mesenterica superior
- periphere Embolie 436
- zentrale Ischämie 435

Arteria poplitea
- Läsion 564
- Thrombektomie 466

Arteria radialis
- Verletzung 476

Arteria ulnaris
- Shunt 313
- Verletzung 476

Arthrose
- posttraumatische 517

Arthroskopie 168
- Dokumentation 172
- Indikationen 170
- Instrumentarium 169
- Lagerung 170
- Technik 168
- therapeutische 168

Arthrosonographie 109
Arztbrief 762
- Funktionen 787
- Minimalstandard 788
- schwieriger 791
- Standardinhalte 788

ASA-Score 767
Asepsis 34
Aspirationsthrombektomie 466
Aszites
- Therapie 140

Atelektase 774
- endoskopische Therapie 189

Atem-Kreislauf-Stillstand
- traumatisch bedingter 383

Atemlähmung 593
Atempumpe
- Insuffizienz 682

Atemwegswiderstand 685
Atherom 256

- infiziertes 256

Atlasfraktur 598
Atmung
- äußere 683
- physiologische Grundlagen 682

auch 393
Aufklärung 757, 767
- Arten 90
- Art und Weise 93
- Ausländer 92
- bewusstlose Patienten 92
- Dokumentation 94
- Fast-Track-Chirurgie 748
- Laparoskopie 182
- Minderjährige 92
- Patientenaufklärung 757
- psychisch Kranke 92
- Umfang 93
- Zeitpunkt 94

Aufklärungsgespräch 91
Aufzeichnungspflicht 787
Auskultation 394
automated external defibrillator 374
Autotransfusion
- maschinelle 658

Axonschaden
- diffuser 589

Azetabulumfraktur 500, 513
Azetylsalizylsäure 28, 31
Azetylsalizylsäure 15
Azithromycin 52
Azolderivate 57

B

Bajonett-Stellung 542
Ballonkatheter 464
Ballonsonde 409
Bandscheibenprotrusion 602
Bandscheibenvorfall 603
- operative Therapie 611

Bankart-Läsion 170
Barbiturate 590, 635
Barron-Ligatur 275
Basiliximab 85
Basisfallwert 742
Basisweiterbildung 3
Bassini-Technik 268
Bauchdecke
- harte 393

Bauchdeckenverschluss 193
- temporärer 722, 723

Bauchspeicheldrüsenentzündung, Siehe Pankreatitis
Bauchtamponade 712
Bauchtrauma
- stumpfes 63

Beatmung 375, 685
- assistiert-kontrollierte 691
- Definition 685

- druckkontrollierte 691
- druckunterstützte 694
- Formen 686
- Indikationen 685
- kontrollierte 691
- künstliche 685
- mandatorische 691
- Nebenwirkungen 686
- nicht-invasive 686
- volumenkontrollierte 691

Beatmungsmuster 695
Becken
- instabiles 503

Beckenbodenhernie 273
Beckenkompressionsgurt 387
Beckenosteosyntheseplatte 501
Beckenringbruch 500
Beckentamponade 712
Beckenzwinge 500
Bedside-Test 655
Begutachtung 357
Behandlungsaufklärung 90
Behandlungsfehler
- Definition 779

Behandlungspfad 744
- medizinischer 746
- ökonomischer 746

Behandlungsqualität 744
Behavioral Pain Scale 630
Behinderung
- Grad 358

Beinphlebographie
- aszendierende 130

Beinvenenthrombose
- tiefe
  - Fieber 774

Bennett-Fraktur 344
Benzodiazepine 17
Beobachtungsgleichheit 825
Beobachtungsstudie 825
Berstungsfraktur 599
Berufskrankheit
- Definition 614

Besenreiservarize 289
Betreuer 738
- Aufgaben 95

Betreuung
- postoperative 155

Betreuungsverfügung 94, 739
Beugesehnenverletzungen 347
Beweisregeln 360
Bewertungsrelation 742
Bewusstseinszustand
- Beurteilung 584

Bias 827
Bildbetrachtung 119
Biobrane-Folie 625
Biopsie
- Indikationen 134

BIPAP 691
biphasic positive airway pressure 691

Bisphosphonate 17, 820
Bissverletzung
– Hand 350
Bisswunde 240
Blanchard-Methode 275
Blase 235
Blasendruck 714
– intraabdomineller 710
Blond-Methode 275
Blue-toe-Syndrom 461
Blumberg-Zeichen 418
Blutanforderung 655
Blutdrucküberwachung
– oszillometrische 640
Bluterbrechen 406
Blutersatz 653
Blutgasanalyse
– arterielle 647
Blutgruppenbestimmung 654
Blutpräparate
– bestrahlte 659
– CMV-positive 659
Blutprodukte 653
– Haltbarkeit 657
Blutstillung
– endoskopische 145
Blutströmungsgeschwindigkeit 640
Bluttransfusion
– autologe 658
– Dokumentation 656
– Durchführung 654
– Nebenwirkungen 662
– Qualitätssicherung 661
– rechtliche Grundlagen 653
Blutung
– intrazerebrale 589
– kolorektale 406
– peranale 409
– pulmonale 188
Blutungsanämie 406
Böhler-Zeichen 551
Borderline-Symptomatik 389
Borkgreve-Umkehrplastik 452
Boyd-Perforansvene 289
Bridenileus 400
Bridging 30
Bronchoskopie 188
– Indikationen 188
– Instrumentarium 188
– Komplikationen 191
– Patientenvorbereitung 188
Brown-Sequard-Syndrom 677
Bruchpforte 265
Bruchsack 265
Bruchspaltanästhesie 254
Brustwirbelsäule
– Untersuchung 607
Bulbokavernosusreflex 608
Bulbusoxymetrie 679
Bullaresektion 489
Bupivacain 16
Buprenorphin 15

Burgess-Amputation 226
BURP-Manöver 689
Bursaeröffnung
– traumatische 555
Bursektomie 38, 556
Bursitis 555
– eitrige 37
– idiopathische 37
– kristallinduzierte 37
– traumatische 37
Bursitis subacromialis 603
Busch-Fraktur 340

C

Calcineurin-Inhibitoren 85
Canadian C-Spine Rule 594
CAPD-Peritonitis 708
capillary leak 621, 685
Capillary-leak-Syndrom 701, 711
Carbapenemase 41
Carbapeneme 48, 51
Caspofungin 58
Cava-Schirm 456
Cava-Thrombektomie 455
CEAP-Klassifikation 289
Cefazolin 50
Cefepim 50
Cefotaxim 50
Cefotiam 50
Ceftazidim 50
Ceftriaxon 50
Cefuroxim 50
Celecoxib 15
Central-Cord-Syndrom 677
Cephalosporine 48, 50
– Indikationen 50
– Nebenwirkungen 51
– Pharmakokinetik 50
– Resistenz 50
Certoparina 30
Charcot-Fuß 304
Chemoembolisation 135
Chemotherapie
– lokoregionäre 135
Chimney-Effekt 180
Chirotherapie 611
Chirurgie
– evienzbasierte 822
– minimalinvasive 174
    – Anästhesie 176
    – Indikationen 177
    – KOmplikationen 179
    – Schwangerschaft 181
    – Zugangswahl 175
– onkologische 66
    – kurative 69
    – palliative 70
– zytoreduktive 69
CHIVA-Methode 298
Chlorethylspray 246

Cholangiographie
– endoskopische retrograde 442
– Indikationen 134
Cholangiopankreatikographie
– endoskopisch retrograde 150
Cholangitis
– in der Schwangerschaft 62
Choledocholithiasis
– in der Schwangerschaft 62
– Steinextraktion 151
Cholezystektomie
– laparoskopische 181, 415
– offene 415
Cholezystitis
– akute 414
    – Ätiopathogenese 414
    – Epidemiologie 414
    – Symptomatik 414
    – Therapie 415
– in der Schwangerschaft 62
Cholezystolithiasis
– Diagnostik 114
Cholezystostomie
– perkutane transhepatische 139
Cholezytolithiasis
– in der Schwangerschaft 62
Cholinergika 405
Chondrozyten
– Kultur 559
chronisch-venöse Insuffizienz 304
Chylothorax 492, 493
Ciclosporin A 85
Cimino-Fistel 312
Ciprofloxacin 51
Cisaprid 405
Clamping
– aortales 482
Clarithromycin 52
Clindamycin 53
Clodronat 17
Clonidin 244, 635
Clopidogrel 31, 379
Clostridienmyonekrose 732
Clostridienmyositis 37
Clostridienzellulitis 732
Clotrimazol 57
Coating-Effekt 652
Commotio cerebri 584
Commotio cordis 383
Compressio cerebri 584
Computertomographie 119
– Indikationen 121
– Kontraindikationen 123
– Prinzip 119
– Qualitätssicherung 123
– Spiraltechnik 119
Confusion Assessment Method for Intensive Care Units 636

continuous positive pressure ventilation 691
Contusio cerebri 584
COX-II-Hemmer 15
CPAP 691
CPM-Schienenbehandlung 563
CPPV 691
C-reaktive Protein 443
Crohn-Fistel
– anorektale 282
Crohn-Stenose 404
CT-Kolonographie 147
CT-Mesenterikographie 411
CT-Phlebographie 453
CW-Dopplersonographie 293
Cyclooxygenase-Inhibitoren 632

D

Daclizumab 85
Dalteparin 30
damage control 732
damage Control 389
damage control surgery 450
Danaparoid 27, 30
Daptomycin 55
Darm
– Adhäsiolyse 403
– bakterielle Fehlbesiedlung 399
– Dekompression 403
– Stase 399
Darmanastomose 798, 801
Darmatonie 750
Datenbanken 824
Daumenfraktur 344
Débridement
– chirurgisches 306
Debulking 69
Décollement 237
Defibrillation 374, 386
– bisphasische 374
– monophasische 374
Defibrillator 374
Dekompression
– geschlossene 403
– offene 403
Dekompressionslaparotomie 714
– abdominelles
    – Prävention 716
Dekubitalulkus 305
Delir 635
Denosumab 820
Denosumab 820
Dens-axis-Fraktur 598
Dermatom 593
Dermis/Epidermis-Hautersatz
– kombinierter 214
Dermisersatzplastik
– artifizielle 212

Stichwortverzeichnis

Desirudin 28
Desmopressin 412
Deutsche Stiftung Organtransplantation 76
Dexamethason 17
Dexmedetomidin 635
Diabetesdiät 670
diabetisches Fußsyndrom 304
Diagnoseaufklärung 91
Diagnostik
- bildgebende 118
    - Indikationsstellung 118
- präoperative 754
Dialysekatheter
- zentraler 309
Dialyseshunt
- Indikationen 310
- Kontraindikationen 310
Dialyseshuntpass 317
Diaphragmaruptur 495
Diät
- chemisch definierte 670
- immunmodulierende 670
- nährstoffdefinierte 670
- nierenadaptierte 670
- stoffwechseladaptierte 670
Diathermiegerät 167
Diathermieschlinge 148
Diazepam 634
Dickdarmileus 399, 404
Diclofenac 15, 632
die Ileo-Transversostomie 801
Dieulafoy-Läsion 146
Disi-Stellung 548
Dissektionsmembran
- obstruierende 436
Divertikel
- echtes 425
- galsches 425
Divertikelblutung 430
Divertikulitis
- akute 427
- chronisch rezidivierende 429
- Diagnostik 425
- konservative Therapie 427
- operative Therapie 427
- Prognose 430
- Stadieneinteilung 426
- Symptomatik 425
- Therapiestrategie 426
Divertikulose
- Epidemiologie 425
- Lokalisation 425
- Ursachen 425
Dobutamin 701
Dodd-Perforansvene 289
Dokumentation 4, 784
Domperidon 405
Dopaminagonisten 405
Doppelblindheit 825
Dopplerverschlussdruckmessung 472

Doripenem 51
Dormia-Körbchen 151
Double-dummy-Technik 825
Doxycyclin 54
Drainage
- abdominelle 138
- biliäre 137
Dreier-Regel nach Hanley 179
DRESS-Syndrom 820
DRG-Dokumentation 787
Dringlichkeitseinstufung 763
Drop-sign 554
Druck
- abdomineller
    - Effekte auf die Organe 712
- femoralvenöser 709
- intraabdomineller 709
    - erhöhter 399, 723
- intrazerebraler
    - erhöhter 589
Druckmessung
- intrakranielle 589
Dual-energy-MDCT 121
Dual-X-ray-Absorptiometrie 817
Dünndarmblutung 406
Dünndarmileus 399, 404
Duplexsonographie 117
Duplex-Sonographie
- farbkodierte 293
Durchgangsarztverfahren 615

E

early warning scores 372
Echinocandine 58
Echokardiographie
- transösophageale 463
Echosignalverstärker 112
Ege-Test 551
EGF 74
Eigenbluttransfusion 658
Eigengefäß-Shunt 309
Einbeinzehenstand 578
Einsekundenkapazität 683
Einverständniserklärung 763
Einwilligung
- mutmaßliche 92
Einzelknopfnaht 164, 235
Einzelsonden-Zweikammer-Schrittmacher 318
Eiweißabbau 12
Eiweißkatabolie 666
Ektopia testis 327
Elastance 684
Elektrolytstörungen 671
- postoperative 648
Ellbogen
- luxierter 503
Ellbogengelenk
- Punktion 333

Ellbogenluxation
- Reposition 511, 512
Ellenbogengelenk
- Arthroskopie 170
- prothetischer Ersatz 539
Embolie
- arterielle 461, 465, 478
- posttraumatische 478
EMLA-Creme 246
Emmert-Plastik 262
Empyem 35
- subunguales 353
Empyema necessitatis 492
Endoskopie 144
- intraoperative 413
Endosonographie
- transgastrale 111
Endotheltrauma 452
Endotoxine 728
Endo-Vac-Therapie 804
Energiebedarf 669
- bei Fieber 776
Energieumsatz
- nach Operation 12
Enoxaparin 30
Enterobacteriaceae
- multiresistente 41
Enterococcus faecium
- Vancomycin-resistenter 40
Entlassung 761
Entlassungsdiagnose 789
Entstauungstherapie 295
Entzugssymptom
- perioperatives 774
Entzugssyndrom 636
Entzündung
- Kardinalsymptome 33
Entzündungsreaktion 33
epidermal growth factor 74
Epidermalzyste 256
Epiduralanästhesie
- thorakale 749
Epiduralhämatom 586, 587
- Symptomatik 587
- Therapie 587
Er\
- YAG-Laser, Siehe Erbium:YAG-Laser
Erfrierung 240
Ernährung
- enterale 669
- hypokalorische 671
- orale 669
- parenterale 644
    - Fett 671
    - Port 200
    - Spurenelemente 672
    - Vitamine 672
- parentrale 670
Ernährungstherapie 665, 746
- präoperative 672
Ernährungszustand
- Einschätzung 666

Ersatzknorpel 559
Erschütterungsschmerz
- peritonealer 418
Ertapenem 51
Erwerbsfähigkeit
- Minderung 358
Erwerbsminderung 358
Erysipel 36
Erythromycin 52, 405
Erythrozytenkonzentrat 657, 702
- Haltbarkeit 657
- Indikationen 655, 657
- Transfusionsdurchführung 656
Erythrozytentransfusion 700
ESBL-Bildner 40, 41
Escharotomie 624
Etappenlavage 722
Ethik
- klinische 740
Etoricoxib 15
Eurotransplant 75
Exartikulation
- Hüftgelenk 228
- Kniegelenk 226
Exotoxine 38, 728
Extremitätenischämie
- akute 459
    - Ätiologie 459
    - Diagnostik 462
    - Klassifikation 463
    - Klinik 460
    - operative Therapie 463
    - Therapie 463
    - traumatisch bedingte 468
Extremitätenperfusion
- persistierend eingeschränkte 469
Extubationsfähigkeit 696
Exzision
- partielle mesorektale 803
- totale mesorektale 803

F

Facettengelenk
- Blockierung 603
Faden
- nicht-resorbierbarer 158
- resorbierbarer 158
- Stärke 159
Fadendurchzugsmethode 146
Fall-Kontroll-Studie 827
Fallpauschalensystem 742
Familienanamnese 755
Fansler-Arnold-Operation 276
FAST-Sonographie 108, 109
Fast-Track-Chirurgie 748
Fasziennekrose 732
Faszienspaltung 475

Faszienverschluss
- sekundärer 715
Fasziitis
- nekrotisierende 36, 732
Fasziotomie 477, 624
- Technik 469
Fäulnis 101
Fehler
- systematischer 828
- zufälliger 828
Fehlermöglichkeit 827
Fehlintubation 690
Feinnadelaspirationszytologie 811
Feldblock 246
Femoralgie 602
Femur
- koxaler
  - Fraktur 518
Femurfraktur
- Ätiologie 518
- Diagnostik 518
- distale 561
- Klassifikation 518
- Nachbehandlung 523
- Patientenaufklärung 522
- pertrochantäre 519
  - Therapie 521
- Therapie 521
- Totalendoprothese 522
Femurnagel 522, 523
Fentanyl 15
Fibrose
- nephrogene systemische 126
Fick-Gesetz 683
Fieber
- deletäre Wirkungen 773
- Effekte 772
- kritisches 777
- Physiologie 771
- postoperatives 771
  - Ätiologie 773
  - Therapie 775
Filtrationsgradient
- abdominorenaler 710
Fissurektomie 279
Fistel
- anovaginale 281
- arteriovenöse 310
Fixateur externe 561
- Beckenringfraktur 500
- distale Radiusfraktur 547
- offene Frakturen 501
Fluconazol 57
Flucytosin 58
Fluorchinolone 48, 51
Fogarty-Katheter 464
Fogarty-Manöver 474
Fondaparinux 27, 30, 454
Foramenokklusionsschmerz 607
forcierte Vitalkapazität 683

Formularaufklärung 91
Formulargutachten 360, 361
Forrest-Klassifikation 145
Forschung 4
Fournier-Gangrän 36
Fowler-Stephens-Technik 328
Fowler-Stevens-Technik 328
Fraktur
- bimalleoläre 575
- Definition 498
- Diagnostik 499
- Epidemiologie 498
- geschlossene
  - Kompartmentsyndrom 501
  - Reposition 502
  - Retention 502
  - Weichteilschaden 499
- iatrogene 220
- offene
  - Klassifikation 501
  - Tehrapie 501
  - Therapie 501
  - Weichteilschaden 499
- Reaktionen des Knochens 498
- Ruhigstellung 337
Frakturblock 254
Frakturhämatom 498
Frakturheilung 498
Frakturversorgung 498
- konservative 504
- operative 504
Fremdkörper
- Entfernung 689
Fremdkörpereinsprengung 236
Fremdkörperentfernung 236
french position 174
Fresh-frozen-Plasma 702
Frischplasma
- gefrorenes 661
Frühmobilisierung 750
Fundusvarizenblutung
- Therapie 412
Funikulolyse 327, 328
Furunkel 35
Fußblock 251
Fußsyndrom
- diabetisches 304
  - Amputation 225

G

Gabapentin 611
Gadolinium 126
Galleleck
- Therapie 151
Gallengangsobstruktion
- extrahepatische 137
Gallengangsstenose
- Therapie 151
Gamma-Nagel 522, 523

Ganglion-coeliacum-Blockade 141
Gangrän 36
Gardner-Syndrom 67, 793
Gasaustausch
- Lunge 682
Gasbrand 38
Gastrointestinalblutung 406
- Ätiologie 406
- Blutstillung 409
- Diagnostik 407
- Leitsymptome 406
- Medikation 412
- obere 145, 406
- operative Therapie 412
- Therapie 407
- untere 406
Gastroskopie 394
Gastrostomie
- perkutane endoskopische 146
Gate-control-Theorie 19
Gefäßembolisation
- angiographische 130
Gefäßprothese
- Dialyse 309
Gefäßrekonstruktion 474, 475
- viszerale endovaskuläre 140
Gefäßverletzungen
- arterielle 474
- Ätiologie 471
- bei Kindern 478
- Diagnostik 472
- endovaskuläre Therapie 475
- Erstversorgung 473
- Gefäßrekonstruktion 474
- geschlossene 471
- iatrogene 471
- Klassifikation 471
- Komplikationen 477
- Ligatur 474
- operative Therapie 474
- perforierende 471
- traumatische 471
- venöse 478
Gefäßverschluss 475
Geflechtknochen 498
Gegenirritation 19
Gelenkeinsteifung 339
Gelenkempyem 172
Gelenkflächenersatz 559
Gelenkknorpelschäden 559
Gelenkluxation 508
- Akutversorgung 515
- Analgesie 510
- Rezidivrisiko 516
Gelenkpunktat
- Auswertung 332
Gelenkpunktion 331
- Durchführung 331
- Kontraindikationen 331

- Technik 332
- Voraussetzungen 331
Gelenkreposition 509
Gentamicin 53
Gesundheitsschaden 614
Gichtanfall 774
Gilchrist-Verband 340, 532
Gipsverband 340
Glasgow Coma Scale 583
Gleitbruch 265
Gleithoden 327
Globalinsuffizienz 682
Glühbirnen-Zeichen 509
Glukokortikoide
- Freisetzung 11
Glukoneogenese 12, 665
Glykogenolyse 12, 665
Glykopeptide 52
Glyzylzykline 54
GnRH-Therapie 328
gonadotropin releasing hormon 328
Grad der Behinderung 358
Grad der Schädigungsfolge 358
Gradientenechosequenz 126
Grading 72
GRE 41
Gujak-Test 793
Gummiringligatur 275
Gurtmarke 593
Gutachten
- freies 360, 361, 362
Gutachtenerstattung 360

H

Haftpflichtversicherung 361
Haken 158
Haloperidol 636
Halswirbelsäule
- Untersuchung 607
Halswirbelsäulenverletzungen
- Klassifikation 596
- stumpfe 596
Hämarthros 332
Hämatemesis 406
Hämatochezie 407
Hämatomblock 254
Hämatopneumothorax 491, 493
Hämatothorax 492, 493
Hämodialyse 705
- Epidemiologie 309
- kontinuierliche venovenöse 705
Hämofiltration 705
- kontinuierliche venovenöse 705
- Sepsis 706
Hämoglobin
- Oxygenierung 683

Hämopneumothorax 494
Hämoptyse 188
Hämorrhoidalarterienligatur
– dopplergesteuerte 275
Hämorrhoidektomie
– geschlossene 275
– offene 275
– rekonstruktive 275
– subanodermale 275
Hämorrhoiden 274
– Diagnostik 274
– Differenzialdiagnose 274
– Gummiringligatur 275
– Sklerosierung 275
– Symptomatik 274
– Therapie 274
  – operative 275
Hand
– Amputationsverletzungen 348
– Gefäßverletzungen 348
– Nervenverletzungen 348
– Weichteilverletzungen 348
Handblock 250
Händedesinfektion
– chirurgische 34
Handgelenk
– Arthroskopie 170
– Luxationsfraktur 502
– Punktion 333
Handgelenkschiene 340
Handinfektion 350
– chirurgische Therapie 353
– Diagnostik 350
– konservative Therapie 352
– Pathophysiologie 350
– Symptomatik 350
Handinnen-Flächen-Regel 621
Handverletzungen 343
– Ruhigstellung 343
– Therapie 343
Handwurzelfraktur 343
Hanging-spleen-Technik 175
hangman's fracture 598
Harnwegsinfekt 775
H-Arztverfahren 616
Hasson-Technik 176
Hautkleber 195
Hauttransplantation 209
Hautturgor 393
Hautverschluss 195
HCG-Therapie 328
Head-Zonen 603
heat shock response 772
Heilbehandlung
– allgemeine 617
– besondere 616
Heilverfahren
– berufsgenossenschaftliches 615
Hemikolektomie
– erweiterte 803
– links 801

– rechts 801
Hemithyreoidektomie 812
Heparine
– niedermolekulare 26, 454
– unfraktionierte 26, 454, 463
Heparin-Kochsalzinjektionstest 314
hepatozelluläres Karzinom
– Lebertransplantation 81
– Therapie 136
Herbert-Schraube 344
Herdsanierung 731
Hernia femoralis 270
Hernia ischiadica 273
Hernia ischiorectalis 273
Hernia obturatoria 273
Hernia perinealis 273
Hernie 265
– Ätiologie 265
– äußere 265
– Definition 265
– Diagnostik 265
– Epidemiologie 265
– epigastrische 271
– innere 265, 273
– Komplikationen 265
– parastomale 199
– Reposition 266
– Symptomatik 265
– Therapie 266
Herzalarm 374
Herzbeuteltamponade 377
Herzdruckmassage 374
Herz-Kreislauf-Funktion
– invasive Überwachung 646
Herz-Kreislauf-Insuffizienz 698
– Basismaßnahmen 698
Herz-Lungen-Transplantation
– Durchführung 84
Herzmassage
– offene 385
Herzschrittmacher
– Schrittmacher 318
Herztransplantation
– Indikationen 84
Herzverletzungen 495
hienopyridine 31
Hippokrates-Manöver 511
Hirndruck
– erhöhter
  – Therapie 680
Hirnnervenreflexe 77
Hirnschädigung 77
Hirntod
– Definition 76
– Diagnostik 77
– klinische Zeichen 77
Hirudine 28
Histokompatibilitätsantigene 75
Hitzeschockproteine 772
HNPCC 793
Hockeyschläger-Zugang 749

Hodentorsion 328
Homöostasestörung
– chirurgische 5, 665
Hüftgelenk
– Arthroskopie 171
– Punktion 333
Hüftgelenkexartikulation 228
Hüftschraube
– dynamische 522, 523
– Entfernung 218
Hüft-Totalendoprothese
– Luxation 513
Humanalbumin 702
human chorion gonadotropin 328
Humerusfraktur 530
– Begleitverletzungen 539
– distale 532, 538, 541
– Klassifikation 530
– Prognose 541
– proximale 530, 532
– Therapie 532
Humeruskopffraktur
– Ruhigstellung 340
Humeruskopfnekrose 530
Humerusmarknagel 538
Humerusschaftfraktur 532
– Therapie 536, 541
Hydatidentorsion 330
Hydrocele funiculi 327
Hydrocele testis 327
Hydroxyäthylstärke 651
Hygienemaßnahmen 34, 41
Hyperglykämie 665, 666
Hyperkaliämie 377, 650
Hyperkapnie 682, 713
– permissive 695
Hyperkoagulabilität 452
Hypertension
– ambulatorisch venöse 290
– intraabdominelle 710
Hyperthermie
– maligne 773
  – Neuroleptika-induzierte 636
Hyperthyreose 809, 813
– immunogene 812
– jodinduzierte 813
– Therapie 813
Hyperventilation
– forcierte 590
Hypokaliämie 377
Hypothalamus-Hypophysen-Achse 10
Hypothermie
– akzidentelle 377
– bei erhöhtem Hirndruck 591
– intraoperative 750
Hypothyreose 809
Hypoventilation 682
Hypovolämie 376, 406, 648
Hypoxämie 713

Hypoxie 376, 682
– anämische 657

I

ibiakopffraktur 562
Ibuprofen 15, 632
icecream sign 509
Ileostoma 196
Ileozökalresektion 421
Ileus 399
– Diagnostik 114, 400
– Einteilung 400
– funktioneller 400
– Klinik 399
– mechanischer 265, 400
– paralytischer 400
– Pathophysiologie 399
– Prognose 405
– spastischer 400
– Therapie 403
  – konservative 405
– Ursachen 400
Iliosakralgelenk
– blockierung 603
Imipinem 51
Immobilisierung
– Folgen 9
Immundefekte
– erworbene 33
Immunmodulation 664
Immunmodulatoren 749
Immunonutrition 74
Immunsuppression 85
Immunsuppressiva 85
Immunsuppressive
– Nebenwirkungen 88
Immunsystem 33
Immunthyreoiditis
– Hashimoto 813
Impingement-Syndrom 170
Implantat-Gewebe-Interaktion 218
Infektion
– aerobe 35
– anaerobe 38
– bakterielle 34
– chirurgische 33
– chirurgische Therapie 33
– Definition 33
– nekrotisierende 36
– nosokomiale 42, 782
  – Peritonitis 724
– Prophylaxe 34
– putride 35
– pyogene 34
Infektionsabwehr 33
Infektionskrankheit 33
Infektionslehre
– allgemeine 33
– spezielle 34
Infiltrationsanästhesie 246

– lokale 766
informed consent 736
Infusionstherapie 648
Injury Severity Score 381
Inkarzeration 265
Insektenstich 240
Instrumente
– chirurgische 155
Instrumentenknoten 160
Insuffizienz
– chronisch-venöse 304
– respiratorische 682
Insulinresistenz 666
Intensive Care Delirium Screening Checklist 636
Intensivtherapie
– Basismaßnahmen 698
Intention-to-treat-Analyse 826
Interleukin-2-Rezeptor-Antikörper 85
intermittent positive pressure ventilation 691
Intimaeinriss 471
Intrinsic-plus-Stellung 343
Intubation
– Durchführung 689
– Kopflagerung 689
– schwierige 186, 189
– unmögliche 186
Intubationsnarkose 766
Invalidität 358
– Feststellung 360
Inzision 154
IPPV 691
IRA(N)-Prinzip 304
Ischämie
– Extremitäten, Siehe Extremitätenischämie
– kompensierte 465
– mesenteriale, Siehe Mesenterialischämie
– weiße 461
Ischämie-Reperfusion 477
Ischämie-Reperfusionssyndrom 468
Ischämiesyndrome
– akute 459
Ischämietoleranz 474
Ischiasdehnungsschmerz 608
Isoxazolylpenicilline 49
ISS 381
Itraconazol 57

J

Jefferson-Fraktur 598
Jejunoaszendostomie 435

K

Kahnbeinfraktur 343

Kalorienbedarf
– perioperativer 669
Kaltischämietoleranz 79
Kalzitonin 808
– Bestimmung 810
Kammerflimmern 374, 386
Kammertachykardie
– pulslose 374
Karbunkel 35
Kardiatamponade 409
Karnofski-Index 769
Karpusverletzungen 345
Karydakis-Operation 285
Katabolie 12
Kataboliesyndrom
– chronisches 9
Katecholamine 10
– Charakteristika 701
– Schocksyndrom 701
Katheterangiographie
– superselektive 411
Katheterinfektion 309, 645, 729
Kathetersepsis 775
Katheterthrombektomie 466
Kaudasyndrom 602, 609
Kausalitätsregeln 359
Kennmuskeln 594
Keratinozytenkultivierung 214
Keratinozyten-Suspension 625
Kernspinrelaxation 126
Kernspintomographie, Siehe Magnetresonanztomographie
Ketamin 632, 635
Kirschner-Drahtosteosynthese
– distale Radiusfraktur 545
Kirschner-Drahtspickung 546
Klappenrekonstruktion 299
Klatskin-Tumor 137
Klavikulafraktur 524
– Diagnostik 524
– dislozierte 528
– Klassifikation 524
– Komplikationen 529
– konservative Therapie 525
– laterale 217, 525, 527
– mediale 525, 527
– Metallentfernung 528
– operative Therapie 527
– Ruhigstellung 340
Klemme 157
Klinikpfade 769
Kniegelenk
– Anatomie 550
– Arthroskopie 171
– Diagnostik 550
– Kreuzbandrekonstruktion 168
– Punktion 335
– Trauma 550
– Verletzungsmuster 550
Kniegelenkluxation
– Reposition 511
Kniegelenksdistorsion 340

Kniegelenkserguss 550
Kniegelenksexartikulation 226
Kniegelenksorthese 340
Knochendichtemessung 817
Knopflochthrombose 456
Knoten 159
Knotenstruma 812
Knüpftechnik 159
Koagulothorax 497
Koanalgetika 16
Kochsalzlösung
– isotone 650
Kodierung 4
Kohlendioxidlaser, Siehe CO_2-Laser
Kohlenmonoxidvergiftung 101
Kohortenstudie 826
Kokarde
– pathologische 111
Kokardenphänomen 420
Kolektomie
– blinde 413
– Durchführung 798
– Komplikationen 797
– laparoskopische 800
– Nachsorge 805
– Zugangswege 800
Kolitis
– pseudomembranöse 773
Kollateralbänder
– Verletzungen 555
Kolloidalbumin 651
Kolloidallösungen 702
Kolonkarzinom, Siehe kolorektales Karzinom
– hereditäres 67
– Molekulargenetik 66
– operatives Vorgehen 801
– Therapie 796
kolorektales Karzinom 793
– Ätiologie 793
– Diagnostik 795
– Dickdarmileus 404
– Epidemiologie 793
– Lokalisation 794
– Pathophysiologie 793
– Prognose 805
– Symptomatik 794
– TNM-Klassifikation 794
– Tumormarker 795
Koloskopie 147, 394, 793
– diagnostische 149
– Durchführung 147
– Indikationen 147
– Komplikationen 149
– Patientenvorbereitung 147
– therapeutische 149
– virtuelle 147
Kolostoma 196, 800
Kompartmentspaltung 477
Kompartmentsyndrom 468, 477
– abdominelles 709

– Definition 714
– Klassifikation 711
– Klinik 709
– Risikofaktoren 709
– Therapie 714
– bei geschlossener Fraktur 501
– bei Ruhigstellung 337
Komplikationen 779
– allgemeine 781
– Definition 779
– Einteilung 779
– Management 783
– Schweregrad 780
– spezielle 782
– Ursachen 779
Kompression
– anale 409
Kompressionsbehandlung 454
Kompressionssonographie 453
Kompressionstest
– fibulotalarer 574
Kompressionstherapie 295, 301
– postoperative 300
Kompressionsverband 295
Koniotomie 187
Kontrastmittel 118
– Allergie 118
– jodhaltige 120
Kontrastmittelnephropathie 705
Koronarsyndrom
– akutes 379
Korotkov-Geräusche 640
Kortikosteroide 17
Kostotransversalgelenksblockade 603
Koteinklemmung 265
Kragenknopfabszess 353
Kraniektomie
– dekompressive 591
Krankengymnastik 762
Krankenhaushygiene 41
Krankenhausverwaltung 4
Kratzwunde 240
Kreislaufinsuffizienz
– postoperative 639
Kreislaufstillstand
– drohender 372
– Ursachen 375
Kreislauftherapie
– postoperative 649
Kreislaufüberwachung
– perioperatives 639
Kremasterreflex 329
Kreuzband
– hinteres
  – Ruptur 554
– vorderes
  – Ruptur 552
  – Verletzung 552
Kreuzbandrekonstruktion 168
Kristalloide 650

Stichwortverzeichnis

Kristalloidlösungen 702
Krossektomie 296
Kryoanästhesie 246
Kryotherapie 117
Kryptorchismus 327
Kurzübersicht
- systemische Auswirkungen 621
Kyphoplastie 141, 601, 819

L

Lachmann-Test 552
Lagerung 153
Laminektomie 612
Längsschnittstudie 825
Lanz-Punkt 418
Laparoskopie
- Aufklärung 182
- bei Kindern 181
- explorative 450
- Inidkationen 177
- Schwangerschaft 181
Laparostoma 715
Laparostomie 723
Laparotomie 192
- dekompressive 714
- explorative 413
- quere 193
Laplace-Gesetz 684
Laryngoskopie 811
Larynxtubus 690
Lasègue-Zeichen 608
Laserkoagulation
- interstitielle 117
Lasertherapie
- endovenöse 297
Laugenverletzung 242
Laxanzien 17
Leberbiopsie
- transjuguläre 134
Leberlebendspende 80
Leberlösungen 672
Lebermetastasen
- Chemoembolisation 136
- Diagnostik 111
Leberparenchymaugmentation 134
Lebersplitting 80
Lebertransplantation
- Durchführung 80
- Empfängeroperation 81
- Indikationen 81
- Komplikationen 82
- orthotope 81
Leberverfettung 666
Leberverletzungen 449
Leberzellkarzinom
- primäres 111
Leberzirrhose
- Lebertransplantation 81
Leiche

- Fäulnis 101
- Identitätsfeststellung 97
- Untersuchung 100
Leichenschau 97
- Durchführung 100
- juristische Aspekte 97
Leichenveränderungen
- sekundäre 101
Leistenhernie 267
- Diagnostik 267
- direkte 267
- endoskopische Reparation 269
- indirekte 267
- inkarzerierte 267
- kindliche 326
- offene Nahtverfahren 267
- Symptomatik 267
- Therapie 267, 326
Leistenhernienreparation
- endoskopische 269
- offene 267
Leistenhoden 327
Lendenwirbelsäule
- Untersuchung 607
Lendenwirbelsäulenverletzungen
- Klassifikation 598
- Therapie 600
Lepirudin 28
Leriche-Syndrom 466
Lernkurve 829
levels of evidence 824
Levofloxacin 51
Levosimendan 701
Lichtenstein-Technik 268
Lichtreflexionsrheographie 291
Lidocaingel 246
Ligamentotaxis 503, 545
Ligatur 474
Ligaturtechnik 178
Limberg-Schwenklappen 285
Lincosamide 53
Linea alba 192
Linea arcuata 192
Linea semilunaris 192
Linezolid 53
Linksherzinsuffizienz 639
Linolsäure 671
Linton-Nachlas-Sonde 409
Lipom 259
Lipopeptid-Antibiotika 55
Lippenplatzwunde 237
Liquordrainage 590
Lisfranc-Amputation 225
Lokalanästhesie
- Formen 245
- Indikationen 245
- Kontraindikationen 245
Lokalanästhetika 16
- Auswahl 243
- Infiltration 611
- Pharmakologie 243

- Zusätze 244
Loop-Shunt 314
Los-Angeles-Klassifikation 146
Low-cardiac-output-Syndrom 713
Luftembolie
- intraoperative 205
Luftröhrenverletzungen 496
Lumbago
- akute 602
Lumboischialgie
- akute 602
- Definition 602
Lunatumluxation 345
Lund and Browder Charts 621
Lunge
- Dehnbarkeit 683
- Gasaustausch 682
Lungenembolie 456
- Diagnostik 456
- fulminante 457
- Risikostratifizierung 456
- Symptomatik 456
- Therapie 457
Lungenfunktionsüberwachung
- perioperative 647
Lungeninsuffizienz
- transfusionsassoziierte 662
Lungenkontusion 494, 496
Lungenlazeration 494, 496
Lungenmetastasen
- Diagnostik 116
Lungenparenchym
- Insuffizienz 682
Lungenperfusion 682
Lungentransplantation
- Indikationen 84
Luxationsfraktur 502
Lymphdrainage 295
Lymphknotenbiopsie 257
Lymphknotendissektion 70
Lymphknotenschwellung 256
- Differenzialdiagnose 256
Lynch-Syndrom 793

M

Mädchenfänger 545
Magenresektion 71
Magensonde 409
Magnetresonanzphlebographie 453
Magnetresonanztomographie 124
- Indikationen 122, 123, 126
- Kontraindikationen 127
- Qualitätssicherung 127
Majoramputation 222, 225
major histocompatibility complex 75
MAK 810
Makrolide 52

Malleolusfraktur 574
Mallory-Weiss-Riss 145
Mallory-Weiss-Syndrom
- Therapie 412
Malum perforans 225
Mangelernährung 672
Manschettenverfahren 640
Mantelpneumothorax 490
Marcumartherapie 456
Mariske 274
Marknagelung 501
- retrograde 561
Maskenbeatmung 690
Massenblutung
- intraperitoneale 712
- Management 389
- retroperitoneale 712
- Vorgehen 500
Massivtransfusion 661
Matles-Test 578
Matrixektomie 262
Matrixtherapie 212
McBurney-Punkt 418
McLaughlin-Cerclage 557
Medikamentenfieber 773
Meek-Graft 625
Mehrschicht-Computertomographie 387
Mehrzeilendetektor-CT 120
Melaena 407
MELD-Score 80
Meniskektomie 552
Meniskuseinris 550
Meniskusruptur 551
Meniskusverletzungen 550
Meropenem 51
Mesenterialischämie
- akute 140
- Ätiopathogenese 432
- chronische 141
- Diagnostik 433
- Differenzialdiagnose 433
- Epidemiologie 432
- nonokklusive 432
- Symptomlatik 432
- Therapie 434
Mesenterialplikatur 404
Mesh-Graft 625
MESS 501
Meta-Analyse 826
Metallentfernung 216
- Indikationen 218
- Komplikationen 219
- Nachbehandlung 219
- operatives Vorgehen 219
- Risiken 216
- unvollständige 220
- Zeitpunkt 219
Metamizol 15, 632, 776
Methylprednisolon 17
Metoclopramid 405
Metronidazol 55
Micafungin 58

Microcoiling 411
Midazolam 634
Mikrochirurgie
- transanale endoskopische 805
Milch-Technik 511
Milligan-Morgan-Operation 276
Milzverletzungen 449
Minoramputation 222, 224
Mittelfußamputation 224
Mittelhandknochen
- Fraktur 344
Mittellinienlaparotomie 192
MODS 720
Monitoring 639
Morbus Basedow 812
Morbus Crohn
- Darmstenose 404
Morphin 15, 379, 632
Motilinagonisten 405
Motor Activity Assessment Scale 633
Moxifloxacin 51
MPI 720
MR-Angiographie 126
MRSA 40, 41, 49, 52
- Screening 40
mTOR-Inhibitoren 85
Mukopexie 275
Mukosektomie
- supraanodermale 275
Mukostase 189
Multiorgandysfunktion 393
Multiorgandysfunktionssyndrom 727, 728
Multiresistenz 40
Mumifikation 36
Mumifizierung 101
Murphy-Zeichen 414
Musculus quadriceps
- Ruptur 556
Musculus rectus abdominis 192
Muskelkraft
- Überprüfung 594
Muskelrelaxanzien 17, 611, 636
Myoglobinurie
- Stromverbrennung 621
Myonekrose 732

N

Nabelhernie 271
Nachsorge 155
Nachtdienst 3
Nadel 164
Nadelhalter 157
Nadelläsion 179
Nadroparin 30
Nagelwall
- Entzündung 262
Nahrungskarenz

- präoperative 757
Naht
- fortlaufende 164
Nahtmaterial
- Entfernung 234
Nahtmaterialien 158
Nahttechnik 164, 178
Narath-Operation 456
Narbenhernie 271
Narkoseeinleitung 688
- Medikamente 688
NASPE/BPEG-Klassifikation 318
Natriumbikarbonat 244
Natriumkanal-Blockade 243
Natural-Orifice-Chirurgie, Siehe NOTES
Nebenschilddrüsen 808, 813
Nebentätigkeit 4
Neer-Klassifikation 530
Nekrektomie
- epifasziale 625
- tangentiale 625
Nekrose
- Amputation 223
Nekrosektomie 306
Neostigmin 405
Nephropathie
- diabetische 309
Nephrosklerose 309
Nervenblockade
- periphere 19, 246
Nervenkoaptation
- epiperineurale mikrochirurgische 348
Nervenkompressionssyndrome
- periphere 604
Nervenläsionen
- Metallentfernung 220
Nervenverletzungen
- Hand 348
Nervus infraorbitalis
- Blockade 247
Nervus laryngeus recurrens 807
- Darstellung 813
Nervus laryngeus superior 807
Nervus medianus
- Blockade 250
Nervus mentalis
- Blockade 247
Nervus occipitalis majus
- Blockade 249
Nervus peronaeus
- Läsion 564
Nervus peroneus profundus
- Blockade 252
Nervus radialis
- Blockade 250
- Lähmung 538
Nervus recurrens
- Läsion 811
Nervus saphenus
- Blockade 252

Nervus supraorbitalis
- Blockade 247
Nervus supratrochlearis
- Blockade 247
Nervus suralis
- Blockade 252
Nervus tibialis posterior
- Blockade 252
Nervus ulnaris
- Blockade 250
NET
- Metastasen 136
Netilmicin 53
Netzeinklemmung 266
Neuner-Regel 621
Neuromonitoring 679
Neuropathie
- diabetische 304
- septische 666
Neurotrauma 677
Neutral-0-Methode 363
NEXUS-Kriterien 594
Nichtintubierbarkeit 690
Nicht-Opioidanalgetika 15, 20
Niedrigdruckdehnungsrezeptoren 8
Nierenarterienangiographie 130
Nierenersatztherapie 704
- kontinuierliche 705
Niereninsuffizienz 703
- chronische 706
- dialysepflichtige 309
- Komplikationen 707
Nierenlösungen 672
Nierentransplantation 82
- Empfängeroperation 82
- Indikationen 82
- Komplikationen 82
Nierenversagen
- akutes 703
- intrarenales 703
- oligurisches 703
- parenchymatöses 703
- polyurisches 703
- postrenales 703
- prärenales 703
- Prophylaxe 703
- Symptomatik 703
Nirenersatztherapie
- Indikationen 704
NISSSA-Score 501
Nitroimidazole 55
Noceboeffekt 17
non-invasive positive pressure ventilation 687
Noradrenalin 11, 701
NOTES 152, 422
Notfallbehandlung
- nicht einwilligungsfähiger Patient 736
Notfalleingriffe
- konkurrierende 388

Notfallintubation 386
- Indikationen 687
- orotracheale 687
Notfalllaparotomie 387, 388
Notfall-Laparotomie 450
Notfalloperation 755
Notfallsonographie 109
Notfallteam
- medizinisches 372
Notfallthorakotomie 384, 387, 496
Notfalltransfusion 659
No-touch-isolation-Technik 70
No-touch-Technik 180
Nozizeption 14
Nozizeptoren 14
Nüchternheit
- perioperative 748
Numerische Rating Scale 630
Nutritional Risk Score 667
Nystatin 56
Nysten-Regel 101

O

Oberflächenanästhesie 246
Oberschenkelamputation
- transfemorale 227
Oberst-Block
- Fuß 250
- Hand 249
Octreotid 412
Offenbarungsbefugnis 739
Ogilvie-Syndrom 149
Ohmann-Score 419
Okklusionsdruck
- kritischer 305
Olanzapin 636
Oligurie 649, 703
- Kompartmentsyndrominduzierte 712
- renal bedingte 649
Onkogene 66
Onlay-Technik 272
Onychokryposis 262
Operabilität
- allgemeine 766
- technische 765
Operation
- Dringlichkeitseinstufung 763
- elektive 764
- in der Schwangerschaft 60
- Kontraindikation 765
- Risikoreduktion 767
- septische 34
Operationsbericht 791
Operationsdurchführung 153
Operationsfeld 154
Operationsindikation 763
- absolute 764
- dringliche 764

Stichwortverzeichnis

- in der Schwangerschaft 765
- prophylaktische 764
- relative 764
- soziale 765
Operationsmanagement 745
Operationsplanung 765
Operationsvorbereitung 757
Opiate 612
Opioidanalgetika 15
Opioide 16, 19
Opioidrezeptoren 15
Opisthotonus 38
OPSI-Syndrom 447
Orchidopexie 327, 328
Organentnahme 79
Organspende
- Einwilligung 77
Organspendeausweis 77
Organspender 76
Organtransplantation
- Durchführung 80
- Explantation 79
- Immunsuppression 85
- Perfusion 79
Ösophagogastroduodenoskopie 144
- Durchführung 144
Ösophagusballon 409
Ösophagustamponade 409
Ösophagusvarizenblutung 409
- Therapie 412
Ösophagusverletzungen 496
Osteochondrosis dissecans 559
Osteoporose 817
- Diagnostik 817
- Frakturversorgung 818
- Klinik 817
- Risikofaktoren 818
- Therapie 820
Osteosynthese
- Metallentfernung 216
- Plattenbruch 217
Ottawa Ankle Rules 574
Ottawa Foot Rules 574
Oxazolidinone 53
Oxycodon 15
Oxygenierung
- hyperbare 38

P

palmar tilt 542
Pamidronat 17
Panaritium 37
Panaritium subcutaneum 353
Pankreasnekrosestraße 445
Pankreastransplantation 83
Pankreasverletzungen 447
Pankreatitis 439
- akute 439
    - Ätiologie 439
    - Diagnostik 114, 441

- in der Schwangerschaft 63
- Symptomatik 441
- Therapie 443
- Antibiotikatherapie 444
- Ätiologie 439
- chronische 439
- Diagnostik 441
- Epidemiologie 439
- Ernährung 444
- Intensivtherapie 444
- Klassifikation 439
- nekrotisierende 440, 442
- ödematöse 442
- operative Therapie 445
- Pathogenese 440
- Prognose 443
- Symptomatik 441
- Volumentherapie 443
Paracetamol 15, 632, 776
Parathormon 821
Parathormonfragment 820, 821
Parathyroidhormon 820
Parecoxib 15, 632
Parkland-Formel nach Baxter 622
Parks-Operation 276
Paronychie 37, 353
Partialinsuffizienz 682
Patella
- Fraktur 556
- Luxation 558
- luxierte 503
- tanzende 550
Patellaluxation 509
- Reposition 514
Patellarsehnenruptur 557
Patientenaufklärung 767, Siehe Aufklärung; Siehe Aufklärung
- Fast-Track-Chirurgie 748
Patientenaufnahme 754
Patientenbrief 791
Patienteneinwilligung 736
Patientenlagerung 153, 174
Patientenverfügung 94, 738, 739
Patientenversorgung 3
PDCA-Zyklus 746
PEEP 679, 691
PELD-Score 80
Pendelhoden 327
Penicillinallergie 49
Penicilline 47, 48
Penicillin G 49
Penicillin V 49
Pentagastrintest 810
Pentazocin 15
Perforansdissektion
- endoskopische subfasziale 299
Perforansvarikose 289

Perfusion
- zerebrale 678
Perfusionsdruck
- abdomineller 710
- zrebraler 590
Perfusions-Ventilationsszintigraphie 454
Periduralanästhesie 632, 766
Perikardpunktion 386
Perikardreiben 703
Perikardtamponade 386
Perinealhernie 273
periphere arterielle Verschlusserkrankung 304
Peritonealduplikatur 273
Peritonealkarzinose 717, 801
Peritoneallavage 722
- kontinuierliche postoperative 723
Peritoneoskopie
- transgastrale 152
Peritoneum 717
Peritonitis 717
- adjunktive Therapie 726
- antibiotische Therapie 724
- bei Appendizitis 423
- chirurgische Therapie 722
- Definition 717
- Diagnostik 721
- Erregerspektrum 717
- Herdsanierung 722
- intensivmedizinische Therapie 724
- Klassifikation 720
- Pathophysiologie 717
- primäre 719
- Risikobewertung 720
- sekundäre 719, 724
- spontan bakterielle 719
- supportive Therapie 726
- Symptomatik 721
- tertiäre 719
- Therapie 722, 732
Peronealsehne
- Distorsion 577
Pethidin 16
Peutz-Jeghers-Syndrom 67, 793
Pfählungsverletzungen 236
Pfortaderdruckmessung 134
Phalangenfraktur 344
Phlebodynamometrie 294
Phlebographie 294, 453
Phlegmasia coerulea dolens 455, 468
Phlegmone 36, 351
- putride 36
Photoplethysmographie 291
Physiotherapie 18
PiCCO-Methode 700
PiCCO-System 646
Picco-Technologie 444
Piecemeal-Technik 149

Piggy-back-Technik 81
PIKOT-Regel 822
Pilonidalsinus, Siehe Sinus pilonidalis
Pilon-tibiale-Fraktur 567
Pinzette 157
Piritramid 15, 631
Placeboeffekt 17
Plasmaderivate 661
Plasmaersatzlösungen
- kolloidale 651
Plasmatransfusion 661
Plättchenhemmung
- doppelte 31
Plattenosteosynthese
- distale Radiusfraktur 547
Platzbauch 760
Platzwunde 237
Pleuraempyem 492
Pleuraerguss 491
Pleuraschwiele 492
Pleurektomie
- partielle 489
Pleurodese 489
- chemische 492
Plexusblockade
- präsakrale 141
Plug-and-Patch-Technik 268
Pneumatosis intestini 432
Pneumektomie 495
Pneumonie 775
- beatmungsassoziierte septische 730
- Ventilator-assoziierte 686
Pneumoperitoneum
- Ablassen 180
- Anlage 175
- ungenügende Aufrechterhaltung 179
Pneumothorax 486
- artifizieller 490
- Definition 486
- geschlossener 486
- iatrogene 491
- iatrogener 490
- katemenialer 490, 491
- offener 486
- therapeutischer 490
- traumatischer 491
- trfaumatischer 490
Polyamid 158
Polydioxanon 159
Polyene 56
Polyester 158
Polyglaktin 158
Polyglykolsäure 159
Polyhexanid-Lösung 625
Polypektomie 148
Polyposis
- familiäre adenomatöse 66
- juvenile 67
Polyposis coli
- familiäre adenomatöse 793

Polypropylen 158
Polytrauma 380, 447
– Definition 380
– Diagnostik 123
– Klassifikation 380
– Management 382
– Schädel-Hirn-Beteiligung 586
Port
– Implantation 137
– Indikationen 200
Portdiskonnektion 205
Portdislokation 205
Portimplantation 200
– Anästhesie 201
– Instrumentarium 202
– intraoperative Komplikationen 205
– postoperative Komplikationen 205
– Vorbereitung 201
– Vorgehen 202
Portinfektion 201, 205
Port-site-Metastasen 180
Posaconazol 57
positive end-expiratory pressure 691
Postaggressionsstoffwechsel 7, 666
Postaggressionssyndrom 7
Postembolisationssyndrom 136
Postpolypektomiesyndrom 150
postthrombotisches Syndrom 454
Prämedikation 758
Prasugrel 31
Prehn-Zeichen 329
Pressphlebographie
– retrograde 294
Prilocain 246
Propofol 634
Propofolsyndrom 634
Prostavasin 436
Protein C
– aktiviertes 726
Prothesenshunt 309, 310, 314
Protoonkogene 66
Prozessmanagement 746
Pseudomonas aeruginosa
– multiresistente 41
Pseudoperitonitis 719
Psoas-Zeichen 418
PULMONALE 457
Pulmonaliskatheter 646
Pulsstatus 393
– peripherer 461
Punktion
– sonographisch kontrollierte 116
Punktionstracheotomie 186
– perkutane 189
Purinantagonisten 85

Pyothorax 492
Pyrimidine
– fluorierte 58
Pyrogene 771

Q

Quaddelung
– intradermale 611
Quadrizepssehnenruptur 556
Qualitätskontrolle
– interne 787
Qualitätsmanagement 4
Qualitätssicherung 784, 787
Querlaparotomie 193
Querschnittstudie 825
Quetschwunde 237

R

radial tilt 542
Radiofrequenzablation 116
Radiofrequenzobliteration 297
Radiologie
– interventionelle 133
Radiusfraktur 343
– distale 542
– – Begleitverletzungen 548
– – Diagnostik 542
– – Epidemiologie 542
– – instabile 543
– – Klassifikation 543
– – Ruhigstellung 340
– – Tehrapie 543
Radiuskopffraktur
– Ruhigstellung 340
Rahmennaht 580
Raloxifen 820
RAMSEY Sedation Scale 633
Ranson-Score 443
Reanimation 372, 383
– Prioritäten 373
Rechtsherzinsuffizienz 639
Reflux
– gastroösophagealer 60
Refluxerkrankung
– gastroösophageale 823
Refluxösophagitis 145
– Einteilung 145
Refraktur 220
Regionalanästhesie
– Formen 245
– Indikationen 245
– intravenöse 246, 766
Rehabilitation
– ambulante 761
– geriatrische 761
– komplexe stationäre 617
– stationäre 761
Rekto-Anal-Repair 275

Rektoskopie 394
rektovaginale 281
Rektumexstirpation 804
– abdominoperineale 797
Rektumkarzinom
– metastasiertes 797
– operatives Vorgehen 803
– Therapie 797
Rektumresektion 803
– Anastomoseninsuffizienz 804
Rektumstenose 150
Rektusdiastase 271
Rektusscheide 192
Rekurrensparese 814
Relaparotomie 722
Relaxationszeit 126
Relaxierung 177
Remifentanil 632
Renin-Angiotensin-System 8
Rentengutachten 361
Rentennachprüfung 362
Reperfusionssyndrom 477
Replantation 349
Reposition 509
Residualkapazität
– funktionelle 683
Residualtumorstatus 72
Residualvolumen 683
respiratorische Insuffizienz 682
respiratorischer Quotienten 682
Respiratortherapie 686
Resynchronisationssystem
– kardiales 318
Reverdin-Plastik 211
Reviparin 30
Revised Injury Severity Classification 381
Rezidivstruma 812
Rezidivvarikose 300
Rhabdomyolyse 608, 704
Richter-Hernie 266
Rippenbogenrandschnitt 193
Rippenfraktur 494
– Therapie 495
Rippenserienfraktur 495
RISC 381
Risikoaufklärung 90
Risikoeinschätzung 767
Risikoreduktion 767
Risikostratifizierung
– präoperative 767
Risperidon 636
Risswunde 237
Risus sardonicus 38
Rolando-Fraktur 344
Rollennagel 262
Röntgendiagnostik
– Indikationsstellung 118
Ropivacain 16
Rovsing-Zeichen 418
Roxithromycin 52

Rückenmarkläsion
– traumatische 677
Rückenschmerz 602, Siehe Wirbelsäulenschmerz
Rückstichnaht 164
Rufbereitschaft 3
Ruhigstellung 337
– Dauer 340
Rutherford-Klassifikation 463
Rutschknoten 160

S

Sachverständigengutachten 96
Sakroiliakalgelenk
– Untersuchung 608
Sauerstoffsättigung
– Bulbus-juguläre 679
– zentralvenöse 644
Sauerstofftherapie 750
Saug-Spül-Drainage 116
Säureverletzung 242
Schädelbasisfraktur 587
Schädelfraktur 587
Schädel-Hirn-Trauma 583
– Analgosedierung 678
– Begleitverletzungen 584
– Definition 583
– Diagnostik 123, 586
– Epidemiologie 583
– Fieber 773
– Intensivtherapie 678
– klinische Untersuchung 584
– Lagerung 584
– leichtes 586
– mittelschweres 586
– Pathophysiologie 677
– Schweregrad 583
– schweres 586
– Therapie 586
– Unfallmechanismen 583
Schädel-Hirn-Verletzungen
– offene 587
– penetrierende 583
– stumpfe 583
– Therapie 586
Schädigungsfolge
– Grad 358
Scheintod 97
Schenkelhalsfraktur
– Klassifikation 518
– Nachsorge 523
– Therapie 521
Schenkelhernie 270
Schere 157
Schiebeknoten 160
Schifferknoten 159
Schilddrüse
– Anatomie 807
– Diagnostik 809

Stichwortverzeichnis

- Feinnadelaspirationszytologie 811
- Gefäßversorgung 807
- Labordiagnostik 809
- Lymphknoten 807
- Nerven 807
- Physiologie 808
- Sonographie 810
- Szintigraphie 810
- Volumen 810

Schilddrüsenautonomie 813
Schilddrüsenchirurgie 807
- Inidkationen 812
- Komplikationen 814
- Neuromonitoring 813

Schilddrüsenhormone
- Änderungen nach Operation 11

Schilddrüsenknoten
- heißer 810
- kalter 810
- solitärer 812

Schilddrüsensonographie 106, 111
Schilddrüsenzyste 812
Schlingenabszes 114
Schlüsselkatalog 742
Schmerz
- abdomineller 721
- akuter 14
- chronischer 14
- Pathophysiologie 14
- retrosternaler 486
- somatischer 392
- viszeraler 392

Schmerzausstrahlung
- dermatomtypische 602

Schmerzdokumentation 22
Schmerzen
- abdomineller
  - Differenzialdiagnose 420

Schmerzintensität 22
Schmerzkatheter
- reginaler 630

Schmerzmonitoring 630
Schmerzprophylaxe 17
Schmerzsyndrom
- radikuläres 603

Schmerztherapie 14, 630
- Adjuvanzien 17
- akutes Abdomen 396
- Behandlungspfad 745
- lokoregionäre Injektion 141
- medikamentöse 19, 610, 612
- nichtmedikamentöse 18
- perioperative 21
- psychologische 18
- Qualitätssicherung 22
- rechtliche Aspekte 23
- systemische 19
- Wirbelsäulenschmerz 610

Schmerzverarbeitung 14
Schmerzwahrnehmung 14
Schnittwunde 236
Schock
- allergischer 389
- anaphylaktischer 702
- hämorrhagischer 389, 702
- hypovolämischer 389
- kardiogener 389, 702
- neurogener 389
- septischer 389, 701, 702, 727
- spinaler 677

Schockraumversorgung 382
- Indikationen 385

Schocksyndrom 698
- akutes 701
- allergisches 701
- Ätiologie 698
- Management 698
- Monitoring 698
- Therapie 700

Schocktherapie 387, 698
Schönheitsoperation 764
Schraubenosteosynthese
- distale Radiusfraktur 546

Schrittmacher 318
- Aggregatwechsel 325
- Indikationen 319
- vorhofbeteiligte 318

Schrittmacheraggregat 318
Schrittmacherausweis 324
Schrittmacherimplantation 319
- Antibiotikaprophylaxe 320
- operatives Vorgehen 320
- perioperative Komplikationen 325
- Wundverschluss 324

Schrittmachersonde 318
- Fixierung 323
- Platzierung 321

Schrittmachersystem 318
- Auwahl 319

Schubladentest 553, 574
Schulteramyotrophie 603
Schultereckgelenkssprengung 524
- Diagnostik 524

Schultereckgelenkssprengung
- Klassifikation 525
- Komplikationen 529
- konservative Therapie 527
- operative Therapie 527

Schultergelenk
- Arthroskopie 170
- Punktion 332

Schulterluxation
- Reposition 511
- Ruhigstellung 340
- Verletzungsmechanismen 508

Schürfwunde 235
Schusswunde 237

Schwangerschaft
- akutes Abdomen 396
- Anästhesie 64
- chirurgische Eingriffe 60
- Laparoskopie 181
- medikamentöse Therapie 64
- physiologische Veränderungen 60
- Trauma 63

Second-hit-Phänomen 714
Sedation Agitation Scale 633
Sedativa 634
- inhalative 635

Sehnenscheidenempyem 354
Seitenast 455
Seitenastvarikose 289
Selbstbestimmungsrecht 737
Semitendinosussehnenersatzplastik 554
Sengstaken-Blakemore-Sonde 145
Senkstaken-Blakemore-Sonde 409
Sentinel-node-Biopsie 70
Sepsis 727
- adjunktive Therapie 733
- Antibiotikatherapie 732
- Definition 727
- Diagnostik 729
- Epidemiologie 728
- Herdsanierung 731
- Labordiagnostik 730
- Pathophysiologie 728
- Risikobewertung 720
- Risikofaktoren 728
- schwere 727
- Substitution der Organfunktion 733
- Symptomatik 729
- Therapie 730
- Zeichen 373

Sepsismediatoren 733
Serothorax 491, 492
Shaldon-Katheter 315
Short-bowel-Syndrom 436
Shouldice-Technik 268
Shunt
- Indikationen 310
- Komplikationen 312
- Kontraindikationen 310
- pleuroperitonealer 493
- portosystemischer 140
- Zugang 313

Shuntarm
- Auswahl 310

Shuntblutung 708
Shuntchirurgie 309
Shuntrevision 315
Shuntthrombektomie 315
Shuntverschluss 707
Sicherungsaufklärung 91
Siegelringzeichen 345

Sigmadivertikulitis 425, Siehe Divertikulitis
Sigmaresektion 803
- laparoskopische 429

Silbersulfadiazine 625
silk glove sign 326
Simmonds-Thompson-Test 578
SIMV 694
Single-Port-Technik 422
Sinus pilonidalis 38, 283
- akuter 284
- asymptomatischer 284
- Ätiologie 283
- Epidemiologie 283
- Klinik 284
- Pathogenese 283
- Therapie 285

SIRS 5, 442, 621, 649
- Definition 727
- Kriterien 373, 727

Skalpell 157
Skaphoidfraktur 548
Skapulamanipulation 511
skapulohumerale Rhythmik 508
Skelettdiagnostik 121
Skistockdaumen 345
Sklerotherapie 295, 301
SLAP-Läsion 170
soccer's ankle 577
SOFA 720
Somatostatin 412
Sondendiät
- leberadaptierte 670

Sonographie 105
- Abdomen 106
- akutes Abdomen 113, 394
- endoluminale 114
- Hals 106
- interventionelle 116
- intlraduktale 114
- intraoperative 115
- Nachweis freier Flüssigkeit 394
- postoperative 115
- präoperative 109
- Schiddrüse 106
- Schilddrüse 111
- Tumorstaging 111
- Untersuchungsgang 106

Sozialanamnese 755
Spaltbruch 599
Spalthaut 210
Spalthautdeckung 213
Spaltnagel 264
Spannungspneumothorax 379, 490
Speiseröhrenverletzungen 496
Spendermeldung 76
Sperroperation
- maschinelle ösophageale 412

Sphinkterotomie

- laterale 279
Spieghel-Hernie 273
Spinalanästhesie 766
Spinalis-anterior-Syndrom 467
Spin-Echo 126
Spiral-CT 119
Spondylolyse
- traumatische 598
Spongiosaplastik 569
Spontanpneumothorax
- primärer 488
- sekundärer 490
Sprunggelenksdistorsion
- Ruhigstellung 340
Sprunggelenk
- Arthroskopie 172
- Außenbandrupturen 576
- oberes
  - Luxationsfraktur 502
- Punktion 336
Sprunggelenkfraktur 217
Sprunggelenkluxation
- Reposition 511, 514
Sprunggelenk-Luxationsfraktur 514
Sprunggelenksorthese 340
Sprunggelenksverletzungen 572
- Epidemiologie 572
- Klassifikation 572
- Röntgendiagnostik 574
- Symptomatik 572
- Therapie 574
Spurenelemente 672
Stack-Schiene 340, 346
Stammvarikose 289
- distal inkomplette 289
- Stadieneinteilung 291
Standardarztbrief 788
standard operation procedures 629
Staphylococcus aureus
- Methicillin-resistenter, Siehe MRSA
- Methicillin-Resistenz 52
- Oxacillin-Resistenz 49
Stapler-Hämorrhoidopexie 276
Stationsmanagementassistent 754
Stationsorganisation 753
Steinextraktion
- endoskopische 151
Steinmann-Zeichen 551
Steinschnittlage 174
Stenose
- tracheobronchiale 190
Stentimplantation 465
Sterbehilfe 740
- aktive 740
- indirekte 740
- passive 740
Sternumfraktur 494
Stichwunde 235

Stickstoffverlust 665
Stimulationsimpedanz 323
Stimulationsreizschwelle 323
Stoma 799
- Definition 196
- doppelläufiges 198
- endständiges 199
- Indikationen 196
- Komplikationen 199
Stomaanlage 196
- laparoskopische 197
Stomafistel 199
Stomaprolaps 199
Stomarückverlagerung 197
Stomastenose 199
Strahlenexposition 119
Strahlenschutz 118
Straight-curved-Shunt 315
Straight-Shunt 314
Strangulationsileus 399
Strecksehnenverletzungen 345
Streptokokkengangrän 37, 732
Streptokokkenmyositis 37, 732
Stressantwort
- chirurgische 7
Strikturoplastik 404
Stromverletzung 242
Stromverletzungen 620
Strontiumranelat 820
Strukturgleichheit 825
Struma
- Definition 809
- Einteilung 809
Studie
- klinische 822
- kontrollierte 825
- multizentrische 830
- randomisiert kontrollierte 825
- unkontrolllierte 825
Studiendesign 824
Studienendpunkt 829
Studienregistrierung 830
Studienzentrum
- SDGC 830
Stufenbettlagerung 611
Subarachnoidalblutung
- traumatische 589
Subclavian-crush-Syndrom 321
Subduralhämatom 586
- akutes 587
- chronisches 588
- Symptomatik 588
- Therapie 588
Subjective Global Assessment 667
Subkutangewebe
- Verschluss 195
Sublay-Technik 272
Subtraktionsangiographie
- digitale 129, 473
Sufentanil 631
Suizid

- assistierter 740
Suprathel-Folie 625
Surfactant-Faktor 684
Syme-Amputation 225
Symptomatik
- Anamnese 392
synchronized intermittent mandatory ventilation 694
Syndesmosenverletzungen 575
Syndrom
- postthrombotisches 454
Synovialfl
- Differenzialdiagnose 332
systemic inflammatory response syndrome 621, Siehe SIRS
systemisches inflammatorisches Response-Syndrom, Siehe SIRS
Systemreaktion
- hämodynamische 5
- immunologische 6
- metabolische 6

T

Tacrolimus 85
TAK 810
Talkum-Pleurodese 492, 494
Talusnekrose 517
Talusverletzungen
- osteochondrale 577
Tapentadol 15
TASC-Klassifikation 463
Tear-drop-Phänomen 598
Teerstuhl 407
Teicoplanin 52
Temperaturmessung 771
Tendinitis calcarea 603
Terbinafin 58
Terlipressin 145
Tetanus 38, 235
- Impfung 235
Tetanusimmunglobulin 235
Tetanusprophylaxe 351
Tetanustoxin 235
Tetrazykline 54
Therapie
- photodynamische 137
Thermokoagulation 135
Thermotherapie
- Radiofrequenz-induzierte 297
Thessaly-Test 551
Thompson-Test 578
Thorakotomie 206
- anterolaterale 206
- axilläre 206
- bilaterale mit Sternotomie 206
- Durchführung 206
- Komplikationen 208

- Lagerung 206
- posterolaterale 206
- Thoraxwandverschluss 208
Thorax
- akuter 486
  - Diagnostik 486
  - Differenzialdiagnose 486
Thoraxabduktionskissen 340
Thoraxdrainage 386, 489, 492
Thoraxfenster 493
Thorax-Röntgenaufnahme 640
Thoraxschmerz 486
Thoraxtrauma 494
- Diagnostik 495
- Epidemiologie 494
- Operationsindikation 496
- penetrierendes 494
- stumpfes 494, 496
- Symptomatik 494
- Therapie 495
Thrombektomie 455
- kathetergesteuerte 465
- transvenöse 455
- venöse 438
Thrombembolektomie 464
Thrombembolie
- Kreislaufstillstand 377
Thrombininhibitoren 28
- reversible 28, 30
Thrombin-Paradoxon 27
Thromboembolie
- Fieber 774
- rezidivierende 456
Thromboembolieprophylaxe 25
- Dauer 29
- medikamentöse 26
Thromboembolierisiko 25
Thrombolyse
- kathetergesteuerte lokale 465
- lokale arterielle 466
Thrombopenie
- heparininduzierte 27, 645
Thrombophilie
- hereditäre 437
Thrombophlebitis
- akute 294
- aszendierende 437
Thrombose
- arterielle 461, 465
Thromboserisiko 645
Thrombozytenkonzentrat 660
- Haltbarkeit 657
- Indikationen 660
Thyreoglobulin-Antikörper 810
Thyreoidektomie 813
- Durchführung 813
- fast-totale 813
- Komplikationen 814
- totale 813
Thyreoiditis 813

Stichwortverzeichnis

- chronisch fibrosierende 813
- subakute de Quervain 813
Thyreotoxikose 813
thyreotoxische Krise 813
Thyreotropin 808
Thyroliberin 808
Thyroxin 808
Tibiafraktur 562
Tibialis-posterior-Reflex 608
Tibiaschaftfraktur 564
Tiffeneau-Wert 683
Tigecyclin 54
Tilidin 15
Time Out 154
Tinzaparin 30
TNM-Klassifikation 72
Tobramycin 53
Todesart 97
Todesbescheinigung
- vorläufige 97
Todesursache 97
Todeszeichen 100
- sichere 101
Todeszeit 100
ton-Nachlass-Sonde 145
Totenflecke 101
Totenstarre 101
Tourniquet 501
Toxine
- bakterielle 7
Trachea
- Anatomie 184
Trachealstenose 190
Tracheaverletzungen 496
Tracheostoma 185
Tracheotomie 184
- Durchführung 185
- Indikationen 184
- klassische 185
- sekundäre 184
TRAK 810
Tramadol 15
Transfusionsmedizin 653
- Qualitätssicherung 661
- rechtliche Grundlagen 653
Transfusionsreaktion 774
- allergische 662
- Therapie 663
Trash-foot-Syndrom 461
Trauma
- abdominelles, Siehe Abdominaltrauma
- Amputation 222
- chirurgisches 5
- in der Schwangerschaft 63
- operatives 773
Trauma Score Injury Severity Score 381
Treitz-Hernie 273
TRH-Test 810
Triage Revised Trauma Score 381
Trichilemmalzyste 256

Trijodthyronin 808
Trismus 38
TRIS-Puffer 590
TRISS 381
Trochleadysplasie 509, 516
Trokarhernie 181
Trokarläsion 179
Trokarmetastasen 180
Trokarplatzierung 176
TRTS 381
TSH-Rezeptor-Antikörper 810
Tuberculum-majus-Fraktur 532
Tuberculum-minus-Fraktur 532
Tumeszenzanästhesie 297
Tumorangiogenese 68
Tumorentstehung 66
Tumorkachexie 73
Tumornekrosefaktor-alpha 74
Tumornekrosefaktor-α 10
Tumorsuppressorgene 66
Tumortherapie
- interstitielle 134
- palliative 146
Tumorzellverschleppung
- intraoperative 70
Turbo-Spin-Echo 126
Turcot-Syndrom 67, 793
Turnball-Ligatur 801

U

Überkreuz-Bein-Test 574
Übersichtsarbeit
- systematische 826
Übungsbehandlung 617
Ulcus cruris venosum 304
Ulcus Dieulafoy 413
Ulcus pepticum jejuni 412
Ulkus
- arterielles 304
Ulkusblutung
- Stillung 145
Umstellung 665
Unfall
- Definition 614
Unfallversicherung
- gesetzliche 359, 361
- private 357, 359, 360
Unguis incarnatus 262
Unterschenkelamputation 225
Untersuchung
- digitale rektale 394
- körperliche 756

V

VAC-Therapie 723
Vagotomie 412
Vakuumtechnik 213
Vakuumtherapie
- intraabdominelle 715

Validität
- externe 823, 829
- interne 823
Valsalva-Pressversuch 814
Vancomycin 52
Vancouver Interaction and Calmness Scale 633
Varikographie 294
Varikophlebitis 290
- akute 294
Varikose 289
- Definition 289
- Diagnostik 290
- Einteilung 289
- Epidemiologie 289
- Prognose 300
- Symptomatik 290
- Therapie 294
VarikoseVarikose
- Pathophysiologie 289
Varize
- retikuläre 289
Varizenblutung
- Stillung 145
Varizenoperation 296
vascular endothelial growth factor 74
Vasospasmus 475
VDD-Schrittmacher 318
VEGF 74
Vena cava
- Dekompression 138
Vena cephalica
- Portimplantation 203
Vena femoralis
- Punktion 642
Vena jugularis
- Punktion 642
Vena mesenterica superior
- akute Thrombose 437
Vena portae
- akute Thrombose 437
Vena saphena magna
- Stammvarikose 291
- Stripping 300
Vena saphena parva
- Stammvarikose 291
Vena subclavia
- Portimplantation 202
- Punktion 643
- Thrombose 200
Venendruck
- zentraler
  - Erhöhung 643
  - Erniedrigung 643
Venenkatheter
- zentraler 641
Venenthrombose
- aszendierende 452
- deszendierende 452
- polytope 452
- tiefe 452
  - Ätiologie 452

- chirurgische Therapie 455
- Diagnostik 453
- konservative Therapie 454
- Symptomatik 453
- transfasziale 452
Venenverletzungen 478
Venenverschlussplethysmographie 293
Venographie 130
Venotonometer 643
Ventilation 683
- alveoläre 683
Ventilations-Perfusions-Verhältnis 682
Ventrikelschrittmacher 318
Ventrikelsonde 321
Verätzung 242
Verbandswechsel 759
Verblindung 825
Verbrennung 240, 618
- Ausdehnung 618
- Begleitverletzungen 619
- chemische 620
- durch Gipsverbände 339
- Einteilung 241
- klinische Primärversorgung 623
- Nachsorge 626
- Pathophysiologie 618
- plastisch-chirurgischen Behandlung 624
- präklinische Erstversorgung 622
- Therapie 241
- Volumenbedarf 622
Verbrennungstiefe 618
Verbrennungswunde 618
- Behandlung 625
Verbrennungszonen nach Jackson 618
Verbrühung 240
Veres-Nadel 175
- Fehllage 179
Verletzung
- spinale 677
Verletzungen
- thermische 618
Verletzungsartenverfahren 615
Verschlusserkrankung
- periphere arterielle 304
Verschlusskrankheit, periphere arterielle
- Amputation 222
vertebral body stenting 601
Vertebroplastie 601, 819
- transpedunkuläre 141
Vertreter
- gesetzlicher 737
Verwachsungssonographie 113, 180
Video-Zoom-Koloskopie 148

Visite 753, 758
Vitalfunktionen
- Beurteilung 584
- Wiederherstellung 382
Vitalkapazität
- forcierte 683
Vitamine 672
Vitamin-K-Antagonisten 28, 454
Volkmann-Dreieck
- Fraktur 575
Vollelektrolytlösungen 650
Vollhaut 211
Volumenersatztherapie 650
- Schocksnydrom 702
- Schocksyndrom 700
Volumenmangel 8, 648
Volumenmangelschock 700
Volumentherapie 388, 750
- Schmerztherapie 444
Vorfußamputation 224
Vorhof-Einkammer-Schrittmacher 318
Vorhofsonde 322
Voriconazol 57
Vorsorgevollmacht 94, 739
V-Phlegmone 354
VRE 40, 41
VVI-Schrittmacher 318

W

Wachstumsfaktoren
- Wundheilung 308
Wachstumsfugenverletzungen 576
Wächterlymphknoten-Biopsie 70
Wassermelonenmagen 146
Weaning 696
Wechselschnitt 193
Wegeunfall
- Definition 614
Weichteiltumoren
- periphere 257
Weißgips 342
Weiterbehandlung
- berufsgenossenschaftlich stationäre 617
Weiterbildung 4
Weiterbildungsordnung 2
Weiterverlegung 761
WHO-Stufenschema 19, 611
Wille
- mutmaßlicher 738
Winterstein-Fraktur 344
Wirbelkörperfraktur 340
- osteoporotische 817, 819
Wirbelsäule
- 3-Säulen-Modell 596
Wirbelsäulenorthese 340
Wirbelsäulenschmerz

- akuter 602
- Anamnese 604
- Bildgebende Diagnostik 609
- Differenzialdiagnose 603
- Klinische Untersuchung 606
- Labordiagnostik 608
- Therapie
  - konservative 610
  - operative 611
Wirbelsäulenverletzungen 217, 496, 592
- Ätiopathogenese 592
- Begleitverletzungen 592
- Diagnostik 594
- Epidemiologie 592
- instabile 595
- Symptomatik 592
Wundarten 235
Wundauflagen 308
Wundbehandlung 233, 305
Wundbeurteilung 306
Wunddrainage 750
Wunde
- chronische 303
  - Ätiologie 303
  - Infektkontrolle 306
  - Pathogenese 303
- Folgen 233
Wundheilung 233
- feuchte 306
- Phasen 233
- primäre 233
- sekundäre 233
Wundheilungsstörungen 233
- postoperative 303
Wundinfektion 759, 775
- Prophylaxe 181
- Risikofaktoren 46
Wundverband 195
Wundverschluss
- primärer 234

X

Xa-Inhibitoren
- direkte 30

Z

Zehenamputation 224
Zehennagel
- eingewachsener 262
Zellulitis
- synergistische 732
Zertifizierung 788
Zervikalgie 603
Zervikobrachialgie 602
Zeugen Jehovas 660
Z-Naht 421

Zosterradikulitis 603
Zugänge
- chirurgische 175
Zusatzgutachten 362
Zusatzweiterbildung 2
Zweikammer-Schrittmacher
- AV-universelle 318
Zwerchfellruptur 495
Zytokine 7, 10

Printing and Binding: Stürtz GmbH, Würzburg